CB082031

Dangelo e Fattini

ANATOMIA HUMANA

SISTÊMICA E SEGMENTAR

4ª edição

Revista, atualizada e ampliada

SAL
SERVIÇO DE ATENDIMENTO AO LEITOR
Tel.: 08000267753

www.atheneu.com.br

(21) 99165-6798 Facebook.com/editoraatheneu Twitter.com/editoraatheneu Youtube.com/atheneueditora

Dangelo e Fattini

ANATOMIA HUMANA

SISTÊMICA E SEGMENTAR

4ª edição
Revista, atualizada e ampliada

José Geraldo Dangelo

Professor do Departamento de Morfologia do Instituto de Ciências Biológicas da Universidade Federal de Minas Gerais

Carlo Américo Fattini

Professor do Departamento de Morfologia do Instituto de Ciências Biológicas da Universidade Federal de Minas Gerais. Professor da Escola de Medicina e Cirurgia da Universidade Federal de Uberlândia

Aplicações anatomoclínicas e cirúrgicas
Questões de autoavaliação
Procedimentos com fotos e vídeos disponíveis em QRCode
1.000 ilustrações a traço, meio-tom e em cores
Quadros sinópticos em cores

Atheneu
Rio de Janeiro • São Paulo
2024

EDITORA ATHENEU

São Paulo — Rua Maria Paula, 123 – 13º andar –
Conjuntos 133 e 134
Tel.: (11) 2858-8750
E-mail: atheneu@atheneu.com.br

Rio de Janeiro — Rua Bambina, 74
Tel.: (21) 3094-1295
E-mail: atheneu@atheneu.com.br

CAPA: Paulo Verardo

PRODUÇÃO EDITORIAL: Know-How Desenvolvimento Editorial

CIP-BRASIL. CATALOGAÇÃO NA PUBLICAÇÃO
SINDICATO NACIONAL DOS EDITORES DE LIVROS, RJ

D182a
4. ed.

Dangelo, José Geraldo
Anatomia humana sistêmica e segmentar / José Geraldo Dangelo, Carlo Américo Fattini. - 4. ed., rev., atual. e ampl. - Rio de Janeiro : Atheneu, 2024.
808 p. : il. ; 28 cm.

ISBN 978-65-5586-790-9

1. Anatomia humana. I. Fattini, Carlo Américo. II. Título.

24-88017 CDD: 611
CDU: 611

Meri Gleice Rodrigues de Souza - Bibliotecária - CRB-7/6439
25/01/2024 01/02/2024

DANGELO JG, FATTINI CA
Anatomia Humana Sistêmica e Segmentar – 4ª Edição

© Direitos reservados à EDITORA ATHENEU – Rio de Janeiro, São Paulo, 2024.

Revisão anatômica

Alfredo Luiz Jacomo

Responsável pela Disciplina de Topografia Estrutural Humana do Departamento de Cirurgia da Faculdade de Medicina da Universidade de São Paulo (FMUSP). Professor Associado do Departamento de Cirurgia da Faculdade de Medicina da Universidade de São Paulo (FMUSP). Livre-docente pelo Departamento de Cirurgia da Faculdade de Medicina da Universidade de São Paulo (FMUSP). Professor Orientador da Pós-graduação da Faculdade de Medicina da Universidade de São Paulo (FMUSP).

Flávia Emi Akamatsu

Professora Doutora da Disciplina de Topografia Estrutural Humana (Anatomia) do Departamento de Cirurgia da Faculdade de Medicina da Universidade de São Paulo (FMUSP). Professora Orientadora da Pós-graduação da Faculdade de Medicina da Universidade de São Paulo (FMUSP).

Flavio Carneiro Hojaij

Professor Colaborador da Disciplina de Topografia Estrutural Humana (Anatomia) do Departamento de Cirurgia da Faculdade de Medicina da Universidade de São Paulo (FMUSP). Livre-docente pelo Departamento de Cirurgia da Faculdade de Medicina da Universidade de São Paulo (FMUSP). Médico do Lim 02 do Hospital das Clínicas da Faculdade de Medicina da Universidade de São Paulo (FMUSP). Professor Orientador da Pós-graduação da Faculdade de Medicina da Universidade de São Paulo (FMUSP).

Confecção de questões de autoavaliação, fotos e vídeos de procedimentos

Erich Wiese

Acadêmico do 5º ano de Medicina, Monitor da Disciplina de Parasitologia Médica em 2022.1 e de Sistema Endócrino em 2022.2. Ocupou o Cargo de Vice-presidente da Liga Acadêmica de Anatomia da Universidade do Sul de Santa Catarina (UNISUL), Pedra Branca no ano de 2022.

Gabriel Paschoal Cândido

Acadêmico do 5º ano de Medicina, monitor da disciplina de Sistema Cardiorrespiratório em 2022.2 e Diretor de Eventos da Liga Acadêmica de Anatomia da Universidade do Sul de Santa Catarina (UNISUL), Pedra Branca no ano de 2022.

Mauro Costa

Médico Ortopedista especialista em Coluna pelo Instituto de Ortopedia e Traumatologia (IOT) do Hospital das Clínicas da Faculdade de Medicina da Universidade de São Paulo (HC-FMUSP).

Sumaya Abdul Ghaffar

Médica e Cirurgiã Geral pelo Hospital das Clínicas da Faculdade de Medicina da Universidade de São Paulo (HC-FMUSP).

Às nossas esposas, que sofreram
conosco o angustioso, mas gratificante,
tempo do esforço criador.

J. G. Dangelo
C. A. Fattini

Palavras do editor

Verba volant, scripta manent.

Palavras voam, o que é escrito permanece.

UM LIVRO PARA GERAÇÕES

1983, Novembro, pleno verão, o calor é abafante, parece comprimir minha respiração sobre as costelas, como se um peso invisível ali se apoiasse. O suor gruda a roupa no corpo e, por mais que busque o ventilador do carro, nada me alivia. Dentro do táxi, rumo à casa do meu amigo, o Professor Dangelo. O motorista hábil dirige serpenteando as ruas, misturando-se entre outros veículos. Vinte minutos após, alcanço o meu destino. Pago ao taxista, abro a porta e me vou. Mais alguns passos, encontro-me num corredor de um prédio baixo. Ao seu final, a porta de entrada da casa do meu amigo. Três a quatro batidas, ela se abre, Dangelo, num sorriso largo e generoso, dá-me boas-vindas. Sou encaminhado à sala de jantar. Lá, sobre a mesa, espalham-se tantos e tantos livros de anatomia. Ali estão; o Testut, *Tratado de Anatomia Humana*, 4 volumes, Rouvière *Anatomia Humana*, 4 volumes; Spalteholz, *Atlas de Anatomia Humana*, 3 volumes; Sobota, *Atlas de Anatomia Humana*, 3 volumes; Di Dio, *Anatomia Humana*, 2 volumes. Alguns volumes da coleção Ciba, com os incríveis desenhos do Professor Netter. Observo ainda manuais de dissecção e rascunhos e anotações em folhas soltas, que lembram os caderninhos de aula. Gentilmente faz-me sentar, para, em seguida, mostrar-me como escreve o seu livro. Indago a mim mesmo, que Torre de Babel é aquela sobre a mesa, com tantas e tantas descrições, diferentes narrativas de tantos e tantos autores, tantos textos de anatomia. Como interpretar o que deve ser inserido no livro. Há que buscar o momento certo - o *timing*, a palavra certa -; conceito e definição, a ilustração certa, a descrição certa!

De forma amigável; própria de velho professor, Dangelo diz: *Olha, Paulo: escrevo como se estivesse dando aula debaixo do quadro negro, olhando para os alunos em frente, em suas carteiras. Meus parágrafos são curtos, objetivos, procuro a linguagem terminologicamente adequada, vocábulos precisos; seguem a Terminologia Anatômica. Escrevo num movimento só, como se fosse uma composição musical; verdadeira partitura. Evito as analogias e divagações que cansam o leitor e enfraquecem o texto.*

Por exemplo: abro dois ou três volumes no capítulo sobre sistema cardiovascular; vejo o que Netter diz, o que Rouvière diz, o que o Spalteholz diz, o que os outros dizem, o que minhas anotações dizem. Assimilo as narrativas e, em seguida, sob minha fina sensibilidade didática, refinada na sala de aula, filtro os textos e, por fim, arremato com a minha própria redação. Não há compilações, sou eu quem escrevo. Descrevo o acidente anatômico com clareza e precisão. Há momento em que devo fechar o parágrafo, e ali planto as ilustrações. Eu mesmo a faço.

A vida continua - meu caro Paulo - deu-me a habilidade de ilustrar, que agora utilizo nos meus desenhos anatômicos. Mas, o mais importante é não criar ilustrações muito complexas, com muitos acidentes, muitas legendas, e sim ressaltar, como espécie de lupa didática, o que é verdadeiramente importante para ser aprendido. - Gosta da minha didática? interroga.

Surpreso, procuro refletir, chegar a uma razão. Sou Editor antigo, minha família é de Editores de Ciências da Saúde, já alcançamos quatro gerações. Jamais vi um autor escrever e ilustrar ao mesmo tempo. Escrever e ilustrar no mesmo papel. O comum é rascunhar os desenhos, e, em seguida, os encaminhar ao ilustrador. Ali me deparo com verdadeiro gênio autoral. Sim; gênio: onde se cruzam o autor que escreve, o ilustrador que desenha, o professor que cria didática. Impossível não reconhecer a singularidade dos seus trabalhos.

Interrompe-me, por um instante, levanta-se, vai à cozinha e pega uma garrafa de café, duas xícaras; trazem-nas e me serve. Dois goles para respirar e voltar à minha reflexão, ainda perturbada pela engenhosidade da cena.

Sinceramente, eu, como médico, estudei também anatomia; Anatomia Descritiva e Anatomia Topográfica, mas não tive a sorte de ter em mão livro texto dessa qualidade de conteúdo e de excepcionalidade didática.

Associei o que vi à Torre de Babel; agora surge a Arca de Noé. Aquela onde pares de animais perfeitos são mantidos para a preservação da espécie. Os textos e as ilustrações do Professor Dangelo são pares perfeitos. Pares de ilustrações, pares de narrativas anatômicas, preservados para o ensino na graduação das Ciências da Saúde. Maravilhoso.

Confesso não saber como o Professor Dangelo faz tudo sozinho; surpreende, são cerca de mil ilustrações a tom, meio-tom e cores. Centenas de itemizações e paragrafações. Um tesouro garimpado, em que se unem a pesquisa e a experiência de sala de aula.

Observo os livros espalhados sobre a mesa. Rumino as indagações que continuam não digeridas.

Mas, Dangelo, me explique, que didática extraordinária é essa? Que trabalho que surpreende a mim, Médico e Editor Médico, não só por sua grandeza, mas pelo conteúdo e ineditismo didático?

É; o calor abafante sumiu, abafa-me agora essa novel perplexidade. A anarquia de livros espalhados, papéis, rascunhos, enfim, grande confusão. Verdadeiramente, sua casa tinha sido transformada em grande redação autoral. E nem sei mesmo como podia jantar com aquela massaroca de livros empilhada em cima da mesa. Claro, se os retirasse, como estavam, com suas páginas marcadas e referidas, teria duplo trabalho para repô-los no seu lugar e recorrer às indexações.

Verdade, a Torre de Babel tinha que permanecer de pé, a Arca de Noé flutuar sobre o mar preservando o conhecimento anatômico.

Verba volant, scripta manent.
Palavras voam, o que é escrito permanece.

Hoje, Decano dos Editores de Ciência da Saúde, no Brasil, posso, debaixo dos meus oitenta anos, afirmar ser esta obra de anatomia única, considerando-se seu conteúdo e didática. Nada a ela se compara.

Por outro lado, preocupo-me também com adoção de livros por parte de nossos anatomistas. São livros de duas mil páginas, densos, pesados, com toda uma sorte de legendas e dísticos, que, ao invés de esclarecer, confundem o aluno. É de conhecimento geral de que o aluno lê, no máximo, 40% desses "tratadões". O resto fica na prateleira. Acho-os, pois, inadequados para o ensino, já que anatomia, em muitas Faculdades, tem a carga horária de um semestre. O desejável são os conhecimentos fundamentais e básicos ajustados à grade curricular de seis meses de ensino.

Num lapso, surge a imagem do meu filho Daniel, também Médico, Cirurgião. Estuda anatomia. Diz: pai, os professores adotam livros de anatomia volumosos e extensos. Mas, quando chega a prova, pego o *Anatomia Humana Sistêmica e Segmentar*, e estudo por ele. Contém de forma sintética tudo que é necessário. Verdade, o Professor Dangelo teve a sensibilidade de escrever o que realmente é validado em nosso curso.

Passados o calor do verão, as viagens à Torre de Babel e à Arca de Noé, posso respirar aquietado. Trago sentimentos de gratidão ao Professor Dangelo e ao Professor Fattini, por suas invulgares contribuições ao ensino de anatomia em nossas Faculdades.

Pego meu táxi, e volto a serpentear ruas e carros. Belo presente recebi.

Obrigado, meus amigos.

Rio de Janeiro, verão 2024.

Paulo Rezinski

Diretor-Médico

Prefácio à quarta edição

Nulla Medicina Sine Anatomia

É por demais motivo de realização como professores, alcançar a 4ª Edição deste livro, que tem sido tão útil servindo como texto básico para tantas e tantas gerações de estudantes de graduação das Ciências da Saúde. Sua inspiração é a experiência adquirida no ensino da anatomia na sala de aula. Ao ensinar fomos incorporando fina e refinada sensibilidade didática, em razão de troca de experiências entre nós, professores, e os nossos queridos alunos. É ali, na sala de aula, debaixo do quadro negro, ou da tela de slides, olhando nos olhos dos alunos, e eles nos nossos, que cresce a didática a ser aplicada. Dúvidas são referências, questões mais complexas, artifício de ensino, falas simples e objetivas. Discussões, debates.

Cremos, sim, que livros básicos necessariamente sempre serão reflexo do ensino praticado em sala de aula. E nisso há uma medida que delimita o essencial do secundário: o que é de interesse do desnecessário, a singeleza e a contrapartida nebulosa da erudição. Tudo se afigura como uma espécie de trilho condutor, sobre o qual se movimentarão os conceitos, a descrição, a aplicabilidade, enfim, a essência da anatomia.

Como se vê, nossa proposta foi a de trazer aos alunos o que realmente é fundamental para o aprendizado de anatomia. Sim, o fundamental.

Esta criativa didática trouxe, por maior efeito, grande facilitação do ensino. Possibilitou desmistificar ser a anatomia de difícil assimilação.

Anatomia Humana Sistêmica e Segmentar apresenta, pois, texto conciso, objetivo, descrição dos acidentes anatômicos através de linguagem direta e objetiva, terminologia, vocábulos, com princípios e conceitos precisos. Todos consolidados no grande tecido da original didática aqui proposta.

Explica-se assim o sucesso da *Anatomia Humana Sistêmica e Segmentar* - atravessa tantas gerações sem perder sua força de adoção.

Não custa lembrar que a dissecação das peças anatômicas ainda é o melhor processo complementar para o aprendizado da anatomia, mas, atualmente, conseguir o material cadavérico à disposição das dependências da disciplina de Morfologia das Faculdades de Medicina tornou-se raro. Em muitas dessas instituições estão sendo usadas antigas peças já dissecadas e conservadas com muita atenção, ou mesmo peças segmentares do corpo humano esculpidas em materiais diversos. Por essas razões, nesta edição decidimos utilizar meios complementares para dar visibilidade mais detalhada aos aspectos anatômicos dos segmentos corpóreos.

Deste modo, criamos alguns recursos didáticos associando textos escritos a imagens:

(1) aplicações anatomoclínicas e cirúrgicas

(2) questões de autoavaliação

(3) procedimentos com fotos e vídeos disponíveis em QRCodes

(4) 1.000 ilustrações a traço, tom, meio-tom e em cores

Aí está a autoavaliação do aluno e o saudável desafio na aplicação do conhecimento da anatomia a diversas condições clínicas e cirúrgicas. Os vídeos em QRCode complementam as descrições dos procedimentos.

Outro ponto de importância foi o respeito à Terminologia Anatômica atualmente adotada como a oficial.

Feitos esses esclarecimentos, acreditamos que esta nova e 4ª edição seguirá sempre o caminho do melhor ensino, da melhor didática, do melhor aprendizado para os professores e alunos da graduação.

Agradecemos aqui a todos que nos ajudaram, como o desenhista Fernando Valmoro, os revisores do texto, Professores Alfredo Luiz Jácomo, Flávia EmiAkamatsu e Flavio Carneiro Hojaij, e os responsáveis pelas questões de autoavaliação, vídeos e fotos de procedimento, os Doutores Sumaya Abdul Ghaffar, Mauro Costa e os graduandos Erich Elesbão Wiese e Gabriel Paschoal Cândido.

Belo Horizonte, janeiro de 2024.

J.G. Dangelo

C.A. Fattini

Prefácio à terceira edição

É possível dizer que as estruturas anatômicas são sempre as mesmas. Mas o conhecimento sobre elas, em processo permanente, aprofunda-se, amplia-se, na medida em que novas técnicas entram em uso na Medicina, particularmente em relação ao diagnóstico de patologias. Novas tecnologias têm permitido não só a visualização mais precisa das estruturas anatômicas, como também obrigam, por esta razão mesma, a acréscimos e descrições mais minuciosas nos compêndios de Anatomia Humana. Esta é, por si mesma, a justificativa primeira do lançamento da terceira edição deste *Anatomia Humana Sistêmica e Segmentar*.

Mas não é a única razão do lançamento. Entre a última edição e o ano corrente, oficializou-se a Terminologia Anatômica, publicando-se uma tradução em português, em 2001, que corrige muitos dos termos utilizados até então pelos tratadistas. Esta terceira edição consigna os termos da terminologia anatômica oficial.

Por outro lado, quando este livro foi escrito, visávamos, particularmente, a sua utilização pelo estudante de medicina que encontrava no estudo da Anatomia Humana um primeiro desafio. Não escrevemos um tratado para especialistas. Nosso objetivo sempre foi o de colocar à disposição do estudante um compêndio que respondesse, de maneira objetiva, às suas dúvidas, e o ajudasse a compreender, mais facilmente, didaticamente, a estruturação corpórea macroscópica. Mais do que isto, as duas primeiras edições optaram por uma linguagem e uma sistemática de exposição compatíveis com uma determinada metodologia de ensino. Ou seja, numa metodologia de ensino diversa, a exposição da matéria talvez não fosse a mais adequada. Esta terceira edição tenta corrigir esta condicionante: o texto não se refere a procedimentos didáticos específicos, prevalecendo em qualquer metodologia de ensino que se queira aplicar.

As modificações mais drásticas, na forma e no conteúdo, fora a obrigatória correção da terminologia anatômica, podem ser sentidas na parte sistêmica da obra, mais informativa, particularmente no que se refere ao Sistema Nervoso, embora a Neuroanatomia, seja hoje, como antes, uma disciplina à parte no currículo médico, com obras específicas à disposição dos estudantes. Ainda assim, na primeira parte, Anatomia Sistêmica, tratou-se das generalidades sobre os sistemas, já que informações detalhadas estão contidas na segunda parte, que aborda a Anatomia Segmentar. Sempre que se mostrou necessário, acrescentamos novas ilustrações e muitas das antigas receberam tratamento diferenciado, inclusive com o uso de cor.

De qualquer modo, o que fizemos questão de conservar, nesta terceira edição, foi o compromisso com a clareza, com a abordagem didática, com a objetividade das descrições anatômicas, procurando sempre transmitir a essência do conhecimento morfológico indispensável àqueles que ingressam no curso médico.

J. G. Dangelo

C. A. Fattini

Prefácio à segunda edição

Fomos agradavelmente surpreendidos com a grande aceitação deste trabalho, o que o levou a se esgotar em pouco mais de um ano, após o seu lançamento.

O sucesso, tributamos a todos os nossos colegas, professores de Anatomia.

Sua participação e apoio revelaram-se fundamentais. Por isso, agradecemos esta manifestação de solidariedade, essencial para quem pretenda envolver-se na árdua caminhada de escrever para a Universidade. Esperamos continuar sendo alvo desta confiança.

A presente edição não terá modificações significativas. Foram, apenas, corrigidas pequenas falhas de revisão, e aperfeiçoado o material ilustrativo. Algumas figuras, redesenhadas.

Manteve-se integralmente o espírito didático do livro, marcado pela linguagem simples e despretensiosa, pela informação objetiva e direta e pelo enriquecimento do texto com um maior número de figuras e ilustrações. Muitas em cores.

J. G. Dangelo
C. A. Fattini

Prefácio à primeira edição

Este livro completa a trilogia que se iniciou com a publicação de *Anatomia Humana Básica* e continuou com a edição de *Anatomia Básica dos Sistemas Orgânicos*. Embora estes dois primeiros livros tivessem por objetivo preencher um vazio na bibliografia exclusivamente brasileira, de nível superior, na área biológica, nenhum deles era propriamente adequado aos cursos de Medicina. Na verdade, o primeiro visava oferecer uma visão panorâmica, mas didática e objetiva, dos aspectos morfológicos relevantes dos sistemas orgânicos do homem, para estudantes de opção biológica, e em função da criação dos Institutos de Ciências Biológicas que, com denominações diversas, foram criados na Universidade Brasileira. O segundo objetivou suprir os cursos de Enfermagem (*Anatomia Aplicada à Enfermagem*), Educação Física, Fisioterapia e Terapia Ocupacional de um material didático pouco editado e cuja falta é, particularmente, sentida por professores e alunos desses cursos.

Este *Anatomia Humana Sistêmica e Segmentar* foi escrito, especificamente, para os estudantes de Medicina. Mantivemos uma descrição panorâmica dos aspectos morfológicos dos sistemas orgânicos e incluímos o estudo detalhado da morfologia funcional de cada segmento corpóreo: Membro Inferior, Membro Superior, Cabeça e Pescoço, Tórax, Abdome e Pelve.

Não tivemos, em nenhum momento, a intenção de escrever um tratado de Anatomia. Pelo contrário, este livro foi orientado muito mais pela nossa convivência diária com o ensino da morfologia e pelo questionamento permanente dos estudantes nas salas de aula do que pela sedução do erudito, ou pela necessidade de afirmação perante os especialistas da área. É uma obra objetiva, direta e, acreditamos, absolutamente didática, abundantemente enriquecida de ilustrações, em número o tanto quanto nos foi permitido por nossa pesquisa e capacidade de traço simples e de fácil compreensão. Certamente tem seus deslizes, porque temos, também, nossas limitações. Mas a nossa esperança é a de ter contribuído, modestamente, para que o estudante de Medicina tenha em mãos uma obra brasileira que possa ajudá-lo a compreender a fascinante escultura-estrutura do corpo humano.

Cabe um agradecimento especial à Editora Atheneu que, confiando em nós, deu-nos o apoio necessário para que esta obra pudesse ser editada.

J. G. Dangelo

C. A. Fattini

Sumário

PARTE 1 – ANATOMIA SISTÊMICA

PARTE 2 – ANATOMIA SEGMENTAR

1

Anatomia Sistêmica

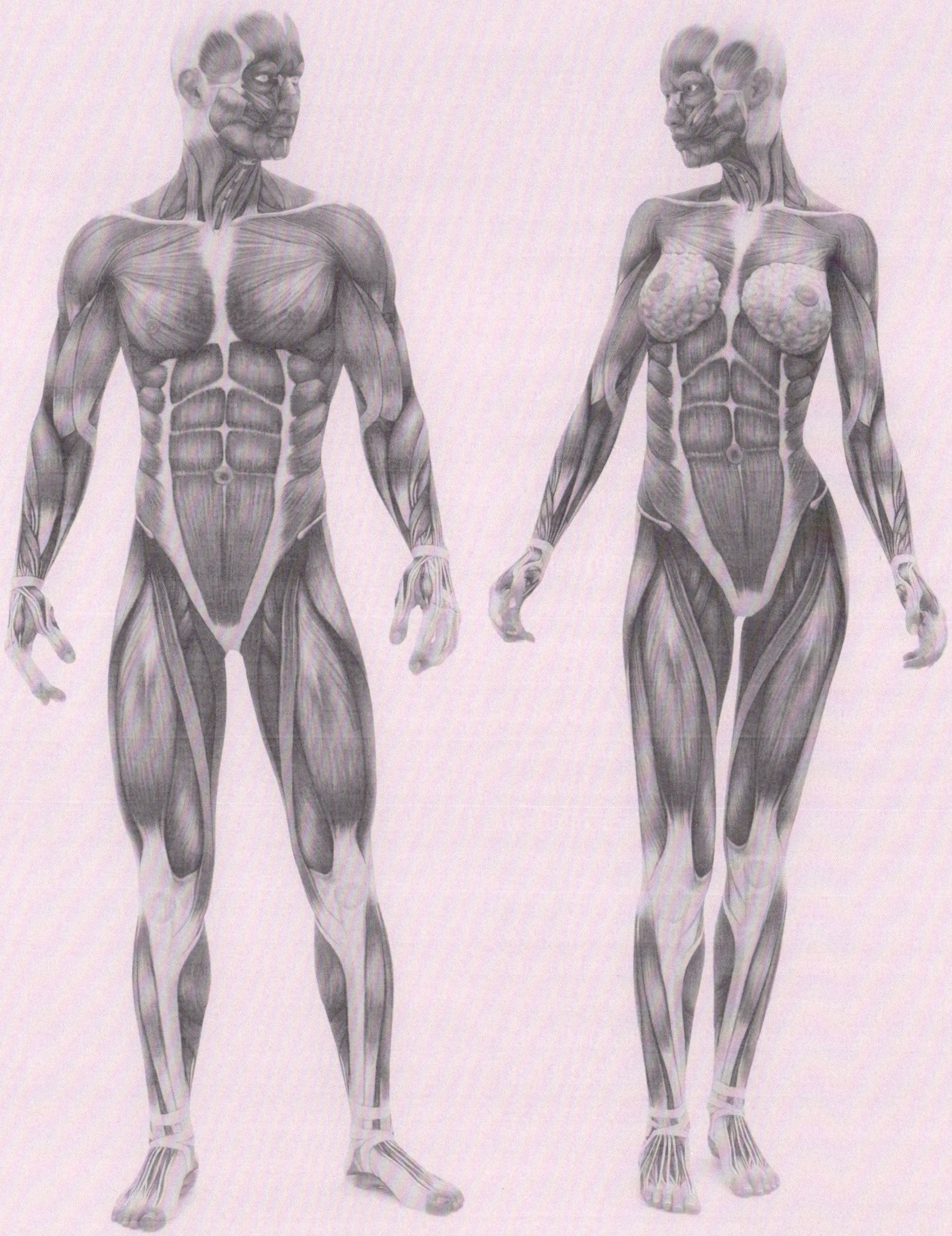

1 Introdução ao Estudo de Anatomia

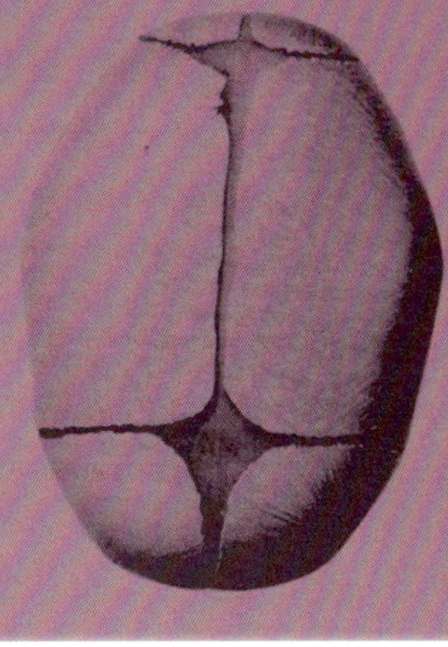

CONSIDERAÇÕES GERAIS

No seu conceito mais amplo, a Anatomia é a ciência que estuda, macro e microscopicamente, a constituição e o desenvolvimento dos seres organizados. Com a descoberta do microscópio, desenvolveram-se ciências que, embora constituam especializações, são ramos da Anatomia, como a Citologia (estudo da célula), a Histologia (estudo dos tecidos e de como estes se organizam para a formação de órgãos) e a Embriologia (estudo do desenvolvimento do indivíduo). Passou-se a usar o termo "Morfologia" para englobar os aspectos macro e microscópicos da Anatomia.

Do mesmo modo, poder-se-ia ainda considerar várias formas de estudo anatômico. Algumas delas são as seguintes:

- **Anatomia sistêmica:** trata-se do estudo macroscópico, e analítico, dos sistemas orgânicos, como o sistema respiratório ou o sistema nervoso.
- **Anatomia topográfica:** consiste no estudo de territórios ou regiões do corpo, visando ao conhecimento das relações anatômicas entre as estruturas de todos os sistemas, superficiais ou profundas, de determinada área corpórea.
- **Anatomia aplicada:** compreende o estudo da aplicação prática dos dados anatômicos em todas as profissões da área da saúde. Particularmente para os estudantes de Medicina, a anatomia aplicada é um estímulo de inegável valor pedagógico. Didaticamente, é indispensável chamar a atenção para a importância de dados anatômicos no diagnóstico ou no tratamento de doenças, para que o estudante perceba que não se estuda anatomia apenas por questão de formalidade. A Anatomia não é apenas uma matéria fundamental para a formação médica, mas também a base de uma prática médica competente.
- **Anatomia radiológica:** consiste no estudo das estruturas anatômicas por meio das imagens produzidas pela ação dos raios X sobre o corpo humano. Nas últimas décadas, houve considerável avanço tecnológico na área radiológica. À obtenção de radiografias simples ou contrastadas, acrescentaram-se novos procedimentos como a **radioscopia** acoplada com a televisão, que permite o estudo de órgãos em função e movimento; a **seriografia**, na qual séries de imagens sucessivas dão ideia de movimento dos órgãos; a **cinerradiologia** (combinação de radiografia e vídeo); a **colangiografia operatória**, que é a radiografia das vias bilíferas durante o ato cirúrgico; a **ultrassonografia**, ou **ecografia**, que é a visualização de estruturas profundas do corpo pelo registro de reflexões, ou ecos, de pulsos de ondas ultrassônicas dirigidas aos tecidos e órgãos. Pode-se

ainda mencionar a **tomografia computadorizada**, a **ressonância magnética**, as imagens registradas com injeção de substâncias de contraste nas **angiografias (de vasos), angiocardiografias (do coração e de seus grandes vasos), arteriografias (de artérias), veno ou flebografias (de veias), urografias (das vias urinárias), artrografias (das articulações)**. Utilizando-se câmaras de cintilação, é possível obterem-se imagens bidimensionais da distribuição seletiva de radioatividade (radiação gama) em tecidos, após incorporação de radionuclídeo: é a **cintilografia**.

- **Anatomia antropológica:** trata-se da aplicação do conhecimento anatômico no estudo de grupos humanos atuais ou antigos, constituindo as bases da antropologia biológica.
- **Anatomia comparada:** relacionada ao estudo comparativo da anatomia dos órgãos e sistemas dos animais não humanos.

O estudo da Anatomia sempre exerceu, no decurso do tempo, um verdadeiro fascínio sobre o homem. Conhecer-se a si mesmo, nas entranhas, desvendando a intimidade de suas estruturas, foi, e será, sempre, algo que excita a curiosidade humana. Esse desejo de "conhecer-se" não é apenas morfológico: é também fisiológico. Conhecer a forma de um órgão é querer saber também como este funciona. Durante séculos, particularmente em virtude da grande influência da Igreja, a prática das dissecções humanas foi proibida. O corpo, nesse período, foi interditado e a abertura de corpos humanos sofreu grande restrição da Igreja. Muitas das descrições existentes, na verdade, reportavam-se a dissecações feitas em animais, como as feitas pelo fisiologista grego Galeno, que dissecou porcos e macacos no século II d.C. Foi só em 1539 que André Vesálio (1514-1564), nascido Andries van Wesel, um anatomista belga, demonstrou que as descrições anatômicas de Galeno não se referiam a dissecações feitas em pessoas. Para isso, dissecou corpos humanos e, com suas descrições, ajudou a corrigir noções equivocadas que prevaleciam desde a Antiguidade, tornando-se merecedor do epíteto pelo qual foi consagrado: "pai da anatomia científica moderna". Sua obra mais importante, *De humani corporis fabrica*, publicada em 1543, em sete volumes, com ilustrações requintadas de Jan van Calcar, marcou época e simbolizou o fim do galenismo, dividindo a Anatomia em antes e depois do autor.

Após a publicação de seu livro, André Vesálio foi escolhido médico da família imperial de Carlos V, que lhe concedeu uma pensão vitalícia e o título de conde. Com a abdicação de Carlos V, seu filho, Felipe II, nomeou-o um de seus médicos, em 1559. Surpreendentemente, depois de vários anos na corte de Madrid, André Vesálio foi condenado à morte pela Inquisição, sob a alegação de que tinha dissecado corpos humanos. Para escapar à fogueira, sua pena foi substituída por uma peregrinação a Jerusalém, na Terra Santa. Na viagem de volta, adoeceu e morreu na ilha de Zante (ou Zacyn), na então república de Veneza, na costa da Grécia.

Especificamente, a Anatomia (do grego: *ana* = através de; *tomein* = cortar) macroscópica é estudada pela dissecação de peças previamente fixadas por soluções apropriadas. Dissecação, portanto, é o ato de cortar ordenadamente alguma coisa, no caso, o cadáver de um indivíduo da espécie humana, no intuito de conhecer a disposição das estruturas que o compõem. Com as dificuldades, cada vez maiores, de se conseguirem cadáveres para a dissecação, têm-se procurado alternativas didáticas pedagógicas, como o estudo em peças previamente dissecadas ou a utilização de meios audiovisuais. Entretanto, nenhum método de estudo da anatomia é capaz de substituir o aprendizado pela dissecação, único capaz de dar ao estudante a visão tridimensional das estruturas orgânicas. O mais completo atlas de anatomia continuará sendo uma representação bidimensional do corpo humano: ele não poderá indicar a profundidade em que se acha uma artéria, um nervo, uma veia, um linfonodo. Essa indispensável noção de profundidade exige a dissecação do corpo humano como método de escolha para o aprendizado da Anatomia.

Este livro, na sua primeira parte, refere-se aos dados anatômicos macroscópicos considerados fundamentais para o reconhecimento dos órgãos e dos sistemas por eles constituídos. Trata-se de uma descrição atenta aos aspectos mais genéricos, uma vez que os dados morfológicos detalhados são abordados nos capítulos que descrevem os segmentos corpóreos. É importante que se faça essa ressalva porque não há como se ter, de maneira isolada, a peça anatômica, dissecada, de um único sistema orgânico. A dissecação sempre é feita por segmentos corpóreos e nunca por sistemas orgânicos.

SISTEMAS ORGÂNICOS

As unidades morfológicas ou **células** se agrupam constituindo os **tecidos** que exibem determinadas funções gerais. Por sua vez, os tecidos se reúnem nos **órgãos** que estão envolvidos em funções mais variadas. Finalmente, determinados órgãos se organizam em **sistemas** com funções bem mais complexas. Um exemplo é o tecido muscular cardíaco, composto por células musculares cardíacas e que se organizam no coração, um órgão do sistema circulatório. Em conjunto, os sistemas constituem o **corpo humano**. Os sistemas que, em conjunto, compõem o organismo do indivíduo são os seguintes:

a) **Sistema esquelético:** compreende os ossos, que formam o arcabouço de sustentação do corpo, além de servir à fixação de músculos, delimitar cavidades para a proteção de órgãos nelas contidos e cumprir funções hematopoiéticas (formação de elementos figurados do sangue, além de se constituir em uma reserva de substâncias orgânicas e minerais).
b) **Sistema articular:** compreende as conexões (articulações) entre os ossos para permitir o movimento.
c) **Sistema muscular:** constituído pelos músculos, denominados "esqueléticos" por se fixarem nos ossos. Estão sujeitos à vontade, razão pela qual também são conhecidos como "músculos voluntários". Contudo, os músculos esqueléticos também atuam em movimentos involuntários, como nos reflexos profundos e superficiais. Assim como os ossos são **elementos passivos** do movimento, os músculos são os seus **elementos ativos**.
d) **Sistema circulatório:** compreende o conjunto de tubos, os vasos, condutores do sangue, acoplados a um órgão central, na verdade um vaso de paredes espessadas e muito modificado, o **coração**. Os vasos que levam o sangue, centrifugamente, do coração para as células, são as **artérias**; aqueles que, pelo contrário, levam o sangue das células para o coração são as **veias**.
e) **Sistema linfático:** trata-se de outro sistema de tubos, os **vasos linfáticos**, que conduzem a **linfa**, que, como o sangue, é um líquido que conduz nutrientes e células de defesa. Ao sistema linfático, pertencem também os **órgãos linfáticos secundários**: **linfonodos**, órgãos ovoides situados no trajeto dos vasos linfáticos; o **baço**, o grande órgão linfoide do corpo; e o **anel linfático da faringe (tonsilas lingual, palatina, faríngea** e **tubária)**. Pertencem ainda ao sistema linfático os chamados **órgãos linfáticos primários**, que incluem a **medula óssea** e o **timo**. Antigamente os vasos e órgãos linfáticos eram incluídos no sistema circulatório. A Nomina Anatômica mais recente (1998-2000) reconhece um sistema linfático separado do sistema circulatório.
f) **Sistema respiratório:** como o nome indica, trata-se do conjunto de órgãos responsáveis pela ventilação. Entendemos como respiração um processo que se passa no interior de todas as células do organismo. Ao sistema, pertencem as **vias respiratórias** (tubos condutores de oxigênio e gás carbônico) e os **pulmões,** nos quais se verifica a troca dos gases entre o sangue e o ar.
g) **Sistema digestório:** constituído pelo **canal alimentar**, que se inicia na boca e termina no ânus. No seu trajeto, o tubo apresenta forma e estruturas diferentes, com grandes variações nas dimensões do seu lume. Entre os anexos do sistema digestório, incluem-se as **glândulas salivares**, o **fígado**, as **vias biliares** e o **pâncreas**.
h) **Sistema endócrino:** compreende o conjunto de **glândulas endócrinas**, isto é, sem ducto excretor, conhecidas também como **glândulas de secreção interna**. O sistema endócrino, na verdade, é constituído por órgãos muito diversos, sem conexão direta, tendo em comum a função de drenar suas secreções diretamente no sangue venoso. Estudos recentes, com tecnologias avançadas, inclusive a microscopia eletrônica, parecem demonstrar que o conceito de glândula endócrina pode ser consideravelmente ampliado, admitindo-se que todas as células têm alguma capacidade endócrina. A Terminologia Anatômica não considera um sistema endócrino, preferindo o nome genérico de **glândulas endócrinas**, nelas incluindo a **hipófise**, a **glândula pineal**, a **tireoide**, a **paratireoides**, a **suprarrenal** e as **ilhotas pancreáticas**.
i) **Sistema urinário:** é formado pelos dois **rins**, que produzem a urina, e pelas vias urinárias, que a conduzem ao meio exterior e incluem os **cálices maiores** e **menores**, a **pelve renal**, os **ureteres**, a **bexiga urinária** e a **uretra**.

j) **Sistema genital:** o feminino e o masculino estão relacionados à reprodução, embora estejam envolvidos com outras funções do organismo. Na mulher, o sistema genital compreende os **ovários**, as **tubas uterinas**, o **útero** e a **vagina**, considerados órgãos genitais **internos**; aos genitais externos, pertence o **pudendo feminino**. No homem, o sistema genital constitui-se dos órgãos genitais internos: **testículos** e **vias espermáticas** (**epidídimos**, **ductos deferentes** e **glândulas seminais**), além da **próstata** e das **glândulas bulbouretrais**; os órgãos genitais externos incluem o **pênis** e o **escroto**.

k) **Sistema sensorial:** constituído pelos órgãos dos sentidos, capazes de captar sensações gerais, como as captadas pela pele (táteis, térmicas e dolorosas), ou sensações específicas como as gustativas, olfatórias, auditivas e visuais. Assim como acontece com o sistema endócrino, a Terminologia Anatômica não considera um sistema sensorial, agrupando seus componentes sob a denominação **órgãos dos sentidos**.

l) **Sistema nervoso:** compreende uma parte central, uma parte periférica e uma divisão autônoma. Essas três partes têm sido impropriamente denominadas "sistemas nervosos central", periférico e autônomo. Na verdade, são subsistemas, visto que constituem, em conjunto, uma unidade funcional capaz de receber estímulos, interpretá-los e comandar reações a esses estímulos. Modernamente, o estudo do sistema nervoso tem merecido atenção especial, de tal modo que constitui uma disciplina à parte no currículo médico.

m) **Sistema tegumentar:** constitui o revestimento externo do corpo. A Terminologia Anatômica não consigna o termo "sistema", mas apenas o termo **tegumento comum**. Inclui a pele, os **cabelos** e outros **pelos**, **unhas** e **glândulas sudoríferas** e **sebáceas**, assim como as duas **glândulas mamárias**, diferenciações estruturais das glândulas.

Finalmente, o termo "sistema locomotor" engloba o estudo dos sistemas esquelético, articular e muscular.

TERMINOLOGIA ANATÔMICA

Como ocorre em todas as ciências, a Anatomia tem uma linguagem própria, empregada na descrição das suas estruturas. Ao conjunto de termos empregados para designar e descrever o organismo ou suas partes, dá-se o nome de "Terminologia Anatômica". Com o extraordinário acúmulo de conhecimentos no final do século XIX, graças aos trabalhos de importantes "escolas anatômicas" (sobretudo na Itália, França, Inglaterra e Alemanha), as mesmas estruturas do corpo humano recebiam denominações diferentes nesses centros de estudos e pesquisas. Em razão dessa falta de metodologia e da existência de inevitáveis arbitrariedades, mais de 20 mil termos anatômicos chegaram a ser consignados. A primeira tentativa de uniformizar e criar uma nomenclatura anatômica internacional foi feita em 1895, na Basileia, por essa razão denominada "Basle Nomina Anatômica" (**BNA**). Embora houvessem ocorrido tentativas de atualizar a BNA em 1910 e 1930, isso só se efetuou em 1933, pela Anatomical Society of Great Britain and Ireland. Nos congressos internacionais de 1936 e 1950, não houve avanços significativos numa revisão da Terminologia Anatômica, o que acabou se concretizando no Congresso de Paris, em 1955, quando uma nova Nomina Anatômica foi aprovada oficialmente sob a sigla de **PNA** (Paris Nomina Anatômica). Revisões subsequentes foram feitas em 1960, 1965, 1970, 1975, 1980. Nesse último ano, o Congresso Federativo Internacional de Anatomia (**CFIA**) decidiu criar o Federative Commitee on Anatomical Terminology (**FCAT**) visto que a nomenclatura anatômica tem caráter dinâmico, podendo ser sempre criticada e modificada, desde que haja razões suficientes para as modificações e que estas sejam aprovadas em Congressos Internacionais de Anatomia, realizados a cada 5 anos. A partir de 1990, o **FCAT** passou a se reunir anualmente para revisar a nomenclatura anatômica. A última versão da Terminologia Anatômica foi aprovada em assembleia geral da Federação Internacional de Associações de Anatomistas em 2020. Essa versão está em vigor e é a que se utiliza neste livro.

Ao designar uma estrutura do organismo, a nomenclatura procura adotar termos que não se prestem à simples memorização, mas que tragam, também, alguma informação ou descrição sobre a referida estrutura. Com base nesse princípio, foram abolidos os epônimos (nomes de cientistas e de pesquisadores para designar as estruturas anatômicas) e os termos indicam: a forma (músculo trapézio); a sua posição ou situação (nervo mediano); o seu trajeto (artéria circunflexa da escápula); as suas conexões ou inter-relações (ligamento sacroilíaco); a sua relação com o esqueleto (artéria radial); a sua função (músculo levantador da escápula); critério misto, por exemplo, função e situação (músculo flexor superficial dos dedos). Entretanto, a Terminologia Anatômica conservou, ainda, nomes antigos de determinadas estruturas que foram consagrados pelo uso, como o fígado, um termo cuja origem é desconhecida.

Usam-se as seguintes abreviaturas para os termos gerais de anatomia:

A.: artéria; Aa.: artérias
Lig.: ligamento; Ligg.: ligamentos
M.: músculo; Mm.: músculos
N.: nervo; Nn.: nervos
R.: ramo; Rr.: ramos
V.: veia; Vv.: veias

DIVISÃO DO CORPO HUMANO

O corpo humano divide-se em **cabeça**, **pescoço**, **tronco** e **membros**. A cabeça corresponde à extremidade superior do corpo, estando unida ao tronco por uma parte estreitada, o pescoço. Dos membros, dois são **superiores** e dois, **inferiores**. As partes do corpo humano apresentam as seguintes subdivisões:

- **cabeça:** fronte (a testa); occipital (porção posterior e inferior da cabeça); têmpora (porção lateral, anterior à orelha); orelha e face (na qual se reconhecem o olho, a bochecha, o nariz, a boca e o mento);
- **pescoço;**
- **tronco:** tórax; abdome; pelve e dorso;
- **membro superior:** cíngulo do membro superior; axila; braço; cotovelo; antebraço e mão (carpo, metacarpo, palma, dorso da mão, dedos da mão);
- **membro inferior:** cíngulo do membro inferior; nádegas; quadril; coxa; joelho; perna (a parte posterior é chamada sura, conhecida também como panturrilha) e pé (tarso, calcanhar, metatarso, planta, dorso do pé, dedos do pé).

As **cavidades do corpo** compreendem as **cavidades do crânio**, **torácica** e **abdominopélvica**, distinguindo-se nesta uma cavidade abdominal e outra pélvica.

CONCEITOS DE NORMALIDADE, DE VARIAÇÃO ANATÔMICA E DE ANOMALIA

No estudo da Anatomia Humana, comumente deparamo-nos com diferenças entre as estruturas identificadas nos cadáveres e as referências descritas nos livros. Isso se deve ao fato de que os padrões anatômicos apresentados nos livros se baseiam em uma média de casos encontrados em um número significativo de dissecções e, assim, não se consideram algumas diferenças pontuais encontradas. Em alguns textos mais especializados, contudo, os autores referem as variações mais comuns encontradas em cada região do corpo.

Normal e variação anatômica

Em Anatomia, o termo **normal** está relacionado à forma ou à disposição encontrada com mais frequência, nos cadáveres, tornando-se, assim, um padrão. Em outras palavras, o normal é o mais comum (mais frequente), sendo, portanto, um termo que se baseia em ocorrência estatística. Em contrapartida, as diferenças ocasionalmente encontradas no corpo humano que se distanciam desse padrão normal são designadas como **variação anatômica**, desde que não causem distúrbio ou disfunção nos indivíduos. No estudo da Anatomia Humana, temos de estar atentos, não apenas ao normal, mas, também, às variações que podem ocorrer.

Ao entender o normal como mais frequente, devemos ficar alertas quanto ao denominado "polimorfismo humano". Entende-se como polimorfismo a condição na qual uma população tem mais do que um alelo no mesmo lócus, com uma frequência acima de 5%. Um exemplo clássico é o sistema ABO do sangue. Se pedirmos, em uma sala de aula, que levantem a mão os alunos que tiverem o sangue do tipo AB, veremos que raros o farão. Isso significa que, embora o tipo AB seja de ocorrência mais rara, ele é considerado normal, pois os alelos A e B fazem parte do genoma humano, a despeito de se expressarem com frequências diferentes na população. Assim, o normal não pode ser associado, de forma absoluta, ao "mais frequente".

Um exemplo típico de variação do normal é a disposição observada quando se comparam os achados em dois cadáveres. Em um deles, a artéria braquial pode se dividir nas artérias radial e ulnar no nível do cotovelo (fossa cubital) e, no outro cadáver, essa divisão pode ocorrer na altura da axila.

Não devemos confundir, contudo, variação anatômica com a variabilidade humana, fruto de um complexo sistema de misturas de genes ao longo da história. As populações mestiças, ou seja, aquelas que sofreram grande mistura de genes (como a população brasileira), mostram maior grau de variabilidade morfológica e, assim, uma maior dificuldade de se estabelecerem padrões médios representativos. Essa variabilidade humana não deve ser confundida com "raça humana", pois os estudos atuais, empregando marcadores moleculares, mostram que o termo "raça" não deve mais ser empregado em relação à espécie humana, por falta de bases científicas que o sustentem. A espécie humana é politípica, ou seja, exibe elevado grau de variabilidade morfológica, como se pode ver comparando indivíduos em uma população mestiça. Essa variabilidade humana pode ser constatada entre os alunos em uma sala de aula.

Finalmente, não devemos também entender como variação as diferentes formas adotadas pelos órgãos, como se constata, por exemplo, com o estômago, que pode sofrer mudanças de posição e de forma, com o decúbito e com o estado de enchimento. Outro exemplo notável são a forma e a posição do coração que se alteram com as fases respiratórias e com o decúbito.

O termo **normal** em Medicina deve ser usado ainda com mais cautela, pois envolve um conceito complexo e de difícil definição que é o estado de saúde, entendendo-se, aqui, como saúde, um conjunto de fatores (biológicos, sociais e psíquicos), e não apenas a ausência de doença, e devem-se considerar, também, as inúmeras respostas adaptativas dos tecidos e dos órgãos ao estresse.

Anomalia

Na variação anatômica, não há prejuízo da função. Entretanto, podem ocorrer variações morfológicas que determinam perturbação funcional, como acontece nas más formações. Quando um desvio do padrão normal perturba a função, diz-se que se trata de uma anomalia, e não de uma variação. Mesmo nessas condições, a diferença não é muito simples, voltando, aqui, ao que se entende por doença. Por exemplo, se um indivíduo nasce com um dedo a mais (veja Imagem 1.1 disponível no QrCode ao final do capítulo) ou a menos em sua mão, isso pode comprometer as suas atividades ou não, mesmo sendo considerado uma anomalia. Contudo, se essa alteração é entendida pelo portador como uma "deformidade" e ele procura esconder a mão sempre que está em companhia de outras pessoas, isso pode configurar um conceito de doença (comprometendo o bem-estar social).

Monstruosidade

Se a anomalia for tão acentuada de modo a deformar profundamente a construção do corpo do indivíduo, sendo, em geral, incompatível com a vida, denomina-se **monstruosidade**, por exemplo, a agenesia (não formação) do encéfalo. O estudo desse assunto é feito em Teratologia. Por um lado, os progressos da medicina cirúrgica têm conseguido corrigir deformações, aparentemente incompatíveis com a vida, de modo a permitir aos portadores dessas monstruosidades uma vida normal. Por outro lado, monstruosidades têm sido produzidas pela própria Medicina; nos anos 1960, a talidomida foi receitada pelos médicos para aliviar enjoos comuns na primeira gravidez. O medicamento, entretanto, como ficou comprovado posteriormente, causava monstruosidades ou graves anomalias, como a ausência de membros (amelia) ou da porção de um ou mais membros (focomelia) nos fetos.

FATORES GERAIS DE VARIAÇÃO

Às variações anatômicas ditas individuais, devem ser acrescentadas aquelas decorrentes do biotipo e de características populacionais. Estes são, em conjunto, denominados **fatores gerais de variação anatômica**.

- **Idade:** tempo decorrido ou duração da vida. Notáveis modificações anatômicas ocorrem nas fases da vida intra e extrauterina do mamífero, bem como nos principais períodos em que cada fase se subdivide. Em cada período o indivíduo recebe nome especial a saber:
  a) **Fase intrauterina:**
    1. **ovo:** 7 primeiros dias;
    2. **embrião:** até o fim do 2º mês;
    3. **feto:** até o 9º mês;

  b) **Fase extrauterina (adaptado de Gallahue, 1989)**[1]**:**
    1. vida pré-natal (concepção a 8 semanas de nascimento);
    2. primeira infância (1 a 24 meses do nascimento);
    3. segunda infância (2 a 10 anos);
    4. adolescência (entre 10 e 11 a 20 anos);
    5. adulto jovem (20 a 40 anos);
    6. adulto mais velho (40 a 60 anos);
    7. idoso (acima de 60 anos).

[1] Gallahue, D. L. *Undertanding motor development: infants, children, adolescents.* 2ª ed. Indianópolis: Brown & Benchmark Publishers, 1989.

- **Sexo:** corresponde ao dimorfismo sexual da espécie humana. É possível estabelecer diferenças morfológicas entre homens e mulheres, mesmo fora da área genital. A quantidade de gordura na tela subcutâneo, por exemplo, é mais abundante e acumula-se em certas regiões do corpo da mulher, contribuindo para que o corpo feminino apresente curvas mais suaves dos que as do homem. A respiração dita **diafragmática**, em que predomina a contração do diafragma sobre a dos outros músculos respiratórios, é a do homem; na mulher, predomina a expansão da parte superior da cavidade torácica, conhecida como **respiração costal**.
- **Características populacionais:** denominação conferida a cada grupamento humano que apresenta caracteres físicos comuns, externa e internamente, pelos quais se distingue dos demais. Recentemente, com as pesquisas mais avançadas envolvendo marcadores moleculares, o conceito de raça, entre os humanos, perdeu o suporte científico. Há características étnicas diferentes, mas a raça é uma só, a humana. Grupos humanos guardam características semelhantes e numerosas pesquisas mostram diferenças morfológicas internas e externas nesses grupos. Assim, por exemplo, a reação da pele a uma lesão ou a uma incisão cirúrgica é diferente nos indivíduos de pele negra e nos de pele branca. Nos indivíduos de pele negra, mais frequentemente, a cicatriz se eleva e é irregular em decorrência da formação de quantidade excessiva de tecido colágeno no derma durante o período de cicatrização. À cicatriz elevada e irregular, dá-se a designação **queloide**.
- **Biotipo:** resultante da soma dos caracteres herdados e dos caracteres adquiridos por influência do meio e da sua inter-relação. Os biotipos constitucionais existem em cada grupo étnico.

Na grande variabilidade morfológica humana, há possibilidade de se reconhecer o tipo médio e os tipos extremos, embora toda sorte de transição ocorra entre eles. Naturalmente, tipos mistos são, também, descritos.

Os dois tipos extremos são denominados **longilíneo** e **brevilíneo** e sua comparação denota melhor as diferenças, tanto nos caracteres morfológicos internos como nos externos, acarretando uma construção corpórea diversa.

Os **longilíneos** são indivíduos magros, em geral altos, com pescoço longo, tórax muito achatado anteroposteriormente, com membros longos em relação à altura do tronco. Um exemplo seria o da conhecida figura de D. Quixote (Figura 1.1).

Os **brevilíneos** são indivíduos atarracados, em geral baixos, com pescoço curto, tórax de grande diâmetro anteroposterior, membros curtos em relação à altura do tronco. A figura de Sancho Pança (Figura 1.2) representa a de um brevilíneo.

Os **mediolíneos** apresentam caracteres intermediários quanto aos dos tipos precedentes.

A Figura 1.3 representa, em A, o estômago mais frequentemente encontrado em um longilíneo (**estômago em J**). Já em B, a ilustração mostra o estômago encontrado com mais frequência nos brevilíneos (**estômago em chifre de novilho**).

POSIÇÃO DE DESCRIÇÃO ANATÔMICA

Para evitar que a posição das estruturas anatômicas seja descrita de forma variada pelos autores, instituiu-se uma posição padronizada do corpo, denominada **posição de descrição anatômica (posição anatômica)**. Desse modo, os anatomistas se referem ao objeto de descrição considerando o indivíduo na posição padronizada. A posição anatômica pode ser vista na Figura 1.4 e assemelha-se à **posição fundamental da Educação Física**: indivíduo em posição ereta (em pé, posição ortostática ou bípede), com a face voltada para a frente, o olhar dirigido para o horizonte, membros superiores estendidos, aplicados ao tronco e com as palmas voltadas para frente, membros inferiores unidos, com as pontas dos pés dirigidas para frente. Não importa, portanto, que o cadáver esteja sobre a mesa em decúbito dorsal (com o dorso acolado à mesa), decúbito ventral (com o ventre acolado à mesa) ou decúbito lateral (de lado) – as descrições anatômicas são feitas considerando-se o indivíduo em posição de descrição anatômica, de pé.

PLANOS DE DELIMITAÇÃO DO CORPO HUMANO

Na posição anatômica, o corpo humano pode ser delimitado por planos tangentes à sua superfície, os quais, com suas intersecções, determinam a formação de um sólido geométrico, um paralelepípedo. A Figura 1.5

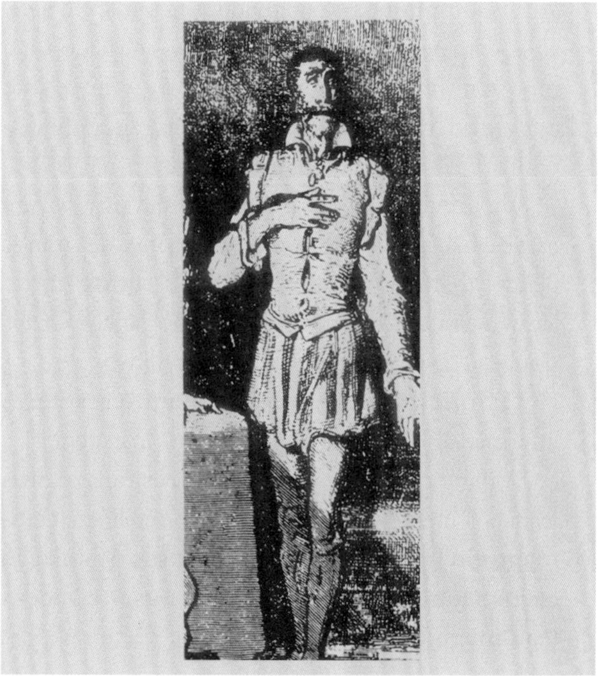

Figura 1.1 Dom Quixote.

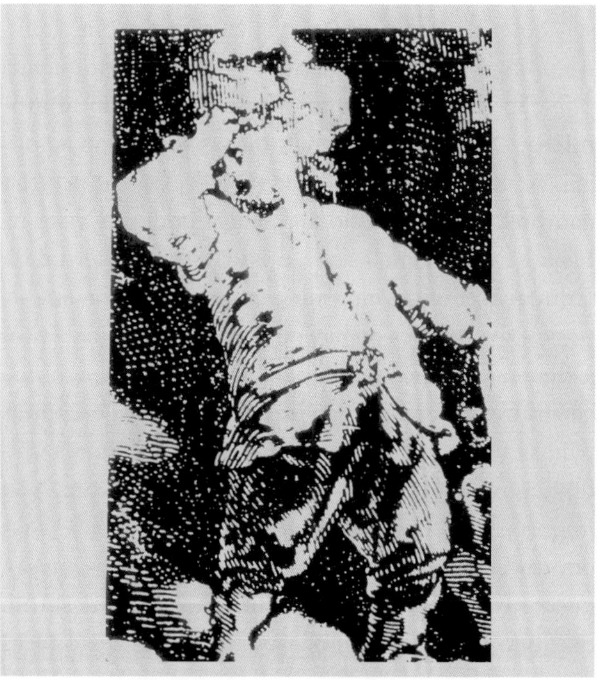

Figura 1.2 Sancho Pança, segundo Doré.

ilustra o fato. Têm-se, assim, para as faces desse sólido, os seguintes planos correspondentes:

a) Dois planos verticais, um tangente ao ventre: **plano ventral** ou **anterior** – e outro ao dorso: **plano dorsal** ou **posterior**. Estes e outros a eles paralelos

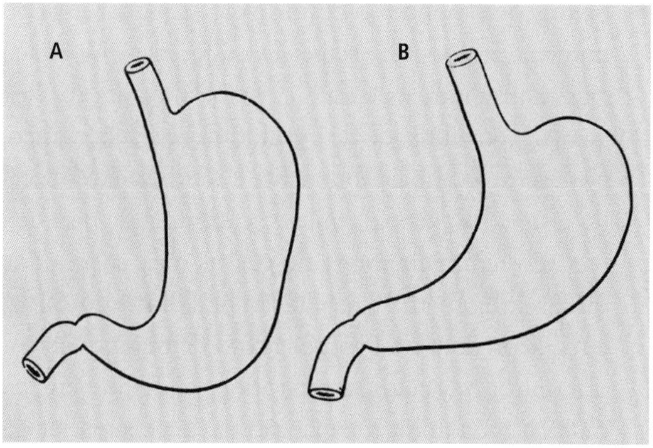

Figura 1.3 Variações anatômicas internas.

são também designados **planos frontais** por serem paralelos à "fronte". Via de regra, as denominações **ventral** e **dorsal** são reservadas ao tronco; e **anterior** e **posterior**, aos membros (Figura 1.6). A terminologia anatômica atual tem evitado o uso dos termos "dorsal" e "ventral", preferindo os termos "posterior" e "anterior", respectivamente.

b) Dois planos verticais tangentes aos lados do corpo: **planos laterais direito e esquerdo** (Figura 1.7).

c) Dois planos horizontais, um tangente à cabeça: **plano cranial** ou **superior** – e outro à região plantar: **plano podálico** (de **podos** = pé) ou **inferior** (Figura 1.8).

O tronco isolado é limitado, inferiormente, pelo plano horizontal que tangencia o vértice do cóccix, um osso análogo à parte da cauda de outros animais. Por essa razão, esse plano é denominado **caudal**.

PLANOS DE SECÇÃO DO CORPO HUMANO

Além dos planos de delimitação, descrevem-se também os planos de secção do corpo humano:

a) O plano que divide o corpo humano em metades direita e esquerda é denominado **mediano** (Figura 1.9). Toda secção do corpo feita por planos paralelos ao mediano é uma **secção sagital** (corte sagital) e os planos de secção são também denominados **sagitais**. O nome deriva do fato de o plano mediano passar pela **sagitta** (que significa "seta") do crânio fetal, figura representada pelos espaços suturais medianos, de direção anteroposterior. A Figura 1.10 mostra um crânio de feto em vista superior para localizar a **sagitta**.

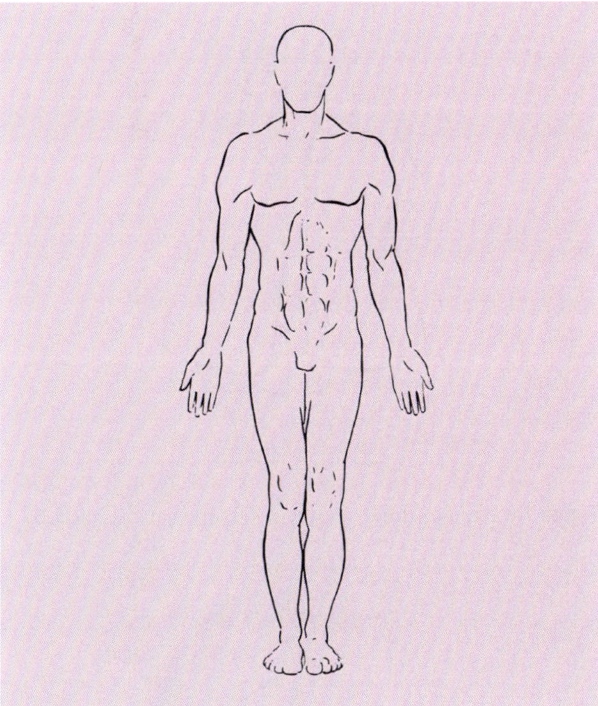

Figura 1.4 Posição de descrição anatômica.

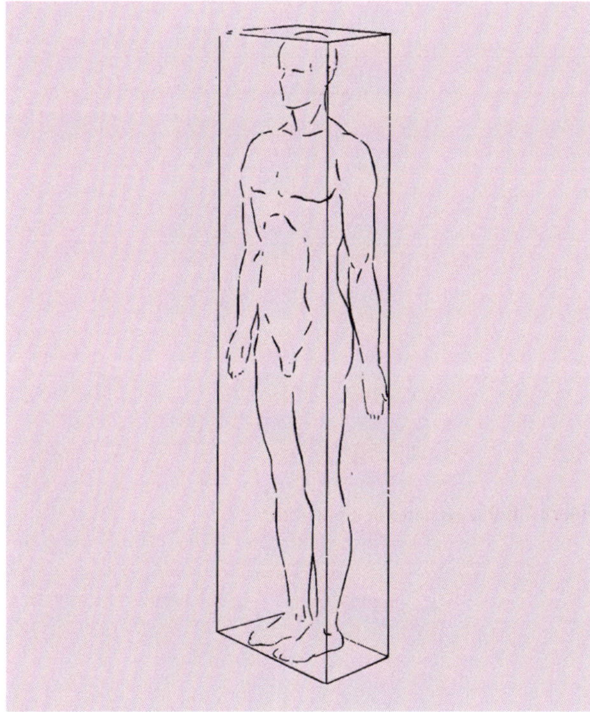

Figura 1.5 Indivíduo em posição de descrição anatômica dentro de um paralelepípedo.

b) Os planos de secção paralelos aos planos anterior e posterior são ditos **frontais** e a secção é também denominada **frontal** (corte frontal). Como já assinalado, o plano anterior é tangente à fronte do indivíduo, donde o adjetivo – **frontal** (Figura 1.11).

c) Os planos de secção paralelos aos planos cranial e caudal são horizontais. A secção é denominada **transversal** (corte transversal), ilustrada na Figura 1.12.

Nos quadrúpedes, o plano ventral, na verdade, é inferior, ao passo que o dorsal é superior, em virtude da posição do animal. Quanto aos planos de secção, os cortes transversais que, no homem, são feitos por planos horizontais, nos quadrúpedes, são produzidos por planos verticais, paralelos aos planos cranial e caudal, e denominados **transversais** ou **frontais** (Figura 1.13). O plano frontal, no homem, guarda paralelismo com os planos ventral e dorsal; já, nos quadrúpedes, ele é paralelo aos planos cranial e caudal.

EIXOS DO CORPO HUMANO

São linhas imaginárias traçadas no indivíduo considerado incluído no paralelepípedo. Os eixos principais seguem três direções ortogonais:

a) **Eixo anteroposterior**, projetando-se perpendicularmente ao plano frontal.

b) **Eixo craniocaudal (longitudinal)**, projetando-se perpendicularmente ao plano transversal.

c) **Eixo laterolateral (ou lateromedial nos membros)**, projetando-se perpendicularmente ao plano sagital.

TERMOS DE POSIÇÃO DE DIREÇÃO

O estudo da forma dos órgãos vale-se, geralmente, da comparação geométrica. Assim, conforme o órgão, são descritos faces, margens, extremidades ou ângulos, designados de acordo com os correspondentes planos fundamentais para os quais estão voltados.

Quando uma determinada estrutura, como o rim, apresenta duas margens dispostas a partir do plano mediano do corpo, estas são definidas como medial (mais próxima do plano mediano) e lateral (mais distante do plano mediano). Esse mesmo conceito vale para comparar a posição de duas estruturas distintas e paralelas, como se faz com os ligamentos colaterais medial e lateral do joelho, mais próximo e mais distante do plano mediano, respectivamente. A Figura 1.14 representa,

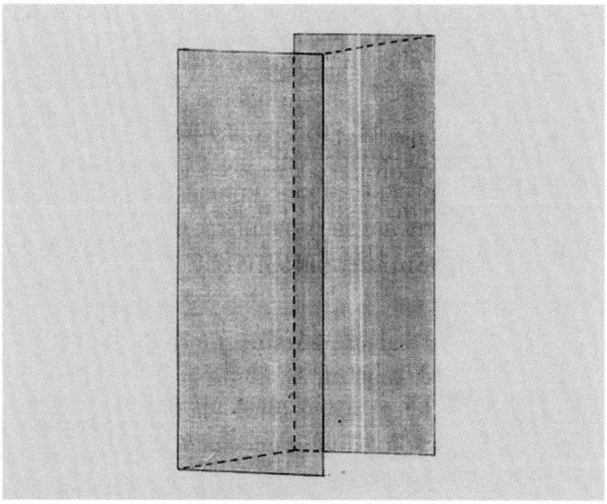

Figura 1.6 Planos anterior e posterior.

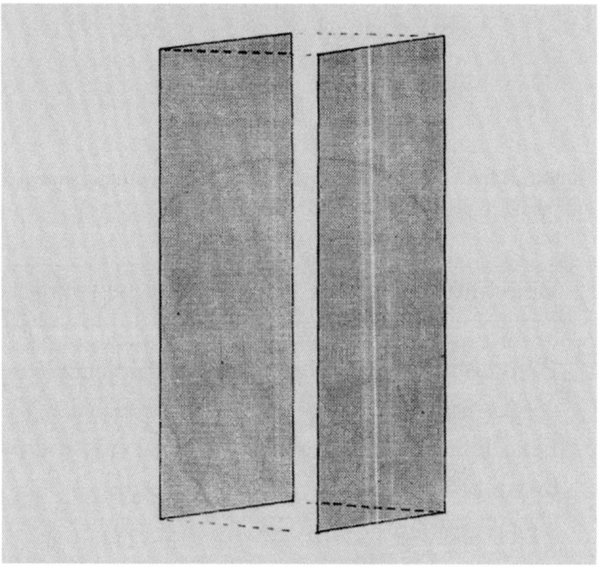

Figura 1.7 Planos laterais, direito e esquerdo.

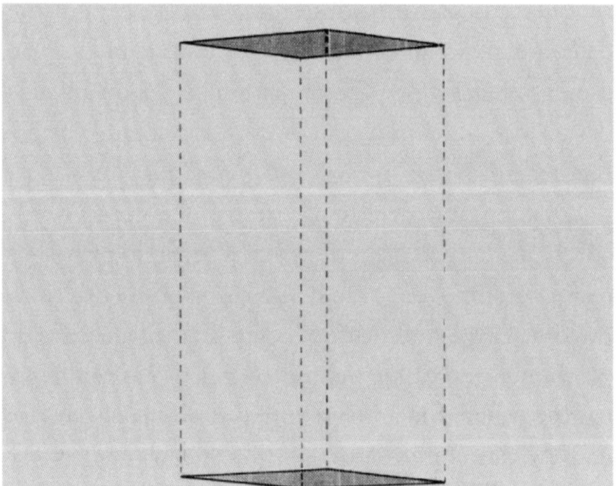

Figura 1.8 Planos superior (cranial) e inferior (podálico).

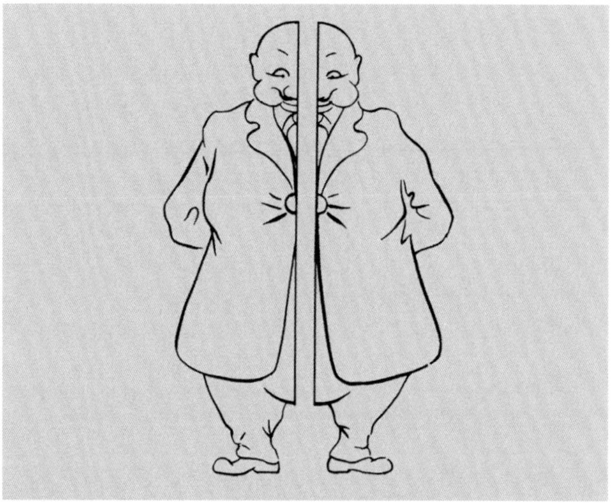

Figura 1.9 Plano mediano, que divide o corpo em duas metades.

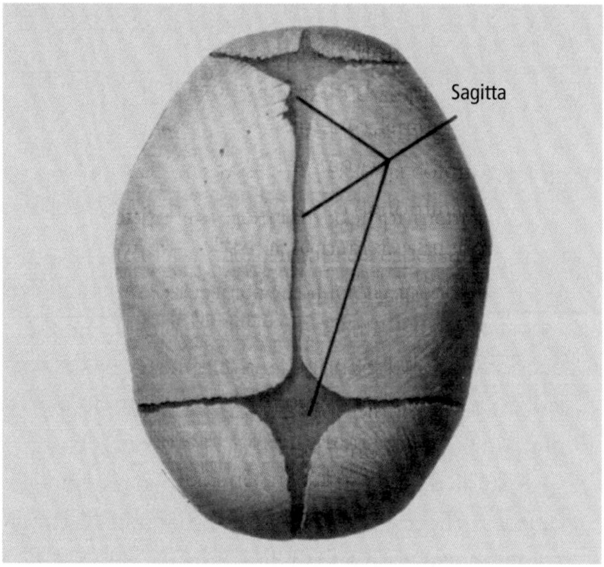

Figura 1.10 Sagitta (seta) no crânio de um recém-nascido.

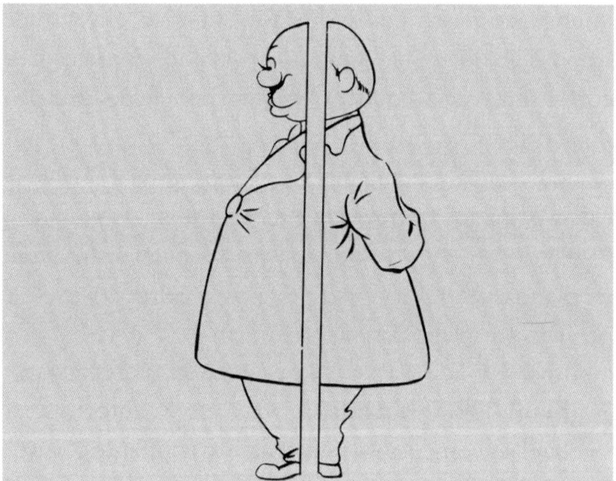

Figura 1.11 Plano de secção frontal.

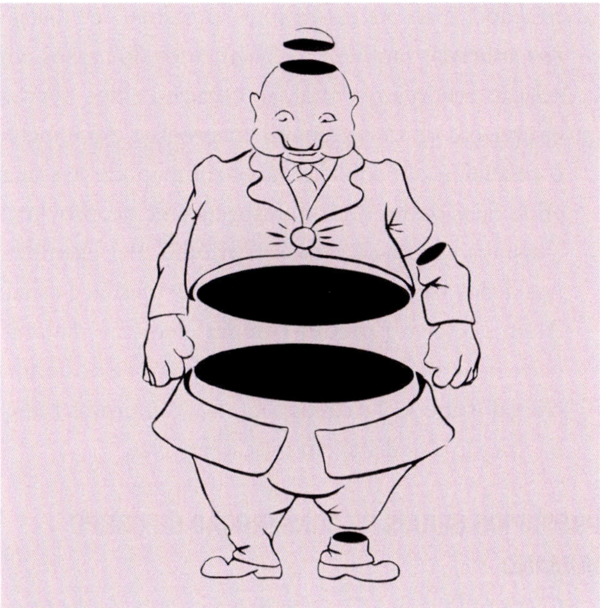

Figura 1.12 Plano de secção transversal.

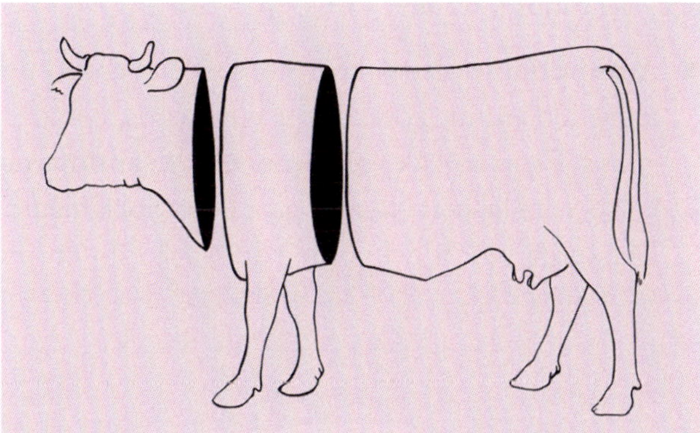

Figura 1.13 Planos de secção transversais (ou frontais) nos quadrúpedes.

de modo esquemático, um corte transversal no nível do tórax. Estruturas estão aí colocadas em posições diversas. O texto que se segue deve ser lido tendo como referência a Figura 1.14.

- A linha xy corresponde ao plano mediano. Estruturas situadas nesse plano são, por essa razão, denominadas **medianas: a, b** e **c**. Exemplos de estruturas medianas: a coluna vertebral; o nariz; a cicatriz umbilical.
- Das estruturas **d, e** e **f**, consideradas em conjunto, a estrutura **f** é a que se coloca mais próxima do plano mediano em relação a **d** e **e**, sendo denominada **medial**; a estrutura **d** está situada mais distante do plano mediano e, portanto, é **lateral**. Em contrapartida, a estrutura **e** fica localizada no meio das outras duas (**d** e **f**) e, assim, sua posição é denominada **intermédia**.

Os seguintes conceitos devem ser levados em consideração:

a) A estrutura que se situa mais próxima do plano mediano em relação a outra é dita **medial**. Por exemplo, o 5º dedo (mínimo) é medial em relação ao polegar.
b) A estrutura que se situa mais próxima do plano lateral (direito ou esquerdo) em relação a outra é dita **lateral**. Por exemplo, o polegar é lateral em relação ao 5º dedo.
c) A estrutura que se situa entre duas outras que são respectivamente medial e lateral em relação a ela é dita **intermédia**.

- Das estruturas **g, h** e **i**, consideradas em conjunto, a estrutura **i** é a que se coloca mais próxima do plano anterior, em relação às estruturas **g** e **h**, e é denominada "anterior"; **g** e **h** estão mais próximas do plano posterior e são denominados "posteriores" em relação a **i**. Por sua vez, a estrutura **h** está situada entre **i** (que é anterior) e **g** (que é posterior) sendo, por isso, considerada **média**.

Registrem-se os conceitos:

a) A estrutura que se situa mais próxima do plano anterior em relação a outra é dita "anterior". Por exemplo, o dorso do pé é posterior em relação à planta (essa inversão se deve à rotação do membro inferior na vida intrauterina). A palma é anterior em relação ao dorso da mão.
b) A estrutura que se situa mais próxima do plano posterior em relação a outra é dita "posterior". Por exemplo, o dorso da mão é posterior em relação à palma.
c) A estrutura que se situa entre duas outras que são, respectivamente, anterior e posterior é referida como **média**.

- A Figura 1.14 representa estruturas em alinhamento transversal (**d, e** e **f**) ou anteroposterior (**i, h** e **g**). Entretanto, as estruturas podem estar em um alinhamento longitudinal ou craniocaudal. Nesses casos, a estrutura mais próxima do plano cranial (ou superior) é dita **cranial** (ou superior) em relação a outra que lhe será **caudal** (ou inferior). Essa última estará mais próxima do plano caudal do que a primeira. Os termos "cranial" e "caudal", como foi dito, são empregados mais comumente para estruturas situadas no tronco.

É possível que uma estrutura se situe entre as que são, respectivamente, cranial (ou superior) e caudal (ou inferior) em relação a ela. Nesse caso, ela será **média**. Por exemplo, o nariz é médio em relação aos olhos e aos lábios.

- Os adjetivos **interno** e **externo** são também utilizados como termos de posição, indicando a situação da parte voltada para o interior ou o exterior de uma cavidade. Por exemplo, a **face interna** de uma costela está voltada para a cavidade do tórax e a **face externa**, voltada para a pele e os músculos do tórax. Não devemos confundir os termos "interno" e "externo" com medial e lateral, respectivamente. Na Figura 1.14, os números 1 e 2 ilustram o exemplo. Eventualmente, pode haver uma estrutura situada entre outras duas que são, respectivamente, interna e externa em relação a ela. Nesse caso, ela será **média**.
- Nos membros, empregam-se termos especiais de posição, como os adjetivos **proximal** e **distal**, conforme a parte considerada se encontre mais próxima ou mais distante da raiz do membro. Por exemplo, a mão é **distal** em relação ao antebraço e este também o é em relação ao braço; o antebraço é **proximal** em relação à mão. As expressões "proximal" e "distal" são aplicadas também aos segmentos dos vasos em relação ao órgão central, ao coração, e dos nervos em relação ao denominado "neuroeixo", que inclui o encéfalo e a medula. Uma estrutura pode se situar entre duas outras que são respectivamente, proximal e distal a ela; nesse caso, será **média**. Por exemplo, nos dedos há três falanges: proximal; **média**; e distal. Assim, o termo **médio (média)** indica estruturas entre duas outras que podem ser anterior e posterior, cranial (superior) e caudal (inferior), interna e externa, proximal e distal em relação àquelas.

PRINCÍPIOS GERAIS DE CONSTRUÇÃO DO CORPO HUMANO

O corpo humano é construído segundo alguns princípios fundamentais, que prevalecem para os vertebrados, elencados a seguir:

- **Antimeria:** o plano mediano divide o corpo do indivíduo em metades, direita e esquerda, como já vimos. Essas metades são denominadas **antímeros** e são semelhantes morfológica e funcionalmente. Daí surge um princípio de construção do corpo

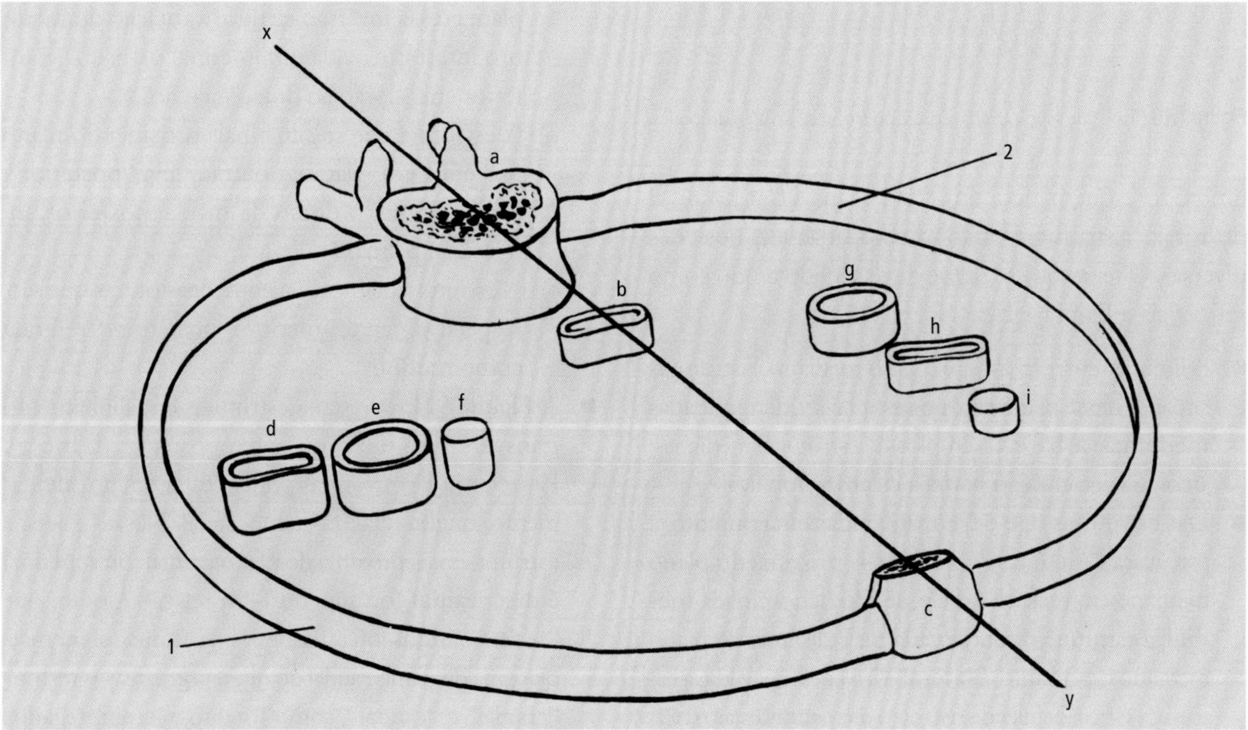

Figura 1.14 Termos de posição e direção de estruturas anatômicas.

humano e que é observado, também, nos demais vertebrados, definido como "simetria bilateral". É construído segundo o princípio da **simetria bilateral**. Na realidade, não há simetria perfeita porque não existe correspondência exata de todos os órgãos. Ela é mais notável no início do desenvolvimento, um fato que poderá ser comprovado no estudo da Embriologia. Ao longo do desenvolvimento do indivíduo, essa simetria se torna cada vez menos acentuada, surgindo secundariamente a assimetria: as hemifaces de um mesmo indivíduo não são idênticas; há diferenças na altura dos ombros; o comprimento dos membros não é o mesmo à direita e à esquerda. Os órgãos profundos apresentam assimetrias ainda mais evidentes: o coração apresenta-se deslocado para a esquerda; o fígado quase todo está à direita e o baço pertence somente ao antímero esquerdo; o rim direito está em nível inferior ao esquerdo. Todos esses são exemplos de **assimetrias morfológicas**. Ao lado delas, existem as **assimetrias funcionais**, das quais um exemplo é o predomínio do uso do membro superior direito, na maioria dos indivíduos, conhecido como **destralidade**.

- **Metameria:** por "metameria", entende-se a superposição, no sentido longitudinal, de segmentos semelhantes, cada segmento correspondendo a um **metâmero**. Mais ainda que a antimeria, a metameria é evidente na fase embrionária, conservando-se no adulto apenas em algumas estruturas, como na coluna vertebral (superposição de vértebras) e caixa torácica (as costelas estão superpostas em série longitudinal deixando entre elas os chamados espaços intercostais).

Grande parte do exame clínico, especialmente envolvendo as áreas de Ortopedia e de Neurologia, baseia-se nos princípios da antimeria e da metameria. A força muscular deve ser testada de um lado comparando-o sempre ao lado oposto (antimeria) e o exame dos reflexos tendinosos testa a integridade dos diferentes segmentos da medula espinal (metameria).

- **Paquimeria:** princípio segundo o qual o segmento axial do corpo do indivíduo é constituído, esquematicamente, por dois tubos, como ilustra a Figura 1.15.

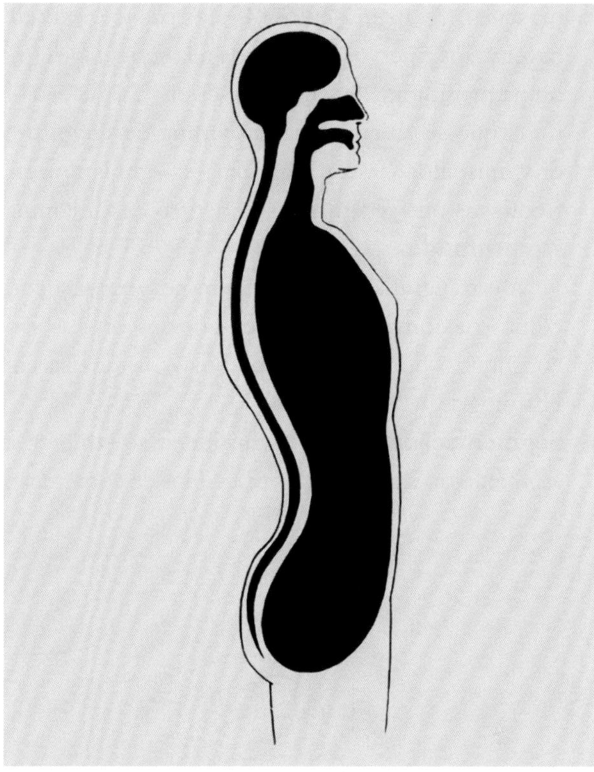

Figura 1.15 Paquímeros.

Os tubos, denominados **paquímeros**, são respectivamente **anterior**, ou **ventral**, e **posterior**, ou **dorsal**. O paquímero anterior, maior, contém a maioria das vísceras e, por essa razão, é também denominado **paquímero visceral**. O paquímero posterior compreende a cavidade craniana e o canal vertebral (situado dentro da coluna vertebral) e aloja a parte central do sistema nervoso: o encéfalo, na cavidade craniana, e a medula espinal, no canal vertebral; essa é a razão pela qual ele é também denominado **paquímero neural**.

- **Estratificação:** a Figura 1.16 ilustra o princípio segundo o qual o corpo humano é construído por **camadas**, **estratos**, **telas** ou **túnicas**, que se superpõem, reconhecendo-se, portanto, uma **estratimeria** ou **estratificação**. Essa estratificação pode ser identificada tanto no nível macroscópico como no subcelular (visível ao microscópio eletrônico). Nas fases iniciais do desenvolvimento, por exemplo, são identificadas três camadas: **ectoderma** (externa); **mesoderma** (média); e **endoderma** (interna).

Na Figura 1.16, a pele (1) é a camada mais superficial, vindo a seguir a tela subcutânea (2), a fáscia muscular (3), os músculos (4) e os ossos (5). Pode haver vasos e nervos no nível da tela subcutânea (6), ou na profundidade, entre músculos (7). As estruturas que se situam fora da lâmina de envoltura dos músculos (fáscia muscular) são ditas **superficiais**; as que se situam para dentro dessa lâmina são **profundas**.

A estratigrafia ocorre também nos órgãos ocos, como o estômago. As paredes desses órgãos são constituídas por camadas superpostas, estudadas em Histologia.

- **Segmentação:** é possível considerar-se também a segmentação como um dos princípios de construção corpórea, definindo segmento como "o território de um órgão que possua irrigação e drenagem sanguínea independentes, separado dos demais ou separável e removível cirurgicamente e que seja identificado morfologicamente". É mais comum empregar-se a expressão "segmento anátomo-cirúrgico" do que apenas "segmento". As pesquisas mostraram a existência de segmentos anatomocirúrgicos nos rins (Figura 1.17), nos pulmões, nos rins, no fígado e no baço; estando em andamento novos estudos que poderão eventualmente comprovar sua existência em outros órgãos, como a próstata, a tireoide, o testículo e o ovário.

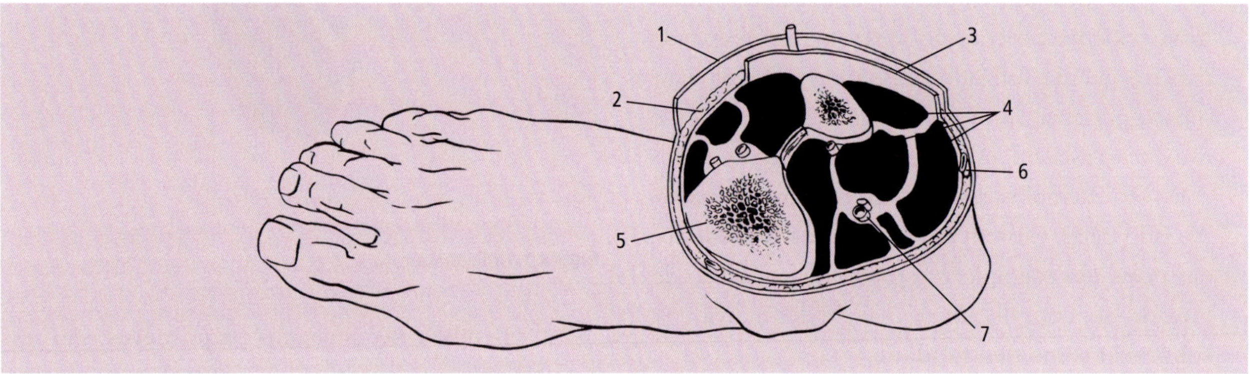

Figura 1.16 Estratigrafia de estruturas anatômicas.

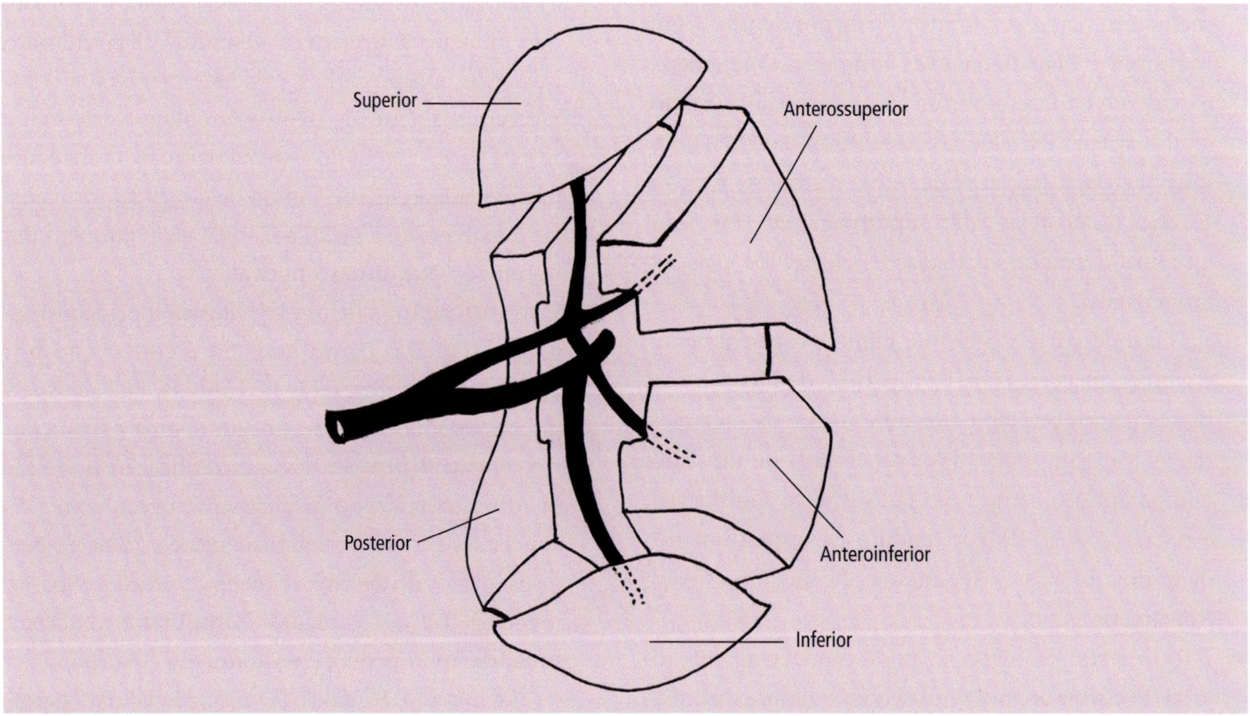

Figura 1.17 Segmentos do rim em uma visão anteromedial do rim esquerdo (Di Dio, 1956).

CASO CLÍNICO

Paciente masculino, 37 anos, deu entrada no pronto atendimento em razão de ferimento por projétil de arma de fogo. Após exame físico inicial, você constata orifício de entrada na linha axilar anterior direita no 6º espaço intercostal com orifício de saída posteriormente ao nível paraescapular em seu terço superior.

1. Com base no exame físico, como seria descrita a trajetória do projétil tendo como referência o eixo craniocaudal?
   a. Craniocranial
   b. Craniocaudal
   c. Caudocranial
2. Ainda com base no exame físico, como seria descrita a trajetória do projétil tendo como referência o plano mediano?
   a. Lateral para medial
   b. Lateral para lateral
   c. Medial para lateral

MATERIAL COMPLEMENTAR

Escaneie o QrCode para visualizar a imagem.

Imagem 1.1

- Polidactilia

Fonte: Banco de imagens – Depositphotos.

RESPOSTAS DO CASO CLÍNICO

1) c; 2) a

2 Sistema Esquelético

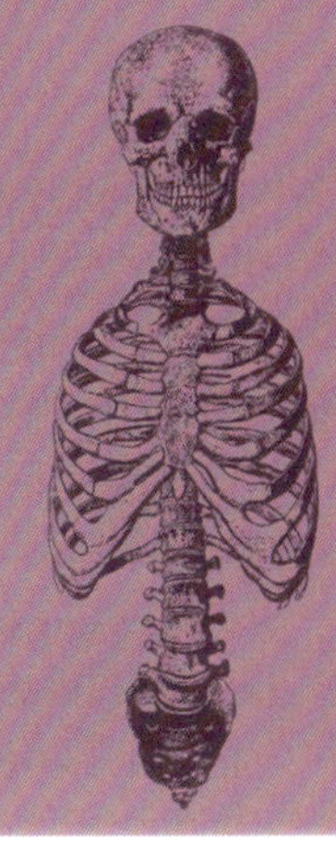

CONCEITO DE ESQUELETO

Osteologia, em sentido restrito e etimologicamente, é o estudo dos ossos. Em um sentido mais amplo, inclui o estudo das formações intimamente ligadas ou relacionadas com os ossos, formando o **esqueleto**. O esqueleto não é simples reunião dos ossos, mas na realidade transcende esse sentido significando "arcabouço" (daí, **esqueleto fibroso** do coração, **esqueleto cartilagíneo** etc.). No sentido mais restrito, podemos definir o esqueleto como o conjunto de ossos e cartilagens que se interligam para formar o arcabouço de corpo do animal e desempenhar várias funções. Os ossos são definidos como estruturas resistentes, de número, coloração e forma variáveis, com origem, estrutura e função semelhantes e que, em conjunto, constituem o esqueleto.

FUNÇÕES DO SISTEMA ESQUELÉTICO

Como funções importantes para o esqueleto, podemos destacar: proteção (para órgãos como o coração, os pulmões e a parte central do sistema nervoso); sustentação e conformação do corpo; local de armazenamento de substâncias orgânicas e minerais (durante a gravidez, a calcificação fetal se faz, em grande parte, pela reabsorção desses elementos armazenados no organismo materno); sistema de alavancas que, movimentadas pelos músculos, permite os movimentos do corpo; e, finalmente, local de produção dos elementos do sangue. O sistema esquelético, juntamente com o articular e muscular, constitui o sistema locomotor. Contudo, as funções dos ossos sofrem a ação direta dos demais sistemas do organismo, como o sistema circulatório (vascularização óssea), o nervoso (controle dos movimentos), e o digestivo (absorção de nutrientes necessários aos ossos, como cálcio e o fosfato) e das glândulas endócrinas (ação dos hormônios sobre o metabolismo ósseo), entre outros. O sistema locomotor sofre continuamente a ação do estresse mecânico das atividades físicas, tanto nos esportes como nas atividades laborativas e necessita, não apenas oferecer resistência às forças aplicadas, mas, ainda, adaptar sua estrutura às demandas mecânicas.

TIPOS DE ESQUELETOS

Quando se percorre a escala zoológica, verifica-se interessante modificação na posição do arcabouço de sustentação dos organismos. Assim, vê-se entre os artrópodes que a base de sustentação é externa: há um **exosqueleto** e, a essa porção externa mais rígida, prendem-se as partes moles (Figura 2.1). Com a evolução, aparece um esqueleto interno, **endosqueleto**, que, pouco a pouco, substitui o exosqueleto (menos funcional para o tipo avançado de animal) (Figura 2.2). Nos peixes, nos tatus, nos quelônios, nos crocodilos, pode-se verificar a presença de um endosqueleto já bem desenvolvido, embora esteja ainda conservado um exosqueleto com graus de desenvolvimento muito variáveis (Figura 2.3). O homem tem um endosqueleto, podendo-se considerar a estratificação da epiderme e a corneificação de sua camada mais externa um vestígio filogenético.

DIVISÃO DO ESQUELETO

O esqueleto pode ser dividido em duas grandes porções. Uma mediana, formando o eixo do corpo, e composta pelos ossos da cabeça, do pescoço e do tronco (tórax e abdome): o esqueleto **axial**; outra forma os membros que constituem o esqueleto **apendicular**. A união entre essas duas porções se faz por meio de **cíngulos:** o **cíngulo do membro superior** (ao qual pertencem a **escápula** e a **clavícula**) e o **cíngulo do membro inferior** (constituído pelo **osso do quadril**). As Figuras 2.4 a 2.13 representam os esqueletos axial, apendicular e os cíngulos do membro superior e do membro inferior, com os ossos que os constituem. A despeito de a Terminologia Anatômica indicar o sacro como parte do cíngulo do membro inferior, esse é um erro de conceito, pois o sacro é parte da coluna vertebral e, por isso, elemento do esqueleto axial.

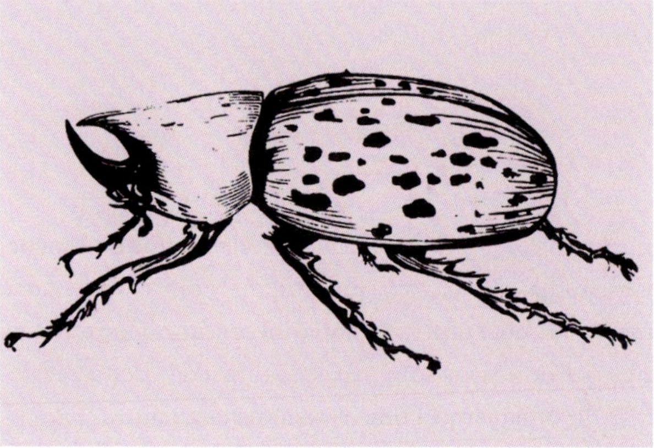

Figura 2.1 *Dynastes tityrus*, com seu exosqueleto.

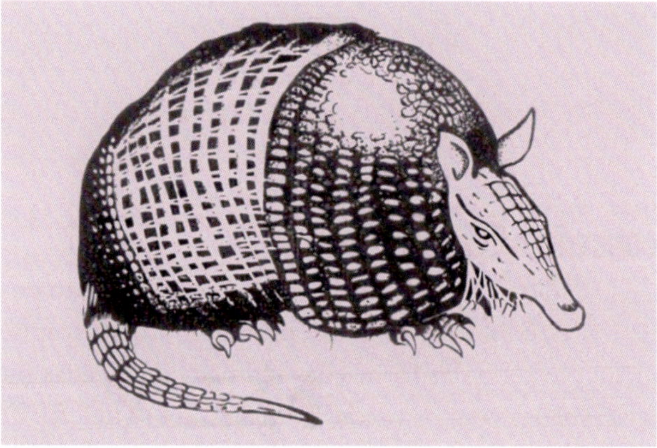

Figura 2.3 O tatu é um animal que apresenta endo e exosqueleto.

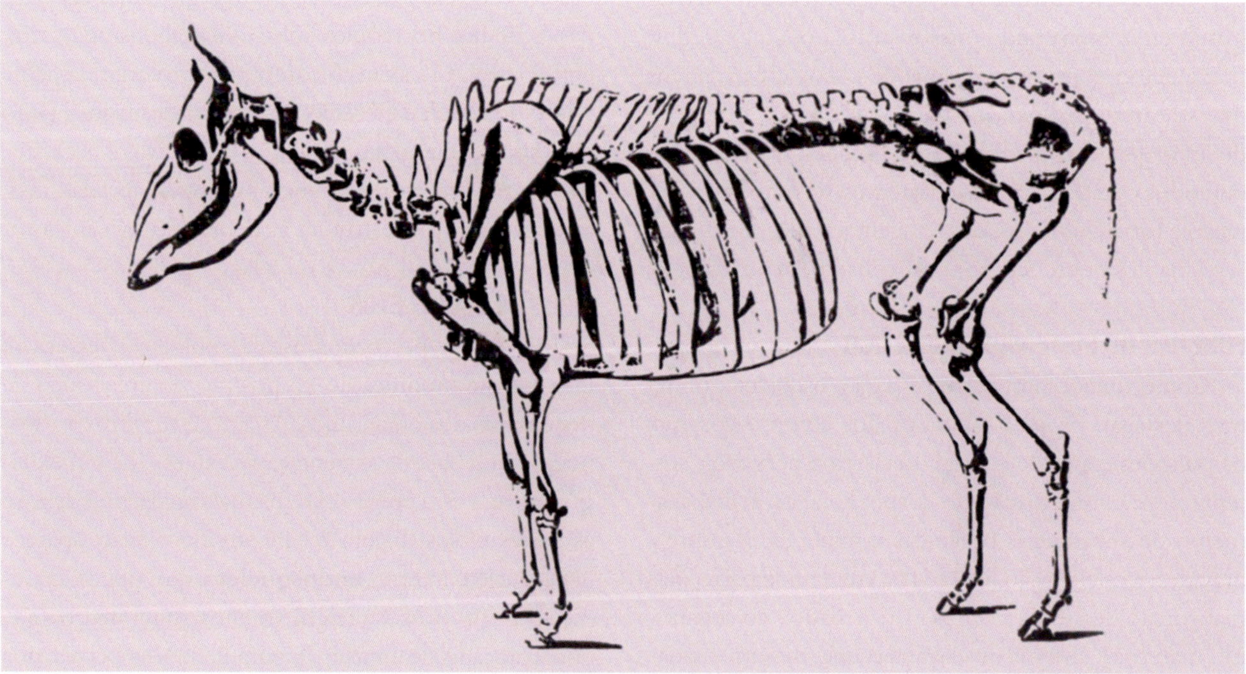

Figura 2.2 Endosqueleto de quadrúpede (bovino).

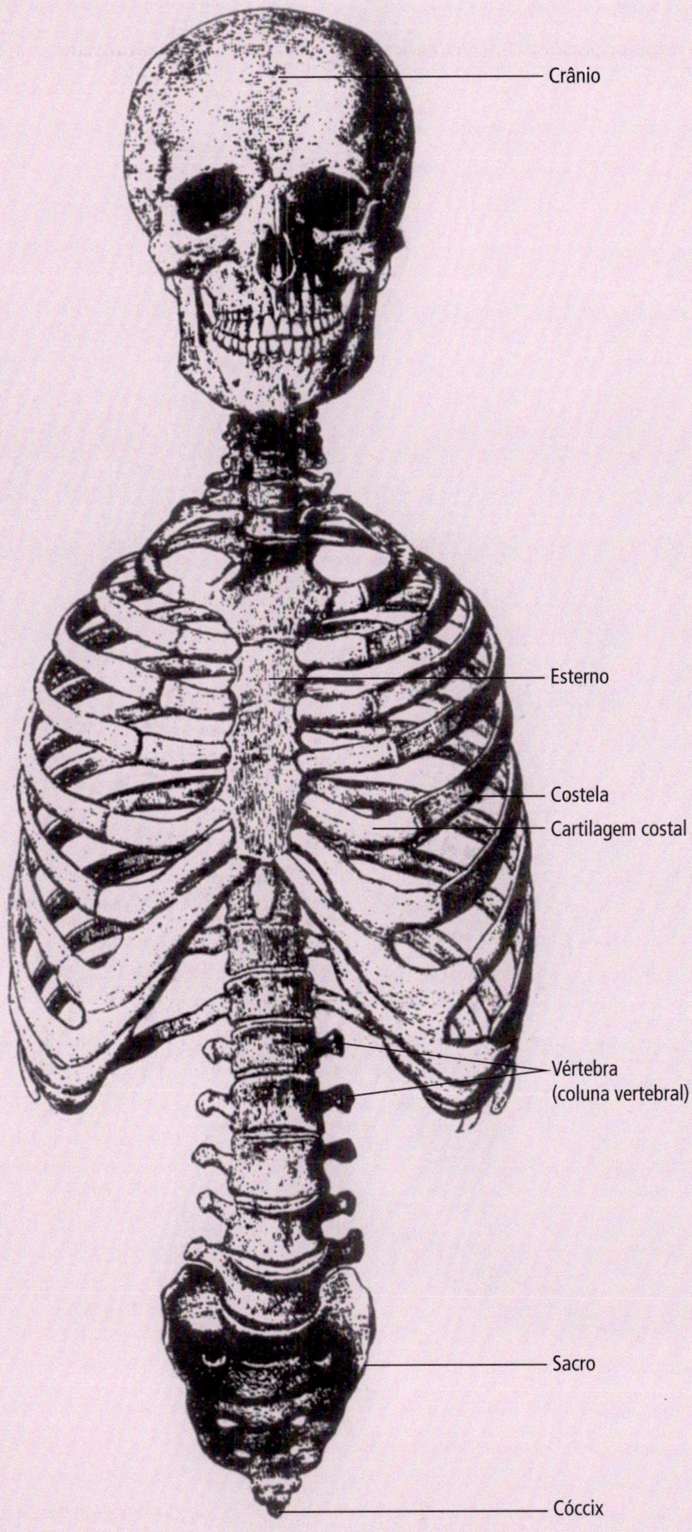

Figura 2.4 Esqueleto axial.

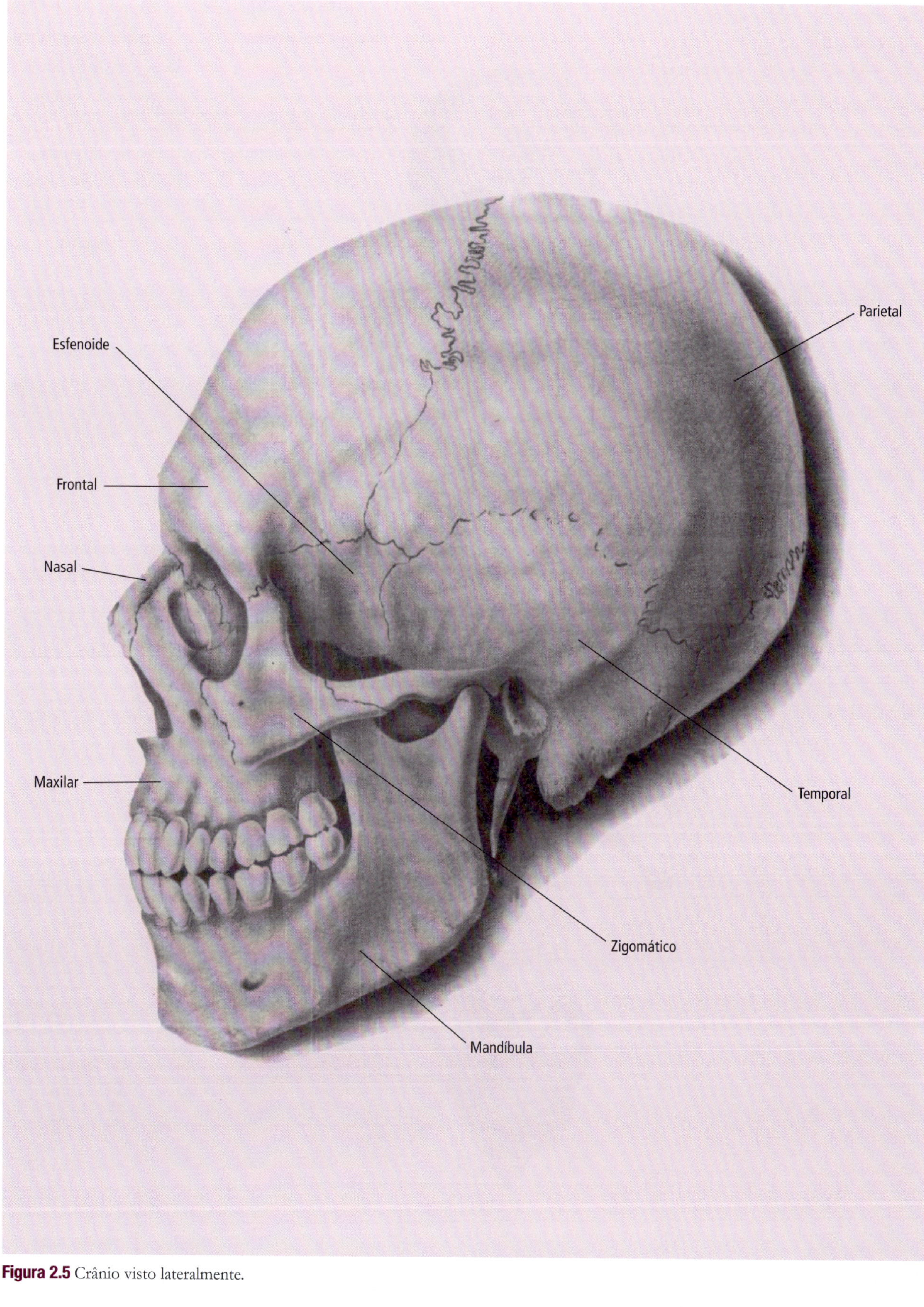

Figura 2.5 Crânio visto lateralmente.

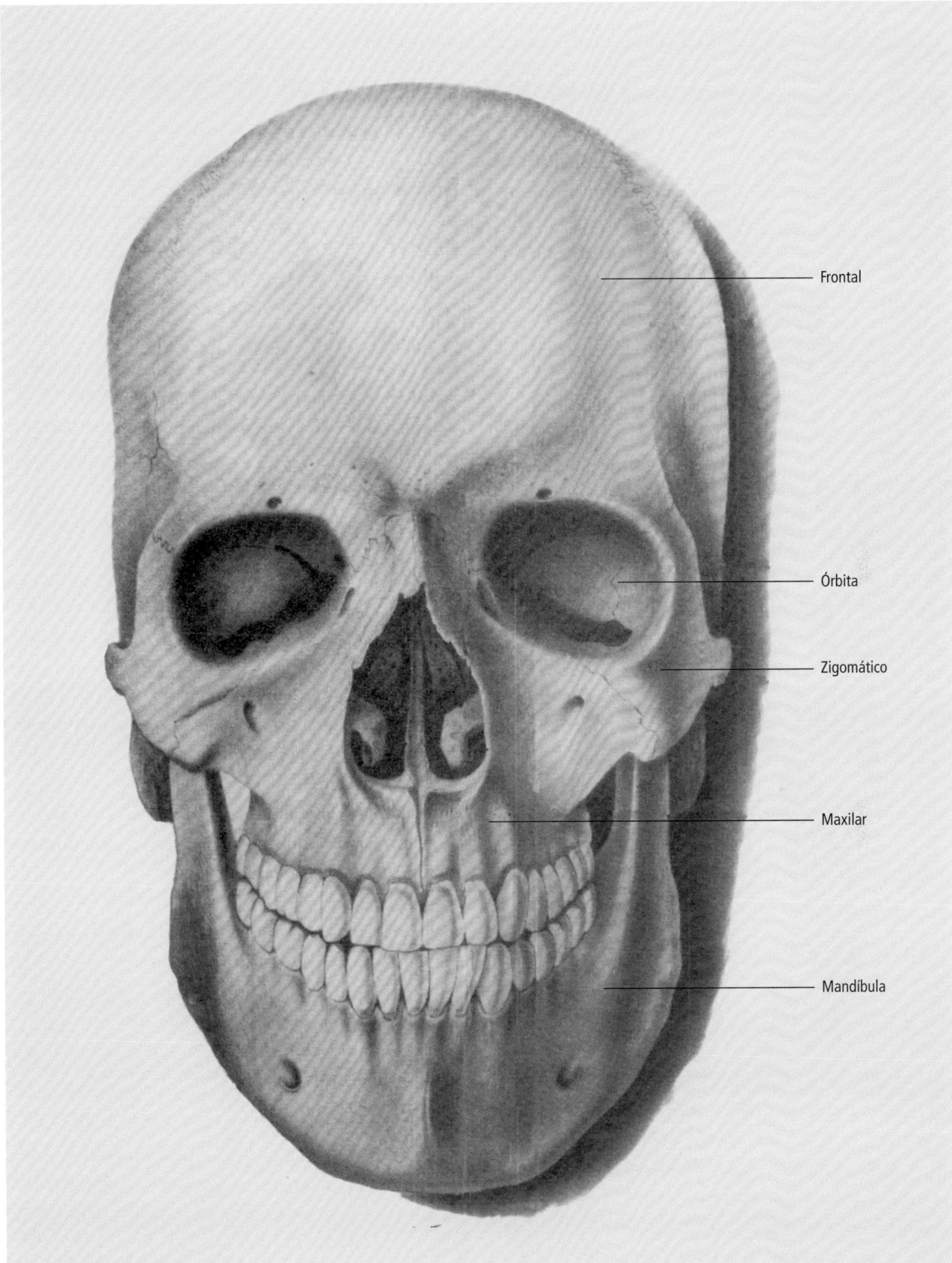

Figura 2.6 Crânio visto anteriormente.

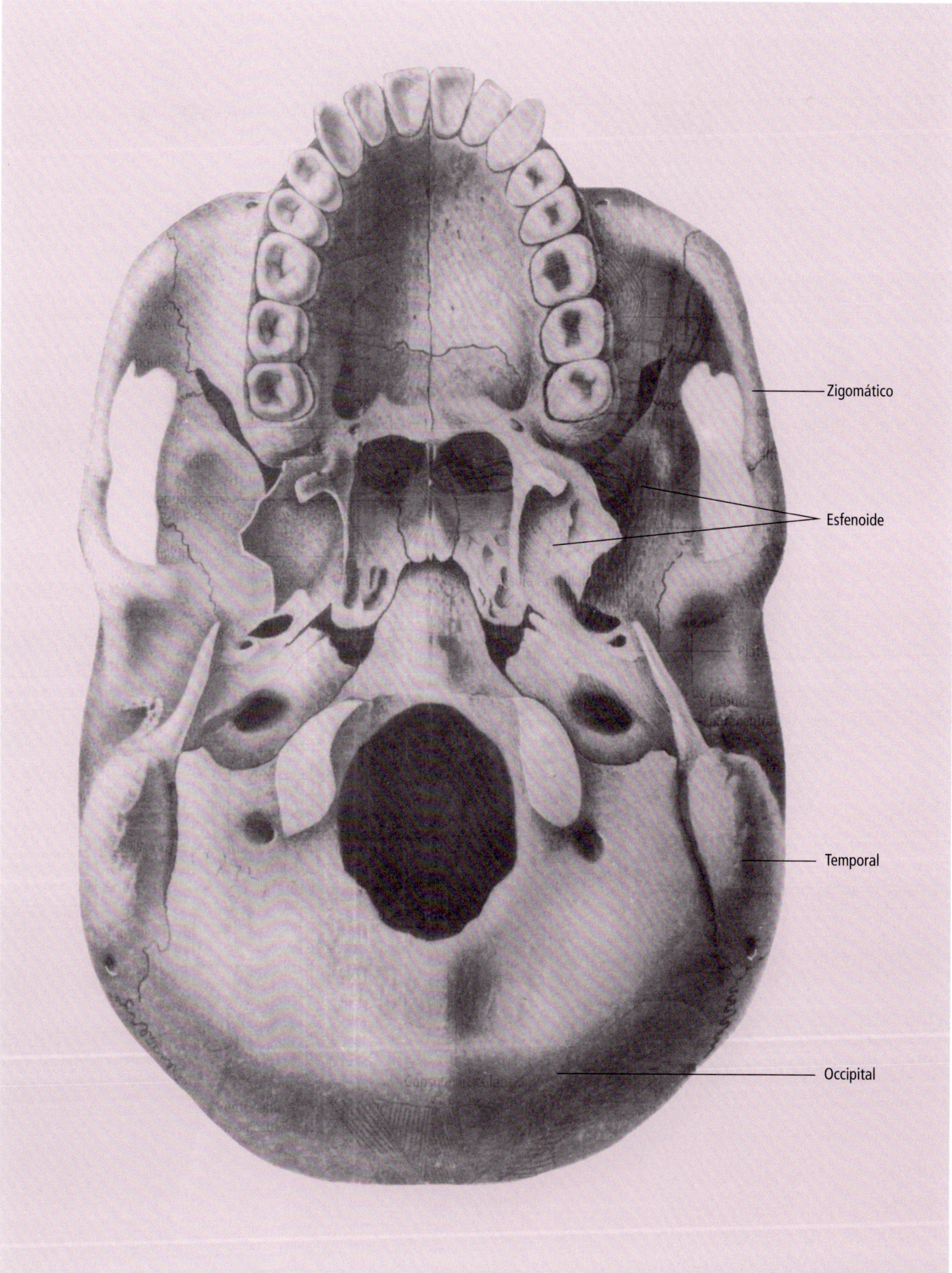

Figura 2.7 Crânio visto inferiormente.

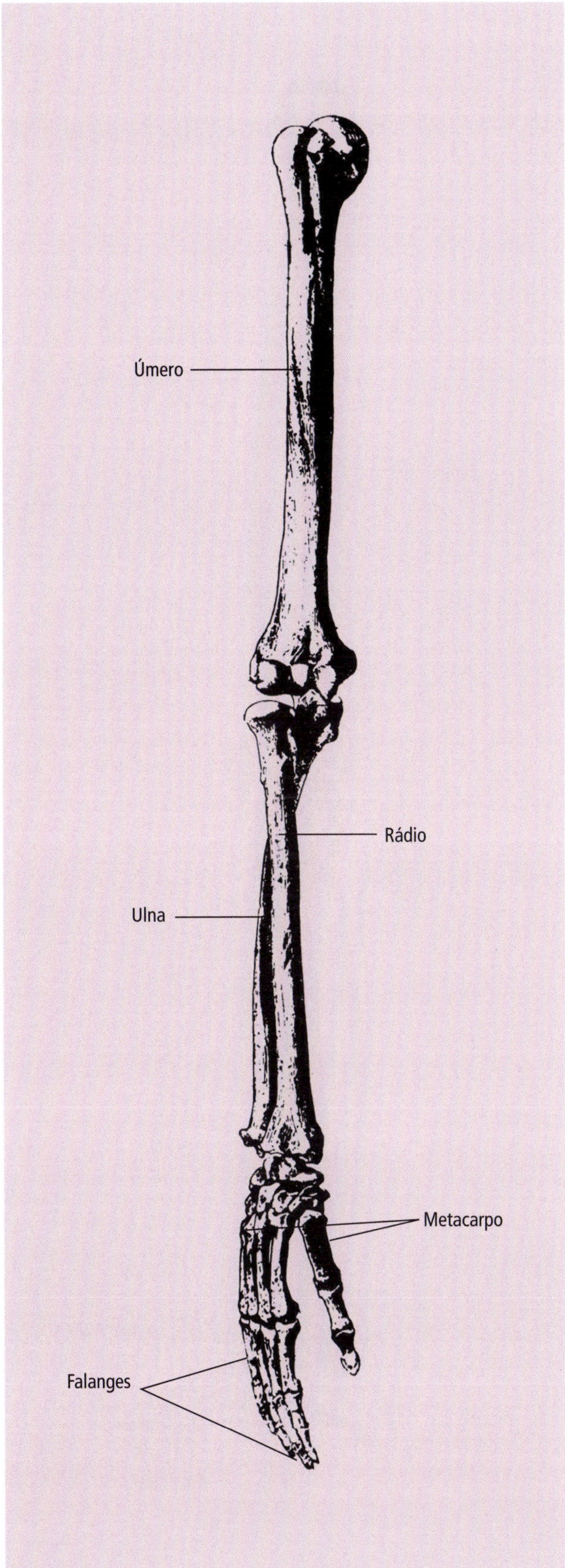

Figura 2.8 Esqueleto do membro superior visto anteriormente.

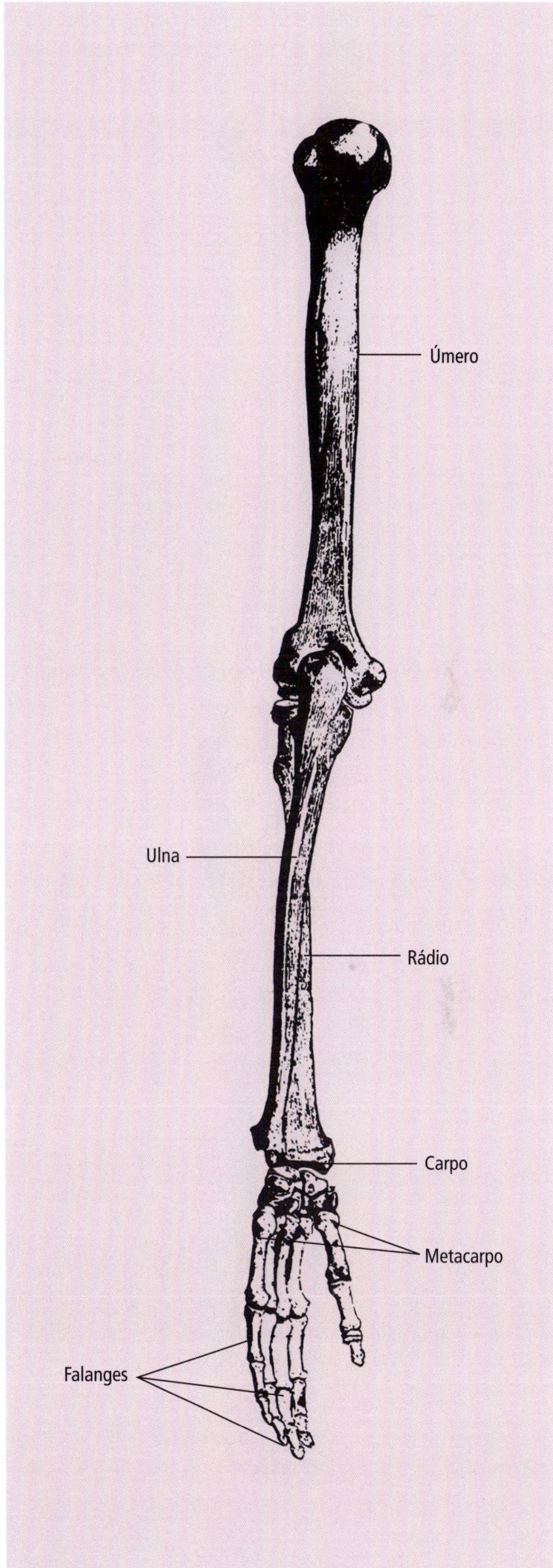

Figura 2.9 Esqueleto do membro superior visto posteriormente.

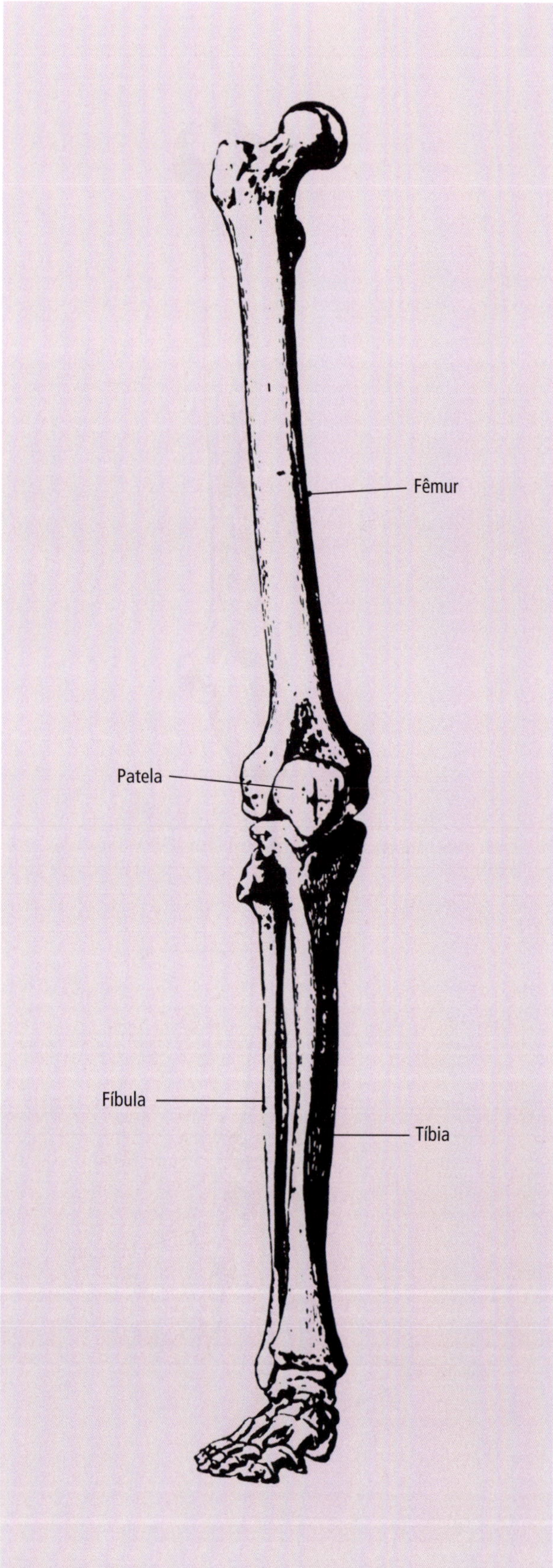

Figura 2.10 Esqueleto do membro inferior direito visto anteriormente.

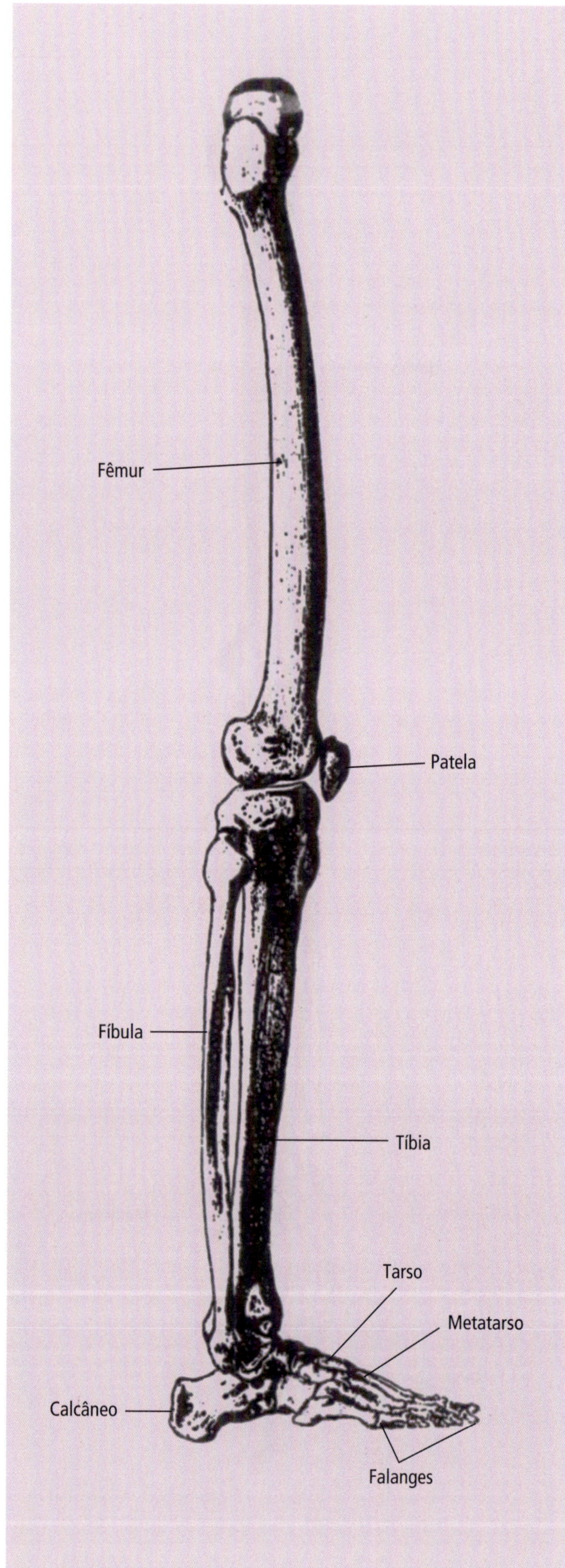

Figura 2.11 Esqueleto do membro inferior direito visto lateralmente.

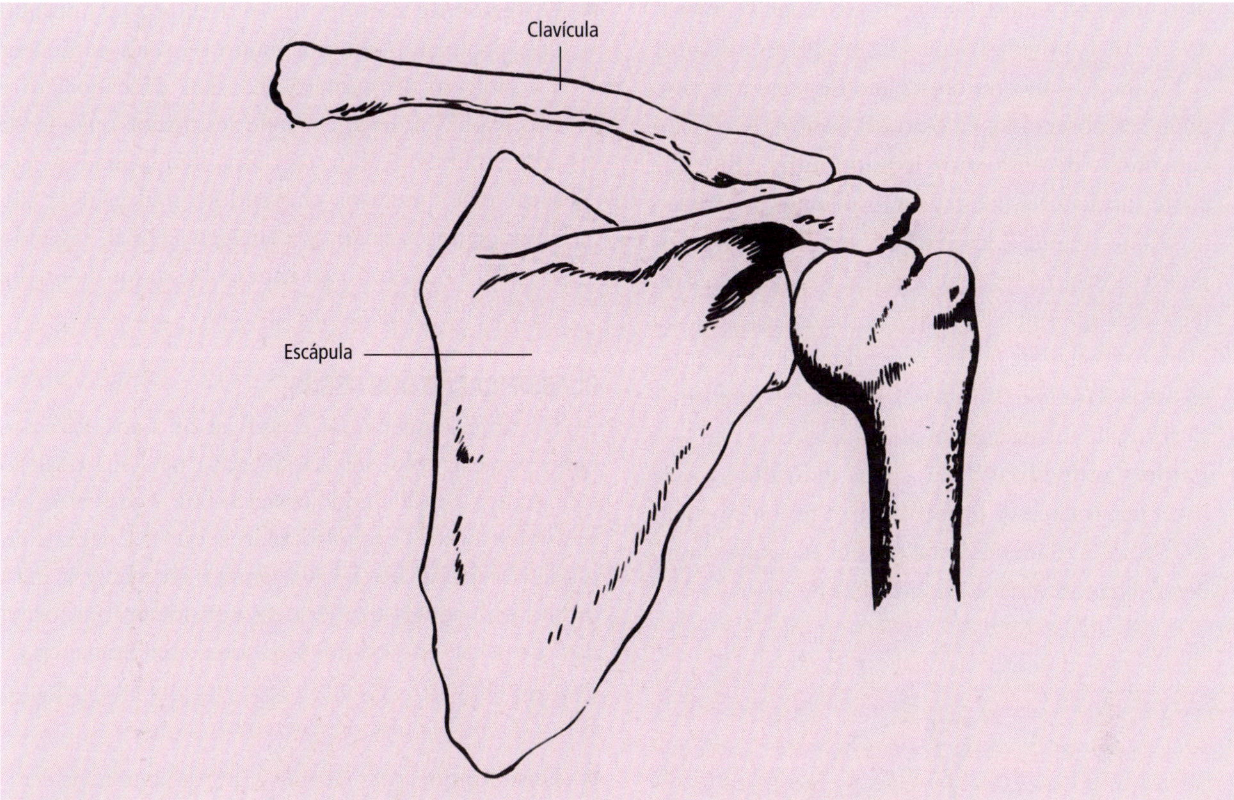

Figura 2.12 Ossos do cíngulo do membro superior direito associados ao úmero (vistos posteriormente).

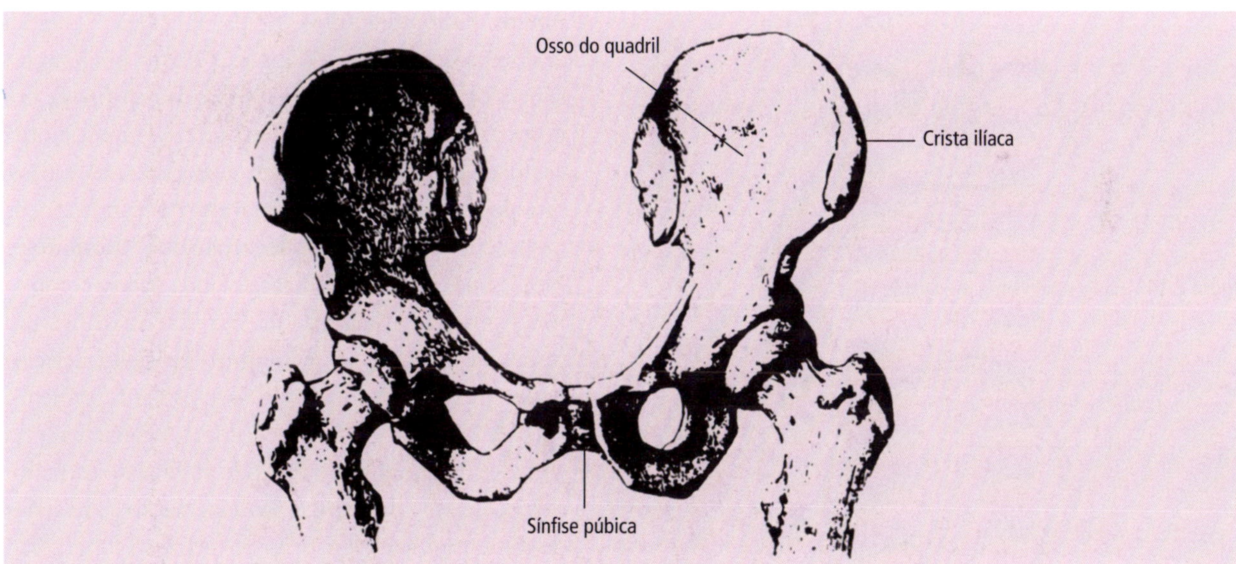

Figura 2.13 Ossos do quadril, do cíngulo do membro inferior, vistos anteriormente.

NÚMERO DOS OSSOS

No indivíduo adulto, fase da vida na qual se considera concluído o desenvolvimento orgânico, o número de ossos é de 206. Esse número, todavia, varia se levarmos em consideração os seguintes fatores:

- **Fatores etários:** do nascimento à idade avançada, há uma diminuição do número de ossos. Isso se deve ao fato de que, certos ossos, no recém-nascido, são formados de partes ósseas que se unem durante o desenvolvimento do indivíduo para constituir um osso único no adulto. Assim, o osso frontal é formado por duas porções, separadas no plano mediano. A Figura 2.14 mostra um crânio de feto onde isso pode ser observado. O osso do quadril, no feto, é constituído de três partes, **ísquio**, **púbis** e **ílio**, que posteriormente se unem para formar um osso único no adulto (Figura 2.15). Por sua vez, nos indivíduos muito idosos, há tendência para a fusão de dois ou mais ossos, resultando em uma diminuição do seu número total. Este fato ocorre principalmente entre os ossos do crânio (sinostose), podendo transformar a calvária craniana em um único osso.

- **Fatores individuais:** em alguns indivíduos, pode haver persistência da divisão do osso frontal no adulto e ossos extranumerários podem estar presentes, determinando variação no número de ossos.

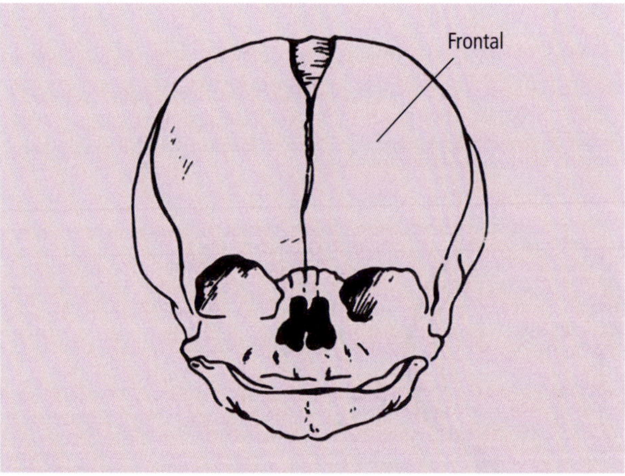

Figura 2.14 Crânio fetal visto anteriormente.

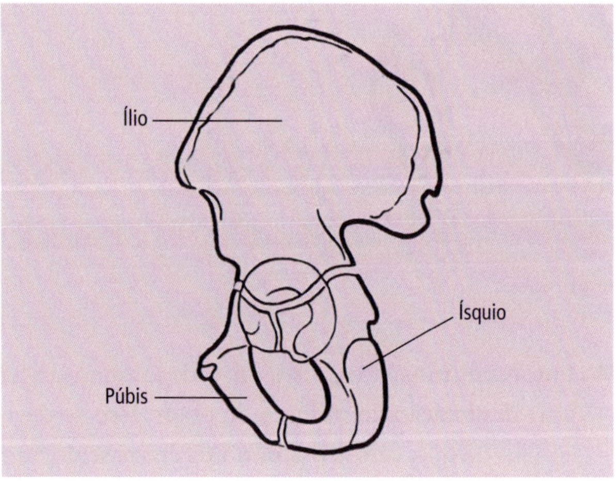

Figura 2.15 Osso do quadril, de feto e criança, do lado esquerdo com suas três porções.

- **Critérios de contagem:** os anatomistas utilizam ocasionalmente critérios muito pessoais para fazer a contagem do número de ossos do esqueleto e isso explica a divergência de resultados quando os comparamos. Assim, os ossos denominados "sesamoides" (inclusos em tendões musculares) são computados ou não na contagem global, segundo o autor. O mesmo vale para os ossículos da orelha média, ora computados, ora não.

CLASSIFICAÇÃO DOS OSSOS

Há várias maneiras de classificar os ossos. Eles podem, por exemplo, ser classificados pela sua posição topográfica, considerando **ossos axiais** (que pertencem ao esqueleto axial) e **apendiculares** (que fazem parte do esqueleto apendicular). Entretanto, a classificação mais difundida é aquela que leva em consideração a forma dos ossos, classificando-os segundo a predominância de uma das dimensões (comprimento, largura ou espessura) sobre as outras duas. Assim, temos:

- **Osso longo:** apresenta um comprimento consideravelmente maior que a largura e a espessura. Exemplos típicos são os ossos do esqueleto apendicular: fêmur, úmero, rádio, ulna, tíbia, fíbula, falanges. A Figura 2.16 representa um osso longo. O osso longo apresenta duas extremidades, denominadas **epífises** e um corpo, a **diáfise**. A diáfise tem, em seu interior, uma cavidade – cavidade medular (Figuras 2.24A e B) –, que aloja a **medula óssea amarela**. Por essa razão, os ossos longos são também denominados "**tubulares**". Nos ossos em que a ossificação ainda não se completou, é possível visualizar, entre a epífise e a diáfise, um disco cartilaginoso, a **cartilagem epifisial**, relacionado com o crescimento do osso em comprimento (Figura 2.24A). Alguns ossos, como a clavícula (veja Vídeo 2.1 disponível no QrCode ao final do capítulo) e as costelas, a despeito de apresentarem as relações de dimensão características de um osso longo, não são considerados nesse grupo em razão da ausência, em seu corpo, de uma cavidade medular. Alguns autores os consideram "ossos alongados".
- **Osso plano:** apresenta comprimento e largura equivalentes, predominando sobre a espessura. Ossos do crânio, como o parietal, frontal e occipital, e outros, como a escápula e o osso do quadril, são exemplos bem demonstrativos (Figuras 2.17 a 2.19).

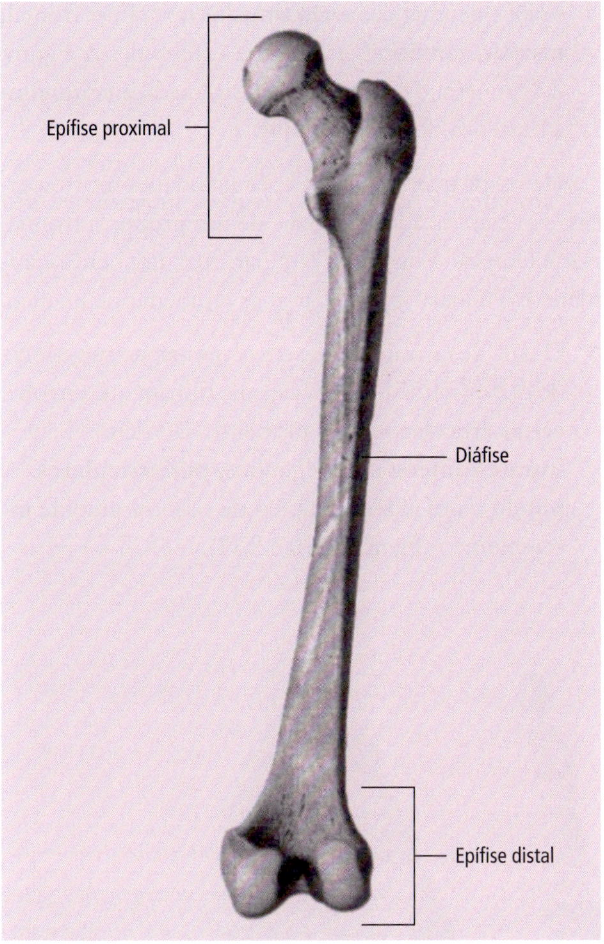

Figura 2.16 Fêmur esquerdo visto posteriormente.

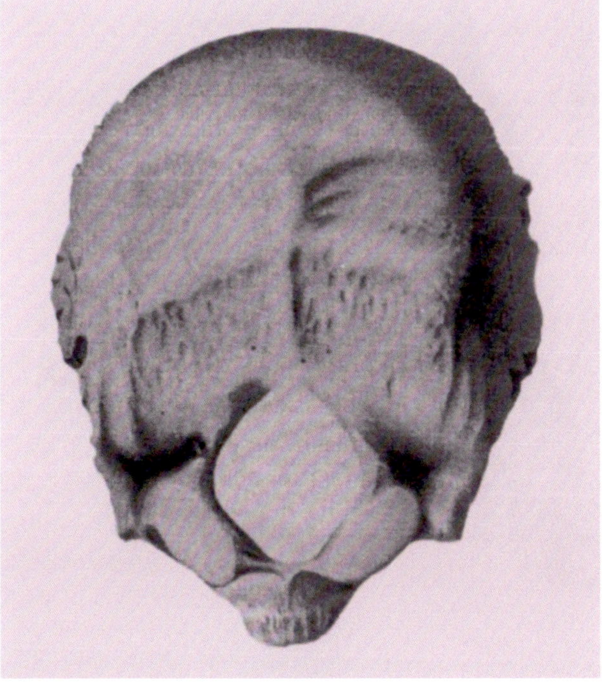

Figura 2.17 Occipital visto inferiormente.

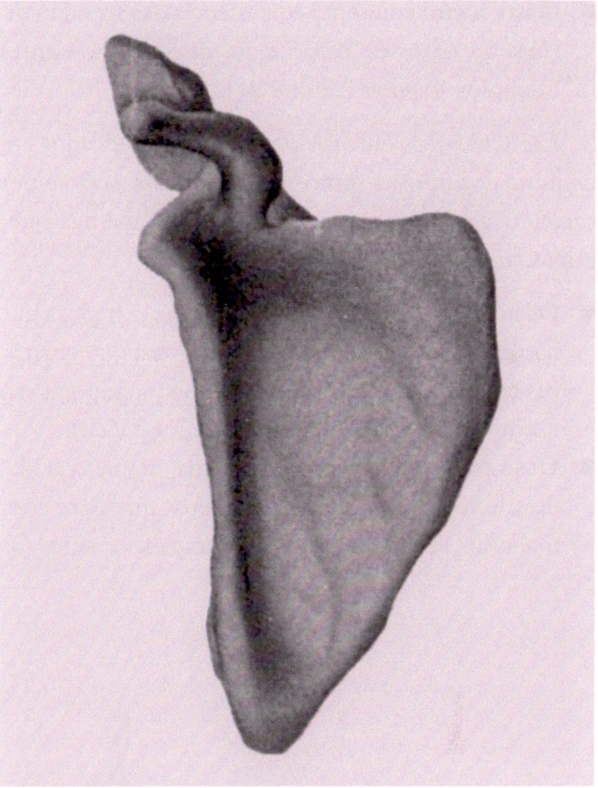

Figura 2.18 Escápula direita vista anteriormente.

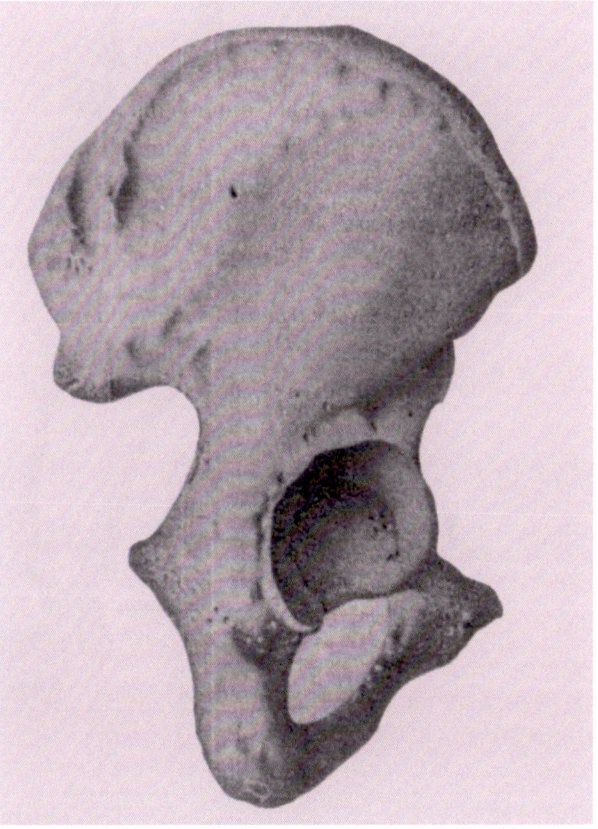

Figura 2.19 Osso do quadril do lado direito visto lateralmente.

- **Osso curto:** apresenta equivalência das três dimensões. Os ossos do carpo e do tarso são excelentes exemplos (Figuras 2.20 e 2.21).

Existem ossos que não podem ser classificados em nenhum dos tipos descritos e são, por essa razão e por características peculiares, colocados em uma das categorias citadas a seguir:

- **Osso irregular:** apresenta morfologia complexa que não encontra correspondência em formas geométricas conhecidas. As vértebras e o osso temporal são exemplos marcantes (Figuras 2.22A e 2.22B).
- **Osso pneumático:** apresenta uma ou mais cavidades, de volume variável, revestidas de mucosa e contendo ar. Essas cavidades denominam-se **seio.** Os ossos pneumáticos estão situados no crânio: frontal, maxilar, temporal, etmoide e esfenoide. A Figura 2.23 mostra o osso maxilar, visto medialmente, com a presença do **seio maxilar.**

Há ossos que, dadas suas peculiaridades morfológicas, são classificados em mais de um grupo: o frontal, por exemplo, é um osso laminar, mas também pneumático; o maxilar é irregular, mas também pneumático.

- **Ossos sesamoides:** desenvolvem-se na substância de certos tendões ou da cápsula fibrosa que envolve certas articulações. Os primeiros são denominados **intratendíneos** e os segundos, **periarticulares.** A **patela** é um exemplo típico de osso sesamoide intratendíneo (Figuras 2.10 e 2.11).

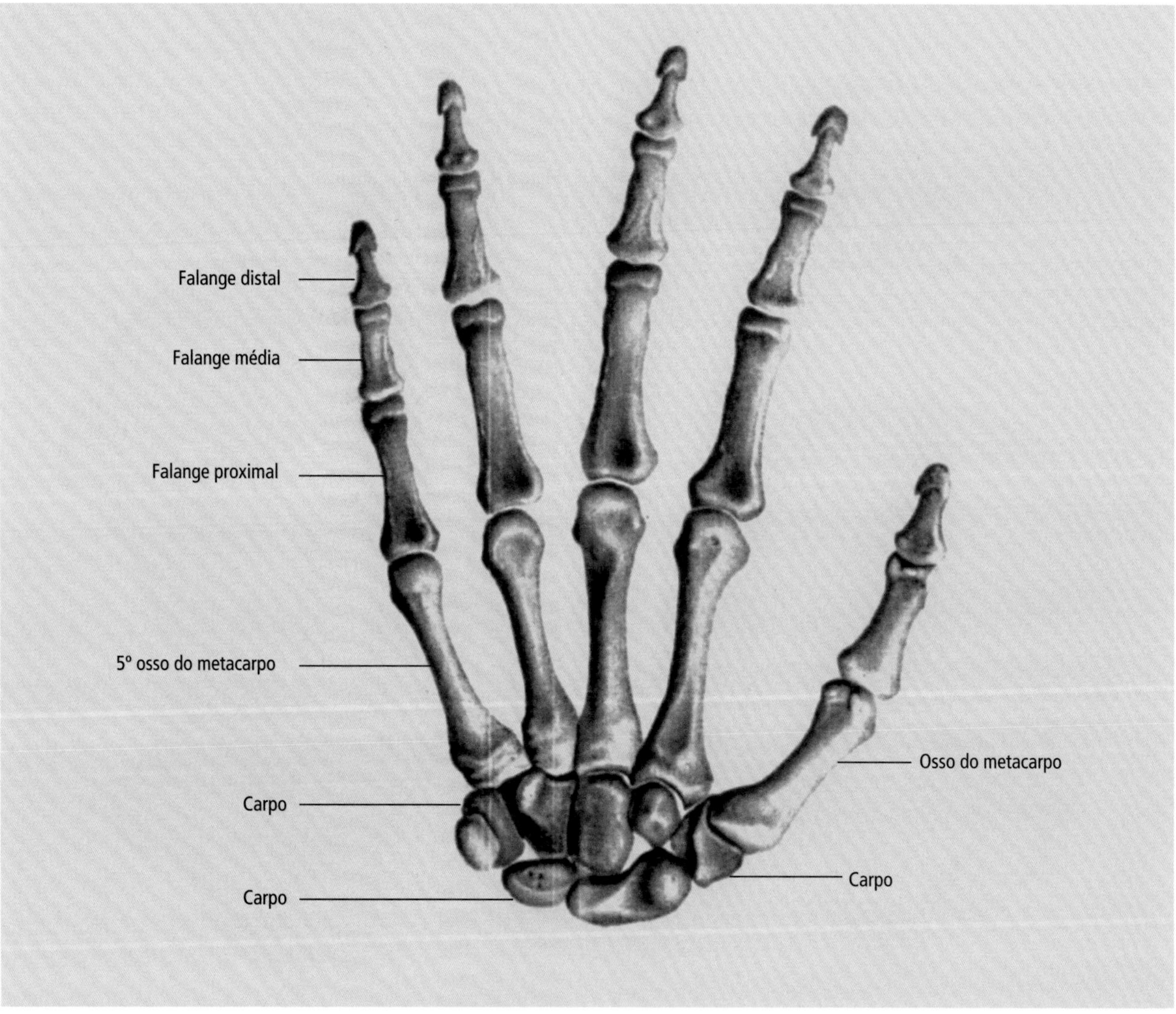

Figura 2.20 Esqueleto da mão, do lado direito, visto anteriormente.

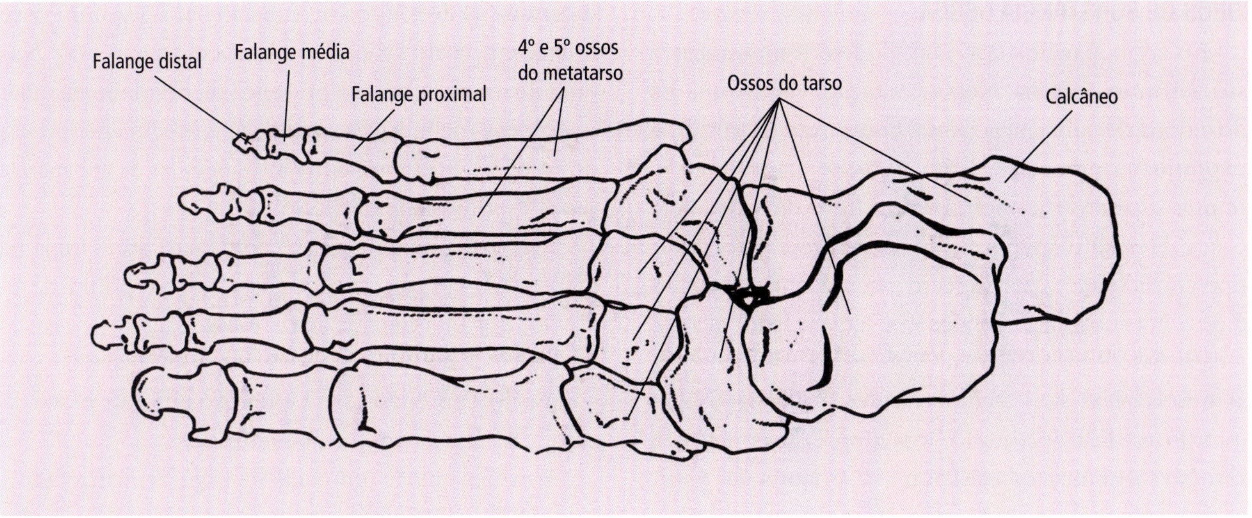

Figura 2.21 Esqueleto do pé, do lado direito, vista dorsal.

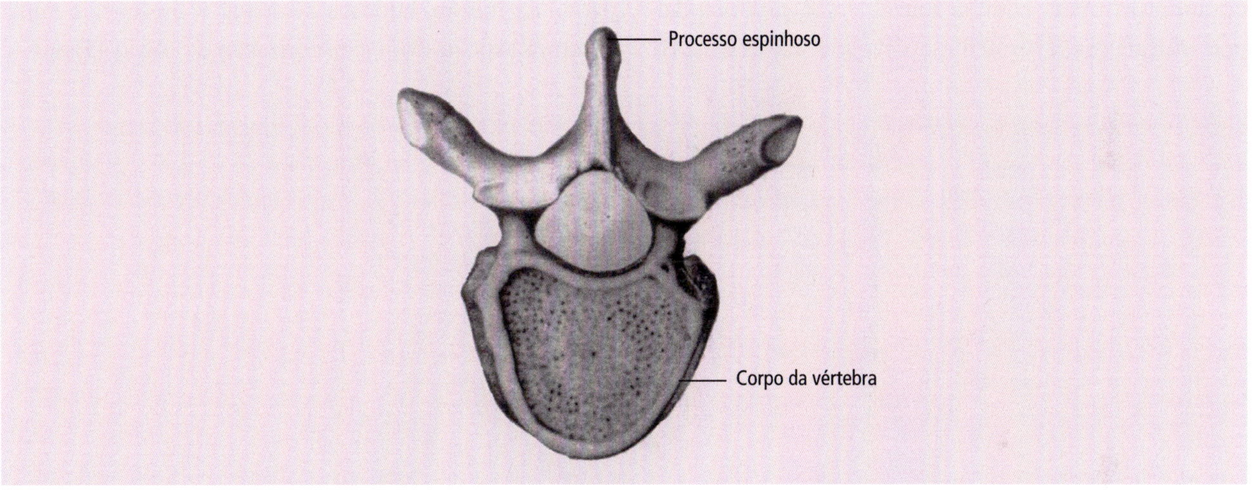

Figura 2.22A Vértebra torácica, vista superior.

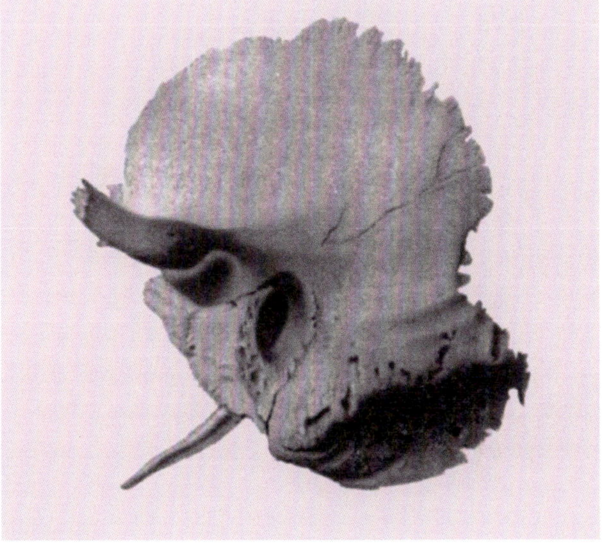

Figura 2.22B Temporal, vista lateral.

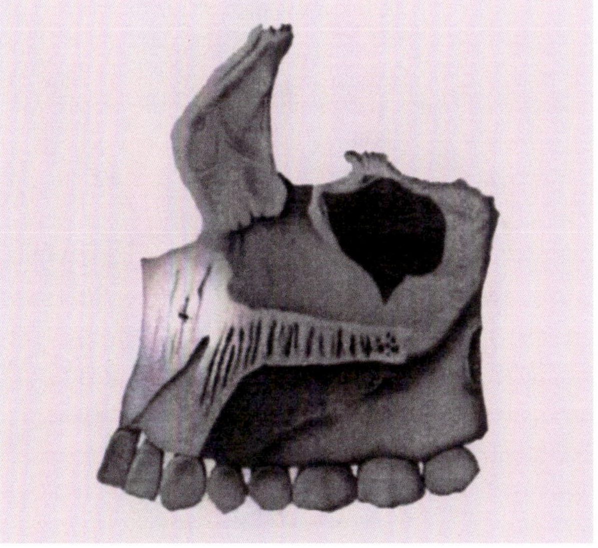

Figura 2.23 Maxilar, vista medial.

TIPOS DE SUBSTÂNCIA ÓSSEA

Ao seccionarmos um osso, podemos identificar a sua estrutura interna. Nessa condição, vemos que há dois tipos de substância óssea: **compacta** (cortical); e **esponjosa** (trabecular). Embora os elementos constituintes sejam os mesmos nos dois tipos de substância óssea, eles se dispõem diferentemente conforme o tipo considerado, e seu aspecto macroscópico também difere. Na substância óssea compacta, as lamínulas de tecido ósseo encontram-se fortemente unidas umas às outras pelas suas faces, sem que haja espaço livre interposto. Por essa razão, esse tipo é mais denso e rijo. Na substância óssea esponjosa, as lamínulas ósseas, mais irregulares em forma e tamanho, arranjam-se de forma a deixar entre si espaços ou lacunas que se comunicam umas com as outras e são preenchidas pela medula óssea vermelha. As Figuras 2.24A e 2.24B mostram os dois tipos de substância óssea num osso longo, em corte frontal e em corte transversal. Nas duas ilustrações, vê-se a presença da cavidade medular que aloja a medula óssea amarela, também encontrada nos espaços existentes entre as trabéculas de substância óssea esponjosa, como foi dito.

Nos ossos longos, o osso compacto predomina na diáfise; nas epífises, predomina o osso esponjoso, revestido por fina camada de osso compacto. Já os ossos planos são formados por duas camadas delgadas de osso compacto, contendo osso esponjoso que, nos ossos do crânio, recebe a denominação **díploe**.

Ao se examinar um paciente com evidente deformidade de um membro, podemos observar gotículas de gordura misturadas ao sangramento proveniente do foco de fratura, fato que evidencia a presença de uma fratura exposta com exteriorização da medula óssea.

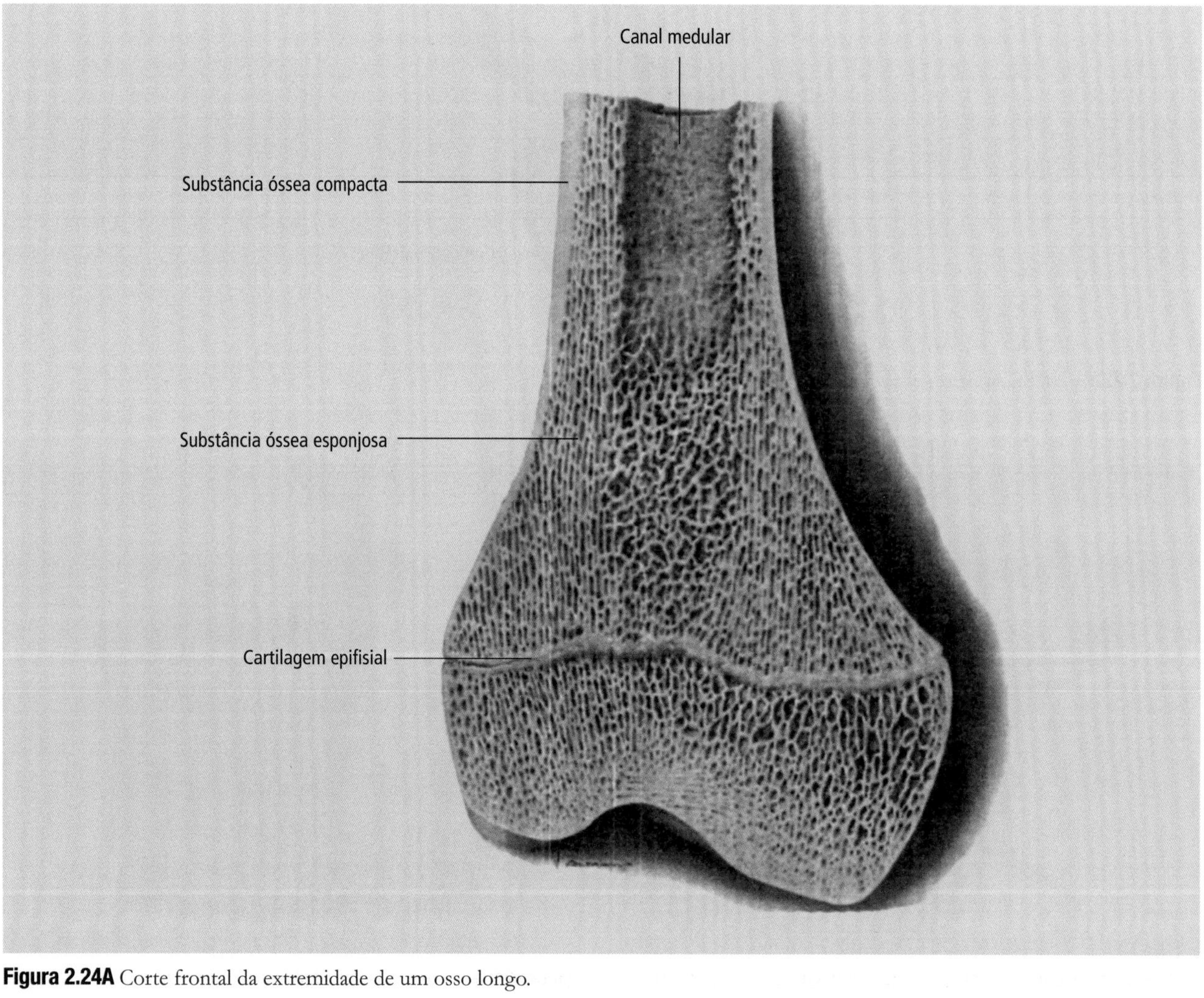

Figura 2.24A Corte frontal da extremidade de um osso longo.

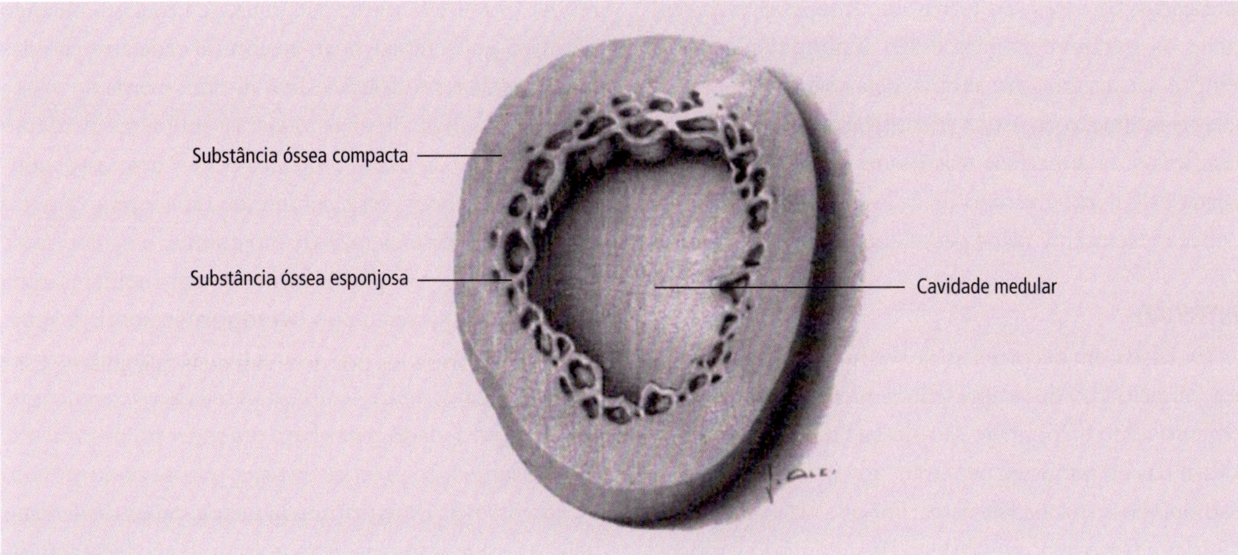

Figura 2.24B Corte transversal no nível da diáfise de um osso longo.

PERIÓSTEO

Os ossos são revestidos por uma camada de tecido conjuntivo especializado, o **periósteo**, com exceção das superfícies articulares, que são revestidas, geralmente, por cartilagem hialina, denominada **cartilagem articular**. O **periósteo** apresenta dois folhetos: um superficial; e outro profundo, este em contato direto com a superfície óssea. A camada profunda denomina-se **osteogênica** pelo fato de suas células se transformarem em células ósseas, que são incorporadas à superfície do osso, promovendo, assim, o seu espessamento. Assim, o osso cresce por aposição, ou seja, pela adição de osso neoformado sobre as superfícies livres. Existem, assim, contínua deposição e reabsorção do osso, permitindo a remodelação de sua forma. O tecido ósseo é uma especialização do tecido conectivo, com substância intercelular densa separando células ósseas (osteoblatos e osteocitos), fibras colágenas e substância fundamental impregnada de sais inorgânicos, principalmente fosfato de cálcio, carbonato de cálcio, traços de fluoreto de cálcio e fluoreto de magnésio. As fibras colágenas, na matriz calcificada, conferem resistência e elasticidade ao tecido, ao passo que os sais minerais são responsáveis pela rigidez do osso. Os detalhes estruturais do tecido ósseo são estudados na Histologia.

As crianças, por apresentam periósteo espesso, têm esqueleto com grande deformidade plástica. Assim, **fraturas em galho verde** (fratura na qual somente uma cortical se fratura e a outra permanece intacta, semelhante a quando tentamos quebrar um galho verde de uma árvore) e **fratura em tórus** (amassado em um dos lados ósseo, sem grande deformação) são comuns.

Alguns tumores ósseos produzem **reação periosteal** que pode ser evidenciada na radiografia. Como exemplo, cita-se a **reação em casca de cebola**, a qual pode ser vista no sarcoma de Ewing; o **aspecto em raios de sol e o triângulo de Codman**, os quais podem ser vistos no osteossarcoma.

ELEMENTOS DESCRITIVOS DA SUPERFÍCIE DOS OSSOS

Os ossos apresentam, na sua superfície, depressões, saliências e orifícios que constituem elementos descritivos para o seu estudo. As saliências servem para articular os ossos entre si ou para a fixação de músculos, ligamentos, cartilagens etc. As superfícies que se destinam à **articulação** com outra(s) peça(s) esquelética(s) são denominadas **articulares**; são lisas e revestidas de cartilagem, comumente hialina, que é destruída durante o processo de preparação dos ossos para estudo. Entre as saliências, destacam-se: cabeças; côndilos; cristas; eminências; tubérculos; tuberosidades; processos; linhas; espinhas, trócleas etc. As depressões podem, como as saliências, ser articulares ou não; e, entre elas, encontramos as fossas, as fossetas, as impressões, os sulcos, os recessos etc. Entre as aberturas, em geral destinadas à passagem de nervos ou vasos, encontram-se os forames, os meatos, os óstios, os poros etc. Impõe-se uma ressalva: os parâmetros para essas denominações nem sempre são criteriosos: muitas delas são conservadas pela consagração do uso. A identificação dos elementos descritivos da superfície dos ossos será descrita na 2ª parte deste livro: o estudo de cada segmento corpóreo começa justamente pelos ossos contidos no segmento.

NUTRIÇÃO

Os ossos, em decorrência de sua função hematopoiética, ou pelo fato de se apresentarem com um desenvolvimento lento e contínuo, são altamente vascularizados. As artérias do periósteo penetram no osso, irrigando-o e distribuindo-se na medula óssea. Por essa razão, desprovido do seu periósteo, o osso deixa de ser nutrido e morre.

ALGUMAS CONSIDERAÇÕES

Os ossos, principalmente nos membros, são acometidos, com frequência, por traumatismos, resultando em **fraturas** de maior ou menor gravidade. Por sua vez, a deficiência de vitamina D pode causar o **raquitismo**, com o **retardo do crescimento**, que pode estar associado à falta de vitamina C. Já o excesso de hormônio do crescimento pela adeno-hipófise resulta no **gigantismo** ou na **acromegalia**.

A **osteoporose** é a doença óssea metabólica mais frequente, definida como a diminuição absoluta da quantidade de osso e desestruturação da sua microarquitetura, o que ocasiona um estado de fragilidade, podendo ocorrer fraturas após pequenos traumatizados. Até os 30 anos de idade, a quantidade de osso reabsorvido e reposto é igual. A partir daí, inicia-se um lento balanço negativo que vai provocar, ao fim de cada ativação das unidades de remodelação, uma discreta perda de massa óssea. Ao longo de suas vidas, as mulheres perderão cerca de 35% de osso compacto e 50% de osso esponjoso; nos homens, essa perda é de dois terços daquela quantidade. Por essa razão, é tão comum a osteoporose nas pessoas idosas, particularmente nas mulheres, uma condição conhecida como **osteoporose senil**. A situação é mais grave, e mais frequente, nas mulheres porque, além da condição etária, a perda de estrógeno, que ocorre com a idade, é também um fator predisponente.

O diagnóstico precoce de osteoporose pode ser feito facilmente pela **densitometria óssea**, capaz de detectar perdas ósseas mínimas. A radiologia, só consegue mostrar alterações inequívocas quando há perda de 30% da massa óssea. Essa é a razão pela qual se aconselha, particularmente às mulheres, um exame de densitometria óssea, regularmente, depois dos 40 anos de idade.

Contudo, a osteoporose pode acometer, também, indivíduos jovens, consequentemente ao desuso, como podemos observar na imobilização prolongada ou nas paralisias (imobilização de fraturas, cadeira de rodas, permanência prolongada no leito). Os astronautas, submetidos, durante um longo tempo, à diminuição ou ausência de gravidade, também experimentam grande perda óssea, o que exige que fiquem algum tempo em regime de quarentena quando retornam à Terra.

Exemplos de classificação das fraturas conforme a direção da linha de fratura: transversa; oblíqua; espiral; cominutiva; segmentada; impactada.

CASO CLÍNICO

Paciente masculino, 27 anos, deu entrada no pronto atendimento após trauma no ombro direito e no joelho esquerdo. Ao exame físico, evidenciou-se equimose (roxo) local com dor à mobilização das referidas articulações. Nas radiografias, foram evidenciadas fraturas de um osso plano e de um osso sesamoide.

1. Com base nos achados descritos, qual o osso provavelmente fraturado no membro superior direito entre as opções a seguir?
   a. Clavícula
   b. Úmero
   c. Escápula
   d. Tíbia

2. Com base nos achados descritos, qual o osso provavelmente fraturado no membro inferior esquerdo entre as opções a seguir?
   a. Patela
   b. Tíbia
   c. Fíbula
   d. Hioide

MATERIAL COMPLEMENTAR

Escaneie o QrCode para visualizar o vídeo.

Vídeo 2.1

- **Palpação de clavícula:** "comece a palpar na região medial, sobre a articulação esternoclavicular. Prossiga, lateralmente e com cuidado, em direção à articulação acromioclavicular. Caso o paciente tenha fraturado a clavícula, além da dor, você poderá perceber **crepitações ao toque**. O exame físico é útil para solicitar uma radiografia, a qual detalhará a presença da fratura".

RESPOSTAS DO CASO CLÍNICO

1) c; 2) a

3 Sistema Articular

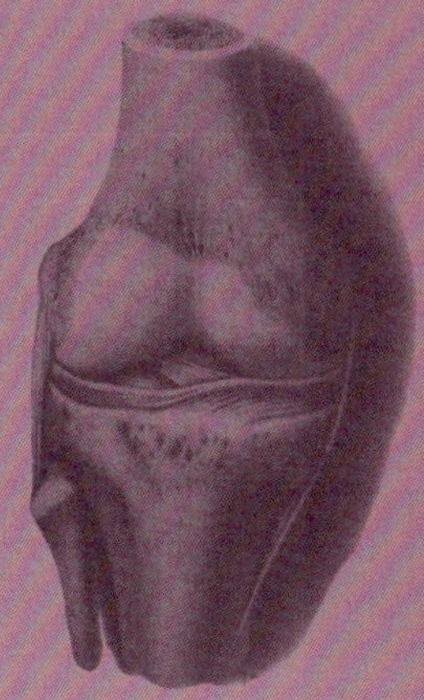

CONCEITO

Os ossos unem-se uns aos outros para constituir o esqueleto. Essa união não tem a finalidade exclusiva de colocar os ossos em contato, mas também a de permitir mobilidade, razão pela qual o sistema articular, com o esquelético e o muscular, constitui o sistema locomotor. Como essa união não se faz da mesma maneira entre todos os ossos, a maior ou menor possibilidade de movimento varia com o tipo de união. Para designar a conexão existente entre quaisquer partes rígidas do esqueleto, quer sejam ossos, quer sejam cartilagens, empregamos o termo **articulação**.

CLASSIFICAÇÃO DAS ARTICULAÇÕES

Embora apresentem consideráveis variações entre si, as articulações têm certos aspectos estruturais e funcionais em comum que permitem classificá-las em três grandes grupos: **fibrosas**; **cartilagíneas**; e **sinoviais**. O critério para essa divisão é o da natureza do elemento que se interpõe às peças que se articulam.

Articulações fibrosas

As articulações, nas quais o elemento que se interpõe às peças que se articulam é o tecido conectivo fibroso, são denominadas "fibrosas", e a grande maioria delas se localiza no crânio. É evidente que a mobilidade nessas articulações é extremamente reduzida, embora o tecido conectivo interposto confira certa mobilidade ao crânio.

Há dois tipos de articulações fibrosas:

- **Sindesmoses:** apresentam uma grande quantidade de tecido conectivo que pode formar ligamento interósseo ou membrana interóssea. Exemplo típico de sindesmose é a **tibiofibular**, que se faz entre as extremidades distais da fíbula e da tíbia; a **sindesmose dentoalveolar**, que se faz entre os dentes; e os alvéolos dentários da maxila e da mandíbula, é denominada **gonfose**.
- **Suturas:** têm menos tecido conectivo do que as sindesmoses e são encontradas principalmente entre os ossos do crânio. A maneira pela qual as margens dos ossos articulados entram em contato é variável, identificando-se:
  a) **Sutura plana:** união linear retilínea ou aproximadamente retilínea (Figura 3.1).
  b) **Sutura escamosa:** união em bisel (Figura 3.2).
  c) **Sutura serrátil:** união em linha "denteada" (Figura 3.3).
  d) **Esquindilese:** articulação que se verifica entre uma superfície em forma de crista de um osso, a qual se aloja em uma superfície em forma de uma fenda de outro osso (Figura 3.4).

No crânio, a articulação entre os ossos nasais é uma sutura plana; entre os parietais, sutura serrátil; entre o parietal e o temporal, escamosa. As Figuras 2.4 e 2.5 mostram esses exemplos.

No crânio do feto e do recém-nascido, onde a ossificação ainda é incompleta, a quantidade de tecido conectivo fibroso interposto é muito maior, explicando a grande separação entre os ossos e uma maior mobilidade. É isso que permite, no momento do parto, uma redução bastante apreciável do volume da cabeça fetal pelo "cavalgamento", dos ossos do crânio. Essa redução de volume facilita a expulsão do feto. A Figura 3.5

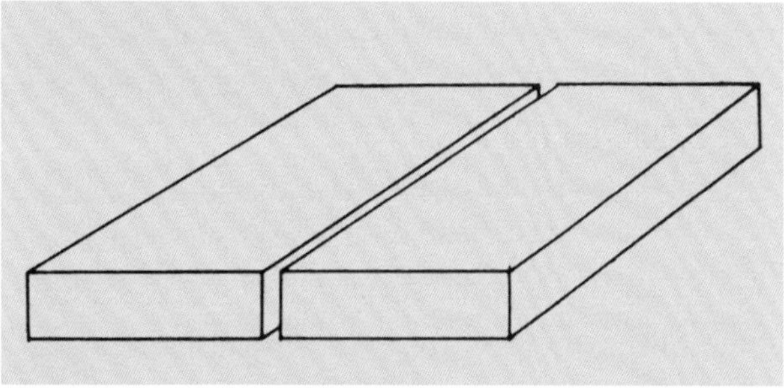

Figura 3.1 Sutura plana (esquemática).

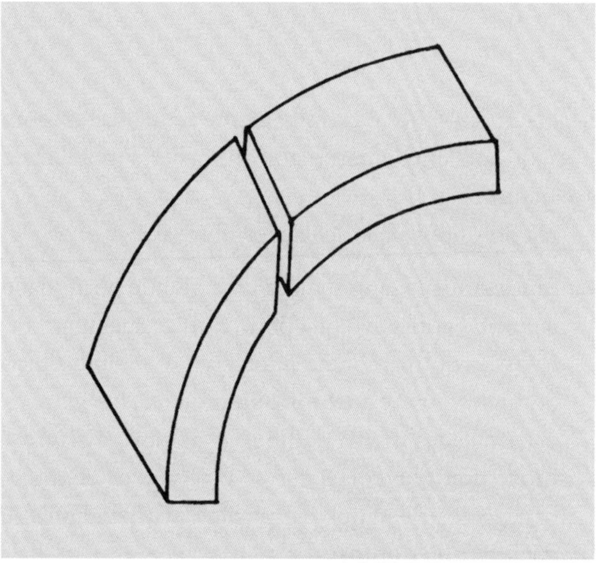

Figura 3.2 Sutura escamosa (esquemática).

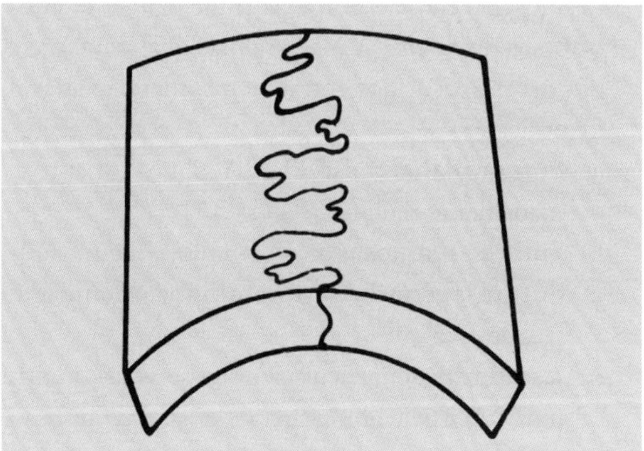

Figura 3.3 Sutura serrátil (esquemática).

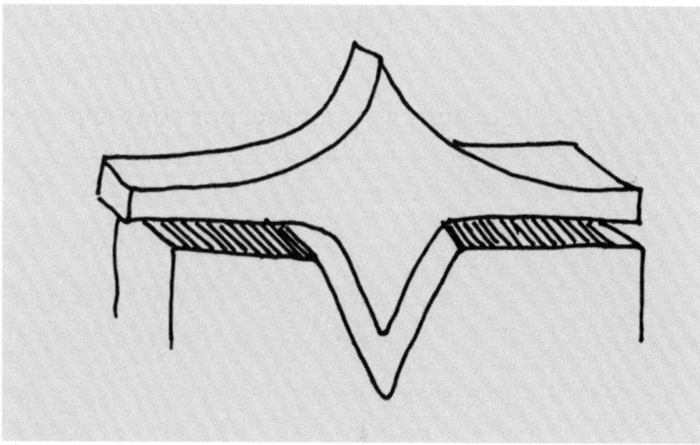

Figura 3.4 Esquindilese (esquemática).

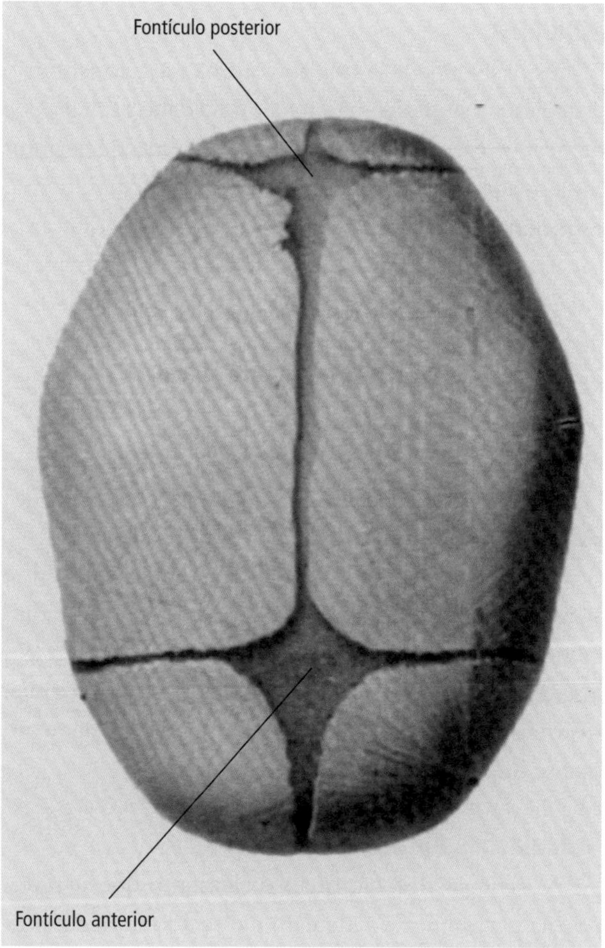

Figura 3.5 Crânio fetal, com indicação dos fontículos anterior e posterior, em vista superior.

representa um crânio de feto em vista superior: a separação entre os ossos resultada da presença de maior quantidade de tecido conectivo fibroso, existindo pontos, denominados **fontículos**, em que essa quantidade é ainda maior. São pontos fracos na estrutura do crânio, vulgarmente denominados "moleiras". Desaparecem quando se completa a ossificação dos ossos do crânio.

Na idade avançada, pode ocorrer ossificação do tecido interposto (**sinostose**) aos ossos do crânio, o que, pouco a pouco, elimina as suturas e, por consequência, a mobilidade da calvária craniana.

No exame físico de um recém-nascido correlacionado com as suturas cranianas, podem-se observar dois tipos de lesões traumáticas de parto na cabeça, a **bossa serossanguínea** (ou ***capput succedaneum***, acúmulo de sangue e secreção serosa no couro cabeludo, mal delimitada que cruza as suturas cranianas) e o **céfalo-hematoma** (hemorragia sob o periósteo, respeito suturas cranianas).

Articulações cartilagíneas

Nesse grupo, as articulações entre ossos se fazem pela interposição de uma camada de cartilagem. Quando se trata de cartilagem hialina, temos as **sincondroses**; quando as superfícies ósseas, revestidas por fina camada dc cartilagem hialina se articulam pela interposição de uma fibrocartilagem espessa, tem-se a **sínfise**. Em ambas, a mobilidade é reduzida. As sincondroses são raras e um exemplo mais típico é a **sincondrose esfenoccipital** que pode ser visualizada na base do crânio.

Exemplo de sínfise, encontramos na união, no plano mediano, entre as porções púbicas dos ossos do quadril, constituindo-se a **sínfise púbica** (Figura 2.13).

Também as articulações entre os corpos das vértebras podem ser consideradas sínfise, uma vez que se interpõe entre eles um disco de fibrocartilagem, o **disco intervertebral**.

Articulações sinoviais

A mobilidade exige livre deslizamento de uma superfície óssea contra outra e isso é impossível quando entre elas interpõe-se um meio de ligação, seja conectivo fibroso, seja cartilagíneo. Para que haja o grau desejável de movimento, em muitas articulações, o elemento que se interpõe às peças que se articulam é um líquido denominado **sinóvia**, ou **líquido sinovial**. Desse modo, os meios de união entre as peças esqueléticas articuladas não se prendem nas superfícies de articulação, como se constata nas articulações fibrosas e cartilagíneas: **nas articulações sinoviais, o principal meio de união é representado pela cápsula articular**, espécie de manguito que envolve a articulação, prendendo-se nos ossos que se articulam. As Figuras 3.6 e 3.7 ilustram o fato.

O corte frontal de uma articulação sinovial mostra a presença de uma cavidade articular (Figuras 3.6 e 3.8).

A cavidade articular é um espaço em forma de fenda onde se encontra a sinóvia. Esta é o lubrificante natural da articulação, que permite o deslizamento com um mínimo de atrito e desgaste.

A **cápsula articular**, a **cavidade articular** e a **sinóvia** são características da articulação sinovial. Nos tópicos seguintes, certas considerações são feitas com relação a esse importante tipo de articulação.

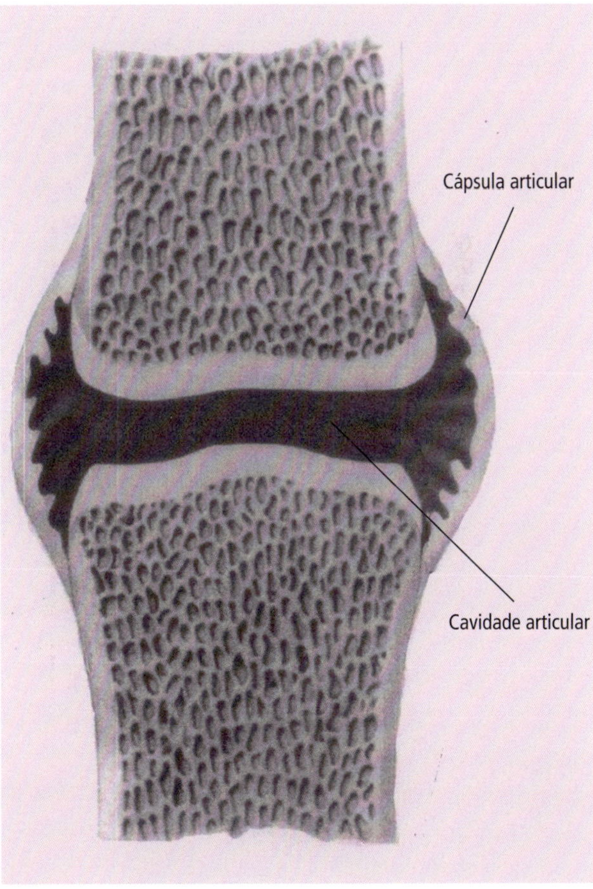

Figura 3.6 Cápsula articular em articulação sinovial (esquemático).

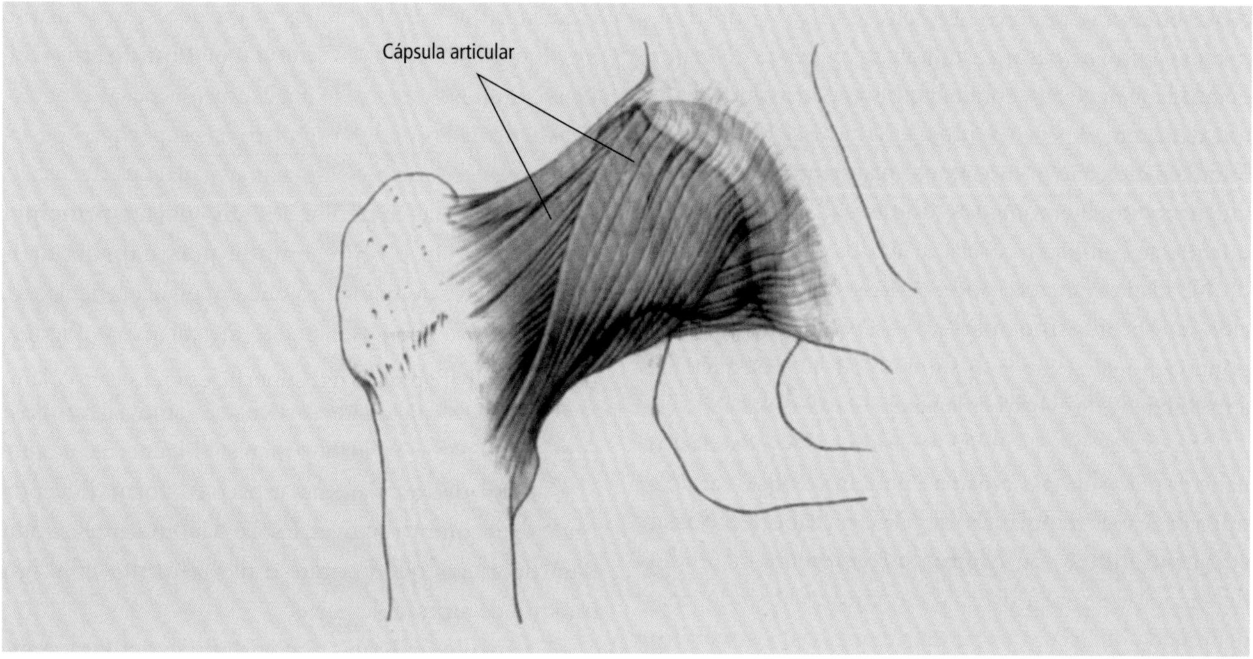

Figura 3.7 Cápsula articular da articulação do quadril.

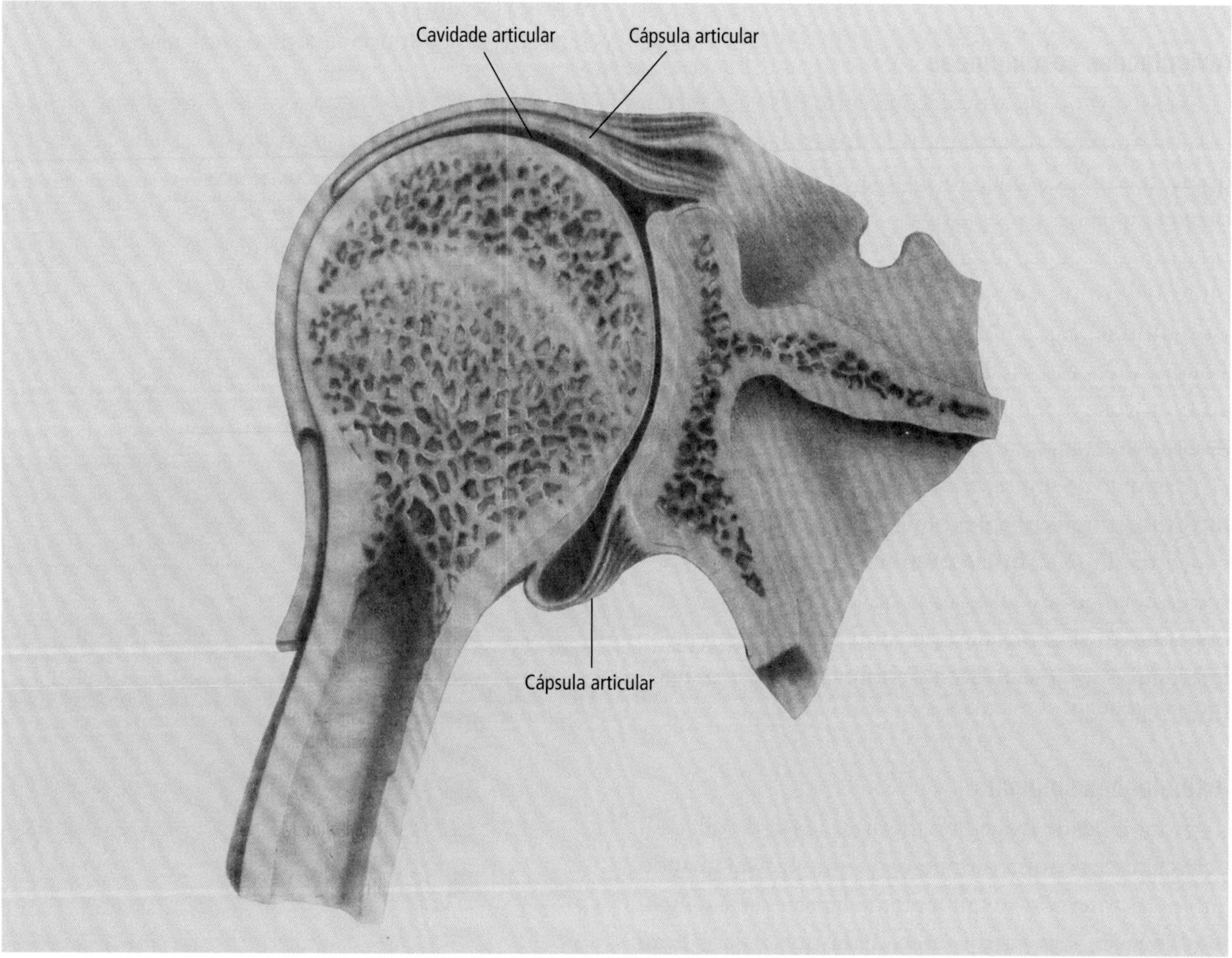

Figura 3.8 Corte frontal da articulação do ombro.

Superfícies articulares e seu revestimento

As superfícies articulares entram em contato numa determinada articulação sinovial. Essas superfícies são revestidas, em toda a sua extensão, por cartilagem hialina (**cartilagem articular**) que representa a porção do osso que não sofreu ossificação. Em virtude desse revestimento, as superfícies articulares se apresentam lisas, polidas e de cor esbranquiçada (Figura 3.9). São superfícies de movimento e, portanto, suas funções estão condicionadas a essa característica: a redução da mobilidade na articulação pode causar a fibrose da cartilagem articular, com **anquilose** da articulação (perda da mobilidade). A cartilagem articular é avascular e não tem também inervação. Sua nutrição, principalmente nas áreas mais centrais, é precária, o que torna a regeneração, em caso de lesões, mais difícil e lenta.

Cápsula articular

A cápsula articular é uma membrana conectiva que envolve a articulação sinovial como um manguito. Apresenta-se com duas camadas: a **membrana fibrosa** (externa); e a **membrana sinovial** (interna). A primeira é mais resistente e pode estar reforçada, em alguns pontos, por feixes, também fibrosos, que constituem os **ligamentos capsulares**, destinados a aumentar a sua resistência. Em muitas articulações sinoviais, todavia, existem ligamentos independentes da cápsula articular denominados **extracapsulares** (Figuras 3.9 e 3.10), ou acessórios; e, em algumas, como na do joelho, aparecem também **ligamentos intra-articulares** (Figuras 3.9 e 3.10). Embora alguns ligamentos sejam considerados intra-articulares (como os ligamentos cruzados do joelho), eles são extrassinoviais, isto é, ficam situados do lado de fora da cavidade articular, não sendo banhados, portanto, pela sinóvia. As articulações do joelho e do cotovelo apresentam também um músculo articular especial inserido na lâmina fibrosa da cápsula articular.

Ligamentos e cápsula articular têm por finalidade manter a união entre os ossos, mas, além disso, impedem o movimento em planos indesejáveis e limitam a amplitude dos movimentos considerados normais.

A membrana sinovial é a mais interna das camadas da cápsula articular. É abundantemente vascularizada e inervada, sendo encarregada da produção da sinóvia (líquido sinovial). Discute-se se a sinóvia é uma verdadeira secreção ou um ultrafiltrado do sangue, mas é certo que contém ácido hialurônico, que lhe confere a viscosidade necessária à sua função lubrificante.

Ao se examinar um derrame articular, por exemplo ao nível do joelho, podem-se observar o edema local e o chamado **sinal da tecla**.

Discos e meniscos

Em várias articulações sinoviais, interpostas às superfícies articulares, encontram-se formações fibrocartilagíneas, os **discos** e os **meniscos** que permitem uma melhor adaptação das superfícies que se articulam, tornando-as congruentes. Meniscos, com sua característica forma de meia-lua, são encontrados na articulação do joelho (Figuras 3.9 e 3.10).

Em determinadas articulações, como o ombro e o joelho (veja Vídeo 3.1 disponível no QrCode ao final do capítulo), as superfícies em contato são incongruentes, ou seja, mostram diferentes graus de curvatura. Nessas condições, cria-se uma pequena área de contato entre os ossos articulados, produzindo grandes pressões de contato, somada à manutenção do estresse mecânico em uma região muito específica da cartilagem articular. Logo, o papel dos meniscos e dos discos é ampliar essa área de contato, reduzindo a pressão aplicada e distribuindo melhor o estresse mecânico.

Exemplo de disco intra-articular, encontramos nas articulações esternoclavicular e temporomandibular (Figura 3.11). Os meniscos do joelho são frequentemente lesados, sobretudo em atletas, e sua retirada cirúrgica é bastante comum. Ao se examinar um joelho com provável lesão meniscal, pode-se observar um ressalto articular durante a flexoextensão do joelho.

Principais movimentos realizados pelos segmentos do corpo

Os **eixos de movimento** constituem outro critério para a subdivisão das articulações sinoviais: elas podem não ter eixo, ou ter um, dois ou três eixos perpendiculares entre si, ou seja, os eixos podem ser **anteroposterior**, **laterolateral** e **longitudinal**. Na análise do movimento realizado, a determinação do eixo de movimento é feita obedecendo-se à regra segundo a qual a direção do eixo de movimento é sempre perpendicular ao plano em que se realiza o movimento em questão. Assim, todo movimento é realizado em um plano determinado e ao qual seu eixo de movimento é perpendicular. Os movimentos executados pelos segmentos do corpo recebem nomes

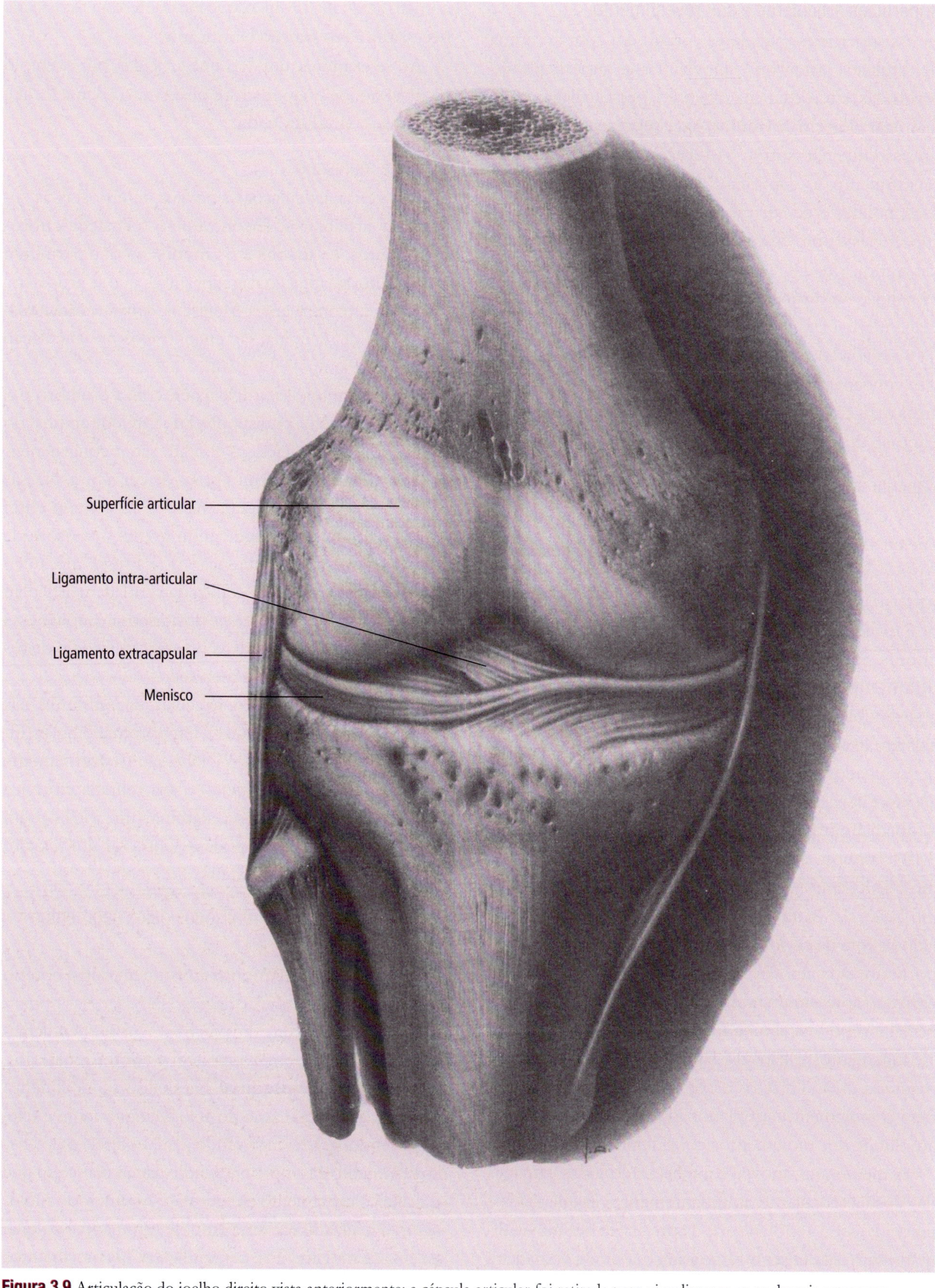

Figura 3.9 Articulação do joelho direito vista anteriormente; a cápsula articular foi retirada para visualizarem-se as demais estruturas.

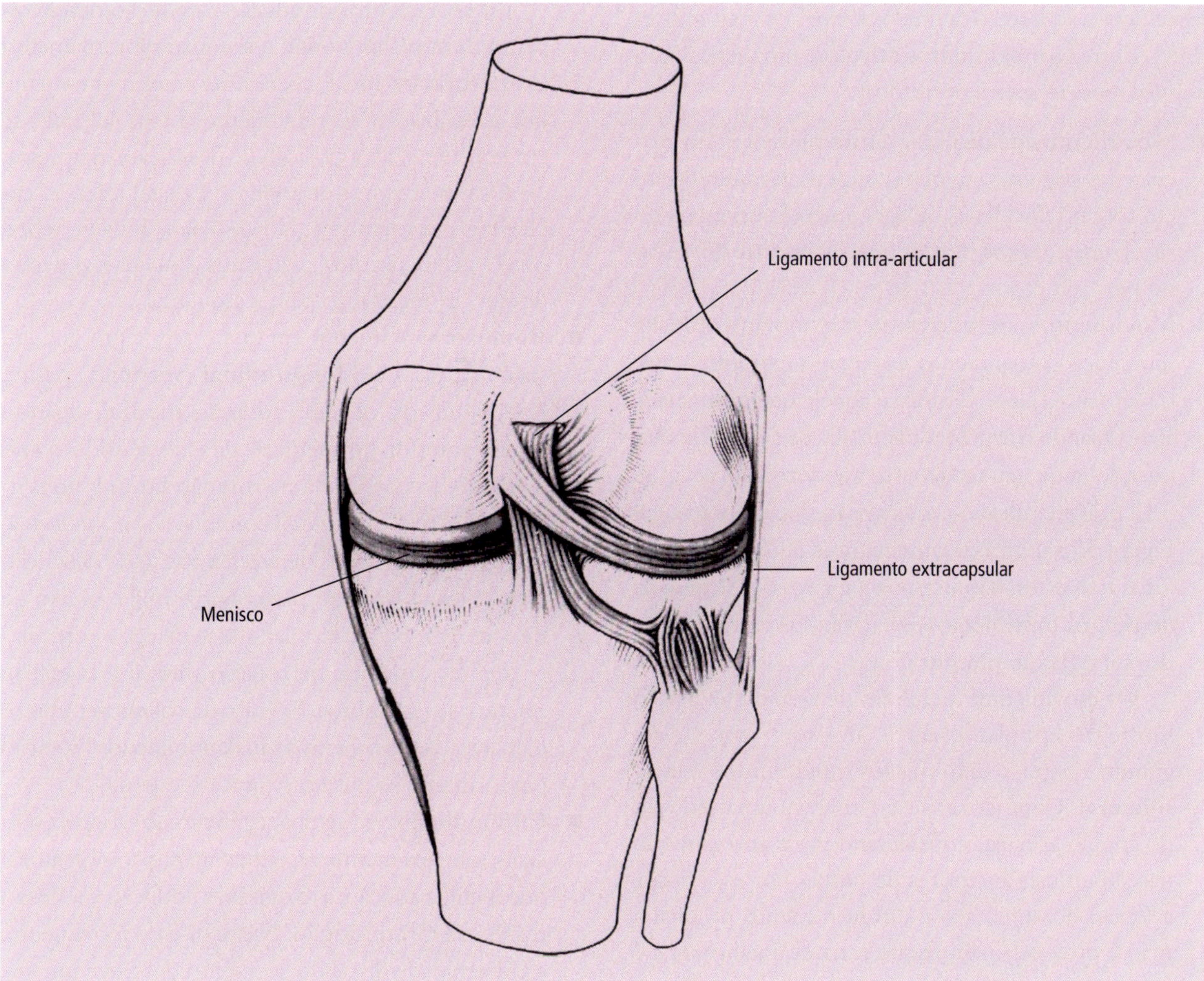

Figura 3.10 Articulação do joelho direito, vista posteriormente.

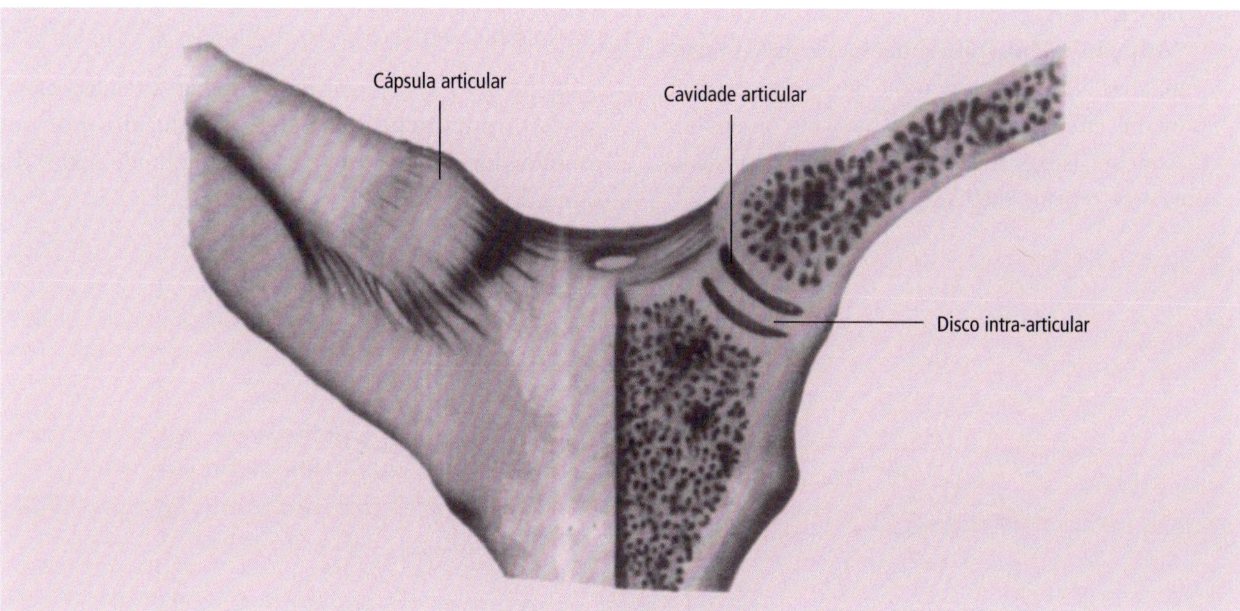

Figura 3.11 Articulação esternoclavicular; do lado esquerdo, foi feito um corte frontal para mostrar o disco intra-articular.

específicos e aqui serão definidos apenas os mais importantes. Entre os **movimentos ativos** de uma articulação sinovial, podem ser identificados:

- **Movimentos de deslizamento:** presentes em articulações sinoviais em que as superfícies que entram em contato são planas ou ligeiramente curvas, como se observa nas **articulações intercuneiformes**, no pé.
- **Movimentos angulares:** nesses movimentos, há diminuição ou aumento do ângulo existente entre o segmento que se desloca e aquele que permanece fixo. Quando o ângulo diminui, diz-se que há **flexão**; quando aumenta, realizou-se a **extensão**. A Figura 3.12 mostra a flexão e a extensão do antebraço, e a Figura 3.13 ilustra os movimentos de flexão do pé. Quanto a estes, não usamos a expressão "extensão do pé": os movimentos são definidos como **flexão dorsal** e **flexão plantar** do pé.

  Os movimentos angulares de flexão e extensão são feitos em plano sagital, anteroposterior e, seguindo a regra, **o eixo desses movimentos é laterolateral**. Contudo, a flexão envolve uma redução do ângulo articular considerando-se a aproximação das superfícies anteriores do corpo. Por essa razão, a flexão do antebraço é um movimento no qual a mão é projetada para frente e, na do joelho, o pé é projetado para trás. No caso particular da pelve, os movimentos realizados no plano sagital são: anteversão; e retroversão.

  Adução e **abdução** também são movimentos angulares. Nelas, o segmento é deslocado, respectivamente, em direção ao plano mediano ou em direção oposta, isto é, afastando-se dele. Para os dedos, prevalece o plano mediano da mão ou do pé.

  Os movimentos da adução e abdução desenvolvem-se em plano frontal e seu eixo de movimento é **anteroposterior**. É preciso ter sempre em mente que a realização do movimento é feita levando-se em consideração a posição de descrição anatômica.

  Os movimentos de abdução e de adução são exclusivos dos membros. No caso da coluna vertebral ou da pelve, usamos os termos "inclinação para a direita" e "inclinação para a esquerda".
- **Rotação:** movimento em que o segmento gira em torno de um **eixo longitudinal (vertical)**. Assim, nos membros, há uma **rotação medial**, quando a face anterior do membro gira no sentido plano mediano do corpo, e uma **rotação lateral**, no sentido oposto. A regra geral continua a ser obedecida, isto é, a rotação, considerada a posição de descrição anatômica, é feita em plano horizontal e o eixo de movimento, perpendicular a esse plano, é vertical.

  Os movimentos de rotação medial e lateral se referem aos membros. No caso da coluna vertebral e da pelve, os movimentos são denominados "rotação para a direita" e "rotação para a esquerda".
- **Circundução:** em alguns segmentos do corpo, especialmente nos membros, o movimento combinatório que inclui a adução, a extensão, a abdução e a flexão resulta na **circundução**. Nesse tipo de movimento, a extremidade distal do segmento descreve um círculo e o corpo do segmento, um cone, cujo vértice é representado pela articulação que se movimenta (Figura 3.14).

É possível considerar também, nas articulações sinoviais, **movimentos passivos**, produzidos por um examinador, que pode obter uma amplitude maior do que a do movimento ativo normal.

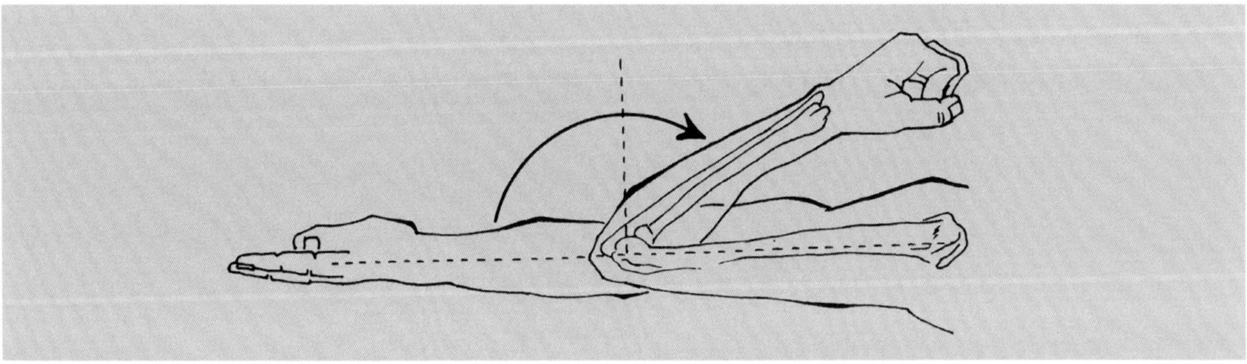

Figura 3.12 Flexão e extensão do antebraço.

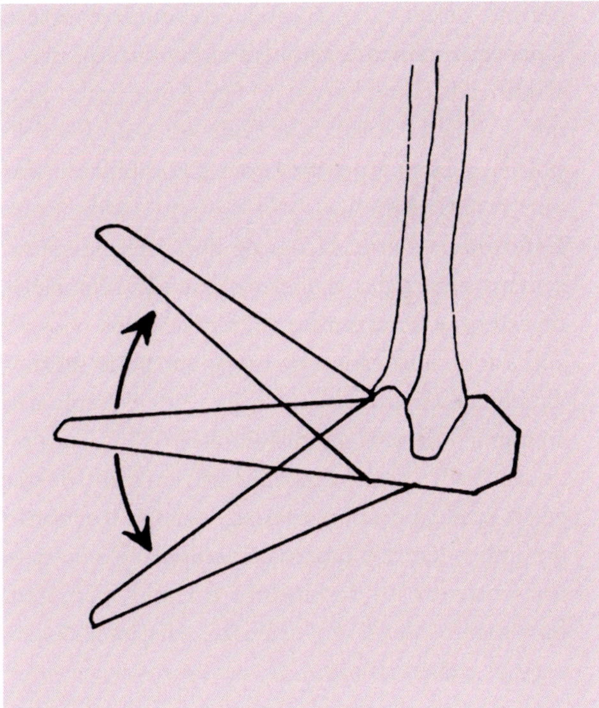

Figura 3.13 Flexão dorsal e plantar do pé.

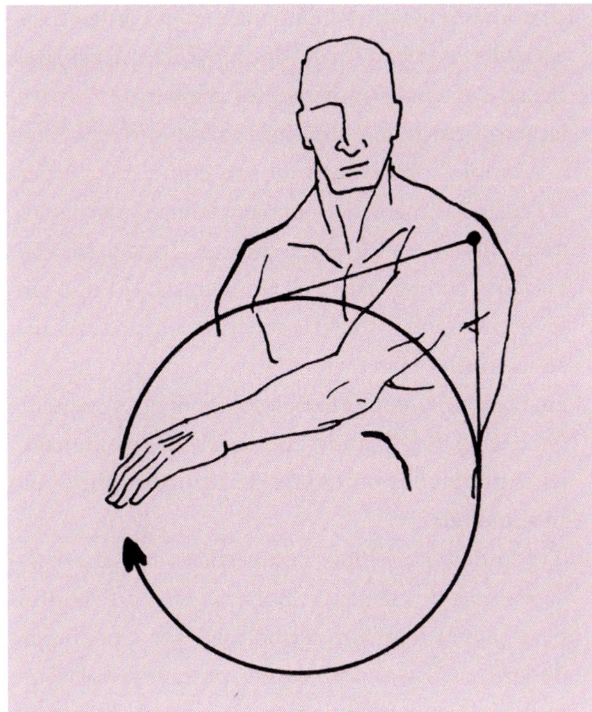

Figura 3.14 Circundução no membro superior.

Classificação funcional das articulações sinoviais

O movimento nas articulações depende, essencialmente, da forma das superfícies que entram em contato e dos meios de união que podem limitá-lo. Na dependência desses fatores, as articulações podem realizar movimentos em torno de nenhum eixo, de um, dois ou três eixos, como já foi visto. **Esse é o critério adotado para classificá-las funcionalmente.** Quando uma articulação realiza movimentos apenas em torno de um eixo, diz-se que é **monoaxial** ou que tem um só grau de liberdade; será **biaxial** a que os realiza em torno de dois eixos (dois graus de liberdade); e **triaxial** se eles forem realizados em torno de três eixos (três graus de liberdade). Assim, as articulações que só permitem a flexão e extensão, como a do cotovelo, são monoaxiais; aquelas que realizam extensão, flexão, adução e abdução, como a radiocarpal são biaxiais; finalmente, as que, além de flexão, extensão, abdução e adução, permitem também a rotação são ditas triaxiais, cujos exemplos típicos são as articulações do ombro e do quadril.

Classificação morfológica das articulações sinoviais

O critério de base para a classificação morfológica das articulações sinoviais é a forma das superfícies articulares. Isso é tanto mais importante quando se sabe que a variedade e mesmo a amplitude dos movimentos realizáveis em uma articulação dependem do tipo de "encaixe ósseo", ou seja, da morfologia das superfícies que entram em contato. Há grandes divergências entre os autores quanto à nomenclatura a ser empregada nessa classificação. Nos tipos descritos a seguir, conservou-se a nomenclatura oficial, com as ressalvas que pareceram válidas:

a) **Plana:** as superfícies articulares são planas ou ligeiramente curvas, permitindo deslizamento de uma superfície sobre a outra em qualquer direção. A articulação sacroilíaca (entre o sacro e a porção ilíaca do osso do quadril) é um exemplo. Deslizamento existe em todas as articulações sinoviais, mas nas articulações planas ele é discreto, o que reduz bastante a amplitude do movimento. Entretanto, deve-se ressaltar que **pequenos deslizamentos entre vários ossos articulados permitem apreciável variedade e amplitude de movimento.** É isso que ocorre, por exemplo, nas articulações entre os ossos curtos do carpo, do tarso e entre as vértebras.

b) **Gínglimo:** esse tipo de articulação é também denominado "em dobradiça" (que significa "gínglimo") e os nomes referem-se muito mais ao movimento que ela realiza do que à forma das superfícies articulares: flexão e extensão (movimentos angulares). A articulação do cotovelo é um bom exemplo de gínglimo e a simples observação mostra como a superfície articular do úmero, que entra em contato com a ulna, apresenta-se em forma de carretel. Todavia, as articulações entre as falanges também são do tipo gínglimo, e nelas a forma das superfícies articulares não se assemelha a um carretel. Esse é um caso concreto em que o critério morfológico não foi rigorosamente obedecido. **Realizando apenas flexão e extensão, as articulações sinoviais de tipo gínglimo são monoaxiais.**

c) **Trocóidea:** nesse tipo, as superfícies articulares são segmentos de cilindro e, por essa razão, "cilindróideas" talvez fosse um termo mais apropriado para designá-las. Essas articulações permitem rotação e seu eixo de movimento, único, é vertical: são monoaxiais. Um exemplo típico é a articulação **radiulnar proximal** (entre o rádio e a ulna), responsável pelos movimentos de **pronação** e **supinação** do antebraço. Na pronação, ocorre uma rotação medial do rádio e, na supinação, rotação lateral. **Na posição de descrição anatômica, o antebraço está em supinação.**

d) **Elipsóidea:** caracteriza-se pelas superfícies articulares discordantes, ou seja, uma côncava e outra convexa, com raios de curvatura desiguais. O contorno da articulação assemelha-se a uma elipse. Essas junturas permitem flexão, extensão, abdução e adução, mas não a rotação. Apresentam dois eixos de movimento, sendo, portanto, biaxiais. A articulação **radiocarpal** (entre o rádio e o carpo) é um exemplo. Outro é a articulação **temporomandibular** (entre o osso temporal e a mandíbula).

e) **Selar:** nesse tipo de articulação, a superfície articular de uma peça esquelética tem a forma de sela, apresentando concavidade num sentido e convexidade em outro, e encaixa-se numa segunda peça em que convexidade e concavidade apresentam-se no sentido inverso da primeira. A articulação **carpometacarpal do polegar** (entre o osso trapézio do carpo e o 1° osso do metacarpo) é exemplo típico. É interessante notar que essa articulação permite flexão, extensão, abdução, adução e rotação (consequentemente, também circundução), mas é classificada como biaxial. O fato é justificado porque a rotação isolada não pode ser realizada pelo polegar: ela só é possível com a combinação dos outros movimentos.

f) **Esferoide:** as articulações de tipo esferoide apresentam superfícies articulares que são segmentos de esferas e encaixam-se em receptáculos ocos. O suporte de uma caneta de mesa, que pode ser movimentado em qualquer direção, é um exemplo não anatômico de uma articulação esferoide. Esse tipo de articulação permite movimentos em torno de três eixos, sendo, portanto, triaxial. Assim, a articulação do ombro (entre o úmero e a escápula) e a do quadril (entre o osso do quadril e o fêmur) permitem movimentos de flexão, extensão, adução, abdução, rotação e circundução.

Esse tipo de associação entre a forma das superfícies e as possibilidades de movimento nem sempre pode ser feita. As articulações umerroradial e talonavicular são do tipo esferoide, mas não realizam todos os movimentos propostos, pois essas articulações são compostas e, assim, dependentes de articulações vizinhas que limitam a sua ampla mobilidade.

Articulações sinoviais simples e composta

Quando apenas dois ossos entram em contato numa juntura sinovial, diz-se que ela é **simples** (p. ex., a articulação do ombro); quando três ou mais ossos participam da articulação, ela é denominada **composta** (a articulação do cotovelo envolve três ossos: úmero; ulna; e rádio). Denomina-se **complexa** a articulação sinovial cuja cavidade articular está parcial ou totalmente dividida por um menisco ou por disco.

Vasos e nervos das articulações sinoviais

Artérias que alcançam as epífises dos ossos fornecem um suprimento sanguíneo superficial a cada articulação, penetrando no osso próximo à linha de inserção da cápsula articular e formando uma rede vascular periarticular. Particularmente rica em vascularização é a membrana sinovial, graças à rede capilar formada pelas artérias articulares. A membrana sinovial também é provida de um plexo linfático. A difusão entre a sinóvia e os capilares da rede é facilmente estabelecida, o que pode ocasionar, por exemplo, uma infecção generalizada (**sepse**) a partir de uma **artrite**, isto é, de uma infecção da articulação.

As veias seguem o trajeto das artérias.

Os nervos articulares contêm fibras sensitivas e autônomas, sendo as primeiras, em parte, proprioceptivas, e, em parte, terminações para a sensibilidade dolorosa.

ALGUMAS CONSIDERAÇÕES FINAIS

Já foi dito que o movimento depende muito da forma das superfícies que se articulam, além de outros fatores. Quando examinamos o esqueleto de animais domésticos, é fácil perceber que há diferenças morfológicas apreciáveis no ponto de contato das peças esqueléticas quando comparadas ao esqueleto humano. A ausência ou presença rudimentar da clavícula naqueles animais limitam sobremaneira a possibilidade de movimentos da articulação do ombro. No homem, a variedade de movimentos da articulação do ombro está intimamente relacionada aos deslocamentos da escápula e esses deslocamentos exigem simultâneo movimento da articulação esternoclavicular (entre o esterno e a extremidade medial da clavícula). Nos animais sem clavícula ocorre, portanto, uma redução na amplitude dos movimentos realizados pela articulação entre a escápula e o úmero, embora ela seja, como no homem, esferoide e triaxial. Na verdade, os dois únicos movimentos importantes dessa articulação, naqueles animais, são a flexão e a extensão. Não será demais lembrar que os membros, nos quadrúpedes típicos, são destinados especialmente à sustentação e à locomoção. No homem, esse papel é desempenhado, principalmente, pelos membros inferiores, e, embora a articulação do quadril seja bastante móvel, a sua possibilidade de movimento é menor que a do ombro: os membros superiores, embora participando da deambulação (ato de caminhar, locomover-se), são destinados, principalmente, à apreensão dos alimentos e colocam o indivíduo em relação com o meio, pela gesticulação.

A artroscopia é o método de escolha para diagnosticar as lesões das articulações, mais eficiente do que a simples radiografia.

A descrição pormenorizada das articulações do corpo humano será feita na segunda parte deste livro, em cada segmento corpóreo analisado.

CASO CLÍNICO

Paciente masculino, 77 anos, queixa-se de dor insidiosa no quadril direito há meses. Nega trauma local, febre ou alterações cutâneas. Ao exame físico apresenta mobilidade reduzida no quadril direito, principalmente na rotação interna e abdução.

1. Com base no conhecimento anatômico sobre a classificação das articulações, o quadril tem qual tipo de articulação?
   a. Fibrosa
   b. Sinovial
   c. Cartilagínea
   d. Mucoide
2. Na radiografia do quadril, o paciente apresenta osteoartrose, fato que denota lesão principalmente de qual estrutura das articulações sinoviais?
   a. Cartilagem articular
   b. Cápsula articular
   c. Membrana sinovial
   d. Líquido sinovial

MATERIAL COMPLEMENTAR

Escaneie o QrCode para visualizar o vídeo.

Vídeo 3.1

- **Palpação do joelho sinal da tecla:** "com o paciente em decúbito dorsal e joelho estendido, o examinador 'calça' a base da patela com o polegar e indicador de uma mão e, com a outra mão, pressiona a patela para baixo. Diante do derrame articular, a patela afunda no líquido acumulado e volta a subir, evidenciando o **sinal da tecla**".

RESPOSTAS DO CASO CLÍNICO

1) b; 2) a

4 Sistema Muscular

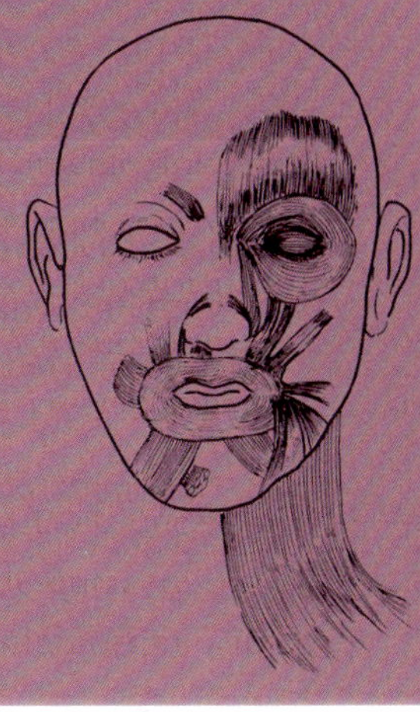

CONCEITO

A capacidade de reagir em resposta a uma modificação do meio ambiente constitui uma das propriedades fundamentais do protoplasma animal. Assim, a ameba (unicelular) em contato com um agente irritante contrai-se no ponto de estímulo e emite um prolongamento do citoplasma no ponto oposto àquele que foi estimulado. Diz-se que a célula se contraiu ao ser estimulada, distanciando-se do agente de estímulo; em suma, o animal se movimentou. Porém, sendo unicelular, a ameba deve realizar, com uma única célula, um sem-número de atividades: respiração; absorção; excreção etc. Nos seres multicelulares, as células diferenciam-se para realizar funções específicas: algumas são apropriadas à respiração; outras, à absorção etc. **As chamadas células musculares especializam-se para a contração e o relaxamento**, mas também são suas propriedades a **irritabilidade**, a **condutividade**, a **extensibilidade** e a **elasticidade**. Essas células são alongadas, fusiformes e, por essa razão, denominadas **fibras**. As fibras agrupam-se em feixes para formar massas macroscópicas denominadas **músculos**. A força de contração muscular depende, não apenas do número de fibras que compõem o músculo, mas, sobretudo, do diâmetro de cada uma de suas fibras. Por exemplo, um músculo submetido à grande atividade física se torna mais forte, contendo, entretanto, o mesmo número de fibras em sua estrutura. Isso resulta do aumento do diâmetro (volume) de suas fibras (hipertrofia). Do mesmo modo, quanto maior o comprimento da fibra muscular, mais amplo o movimento realizado. Entende-se, portanto, que os movimentos produzidos por um músculo longo são mais amplos que os produzidos por um músculo curto. Os músculos acham-se fixados pelas suas extremidades. Assim, músculos são estruturas que movem os segmentos do corpo por encurtamento da distância entre suas extremidades fixadas, ou seja, por contração. Entretanto, também há músculos nas vísceras, e estes serão estudados na Esplancnologia. No sistema locomotor, constituído pelos ossos, pelas articulações e pelos músculos, esses últimos são **elementos ativos do movimento**; os ossos são **elementos passivos do movimento** (alavancas biológicas). Porém, a musculatura não assegura só a dinâmica, mas também a estática do corpo humano. Realmente, a musculatura não apenas torna possível o movimento, mas também mantém unidas as peças ósseas, determinando a posição e a postura do esqueleto.

VARIEDADE DE MÚSCULOS: ESQUELÉTICO, LISO E CARDÍACO

A célula muscular está normalmente sob o controle do sistema nervoso. Cada músculo tem o seu nervo motor, o qual se divide em muitos ramos para poder suprir todas as fibras do músculo. As divisões mais delicadas desses ramos (microscópicas) terminam em uma estrutura especializada conhecida como **placa motora**. Quando o impulso nervoso passa através do nervo, a placa motora transmite o impulso às células musculares, determinando a sua contração. Se o impulso para a contração resulta de um ato de vontade, diz-se que o ato é **voluntário**; se o impulso parte de uma porção do sistema nervoso sobre o qual o indivíduo não tem controle consciente, diz-se que o ato é **involuntário**. Histologicamente, as fibras musculares esqueléticas e cardíacas mostram uma estriação transversal em sua estrutura. Em contrapartida, nas fibras musculares lisas, essas estriações não estão presentes. Os termos "voluntário" e "involuntário" não se referem aos músculos, mas aos atos motores. Os músculos cardíaco e liso agem de forma involuntária (independente da vontade do indivíduo). Contudo, os músculos esqueléticos agem tanto em atos voluntários como em involuntários (reflexos). O diafragma é um tipo de músculo esquelético que, em geral, atua de forma involuntária, a despeito de poder ser recrutado na ventilação voluntária. Os músculos da faringe (e parte do esôfago), embora sejam esqueléticos, só atuam de forma reflexa (deglutição). A estrutura microscópica dos músculos é bastante complexa, particularmente nos músculos estriados, e seu estudo é feito em Histologia. Aqui, chama-se a atenção apenas para alguns aspectos: o delgado tecido conectivo que envolve cada fibra muscular é denominado **endomísio**; o que envolve muitas fibras musculares, agrupadas em fascículos, é o **perimísio**; a bainha conectiva que envolve grupos de fascículos, que, por sua vez, formam um músculo, é denominada **epimísio**.

Também é possível distinguir os músculos estriados dos lisos por meio da topografia: os primeiros são **esqueléticos**, isto é, estão fixados, pelo menos por uma das extremidades, ao esqueleto; os lisos são **viscerais**, isto é, são encontrados na parede das vísceras de diversos sistemas do organismo. Entretanto, músculos estriados são também encontrados em algumas vísceras.

Diz-se, pois, que os músculos lisos e o cardíaco são involuntários em relação à função, ao passo que os músculos esqueléticos podem ser voluntários, ou seja, atuando sob controle consciente. Os músculos cardíaco e liso (visceral) são inervados pela divisão autônoma do sistema nervoso, já o músculo esquelético é inervado pela parte central. Há músculos estriados, voluntários, esqueléticos, e que só estão sob o controle da vontade parcialmente. O diafragma e os músculos da respiração são exemplos: é possível, voluntariamente, suspender a respiração por algum tempo, mantendo o diafragma fixo, mas, esgotada a tolerância, as contrações do diafragma e as excursões respiratórias voltam ao normal. Treinamento exaustivo dos músculos esqueléticos pode permitir alto grau de controle voluntário sobre eles, o que permite que alguns indivíduos realizem contrações musculares inusitadas. Os atores da cidade de Bali, na Índia, são capazes de controlar os músculos da face, denominados "músculos dérmicos", "músculos mímicos" ou "músculos da fisionomia" ou, ainda, "músculos da expressão", de tal modo que uma hemiface mostra uma expressão fisionômica, o choro; e a outra hemiface, o oposto, o riso. Atletas podem apresentar uma condição denominada **hipertrofia**, que caracteriza o aumento de volume de determinado grupo de músculos nas diversas modalidades de atividade esportiva.

A maior parte das considerações que se seguem refere-se aos músculos estriados esqueléticos.

COMPONENTES ANATÔMICOS DOS MÚSCULOS ESTRIADOS ESQUELÉTICOS

Um músculo esquelético típico apresenta uma porção média e extremidades. A porção média é carnosa, vermelha no vivente (vulgarmente denominada "carne") e recebe a designação **ventre muscular**. Nele, predominam as fibras musculares; é, portanto, a parte ativa do músculo, isto é, a parte contrátil. No indivíduo vivo, em repouso, o corpo muscular apresenta tônus, ou seja, certo grau de tensão em repouso. Quando as extremidades são cilindroides ou, então, têm forma de fita, denominam-se **tendões**; quando são laminares, recebem a denominação **aponeuroses**.

Tanto tendões como aponeuroses são esbranquiçadas e brilhantes, muito resistentes e praticamente inextensíveis, constituídos por tecido conectivo denso. Tendões e aponeuroses servem para fixar o músculo ao esqueleto (Figuras 4.1 e 4.2). Entretanto, tendões ou aponeuroses nem sempre se prendem ao esqueleto, podendo fazê-lo em outros elementos: cartilagem; cápsulas articulares;

septos intermusculares; derme; tendão de outro músculo etc. Em certos músculos, as fibras dos tendões têm dimensões tão reduzidas que se tem a impressão de que o ventre muscular se prende diretamente no osso. Do mesmo modo, em uns poucos músculos, aparecem tendões

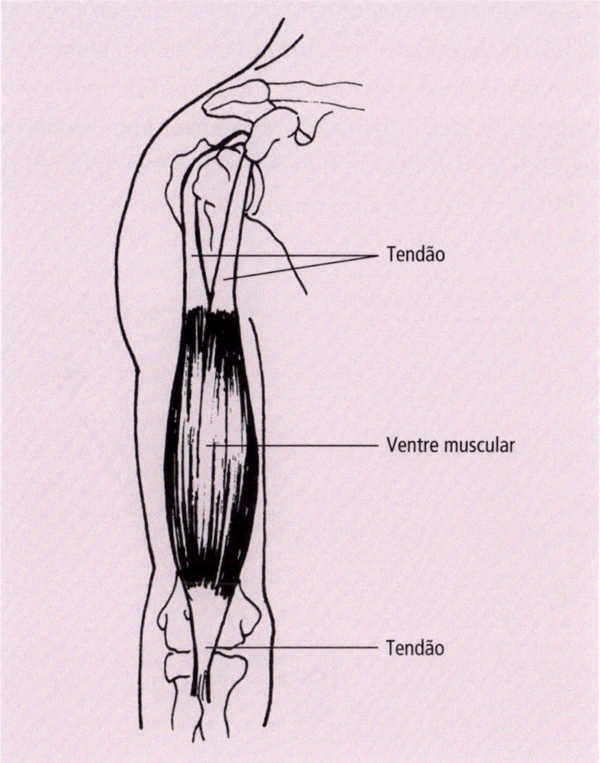

Figura 4.1 Músculo bíceps braquial: sua extremidade proximal tem dois tendões.

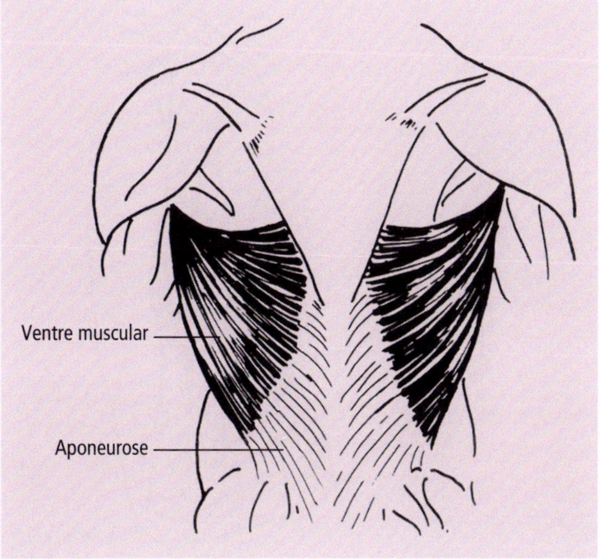

Figura 4.2 Músculo latíssimo do dorso e sua ampla aponeurose de fixação na coluna vertebral.

interpostos a ventres de um mesmo músculo, e esses tendões não servem para fixação no esqueleto.

No exame físico da rotura proximal do **tendão da cabeça longa do bíceps**, pode-se observar o **sinal de Popeye**. Já na rotura de sua inserção distal, observa-se o **sinal de Popeye invertido**.

Na ruptura do **tendão calcâneo**, observa-se um *gap* palpável em sua topografia. Além disso, pode-se observar a positividade do **teste de Thompson**.

FÁSCIA MUSCULAR

É uma lâmina de tecido conectivo que envolve cada músculo (Figura 1.16-3 do Capítulo 1 – Introdução ao Estudo de Anatomia). A espessura da fáscia muscular varia de músculo para músculo, dependendo de sua função. Às vezes, a fáscia muscular é muito espessada e pode contribuir para prender o músculo ao esqueleto. Para que os músculos possam exercer eficientemente um trabalho de tração ao se contrair, é necessário que eles estejam no interior de uma bainha elástica de contenção por ação da fáscia muscular. Outra função desempenhada pelas fáscias é permitir o fácil deslizamento dos músculos entre si. Em certos locais, a fáscia muscular pode se apresentar espessada e dela partem prolongamentos que vão terminar se fixando no osso, sendo denominados **septos intermusculares**. Esses septos separam grupos musculares em lojas ou compartimentos e estão presentes frequentemente nos membros (Figura 4.3).

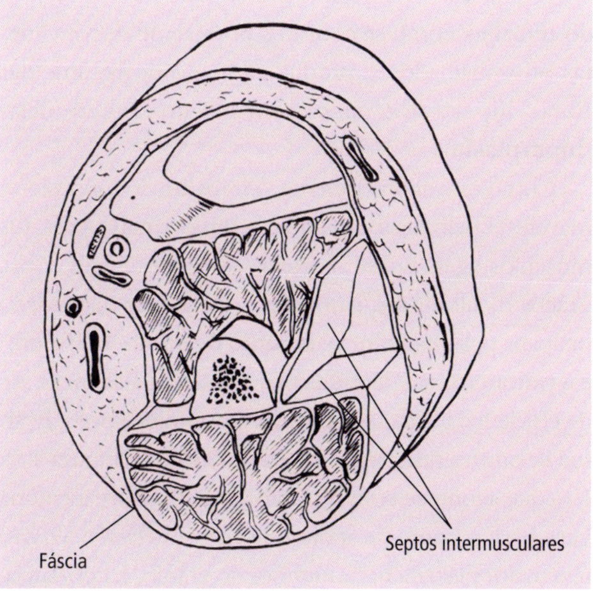

Figura 4.3 Septos intermusculares.

Na **síndrome compartimental**, a **fáscia muscular**, por não apresentar grande elasticidade, é um dos principais fatores em sua gênese e, ao se realizar a palpação do grupamento muscular acometido, observa-se seu aspecto extremamente tenso em virtude do grande aumento de pressão intracompartimental.

Na **doença de Dupuytren**, observam-se contratura e nodularidade na fáscia plantar da mão.

MECÂNICA MUSCULAR

A contração do ventre muscular vai produzir um trabalho mecânico, em geral representado pelo deslocamento de um segmento do corpo. É claro, pois, que não é o ventre muscular que se prende ao esqueleto, uma vez que ele precisa contrair livremente. As extremidades do músculo é que se prendem em pelo menos dois ossos, de maneira que o músculo cruza a articulação (Figura 4.4). Ao se contrair o ventre muscular, há um encurtamento do comprimento do músculo e consequente deslocamento da peça esquelética (Figura 4.5).

As fibras musculares podem reduzir o seu comprimento, em relação ao estado de repouso, de cerca de um terço ou, até mesmo, metade. O trabalho (T) realizado por um músculo depende da potência (F) do músculo e da amplitude de contração (E) do mesmo: $T = F \times E$. A potência (ou força) do músculo está diretamente relacionada com o número de fibras do ventre muscular e a amplitude de contração depende de seu grau de encurtamento. O aumento prolongado da intensidade do trabalho, como se constata, por exemplo, com atletas ou trabalhadores, produz aumento de volume das fibras, **hipertrofia**, nunca aumento do número delas (**hiperplasia**).

Como dito anteriormente, o trabalho do músculo se manifesta pelo deslocamento de um ou mais ossos. Os músculos agem sobre os ossos como potências sobre braços de alavancas. Em física, a depender da posição ocupada pela **resistência, o ponto de apoio (ou fulcro)** e a **potência**, são descritas três classes de alavancas. As da classe I são aquelas nas quais o ponto de apoio, **F**, situa-se entre a resistência, **R**, e a potência, **P** (Figura 4.6). É o que acontece com o crânio apoiado sobre a coluna vertebral: o ponto de apoio está entre a resistência, isto é, o maior peso da parte anterior do crânio, e a potência, representada pelos músculos que agem para manter a cabeça em equilíbrio. Exemplo de alavanca classe II encontra-se no pé: aqui, a resistência está situada entre o ponto de apoio e a potência (Figura 4.7). Na alavanca classe III, a potência é que está entre o ponto de apoio e a resistência (Figura 4.8).

No caso da musculatura cardíaca e dos músculos lisos, geralmente situados nas paredes de vísceras ocas ou tubulares, também se produz um trabalho: a contração da musculatura desses órgãos reduz o seu volume ou seu diâmetro e, dessa forma, vai expelir ou impulsionar o seu conteúdo. É desse modo que o sangue é expulso dos ventrículos do coração, e o conteúdo intestinal progride em direção ao meio exterior.

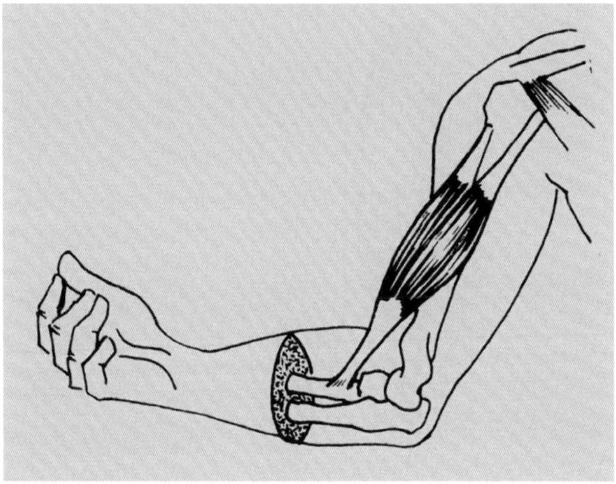

Figura 4.4 Mecânica muscular.

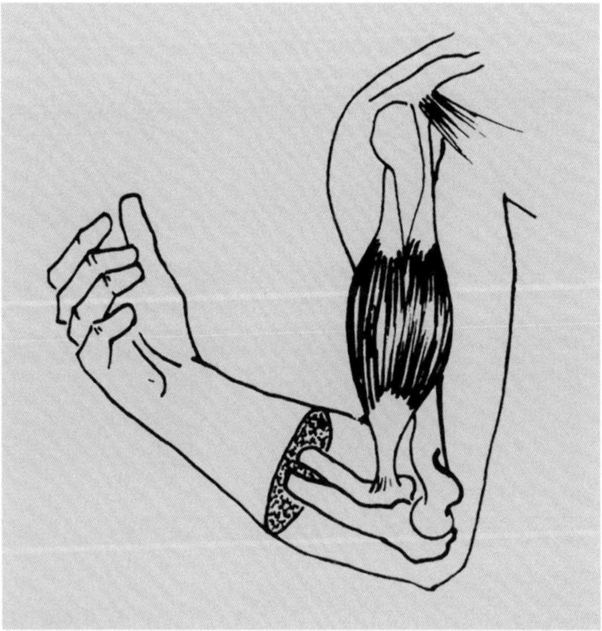

Figura 4.5 Mecânica muscular.

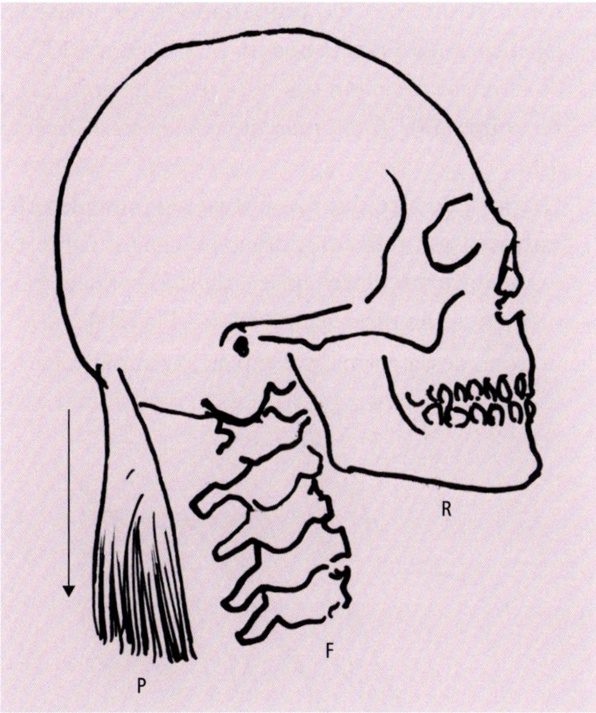

Figura 4.6 Alavanca do gênero I.

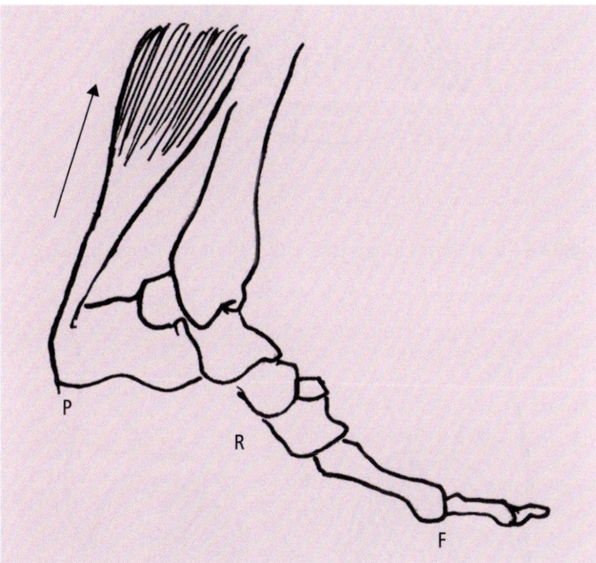

Figura 4.7 Alavanca do gênero II.

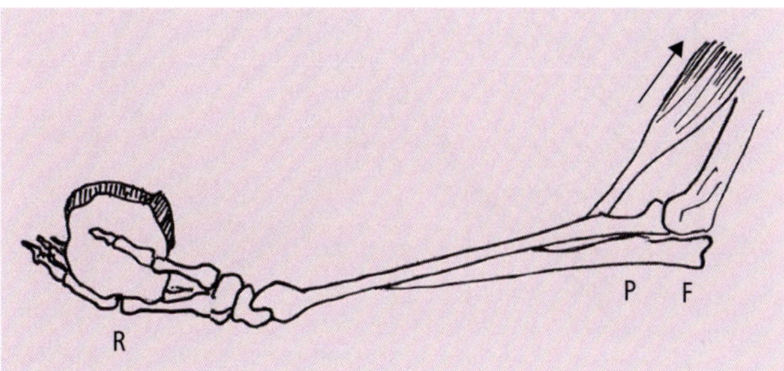

Figura 4.8 Alavanca do gênero III.

ORIGEM E INSERÇÃO

O ponto proximal ou cranial de fixação de um determinado músculo é denominado "origem" e o ponto distal ou caudal é denominado "inserção". Esses termos não devem ser confundidos com ponto fixo e ponto móvel. Em um determinado movimento, o ponto fixo está situado na origem do músculo e, em outro, na inserção. Assim, a origem e a inserção não dependem do movimento realizado (Figura 4.9).

Nos membros, geralmente a origem de um músculo é proximal e a inserção, distal. Porém, convém ressalvar que **um músculo pode alterar seus pontos fixo e móvel em determinados movimentos**. Quando um atleta eleva seu corpo numa barra, é o braço que se flete sobre o antebraço e a peça óssea em deslocamento é o úmero. Considerando-se a ação do músculo braquial, agora sua extremidade ulnar será o ponto fixo e a extremidade umeral será o ponto móvel. A Terminologia Anatômica não considera o termo "origem", preferindo consignar o termo **cabeça**. Mas, feita a ressalva, os anatomistas, didaticamente, continuam usando o termo origem em contraposição à inserção, embora, a rigor, inserção signifique "fixação" e o músculo é fixado ao esqueleto pelas suas duas extremidades.

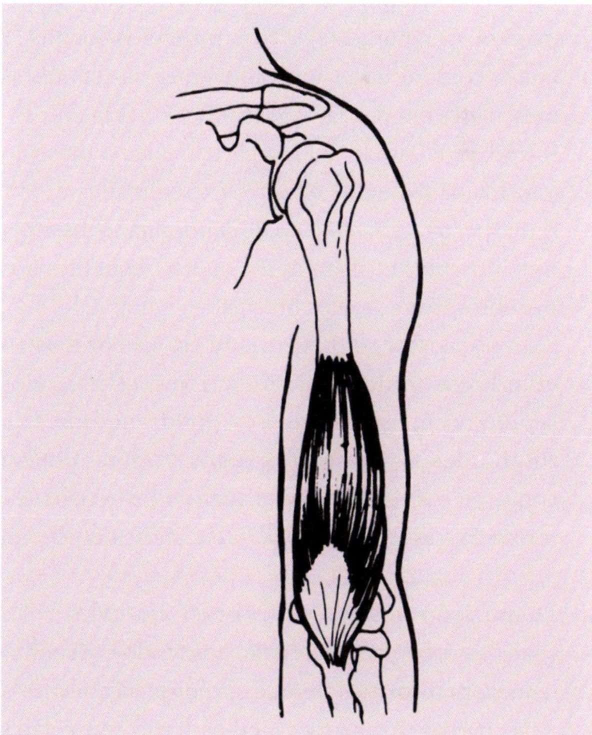

Figura 4.9 Músculo braquial.

CLASSIFICAÇÃO DOS MÚSCULOS

Vários são os critérios adotados para classificá-los e nem sempre há consenso entre os anatomistas. A forma do músculo é extremamente variável e a nomenclatura se aproveita desse fato para designar vários músculos: músculo romboide maior, músculo trapézio, músculo piramidal, músculo redondo maior, músculo pronador quadrado etc. De maneira objetiva, sem entrar em discussão de conceitos ou escolas anatômicas, vamos abordar as diversas classificações.

Quanto à forma do músculo e ao arranjo de suas fibras

A função do músculo condiciona sua forma e o arranjo de suas fibras. As funções dos músculos são múltiplas e variadas e dependentes da sua morfologia e o arranjo de suas fibras. De modo geral e amplo, os músculos têm as fibras dispostas paralelas ou oblíquas à direção de tração exercida pelo músculo.

a) **Disposição paralela das fibras:** pode ser encontrada tanto em músculos nos quais predomina o comprimento – **músculos longos** (p. ex., músculo esternocleidomastóideo – Figura 4.10), como em músculos nos quais comprimento e largura se equivalem – **músculos largos** (p. ex., músculo glúteo máximo – Figura 4.11). Nos músculos longos, é muito comum haver uma convergência das fibras musculares em direção aos tendões de origem e inserção, de tal modo que, na parte média, o músculo tem maior diâmetro que nas extremidades e, por seu aspecto característico, é denominado **fusiforme**. Músculos fusiformes são muito frequentes nos membros (p. ex., bíceps braquial – Figuras 4.1 e 4.4). Os músculos longos podem também ser **cônicos** ou **cilíndricos** (**redondos**). Por sua vez, os músculos largos podem ser **triangulares**, **quadrangulares** ou **romboides**. Nos músculos largos, as fibras podem convergir para um tendão em uma das extremidades, tomando o aspecto de leque (p. ex., músculo peitoral maior – Figura 4.12).

b) **Disposição oblíqua das fibras:** músculos cujas fibras são oblíquas em relação aos tendões denominam-se **peniformes** porque essa disposição lembra a das barbas de uma pena. Se os feixes musculares se prendem apenas em uma margem do tendão, forma-se um músculo **unipenado** (p. ex., músculo extensor longo dos dedos do pé – Figura 4.13); se os feixes se prendem nas duas margens do tendão, será **bipenado** (p. ex., músculo reto da coxa – Figura 4.14).

c) **Disposição circular das fibras:** são músculos **circulares**, que rodeiam orifícios e canais, como os músculos **orbiculares** (p. ex., músculo orbicular do olho, músculo orbicular da boca – Figura 4.15).

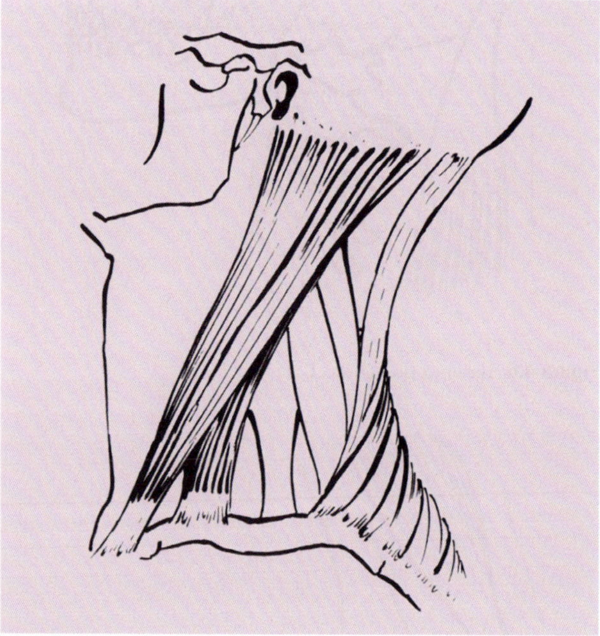

Figura 4.10 Músculo longo (músculo esternocleidomastóideo).

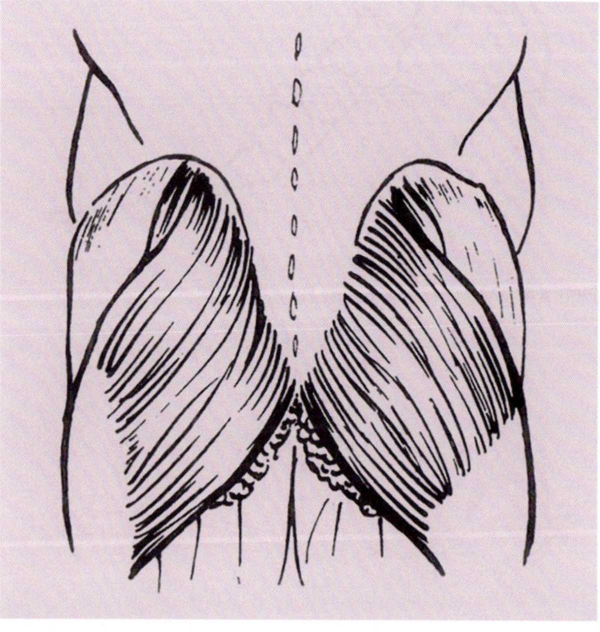

Figura 4.11 Músculo largo (músculo glúteo máximo).

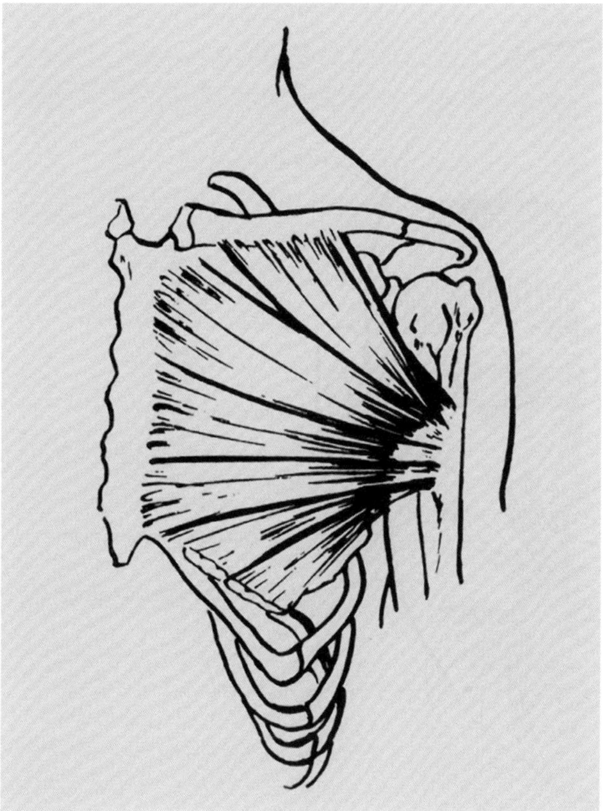

Figura 4.12 Músculo em leque (músculo peitoral maior).

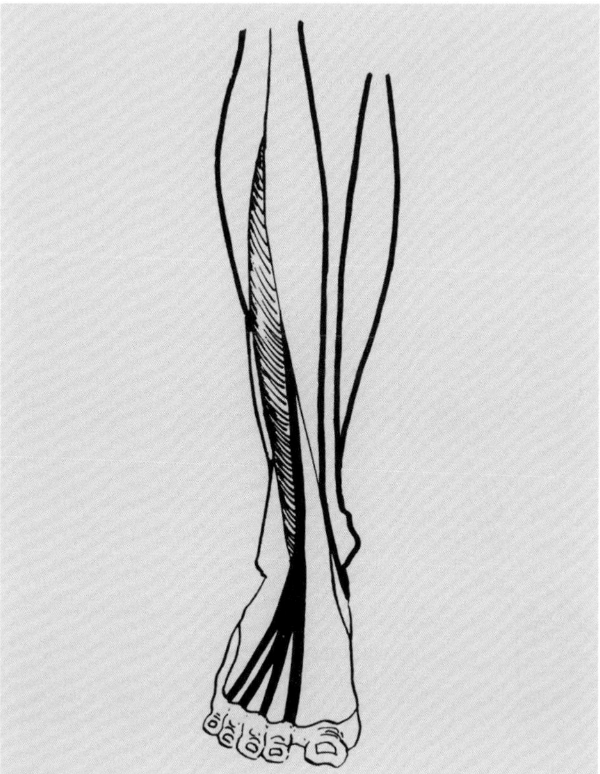

Figura 4.13 Músculo unipenado e policaudado (músculo extensor longo dos dedos).

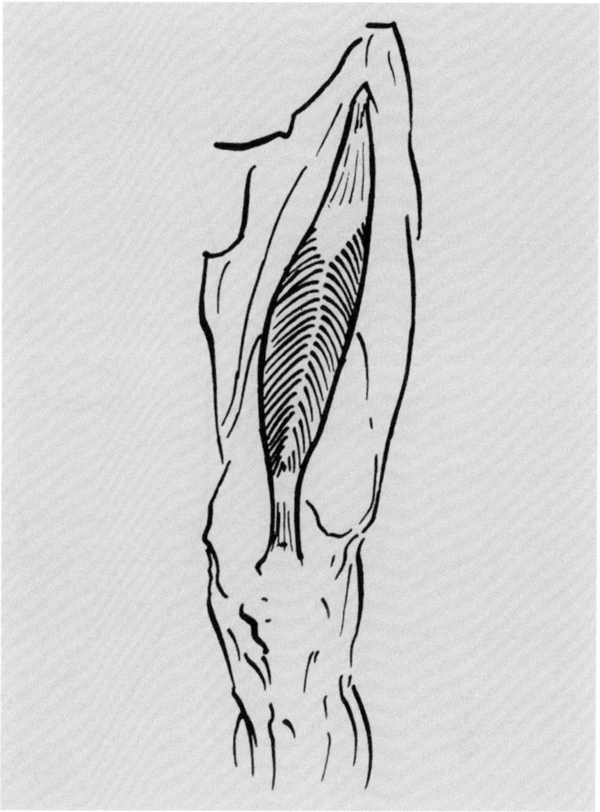

Figura 4.14 Músculo bipenado (músculo reto da coxa).

Quanto à origem

Quando os músculos se originam por mais de um tendão, diz-se que apresentam mais de uma **cabeça** ou **origem**. São, então, classificados como músculos **bíceps**, **tríceps** ou **quadríceps**, conforme apresentam duas, três ou quatro cabeças de origem. Exemplos clássicos, encontramos na musculatura dos membros e a nomenclatura acompanha a classificação: músculo bíceps braquial (veja Imagem 4.1 disponível no QrCode ao final do capítulo) (Figura 4.4); músculo tríceps sural; músculo quadríceps femoral.

Quanto à inserção

Do mesmo modo, os músculos podem se inserir por mais de um tendão. Quando há dois tendões, são **bicaudados**; três ou mais, **policaudados** (p. ex., músculo extensor longo dos dedos do pé – Figura 4.13). Outros exemplos: músculos flexores; e extensores dos dedos da mão.

Quanto ao ventre muscular

Alguns músculos apresentam mais de um ventre muscular, com tendões intermediários situados entre eles. São **digástricos** os músculos que apresentam dois

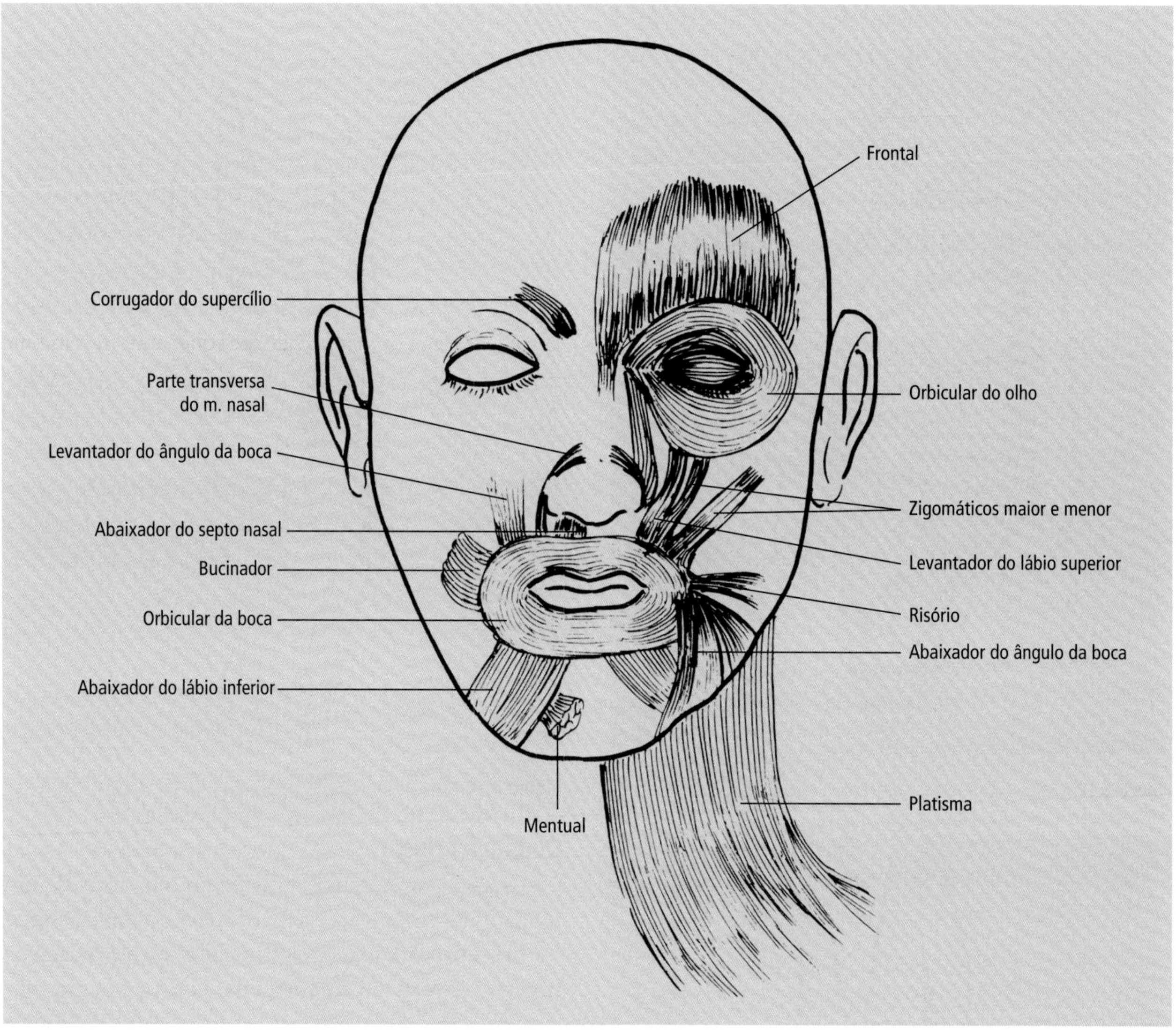

Figura 4.15 Músculos circulares (músculos orbicular do olho e orbicular da boca).

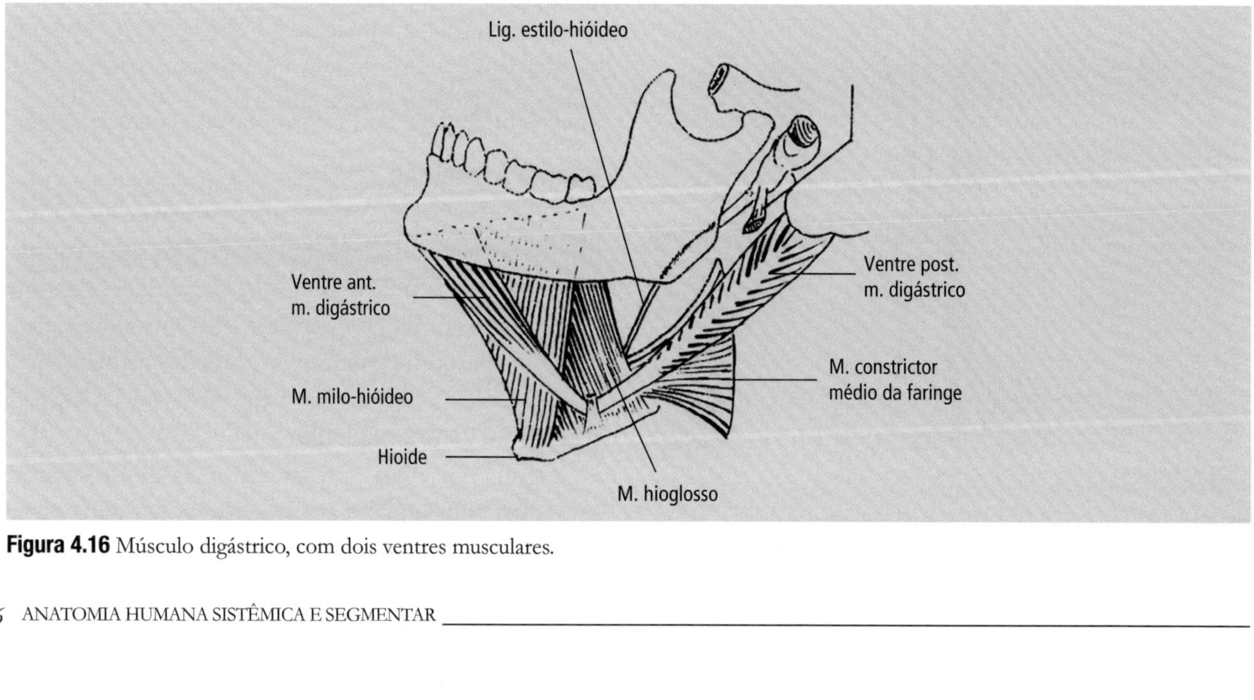

Figura 4.16 Músculo digástrico, com dois ventres musculares.

ventres (p. ex., músculo digástrico – Figura 4.16) e **poligástricos**, os que apresentam número maior, como é o caso do músculo reto do abdome (Figura 4.17).

Na inspeção e palpação anterior da parede abdominal, pode-se observar quando presente a **diástase (afastamento) do músculo reto abdominal**.

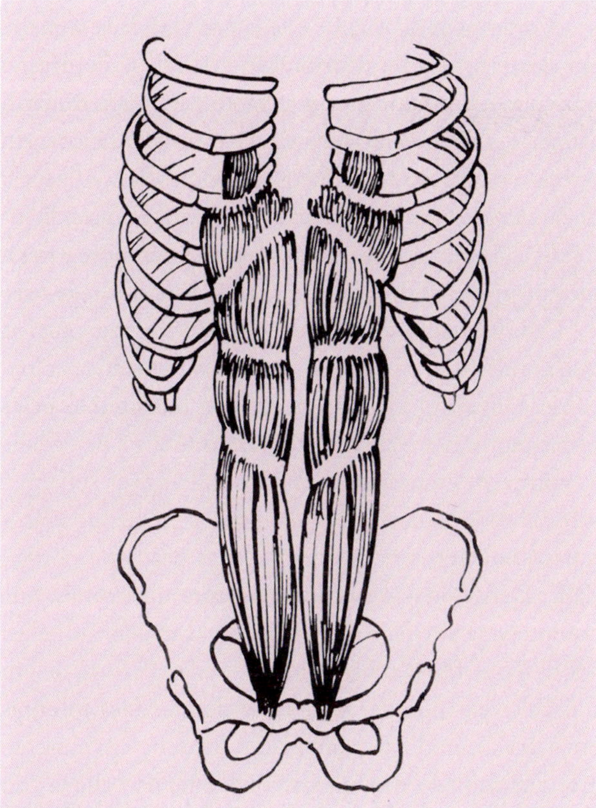

Figura 4.17 Músculo poligástrico (músculo reto do abdome).

Quanto à ação

A depender da ação principal resultante da contração do músculo, este pode ser classificado como flexor, extensor, adutor, abdutor, rotador medial, rotador lateral, pronador, supinador, flexor plantar, flexor dorsal, depressores ou abaixadores, levantadores ou elevadores, orbiculares, esfíncteres, dilatadores, tensores, retratores ou protratores.

AÇÃO MUSCULAR

A análise de determinado movimento, mesmo os mais simples, é extremamente complexa. Quando se diz, por exemplo, que um músculo é um flexor do antebraço, apenas se está referindo à sua ação principal, primária, àquela mais simples de ser entendida, demonstrada e pela qual o músculo é conhecido. Qualquer movimento, como o do exemplo mencionado, envolve a ação de vários músculos. A esse trabalho em conjunto, denomina-se **coordenação motora**. Na prática, estudamos os grupamentos musculares de acordo com sua distribuição e respectivas funções: os músculos da região anteromedial do antebraço são flexores da mão ou dos dedos e pronadores, ao passo que os da região posterolateral são extensores da mão ou dos dedos e supinadores. Além disso, é sempre oportuno salientar que, num movimento voluntário, há um número enorme de ações musculares que são automáticas ou semiautomáticas. Por exemplo, se um indivíduo está sentado e movimenta-se para apanhar um objeto que caiu no chão, o uso dos dedos é o movimento principal desejado e consciente. Mas para fazer chegar os dedos ao objeto, o antebraço é estendido, alguns músculos estabilizam o ombro, outros agem sobre a coluna para estabilizar o tronco e ainda outros agem nos membros inferiores, tudo a fim de assegurar o equilíbrio e possibilitar a perfeita execução do movimento desejado.

CLASSIFICAÇÃO FUNCIONAL DOS MÚSCULOS

Quando um músculo é o agente principal na execução de um movimento, ele é um **agonista**: quando um músculo se opõe ao trabalho de um agonista, seja para regular a rapidez, seja para regular a potência de ação deste agonista, denomina-se **antagonista**. Quando um músculo atua no sentido de eliminar algum movimento indesejado que poderia ser produzido pelo agonista, ele é dito **fixador**. Assim, o músculo braquial quando se contrai é o agente ativo na flexão do antebraço, sendo, pois, um agonista. No momento em que o músculo tríceps braquial se contrai para fazer a extensão do antebraço, o músculo braquial opõe-se a esse movimento, retardando-o a fim de que ele não se execute bruscamente; nesse caso, atua como um antagonista. Na flexão dos dedos, os músculos flexores dos dedos são os agonistas. Como os tendões de inserção desses músculos cruzam a articulação radiocarpal (do punho), a tendência natural é provocar também a flexão da mão. Esse fato não ocorre porque outros músculos, como os extensores do carpo, se contraem e, dessa forma, estabilizam a articulação do punho. Assim, impedem aquele movimento indesejado e, nesse caso, atuam como fixadores.

No exemplo referido, do indivíduo que se abaixa para apanhar um objeto caído no chão, os músculos que não estão diretamente relacionados com o movimento principal (apreensão do objeto), mas que estabilizam as diversas partes do corpo para tornar possível a ação principal, denominam-se "fixadores" ou "posturais".

ESTRUTURAS ACESSÓRIAS DO SISTEMA MUSCULAR

Fáscias, aponeuroses, bainhas fibrosas e sinoviais dos tendões e as bolsas sinoviais são consideradas **estruturas acessórias** do sistema muscular. As fáscias envolvem cada músculo ou grupos de músculos, além de mantê-los em posição, mesmo quando se contraem. Também servem como origem ou inserção para os músculos, constituem retináculos e fitas especializadas para os tendões, são vias de passagem para vasos e nervos e permitem o deslizamento de estruturas adjacentes.

As bainhas fibrosas, constituídas de tecido conectivo denso, são forradas por bainhas sinoviais. Estão inseridas nos ossos formando canais osteofibrosos nos quais os tendões deslizam ou são mantidos na posição correta. É o que acontece, por exemplo, com os tendões dos músculos flexores dos dedos. Cada bainha sinovial forma dois cilindros concêntricos; entre os quais, existe a sinóvia. O cilindro interno aloja o tendão envolvido por seu peritendão. A continuidade entre as camadas da sinovial, no nível de sua reflexão a partir do cilindro interno para o externo, é estabelecida por uma estrutura denominada **mesotendão**, por meio da qual os vasos sanguíneos chegam ao tendão ou partem dele. **Nas cirurgias sobre os tendões, é fundamental manter-se a integridade do mesotendão:** é isso que previne a formação de aderências fibróticas capazes de dificultar os movimentos.

VASOS E NERVOS DOS MÚSCULOS

Já vimos que a atividade muscular é controlada pelo sistema nervoso. Nenhum músculo pode contrair se não receber estímulo através de um nervo. Se o nervo for seccionado, o músculo deixa de funcionar e, por essa razão, entra em **atrofia**. Essa não é a única causa de atrofia: a imobilização prolongada, por exemplo, por engessamento, no caso de tratamento de fratura, também pode resultar em atrofia, inclusive porque, além de impedir o movimento, também reduz o suprimento sanguíneo na musculatura. Para executar o seu trabalho mecânico, os músculos necessitam de considerável quantidade de energia. Em vista disso, os músculos recebem eficiente suprimento sanguíneo através de uma ou mais artérias, que neles penetram por uma das extremidades ou pelo meio de seu ventre. As artérias dividem-se em ramos cada vez menos calibrosos, dispondo-se no sentido das fibras musculares, e ramificam-se intensamente, formando um extenso leito capilar.

A drenagem do sangue é feita por veias que seguem, em geral, o tipo de distribuição arterial. A contração muscular é um fator preponderante para impulsionar o sangue e a linfa, pelas veias e pelos vasos linfáticos, em direção ao coração. Os troncos resultantes da confluência de numerosos ductos linfáticos, localizados no tecido interfascicular, dirigem-se para os espaços perimusculares e terminam drenando a linfa para os linfonodos regionais.

Cada músculo é inervado por um ou mais nervos que contêm fibras motoras, sensitivas, simpáticas e parassimpáticas. O impulso nervoso é transmitido pelas fibras motoras e é ele que mantém o tônus e determina as contrações musculares. As fibras sensitivas servem à sensibilidade muscular, ao passo que as fibras simpáticas e parassimpáticas respondem apenas pela vasomotricidade. Denomina-se **unidade motora** a estrutura que compreende um neurônio (dentritos, com pericário e seu axônio) e as fibras musculares inervadas. A força de um músculo depende da quantidade de unidades motoras em ação. Contudo, por um lado, a força de um músculo em determinado movimento depende, não apenas do número de unidades motoras em ação, mas também do tempo que essas unidades motoras são mantidas em contração (somação ou tetanização). Por outro lado, quanto mais precisos os movimentos de um músculo, menor é o número de fibras inervadas pelo mesmo neurônio.

A secção de um nervo, privando o músculo de sua inervação, resulta na atrofia muscular, como foi dito. Porém, se o nervo se regenerar é possível a recuperação da função muscular dentro de prazos variáveis, geralmente não inferiores a 1 ano. A avaliação e o reconhecimento da sequência e da cronologia da recuperação da função muscular podem ser acompanhados pelo reaparecimento dos movimentos.

Nervos e artérias penetram sempre pela face profunda do músculo, pois assim estão mais bem protegidos. O conhecimento dos pontos de origem e a penetração dos ramos musculares de um nervo são importantes nos casos de fratura, para maior precisão do diagnóstico da lesão, para escolha da melhor abordagem cirúrgica e para melhor previsão da recuperação e reabilitação.

ELETROMIOGRAFIA

O método utilizado para registrar os tipos de atividade elétrica muscular denomina-se **eletromiografia.** Os eletrodos são colocados no interior do músculo ou sobre a pele que os recobre.

A descrição e o estudo pormenorizado dos músculos do corpo humano serão feitos na segunda parte deste livro, na qual os segmentos corpóreos são descritos.

CASO CLÍNICO

Paciente masculino, 17 anos, frequenta academia diariamente de modo a manter hábitos saudáveis e ganhar massa muscular. Ao exame físico, possui hábito longilíneo com grupamentos musculares bem desenvolvidos.

1. Com base no conhecimento anatômico sobre o sistema muscular, como é chamado o aumento do volume das fibras musculares?
   a. Idiossincrasia
   b. Hipertrofia
   c. Hiperplasia
   d. Paraplasia
2. Com base na classificação dos músculos quanto à disposição de suas fibras e quanto à inserção, pode-se afirmar que o músculo extensor longo dos dedos se caracteriza por ser, respectivamente:
   a. Unipenado e policaudado
   b. Bipenado e policaudado
   c. Unipenado e bicaudado
   d. Bipenado e unicaudado

MATERIAL COMPLEMENTAR

Escaneie o QrCode para visualizar a imagem.

Imagem 4.1

■ Sinal do Popeye.

Fonte: Desenvolvido pelo editor.

RESPOSTAS DO CASO CLÍNICO

1) b; 2) a

5 Sistema Nervoso

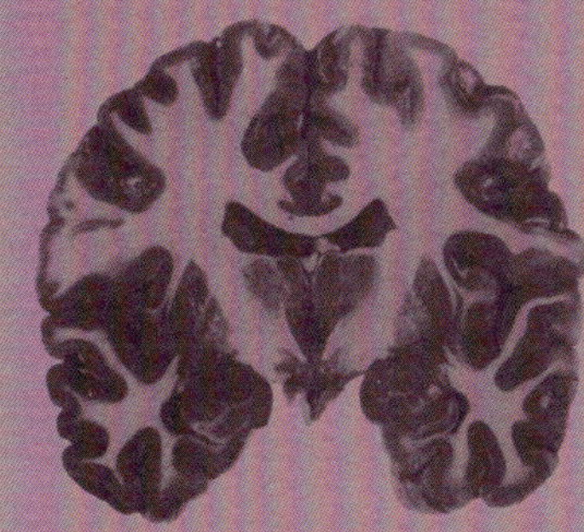

CONCEITO

As funções orgânicas, bem como a integração do animal ao meio ambiente, estão na dependência de um sistema especial denominado sistema nervoso (SN). Isso significa que esse sistema controla e coordena as funções de todos os sistemas do organismo e, ainda, recebendo estímulos aplicados à superfície do corpo, é capaz de interpretá-los e de desencadear, eventualmente, respostas adequadas a eles. Assim, muitas funções do SN dependem da vontade (acenar para uma pessoa que passa é um ato voluntário) e muitas outras ocorrem sem que delas tenhamos consciência (a secreção da saliva, por exemplo, ocorre independentemente de nossa vontade). É fácil verificar que, à medida que consideramos a evolução filogenética, a complexidade do SN aumenta, acompanhando a maior complexidade orgânica dos animais considerados. Seu máximo desenvolvimento é alcançado no homem, pois, nessa espécie zoológica, o SN responde também por fenômenos psíquicos altamente elaborados.

A importância do SN é de tal ordem que seu estudo constitui uma disciplina à parte no currículo da maioria das faculdades de Medicina, a Neuroanatomia. Por essa razão, neste capítulo, serão abordadas apenas as generalidades sobre esse sistema, fundamentais para que se tenha uma noção objetiva e básica sobre a sua importância anatômica, fisiológica e clínica. Na prática médica, a Neurologia e a Neurocirurgia ocupam-se do SN, assim como a Psiquiatria.

A unidade morfofuncional do SN é o neurônio. São células altamente excitáveis que se comunicam entre si ou com células efetuadoras (células musculares ou secretoras). Apesar da alta complexidade desse sistema na espécie humana, só existem três tipos de neurônios: o aferente (ou sensitivo) com a função de levar à porção central do sistema nervoso informações sobre as modificações ocorridas no meio externo ou no meio interno; o eferente, condutor do impulso nervoso ao órgão efetuador e que, nos mamíferos, é um músculo ou uma glândula, ou seja, o impulso eferente determina, assim, uma contração ou uma secreção; e o de associação, que faz a conexão entre os neurônios.

Os neurônios de associação constituem a grande maioria dos neurônios existentes no sistema nervoso central (SNC) dos vertebrados e, no homem, eles permitiram desenvolver as funções psíquicas superiores.

Durante a evolução, o corpo do neurônio sensitivo mudou de posição. Nos anelídeos, esse corpo está localizado no epitélio de revestimento, em contato com o meio externo (Figura 5.1A). Nos moluscos, o corpo do neurônio aferente está situado no interior do animal, mantendo um prolongamento que alcança a superfície (Figura 5.1B). Nos vertebrados, a quase totalidade dos neurônios aferentes tem seus corpos em gânglios sensitivos situados junto ao SNC, sem, entretanto, nele penetrar (Figura 5.1C). Obviamente, essa migração do corpo do neurônio para o interior do animal obedeceu à lei natural: situado na superfície, ele estava vulnerável, mais sujeito a lesões. Acrescente-se a isso o fato de o corpo do neurônio, se lesado, não se regenerar. Por sua vez, na extremidade periférica dos neurônios sensitivos, desenvolveram-se estruturas sofisticadas, os receptores (terminações nervosas), capazes de transformar os vários tipos de estímulos físicos ou químicos em impulsos nervosos conduzidos ao SNC pelo neurônio aferente.

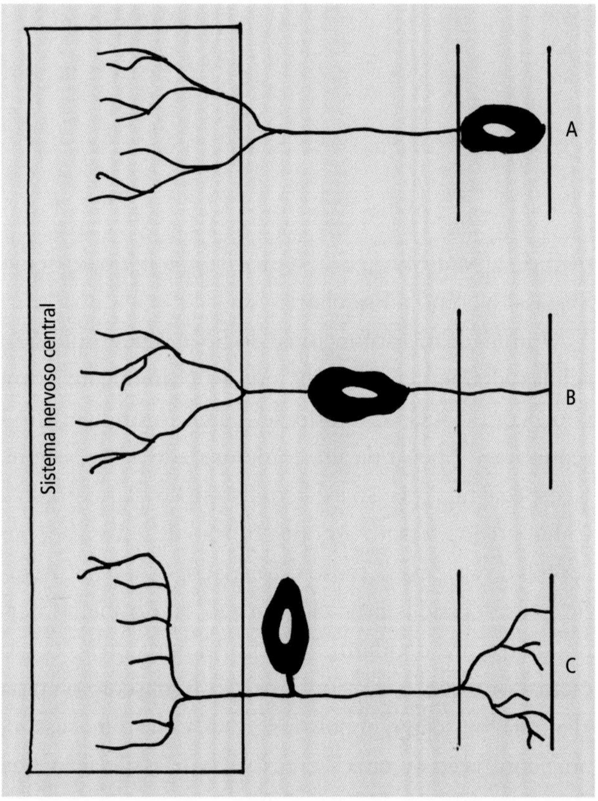

Figura 5.1 Esquema mostrando as modificações na posição dos neurônios sensitivos durante a evolução. **A.** Corpo na superfície. **B.** Corpo entre a superfície e o SNC. **C.** Corpo próximo ao SNC.

TECIDO NERVOSO

O tecido nervoso é estudado em detalhes pela Histologia, mas algumas observações indispensáveis devem ser analisadas aqui. Basicamente, o tecido nervoso compreende dois tipos de células: os neurônios; e as células gliais, ou neuroglia. Essas últimas ocupam os espaços entre os neurônios, com funções de sustentação, revestimento ou isolamento, modulação da atividade neuronal e defesa.

Neurônio

Como foi referido, é a unidade morfofuncional do SN. A maioria dos neurônios tem três regiões responsáveis por funções especializadas (Figura 5.2): corpo celular, cujo citoplasma é chamado pericário, termo que muitos autores utilizam como sinônimo de corpo celular; dendritos; e axônio.

O corpo celular é o centro metabólico do neurônio, responsável pela síntese de todas as proteínas neuronais, bem como pela maioria dos processos de degradação e renovação de constituintes celulares.

Os dendritos, em geral, são curtos e ramificam-se profusamente como os galhos de uma árvore. A denominação "dendritos" vem da palavra grega *déndron*, que significa "árvore". São especializados em receber estímulos.

O axônio (do grego, *áxon* = eixo) da maioria dos neurônios é um prolongamento longo e delgado que se origina do corpo ou de um dendrito principal, numa região denominada "cone de implantação" (Figura 5.2). O axônio pode ter, na espécie humana, de alguns milímetros até mais de 1 m e, quando se ramifica, ele o faz em ângulo obtuso, originando colaterais. Geralmente, na sua terminação, sofre arborização, estabelecendo conexões com outros neurônios ou com células efetuadoras (Figura 5.2). Entretanto, alguns neurônios especializam-se em secreção e são denominados "neurônios neurossecretores". Exemplo típico são os neurônios encontrados na região do cérebro denominada "hipotálamo". Uma fibra nervosa compreende um axônio e, quando presentes, seus envoltórios. Destes, o principal é a bainha de mielina, que funciona como isolante elétrico (Figura 5.2). Quando envolvidos pela bainha de mielina, os axônios são fibras nervosas mielínicas. Aqueles nos quais ela está ausente denominam-se "fibras nervosas amielínicas". As fibras nervosas amielínicas conduzem o impulso nervoso mais lentamente. Os dois tipos, fibras mielínicas e amielínicas, estão presentes tanto no SNC como no periférico. Nesse último, a bainha de mielina é formada por células de Schwann (Figura 5.2) e, no SNC, pelos oligodendrócitos. No SNC, é possível distinguir, via macroscópica, as áreas contendo, basicamente, fibras nervosas mielínicas e neuroglia, daquelas onde estão concentrados os corpos dos neurônios e fibras amielínicas, além da

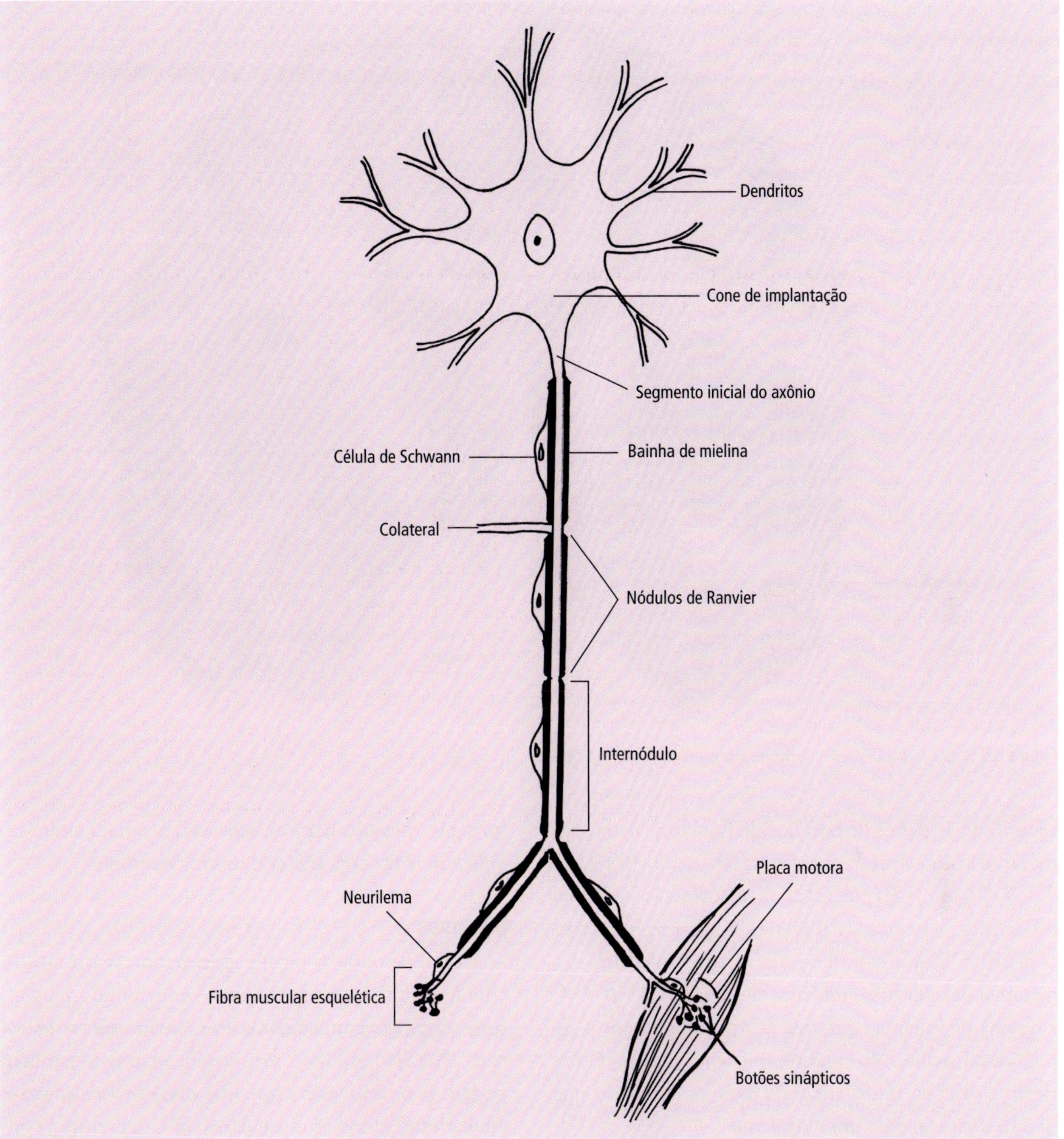

Figura 5.2 Desenho esquemático de um neurônio motor. O axônio, após ramificações, termina em placas motoras nas fibras musculares esqueléticas; em cada placa motora, há vários botões sinápticos.

neuroglia. As primeiras são denominadas "substância branca" e as últimas, "substância cinzenta", com base na sua coloração *in vivo* (Figura 5.3).

No SN periférico, cada axônio é circundado por células de Schwann, que se situam em intervalos regulares ao longo do seu comprimento. Nos axônios motores e na maioria dos sensitivos, essas células formam duas bainhas, a de mielina e o neurilema. Para isso, cada célula de Schwann forma um curto cilindro de mielina dentro do qual caminha o axônio; o restante da célula fica completamente achatado sobre a mielina, formando uma segunda bainha, o neurilema. Essas bainhas interrompem-se a intervalos mais ou menos regulares, para cada tipo de fibra, denominando-se

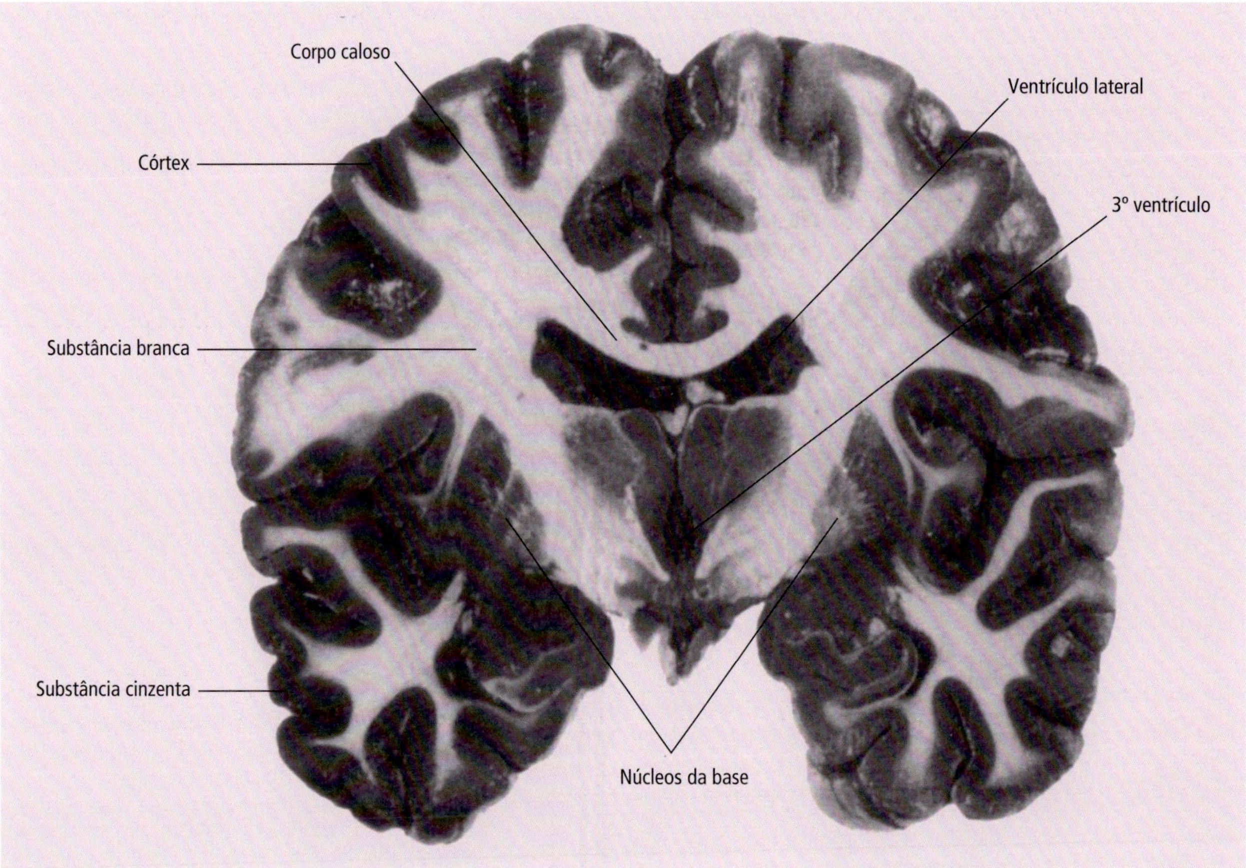

Figura 5.3 Substâncias branca e cinzenta em corte frontal do SNC.

estas "interrupções de nódulos de Ranvier"; cada segmento de fibra situado entre eles é chamado "internódulo" (Figura 5.2). No nível da arborização terminal do axônio, a bainha de mielina desaparece, mas não o neurilema, que continua até às proximidades das terminações nervosas motoras ou sensitivas. No SNC a bainha de mielina é provida por prolongamentos de oligodendrócitos. No entanto, os corpos dessas células ficam a uma certa distância do axônio, de modo que não há formação de um neurilema.

A maioria dos neurônios tem um axônio e vários dendritos e, por essa razão, são denominados "multipolares" (Figura 5.2). Mas há também neurônios bipolares (Figura 5.1B), nos quais dois prolongamentos deixam o corpo celular, um dendrito e um axônio. E há os neurônios pseudounipolares (Figura 5.1C): nestes, os corpos celulares localizam-se nos gânglios sensitivos e apenas um prolongamento deixa o corpo celular, que, no entanto, logo se divide em dois ramos, como um T; um é periférico e outro é central. O periférico vai ter à periferia, onde forma terminação nervosa sensitiva; o central alcança o SNC, onde faz conexão com outros neurônios.

Sinapses

Os locais onde as terminações axônicas entram em contato com outros neurônios, transmitindo-lhes informações, são conhecidos como "sinapses interneuronais". No SN periférico, terminações axônicas também podem se relacionar com células não neuronais, isto é, efetuadoras, como as musculares ou as secretoras, controlando suas funções. Há dois tipos de conexão entre as células: elétricas; e químicas. Nas conexões elétricas, a mensagem é passada por intermédio de canais iônicos presentes nas duas células em contato. Esse dispositivo está presente no músculo cardíaco e entre os osteócitos (*gap junctions*). As conexões nas sinapses são de natureza química. Nas sinapses, a comunicação se faz por liberação de uma substância química, denominada "neurotransmissor". Os neurotransmissores clássicos são a acetilcolina e a noradrenalina. Atualmente, entretanto, a estes acrescentaram-se a glicina, o glutamato, o aspartato, o GABA, a dopamina e a histamina. Certos peptídeos também podem funcionar como neurotransmissores, por exemplo, a substância P; assim como os opioides a exemplo das endorfinas e das encefalinas.

Na **doença de Parkinson**, pode se observar o característico tremor em repouso, bradicinesia (lentidão do movimento), instabilidade postural, entre outros fatores, em decorrência da diminuição de dopamina disponível no SNC.

Outra doença que afeta a liberação de neurotransmissores é o **tétano**. Ao exame físico, os espasmos musculares provocados pela doença podem ser observados por meio do **trismo** (dificuldade em abrir a boca), **riso sardônico** (consequente à contratura dos músculos faciais), **opistótono** (espasmo tetânico em que se recurvam para trás a cabeça e os calcanhares, arqueando-se para diante o resto do corpo), entre outros achados.

DIVISÃO DO SISTEMA NERVOSO

Reconhece-se no SN: parte central, que corresponde ao SNC, parte periférica, que corresponde ao SN periférico, e uma divisão autônoma do SN, que compreende as partes simpática e parassimpática. A divisão é topográfica e também funcional, embora as três partes sejam interdependentes.

O SNC é uma porção de recepção de estímulos, de comando e desencadeadora de respostas. A porção periférica está constituída pelas vias que conduzem os estímulos ao SNC ou que levam até aos órgãos efetuadores das ordens emanadas da porção central. Pode-se dizer que o SNC está constituído por estruturas que se localizam no esqueleto axial (coluna vertebral e crânio): são a medula espinal e o encéfalo. No encéfalo, destacamos o prosencéfalo, o mesencéfalo e o rombencéfalo. Por sua vez, o prosencéfalo compreende o telencéfalo e o diencéfalo; e, ao rombencéfalo, pertencem o metencéfalo e o mielencéfalo. O SN periférico compreende os nervos cranianos e espinais, os gânglios e as terminações nervosas.

SISTEMA NERVOSO CENTRAL

Para melhor compreender as partes que constituem o SNC, é preciso partir de sua origem embriológica. Depois de divisões mitóticas repetidas, a célula ovo transforma-se em duas massas celulares: uma externa, que vai originar a placenta; e outra interna, da qual se origina o embrião. Na massa celular interna, logo se pode distinguir três camadas: o ectoderma, externa; o endoderma, interna; e o mesoderma, entre as duas anteriores.

No fim da 2ª semana de vida embrionária, células ectodérmicas proliferam e caminham em direção à linha mediana, formando aí a estria primitiva. Por volta do 19º dia de vida embrionária, forma-se um espessamento, anteriormente à estria primitiva, que é a placa neural, da qual se origina todo o SNC. A Figura 5.4 mostra como,

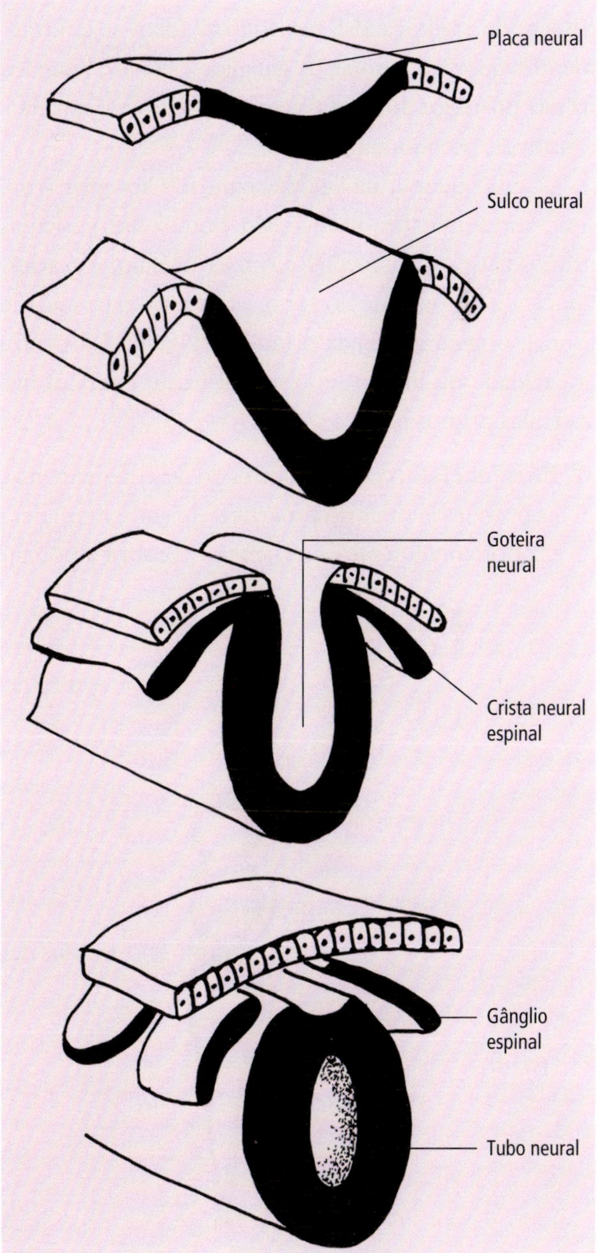

Figura 5.4 Formação do tubo neural e da crista neural.

no desenvolvimento progressivo, a placa neural dá origem ao sulco neural, à goteira neural e, finalmente, ao tubo neural. A seguir, o ectoderma não diferenciado se fecha sobre o tubo neural, isolando-o, assim, do meio externo. No ponto em que esse ectoderma encontra os lábios da goteira neural, desenvolvem-se células que formam, de cada lado, uma lâmina longitudinal denominada "crista neural". O tubo neural dá origem a elementos do SNC, ao passo que a crista neural dá origem a elementos do SN periférico, além de elementos não pertencentes ao SN. Na sua formação, as cristas neurais são contínuas, no sentido craniocaudal, mas logo dividem-se em fragmentos que vão formar os gânglios espinais, situados na raiz posterior dos nervos espinais, sede de neurônios sensitivos, pseudounipolares.

O tubo neural, na sua extremidade anterior (rostral), apresenta três dilatações denominadas vesículas primordiais: o prosencéfalo; o mesencéfalo; e o rombencéfalo. O restante do tubo, isto é, sua extremidade caudal, origina a medula primitiva (Figuras 5.5 e 5.6). A cavidade ou luz do tubo neural existe também nas vesículas primordiais.

a) **Prosencéfalo:** com o decorrer do desenvolvimento, as porções laterais do prosencéfalo aumentam desproporcionalmente e acabam por recobrir a porção central, originando o telencéfalo e o diencéfalo. A luz expande-se também, lateralmente, acompanhando o grande desenvolvimento do telencéfalo.
b) **Mesencéfalo:** desenvolve-se sem subdividir-se e sua luz permanece como um canal estreitado.
c) **Rombencéfalo:** subdivide-se em metencéfalo e mielencéfalo. Nesse último, a luz se dilata, como dilatada se apresenta também no telencéfalo e (menos) no diencéfalo.

Quando ocorrem defeitos do fechamento do tubo neural, podemos observar os seguintes achados: **anencefalia** (ausência parcial do cérebro e calota craniana); **meningocele** (defeito posterior na coluna vertebral na qual ocorre a protrusão das meninges); **mielomeningocele** (defeito posterior na coluna vertebral na qual ocorre a protrusão das meninges e de estruturas neurais).

Partes do sistema nervoso central

Das transformações das vesículas primordiais, originam-se as partes mais importantes do SNC (Figura 5.7):

a) O telencéfalo e o diencéfalo originam o cérebro. Os chamados "hemisférios cerebrais" são de origem telencefálica.
b) O mesencéfalo permanece, com a mesma denominação, como uma parte do SNC.

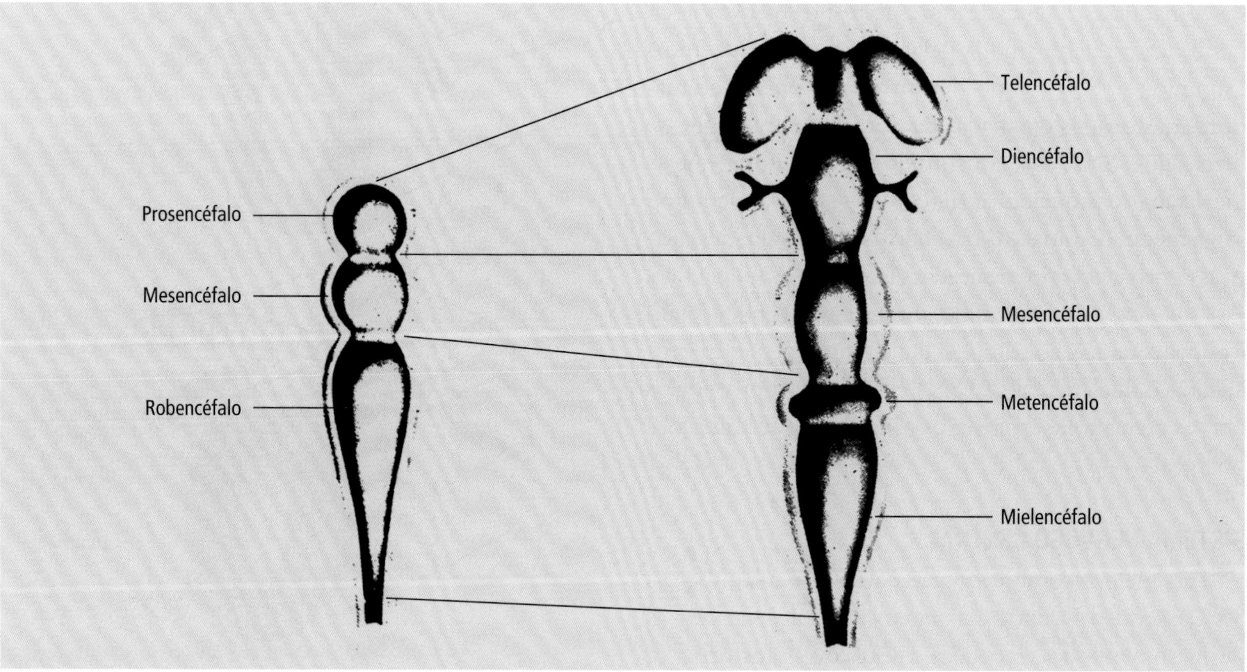

Figura 5.5 Vesículas primordiais do SNC.

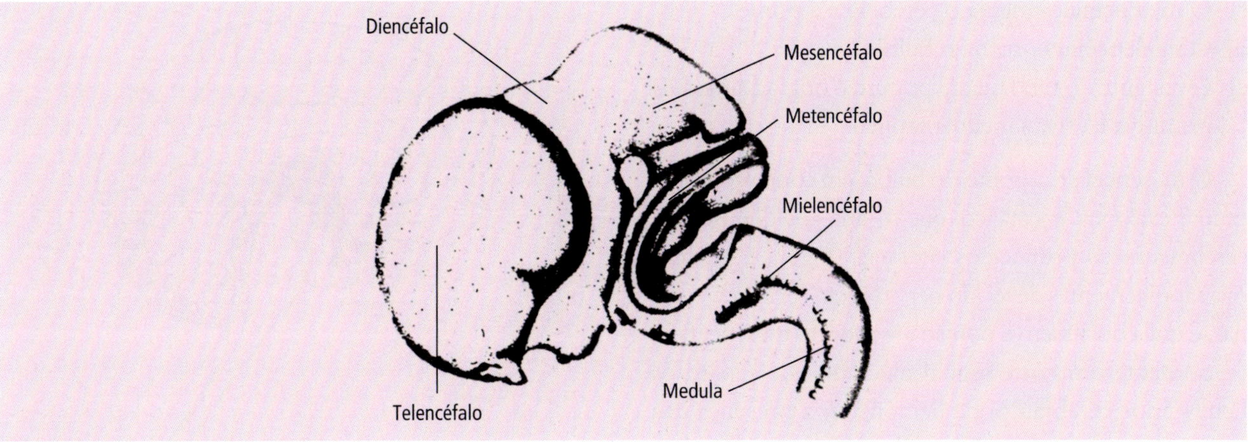

Figura 5.6 SNC em embrião de 50 mm.

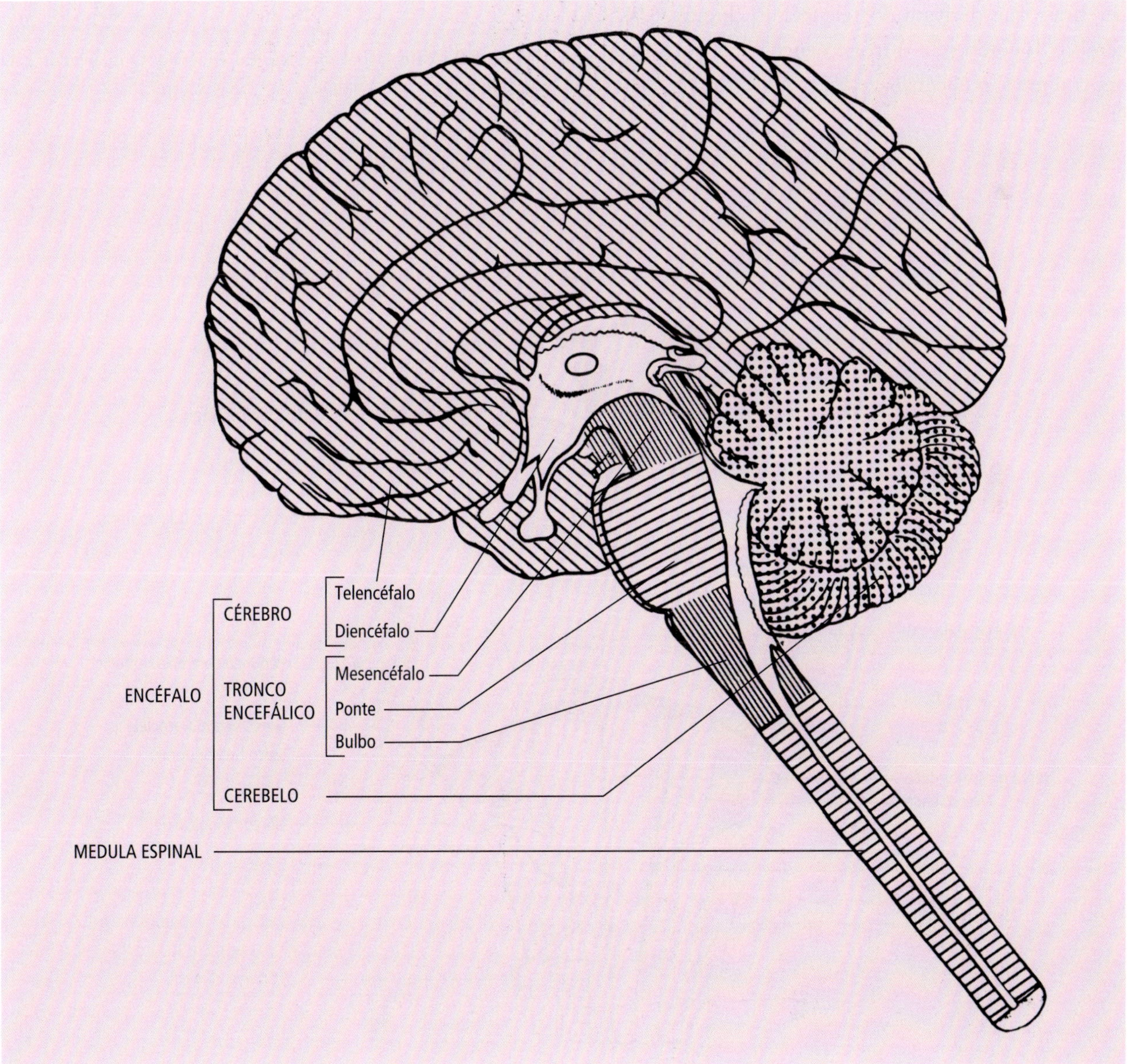

Figura 5.7 Partes componentes do SNC vistas num corte sagital mediano.

c) O metencéfalo origina o cerebelo e a ponte.
d) O mielencéfalo origina o bulbo.
e) O restante do tubo neural primitivo origina a medula primitiva e esta, a medula espinal.

O mesencéfalo, a ponte e o bulbo, em conjunto, constituem o tronco encefálico, que se une aos hemisférios cerebrais pelos pedúnculos cerebrais (Figura 5.8), duas massas divergentes de tecido nervoso, em forma de colunas, e que constituem a porção anterior do mesencéfalo.

Somente um corte sagital mediano que separe os hemisférios cerebrais pode demonstrar a presença das estruturas que constituem o diencéfalo. No cérebro inteiro, o diencéfalo está recoberto pelos hemisférios cerebrais que derivam do telencéfalo (Figura 5.9). O cérebro, o cerebelo e o tronco encefálico, constituem, em conjunto, o encéfalo.

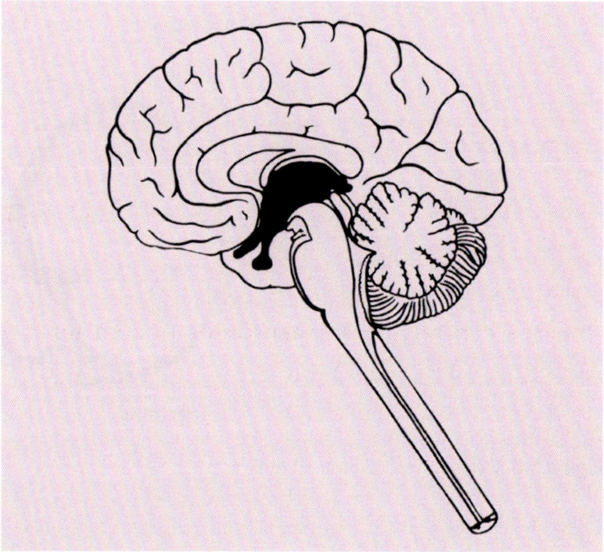

Figura 5.9 Corte sagital mediano do encéfalo. O diencéfalo está delimitado pela área escura.

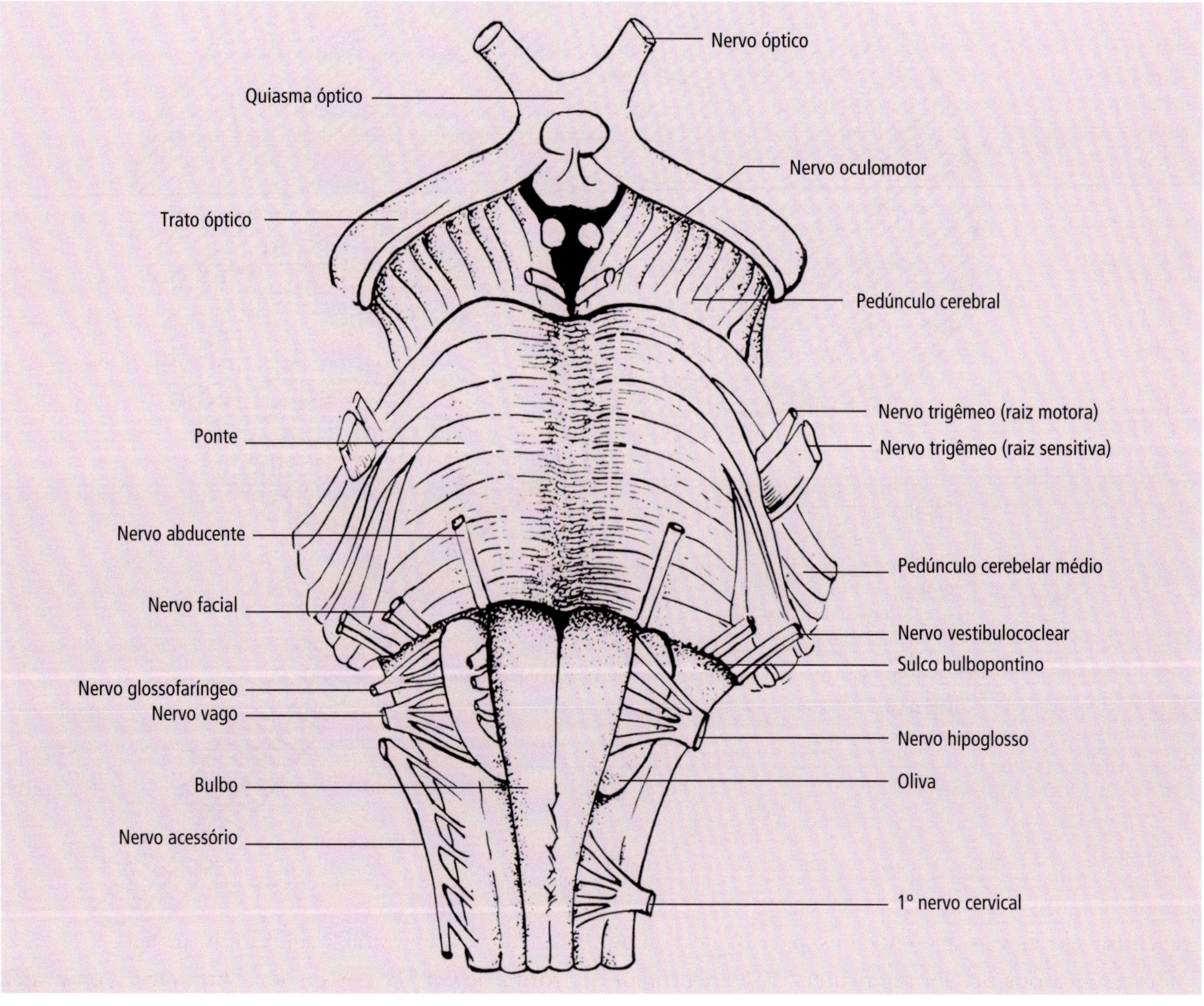

Figura 5.8 Tronco encefálico visto anteriormente.

Organização morfofuncional do sistema nervoso

A Figura 5.10 mostra, de maneira esquemática, a organização morfofuncional do SN. Os impulsos originados em receptores situados na superfície (p. ex., pele) ou no interior (vísceras, músculos e tendões) do animal são conduzidos à medula espinal ou ao tronco encefálico pelos neurônios sensitivos, cujos corpos estão nos gânglios sensitivos. Os prolongamentos centrais desses neurônios podem ter dois destinos: ou fazem conexão direta com neurônios motores (somáticos ou viscerais), ocorrendo o arco reflexo simples, ou aquela conexão é feita através de um neurônio de associação e, nesse caso, temos um arco reflexo mono ou polissináptico. Em um ou outro caso, os neurônios motores levarão o impulso a um músculo ou a uma glândula. Quando um indivíduo inadvertidamente coloca a mão em uma chapa quente, ele a retira automaticamente. É um ato reflexo de defesa. Entretanto, neurônios de associação ligam o neurônio sensitivo ao SN suprassegmentar (cérebro e cerebelo são considerados suprassegmentares, ao passo que o tronco encefálico e a medula espinal, dos quais emergem os nervos cranianos ou espinais, são segmentares). O cérebro interpreta o impulso que se torna consciente e é percebido como sensação dolorosa. Considere-se, entretanto, que a retirada da mão é reflexa, independente da sensação de dor. Na verdade, o movimento reflexo se faz mesmo quando a medula espinal está seccionada, o que impede, obviamente, qualquer sensação abaixo do nível da lesão.

A Figura 5.10 mostra também que as fibras que levam ao SN suprassegmentar as informações recebidas no SN segmentar constituem as grandes vias ascendentes do SN. As "ordens" emanadas do SN suprassegmentar chegam ao SN segmentar através das grandes vias descendentes. No exemplo citado, o indivíduo que retirou a mão em um ato reflexo pode tomar outras providências, como desligar a chapa quente. Para isso, terá de executar uma série de movimentos voluntários, isto é, que dependem de sua vontade, e que serão realizados obedecendo a "ordens" emanadas do seu córtex cerebral, através das vias descendentes, para os neurônios motores situados no SN segmentar. Esses neurônios motores levam as "ordens" aos músculos estriados que se contraem para que os movimentos sejam realizados. Por sua vez, a coordenação dos movimentos efetuados é feita pelo cerebelo, que recebe, por meio do SN segmentar, informações sobre o grau de contração dos músculos e envia, por meio de vias descendentes complexas, impulsos capazes de coordenar harmonicamente a resposta motora.

Medula espinal

A medula espinal é uma estrutura cilíndrica que se aloja no canal vertebral, sem ocupá-lo totalmente. O termo "medula" ("miolo") deriva do fato de ela ocupar o interior da coluna vertebral. No homem, mede aproximadamente 45 cm e é pouco menor na mulher. À medida que se aproxima do seu término, a medula se afila, formando, ao fim, um cone medular que continua com um delgado filamento meníngeo denominado "filamento terminal" (Figura 5.11). O limite caudal da medula espinal situa-se no nível de L2, ou seja, 2ª vértebra lombar. Embora tenha forma cilíndrica, o calibre da medula espinal não é uniforme e apresenta duas dilatações: uma, no nível cervical, é denominada "intumescência cervical"; outra, no nível lombar, é a intumescência lombossacral. Essas dilatações correspondem ao local de origem das raízes nervosas que vão constituir os plexos braquial e lombossacral, responsáveis, respectivamente, pela inervação dos membros superiores e inferiores.

A superfície da medula espinal é marcada pelos seguintes sulcos longitudinais, mas que são mostrados na Figura 5.12 num corte transversal da medula: sulco mediano posterior; fissura mediana anterior; sulco anterolateral; e sulco posterolateral. Outro sulco, o intermédio posterior, entre os sulcos mediano posterior e posterolateral, só existe na porção cervical da medula espinal. É justamente nos sulcos anterolateral e posterolateral que fazem conexão, respectivamente, com as raízes anteriores e posteriores dos nervos espinais (Figura 5.13).

Na medula espinal, a substância cinzenta forma um eixo central contínuo envolvido por substância branca. Em corte transversal, a substância cinzenta apresenta a forma de um "H", ou de uma "borboleta", onde identificamos (Figura 5.13) as colunas posterior, anterior e

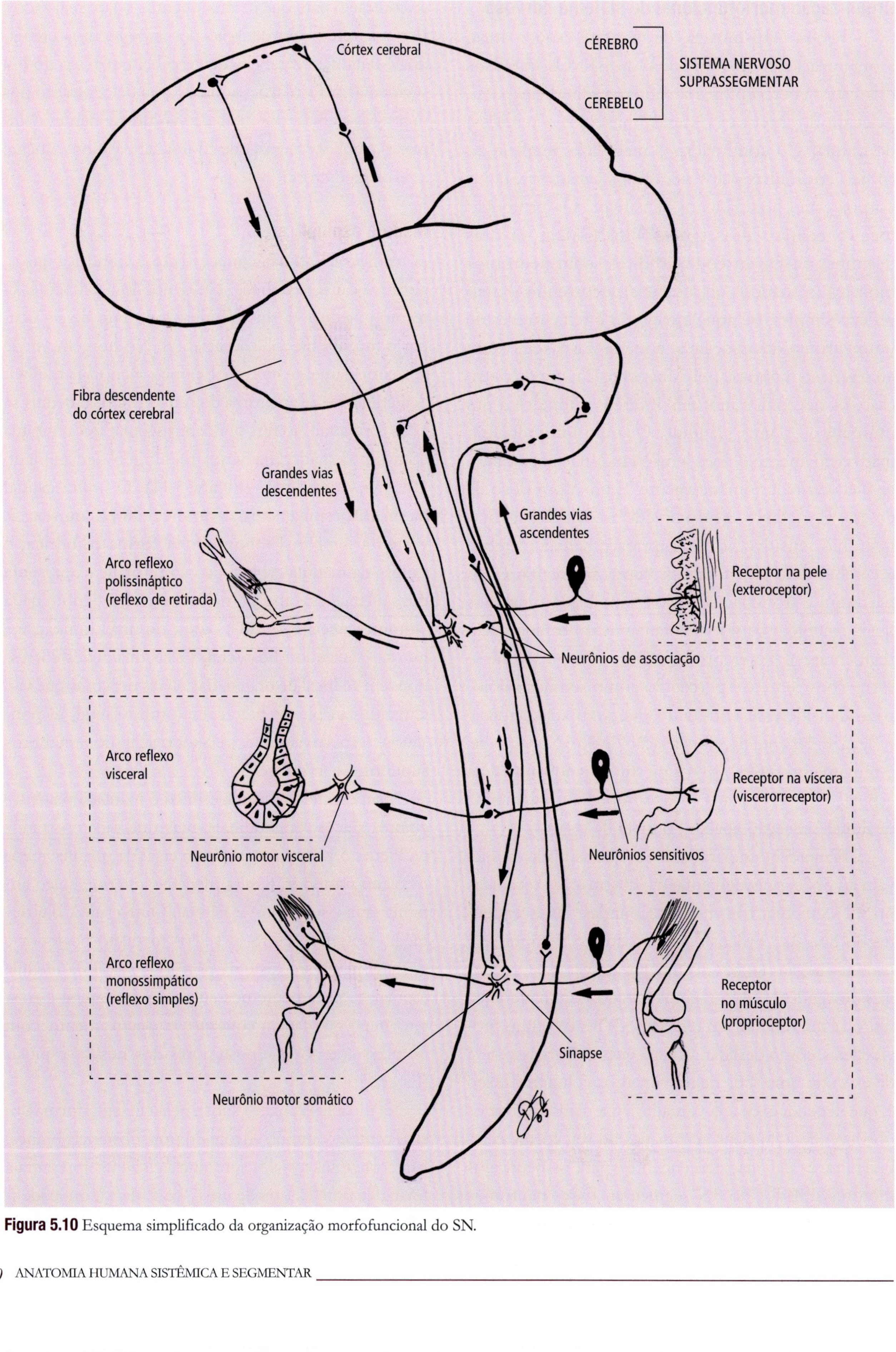

Figura 5.10 Esquema simplificado da organização morfofuncional do SN.

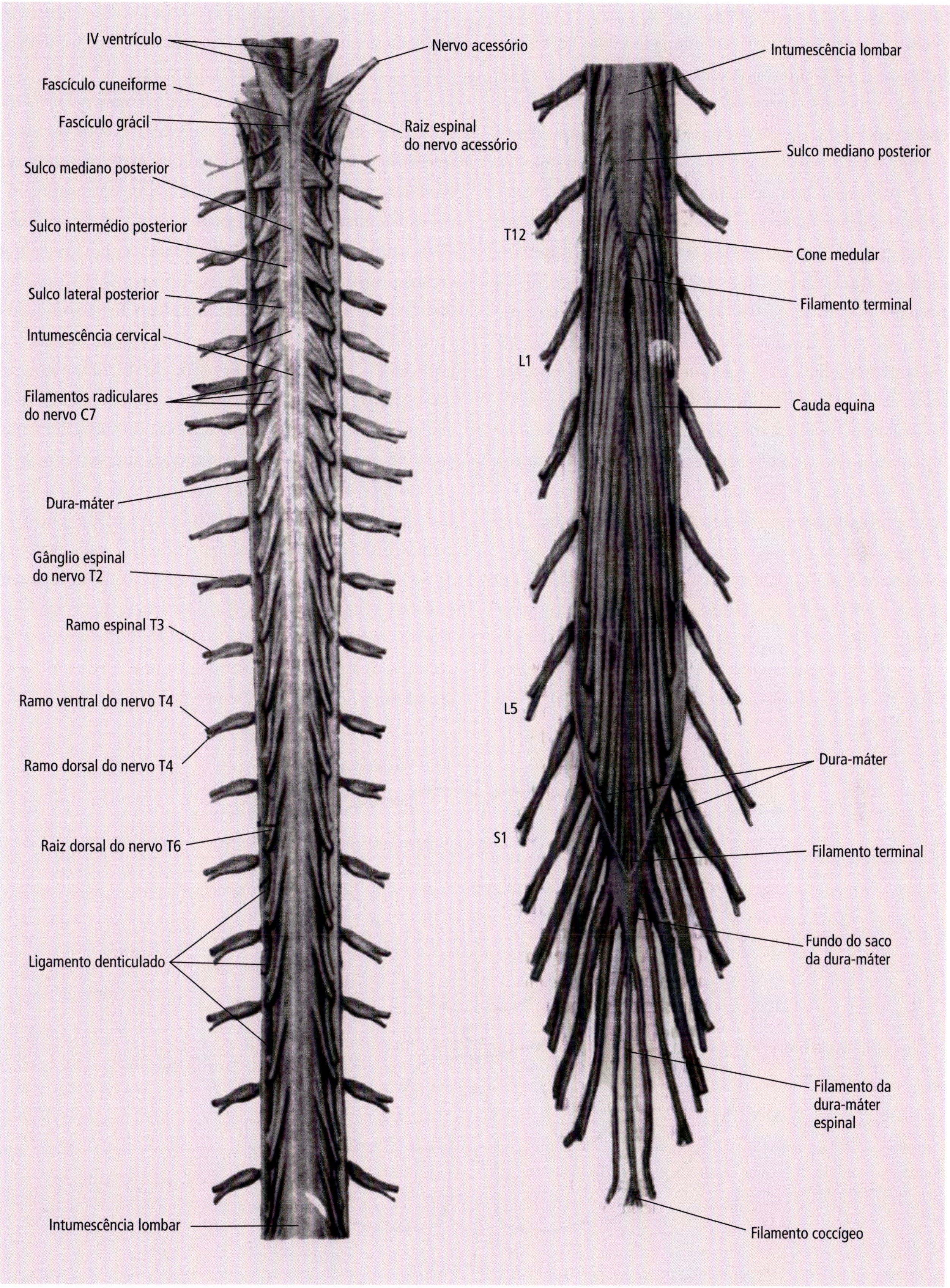

Figura 5.11 Medula espinal em vista posterior após abertura da dura-máter (reproduzida de Machado ABM. *Neuroanatomia funcional*, 2005).

intermédia. Na medula torácica e em parte da lombar, existe uma coluna lateral. Na coluna intermédia, identificam-se as substâncias cinzentas intermédias, central e lateral. No centro da substância cinzenta, localiza-se o canal central da medula, vestígio da luz do tubo neural primitivo.

A substância branca da medula é formada por fibras, a maioria delas mielínicas. Essas fibras sobem e descem na medula espinal, podendo ser agrupadas em três funículos: anterior; lateral; e posterior (Figura 5.13). O funículo posterior, que se situa entre o sulco lateroposterior e o sulco mediano posterior, é dividido, na parte cervical da medula, pelo sulco intermédio posterior, em fascículo grácil e fascículo cuneiforme.

Por meio de filamentos radiculares, as raízes anterior e posterior dos nervos espinais fazem conexão com a medula espinal, respectivamente, nos sulcos anterolateral e posterolateral (Figura 5.13). As conexões dos nervos espinais com a medula espinal marcam os segmentos medulares. Entretanto, não existem septos ou sulcos transversais separando um segmento do outro. Assim, o segmento medular de um determinado nervo é a parte da medula espinal onde fazem conexão os filamentos radiculares desse nervo. Existem 31 pares de nervos espinais, aos quais correspondem 31 segmentos da medula: oito cervicais; 12 torácicos; cinco lombares; cinco sacrais; e, geralmente, um cocígeo.

Como foi dito, a medula espinal termina no nível da 2ª vértebra lombar (L2) porque medula e coluna vertebral têm ritmos de crescimento diferentes: ele é mais lento na medula espinal. Desse modo, não há uma correspondência exata entre segmentos medulares e vértebras. Até o 4º mês de vida intrauterina, a medula e a coluna vertebral crescem no mesmo ritmo e, assim, os nervos espinais dispõem-se horizontalmente, saindo pelos forames intervertebrais. Forma-se um ângulo reto entre os nervos espinais e a medula. Mas, a partir do 4º mês, a coluna cresce mais rapidamente do que a medula espinal, especialmente em sua porção caudal. Como as raízes nervosas mantêm suas relações com os forames intervertebrais, há um alongamento das raízes e uma diminuição do ângulo que elas fazem com a medula espinal. Esse alongamento é mais pronunciado ainda abaixo de L2, onde termina a medula espinal. Abaixo desse nível, o canal medular contém apenas as meninges e as raízes nervosas dos últimos nervos espinais e que se dispõem em torno do cone medular e do filamento terminal, formando, em conjunto, a denominada "cauda equina" (Figura 5.11).

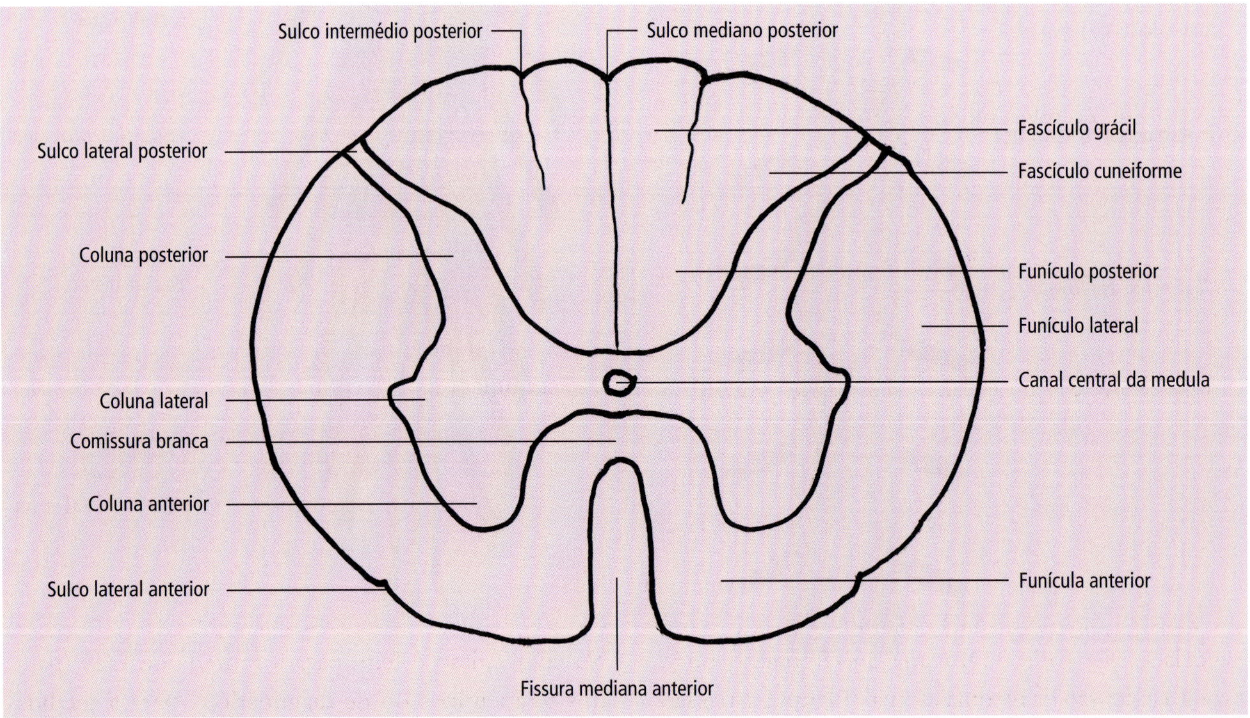

Figura 5.12 Secção transversal da medula espinal (esquemático).

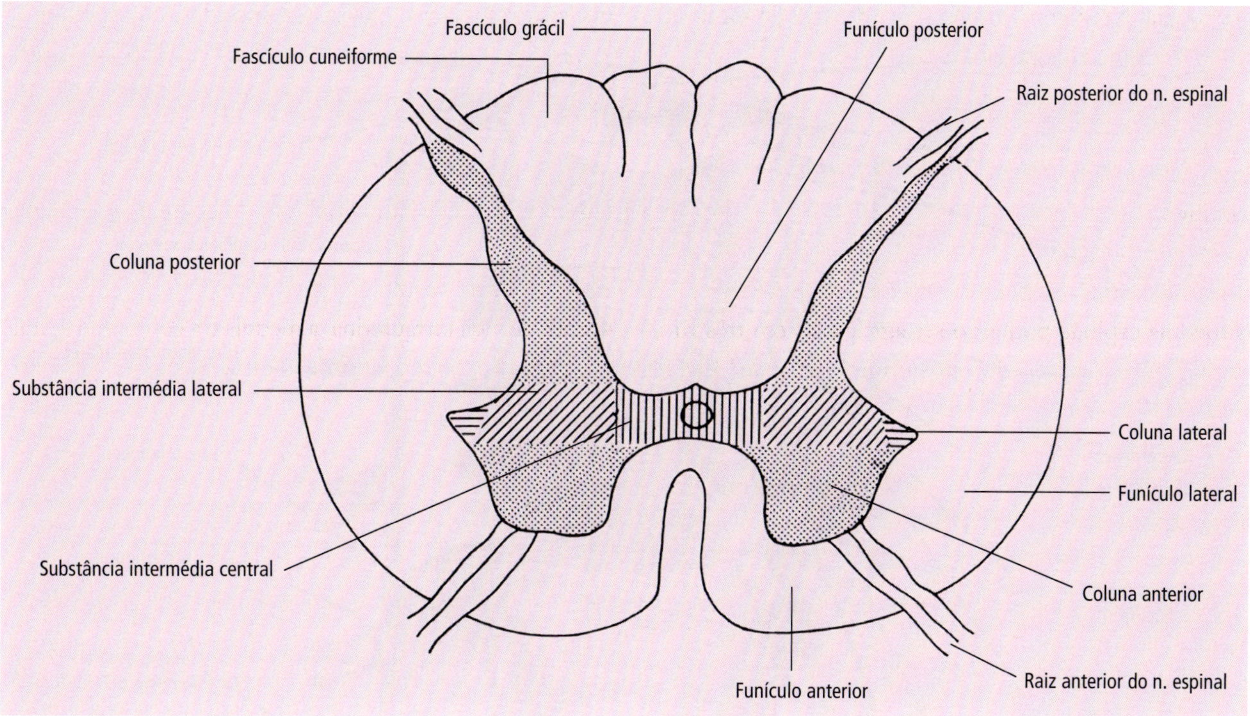

Figura 5.13 Seção transversal medula espinal.

Envoltórios da medula espinal

Como todo o SNC (Figura 5.14), a medula espinal é envolvida por membranas fibrosas denominadas "meninges", que são: dura-máter; aracnoide-máter; e pia-máter. A disposição dessas membranas no restante do SNC será vista posteriormente.

A dura-máter é a mais espessa, mais externa e mais resistente, envolvendo a medula como um dedo de luva, o saco dural; cranialmente, a dura-máter prolonga-se com a dura-máter craniana.

A aracnoide-máter situa-se entre a dura-máter e a pia-máter, compreendendo um folheto justaposto à dura-máter e uma profusão de trabéculas, que une esse folheto à pia-máter.

A pia-máter é a membrana mais delgada e mais interna, aderente ao tecido nervoso da superfície da medula espinal. Quando a medula espinal termina no cone medular, a pia-máter continua caudalmente, formando um filamento esbranquiçado denominado "filamento terminal" (Figura 5.11). De cada lado da medula espinal, a pia-máter forma uma prega longitudinal, o ligamento denticulado, que se dispõe em um plano frontal ao longo de toda a extensão da medula espinal (Figura 5.14) e são seus elementos de fixação.

Na medula espinal, observamos três espaços, com relação aos seus envoltórios:

a) **Espaço epidural, ou extradural:** situa-se entre a dura-máter e o periósteo do canal vertebral; contém tecido adiposo e o plexo venoso interno.
b) **Espaço subdural:** situa-se entre a dura-máter e a aracnoide-máter; contém pequena quantidade de líquido, suficiente apenas para evitar a aderência das superfícies.
c) **Espaço subaracnóideo:** situa-se entre a aracnoide--máter e a pia-máter; contém um líquido, o líquido cerebrospinal (LCS).

O saco dural e a aracnoide-máter que o acompanha terminam em S2, ao passo que a medula espinal termina em L2. Entre esses dois níveis, o espaço subaracnóideo é maior, contém maior quantidade de LCS e nele encontram-se apenas o filamento terminal e as raízes que formam a cauda equina. Assim, esse é o local ideal para se atingir o espaço subaracnóideo, já que não há risco de se lesar a medula espinal (Figura 5.15). Na clínica, isso é feito para a retirada de LCS (para fins terapêuticos ou de diagnóstico), para a medida da pressão do LCS, para a introdução de substâncias

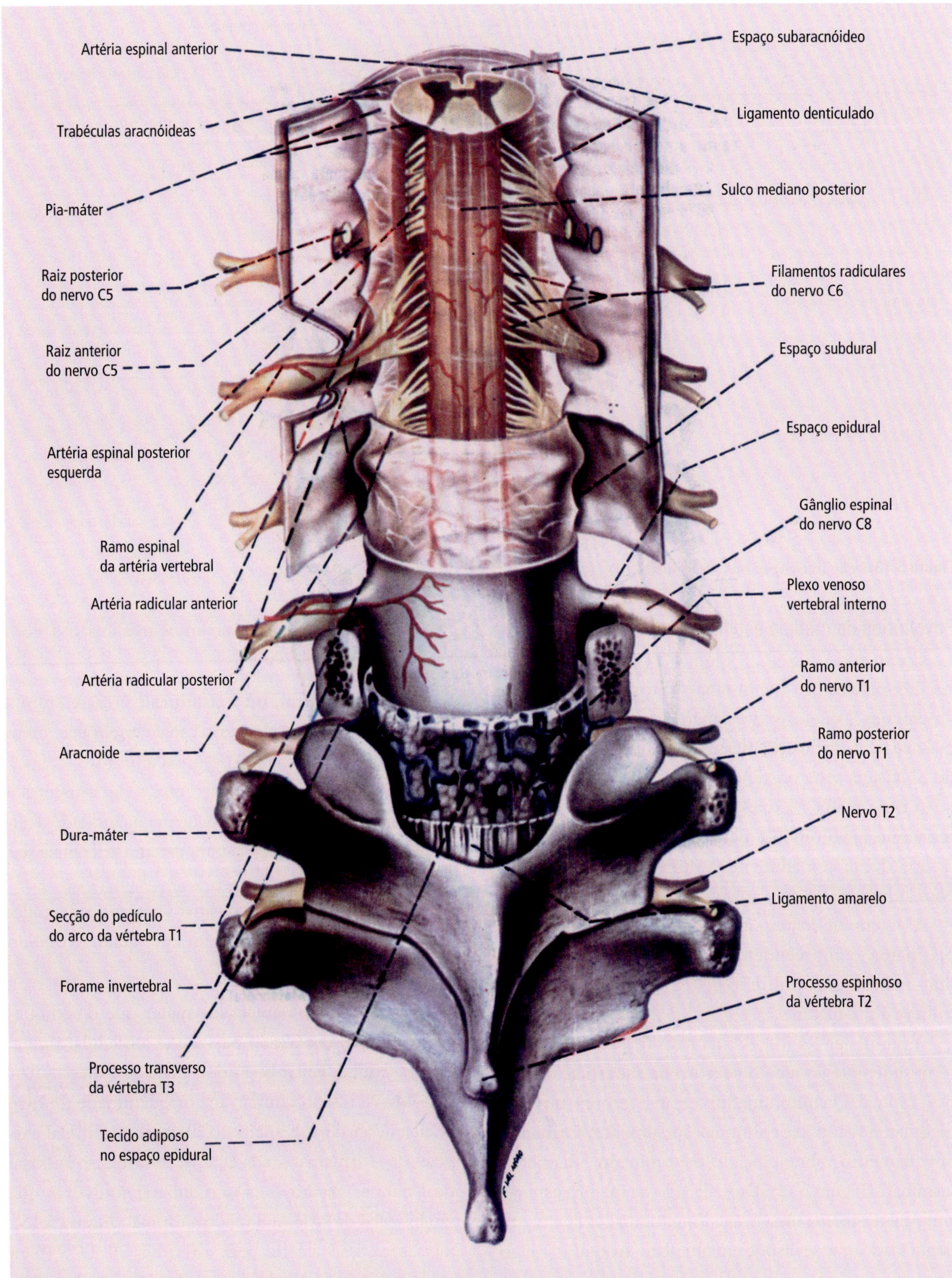

Figura 5.14 Medula espinal e seus envoltórios (reproduzida de Machado ABM. *Neuroanatomia funcional*, 2005).

que aumentam o contraste em radiografias, como nas mielografias, e para a introdução de anestésicos nas chamadas anestesias raquidianas, empregadas comumente na cirurgia dos membros inferiores, períneo, cavidade pélvica e algumas cirurgias abdominais, o anestésico é injetado no espaço subaracnóideo por meio de uma agulha que penetra entre as vértebras L2-L3, L3-L4 (Figura 5.15) ou L4-L5. No seu trajeto, a agulha perfura sucessivamente a pele, a tela subcutânea, o ligamento interespinal, o ligamento amarelo, a dura-máter e a aracnoide-máter. Comprova-se que a agulha atingiu o espaço subaracnóideo porque o LCS goteja da extremidade da agulha. Anestesias também podem ser realizadas introduzindo-se o anestésico no espaço epidural; a punção é feita na região lombar. Nessas anestesias, a dura-máter não é perfurada; não há, portanto, aspiração de LCS.

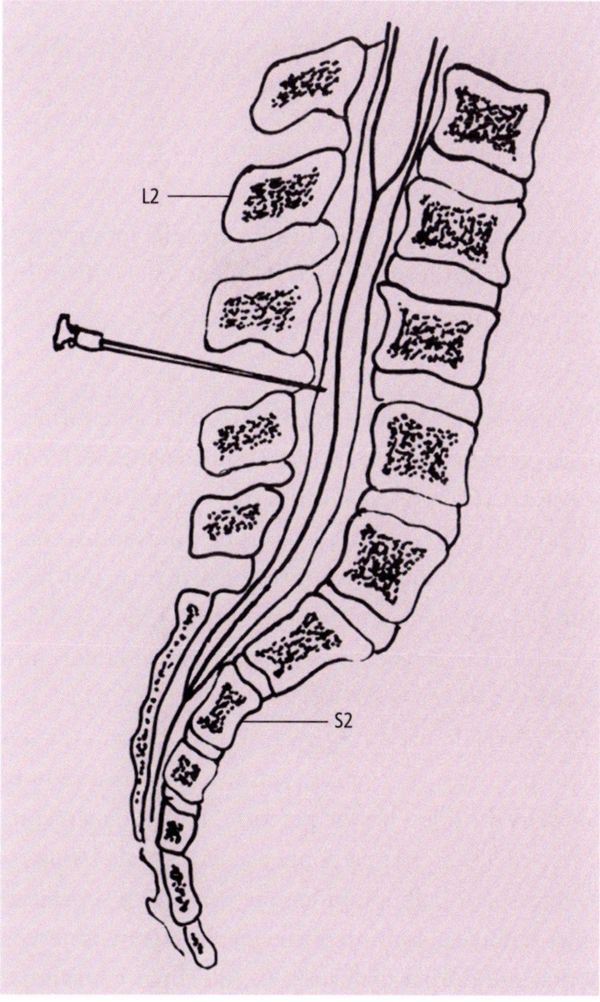

Figura 5.15 Introdução de agulha no espaço subaracnóideo.

Tronco encefálico

As Figuras 5.16 e 5.17 mostram o tronco encefálico de uma perspectiva, respectivamente, anterior e posterior. Interpõe-se entre a medula espinal e o diencéfalo e situa-se anteriormente ao cerebelo. No tronco encefálico, o bulbo é caudal, o mesencéfalo é cranial e a ponte situa-se entre ambos. Na sua constituição, entram corpos de neurônios, que se agrupam em núcleos, e fibras nervosas agrupadas em feixes denominados tratos, fascículos ou lemniscos.

Dos 12 pares de nervos cranianos, dez fazem conexão no tronco encefálico (Figura 5.8).

Bulbo (Figuras 5.16 e 5.17)

O bulbo, também denominado "medula oblonga", tem a forma de um tronco de cone, cuja extremidade inferior se prolonga com a medula espinal. Não há uma demarcação nítida entre medula e bulbo, de modo que se considera limite um plano horizontal que passa imediatamente acima do filamento radicular mais cranial do 1º nervo espinal cervical, o que corresponde ao forame magno do osso occipital. Cranialmente, o bulbo está separado da ponte pelo sulco bulbopontino, visível no contorno anterior do tronco encefálico. Os sulcos existentes na superfície da medula estendem-se pelo bulbo e delimitam áreas anterior, lateral e posterior, correspondentes aos funículos da medula espinal. A fissura mediana anterior termina em uma depressão, o forame cego da medula oblonga (Figura 5.16). De cada lado da fissura mediana anterior, identifica-se uma projeção alongada, a pirâmide, por onde passa um feixe descendente de fibras nervosas que fazem a conexão de áreas motoras do cérebro com neurônios motores da medula. Esse feixe compacto de fibras nervosas constitui o trato corticospinal ou trato piramidal. Na parte mais caudal do bulbo, fibras do trato corticospinal sofrem uma decussação, isto é, cruzam obliquamente o plano mediano em feixes que se interdigitam e obliteram a fissura mediana anterior: é a decussação das pirâmides (Figura 5.16). Ao lado das pirâmides, existe uma eminência oval, a oliva, que corresponde ao núcleo olivar inferior (de substância cinzenta), situado logo abaixo da superfície. Na Figura 5.8, podem ser vistos os nervos cranianos que emergem do bulbo: os nervos hipoglosso (12º par craniano); glossofaríngeo (9º par craniano);

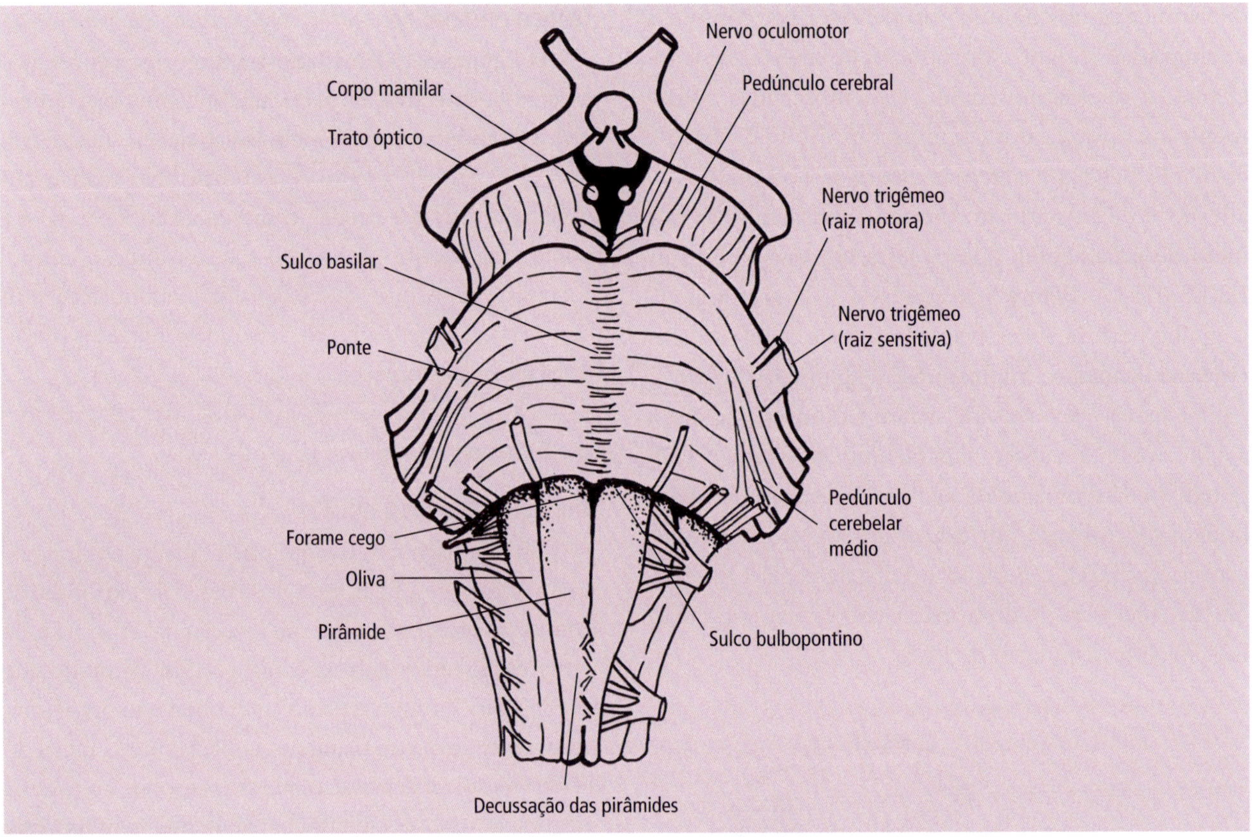

Figura 5.16 Tronco encefálico visto anteriormente. Entre os dois pedúnculos cerebrais, fica a fossa interpeduncular, em negro.

vago (10° par craniano); e os filamentos que constituem a raiz bulbar do nervo acessório (11° par craniano), e que se unem com a raiz espinal, originada na medula espinal.

A porção fechada do bulbo que corresponde à metade caudal do bulbo é percorrida por um estreito canal, continuação do canal central da medula espinal, e que se abre para formar o 4° ventrículo, cujo assoalho é, em parte, constituído pela parte aberta do bulbo (Figura 5.17). O sulco mediano posterior, que vem da medula espinal, termina à meia altura do bulbo, uma vez que seus lábios divergem para constituir os limites laterais do 4° ventrículo (Figura 5.17). Os fascículos grácil e cuneiforme da medula espinal também podem ser identificados no bulbo. São constituídos por fibras nervosas ascendentes, provenientes da medula espinal, e que terminam em duas massas de substância cinzenta, os núcleos grácil e cuneiforme, cuja presença cria duas saliências ovoides, os tubérculos grácil, medial, e cuneiforme, lateral (Figura 5.17). Os tubérculos grácil e cuneiforme divergem como os ramos de um V, em virtude do aparecimento do 4° ventrículo, e continuam superiormente com o pedúnculo cerebelar inferior, formado por um feixe espesso de fibras que se flete em sentido posterior para penetrar no cerebelo.

Ponte

Situa-se entre o mesencéfalo e o bulbo, anteriormente ao cerebelo. A base da ponte, situada anteriormente (Figura 5.16), apresenta estrias transversais, em virtude da presença de numerosos feixes de fibras transversais que a percorrem e convergem para formar um feixe robusto, o pedúnculo cerebelar superior, que se dirige ao hemisfério cerebelar correspondente. O limite entre o pedúnculo cerebelar superior e a ponte é dado pela emergência do nervo trigêmeo, 5° par craniano (Figura 5.16) por suas duas raízes, sensitiva (maior) e motora (menor). O sulco basilar percorre, longitudinalmente, a superfície anterior da ponte e aloja a artéria basilar.

Do sulco bulbopontino, que demarca a separação entre bulbo e ponte anteriormente, emergem os nervos abducente (6° par craniano), facial (7° par craniano) e vestibulococlear (8°par craniano) (Figura 5.8). O nervo

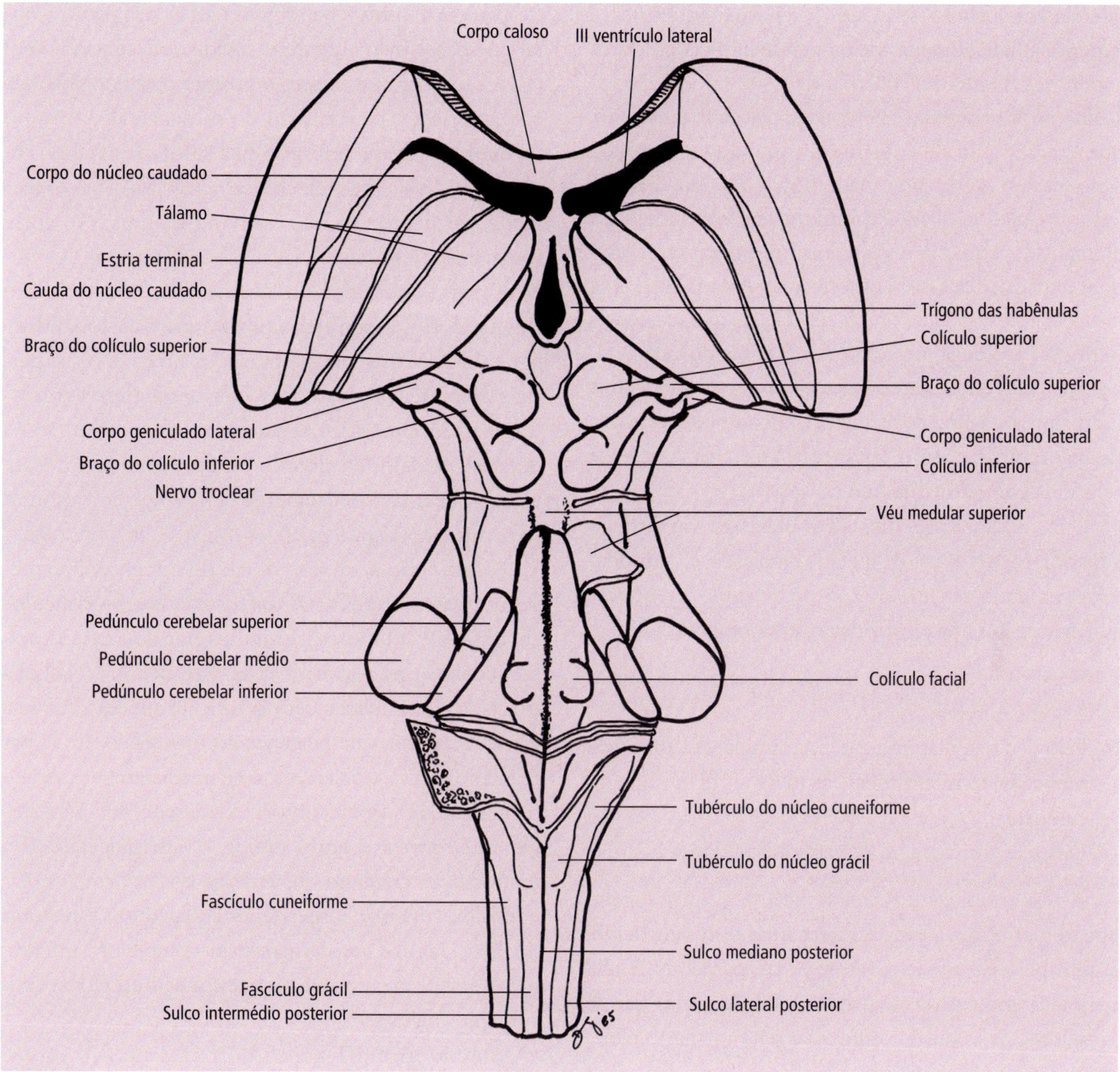

Figura 5.17 Tronco encefálico e parte do diencéfalo vistos posteriormente.

facial também apresenta, como o trigêmeo, uma raiz sensitiva e outra motora. A raiz sensitiva constitui o nervo intermédio.

A parte posterior da ponte não apresenta nenhuma linha de demarcação com a parte aberta do bulbo, ambas constituindo o assoalho do 4º ventrículo.

4º ventrículo

O 4º ventrículo é a cavidade do rombencéfalo, com a forma de um losango, e tem a ponte, anteriormente, e o cerebelo, posteriormente. No sentido caudal, prolonga-se no canal central do bulbo e, no sentido cranial, no aqueduto do mesencéfalo, estreito canal do mesencéfalo que comunica o 4º ventrículo com o 3º. ventrículo (Figura 5.18). De cada lado, o ventrículo se prolonga para formar os recessos laterais que se comunicam com o espaço subaracnóideo por meio das aberturas laterais do 4º ventrículo, existindo também uma comunicação através da abertura mediana desse ventrículo, situada na linha mediana do seu teto. Através dessas comunicações, o LCS, que enche os ventrículos, alcança o espaço subaracnóideo.

O assoalho do 4º ventrículo é conhecido como "fossa romboide", de forma losângica, limitada inferior e lateralmente pelos pedúnculos cerebelares inferiores, e superior e lateralmente, pelos pedúnculos cerebelares superiores (Figura 5.17). Em toda a sua extensão, o assoalho do 4º ventrículo é percorrido pelo sulco mediano, que se perde cranialmente no aqueduto do mesencéfalo e, no sentido caudal, no canal central do bulbo. De cada lado do sulco mediano, apresenta-se uma elevação, a eminência medial, limitada pelo sulco limitante. A eminência medial dilata-se para constituir, de cada lado, uma elevação arredondada, o colículo facial, cuja existência deriva da presença, nesse local, de fibras do nervo facial que, aí, contornam o núcleo do nervo abducente. Lateralmente à eminência medial, encontra-se uma área de coloração escura, o ***locus ceruleus***, cuja função se relaciona com o mecanismo do sono.

Uma fina lâmina de substância branca, o véu medular superior, forma o teto da metade cranial do 4º ventrículo, estendendo-se entre os dois pedúnculos cerebelares superiores. Na metade caudal, o teto é constituído:

a) Por uma pequena parte de substância branca do nódulo do cerebelo.
b) Pelo véu medular inferior, fina lâmina de substância branca presa medialmente às margens do nódulo do cerebelo.
c) Pela tela corióidea do 4º ventrículo (Figura 5.16).

A tela corióidea é formada pela união do epitélio ependimário, que reveste internamente o ventrículo, com a pia-máter, que o reforça externamente. A tela corióidea emite projeções muito vascularizadas que se invaginam na cavidade ventricular para formar o plexo corióideo do 4º ventrículo. Os plexos corióideos produzem o LCS, que se acumula na cavidade ventricular e passa ao espaço subaracnóideo, como já foi referido, através das aberturas laterais e mediana desse ventrículo.

Mesencéfalo

O mesencéfalo está separado da ponte por um sulco que passa pela base dos pedúnculos cerebrais e estende-se superiormente para unir-se, de modo gradual, ao diencéfalo. Como não há limite de demarcação visível entre mesencéfalo e diencéfalo, convencionou-se que o limite é um plano horizontal que passa pelos corpos mamilares (Figura 5.16). É atravessado por um canal, o aqueduto do mesencéfalo (Figura 5.18), que une os 3º e 4º ventrículos.

Em corte transversal (Figura 5.19), um plano frontal que passe pelo aqueduto, divide o mesencéfalo em um terço posterior, o teto do mesencéfalo, e dois terços anteriores, o tegmento do mesencéfalo. Entre o tegmento e a base, interpõe-se a substância negra, em forma de crescente e de coloração escura, por ser formada por neurônios que contêm melanina. No corte transversal, é possível visualizar também um dos núcleos mais importantes do mesencéfalo, o núcleo rubro (Figura 5.19), assim denominado por sua tonalidade ligeiramente rósea nas preparações a fresco. Na superfície do mesencéfalo, dois sulcos longitudinais correspondem justamente à substância negra: sulco lateral do mesencéfalo; e sulco do nervo oculomotor. Esse último é medial e dele emerge o nervo oculomotor, 3º par craniano (Figura 5.19).

Numa visão posterior, o teto do mesencéfalo apresenta quatro eminências arredondadas, os colículos superiores e inferiores, separados por dois sulcos perpendiculares em forma de cruz (Figura 5.17). Na linha mediana e nas imediações do colículo superior, vê-se a glândula pineal, que pertence ao diencéfalo. O 4º par craniano, nervo troclear, emerge imediatamente abaixo do colículo inferior e contorna o mesencéfalo para surgir, anteriormente, entre a ponte e o mesencéfalo. É o único nervo craniano que emerge posteriormente. Os colículos, superior e inferior, estão ligados a estruturas do diencéfalo, os corpos geniculados, superior e inferior, pelos braços dos colículos, superior e inferior, respectivamente (Figura 5.17).

Anteriormente (Figura 5.16), o mesencéfalo é constituído pelos pedúnculos cerebrais, formados por feixes espessos de fibras descendentes (corticospinais, corticobulbares e corticopontinas). Os pedúnculos cerebrais estão separados pela fossa interpeduncular, profunda depressão triangular, limitada por duas eminências que pertencem ao diencéfalo, os corpos mamilares. O fundo da fossa interpeduncular apresenta uma área com pequenas perfurações para a passagem de vasos e denominada "substância perfurada posterior".

Quando há obstrução do aqueduto do mesencéfalo em crianças, podemos evidenciar a **hidrocefalia** (acúmulo excessivo de LCS nos ventrículos laterais) e, ao exame físico, a criança apresenta diâmetro da cabeça muito maior que o esperado para a sua faixa etária.

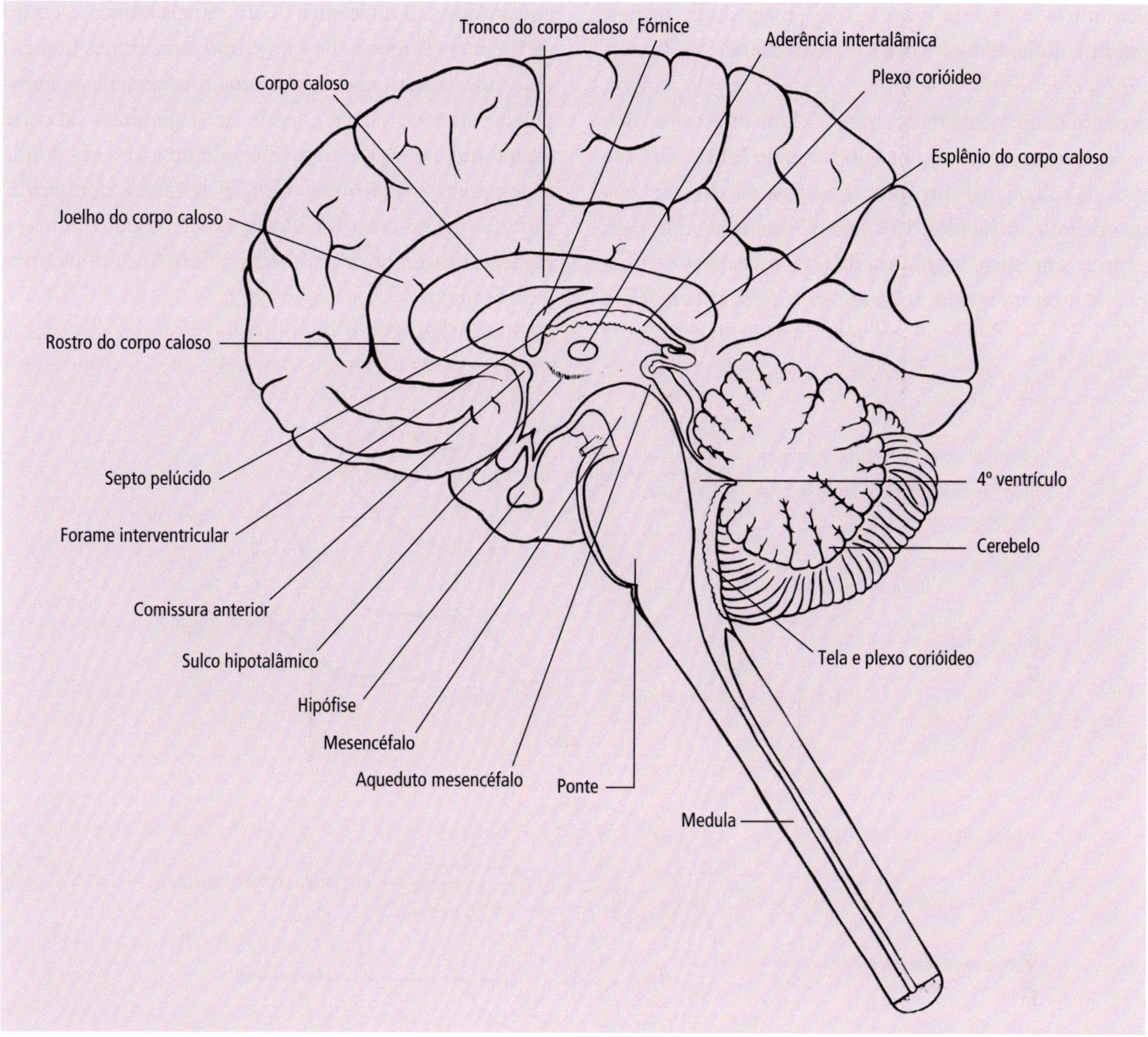

Figura 5.18 Corte sagital mediano do encéfalo.

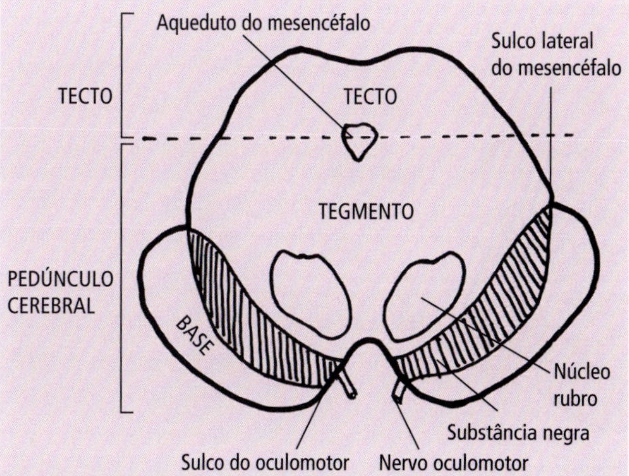

Figura 5.19 Secção transversal do mesencéfalo.

CEREBELO

O cerebelo deriva do metencéfalo, situa-se posteriormente ao bulbo e à ponte, pertence ao SN suprassegmentar e contribui para a formação do teto do 4º ventrículo (Figura 5.18). Está separado do lobo temporal do cérebro por uma prega da dura-máter denominada "tentório do cerebelo" (Figura 5.38). Os pedúnculos cerebelares, médio e superior, unem o cerebelo, respectivamente, à ponte e ao mesencéfalo, ao passo que os pedúnculos cerebelares inferiores o unem ao bulbo. O cerebelo está primordialmente ligado às funções de equilíbrio e coordenação motora.

As Figuras 5.20A e 5.20B mostram, esquematicamente, as porções ímpar e mediana do cerebelo, denominadas "verme do cerebelo", mais nítidas na face inferior do cerebelo; e duas massas laterais, os hemisférios cerebelares. Na superfície do cerebelo, sulcos, predominantemente transversais, delimitam lâminas delgadas denominadas "folhas do cerebelo". Também são visíveis sulcos mais profundos, as fissuras do cerebelo, que delimitam lóbulos. Fissuras e lóbulos são também visíveis em corte sagital mediano do cerebelo (Figura 5.21). Nessa ilustração, pode-se ver que o cerebelo é constituído por um centro de substância branca, o corpo medular do cerebelo, de onde irradiam lâminas brancas revestidas externamente por uma fina camada de substância cinzenta, o córtex cerebelar. A aparência do corte sagital mediano do cerebelo é a de uma árvore, donde a designação "árvore da vida" pela qual é conhecido. No interior do corpo medular, existem quatro núcleos centrais do cerebelo: denteado; globoso; emboliforme; e do fastígio.

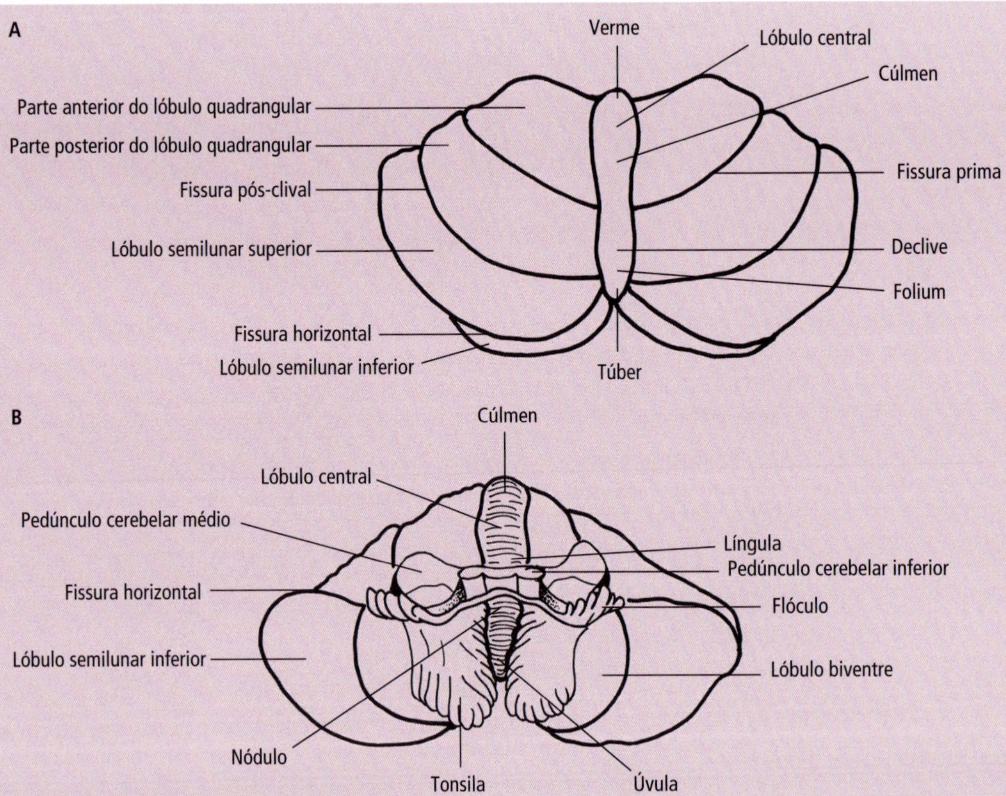

Figura 5.20 Cerebelo. **A.** Vista superoposterior. **B.** Vista anterior após secção dos pedúnculos cerebelares.

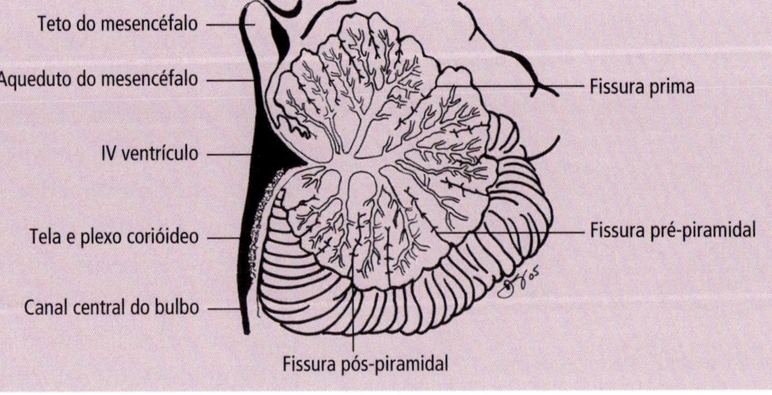

Figura 5.21 Secção sagital mediana do cerebelo. O aqueduto do mesencéfalo, o 4º ventrículo e o canal central do bulbo aparecem em negro.

A divisão do cerebelo em lóbulos não tem nenhuma importância funcional, sendo apenas topográfica. Há também muito desacordo com relação à nomenclatura das fissuras. A cada lóbulo do verme correspondem dois nos hemisférios. A Figura 5.22 (ver também as Figuras 5.20A e 5.20B) mostra, de maneira esquemática, as fissuras e os lóbulos, relacionados como se segue:

1. **Lóbulos**
   a) **No verme:** língula, lóbulo central, cúlmen, declive, fólio, tuber, pirâmide, úvula e nódulo.
   b) **Nos hemisférios:** asa do lóbulo central, parte anterior do lóbulo quadrangular, parte posterior do lóbulo quadrangular, lóbulo semilunar superior, lóbulo semilunar inferior, lóbulo biventre, tonsila e flóculo.
2. **Fissuras:** pré-central, pré-culminar, primária, pós-clival, horizontal, pré-piramidal, pós-piramidal e posterolateral.

A identificação dos lóbulos e das fissuras é sempre mais fácil em peças nas quais o verme foi cortado sagitalmente (Figura 5.21).

Uma divisão mais funcional e simplificada do cerebelo divide a estrutura em áreas maiores, os lobos, como proposto por Larsell, com base na ontogênese do cerebelo e que leva em consideração o fato de a 1ª fissura que aparece durante o desenvolvimento do órgão ser a fissura posterolateral. Essa fissura divide o cerebelo em lobo floculonodular e corpo do cerebelo, formado pelo restante do órgão (Figura 5.23). A fissura primária aparece a seguir dividindo o corpo do cerebelo em lobo anterior e lobo posterior.

Outra divisão importante do cerebelo é a que se baseia na filogênese. Nessa divisão, são descritas três fases na evolução do cerebelo. A primeira surgiu com o aparecimento dos vertebrados mais antigos, os ciclóstomos. Esses animais são desprovidos de membros e deslocam-se por movimentos ondulatórios muito simples, mas precisam se manter em equilíbrio no meio líquido. Para isso, seu cerebelo, denominado "arquicerebelo" (Figura 5.22), corresponde apenas ao lobo floculonodular, recebe impulsos dos canais semicirculares (situados na parte vestibular da orelha interna) que informam sobre a posição do animal e permitem ao cerebelo coordenar a atividade muscular, de modo a manter o animal em equilíbrio. A segunda fase surgiu com os peixes, capazes de movimentos mais elaborados que os ciclóstomos porque têm um esboço de membros, as nadadeiras. Nos peixes, surgem, pela primeira vez, receptores especiais denominados "fusos neuromusculares", que originam impulsos nervosos, denominados "proprioceptivos" e que levam ao cerebelo informações sobre o grau de

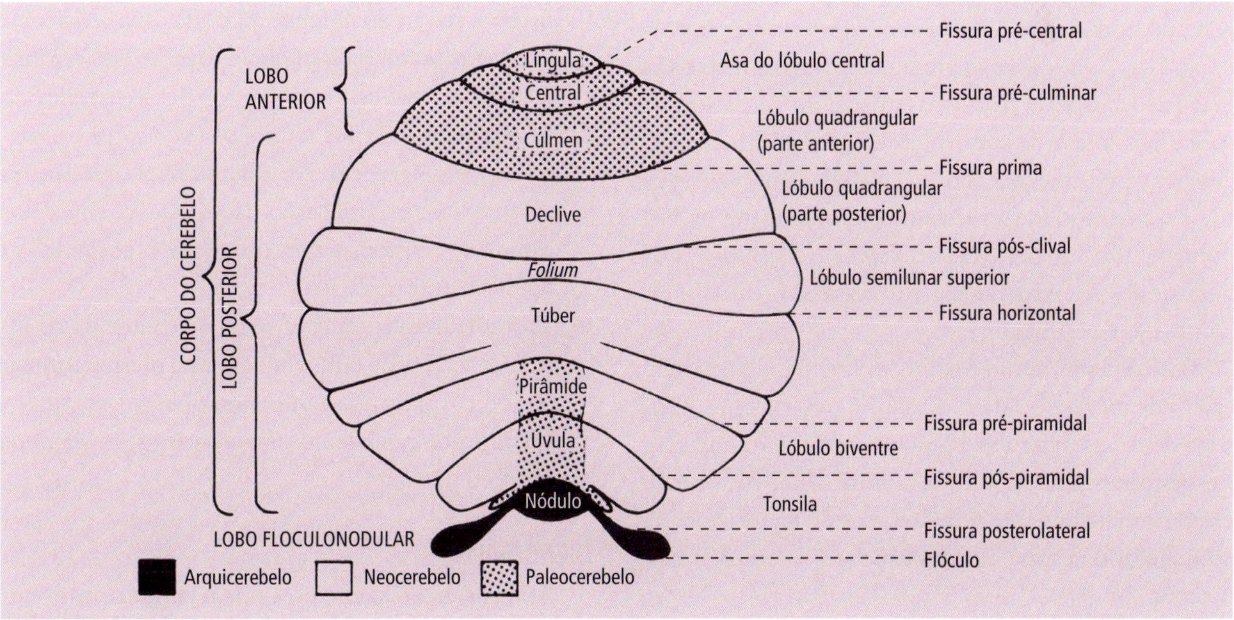

Figura 5.22 Esquema das divisões do cerebelo em um só plano mostrando também as fissuras e os lóbulos (reproduzida de Machado ABM. *Neuroanatomia funcional*, 2005).

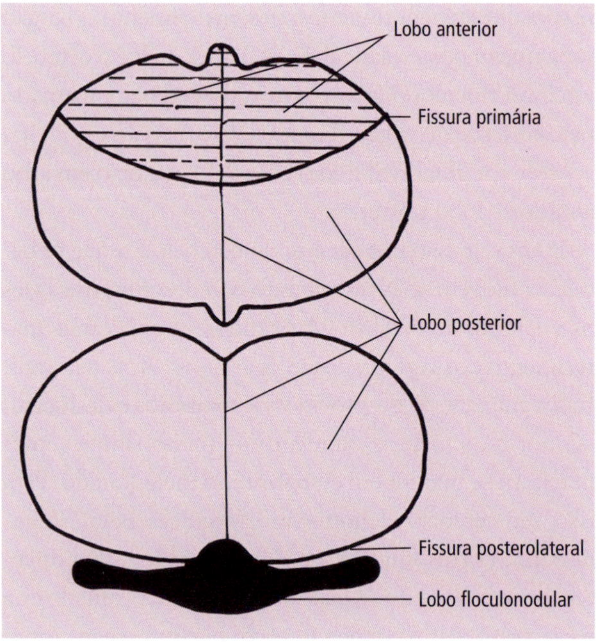

Figura 5.23 Divisão simplificada do cerebelo.

contração dos músculos, importantes para a regulação do tônus muscular e da postura do animal. O cerebelo que cumpre essas funções é o paleocerebelo, constituído pelo lobo anterior, a pirâmide e a úvula. A terceira fase surgiu com os mamíferos, que desenvolveram a capacidade de realizar, com seus membros, movimentos complexos, assimétricos e delicados, o que requer uma mais elaborada coordenação nervosa. Ocorreu, ao mesmo tempo, um notável desenvolvimento do córtex cerebral, com o qual o cerebelo passou a manter amplas conexões. Esse desenvolvimento alcançou dimensão máxima na espécie humana. A parte do cerebelo que surgiu nessa fase de sua evolução é denominada "neocerebelo", relacionada com o controle de movimentos finos e corresponde ao restante do lobo posterior. No homem, a maior parte do neocerebelo localiza-se nos hemisférios, ao passo que o paleocerebelo é predominantemente vermiano.

Basicamente, como foi dito, as funções do cerebelo são as de manutenção do equilíbrio e da postura, controle do tônus muscular e dos movimentos voluntários. Lesões cerebelares, portanto, causam disfunções que se expressam justamente por sintomatologia relacionada ao equilíbrio, à tonicidade muscular e à coordenação motora.

Nas síndromes do arquicerebelo, frequentes em crianças de menos de 10 anos, há somente perda de equilíbrio, isto é, a criança não consegue se manter em pé. O tônus muscular não é comprometido e, se a criança está deitada, a coordenação motora é praticamente normal. Em geral, as síndromes do arquicerebelo decorrem de tumores do teto do 4º ventrículo que comprometem o nódulo e o pedúnculo do flóculo.

Já nas síndromes do paleocerebelo, há perda de equilíbrio, com o aparecimento da marcha atáxica, uma marcha instável, semelhante à de um ébrio. Nesta, o paciente tende a andar com as pernas abertas para aumentar a sua base de sustentação.

Nas síndromes do neocerebelo, a incoordenação motora (ataxia) é o sintoma fundamental, manifestada por vários sinais:

a) **Dismetria:** o indivíduo não consegue dosar a quantidade de movimentos necessários para atingir um alvo. Pede-se ao paciente que coloque o dedo na ponta do nariz (mantendo os olhos fechados) e verificando se é capaz de cumprir a ordem.
b) **Decomposição:** os movimentos feitos por várias articulações são decompostos, como se fossem feitos em etapas sucessivas.
c) **Disdiadococinesia:** dificuldade de fazer movimentos rápidos e alternados. Por exemplo, tocar rapidamente a ponta do polegar com os dedos indicador e médio, alternadamente.
d) **Rechaço:** verifica-se esse sinal mandando o paciente forçar a flexão do antebraço contra uma resistência que se faz no nível do punho. No indivíduo normal, quando se retira essa resistência, a flexão para devido a imediata reação dos músculos extensores coordenados pelo cerebelo. No doente neocerebelar, no entanto, essa coordenação não existe, os músculos extensores custam a agir, o que faz o paciente dar um tapa na própria face.
e) **Tremor:** tremor característico, que aumenta de intensidade quando o movimento está prestes a atingir seu objetivo, como apanhar um objeto.
f) **Nistagmo:** movimentos (involuntários) oscilatórios rítmicos dos olhos.

DIENCÉFALO

Ao prosencéfalo corresponde o cérebro, que ocupa cerca de 80% da cavidade craniana e no qual se distinguem o diencéfalo e o telencéfalo. Esse último desenvolve-se enormemente nos sentidos lateral e posterior para constituir os hemisférios cerebrais e, assim, encobre quase completamente o diencéfalo, onde permanece numa posição ímpar e mediana, deixando-o visível apenas na face inferior do cérebro (Figura 5.9).

O diencéfalo é constituído pelo tálamo, hipotálamo, metatálamo, epitálamo e subtálamo, todos em relação ao 3º ventrículo. Este é a cavidade mediana do diencéfalo que se comunica com o 4º ventrículo através do aqueduto do mesencéfalo, e com os ventrículos laterais pelos respectivos forames interventriculares. Num corte sagital mediano do cérebro, as paredes laterais do 3º ventrículo são expostas (Figura 5.18). Pode-se, então, verificar a presença de uma depressão, o sulco hipotalâmico, que se estende do aqueduto do mesencéfalo até o forame interventricular. As paredes situadas superiormente a esse sulco pertencem ao tálamo e as situadas inferiormente, ao hipotálamo. A aderência intertalâmica, que pode estar também ausente, é uma estrutura de substância cinzenta que atravessa, como uma ponte, o 3º ventrículo, unindo os dois tálamos e aparece seccionada na Figura 5.18. Como ocorre no teto do 4º ventrículo, o teto do 3º ventrículo também apresenta a tela corióidea, com os plexos corióideos que se invaginam na luz do 3º ventrículo. Os plexos corióideos, através dos forames interventriculares, são contínuos com os plexos corióideos dos ventrículos laterais.

Tálamo e metatálamo (Figuras 5.17 e 5.18)

O tálamo corresponde a duas massas ovoides, volumosas, de substância cinzenta, dispostas uma de cada lado, na porção lateroposterior do diencéfalo. A extremidade anterior é denominada "tubérculo anterior do tálamo" e a posterior, "pulvinar do tálamo", que se projeta sobre os corpos geniculados lateral e medial. O corpo geniculado medial faz parte da via auditiva; o lateral, da via óptica, e, juntos, constituem o metatálamo. A face lateral do tálamo é separada do telencéfalo pela cápsula interna, que será descrita com o telencéfalo. Trata-se de um feixe compacto de fibras que une o córtex cerebral a centros nervosos subcorticais. A face inferior do tálamo é contínua com o hipotálamo e o subtálamo.

Hipotálamo

Situa-se abaixo do tálamo e é uma área de pequena dimensão, embora desempenhe importantes funções relacionadas ao controle da atividade visceral. A análise de sua estrutura e de seu funcionamento deve ser feita com detalhes em Neuroanatomia. O hipotálamo compreende estruturas situadas nas paredes laterais do 3º ventrículo, abaixo do sulco hipotalâmico (Figura 5.18), além de outras formações do assoalho do 3º ventrículo, visíveis na base do cérebro (Figura 5.24): corpos mamilares; quiasma óptico; tuber cinéreo; e infundíbulo. Os corpos mamilares, duas eminências arredondadas de substância cinzenta, são visíveis na fossa interpeduncular. O quiasma óptico recebe fibras mielínicas dos nervos ópticos, 2º par craniano, que aí cruzam parcialmente e continuam nos tratos ópticos que se dirigem aos corpos geniculados laterais, depois de contornar os pedúnculos cerebrais. Ao tuber cinéreo, prende-se a hipófise, por meio do infundíbulo. Trata-se de uma área acinzentada, mediana, entre o quiasma óptico e os corpos mamilares. O infundíbulo, por sua vez, é uma estrutura, em forma de funil, que se prende ao tuber cinéreo e sua extremidade inferior se prolonga pela neuro-hipófise.

Em tumores do SNC nos quais há acometimento ou compressão do **quiasma óptico**, podemos observar, ao exame físico, a **hemianopsia bitemporal** (perda de visão no campo visual temporal de ambos os olhos).

Epitálamo

O epitálamo é o limite posterior do 3º ventrículo e situa-se na transição com o mesencéfalo. A estrutura mais visível do epitálamo é a glândula pineal, ímpar e mediana (Figura 5.17). A glândula pineal prende-se a dois feixes de fibras que cruzam o plano mediano, denominados "comissura posterior" e "comissura habenular". Essa última é considerada o limite entre o mesencéfalo e o diencéfalo. A comissura habenular interpõe-se entre duas pequenas eminências triangulares, os trígonos habenulares (Figura 5.17), situados entre a glândula pineal e o tálamo. A tela corióidea do 3º ventrículo insere-se posteriormente na comissura habenular para fechar o teto do 3º ventrículo. A pineal é uma glândula endócrina, cuja principal secreção é a melatonina, responsável pelas funções que têm sido atribuídas a essa glândula. A síntese da melatonina não é, entretanto, um processo

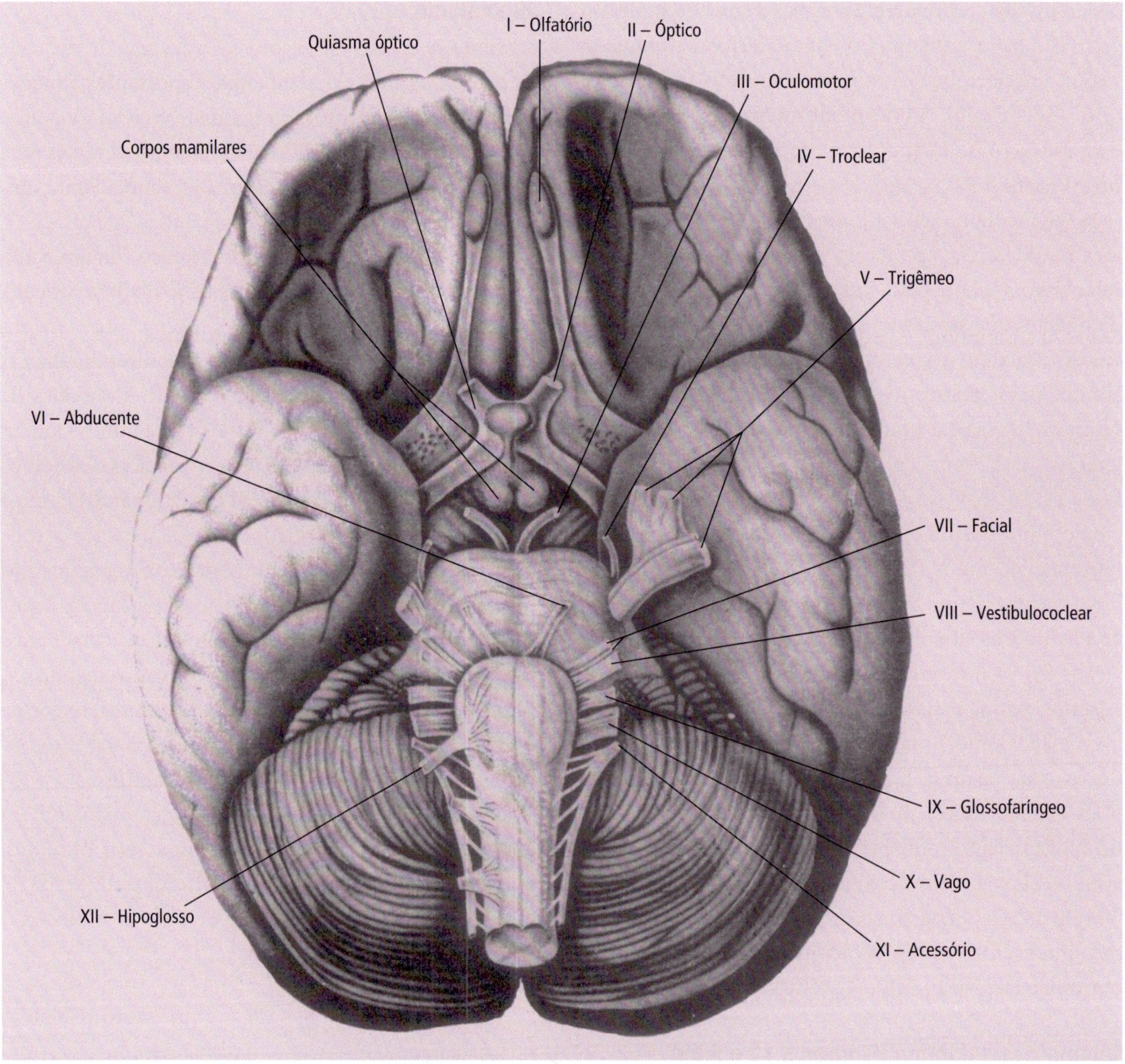

Figura 5.24 Encéfalo visto anteriormente (reproduzida de Machado ABM. *Neuroanatomia funcional*, 2005).

contínuo; são muito baixos, durante o dia, os níveis de melatonina na pineal e na circulação, quando comparados com os níveis da substância no período noturno. Foi demonstrado que as concentrações de melatonina obedecem a um ritmo circadiano, com pico durante a noite. Embora muitas funções tenham sido atribuídas à glândula pineal, nem sempre comprovadas, é consenso entre os pesquisadores que, pelo menos nos mamíferos, ela tem uma atividade inibidora sobre as gônadas e que, em muitos vertebrados, e possivelmente no homem, participa da regulação dos ritmos circadianos, isto é, na sincronização do ciclo sono/vigília.

Subtálamo

O subtálamo compreende a zona de transição entre diencéfalo e o tegmento do mesencéfalo, de difícil visualização, a não ser em peças do encéfalo seccionadas frontalmente.

TELENCÉFALO

O telencéfalo compreende os dois hemisférios cerebrais e uma pequena parte mediana, situada na porção anterior do 3º ventrículo e constituída pela lâmina terminal, que une os dois hemisférios, e a comissura anterior.

Hemisférios cerebrais

A maior parte do encéfalo corresponde ao cérebro, que apresenta dois hemisférios cerebrais, com extensa superfície de substância cinzenta, o córtex cerebral, massas nucleares subcorticais, os denominados "núcleos da base", e substância branca, isto é, fibras que vão e que vêm de centros inferiores ou que são corticocorticais. Em cada hemisfério, são identificadas três faces (superolateral, medial e inferior) e três polos (frontal, occipital e temporal).

Os hemisférios cerebrais são separados por uma fenda profunda, a fissura longitudinal do cérebro (Figura 5.25), no fundo da qual se encontra uma longa fita de fibras que unem um hemisfério ao outro. Fibras que unem partes de um hemisfério ao outro são denominadas "comissuras". A comissura que forma o assoalho da fissura longitudinal do cérebro recebe a designação específica de "corpo caloso", mostrado nas Figuras 5.18, 5.25 e 5.26B. A extensa superfície de substância cinzenta dos hemisférios cerebrais, o córtex cerebral, é muito maior do que o volume da cavidade craniana que recebe os hemisférios. Por essa razão, ele se dobra em circunvoluções ou giros separados uns dos outros por sulcos (Figuras 5.26A e 5.26B). O cérebro é dividido em lobos que podem ser vistos nas Figuras 5.26A e 5.26B. Esses lobos recebem designações que correspondem ao osso do crânio com o qual guardam relações: frontal; parietal; occipital; e temporal. Dois outros lobos não guardam relações com ossos do crânio – são os lobos insular e límbico, que não foram representados nas Figuras 5.26A e 5.26B. O lobo insular não pode ser visto na superfície porque está coberto por partes dos lobos frontal, temporal e parietal, e profundamente situado em relação ao sulco lateral (Figura 5.27). O lobo límbico está situado ao redor do corpo caloso. A divisão em lobos não corresponde a uma divisão funcional, embora tenha importância clínica. A exceção fica por conta do lobo occipital que parece estar, direta ou indiretamente, relacionado com a visão.

Os principais sulcos da face superolateral do hemisfério cerebral (Figura 5.28) são o sulco central, que se situa entre os lobos frontal e parietal; e o sulco lateral, que separa o lobo temporal dos lobos frontal e parietal. Por sua vez, o sulco parietoccipital, mais visível na face medial (Figura 5.29), situa-se entre os lobos parietal e occipital. Na face superolateral, o limite do lobo occipital

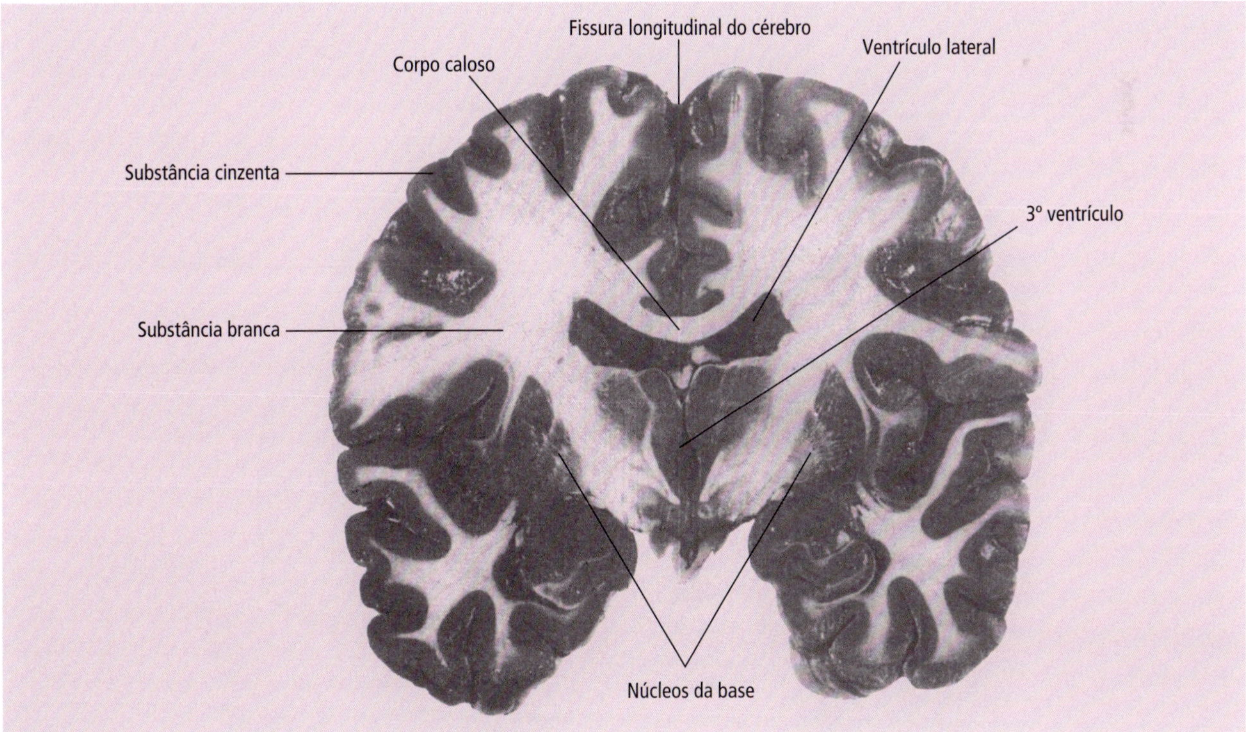

Figura 5.25 Corte frontal do cérebro. Presença dos ventrículos laterais e do 3º ventrículo.

é arbitrariamente determinado por uma linha imaginária que une a terminação do sulco parietoccipital, na borda superior do hemisfério, à incisura pré-occipital, situada na margem inferolateral. As Figuras 5.27 a 5.30 mostram os sulcos e os giros do cérebro.

O sulco central (Figura 5.28), na face superolateral do hemisfério, é ladeado por dois giros paralelos, um anterior, giro pré-central, outro posterior, giro pós-central. O sulco lateral termina dividindo-se em três ramos (Figura 5.27): ascendente; anterior; e posterior.

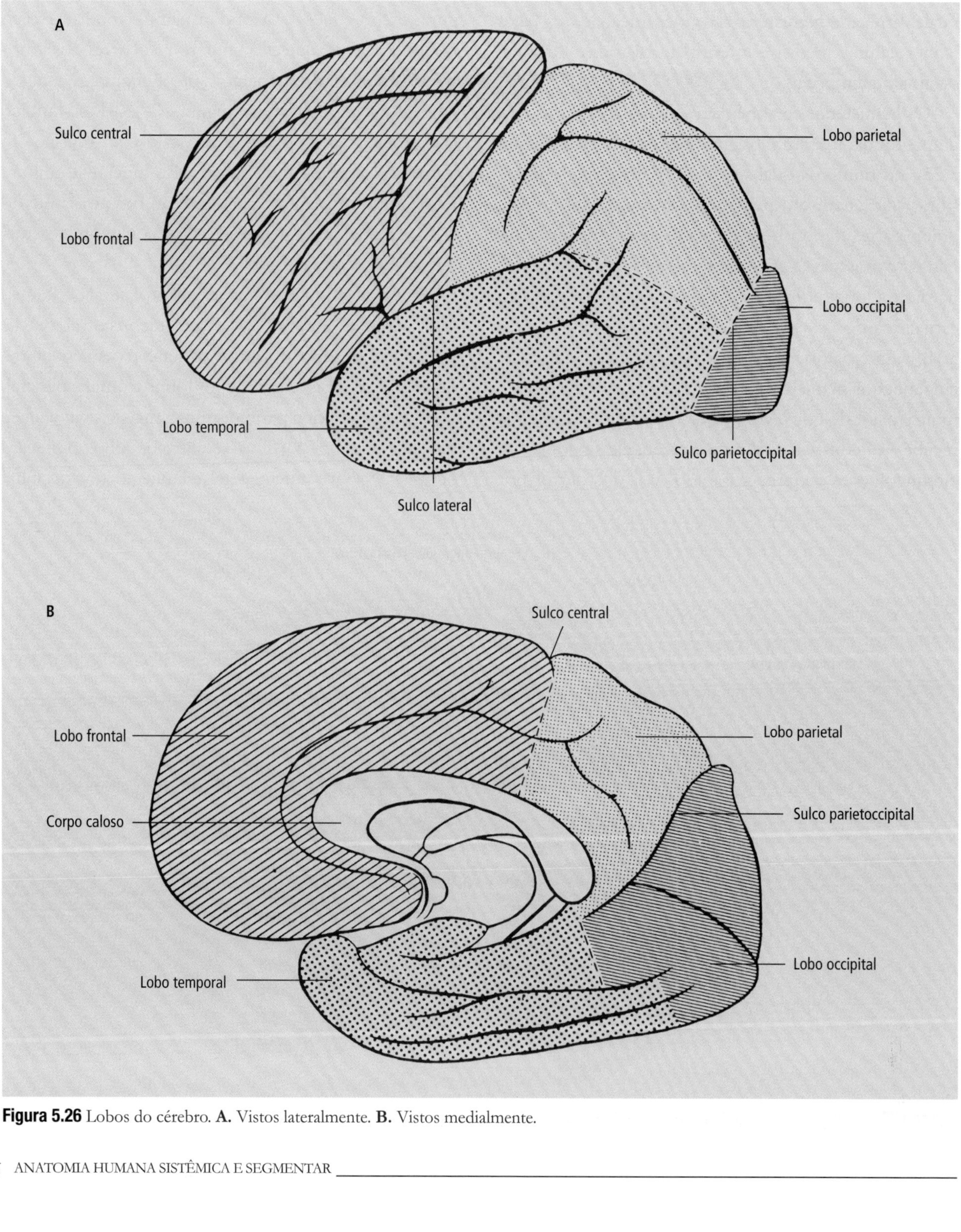

Figura 5.26 Lobos do cérebro. **A.** Vistos lateralmente. **B.** Vistos medialmente.

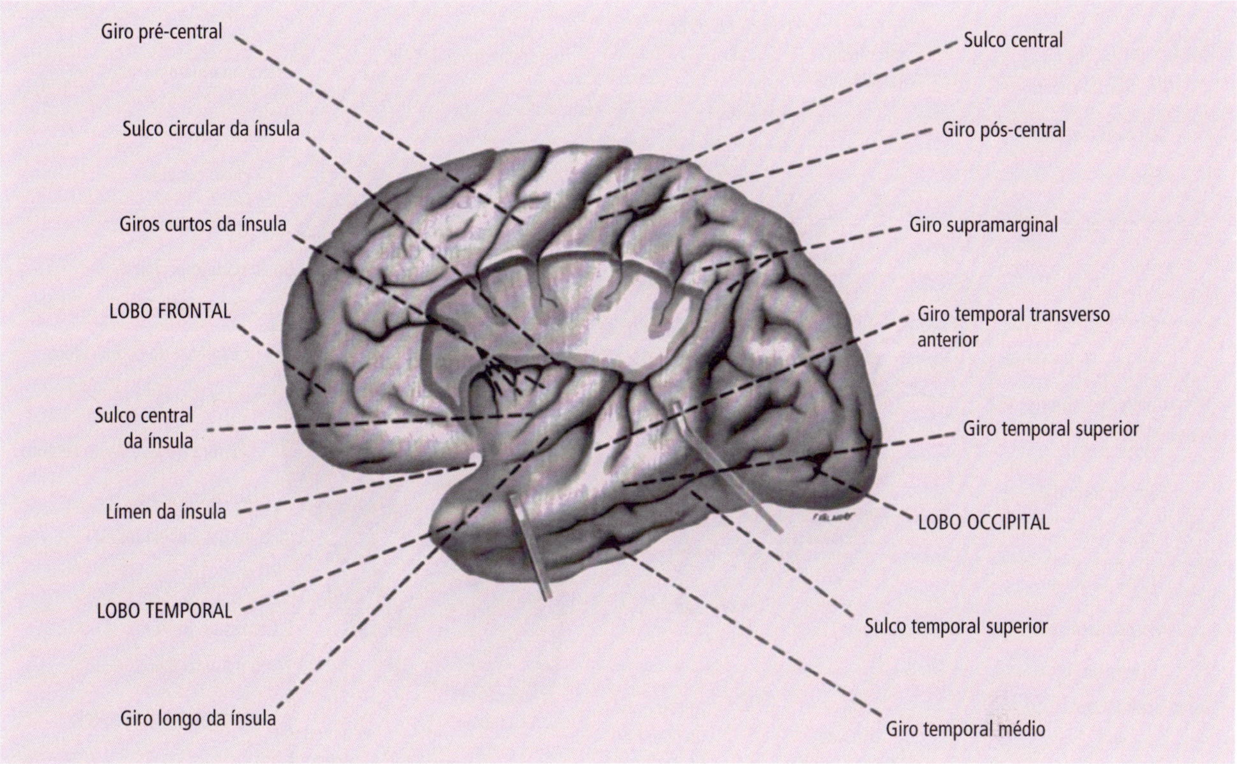

Figura 5.27 Face superolateral do hemisfério cerebral esquerdo após remoção de parte dos lobos frontal e parietal para mostrar a ínsula e os giros temporais transversos (reproduzida de Machado ABM. *Neuroanatomia funcional*, 2005).

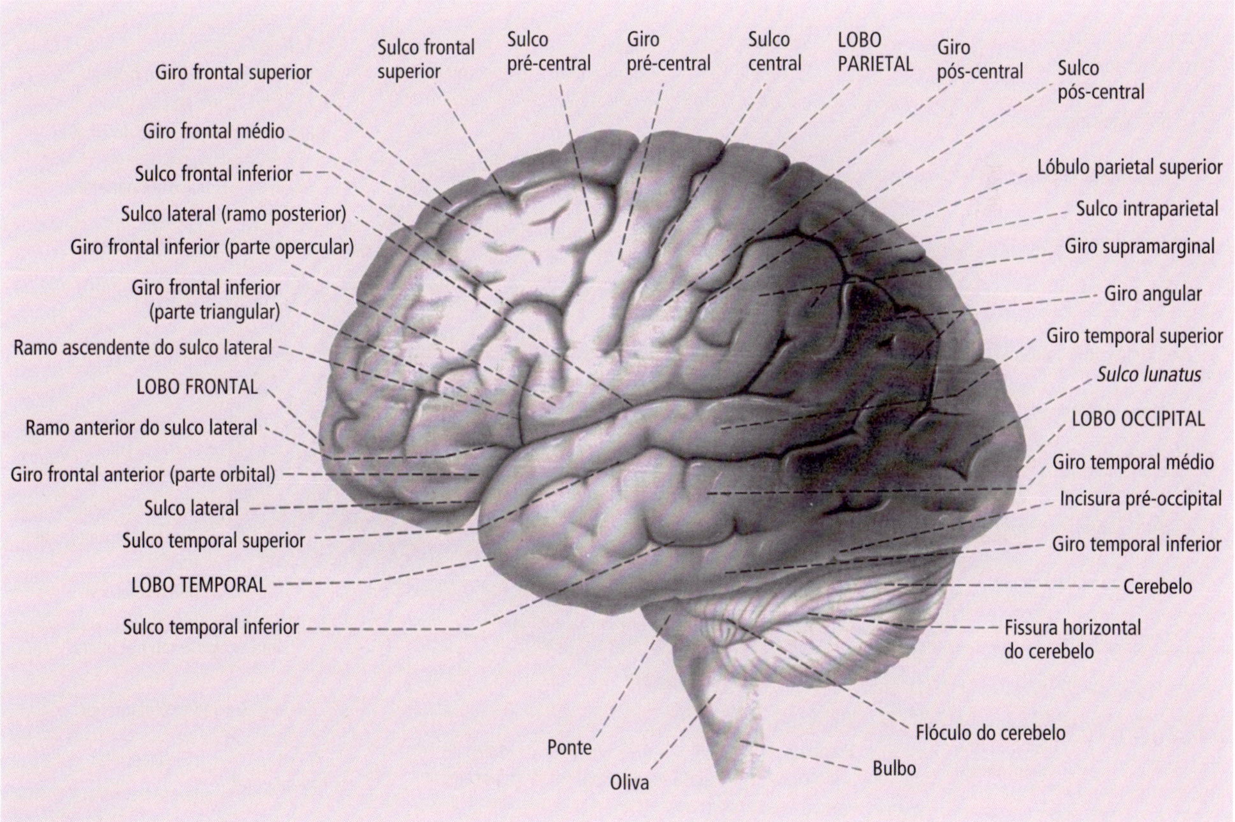

Figura 5.28 Face superolateral do hemisfério cerebral esquerdo (reproduzida de Machado ABM. *Neuroanatomia funcional*, 2005).

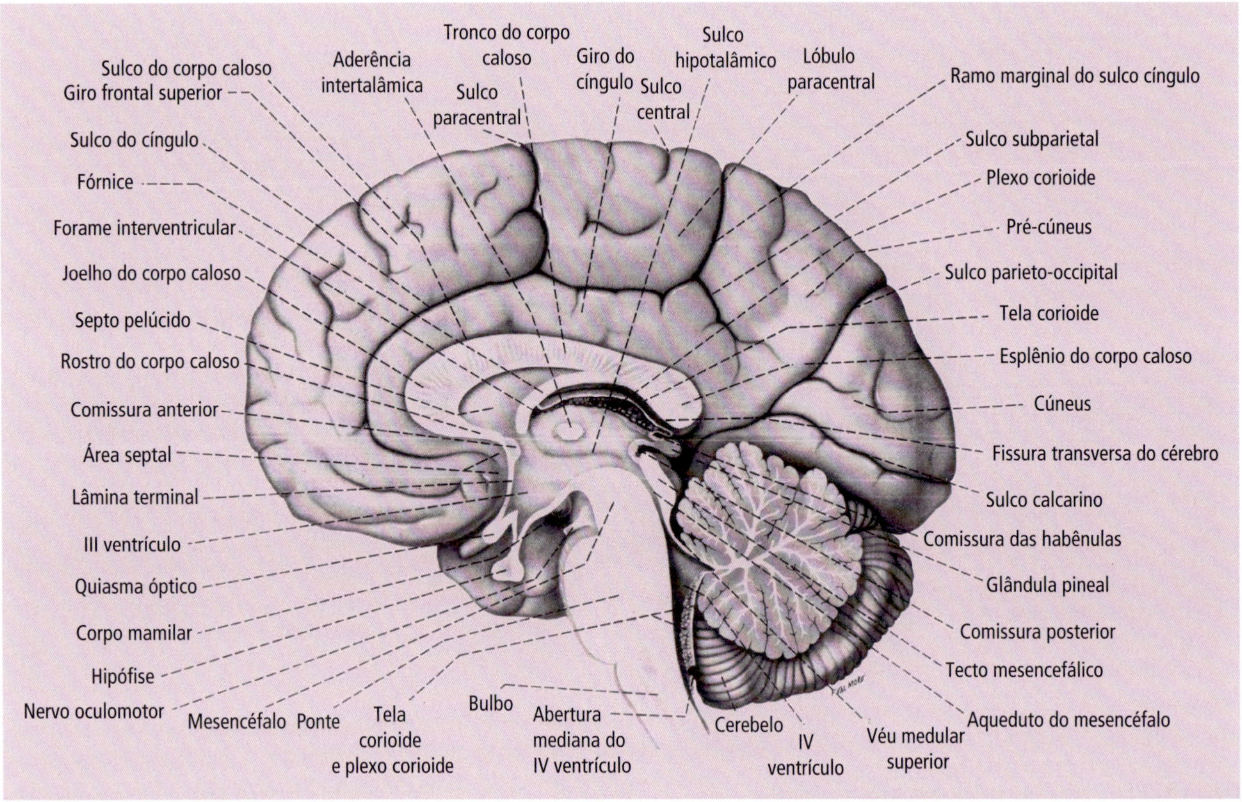

Figura 5.29 Face medial do hemisfério cerebral direito (reproduzida de Machado ABM. *Neuroanatomia funcional*, 2005).

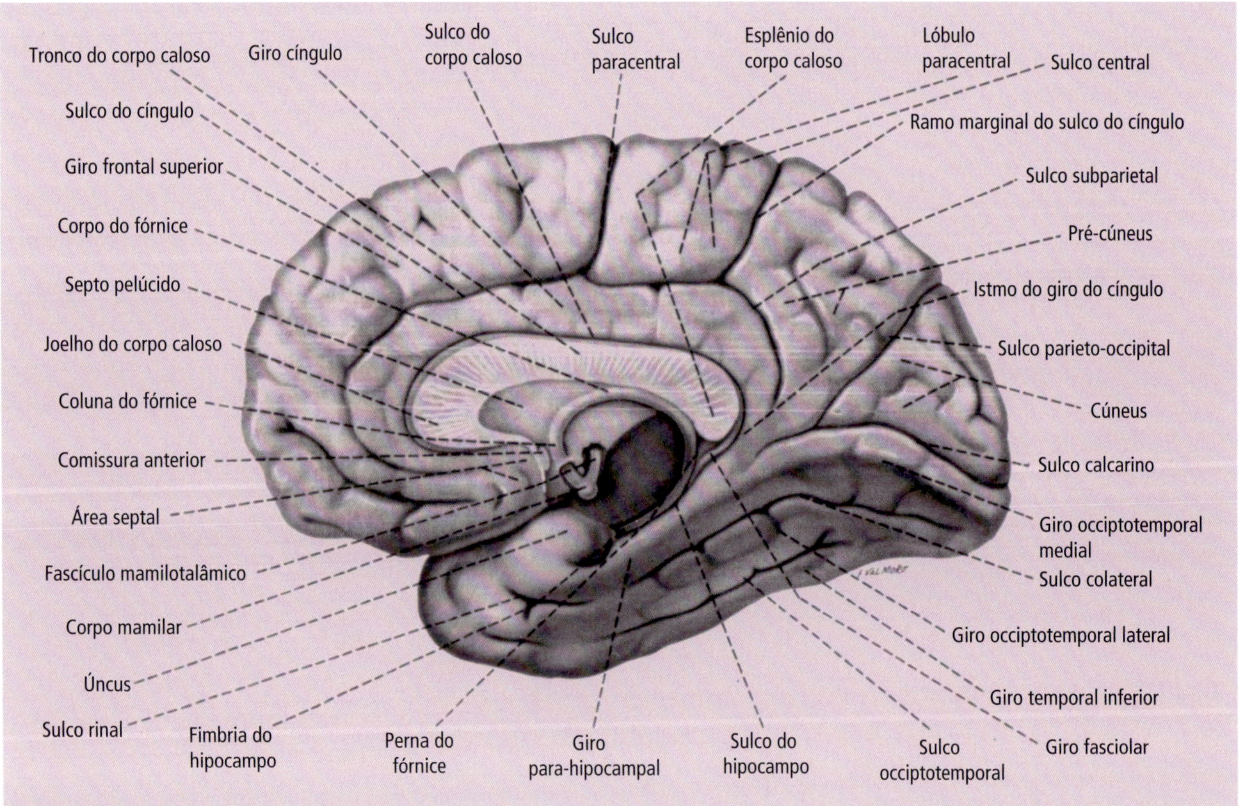

Figura 5.30 Vista medial inferior do cérebro do lado direito (reproduzida de Machado ABM. *Neuroanatomia funcional*, 2005).

Ventrículos laterais

Nas transformações sofridas pelas vesículas primordiais, a luz do tubo neural primitivo permanece e apresenta-se dilatada em algumas das subdivisões daquelas vesículas, constituindo os chamados ventrículos que se comunicam entre si (Figuras 5.31A e 5.31B):

a) A luz do telencéfalo corresponde aos ventrículos laterais (direito e esquerdo). Os ventrículos laterais comunicam-se livremente com o 3° ventrículo através dos respectivos forames interventriculares.
b) A luz do diencéfalo corresponde ao 3° ventrículo, já descrito no item Diencéfalo.
c) A luz do mesencéfalo é um canal estreitado, o aqueduto do mesencéfalo, o qual comunica o 3° ventrículo com o 4° ventrículo.
d) A luz do rombencéfalo corresponde ao 4° ventrículo, descrito no item 4° ventrículo.

Cada ventrículo lateral apresenta uma parte central e três cornos: frontal, temporal e occipital (Figuras 5.31A e 5.31B). Os ventrículos laterais são revestidos de epêndima e contêm líquido cerebrospinal. A pia-máter, que ocupa a fissura transversa do cérebro, penetra entre o fórnice e o tálamo, empurra de cada lado o epêndima que reveste a cavidade ventricular, para constituir o plexo corióideo da parte central dos ventrículos laterais. Os cornos frontal e occipital não possuem plexos corióideos. Entretanto, o plexo corióideo do ventrículo lateral é contínuo com o do 3° ventrículo e estende-se até o corno temporal.

Núcleos da base

Um núcleo, no SN, é um acúmulo de neurônios com a mesma estrutura e função. Os núcleos da base são, portanto, acúmulos de neurônios subcorticais. A terminologia anatômica criou uma nova divisão, a parte basilar do telencéfalo, para nela incluir estruturas, o claustro e o corpo amigdaloide, que antigamente eram consideradas como partes dos núcleos da base, mas, na verdade, desempenham funções que não são relacionadas com aqueles núcleos.

O claustro é uma lâmina de substância cinzenta situada entre o córtex da ínsula e um núcleo da base, o lentiforme, mais precisamente, o putame, do qual está separado pela cápsula externa. Por sua vez, o claustro está separado do córtex da ínsula pela cápsula extrema (Figura 5.32).

O corpo amigdaloide é uma massa esferoide de substância cinzenta, situada no polo temporal do hemisfério cerebral, justamente no ponto onde a cauda do núcleo caudado termina (Figura 5.33). Faz parte do sistema límbico e é um importante centro regulador do comportamento sexual e da agressividade.

Aos núcleos da base, pertencem os núcleos caudado e lentiforme, esse último com suas duas partes, globo pálido e putame (Figura 5.32). Esses núcleos constituem o corpo estriado, assim denominado por causa da aparência estriada dessa área. Mais recentemente, foram incluídos, entre os núcleos da base, o núcleo accumbens, situado na união entre o putame e a cabeça do núcleo caudado e que participa da regulação do comportamento emocional; e o núcleo basilar (de Meynert), cujos neurônios degeneram na doença de Alzheimer, a assim denominada "demência pré-senil", com perda progressiva da memória e do raciocínio abstrato. As conexões do núcleo basilar com o sistema límbico e com o córtex cerebral parecem conferir-lhe importante papel relacionado com a memória e com as funções psíquicas superiores.

No núcleo caudado (Figura 5.33), destacam-se: a cabeça, em forma de pera e localizada anteriormente ao forame interventricular, próxima à parede lateral do corno frontal do ventrículo lateral; o corpo, que se afila gradualmente e forma a parede lateral da parte central do ventrículo lateral; e a cauda, que se curva acompanhando o corno temporal do ventrículo lateral. A maior parte do núcleo caudado está separada das outras massas nucleares subcorticais pela cápsula interna (Figura 5.32).

As conexões do corpo estriado (núcleo caudado e núcleo lentiforme) são numerosas e só podem ser estudadas com detalhe em Neuroanatomia. No aspecto funcional, o corpo estriado, parece ser uma estrutura essencialmente motora, com vias multissinápticas de circuitos que se conectam com diferentes áreas da parte central do SN. Pesquisas clínicas demonstraram que o corpo estriado é fundamental para o funcionamento adequado das atividades motoras do lado oposto do

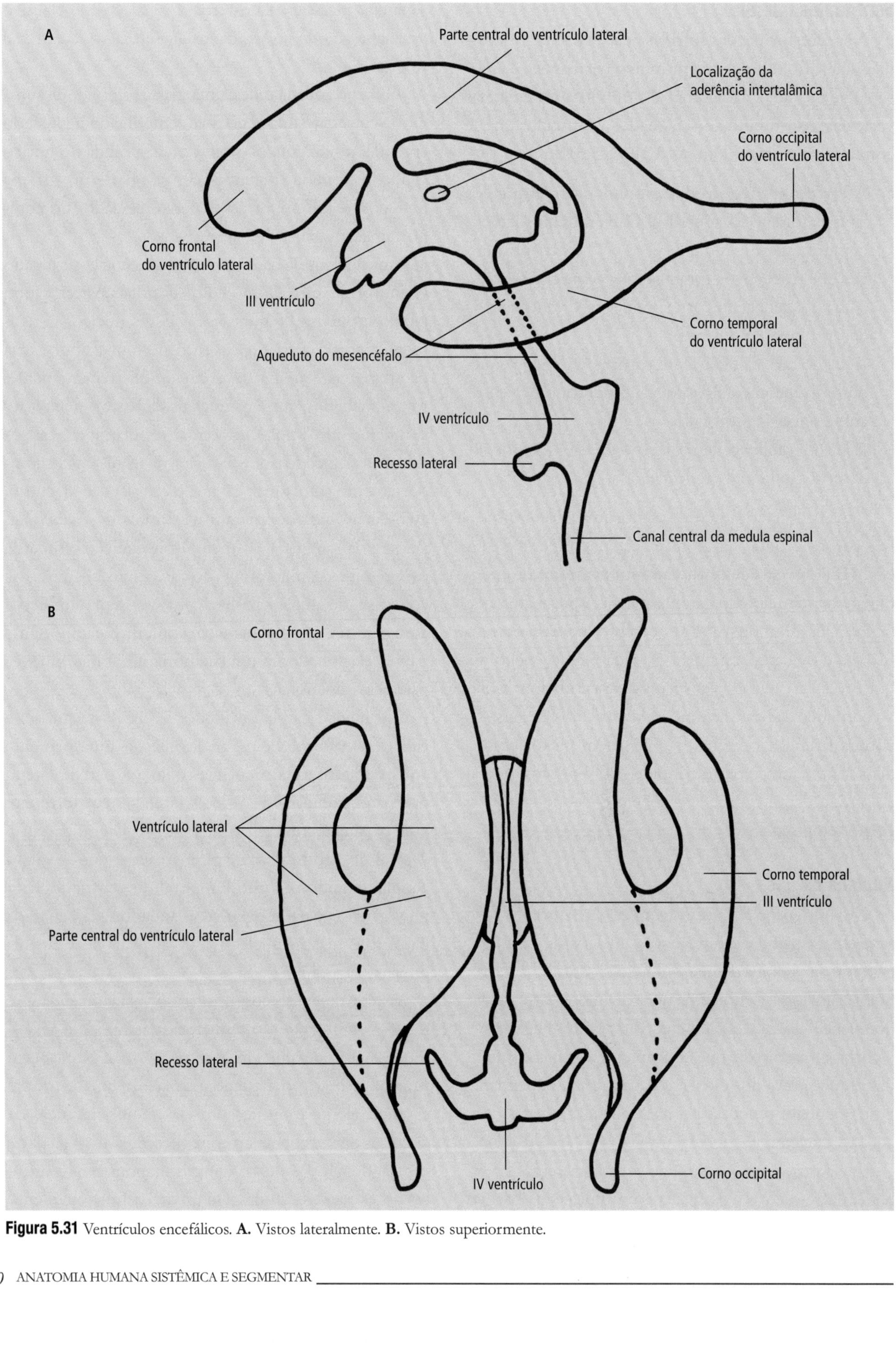

Figura 5.31 Ventrículos encefálicos. **A.** Vistos lateralmente. **B.** Vistos superiormente.

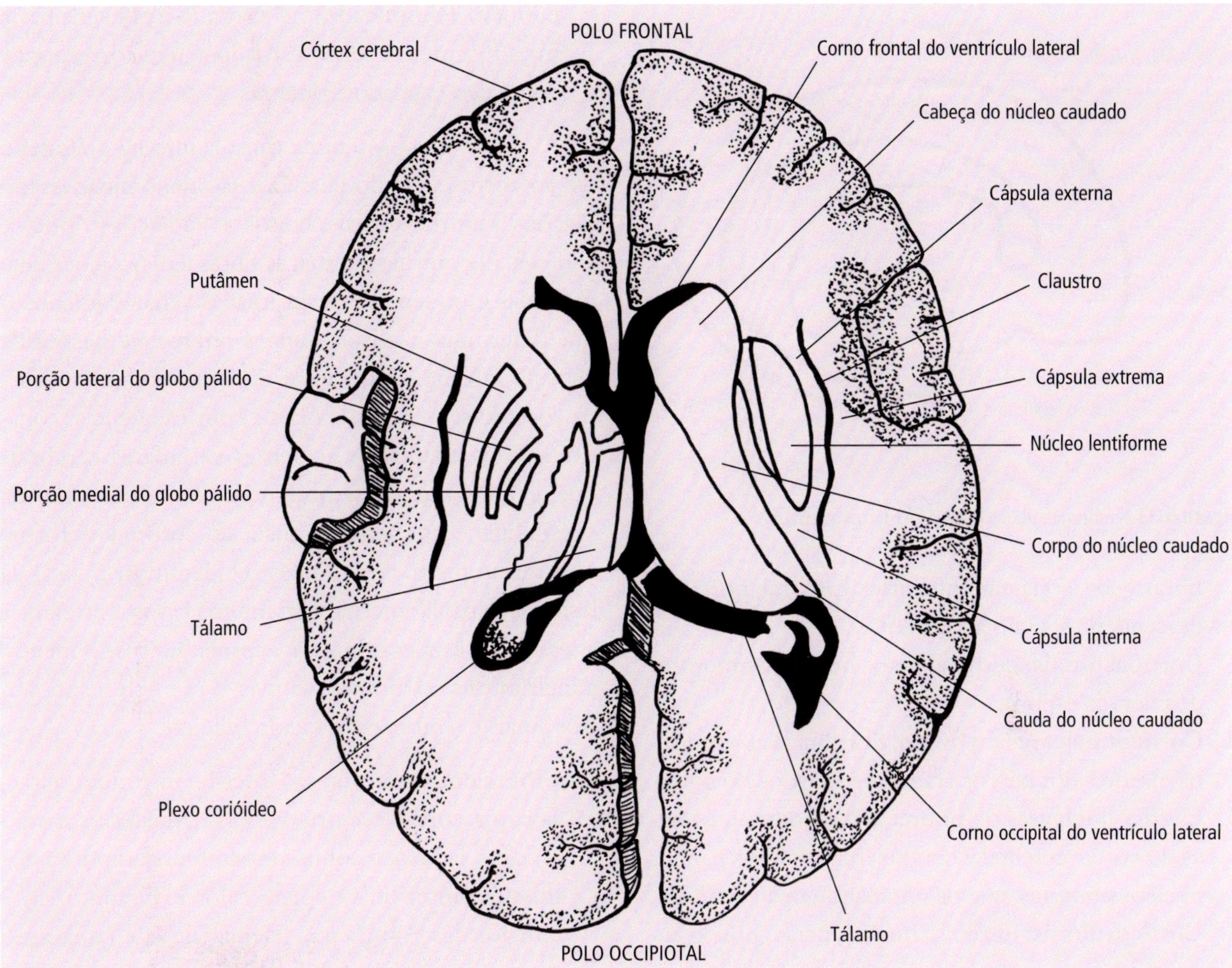

Figura 5.32 Núcleos da base e do tálamo. No lado direito, as estruturas estão mostradas em corte.

corpo. Parece também não haver dúvidas de que o corpo estriado e as estruturas a ele relacionadas são responsáveis por ajustamentos posturais e pela execução de movimentos de natureza automática, como os que são observados no caminhar (o balançar automático dos braços), ou movimentos de reação, como o piscar dos olhos. Exatamente por estar relacionado de forma direta ao controle motor, as lesões do corpo estriado resultam em hipertonia (rigidez) e hipercinesia (tremores e outros movimentos anormais involuntários). Algumas dessas estão presentes no parkinsonismo (doença de Parkinson), no qual ocorrem a degeneração dos neurônios dopaminérgicos da substância negra do mesencéfalo, a atetose e a degeneração hepatolentiforme (doença de Wilson), entre outras. Nessa última, além de lesões no putame, no globo pálido e no núcleo caudado, ocorre cirrose hepática.

Substância branca dos hemisférios cerebrais

Entre o córtex cerebral e os núcleos da base e do tálamo, situa-se a substância branca dos hemisférios cerebrais, constituída por fibras nervosas mielínicas e que são:

a) **Fibras de projeção:** estabelecem conexões ascendentes ou descendentes entre o córtex cerebral e as estruturas subcorticais. Essas fibras constituem o fórnice e a cápsula interna. O fórnice liga o hipocampo aos núcleos mamilares do hipocampo, integrando o circuito de Papez, parte do sistema límbico (Figura 5.34). A cápsula interna é um grande feixe de fibras que separa o tálamo, situado medialmente, do núcleo lentiforme, situado lateralmente (Figura 5.32). Acima do núcleo lentiforme, a cápsula interna abre-se em leque para atingir diferentes áreas do córtex cerebral, formando a coroa radiada (Figura 5.35). Entre as

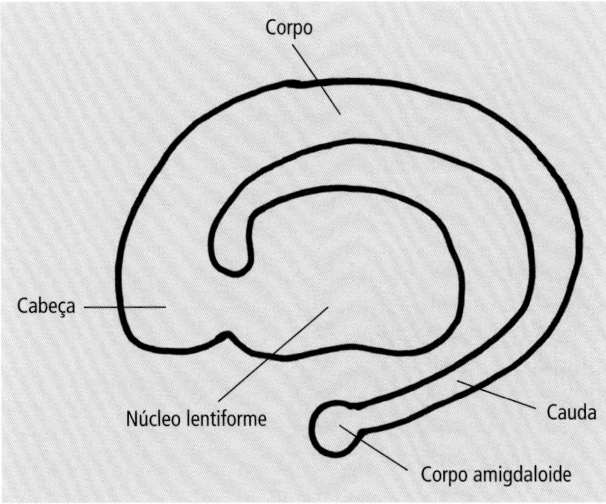

Figura 5.33 Núcleo caudado e lentiforme (esquemático).

fibras que se originam no córtex cerebral, portanto, descendentes, estão as seguintes:

1. **Corticospinais:** destinadas aos neurônios motores dos nervos espinais.
2. **Corticonucleares do bulbo:** distribuídas aos núcleos motores dos nervos cranianos situados no bulbo.
3. **Corticonucleares da ponte:** deixam diferentes áreas do córtex cerebral e conduzem estímulos para os núcleos pontinos, que os retransmitem ao cerebelo.
4. **Corticorubrais:** trazem estímulos para o pouco conhecido núcleo rubro.
5. **Corticoestriatais:** levam estímulos do córtex ao corpo estriado, mais particularmente ao ***striatum***, também denominado "neoestriado", por ser a parte mais recente do corpo estriado, e que corresponde ao núcleo caudado e putame.

As fibras que passam na cápsula interna e dirigem-se ao córtex vêm do tálamo e são denominadas "radiações"; entre as quais, temos as radiações óptica e auditiva. Na cápsula interna, as fibras têm posições bem definidas e podem, pois, ser lesadas separadamente, o que determina quadros clínicos diferentes. Lesões da cápsula interna decorrentes de hemorragias ou obstruções de seus vasos ocorrem com frequência, constituindo os chamados acidentes vasculares cerebrais que, geralmente, causam hemiplegia e diminuição da sensibilidade na metade oposta do corpo. Conforme o distúrbio provocado, é possível identificar o local da lesão na cápsula interna. Em muitos casos, entretanto, a lesão não está confinada à cápsula interna, podendo atingir outras estruturas vizinhas, o que acrescenta outros sinais e sintomas ao quadro clínico.

a) **Fibras comissurais:** são inter-hemisféricas, isto é, fazem a conexão entre os dois hemisférios, como o corpo caloso, a comissura do hipocampo e a comissura anterior. O corpo caloso (Figura 5.18) é a maior das comissuras telencefálicas e também o maior feixe de fibras do SN. Estabelece conexões entre áreas simétricas dos dois hemisférios, com exceção daquelas do lobo temporal, que são unidas

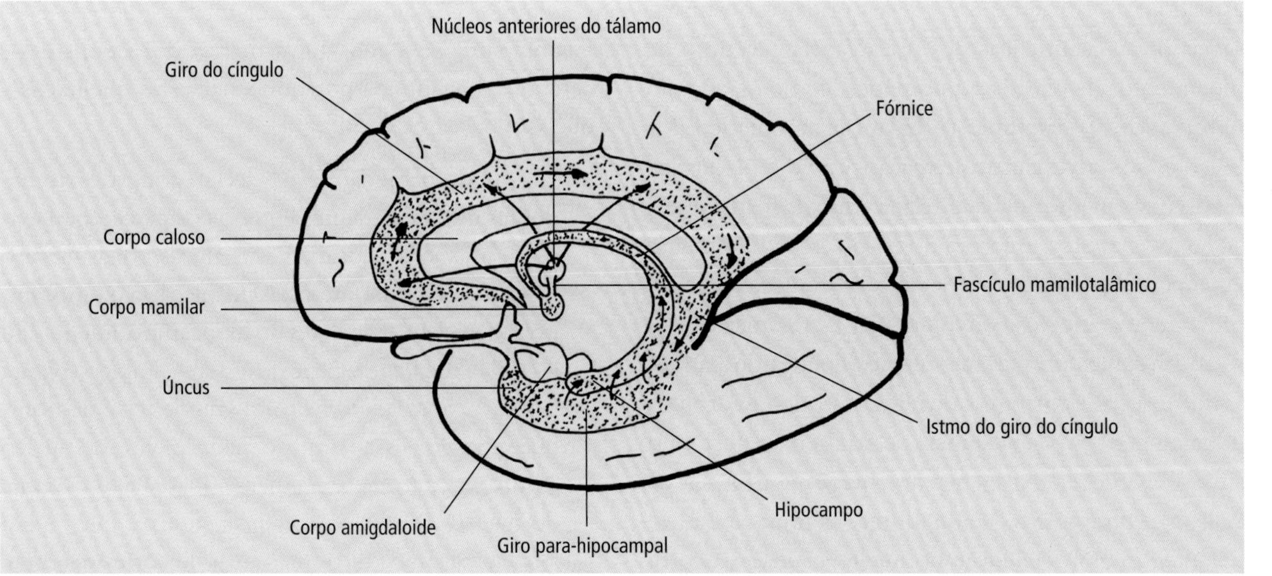

Figura 5.34 Principais componentes do sistema límbico, mostrando-se também o circuito de Papez.

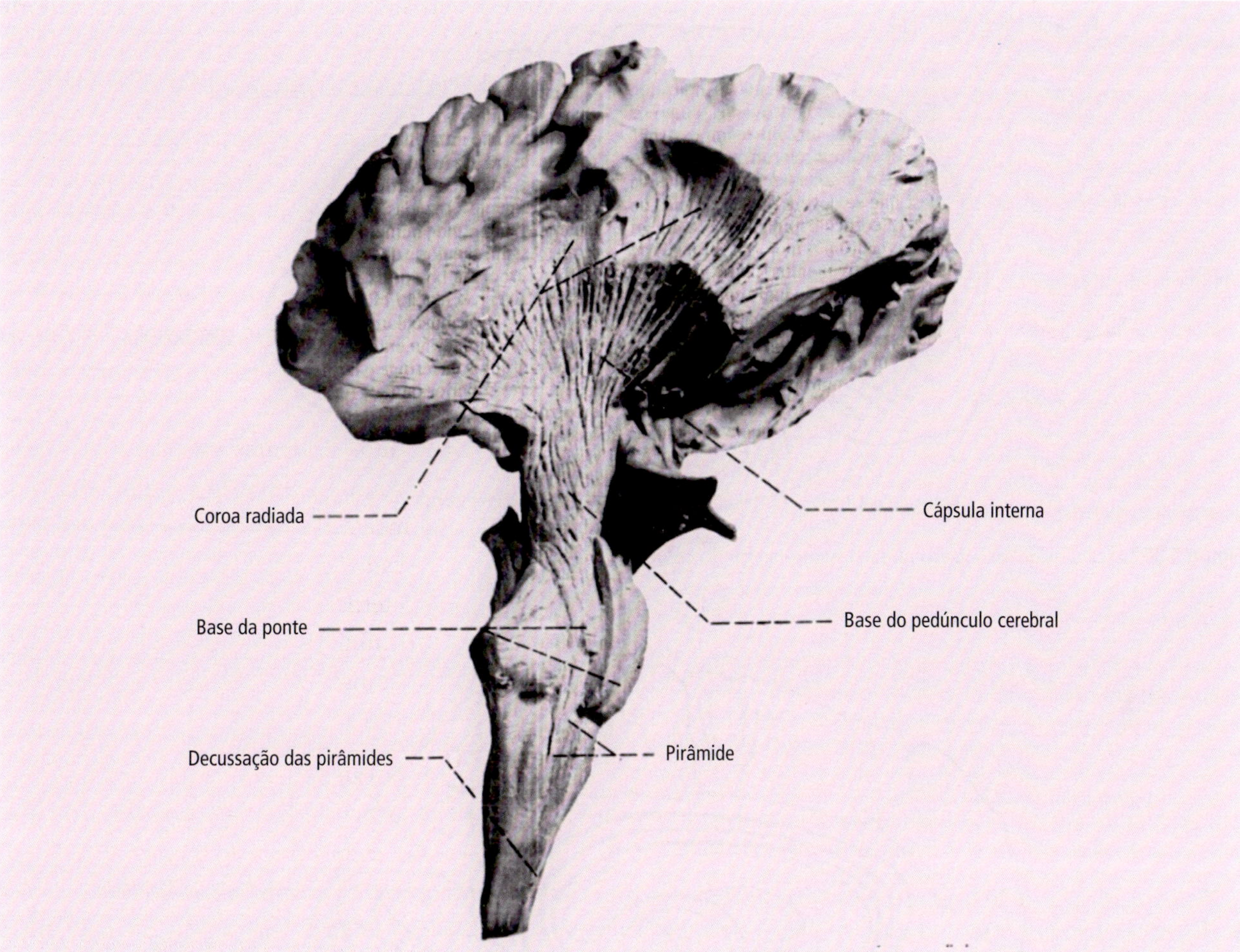

Figura 5.35 Vista lateral de uma dissecação de encéfalo, mostrando o trato corticospinal no seu trajeto pela coroa radiada, cápsula interna, base do pedúnculo cerebral, base da ponte e pirâmides bulbares (preparação e fotografia gentileza do Prof. Hildegardo Rodrigues).

principalmente pela comissura anterior. O corpo caloso permite que os hemisférios funcionem de forma harmônica. A comissura do hipocampo é pouco desenvolvida no homem, formada por fibras que se dispõem entre as duas pernas do fórnix e estabelecem conexão entre os dois hipocampos. A comissura anterior tem uma porção olfatória, que faz a conexão entre os bulbos olfatórios, e uma porção não olfatória, que estabelece união entre os lobos temporais (Figura 5.18).

b) **Fibras de associação telencefálicas (Figuras 5.36 e 5.37):** classificadas em curtas e longas, dependendo de seu tamanho. As curtas associam áreas vizinhas do córtex, por exemplo, dois giros, passando as fibras de associação, nesse caso, pelo fundo do sulco (Figura 5.37). Em razão de sua disposição, são também denominadas "fibras arqueadas do cérebro" ou "fibras em 'U'". Entre as fibras de associação inter-hemisféricas longas, são mais importantes:

1. **Fascículo do cíngulo:** percorre o giro do mesmo nome, unindo o lobo frontal ao temporal, passando pelo lobo parietal (Figura 5.37).
2. **Fascículo longitudinal inferior:** une o lobo temporal ao lobo occipital (Figura 5.37).
3. **Fascículo longitudinal superior:** une os lobos frontal, parietal e occipital pela face superolateral de cada hemisfério (Figura 5.36).
4. **Fascículo uncinado:** une o lobo frontal ao temporal passando pelo fundo do sulco lateral (Figura 5.37).

O fascículo longitudinal superior faz conexão de áreas corticais relacionadas com a expressão e percepção da linguagem. Lesões dessas áreas ocasionam distúrbios da linguagem denominados afasias.

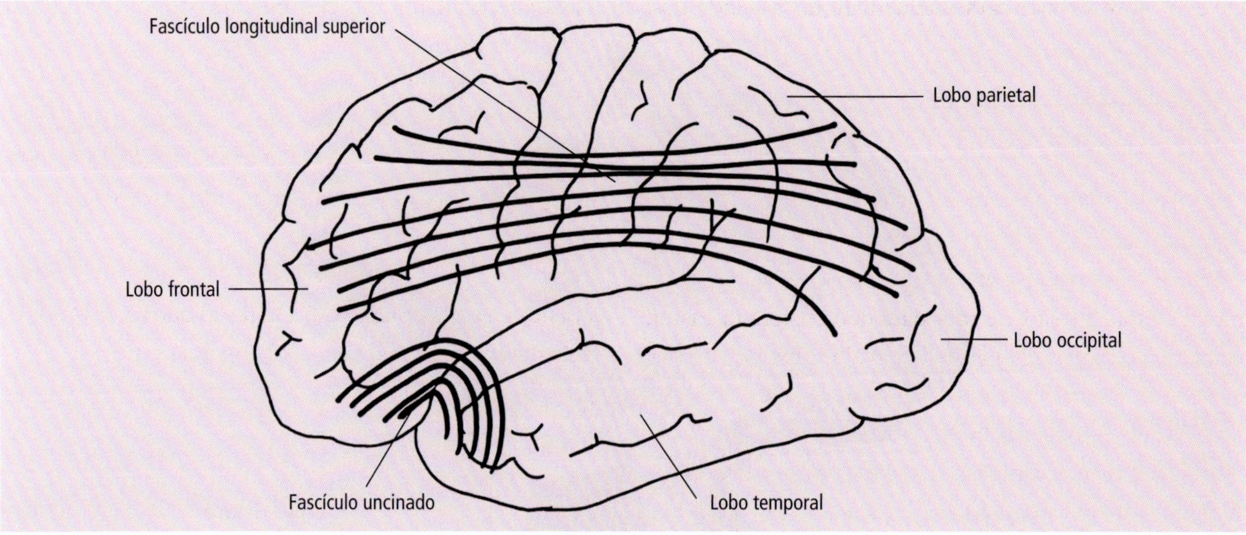

Figura 5.36 Fascículos de associação na face superolateral do cérebro.

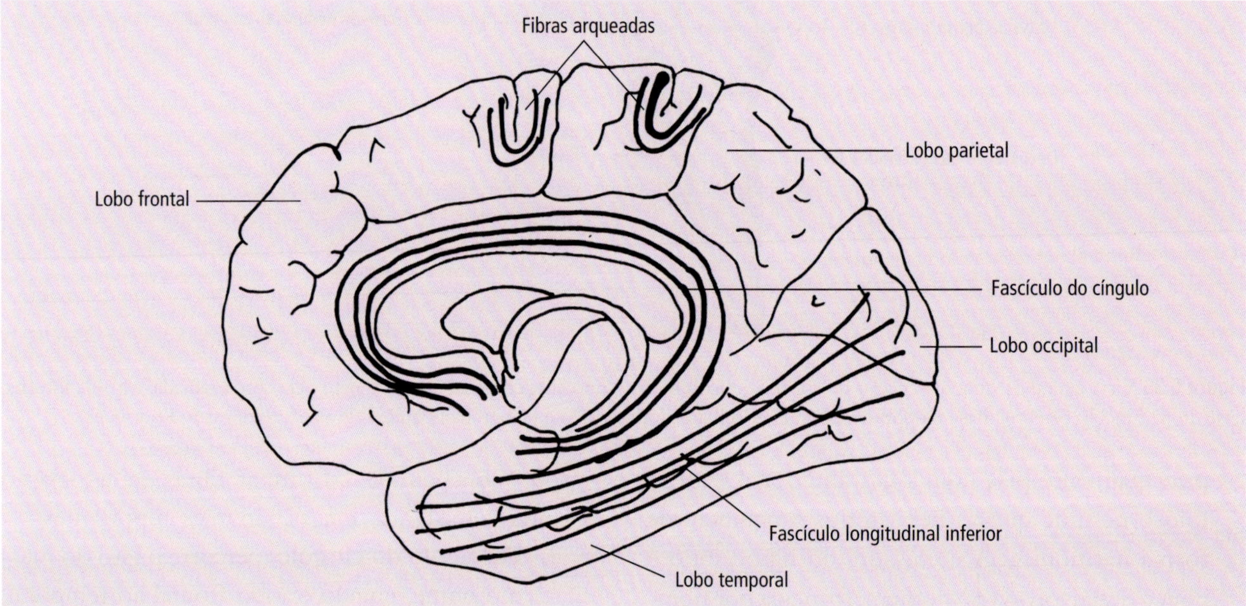

Figura 5.37 Fascículos de associação na face medial do cérebro.

Córtex cerebral

O córtex cerebral é a camada de substância cinzenta que cobre os hemisférios cerebrais (Figuras 5.25 e 5.32), constituída pelos corpos neuronais; corresponde a 40% do peso do encéfalo. Dois terços do córtex cerebral estão ocultos na profundidade dos sulcos. Os bilhões de neurônios se distribuem em toda a espessura do córtex em padrões que variam de área para área, mas é possível identificar seis lâminas de células no córtex cerebral, do exterior para o interior: molecular; granular externa; piramidal externa; granular interna; piramidal interna; e multiforme. O neocórtex, isto é, aquele de aquisição filogenética mais recente, corresponde a 90% do córtex. Além dos corpos neuronais, encontra-se em todo o córtex cerebral:

a) **Fibras aferentes:** incluem as fibras de projeção do tálamo, fibras comissurais do hemisfério oposto e fibras de associação de diferentes áreas do mesmo hemisfério.
b) **Fibras eferentes:** incluem as fibras de projeção para estruturas fora do telencéfalo, além das fibras comissurais e de associação.

c) **Fibras intercorticais:** incluem fibras ascendentes, descendentes curtas e de associação horizontais.

MENINGES

O encéfalo e a medula espinal são envolvidos, sustentados e protegidos por lâminas (ou membranas) de tecido conjuntivo denominadas, em conjunto, "meninges". Essas lâminas já foram mencionadas no estudo da anatomia da medula espinal e são, de fora para dentro: a dura-máter; a aracnoide-máter; e a pia-máter. A dura-máter é a mais espessa das membranas, por essa razão denominada "paquimeninge". A aracnoide-máter e a pia-máter, em contraposição, menos espessas, constituem a leptomeninge. A pia-máter está intimamente aplicada ao encéfalo e à medula espinal. Entre as duas está a aracnoide-máter, da qual partem fibras delicadas que vão ter à pia-máter, constituindo uma rede semelhante a uma teia de aranha, daí sua denominação. Os clínicos costumam mencionar um espaço capilar entre a dura-máter e o periósteo da superfície interna do crânio, com a designação "espaço epidural", e também outro espaço entre a dura-máter e a aracnoide-máter, denominado "espaço subdural". A aracnoide é separada da pia-máter pelo espaço leptomeníngeo (subaracnóideo), onde circula o LCS (Figura 5.14). Devem-se registrar aqui as observações do Federative Committee on Anatomical Terminology, o FCAT: "Embora os termos *espaços epidural* e *subdural* estejam em uso comum, sob condições normais a aracnoide está fixada à dura-máter e a dura-máter, presa ao crânio; não há nenhum espaço nessas interfaces. A existência desses espaços é o resultado de traumas ou processos patológicos que, artificialmente, separam a aracnoide da dura e a dura do crânio".

Dura-máter

Trata-se de uma membrana espessa e resistente, de tecido conectivo denso, com poucos núcleos e algumas fibras elásticas. Costuma-se identificar na dura-máter duas camadas, interna e externa. Entretanto, a camada externa, rica em vasos sanguíneos e fibras nervosas, é, na verdade, o periósteo da superfície interna do crânio, não sendo, portanto, uma camada meníngea. É a camada interna (dura-máter cranial, ou encefálica) que apresenta prolongamentos que formam quatro pregas, ou septos (foice do cérebro; tentório do cerebelo; foice do cerebelo; e diafragma da sela), que dividem a cavidade craniana em compartimentos incompletos; dessas quatro, três estão representadas na Figura 5.38.

Leptomeninge

A pia-máter tem rica vascularização e está intimamente aderida ao encéfalo e à medula espinal. Penetra nos ventrículos onde, unida ao epêndima, forma os plexos corióideos, responsáveis pela produção do LCS. O epêndima é um epitélio especializado que forra todos os ventrículos e o canal central da medula espinal.

A aracnoide-máter não é vascularizada, localizando-se entre a dura-máter e a pia-máter. No espaço leptomeníngeo (subaracnóideo), situado entre a aracnoide-máter e a pia-máter, circula o LCS. O espaço leptomeníngeo comunica-se com os ventrículos através de uma abertura mediana, situada no teto do 4º ventrículo, e de duas aberturas laterais, situadas em cada recesso lateral do 4º ventrículo. O espaço leptomeníngeo, como já foi dito, é cruzado por numerosas trabéculas aracnóideas que ligam a aracnoide à pia-máter.

Ocasionalmente, projeções da aracnoide-máter encefálica entram na dura-máter, sobretudo no nível do seio longitudinal superior, mas também de outros seios durais. Essas projeções são denominadas "granulações aracnóideas", cujo número tende a aumentar com a idade (Figura 5.38).

Em vários pontos, a aracnoide-máter e a pia-máter estão separadas por espaços denominados "cisternas subaracnóideas". A terminologia anatômica registra as seguintes: cisterna cerebelo bulbar posterior; cisterna magna; cisterna cerebelo bulbar lateral; cisterna da fossa lateral do cérebro; cisterna quiasmática; cisterna interpeduncular; cisterna circundante; cisterna pericalosa; cisterna pontocerebelar; cisterna da lâmina terminal; cisterna colicular; e cisterna lombar.

Tumores das meninges são relativamente frequentes e como, muitas vezes, eles se originam das granulações aracnóideas, sua incidência aumenta com a idade e mais comumente localizam-se próximos aos seios venosos durais. Também são comuns as meningites, infecções das meninges, e, quando ocorrem, provocam profundas alterações no LCS que podem ser detectadas por exames bacterioscópicos, cultura ou inoculação em animais de laboratório. O tratamento é feito com antibióticos, mas nunca antes de se proceder ao exame do LCS.

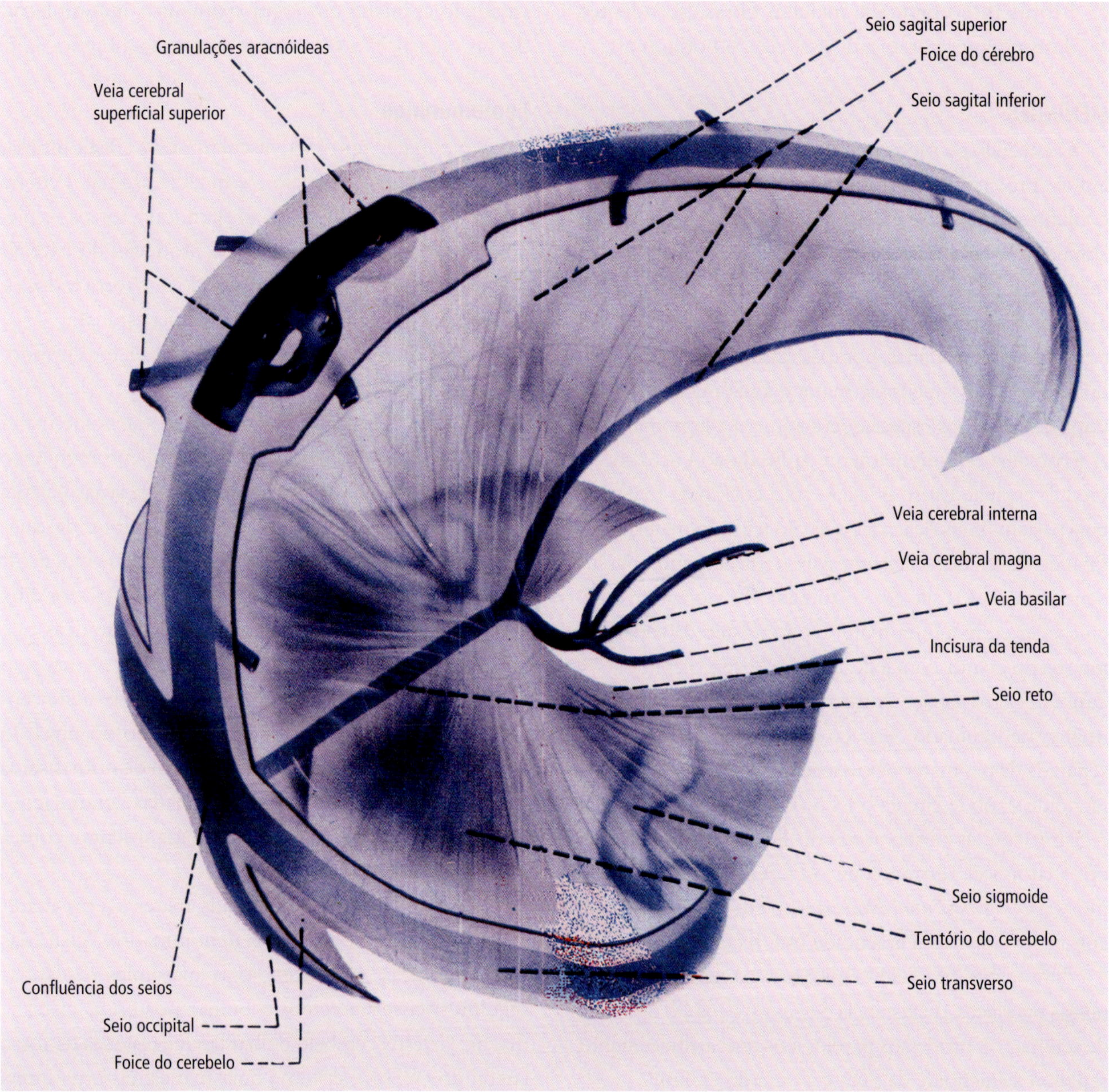

Figura 5.38 Septos da dura-máter (reproduzida de Machado ABM. *Neuroanatomia funcional*, 2005).

LÍQUIDO CEREBROSPINAL

No espaço subaracnóideo e nos ventrículos, circula um líquido de composição química pobre em proteínas, se comparado ao plasma sanguíneo (embora seja mais rico em cloretos do que ele), denominado "líquido cerebrospinal". Uma de suas mais importantes funções é sustentar o peso do encéfalo e proteger o SNC, agindo como amortecedor de choques. Não há acordo sobre outras funções que possa desempenhar. Sua quantidade total é de cerca de 120 a 180 mL e toda essa quantidade é renovada três vezes por dia. É produzido em formações especiais, os plexos corióideos, situados nos ventrículos laterais e no 3º e 4º ventrículos (Figura 5.39).

O líquido cerebrospinal circula, no espaço subaracnóideo, em torno da medula espinal e do encéfalo e é absorvido pelas granulações aracnóideas. Estas se projetam para dentro dos seios venosos durais, especialmente no seio sagital superior (Figura 5.39).

A obstrução de qualquer das passagens interventriculares elevará a quantidade de líquido no interior das cavidades ventriculares situadas acima do ponto de obstrução, caracterizando o que se denomina "hidrocefalia

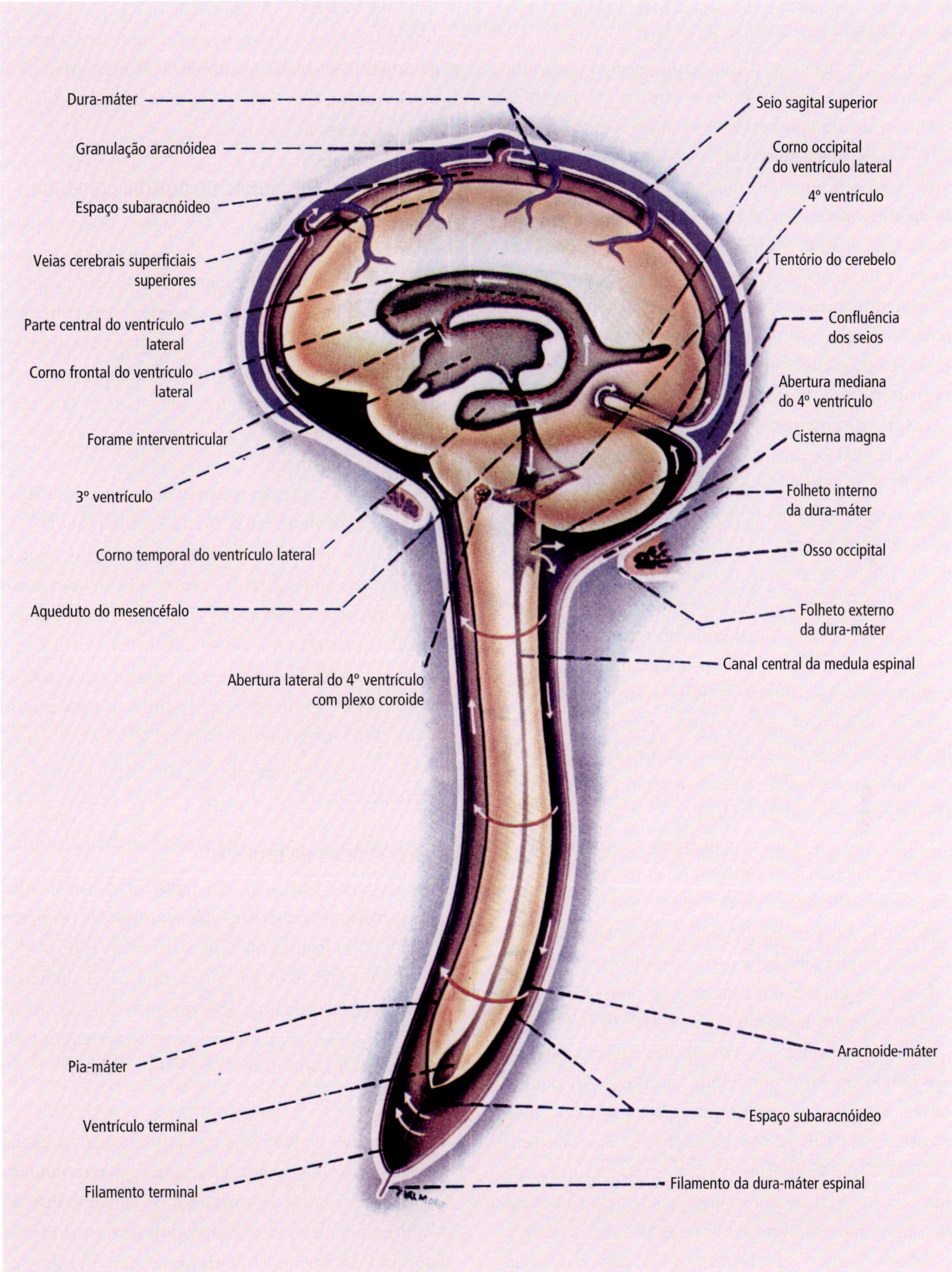

Figura 5.39 Ventrículos encefálicos, suas comunicações e circulação do líquido cerebrospinal (esquemático).

obstrutiva". O aqueduto do mesencéfalo, muito estreito, é local relativamente comum de obstrução causada por um tumor em sua vizinhança, ou por atresia congênita. A hidrocefalia também pode ocorrer por excesso de produção do líquido cerebrospinal, isto é, produz-se mais LCS do que é absorvido, ocasionando o acúmulo indesejável: denomina-se "hidrocefalia comunicante". A cavidade craniovertebral é uma cavidade completamente fechada, que não permite a expansão de seu conteúdo. Assim, o aumento de volume de qualquer componente da cavidade craniana reflete-se sobre os demais, gerando aumento da pressão intracraniana. Tumores e outros processos expansivos intracranianos comprimem todas as estruturas da cavidade craniovertebral e determinam um quadro de hipertensão craniana, com sinais característicos, dos quais o mais expressivo é a cefaleia. Excesso de LCS nos ventrículos também causa hipertensão intracraniana, exigindo, para aliviar a pressão, que seja produzida uma abertura na parte rostral do 3º ventrículo. O objetivo é permitir a passagem do LCS para os espaços subaracnóideos da base do encéfalo.

O líquido cerebrospinal pode ser retirado para exames laboratoriais de rotina, importantes no diagnóstico de muitas doenças. Também é possível medir a pressão do LCS: no homem, em decúbito lateral, em repouso, ela varia de 120 a 180 mm de água. O LCS é retirado, comumente, por meio de uma punção lombar (item "Envoltórios da medula espinal").

Uma das complicações mais frequentes dos traumatismos cranianos são as rupturas de vasos que resultam em acúmulo de sangue nas meninges sob a forma de hematomas. Lesões das artérias meníngeas, principalmente da artéria meníngea média, resultam em acúmulo de sangue entre a dura-máter e os ossos do crânio, formando-se um hematoma extradural. O hematoma separa a dura-máter do osso e empurra o tecido nervoso para o lado oposto, culminando na morte em poucas horas se o sangue no seu interior não for drenado. Nos hematomas subdurais, o sangramento se dá no espaço subdural, quase sempre em consequência da ruptura de uma veia cerebral no ponto em que ela desemboca no seio sagital superior. Por sua vez, hemorragias no espaço subaracnóideo (ou leptomeníngeo) não provocam hematomas, uma vez que o sangue mistura-se ao LCS, o que pode ser constatado em uma punção lombar.

Em um paciente com trauma cranioencefálico, eventualmente podemos observar, ao exame físico, a presença de **otorreia serossanguinolenta** ou em **aspecto em água de rocha**, fato que sugere uma fístula traumática com extravasamento de LCS.

CLASSIFICAÇÃO FUNCIONAL DO CÓRTEX CEREBRAL

Existe, sem dúvida, uma correlação funcional das áreas do córtex cerebral. Entretanto, as localizações funcionais devem ser consideradas especializações funcionais de determinadas áreas, e não como compartimentos isolados. A possibilidade de se obter movimento, por exemplo, por estimulação da área somestésica (área da sensibilidade somática) não invalida o fato de que, pelo menos nos primatas, a área somestésica é, essencialmente, uma área sensitiva.

Brodmann subdividiu o córtex humano em 52 áreas citoarquiteturais numeradas. Não há razão para descrever todas, mas as mais importantes serão mencionadas aqui. As áreas funcionais do córtex são divididas em áreas de projeção e áreas de associação; as primeiras estão relacionadas com a sensibilidade e a motricidade; as últimas, de modo geral, estão relacionadas com as funções psíquicas complexas. As informações que se seguem estão longe de representar um estudo aprofundado dessas áreas, estudo este que deve ser feito em Neuroanatomia.

Áreas primárias de projeção

As áreas de projeção são também denominadas "áreas primárias". Só existe uma área motora primária, situada no lobo frontal, mas são várias as áreas primárias sensitivas nos demais lobos. A cada tipo de sensibilidade especial, corresponde uma determinada área primária, já todas as formas de sensibilidade geral convergem para uma só área, a somestésica. A seguir, breve descrição das áreas corticais primárias.

1. **Área somestésica:** área da sensibilidade somática geral, localizada no giro pós-central, correspondendo às áreas 3, 2, 1 do mapa de Brodmann (Figuras 5.40A e 5.40B). A essa área, depois de fazer conexão no nível do tálamo, chegam fibras aferentes da sensibilidade geral da pele e de tecidos mais profundos do lado oposto do corpo e da cabeça. São fibras que

trazem os estímulos de temperatura, dor, tato, pressão e propriocepção consciente. Na área somestésica, existe uma somatotopia, isto é, as diferentes partes do corpo estão representadas em partes determinadas da área somestésica. Essa representação é feita de tal modo que sua extensão na área cortical depende da importância funcional da parte do corpo na biologia da espécie animal, e não do seu tamanho. Assim, no homem, na porção superior do giro pós-central, na parte medial do hemisfério, localiza-se a área dos órgãos genitais e do pé, seguida, já na face superolateral do hemisfério, das áreas da perna, tronco e do braço, todas pequenas. Mais abaixo, vem a área da mão, de grande dimensão, seguida da área da cabeça, onde face e boca têm uma representação também bastante grande. Segue-se a área da língua e da faringe. Essa somatotopia é fundamentalmente semelhante à que se encontra na área motora, na qual chama a atenção a área de representação da mão, particularmente dos dedos, desproporcionalmente grande.

As lesões da área somestésica causam diminuição da percepção da sensibilidade do lado oposto do corpo, especialmente a perda da capacidade de discriminar dois pontos, perceber movimentos de partes do corpo ou reconhecer diferentes intensidades de estímulo. Contudo, uma lesão na área somestésica do córtex cerebral não elimina completamente a sensibilidade somática, pois algumas sensações, como a dor, podem ser integradas no tálamo, perdendo-se, entretanto, a capacidade de discriminar a informação dolorosa.

2. **Área visual:** localiza-se nos lábios do sulco calcarino, correspondendo à área 17 de Brodmann (Figuras 5.40A e 5.40B). Estimulações elétricas dessa área causam alucinações visuais. Há uma correspondência perfeita entre retina e córtex visual. A ablação bilateral da área 17 causa cegueira completa na espécie humana, mas não em outros mamíferos, nos quais persiste, após a ablação, alguma sensação luminosa que permite ao animal desviar-se dos objetos em seu caminho.
3. **Área auditiva:** corresponde às áreas 41 e 42 de Brodmann (Figura 5.40A), localizando-se no giro temporal transverso anterior. Lesões bilaterais da área auditiva causam surdez completa, porém as lesões unilaterais não causam grande prejuízo auditivo, uma vez que as vias auditivas, ao contrário das demais vias de sensibilidade, não são totalmente cruzadas.
4. **Área olfatória:** no homem ocupa uma região de pequena dimensão, situada na parte anterior do unco e do giro parahipocampal. Foram registrados casos de alucinações olfatórias em pacientes com epilepsia focal no unco.
5. **Área gustativa:** é a área 43 de Brodmann (Figura 5.40A), localizada na porção inferior do giro pós-central, em uma região adjacente à parte da área somestésica correspondente à língua.
6. **Área vestibular:** localiza-se no lobo parietal, numa pequena região próxima à parte da área somestésica correspondente à face. Alguns autores sugerem que a área vestibular seja importante para apreciação consciente da orientação no espaço. Pela sua localização, a área vestibular parece estar mais relacionada com a área de projeção da sensibilidade proprioceptiva do que com a auditiva.
7. **Área motora primária:** corresponde à área 4 de Brodmann (Figura 5.40A), ocupando o giro pré-central. Como foi dito, na área motora primária há uma representação somatotrópica, muito semelhante à que foi descrita para a área somestésica. A estimulação elétrica da área 4 provoca movimentos de grupos musculares no lado oposto do corpo. No homem, a área 4 dá origem à maior parte das fibras dos tratos corticospinal e corticonuclear, principais responsáveis pela motricidade voluntária.

Áreas de associação

As denominadas "áreas de associação do córtex cerebral" são aquelas que não estão envolvidas diretamente com a motricidade ou com a sensibilidade. Elas ocupam, no homem, considerável território cortical, bem superior ao das áreas de projeção, o que se justifica por estarem relacionadas a funções psíquicas, altamente desenvolvidas na espécie humana. Entre essas áreas, existem as de associação secundárias, que se relacionam, ainda que indiretamente, com alguma modalidade de sensação ou com a motricidade e, em geral, estão justapostas às áreas primárias correspondentes. Por sua vez, as áreas de associação terciárias não se relacionam, isoladamente, com nenhuma modalidade sensorial. A função dessas áreas só recentemente começou a ser conhecida e já se

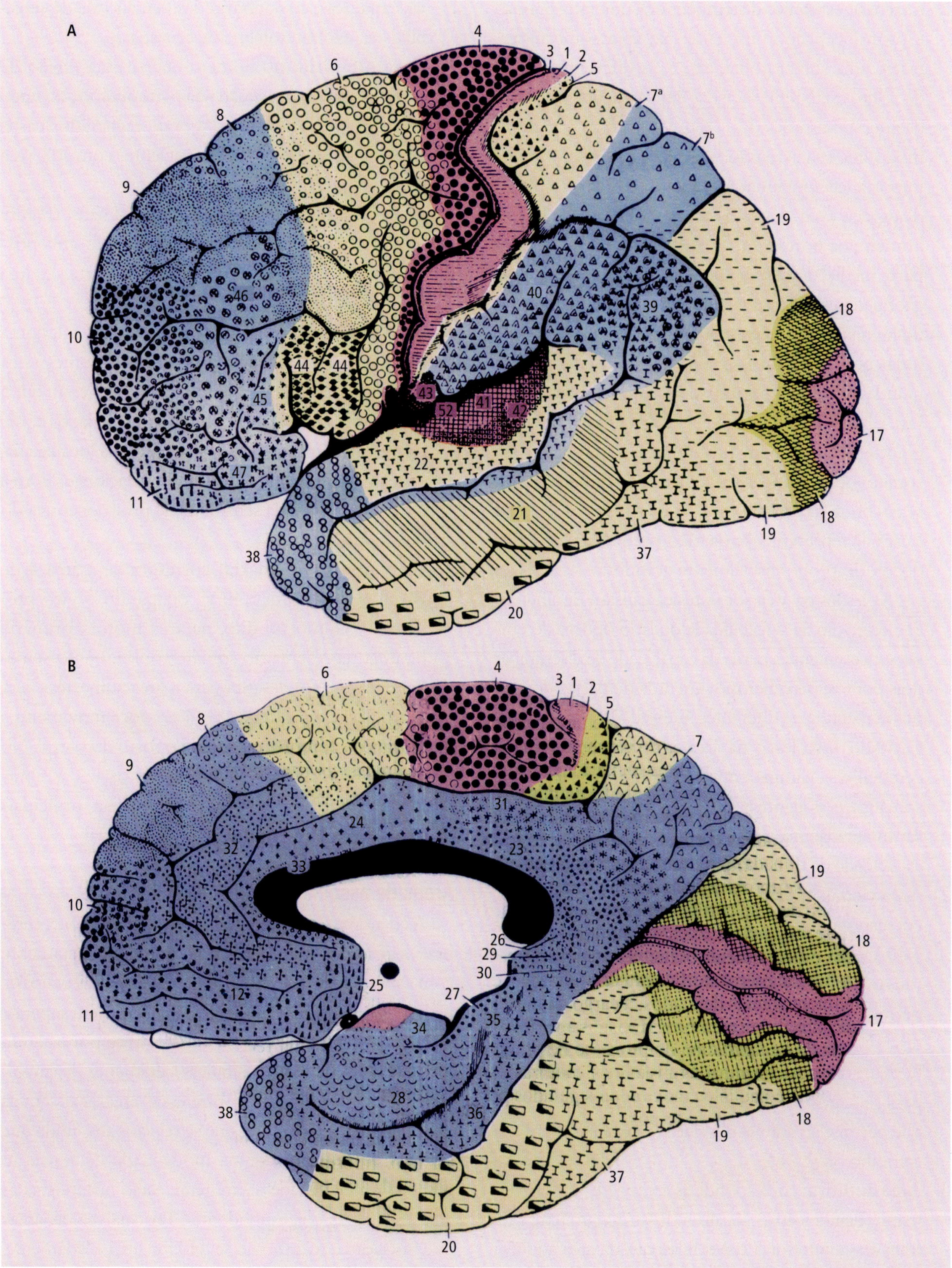

Figura 5.40 A. Áreas corticais primárias (em vermelho), secundárias (em amarelo) e terciárias (em azul), em relação às áreas citoarquiteturais de Brodmann. Face superolateral do cérebro. **B.** Face medial do cérebro (reproduzida de Machado ABM. *Neuroanatomia funcional*, 2005).

sabe que elas recebem informações elaboradas por todas as áreas secundárias e são responsáveis também pela elaboração das diversas estratégias comportamentais.

Áreas de associação secundárias

Entre as áreas de associação secundárias sensitivas, citam-se: a somestésica secundária, que ocupa o lóbulo parietal superior, correspondendo à área 5 e parte da área 7 de Brodmann (Figuras 5.40A e 5.40B), logo atrás da área somestésica primária; a área visual secundária, situada adiante da área visual primária, correspondendo às áreas 18 e 19 de Brodmann, mas que também estende-se até o lobo temporal onde ocupa as áreas 20, 21 e 37 de Brodmann (Figuras 5.40A e 5.40B); a área auditiva secundária, que circunda a área auditiva primária, no lobo temporal, correspondendo à área 22 de Brodmann (Figuras 5.40A e 5.40B). As áreas de associação secundárias sensitivas estão relacionadas com o fenômeno da interpretação, ou gnosia de um objeto; já as áreas sensitivas primárias relacionam-se com a etapa de sensação do objeto. Em outras palavras, no reconhecimento de um objeto, primeiramente tem-se a sensação, a consciência do objeto, isto é, percebem-se suas características, como cor, tamanho, forma, dureza – é a fase de sensação; a seguir, essas características sensoriais são "comparadas" com o conceito do objeto armazenado na memória do indivíduo, permitindo sua identificação – é a fase de interpretação.

Áreas motoras secundárias são adjacentes à área motora primária. Quando lesadas, produzem um quadro clínico, denominado "apraxia", em que o indivíduo é incapaz de executar um ato voluntário embora não haja nenhum déficit motor. Na verdade, ele não é capaz de "planejar" o movimento. São três as áreas motoras secundárias:

a) **A área motora suplementar:** que ocupa a parte mais alta da área 6 de Brodmann, situada na face medial do giro frontal superior (Figuras 5.40A e 5.40B);
b) **A área pré-motora:** que ocupa toda a extensão da área 6 na face lateral do hemisfério;
c) **A área de Broca:** correspondente à área 44 e parte da área 45 de Brodmann (Figura 5.41), situada no giro frontal inferior, e responsável pela programação da atividade motora relacionada com a expressão da linguagem.

A área de Broca só está presente no hemisfério esquerdo do cérebro. Lesões da área de Broca resultam em deficiências de linguagem denominadas "afasias". As afasias podem ser de três tipos:

1. **Afasia de expressão, ou afasia motora:** quando o paciente tem dificuldade de traduzir seus pensamentos em palavras faladas ou escritas; é típica de lesão na área de Broca.
2. **Afasia de percepção:** quando a compreensão de sinais e símbolos falados ou escritos é prejudicada; é causada por lesão na área posterior da linguagem, ou área de Wernicke (Figura 5.41), cientista que primeiro a descreveu na junção dos lobos temporal e parietal, correspondente à parte mais posterior da área 22 de Brodmann.

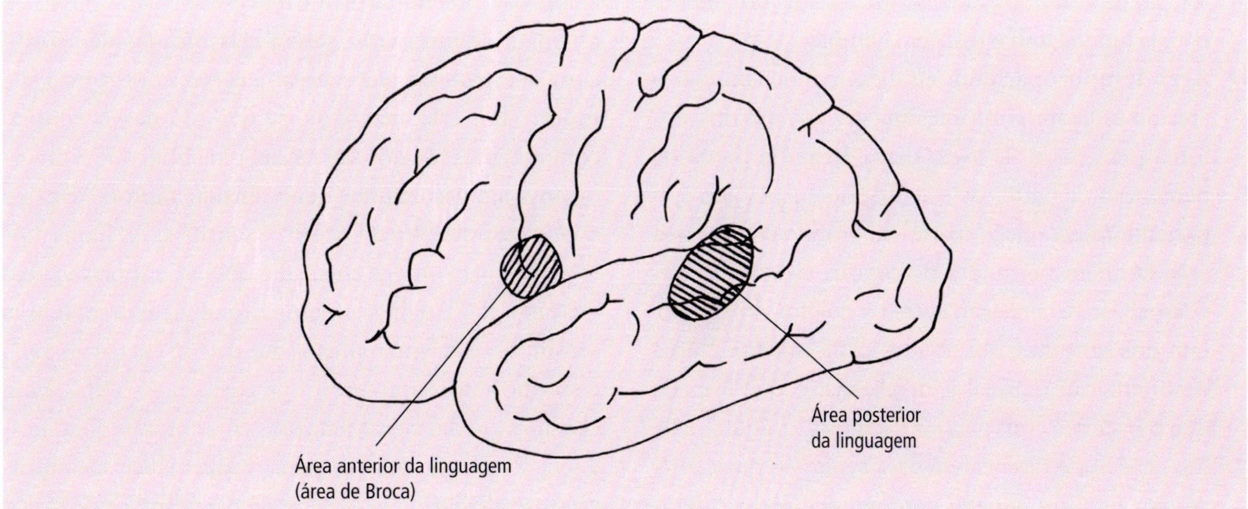

Figura 5.41 Áreas corticais da linguagem.

A área de Wernicke está relacionada com o entendimento da palavra falada e, da mesma forma que ocorre com a área de Broca, ela só está presente no hemisfério esquerdo do cérebro.

3. **Afasia mista:** isto é, expressivo-perceptiva, que é a mais comum.

Áreas de associação terciárias

Como foi dito, são áreas relacionadas funcionalmente a fenômenos psíquicos e comportamentais: área pré-frontal; área temporoparietal; e sistema límbico.

a) **Área pré-frontal:** no homem, ocupa cerca de um quarto da superfície do córtex cerebral. A observação de quadros clínicos, nos quais houve lesão da área pré-frontal, e experiência em animais resultaram, por volta de 1936, em uma técnica cirúrgica, a lobotomia frontal, para o tratamento de casos de ansiedade e depressão. A cirurgia consistia em uma secção bilateral da parte anterior dos lobos frontais, passando adiante dos cornos anteriores dos ventrículos laterais. Com o advento de novas drogas antidepressivas, e também por seus efeitos colaterais negativos, como a incapacidade de decidir sobre comportamentos mais adequados diante de cada situação, a lobotomia caiu em desuso. Ainda há muitas divergências sobre as funções da área pré-frontal, mas a maioria dos autores está de acordo que ela está envolvida nas escolhas comportamentais do indivíduo diante de uma dada situação, capacidade de concentração (atenção) e comportamento emocional. Nesse último caso, a função da área pré-frontal seria exercida juntamente com o hipotálamo e o sistema límbico.

b) **Área temporoparietal:** também conhecida como área do esquema corporal, uma vez que um dos sintomas, em casos de lesão dessa área, é a perda da percepção de partes de seu próprio corpo, isto é, o paciente "desconhece" partes do próprio corpo. Essa área também permite a percepção espacial extrapessoal, isto é, a relação entre os objetos no espaço. Um dos sintomas, observados clinicamente, é uma desorientação espacial generalizada, o que impede que o paciente consiga, por exemplo, levantar-se de uma cadeira e deslocar-se para sentar-se num sofá. A área temporoparietal compreende todo o lobo parietal inferior, ou seja, os giros supramarginal, área 40 de Brodmann, e parte do lóbulo parietal superior, área 37 de Brodmann (Figuras 5.40A e 5.40B).

c) **Sistema límbico:** sabe-se que as áreas encefálicas relacionadas com o comportamento emocional ocupam territórios muito amplos do telencéfalo e do diencéfalo, nos quais se encontram as estruturas que integram o sistema límbico, o hipotálamo e a área pré-frontal. Além de sua participação nos fenômenos emocionais, essas áreas regulam as atividades viscerais através do SN autônomo. Em 1937, o neuroanatomista James Papez aventou a hipótese de que o mecanismo da emoção dependia de uma série de estruturas integradas no que ele denominou "circuito de Papez". Embora não se aceite, hoje em dia, muito das teorias de Papez sobre a emoção, é indiscutível a participação do sistema límbico e de suas conexões nas manifestações emocionais. Também ainda não existe consenso, entre os pesquisadores, em relação às estruturas que fazem parte do sistema límbico. Adotou-se, neste livro, o ponto de vista do neuroanatomista Angelo Machado. Segundo ele, fazem parte do sistema límbico (Figura 5.34) estruturas corticais e subcorticais. Entre as primeiras, incluem-se o giro do cíngulo, o giro parahipocampal e o hipocampo; entre as últimas, estão o corpo amigdaloide, a área septal, os núcleos mamilares, os núcleos anteriores do tálamo e os núcleos habenulares.

SISTEMA NERVOSO PERIFÉRICO

Na divisão do SN, foram incluídos, como parte do SN periférico, as terminações nervosas, os gânglios e os nervos. Preliminarmente, deve-se ressaltar o fato de as fibras de um nervo serem classificadas de acordo com as estruturas que inervam, isto é, conforme a sua função. Por essa razão, diz-se que um nervo contém componentes funcionais. Assim, uma fibra que estimula ou ativa a musculatura é denominada "motora" e a que conduz estímulos para o SNC é sensitiva. As fibras motoras veiculam ordens emanadas do SNC e, portanto, em relação a ele, são ditas eferentes (que saem do SNC); as sensitivas veiculam impulsos que devem chegar ao SNC e são, portanto, aferentes (que chegam ao SNC). Essa classificação das fibras nervosas em motoras (eferentes) e sensitivas (aferentes) é apenas esquemática: classificação mais detalhada deve ser feita para estudos de maior complexidade do SN.

Terminações nervosas

Existem na extremidade de fibras sensitivas e motoras. Nessas últimas, o exemplo mais típico é o botão sináptico que estabelece relação funcional com a placa motora. As fibras sensitivas estabelecem contatos funcionais em suas extremidades periféricas com os receptores, que são estruturas especializadas para receber estímulos físicos ou químicos na superfície ou no interior do corpo. Assim os cones e os bastonetes da retina são estimulados apenas pelos raios luminosos; os receptores do ouvido, apenas por ondas sonoras; os gustativos, por substâncias químicas capazes de determinar as sensações de doce, azedo, amargo etc.; na pele e nas mucosas, existem receptores especializados para os agentes causadores do calor, frio, pressão e tato, ao passo que as sensações dolorosas são captadas por terminações nervosas livres, isto é, não há uma estrutura receptora especializada para esse tipo de estímulo. Quando os receptores são estimulados, originam impulsos nervosos que caminham pelas fibras em direção ao SNC.

Gânglios

Vimos que acúmulos de corpos celulares de neurônios dentro do SNC são denominados "núcleos". Quando esses acúmulos ocorrem fora do SNC, são denominados "gânglios" e se apresentam, geralmente, como uma dilatação.

Nervos

São cordões esbranquiçados formados por fibras nervosas unidas por tecido conectivo e que têm como função levar (ou trazer) impulsos ao (do) SNC. Distinguem-se dois grupos: os nervos cranianos e os espinais.

Nervos cranianos (Figura 5.42)

São 12 pares de nervos que fazem conexão com o encéfalo. A maioria deles (dez) origina-se no tronco encefálico. Além de sua designação, os nervos cranianos são também denominados por números em sequência craniocaudal. A relação a seguir apresenta o nome e o número correspondente a cada um dos pares cranianos:

I – Olfatório
II – Óptico
III – Oculomotor
IV – Troclear
V – Trigêmeo
VI – Abducente
VII – Facial
VIII – Vestibulococlear
IX – Glossofaríngeo
X – Vago
XI – Acessório
XII – Hipoglosso

Há uma acentuada variação entre eles no que se refere aos componentes funcionais, tornando-os muito mais complexos do que os nervos espinais. Alguns nervos cranianos têm um gânglio, outros têm mais de um e outros, ainda, não têm nenhum. Uma visão muito simplificada do destino desses nervos é dada a seguir. Uma descrição completa pode ser encontrada no Capítulo 20 – Pescoço e Cabeça.

a) O nervo olfatório é puramente sensitivo e ligado à olfação, como o nome indica, iniciando-se em terminações nervosas situadas na mucosa nasal.
b) O nervo óptico, também sensitivo, origina-se na retina e está relacionado com a percepção visual.
c) Os nervos oculomotor, troclear e abducente inervam músculos que movimentam o olho, e o 3º par é também responsável pela inervação de músculos chamados intrínsecos do olho, como o músculo esfíncter da pupila e o músculo ciliar (que controla a forma da lente).
d) O nervo trigêmeo é predominantemente sensitivo e responsável pela sensibilidade somática de quase toda a cabeça. Um pequeno contingente de fibras é motor, inervando parte da musculatura mastigadora, isto é, músculos que movimentam a mandíbula.
e) Os nervos facial, glossofaríngeo e vago são altamente complexos no que se refere aos componentes funcionais e estão relacionados à sensibilidade gustativa e das vísceras, além de inervar glândulas, musculatura lisa e esquelética. O nervo vago é um dos nervos cranianos mais importantes, pois inerva todas as vísceras torácicas e a maior parte das vísceras abdominais.
f) O nervo vestibulococlear é puramente sensitivo, constituído de duas porções: a porção coclear está relacionada com a audição e a porção vestibular, com o equilíbrio.

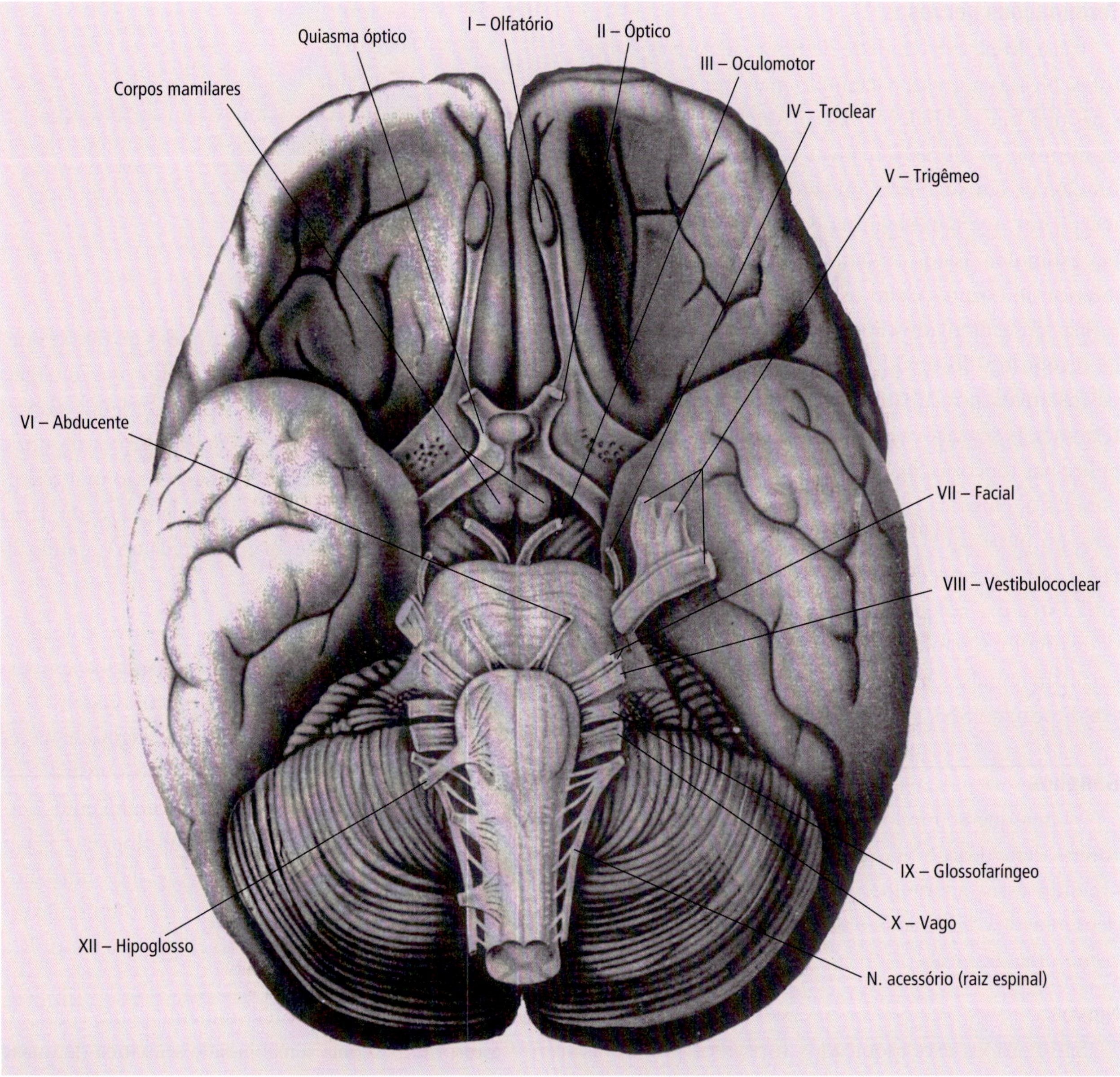

Figura 5.42 Encéfalo visto inferiormente (reproduzida de Machado ABM. *Neuroanatomia funcional*, 2005).

g) O nervo acessório inerva músculos esqueléticos, porém parte de suas fibras une-se ao vago.
h) O nervo hipoglosso inerva os músculos que movimentam a língua e, por isso, é considerado o nervo motor da língua.

Nervos espinais

Os 31 pares de nervos espinais mantêm conexão com a medula espinal e abandonam a coluna vertebral através de forames intervertebrais, como já foi visto. A coluna pode ser dividida em porções cervical, torácica, lombar, sacral e coccígea; da mesma maneira, os nervos espinais são cervicais, torácicos, lombares, sacrais e coccígeos.

a) **Formação do nervo espinal:** o nervo espinal é formado pela fusão de duas raízes: uma anterior e outra posterior (Figura 5.43) A raiz anterior apresenta apenas fibras eferentes, cujos corpos celulares estão situados na coluna anterior da substância cinzenta da medula espinal. A raiz posterior tem fibras sensitivas (aferentes) cujos corpos celulares estão situados no gânglio sensitivo do nervo espinal, que se apresenta como uma porção dilatada da própria

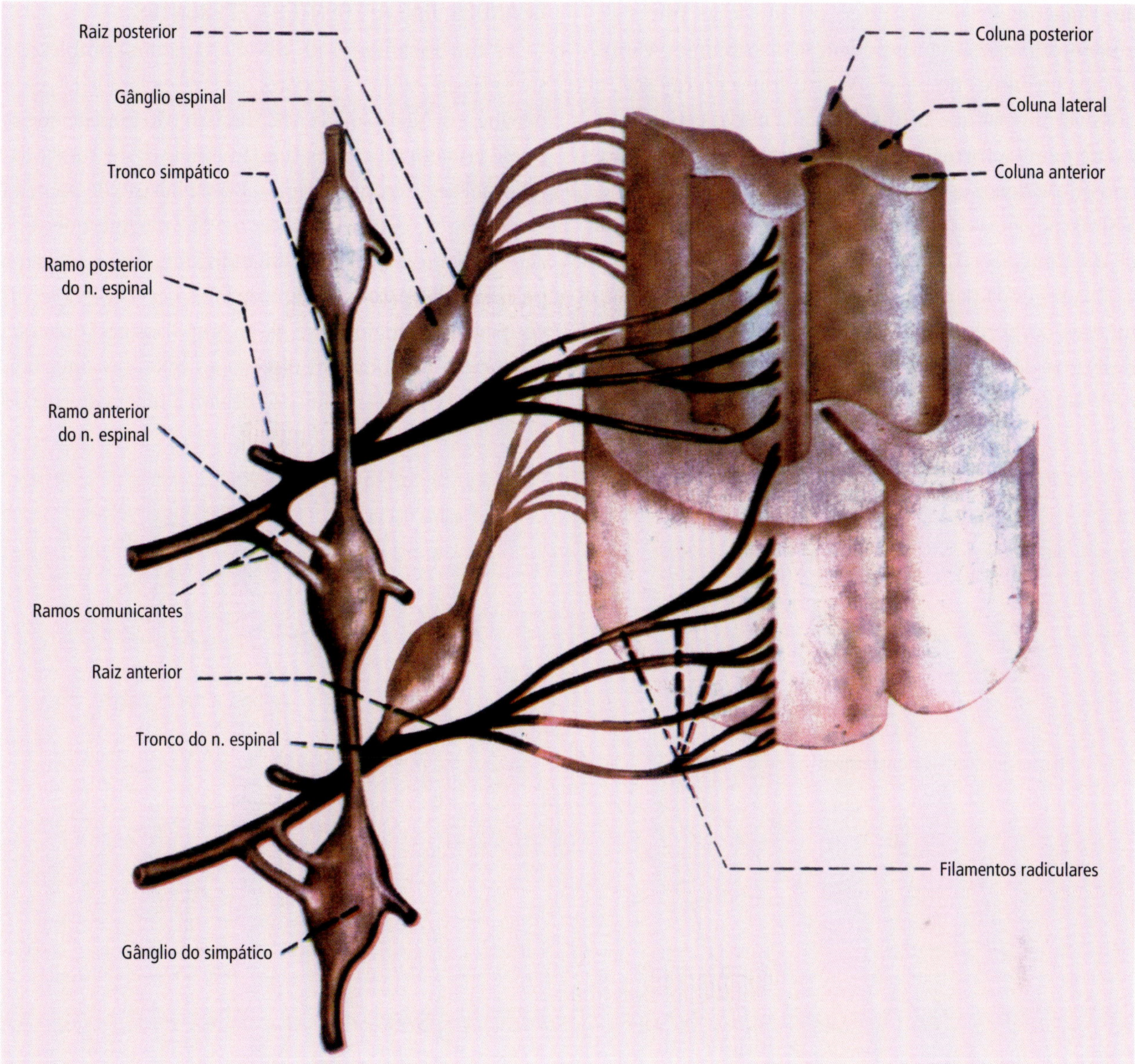

Figura 5.43 Esquema de formação do nervo espinal.

raiz. A fusão das duas raízes forma o nervo espinal. Isso significa que o nervo espinal é sempre misto, isto é, está constituído de fibras aferentes e eferentes. A Figura 5.43 é um esquema que ilustra a formação do nervo espinal.

b) **Distribuição dos nervos espinais:** logo após a união das raízes anterior e posterior, o nervo espinal divide-se em dois ramos: anterior (mais calibroso); e posterior (menos calibroso). Os ramos posteriores inervam a pele e os músculos do dorso; os ramos anteriores são responsáveis pela inervação dos membros e da porção anterolateral do tronco (Figura 5.43).

c) **Formação dos plexos nervosos:** os ramos anteriores que inervam a parede torácica e abdominal permanecem relativamente isolados ao longo de todo o seu trajeto. Nas regiões cervical (pescoço) e lombossacral, porém, os ramos anteriores se reúnem para formar os chamados plexos nervosos, dos quais emergem os nervos terminais. A Figura 5.44 mostra a formação de um desses plexos, o braquial, cujos nervos terminais inervam a musculatura do ombro e do membro superior.

Como são vários os ramos anteriores que participam da formação de um plexo em virtude de inúmeras interligações existentes nessa estrutura, as fibras de uma mesma raiz anterior podem se distribuir em vários nervos terminais do plexo. Assim, como regra geral, é possível afirmar que as fibras de cada nervo espinal que participam da formação de um plexo contribuem para constituir diversos nervos que emergem do plexo e, assim, cada nervo terminal contém fibras provenientes de diversos nervos espinais.

Na segunda parte deste livro, na descrição dos segmentos corpóreos, os diversos plexos nervosos serão descritos detalhadamente na sua formação e de seus nervos terminais.

GRANDES VIAS AFERENTES E EFERENTES

O funcionamento do SN é altamente complexo, e suas vias aferentes e eferentes devem ser estudadas, com detalhe, em Neuroanatomia. Mas isso não impede que se possa entender as bases fundamentais desse funcionamento. Um exemplo simples, talvez ilustre, de maneira esquemática, como funciona o SN. Imagine que uma agulha espetou o dedo de um indivíduo. Ao atravessar a pele, a agulha estimula os receptores nervosos específicos para dor. Originam-se, assim, impulsos nervosos que percorrem as fibras em direção ao SNC por intermédio de nervos. Os impulsos chegam à raiz posterior do

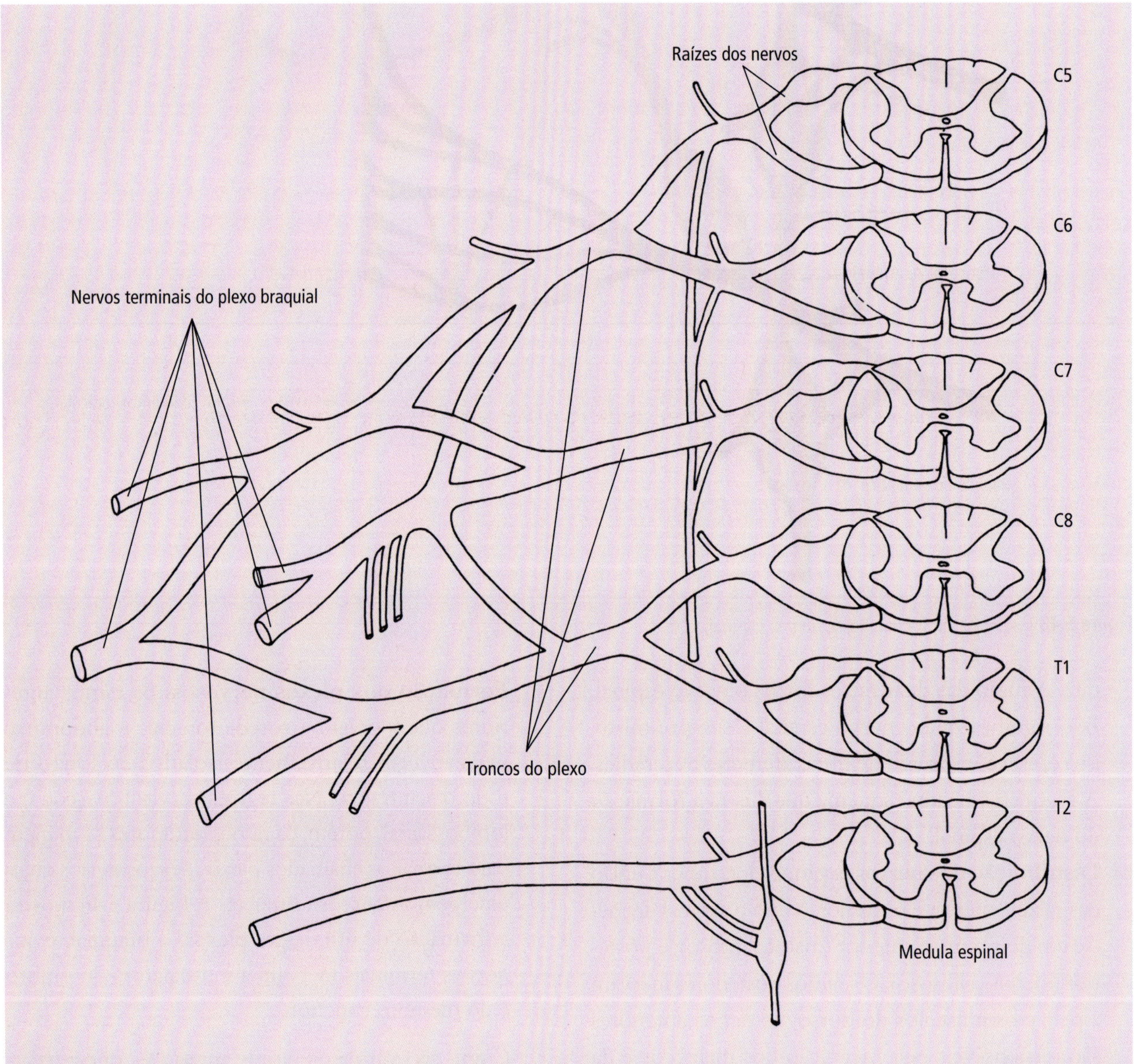

Figura 5.44 Plexo braquial (esquemático). O nervo T2 não faz parte do plexo.

nervo espinal, passando ao gânglio sensitivo aí localizado. No gânglio, estão os corpos dos neurônios sensitivos cujos prolongamentos periféricos conduziram impulsos da pele. A seguir, os impulsos chegam à medula espinal por meio dos prolongamentos centrais dos neurônios sensitivos após penetrar na medula espinal fazem sinopses com os neurônios situados na coluna posterior da substância cinzenta. Esses neurônios emitem novos axônios (fibras nervosas) que sobem pela substância branca da medula espinal como parte de tratos ou fascículos, passam pelo tronco encefálico, diencéfalo (onde fazem sinapses com novos neurônios, os neurônios de projeção) e chegam ao córtex da área cerebral especializada para interpretar o estímulo (sensitiva). Só nesse momento, o indivíduo tem a sensação de que o dedo está doendo. Se interrompermos a passagem do estímulo, por exemplo, anestesiando o nervo, a sensação dolorosa não será sentida. Esquematicamente, o trajeto descrito é o mesmo para todos os tipos de sensibilidade, permitindo ao indivíduo tomar conhecimento dos fatos que se passam em torno de si.

Na via sensitiva, fundamentalmente, são estudados os seguintes elementos: o receptor; o trajeto periférico; o trajeto central; e a área de projeção cortical. O receptor é uma estrutura sensível ao estímulo que caracteriza a via. O trajeto periférico compreende um nervo espinal ou craniano e um gânglio sensitivo anexo a esse nervo. No trajeto central, as fibras que constituem a via aferente agrupam-se em feixes (tratos, fascículos ou lemniscos) de acordo com as suas funções. O trajeto central implica ainda a existência de sinapses, onde se localizam neurônios de projeção situada da via considerada. A área de projeção cortical está no córtex cerebral ou no córtex cerebelar; no primeiro caso, a via é consciente, isto é, a via nos permite distinguir os diversos tipos de sensibilidade; no segundo caso, ou seja, quando a via termina no córtex cerebelar, o impulso não determina nenhuma manifestação sensorial e é utilizado pelo cerebelo para a realização de sua função primordial de integração motora, e, assim, a via é inconsciente.

Nas vias conscientes, a cadeia neuronal é de três neurônios:

a) **Neurônio I:** localiza-se geralmente fora do SNC em um gânglio sensitivo (ou na retina e mucosa olfatória, no caso das vias óptica e olfatória). Trata-se, em geral, de um neurônio pseudounipolar cujo dendraxônio se bifurca originando um prolongamento periférico e outro central. O prolongamento periférico liga-se ao receptor; o prolongamento central penetra no SNC pela raiz posterior dos nervos espinais ou por um nervo craniano.
b) **Neurônio II:** localiza-se na coluna posterior da medula espinal ou em núcleos de nervos cranianos do tronco encefálico (exceção feita para as vias óptica e olfatória).
c) **Neurônio III:** localiza-se no tálamo e origina um axônio que chega ao córtex por uma radiação talâmica (a via olfatória é exceção).

As vias aferentes apresentam-se, assim, com os três neurônios da cadeia. Na via inconsciente, a cadeia neuronal compreende apenas os neurônios I e II.

A agulha do exemplo citado, que provocou a sensação dolorosa, pode, eventualmente, levar o indivíduo a uma determinada ação (reação ao estímulo). O indivíduo poderia retirar a agulha, ou comprimir o local com a outra mão para estancar a hemorragia. Esses movimentos seriam determinados por contrações musculares e sabe-se que os músculos se contraem porque recebem estímulos trazidos por fibras nervosas motoras. A ordem para a ação muscular origina-se em área especializada do córtex cerebral (motora) que é levada até os neurônios cujos corpos celulares estão situados na coluna anterior da medula espinal ou em núcleos motores do tronco encefálico, se a fibra nervosa segue por um nervo espinal ou craniano. Esses neurônios constituem, assim, um elo entre o SNC e os músculos estriados esqueléticos e são denominados "neurônios motores".

Desse modo, todo o funcionamento do SN se baseia no binômio estímulo-reação, podendo intercalar-se um terceiro elemento: estímulo-interpretação-reação. A ressalva justifica-se porque, muitas vezes, ao estímulo, segue-se uma reação reflexa, isto é, reagimos ao estímulo sem interferência de nossa vontade: a pele da região plantar, riscada por um estilete, provoca, como resposta, flexão plantar dos dedos, como se eles quisessem agarrar o objeto que provocou o estímulo. Isso ocorre independentemente de nossa vontade: é um caso típico de estímulo-reação. Por sua vez, a temperatura em determinado ambiente pode causar-nos a sensação de calor e essa sensação nos leva a tirar o paletó, ou a camisa, usando inúmeros músculos: é um caso típico de estímulo-interpretação-reação.

Até há bem pouco tempo, as vias eferentes eram divididas em piramidais e extrapiramidais. As primeiras estariam relacionadas com os movimentos voluntários e as últimas, com os involuntários, isto é, automáticos. Sabe-se, hoje, que essa divisão não é correta: os núcleos do corpo estriado, antes considerados partes do sistema extrapiramidal, exercem sua influência sobre os neurônios motores através do trato corticospinal, que pertence ao sistema piramidal. Dados recentes confirmam que o sistema extrapiramidal também controla movimentos voluntários. Sob o ponto de vista estritamente anatômico, os termos "piramidal" e "extrapiramidal" podem ser utilizados apenas para indicar feixes de fibras nervosas que passam (piramidais), ou que não passam (extrapiramidais), pelas pirâmides do bulbo. Ainda assim, didaticamente, os dois termos continuam a ser usados para fins descritivos.

Atualmente, os conceitos de sistema piramidal e extrapiramidal foram substituídos pelo conceito de sistema medial e sistema lateral. O sistema lateral é composto pelos tratos corticospinal e rubrospinal e seus axônios se distribuem, na coluna anterior da medula espinal, nos neurônios motores que inervam os músculos de precisão (distais nos membros). Em contrapartida, os axônios do sistema medial, oriundos pelos demais tratos motores, se distribuem na coluna anterior da medula espinal nos neurônios motores que inervam os músculos posturais (proximais nos membros).

Vias piramidais

Às vias piramidais, correspondem os tratos corticospinal e seu correspondente, no tronco encefálico, o trato corticonuclear.

Trato corticospinal

O trato corticospinal faz a conexão entre o córtex cerebral e os neurônios motores da medula espinal. Suas fibras têm o seguinte trajeto: área motora primária (a maioria das fibras), ou seja, a área 4 de Brodmann, coroa radiada, perna posterior da cápsula interna, base do pedúnculo cerebral, base da ponte e pirâmide bulbar. No nível da decussação das pirâmides, parte das fibras continua anteriormente constituindo o trato corticospinal anterior; a parte restante cruza para o lado oposto, na decussação das pirâmides, para constituir o trato corticospinal lateral, mais importante e que ocupa o funículo lateral ao longo de toda a medula espinal: suas fibras influenciam os neurônios motores da coluna anterior do seu próprio lado. Embora exista certo número de fibras no trato corticospinal que se originam na área somestésica do córtex e terminam na coluna posterior da medula espinal, a função principal do trato corticospinal é motora somática. Ele é o mais importante feixe de fibras responsável pela motricidade voluntária no homem. Mas não é o único trato a exercer essa função, razão pela qual se entende que as lesões do trato corticospinal não causam quadro de hemiplegia como se acreditava. Na verdade, os déficits motores que resultam dessas lesões são pequenos, traduzindo-se muito mais em certa fraqueza muscular e na dificuldade de contrair voluntariamente os músculos com a mesma velocidade com que são contraídos em condições normais. O sintoma mais evidente na lesão do trato corticospinal é a incapacidade de realizar movimentos independentes de grupos musculares, por exemplo, mover os dedos isoladamente. O sinal de Babinski (veja Vídeo 5.1 disponível no QrCode ao final do capítulo) está também presente nas lesões do trato corticospinal: a estimulação da pele da região plantar provoca flexão dorsal lenta do hálux e ligeira abertura em leque dos outros dedos.

Trato corticonuclear

O trato corticonuclear é, funcionalmente, semelhante ao corticospinal, com a diferença de que suas fibras não chegam à medula, terminando em neurônios motores do tronco encefálico. Desse modo, o trato corticonuclear põe sob controle voluntário os neurônios motores situados nos núcleos dos nervos cranianos. Existe, entretanto, outra diferença fundamental entre os tratos corticospinal e corticonuclear: a maioria das fibras desse último, ao contrário do que acontece com o trato corticospinal, não é cruzada; é, portanto, fibra homolateral. Por essa razão, nas lesões unilaterais do trato corticonuclear, que ocorre com frequência nos acidentes vasculares cerebrais ("derrames cerebrais"), os músculos da parte superior da cabeça não sofrem paralisia, uma vez que a maioria deles tem representação no córtex motor dos dois lados. Essa representação bilateral é mais acentuada nos grupos musculares que não podem ser contraídos voluntariamente de um lado só, como os músculos da parte superior da face (orbicular, frontal e corrugador do supercílio), os músculos que elevam a mandíbula (masseter, temporal e pterigóideo medial) e os músculos extrínsecos do olho. O que geralmente ocorre nas lesões unilaterais do trato corticonuclear é um ligeiro enfraquecimento dos movimentos da língua e uma paralisia, no lado oposto, dos músculos da metade inferior da face, cuja representação cortical é heterolateral.

Vias extrapiramidais

As vias extrapiramidais partem de estruturas supraespinais para exercerem influência sobre os neurônios motores da medula por meio dos seguintes tratos, que não passam pelas pirâmides do bulbo: rubrospinal, tetoespinal; vestibulospinal; e reticulospinal. O local de origem desses tratos são áreas do tronco encefálico, a saber, respectivamente: o núcleo rubro; o teto do mesencéfalo (constituído pelos colículos superiores e inferiores e área pré-tetal); os núcleos vestibulares; e a formação reticular.

Trato rubrospinal

No homem, é pouco desenvolvido e controla a motricidade voluntária dos músculos distais dos membros.

Trato tetoespinal

Tem origem no colículo superior que, por sua vez, recebe fibras da retina e do córtex visual e está envolvido em reflexos nos quais a movimentação da cabeça segue os movimentos dos olhos.

Trato vestibulospinal

Está envolvido com ajustes no grau de contração dos músculos, permitindo que seja mantido o equilíbrio, mesmo após alterações súbitas do corpo no espaço. Para isso, o trato vestibulospinal origina-se nos núcleos vestibulares e leva aos neurônios motores impulsos nervosos necessários à manutenção do equilíbrio a partir de informações que chegam a esses núcleos vindas da parte vestibular da orelha interna e do arquicerebelo.

Trato reticulospinal

Trata-se do mais importante dos tratos extrapiramidais, que promove a ligação de várias áreas da formação reticular com os neurônios motores. A formação reticular compreende uma rede de fibras e corpos de neurônios, e que, no tronco encefálico, preenche o espaço situado entre os núcleos e os tratos mais compactos. São variadas as funções do trato reticulospinal que envolvem o controle de movimentos, tanto voluntários como automáticos, realizados por músculos axiais e proximais dos membros. Sabe-se também que ele promove o suporte postural básico para execução de movimentos finos controlados pelo trato piramidal. Além disso, o trato reticulospinal também pode estar envolvido no controle da marcha, ou seja, na manutenção rítmica dos movimentos alternados de extensão e flexão, necessários à marcha.

VASCULARIZAÇÃO E DRENAGEM DO SISTEMA NERVOSO CENTRAL

Se durante uma anestesia o paciente sofre uma parada cardíaca que dure mais de 5 minutos, as estruturas nobres do SNC começarão a sofrer lesões irreversíveis, uma vez que as células nervosas não se regeneram. Bastam 7 s de falta de circulação cerebral para que o indivíduo perca a consciência. Para seu correto funcionamento, as estruturas do SNC exigem um suprimento elevado de glicose e oxigênio. Com o aumento da vida média das populações atuais, cresce também o risco dos processos patológicos que acometem os vasos cerebrais, como tromboses, embolias e hemorragias. O fluxo sanguíneo cerebral é tão elevado que se calcula que, em 1 minuto, circula, pelo encéfalo, um volume de sangue aproximadamente igual ao seu próprio peso. A seguir, a descrição simplificada da vascularização cerebral. Pormenores devem ser estudados em Neuroanatomia.

Vascularização arterial do encéfalo (Figuras 5.46 e 5.47)

As artérias que irrigam o encéfalo são as carótidas internas e vertebrais, todas com origem cervical; entretanto, não fornecem nenhum ramo importante no trajeto até alcançar a cavidade craniana. São, pois, especializadas para a irrigação do encéfalo.

A artéria carótida interna, ramo de bifurcação da carótida comum (Figura 5.45), após um trajeto mais ou menos longo no pescoço, penetra na cavidade craniana pelo canal carótico do osso temporal, atravessa o seio cavernoso, no interior do qual descreve, em um plano vertical, uma dupla curva, o sifão carótico, facilmente identificável nas arteriografias. A seguir, perfura a

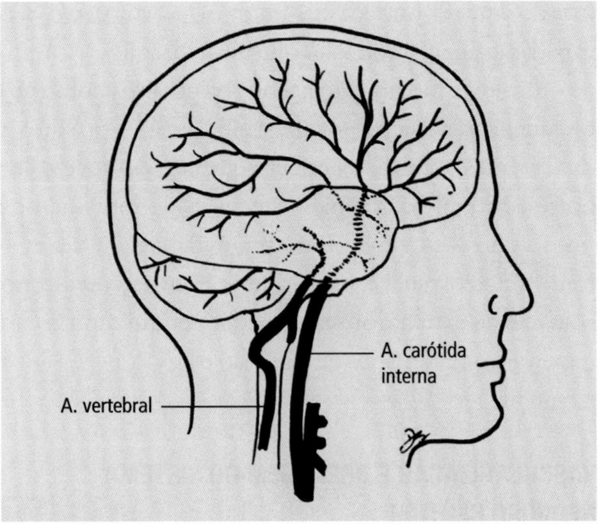

Figura 5.45 Artéria carótida interna, que não fornece ramos no pescoço, é a principal artéria de irrigação do encéfalo, junto com a artéria vertebral.

dura-máter e a aracnoide-máter e, no início do sulco lateral, divide-se nos seus dois ramos terminais: as artérias cerebrais média; e anterior (Figura 5.47). Além desses ramos terminais, a artéria carótida interna origina ainda a artéria oftálmica, que irriga o bulbo do olho, formações anexas e parte da região da face, a artéria comunicante posterior, que faz parte do círculo arterial do cérebro (ver adiante), e a artéria corióidea anterior, que irriga os plexos corióideos e a cápsula interna.

As artérias vertebrais (Figuras 5.46 e 5.47), direita e esquerda, originam-se das respectivas artérias subclávias, sobem no pescoço no interior dos forames transversários das vértebras cervicais e penetram no crânio pelo forame magno, depois de perfurarem a dura-máter e a aracnoide-máter. Percorrem, então, a face anterior do bulbo e, próximo ao sulco bulbopontino, unem-se para

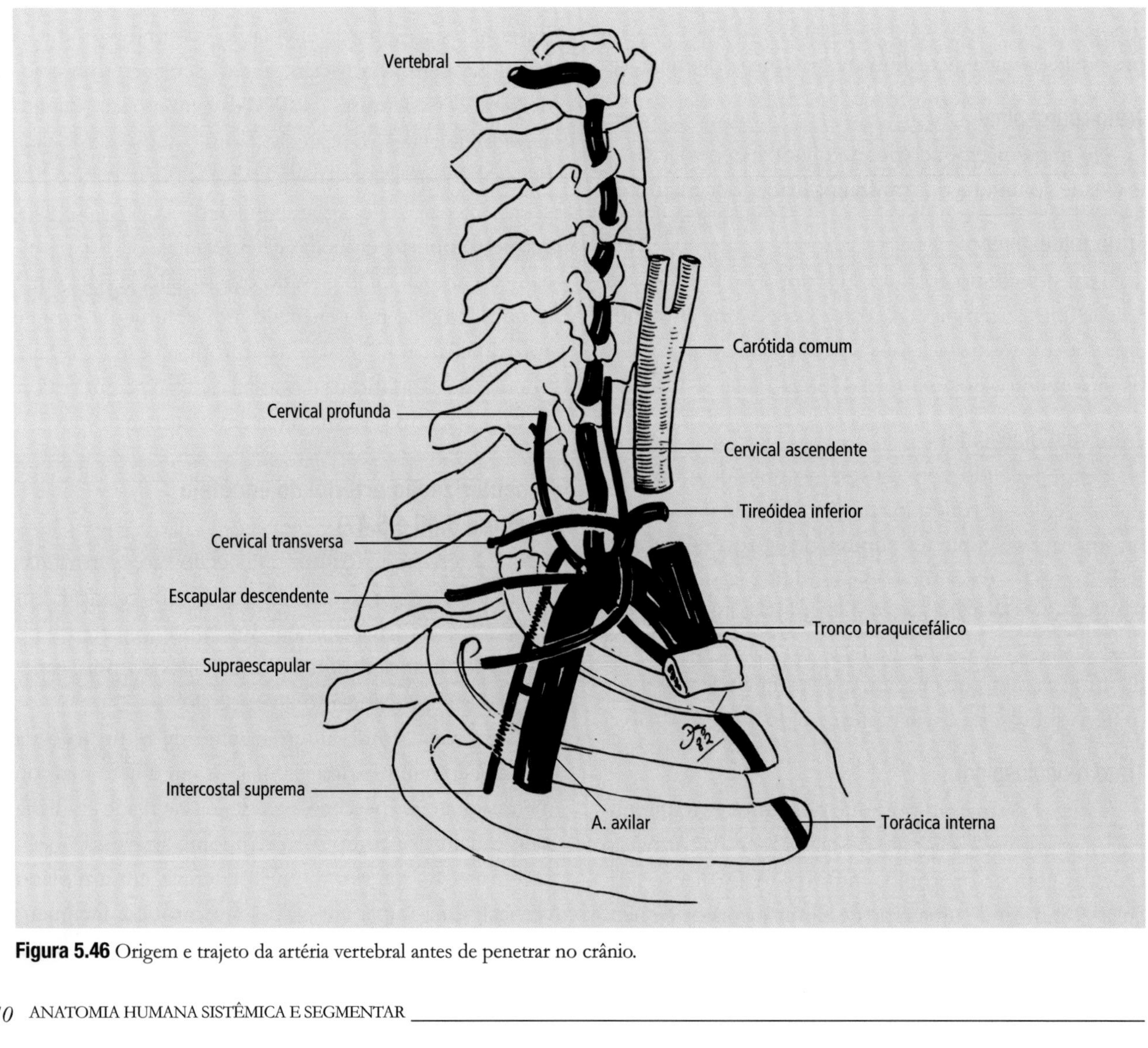

Figura 5.46 Origem e trajeto da artéria vertebral antes de penetrar no crânio.

formar a artéria basilar. Da artéria basilar, originam-se as artérias para o cerebelo e as artérias espinais para a vascularização da medula espinal, terminando em bifurcação da qual se originam as artérias cerebrais posteriores, direita e esquerda.

Na base do cérebro (Figura 5.47), as porções proximais das artérias cerebrais anterior, média e posterior, a artéria comunicante anterior e as artérias comunicantes posteriores se anastomosam para constituir o círculo arterial do cérebro. Em casos de obstrução de uma, ou mais, das quatro artérias que irrigam o cérebro, o círculo arterial do cérebro, também conhecido como "polígono de Willis", permite a manutenção de um fluxo sanguíneo adequado em todo o cérebro. Entretanto, são frequentes as variações anatômicas no círculo arterial cerebral, o que torna imprevisível o seu comportamento diante de um determinado quadro de obstrução.

As Figuras 5.48 e 5.49 mostram, esquematicamente, os territórios de irrigação das artérias cerebrais anterior, média e posterior.

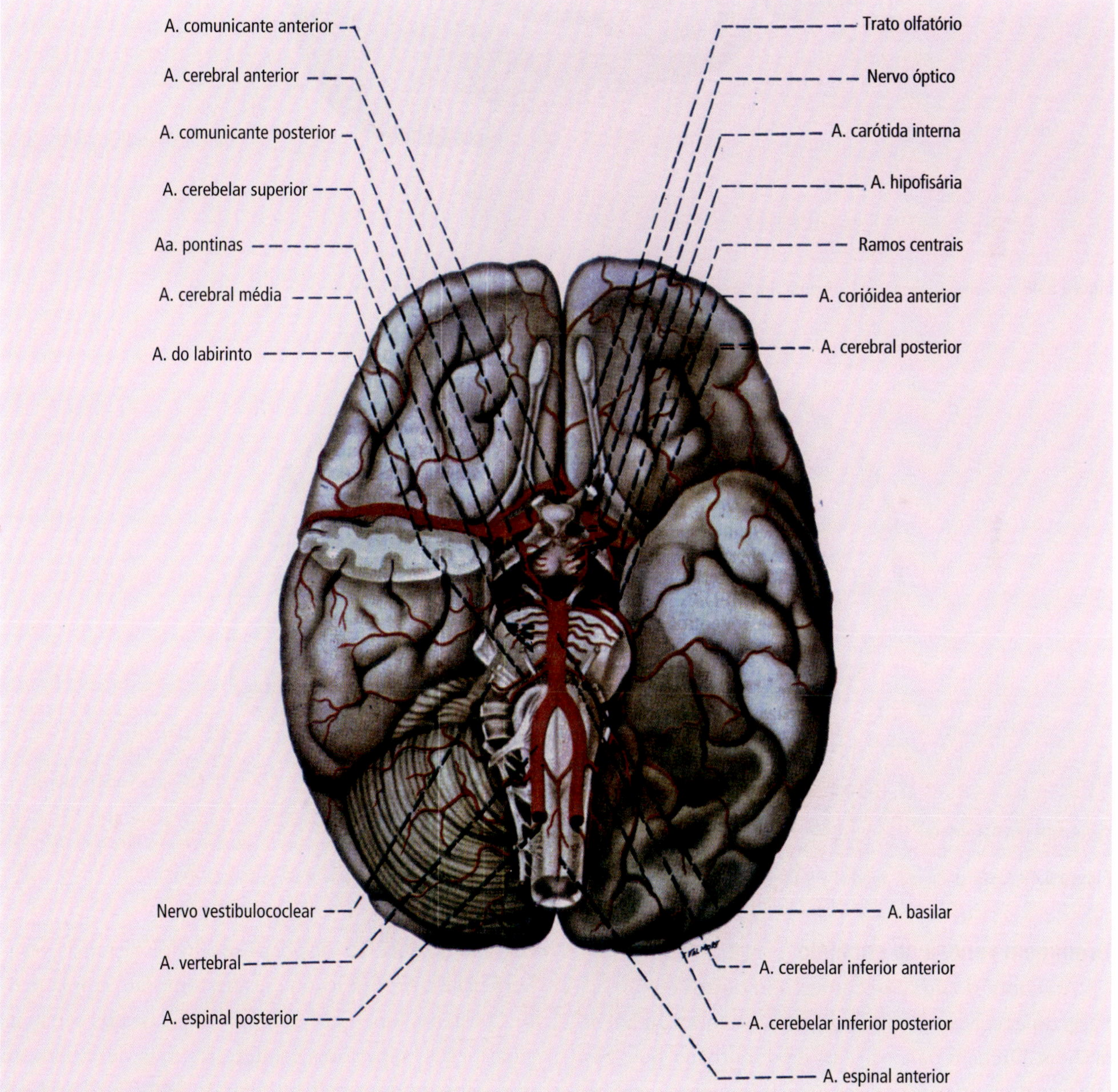

Figura 5.47 Artérias da base do encéfalo. Círculo arterial do cérebro (reproduzida de Machado ABM. *Neuroanatomia funcional*, 2005).

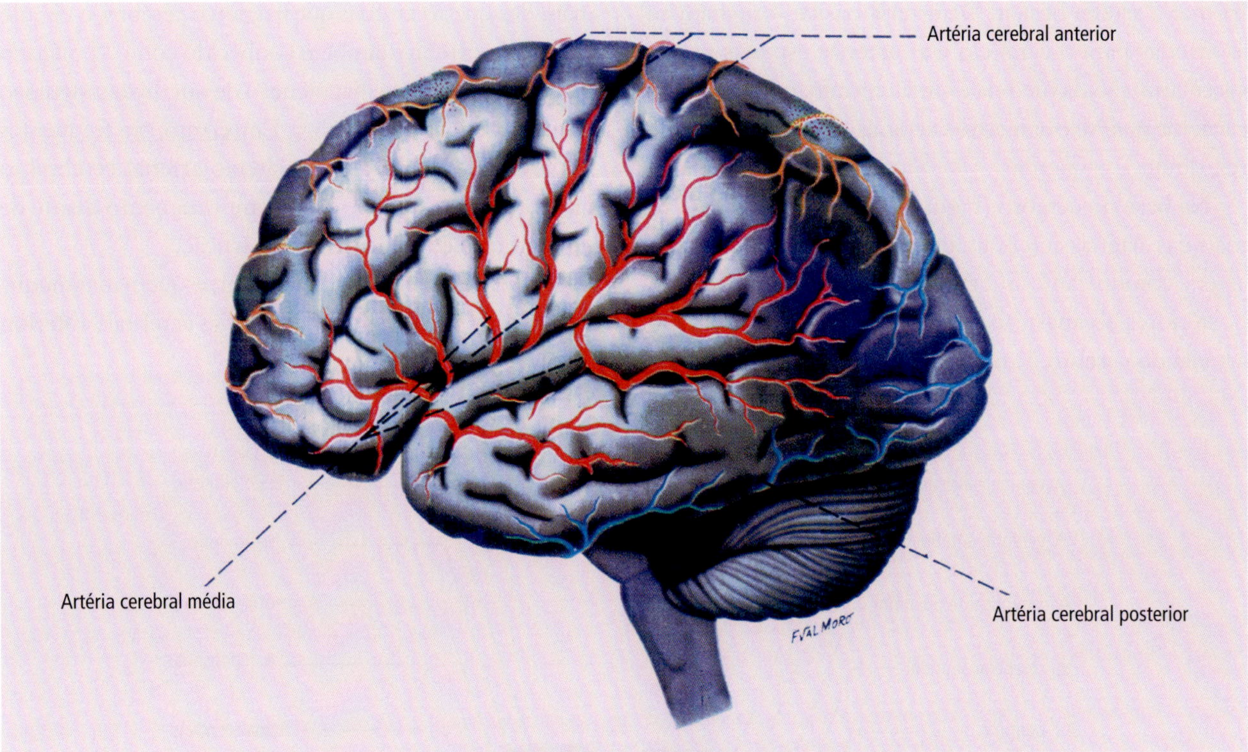

Figura 5.48 Artérias da face superolateral do cérebro (reproduzida de Machado ABM. *Neuroanatomia funcional*, 2005).

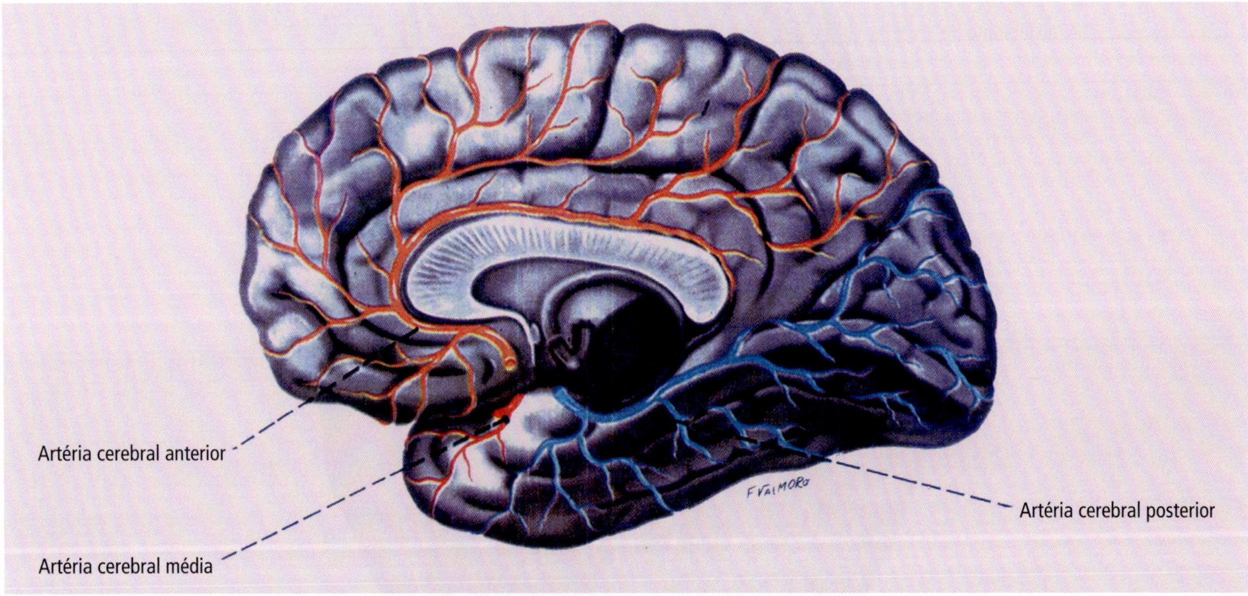

Figura 5.49 Artérias da face medial e inferior do cérebro (reproduzida de Machado ABM. *Neuroanatomia funcional*, 2005).

Drenagem venosa do encéfalo

Ao contrário do que acontece em outros órgãos, as veias do encéfalo, de modo geral, não acompanham as artérias. Drenam para os seios da dura-máter que, por sua vez, drenam para as veias jugulares internas, que recebem praticamente todo o sangue venoso do encéfalo.

As veias do encéfalo dispõem-se em dois sistemas, o superficial e o profundo, que se anastomosam amplamente. O sistema superficial é composto pelas veias cerebrais superficiais, superiores e inferiores, que desembocam nos seios da dura-máter (Figura 5.38). Entre as veias cerebrais superficiais inferiores, a mais importante é a veia cerebral média superficial, que desemboca, em geral, no seio cavernoso. Das veias cerebrais profundas, que drenam estruturas situadas profundamente no cérebro, a mais importante é a veia magna, para a qual converge quase todo o sangue do sistema venoso profundo do cérebro (Figura 5.38).

Angiografia cerebral

Consegue-se a visualização das artérias cerebrais, das veias e dos seios injetando-se um meio de contraste nas artérias carótida interna ou vertebral e obtendo-se uma sequência de radiografias. Esse método diagnóstico é prática rotineira em Neurologia para detectar lesões dos vasos cerebrais, como aneurismas, tromboses, embolias e lesões traumáticas. Pode também ser valioso no diagnóstico de tumores cerebrais que desviam os vasos de seu trajeto normal.

Vascularização da medula espinal

A medula espinal é irrigada pelas artérias espinais anterior e posteriores, ramos da artéria vertebral, e por seis ou oito artérias radiculares, que se originam dos ramos espinais das artérias segmentares do pescoço e do tronco (tireóidea inferior, intercostais, lombares e sacrais). A artéria espinal anterior é formada pela confluência de dois ramos curtos recorrentes que emergem das artérias vertebrais direita e esquerda (Figura 5.47) e dispõe-se na medula espinal, ao longo da fissura mediana anterior, até o cone medular. As artérias espinais posteriores, direita e esquerda, emergem das artérias vertebrais correspondentes, contornam o bulbo (Figura 5.47) e, a seguir, percorrem longitudinalmente a medula espinal.

NEUROIMAGEM

Nos últimos anos, novas técnicas, altamente sofisticadas, vieram permitir o estudo das estruturas encefálicas de modo a facilitar o diagnóstico das doenças e lesões que atingem o SNC. Apresentam alto grau de resolução e permitem o estudo de cortes anatômicos seriados da estrutura a ser estudada, daí a expressão "técnicas tomográficas".

a) **Tomografia computadorizada:** a técnica emprega fontes múltiplas de raios X capazes de produzir feixes muito estreitos e paralelos que percorrem, ponto a ponto, o plano que se pretende visualizar no encéfalo ou na medula, medindo, então, a radiodensidade de cada ponto. Os dados obtidos são levados a um computador que os transforma em imagens.
b) **Tomografia por ressonância nuclear magnética:** essa técnica não emprega raios X, baseando-se na capacidade de certos átomos de emitirem sinais de radiofrequência quando expostos a campos magnéticos adequados. Trata-se de uma técnica altamente sofisticada que utiliza equipamentos de alto custo (Figura 5.50).
c) **Tomografia por emissão de pósitrons:** permite estudar aspectos morfológicos ou funcionais de áreas cerebrais. Para isso, os indivíduos inalam ou recebem uma injeção de isótopos capazes de emitir pósitrons, como o flúor. A formação da imagem vai depender da distribuição e da concentração desses isótopos nos tecidos.

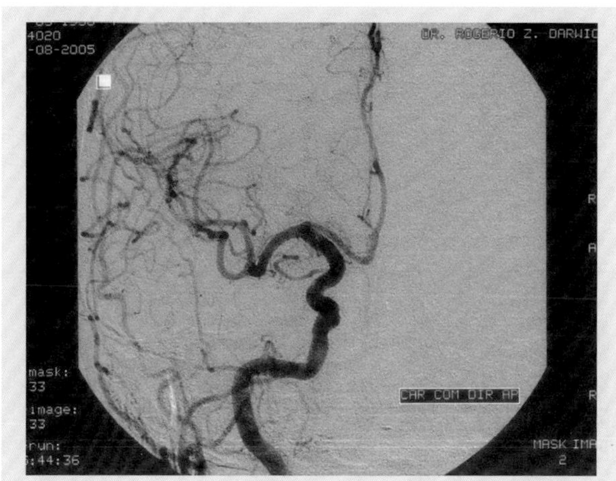

Figura 5.50 Arteriografia da artéria carótida interna e seus ramos, do lado direito.

CASO CLÍNICO

Paciente masculino, 77 anos, hipertenso, diabético tipo II, tabagista, com antecedente de fibrilação atrial, dá entrada no pronto atendimento após perceber dificuldade em traduzir seus pensamentos em palavras faladas há 2 horas.

1. Com base em seu conhecimento neuroanatômico, qual a provável área acometida?
   a. Área de Wernicke
   b. Área de Broca
   c. Área de Tourrete
   d. Área de Mitchell
2. Com base na vascularização do encéfalo, qual a provável artéria acometida?
   a. Cerebral média
   b. Cerebral posterior
   c. Comunicante anterior
   d. Comunicante lateral
3. Com base na hipótese de um acidente vascular encefálico e em seus conhecimentos sobre o sistema nervoso, como seria provavelmente o exame físico no que diz respeito à função da musculatura da face em suas partes superior e inferior, respectivamente:
   a. Preservada, acometida
   b. Acometida, preservada
   c. Acometida, acometida
   d. Preservada, preservada

MATERIAL COMPLEMENTAR

Escaneie o QrCode para visualizar o vídeo.

Vídeo 5.1

- **Sinal de Babinski:** "com o paciente sobre a maca, utilize um objeto com ponta romba e estimule a sola do pé da região calcânea em direção aos dedos. O reflexo normal consiste na flexão plantar do hálux; entretanto, pacientes com lesão corticoespinal apresentarão flexão dorsal do hálux".

RESPOSTAS DO CASO CLÍNICO

1) b; 2) a; 3) a

6 Divisão do Sistema Nervoso – Aspectos Gerais

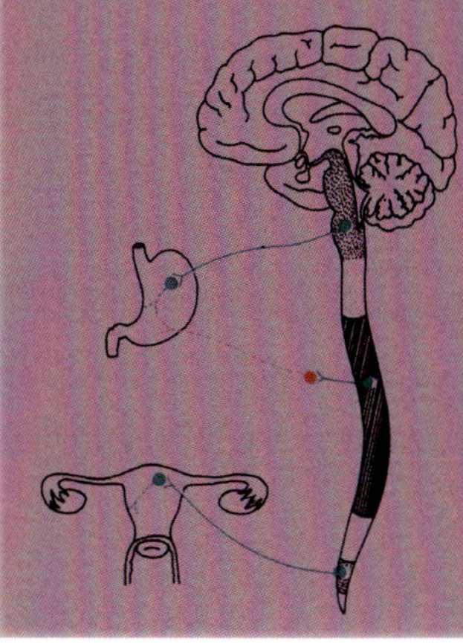

CONCEITO

Do ponto de vista funcional, pode-se dividir o sistema nervoso (SN) em SN somático e SN visceral. O SN somático é também denominado "SN da vida de relação", ou seja, aquele que relaciona o organismo com o meio externo. Para isso, a parte **aferente** do SN somático conduz aos centros nervosos impulsos originados nos receptores periféricos, informando a esses centros sobre o que se passa no meio externo. Em contrapartida, a parte eferente do SN somático leva impulsos dos centros nervosos até os músculos esqueléticos, produzindo ações motoras variadas (veja Vídeo 6.1 disponível no QrCode ao final do capítulo), permitindo estabelecer maiores relações com o meio externo. O SN visceral ou SN da vida vegetativa relaciona-se com a inervação das estruturas viscerais e é muito importante para a integração da atividade das vísceras na manutenção da constância do meio interno **(homeostase)**. Da mesma forma que acontece com o SN somático, distinguem-se no SN visceral uma parte aferente e outra eferente. O componente aferente conduz os impulsos nervosos originados em receptores das vísceras **(viscerorreceptores)** até as áreas específicas da parte central do sistema nervoso. O componente eferente leva impulsos dos centros nervosos até as estruturas viscerais, terminando, pois, nas glândulas, no músculo liso ou músculo cardíaco. Por definição, denomina-se "divisão autônoma" apenas o componente eferente do SN visceral. Com base em critérios que serão estudados a seguir, o SN autônomo divide-se em **simpático** e **parassimpático**, de tal modo que temos a seguinte divisão:

- SN visceral
  - Aferente
  - Eferente = SN autônomo
    - Simpático
    - Parassimpático

Essa divisão, que adotamos por razões didáticas, baseia-se no conceito inicial de Langley, segundo o qual a divisão autônoma é um sistema exclusivamente eferente. Contudo, alguns autores adotam o conceito mais amplo incluindo na divisão autônoma fibras aferentes viscerais.

Embora a divisão autônoma tenha partes tanto no sistema nervoso central (SNC) como no periférico, neste capítulo daremos ênfase apenas à porção periférica desse sistema. Antes de estudarmos a divisão autônoma, faremos algumas considerações sobre o SN visceral aferente.

SISTEMA NERVOSO VISCERAL AFERENTE

As fibras viscerais aferentes conduzem impulsos nervosos originados nos receptores situados nas vísceras (viscerorreceptores). Em geral, essas fibras integram nervos predominantemente viscerais, juntamente com as fibras da divisão autônoma.

Os impulsos nervosos aferentes viscerais, antes de penetrar no SNC, passam por gânglios sensitivos. No caso dos impulsos que penetram pelos nervos espinais, esses gânglios são os gânglios sensitivos, não havendo, pois, gânglios distintos para as fibras viscerais e somáticas.

Ao contrário das fibras que se originam nos receptores somáticos, grande parte das fibras viscerais conduz impulsos que não se tornam conscientes. Por exemplo, continuamente estão chegando ao nosso SNC impulsos que informam sobre a pressão arterial e a pressão de O_2 do sangue, sem que nós, entretanto, possamos percebê-los. São, pois, impulsos aferentes inconscientes, importantes para a realização de vários reflexos viscerais ou viscerossomáticos relacionados, no exemplo citado, com o controle da pressão arterial ou da pressão de O_2 do sangue. Existem alguns viscerorreceptores especializados para detectar esse tipo de estímulo; os mais conhecidos são os do **seio carotídeo** e do **glomo carótico**, situados próximo à bifurcação da artéria carótida comum. Os viscerorreceptores situados no seio carotídeo são sensíveis às variações da pressão arterial e os do glomo carótico, às variações na taxa de O_2 do sangue. Impulsos neles originados são levados ao SNC pelo nervo glossofaríngeo. Contudo, muitos impulsos viscerais tornam-se conscientes manifestando-se sob a forma de sensações de sede, fome, plenitude gástrica ou em condições patológicas de dor.

A sensibilidade visceral difere da somática principalmente por ser mais difusa, não permitindo uma localização precisa. Assim, pode-se dizer que dói a extremidade do dedo mínimo, mas não se pode dizer que dói a 1ª ou 2ª alça intestinal. Por outro lado, os estímulos que produzem a dor somática são diferentes dos que produzem a dor visceral. A secção da pele é dolorosa, mas a secção de uma víscera não causa dor. A distensão de uma víscera, como uma alça intestinal, é muito dolorosa, o que não acontece com a pele. Considerando-se que a dor é um sinal de alarme, estímulo adequado para provocar dor em uma região é aquele que mais usualmente é capaz de lesar essa região.

DIFERENÇAS ENTRE O SISTEMA NERVOSO SOMÁTICO EFERENTE E O SISTERMA NERVOSO VISCERAL EFERENTE OU AUTÔNOMO

Os impulsos nervosos que seguem pelo SN somático eferente terminam no **músculo estriado esquelético**, ao passo que os que seguem pelo SN autônomo terminam no **músculo estriado cardíaco**, no **músculo liso** ou nas **glândulas**. Assim, o SN eferente somático pode ser voluntário, e o SN autônomo é sempre involuntário. Do ponto de vista anatômico, uma diferença muito importante diz respeito ao número de neurônios que ligam o SNC (medula espinal ou tronco encefálico) ao órgão efetuador (músculo ou glândula). Esse número no SN somático é de apenas um neurônio, o **neurônio motor somático** (Figura 6.1), cujo corpo, na medula espinal, localiza-se na coluna anterior, saindo o axônio pela raiz anterior e terminando em placas motoras nos músculos estriados esqueléticos. Já no SN autônomo, há dois neurônios unindo o SNC ao órgão efetuador. Um deles tem o corpo no interior do SNC (medula espinal ou tronco encefálico), o outro tem o corpo localizado no SN periférico. Corpos de neurônios situados fora do SNC tendem a se agrupar formando dilatações denominadas **gânglios**. Assim os neurônios do SN autônomo, cujos corpos estão situados fora do SNC localizam-se em gânglios e são denominados **neurônios pós-ganglionares** (melhor seria talvez a denominação "neurônios ganglionares"); aqueles que têm seus corpos no interior do SNC são denominados **neurônios pré-ganglionares** (Figura 6.2). Convém lembrar ainda que, no SN somático eferente, as fibras terminam em estruturas denominadas "placas motoras" que não existem na terminação das fibras do SN autônomo.

Na **apendicite aguda**, podemos observar a diferença no padrão de dor exibido pelo paciente, em que inicialmente ela se concentra na região periumbilical (irritação do **peritônio visceral** – dor visceral, difusa, mal localizada) com migração posterior para a fossa ilíaca direita (irritação do **peritônio parietal** – dor somática, bem localizada).

ORGANIZAÇÃO GERAL DO SISTEMA NERVOSO AUTÔNOMO

Neurônios pré e pós-ganglionares são os elementos fundamentais da organização da parte periférica do SN autônomo. Os corpos dos neurônios pré-ganglionares localizam-se na medula espinal e no tronco encefálico. No tronco encefálico, eles se agrupam formando os núcleos de origem de alguns nervos cranianos como o

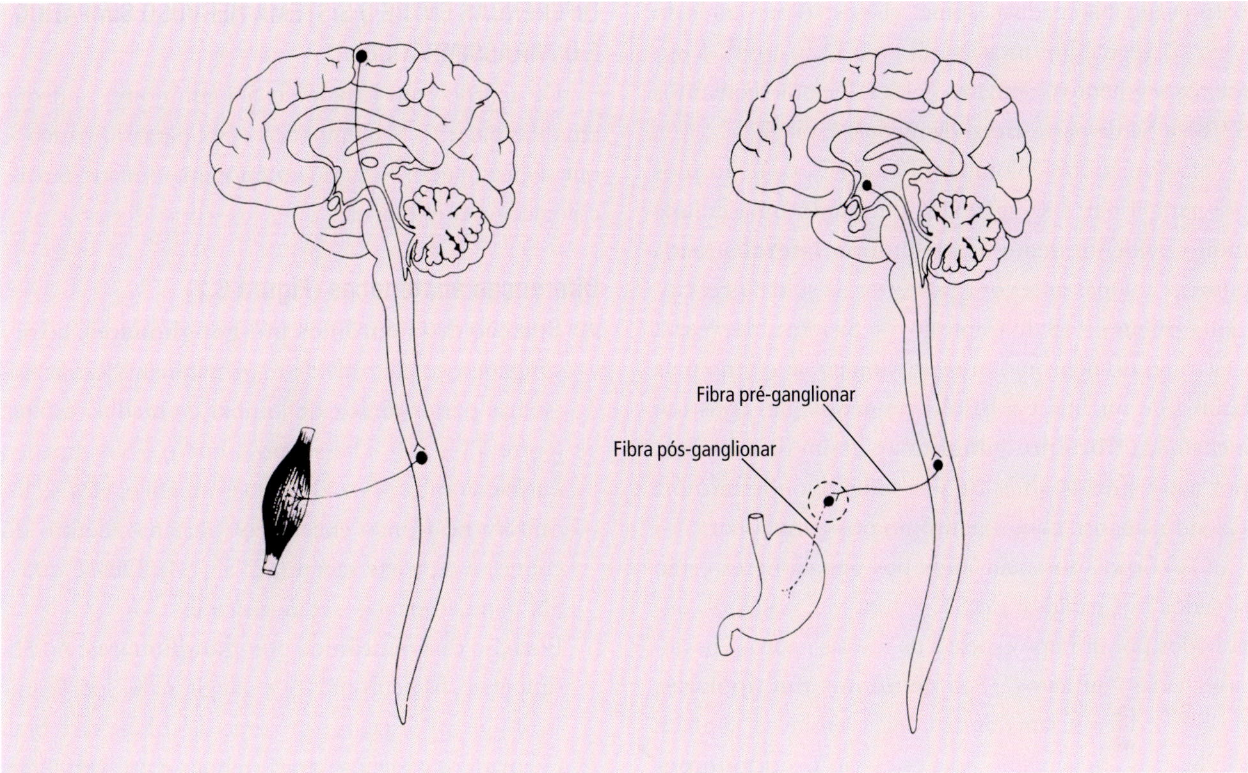

Figura 6.1 Diferenças entre o SN somático eferente (lado esquerdo) e o SN visceral eferente (lado direito).

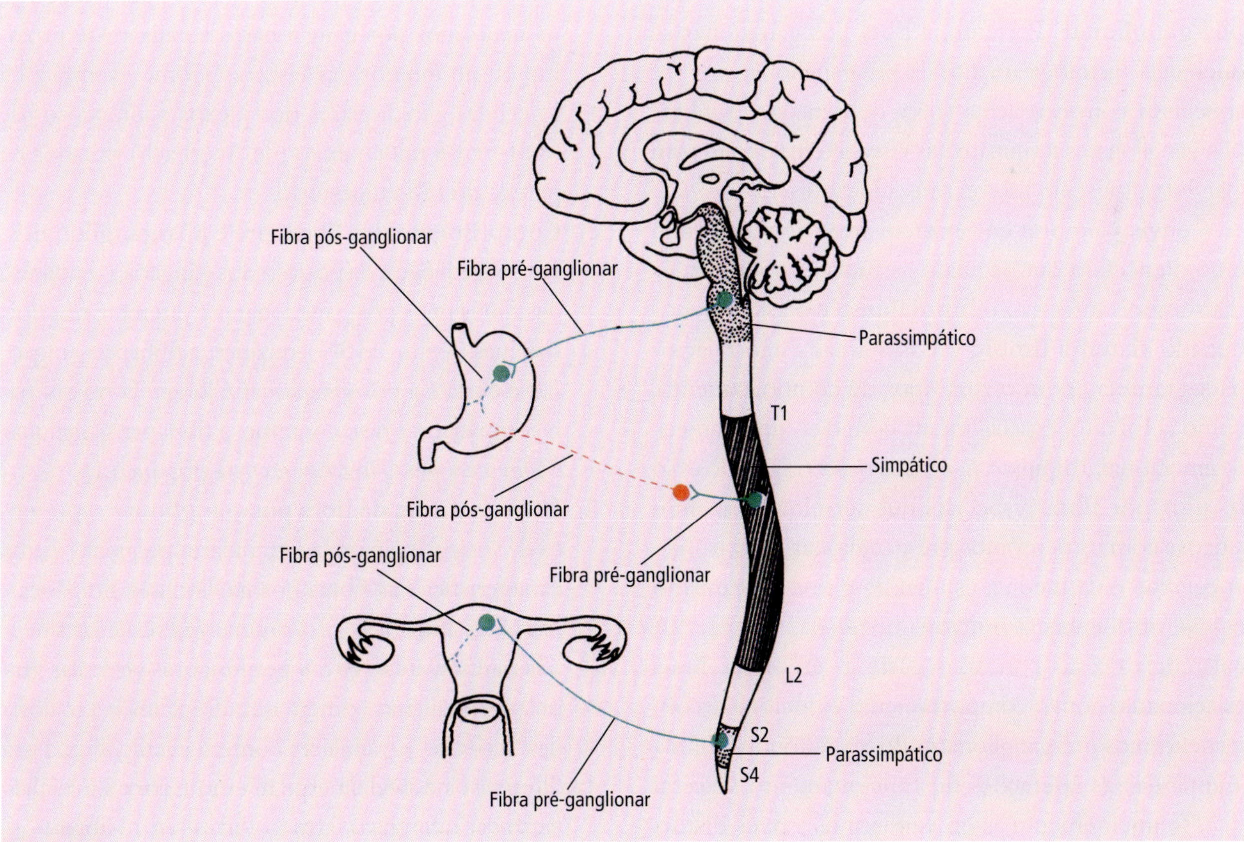

Figura 6.2 Diferenças entre os sistemas simpático e parassimpático. Fibras adrenérgicas em vermelho e colinérgicas em verde.

nervo vago. Na medula espinal, eles estão presentes do 1º ao 12º segmentos torácicos (T1 até T12), nos dois primeiros segmentos lombares (L1 e L2) e nos segmentos S2, S3 e S4 da parte sacral da medula espinal.

Na porção toracolombar (T1 até L2), os neurônios pré-ganglionares se agrupam formando uma coluna muito evidente denominada **coluna lateral** situada entre as colunas anterior e posterior da substância cinzenta (Figura 5.15 do Capítulo 5 – Sistema Nervoso). O axônio do neurônio pré-ganglionar, envolvido pela bainha de mielina e a bainha de neurilema, constitui a chamada **fibra pré-ganglionar**, assim denominada por estar situada antes de um gânglio, onde termina fazendo sinapse com o neurônio pós-ganglionar.

Os corpos dos neurônios pós-ganglionares estão situados nos gânglios do SN autônomo, onde são envolvidos por um tipo especial de células neurogliais denominadas "anfícitos". São **neurônios multipolares**, no que se diferenciam dos neurônios sensitivos, também localizados em gânglios, pois estes são **pseudounipolares**. O axônio do neurônio pós-ganglionar envolvido apenas pela bainha de neurilema constitui a **fibra pós-ganglionar**. Portanto, a fibra pós-ganglionar se diferencia histologicamente da pré-ganglionar por ser amielínica com neurilema (fibra de Remak). As fibras pós-ganglionares terminam nas vísceras em contato com glândulas, músculo liso ou músculo cardíaco.

Convém lembrar que existem áreas no telencéfalo e no diencéfalo que regulam as funções viscerais; as mais importantes são o **hipotálamo** e o assim denominado **sistema límbico**. Essas áreas estão relacionadas também com certos tipos de comportamento, como já foi dito, especialmente com o comportamento emocional. Impulsos nervosos nelas originados são levados por fibras especiais que terminam fazendo sinapse com os neurônios pré-ganglionares do tronco encefálico e da medula espinal. Por esse mecanismo o SNC influencia o funcionamento das vísceras. A existência dessas conexões entre as áreas cerebrais relacionadas com o comportamento emocional e com os neurônios pré-ganglionares do SN autônomo ajuda a entender as alterações do funcionamento visceral que, frequentemente, acompanham os graves distúrbios emocionais.

DIFERENÇAS ENTRE O SISTEMA NERVOSO SIMPÁTICO E O PARASSIMPÁTICO

De acordo com Langley, o SN autônomo se divide em duas partes – SN simpático e SN parassimpático –, que se distinguem segundo critérios anatômicos, farmacológicos e fisiológicos.

Diferenças anatômicas (Figura 6.2)

a) **Posição dos neurônios pré-ganglionares:** no SN simpático, os neurônios pré-ganglionares localizam-se nas partes torácica e lombar da medula espinal (entre T1 e L2). Diz-se, pois, que o SN simpático é toracolombar. No SN parassimpático, eles se localizam no tronco encefálico (portanto, dentro do crânio) e na parte sacral (S2, S3, S4). Diz-se que o SN parassimpático é craniossacral.

b) **Posição dos neurônios pós-ganglionares:** no SN simpático, os neurônios pós-ganglionares localizam-se longe das vísceras e próximo da coluna vertebral. Formam os gânglios paravertebrais e pré-vertebrais que serão estudados no Capítulo 7 – Divisão Autônoma do Sistema Nervoso. No SN parassimpático, os neurônios pós-ganglionares localizam-se próximo ou no interior das vísceras. Como exemplo, há as células ganglionares dos plexos submucoso (de Meissner) e mioentérico (de Auerbach) situados na parede do tubo digestório.

c) **Comprimento das fibras pré e pós-ganglionares:** em consequência da posição dos gânglios, o tamanho das fibras pré e pós-ganglionares é diferente nos dois sistemas. Assim, no SN simpático, a fibra pré-ganglionar é curta e a pós-ganglionar é longa. Já no SN parassimpático, se dá o contrário, a fibra pré-ganglionar é longa e a pós-ganglionar, curta (Figura 6.1).

d) **Ultraestrutura da fibra pós-ganglionar:** a presença de vesículas sinápticas granulares pequenas é uma característica das fibras pós-gaglionares simpáticas; nas parassimpáticas, predominam as vesículas sinápticas agranulares. No SN periférico, as vesículas granulares pequenas contêm noradrenalina e a maioria das vesículas agranulares contêm acetilcolina. Essa diferença é especialmente relevante para a interpretação das diferenças farmacológicas entre fibras pós-gaglionares simpáticas e parassimpáticas.

Diferenças farmacológicas entre o sistema nervoso simpático e parassimpático – neurotransmissores

As diferenças farmacológicas dizem respeito à ação de drogas. Quando injetamos em um animal certas drogas, como **adrenalina** e **noradrenalina**, obtemos efeitos (aumento da pressão arterial, do ritmo cardíaco etc.) que se assemelham aos obtidos por ação do SN simpático. Essas drogas que imitam a ação do SN simpático são denominadas **simpaticomiméticas**. Existem também drogas, como a **acetilcolina**, que imitam as ações do parassimpático e são denominadas **parassimpaticomiméticas**. A descoberta dos neurotransmissores veio explicar o modo de ação e as diferenças existentes entre esses dois tipos de drogas. Sabemos hoje que a ação da fibra nervosa sobre o efetuador (músculo ou glândula) se faz por liberação de um neurotransmissor, dos quais os mais importantes são a **acetilcolina** e a **noradrenalina**. As fibras nervosas que liberam a acetilcolina denominam-se **colinérgicas** e as que liberam noradrenalina, **adrenérgicas**. A rigor, essas últimas deveriam se designar como "noradrenérgicas", mas inicialmente pensou-se que o principal mediador seria a adrenalina, e o termo "adrenérgico" tornou-se clássico. Hoje sabemos que, nos mamíferos, é a noradrenalina, e não a adrenalina, o principal neurotransmissor nas fibras adrenérgicas. De modo geral, as ações dessas duas substâncias são bastante semelhantes, mas existem diferenças importantes que serão vistas nas disciplinas de Farmacologia e de Fisiologia.

Os sistemas simpático e parassimpático diferem no que se refere à disposição das fibras adrenérgicas e colinérgicas. As fibras pré-ganglionares, tanto simpáticas como parassimpáticas, e as fibras pós-ganglionares parassimpáticas são colinérgicas. Contudo, a grande maioria das fibras pós-ganglionares do sistema simpático é adrenérgica. Fazem exceção as fibras que inervam as glândulas sudoríferas e os vasos dos músculos estriados esqueléticos que, apesar de simpáticas, são colinérgicas.

Diferenças fisiológicas entre o sistema nervoso simpático e o parassimpático

De modo geral, o sistema simpático tem ação antagônica à do parassimpático em um determinado órgão. Essa afirmação, entretanto, não é válida em todos os casos. Assim, por exemplo, nas glândulas salivares, os dois sistemas aumentam a secreção, embora a secreção produzida por ação parassimpática seja mais fluida e muito mais abundante. Além do mais, é importante acentuar que os dois sistemas, apesar de, na maioria dos casos, terem ações antagônicas, colaboram e trabalham harmonicamente na coordenação da atividade visceral, adequando o funcionamento de cada órgão às diversas situações a que é submetido o organismo. A ação do simpático e do parassimpático em determinado órgão depende do modo de terminação das fibras pós-ganglionares de cada uma dessas divisões do SN autônomo, dentro do órgão. Técnicas modernas de microscopia eletrônica e histoquímica têm contribuído para esclarecer este ponto.

Essas técnicas confirmaram a ideia clássica de que, na maioria dos órgãos, a inervação autônoma é mista, simpática e parassimpática. Entretanto, alguns órgãos têm inervação puramente simpática, como as glândulas sudoríferas, os músculos eretores do pelo e o corpo pineal de vários animais. Na maioria das glândulas endócrinas, as células secretoras não são inervadas, uma vez que seu controle é hormonal, e, nesse caso, existe apenas inervação simpática vascular. Em algumas glândulas exócrinas, como nas glândulas lacrimais, a inervação parenquimatosa é parassimpática, limitando-se o simpático a inervar os vasos. Acreditava-se que esse era o padrão também nas glândulas salivares, mas estudos de fins da década de 1980 mostram que, na maioria das glândulas salivares dos mamíferos, o simpático, além de inervar os vasos, inerva as unidades secretoras, juntamente com o parassimpático.

Uma das diferenças fisiológicas entre o simpático e o parassimpático é que este tem ações sempre localizadas em um órgão ou setor do organismo, ao passo que as ações do simpático, embora possam ser também localizadas, tendem a ser difusas, atingindo vários órgãos. A base anatômica dessa diferença reside no fato de os gânglios do parassimpático, estando próximos das vísceras, determinarem que o território de distribuição das fibras pós-ganglionares seja necessariamente restrito. Além do mais, no sistema parassimpático, uma fibra pré-ganglionar faz sinapse com um número relativamente pequeno de fibras pós-ganglionares.

Já no sistema simpático, os gânglios estão longe das vísceras e uma fibra pré-ganglionar faz sinapse com um grande número de fibras pós-ganglionares que se distribuem a territórios consideravelmente maiores. Em determinadas circunstâncias, todo o sistema simpático é ativado produzindo uma **descarga em massa**, na qual a medula da glândula suprarrenal é também ativada, lançando no sangue a adrenalina que age em todo o organismo. Configura-se, assim, uma **reação de alarme** que ocorre em certas manifestações emocionais e situações de emergência (**síndrome de emergência de Cannon**), em que o indivíduo deve estar preparado para lutar ou fugir (*to fight or to flight*, segundo Cannon).

Pode-se lembrar, ainda, que, nos órgãos genitais, o parassimpático é responsável pelo fenômeno da ereção e o simpático, pela ejaculação. Verifica-se, assim, que as ações dos dois sistemas são complexas, podendo ser para o mesmo sistema, diferentes nos vários órgãos. Por exemplo, o simpático que ativa o movimento cardíaco inibe o movimento do tubo digestório. No Quadro 6.1, estão sintetizados os efeitos dos sistemas simpático e parassimpático sobre os principais órgãos por eles inervados. Sabendo-se que as fibras pós-ganglionares do parassimpático são colinérgicas e as do simpático, com raras exceções, são adrenérgicas, o estudo do Quadro 6.1 dá uma ideia das ações da acetilcolina e da noradrenalina nos vários órgãos. Convém lembrar, entretanto, que existem muitas variações entre as diferentes espécies animais, o que significa dizer que o assunto é bem mais complexo.

Ao se examinar a íris do paciente, é possível observar a ação do SN **simpático** e **parassimpático** por intermédio da **midríase** (dilatação da pupila) ou **miose** (contração da pupila) a depender da quantidade de luz disponível no ambiente.

Quadro 6.1 – Funções dos simpático e parassimpático em alguns órgãos.

Órgãos	Simpático	Parassimpático
Íris	Dilatação da pupila (midríase)	Constrição da pupila (miose)
Glândula lacrimal	Vasoconstrição; pouco efeito sobre a secreção	Secreção abundante
Glândulas salivares	Vasoconstrição; secreção viscosa e pouco abundante	Vasodilatação; secreção fluida e abundante
Glândulas sudoríferas	Secreção copiosa (fibras colinérgicas)	Inervação ausente
Músculos eretores dos pelos	Ereção dos pelos	Inervação ausente
Coração	Aceleração do ritmo cardíaco (taquicardia); dilatação das coronárias	Diminuição do ritmo cardíaco (bradicardia); dilatação das coronárias
Brônquios	Dilatação	Constrição
Tubo digestório	Diminuição do peristaltismo e fechamento dos esfíncteres	Aumento do peristaltismo e abertura dos esfíncteres
Bexiga urinária	Pouca ou nenhuma ação	Contração da parede
Genitais masculinos	Vasoconstrição; ejaculação	Vasodilatação; ereção
Glândula suprarrenal	Secreção de adrenalina (através de fibras pré-ganglionares)	Nenhuma ação
Glândula pineal	Veicula a ação inibidora da luz ambiente	Ação desconhecida
Vasos sanguíneos do tronco e das extremidades	Vasoconstrição	Nenhuma ação; inervação possivelmente ausente

CASO CLÍNICO

Paciente masculino, 7 anos, asmático, sem outras comorbidades, dá entrada no pronto atendimento acompanhado de sua mãe devido dispneia, tosse seca, sibilos há 2 horas. O médico plantonista solicita nebulização com medicações específica para crise aguda de asma.

1. Com base em seu conhecimento sobre o sistema nervoso, qual a provável ação das medicações no sistema simpático e parassimpático brônquico, respectivamente:
   a. Agonista, agonista
   b. Agonista, antagonista
   c. Antagonista, agonista
   d. Antagonista, antagonista
2. Ainda com base em seu conhecimento, a utilização de medicação com função simpática teria qual efeito no ritmo cardíaco:
   a. Taquicardia
   b. Bradicardia
   c. Normocardia
   d. Nenhuma das anteriores

MATERIAL COMPLEMENTAR

Escaneie o QrCode para visualizar o vídeo.

Vídeo 6.1

- **Reflexo patelar:** "posicione o paciente sentado e com os pés livres de apoio na beira da maca. Localize o tendão patelar e percuta com o martelo. O reflexo patelar se manifesta com a extensão do joelho, e significa que o estímulo, decorrente da percussão, percorreu o neurônio sensitivo, chegou à medula espinal e retornou pelo neurônio motor".

RESPOSTAS DO CASO CLÍNICO

1) b; 2) a

7 Divisão Autônoma do Sistema Nervoso – Anatomia do Simpático, do Parassimpático e dos Plexos Viscerais

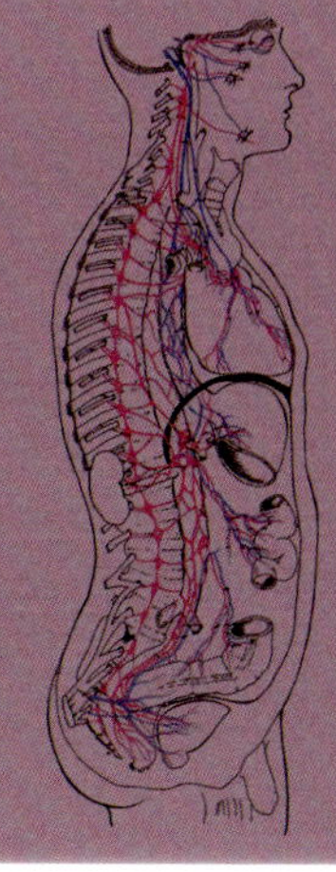

No capítulo anterior, estudamos alguns aspectos gerais da organização do SN autônomo acentuando as diferenças entre SN simpático e parassimpático. Apresentamos, assim, os elementos necessários para um estudo da topografia e organização anatômica do componente simpático e parassimpático deste sistema, assim como de seus plexos viscerais. Esse estudo será feito de maneira sucinta sem dar ênfase às inúmeras variações existentes.

PARTE SIMPÁTICA

Aspectos anatômicos

Antes de analisarmos o trajeto das fibras pré e pós-ganglionares da parte simpática, faremos um estudo de suas principais formações anatômicas.

Tronco simpático (Figura 7.1)

A principal formação anatômica da parte simpática é o **tronco simpático** formado por uma cadeia de gânglios unidos por **ramos interganglionares**.

Cada tronco simpático estende-se, de cada lado, da base do crânio até o cóccix, onde termina unindo-se com o do lado oposto. Os gânglios do tronco simpático dispõem-se de cada lado da coluna vertebral em toda sua extensão e são denominados **gânglios paravertebrais**. Na porção cervical do tronco simpático, há classicamente três gânglios: **cervical superior**; **cervical médio**; e **cervical inferior**. O gânglio cervical aproximar palavras em vários animais domésticos e, frequentemente, não é observado no homem. Usualmente, o gânglio cervical inferior está fundido com o primeiro torácico formando o **gânglio cervicotorácico** ou **estrelado**. O número de gânglios da porção torácica do tronco simpático é usualmente menor (10 a 12) do que dos nervos espinais torácicos, pois pode haver fusão de gânglios vizinhos. Na porção lombar, há de três a cinco gânglios; na sacral, de quatro a cinco; e, na coccígea, apenas um gânglio, o **gânglio ímpar**, para o qual convergem e no qual terminam os dois troncos simpáticos.

Lesões do gânglio estrelado podem ser evidenciados, ao exame físico, na **síndrome de Horner**, caracterizada por **ptose** (queda da pálpebra superior), **miose** (contração da pupila) e **anidrose facial** (falta de produção de suor em parte do rosto).

Nervos esplâncnicos e gânglios pré-vertebrais (Figura 7.1)

Da porção torácica e do tronco simpático, originam-se, a partir de T5, os chamados **nervos esplâncnicos**, **maior**, **menor** e **imo**, os quais têm trajeto descendente, atravessam o diafragma e penetram na cavidade

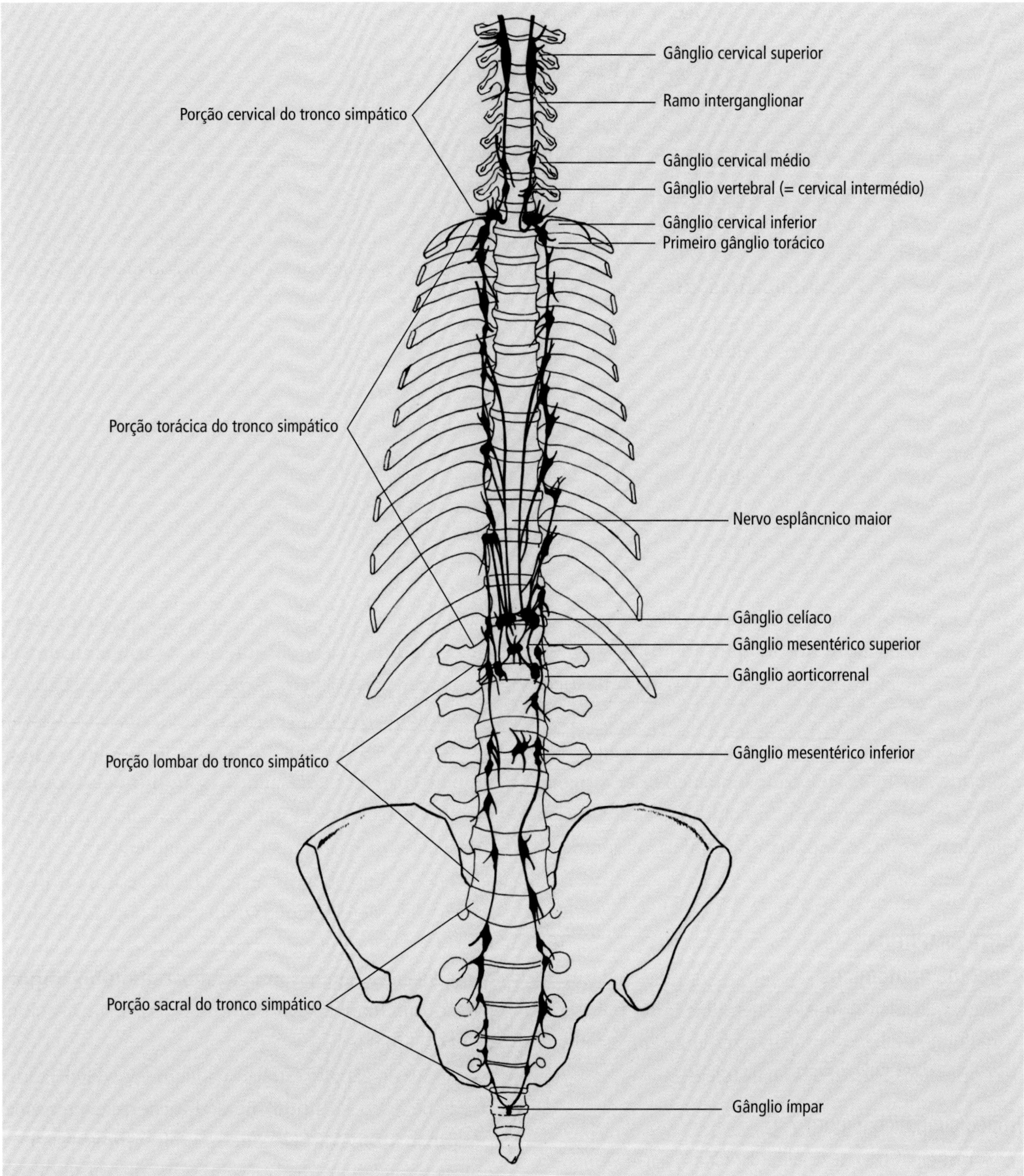

Figura 7.1 Tronco simpático.

abdominal, onde terminam nos assim denominados "gânglios pré-vertebrais". Estes se localizam anteriormente à coluna vertebral e à parte abdominal da aorta, em geral próximo à origem dos ramos abdominais dessa artéria dos quais recebem o nome. Assim, existem: dois **gânglios celíacos**, direito e esquerdo, situados na origem do tronco celíaco; dois **gânglios aorticorrenais**, na origem das artérias renais; um **gânglio mesentérico superior** e outro **mesentérico inferior**, próximo à origem das artérias do mesmo nome. Os nervos esplâncnicos maior e menor terminam, respectivamente, nos gânglios celíaco e aorticorrenal. Como será visto, apesar de os nervos esplâncnicos se originarem aparentemente de gânglios paravertebrais, eles são constituídos por fibras pré-ganglionares, além de um número considerável de fibras aferentes viscerais.

Ramos comunicantes (Figuras 7.2 e 7.3)

Unindo o tronco simpático aos nervos espinais, existem filetes nervosos denominados "ramos comunicantes", que são de dois tipos – **ramos comunicantes brancos** e **ramos comunicantes cinzentos**. Como será visto mais adiante, os ramos comunicantes brancos, na realidade, ligam a medula espinal ao tronco simpático e são constituídos de fibras pré-ganglionares, além de fibras viscerais aferentes. Já os ramos comunicantes cinzentos são constituídos de fibras pós-ganglionares que, sendo amielínicas, conferem uma coloração ligeiramente mais escura, o que pode ser observado principalmente em preparações não fixadas. Como os neurônios pré-ganglionares simpáticos só existem nos segmentos medulares de T1 a L2, as fibras pré-ganglionares emergem somente desses níveis, o que explica a existência de ramos comunicantes brancos apenas nas regiões torácica e lombar alta. Já os ramos comunicantes cinzentos ligam o tronco simpático a todos os nervos espinais. Como o número de gânglios do tronco simpático é frequentemente menor que o número de nervos espinais, de um gânglio pode emergir mais de um ramo comunicante cinzento como ocorre na região cervical, onde existem três gânglios para oito nervos cervicais.

Filetes vasculares e nervos cardíacos (Figura 7.3)

Do tronco simpático e, especialmente, dos gânglios pré-vertebrais, saem pequenos filetes nervosos que se acolam à adventícia das artérias e seguem com elas até às vísceras. Assim, do polo cranial do gânglio cervical superior, sai o **nervo carótico interno**, que se pode ramificar formando o **plexo carótico interno**, e que penetra no crânio, nas paredes da artéria carótida interna. Dos gânglios pré-vertebrais, filetes nervosos acolam-se à parte abdominal da aorta e a seus ramos. Do tronco simpático, emergem ainda filetes nervosos que chegam às vísceras por um trajeto independente das artérias. Entre estes, há, por exemplo, os **nervos cardíacos cervicais superior**, **médio** e **inferior**, que se destacam dos gânglios cervicais correspondentes, dirigindo-se ao coração.

A seguir, estudaremos como se localizam, nesses elementos anatômicos, os dois neurônios característicos do SN autônomo, ou seja, os neurônios pré e pós-ganglionar, com as respectivas fibras pré e pós-ganglionares.

Localização dos neurônios pré-ganglionares, destino e trajeto das fibras pré-ganglionares (Figura 7.2)

Vimos, no Capítulo 6 – Divisão do Sistema Nervoso, que, na divisão simpática, o corpo do neurônio pré-ganglionar está localizado na coluna lateral da medula espinal de T1 a L2. Daí, saem as fibras pré-ganglionares pelas raízes anteriores, ganham o tronco do nervo espinal correspondente e seu ramo anterior, de onde passam ao tronco simpático pelos ramos comunicantes brancos. Essas fibras terminam fazendo sinapse com os neurônios pós-ganglionares que podem estar em três posições:

a) Em um gânglio paravertebral situado no mesmo nível de onde a fibra saiu pelo ramo comunicante branco.
b) Em um gânglio paravertebral situado acima ou abaixo desse nível e, nesse caso, a fibra pré-ganglionar chega ao gânglio pelos ramos interganglionares, que são formados por um grande número dessas fibras. Por esse trajeto, ou seja, no interior do próprio tronco simpático, as fibras pré-ganglionares chegam em gânglios situados acima de T1 ou abaixo de L2, ou seja, em níveis onde já não emergem fibras pré-ganglionares simpáticas da medula espinal.
c) Em um gânglio pré-vertebral onde a fibra pré-ganglionar chega por um nervo esplâncnico que, assim, poderia ser considerado como verdadeiro "ramo comunicante branco" muito longo. É fácil verificar que as fibras pré-ganglionares que seguem esse trajeto passam pelos gânglios paravertebrais, sem, entretanto, fazer sinapse.

Localização dos neurônios pós-ganglionares, destino e trajeto das fibras pós-ganglionares

Os neurônios pós-ganglionares estão nos gânglios para e pré-vertebrais, de onde saem as fibras pós-ganglionares e cujo destino é sempre uma glândula, músculo liso ou cardíaco. As fibras pós-ganglionares, para chegarem a esse destino, podem seguir três trajetos:

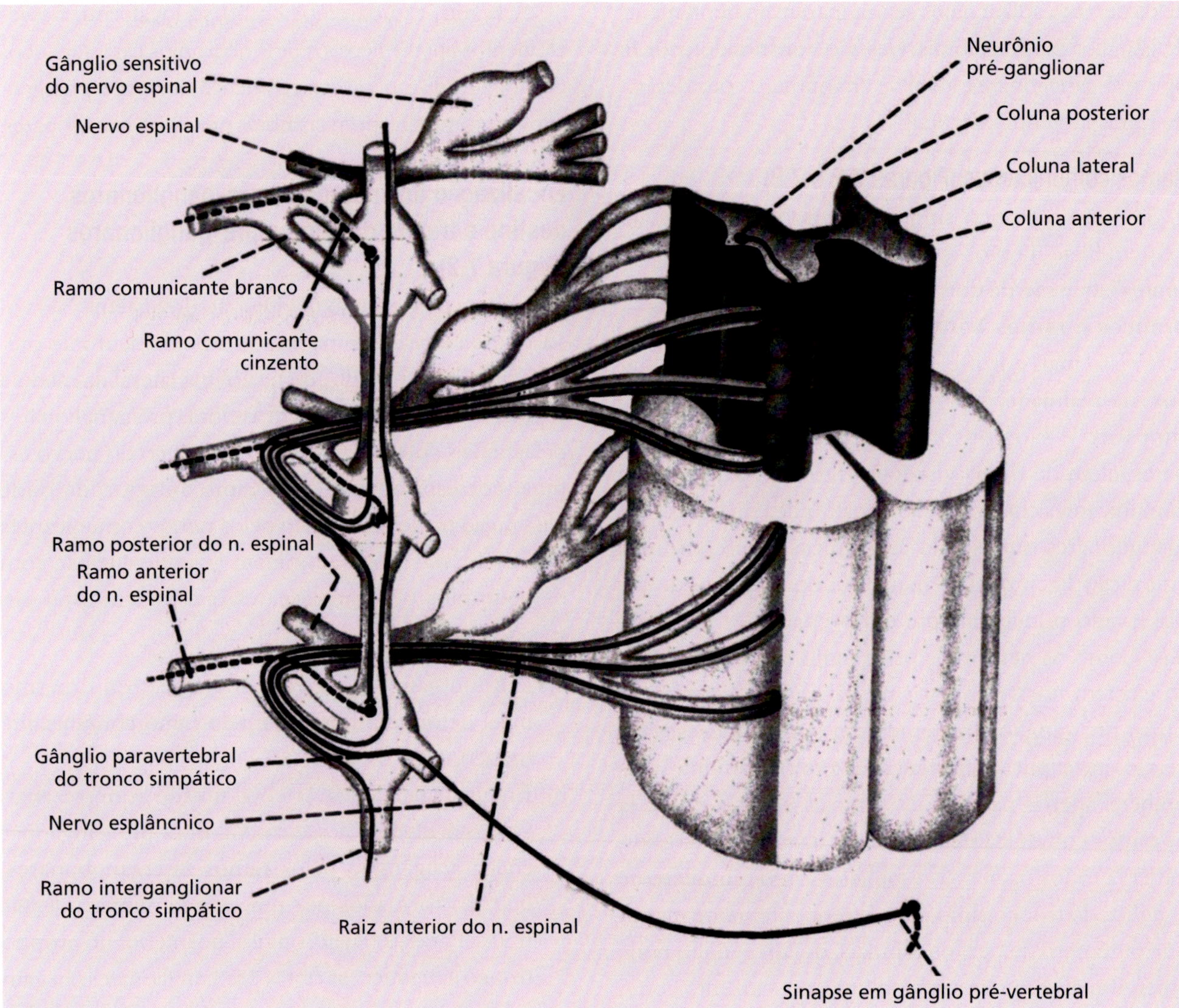

Figura 7.2 Alternativas de trajeto das fibras pré-ganglionares simpáticas. As fibras pós-ganglionares estão representadas pelas linhas interrompidas.

a) **Por intermédio de um nervo espinal (Figura 7.2):** nesse caso, as fibras voltam ao nervo espinal pelo ramo comunicante cinzento e distribuem-se no território de inervação desse nervo. Assim, todos os nervos espinais têm fibras simpáticas pós-ganglionares que, dessa forma, chegam aos músculos eretores dos pelos e às glândulas sudoríferas e aos vasos cutâneos.
b) **Por intermédio de um nervo independente (Figura 7.3):** nesse caso, o nervo liga diretamente o gânglio à víscera. Aqui se situam, por exemplo, os nervos cardíacos cervicais do simpático.
c) **Por intermédio de uma artéria (Figuras 7.3 e 7.4):** as fibras pós-ganglionares acompanham as artérias em seus territórios de vascularização. Assim, as fibras pós-ganglionares que se originam nos gânglios pré-vertebrais inervam as vísceras do abdome, seguindo na parede dos vasos que irrigam essas vísceras. Do mesmo modo, fibras pós-ganglionares originadas no gânglio cervical superior formam o nervo e o plexo carótico interno e acompanham a artéria carótida interna em seu trajeto intracraniano, inervando os vasos intracranianos, o corpo pineal, a hipófise e a íris.

PARTE PARASSIMPÁTICA

Os neurônios pré-ganglionares do SN parassimpático estão situados no tronco encefálico e na parte sacral da medula espinal. Isso permite dividir esse sistema em

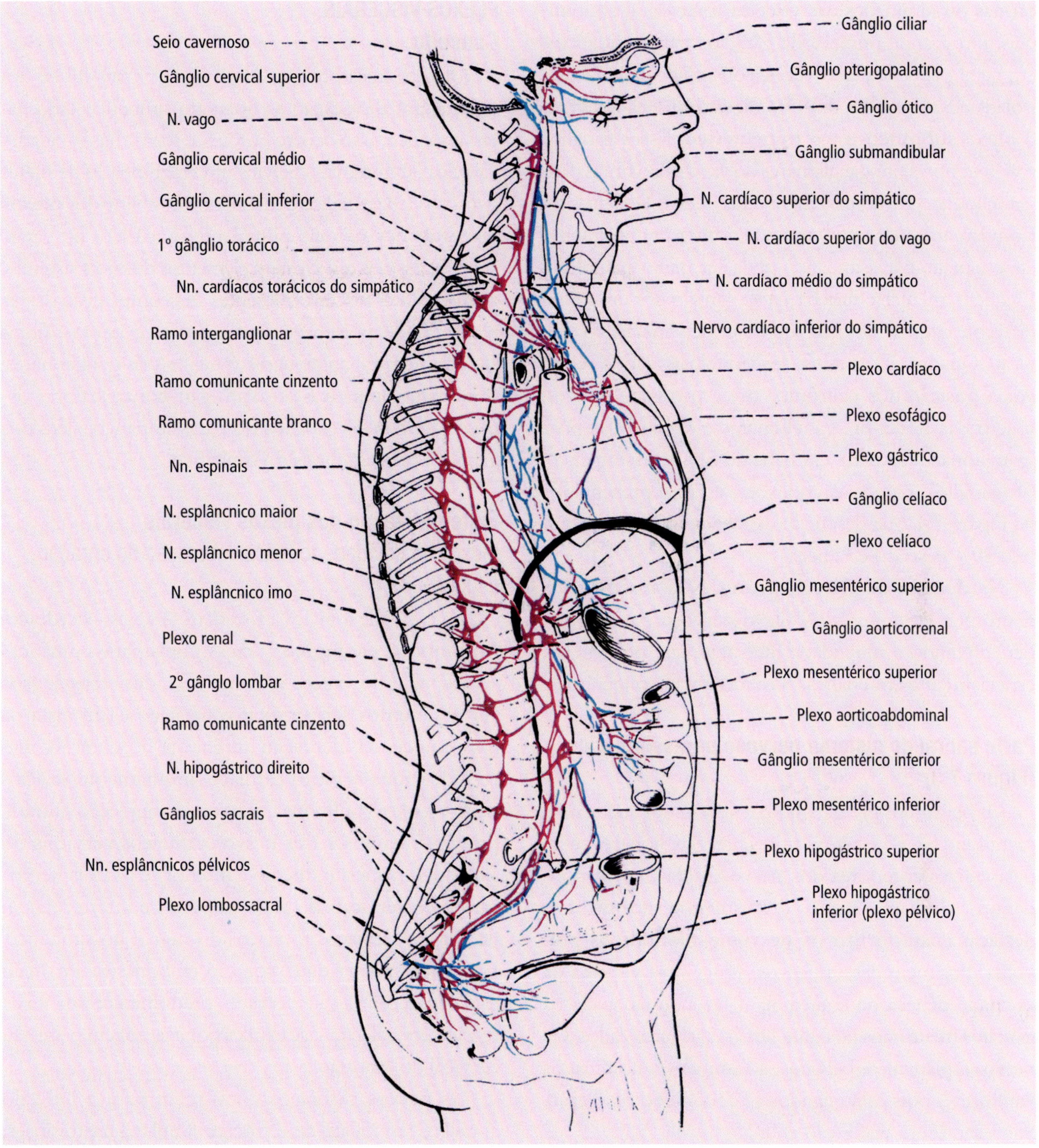

Figura 7.3 Esquema do simpático (em vermelho) e do parassimpático (em azul) (modificada de Netter).

duas partes – uma craniana e outra sacral –, que serão estudadas a seguir.

Parte craniana da divisão parassimpática

É constituída por alguns núcleos do tronco encefálico, gânglios e fibras nervosas que compõem alguns nervos cranianos. Nos núcleos, localizam-se corpos dos neurônios pré-ganglionares cujas fibras pré-ganglionares atingem os gânglios através dos 3º, 8º, 9º e 10º pares cranianos. Dos gânglios, saem as fibras pós-ganglionares para as glândulas, músculo liso ou músculo cardíaco. A Figura 7.4 identifica os gânglios associados à porção craniana do parassimpático: **ciliar**; **pterigopalatino**; **ótico**; e **submandibular**. Além desses, existe, ainda, na parede ou nas proximidades das vísceras torácicas e abdominais, um grande número de gânglios parassimpáticos, em geral pequenos e, às vezes, constituídos por células isoladas. Nas paredes do tubo digestório, eles integram o **plexo submucoso** e o **mioentérico**. Esses gânglios recebem fibras pré-ganglionares do vago e dão fibras pós-ganglionares curtas para as vísceras onde estão situados. Convém acentuar que o trajeto da fibra pré-ganglionar até o gânglio parassimpático pode ser muito complexo. Frequentemente, a fibra chega ao gânglio por um nervo diferente daquele no qual saiu do tronco encefálico.

O Quadro 7.1 sintetiza os principais dados relativos à posição dos neurônios pré e pós-ganglionares, trajeto das fibras pré-ganglionares e destino das pós-ganglionares na parte craniana do SN parassimpático. Os gânglios, com suas conexões, estão representados na Figura 7.4. Sua descrição detalhada é feita no Capítulo 20 – Pescoço e Cabeça.

Na **doença de Hirschsprung**, há a ausência dos neurônios intramurais do plexo nervoso parassimpático, afetando a motilidade intestinal, que pode gerar, especialmente em crianças, um megacolo congênito.

Parte sacral do sistema nervoso parassimpático (Figura 7.3)

Os neurônios pré-ganglionares estão nos segmentos sacrais em S2, S3 e S4. As fibras pré-ganglionares saem pelas raízes anteriores dos nervos sacrais correspondentes e ganham o tronco desses nervos, dos quais se destacam para formar os **nervos esplâncnicos pélvicos**. Por meio desses nervos, atingem as vísceras da cavidade pélvica onde terminam fazendo sinapse nos gânglios (neurônios pós-ganglionares) aí localizados. Os nervos esplâncnicos pélvicos são também denominados "eretores", pois estão ligados ao fenômeno da ereção. Sua lesão causa disfunção erétil.

PLEXOS VISCERAIS

Conceito

Quanto mais próximo das vísceras, mais difícil fica separar por dissecação as fibras do simpático e do parassimpático. Isso ocorre porque se forma nas cavidades torácica, abdominal e pélvica um emaranhado de filetes nervosos e de gânglios constituindo os chamados **plexos viscerais** que não são puramente simpáticos ou parassimpáticos, mas que contêm elementos dos dois sistemas, além de fibras viscerais aferentes. Na composição desses plexos, pode, pois, haver os seguintes elementos: fibras simpáticas pré-ganglionares (raras) e pós-ganglionares; fibras parassimpáticas pré e pós-ganglionares; fibras viscerais aferentes e gânglios do parassimpático, além dos gânglios pré-vertebrais do simpático.

Sistematização dos plexos viscerais

Plexos da cavidade torácica. Inervação do coração (Figura 7.3)

Na cavidade torácica, existem três plexos – **cardíaco**, **pulmonar** e **esofágico** –, cujas fibras parassimpáticas se originam do vago e as simpáticas, dos três gânglios cervicais e dos seis primeiros torácicos. Em vista da importância da inervação autônoma do coração, merece destaque o plexo cardíaco, intimamente relacionado ao plexo pulmonar, em cuja composição entram, principalmente, os três nervos cardíacos cervicais do simpático (superior, médio e inferior) e os dois nervos cardíacos cervicais do vago (superior e inferior), além de nervos cardíacos torácicos do vago e do simpático. Fato interessante é que o coração, embora seja um órgão torácico, recebe a sua inervação predominantemente da região cervical, o que se explica por sua origem na região cervical do embrião.

Os nervos cardíacos convergem para a base do coração, ramificam-se e trocam amplas anastomoses,

Quadro 7.1 – Parte parassimpática.

Localização do neurônio pré-glanglionar	Nervo (fibra pré-ganglionar)	Localização do neurônio pós-ganglionar	Órgão inervado
Núcleo visceral (de Edinger-Westphal)	3º par	Gânglio ciliar	Músculo esfíncter da pupila (veja vídeo 7.1 disponível no QrCode ao final do capítulo) e músculo ciliar
Núcleo salivatório superior	7º par (nervo intermédio)	Gânglio submandibular	Gânglio submandibular e sublingual
Núcleo salivatório inferior	9º par	Gânglio ótico	Glândula parótida
Núcleo lacrimal	7º par (nervo intermédio)	Gânglio pterigopalatino	Glândula lacrimal
Núcleo posterior do nervo vago	10º par	Gânglios nas vísceras torácicas e abdominais	Vísceras torácicas e abdominais

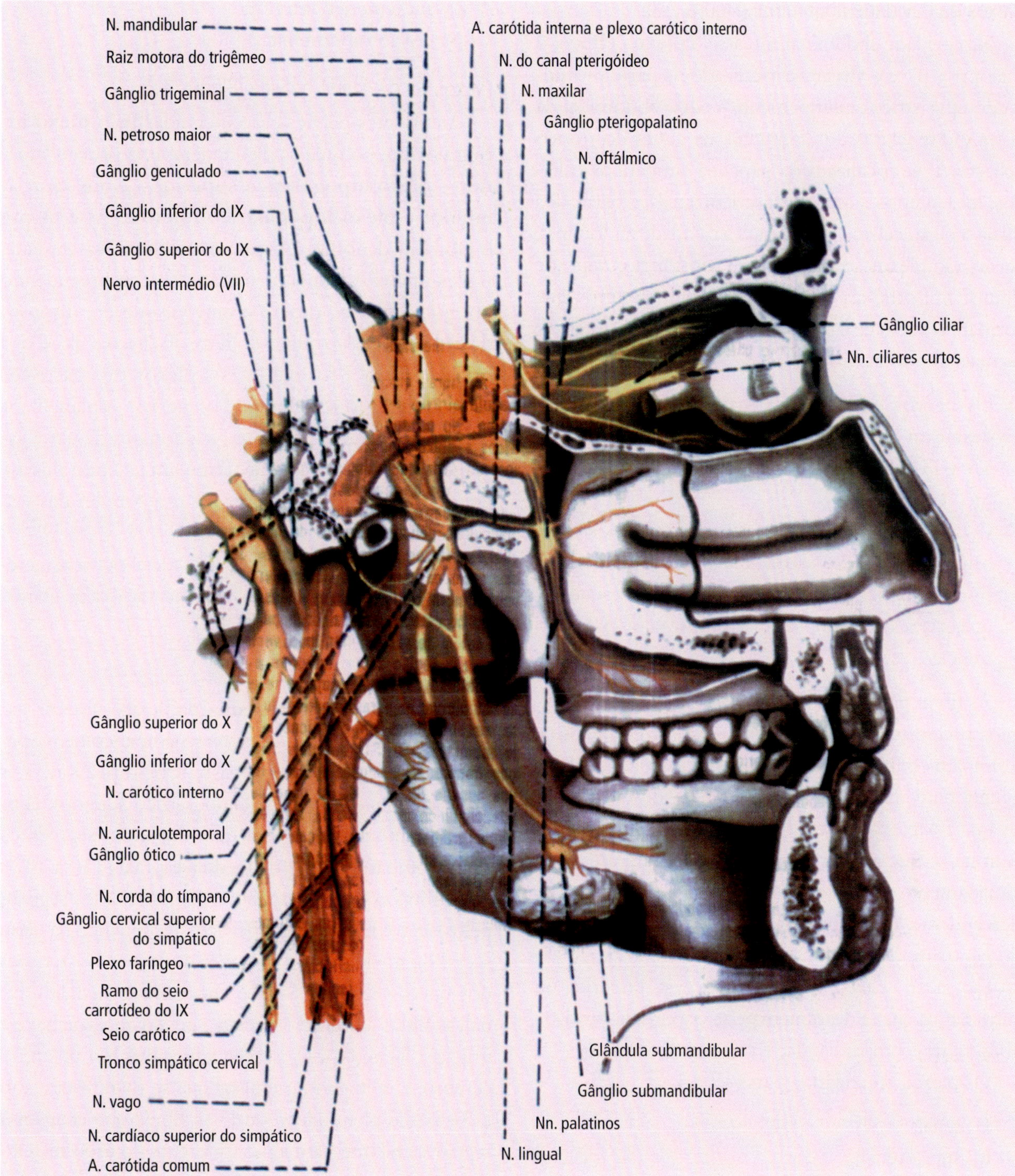

Figura 7.4 Esquema do parassimpático, porção craniana (modificada de Netter).

formando o **plexo cardíaco**, no qual se observam numerosos gânglios do parassimpático. A esse plexo externo, correspondem plexos internos subepicárdicos e subendocárdicos formados de células ganglionares e ramos terminais das fibras simpáticas e parassimpáticas.

A inervação autônoma do coração é especialmente abundante na região do nó sinoatrial, fato significativo, uma vez que a sua função se faz fundamentalmente sobre o ritmo cardíaco; o simpático é cardioacelerador e o parassimpático, cardioinibidor.

Plexos da cavidade abdominal (Figura 7.3)

Na cavidade abdominal, situa-se o **plexo celíaco**, o maior dos plexos viscerais, localizado na parte profunda do epigástrico, anteriormente à parte abdominal da aorta e dos pilares do diafragma, na altura do tronco celíaco. Aí se localizam os gânglios simpáticos celíacos, mesentérico superior e aorticorrenais, a partir dos quais o plexo celíaco irradia para a cavidade abdominal, formando plexos secundários ou subsidiários. Fato de grande importância é que a maioria dos nervos que formam o plexo celíaco é oriunda da cavidade torácica; os mais importantes são:

a) Os nervos esplâncnicos maior e menor, que se destacam de cada lado do tronco simpático de T5 a T12, terminam fazendo sinapse nos gânglios pré-vertebrais.
b) O tronco vagal anterior e o tronco vagal posterior, oriundos do plexo esofágico, contendo, cada um, fibras oriundas dos nervos vago direito e esquerdo, que estabelecem amplas anastomoses no seu trajeto torácico.

As fibras parassimpáticas do vago passam pelos gânglios pré-vertebrais do simpático sem fazer sinapse e terminam estabelecendo sinapse com gânglios e células ganglionares das vísceras abdominais, destacando-se os que formam os plexos mioentérico e submucoso. Admite-se que as fibras vagais se estendam até aproximadamente a junção do colo transverso com o colo descendente, esse último já inervado pela parte sacral do parassimpático.

Do plexo celíaco, irradiam plexos secundários ou subsidiários que se distribuem pelas vísceras da cavidade abdominal acompanhando, via de regra, os vasos.

Os plexos secundários pares são:

a) renal;
b) suprarrenal;
c) testicular (ou ovário).

Os plexos secundários ímpares são:

a) hepático;
b) esplênico;
c) gástrico;
d) pancreático;
e) mesentérico superior;
f) mesentérico inferior;
g) aórtico abdominal.

Plexos da cavidade pélvica (Figura 7.3)

As vísceras pélvicas são inervadas pelo **plexo hipogástrico**, no qual se distinguem uma porção superior – **plexo hipogástrico superior** – e uma porção inferior – **plexo hipogástrico inferior**. Esse último é também denominado **plexo pélvico**. Na verdade, o plexo pélvico é uma formação par, compreendendo um plexo pélvico direito e outro esquerdo, disposto de cada lado nas paredes do reto, do útero e da bexiga urinária. Para a formação dos plexos hipogástricos contribuem, principalmente, os nervos esplâncnicos pélvicos trazendo fibras pré-ganglionares da parte sacral do parassimpático, que terminam fazendo sinapse em numerosos gânglios situados nas paredes das vísceras pélvicas.

Entre as vísceras inervadas pelo plexo pélvico, merece destaque a bexiga urinária, cuja inervação é de grande importância clínica.

Inervação da bexiga urinária

As fibras viscerais aferentes da bexiga urinária ganham a medula através do sistema simpático ou do parassimpático. No primeiro caso, sobem pelos nervos hipogástricos e pelo plexo hipogástrico superior, conduzindo impulsos nervosos que atingem os segmentos toracolombares baixos da medula espinal (T10 a T12). Já as fibras que acompanham o parassimpático seguem pelos nervos esplâncnicos pélvicos, terminando na parte sacral da medula espinal através das raízes posteriores dos nervos S2, S3 e S4. Ao chegarem à medula espinal, as fibras aferentes viscerais, provenientes da bexiga urinária, ligam-se a vias ascendentes que terminam no cérebro, conduzindo impulsos que se manifestam sob a forma de plenitude vesical. As fibras que chegam à região sacral integram a parte aferente do **arco reflexo da micção**, cuja parte eferente está a cargo da inervação parassimpática da bexiga urinária, originada nos neurônios pré-ganglionares situados na parte sacral da medula espinal (S2, S3, S4) e que originam as fibras pré-ganglionares que seguem pelas raízes anteriores e os nervos sacrais S2, S3, S4, de onde se destacam os nervos esplâncnicos pélvicos. Por meio desses nervos, as fibras pré-ganglionares dirigem-se aos gânglios parassimpáticos situados no plexo pélvico, na parede da bexiga urinária. Daí, saem as fibras pós-ganglionares, muito curtas, que inervam a musculatura lisa da parede da bexiga urinária **(músculo detrusor)** e o **músculo esfíncter interno da uretra**. Os impulsos parassimpáticos que seguem por essa via causam relaxamento do esfíncter e a contração do músculo detrusor, provocando o esvaziamento da bexiga urinária. Segundo a maioria dos autores, o sistema simpático tem pouca ou nenhuma importância na micção. O estímulo para o reflexo da micção é representado pela distensão da parede vesical. Convém acentuar, entretanto, que a micção, como ato puramente reflexo, existe normalmente apenas na criança até o fim do 1° ano de vida. Daí em diante, aparece a capacidade de controle voluntários da micção. As funções vesicais são gravemente alteradas em certas lesões do sistema nervoso, especialmente da medula espinal.

CASO CLÍNICO

Paciente masculino, 6 meses de idade, é trazido para consulta em decorrência de constipação intestinal crônica com distensão abdominal e dificuldade de ganho de peso. Após avaliação inicial, você suspeita de uma disfunção de motilidade intestinal consequente a uma anomalia congênita.

1. Com base em seu conhecimento sobre a divisão autônoma do sistema nervoso, indique onde estão situados os neurônios pré-ganglionares da parte parassimpática.
   a. Tronco encefálico e parte sacral da medula espinal
   b. Parte torácica e lombar da medula espinal
   c. Somente na parte sacral da medula espinal
   d. Nenhuma das anteriores

MATERIAL COMPLEMENTAR

Escaneie o QrCode para visualizar o vídeo.

Vídeo 7.1

- **Teste do reflexo fotomotor pupilar:** "peça ao paciente para focar a visão em um ponto fixo distante da sala e incida um feixe de luz obliquamente ao olho. Pelo reflexo fotomotor direto, a pupila ipsilateral vai contrair. Pelo reflexo fotomotor consensual, a pupila contralateral também vai contrair, a despeito de não ter incidido luz diretamente sobre o outro olho".

RESPOSTA DO CASO CLÍNICO

1) a

8 Sistema Circulatório

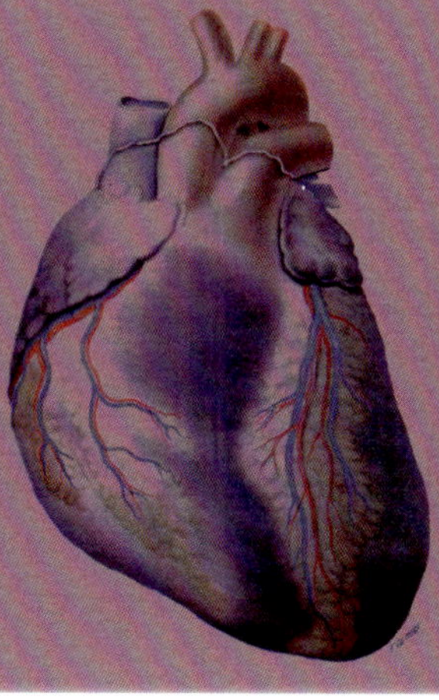

CONCEITO

O crescimento e a manutenção da vitalidade do organismo são proporcionados pela adequada nutrição celular. A função básica do sistema circulatório é levar material nutritivo e oxigênio às células. Assim, o sangue circulante transporta material nutritivo, que foi absorvido pela digestão dos alimentos, às células de todas as partes do organismo. Da mesma forma, o oxigênio que é incorporado ao sangue, quando este circula pelos pulmões, será levado a todas as células. Além dessa função primordial, o sangue circulante transporta também os produtos residuais do metabolismo celular, desde os locais onde foram produzidos até os órgãos encarregados da eliminação. O sangue tem células especializadas na defesa orgânica contra substâncias estranhas e micro-organismos e conduz hormônios desde a produção nos órgãos endócrinos até as estruturas-alvo. O sistema circulatório é fechado, sem comunicação com o exterior, constituído por **tubos**, no interior dos quais circulam **humores**. Os tubos são denominados **vasos** e os humores são o **sangue** e a **linfa**. Para que esses humores possam circular através dos vasos, há um órgão central, o **coração**, que funciona como uma bomba contrátil-propulsora. Como é um sistema tubular hermeticamente fechado, as trocas entre o sangue e os tecidos vão ocorrer em extensas redes de vasos de calibre reduzido e de paredes muito finas, os **capilares**. Por meio de permeabilidade seletiva, que se processa através de fenômenos físico-químicos complexos, material nutritivo e oxigênio passam dos capilares para os tecidos, e produtos do resíduo metabólico, inclusive CO_2, passam dos tecidos para o interior dos capilares. Certos componentes do sangue e da linfa são células produzidas pelo organismo nos assim denominados **órgãos hemopoéticos** incluídos no estudo do sistema circulatório.

A primeira obra fundamental sobre a circulação do sangue foi publicada em 1628, por William Harvey, *Exercitatio Anatomica de Motu Cordis et Sanguinis*, na qual o autor levanta a hipótese da passagem do sangue das menores artérias para as menores veias, hipótese que ele não pôde demonstrar pela falta de instrumentos ópticos apropriados. Foi só em 1661 que Malpighi, com a descoberta do microscópio, demonstrou a existência dos capilares.

O corpo de um indivíduo adulto tem, em média, 5 litros de sangue, circulando continuamente.

DIVISÃO

Pelo exposto, conclui-se que o sistema circulatório está assim constituído:

a) **Sistema sanguíneo:** cujos componentes são os **vasos**, condutores do sangue (artérias, veias e capilares) e o **coração** (que pode ser considerado um vaso modificado).
b) **Sistema linfático:** formado pelos **vasos** condutores da linfa (capilares linfáticos, vasos linfáticos e troncos linfáticos) e por **órgãos linfoides** (timo, linfonodos, tonsilas e baço).
c) **Órgãos hemopoéticos:** representados pelos órgãos linfáticos primários (**medula óssea vermelha**).

A medula óssea foi mencionada no Capítulo 2 – Sistema Esquelético. O baço é descrito pela Nomenclatura Anatômica no sistema linfático (por ser um órgão linfoide).

PERICÁRDIO (FIGURA 8.1)

É um saco fibrosseroso que contém o coração e a origem dos vasos sanguíneos – aorta, tronco pulmonar, veias cavas e as pulmonares – separando-o dos outros órgãos do mediastino e limitando a sua expansão durante

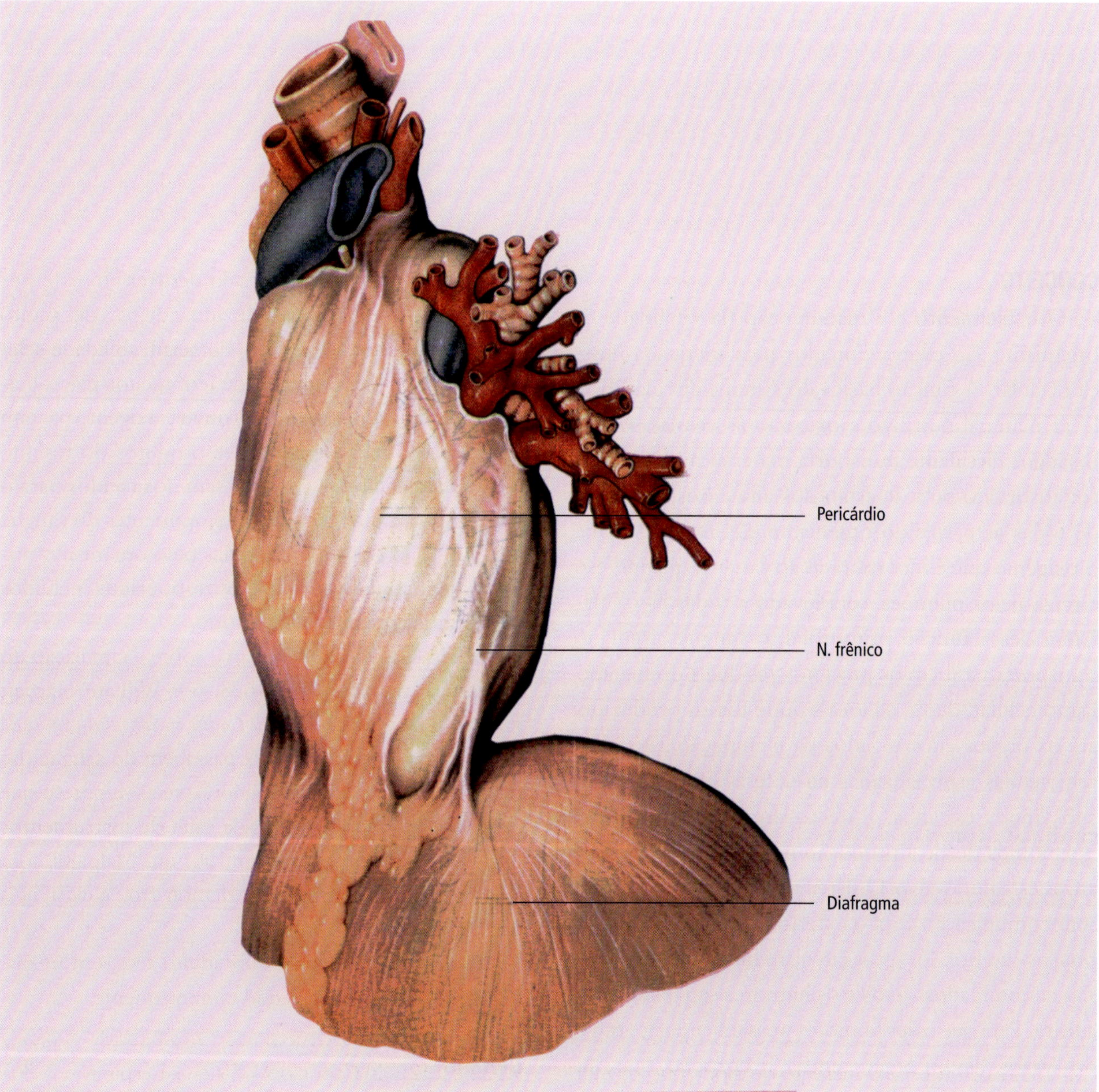

Figura 8.1 Pericárdio envolvendo o coração, vista lateral esquerda.

a diástole ventricular. Consiste em uma camada externa fibrosa, o **pericárdio fibroso, que se apresenta parcialmente fixada ao osso esterno pelos ligamentos esternopericárdicos** e de uma camada interna serosa, o **pericárdio seroso**. Esse último tem uma **lâmina parietal**, aderente ao pericárdio fibroso, e uma **lâmina visceral**, aderente ao miocárdio e também denominada **epicárdio**. Entre as duas lâminas do pericárdio seroso, existe uma cavidade virtual, a **cavidade do pericárdio**, que permite os movimentos cardíacos e está ocupada por camada líquida de espessura capilar, que, por sua vez, permite o deslizamento de uma lâmina contra a outra durante as mudanças de volume do coração.

Em quadros de pericardite, quando há inflamação das lâminas do pericárdio, é possível auscultar o **atrito pericárdico** entre as lâminas: um ruído de fricção, como couro.

Quando há acúmulo de líquido dentro da cavidade previamente virtual, entre as duas lâminas do pericárdio, os sons cardíacos são abafados pela camada líquida. Na ausculta, constata-se o **abafamento de bulhas**.

CORAÇÃO

O órgão central do sistema circulatório é descrito aqui em seus aspectos mais gerais. Para uma descrição completa, ver o subtítulo "Coração" no Capítulo 21 – Tórax. O coração é um órgão muscular, oco, que funciona como uma bomba contrátil-propulsora. Embora seu peso oscile entre 280 e 340 g, pode pesar muito mais quando exigido continuamente, como em atletas e trabalhadores que exercem intensa atividade física. Nesses casos, não há aumento do número de fibras musculares cardíacas, isto é, uma hiperplasia, mas sim uma hipertrofia (aumento da espessura e do comprimento) das fibras musculares. O tecido muscular que forma o coração é de tipo especial **tecido muscular estriado cardíaco** e constitui sua camada média ou **miocárdio**. Forrando internamente o miocárdio, existe o endotélio, contínuo com a camada íntima dos vasos que chegam ou saem do coração. Essa camada interna é denominada **endocárdio**. Externamente ao miocárdio, há uma serosa revestindo-o, denominada **epicárdio**, ou seja, a lâmina visceral do pericárdio seroso. O coração apresenta uma contratilidade própria ou inerente, de modo que, quando removido de um animal, como a rã, e perfundido em uma solução salina aquosa isotônica ou soro fisiológico, continua a bater ritmicamente. O miocárdio é altamente especializado e consiste de fibras que se ramificam e conectam-se por seus ramos com fibras adjacentes. Essa continuidade funcional por todo o miocárdio significa que o coração se comporta como uma unidade, ou seja, um estímulo adequado provoca a contração de todo o órgão (lei do tudo ou nada). Compreende-se que o coração, que começa a bater no feto na 5ª semana de vida intrauterina e continua depois do nascimento até a morte, necessita de grande quantidade de oxigênio, garantido pelo suprimento sanguíneo fornecido pelas artérias coronárias que o irrigam. A cavidade do coração é subdividida em quatro **câmaras** (dois átrios e dois ventrículos) e entre átrios e ventrículos existem orifícios com dispositivos orientadores da corrente sanguínea: são as **valvas**.

Forma

O coração tem a forma aproximada de um cone truncado, apresentando uma **base** voltada para superior e para a direita, um **ápice** (veja Vídeo 8.1 disponível no QrCode ao final do capítulo), voltado para inferior e para a esquerda, e **faces** (esternocostal, diafragmática e pulmonar). A face esternocostal é formada principalmente pelo ventrículo direito. A face diafragmática é formada principalmente pelo ventrículo esquerdo e parcialmente pelo ventrículo direito; e a face pulmonar, basicamente pelo ventrículo esquerdo e ocupa a impressão cardíaca localizada no pulmão esquerdo. A base do coração não tem uma delimitação nítida, isso porque corresponde à área ocupada pelas raízes dos grandes **vasos da base do coração** e é formada principalmente pelo átrio esquerdo (Figuras 8.2 e 8.3).

O ápice é formado pelo ventrículo esquerdo e situa-se no 5º espaço intercostal esquerdo, lateralmente ao plano mediano.

Situação

O coração fica situado na cavidade torácica, atrás do esterno, acima do músculo diafragma, sobre o qual, em parte, repousa no espaço compreendido entre os dois sacos pleurais, denominado **mediastino** (Figuras 9.12A e 9.12B do Capítulo 9 – Sistema Respiratório). Sua maior porção se encontra à esquerda do plano mediano. O coração fica disposto obliquamente, de tal forma que

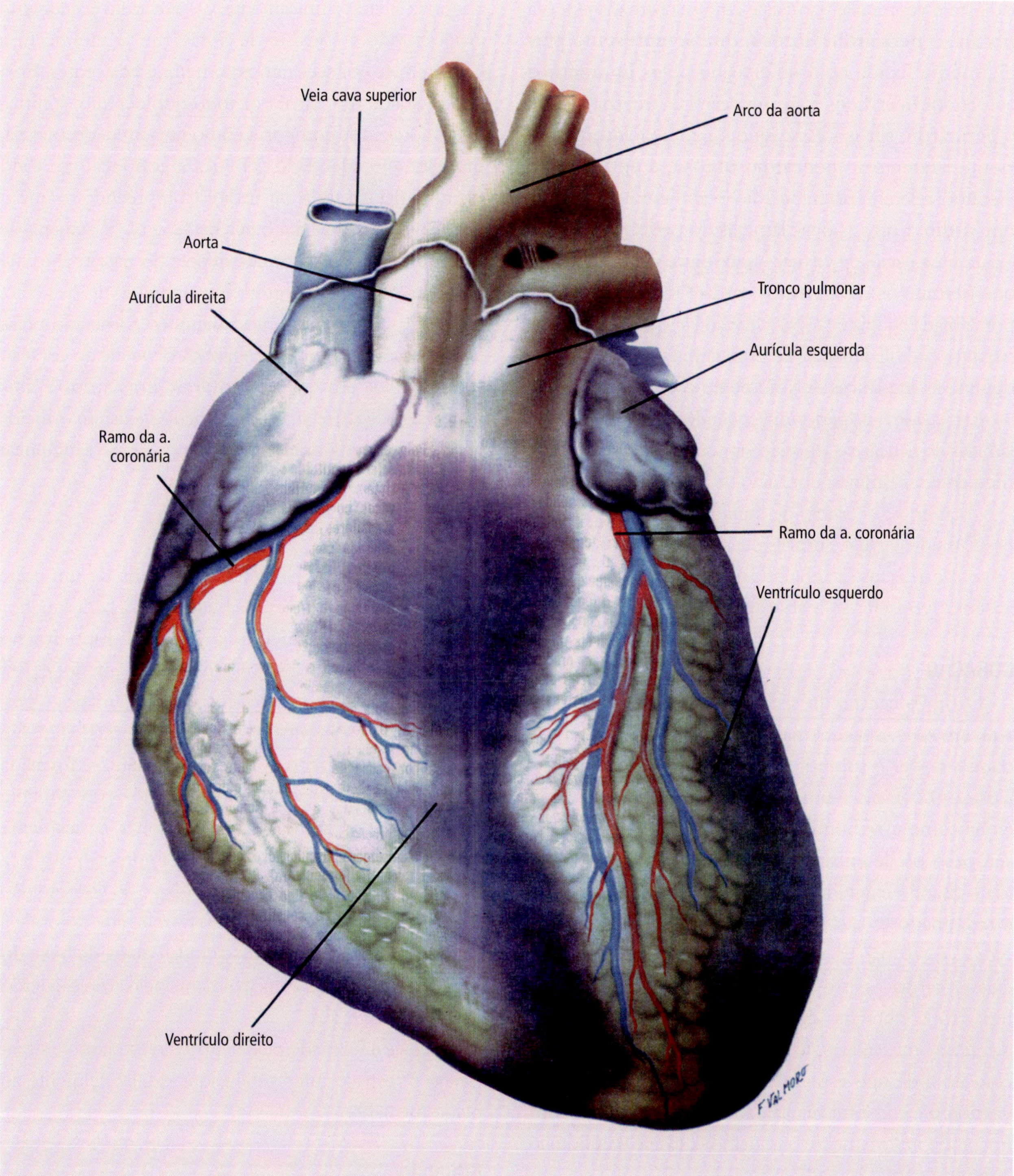

Figura 8.2 Coração e vasos da base vistos anteriormente.

a base se situa à direita e posteriormente, e o ápice à esquerda e anteriormente. O maior eixo do coração – eixo longitudinal (da base ao ápice) – é, pois, oblíquo e forma um ângulo de aproximadamente 40° com o plano horizontal e também com o plano mediano do corpo.

O ápice do coração – ***ictus cordis*** – pode ser eventualmente palpado, em especial em pacientes com menor panículo adiposo, quando o ápice do ventrículo esquerdo encontra a parede interna do tórax durante a sístole. Ele pode ser encontrado no 5º espaço intercostal

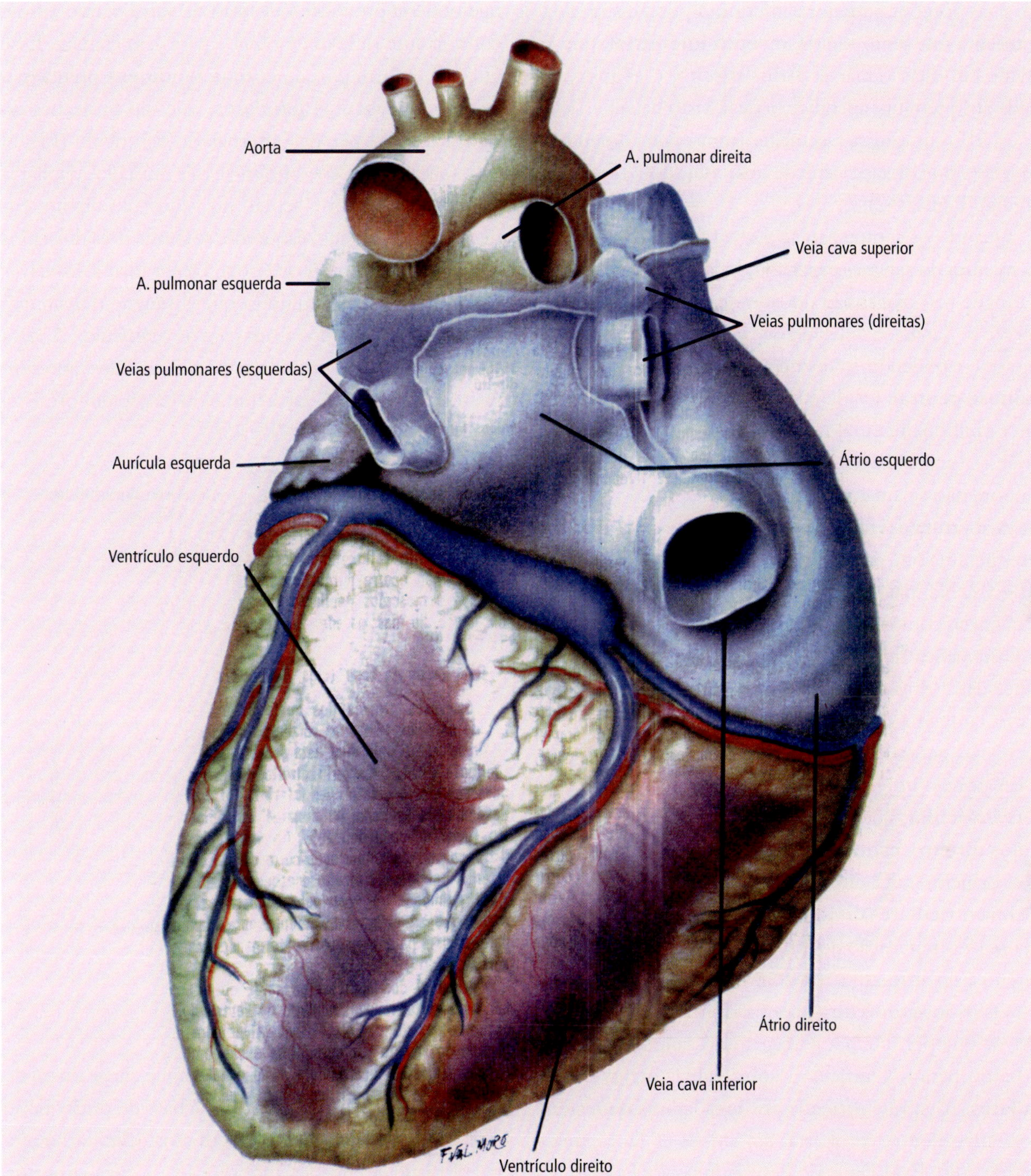

Figura 8.3 Coração e vasos da base vistos pela face diafragmática.

esquerdo, no cruzamento da linha hemiclavicular. A posição pode variar pouco a depender do biotipo (longilíneo ou brevelíneo), mas um íctus muito deslocado pode estar relacionado a patologias que dilatam ou hipertrofiam o ventrículo esquerdo.

Morfologia interna

Quando as paredes do coração são abertas, verifica-se que a cavidade cardíaca apresenta **septos**, subdividindo-a em quatro câmaras (Figura 8.4). O septo horizontal, **septo atrioventricular**, divide o coração em duas porções, superior e inferior. A porção superior apresenta um septo sagital, o **septo interatrial**, que a divide em duas câmaras: **átrios direito**; e **esquerdo**. Cada átrio tem um apêndice, o qual, visto na superfície externa do coração, se assemelha a uma orelha de animal e recebe, por isso, o nome de **aurícula** (do latim *auris*, orelha) (Figura 8.2).

Quando os septos não se formam adequadamente, há mistura do sangue oxigenado do lado esquerdo com o sangue não oxigenado do lado direito, diminuindo o aporte de sangue oxigenado que vai para o resto do organismo e podendo, a depender do tipo de defeito, gerar **cianose central**. Os defeitos no septo também geram um turbilhonamento do sangue dentro do coração, que pode ser auscultado na forma dos **sopros cardíacos**, embora não sejam a única causa dos sopros.

A abertura e o fechamento das valvas atrioventriculares geram som, as **bulhas cardíacas**, definidas como B1 e B2. Na maioria das vezes, elas são auscultadas na sequência, como um "tum-tá".

Alterações que impeçam o fechamento das valvas, tanto das atrioventriculares como das válvulas semilunares, também podem gerar turbilhonamento de sangue na região, gerando também **sopros cardíacos**.

A porção inferior apresenta também um **septo interventricular**, que a divide em duas câmaras: **ventrículos direito** e **esquerdo**. O septo atrioventricular tem dois orifícios, um à direita e outro à esquerda, os **óstios atrioventriculares direito** e **esquerdo**. Assim, possibilita-se a comunicação do átrio direito com o ventrículo direito e do átrio esquerdo com o ventrículo esquerdo.

Os óstios atrioventriculares são providos de dispositivos que permitem a passagem do sangue somente do átrio para o ventrículo: são as **valvas atrioventriculares**. A valva é formada por uma lâmina de tecido conectivo denso, recoberta, em ambas as faces, pelo endocárdio. Essa lâmina é descontínua, apresentando subdivisões incompletas, as quais recebem a denominação de **válvulas** ou **cúspides**. A **valva atrioventricular direita** tem três válvulas e denomina-se **valva tricúspide**; a **valva atrioventricular esquerda** apresenta duas válvulas e é conhecida por **valva bicúspide ou mitral** (Figuras 8.4 e 8.5).

Quando ocorre a **sístole** (contração) ventricular, a pressão nessa câmara aumenta consideravelmente, o que poderia provocar a eversão da valva para o átrio e consequente refluxo de sangue para essa câmara. Esse fato não ocorre porque **cordas tendíneas** prendem a valva aos **músculos papilares**, que são projeções do miocárdio nas paredes internas do ventrículo (Figura 8.4). Geralmente, encontram-se três músculos papilares (anterior, posterior e septal) no ventrículo direito; enquanto no ventrículo esquerdo, somente dois músculos papilares (anterior e posterior). Dessa forma, as valvas cardíacas atuam permitindo que o sangue transite em uma única direção: dos átrios para os ventrículos. A valva tricúspide está constituída por três cúspides: anterior; posterior; e septal. A valva mitral ou bicúspide apresenta as cúspides anterior e posterior.

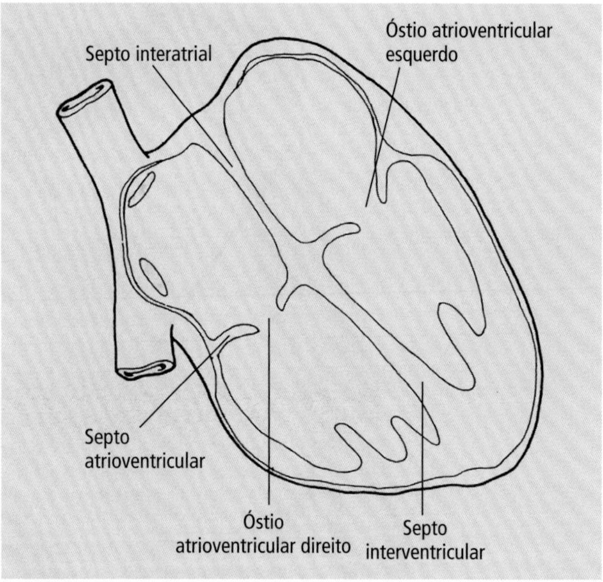

Figura 8.4 Esquema das câmaras cardíacas.

Vasos da base (Figuras 8.2 e 8.3)

Os vasos através dos quais o sangue chega ou sai do coração têm suas raízes situadas na base do órgão, razão pela qual essa área (base) não tem uma delimitação nítida. No átrio direito, desembocam a **veia cava superior**, a **veia cava inferior** e o seio coronário; e, ainda, o seio coronário, responsável pela drenagem venosa do próprio coração. A veia cava inferior e o seio coronário apresentam, em suas respectivas desembocaduras, válvulas. No átrio esquerdo, desembocam as **veias pulmonares**, em número de quatro (duas de cada pulmão), que levam sangue arterializado proveniente dos pulmões. Do ventrículo direito, sai o **tronco pulmonar** que, após

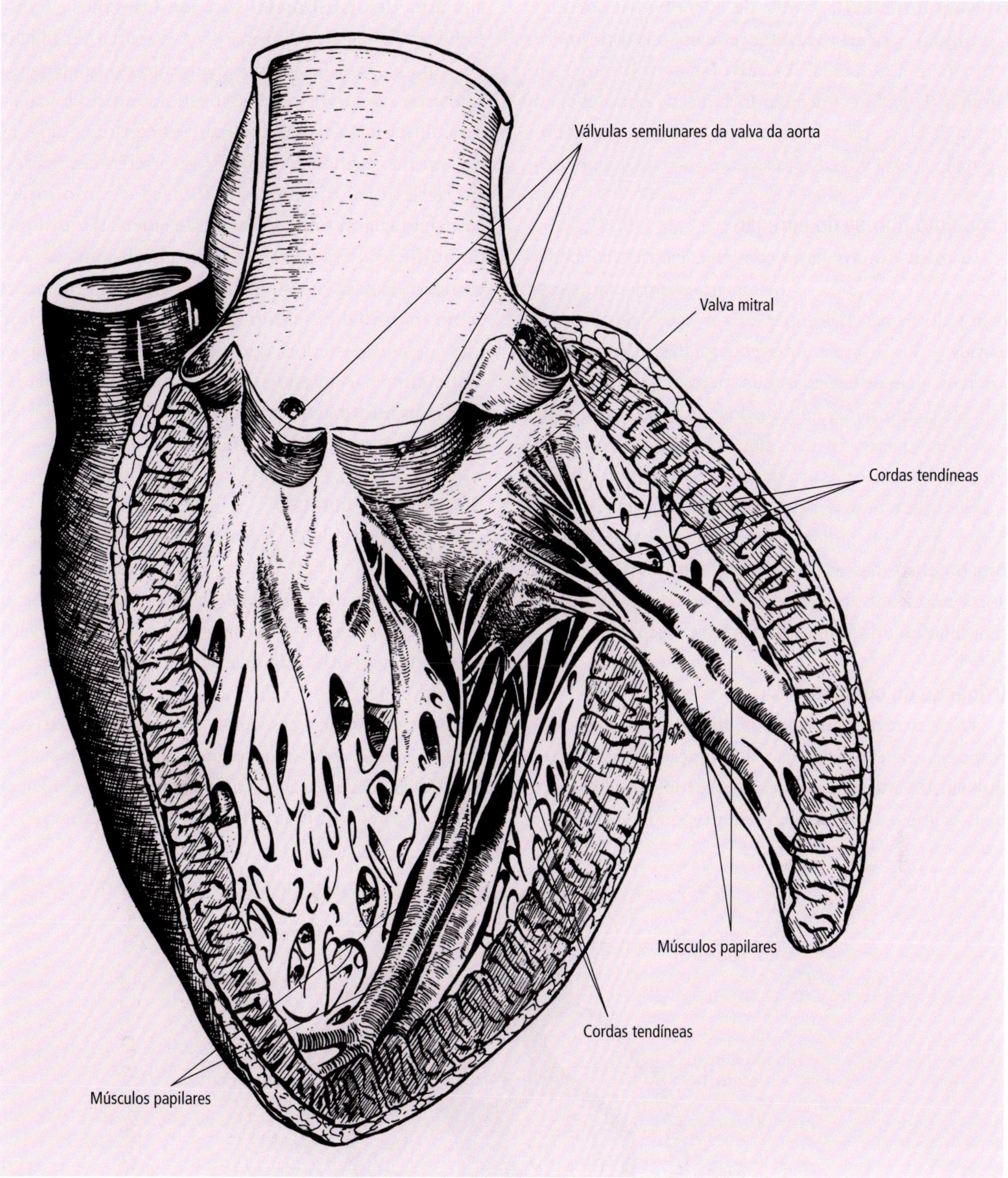

Figura 8.5 O ventrículo esquerdo e a aorta foram abertos para mostrar as suas valvas.

curto trajeto, bifurca nas **artérias pulmonares direita** e **esquerda**, para os respectivos pulmões. Do ventrículo esquerdo, sai a artéria aorta, que se dirige inicialmente para cima e depois para trás e para a esquerda, formando, assim, o **arco da aorta**.

No nível dos orifícios de saída do tronco pulmonar e da aorta, respectivamente no ventrículo direito e esquerdo, existe um dispositivo valvar para impedir o retorno do sangue por ocasião do enchimento dos ventrículos (diástole ventricular): são a **valva do tronco pulmonar**

(valva pulmonar) e a **valva da aorta (valva aórtica)**. Constituída por três válvulas semilunares: a posterior; a direita; e a esquerda. **As válvulas semilunares** são lâminas de tecido conectivo forradas de endotélio, em forma de bolso, com o fundo voltado para o ventrículo e a porção aberta voltada para a luz da artéria (Figura 8.5).

Esqueleto fibroso do coração

Consiste de uma massa contínua de tecido conectivo fibroso que circunda os óstios atrioventriculares e os óstios do tronco pulmonar e da aorta. Nele, fixam-se as valvas dos orifícios atrioventriculares e dos orifícios arteriais, além de camadas musculares (Figura 8.6). Esse esqueleto apresenta, interligados, os trígonos fibrosos direito e esquerdo, os anéis fibrosos dos óstios atrioventriculares e dos óstios arteriais, o tendão do infundíbulo e a parte membranácea do septo interventricular. Dessa forma, está constituído por quatro anéis de tecido fibroso denso (atrioventriculares direito e esquerdo, da aorta e do tronco pulmonar) que separam totalmente a musculatura dos átrios em relação aos ventrículos.

Irrigação do coração

Duas **artérias coronárias**, direita e esquerda, são responsáveis pela irrigação do coração e originam-se no seio da aorta. Usualmente a coronária esquerda é mais calibrosa que a direita e é preponderante, isto é, **sua área de distribuição é maior**. Os ramos e a distribuição das artérias coronárias passaram a ser objeto de estudos minuciosos com o advento do cateterismo cardíaco e da cineangiografia, sofisticados métodos auxiliares de diagnóstico das doenças coronarianas. A Figura 8.7 mostra os principais ramos das artérias coronárias. A artéria coronária esquerda fornece o **ramo interventricular anterior** (descendente anterior) e o **ramo circunflexo**. Esse último se anastomosa com a artéria coronária direita. A artéria coronária direita origina o **ramo marginal** e o **ramo interventricular posterior** (descendente posterior), que se anastomosa com o ramo interventricular anterior (DA) da coronária esquerda. Para mais informações, ver subtítulo "Irrigação do Coração" do Capítulo 21 – Tórax.

Drenagem do coração

Qualquer estudo da drenagem do coração deve levar em consideração o fato de que o leito capilar do miocárdio é *sui generis*: ele é diferente de qualquer outro no corpo humano. A diferença reside na constatação de que o leito capilar do miocárdio tem duas vias de drenagem (Figura 8.8): uma através do sistema venoso, o que é usual; outra, pelos pequenos canais, as **veias cardíacas mínimas**, que drenam o leito capilar diretamente para as câmaras cardíacas. A quantidade de sangue drenado pelas veias cardíacas mínimas parece ser muito maior do que se pensava.

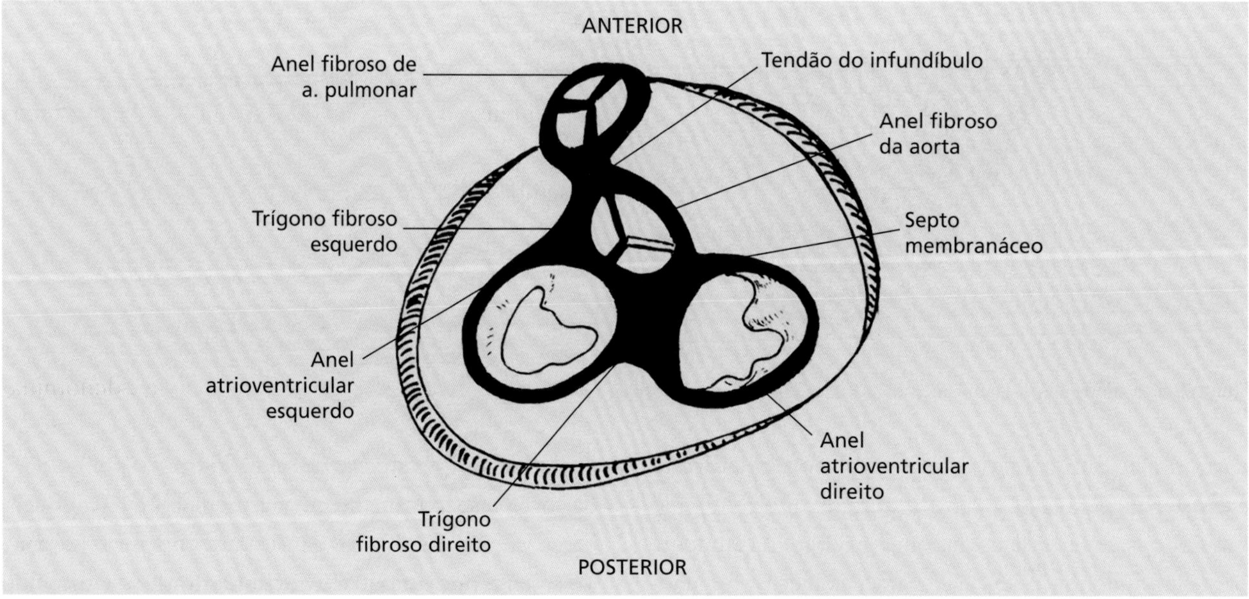

Figura 8.6 Esqueleto fibroso do coração. Os átrios foram removidos.

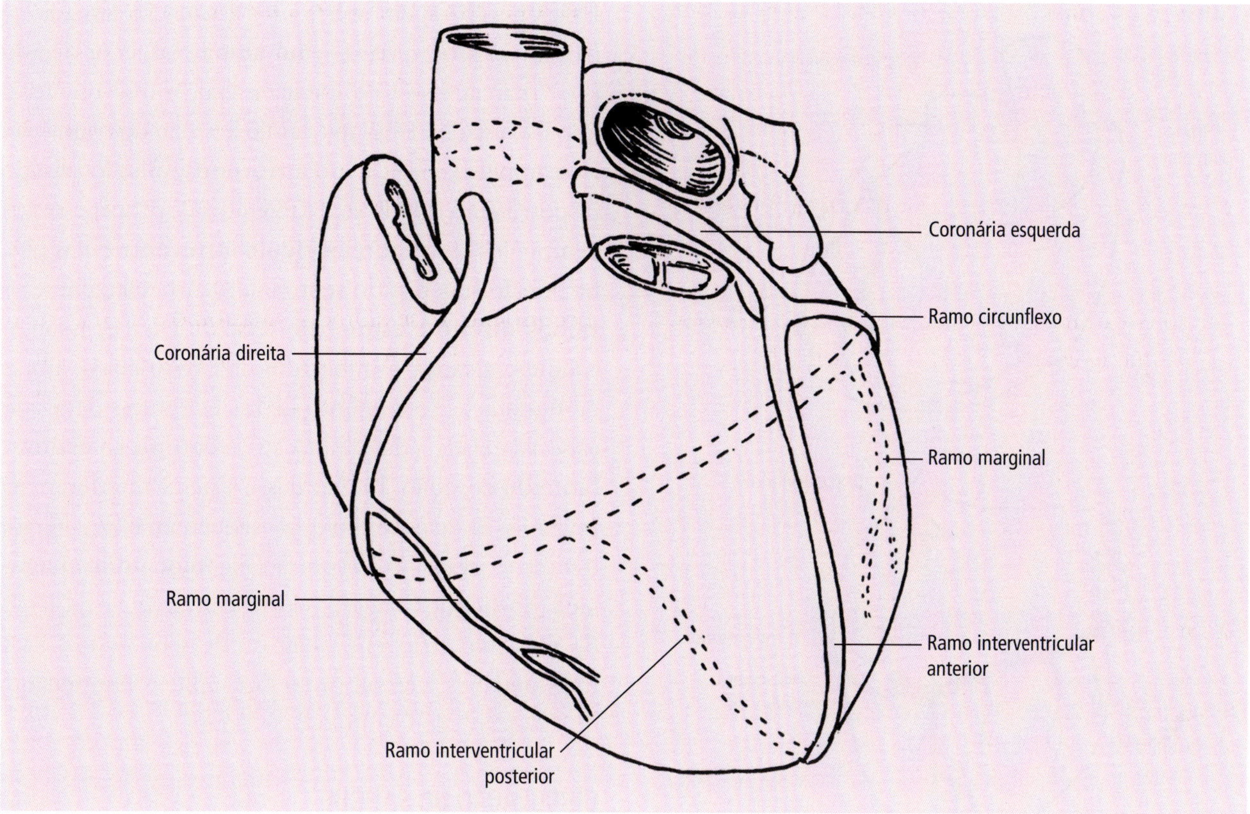

Figura 8.7 Artérias coronárias.

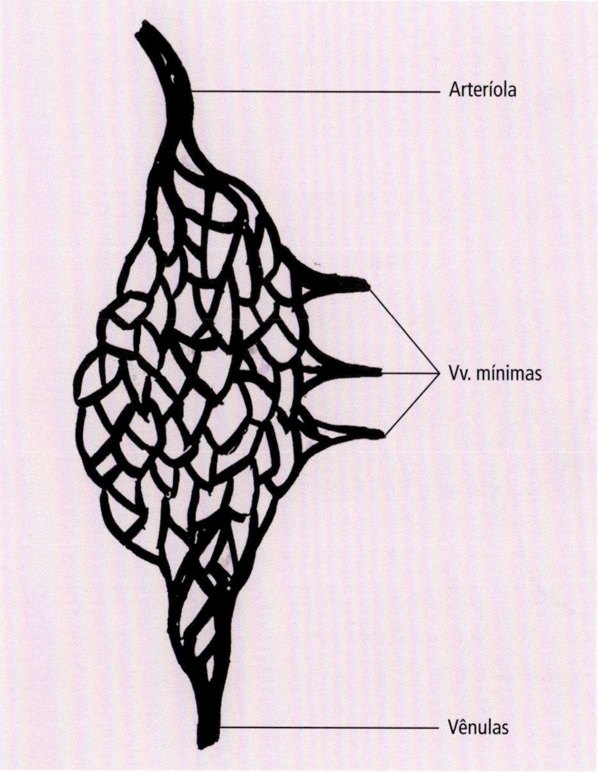

Figura 8.8 Artérias coronárias (esquemático).

O **seio coronário** é a principal estrutura de drenagem do coração (Figura 8.9). Situa-se no sulco coronário, entre o átrio e o ventrículo esquerdos. É um tronco curto, mas relativamente calibroso, que desemboca no átrio direito. No seu trajeto, ele recebe as seguintes tributárias: **veia cardíaca magna** (que recebe, por sua vez, a **veia marginal esquerda**); **veia cardíaca média**; e **veia cardíaca parva**. Duas ou três **veias cardíacas anteriores**, que drenam a parede do ventrículo direito, desembocam diretamente no átrio direito.

Complexo estimulante do coração (Figura 8.10)

O coração do sapo, quando retirado do corpo do animal, continua a se contrair ritmicamente durante algum tempo. A essa propriedade, deu-se a denominação de "**automatismo cardíaco**". Da mesma forma, corações isolados de animais de sangue quente apresentam esse automatismo, desde que colocados em uma solução líquida especial substitutiva do sangue. O controle da atividade cardíaca é feito por meio do vago (atua inibindo) e do simpático (atua estimulando).

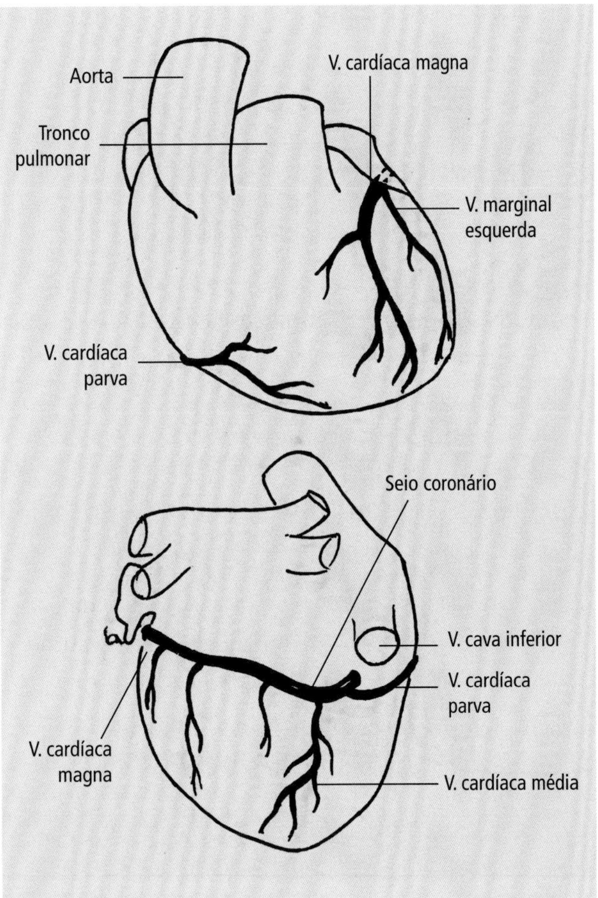

Figura 8.9 Drenagem do coração.

Esses nervos agem sobre uma formação situada na parede do átrio direito, o **nó sinoatrial**, considerado o o "marcapasso" do coração. Daí, ritmicamente, o impulso espalha-se ao miocárdio, resultando contração. Esse impulso chega ao **nó atrioventricular**, localizado na porção inferior do septo interatrial, e propaga-se aos ventrículos através do **fascículo atrioventricular** que, na porção superior do septo interventricular, emite os **ramos direito** e **esquerdo** (feixe de His); e, assim, o estímulo alcança o miocárdio dos ventrículos (fibras de Purkinje). Ao conjunto dessas estruturas de tecido especial é dada a denominação de **complexo estimulante do coração.** Lesões desse sistema interferem na transmissão do estímulo e, consequentemente, alteram o ritmo e o trabalho do coração. Na **miocardite chagásica** (doença de Chagas), ocorre, com frequência, lesão do fascículo atrioventricular ou de seus ramos. Para mais detalhes, ver subtítulo "Complexo Estimulante do Coração" do Capítulo 21 – Tórax.

CIRCULAÇÃO DO SANGUE

A circulação é a passagem do sangue através do coração e dos vasos. A circulação se faz por meio de duas correntes sanguíneas, as quais partem ao mesmo tempo

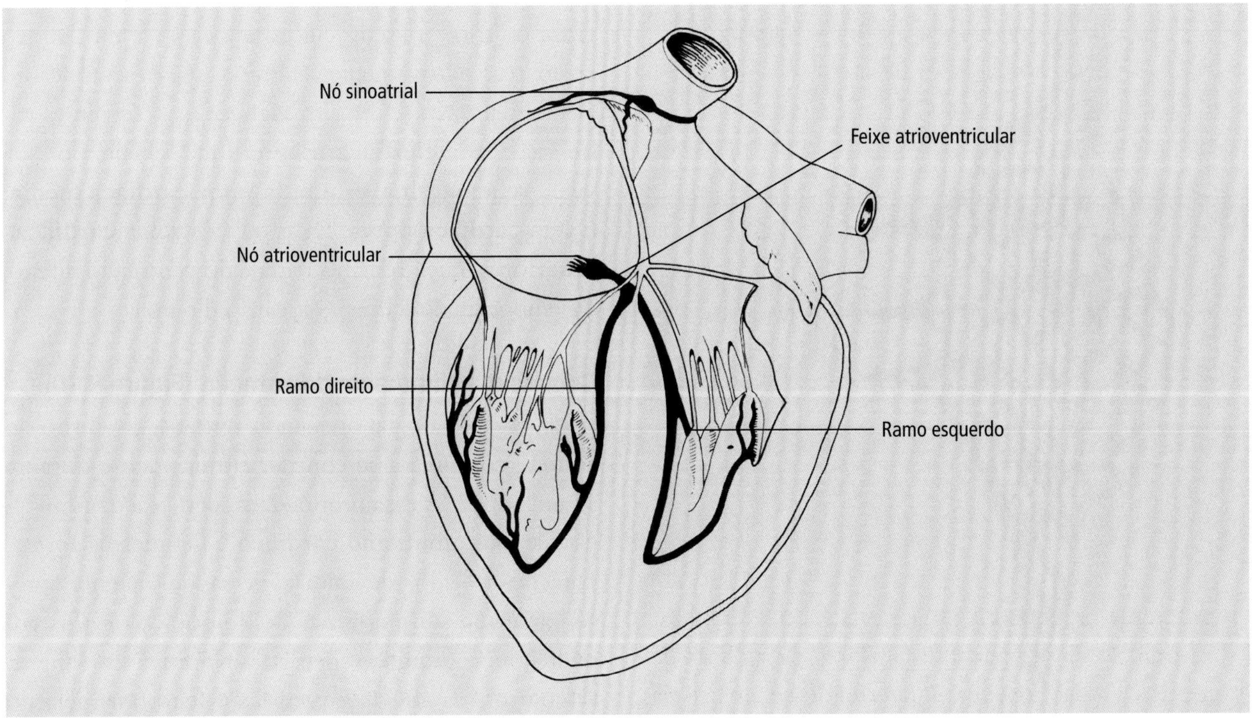

Figura 8.10 Complexo estimulante do coração.

do coração (Figura 8.11). A primeira corrente sai do ventrículo direito através do **tronco pulmonar** e dirige-se aos capilares pulmonares, onde se processa a **hematose**, ou seja, a troca de CO_2 por O_2. O sangue oxigenado resultante é levado pelas **veias pulmonares** e lançado no átrio esquerdo, de onde passará para o ventrículo esquerdo. A outra corrente sanguínea sai do ventrículo esquerdo, pela **artéria aorta**, a qual se vai ramificando sucessivamente e chega a todos os tecidos do organismo, onde existem extensas redes de **vasos capilares** nos quais se processam as trocas entre o sangue e os tecidos. Após as trocas, o sangue carregado de resíduos e de CO_2 retorna ao coração através de numerosas veias, as quais, em última instância, são tributárias (ou afluentes) de dois grandes troncos venosos – **veia cava inferior** e **veia cava superior** –, que desembocam no átrio direito, de onde o sangue passará para o ventrículo direito.

Tipos de circulação

a) **Circulação pulmonar** ou pequena circulação tem início no ventrículo direito, de onde o sangue é bombeado para a rede capilar dos pulmões. Depois de sofrer a hematose, o sangue oxigenado retorna ao átrio esquerdo. Em síntese, é uma **circulação coração-pulmão-coração** (Figura 8.11).

b) **Circulação sistêmica** ou grande circulação tem início no ventrículo esquerdo, de onde o sangue é bombeado para a rede capilar dos tecidos de todo o organismo. Após as trocas, o sangue retorna pelas veias ao átrio direito. Em resumo, é uma **circulação coração-tecidos-coração** (Figura 8.11).

c) **Circulação colateral:** normalmente, existem anastomoses (comunicações) entre ramos de artérias ou de veias entre si. Essas anastomoses são em maior ou menor número, dependendo da região do corpo. Em condições normais, não há muita passagem de sangue através dessas comunicações, mas, no caso de haver uma obstrução (parcial ou total) de um vaso mais calibroso que participe da rede anastomótica, o sangue passa a circular ativamente por essas variantes, estabelecendo-se uma efetiva **circulação colateral**. É provável que a circulação colateral possa estabelecer-se a partir de capilares, pela adição de tecidos às suas paredes, convertendo-se em artéria ou veia. Pelo exposto, conclui-se que a circulação colateral é um mecanismo de defesa do organismo (veja Imagem 8.1 disponível no QrCode ao final do capítulo), para irrigar ou drenar determinado território quando há obstrução de artérias ou veias de relativo calibre.

d) **Circulação portal (Figura 8.12):** nesse tipo de circulação, uma veia ou uma artéria interpõe-se entre duas redes de capilares, sem passar por um órgão intermediário. Isso acontece na circulação portal-hepática, provida de uma rede capilar no intestino (onde há absorção dos alimentos) e outra rede de capilares sinusoides no fígado (onde ocorrem complexos processos metabólicos), ficando a **veia porta** interposta entre as duas redes. Existe também um sistema portal na hipófise e outra no rim.

Quando se tem obstrução ou hipertensão da circulação portal hepática, como ocorre em casos avançados de cirrose, algumas **redes de circulação colateral** se tornam perceptíveis ao exame físico do paciente, com **veias dilatadas visíveis no abdome**. Existem quatro tipos de circulação colateral: tipo portal (dilatadas próximas ao umbigo, com a característica "**cabeça de medusa**"); tipo cava inferior (na região inferior e lateral do abdome); tipo cava superior (na região superior do abdome); e tipo misto.

VASOS SANGUÍNEOS

Os vasos sanguíneos constituem uma rede fechada de tubos ou canais, pelos quais circula o sangue graças à contração rítmica do coração. Os vasos incluem as artérias, as veias e os capilares sanguíneos. A parede dos vasos sanguíneos, com exceção dos capilares, tem três camadas, formada pelas **túnicas externa**, **média** e **íntima**.

A túnica externa ou adventícia apresenta tecido conjuntivo e fibras elásticas e, nessa túnica, transitarão tanto a "vasa como o *nervi vasorum*". A túnica média está constituída principalmente pela musculatura lisa e por tecido elástico e a túnica interna está formada pelo endotélio e pela membrana elástica interna.

Artérias

Definidas por Aristóteles, em 350 a.C., como tubos contendo ar (do grego *aer*, "ar", e *terein*, "conter"), as artérias são vasos cilindroides, elásticos, nos quais o sangue circula centrifugamente em relação ao coração.

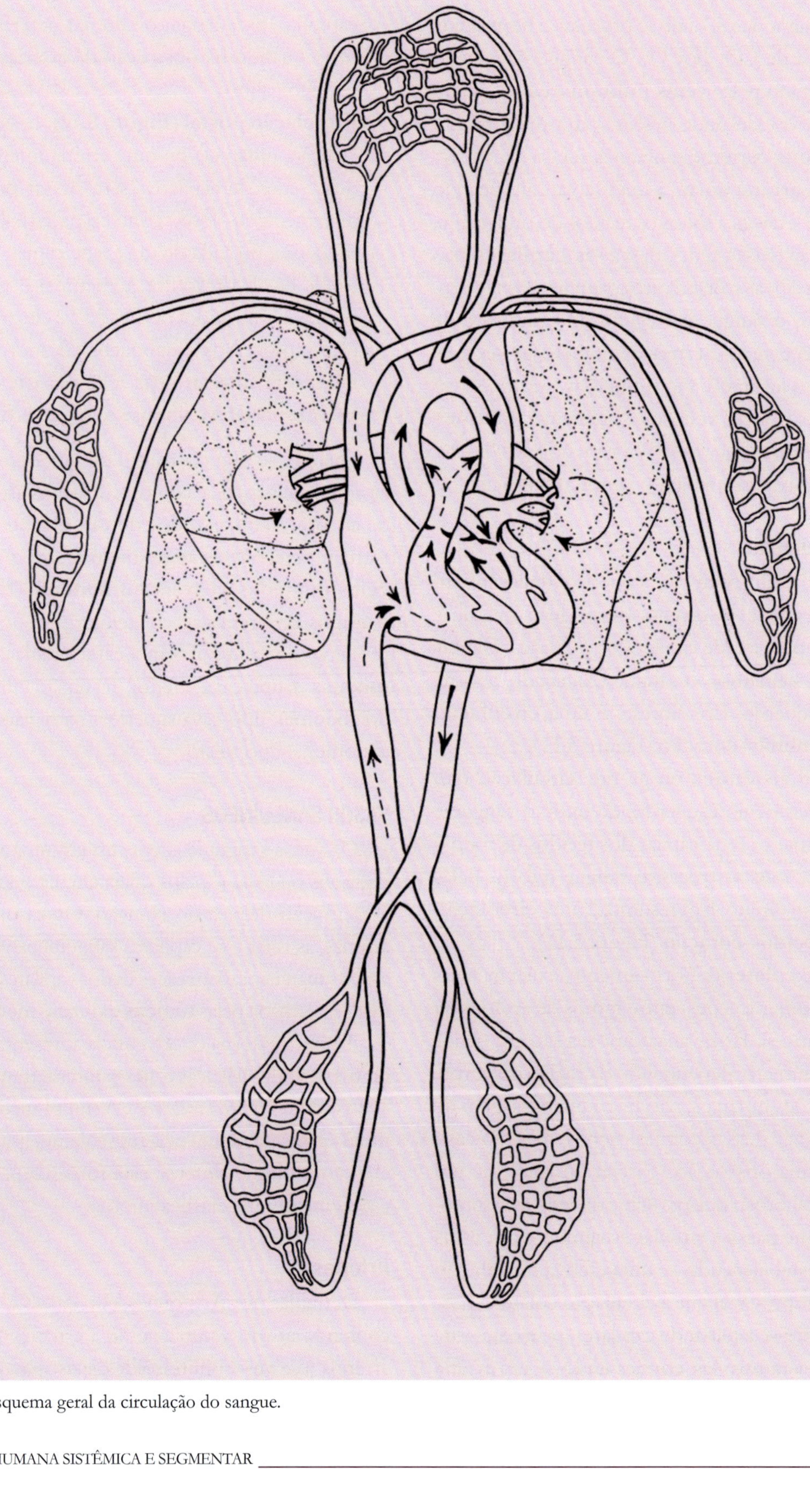

Figura 8.11 Esquema geral da circulação do sangue.

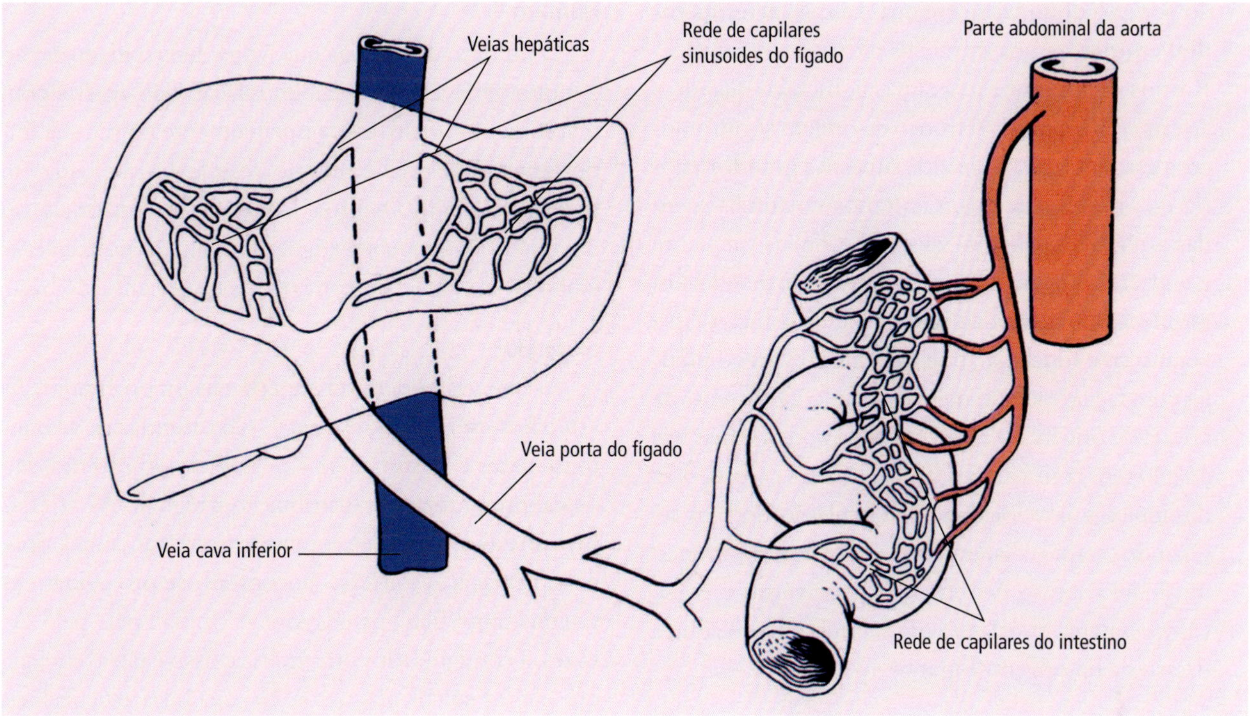

Figura 8.12 Esquema da circulação portal.

No cadáver, apresentam-se com a cor branca-amarelada e, no vivente, nem sempre é fácil distingui-las, pois sua coloração se confunde com a dos tecidos vizinhos e sua pulsação, às vezes, é notada apenas pela palpação.

Calibre

Tendo em vista seu calibre, as artérias podem, de modo simplificado, ser classificadas em artérias de **grande**, **médio** e **pequeno calibre** e **arteríolas**. As de grande calibre têm diâmetro interno de 7 mm (p. ex., aorta); as de médio calibre, entre 2,5 e 7 mm; as de pequeno, entre 0,5 e 2,5 mm; e arteríolas, com menos de 0,5 mm de diâmetro interno. Levando-se em conta a considerável espessura das paredes das arteríolas com relação à sua luz, existe o conceito de arteríola baseado nesse fato: a relação entre espessura da parede e luz da arteríola foi fixada por alguns autores na proporção média de 1:2.

Levando-se em conta a estrutura e a função, as artérias classificam-se em: **elásticas** ou de grande calibre (p. ex., aorta, tronco braquiocefálico, subclávia); **distribuidoras** (ou ainda musculares) ou de tamanho médio (maioria das artérias do corpo); **arteríolas**, que são os menores ramos das artérias e oferecem menor resistência ao fluxo sanguíneo e contribuem, assim, para reduzir a velocidade do sangue antes de sua passagem pelos capilares.

Elasticidade

As artérias apresentam elasticidade a fim de manter o fluxo sanguíneo constante. A dilatação das artérias em razão da onda sanguínea bombeada na sístole ventricular forma energia potencial que mantém, até certo grau, a tensão durante a diástole (dilatação) ventricular. As artérias podem se expandir para conter maior volume de sangue; podem, também, se distender no sentido longitudinal, atendendo aos deslocamentos dos segmentos corpóreos. Em geral, as artérias se encontram em estado de tensão no sentido longitudinal, o que explica a retração das duas extremidades do vaso quando seccionado transversalmente. Nas secções transversais incompletas, essa mesma tensão longitudinal força essa abertura e pode ocasionar a secção completa da artéria.

Ramos

As artérias emitem ramos **terminais** e ramos **colaterais** (Figura 8.13):

a) **Ramos terminais:** quando a artéria emite seus ramos (em geral bifurcação), diz-se que os ramos são terminais. É o caso da **artéria braquial** que, no nível do cotovelo, bifurca-se em duas outras: **artérias radial** e **ulnar**, ramos terminais da artéria braquial.

b) **Ramos colaterais:** são assim classificados quando a artéria emite ramos e o tronco de origem segue junto com esses ramos. Entre eles, situa-se a grande maioria dos ramos arteriais. Os ramos colaterais saem das artérias sob ângulos diversos. O mais frequente é a artéria originar o ramo colateral formando um ângulo agudo de vértice voltado para o coração. Essa angulação é funcional, pois permite ao sangue circular com facilidade e no mesmo sentido da corrente da artéria de origem. O ramo colateral pode formar um ângulo reto com a artéria tronco e, neste caso, ocorre diminuição na velocidade de circulação do sangue. Quando o ramo colateral forma com a artéria-tronco um ângulo obtuso, denomina-se **recorrente**, e, nesse caso, o sangue circula em um sentido oposto àquele da artéria de origem (Figura 8.13).

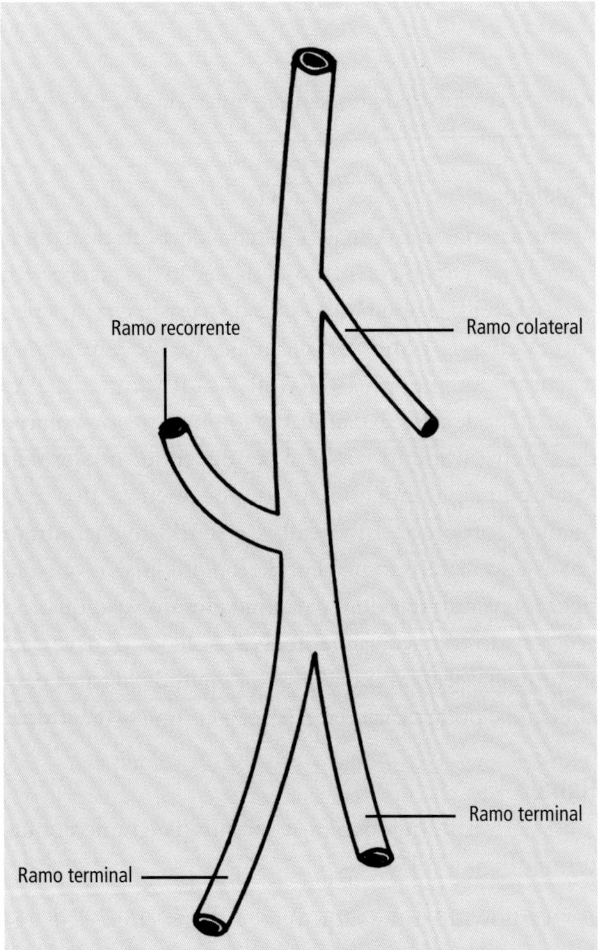

Figura 8.13 Esquema dos ramos de uma artéria.

Número

O número de artérias que irriga determinado órgão é muito variável, mas está em relação não apenas com o volume do órgão, mas principalmente com a sua importância funcional e mesmo com a sua atividade em determinados momentos. Geralmente, um órgão ou uma estrutura recebe sangue de mais de uma artéria, embora haja exceções, como é o caso dos rins e do baço.

Situação

As artérias podem ser superficiais ou profundas. As artérias **superficiais**, em geral, são oriundas de artérias musculares e destinam-se à pele; por isso mesmo, são de calibre reduzido e distribuição irregular. As artérias **profundas** são as mais comuns e isso é funcional, pois, nessa situação, as artérias encontram-se protegidas. As artérias têm "filia" pelos ossos e "fobia" pela pele. Às vezes, a contiguidade entre artéria e osso é tão acentuada que ela faz sulcos nos ossos. No nível das articulações, as artérias principais ficam situadas na face de flexão, onde são mais protegidas contra as trações. As artérias profundas são acompanhadas por uma ou duas veias, tendo esta(s) o mesmo trajeto, calibre semelhante e, em geral, o mesmo nome da artéria que acompanham; são denominadas **veias satélites**. Quando a artéria, veia(s) e nervo(s) estão reunidos, o conjunto se denomina **feixe vasculonervoso**. Alguns pequenos segmentos de artérias profundas apresentam trajetos superficiais, e disso se aproveitam os médicos para as aplicações práticas. Assim, a artéria radial é superficial no nível da extremidade distal do antebraço, podendo o médico comprimi-la contra o rádio e pesquisar a **pulsação**. Também a artéria femoral (na raiz da coxa), a temporal superficial e a dorsal do pé têm segmentos superficiais.

Nomenclatura

Entre os critérios utilizados para designar as artérias, os mais comuns são: localização (artéria braquial); direção (artéria circunflexa da escápula); órgão irrigado (artéria renal); peça óssea contígua (artéria femoral).

Veias

São vasos nos quais o sangue circula de modo centrípeto em relação ao coração. As veias fazem sequência aos capilares e transportam o sangue que já sofreu trocas com os tecidos, da periferia para o centro do sistema circulatório, que é o coração. No vivente, as veias superficiais têm coloração azul-escura porque suas finas paredes deixam transparecer o sangue que nelas circula.

Forma

É variável de acordo com a quantidade de sangue em seu interior. Quando cheias de sangue, as veias são mais ou menos cilíndricas; quando pouco cheias ou mesmo vazias, mostram uma secção elíptica. Fortemente distendidas, apresentam-se moniliformes ou nodosas em virtude da presença das válvulas. Contudo, nem todas as veias têm válvulas.

Calibre

Como as artérias, as veias podem ser classificadas em veias de **grande**, **médio** e **pequeno calibre** e **vênulas**, que se prolongam nos capilares. As veias, em geral, têm maior calibre que as artérias correspondentes. Em virtude da menor tensão em sua parede (paredes mais delgadas), as veias são muito compressíveis, e suas paredes podem entrar em contato (**colabamento**) e assim permanecer por algum tempo. O poder de distensão das veias no sentido transversal é tão acentuado que elas podem acumular volumes consideráveis de sangue.

Tributárias ou afluentes

A formação das veias pode ser comparada à formação dos rios: afluentes vão confluindo no leito principal que se torna progressivamente mais volumoso. As veias recebem numerosas **tributárias** e seu calibre aumenta à medida que se aproximam do coração, exatamente o oposto do que ocorre com as artérias, nas quais o calibre diminui à medida que emitem ramos e afastam-se do coração.

As veias apresentam três túnicas, à semelhança das artérias. A túnica interna apresenta o endotélio e a membrana elástica, a túnica média apresenta pouco tecido muscular e fibras elásticas, porém com muitas fibras colágenas e, por fim, a camada externa ou adventícia com colágeno e fibras elásticas.

Número

O número de veias é maior do que o das artérias, não só porque é muito frequente a existência de duas veias satélites acompanhando uma artéria, como também pela existência de um sistema de veias superficiais não acompanhadas pelas artérias. Em geral, há duas veias acompanhando uma artéria, mas há exceções: por exemplo, na porção proximal dos membros, há uma veia satélite; no pênis e no cordão umbilical, há duas artérias e uma veia.

Tendo-se em conta que a velocidade do sangue é menor nas veias que nas artérias e que as veias têm de transportar o mesmo volume de sangue em determinado tempo, compreende-se por que o número de veias é maior que o de artérias. O leito venoso (soma dos volumes internos) é praticamente o dobro do leito arterial.

Situação

De acordo com sua localização quanto às camadas do corpo humano, as veias são classificadas em superficiais e profundas.

a) **Veias superficiais (Figura 8.14):** são subcutâneas e, com frequência, visíveis por transparência na pele, mais calibrosas nos membros e no pescoço. Drenam o sangue da circulação cutânea e recebem sangue da circulação profunda. Permitem o esvaziamento rápido de veias dos músculos durante a contração pela diminuição do retorno pela circulação profunda. São volumosas e facilmente visíveis nos indivíduos musculosos e menos nítidas no sexo feminino. As veias superficiais não são acompanhas de artérias. Em decorrência de sua situação subcutânea, é nessas veias que se faz aplicação de injeções endovenosas.
b) **Veias profundas:** podem ser **solitárias**, isto é, não acompanhadas de artérias (veias cavas, veia ázigos) ou **satélites** das artérias.

Numerosas veias comunicam veias superficiais com veias profundas e são denominadas **veias comunicantes**.

As veias da cabeça e do tronco podem ser classificadas em **viscerais**, quando drenam as vísceras ou órgãos; e em **parietais**, quando drenam as paredes daqueles segmentos.

Válvulas

A presença de válvulas é uma das principais características das veias, embora haja exceções, pois estão ausentes nas veias do encéfalo e em algumas veias do tronco e do pescoço. As válvulas são pregas membranosas da camada interna da veia, em forma de bolso. Apresentam uma borda aderente à parede do vaso e uma borda livre, voltada sempre para o coração (Figura 8.15).

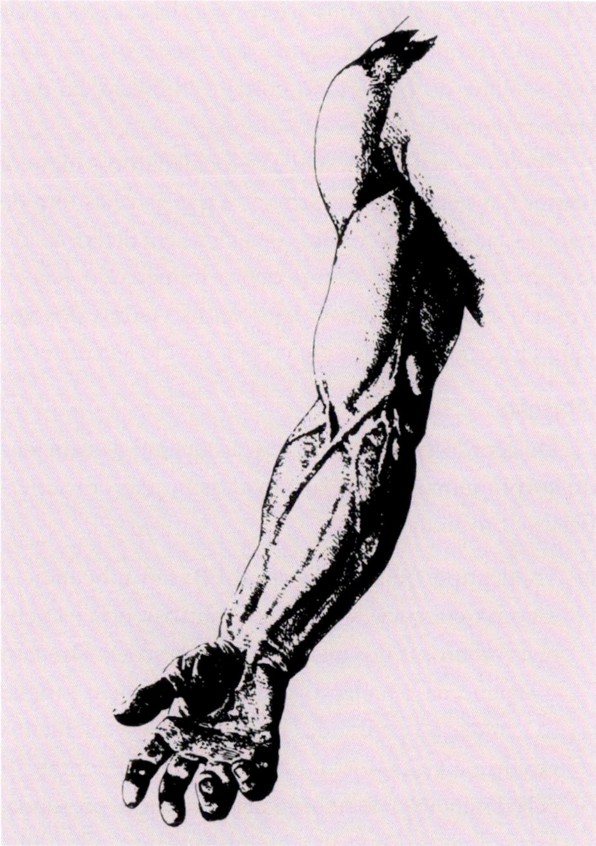

Figura 8.14 Veias superficiais do membro superior.

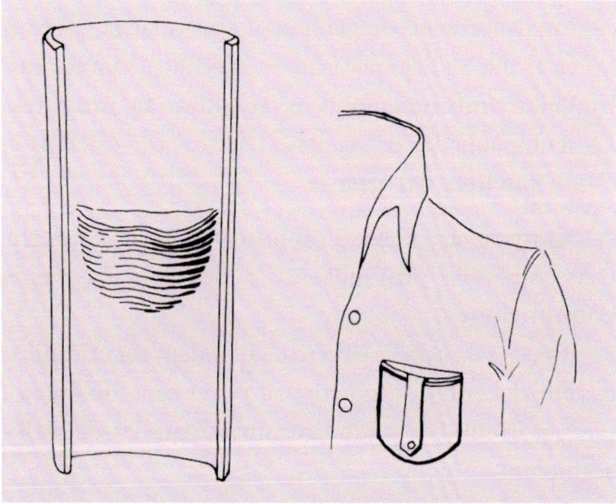

Figura 8.15 Válvula venosa (esquemático).

O espaço delimitado pela borda aderente e situado entre a válvula e a parede da veia denomina-se **seio da válvula**. Comparando-a com um bolso de vestuário, a costura do bolso corresponde à borda aderente; a parte sem costura, à borda livre; e a cavidade do bolso, ao seio da válvula.

Quando o sangue contido na veia é impulsionado, ele comprime a válvula de encontro à parede do vaso, circulando, assim, livremente no sentido do coração (Figura 8.16). Como a progressão da corrente sanguínea venosa não é contínua, cessada a força que impulsiona o sangue, este tende a retornar pela ação da gravidade. Esse fato, entretanto, não ocorre porque o sangue se insinua no seio da válvula, ocupando-o integralmente, o que faz as bordas livres se unirem. Dessa forma, a luz da veia é temporariamente obliterada, até que novo impulso faça o sangue progredir em direção ao coração. Pode haver mais de uma válvula em um mesmo ponto da veia, é frequente encontrar duas e, mais raramente, três. Insuficiência de uma válvula é a impossibilidade de impedir completamente o refluxo do sangue. A insuficiência de muitas válvulas de uma mesma veia provoca sua dilatação e consequente estase sanguínea: esse estado é conhecido pela designação de **varizes** (veja Imagem 8.2 disponível no QrCode ao final do capítulo). Contudo, vale salientar que a ocorrência de varizes se deve, primariamente, ao enfraquecimento da parede venosa.

Além de orientarem a direção da corrente sanguínea, permitindo a sua circulação apenas em direção ao coração e impedindo seu refluxo, as válvulas dividem a coluna sanguínea venosa, possibilitando ao sangue progredir de segmento em segmento. Nas veias, tensão e velocidade do sangue são menores que nas artérias. Um dos mais importantes fatores do retorno do sangue venoso ao coração é a **contração muscular**, que comprime as veias e impulsiona o sangue nelas contido (Figura 8.16).

As varizes podem surgir tanto em veias profundas como em veias superficiais. No caso das **varizes de membros inferiores**, quando acometem as veias superficiais, são facilmente visíveis ao exame físico, mostrando-se engorgitadas e com tortuosidades resultantes de estase de sangue.

Capilares sanguíneos

São vasos microscópicos, interpostos entre artérias e veias. Neles, processam-se as trocas entre o sangue e os tecidos. Sua distribuição é quase universal no corpo humano, e sua ausência em tecidos ou órgãos é rara como é o caso da epiderme, da cartilagem hialina, da córnea e da lente. Seu estudo é feito na Histologia.

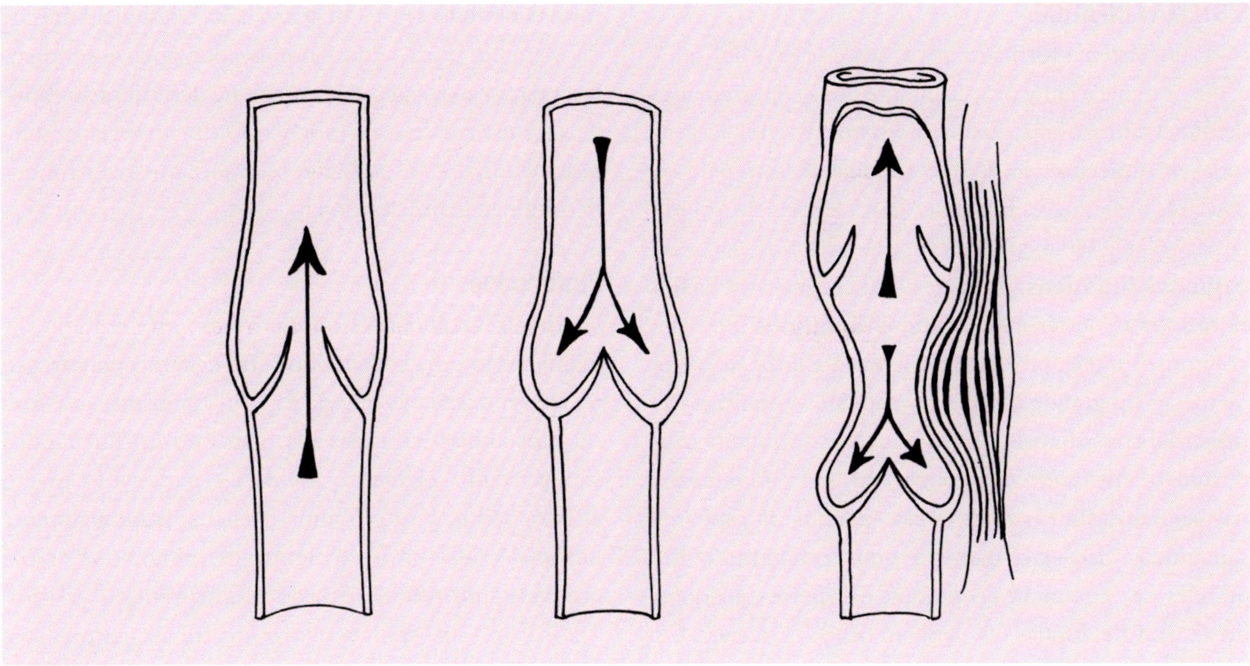

Figura 8.16 Esquema do funcionamento das válvulas venosas.

Anastomoses

As artérias comunicam-se entre si por meio das anastomoses. Assim, as anastomoses arteriais são conexões entre duas ou mais artérias que favorecem a irrigação dos órgãos. Embora existam em todas as partes do corpo humano, são importantes no encéfalo e no coração e predominantes ao redor das articulações. A importância dessa disposição é que, se uma das artérias é obstruída, a outra pode ser uma via alternativa (anastomose) para irrigar o órgão suprido. Há pelo menos cinco tipos de anastomoses arteriais:

- **Anastomose transversal:** como o nome indica, é uma anastomose perpendicular às duas artérias paralelas que ela une. A disposição assemelha-se a uma letra "H".
- **Anastomose por inosculação:** faz-se entre duas artérias que se dirigem uma para a outra e unem-se "boca a boca".
- **Anastomose por convergência:** faz-se entre duas artérias que se unem em ângulo agudo, num tronco único.
- **Anastomose longitudinal:** estabelece-se pela bifurcação de uma artéria, cujos ramos se mantêm independentes por um determinado segmento e voltam a se reunir e formar o tronco principal.
- **Anastomose plexiforme:** estabelece-se entre os ramúsculos de ramos colaterais ou de ramos terminais, originados pela mesma artéria ou por artérias vizinhas. A disposição resultante permite uma distribuição uniforme de sangue no território em que se encontra.

As **anastomoses venosas** também apresentam os cinco tipos descritos para as arteriais, mas são mais frequentes, maiores e mais irregulares do que estas; é difícil delimitar o exato território de drenagem de uma veia. Mesmo a distribuição de uma veia é extremamente variável, o que dificulta fixar o padrão normal de distribuição.

Têm sido descritas também **anastomoses arteriovenulares**, cujo desenvolvimento e funções não são bem conhecidos. Trata-se de um curto-circuito da rede capilar, ou seja, essas anastomoses estabelecem uma comunicação direta entre arteríolas e vênulas sem interposição, portanto, da rede capilar. Têm sido descritas em muitas partes do corpo e sabe-se que, na pele, são importantes fatores de termorregulação; ao passo que, no estômago, estão abertas na fase de repouso do órgão, mas fechadas na fase de absorção, quando, então, o sangue circula através do leito capilar. Isso proporciona uma área de superfície muito maior para a absorção dos produtos da digestão.

SISTEMA LINFÁTICO

É um sistema formado por vasos e órgãos linfoides e, nele, circula a linfa; é basicamente um sistema auxiliar de drenagem, ou seja, auxiliar do sistema venoso. Nem todas as moléculas do líquido tecidual passam para os capilares sanguíneos. É o caso de moléculas de grande tamanho, que são recolhidas em capilares especiais – os **capilares linfáticos**, de onde a linfa segue para **vasos linfáticos** e, destes, para **troncos linfáticos**, os mais volumosos e que, por sua vez, lançam a linfa em veias de médio ou grande calibre. Os capilares linfáticos são mais calibrosos e mais irregulares que os sanguíneos e terminam em fundo cego; em geral, são encontrados na maioria das áreas onde estão situados os capilares sanguíneos. São extremamente abundantes junto aos grandes vasos do tórax, do abdome e da pelve e ao longo dos ramos de artérias que irrigam órgãos viscerais. Os vasos linfáticos têm **válvulas** em forma de bolso, como as das veias, e elas asseguram o fluxo da linfa em um único sentido, ou seja, para o coração. Como o calibre do vaso é menor no nível da localização das válvulas, ele se apresenta irregular e lembra as contas de um rosário. O maior tronco linfático recebe a denominação **ducto torácico** e geralmente desemboca na junção da veia jugular interna com a veia subclávia, do lado esquerdo. O ducto torácico drena a linfa de quase todo o corpo, enquanto outro ducto importante, o **linfático direito**, drena a linfa da metade direita da cabeça, do pescoço e do tórax, do pulmão direito, do lado direito do coração, da face diafragmática do fígado e do membro superior direito, desembocando na confluência entre a veia jugular interna direita e a subclávia direita na confluência entre a veia subclávia direita e a veia jugular interna direita. Os vasos linfáticos estão ausentes na parte central do sistema nervoso (sistema nervoso central (SNC)), na medula óssea vermelha, nos músculos esqueléticos (mas não no tecido conectivo de revestimento) e em estruturas avasculares.

Diferenças entre sistema linfático e sistema sanguíneo

O sistema linfático assemelha-se ao sistema sanguíneo em muitos aspectos, mas difere em outros. Assim, o sistema linfático está constituído de capilares onde ocorre a absorção do líquido tecidual, mas esses capilares são tubos de fundo cego. Por outro lado, o sistema linfático não tem um órgão central bombeador, apenas conduz a linfa para vasos mais calibrosos que desembocam principalmente em veias do pescoço. Outra importante diferença é que, aos vasos linfáticos, associam-se a estruturas denominadas **linfonodos**.

Linfonodos

Estão interpostos no trajeto dos vasos linfáticos e agem como uma barreira ou filtro contra a penetração na corrente circulatória de micro-organismos, toxinas ou substâncias estranhas ao organismo. Os linfonodos são, portanto, elementos de defesa para o organismo e, para tanto, têm glóbulos brancos, principalmente linfócitos, a partir de um centro germinativo existente em cada linfonodo, além de produzirem anticorpos. Os linfonodos variam muito em forma, tamanho e coloração; ocorrem geralmente em grupos, embora possam se apresentar isolados. Um linfonodo típico é ovoide, comparável a um "grão de feijão". Em sua margem côncava, penetra uma artéria e saem veias e um **vaso linfático eferente**, numa área conhecida como "hilo". Pela margem convexa, penetram muitos **vasos linfáticos aferentes**. O linfonodo é revestido por uma cápsula fibrosa ausente apenas no hilo e da qual partem trabéculas que septam o linfonodo. Frequentemente, os linfonodos estão localizados ao longo do trajeto de vasos sanguíneos, como ocorre no pescoço e nas cavidades torácica, abdominal e pélvica. Na axila e na região inguinal, são abundantes e, em geral, palpáveis. Como reação a uma inflamação, o linfonodo pode intumescer e tornar-se doloroso, fenômeno conhecido por **íngua**, popularmente.

Fluxo da linfa

O fluxo da linfa é relativamente lento durante os períodos de inatividade de uma área ou de um órgão. A atividade muscular provoca o aparecimento de fluxo mais rápido e regular. A circulação da linfa aumenta durante o peristaltismo (movimento das vísceras do tubo digestório) e com o aumento dos movimentos respiratórios e a contração da musculatura lisa da parede dos troncos linfáticos. É também influenciada pela pulsação arterial nos casos em que os troncos e os ductos linfáticos apresentam íntima relação com artérias.

BAÇO

É um órgão linfoide, situado no lado esquerdo da cavidade abdominal, junto ao diafragma, ao nível das 9ª, 10ª e 11ª costelas. Apresenta duas faces distintas, uma relacionada com o diafragma, a **face diafragmática**, e outra voltada para as vísceras abdominais, a **face visceral**. Nessa face, verifica-se a presença de uma fenda, **o hilo do baço**, onde penetram vasos e nervos. O baço é drenado pela **veia esplênica**, tributária da veia porta. Para mais detalhes sobre esse órgão, ver o item "Parede Anterolateral do Abdome" do Capítulo 22 – Abdome.

TIMO (FIGURA 8.17)

Órgão linfoide, formado por massa irregular, situado na porção anterior do mediastino superior e no anterior, logo posterior ao esterno. O timo cresce após o nascimento até atingir seu maior tamanho na puberdade. A seguir, começa a regredir, e grande parte de sua substância é substituída por tecido adiposo e fibroso; entretanto, parte do tecido tímico pode persistir no adulto.

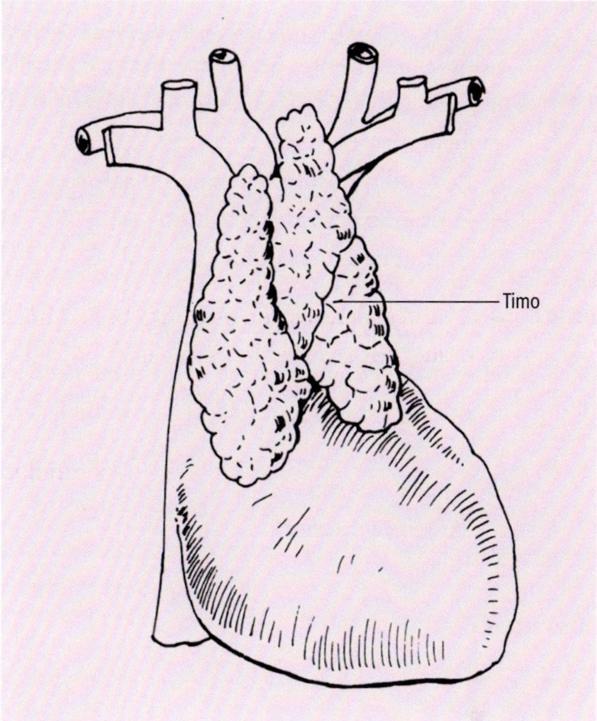

Figura 8.17 Timo, em criança de 12 anos, visto anteriormente.

CASO CLÍNICO

Paciente masculino, 47 anos, apresenta quadro de dor torácica há 20 minutos, de caráter em peso, com irradiação para o membro superior esquerdo e para a região esquerda da mandíbula. O paciente é hipertenso e diabético, ambos controlados com medicações e obeso com IMC 35 kg/m^2. À entrada do pronto-socorro, é feito eletrocardiograma que determina um infarto do miocárdio e o paciente é levado ao centro de hemodinâmica para angiografia de coronárias e possível tratamento.

1. Qual é o ramo da coronária esquerda que se anastomosa com a artéria coronária direita?
   a. Ramo marginal
   b. Ramo interventricular anterior
   c. Ramo circunflexo
   d. Ramo descendente anterior
2. O infarto do paciente acometeu uma das projeções do miocárdio nas paredes internas do ventrículo, causando uma insuficiência da válvula atrioventricular por conta do mau funcionamento dessa estrutura. Como se denomina a projeção do miocárdio?
   a. Músculo papilar
   b. Corda tendínea
   c. Válvula semilunar
   d. Epicárdio
3. A insuficiência da válvula mitral pode determinar um som específico que é auscultado no exame físico do coração. Esse achado de exame denomina-se:
   a. Bulha
   b. Sopro
   c. *Ictus cordis*
   d. Murmúrios vesiculares

4. O mesmo paciente, alguns dias depois, desenvolve uma dor torácica que melhora ao se sentar e ao inclinar o dorso para frente. Ao exame físico, é possível auscultar um atrito pericárdico e, no eletrocardiograma, tem-se elevação de segmento ST difusa em todas as derivações. O diagnóstico de pericardite é feito. A cavidade do pericárdio encontra-se entre as seguintes lâminas:
   a. Pericárdio fibroso e pericárdio seroso
   b. Pericárdio seroso e epicárdio
   c. Epicárdio e miocárdio
   d. Parietal e visceral
5. O paciente desenvolveu insuficiência cardíaca ao longo dos anos depois do infarto. Ao exame físico, está hipervolêmico, com estase venosa no pescoço facilmente identificável. Em qual dos vasos a seguir se encontra a estase identificável ao exame físico?
   a. Jugular interna
   b. Jugular externa
   c. Tireóidea inferior
   d. Braquiocefálica

MATERIAL COMPLEMENTAR

Escaneie os QrCodes para visualizar as imagens e/ou o vídeo.

Imagem 8.1

- Circulação colateral abdominal.

Fonte: Guimarães HP, Ribeiro DPP, Pinto TFV, Corradi MLG, Silva PGMB, Lourenço DM. Manual de Semiologia e Propedêutica Médica. 1. ed. São Paulo: Editora Atheneu; 2019.

Imagem 8.2

- Varizes de membros inferiores.

Fonte: Banco de imagens – Depositphotos.

Vídeo 8.1

- **Palpação de *ictus cordis*:** "inicie o exame traçando uma linha vertical imaginária para baixo na metade da clavícula esquerda. A partir dela, localize o 5º espaço intercostal. Dica: na linha do ângulo esternal, encontra-se o 2º espaço intercostal. A partir dele, desça três espaços intercostais. Nesse ponto, encontramos o ápice cardíaco, onde é possível sentir o *ictus cordis*. O deslocamento do *ictus cordis* pode significar algum problema cardíaco".

RESPOSTAS DO CASO CLÍNICO

1) c; 2) a; 3) b; 4) d; 5) b

9 Sistema Respiratório

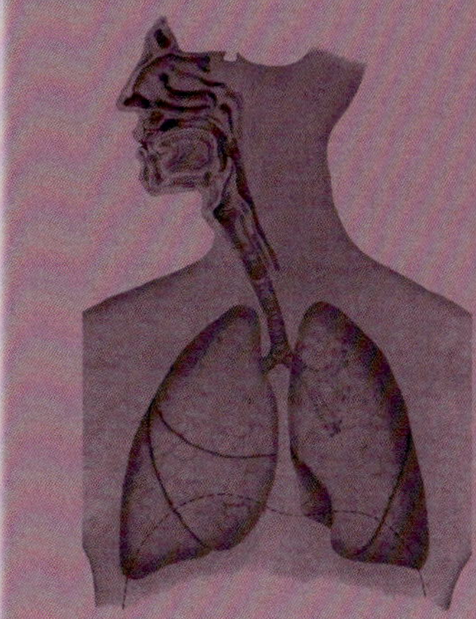

CONCEITO

Em qualquer forma que se apresente, a respiração é uma das características básicas dos seres vivos. Essencialmente, consiste na absorção, pelo organismo, de oxigênio, e a eliminação do gás carbônico resultante de oxidações celulares. Nos animais unicelulares, o oxigênio é retirado diretamente do meio onde vivem, e também é direta a eliminação do CO_2. Nos animais superiormente colocados na escala zoológica, embora o princípio seja o mesmo, a troca de gases é indireta. Nesses casos, o sangue é um elemento intermediário entre as células do organismo e o meio habitado pelo animal, servindo como condutor de gases entre eles. O órgão respiratório, por excelência, é o pulmão, mas, nesses animais, desenvolvem-se órgãos especiais que possam promover o rápido intercâmbio entre o ar e o sangue. No conjunto, esses órgãos constituem o **sistema respiratório**.

Comumente, a entrada e a saída de ar das vias aéreas são referidas como "respiração". Contudo, a respiração, no sentido estrito do termo, é um processo que ocorre no interior de todas as células do corpo. Assim, o fluxo de ar envolvendo as vias aéreas e os pulmões seria, mais corretamente, referido como "ventilação". Na maior parte dos textos, entretanto, por motivos de simplificação, os termos "ventilação" e "respiração" são tratados como sinônimos.

DIVISÃO

Didática e funcionalmente, o sistema respiratório pode ser dividido em duas partes: a porção de condução; e a porção de respiração.

À primeira porção, pertencem órgãos tubulares cuja função é a de levar o ar inspirado até a porção respiratória, representada pelos **pulmões** e, destes, conduzir o ar expirado, eliminando o CO_2. Assim, dos pulmões, o ar expirado é conduzido pelos **brônquios** e pela **traqueia**, órgãos que realmente funcionam apenas como tubos condutores de ar (aeríferos). Acima destes, entretanto, situam-se a **laringe**, a **faringe** e a cavidade nasal que não são apenas condutores aeríferos. Assim, a laringe está evoluída na fonação; a faringe está relacionada com o sistema digestório, parte dela servindo como tubo condutor de alimentos; a cavidade nasal apresenta porções que cumprem função olfatória. A Figura 9.1 mostra, esquematicamente, os órgãos que compõem o sistema respiratório.

NARIZ, CAVIDADE NASAL E SEIOS PARANASAIS

Nariz

O nariz é visível externamente no plano mediano da face, apresentando-se, no homem, como uma pirâmide triangular em que a extremidade superior, correspondendo ao vértice da pirâmide, é denominada **raiz**, e a inferior, **base**. Nesta, encontram-se duas aberturas

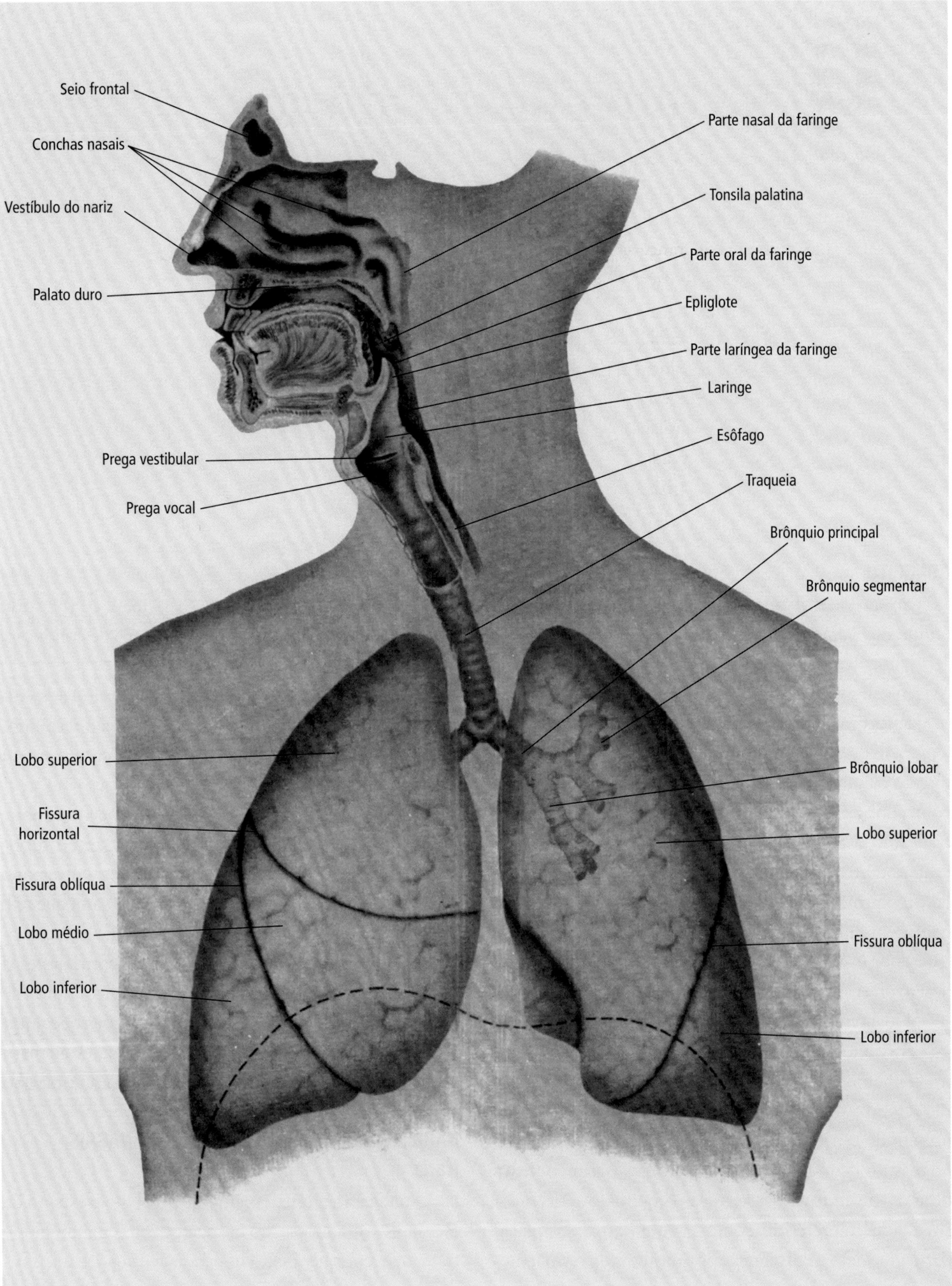

Figura 9.1 Sistema respiratório (esquema geral).

em fenda, as **narinas**, separadas por um septo, e que comunicam o meio externo com a **cavidade nasal**. O ponto mais projetado, anteriormente, da base do nariz denomina-se **ápice** e, entre ele e a raiz, estende-se o **dorso do nariz**, cujo perfil é variável, apresentando-se retilíneo, côncavo ou convexo. A forma das narinas é variável nos grupos raciais. A raça negra, por exemplo, apresenta narinas quase horizontais, com grande eixo transversal, ao passo que a raça branca as apresenta com grande eixo no sentido anteroposterior. A Figura 9.2 mostra essas variações de forma.

O esqueleto do nariz é osteocartilagíneo, isto é, além dos **ossos nasais** e das **porções das duas maxilas**, fazem parte do esqueleto do nariz diversas **cartilagens nasais**. Em crânios preparados, as cartilagens são destruídas durante o processo, ficam conservadas apenas as partes ósseas que delimitam a **abertura piriforme** (Figura 9.3).

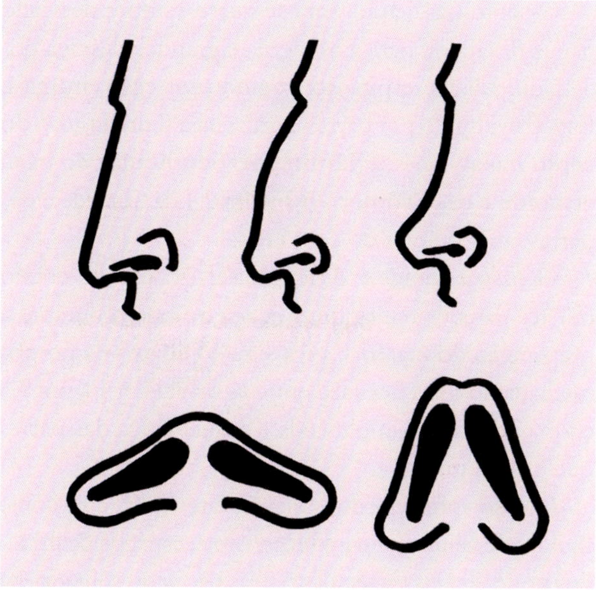

Figura 9.2 Formas do dorso do nariz e das narinas.

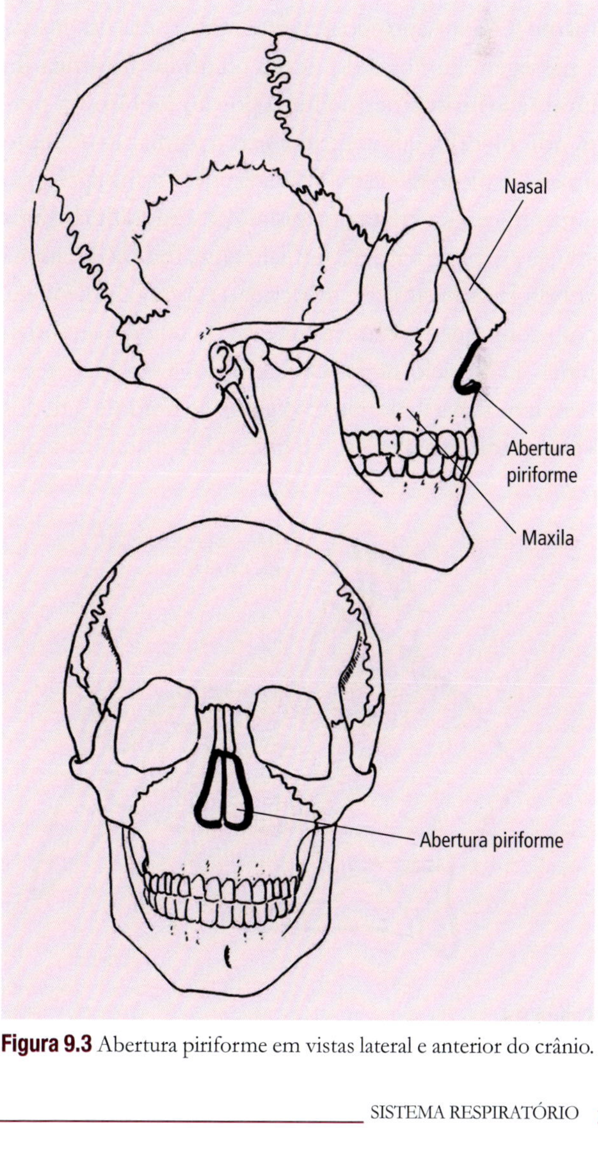

Figura 9.3 Abertura piriforme em vistas lateral e anterior do crânio.

Cavidade nasal

A cavidade nasal é uma região extremamente importante na respiração, pois, nessa área (juntamente com os seios paranasais), ocorre o processamento do ar inspirado (aquecimento, umidificação e depuração). Pode ser dividida em uma parte superior (olfatória) e uma parte maior e inferior (respiratória).

A cavidade nasal comunica-se com o meio externo através das narinas, situadas anteriormente, e com a porção nasal da faringe posteriormente, através dos **cóanos**, aberturas que podem ser identificadas facilmente no crânio. Na verdade, os cóanos marcam o limite entre a cavidade nasal e a porção nasal da faringe.

A cavidade nasal é dividida em metades direita e esquerda pelo **septo nasal**; o termo "cavidade nasal" pode referir-se tanto à cavidade enquanto um todo, como a cada uma de suas metades, dependendo do sentido do texto.

O **septo nasal** pode, em sua parte cartilaginosa, sofrer perfurações por patologias diversas, desde doenças autoimunes até pelo uso de substâncias nocivas inaladas, como cocaína. A perfuração septal gera um **som de assovio junto com a respiração** e pode ser vista em um exame com o espéculo nasal. Embora pareça que a circulação de ar está aumentada nas narinas, o paciente com perfuração de septo se apresenta com sintomas de congestão nasal.

O septo nasal apresenta-se quase sempre desviado para a direita ou para a esquerda e grandes desvios podem dificultar a respiração, exigindo correção cirúrgica. Está constituído por partes cartilagínea (**cartilagem do septo nasal**) e óssea (**lâmina perpendicular do osso etmoide e osso vômer**). A Figura 9.4 dá uma ideia das partes constituintes do septo nasal.

O osso etmoide é difícil de ser isolado do crânio por ter paredes muito finas que se rompem durante a preparação do material. Fica situado abaixo da porção mediana do osso frontal e entre as órbitas. A Figura 9.5 é uma ilustração simplificada e esquemática das partes que o constituem.

O osso apresenta duas massas laterais (A e B) constituídas de células-pneumáticas, isto é, espaços delimitados por delgadas trabéculas ósseas não representadas na Figura, denominadas **labirintos etmoidais**; na sua parte superior, unindo os labirintos, aparece a **lâmina cribriforme** (C) apresentando numerosas aberturas destinadas à passagem de fibras do nervo olfatório (**forames da lâmina cribriforme**); a última porção é a **lâmina perpendicular** (D) que contribui para a formação do septo nasal. No plano mediano, a lâmina cribriforme apresenta uma projeção, a **crista etmoidal** (E). Em traumatismos cranianos, pode haver, eventualmente, fratura da lâmina cribriforme do etmoide, associada à ruptura da meninge, com consequente extravasamento do líquido cerebrospinal (LCS) pelo nariz. Os labirintos etmoidais recebem também a denominação **seios etmoidais**, um dos **seios paranasais** que serão discutidos posteriormente.

A Figura 9.5 mostra também projeções da face medial de cada labirinto, geralmente duas, como lâminas ósseas recurvadas, que são as **conchas nasais** superior e média; a concha inferior é um osso separado. Essas conchas projetam-se na cavidade nasal, estão recobertas pela mucosa e delimitam espaços denominados **meatos**: o meato superior fica entre a concha superior e a média; o meato médio, entre a concha média e inferior; o inferior, sob a concha inferior. Os seios paranasais desembocam nesses meatos; e, no inferior, encontra-se a abertura do **ducto lacrimonasal**, responsável pela drenagem da secreção lacrimal em direção às cavidades nasais. A Figura 9.6 mostra as conchas nasais.

As conchas nasais aumentam a superfície mucosa da cavidade nasal, pois é essa superfície mucosa que umedece e aquece o ar inspirado, "condicionando-o" para que seja mais bem aproveitado na hematose que se dá no nível dos pulmões.

A cavidade nasal pode ser dividida em **vestíbulo**, **região respiratória** e **região olfatória**. O vestíbulo segue-se imediatamente às narinas, compreendendo uma pequena dilatação revestida de pele e apresenta pelos, denominados **vibrissas**. Ao vestíbulo, seguem-se as regiões respiratória e olfatória, recobertas por mucosa. A região olfatória, no homem, é bastante reduzida, restringindo-se à concha superior e ao terço superior do septo nasal. Dessa região partem as fibras nervosas que, em conjunto, constituem o **nervo olfatório** e atravessam as aberturas da lâmina cribriforme do osso etmoide.

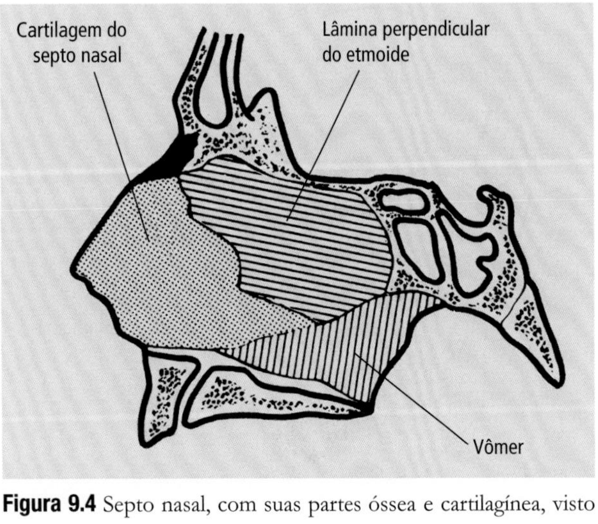

Figura 9.4 Septo nasal, com suas partes óssea e cartilagínea, visto pelo lado esquerdo.

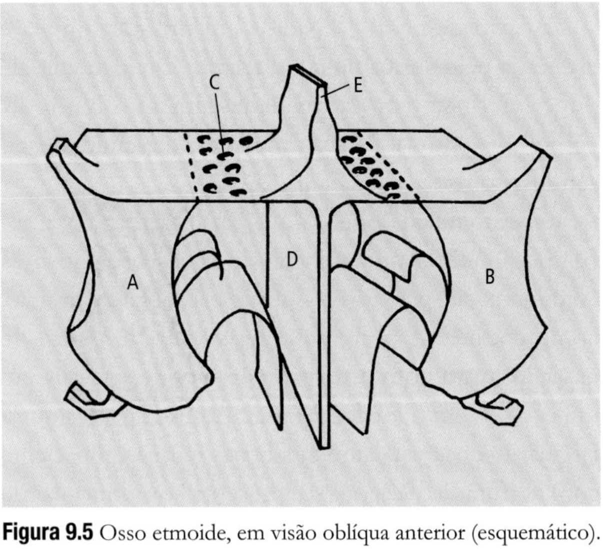

Figura 9.5 Osso etmoide, em visão oblíqua anterior (esquemático).

Convém ressaltar que a mucosa da cavidade nasal é extremamente vascularizada, sobretudo na porção anterior do septo nasal que, frequentemente, é sede de hemorragias nasais (epistaxe). A vascularização abundante, além de aquecer o ar inspirado, tem grande poder de absorção, o que é aproveitado para a administração, por via nasal, de substâncias medicamentosas.

A fratura **do osso etmoide**, geralmente relacionada a traumas de alta energia e traumatismos cranianos, pode causar lesão da lâmina cribriforme e, além do extravasamento de LCS pelo nariz, pode gerar **perda do olfato**, dadas as inúmeras terminações nervosas do nervo olfatório. Para avaliar o olfato do paciente, pode-se pedir para ele cheirar café em grãos ou álcool embebido em um chumaço de algodão, após assoar o nariz.

Seios paranasais

Alguns ossos do crânio, entre eles o frontal, a maxila, o esfenoide e o etmoide, apresentam cavidades denominadas **seios paranasais** que auxiliam no processamento do ar inspirado. A Figura 9.7 mostra, esquematicamente, a topografia dos seios maxilar, frontal e etmoidal em relação às cavidades nasal e oral, à órbita e à fossa anterior do crânio.

As paredes ósseas que separam os seios paranasais das cavidades assinaladas são muito finas, podendo ser rompidas em processos patológicos. O simples exame de um crânio revela a perigosa topografia dessas cavidades sob o ponto de vista patológico. Os seios paranasais se comunicam com a cavidade nasal, sendo, ambos os espaços revestidos pela mucosa respiratória. Assim, o **seio esfenoidal**, que pode ser visto na Figura 9.6, desemboca acima da concha superior; os **seios etmoidais**, no meato superior e médio; e, nesse último, abrem-se também os orifícios de comunicação com os **seios frontal** e **maxilar**. A cavidade nasal, portanto, ocupa o centro de um círculo cavitário importante: situa-se superiormente à cavidade oral, dela separada pelo **palato** (em parte ósseo, **palato duro**, e, em parte muscular, **palato mole**) que forma o teto da cavidade oral (Figura 9.6); o seio frontal e a fossa anterior do crânio são superiores a ela; o seio esfenoidal, posterior;

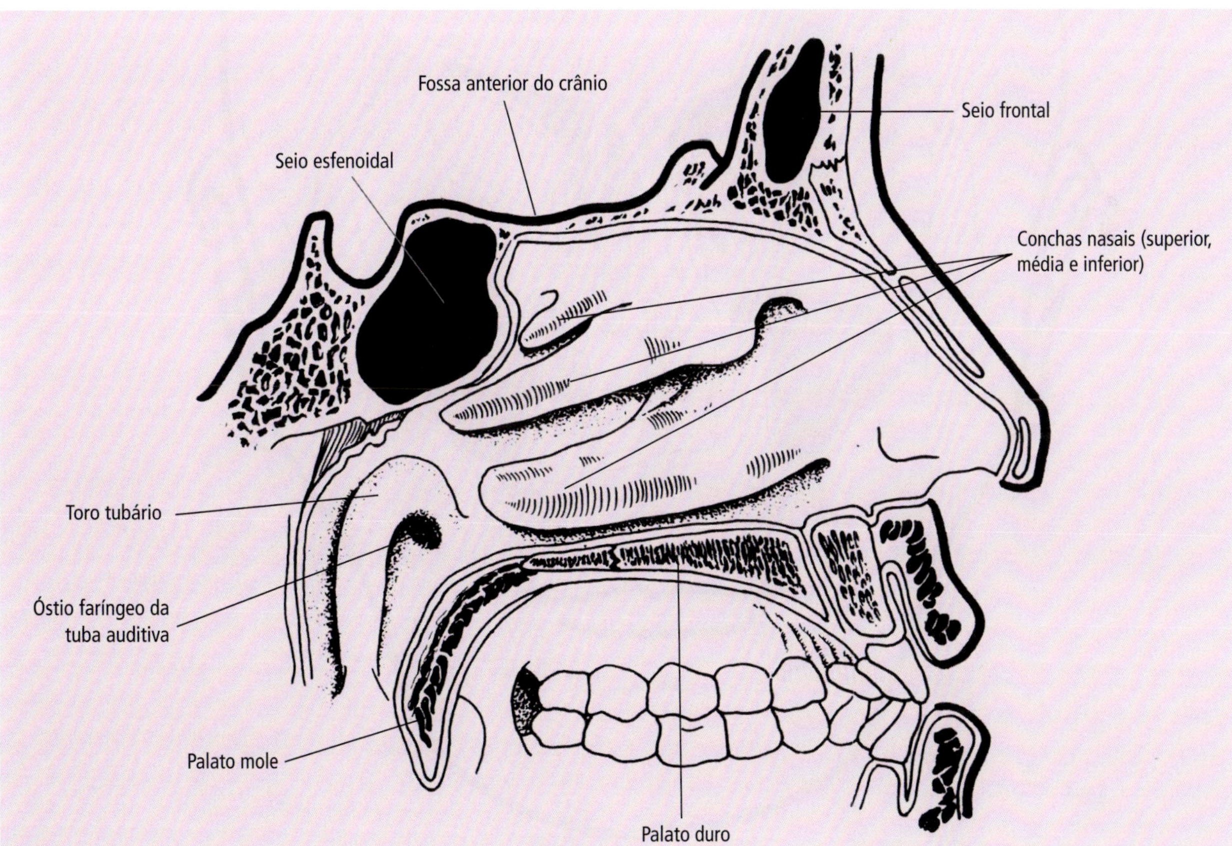

Figura 9.6 Conchas e meatos nasais vistos em corte sagital mediano.

os seios etmoidais e maxilares são laterais à cavidade nasal. Para informações mais detalhadas sobre a cavidade nasal e os seios paranasais, ver os itens "Cavidade Nasal", "Conchas e Meatos Nasais", "Septo Nasal" e "Vasos e Nervos" do Capítulo 20 – Pescoço e Cabeça, na segunda parte deste livro.

FARINGE

É um tubo muscular associado a dois sistemas – respiratório e digestório –, situando-se posteriormente à cavidade nasal, oral e à laringe, identificando-se, por esta razão, três partes – **parte nasal**, superior, que se comunica com a cavidade nasal através dos cóanos; **parte oral**, média, comunicando-se com a cavidade oral propriamente dita por uma abertura denominada **istmo das fauces**; **parte laríngea**, inferior, situada posteriormente à laringe e continuada diretamente com o esôfago. Não existem limites precisos entre as três partes da faringe que pode ser vista nas Figuras 9.1 e 9.6. Trata-se de um canal que é comum para a passagem do alimento ingerido e do ar e, no seu trajeto, as vias seguidas pelo bolo alimentar e pela corrente aérea se cruzam (Figura 9.8).

Na parede lateral da parte nasal da faringe, apresenta-se o **óstio faríngeo da tuba auditiva**, abertura em fenda que marca a desembocadura da tuba auditiva nessa porção da faringe. A tuba auditiva comunica a parte nasal da faringe à **cavidade timpânica** da orelha média, situada no osso temporal; desse modo, permite equilibrar as pressões do ar externo e daquele contido na cavidade timpânica. Por sua vez, essa comunicação explica como infecções da faringe podem se propagar à orelha média. O óstio faríngeo da tuba auditiva está limitado, superiormente, por uma elevação em forma

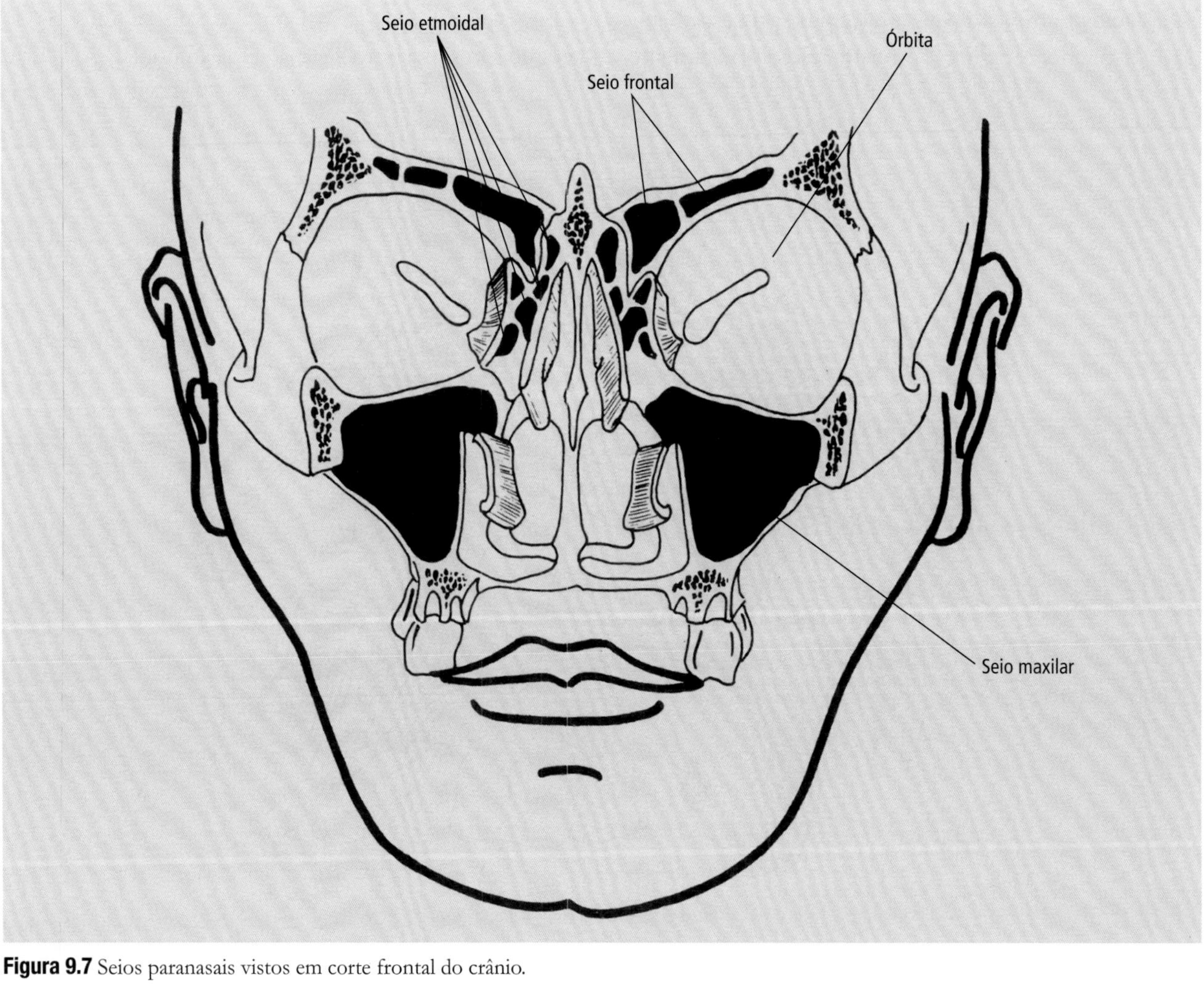

Figura 9.7 Seios paranasais vistos em corte frontal do crânio.

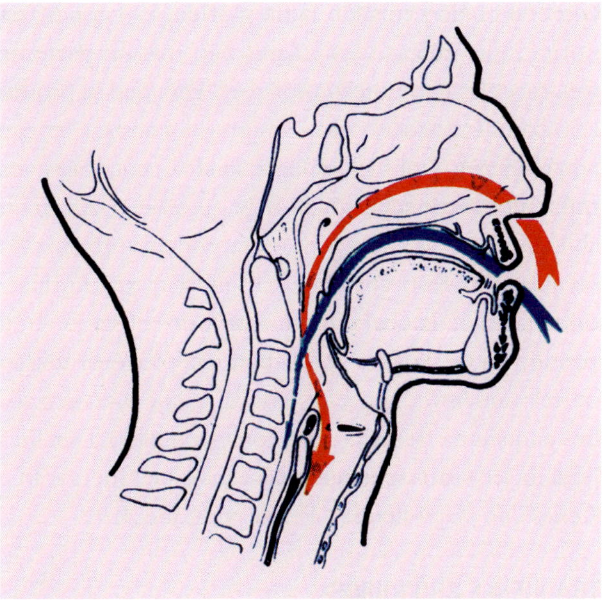

Figura 9.8 Cruzamento das vias respiratória e digestória.

de meia-lua, muito nítida, denominada **toro tubário**, produzida pela cartilagem da tuba revestida de mucosa (Figura 9.6). Outras pregas da mucosa podem também ser observadas nessa região. Para a descrição dos músculos da faringe ver item "Faringe" do Capítulo 20 – Pescoço e Cabeça.

LARINGE

É um órgão tubular, situado no plano mediano e anterior do pescoço que faz parte da via aérea, agindo ainda na fonação. Coloca-se anteriormente à faringe e estende-se diretamente com a traqueia. Em virtude de sua dupla função, a laringe é um órgão complexo. Aqui são abordados apenas os aspectos gerais dessa estrutura. Informações complementares podem ser encontradas no item "Laringe" do Capítulo 20 – Pescoço e Cabeça.

Esqueleto da laringe

A laringe apresenta um esqueleto cartilaginoso que pode ser visto nas Figuras 9.9A e 9.9B. A maior das cartilagens é a **tireóidea**, constituída de duas lâminas que se unem anteriormente em "V"; a **cartilagem cricóidea** é ímpar e tem forma de um anel de sinete, situando-se inferiormente à cartilagem tireóidea; a **cartilagem aritenóidea**, uma de cada lado, é semelhante a uma pequena pirâmide triangular de ápice superior e cuja base se articula com a cartilagem cricóidea (Figura 9.9B); a **cartilagem epiglótica,** ímpar e mediana, é fina e lembra uma folha peciolada, situando-se posteriormente à raiz da língua e à cartilagem tireóidea. Outras cartilagens de menor importância fazem parte do esqueleto da laringe

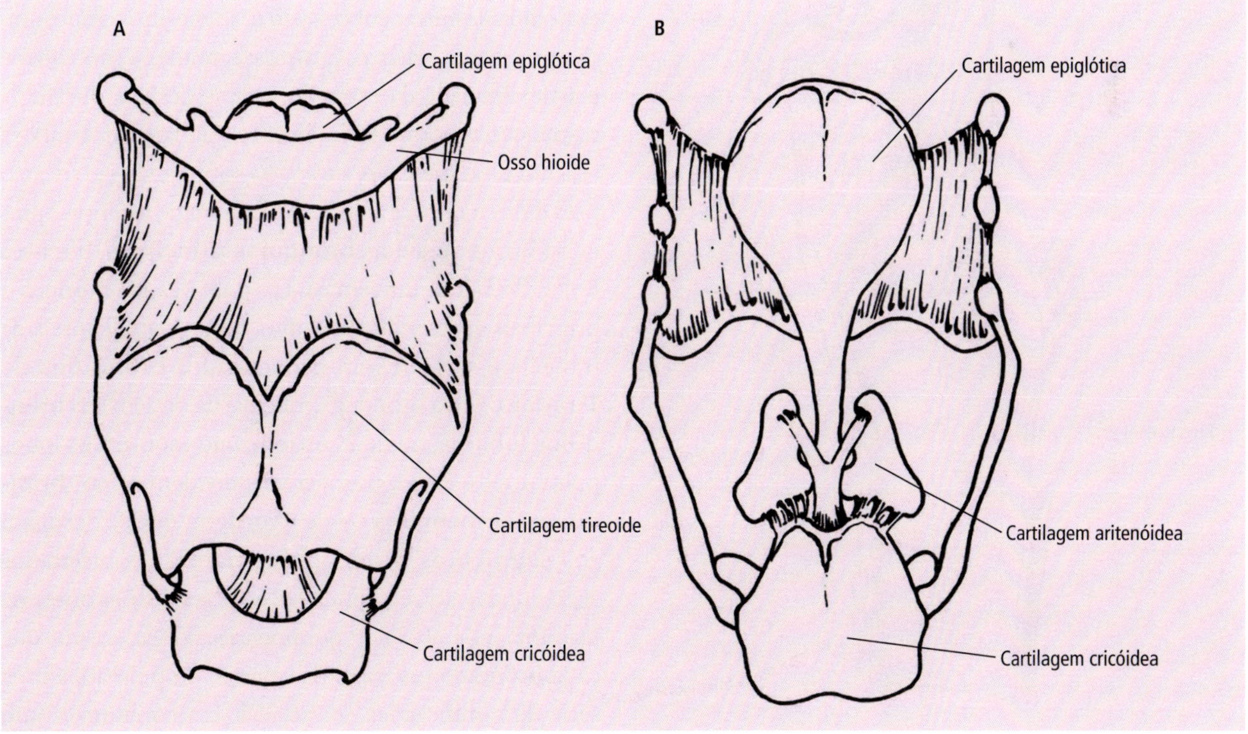

Figura 9.9 Esqueleto cartilaginoso da laringe. **A.** Visto anteriormente. **B.** Visto posteriormente.

e, inclusive, podem ser encontradas pequenas cartilagens supranumerárias. Ligamentos unem as diversas cartilagens da laringe.

Cavidade da laringe

Quando se examina a superfície interna de uma laringe cortada sagitalmente, como na Figura 9.10, o que chama a atenção de imediato é a presença de uma fenda anteroposterior que leva a uma pequena invaginação, o **ventrículo da laringe**. Essa fenda está delimitada por duas pregas: uma superior, a **prega vestibular**; e outra inferior, a **prega vocal**. A porção da cavidade da laringe situada acima da prega vestibular é o **vestíbulo**, que se estende até o orifício de entrada da laringe, o **ádito da laringe**. A região compreendida entre as pregas vestibular e vocal de cada lado é a **glote**, já aquela situada abaixo das pregas vocais é a **cavidade infraglótica** que se prolonga com a cavidade da traqueia. As pregas vocais são constituídas pelo **ligamento** e pelos **músculos vocais**, revestidos por mucosa, e o espaço existente entre elas é denominado **rima glótica**. Em condições normais, as pregas vestibulares não tomam parte na fonação, elas têm função protetora. Para que se produza o som laríngeo, no nível das pregas vocais, a laringe tem numerosos músculos, denominados, genericamente, **músculos intrínsecos da laringe** que podem aduzir ou abduzir as pregas vocais, isto é, que podem aproximá-las ou afastá-las, respectivamente. A musculatura intrínseca da laringe, da qual é parte o próprio músculo vocal contido na prega vocal, pode também provocar tensão ou relaxamento das pregas vocais, o que interfere sobremaneira na frequência do som produzido. Detalhes podem ser vistos nos itens "Músculos" e "Inervação e Ações" do Capítulo 20 – Pescoço e Cabeça.

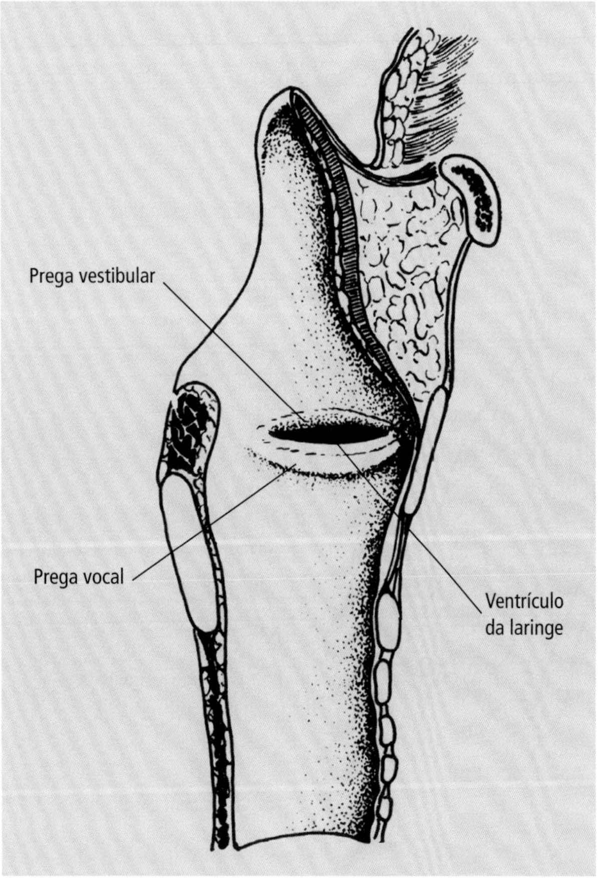

Figura 9.10 Cavidade da laringe em corte sagital mediano.

TRAQUEIA E BRÔNQUIOS

À laringe, segue-se a traqueia, estrutura cilindroide constituída por uma série de anéis cartilaginosos incompletos, em forma de C, sobrepostos e ligados entre si pelos **ligamentos anulares**. A parede posterior, desprovida de cartilagem, constitui a **parede membranácea da traqueia**, que apresenta musculatura lisa, o **músculo traqueal**. Assim como ocorre com outros órgãos do sistema respiratório, as cartilagens da traqueia (**cartilagens traqueais**) proporcionam rigidez suficiente para impedi-la de entrar em colapso e, ao mesmo tempo, unidas por tecido elástico, ficam asseguradas a mobilidade e a flexibilidade da estrutura que se desloca durante a respiração e com os movimentos da laringe. Embora seja um tubo mediano, a traqueia sofre um ligeiro desvio para a direita próximo à sua extremidade inferior, antes de se dividir nos dois **brônquios principais**, direito e esquerdo, que se dirigem para os pulmões. Os brônquios principais apresentam estrutura muito semelhante à da traqueia e são também denominados **brônquios de 1ª ordem**. Cada brônquio principal dá origem aos **brônquios lobares**, ou de **2ª ordem**, que ventilam os lobos pulmonares. Estes, por sua vez, dividem-se em **brônquios segmentares** ou de **3ª ordem**, que se destinam aos **segmentos broncopulmonares**. Os brônquios segmentares sofrem ainda sucessivas divisões antes de terminar nos alvéolos pulmonares. Vê-se, assim, que cada brônquio principal dá origem, no pulmão, a uma série de ramificações conhecidas, em conjunto, como **árvore bronquial** (Figura 9.11).

Na perfuração de qualquer estrutura aérea (**laringe, traqueia**), o ar inspirado extravasa da estrutura para as demais cavidades e pode dissecar as partes moles – tecido celular subcutâneo especificamente –, gerando um achado ao exame físico denominado **enfisema de subcutâneo**. O fenômeno pode acontecer nas perfurações esofágicas também.

PLEURA E PULMÃO

Os **pulmões** (veja Vídeo 9.1 disponível no QrCode ao final do capítulo), direito e esquerdo, órgãos principais da respiração, que captam o oxigênio inalado proveniente do ar atmosférico e desprendem o dióxido de carbono, estão contidos na cavidade torácica. Entre eles, há uma região mediana denominada **mediastino**, ocupada pelo coração, pelos grandes vasos e alguns dos seus ramos proximais, pelo esôfago, por parte da traqueia e pelos brônquios principais, além de nervos e linfáticos.

No mediastino, identificam-se duas porções: o **mediastino superior**; e o **mediastino inferior** (Figura 21.20, Capítulo 21 – Tórax). Esse último está subdividido em **mediastino anterior** (na frente do pericárdio), **mediastino médio** (que contém o pericárdio) e **mediastino posterior** (atrás do pericárdio).

Cada pulmão está envolto por um saco seroso completamente fechado, a **pleura** (veja Imagem 9.1 disponível no QrCode ao final do capítulo), que apresenta dois folhetos: a **pleura visceral** que reveste a superfície do pulmão e mantém continuidade com a **pleura parietal** que recobre a face interna da parede do tórax (Figuras 9.12A e 9.12B). Entre as pleuras pulmonar e parietal, há um espaço em forma de fenda, a **cavidade da pleura**, contendo uma película de líquido de espessura capilar que permite o livre deslizamento de um folheto contra o outro nas constantes variações de volume do pulmão, durante movimentos respiratórios. No interior da cavidade pleural, a pressão é subatmosférica, um fator importante na mecânica respiratória, que será discutida, com detalhes, nos itens "Pleura e Cavidade Pleural" e "Mecânica Respiratória" do Capítulo 21 – Tórax.

Os pulmões são órgãos de forma cônica e apresentam um **ápice** superior, uma **base** inferior e duas faces: **costal** (em relação com as costelas); e **mediastinal** (voltada para o mediastino). A base está apoiada no diafragma, músculo que separa, internamente, o tórax do abdome, e, por essa razão, ela é conhecida também como **face diafragmática**. Os pulmões se subdividem em **lobos** cujo número, embora possam existir variações, é de três para o direito e dois para o

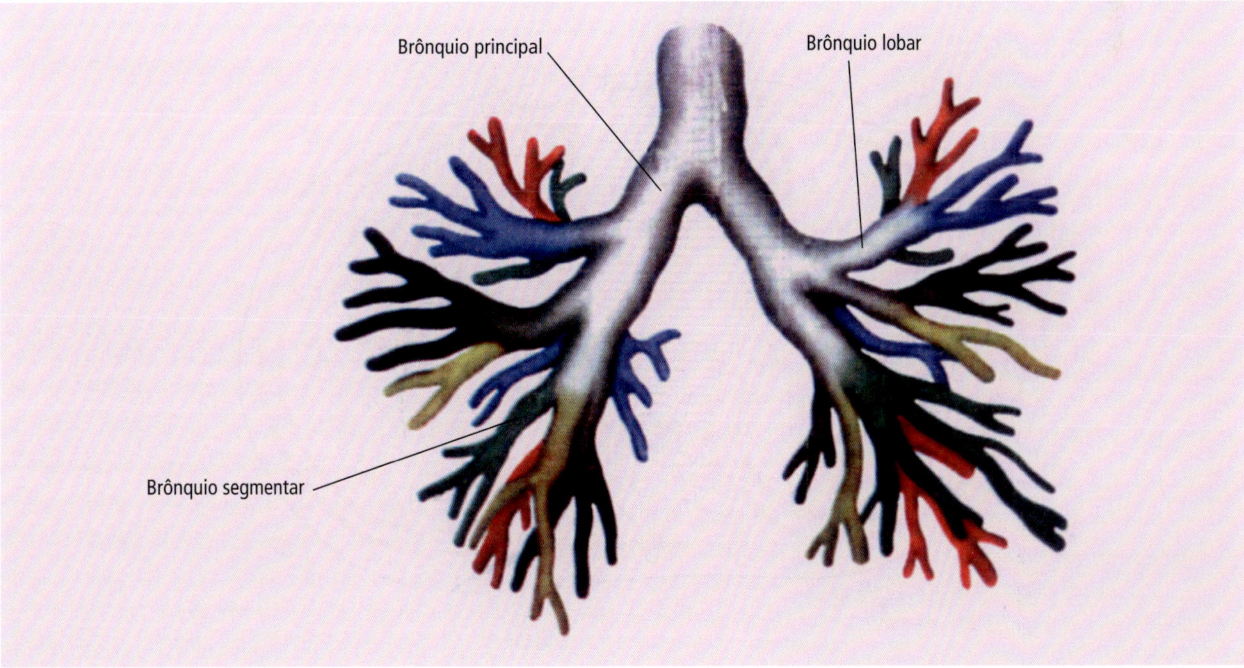

Figura 9.11 Árvore bronquial.

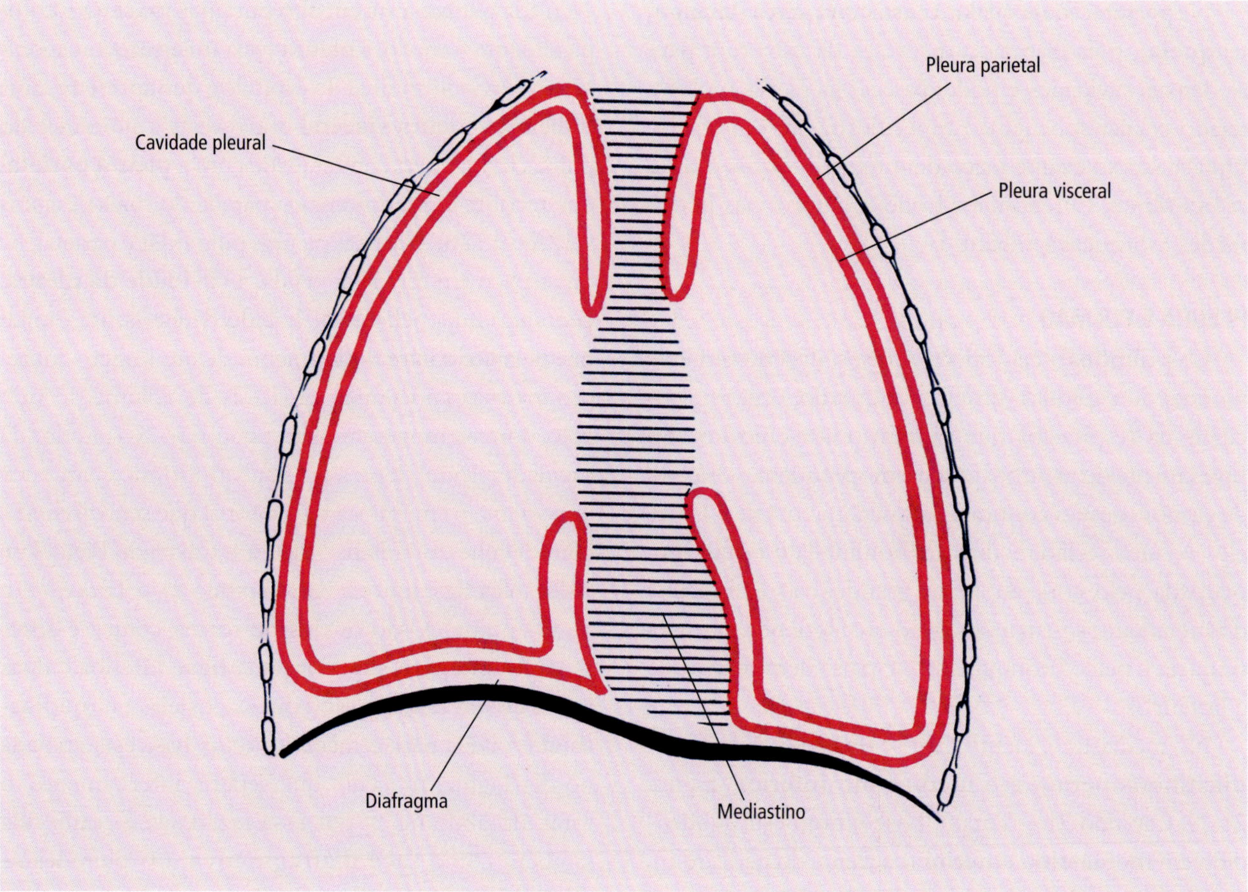

Figura 9.12A Pleuras e mediastino em corte frontal (esquemático).

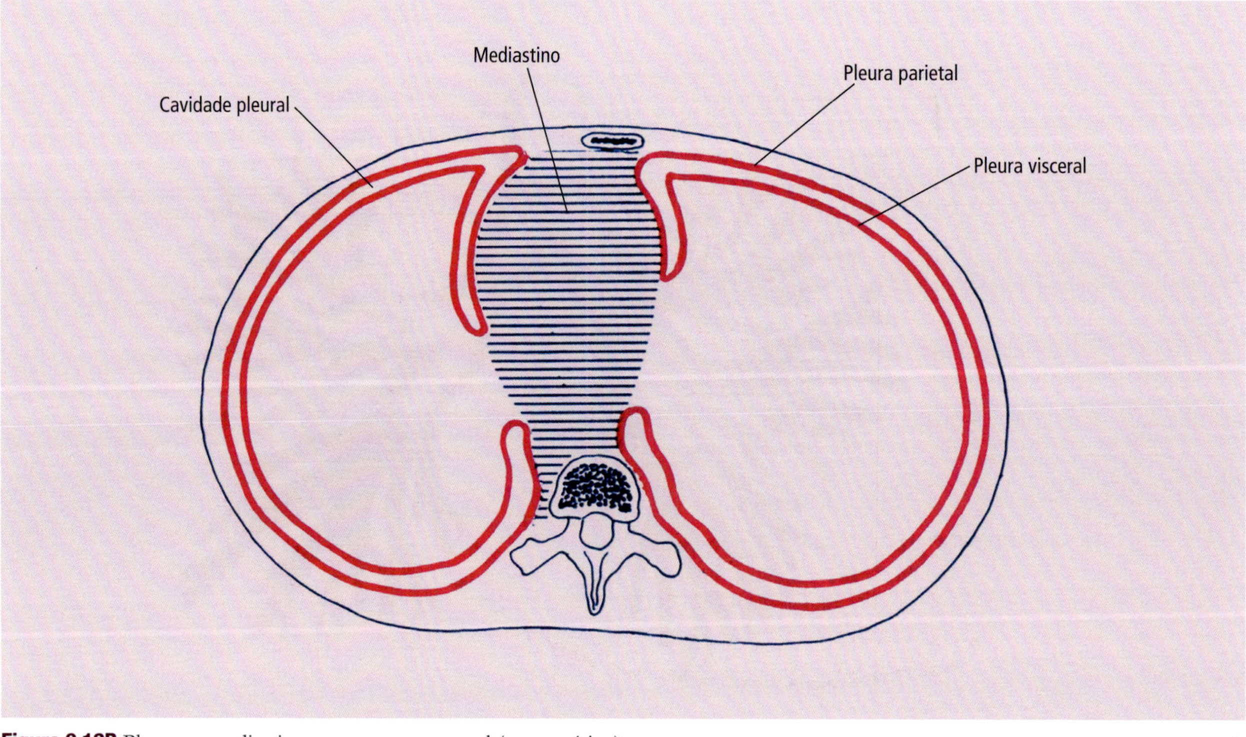

Figura 9.12B Pleuras e mediastino em corte transversal (esquemático).

esquerdo, no homem. Em outros animais, o número de lobos é variável com a espécie: no cão, por exemplo, o pulmão direito apresenta quatro lobos e o esquerdo, três. No homem, os lobos do pulmão direito, **superior**, **médio** e **inferior**, são separados entre si por fendas profundas, as **fissuras oblíqua** e **horizontal** (Figura 9.1). Já o pulmão esquerdo, com seus dois lobos **superior** e **inferior**, apresenta apenas a **fissura oblíqua** (Figura 9.1). Os lobos pulmonares são subdivididos em **segmentos broncopulmonares**, considerados as maiores porções de um lobo ventiladas por um brônquio específico que se origina, diretamente, de um brônquio lobar. Assim, um mesmo lobo apresenta vários segmentos broncopulmonares, cada um deles suprido por brônquio segmentar específico, de 3ª ordem, que tem origem no brônquio lobar, de 2ª ordem. Na sua face mediastinal, cada um dos pulmões apresenta uma fenda em forma de raquete, o **hilo do pulmão**, pelo qual entram ou saem brônquios, vasos e nervos pulmonares, constituindo a **raiz do pulmão** (Figura 9.13). Para mais detalhes sobre os pulmões, ver item "Pulmões" do Capítulo 21 – Tórax.

A **cavidade pleural** é virtual, mas pode apresentar acúmulo de ar ou de líquido em algumas patologias. O acúmulo de ar na cavidade pleural recebe a denominação **pneumotórax** e o acúmulo de líquido, a de **derrame pleural**. Ambas as situações apresentam alterações no exame físico torácico. Em ambas as patologias, a inspeção pode mostrar **expansibilidade diminuída** no lado acometido do tórax e, na ausculta, o lado acometido apresenta **murmúrios vesiculares diminuídos ou até abolidos**. A grande diferenciação entre as patologias estará na percussão: no pneumotórax a percussão se mostra **hipertimpânica** em decorrência de interposição gasosa aumentada; enquanto no derrame pleural, a percussão é **maciça**, consequente à interposição de líquido.

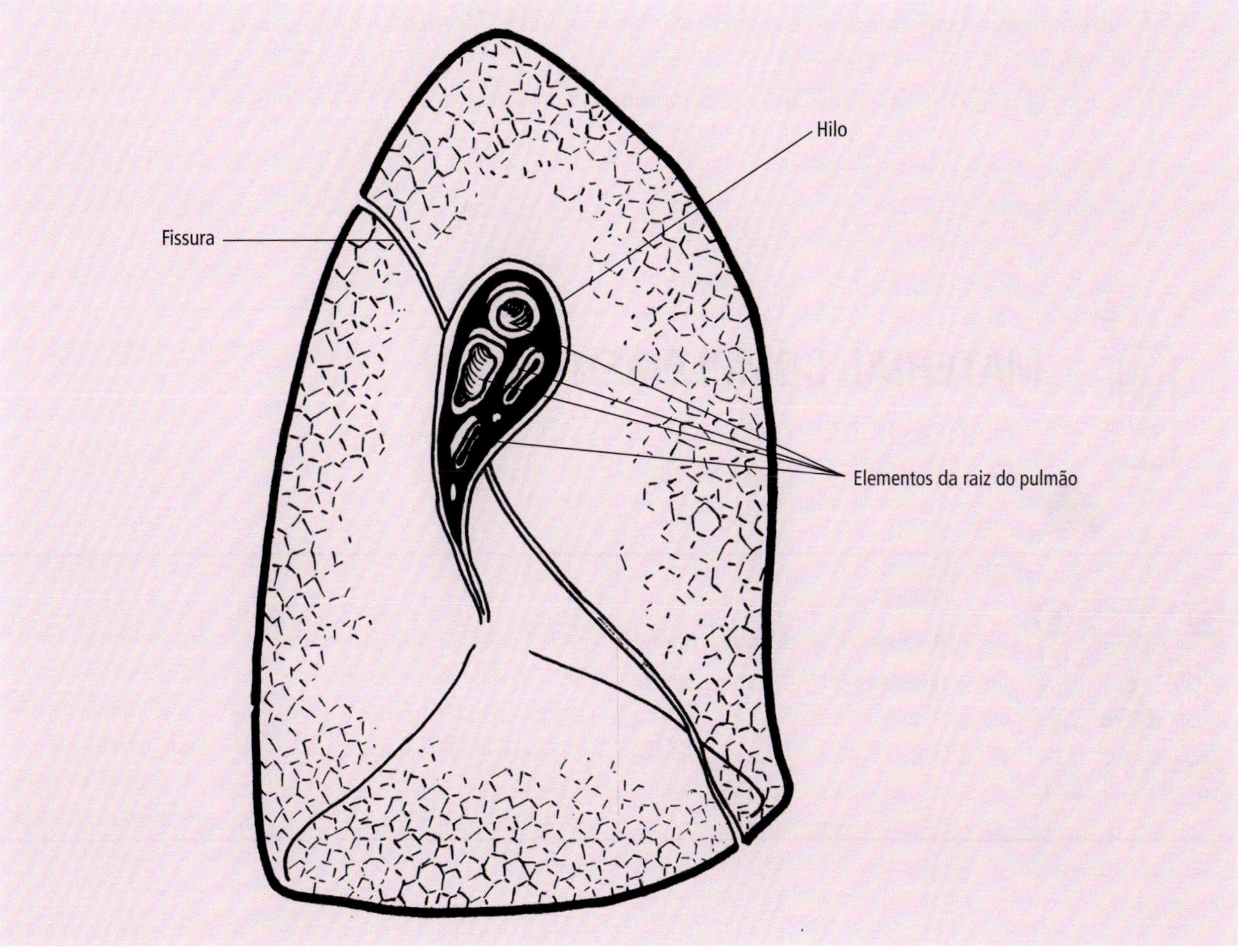

Figura 9.13 Hilo do pulmão esquerdo.

CASO CLÍNICO

Paciente masculino, 19 anos, vítima de ferimento penetrante em dorso, dá entrada no pronto-socorro. Na avaliação dirigida para o paciente politraumatizado, é identificado que a expansibilidade do lado esquerdo do tórax está diminuída e à ausculta, os murmúrios estão abolidos.

1. Na presença de um pneumotórax, onde se encontra o acúmulo de ar patológico?
   a. Na pleura
   b. Na cavidade pleural
   c. No pulmão
   d. No pericárdio
2. Quantos lobos pulmonares tem o pulmão esquerdo?
   a. Dois
   b. Três
   c. Um
   d. Quatro
3. Quais as subdivisões dos brônquios?
   a. Brônquios direito e esquerdo > brônquios principais > brônquios de 1ª ordem > brônquios de 2ª ordem > árvore bronquial
   b. Brônquios principais > brônquios de primeira ordem > brônquios de 2ª ordem > brônquios de terceira ordem > árvore bronquial
   c. Brônquios principais (direito e esquerdo) > brônquios de 2ª ordem > brônquios de 3ª ordem > árvore bronquial
   d. Brônquios principais > brônquios secundários > árvore bronquial > bronquíolos

MATERIAL COMPLEMENTAR

Escaneie os QrCodes para visualizar a imagem e/ou o vídeo.

Imagem 9.1

- Raio X de derrame pleural.

Fonte: Banco de imagens – Depositphotos.

Vídeo 9.1

- **Técnica de percussão de tórax:** "com o paciente sobre a maca, posicione um dos dedos médios nos espaços intercostais e, com o dedo médio da outra mão, percuta. Em razão da presença de ar no pulmão, deve-se escutar um som descrito como 'som claro pulmonar', ou seja, algo entre o 'oco' e o 'maciço'".

RESPOSTAS DO CASO CLÍNICO

1) b; 2) a; 3) c

10 Sistema Digestório

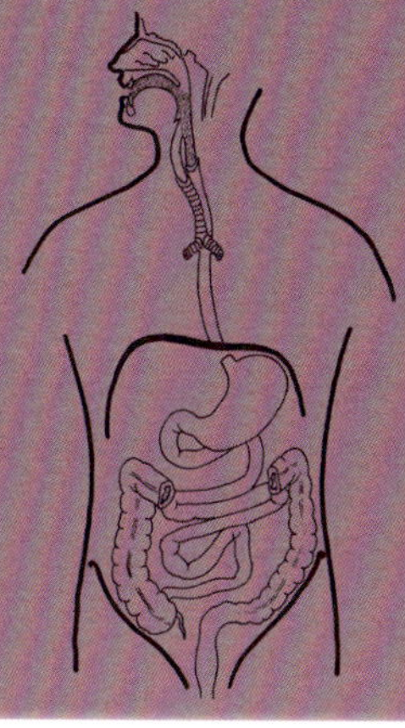

CONCEITO

Para que o organismo se mantenha vivo e funcionante, é necessário que receba um suprimento constante de material nutritivo. Muitos dos alimentos ingeridos pelo animal precisam ser tornados solúveis e sofrer modificações químicas para que sejam absorvidos e assimilados, nisso consistindo a digestão. Os órgãos que, no conjunto, constituem o **sistema digestório** são especialmente adaptados para que essas exigências sejam cumpridas. Assim, suas funções são de preensão, mastigação, transformação química e absorção dos alimentos, e a expulsão dos resíduos, eliminados sob a forma de fezes. A atividade enzimática e a motilidade são dois dos mais complexos mecanismos pelos quais o alimento é reduzido à sua forma mais simples para ser absorvido. A motilidade do sistema digestório é denominada **peristalse**, definida como o movimento de ondas de contração por várias distâncias, pelo qual os segmentos do sistema digestório propulsionam o seu conteúdo.

Em pacientes com pouco panículo adiposo e com obstrução intestinal, as alças de intestino delgado se distendem e o seu movimento é visível através da pele do paciente, chamada de **peristalse visível**. A **peristalse** também é avaliada no exame físico abdominal por meio da ausculta abdominal, em que os **ruídos hidroaéreos** podem estar aumentados (como em situações de diarreia), diminuídos (como em situações de íleo paralítico), ou apresentar sons específicos como os timbres metálicos (em algumas situações específicas de obstrução intestinal).

DIVISÃO DO SISTEMA DIGESTÓRIO

A grande divisão do sistema digestório compreende o **tubo digestório** e os **órgãos anexos**. Do primeiro, fazem parte órgãos situados na cabeça, no pescoço, no tórax, no abdome e na pelve. São eles: **cavidade oral**; **fauces**; **faringe**; **esôfago**; **estômago**; **intestinos (delgado e grosso)**; e o **reto**, que se abre no **ânus**. O tubo digestório é, portanto, aberto nas duas extremidades, boca e ânus, o que faz sua luz, pela qual transita o conteúdo, ser parte do meio externo. Os órgãos anexos compreendem as **glândulas salivares**, o **fígado**, o **pâncreas** e **as vias biliares**. A Figura 10.1 mostra os órgãos constituintes do canal alimentar no homem.

Cavidade oral

A cavidade da boca tem início no orifício interlabial e termina, posteriormente, no nível dos **arcos palatoglossos**, que correspondem ao limite anterior das **fauces**. Divide-se em **vestíbulo da boca** e **cavidade**

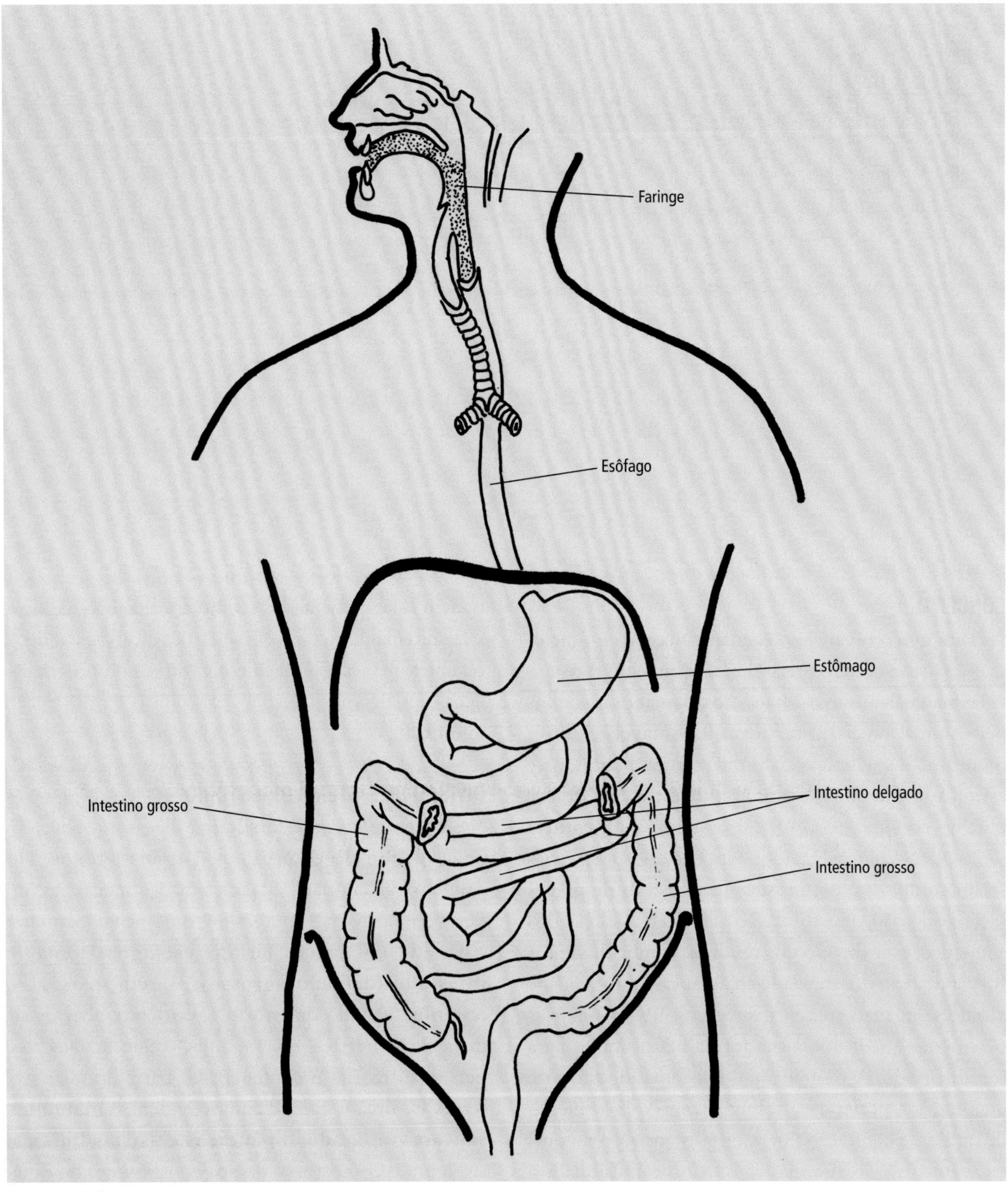

Figura 10.1 Órgãos constituintes do sistema digestório. Os órgãos anexos não estão representados (esquemático).

própria da boca. O vestíbulo da boca é um espaço limitado, por um lado, pelos lábios e bochechas e, por outro, pelas gengivas e pelos dentes, constituindo o restante a cavidade própria da boca. A Figura 10.2 ilustra a divisão. Quando os dentes superiores e inferiores estão em contato, o vestíbulo da boca é um espaço restrito, tornando-se real com o movimento dos lábios e das bochechas. Está em comunicação com o exterior através da **rima da boca**, isto é, a fenda existente entre os lábios superior e inferior.

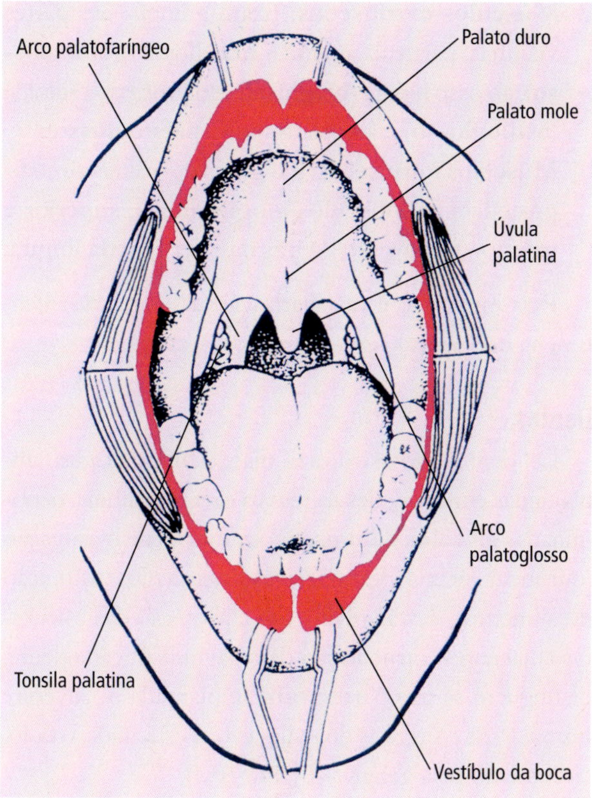

Figura 10.2 Cavidade da boca. O vestíbulo da boca está indicado em magenta.

No vestíbulo, no nível do 2º dente molar superior, encontra-se a **papila do ducto parotídeo**, em cujo ápice abre-se o **ducto parotídeo**, canal de escoamento da secreção da **glândula parótida**, uma das glândulas salivares.

Os **lábios**, que delimitam a rima da boca, são estruturas constituídas pela pele, músculos e mucosa, com faces cutânea e mucosa. A face cutânea do lábio superior apresenta um sulco vertical mediano, o **filtro**, cujo limite inferior, proeminente, é o **tubérculo do lábio superior**. Já as faces mucosas de ambos os lábios apresentam o **frênulo do lábio superior e inferior**, respectivamente. De cada lado, os lábios unem-se para formar a **comissura dos lábios**. O mecanismo de fechamento dos lábios é representado pelas fibras circulares ou semicirculares do músculo **orbicular da boca**, auxiliado pelo **músculo mentual**; o mecanismo de abertura pelas fibras radiais de vários músculos faciais: **levantador do lábio superior e da asa do nariz, levantador do lábio superior, zigomático maior, bucinador, abaixador do ângulo da boca, abaixador do lábio inferior** e **levantador do ângulo da boca** (ver também o item Músculos da Mímica Facial e a Figura 20.60 do Capítulo 20 – Pescoço e Cabeça).

O teto da cavidade da boca está constituído pelo **palato** e identificamos o **palato duro**, anterior, ósseo, e o **palato mole**, posterior, muscular. O palato separa a cavidade nasal da cavidade oral, como já foi dito no Capítulo 9 – Sistema Respiratório. Do palato, mole projeta-se uma saliência cônica, mediana, a **úvula palatina**, e, lateralmente, duas pregas denominadas **arco palatoglosso**, a mais anterior, e **arco palatofaríngeo**, a mais posterior, produzidas por músculos que recebem os mesmos nomes dos arcos (Figura 10.2). Entre os arcos palatoglosso e palatofaríngeo, há um espaço, a **fossa tonsilar**, ocupado pela **tonsila palatina**, também conhecida por **amígdala**.

Fauces

O termo **fauces** indica a estreita passagem entre a cavidade oral e a faringe ou, melhor ainda, a transição entre a cavidade oral e a parte oral da faringe. A entrada das fauces é denominada **istmo das fauces**, limitado superiormente pela úvula, lateralmente pelos arcos palatoglossos e, inferiormente, pelo dorso da língua. A fossa tonsilar, já referida, é parte das fauces e aloja, como foi dito, a tonsila palatina, uma estrutura bilateral, formada por tecido linfoide, com revestimento de túnica mucosa. As tonsilas palatinas fazem parte de um **anel linfático da faringe**, que se completa pela **tonsila lingual**, inferior, pela **tonsila faríngea** e pela **tonsila tubária**, superiores, e por nódulos linfoides esparsos que completam, não só a intercomunicação do anel que protege o istmo das fauces, como também a comunicação com a parte nasal da faringe.

Língua

É um órgão muscular revestido por mucosa e que exerce importantes funções na mastigação, na deglutição, como órgão gustativo, e na articulação da palavra. Tem uma **raiz** de implantação e um **corpo**, no qual se distinguem um **dorso** e um **ápice**. O ápice corresponde à extremidade anterior, arredondada, que faz contato com os dentes incisivos anteriores e inferiores. No dorso da língua, na junção dos dois terços anteriores com o terço posterior, nota-se o **sulco terminal**, em forma de "V" (Figura 10.3).

A porção anterior da língua apresenta as **papilas linguais**, que são de diversos tipos: **filiformes** (em forma de fio, numerosas); **cônicas**; **fungiformes** (em forma de cogumelo, são cerca de 150 a 200, localizadas no ápice e nas margens da língua); **circunvaladas** (dispõem-se à frente do sulco terminal, 11 em média, cercadas por orla) (Figura 10.3); e **folhadas** (em forma de folha, situadas nas margens da língua, formando pregas verticais da túnica mucosa).

Calículos gustatórios, responsáveis pelo sentido do paladar, são encontrados, geralmente, nas paredes das papilas circunvaladas e folhadas, mas também existem nas papilas fungiformes, no palato mole e na epiglote.

Logo atrás do vértice do sulco terminal, encontra-se o **forame cego da língua**. Essa porção posterior da língua apresenta a **tonsila lingual**, que faz parte do anel linfático da faringe, como já mencionado. No seu limite posterior, está unida à epiglote pelas **pregas glossoepiglóticas**, **mediana** e **lateral**, que limitam as **valéculas epiglóticas**, **direita** e **esquerda**. Na face inferior da língua, encontram-se o **frênulo da língua**, mediano, e, de cada lado, as **pregas franjadas**.

A língua é um órgão essencialmente muscular e, assim, dois grupos de músculos são nela identificados:

a) **Músculos extrínsecos:** fixam a língua em partes vizinhas, particularmente à mandíbula (**genioglosso**), ao osso hioide (**hioglosso**), ao processo estiloide (**estiloglosso**) e ao palato mole (**palatoglosso**).
b) **Músculos intrínsecos:** são peculiares à língua e compreendem os **músculos longitudinais**, **superior e inferior**, **transverso da língua** e **vertical da língua**.

Para inervação e vascularização da língua, ver item Língua do Capítulo 20 – Pescoço e Cabeça.

Dentes

Os dentes são estruturas rijas, esbranquiçadas, implantadas em cavidades da maxila e da mandíbula, denominadas **alvéolos dentais**, e com função de mastigação (que inclui incisão, perfuração esmagamento e trituração do alimento), desenvolvimento e proteção das estruturas adjacentes e articulação da palavra. Em cada dente, distinguem-se três partes: **raiz**, implantada no alvéolo; **coroa**, livre; e, entre as duas, uma zona estreitada, o **colo**, circundado pela gengiva (Figura 10.4).

No homem adulto, há 32 dentes; destes, oito incisivos, quatro caninos, oito pré-molares e 12 molares. A Figura 10.5 mostra as características morfológicas essenciais desses diversos tipos de dentes.

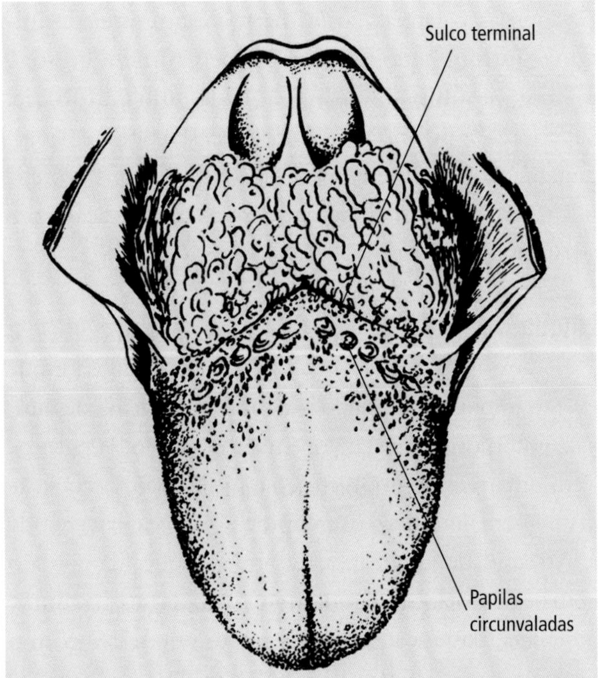

Figura 10.3 Dorso da língua.

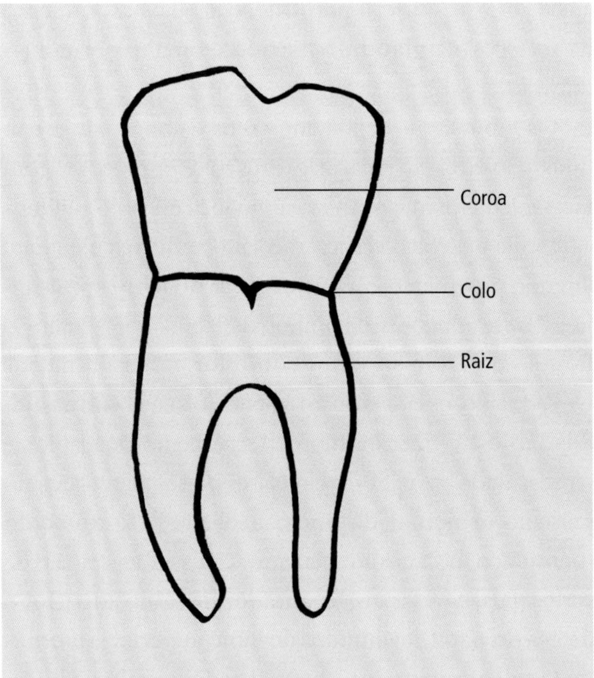

Figura 10.4 Partes do dente.

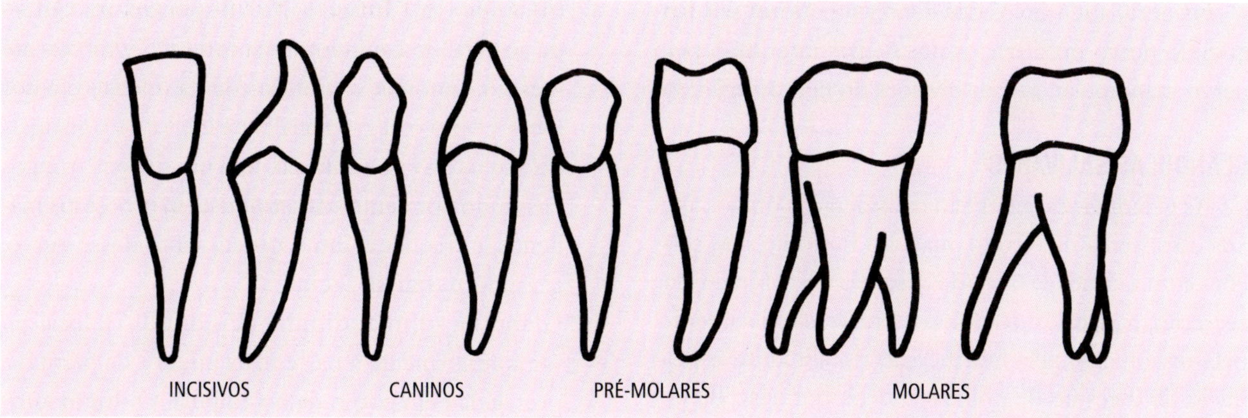

Figura 10.5 Tipos de dentes.

a) **Incisivos:** coroa em bisel, com margem cortante e uma única raiz; estão situados anteriormente na arcada dentária.
b) **Caninos:** coroa cônica, terminando em ponta, e raiz única; localizam-se lateralmente aos incisivos.
c) **Pré-molares:** coroa apresentando dois tubérculos e raiz única ou bífida; situam-se na região lateral da arcada dentária, posteriormente aos caninos.
d) **Molares:** têm coroa com três a cinco tubérculos e duas ou três raízes; são posteriores aos pré-molares.

No homem, há duas dentições: a primeira é denominada **primária** ("de leite"), com 20 dentes que começam a aparecer a partir dos 6 meses de idade: oito incisivos, quatro caninos e oito molares; a segunda dentição é denominada **permanente** e apresenta-se com 32 dentes, como foi visto. A substituição começa a partir dos 6 ou 7 anos de idade, podendo estender-se, com variações, até os 25 anos de idade. Os mamíferos são os únicos que apresentam, no mesmo animal, dentes com características morfológicas diferentes, ou seja, uma heterodontia. Abaixo dos mamíferos, os animais apresentam homodontia, isto é, no mesmo animal, todos os dentes são semelhantes, variando apenas o tamanho.

Distinguem-se no dente permanente (Figura 10.6):

1. Uma camada externa de tecido calcificado, o **esmalte**, que recobre a coroa, e o **cemento**, que recobre a raiz.
2. Uma camada média, também constituída de tecido calcificado, mais dura que o esmalte o cemento, denominada **dentina**.
3. Um tecido conjuntivo especializado, que produz e nutre a dentina, chamado **polpa do dente**, situado na cavidade pulpar da coroa (**polpa coronal**) e da raiz (**polpa radicular**).

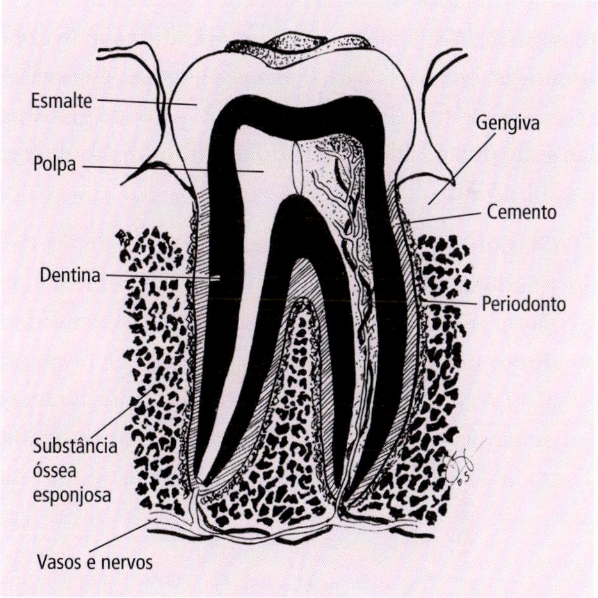

Figura 10.6 Secção de molar e parede alveolar para mostrar arquitetura do dente. A polpa do dente contém nervos e vasos sanguíneos.

O **periodonto** é um periósteo alveolar modificado que estabelece a conexão entre o cemento e a parede do alvéolo dental.

A irrigação sanguínea dos dentes é feita pela **artéria maxilar** (ramo da artéria carótida externa) que fornece as **artérias alveolares**, **superior** e **inferior**, e a **artéria infraorbital**, das quais, por sua vez, se originam os ramos de irrigação dos dentes. A drenagem venosa é feita pelas veias que acompanham as artérias e a linfa é drenada para os linfonodos submandibulares e, eventualmente, para o linfonodo submentual.

Os nervos sensitivos dos dentes superiores se originam do nervo maxilar e os dos dentes inferiores, pelo nervo mandibular, ambos divisões do nervo trigêmeo.

GLÂNDULAS SALIVARES

As glândulas salivares são consideradas órgãos anexos do sistema digestório, mas, em razão de suas relações com a cavidade oral, são descritas neste tópico. Sua secreção, a saliva, é responsável pelo umedecimento, pela dissolução, pela lubrificação do alimento e pelo início da digestão de polissacarídeos por ação de enzima (amilase ou ptialina). Uma função adicional é a de manter presente uma camada líquida que preserva a túnica mucosa oral sadia e facilita a função dos botões gustativos. Embora existam **glândulas salivares menores** (labiais, bucais, palatinas, linguais, incisivas e molares), são mais importantes os três pares de **glândulas salivares maiores: parótidas; submandibulares;** e **sublinguais**.

a) **Glândula parótida (Figura 10.7):** é a maior das glândulas salivares e está situada lateralmente na face e anteriormente à orelha. Seu canal excretor, o **ducto parotídeo**, abre-se no vestíbulo da boca, no nível do 2º dente molar superior, depois de atravessar o músculo bucinador. A inflamação da **parótida** pode decorrer de processos infecciosos (p. ex., na caxumba (veja Imagem 10.1 disponível no QrCode ao final do capítulo), uma infecção viral) ou até mesmo tumorais, causando edema (inchaço) e dor local. Como o nervo facial, que inerva os principais músculos da mímica facial, tem um de seus troncos passando por dentro da parótida; em processos malignos, é frequente um acometimento desse nervo, gerando **paralisia facial**.
b) **Glândula submandibular (Figura 10.7):** localiza-se anteriormente à parte mais inferior da parótida, protegida pelo corpo da mandíbula. O **ducto submandibular** abre-se no assoalho da boca, abaixo da língua, próximo ao plano mediano.
c) **Glândula sublingual (Figura 10.8):** é menor do que as duas anteriores, situando-se lateral e inferiormente à língua, sob a mucosa que reveste o assoalho da boca. Sua secreção é lançada na cavidade oral, sob a porção mais anterior da língua, por canais que desembocam, independentemente, por uma série de orifícios, no assoalho da cavidade oral.

FARINGE

Trata-se de um órgão visceral mediano e que faz parte dos sistemas respiratório e digestório; constitui passagem comum para alimentos sólidos, líquidos e ar. Assim, atua na deglutição e na respiração.

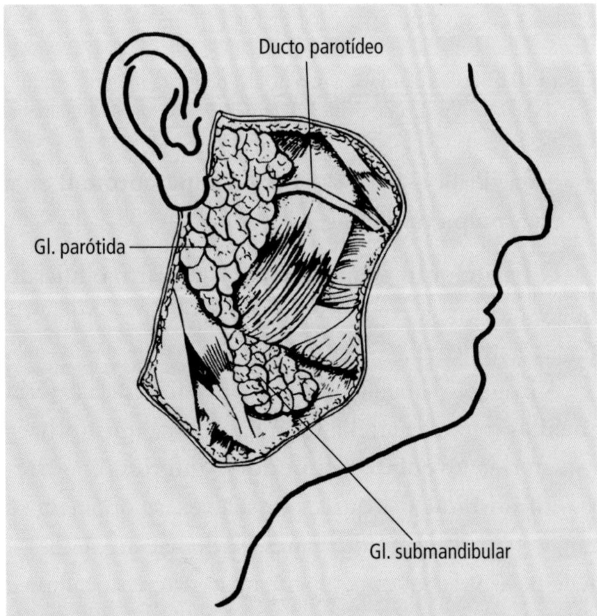

Figura 10.7 Glândulas parótida e submandibular.

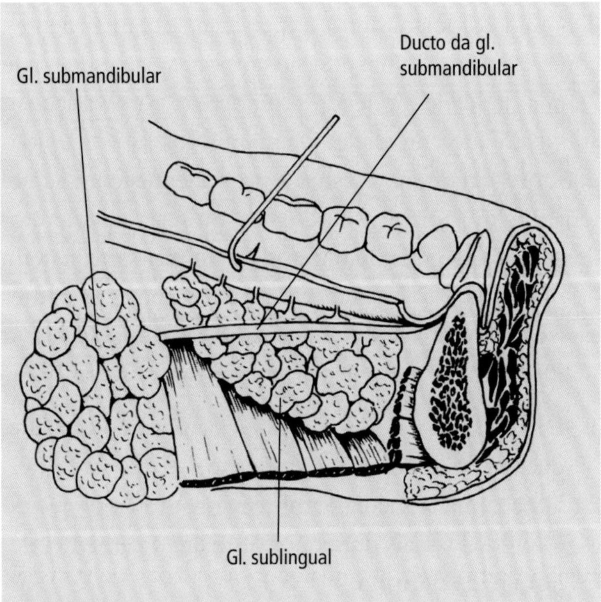

Figura 10.8 Glândulas submandibular e sublingual, vistas pela cavidade oral.

A faringe está dividida em três partes: **nasal**; **oral**; e **laríngea**. A parte nasal da faringe foi descrita em conexão com o sistema respiratório, no Capítulo 9 – Sistema Respiratório (Figuras 9.1 e 9.6). A parte oral da faringe comunica-se com a cavidade própria da boca através do **istmo das fauces**, já definido (Figura 10.2), e a parte laríngea da faringe, com o **adito da laringe**. A faringe continua-se com o **esôfago**.

Na deglutição, o palato mole é elevado, bloqueando a comunicação entre a parte nasal e o restante desse tubo muscular. Desse modo, o alimento é impedido de passar à parte nasal da faringe e, eventualmente, de penetrar na cavidade nasal. Por sua vez, a cartilagem epiglótica, da laringe, fecha o adito da laringe, evitando que o alimento penetre na via respiratória.

Sobre os músculos da faringe, sua irrigação e inervação, ver item Faringe do Capítulo 20 – Pescoço e Cabeça.

ESÔFAGO

É um tubo que comunica a faringe ao estômago. Distinguem-se três partes no esôfago: **cervical**, **torácica** e **abdominal**; a parte torácica é a mais longa. Como para atingir o abdome, o esôfago atravessa o músculo diafragma, alguns autores costumam considerar ainda uma **parte diafragmática** do esôfago, justamente aquela que se restringe à passagem do esôfago pelo diafragma. No tórax, o esôfago situa-se anteriormente à coluna vertebral e à aorta, mas é posterior à traqueia (Figura 10.9). A luz do esôfago aumenta durante a passagem do bolo alimentar, impulsionado por contrações da musculatura de sua parede. Esses movimentos, que são próprios de todo o restante tubo digestório, são denominados **peristáticos** e, à capacidade de realizá-los, dá-se o nome de **peristaltismo**.

Na junção esofagogástrica, descreve-se um dispositivo muscular de ação esfinctérica, ainda que não existam fibras musculares circulares, como ocorre na maioria dos outros esfíncteres. Esse dispositivo tem sido chamado pelos gastroenterologistas **esfíncter inferior do esôfago**, cuja hipotonia, quer dizer, a perda de tônus da musculatura, resulta em refluxo do conteúdo gástrico para o esôfago, com consequências patológicas. Por sua vez, a falta de relaxamento das fibras musculares lisas nessa região, como, aliás, em qualquer outra zona de transição do sistema digestório, conhecida como "acalasia", ou cardioespasmo da junção esofagogástrica, é causada pela degeneração de células ganglionares do plexo mioentérico (da parte parassimpática da divisão autônoma do sistema nervoso (SN)), que causa a dilatação do esôfago, denominada **megaesôfago**. Lesão do plexo mioentérico pelo *Trypanosoma cruzi* é justamente o que pode ocorrer na doença de Chagas, resultando em megaesôfago.

A parte cervical do esôfago é irrigada por ramos da artéria tireóidea inferior; a porção torácica recebe ramos esofágicos das artérias bronquiais, das artérias intercostais e das artérias esofágicas; a porção abdominal é irrigada por ramos das artérias frênicas inferiores e da artéria gástrica esquerda. No que diz respeito à drenagem venosa, é importante ressaltar que ela é feita de tal modo que o plexo venoso submucoso estabelece uma comunicação portocava superior, portossistêmica, ou seja, entre a circulação portal (da veia porta do fígado) e a circulação sistêmica. Para os detalhes dessa comunicação portossistêmica, ver item Anastomoses Portossistêmicas do Capítulo 22 – Abdome.

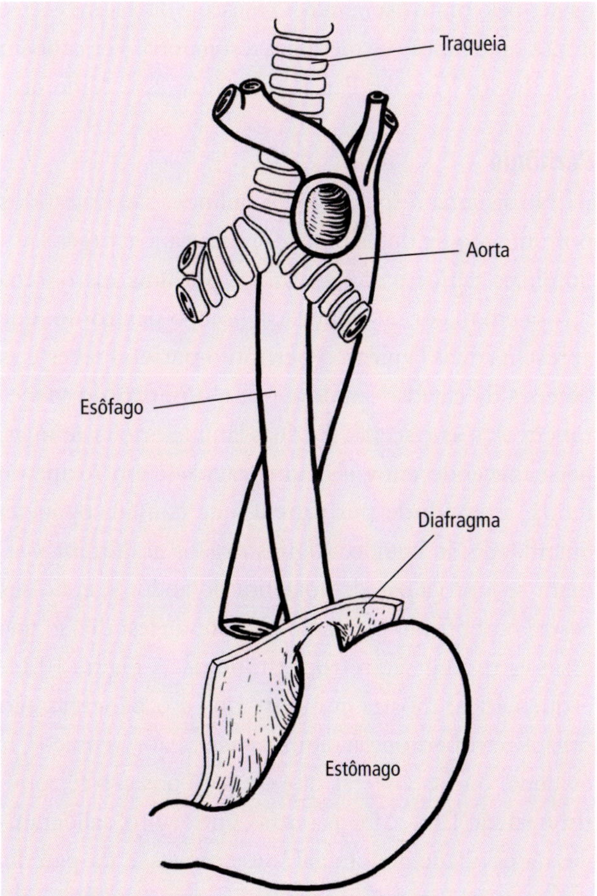

Figura 10.9 Esôfago e suas relações com a traqueia e a aorta.

O vago e os troncos simpáticos inervam o esôfago através dos plexos mioentérico e submucoso.

ABDOME: GENERALIDADES

Os órgãos descritos até o parágrafo anterior, com exceção da porção mais inferior do esôfago, estão situados na cabeça, no pescoço e no tórax. O restante do tubo digestório localiza-se no abdome e algumas considerações preliminares devem ser feitas antes de prosseguiremos na descrição dos órgãos do sistema digestório.

Diafragma (Figura 10.10)

O abdome está separado do tórax, internamente, por um septo muscular, o **diafragma**, disposto em cúpula de concavidade inferior. O diafragma apresenta uma parte tendínea, o **centro tendíneo**, e outra carnosa, periférica, que se prende às seis últimas costelas, à extremidade inferior do esterno e à coluna vertebral. A **aorta**, a **veia cava inferior** e o **esôfago** atravessam o diafragma passando, respectivamente, pelo **hiato aórtico**, pelo **forame da veia cava** e pelo **hiato esofágico**. O músculo diafragma exerce importante função na mecânica respiratória. Ver também item Ramos Viscerais Pares do Capítulo 22 – Abdome.

Peritônio

No sistema respiratório, os pulmões são revestidos por um saco de dupla parede, a **pleura**. Os órgãos abdominais também são revestidos por uma membrana serosa em maior ou menor extensão, o **peritônio**, que apresenta duas lâminas: o **peritônio parietal** reveste as paredes da cavidade abdominal; e o **peritônio visceral** envolve as vísceras. As duas lâminas são contínuas, permanecendo entre elas uma cavidade em forma de fenda, a **cavidade peritoneal**, que contém pequena quantidade de líquido. Alguns órgãos abdominais situam-se junto à parede posterior do abdome e, nesses casos, o peritônio parietal é anterior a eles: diz-se que essas estruturas são **retroperitoneais**. A Figura 10.11, esquemática, mostra como os rins e o pâncreas são órgãos retroperitoneais, embora não sejam os únicos. É evidente que as vísceras que ocupam posição retroperitoneal são fixas. Muitas outras, entretanto, salientam-se na cavidade abdominal, destacando-se da parede, e o peritônio que as reveste as acompanha, de modo que, entre o órgão e a parede, forma-se uma lâmina

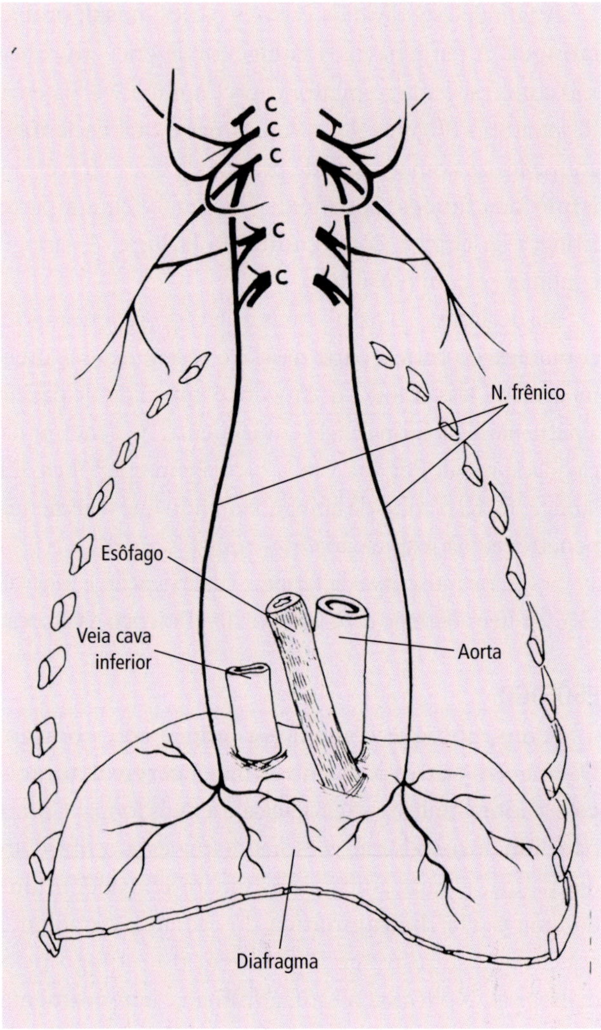

Figura 10.10 Diafragma e estruturas que o atravessam.

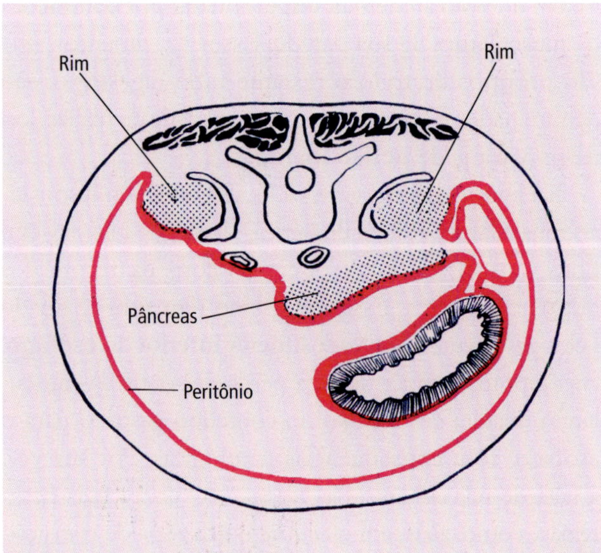

Figura 10.11 Órgãos retroperitoneais (em reticulado) em corte transversal do abdome (esquemático).

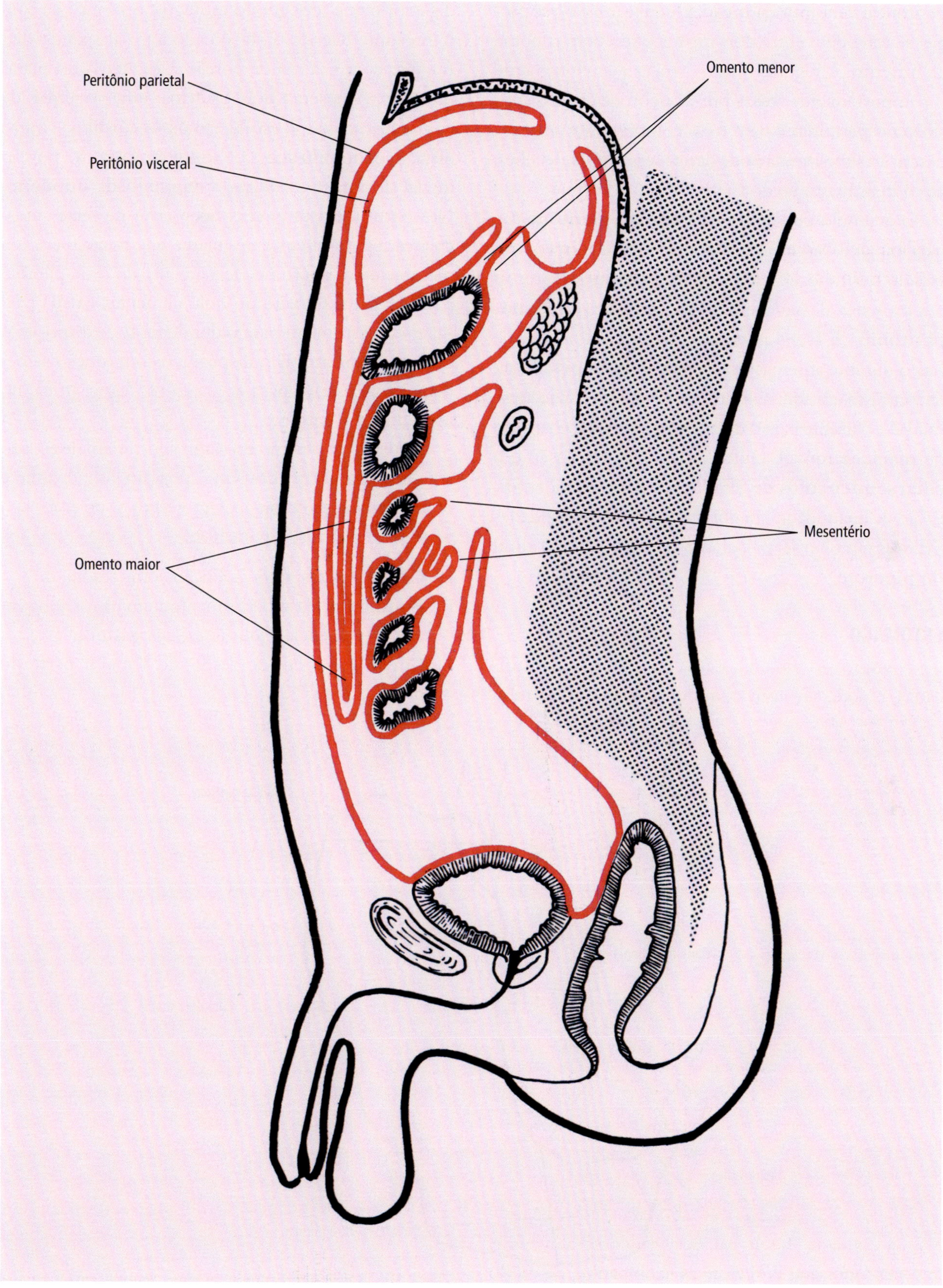

Figura 10.12 Esquema geral do comportamento do peritônio (corte sagital do abdome).

peritoneal denominada **meso**. Outras vezes, essas pregas se estendem entre dois órgãos e recebem o nome de **omento**. A Figura 10.12 mostra esquematicamente o comportamento dessas pregas peritoneais. A disposição do peritônio é bem mais complexa do que essa descrição simplificada pode deixar supor. Para detalhes, ver o item Peritônio do Capítulo 22 – Abdome.

O acúmulo de líquido na **cavidade peritoneal** é denominado "ascite"; a presença de ar dentro da cavidade peritoneal é chamada de **pneumoperitônio** e a presença de sangue livre na cavidade, de **hemoperitônio**. A ascite pode ser identificada ao exame físico durante a percussão e a palpação: na percussão, encontra-se um som maciço, que pode ser ouvido ao se mudar o paciente para o decúbito lateral, sinal chamado de **macicez móvel**. Outro achado na percussão é o **sinal semicírculos de Skoda**, que permite a identificação de quantidades menores de líquido. Quantidades maiores também ser palpadas por intermédio do **sinal do piparote.**

ESTÔMAGO

É um órgão visceral, oco, com paredes estratificadas, e pode ser visto como uma dilatação do tubo digestório que se segue ao esôfago e prolonga-se com o intestino delgado. Está situado logo abaixo do diafragma, com sua maior porção à esquerda do plano mediano. Apresenta dois orifícios: um, proximal, de comunicação com o esôfago, o **óstio cárdico**; e outro distal, o **óstio pilórico**, que se comunica com a porção inicial do intestino delgado denominada **duodeno**. Nesse nível, existe uma condensação de feixes musculares longitudinais e circulares que constituem um mecanismo de abertura e fechamento do óstio pilórico para regular o trânsito do bolo alimentar na sua passagem do estômago para o duodeno. Esse dispositivo é chamado **piloro**. Um dispositivo com função semelhante foi descrito para a junção esofagogástrica, no nível do óstio cárdico.

A forma e a posição do estômago variam de acordo com idade, tipo constitucional, posição do indivíduo e estado fisiológico do órgão. Descrevem-se no estômago as seguintes partes (Figura 10.13).

a) **Cárdia:** corresponde à junção com o esôfago.
b) **Fundo:** situada superiormente a um plano horizontal que tangencia a junção esofagogástrica.
c) **Corpo gástrico:** corresponde à maior parte do órgão.

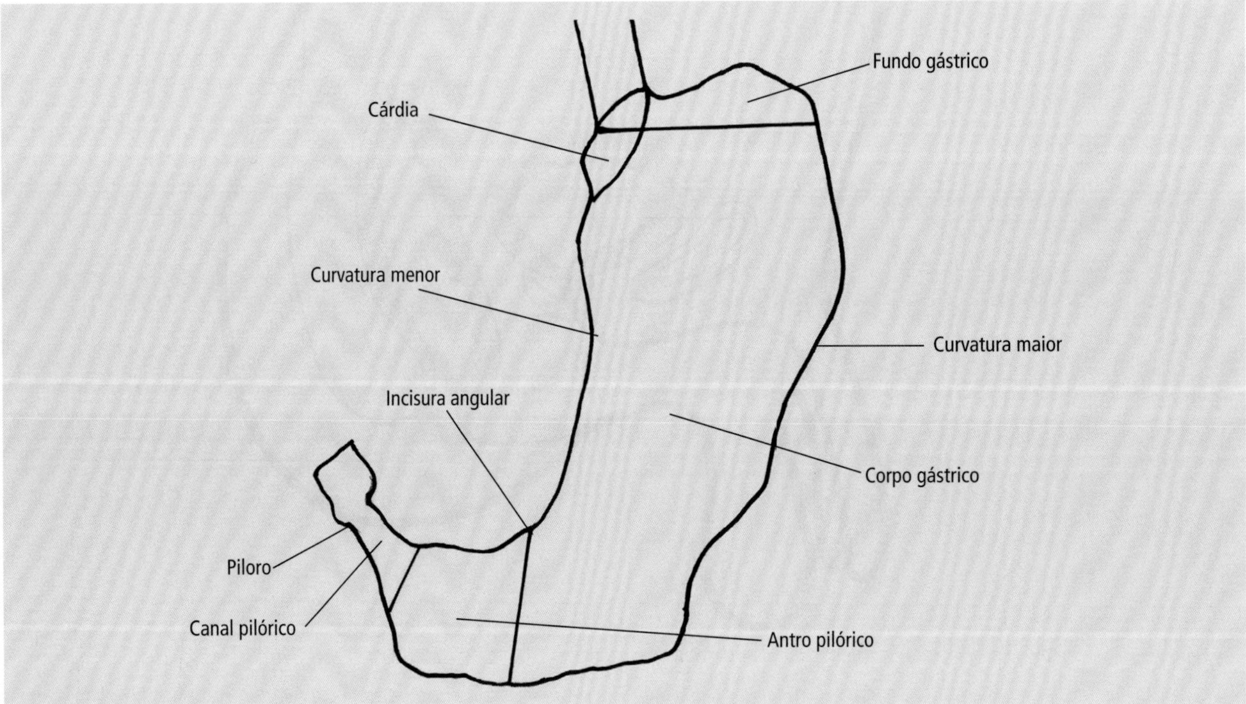

Figura 10.13 Partes do estômago.

d) **Parte pilórica:** porção terminal, estendendo-se com o duodeno; a porção proximal da parte pilórica é denominada **antro pilórico**, à qual se segue uma porção mais estreitada, o **canal pilórico**, e, finalmente, o **piloro**, que corresponde à transição entre o estômago e o duodeno.

As duas margens do estômago são denominadas **curvatura maior**, à esquerda, e **curvatura menor**, à direita. Essa última é também conhecida como **canal gástrico**, uma via preferencial dos líquidos. Na curvatura menor, entre sua parte vertical e a horizontal, existe um sulco, a **incisura angular**, que corresponde, aproximadamente, ao limite do antro pilórico (Figura 10.13).

A **estenose pilórica** é uma patologia infantil em que o **piloro** é espessado em sua camada muscular, dificultando a passagem do quimo para o intestino delgado. Nas crianças acometidas, ao exame físico, pode ser possível a visualização da peristalse gástrica e pode ser palpado o piloro espessado, também chamado de **oliva pilórica**.

A arquitetura da parede do estômago compreende os seguintes estratos:

a) **Túnica serosa:** formada pelo peritônio, que reveste a maior parte do órgão, exceção feita à **área nua**, uma pequena porção da parte posterior do estômago, na região do cárdia, e às curvaturas, que também são áreas nuas.
b) **Túnica muscular:** consiste de dois estratos (longitudinal e circular) ou três estratos (longitudinal, circular e fibras oblíquas), dependendo da porção do estômago considerada.
c) **Tela submucosa:** constituída de tecido conectivo frouxo e contém uma rica rede vascular e um plexo nervoso (plexo submucoso). Permite o pregueamento da túnica mucosa de acordo com o grau de contração da musculatura e o grau de distensão do estômago.
d) **Túnica mucosa:** apresenta **pregas gástricas**, de direção predominantemente longitudinal e que desaparecem com a distensão do órgão. A túnica mucosa abriga numerosas glândulas gástricas, existindo as que se situam no nível da cárdia (**glândulas cárdicas**), do fundo e do corpo (**glândulas gástricas próprias**) e da parte pilórica (**glândulas pilóricas**).

Para irrigação, drenagem e inervação do estômago, ver item Estômago do Capítulo 22 – Abdome.

INTESTINOS

Os intestinos constituem um tubo que se inicia no piloro e termina no ânus, distinguindo-se um intestino delgado e um intestino grosso, diferenciados pelo calibre, pela aparência e pelas propriedades fisiológicas.

Intestino delgado

Estende-se do piloro ao óstio ileal da papila ileal e nele são identificados três segmentos: **duodeno**; **jejuno**; e **íleo**. Suas funções incluem **completar a digestão**, a **absorção** e a **secreção**. A digestão dos alimentos ocorre pela ação do suco entérico (ou intestinal), que contém muco, enzimas e hormônios.

A túnica mucosa do intestino delgado é responsável pela absorção e, para isso, é especialmente adaptada, apresentando uma grande superfície de contato com o quimo (no vivente, o intestino delgado pode ter o comprimento de 5 m, aproximadamente) e rica vascularização. Os produtos absorvidos são levados ao sangue e à linfa e conduzidos pelas veias e pelos linfáticos para a circulação portal e sistêmica, respectivamente. A secreção do muco é feita pelas glândulas de Brunner e pelas células caliciformes; a das enzimas, pelas glândulas de Lieberkhün e pelo hormônio **secretina**, pela túnica mucosa do duodeno e pela porção proximal do jejuno. A secretina estimula a liberação de bicarbonato e água pelas células acinosas do pâncreas que, lançados no duodeno, alteram o pH de ácido para alcalino, o que facilita a ação das enzimas digestivas. Com menos intensidade, a secretina também estimula a secreção de bile e a secreção intestinal.

Duodeno

O duodeno é a parte inicial do intestino delgado, com 26 cm, em média, de comprimento. Estendendo-se do óstio pilórico até a brusca angulação da **flexura duodenojejunal** (Figura 10.14), que marca o início do jejuno. É um órgão bastante fixo (quase todo retroperitoneal), acolado à parede posterior do abdome e apresenta, no adulto, a forma de um arco em forma de "U" aberto para a esquerda e que "envolve" a cabeça do pâncreas, com o qual mantém íntimas relações (Figura 10.14).

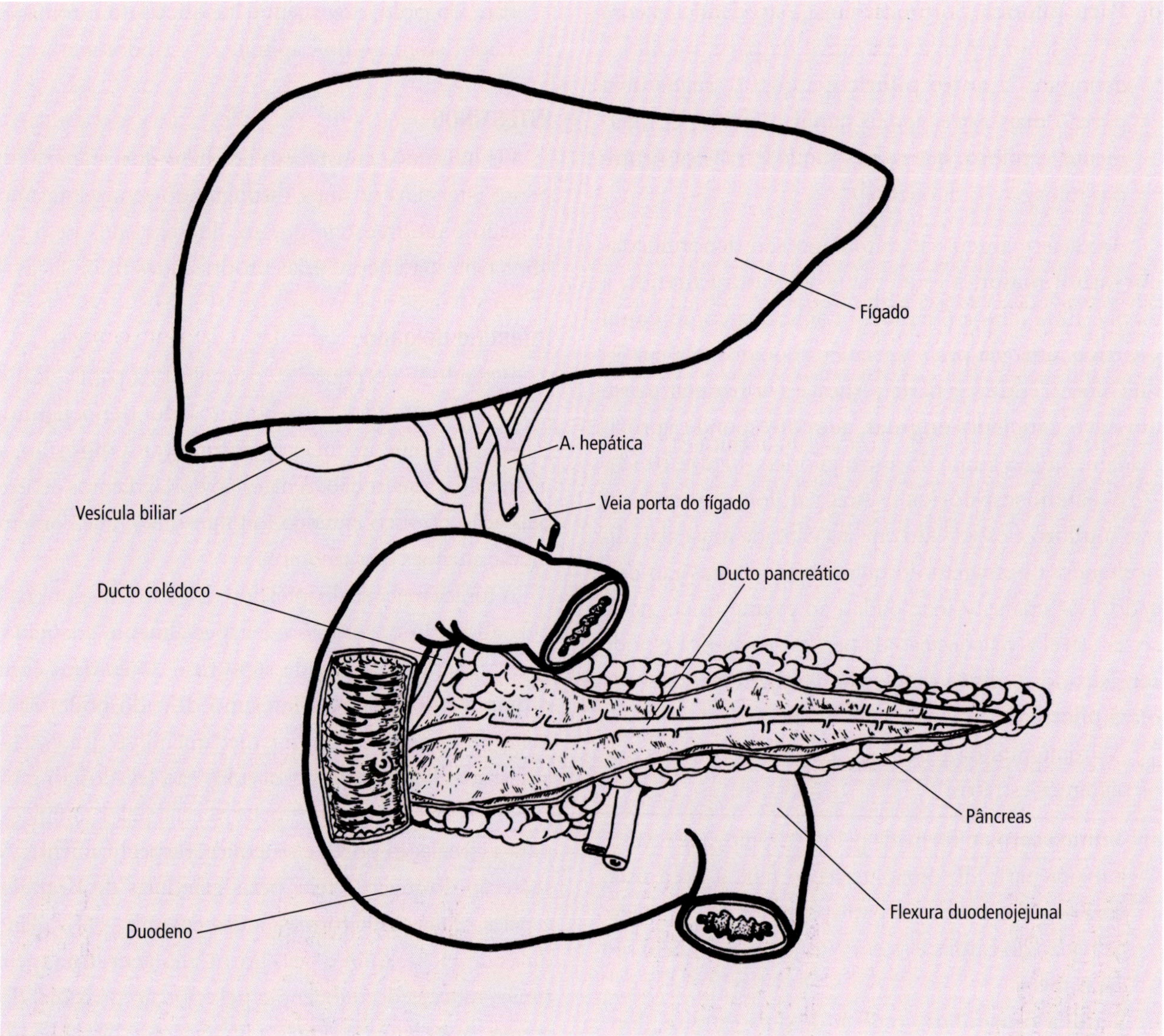

Figura 10.14 Duodeno fígado, pâncreas e vias biliares.

Nas crianças, o duodeno tem a forma de um "C", e, nos idosos, de um "V". Independentemente da forma, identificamos no duodeno quatro partes: **superior**; **descendente**; **horizontal**; e **ascendente**. Entre as partes superior e descendente, está a **flexura duodenal superior**, e, entre a descendente e a horizontal, a **flexura duodenal inferior**. Na porção descendente do duodeno desembocam os **ductos colédoco** (que traz a bile) e **pancreático** (que traz a secreção pancreática) numa projeção mamilar da mucosa denominada **papila maior do duodeno**. Antes de desembocarem na papila duodenal maior, os ductos colédoco e pancreático, geralmente, unem-se na **ampola hepatopancreática**. Eventualmente, a ampola pode não existir e, nesse caso, os dois ductos estão separados por um septo. Um pouco acima da papila duodenal maior, existe outra saliência, a **papila menor do duodeno**, na qual desemboca o ducto **pancreático acessório**.

Jejuno-íleo

O jejuno, por não ter limite nítido na sua continuação com o íleo, pode ser descrito em conjunto com este. Compreendem a parte móvel do intestino delgado, que começa no nível da flexura duodenojejunal e termina no nível da fossa ilíaca direita, com o íleo terminal, onde este estabelece continuidade com o intestino grosso. O jejuno-íleo apresenta numerosas alças intestinais e está fixado à parede posterior do abdome por uma prega peritoneal ampla, o **mesentério**, de aproximadamente 15 cm de comprimento, que é oblíqua, estendendo-se de cima para baixo e da esquerda para a direita. O mesentério tem a forma de leque porque sua inserção no intestino é muito mais longa do que o comprimento da sua raiz. Entre as duas lâminas que constituem o mesentério, encontram-se ramos da artéria mesentérica superior, tributárias da veia mesentérica superior, nervos, diversas cadeias de linfonodos, vasos linfáticos e quantidade variável de gordura.

O íleo abre-se na 1ª porção do intestino grosso, o **ceco**, através do **óstio ileal** de uma projeção denominada **papila ileal**. A nomenclatura anatômica consigna também os termos de **lábios ileocólico** e **ileocecal** delimitando uma fenda horizontal que seria a desembocadura da porção terminal do íleo no ceco. Entretanto, essas estruturas, bem como a presença de **frênulos do óstio ileal**, são mais evidentes em cadáveres e muitas horas após a morte. No vivente, o mais frequente é a presença da papila ileal.

A mucosa do intestino apresenta inúmeras pregas circulares que se salientam na luz intestinal e aumentam, significativamente, a superfície interna da víscera.

Para irrigação, drenagem e inervação do intestino delgado, ver item Intestino Delgado do Capítulo 22 – Abdome.

Intestino grosso (Figura 10.15)

Constitui a porção terminal do tubo digestório, sendo mais calibroso (daí o seu nome) e mais curto que o intestino delgado. O intestino grosso distingue-se também por apresentar, ao exame externo, bosseladuras (dilatações limitadas por sulcos transversais) denominadas **saculações do colo**, três formações em fita, as **tênias**, que correspondem à condensação da musculatura longitudinal e que percorrem quase toda a extensão, e acúmulos de gordura que se salientam na serosa da víscera, os **apêndices adiposos do colo**. São suas funções mais importantes, a absorção de água e de eletrólitos, a eliminação dos resíduos da digestão e a manutenção da continência fecal. O intestino grosso é subdividido nos seguintes segmentos:

a) **Ceco:** segmento inicial, em fundo cego, que se prolonga com o colo ascendente. O limite entre eles é determinado por um plano horizontal que passa no nível do centro da papila ileal, onde se abre o óstio ileal. Desse modo, a metade superior é **ileocólica**, e a metade inferior é ileocecal, correspondendo aos lábios homônimos observados nos cadáveres. Um prolongamento cilindroide, o **apêndice vermiforme**, destaca-se, do ceco, no ponto de convergência das tênias. Processos infecciosos que atingem o apêndice vermiforme, bastante comuns, causam a apendicite (veja Vídeos 10.1 e 10.2 disponíveis nos QrCodes ao final do capítulo), que exige tratamento cirúrgico. São três as tênias do colo: **mesocólica**, que é posteromedial nos colos ascendente, descendente e no ceco, e posterossuperior no colo transverso; **omental**, que é anterossuperior no colo transverso e posterolateral nos colos ascendente e descendente e no ceco; **livre**, que é posteroinferior no colo transverso e anterior nos colos ascendente e descendente e no ceco.

   Na **apendicite**, há sinais de irritação peritoneal facilmente perceptíveis à palpação do abdome, causados pela inflamação do peritônio parietal. O mais comum é o **sinal de descompressão brusca**, ou **sinal de Blumberg**. O sinal de Rovsing também pode ser identificado, ao se palpar a fossa ilíaca esquerda, elicita-se dor na fossa ilíaca direita consequente à distensão gasosa do intestino grosso. A depender da posição do apêndice, é possível encontrar outros sinais:

   - **Sinal do psoas:** dor à extensão da coxa D em apêndices cecais.
   - **Sinal do obturador:** dor à rotação interna da coxa em apêndices em posição pélvica.

b) **Colo ascendente:** continuação do ceco em direção superior, estando fixado à parede posterior do abdome. Ao alcançar o fígado, inclina-se para continuar com o colo transverso. A flexão que marca o limite entre os dois segmentos é denominada **flexura direita do colo**.

c) **Colo transverso:** o mais móvel dos colos, estendendo-se da flexura direita do colo, onde continua o colo ascendente, à **flexura esquerda do colo**, onde se flete para continuar como colo descendente. Seu trajeto transversal apresenta, na parte média, uma curvatura de convexidade inferior que, na posição ereta, pode atingir, no homem, um nível 9 cm abaixo do plano supracristal (tangente às cristas ilíacas), em média, chegando, nas mulheres, a 11 cm.

d) **Colo descendente:** como ocorre com o colo ascendente, o colo descendente está fixado à parede posterior do abdome; inicia-se na flexura esquerda do colo e termina, após um trajeto aproximadamente vertical, na altura de um plano horizontal que passa pelas cristas ilíacas, onde é continuado pelo colo sigmoide.

e) **Colo sigmoide:** continuação do colo descendente e tem trajeto sinuoso, dirigindo-se para o plano mediano da pelve, onde se prolonga com o reto. Geralmente, o colo sigmoide funciona como um reservatório de fezes, ao passo que o intestino reto desempenha essa função somente pouco tempo antes da defecação. O colo sigmoide, com suas partes ilíaca e pélvica, é móvel, existindo, inclusive, um **mesocolo sigmoide**. No colo sigmoide, as tênias são menos evidentes e as saculações do colo, menos acentuadas. A parte pélvica do colo sigmoide apresenta apenas duas tênias, anterior e posterior.

f) **Reto:** continuação do colo sigmoide, com cerca de 15 cm de comprimento. Apresenta uma porção dilatada, a **ampola do reto**, e sua parte final, estreitada, denominada **canal anal**, atravessa o conjunto de partes moles que oblitera, inferiormente, a pelve óssea, formando a região do **períneo**. O canal anal abre-se ao exterior através do **ânus**. O reto apresenta uma **flexura sacral**, com convexidade posterior e, na junção com o canal anal, a flexura **anorretal**, com convexidade anterior. No nível dessa flexura, a alça do **músculo puborretal** encaixa-se na sua concavidade (voltada posteriormente). Estão presentes também três **flexuras laterais: flexura superolateral direita; flexura intermediolateral esquerda;** e **flexura inferolateral direita**. O **canal anal** pode ser alvo de diversas patologias, desde benignas, por exemplo, as hemorroidas, até malignas, como os tumores. Essas alterações podem ser vistas a olho nu ao exame físico do canal anal, que engloba a **inspeção estática e dinâmica**, o **toque retal** e a **anuscopia**, no qual o canal anal é visualizado com um aparelho específico, o anuscópio.

Existem, além disso, três **pregas transversais do reto** (superior, média e inferior) que são proeminentes na luz do reto, constituídas de túnica mucosa, tela submucosa e túnica muscular. Essas pregas dispõem-se alternadamente, de modo tal que obrigam as fezes a um trajeto espiralado no momento de sua expulsão para o exterior, o que facilita a defecação (Figuras 10.15 e 10.16).

O estrato longitudinal da túnica muscular funciona como músculo dilatador, ao passo que o estrato circular age como músculo esfíncter, para fechar ou reduzir a luz do reto.

O **canal anal** tem apenas cerca de 3 cm de comprimento, atravessa o diafragma pélvico e aí é circundado pelos músculos levantadores do ânus e, inferiormente a eles, pelo esfíncter externo do ânus. A túnica mucosa do canal anal apresenta cinco a dez **colunas anais**, unidas por **válvulas anais**, cada válvula limitando um **seio anal** (Figura 10.16). O orifício do canal anal é o **ânus**, que tem um aspecto pregueado, que se supõe seja provocado por ação do músculo **corrugador da pele do ânus**.

Para irrigação, drenagem e inervação do intestino grosso, ver itens "Irrigação do Intestino Grosso", "Drenagem Venosa e Linfática do Intestino Grosso", "Inervação do Intestino Grosso" do Capítulo 22 – Abdome.

ANEXOS DO TUBO DIGESTÓRIO

Por razão de localização topográfica, as glândulas salivares foram descritas na cavidade oral. Assim, resta abordar os aspectos morfológicos gerais do fígado, do pâncreas e das vias biliares são considerados como anexos do tubo digestório. Descrições detalhadas serão encontradas nos itens Vesícula e Vias Biliares, Pâncreas e Baço do Capítulo 22 – Abdome.

Fígado

É o mais volumoso órgão do corpo, localizando-se imediatamente abaixo do diafragma e à direita, embora uma pequena porção ocupe também a metade esquerda do abdome. Trata-se de uma glândula que desempenha importante papel nas atividades vitais do organismo, seja interferindo no metabolismo dos carboidratos, gordura e proteínas, seja secretando a bile e participando de mecanismos de defesa (Achados clínicos: veja Vídeo 10.3 e Imagem 10.2 disponível no QrCode ao final do capítulo).

O fígado pode ter seu tamanho delimitado por intermédio da **percussão do andar superior do abdome**, já que o som difere na porção do fígado – sendo mais maciço – e na parte ocupada pelos intestinos – mais timpânico. Em pacientes eutróficos, também pode ser palpado ao longo do rebordo costal direito, sendo que o movimento deve ser coordenado com a expiração do paciente.

Descrevem-se duas faces no fígado: **diafragmática**, em relação com o diafragma; e **visceral**, em contato

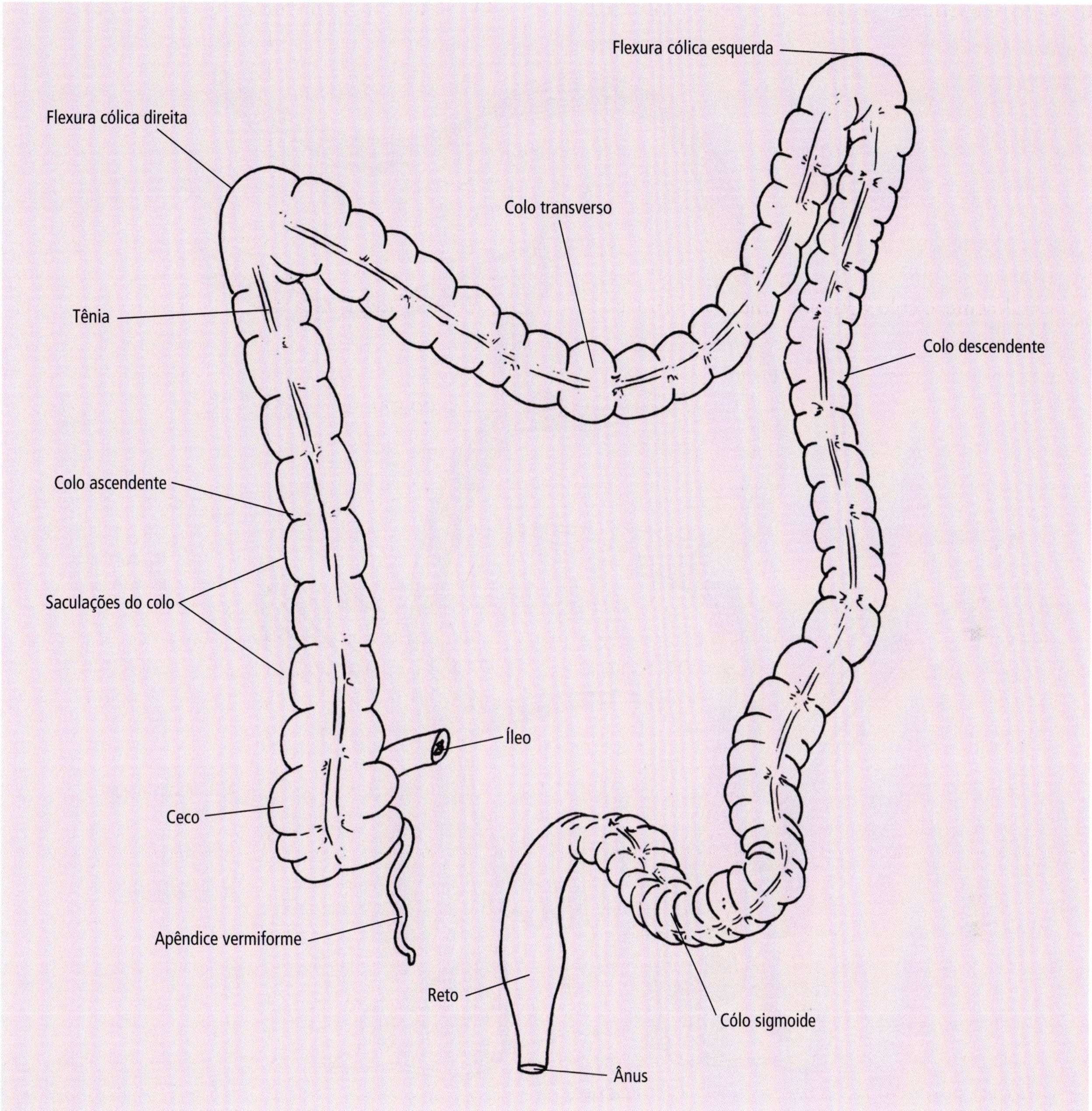

Figura 10.15 Intestino grosso.

com várias vísceras abdominais, como o estômago, o duodeno, o rim e o colo, entre outras. Na face visceral, distinguem-se quatro **lobos** (Figura 10.17): **direito**; **esquerdo**; **quadrado**; e **caudado**. Na diafragmática, os lobos direito e esquerdo são separados por uma prega do peritônio, o **ligamento falciforme** (Figura 10.18). A Figura 10.17 mostra que:

a) Entre o lobo direito e o lobo quadrado, situa-se a **vesícula biliar**.
b) Entre os lobos direito e caudado, há um sulco que aloja a **veia cava inferior**.
c) Entre os lobos quadrado e caudado, há uma fenda transversal, a **porta do fígado**, por onde passam os elementos que constituem o pedículo hepático: **artéria hepática, veia porta do fígado, ducto hepático comum**, além de nervos e linfáticos.

Com base na distribuição dos vasos sanguíneos e ductos biliares, o fígado pode ser dividido em partes direita

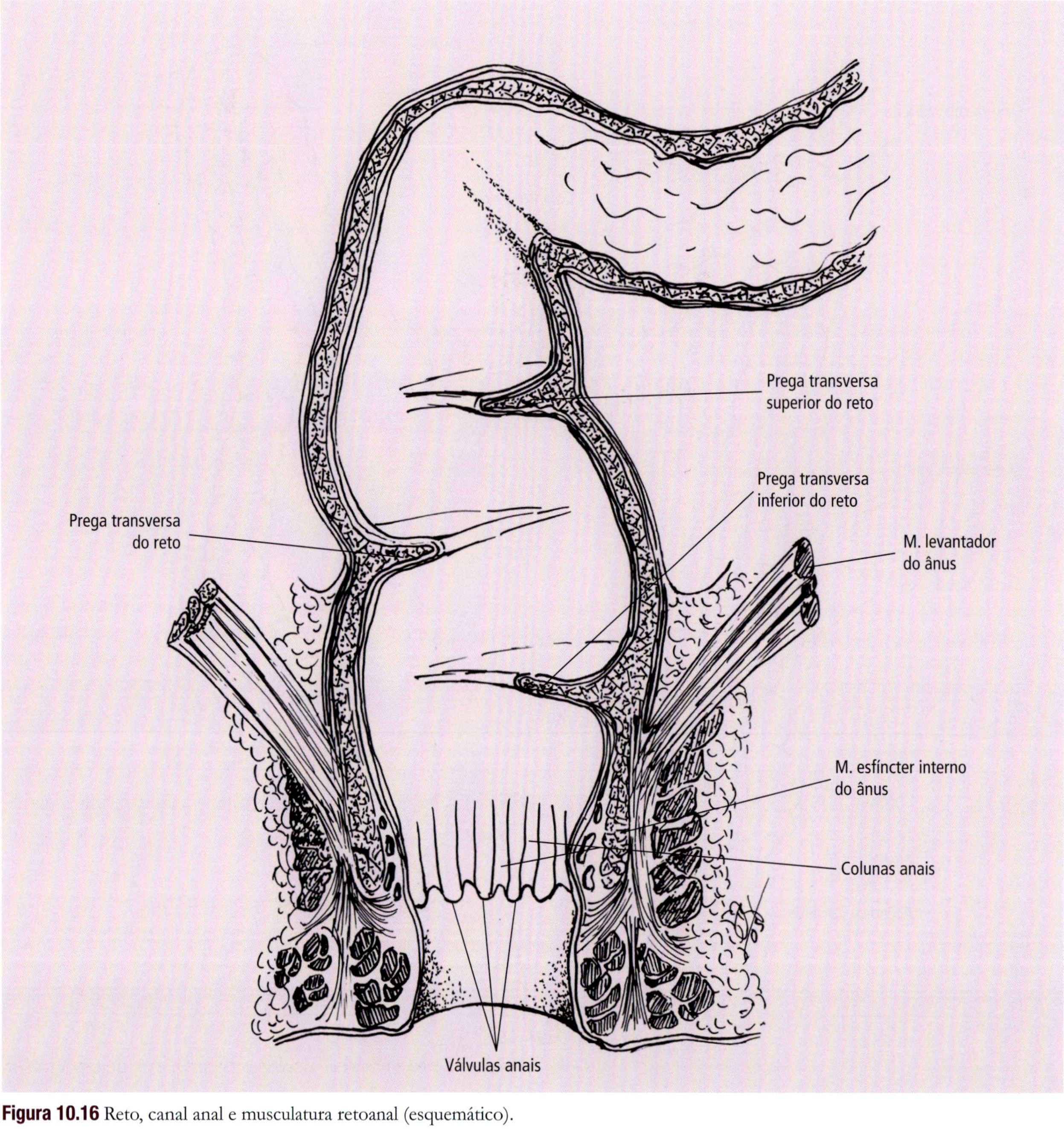

Figura 10.16 Reto, canal anal e musculatura retoanal (esquemático).

e esquerda, cada uma delas contendo lobos, divisões e segmentos (item Vesículas e Vias Biliares do Capítulo 22 – Abdome). O lobo esquerdo não é, habitualmente, palpável, mas, quando aumentado (hepatomegalia), em condições patológicas, pode ser palpado na região lateral direita.

A bile, produzida no fígado, alcança os **dúctulos biliares** intra-hepáticos, os quais, após confluências sucessivas, terminam por formar os **ductos hepáticos**, direito e esquerdo; estes, no nível da porta do fígado, unem-se para formar o **ducto hepático comum**, um dos elementos do pedículo hepático. O ducto hepático comum conflui com o **ducto cístico**, que drena a vesícula biliar, formando-se, assim, o **ducto colédoco**. Este último abre-se no duodeno, na papila maior do duodeno, quase sempre, juntamente com o **ducto pancreático**, canal excretor do pâncreas (Figura 10.19). A bile não flui diretamente do fígado para o duodeno. Isso é possível porque, na desembocadura do colédoco, há um dispositivo muscular que controla a abertura e o fechamento desse ducto. Quando fechado, a bile reflui para a vesícula biliar, onde é

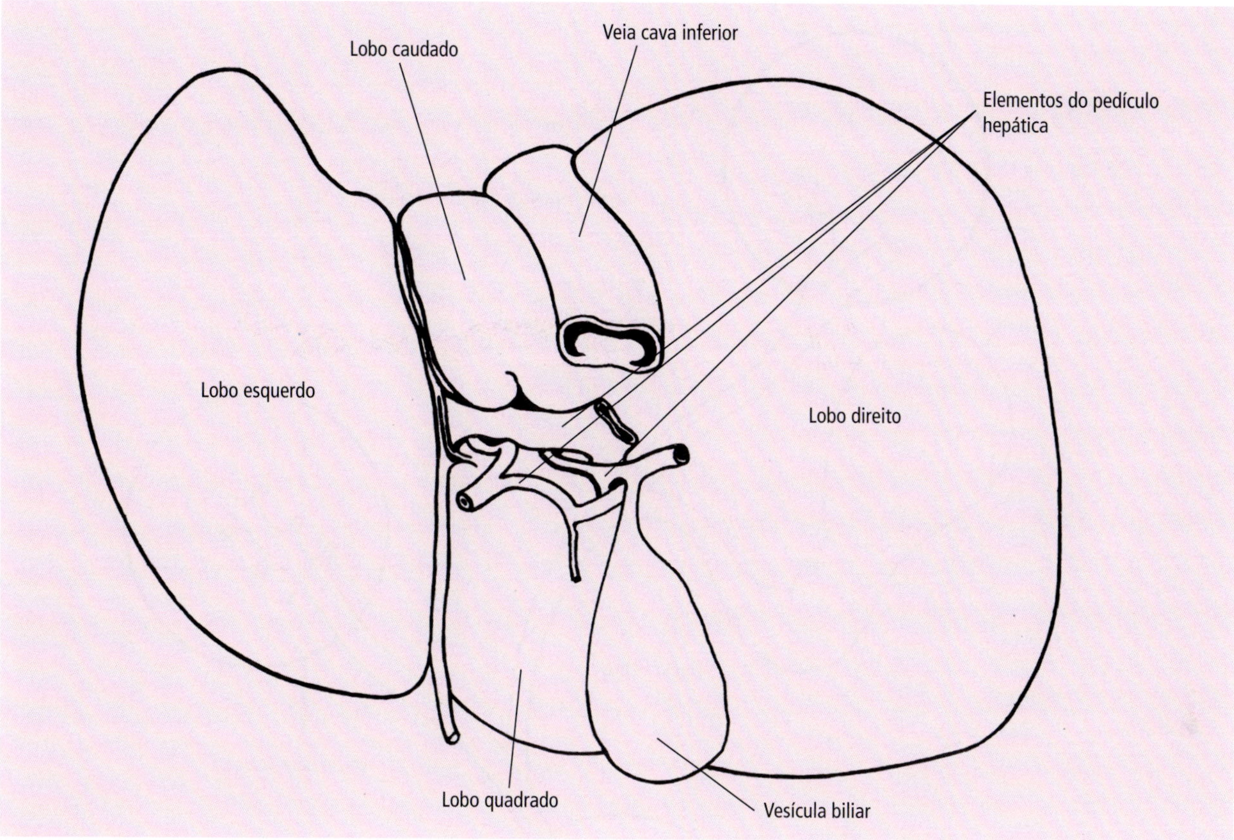

Figura 10.17 Face visceral do fígado.

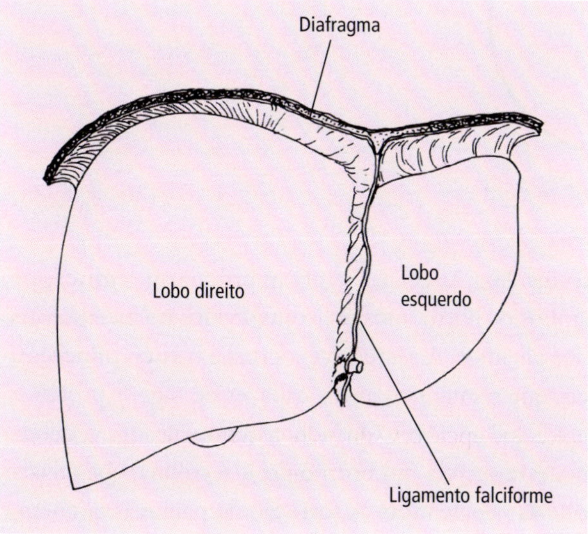

Figura 10.18 Face diafragmática do fígado.

armazenada e concentrada. A contração da vesícula biliar, eliminando o seu conteúdo no colédoco através do ducto cístico, coincide com a abertura da desembocadura do colédoco no duodeno. A vesícula biliar é um saco piriforme que apresenta as seguintes partes: **fundo**; **corpo**; **infundíbulo**; e **colo**. O fundo faz uma proeminência de até 2 cm na margem inferior do fígado (quando a vesícula está cheia), entre o lobo direito e o lobo quadrado. Ele se prolonga com o corpo, que se afunila para formar o infundíbulo, e logo se estreita no colo. A continuação do colo é o **ducto** cístico. São frequentes os processos inflamatórios na vesícula biliar (colecistites [veja Vídeo 10.4 disponível no QrCode ao final do capítulo]) assim como a presença de cálculos (colelitíase), que podem ser demonstrados em exames de ultrassonografia.

Em processos patológicos hepáticos, pode-se ter o acúmulo de **bile** no organismo, que aumenta os níveis de bilirrubina do paciente, provocando **icterícia**, cor amarelada da pele e mucosas. A icterícia pode ser mais bem caracterizada na esclera e na palma das mãos. O acúmulo de bilirrubina também pode gerar coceira no corpo, denominado **prurido**.

Pâncreas

Depois do fígado, é a glândula anexa mais volumosa do sistema digestório. Situa-se posteriormente ao

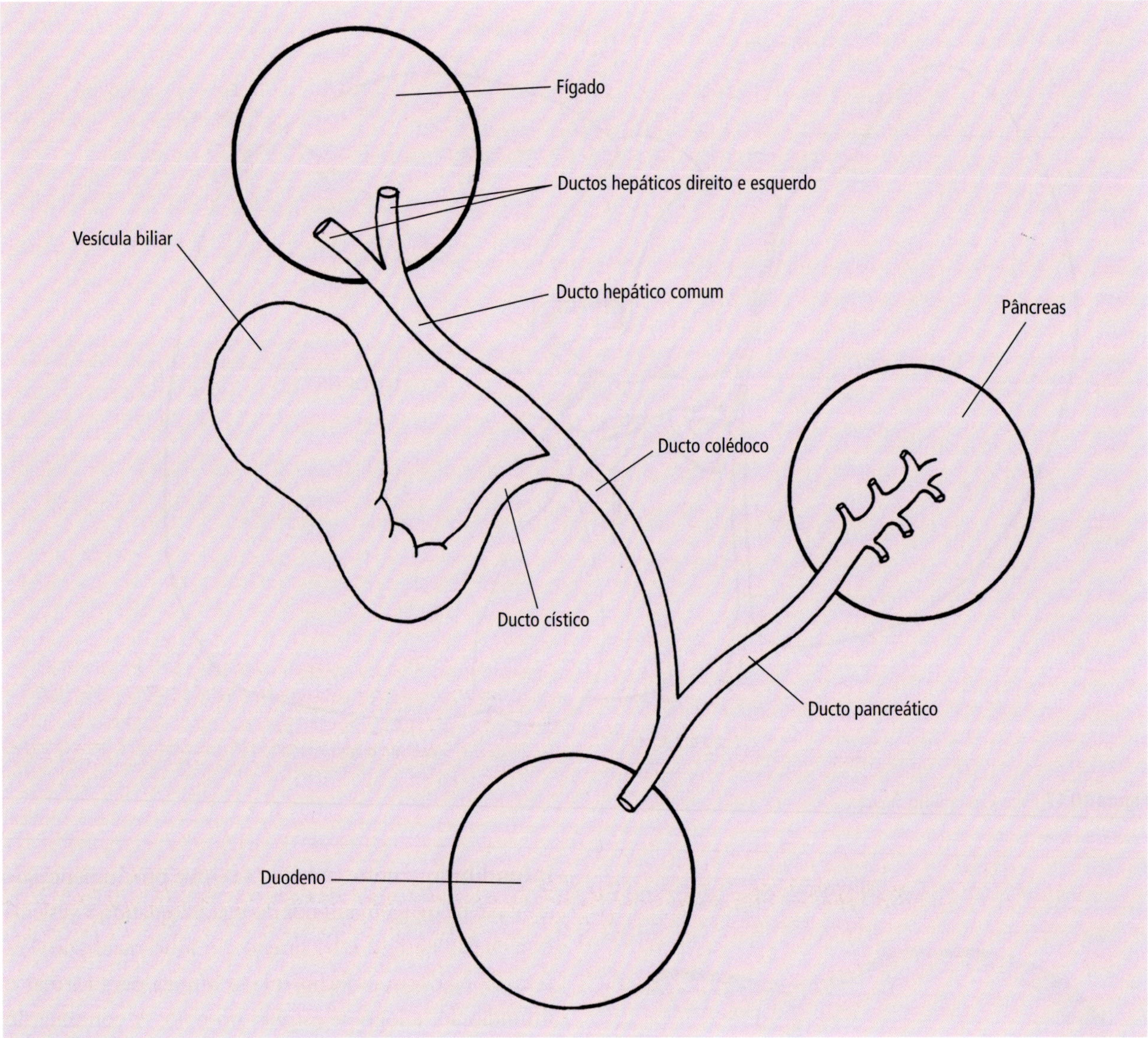

Figura 10.19 Vias biliares e ducto pancreático (esquemático).

estômago, em posição retroperitoneal; está, portanto, fixado à parede abdominal posterior. Apresenta-se com a forma de um martelo (Figura 10.14) e, no adulto, em posição transversal. No órgão, identificam-se três partes: uma extremidade direita, dilatada, a **cabeça**, envolvida pelo duodeno; um **corpo**, disposto transversalmente; e uma **cauda**, na extremidade esquerda, afilada que se prolonga diretamente do corpo e situa-se próximo ao baço.

O pâncreas é um órgão de secreção mista, isto é, trata-se de uma glândula exócrina e endócrina. A secreção endócrina é a **insulina**, secretada pelas células que constituem as **ilhotas pancreáticas** (de Langerhans) e que é lançada diretamente na corrente sanguínea. Além da insulina, as células também produzem o **glucagon**: ambos os hormônios estão envolvidos no metabolismo dos glicídios. A secreção exócrina é o **suco pancreático**, que contém enzimas, capazes de digerir proteínas, lipídios e glicídios. Quando o quimo alcança o duodeno, este secreta um hormônio, a secretina, que ativa as células pancreáticas. A secreção do pâncreas também é controlada pela parte parassimpática da divisão autônoma do SN.

O suco pancreático é recolhido por dútulos que confluem, quase sempre, em dois canais (Figuras 10.14 e 10.19): o **ducto pancreático**; e o **ducto pancreático acessório** (menor e inconstante). Na sua terminação, o ducto pancreático acola-se ao ducto colédoco para desembocar no duodeno por um ducto comum. Entretanto, o ducto pancreático pode também desembocar separadamente no duodeno.

A irrigação, a drenagem e a inervação do pâncreas são descritas no item Baço do Capítulo 22 – Abdome.

O **pâncreas** pode ser acometido em um processo inflamatório do órgão, denominado "pancreatite", que pode ter um componente de sangramento (hemorrágico). O pâncreas também pode sangrar em situações de trauma. Quando há sangramento na região pancreática, consequente à sua localização retroperitoneal, tem-se um extravasamento do hematoma para as partes moles locais, podendo gerar o **sinal de Grey Turner**, um hematoma na região dos flancos que e pode ser bilateral. Em situações mais graves, pode-se observar um hematoma na região periumbilical, denominado **sinal de Cullen**.

CASO CLÍNICO

Paciente de 32 anos, obeso, vai ao consultório com queixa de queimação retroesternal, que piora à noite, com eventual regurgitação ácida e desconforto abdominal. É feito o diagnóstico de refluxo gastroesofágico.

1. Qual o esfíncter que está comprometido e permite o refluxo do conteúdo gástrico para o esôfago?
   a. Esfíncter inferior do esôfago
   b. Esfíncter interno do esôfago
   c. Esfíncter superior do esôfago
   d. Esfíncter do piloro
2. Qual a relação anatômica do esôfago com a traqueia em sua parte torácica?
   a. O esôfago é lateral à traqueia
   b. O esôfago é posterior à traqueia
   c. O esôfago é anterior à traqueia
   d. O esôfago corre paralelo à traqueia
3. Quais das artérias abaixo **NÃO** gera ramos que irrigam o esôfago?
   a. Artérias bronquiais
   b. Artéria tireóidea inferior
   c. Artéria gástrica direita
   d. Artéria intercostais

MATERIAL COMPLEMENTAR

Escaneie os QrCodes para visualizar as imagens e/ou os vídeos.

Imagem 10.1

■ Caxumba.

Fonte: Desenvolvido pela autora

Imagem 10.2

- Paciente com icterícia.

Fonte: Banco de imagens – Depositphotos.

Vídeo 10.1

- **Sinal de Blumberg:** "com o paciente em decúbito dorsal, dividimos a distância entre a cicatriz umbilical e a crista ilíaca anterossuperior em três. O ponto mais lateral denomina-se 'ponto de McBurney'. Comprimimos esse ponto e soltamos rapidamente, fazendo uma descompressão brusca. Em casos de irritação peritoneal, como na apendicite, o paciente vai referir dor e até mesmo saltar na maca, configurando o sinal de Blumberg, o sinal mais clássico de apendicite".

Vídeo 10.2

- **Sinal do obturador e psoas:** "há outros sinais úteis para avaliar a apendicite, que nem sempre se manifesta como Blumberg. Uma delas é o **sinal do obturador**, que consiste na flexão do membro inferior direito com rotação interna do quadril, o que mobiliza o músculo obturador interno e causa dor, caso haja inflamação da região. Outro sinal é o **sinal do psoas**. Ao contrário dos outros sinais, verificados com o paciente em decúbito dorsal, neste posicionaremos o paciente em decúbito lateral esquerdo. Após, o examinador deve fazer hiperextensão passiva do quadril direito do paciente, mobilizando o músculo psoas. Caso o paciente apresente dor, sinaliza que há inflamação do local, uma indicação de apendicite."

Vídeo 10.3

- **Ascite:** "aqui vamos aplicar três manobras semiológicas para verificar ascite. Primeiro, a do sinal do piparote. O paciente posiciona sua mão sobre o meio do abdome, enquanto o examinador, com uma mão espalmada em um dos flancos, percute o outro. Caso haja ascite, sentirá a propagação da onda na mão contralateral. Outra técnica é o semicírculo de Skoda, que consiste na percussão da região umbilical em direção às periferias do abdome, comparando-se os sons. Em paciente com ascite, espera-se maior macicez nas periferias consequente à descida do líquido. Pode-se combinar essa manobra com a da macicez móvel, que consiste em comparar o tipo de som à percussão quando em decúbito dorsal em relação ao decúbito lateral. Se antes era maciço e agora ficou timpânico, é um indicativo da presença de ascite".

Vídeo 10.4

- **Sinal de Murphy:** "com o paciente em decúbito dorsal, posicione uma das mãos na região do hipocôndrio direito, pressione e peça-lhe para inspirar fundo. O sinal de Murphy é observado se o paciente interromper, repentinamente, a inspiração e referir dor. Isso é um indicativo de colecistite aguda".

RESPOSTAS DO CASO CLÍNICO

1) a; 2) b; 3) c

11 Sistema Urinário

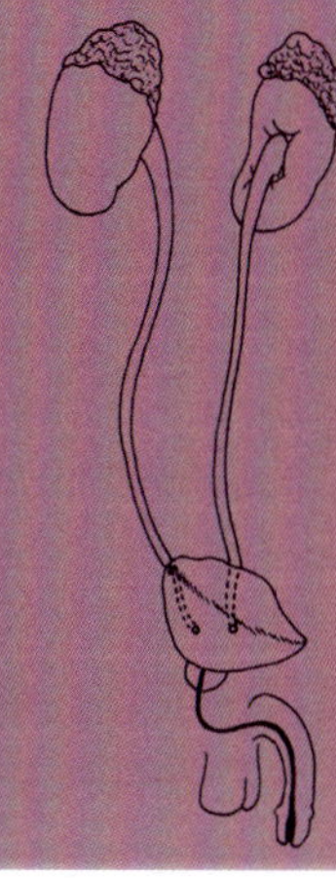

CONCEITO

As atividades orgânicas resultam na decomposição de proteínas, lipídios e carboidratos, acompanhadas de liberação de energia e da formação de produtos que devem ser eliminados para o meio exterior. A urina é um dos veículos de excreção com que conta o organismo. Assim, o sistema urinário compreende os órgãos responsáveis pela formação da urina, os rins, e outros, a eles associados a eliminação da urina: **ureteres**; **bexiga urinária**; e **uretra** (Figura 11.1). Esses mecanismos são essenciais para a manutenção da homeostase, isto é, o estado de equilíbrio nas funções e na composição química dos fluidos, como o equilíbrio iônico do sangue e dos tecidos do corpo. Por essa razão, quando os rins deixam de cumprir suas funções de maneira adequada, uma intervenção médica é obrigatória para manter a homeostase; em geral, uma terapia de substituição renal que vai desde os mais diversos tipos de diálise até um transplante renal.

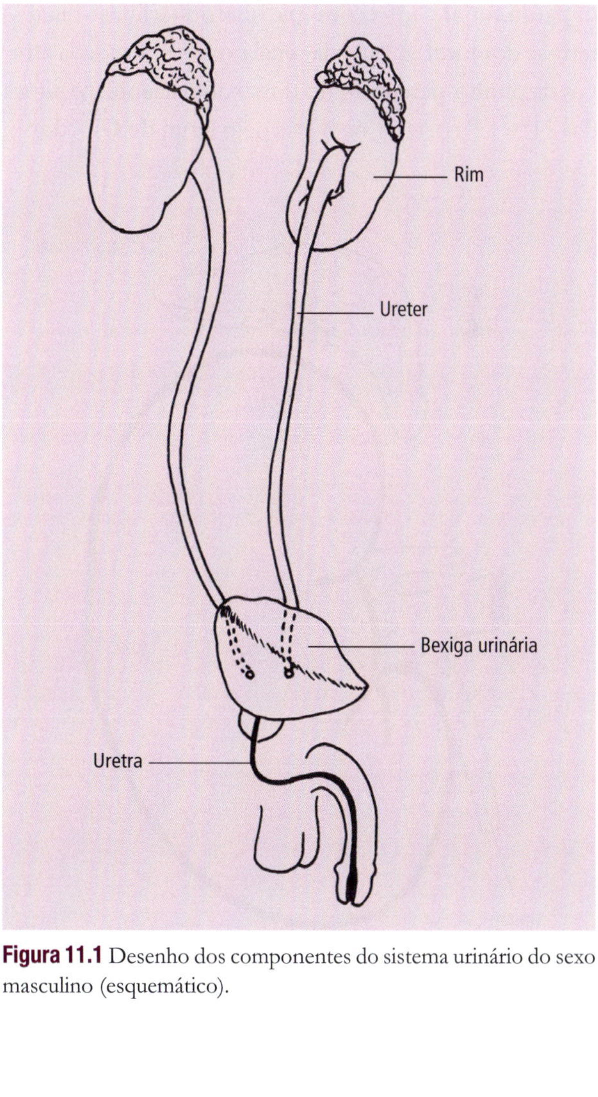

Figura 11.1 Desenho dos componentes do sistema urinário do sexo masculino (esquemático).

ÓRGÃOS DO SISTEMA URINÁRIO

Rim

É um órgão par, abdominal, localizado posteriormente ao peritônio parietal, o que o identifica como retroperitoneal (veja Vídeo 11.1 disponível no QrCode ao final do capítulo). Os rins são responsáveis pela produção e emissão da urina e funcionam também como glândulas endócrinas, pois produzem a **renina** que controla a secreção de aldosterona. Além disso, os rins são a principal fonte de produção de **eritropoetina** em adultos, que atua sobre as células da medula óssea vermelha para estimular a produção de hemácias. Cada rim tem 1.250.000 **néfrons**, a unidade estrutural e funcional do órgão. Os glomérulos renais filtram 125 mL de sangue por minuto, no adulto masculino, e um pouco menos no adulto feminino (110 mL). Os rins estão situados à direita e à esquerda da coluna vertebral, sendo que o rim direito ocupa uma posição inferior em relação ao esquerdo, em virtude da presença do fígado à direita. O órgão, no homem, tem a forma de um "grão de feijão", apresentando duas faces, **anterior** e **posterior**, e duas margens, **medial** e **lateral**. Suas duas extremidades, superior e inferior, são denominadas **polos** e, sobre o polo superior, situa-se a glândula suprarrenal, pertencente ao sistema endócrino (Figura 11.2).

Diante de processos inflamatórios que acometam a **cápsula renal** – infecções (pielonefrite) e litíase renal –, tem-se dor local. A cápsula renal pode ser acessada através da punho-percussão do dorso do paciente, na altura das 11ª e 12ª costelas, na busca pelo **sinal de Giordano**.

Os rins estão envolvidos por uma **cápsula fibrosa** e, ao redor da cápsula fibrosa, existe a **cápsula adiposa** do rim, representada por uma grande quantidade de gordura, separada em duas camadas pela **fáscia renal**: a camada interna é denominada **gordura perirrenal**; e a camada externa é a **gordura pararrenal**. Essa última é conhecida como **corpo adiposo pararrenal**. As duas cápsulas, fibrosa e adiposa, juntamente com o pedículo renal e a pressão intra-abdominal, ajudam a manter os rins em sua posição normal.

A margem medial do rim apresenta uma fissura vertical, o **hilo**, por onde passam o **ureter**, a **artéria** e a **veia renais**, os **linfáticos** e os **nervos**. Esses elementos constituem, em conjunto, o **pedículo renal** (Figura 11.2). Dentro do rim, o hilo se expande em uma cavidade central denominada **seio renal** que aloja a **pelve renal**. Esta não é mais que a extremidade dilatada do ureter (Figura 11.3).

Em cada rim, é possível identificar **segmentos renais**, ou seja, territórios anatomocirúrgicos, que se baseiam na distribuição independente de artérias e veias. Esses segmentos são visíveis em peças anatômicas preparadas por corrosão, após injeção vascular de

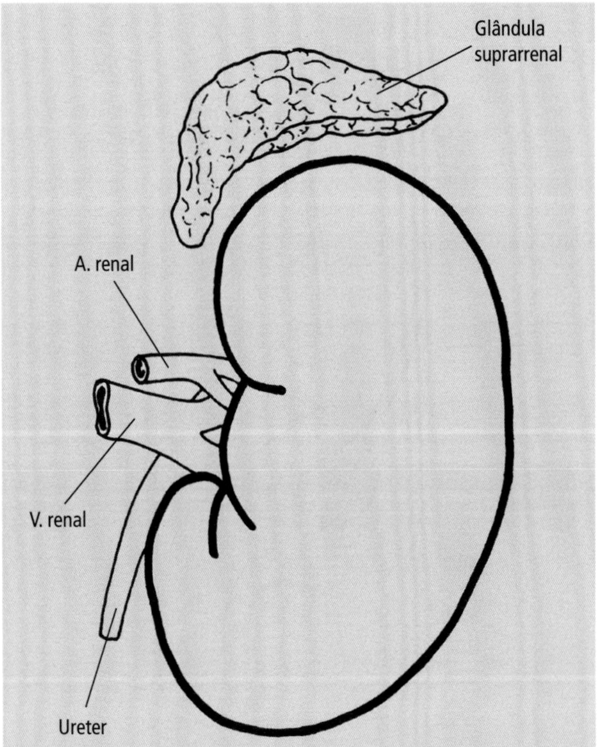

Figura 11.2 Rim esquerdo e glândula suprarrenal vistos anteriormente.

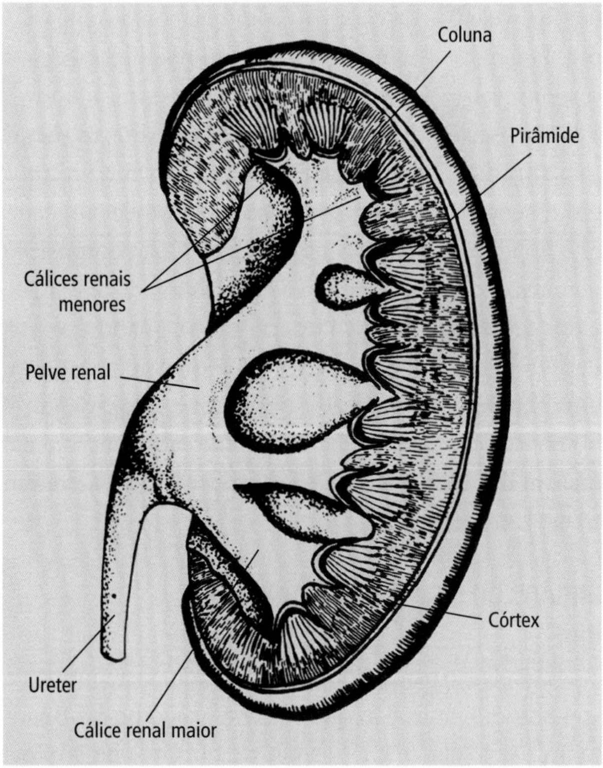

Figura 11.3 Rim em corte frontal.

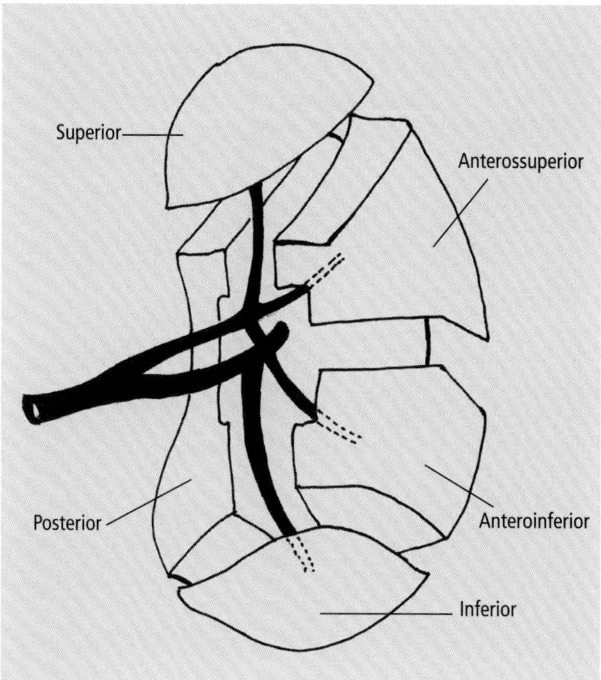

Figura 11.4 Segmentos arteriais do rim, visão anteromedial do rim esquerdo.

uma substância plástica. Os segmentos renais arteriais são cinco: **superior**; **anterossuperior**; **anteroinferior**; **inferior**; e **posterior** (Figura 11.4).

Corte frontal do rim

O rim pode ser estudado em um corte macroscópico frontal que o divide em duas metades, anterior e posterior (Figura 11.3). Examinando-se uma das metades, é fácil identificar, na periferia do órgão uma porção mais pálida, o **córtex renal**, que se projeta em uma 2ª porção, mais escura, a **medula renal**. Essas projeções do córtex têm a forma de colunas, as **colunas renais**, e separam porções cônicas da medula denominadas **pirâmides renais**. As pirâmides têm os ápices voltados para a pelve renal, ao passo que suas bases são direcionadas para a superfície do órgão. A pelve renal, por sua vez, está dividida em dois ou três tubos curtos e largos, os **cálices renais maiores**, que se subdividem em um número variável de **cálices renais menores**. Cada um desses últimos oferece um encaixe, em forma de taça, para receber o ápice das pirâmides renais. Esse ápice denomina-se **papila renal**. Um exame cuidadoso da medula renal mostra a presença de estriações, os **raios medulares**. A unidade estrutural e funcional do rim é o **néfron**, como foi dito, e seu estudo é feito na Histologia.

Para irrigação e inervação do rim, ver item Ureteres do Capítulo 22 – Abdome.

Ureter (Figura 11.1)

É definido como um tubo muscular que une o rim à bexiga urinária, com um comprimento aproximado de 25 cm. Partindo da pelve renal, que constitui sua extremidade superior dilatada, o ureter, com trajeto descendente, segue junto à parede posterior do abdome e penetra na pelve para terminar na bexiga urinária, desembocando nesse órgão pelo **óstio ureteral**. Em virtude do seu trajeto, distinguem-se três partes do ureter: **abdominal**; **pélvica**; e **intramural**. Essa última é a parte do ureter que atravessa a parede da bexiga urinária para desembocar em sua cavidade. A parte pélvica cruza a artéria ilíaca comum e curva-se medialmente (**flexura pélvica**) para chegar à bexiga urinária. Esse tubo muscular é capaz de contrair e realizar movimentos peristálticos. Pode também apresentar estreitamentos na junção pieloureteral, na flexura pélvica e na porção intramural. Esses pontos são, frequentemente, locais de dificuldade de migração de cálculos urinários. Os ureteres também permitem a introdução de endoscópios com finalidade diagnóstica e terapêutica.

Bexiga urinária (Figuras 11.1, 11.5, 12.1 e 13.1)

É uma bolsa situada posteriormente à sínfise púbica e que funciona como reservatório da urina. O fluxo contínuo de urina que chega pelos ureteres é transformado, graças a ela, em emissão intermitente (micção periódica). Pode conter, quando cheia, cerca de 500 mL de urina, mas o desejo de micção geralmente ocorre já com 350 mL. A forma, o tamanho (veja Vídeo 11.2 e Imagem 11.1 disponíveis nos QrCodes ao final do capítulo), a situação e as relações da bexiga urinária com órgãos vizinhos variam com as suas fases de esvaziamento, plenitude ou intermediárias, com as mesmas fases em que se encontram os órgãos vizinhos e, ainda, com a idade e o sexo. No adulto, vazia, ela se achata contra a sínfise púbica; cheia, toma a forma de um ovoide e faz saliência na cavidade abdominal. No feto e no recém-nascido, ocupa posição abdominal, atingindo a pelve na época da puberdade. No sexo masculino, o reto coloca-se posteriormente a ela; no sexo feminino, entre o reto e a bexiga urinária, situa-se o útero. Somente a porção

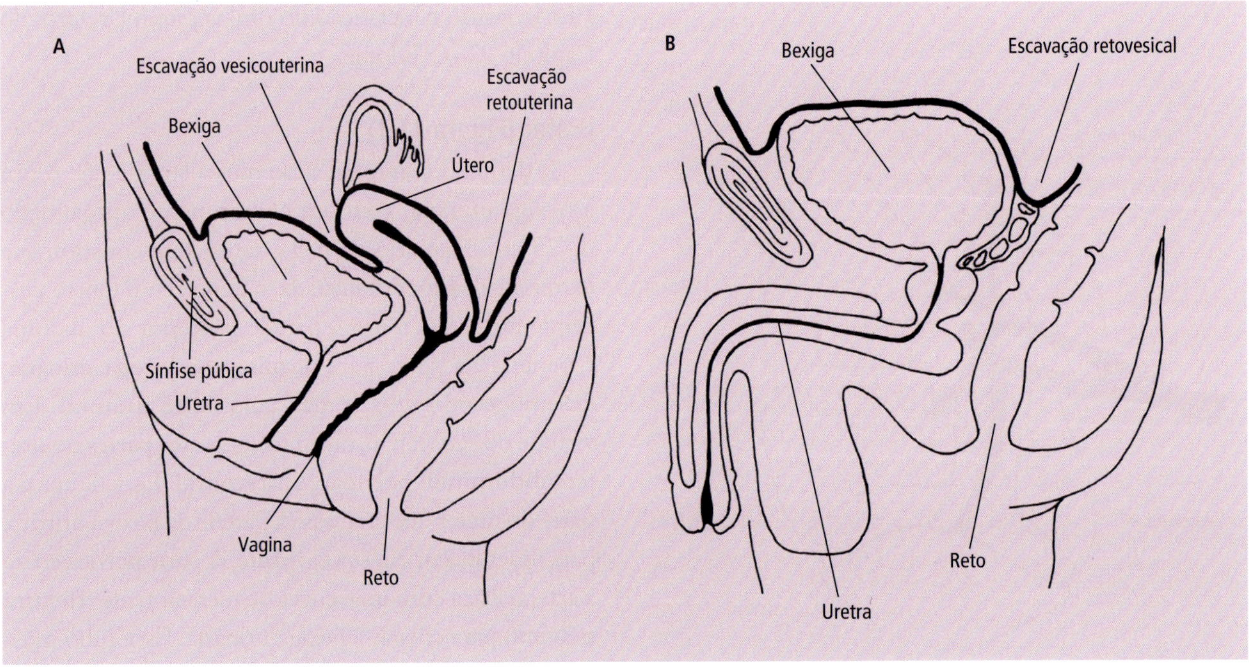

Figura 11.5 Comportamento do peritônio na cavidade pélvica feminina (**A**) e masculina (**B**).

mais superior da bexiga urinária é coberta pelo peritônio (Figura 11.5), que se prolonga nos órgãos vizinhos e forra as **fossas paravesicais**, uma de cada lado da bexiga urinária.

A bexiga urinária tem um **corpo**, um **fundo** (porção posteroinferior), um **colo** (a parte que envolve o **óstio interno da uretra**) e um **ápice** (voltado em direção anterior). O colo da bexiga urinária está firmemente fixado ao diafragma pélvico. Os **ligamentos pubovesicais lateral** e medial e o **ligamento lateral** da bexiga urinária são os responsáveis pela fixação do órgão. A superfície interna da bexiga urinária pode ser observada *in vivo* por meio do cistoscópio. Quando vazia, ela parece enrugada e de cor amarelo pálida e são identificados facilmente três orifícios: os **óstios do ureter** (direito e esquerdo); e o **óstio interno da uretra**. Esses orifícios limitam o **trígono da bexiga**, cuja superfície mucosa é lisa e plana. O óstio interno da uretra pode aparecer como uma fenda de convexidade anterior, com lábios anterior e posterior. O lábio posterior é saliente e forma uma proeminência mediana, a **úvula da bexiga**, relacionada com a convergência de numerosas fibras do músculo do trígono da bexiga urinária ao passar através do músculo esfíncter interno da uretra para terminar na uretra.

A túnica muscular da bexiga tem disposição complexa, descrevendo-se um **músculo esfíncter interno da uretra** no nível do **óstio interno da uretra** que corresponde ao início da uretra. O músculo esfíncter interno da uretra, bem como a camada muscular do órgão estão envolvidos no fenômeno da micção, descrito em detalhes no item Micção do Capítulo 23 – Pelve.

Em casos de obstrução do esvaziamento da **bexiga**, que pode ocorrer em razão de diversas patologias, benignas e malignas, a distensão do órgão pode se tornar facilmente palpável ao exame abdominal e eventualmente visível, atingindo a cicatriz umbilical. Essa situação é denominada **bexigoma** e, na maioria das vezes, só é resolvida com a passagem de um cateter através da uretra para drenagem da urina ou com uma punção da própria bexiga.

Uretra (Figuras 11.5, 12.1 e 13.1)

Constitui o último segmento das vias urinárias e será descrita junto com o sistema genital (Capítulos 12 – Sistema Genital Masculino e 13 – Sistema Genital Feminino). Aqui vale lembrar que ela difere nos dois sexos, mas em ambos é um tubo mediano que estabelece a comunicação entre a bexiga urinária e o meio exterior. No homem, é uma via comum para a **micção** e a **ejaculação**, ao passo que na mulher serve apenas à excreção da urina.

CASO CLÍNICO

Paciente feminina, 20 anos de idade, vem ao pronto-socorro com quadro de dor lombar em cólica há 3 dias e início de febre alta e prostração há 1 dia. É diagnosticada com quadro de pielonefrite obstrutiva (infecção da cápsula renal, em geral ascendente, resultante de obstrução da drenagem da urina por cálculo renal impactado no ureter).

1. Entre os locais mencionados a seguir, qual o mais provável local de impactação do cálculo ureteral?
   a. Intrarrenal
   b. Cruzamento do ureter com a artéria ilíaca comum (flexura pélvica)
   c. Uretra
   d. Bexiga
2. Das estruturas seguintes, quais **não** pertencem ao hilo renal?
   a. Pirâmide renal
   b. Artéria renal
   c. Ureter
   d. Veia renal
3. Qual dos órgãos seguintes **não** tem relação anatômica com o rim direito?
   a. Fígado
   b. Baço
   c. Adrenal
   d. Duodeno

MATERIAL COMPLEMENTAR

Escaneie os QrCodes para visualizar a imagem e/ou os vídeos.

Imagem 11.1

- Bexigoma.

Fonte: Desenvolvido pelo editor.

Vídeo 11.1

- **Punho-percussão – sinal de Giordano:** "com o paciente sentado, devemos identificar a posição estimada do rim, que fica ao nível das 11ª e 12ª costelas. Tendo identificado a região, podemos realizar a manobra que consiste em percutir a área com a mão em forma de punho. Caso o paciente sinta uma dor aguda a ponto de se deslocar, o sinal de Giordano é positivo e pode significar pielonefrite ou litíase renal".

Vídeo 11.2

- **Palpação de bexigoma:** "com o paciente em decúbito dorsal, iniciamos a palpação da região abdominal acima da sínfise púbica, progredindo cranialmente. Em geral, em adultos, a bexiga não é palpável. Caso seja, isso significa que há hiperdistensão do órgão, como em casos de bexigoma".

RESPOSTAS DO CASO CLÍNICO

1) b; 2) a; 3) b

12 Sistema Genital Masculino

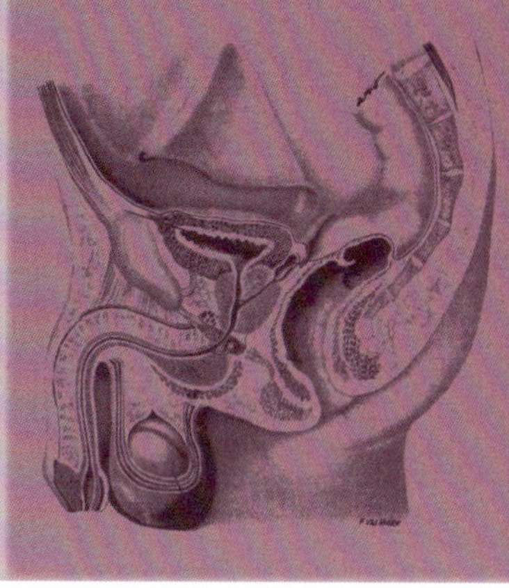

CONCEITO DE REPRODUÇÃO

À capacidade do ser vivo gerar outro ser vivo da mesma espécie, isto é, com as mesmas características, dá-se a denominação **reprodução**. Por meio dessa importante função é que ocorre a perpetuação da espécie. O **sistema genital** é o encarregado de executá-la e, na espécie humana, bem como na maioria dos animais superiores, a reprodução é **sexuada**, realizada por células especiais – **os gametas** –, de cuja união (fecundação) resultará o **zigoto**, ponto de partida para a formação do novo ser vivo. Como se vê, na espécie humana, a reprodução necessita do concurso de dois indivíduos, um macho e uma fêmea, dotados de órgãos que se ajustarão com tamanha contiguidade, a ponto de permitir a passagem do gameta masculino para os órgãos genitais femininos. Assim, o sistema genital masculino é o conjunto de órgãos que formam, emitem e introduzem o líquido fecundante, **esperma** ou **sêmen**, nas vias do sistema genital feminino durante o ato sexual (coito) de indivíduos maduros. Deve-se, ainda, ressaltar que essa atividade reprodutora é limitada a certos períodos de vida: inicia-se ao fim da puberdade, atinge seu clímax na fase adulta e decresce com o avançar da idade. A função gametogênica cessa mais cedo na mulher que no homem e, neste, em idades extremamente variáveis. A reprodução é, sem dúvida, um dos fenômenos biológicos mais importantes, pois dele depende a perpetuação da espécie.

Até o fim do 2º mês de vida intrauterina (embrião de 3 cm), é impossível evidenciar, com as técnicas disponíveis até o momento, as diferenças morfológicas resultantes do sexo, isto é, o **dimorfismo sexual**. Antes dessa fase, o embrião tem a forma fundamental idêntica nos dois sexos, constituindo a fase da **indiferença sexual**. Segue-se a fase da diferenciação sexual, morfológica e funcional, entre homem e mulher, com diferenças visíveis particularmente nos sistemas genitais. É preciso ressalvar que, embora determinado o sexo, quando se diferencia a gônada, os tubos que deveriam originar as vias do outro sexo regridem e permanecem como restos embrionários.

ÓRGÃOS GENITAIS MASCULINOS

Pelo que ficou exposto, assim podemos esquematizar os órgãos genitais masculinos (Figura 12.1):

a) **Gônadas:** órgãos produtores de gametas: são os **testículos**.
b) **Vias condutoras dos gametas:** também conhecidas como **vias espermáticas**, são percorridas pelos gametas masculinos (espermatozoides) desde o local onde são produzidos até sua eliminação nas vias genitais femininas: **túbulos** e **ductos dos testículos**, **epidídimo**, **ducto deferente**, **ducto ejaculatório** e **uretra**.

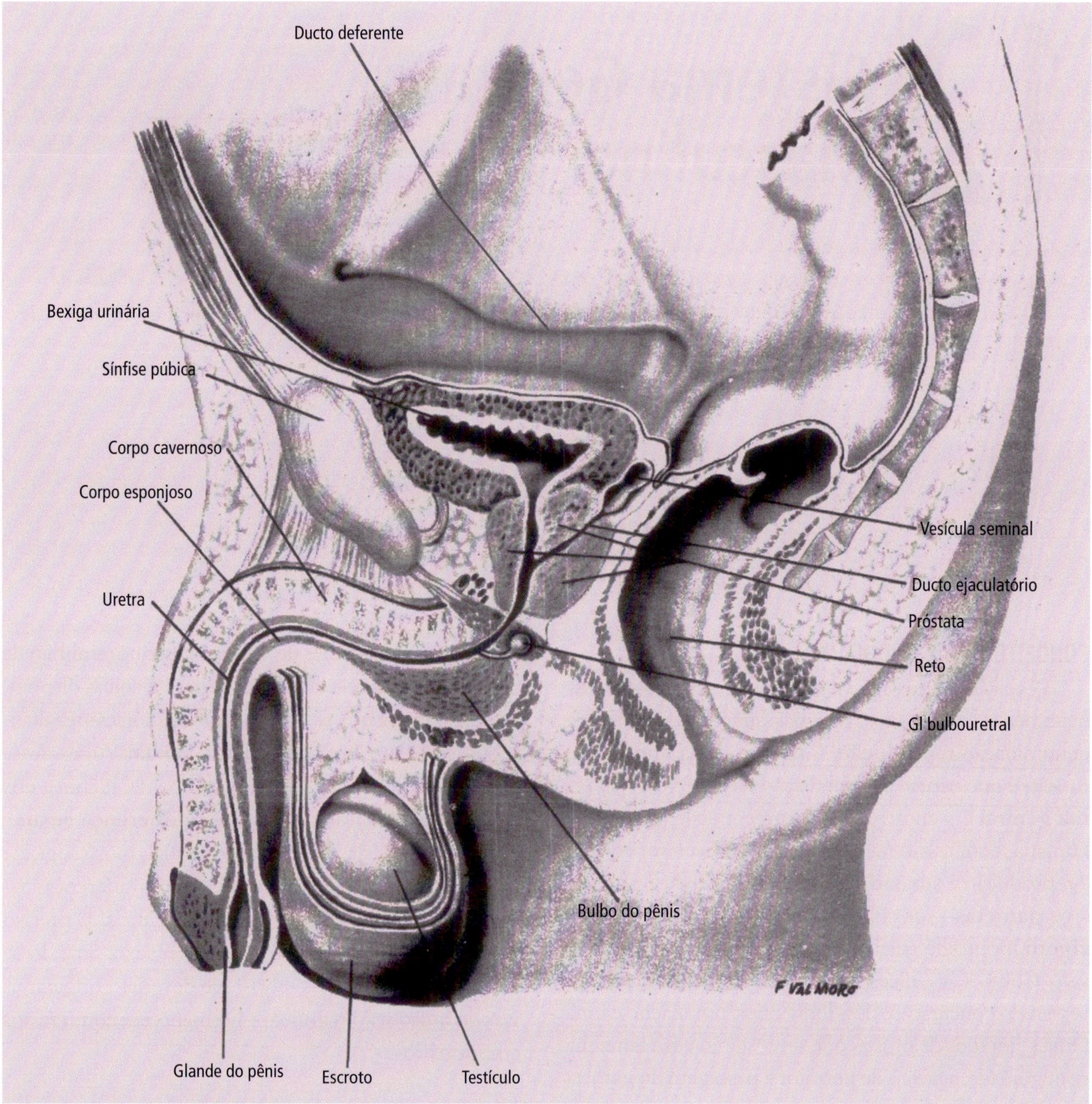

Figura 12.1 Órgãos do sistema genital masculino, em corte sagital mediano.

c) **Órgão de cópula:** ou seja, órgão que penetrará nas vias genitais femininas, possibilitando a introdução dos espermatozoides: é o **pênis**.
d) **Glândulas anexas:** cujas secreções facilitarão a progressão dos espermatozoides nas vias genitais: **vesículas seminais**, **próstata** e **glândulas bulbo uretrais**.
e) **Estruturas eréteis:** formadas por tecido especial que se enche de sangue, ocorrendo, então, aumento de seu volume: são os **corpos cavernosos** e o **corpo esponjoso do pênis**.
f) **Órgãos genitais externos:** são aqueles visíveis na superfície do corpo: **pênis**, já referido, e **escroto**; que aloja os testículos.

Testículos

São os órgãos produtores dos espermatozoides e que, a partir da puberdade, produzem também um hormônio, a testosterona, responsável pelo aparecimento dos caracteres sexuais secundários. São órgãos pares, ovoides, facilmente palpáveis no interior da bolsa que os aloja (escroto), onde o esquerdo está, em geral, em um nível inferior ao direito. O testículo desenvolve-se na região renal e migra para se alojar no escroto (item Canal Inguinal do Capítulo 22 – Abdome). Aos 3 meses de vida intrauterina, o testículo ocupa posição ilíaca; entre 6 e 8 meses, posição inguinal; e, no recém-nascido, ele já ocupa o escroto. A condição na qual não se observa a descida do testículo é denominada **criptorquidismo** (veja Imagem 12.1 disponível no QrCode ao final do capítulo), que pode ser uni ou bilateral. Cada testículo é um corpo ovoidal, de cerca de 5 cm de comprimento por 3 cm de largura e 2 cm de espessura. Apresenta extremidades, os **polos**, **superior** e **inferior**; duas faces, **medial** e **lateral**; e duas margens, **anterior** e **posterior**.

A estrutura do testículo é mais bem estudada em Histologia, mas algumas informações podem aqui ser registradas de modo esquemático. O testículo é revestido por uma membrana fibrosa – **túnica albugínea**. Delicados septos dividem incompletamente o testículo em lóbulos cuneiformes – são os **lóbulos do testículo** (Figuras 12.2 e 23.33 do Capítulo 23 – Pelve). Os ápices desses lóbulos em forma de cunha convergem e formam o **mediastino do testículo**, que é uma massa de tecido fibroso contínuo com a túnica albugínea. Nos lóbulos, localiza-se o parênquima do testículo: consiste de **túbulos seminíferos contorcidos**, onde ocorre a **espermatogênese**. À medida que esses túbulos se aproximam do ápice dos lóbulos, tornam-se retilíneos e passam a ser denominados **túbulos seminíferos retos**. Estes, por sua vez, se anastomosam, formando a **rede do testículo**, que atravessa o mediastino do testículo. Dessa rede, formam-se 15 a 20 canais, os ductos **eferentes do testículo,** que penetram no epidídimo.

Além da túnica albigínea, o testículo apresenta uma **túnica vaginal**, com **lâminas visceral** e **parietal**. A lâmina parietal contém fibras musculares lisas, pertencentes ao **músculo cremaster**. Na cavidade virtual do saco seroso da túnica vaginal do testículo, existe uma camada capilar de líquido lubrificante. Esse líquido seroso pode aumentar, numa condição patológica denominada **hidrocele** (veja Imagem 12.2 disponível no QrCode ao final do capítulo), e chegar até 1 L, se o aumento for lento. Obviamente, o líquido aumentado pode comprimir o testículo e provocar uma lesão.

Os espermatozoides são formados nos túbulos seminíferos, mas nesse local, não têm movimento próprio. Eles são impulsionados, passivamente, por uma corrente líquida, que depende da tensão garantida pela estrutura funcional da túnica albugínea. É essa corrente que os conduz para um depósito, no epidídimo, o **reservatório de espermatozoides**, onde são ativados e aí permanecem até o momento da ejaculação.

A **torção testicular** é uma patologia relativamente comum em que há a torção do **cordão espermático**, que contém os vasos que nutrem o órgão, ao redor do próprio eixo, gerando dor intensa e súbita. Diante de uma torção verdadeira, o testículo acometido encontra-se edemaciado, dolorido, com um achado clássico ao exame físico: **a deformidade em badalo do sino, ou** *bell clappe*, também chamado de **sinal de Angell**. Nessa deformidade, o testículo se apresenta horizontalizado e tracionado em direção proximal. O **reflexo cremastérico** é ausente nesses pacientes, ajudando a distinguir a torção de um quadro de orquiepididimite, de causa infecciosa, que pode ter apresentação semelhante. Outro sinal que pode estar presente é o **sinal de Prehn** – ausência de melhora da dor à elevação manual da bolsa escrotal.

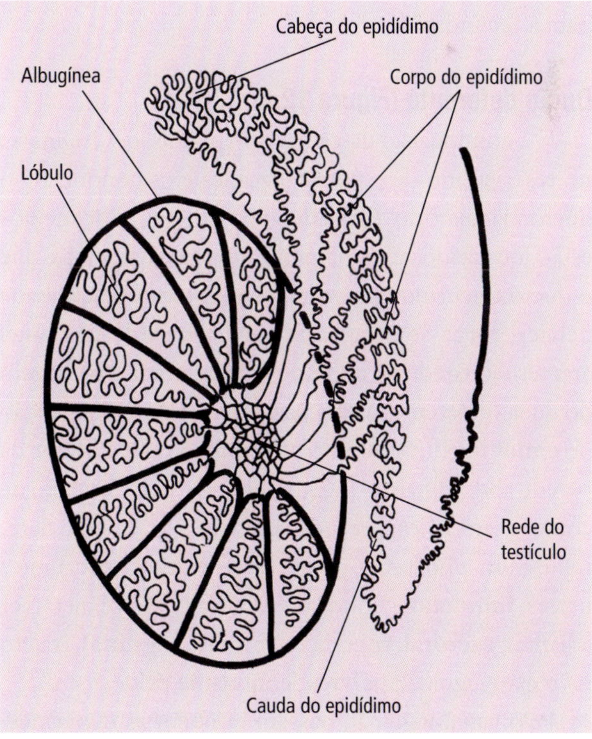

Figura 12.2 Testículo em corte sagital (esquemático).

Epidídimo (Figura 12.3)

É uma estrutura alongada, em forma de "C", situada contra a margem posterior do testículo, à qual se acha intimamente aderida e onde pode ser sentida pela palpação. Constitui a parte das vias espermáticas interposta entre a rede do testículo e o reservatório de espermatozoides. Os espermatozoides são aí armazenados até o momento da **ejaculação** (fenômeno da eliminação do sêmen). Descrevem-se, no epidídimo, a **cabeça** (superior), o **corpo** (média) e a **cauda** (inferior). Os dútulos eferentes retos do testículo tornam-se tortuosos ao penetrarem na cabeça do epidídimo. Nessa região, formam-se os **lóbulos do epidídimo**, cuneiformes, cujos ápices estão voltados para o testículo. Cada dútulo eferente termina na frente da base de um lóbulo no **ducto do epidídimo**. Esse ducto se origina na cabeça do epidídimo, tem um trajeto muito tortuoso através do corpo e na cauda aumenta de espessura, constituindo a parte de entrada do reservatório de espermatozoides. A parte de saída do reservatório se estende com o ducto deferente.

À cabeça e ao corpo do epidídimo, chegam milhões de espermatozoides que passam por um processo de seleção chamado **espermiofagia fisiológica**. Esse fenômeno reduziria o excesso de produção de espermatozoides, garantindo, entretanto, o mínimo necessário para a fecundação.

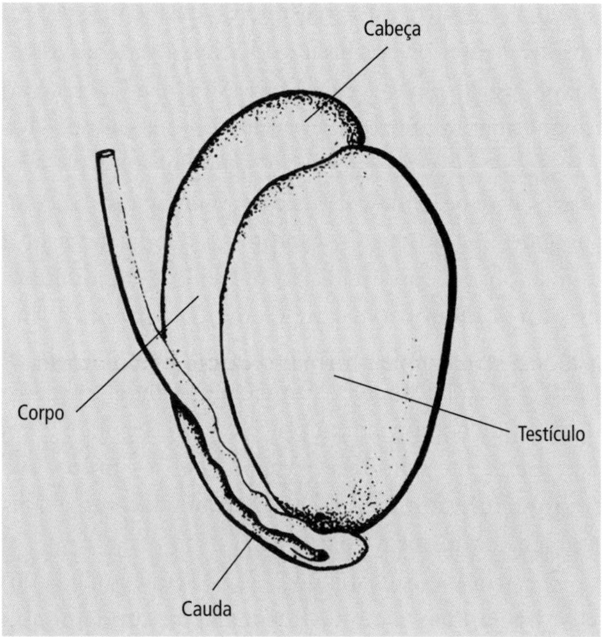

Figura 12.3 Testículo e epidídimo.

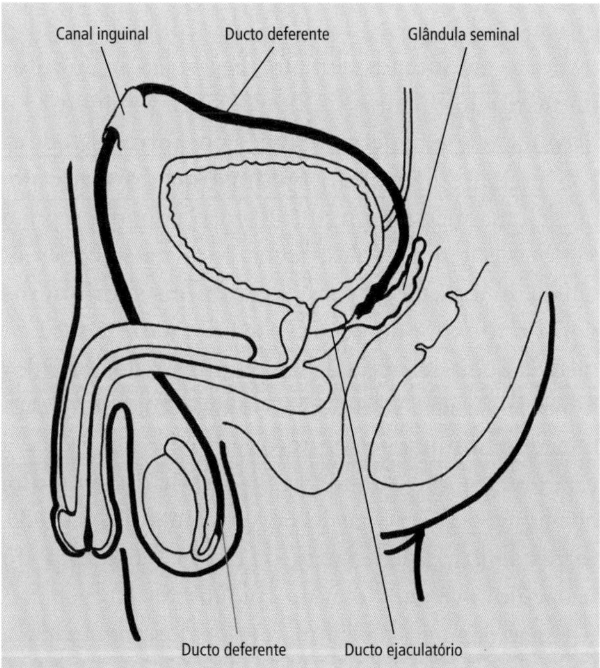

Figura 12.4 Ducto deferente e seu trajeto, inclusive sua passagem através do canal inguinal. Corte sagital mediano da pelve (esquemático).

Ducto deferente (Figura 12.4)

É a continuação da cauda do epidídimo. Origina-se no reservatório de espermatozoides e os conduz até o ducto ejaculatório. Considerando-se que os testículos estão localizados externamente à parede da pelve e que o ducto ejaculador encontra-se no interior da cavidade pélvica, torna-se necessária a existência de um túnel através da parede do abdome para permitir a passagem do ducto deferente. A essa passagem, dá-se à designação de **canal inguinal**, situado na porção mais inferior da parede abdominal, de trajeto oblíquo e com 3 a 5 cm de comprimento. Compreende-se, assim, que o ducto deferente é um tubo longo, no qual são descritas as seguintes partes: **funicular**, contida no funículo espermático (ver adiante); **escrotal**, contida no escroto; **inguinal**, trajeto na região inguinal; **pélvica**, contida na pelve.

Pelo canal inguinal, passam também as demais estruturas relacionadas com os testículos, como artérias, veias, linfáticos e nervos. Ao conjunto dessas estruturas que passam pelo canal inguinal, incluindo-se o ducto deferente, dá-se a denominação **funículo espermático**. Na mulher, o canal inguinal é ocupado pelo **ligamento redondo do útero** e por alguns filetes nervosos. O canal é uma área potencialmente fraca no sexo masculino, onde podem surgir as **hérnias inguinais**. Detalhes sobre o funículo espermático podem ser encontrados no item Funículo Espermático do Capítulo 23 – Pelve. O ducto deferente tem cerca de 30 cm de comprimento e pode ser palpado como um cordão duro, antes de penetrar no canal inguinal. Na face posterior da bexiga urinária, a superfície externa do ducto deferente torna-se irregular à medida que se alarga para formar a **ampola do ducto deferente**. Termina unindo-se ao ducto da glândula seminal para formar o **ducto ejaculatório**.

Ducto ejaculatório (Figura 12.5)

É formado pela junção do ducto deferente com o ducto da glândula seminal. Das vias condutoras dos espermatozoides, é a porção de menor dimensão e de calibre mais reduzido. Em quase todo o seu trajeto, atravessa o parênquima da próstata e desemboca na **parte prostática da uretra**, junto de uma saliência denominada **colículo seminal**.

Uretra (Figura 12.1)

A uretra masculina é um canal comum para a micção e para a ejaculação, com cerca de 20 cm de comprimento. Inicia-se no **óstio interno da uretra**, na bexiga urinária, e atravessa sucessivamente a próstata, o assoalho da pelve e o pênis, terminando na extremidade desse órgão pelo **óstio externo da uretra**. Identificamos três partes na uretra masculina: **parte prostática**, quando atravessa a próstata; **parte membranosa**, quando atravessa o assoalho da pelve; e **parte esponjosa**, localizada no corpo esponjoso do pênis. A parte prostática apresenta uma pequena saliência, o **colículo seminal**, de cada lado, no qual desembocam os ductos ejaculatórios. Na parte esponjosa, adjacente ao óstio externo da uretra, há uma porção dilatada conhecida como **fossa navicular da uretra**.

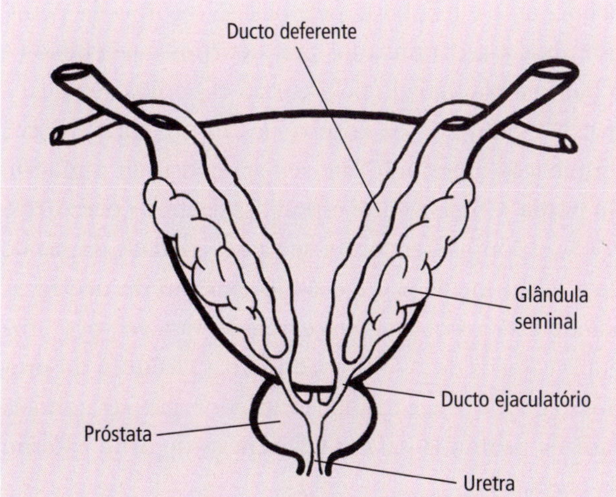

Figura 12.5 Ducto deferente, glândula seminal, ducto ejaculatório, próstata e uretra, vistos posteriormente.

Glândulas seminais (Figura 12.5)

São bolsas sacciformes, situadas na parte posteroinferior da bexiga urinária. Cada vesícula seminal consiste em um tubo enovelado que emite vários divertículos e termina superiormente em fundo cego. Inferiormente, sua extremidade torna-se estreita e reta para formar o **ducto excretor**, que se junta ao correspondente ducto deferente para constituir o **ducto ejaculatório**.

O **sêmen** consta de espermatozoides e componentes líquidos; a função desses últimos é ativar os espermatozoides e facilitar a progressão destes através de suas vias de passagem. A secreção das glândulas seminais faz parte do líquido seminal e parece ter papel na ativação dos espermatozoides.

Próstata (Figuras 12.1 e 12.5)

É um órgão pélvico, ímpar, situado inferiormente à bexiga urinária e atravessado em toda a sua extensão pela **parte prostática** da uretra. Consiste principalmente de musculatura lisa e tecido fibroso, mas contém também glândulas. A secreção prostática junta-se à secreção das vesículas seminais para constituir o volume do líquido seminal. A secreção das glândulas prostáticas faz parte do sêmen e é lançada diretamente na porção prostática da uretra através de numerosos ductos **prostáticos** (não visíveis macroscopicamente), conferindo odor característico ao sêmen.

Na próstata, descreve-se uma **base**, superior, e um **ápice**, anterior e inferior, além de **lobos**, **direito**, **esquerdo** e **médio**. Esse último é a parte da próstata que se projeta internamente a partir da parte superior da face posterior do órgão. Estruturalmente, no entanto, ele é inseparável dos lobos laterais. Na puberdade, suas dimensões aumentam rapidamente e, aos 25 anos, tem 27 mm no seu eixo vertical, 40 mm no seu eixo máximo transversal e 35 mm no seu eixo máximo sagital, pesando 25 g. No idoso, é comum um aumento patológico, causando dificuldade de esvaziamento da bexiga urinária. Em virtude de estar situada anteriormente ao reto, a próstata é palpável, *in vivo*, pelo toque retal, exame que pode ser utilizado para o diagnóstico de afecções da próstata, tanto benignas (como a hiperplasia prostática benigna) como malignas (p. ex., câncer). O câncer da próstata é um dos mais frequentes no homem e o diagnóstico precoce é fundamental para a cura.

Glândulas bulbouretrais (Figura 12.1)

São duas formações arredondadas, pequenas, situadas nas proximidades da parte membranácea da uretra. Seus ductos desembocam na uretra esponjosa e sua secreção é mucosa.

Pênis (Figuras 12.1 e 12.4)

Órgão masculino da cópula, o pênis é normalmente flácido, mas, quando seus tecidos lacunares se enchem de sangue, apresenta-se túrgido, com sensível aumento de volume e torna-se rígido, ao que se dá a denominação **ereção**. Basicamente, o pênis é formado por três cilindros de tecido erétil – os **corpos cavernosos** e o **corpo esponjoso**, envolvidos por fáscias, túnicas fibrosas e externamente por pele fina e extremamente distensível (Figura 12.6). Os corpos cavernosos fixam-se por suas extremidades posteriores (**ramos do pênis**) a ossos da bacia (ísquio e púbis). O corpo esponjoso apresenta duas dilatações, uma anterior, **glande do pênis**, e outra posterior, **bulbo do pênis** (Figura 12.7); o bulbo se prende a estruturas do assoalho da pelve.

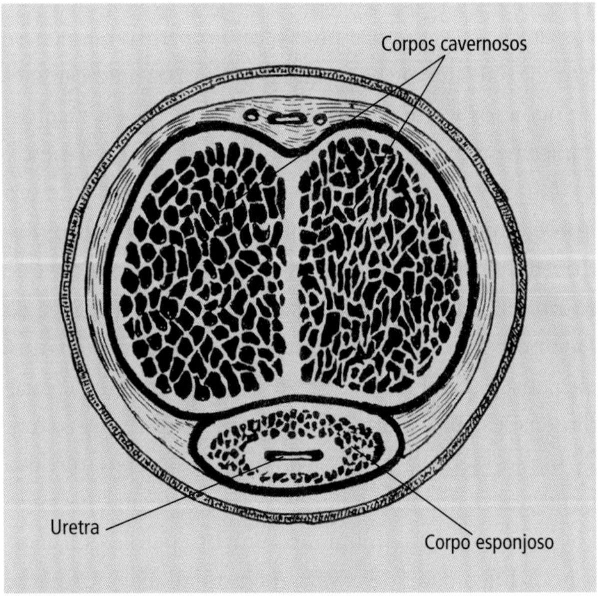

Figura 12.6 Corpo do pênis, em corte transversal.

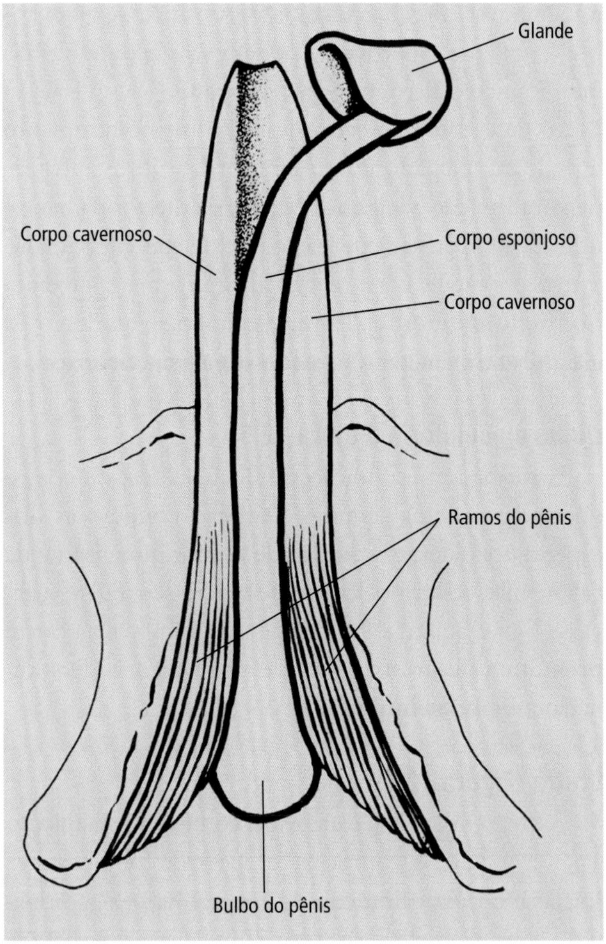

Figura 12.7 Corpos cavernosos e corpo esponjoso. Uma parte deste e a glande foram separados dos corpos cavernosos.

O pênis apresenta uma **raiz** e um **corpo**. A raiz é sua porção fixa, compreendendo os **ramos do pênis** e o **bulbo do pênis**. O corpo do pênis é a parte livre, pendente, e é recoberta pela pele. No corpo do pênis, os ramos são continuados pelos **corpos cavernosos** e o bulbo é continuado pelo **corpo esponjoso**, o qual é mais delgado que os corpos cavernosos, mas, na sua terminação anterior, dilata-se para constituir a **glande do pênis**. Como a parte esponjosa da uretra percorre o corpo esponjoso, encontra-se na extremidade da glande uma fenda mediana – é o **óstio externo da uretra**. A glande está recoberta, em extensão variável, por uma dupla camada de pele – o **prepúcio**. O **frênulo do prepúcio** é uma prega mediana e inferior que passa de sua camada profunda para as adjacências do óstio externo da uretra.

Fimose é uma condição em que ocorre um estreitamento em graus variáveis do prepúcio. Quando o estreitamento é acentuado, a glande fica permanentemente recoberta, condição esta que dificulta os cuidados higiênicos e pode causar desconforto durante a ereção. A fimose é facilmente corrigida por meio de intervenção cirúrgica.

A **fratura do pênis** pode ocorrer, resultando de traumas com pênis ereto, normalmente durante o ato sexual. Diante de fratura, o pênis se apresenta com equimoses (roxos), edema (inchaço) e detumescido, pela perda da ereção. O tratamento da fratura peniana é cirúrgico.

Escroto (Figura 12.1)

É uma bolsa situada atrás do pênis e abaixo da sínfise púbica. É dividida pelo **septo do escroto** em dois compartimentos, cada um contendo um testículo, ao qual corresponde, externamente, a **rafe do escroto**. O escroto apresenta várias camadas, entre as quais a **pele**, que é fina, hiperpigmentada e com pelos, e a **túnica dartos**, constituída essencialmente de fibras musculares lisas. O aspecto do escroto varia com o estado de contração ou relaxamento da musculatura lisa da túnica dartos, aparecendo curto e enrugado quando contraído, como acontece no frio. O escroto, por meio de sua arquitetura, propicia uma temperatura favorável à espermatogênese, e a túnica dartos atua como um "termostato", visando manter a constância dessa temperatura.

Para a irrigação, a drenagem e a inervação dos órgãos do sistema genital masculino, ver item Órgãos Genitais Masculinos do Capítulo 23 – Pelve.

CASO CLÍNICO

Paciente masculino, 19 anos, se apresenta ao pronto-socorro com dor súbita no pênis, que iniciou durante ato sexual após movimento brusco. Ao exame físico, o pênis encontra-se detumescido, edemaciado e com equimose. Foi feito o diagnóstico de fratura peniana e o paciente foi levado à sala operatória para reparo cirúrgico.

1. Quais são os órgãos responsáveis pela ereção peniana, que são fraturados nessa patologia?
   a. Corpo cavernoso e glande
   b. Corpos cavernoso e esponjoso
   c. Corpo esponjoso e túnica albugínea
   d. Uretra e corpo esponjoso
2. Qual corpo peniano envolve a uretra?
   a. Corpo esponjoso
   b. Corpo uretral
   c. Corpo cavernoso
   d. Corpo albugíneo
3. Diante de fratura peniana, qual parte da uretra provavelmente foi lesionada?
   a. Parte prostática
   b. Parte membranosa
   c. Parte esponjosa
   d. Fossa navicular

MATERIAL COMPLEMENTAR

Escaneie os QrCodes para visualizar as imagens.

Imagem 12.1

- Criptorquidismo.

Fonte: Elaborada pela autoria.

Imagem 12.2

- Hidrocele.

Fonte: Banco de imagens – Depositphotos.

RESPOSTAS DO CASO CLÍNICO

1) b; 2) a; 3) c

13 Sistema Genital Feminino

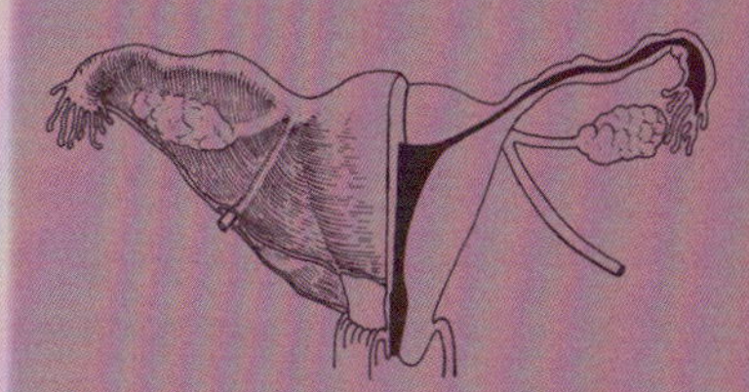

CONCEITO

Tal como no sistema genital masculino, o sistema genital feminino é o conjunto de órgãos encarregados da reprodução na mulher. Na verdade, o sistema genital masculino, o sistema genital feminino e o sistema tegumentar, este principalmente por incluir as mamas, constituem o **sistema reprodutor**. O sistema genital feminino compõe-se de órgãos gametógenos (produtores de gametas) e órgãos gametóforos (por onde transitam os gametas), e de um órgão que abrigará o novo ser vivo em desenvolvimento. Do ponto de vista da reprodução, o organismo feminino é mais complexo que o do homem, pelo fato de ter mais um órgão e, consequentemente, mais uma função, ou seja, a de abrigar e propiciar o desenvolvimento do novo ser vivo. Assim, os órgãos do sistema genital feminino desempenham as funções de fornecer os gametas femininos, de cópula, de fecundação, de receber, alojar e manter o produto conceptual em desenvolvimento e da expulsão no parto. Além disso, as mamas, embora pertencentes ao sistema tegumentar, são anexadas a esse sistema em virtude de sua função de lactação para nutrir o lactente.

ÓRGÃOS GENITAIS FEMININOS (FIGURA 13.1)

Anatômica e funcionalmente, assim podemos distribuí-los:

a) **Gônadas ou órgãos produtores de gametas:** são os **ovários**, que produzem os **ovócitos**.
b) **Vias condutoras dos gametas:** são as **tubas uterinas**.
c) **Órgão que abriga o novo ser vivo:** é o **útero**.
d) **Órgão de cópula:** representado pela **vagina**.
e) **Estruturas eréteis:** são o **clitóris** e o **bulbo do vestíbulo**.
f) **Glândulas anexas: glândulas vestibulares maiores** e **menores**.
g) **Órgãos genitais externos:** no conjunto também conhecidos pelas expressões **pudendo feminino** ou **vulva: monte do púbis**, **lábios maiores**, **lábios menores**, **clitóris**, **bulbo do vestíbulo** e **glândulas vestibulares**.

Comportamento do peritônio na cavidade pélvica

Antes de descrever os órgãos genitais femininos, é oportuna uma breve descrição do peritônio na cavidade pélvica. Os ovários, as tubas e o útero estão situados nesta cavidade entre a bexiga urinária – anteriormente e o reto posteriormente (Figura 11.5 do Capítulo 11 – Sistema Urinário). O peritônio, após recobrir a bexiga urinária, reflete-se do assoalho e das paredes laterais da pelve sobre o útero, formando uma ampla prega transversal denominada **ligamento largo do útero** (Figura 13.2). Após recobrir quase todo o útero, o peritônio

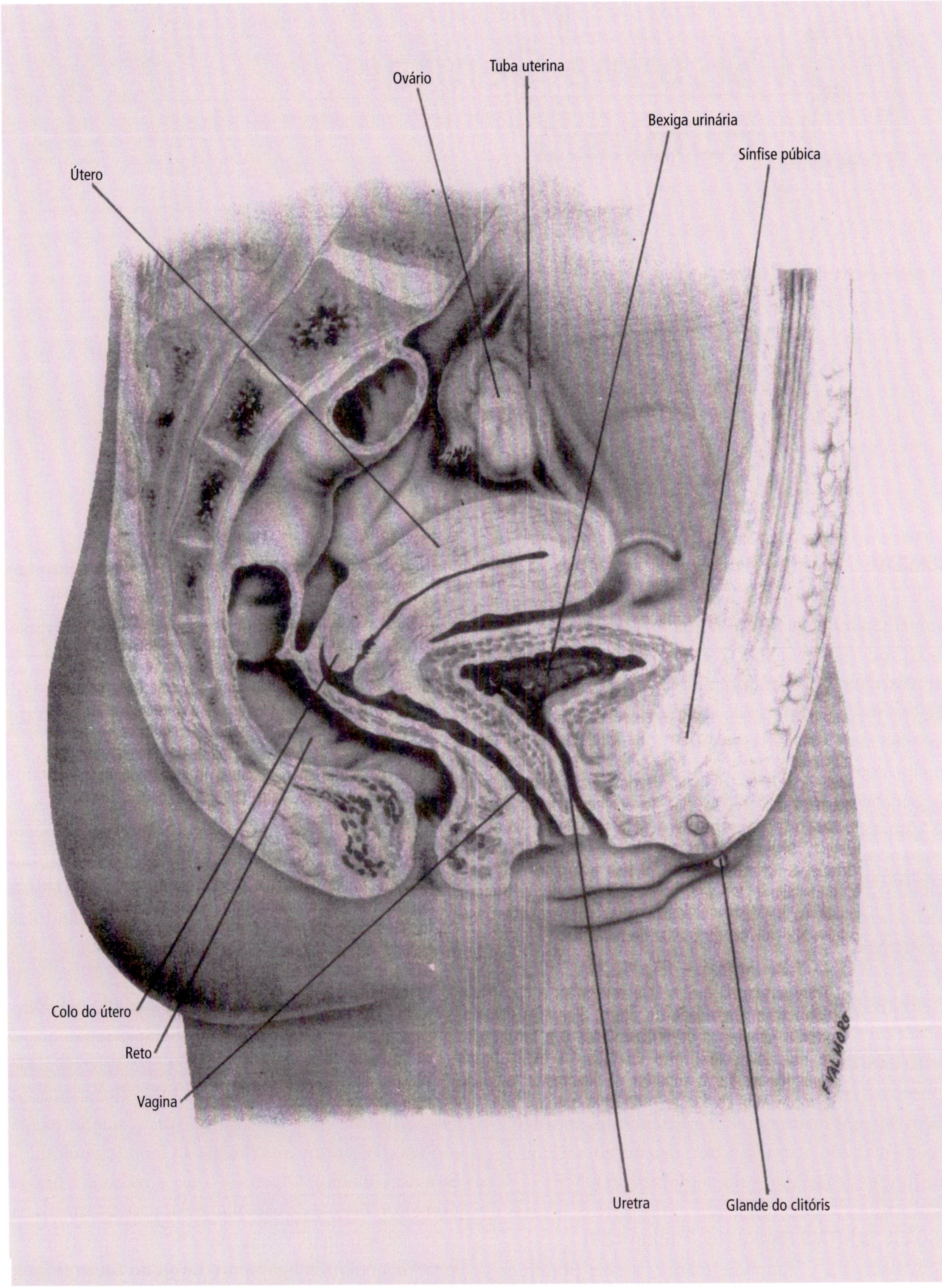

Figura 13.1 Órgãos do sistema genital feminino em corte sagital mediano.

reflete sobre o reto. O ligamento largo divide a cavidade pélvica em um compartimento anterior e outro posterior. O anterior fica entre a bexiga urinária e o útero, a **escavação vesicouterina**, e o posterior, entre o útero e o reto, a **escavação retouterina**. O útero, pois, fica envolvido pelo ligamento largo, o mesmo acontecendo com as tubas uterinas, que ficam incluídas na margem superior do ligamento (Figura 13.3). Já os ovários prendem-se à face posterior do ligamento largo por uma prega denominada "mesovário" e, dessa forma, projetam-se na escavação retouterina (Figura 23.26 do Capítulo 23 – Pelve). O ligamento largo do útero, juntamente com o **ligamento redondo do útero**, é o principal meio de fixação do útero. Em virtude de sua arquitetura e disposição, o ligamento largo é extremamente distensível e acompanha o útero quando este aumenta de volume na gestação. Como as tubas uterinas estão incluídas no ligamento largo e os ovários, fixados à sua face posterior, também, tubas e ovários acompanham o útero na gravidez.

As **escavações vesicouterina e retouterina** podem ser locais de depósito de metástases em carcinomas de disseminação peritoneal (cólon, ovário, estômago) e essas metástases podem ser eventualmente palpadas em forma de nódulos, ao toque retal: **sinal de prateleiras de Blumer**.

Ovários (Figura 13.3)

Produzem os gametas femininos, ou **ovócitos**, no final da puberdade. Além dessa função gametogênica, produzem também hormônios, como os estrógenos e a progesterona, que controlam o desenvolvimento dos caracteres sexuais secundários e atuam sobre o útero nos mecanismos de implantação do ovócito fecundado e o início do desenvolvimento do embrião. Como já foi descrito, os ovários estão fixados pelo mesovário à face posterior do ligamento largo do útero, mas não são revestidos pelo peritônio. O **ligamento próprio do ovário**, outro meio de fixação do órgão, contém tecido conectivo e fibras musculares lisas, estendendo-se da extremidade uterina do ovário até o útero. Existe ainda o **ligamento suspensor do ovário**, constituído de vasos e nervos ováricos e tubários, com tecido conectivo e fibras musculares lisas. Identificamos no ovário as faces **medial** e **lateral**, as **extremidades tubária** e **uterina**, e as **margens livre** e **mesovárica**. Na margem mesovárica, a área onde entram ou saem vasos e nervos é denominada **hilo do ovário**. Antes da primeira **ovulação** (expulsão do óvulo através da superfície do ovário), o ovário é liso e róseo vivo, mas depois torna-se branco-acinzentado e rugoso em virtude das cicatrizes deixadas

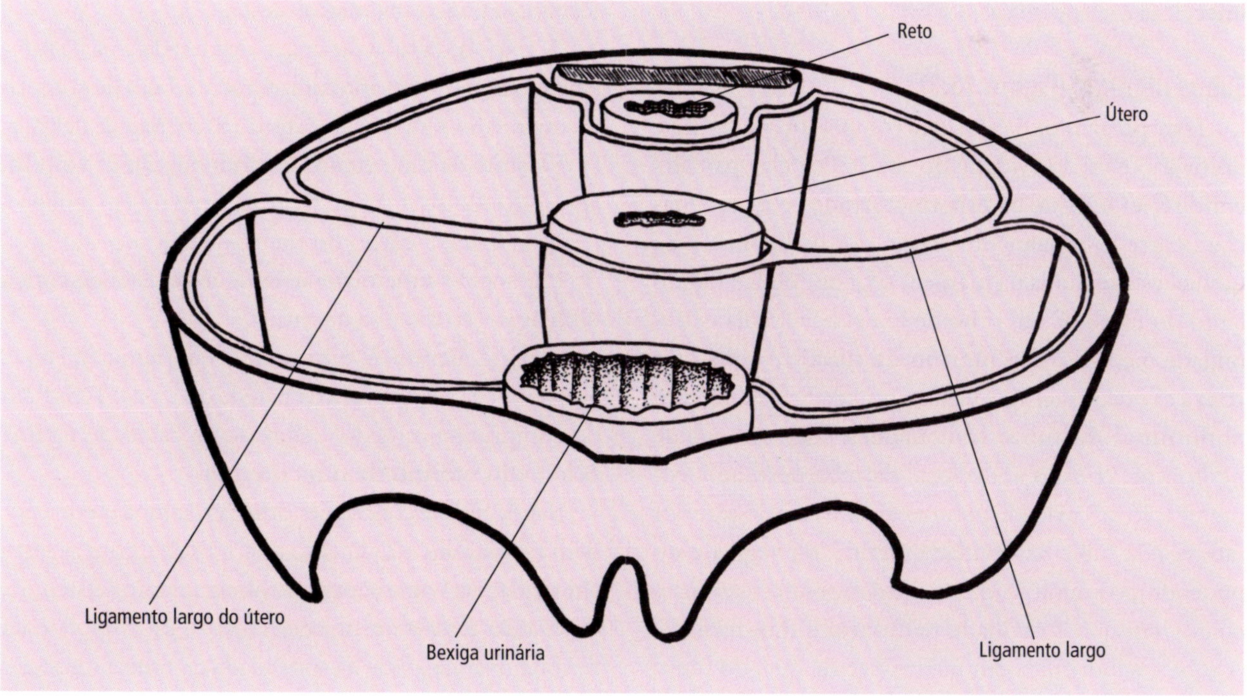

Figura 13.2 Comportamento do peritônio na cavidade pélvica feminina. Posição e relações do ligamento largo do útero. Corte transversal esquemático.

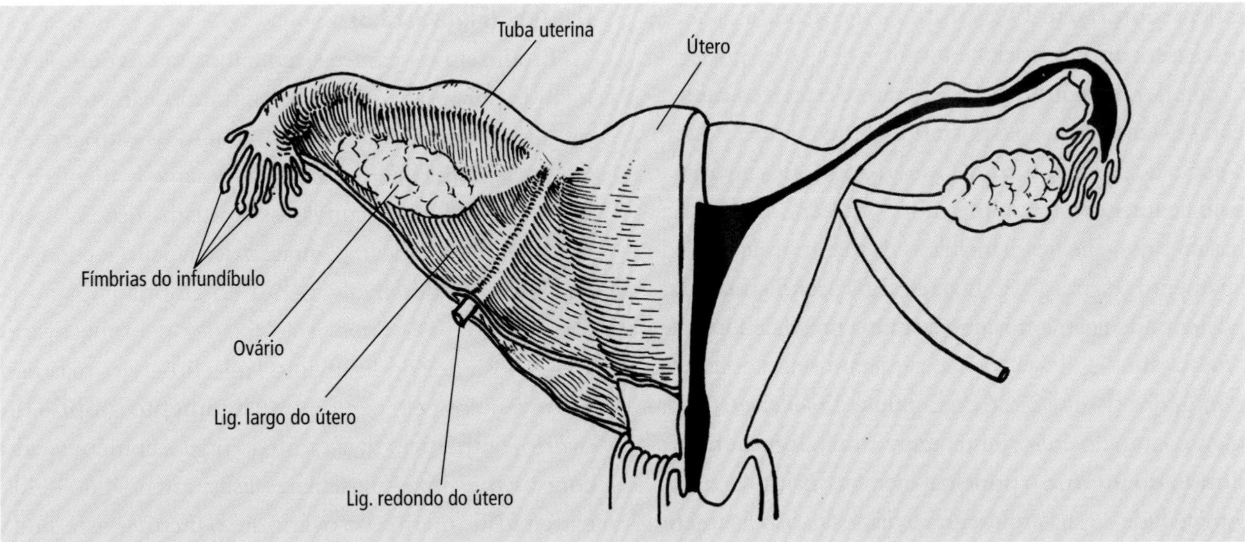

Figura 13.3 Órgãos genitais femininos internos vistos posteriormente. Do lado direito foi retirado o ligamento largo e foi feito um corte frontal para mostrar a luz do útero e da tuba uterina.

pelas subsequentes ovulações. Na velhice, diminuem de tamanho. Por volta dos 50 anos, não há mais formação de ovócitos pelos ovários.

Os **ovários** podem ser palpados através do **toque vaginal** quando aumentados, situação que pode ocorrer por conta do próprio processo ovulatório, por tumores benignos ou malignos. Uma palpação dolorosa de um anexo pode significar inflamação, que pode ter causa infecciosa ou isquêmica.

Tubas uterinas (Figura 13.3)

Transportam os óvulos que romperam a superfície do ovário para a cavidade do útero. Por elas passam, em direção oposta, os espermatozoides e a fecundação ocorre habitualmente no interior da tuba. A tuba uterina está incluída na margem superior do ligamento largo do útero. É um tubo de luz estreita, cuja extremidade medial (**óstio uterino da tuba**) se comunica com a cavidade uterina e cuja extremidade lateral (**óstio abdominal da tuba**) se comunica com a cavidade peritoneal. O óstio abdominal da tuba permite a comunicação da cavidade peritoneal com o meio exterior (através da tuba, da cavidade uterina, da vagina e do pudendo), comunicação esta inexistente no sexo masculino, em que a cavidade peritoneal é dita fechada. A tuba é subdividida em quatro partes, que, do útero para o ovário, são: **uterina** (na parede do útero); **istmo**; **ampola**; e **infundíbulo**.

O infundíbulo, a 1ª porção e a mais lateral da tuba uterina, é semelhante à parte alargada de um funil, em cuja base se encontra o óstio abdominal da tuba e é dotado, em suas margens, de uma série de franjas irregulares – **as fímbrias da tuba uterina**. Entre as fímbrias, merece destaque a **fímbria ovárica**, situada ao longo da margem livre do mesossalpinge, à qual adere com sua face lateral, alcança a extremidade tubária do ovário e termina a pouco milímetros desta.

A ampola da tuba uterina, considerada a parte principal do órgão, com aproximadamente 7 cm de comprimento médio, tem trajeto tortuoso e tem parede delgada.

O istmo da tuba uterina é a continuação da ampola, apresentando-se curta e estreitada. Com trajeto retilíneo, dirige-se para o corpo do útero, que alcança no nível do seu ângulo superolateral, em que se estende com a última porção da tuba uterina.

A parte uterina da tuba uterina é intramural, isto é, está contida na espessura da parede do útero. Tem 1 cm de comprimento médio e abre-se na cavidade uterina pelo **óstio uterino da tuba uterina**.

Supõe-se que contrações rítmicas da tuba uterina podem realizar um movimento tipo sanfona, com as fases alternadas de encurtamento e alongamento/distensão. Essa ação é mais acentuada na parte da ampola e da fímbria ovárica, onde a espiralidade da túnica muscular é mais pronunciada, o que favoreceria a captação do ovócito liberado do ovário na ovulação.

A ovulação é mensal e ocorre, em mulher com ciclos menstruais regulares, do 10º ao 14º dia (mais frequente no 14º dia). O ovócito liberado é captado, passa pelo óstio abdominal da tuba uterina e inicia o seu percurso na luz da tuba uterina. Se não encontrar um espermatozoide, o óvulo começa a degenerar, torna-se estéril e é transportado ao útero para ser expelido com a menstrual, que se inicia em alguns dias. Quando o ovócito é fecundado, isto é, penetrado pelo espermatozoide, com formação do ovo, a fecundação geralmente ocorre no terço lateral da tuba uterina, no nível da ampola, dentro de aproximadamente 6 a 12 horas após a ovulação.

O ovo forma a mórula, seguida do blastocisto. No 7º dia após a fecundação, o blastocisto faz contato direto com a túnica mucosa do útero (endométrio) e a ele adere. No 12º dia, o ovo completa sua implantação, ou seja, a nidação.

O ovócito já fecundado pode ocasionalmente se fixar na tuba uterina e aí se dá o início do desenvolvimento do embrião, fato conhecido com o nome de **gravidez tubária** (veja Imagem 13.1 disponível no QrCode ao final do capítulo), que exige intervenção cirúrgica.

Útero (Figuras 13.1 e 13.3)

É o órgão que recebe os ovócitos e, em caso de gravidez, aloja o embrião que aí se desenvolve até o nascimento. A cavidade uterina e a vagina, pelas quais o feto, após a vida intrauterina, no fim da gestação, passa para ser liberado, formam, no interior da pelve, o **canal do parto**. O útero situa-se na pelve, entre a bexiga urinária e o intestino reto. Trata-se de um órgão muscular, oco, com cerca de 8 cm de comprimento, 5 cm de largura e 3 cm de espessura. Envolvido pelo ligamento largo, tem em geral a forma de uma pera invertida e nele se distinguem três partes: **fundo**; **corpo**; e **colo**.

O **corpo** comunica-se, de cada lado, com as tubas uterinas, e a porção que fica acima da desembocadura das tubas uterinas é o **fundo do útero**, ladeado pelos **cornos do útero**, direito e esquerdo, que são os ângulos superolaterais do corpo do útero, correspondentes às entradas das tubas uterinas. O corpo é a porção principal e estende-se até uma região estreitada inferior, o **istmo**, que é parte do colo do útero. O **colo do útero** faz projeção na vagina e com ela se comunica pelo **óstio do útero**, em forma de fenda, e que apresenta dois **lábios**, **anterior** e **posterior**. Entretanto, a forma do óstio do útero, e mesmo a de seus lábios, sofre variações com a idade e com a fase funcional do órgão. Na sua porção principal, o útero apresenta as **faces**, **anterior** e **posterior**, e duas **margens**, **direita** e **esquerda** arredondadas no sentido anteroposterior. O útero varia de forma, tamanho, posição e estrutura. Essas variações dependem da idade, do estado de plenitude ou esvaziamento da bexiga urinária e do reto e, sobretudo, do estado de gestação. Quando visto lateralmente, o útero está curvado anteriormente sobre si mesmo, de modo que o corpo faz um ângulo com o colo: diz-se que o útero está em **anteflexão** (item Útero do Capítulo 23 – Pelve). Por sua vez, **versão** é o movimento de rotação do corpo do útero ao redor de um eixo que passe pelo istmo e que permita ao corpo deslocar-se em direção diferente da do colo, sem que mude o ângulo entre o corpo e o colo. Se essa rotação for ao redor do eixo transversal, haverá **anteversão** ou **retroversão**, conforme o fundo do útero se incline para frente ou para trás. Na posição típica, o útero da mulher virgem ou nulípara está em anteversão e anteflexão, além de discretamente deslocado para a direita (dextroposição). Com relação ao eixo da vagina, o eixo do útero faz com ele um ângulo de cerca de 90° (Figura 13.1).

O **útero** pode ser facilmente palpado através do **toque vaginal bimanual** e sua posição, verificada. A posição está alterada em diversas patologias, como na endometriose, e também durante a gestação. O útero também pode estar aumentado patologicamente por causas não gestacionais, como leiomiomatose, adenomiose e tumores.

Alguns dos meios de fixação do útero foram já descritos quando se tratou do comportamento do peritônio e descreveu-se o ligamento largo. O útero ganha muito do seu suporte por uma inserção direta na vagina, auxiliada por inserções indiretas. Entre os meios de fixação do útero, devem ser citados **o ligamento redondo do útero** e o **ligamento transverso do colo do útero**:

- **Ligamento redondo:** faixa de tecido fibroso, estreita e achatada, que se prende ao útero imediatamente inferior à desembocadura da tuba uterina (Figura 13.3). Ele passa entre as lâminas do ligamento largo, cruza os vasos ilíacos externos e penetra no canal inguinal pelo anel inguinal profundo. Às vezes, ele pode ser seguido através do canal inguinal até a tela subcutânea dos lábios maiores, onde se fixa. Outras vezes, no entanto, o tecido de que se compõe se funde com o do canal e o ligamento se torna indistinto no interior do canal inguinal.

- **Ligamento transverso do colo do útero:** lâmina fibrosa formada pela fáscia subserosa e por tecido adiposo, de cada lado do colo e da vagina. As fáscias das paredes anterior e posterior do colo e da vagina unem-se na margem lateral desses órgãos e constituem uma lâmina que se estende no soalho da pelve como extensão profunda do ligamento largo. **A artéria uterina passa sobre a face superior do ligamento transverso do colo do útero**. Parte desse ligamento segue em direção posterior na prega retouterina e prende-se à face anterior do sacro, formando, assim, o ligamento **uterossacral**.

A flacidez dos meios de fixação do útero, particularmente decorrente de gravidezes múltiplas, provoca a "queda" do útero na vagina, uma condição conhecida como prolapso do útero e que é corrigida cirurgicamente.

Na sua estrutura, o útero apresenta três camadas:

a) Interna ou **endométrio**, que sofre modificações com a fase do ciclo menstrual ou na gravidez.
b) Média ou **miométrio**, de fibras musculares lisas e constituindo a maior parte da parede uterina.
c) Externa ou **perimétrio**, derivada do peritônio e constituída por uma túnica serosa e pela tela subserosa.

As paredes do útero são espessas em razão da musculatura, mas a **cavidade uterina** é relativamente estreita no útero não grávido. A cada mês, o endométrio se prepara para receber o ovócito fecundado, ou seja, o futuro embrião. Para tanto, há um aumento de volume do endométrio com formação de abundantes redes capilares, além de outras modificações. Não ocorrendo a fecundação, isto é, na ausência de embrião, toda essa camada do endométrio que se preparou sofre descamação, com hemorragia, e consequente eliminação sanguínea através da vagina e do pudendo, fenômeno denominado **menstruação**.

Diversas teorias tentam explicar a disposição das fibras musculares do miométrio, a camada média e a mais espessa da parede do útero. O desafio está em compreender como o útero sofre aumento considerável na gravidez e, após o parto, volta praticamente às suas dimensões normais. Primeiramente, suas fibras musculares foram descritas como tendo disposição complexa em três estratos, ou seja, dois longitudinais, externo e interno, e um circular, médio, muito mais espesso. Posteriormente, as fibras foram consideradas como estando organizadas em dois grupos de espirais, um direito e outro esquerdo, provenientes das tubas uterinas respectivas, entrelaçadas no corpo do útero (teoria espiral de Goerttler). Atualmente, a teoria mais aceita descreve as fibras do miométrio dispostas em lâminas concêntricas (teoria laminar de Fumagalli e Piovanelli) à semelhança de uma cebola. Por meio de deslizamento das lamelas musculares, o volume da cavidade uterina aumentaria, com redução da espessura da parede. Após o parto, ocorreria o inverso, isto é, diminuição da cavidade com aumento da espessura da parede.

Vagina (Figura 13.1)

É o órgão feminino da cópula, recebe o sêmen, serve para o escoamento do sangue menstrual e às secreções uterinas e, no parto, dá passagem ao feto. O termo "vagina" vem do latim e significa bainha, nome dado a essa estrutura por analogia funcional, pois a vagina atuará como uma bainha ao ser penetrada pelo pênis durante a cópula. Estende-se do vestíbulo da vagina até o colo do útero e atravessa o soalho pélvico. A vagina é um tubo cujas paredes normalmente se tocam (isto é, estão "colabadas") e no seu exame clínico (ou no exame do colo do útero) o médico coloca um aparelho para afastá-las. Comunica-se superiormente com a cavidade uterina através do **óstio do útero** e inferiormente abre-se no **vestíbulo da vagina** através do **óstio da vagina**. Denomina-se **fórnice** o fundo da vagina, cuja extremidade superior envolve o colo do útero. É essa relação uterovaginal que permite dividir o colo do útero em porção supravaginal, acima da vagina, e porção vaginal, no interior da vagina, onde proemina. Nesse recesso, o fórnice da vagina, identificam-se partes anterior, posterior e laterais, direita e esquerda.

Nas mulheres virgens, o óstio da vagina é fechado parcialmente pelo **hímen**, membrana de tecido conectivo forrada por mucosa interna e externamente. O hímen é variável em forma e tamanho e frequentemente é anular ou em crescente. Em geral, tem abertura única, mas pode ser cribriforme, isto é, com múltiplos orifícios.

Condições raras são a imperfuração, em que o hímen fecha completamente o óstio da vagina e que exige intervenção cirúrgica e a agenesia (ausência) do hímen. Às vezes o hímen pode persistir após a cópula ou, em casos de hímen complacente, distensível, limitando óstio amplo, pode haver penetração do pênis sem ruptura do hímen. A presença do hímen não garante o estado de virgindade, fato que deve ser levado em consideração em casos que requeiram perícia médico-legal. Pode também ocorrer a existência de hímen espesso e resistente, dificultando ou, mesmo, impossibilitando, a penetração do pênis, exigindo correção cirúrgica para a realização normal e completa do ato sexual. A ruptura do hímen (defloração) após o coito (ou decorrente de manipulação ou durante exame da vagina) provoca lacerações que respeitam a margem aderente, com divisões da margem livre em fragmentos irregulares, a formação de linguetas ou pequenas elevações, as **carúnculas himenais**. Por se tratar, em geral, de membrana de pequena espessura e de vascularização reduzida, o rompimento do hímen durante a cópula embora doloroso, não provoca grandes hemorragias, ao contrário do que erroneamente tem sido divulgado. Pode ocorrer, ainda, uma sensação de ligeiro desconforto nas primeiras relações sexuais, em virtude de músculos e outras estruturas vizinhas do óstio da vagina não terem ainda sofrido um necessário relaxamento.

Na situação de **hímen imperfurado** não diagnosticado, na puberdade é possível ver, ao exame físico, o acúmulo de sangue dentro do útero, advindo da menstruação. A esse achado dá-se o nome de **hematocolpo** e ao sangue dentro do útero, de **hematometra**.

A superfície interna da vagina, na mulher adulta, é lisa na parte superior (proximal), mas apresenta **rugas vaginais**, transversais, na parte inferior (distal), formadas por espessamentos da túnica mucosa e pela presença de muitas pequenas veias subjacentes. As rugas vaginais dirigem-se para as **colunas das rugas**, **anterior** e **posterior**, que são relevos longitudinais, próximos do plano mediano das paredes anterior e posterior e que, quando a vagina está fechada, ficam em contato uma ao lado da outra. As colunas iniciam-se no nível do óstio da vagina e terminam na parte média, ou pouco acima, da vagina. A coluna anterior, maior do que a posterior, apresenta um pouco atrás e abaixo do óstio externo da uretra uma pequena dilatação, a **carina uretral da vagina**. As colunas são determinadas pela presença de tecido cavernoso, erétil. Descreve-se uma **área erógena da vagina**, pequena superfície da vagina cuja estimulação pode resultar em satisfação sexual.

Na **menopausa**, é possível visualizar a perda das **rugas vaginais** ao exame físico, acompanhada de uma atrofia generalizada da vulva por conta da diminuição dos níveis hormonais.

Órgãos genitais externos (Figura 13.4)

Os órgãos genitais externos da mulher são denominados, em conjunto, de **pudendo feminino**, ou **vulva**, de que fazem parte o monte do púbis, lábios maior e menor, vestíbulo da vagina, bulbo do vestíbulo, óstio vaginal, glândula vestibular maior, glândulas vestibulares menores, clitóris e uretra.

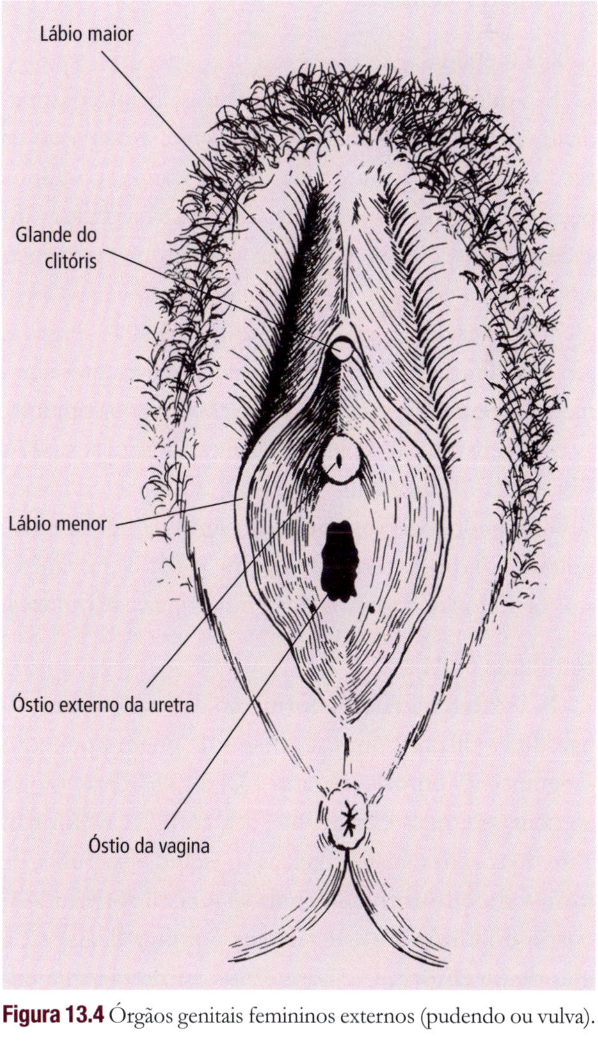

Figura 13.4 Órgãos genitais femininos externos (pudendo ou vulva).

Monte do púbis

É uma elevação mediana, anterior à sínfise púbica e constituída principalmente de tecido adiposo, que se estende posteriormente com duas pregas proeminentes, os lábios maiores do pudendo. Apresenta pelos espessos após a puberdade, com distribuição característica, que também cobrem a superfície externa dos lábios maiores do pudendo.

Lábios maiores

São duas pregas cutâneas, alongadas anteroposteriormente, que se estendem do monte do púbis ao períneo e delimitam entre si uma fenda, a **rima do pudendo**. Na face lateral, a pele, semelhante à do escroto, é pigmentada e, após a puberdade, coberta de pelos. Já as faces mediais dos lábios maiores são róseas, úmidas, sempre lisas e glabras (sem pelos). A face lateral, convexa, dos lábios maiores está separada da face medial da coxa pelo **sulco genitofemoral**.

Lábios menores

São duas pequenas pregas cutâneas, localizadas medialmente aos lábios maiores. No vivo, a pele que os recobre é lisa, úmida e vermelha. Ficam escondidos pelos lábios maiores, exceto nas crianças e na idade avançada, quando os lábios maiores contêm menos tecido adiposo e consequentemente menor volume. Cada lábio menor apresenta abundante tecido conectivo elástico, sem gordura, com fascículos de células musculares e numerosas veias calibrosas, o que lhe confere, no conjunto, as características de tecido erétil: na excitação sexual os lábios menores tornam-se túrgidos. O espaço entre os lábios menores é o **vestíbulo da vagina**, onde se apresentam o **óstio externo da uretra**, o **óstio da vagina** e os **orifícios dos ductos das glândulas vestibulares**.

Estruturas eréteis

No sexo feminino, há formação de tecido erétil, capaz de se dilatar como resultado de engurgitamento sanguíneo. O **clitóris** (Figuras 13.4 e 13.5) é homólogo ao pênis ou, mais exatamente, aos corpos cavernosos. Tem duas extremidades fixadas ao ísquio e ao púbis, os **ramos do clitóris**, que depois se juntam formando o **corpo do clitóris**, e este termina por uma dilatação, a **glande do clitóris**. O clitóris é uma estrutura rudimentar quando comparada ao pênis e apenas a glande do clitóris é visível, no local onde se fundem anteriormente os lábios menores. O clitóris, e mais particularmente a sua glande, é estrutura extremamente sensível e ligada à excitabilidade sexual feminina. O **bulbo do vestíbulo** é formado por duas massas pares de tecido erétil, alongadas e dispostas como uma ferradura ao redor do óstio da vagina. Não são visíveis na superfície porque estão profundamente situadas, recobertas que são pelos **músculos bulboesponjosos**. São os homólogos rudimentares do bulbo do pênis e porção adjacente do corpo esponjoso. Quando cheios de sangue, dilatam-se e, dessa forma, proporcionam maior contato entre o pênis e o orifício da vagina. O engurgitamento sanguíneo das estruturas eréteis da mulher confere-lhe a sensação de edema e de peso na região pudenda.

Diante de alterações hormonais, que podem ser propositais ou patológicas, o **clitóris** pode aumentar, gerando um **megaclitóris**, facilmente identificável ao exame físico.

Glândulas vestibulares maiores (Figura 13.5)

São em número de duas, situadas profundamente e nas proximidades do vestíbulo da vagina, onde se abrem seus ductos. Durante o coito, são comprimidas e secretam um muco, que serve para lubrificar a porção inferior

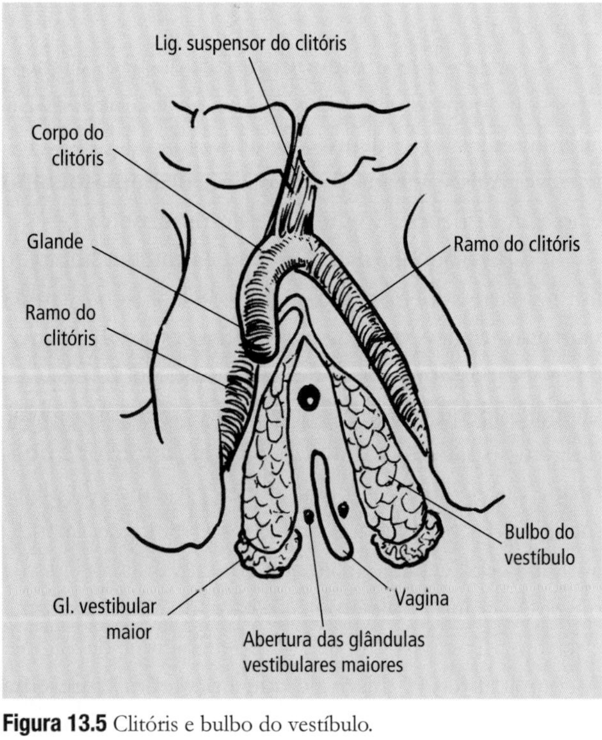

Figura 13.5 Clitóris e bulbo do vestíbulo.

da vagina. As **glândulas vestibulares menores**, em número variável, têm seus minúsculos ductos se abrindo no vestíbulo, entre os óstios da uretra e da vagina.

De modo geral, as glândulas da pele da região do vestíbulo e as glândulas da mucosa da vagina produzem secreção nos momentos preparatórios e durante o coito, visando tornar as estruturas úmidas e propícias à relação sexual.

Para mais informações sobre irrigação, drenagem e inervação dos órgãos genitais femininos, internos e externos, ver Capítulos 22 – Abdome e 23 – Pelve.

Também chamadas de **glândulas de Bartholin**, as **glândulas vestibulares maiores** podem ter seus canais de drenagem eventualmente entupidos, o que resulta em inflamação e edema local. Ao exame físico, é possível perceber um abaulamento, que pode inclusive se estender para o vestíbulo vaginal. O tratamento é variável, podendo ser uma simples incisão e drenagem, uma marsupializacão da glândula ou sua retirada completa.

MAMAS

Neste capítulo estudaremos as mamas em razão de suas relações funcionais com os órgãos da reprodução e seus hormônios. As mamas são anexos da pele, pois seu parênquima é formado de glândulas cutâneas modificadas que se especializam na produção de leite após a gestação. A mama é uma proeminência bilateral da parede anterior do tórax, formada por uma porção glandular, por tecido conectivo e por variável, mas, em geral, abundante tecido adiposo. Em lactentes, nas crianças e nos homens, as mamas são rudimentares. Podem, entretanto, no homem, estar anormalmente desenvolvidas, uma condição patológica que se denomina **ginecomastia**, causada por fatores hormonais ou medicamentosos. No sexo feminino, desenvolvem-se na puberdade e atingem o máximo desenvolvimento no fim da gestação e no período do parto.

As **mamas** podem ser acometidas por patologias que causam sua inflamação, tanto infecciosas como tumorais, deixando a pele com **aspecto de casca de laranja**. Em decorrência de tumores, benignos ou malignos, não é infrequente a saída de secreção através dos mamilos, sendo uma das mais famosas a secreção em **"água de rocha"**, relacionada a carcinomas.

O **exame físico das mamas** é feito com a paciente deitada e com o braço ipsilateral repousado atrás da cabeça. Deve-se fazer a inspeção, seguida da palpação do parênquima, não deixando de palpar o parênquima atrás da auréola. Também se deve fazer uma leve expressão dos mamilos, a fim de verificar a saída de eventuais secreções. A palpação dos **linfonodos axilares** também é de extrema importância, sendo o primeiro ponto de drenagem linfática da mama e, consequentemente, onde se tem metastatização de carcinomas.

Situação e arquitetura (Figura 13.6)

As mamas situam-se anteriormente aos músculos da região peitoral (peitoral maior, serrátil anterior e oblíquo externo), no estrato areolar da tela subcutânea. A mama direita está separada da esquerda pelo **sulco intermamário**. Na sua arquitetura, a mama é constituída de:

a) **Parênquima:** de tecido glandular ou **glândula mamária**, composta de 15 a 20 **lobos** piramidais, cujos ápices estão voltados para a superfície e as bases,

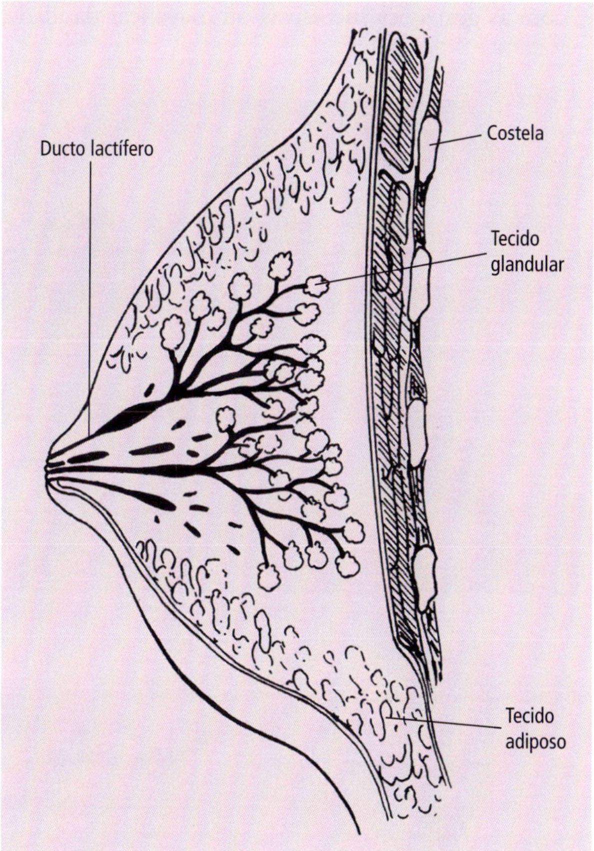

Figura 13.6 Mama em corte sagital.

para a parte profunda da mama. Cada um dos lobos é formado por lóbulos e têm **ductos lactíferos** que se abrem na papila mamária. Ao conjunto destes lobos, dá-se a denominação **corpo da mama**, que pode ser sentido pela palpação como uma região de consistência mais firme do que a das áreas vizinhas.

b) **Estroma:** de tecido conectivo, que envolve cada lobo e o corpo mamário como um todo. Predomina o tecido adiposo e este é sustentado por inúmeras trabéculas de tecido conectivo denso. O tamanho e a forma da mama estão diretamente relacionados com a quantidade de tecido adiposo do estroma.

c) **Pele:** dotada de glândulas sebáceas e sudoríferas, muito fina e onde se notam, por transparência, as veias superficiais.

Morfologia externa (Figura 13.7)

A forma da mama é geralmente cônica, mas há muita variação, dependendo da quantidade de tecido adiposo, do estado funcional (gestação, lactação) e da idade. As mamas iniciam o seu desenvolvimento na puberdade e, com as gestações sucessivas ou o avançar da idade, tornam-se progressivamente pedunculadas, fato explicado pela perda de elasticidade das estruturas de sustentação do estroma.

A **papila mamária** é uma projeção onde desembocam os 15 a 20 **ductos lactíferos** dos respectivos lobos da glândula mamária. A papila é composta principalmente de fibras musculares lisas, podendo se tornar rija. A papila da mama é ricamente inervada. Ao redor da papila, há uma área de maior pigmentação, a **aréola mamária**, onde existem glândulas sudoríferas e sebáceas, que formam pequenos tubérculos. Durante a gravidez, a aréola torna-se mais escura e retém essa cor posteriormente.

O maior aumento da mama ocorre evidentemente na fase final da gestação, quando o seu volume pode até triplicar. Não há, entretanto, relação entre o tamanho da mama e a quantidade de leite produzida. Uma mama pode ser grande não por causa da quantidade de tecido secretante, e sim da quantidade de gordura. Em razão da ação de hormônios femininos, não é raro ocorrer um discreto enrijecimento das mamas, às vezes doloroso, durante o período pré-menstrual.

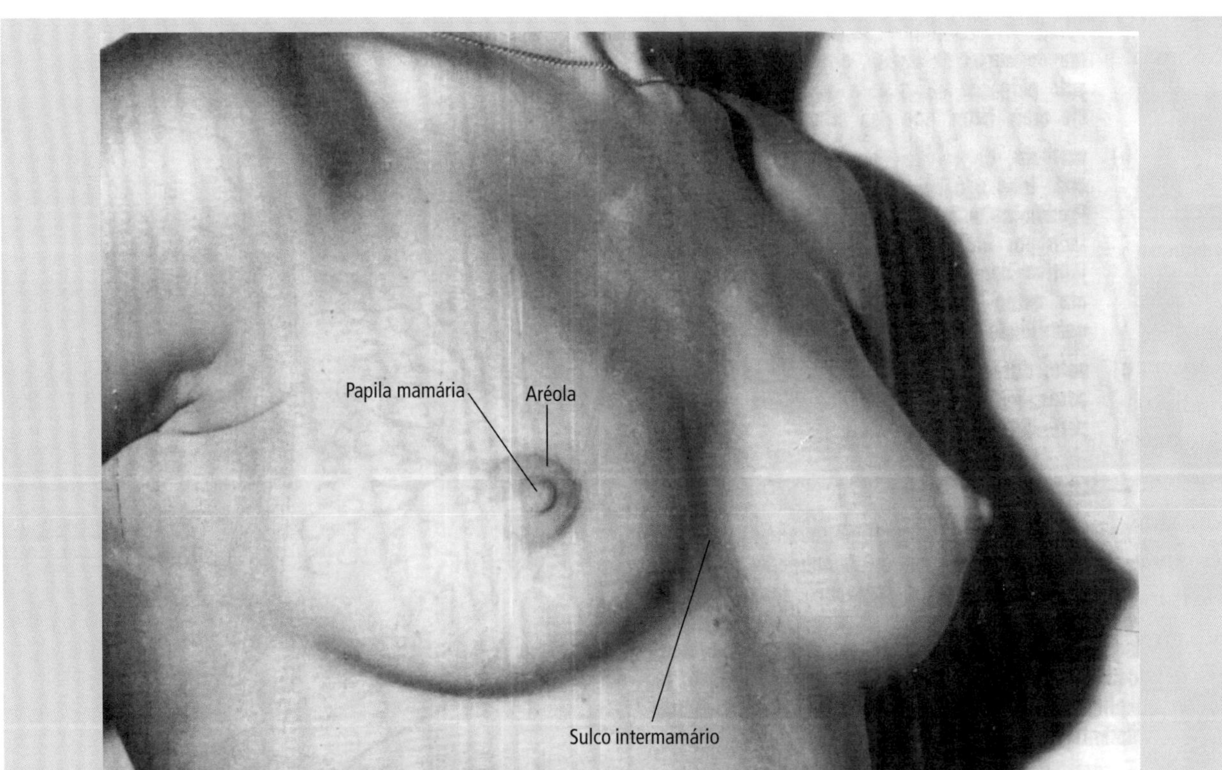

Figura 13.7 Fotografia de mamas.

CASO CLÍNICO

Paciente feminina, de 32 anos, queixa-se de cólicas menstruais fortes e incapacitantes, além de dor a urinar (disúria) e ao evacuar (disquezia) durante o período menstrual. Também relata dor à penetração profunda em relações sexuais (dispareunia). Feita a hipótese diagnóstica de endometriose, ao toque vaginal, a ginecologista palpa um ovário aumentado à direita e, ao toque retal, um nódulo em fundo de saco.

1. Quais das estruturas seguintes **não** fazem parte da fixação do ovário?
   a. Mesovário
   b. Ligamento próprio do ovário
   c. Fímbrias do infundíbulo
   d. Ligamento suspensor do ovário
2. Como se denomina a região de reflexão do peritônio na pelve onde foi palpado o nódulo?
   a. Escavação vesicouterina
   b. Escavação retouterina
   c. Fossa do peritônio
   d. Fossa cervical
3. Qual camada do útero é responsável pela descamação e, consequentemente, pela doença da paciente?
   a. Miométrio
   b. Perimétrio
   c. Endométrio
   d. Cavidade uterina

MATERIAL COMPLEMENTAR

Escaneie o QrCode para visualizar a imagem.

Imagem 13.1

- Gravidez tubária.

Fonte: Banco de imagens – Depositphotos.

RESPOSTAS DO CASO CLÍNICO

1) c; 2) b; 3) c

14 Sistema Endócrino

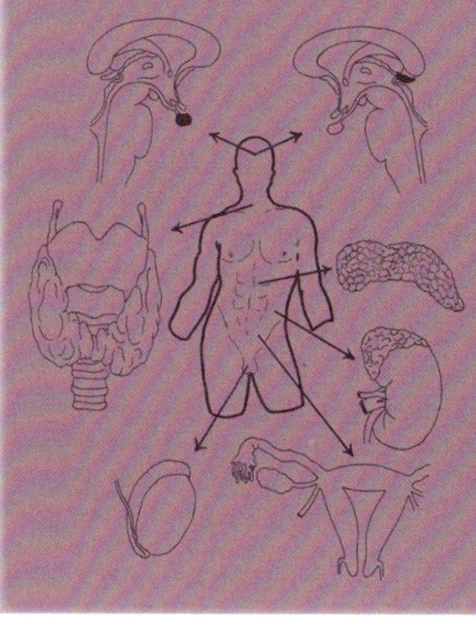

CONCEITO ANATÔMICO E FUNCIONAL

As glândulas endócrinas, também chamadas "glândulas de secreção interna", estão representadas por órgãos localizados em diversas regiões do corpo. Por não terem ductos excretores, as glândulas endócrinas lançam seus produtos de secreção (**hormônios**) diretamente na corrente sanguínea. Esse fato, por um lado, atesta a relação fisiológica entre elas, mas, por outro lado, não há nenhuma conexão estrutural direta entre esses órgãos, como encontramos, por exemplo, entre os componentes dos sistemas digestório ou respiratório. Portanto, a rigor, não se poderia falar de um **sistema endócrino anatômico**, embora a expressão seja de uso corrente. Isso não exclui, todavia, o fato de cada glândula endócrina se desenvolver em íntima relação com um sistema orgânico específico, embora a falta de conexão anatômica entre elas seja obstáculo suficiente para tornar discutível o conceito de sistema endócrino, do ponto de vista anatômico. Por essa razão, a Nomenclatura Anatômica prefere não consignar a denominação "sistema endócrino", para registrar apenas **glândulas endócrinas**.

Os hormônios são os mensageiros químicos produzidos nas glândulas endócrinas cuja função, em última análise, é manter a homeostase, a manutenção de um meio interno sadio para fazer frente a um ambiente externo mutável e com variados graus de estresse. Houve um tempo em que se pensava que as glândulas endócrinas tivessem a exclusividade na secreção de hormônios. Mais recentemente, entretanto, foram identificados agrupamentos celulares e numerosas outras células disseminadas por todo o corpo capazes de secretar hormônios. Também se sabe, hoje, que há várias outras vias pelas quais um hormônio pode ser transportado até a estrutura que constitui o seu alvo, além do seu lançamento na corrente sanguínea pelas glândulas endócrinas.

GLÂNDULAS ENDÓCRINAS

Embora existam vários hormônios secretados por um ou outro tipo celular, estão relacionadas a seguir apenas as principais estruturas que classificadas como glândulas endócrinas:

- glândula pineal;
- órgão subcomissural;
- glândula hipófise;
- glândula tireoide;
- glândulas paratireoides;
- timo (veja Imagem 14.1 disponível no QrCode ao final do capítulo);
- glândulas suprarrenais;
- ilhotas pancreáticas;
- ovários;
- testículos.

A Figura 14.1 mostra a localização topográfica de algumas das glândulas endócrinas.

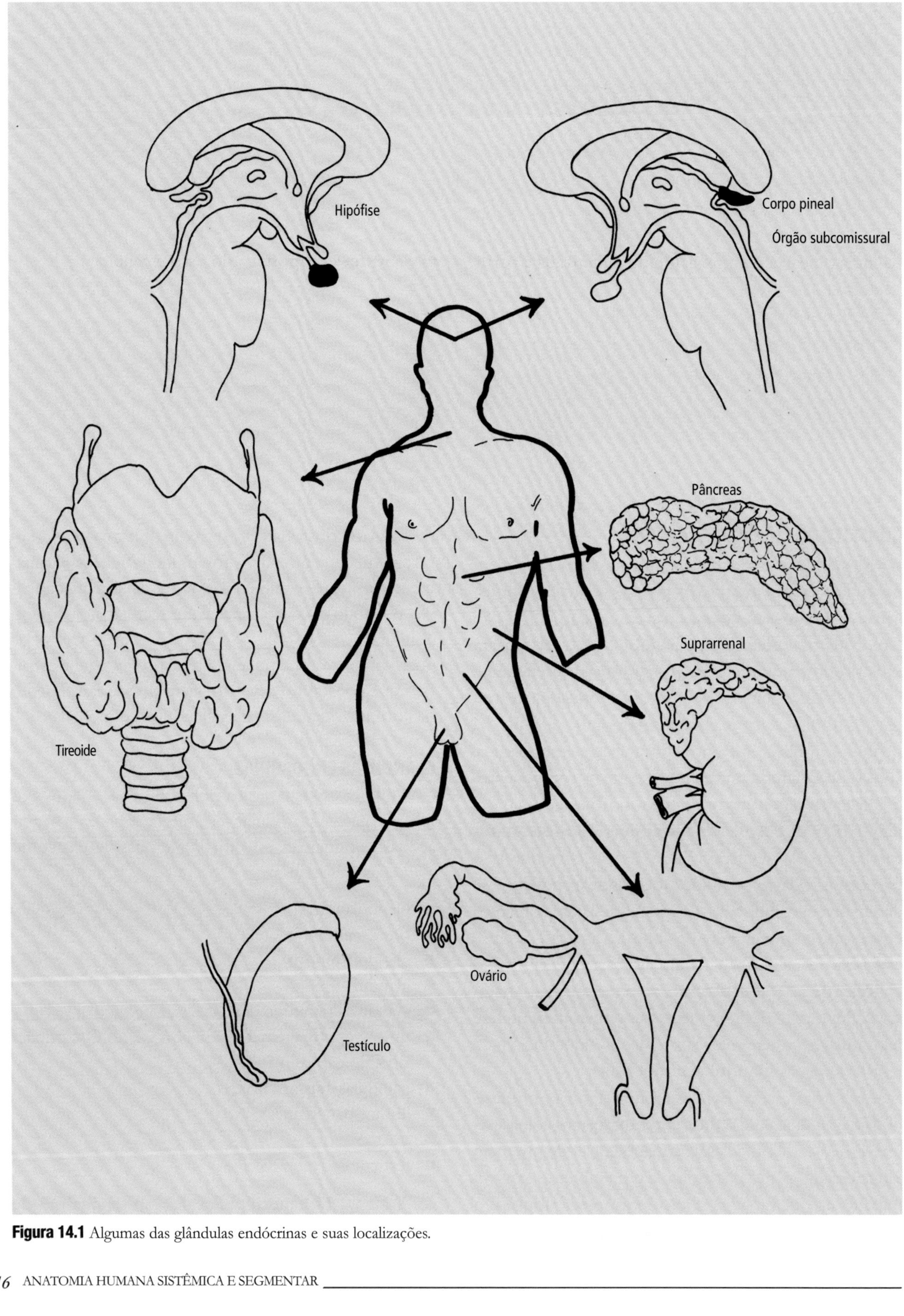

Figura 14.1 Algumas das glândulas endócrinas e suas localizações.

Glândula pineal

É um órgão mediano, ímpar, que se localiza numa depressão entre os colículos superiores (Capítulo 5 – Sistema Nervoso), abaixo do esplênio do corpo caloso. No adulto, apresenta áreas calcificadas que permitem a sua visualização radiológica. Trata-se de um órgão neuroendócrino relacionado com a regulação de um biorritmo, o ritmo do sistema endócrino. Além disso, nos mamíferos, tem ação inibidora sobre as gônadas. A glândula pineal contém melatonina, sintetizada a partir da serotonina.

A compressão da região da **glândula pineal** – o **teto do mesencéfalo** – gera a **síndrome do mesencéfalo dorsal** (ou síndrome pré-tectal, ou síndrome de Parinaud), podendo ser causada por hidrocefalia, repercussões de acidentes vasculares cerebrais ou tumores. Entre a constelação de sintomas pertinentes, há principalmente **alterações do exame oftalmológico**, com anormalidades do movimento vertical dos olhos, alterações das capacidades de convergência e divergência, paralisia da fixação ocular para cima com retração das pálpebras (também chamado de **sinal do sol poente**), ptose bilateral, retração das pálpebras superiores, ***skew deviation*** e eventuais anormalidades da pupila.

Órgão subcomissural

É assim denominado por estar localizado abaixo da comissura posterior do cérebro. Sua secreção é lançada no líquido cerebrospinal. O órgão subcomissural interfere na homeostase hídrica e no equilíbrio salino, tendo sido considerado, inclusive, regulador da sede.

Glândula hipófise

É um corpo ovoide, cuja principal porção está situada na **fossa hipofisial** do osso esfenoide onde, geralmente, permanece no cadáver após a remoção do cérebro. Faz conexões com o **hipotálamo** e está ligada a ele por uma haste, o **infundíbulo**, que atravessa uma pequena abertura no diafragma da sela. O diafragma é uma lâmina da dura-máter que forma o teto da sela turca do osso esfenoide (Capítulo 5 – Sistema Nervoso).

Duas partes são identificadas na hipófise: a **adeno-hipófise** (lobo anterior); e a **neurohipófise** (lobo posterior) (Figura 14.2). A adeno-hipófise é côncava posteriormente (a neuro-hipófise se encaixa nessa concavidade) e compreende uma **parte distal**, que é a maior delas; uma **parte tuberal** e uma **parte intermédia**. A parte tuberal é uma extensão superior da parte intermédia ao longo do infundíbulo. A parte distal está localizada anteriormente à **fenda intraglandular**.

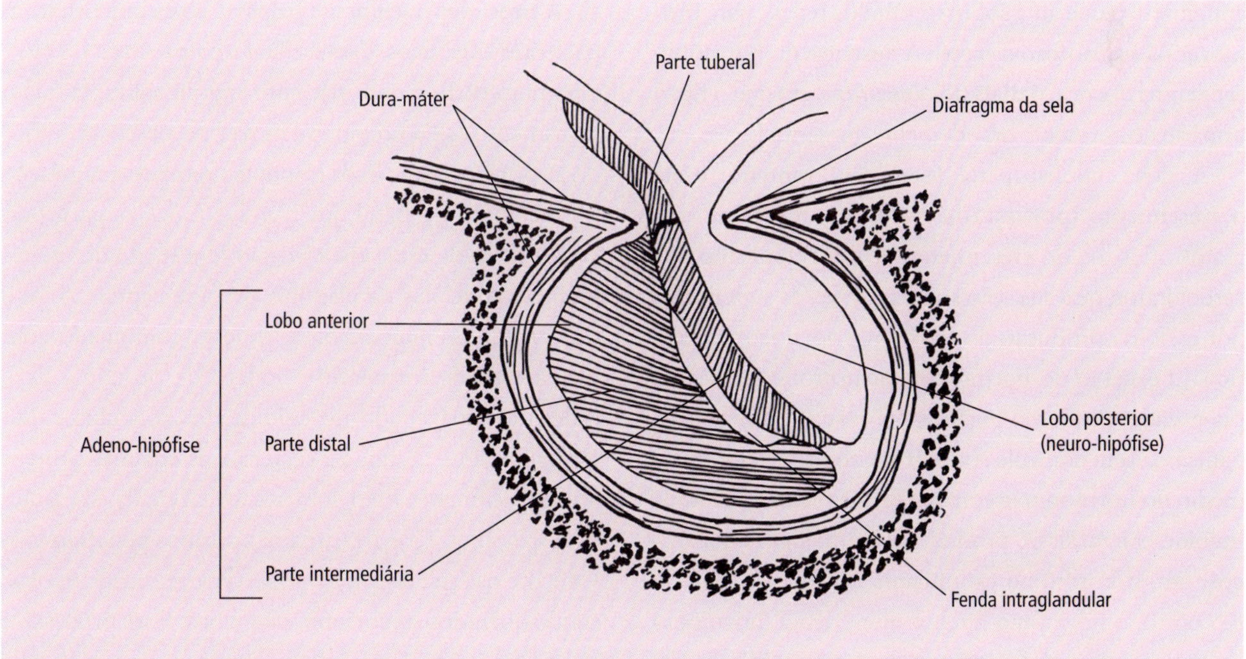

Figura 14.2 Arquitetura da hipófise (esquemático).

A situação particular da hipófise e suas relações são especialmente importantes sob o ponto de vista clínico. Tumores da hipófise não podem crescer nos sentidos anterior, posterior e inferior, já que a hipófise está situada numa caixa óssea. Assim, as suas relações superiores com o quiasma óptico e com os tratos ópticos tornam essas estruturas francamente vulneráveis na expansão dos tumores da hipófise que podem causar, com frequência, sintomas visuais.

A região da **hipófise** – também denominada **tituitária** – pode ser acometida por diversas patologias como adenomas (tumores benignos), tumores malignos e cistos. A expansão dessas massas para a região suprasselar gera, principalmente, **defeitos de campo visual**, sendo a **hemianopsia bitemporal** a mais comum. Nessa situação, tem-se uma perda dos campos temporais em ambos os olhos. Outros sintomas neurológicos incluem **cefaleia** (dor de cabeça) e **diplopia** (visão dupla).

A neuro-hipófise ou hormônio antidiurético (HAD) secreta dois hormônios: a **oxitocina**; e a **vasopressina**. A oxitocina exerce efeito sobre os músculos lisos, interfere na amamentação e causa contração da musculatura uterina. É, inclusive, utilizada em obstetrícia para provocar contrações do útero. A vasopressina é um hormônio antidiurético que atua sobre os túbulos renais, para promover na reabsorção da água. A ausência do hormônio causa uma doença, o **diabetes *insipidus***, em que o fluxo urinário se apresenta grandemente aumentado.

A adeno-hipófise (parte distal do lobo anterior) afeta o crescimento (por intermédio de seu hormônio somatotrófico, ou do crescimento), e o metabolismo dos carboidratos, pela sua ação sobre o córtex da suprarrenal por meio da produção do hormônio adenocorticotrófico. O excesso do hormônio somatotrófico, antes da puberdade, produz o gigantismo, e sua deficiência, o nanismo. Tem controle sobre o metabolismo por intermédio do hormônio tireotrópico, que regula a glândula tireoide. Além disso, produz hormônios gonadotróficos: um, o hormônio estimulante do folículo (HEF); e o outro, o hormônio luteinizante (HECI, hormônio estimulante das células intersticiais), que agem sobre os ovários e sobre os testículos. A adeno-hipófise estimula também a secreção das glândulas mamárias por intermédio do hormônio lactogênico.

A função da adeno-hipófise está relacionada a um complexo mecanismo de *feedback* envolvendo o hipotálamo e as concentrações dos hormônios no sangue. Em contrapartida, a neuro-hipófise apenas armazena e secreta a oxitocina e a vasopressina (HAD) que, na verdade, são produzidas pelo hipotálamo.

Glândula tireoide

Situa-se no plano mediano do pescoço, envolvendo parte da traqueia e da laringe. Tem forma de uma letra "H" (Figura 14.1), apresentando dois **lobos**, **direito** e **esquerdo**, unidos por uma ponte de tecido glandular, o **istmo** (item Tireoide do Capítulo 20 – Pescoço e Cabeça; e Figuras 20.55 e 20.56). Do istmo, eventualmente, sobe um prolongamento em forma de cone, o **lobo piramidal**. A glândula varia de forma e tamanho e, em geral, é um pouco maior nas mulheres do que nos homens da mesma idade. Com o uso do ultrassom, podem-se avaliar as dimensões e o volume da glândula tireoide, nódulos e cistos, o que é muito importante para o diagnóstico e o tratamento de eventuais patologias (veja Vídeo 14.1 disponível no QrCode ao final do capítulo).

A **tireoide** é facilmente palpável ao exame físico em pacientes eutróficos. Para facilitar a palpação da tireoide, é comum pedir para o paciente engolir saliva, já que o movimento faz a tireoide se mover no pescoço.

A principal função da glândula tireoide é a regulação do metabolismo basal que envolve todas as partes do corpo, além de estar associada ao fenômeno do crescimento. As células da glândula tireoide captam o iodo na corrente sanguínea, onde ele está combinado com uma proteína, formando o iodeto de proteína. Esse iodeto é armazenado no coloide dos folículos como tireoglobulina. Durante a secreção, as enzimas proteolíticas fracionam a tireoglobulina armazenada, liberando os hormônios T3 e T4 (tiroxina). Ambos penetram novamente nas células, dirige-se à sua extremidade oposta, sendo liberados na corrente sanguínea. Esse processo é estimulado pelo hormônio tireotrófico secretado pela adeno-hipófise.

As alterações da secreção de hormônios pela glândula tireoide podem produzir diversos estados patológicos, de hipertireoidismo ou hipotireoidismo, gerando doenças de gravidade variável e que, eventualmente, podem necessitar de abordagem cirúrgica. A cirurgia também se faz necessária em casos de câncer, que não são incomuns. A tireoide pode ser ressecada parcial ou completamente e, no segundo caso, faz-se necessária a suplementação do hormônio tireoidiano pelo paciente para o resto da vida, que é feita por via oral. Na cirurgia, é preciso de cuidado na ligadura da artéria tireóidea inferior, em virtude da proximidade com o nervo laríngeo recorrente, cuja lesão pode causar desde uma rouquidão no paciente até paralisia completa das pregas vocais com insuficiência respiratória caso seja bilateral.

Em casos de **bócio** em que a tireoide está claramente aumentada, ela pode se estender para a região do tórax e causar um **bócio mergulhante**, que pode aparecer como uma massa mediastinal à radiografia de tórax e, eventualmente, causar sintomas compressivos na região.

Glândulas paratireoides

Estão situadas, geralmente, na metade medial da face posterior de cada lobo da glândula tireoide. Seu número varia de dois a seis e cada uma delas mede no máximo 6 mm de comprimento. São glândulas essenciais à vida porque regulam o metabolismo do cálcio.

As **glândulas paratireoides** podem ser facilmente lesionadas ou até mesmo ressecadas durante a cirurgia de remoção da tireoide (tireoidectomia). Elas também podem sofrer de patologias intrínsecas que impeçam seu funcionamento adequado. Quando acometidas, as paratireoides causam um desbalanço importante dos níveis de cálcio no organismo, gerando a hipocalcemia, que se apresenta de maneira aguda com sintomas neurológicos típicos: a **tetania**. A tetania pode ser leve, com dormência perioral, parestesias e câimbras; ou severa, com espasmo carpopedal, laringoespasmo e até mesmo convulsões. Dois sinais clássicos que remetem à tetania são o **sinal de Trosseau**, que é um espasmo carpal induzido; e o **sinal de Chvostek**, que é a contração dos músculos da mímica da face após estímulo do nervo facial anterior ao pavilhão auricular do mesmo lado.

Timo

Trata-se de um órgão linfoide, bilateralmente simétrico, bem desenvolvido até a adolescência, mas, no adulto, fica reduzido a uma massa fibroadiposa, de tecido conectivo amplamente infiltrado por tecido adiposo. Na infância, ele pode ser identificado radiologicamente no mediastino superior, sendo um órgão ativo na linfocitogênese e nas funções de imunidade durante esse período. Ele é a sede de formação dos linfócitos T, cuja maturação é regulada por hormônios, como a timopoetina e a timosina, produzidos pelas células epiteliais tímicas. Alguns autores, entretanto, não consideram o timo uma glândula endócrina.

O timo pode eventualmente ser fonte de patologias tumorais, sendo um dos diagnósticos diferenciais de massas do mediastino anterior.

Glândulas suprarrenais

São bilaterais e estão localizadas sobre a parte medial do polo superior dos rins onde podem ser facilmente visualizadas. Sua porção central é a **medula**, correspondente a 90% da massa glandular, e a periférica é o **córtex**, que corresponde a 10%.

Do ponto de vista funcional, o córtex da glândula suprarrenal secreta hormônios esteroides, derivados do colesterol, como o cortisol, a corticosterona (glicocorticoides), a aldosterona (mineralocorticoide), além de esteroides sexuais, como a androstenediona. Os glicocorticoides têm uma função ampla no organismo, sobre o metabolismo de glicídios, proteínas e lipídios, assim como agem na resposta inflamatória e nas reações de imunidade. A aldosterona regula o equilíbrio hídrico e eletrolítico do corpo e é o principal hormônio mineralocorticoide. Os hormônios mineralocorticoides são influenciados pelo teor de angiotensina II no sangue, a qual, por sua vez, é regulada pelas células justaglomerulares do rim, sensíveis às variações de volemia e à pressão sanguínea.

A medula das glândulas suprarrenais faz parte do contingente cromafínico do corpo e, assim, secreta as catecolaminas, noradrenalina e adrenalina. Assemelha-se, funcionalmente, à parte simpática da divisão autônoma do sistema nervoso (SN). É essa estrutura que, em momentos de estresse, secreta adrenalina e noradrenalina, lançando-as na corrente sanguínea.

O córtex suprarrenal está sob o controle parcial da adeno-hipófise. A remoção da hipófise não prejudica a parte da glândula suprarrenal que controla o equilíbrio eletrolítico, mas afeta definitivamente a parte que controla o metabolismo dos glicídios. Ver também o item Parede Abdominal Posterior do Capítulo 22 – Abdome.

Ilhotas pancreáticas

O pâncreas é uma glândula mista e sua porção exócrina foi mencionada no Capítulo 10 – Sistema Digestório. A parte endócrina corresponde às **ilhotas pancreáticas** (de Langerhans), microscópicas, disseminadas na porção exócrina. Os lóbulos pancreáticos apresentam uma alta percentagem de células que secretam enzimas para a digestão e que os armazenam como grânulos de zimogênio, e pequena percentagem de células dos ductos intralobulares. O tecido endócrino, representado pelas ilhotas pancreáticas, participa dos lóbulos. Essas ilhotas acham-se disseminadas pelo pâncreas e são constituídas por quatro tipos de células: **alfa**; **beta**; **delta**; e **PP**. As células alfa produzem o glucagon, que aumenta o nível da glicose sanguínea. As células beta produzem insulina, essencial para uma adequada utilização de glicídios. A falta de insulina acarreta uma utilização incompleta de glicídios, resultando em um elevado nível de glicose no sangue e no aparecimento de glicose na urina (**glicosúria**). As células delta secretam a somatostatina cuja função está relacionada ao controle de outros hormônios, como a insulina e o hormônio do crescimento. Finalmente, as células PP (ou células F) são responsáveis pela secreção de peptídeos pancreáticos que parecem estimular o apetite e estão, ainda, envolvidos com as ações da insulina e da somatostatina.

Ovários

O ovário está descrito, com detalhes, nos Capítulos 13 – Sistema Genital Feminino; e 23 – Pelve. Aqui, é suficiente dizer que os ovários, a partir da puberdade, estão sob a influência dos hormônios gonadotróficos da hipófise, produzindo estrogênio e progesterona. Esses hormônios desenvolvem o endométrio uterino até um estágio apropriado para receber o ovo em desenvolvimento. Além disso, influenciam também outras estruturas do organismo, como a hipófise, provavelmente por intermédio do hipotálamo, e as mamas. Sua ação também se faz sentir no desenvolvimento de células sanguíneas e dos caracteres sexuais secundários gerais, como a forma do corpo, a voz e a distribuição de pelos.

Testículos

O testículo foi descrito nos Capítulos 12 – Sistema Genital Masculino; e 23 – Pelve. Trata-se de um órgão par, contidos no escroto. São as gônadas masculinas, como os ovários são as gônadas femininas. Além de produzir espermatozoides, o testículo produz a testosterona, um hormônio que atua sobre órgãos genitais acessórios (próstata, glândulas seminais e bulbouretrais) e tem um efeito sobre os caracteres sexuais secundários masculinos: crescimento de pelos púbicos, axilares e faciais; aumento da laringe (o que produz alteração no timbre da voz) e dos seios paranasais; e crescimento do esqueleto. A secreção da testosterona está sob controle do hormônio luteinizante (hormônio estimulante das células interesticiais) produzido pela hipófise.

CASO CLÍNICO

Paciente de 15 anos vem ao consultório do oftalmologista com queixa de visão dupla há cerca de 2 meses, além de eventual cefaleia (dor de cabeça) que vem em piora. Feita uma tomografia do crânio que mostra massa na região suprasselar, que é ressecada em cirurgia. A patologia mostra um craniofaringioma.

1. A glândula hipófise se comunica com outra estrutura do prosencéfalo, que produz hormônios que são armazenados na glândula antes de serem secretados. Que estrutura é essa?
   a. Glândula pineal
   b. Colículo superior
   c. Hipotálamo
   d. Tálamo

2. A estrutura anterior e a glândula hipófise se comunicam através de uma haste, o infundíbulo, que atravessa:
   a. Uma lâmina da dura-máter para entrar na sela turca
   b. A parte tuberal da adeno-hipófise
   c. A fenda intraglandular
   d. A meninge
3. A hipófise está dividida em duas partes, que produzem ou armazenam todos os hormônios a seguir, exceto:
   a. Vasopressina
   b. Melatonina
   c. Hormônio somatotrófico
   d. Hormônio luteinizante

MATERIAL COMPLEMENTAR

Escaneie os QrCodes para visualizar a imagem e/ou o vídeo.

Imagem 14.1

- Timo.

Fonte: Banco de imagens – Depositphotos.

Vídeo 14.1

- **Palpação da tireoide:** "com o paciente sentado ou em pé, o examinador deve se posicionar à sua frente e deslizar a mão pelo pescoço do paciente, identificando o primeiro abaulamento, a cartilagem tireoide. Logo abaixo, está o segundo abaulamento, a cartilagem cricoide. A glândula tireoide se localiza logo abaixo dessa cartilagem. Com os polegares, palpam-se os lobos um de cada vez. A consistência normal da tireoide é fibroelástica e alterações nessa consistência podem indicar situações patológicas".

RESPOSTAS DO CASO CLÍNICO

1) c; 2) a; 3) b

15 Sistema Sensorial

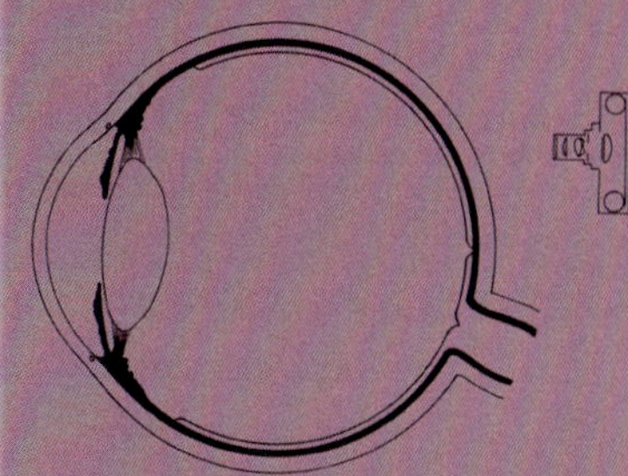

CONCEITO

Para que o sistema nervoso (SN) possa exercer suas funções de integração e coordenação, comandando contínuos ajustes necessários para o perfeito funcionamento do organismo, é preciso que cheguem até ele informações provenientes dos meios interno e externo. Esses estímulos são captados por órgãos específicos, denominados **sensoriais** que, no seu conjunto, constituem o **sistema sensorial**. O elemento primário de qualquer órgão sensorial é o **receptor** que pode ser único ou consistir de um agregado de unidades. Assim, no Capítulo 5 – Sistema Nervoso, foram mencionados os órgãos relacionados com a sensibilidade geral (**exteroceptiva**, **interoceptiva** e **proprioceptiva**) e, nos Capítulos 9 – Sistema Respiratório e 10 – Sistema Digestório, foram feitas referências, respectivamente, aos órgãos sensoriais relacionados de forma direta com a **olfação** e **a gustação**. Na extremidade cefálica, entretanto, desenvolvem-se órgãos sensoriais altamente complexos, encarregados de captar o estímulo luminoso e o sonoro: são os **órgãos da visão** e **vestibulococlear**. Este capítulo diz respeito, particularmente, à anatomia desses órgãos sensoriais. A Nomenclatura Anatômica prefere registrar a denominação **órgãos dos sentidos**, preterindo a denominação **sistema sensorial**, que está sendo usada porque consagrada pelo uso.

SENSIBILIDADE GERAL

Os estímulos provenientes do meio externo são captados por **receptores exteroceptivos**

Os estímulos ambientais, exteroceptivos, são determinados por agentes químicos ou físicos do meio externo ao indivíduo, como calor, frio, luz, cor, som, odor, gosto, estímulos mecânicos e dor.

Estímulos originados no meio interno, ou seja, das vísceras ou das serosas viscerais ativam **receptores interoceptivos**. Os proprioceptores captam estímulos mecânicos oriundos do sistema locomotor e incluem, ainda, o órgão vestibular da orelha interna. Na prática, a sensibilidade pode ser superficial ou profunda. A superficial envolve o tato, a temperatura, a dor e a capacidade de discriminação entre dois pontos, já a profunda diz respeito à percepção do sentido de posição dos músculos e articulações (propriocepção), da dor muscular profunda e da sensibilidade à vibração. Existe também uma sensibilidade combinada, isto é, superficial e profunda, que envolve a **estereognosia**, ou seja, a capacidade de identificar a forma tridimensional ou espacial e a natureza de objetos familiares pelo sentido do tato. Essa sensibilidade táctil, de acordo com o neurônio utilizado para captar o estímulo, pode ser **epicrítica**, que é a percepção do tato fino ou discriminativo, a discriminação de dois pontos e a **sensibilidade protopática** envolvendo o tato grosseiro. De forma mais genérica, a sensibilidade cutânea pode ser associada a funções com variados graus de discriminação. A sensibilidade mais fina (tato fino, estereognosia e sensibilidade vibratória) segue por vias nervosas centrais distintas das vias nervosas centrais que conduzem sensações menos discriminativas (dor, temperatura, tato protopático). Quando se consideram os princípios que regem a lesão e a regeneração de nervos, a sensibilidade epicrítica, uma vez perdida, leva de 1 a 2 anos para voltar, e, mesmo assim, não volta completamente. Já a sensibilidade protopática volta muito mais rapidamente, em cerca de 2 meses.

ÓRGÃO OLFATÓRIO

Como foi mencionado no capítulo referente ao sistema respiratório, o órgão olfatório está situado na **parte olfatória da túnica mucosa da cavidade nasal**, ou seja, na parte superior da parede lateral e do septo nasal. Essa área é denominada **região olfatória**. Nela, encontram-se as células olfatórias, neurônios bipolares, cujos prolongamentos periféricos alcançam a superfície do epitélio, constituindo, assim, as **vesículas olfatórias**. Os prolongamentos proximais das células olfatórias são finos filamentos axonais que se unem para formar feixes nervosos, os quais, por sua vez, atravessam a lâmina cribriforme do osso etmoide para fazer conexões com o **bulbo olfatório** do **nervo olfatório**, com a retransmissão subsequente de impulsos para os centros olfatórios no cérebro.

ÓRGÃO DA VISÃO

A descrição do órgão da visão feita neste capítulo deve ser complementada com a que é feita no item Órgãos da Visão do Capítulo 20 – Pescoço e Cabeça. Compreendem:

a) O **olho** e os **órgãos acessórios**, ou anexos, que serão descritos separadamente.
b) As **vias ópticas** (Capítulo 5 – Sistema Nervoso).
c) Os **centros ópticos encefálicos** (Capítulo 5 – Sistema Nervoso).

Olho: o bulbo do olho

Está localizado na órbita e funciona como uma máquina fotográfica, isto é, dotado de um sistema de lentes que fazem convergir os raios luminosos para os fotorreceptores (Figura 15.1). Para que isso aconteça, o bulbo do olho apresenta mecanismos capazes de regular a quantidade de raios luminosos: **constrição** e **dilatação da pupila**; **refração da córnea**; **a lente**; o **mecanismo de acomodação**; e os **humores aquoso** e **vítreo**. O olho, pois, é um órgão par, esferoide, contido na cavidade da órbita, unido posteriormente à extremidade distal do 1º nervo craniano, o **nervo óptico**, e circundado por considerável quantidade de gordura. Sua parede apresenta três túnicas concêntricas (Figura 15.1):

a) **Túnica fibrosa:** a mais extensa, compreende a **esclera** e a **córnea**. Essa última é a parte anterior, transparente, da túnica fibrosa do bulbo do olho, e funciona como meio dióptrico, isto é, como meio de refração para os raios luminosos. A esclera é a parte opaca, posterior, da túnica fibrosa, servindo como meio de proteção e para a inserção de tendões dos músculos extrínsecos do olho. Tem uma coloração esbranquiçada e pode ser vista através da conjuntiva, como o "branco do olho".
b) **Túnica vascular:** corresponde à túnica média e contém numerosos vasos. Compreende três partes: **corioide**, **corpo ciliar** e **íris**. A corioide é posterior, de coloração marrom, e forra a maior parte da esclera. O corpo ciliar é um espessamento da túnica vascular e une a corioide com a íris. Apresenta uma série de elevações em sua superfície interna, os **processos ciliares**, nos quais se prendem fibras da **zônula ciliar** que se estendem até a periferia da **lente** (que era denominada "cristalino"). A lente está, portanto, presa ao corpo ciliar (Figura 15.2). Um dos componentes mais importantes do corpo ciliar é o **músculo ciliar** (músculo liso): quando se contrai, o corpo ciliar é deslocado anteriormente e isso diminui a tensão das fibras da zona ciliar. Nessas condições, a parte central da lente torna-se mais curva, aumentando o seu poder de refração e permitindo o foco para objetos mais próximos, fenômeno denominado **mecanismo de acomodação**. A **íris** é um diafragma circular, pigmentado, situado anteriormente à lente e apresentando uma abertura central, a **pupila**. O diâmetro da pupila varia com a quantidade de raios luminosos: à luz intensa, ela se fecha, dilatando-se quando há pouca luminosidade. Para isso, a íris apresenta um **músculo dilatador da pupila** e um **músculo esfíncter da pupila**.

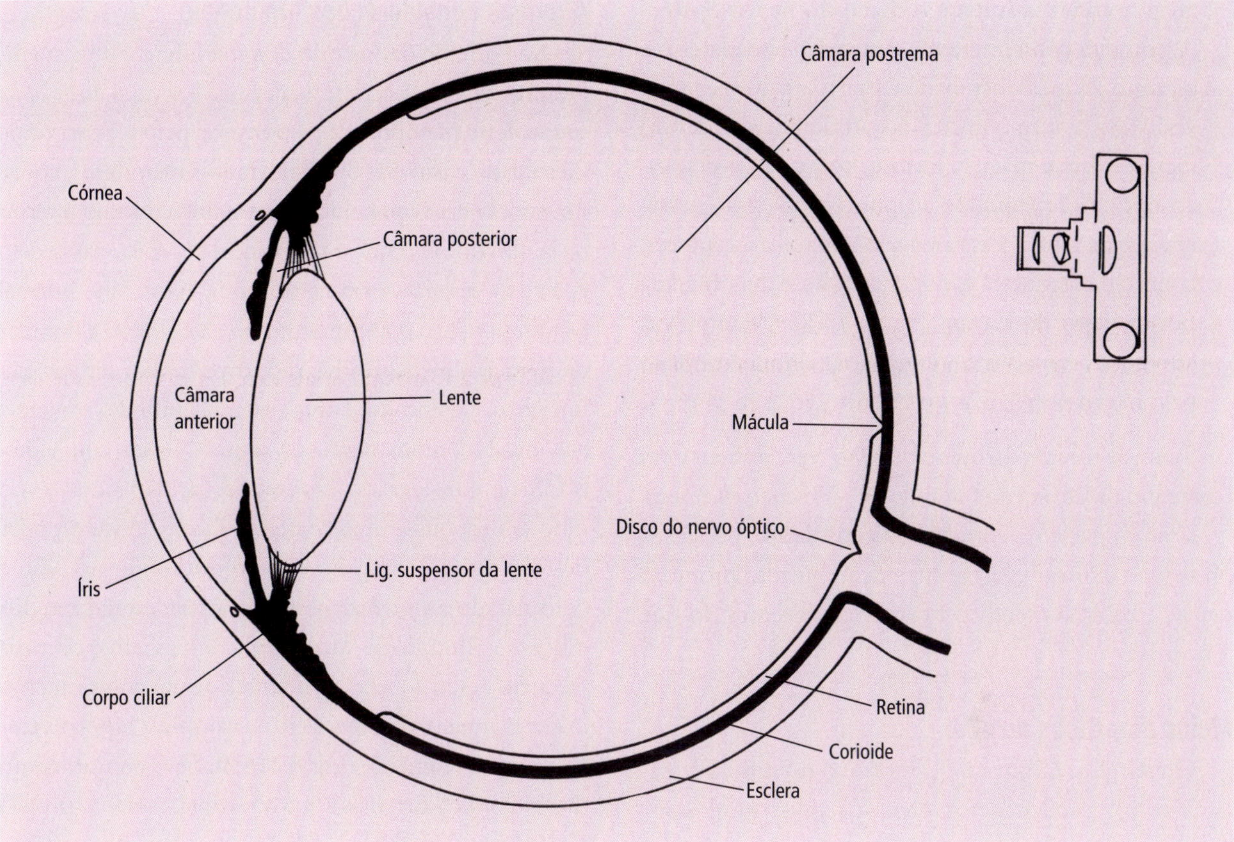

Figura 15.1 Corte transversal do olho. A corioide aparece em preto.

Ao exame físico ocular, examinar a **pupila** é de extrema importância, pois pode demonstrar disfunção dos músculos dilatador da pupila e esfíncter da pupila, podendo refletir disfunção nervosa decorrente de uma patologia de base (p. ex., tumor intracraniano, aneurisma cerebral, neuropatia diabética etc.).

c) **Túnica interna:** também denominada **retina** e apresenta uma estrutura microscópica complexa para poder captar os estímulos luminosos. Na verdade, ela contém uma expansão do nervo óptico. Essa estrutura, entretanto, não existe em toda a retina, terminando no nível de uma franja denteada, a **ora serrata**. A porção receptora da retina, posterior à **ora serrata**, é a parte maior da retina, denominada **retina nervosa**, em contraposição à parte anterior, menor, que é a **parte cega da retina** por não ter fotorreceptores. A retina nervosa contém células especiais, fotorreceptoras, os **cones** e os **bastonetes**. Essa porção é conhecida também como **fundo do olho**, em que se pode distinguir duas pequenas

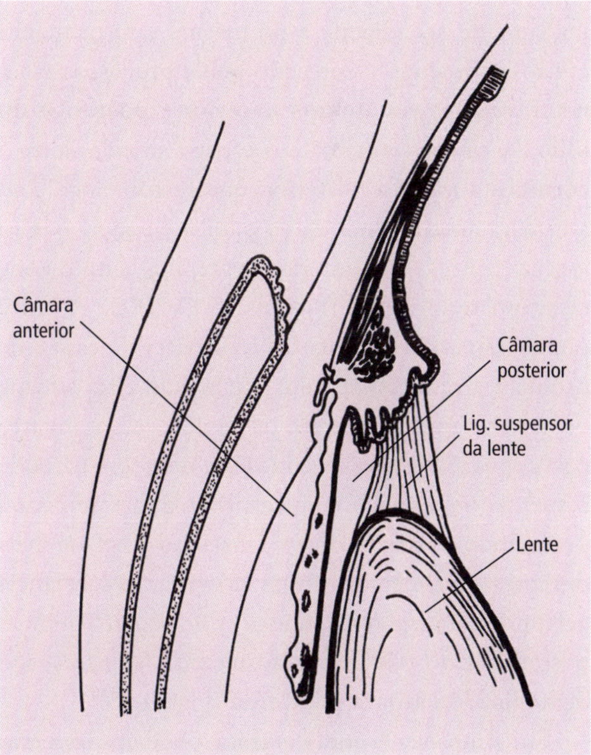

Figura 15.2 Corte sagital do olho (detalhe).

áreas, a **mácula lútea** e o **disco do nervo óptico**. A primeira contém grande quantidade de cones e é o ponto de maior acuidade visual. Para que se tenha visão nítida de um objeto, os raios luminosos devem incidir sobre a mácula. Por sua vez, o disco do nervo óptico corresponde ao ponto onde esse nervo emerge da retina. Essa área não tem fotorreceptores, cones ou bastonetes e, por essa razão, é denominada **ponto cego da retina** (Figura 15.1). Os impulsos luminosos captados na retina são levados ao cérebro pelo nervo óptico e as vias ópticas.

Sobre as túnicas do bulbo do olho, ver também item Conteúdo da Órbita do Capítulo 20 – Pescoço e Cabeça.

Em um paciente com **hipertireoidismo**, podemos observar a **exoftalmia**, também denominada "proptose ocular", na qual os olhos ficam mais salientes do que o normal.

Meios dióptricos do olho

O aparelho dióptrico ou refrativo do olho é constituído por órgãos pelos quais os raios luminosos passam sucessivamente, compreendendo a **córnea**, já descrita, o **humor aquoso**, a **lente** e o **corpo vítreo**. O humor aquoso tem uma composição aproximadamente semelhante à do plasma sem proteínas e, provavelmente, é formado pelos processos ciliares. Preenche as **câmaras anterior** e **posterior do olho**. A câmara anterior é o espaço situado entre a córnea e a íris, e a posterior, que se comunica com a câmara anterior através da pupila, é aquela que se localiza entre a íris, anteriormente, e a lente e zona ciliar, posteriormente (Figuras 15.1 e 15.2). A **lente** é uma estrutura biconvexa, transparente, capaz de produzir a refração de raios luminosos. Está situada posteriormente à íris e fixada aos processos ciliares pela zona ciliar. Sua convexidade, como foi visto, pode aumentar ou diminuir no mecanismo da acomodação, permitindo a visão de objetos mais próximos ou mais distantes. Finalmente, o corpo vítreo é uma substância gelatinosa, transparente, que ocupa os quatro quintos posteriores do olho, posteriormente à lente, espaço denominado **câmara postrema** (Figura 15.1).

Em um paciente com **catarata**, podemos observar a opacificação da lente ocular (**cristalino**).

Algumas considerações funcionais

Na corioide da maioria dos mamíferos, uma membrana iridescente, o **tapetum**, pode ser visto através da retina. Essa membrana é responsável pelo reflexo verde ou azulado, visto nos olhos de muitos mamíferos, como no gato. O eixo óptico do olho é a linha do eixo interno do bulbo do olho que, do vértice da córnea, passa pelo centro da pupila e termina na retina. Num olho normal e em repouso, o comprimento do eixo óptico e o poder de refração do dispositivo dióptrico devem ser tais que um objeto, colocado a uma distância infinita, projete a sua imagem, nitidamente, na retina. Nessas condições, o olho é considerado **emétrope**. Se não houver, no olho em repouso, uma correlação exata entre o poder de refração e o comprimento do eixo óptico, o olho é considerado **ametrópico**, isto é, o estado refrativo dos olhos é denominado **ametropia**. As ametropias mais frequentes são aquelas resultantes de um comprimento maior ou menor do eixo óptico – **miopia** e **hipermetropia**, respectivamente (Figura 15.3). Se o comprimento do eixo óptico for maior que o normal, o objeto projeta

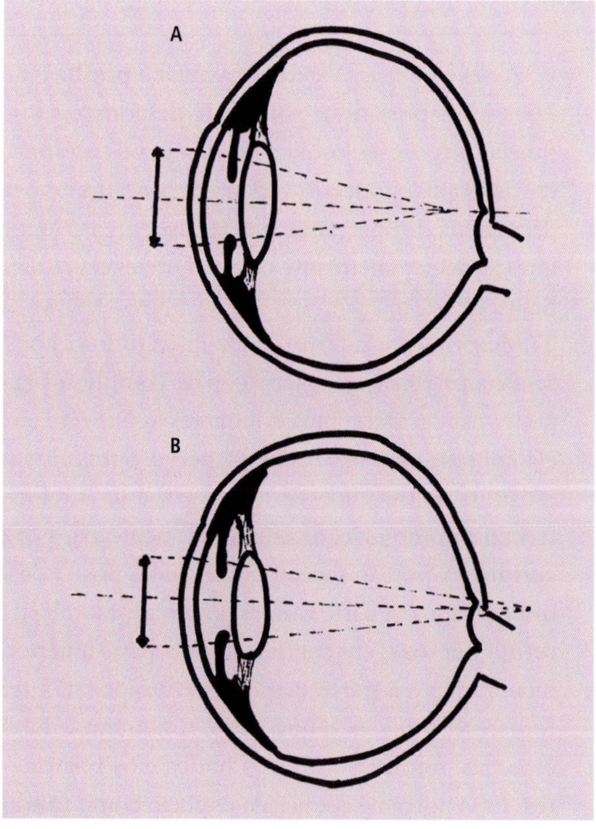

Figura 15.3 Em **A**, miopia. Em **B**, hipermetropia.

sua imagem aquém (na frente) da retina, e o olho é míope; se, no entanto, o comprimento do eixo óptico for menor do que o normal, o objeto projeta sua imagem além da retina, e o olho é hipermétrope. O uso de lentes adicionais (óculos) faz o foco incidir sobre a retina.

Anexos do olho

Os anexos do olho incluem **elementos de proteção** e **músculos motores**, denominados **extrínsecos do olho**.

Elementos de proteção

Compreendem os **supercílios**, os **cílios**, as **pálpebras** e a **glândula lacrimal**. Os supercílios impedem que o suor, escorrendo pela fronte, atinja o olho. Os cílios, implantados na margem livre das pálpebras, protegem o olho contra a penetração de partículas de poeira. As pálpebras apresentam na sua superfície interna uma membrana rósea, muito delgada, denominada **conjuntiva**, que reveste também a porção anterior do bulbo ocular, com exceção da córnea. Quando as pálpebras estão fechadas, forma-se um espaço entre elas e o bulbo do olho, o **saco da conjuntiva**. A **glândula lacrimal** (Figura 15.4) está situada no ângulo lateral e superior da órbita e seus ductos se abrem na porção superior do saco da conjuntiva. A secreção lacrimal (lágrimas) umedece constantemente o olho, impedindo o ressecamento da córnea e, nesse processo, o movimento das pálpebras (piscar) é um auxiliar valioso. Como as lágrimas são produzidas continuamente, faz-se necessária a existência de um sistema de drenagem. Este está constituído, em cada olho, por dois **canalículos lacrimais** que se iniciam no ângulo medial do olho e desembocam, depois de curto trajeto, no **saco lacrimal**. O saco lacrimal, por sua vez, é continuado pelo **ducto lacrimonasal** que se abre no meato inferior da cavidade nasal (Figura 15.4).

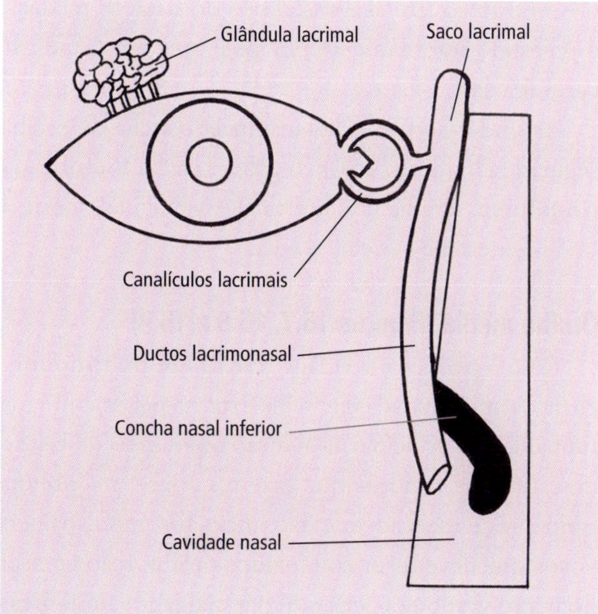

Figura 15.4 Vias lacrimais (esquemático).

Músculos extrínsecos do olho

As Figuras 15.5 e 15.6 ilustram, de maneira esquemática, os músculos extrínsecos do olho. São sete, dos quais seis estão fixados na esclera e um levanta a pálpebra superior (**músculo levantador da pálpebra superior**). Os músculos motores do olho compreendem os **músculos retos superior**, **inferior**, **medial** e **lateral**, e os **músculos oblíquos superior** e **inferior**. Com exceção dos retos lateral e medial, que são puramente **abdutores** e **adutores** do olho, respectivamente, as ações dos outros quatro músculos são complexas e não podem ser expressas simplesmente como um abaixamento (reto inferior) ou elevação (reto superior) do olho. Na verdade, dependendo da posição do olho, isto é, se aduzido, abduzido ou em posição primária, as ações dos músculos retos (superior e inferior) e dos oblíquos (superior e inferior) variam. Não cabe aqui uma discussão minuciosa sobre o assunto, mas ela é feita no item Músculos Extrínsecos do Bulbo do Olho do Capítulo 20 – Pescoço e Cabeça. Do mesmo modo, para irrigação, drenagem e inervação do conteúdo da órbita, ver os itens Nervos da Órbita, Artérias da Órbita e Veias da Órbita do mesmo capítulo.

ÓRGÃO DA AUDIÇÃO E DO EQUILÍBRIO

Os órgãos responsáveis pela audição e pelo equilíbrio diferem morfológica e funcionalmente. É certo que, na escala filogenética, a função do equilíbrio precedeu a da audição, mas os órgãos responsáveis por aquelas funções acabaram ocupando o mesmo espaço, o **labirinto** da orelha interna. Por essa razão, são estudados em conjunto. Trata-se, portanto, de descrever aqui, não só órgãos capazes de perceber estímulos sonoros, mas também aqueles sensíveis aos estímulos provocados por alterações da posição da cabeça no espaço. Desse

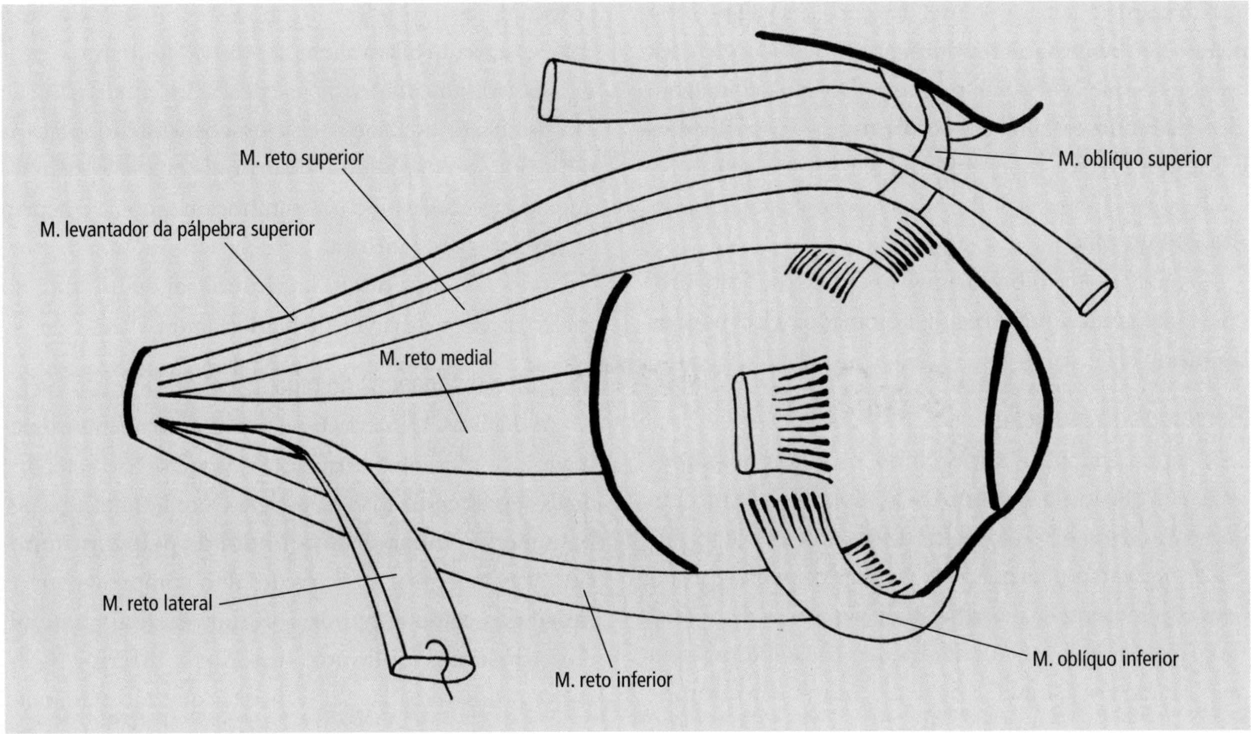

Figura 15.5 Músculos extrínsecos do olho vistos lateralmente.

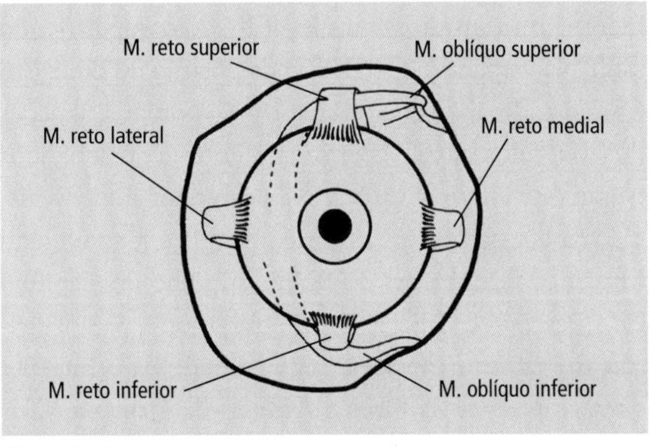

Figura 15.6 Músculos extrínsecos do olho vistos anteriormente.

modo, o que se denomina **órgão estatoacústico**, ou órgão **vestibulococlear**, é o órgão não só da audição, mas também do equilíbrio, e compreende três partes: **orelha externa**; **média**; e **interna** (Figura 15.7). As orelhas externa e média estão envolvidas, exclusivamente, com a função auditiva (veja Vídeo 15.1 disponível no QrCode ao final do capítulo). Em contrapartida, na orelha interna, encontramos os dois órgãos: da audição; e do equilíbrio. Para uma descrição mais detalhada dos órgãos da audição, ver o item Órgãos da Audição e do Equilíbrio do Capítulo 20 – Pescoço e Cabeça.

Orelha externa (Figura 15.7)

Compreende a **orelha** e o **meato acústico externo**, canal que se estende até a **membrana timpânica**. A orelha, dobra cutânea em forma de concha, suportada por esqueleto cartilaginoso incompleto, prolonga-se com o meato acústico externo. Esse canal, cartilaginoso no terço lateral e ósseo nos dois terços mediais, é revestido internamente por pele, rica em glândulas ceruminosas.

As ondas sonoras captadas pela concha da orelha seguem pelo meato acústico externo até a **membrana timpânica**, lâmina conjuntiva flexível situada entre a orelha externa e a orelha média.

Orelha média (Figuras 15.7, 15.8 e 15.9)

É uma pequena cavidade (**cavidade do tímpano**) cheia de ar e separada da orelha externa pela membrana timpânica. O princípio da audição repousa na utilização de estímulos sonoros que fazem vibrar a membrana timpânica e mais adiante dão início aos impulsos nervosos que devem ser conduzidos pela porção coclear do nervo vestibulococlear (8° par craniano) até as áreas auditivas do cérebro. Entre a membrana timpânica e

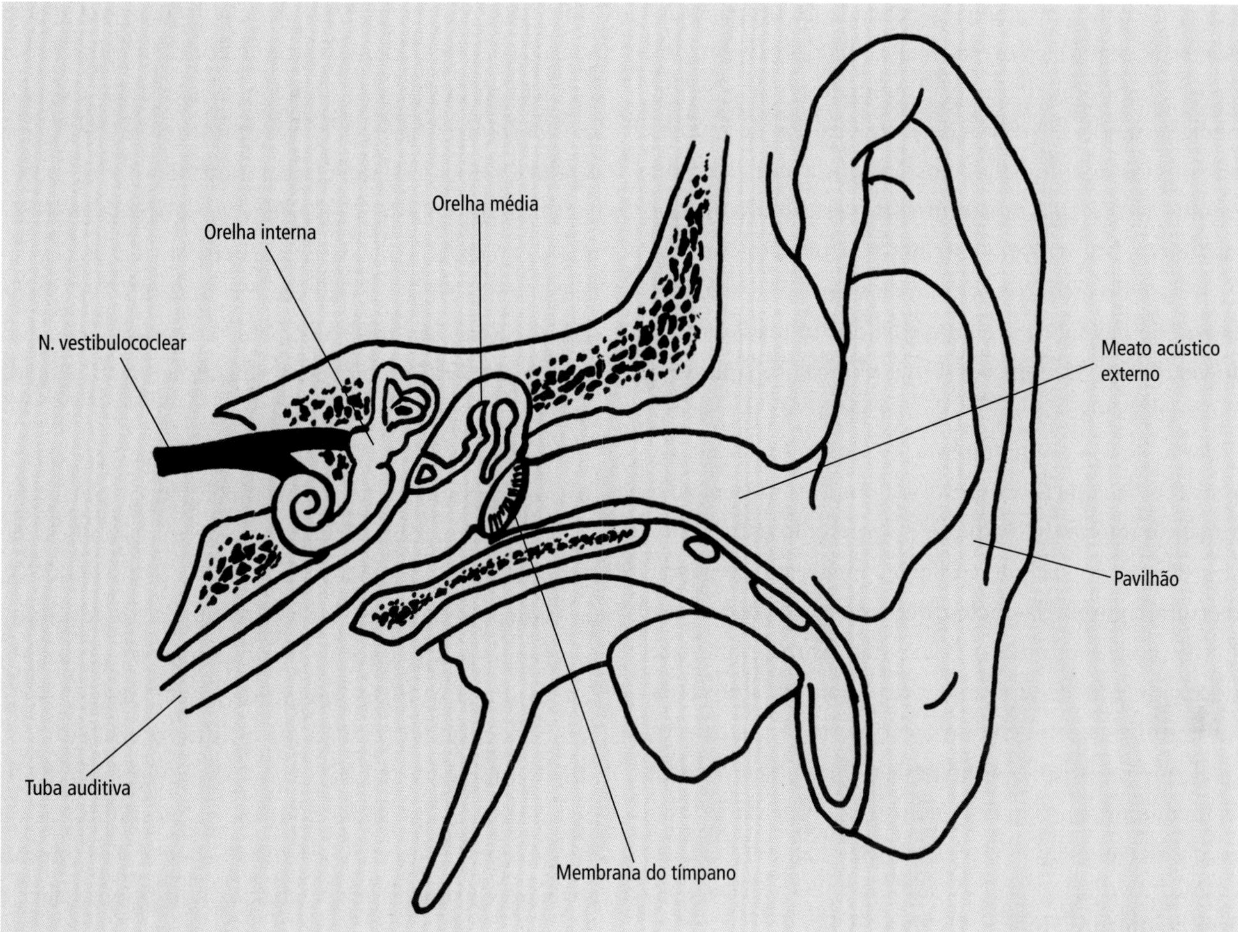

Figura 15.7 Orelha externa, média e interna (esquema geral).

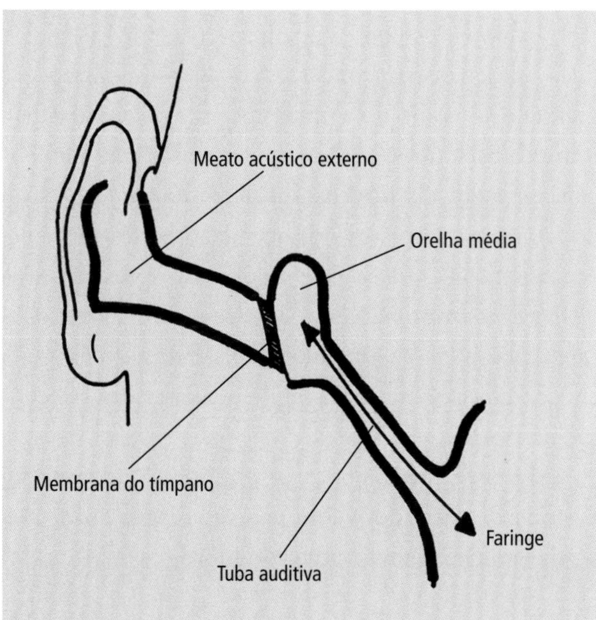

Figura 15.8 Orelha média e sua comunicação com a faringe através da tuba auditiva.

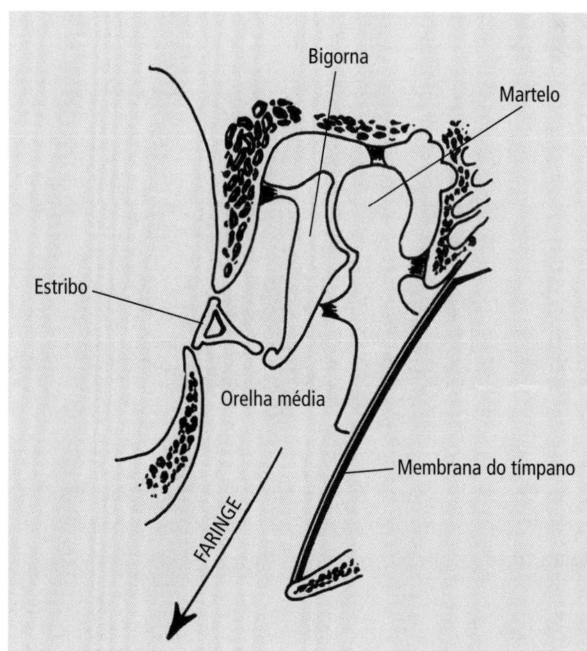

Figura 15.9 Ossículos da audição.

o nervo, existe, entretanto, a cavidade do tímpano do osso temporal (mais precisamente, na porção petrosa do osso temporal). Para que o estímulo cruze a orelha média, estende-se através dele uma cadeia de minúsculos ossos denominados "ossículos da audição". As Figuras 15.8 e 15.9 mostram como estes ossículos, o **martelo**, a **bigorna** e o **estribo**, se articulam entre si.

A base do estribo está aplicada a uma abertura oval da parede medial da orelha média denominada **janela do vestíbulo.** As vibrações da membrana timpânica são transmitidas pelos ossículos da audição à base do estribo e, desta, para a orelha interna. A tensão da cadeia de ossículos da audição é controlada por dois músculos, o **músculo tensor do tímpano** e o **músculo estapédio.** Logo abaixo da janela do vestíbulo, nota-se uma segunda abertura, a **janela da cóclea,** obliterada pela membrana do **tímpano secundário.** Não é demais relembrar que a orelha média comunica-se com a faringe através da **tuba auditiva**; essa comunicação permite estabelecer igualdade de pressão atmosférica em ambas as faces da membrana timpânica, condição essencial para o seu bom funcionamento (Figura 15.9).

Orelha interna (Figuras 15.10 e 15.11)

Situado na parte petrosa do osso temporal, tem uma forma complexa e, por essa razão, é denominada

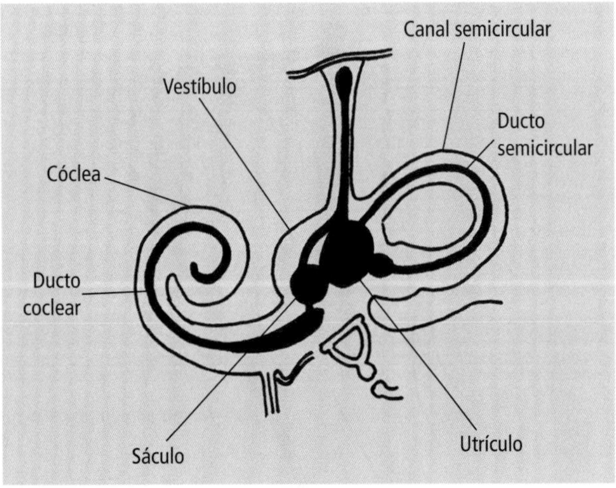

Figura 15.10 Orelha interna (esquemático).

labirinto. Na verdade, há dois labirintos: um **ósseo** que aloja o segundo, **membranáceo.** O labirinto ósseo consiste de três partes: a **cóclea**; o **vestíbulo;** e os **canais semicirculares.** A cóclea apresenta-se como uma espiral em torno de um eixo, o **modíolo.**

O **vestíbulo** é uma cavidade oval situada entre a cóclea e os canais semicirculares, apresentando duas vesículas membranosas, o **sáculo** e o **utrículo.** Os canais semicirculares são três e dispõem-se de modo a ocupar os três planos geométricos, formando entre si ângulos de cerca de 90°.

Como foi dito, o labirinto ósseo aloja o membranáceo, existindo entre os dois um líquido, a **perilinfa.** O labirinto membranáceo, por sua vez, está cheio de **endolinfa.** As vibrações transmitidas pelos ossículos da audição à perilinfa, através da janela do vestíbulo, propagam-se ao labirinto membranoso e à endolinfa que estimula o órgão espiral (de Corti), sede dos receptores auditivos e situados no **ducto coclear** (cóclea membranáceo). Daí partem os impulsos nervosos, provocados pelas ondas sonoras, através de fibras da porção coclear do nervo vestibulococlear, em direção aos núcleos situados na ponte, de onde, por cadeias de neurônios, são levados ao córtex auditivo do cérebro, localizada no lobo temporal.

O sáculo, o utrículo e os ductos semicirculares estão relacionados com o equilíbrio (Figura 15.10). As duas primeiras estruturas são vesículas membranosas contidas no vestíbulo e unidas por um pequeno canal, o **ducto utriculossacular**; dentro dos canais semicirculares, ficam os **ductos semicirculares** (são parte do labirinto membranoso) que se abrem no utrículo. A extremidade que se abre no utrículo apresenta uma dilatação, a **ampola.** Nesta, situa-se um órgão sensorial específico, a **crista ampular.** No sáculo e no utrículo, encontramos as máculas, também associadas à recepção sensorial.

Ao exame físico, podemos nos utilizar do **teste de Rinne** e do **teste de Weber** para diferenciar entre uma perda auditiva neural e uma condutiva.

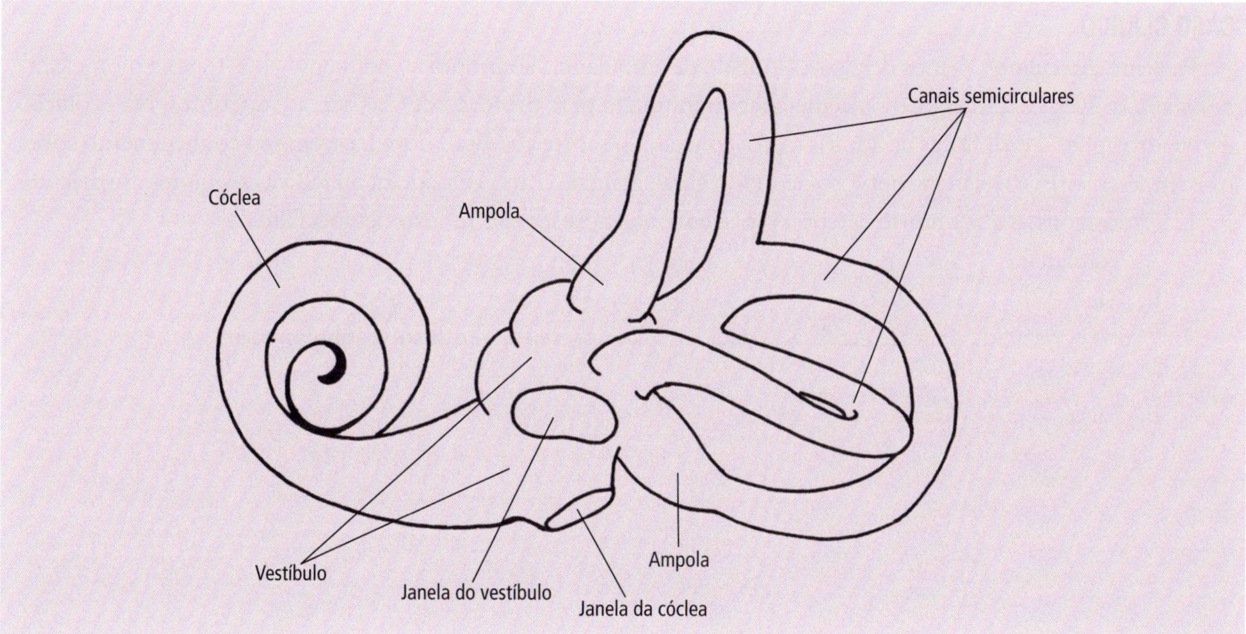

Figura 15.11 Labirinto ósseo: cóclea, vestíbulo e canais semicirculares.

Equilíbrio e orelha interna

O sáculo, o utrículo e os ductos semicirculares estão envolvidos pela perilinfa e contêm endolinfa. Movimentos da cabeça movem a endolinfa, estimulando os receptores específicos referidos no item anterior: crista ampular; e mácula. Os impulsos aí originados são levados ao tronco encefálico pelas fibras da porção vestibular do 8° par craniano e, daí, ao cerebelo, levando-lhe informações sobre a posição e os movimentos da cabeça. Estes estão particularmente associados com a manutenção do equilíbrio e da postura do indivíduo, e a informação recebida do cérebro é correlacionada e integrada com impulsos captados no órgão da visão e nos receptores, os proprioceptivos, localizados em tendões, músculos e cápsulas articulares, produzindo uma resposta muscular que mantém o equilíbrio. Diversas experiências demonstram a função da porção vestibular do órgão vestibulococlear: animais nos quais se destrói essa porção perdem a habilidade para manter o equilíbrio. O "enjoo" sentido por certas pessoas quando viajam de carro, avião ou navio, decorre de um aumento da excitabilidade da porção vestibular da orelha interna.

ÓRGÃO GUSTATÓRIO

É o órgão das sensações gustativas, constituídas pelos **calículos gustatórios** que, na espécie humana, concentram-se nas **papilas valadas** da língua (item Língua do Capítulo 20 – Pescoço e Cabeça), embora também possam ser encontrados em outras papilas linguais, como nas **folhadas** e nos **fungiformes**, na superfície posterior da epiglote e na superfície oral do palato mole. As células providas de calículos gustatórios são estimuladas por substâncias químicas em solução, capazes de perceber as sensações de doce, salgado, amargo e azedo. Recentemente foi descrito um novo sabor: umami, que estaria relacionado com a sensação "picante" de alguns alimentos. Ainda não foi esclarecido o mecanismo pelo qual os impulsos nervosos se iniciam por estímulos provocados por substâncias químicas em solução. Mas sabe-se que os impulsos gustatórios dos dois terços anteriores da língua são transportados para o cérebro por fibras do nervo intermédio do nervo facial e os do terço posterior da língua, pelo nervo glossofaríngeo. Já os que têm origem na epiglote são transportados para o cérebro pelo nervo vago.

CASO CLÍNICO

Paciente masculino, 26 anos de idade, é trazido de ambulância ao pronto atendimento após trauma motocicleta *versus* automóvel. À admissão, o paciente chegou intubado para proteção de vias aéreas superiores. Na evolução do quadro após 12 e 24 horas da admissão, foi constatado morte cerebral. Com base em seu conhecimento sobre o sistema sensorial e o sistema nervoso de modo geral, assinale como verdadeira ou falsa as seguintes afirmações:

1. "Após constatada a morte cerebral o paciente não apresenta o reflexo oculocefálico".
   a. Verdadeira
   b. Falsa
2. "Após constatada a morte cerebral o paciente não apresenta o reflexo vestibuloocular".
   a. Verdadeira
   b. Falsa

MATERIAL COMPLEMENTAR

Escaneie o QrCode para visualizar o vídeo.

Vídeo 15.1

- **Teste de Weber:** "com o paciente sentado, percuta o diapasão e encoste-o na linha média do crânio. Pergunte ao paciente se ele consegue escutar o som do diapasão melhor de um dos lados. Caso consiga, há duas hipóteses, sendo a primeira a perda auditiva sensorial, em que o paciente vai escutar melhor no lado não afetado; enquanto na perda auditiva de condução, o paciente vai escutar melhor no lado afetado".

RESPOSTAS DO CASO CLÍNICO

1) a; 2) a

16 Sistema Tegumentar

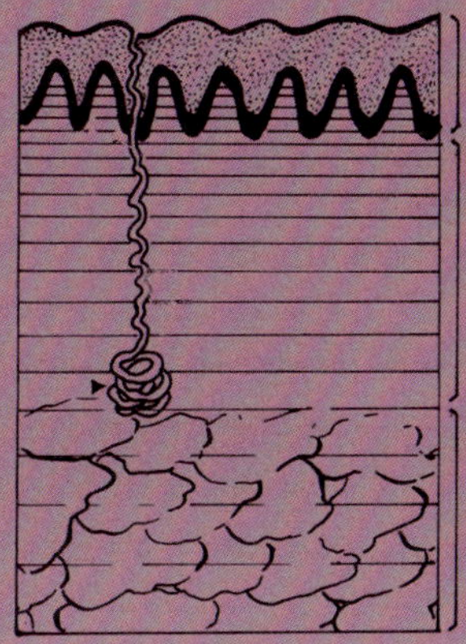

CONCEITO

Embora o estudo do sistema tegumentar seja eminentemente microscópico, algumas informações macroscópicas devem ser aqui registradas. Trata-se de um sistema que inclui a pele e seus anexos (pelos, unhas, glândula sudoríferas e sebáceas, e mamas), proporcionando ao corpo um revestimento protetor, que contém terminações nervosas sensitivas e participa da regulação da temperatura corporal, além de cumprir outras funções. O tegumento comum é uma capa elástica que separa as estruturas subcutâneas do meio ambiente. A existência de numerosos receptores especializados e de terminações nervosas livres faz da pele uma estrutura sensorial, tátil, térmica, dolorosa e de pressão. Nas áreas sujeitas à pressão, o estrato córneo da epiderme sofre hiperplasia e forma os **calos**. Além de a pele ser uma barreira contra infecções, a perspiração e a transpiração podem eliminar, com o suor, certa quantidade de ureia, ácido lático e um volume de água que equivale à função de meio rim. Aos dermatologistas, cabe a responsabilidade pelo diagnóstico e pelo tratamento das doenças que se manifestam por alterações cutâneas. Por razões didáticas, as mamas foram descritas no Capítulo 13 – Sistema Genital Feminino.

PELE

No adulto, a área total de pele corresponde a aproximadamente 2 m^2, apresentando espessura variável (1 a 4 mm) conforme a região: é mais espessa, por exemplo, nas superfícies anteriores e extensoras do corpo do que nas anteriores e nas flexoras. As áreas de pressão, como as regiões palmares e plantares, apresentam pele mais espessa; já nas pálpebras, ela é muito fina. A idade também condiciona a espessura da pele, mais delgada na infância do que na velhice. A distensibilidade é outra das características da pele que também variam de região para região: muito distensível no dorso da mão, do que na palma. A elasticidade, por sua vez, também diminui com a idade.

Nas queimaduras, a profundidade da pele acometida é usada para a sua classificação, bem como para determinar o tipo de tratamento. A porcentagem da área de superfície lesada também é fundamental para o tratamento do paciente.

A porcentagem de superfície corporal acometida em pacientes queimados, também denominada **superfície corporal queimada**, pode ser mensurada de várias formas: pela **regra dos nove**, em que cada parte da superfície tem um valor que é 9 ou 18 e, conforme acometidos, são somados; pelo **método da palma da mão**, em que se mede a superfície por meio da comparação com a superfície da palma da mão do paciente, equivalente a 0,5% da superfície total corporal; e pelo **gráfico de Lund-Browder**, método mais acurado, que é diferente para crianças e adultos. A estimativa da superfície corporal queimada é fundamental no manejo inicial de pacientes com queimaduras em grande extensão, já que determina a reposição volêmica dos mesmos.

Linhas de clivagem

São conhecidas também como **linhas de tensão**, ou **de fenda** (veja Imagem 16.1 disponível no QrCode ao final do capítulo), ou seja, são sulcos lineares da pele que indicam a direção das fibras musculares subjacentes. Essas linhas foram descritas por Langer, em 1861. Quando se punciona a pele, a curtos intervalos, com um instrumento cônico pontiagudo, produzem-se, no local atingido, lesões em fenda. Desse modo, foi possível determinar a direção das linhas de clivagem, tendo sido, inclusive, elaborados mapas que indicam as disposições regionais dessas linhas.

As **linhas de tensão**, também chamadas de **linhas de Langer**, apresentam uma disposição característica em cada região do corpo e tiveram grande importância ao pensarmos em incisões cirúrgicas. A incisão que respeita as linhas de Langer teria menos tensão em seu fechamento e, consequentemente, menor chance de deiscência (a abertura não intencional de uma ferida operatória) e melhor aparência cosmética. Embora o conceito esteja em desuso, seu valor histórico é indiscutível. Hoje, prefere-se a confecção de incisões que respeitam as linhas de tensão da pele relaxadas que corram perpendicularmente à direção de contração muscular.

Camadas da pele (Figura 16.1)

Duas camadas são identificadas na pele: a **epiderme**, mais superficial; e a **derme**, subjacente. Ambas apresentam complexa estrutura microscópica.

Na epiderme, são identificados cinco estratos: **córneo**; **lúcido**; **granular**; **espinal**; e **basal**. As diferentes camadas que constituem a epiderme mostram as fases pelas quais passam as células que, produzidas nos estratos mais profundos, sofrem um processo de corneificação à medida que atingem os estratos mais superficiais. Em resumo, isso significa que as células da epiderme estão

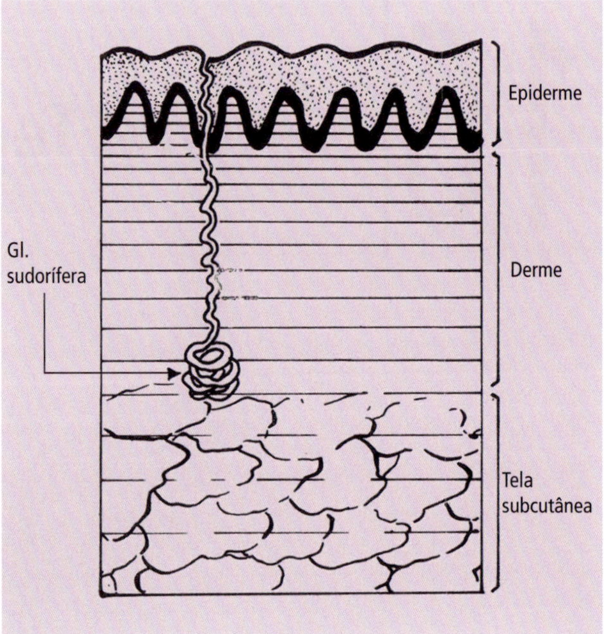

Figura 16.1 Camadas da pele (esquemático).

continuamente sendo substituídas: nas camadas mais superficiais, elas morrem e convertem-se em escamas de queratina, encontradas no estrato córneo, e que se desprendem da superfície epidérmica. O tempo de renovação da epiderme é de 26 dias; destes, 13 dias são para o ciclo celular, isto é, a progressão dos queratinócitos do estrato basal para o estrato córneo, e 13 dias para que se desintegrem e descamem. Na **psoríase**, uma condição patológica, o ciclo celular é de 1,5 dia e, por essa razão, o doente apresenta, na pele, placas com intensa descamação. A queratina é uma proteína que se hidrata facilmente e isso explica a tumefação da pele por imersão na água, fato que pode ser comprovado sem dificuldades.

A cor da pele é determinada por vários fatores que influem, em maior ou menor grau, em todos os tipos humanos, como a quantidade de pigmento, da vascularização (veja Vídeo 16.1 disponível no QrCode ao final do capítulo) e da espessura dos estratos mais superficiais da pele. Melanina e caroteno são dois dos pigmentos que influenciam a cor da pele. Por um lado, a pigmentação aumenta após inflamação, exposição ao calor, aos raios solares ou aos raios X. A exposição crônica ao sol estimula os melanócitos a produzirem melanossomas, dando, assim, o aspecto bronzeado à pele. Por outro lado, a falta do pigmento causa manchas brancas na pele, como no **vitiligo** e no **albinismo**.

A derme está situada profundamente, abaixo do estrato basal da epiderme, e neste encontram-se **folículos pilosos** e as **glândulas sebáceas** e **sudoríferas**, incluídas no tecido conectivo. Na derme, são identificados dois estratos: o **papilar**; e o **reticular**.

O estrato papilar é mais superficial, rico em fibroblastos, fibras colágenas, fibras elásticas, mastócitos e macrófagos. As fibras colágenas e elásticas conferem à pele uma capacidade de se distender quando tracionada, voltando ao estado original desde que cesse a tração. Justificando o nome, o estrato papilar mostra elevações, as **papilas dérmicas**, que se projetam na epiderme, razão pela qual esta apresenta, na superfície, uma série de cristas separadas por sulcos. Na polpa dos dedos, essas cristas da pele são muito visíveis, constituindo as **impressões digitais**, usadas para a identificação, uma vez que sua disposição difere de indivíduo para indivíduo.

O estrato reticular é mais profundo e mais espesso do que o papilar, caracterizado por apresentar feixes de fibras colágenas que podem se estender até a camada subcutânea.

A derme repousa sobre a **camada subcutânea**, antigamente denominada **hipoderme**, rica em **tecido adiposo** (gordura). Deve-se ressaltar, entretanto, que a quantidade de tecido adiposo varia nas diferentes partes do corpo, ausente em algumas, como nas pálpebras e no prepúcio. Geralmente, ela é mais espessa no sexo feminino do que no masculino e a sua distribuição é diferente nos dois sexos (caráter sexual secundário). A camada subcutânea contribui para impedir a perda de calor e constitui reserva de material nutritivo. Em certas áreas de indivíduos adultos, é possível identificar três estratos na tela subcutânea: **lamelar** (profundo); **médio** (a fáscia superficial); e **areolar** (superficial). O estrato lamelar é constituído por lojas achatadas, envolvidos por tecido conectivo, com eixo maior horizontal; o médio é a **fáscia superficial**, lâmina de tecido conectivo denso que separa o estrato lamelar do areolar; o areolar é constituído por lojas de tecido adiposo cujo maior eixo é perpendicular à superfície da pele. Entretanto, é preciso ressalvar que, em muitas áreas do corpo humano, podem estar ausentes o estrato lamelar e/ou a fáscia superficial.

A pele contém numerosas **glândulas sudoríferas** e **sebáceas** (Figuras 16.1 e 16.3). As glândulas sudoríferas localizam-se na derme, com importante função na regulação da temperatura corporal, porque sua secreção, o suor, elimina o calor por evaporação da água. Apresentam um longo e tortuoso ducto excretor que atravessa a epiderme e abre-se na superfície da pele por meio de um **poro**. As glândulas sudoríferas são especialmente abundantes nas palmas e nas plantas. Em certas regiões, como a axila e a dos órgãos genitais externos, existem glândulas muito semelhantes às sudoríferas, cuja secreção, entretanto, produz odor característico.

As glândulas sebáceas, localizadas na derme, estão ausentes nas regiões palmar e plantar. Via de regra, os ductos dessas glândulas abrem-se nos folículos pilosos. Sua secreção, conhecida como sebo, serve para lubrificar a pele e os pelos.

A inflamação da **unidade pilossebácea**, composta pelo **folículo piloso** e pela **glândula sebácea**, gera a **acne**, patologia extremamente comum, em geral causada por quatro fatores principais: hiperqueratinização folicular; produção exacerbada de sebo pelas glândulas sebáceas; proliferação de uma bactéria chamada *Cutibacterium acnes*, componente normal da flora da pele; e inflamação. A acne gera comedões, pápulas, pústulas e nódulos na pele.

ANEXOS DA PELE (FIGURAS 16.2 E 16.3)

Os pelos, as unhas e as mamas são considerados anexos da pele. As mamas foram descritas no Capítulo 13 – Sistema Genital Feminino.

Os pelos são uma característica fundamental dos mamíferos e cobrem considerável parte da pele, embora estejam ausentes em algumas regiões do corpo, como a palmar e a plantar. Os pelos que se desenvolvem inicialmente constituem a **lanugem**, que se desprende pouco antes do nascimento para dar lugar a pelos finos. Pelos longos desenvolvem-se na cabeça (couro cabeludo), nas axilas, na sínfise púbica e, no sexo masculino, também na face. Como ocorre com a pele, a coloração dos pelos depende da quantidade de pigmento neles existente.

No pelo, distinguem-se duas partes – a **haste** e a **raiz** –, estando a primeira acima da pele e a segunda alojada num tubo epidérmico denominado **folículo piloso**, situado profundamente na derme ou mesmo na tela

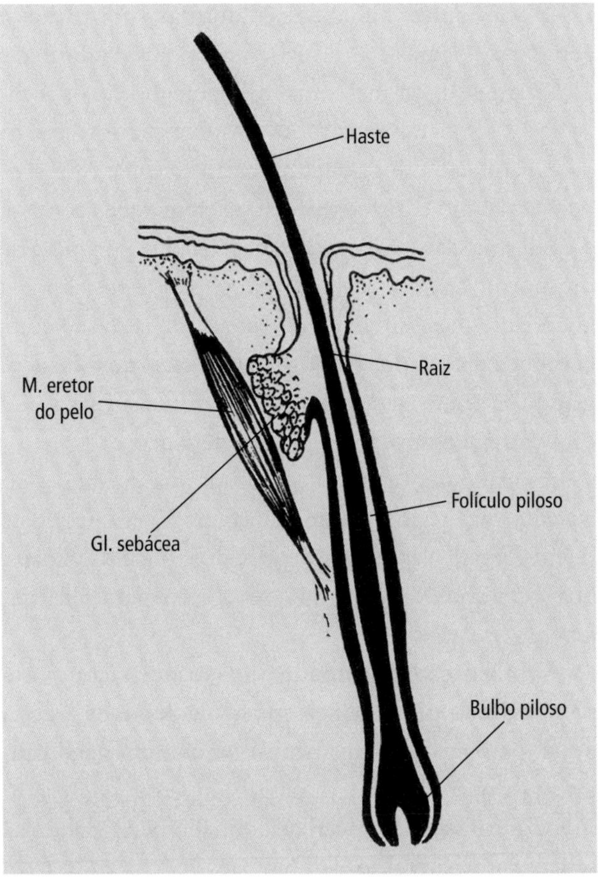

Figura 16.2 Corte de pele, no nível do folículo piloso (esquemático).

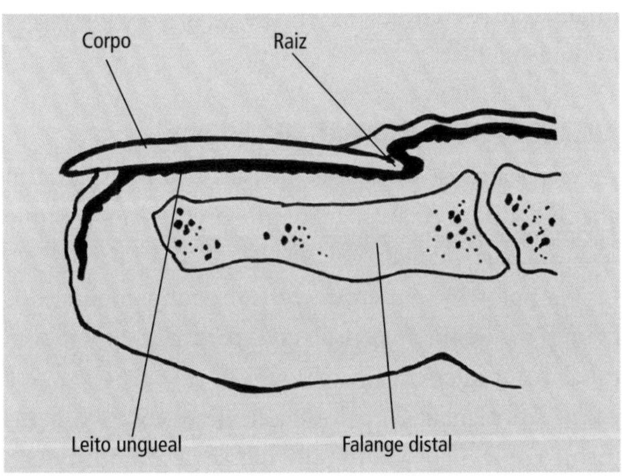

Figura 16.3 Corte sagital de unha em um dedo da mão (esquemático).

subcutânea. A base do folículo é dilatada, constituindo o **bulbo piloso**. No ângulo obtuso formado pela raiz do pelo e a superfície da pele, encontra-se, geralmente, um feixe de fibras musculares lisas constituindo o **músculo eretor do pelo**, cuja contração provoca a ereção do pelo. Os ductos das glândulas sebáceas abrem-se no folículo piloso. A secção transversal da haste do pelo mostra uma **cutícula** externa, um **córtex**, de queratina dura, e uma **medula** central, de queratina mole. Os pelos contêm melanina no córtex e na medula. O cabelo branco não tem pigmento cortical e contém ar.

O excesso de crescimento de **pelos terminais** em mulheres é chamado de **hirsutismo**, que está profundamente ligado a uma produção excessiva de hormônios andrógenos. A **hipertricose**, em que é o aumento corporal total do crescimento dos pelos, é uma condição diferente, rara, causada mais normalmente por algumas medicações ou doenças sistêmicas.

As **unhas** são placas curvas queratinizadas, dispostas na superfície posterior das falanges distais, com função protetora. Apresentam uma parte distal, exposta, o **corpo** e uma parte proximal oculta, a **raiz** (matriz). Esta é coberta por um prolongamento ou por uma prega da camada córnea da epiderme, o **eponíquio**, conhecido como cutícula. A porção proximal do corpo da unha apresenta uma área da zona córnea que é opaca e aparece como meia-lua: é a **lúnula**. A unha repousa sobre o **leito ungueal**, que é abundantemente vascularizado e inervado. O crescimento das unhas é contínuo durante a vida, graças a um processo de proliferação e diferenciação de células epiteliais da raiz da unha, que gradualmente se queratinizam para formar a placa córnea.

As alterações das **unhas** são espelho de várias deficiências vitamínicas e patologias no organismo, podendo assumir diversos aspectos. Psoríase, dermatite atópica e líquen plano são doenças dermatológicas que podem ter acometimento das unhas, entre muitas outras.

CASO CLÍNICO

Paciente de 30 anos chega ao pronto-socorro com 55% de superfície corporal queimada após tentativa de suicídio com gasolina e fogo. À entrada, sua reposição volêmica é calculada e iniciada e os curativos são feitos.

1. A superfície corporal queimada é calculada a partir das queimaduras de 2º e 3º graus apenas, não se levando em consideração as queimaduras de 1º grau. Sabendo que as queimaduras de 1º grau acometem apenas a camada mais externa da pele, qual camada é essa?
   a. Epiderme
   b. Derme
   c. Tecido adiposo
   d. Folículo piloso
2. A cicatrização das queimaduras profundas se inicia a partir dessa estrutura que contém duas partes e se situa dentro de um bulbo profundamente. Qual estrutura é essa?
   a. Glândula sebácea
   b. Folículo piloso
   c. Cutícula
   d. Pelo
3. Uma das queimaduras atingiu a derme completamente, chegando até o tecido adiposo. Quais das camadas seguintes não faz parte do tecido adiposo?
   a. Lamelar
   b. Areolar
   c. Estrato córneo
   d. Fáscia

MATERIAL COMPLEMENTAR

Escaneie os QrCodes para visualizar a imagem e/ou o vídeo.

Imagem 16.1

- Linhas de clivagem.

Fonte: Desenvolvido pelo editor.

Vídeo 16.1

- **Tempo de enchimento capilar (TEC):** "para avaliar o TEC, pressione as pontas dos dedos do paciente por cerca de 10 segundos, de forma que você consiga interromper a circulação sanguínea momentaneamente. Em seguida, solte e conte quantos segundos demora para que ocorra reperfusão. O TEC normal é inferior a 3 segundos. Tempos maiores podem sugerir problemas circulatórios ou de perfusão tecidual".

RESPOSTAS DO CASO CLÍNICO

1) a; 2) b; 3) c

2

Anatomia Segmentar

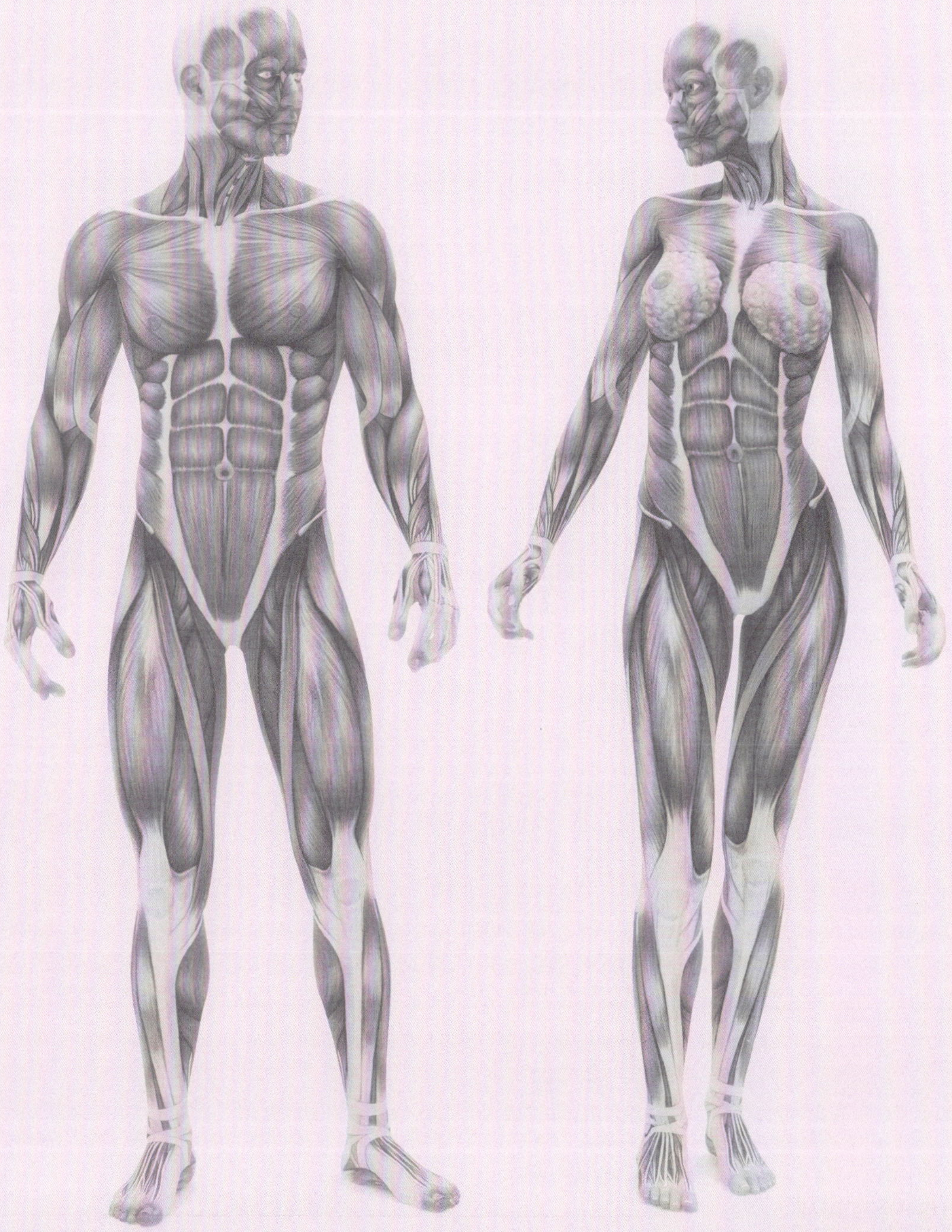

17 Membro Inferior

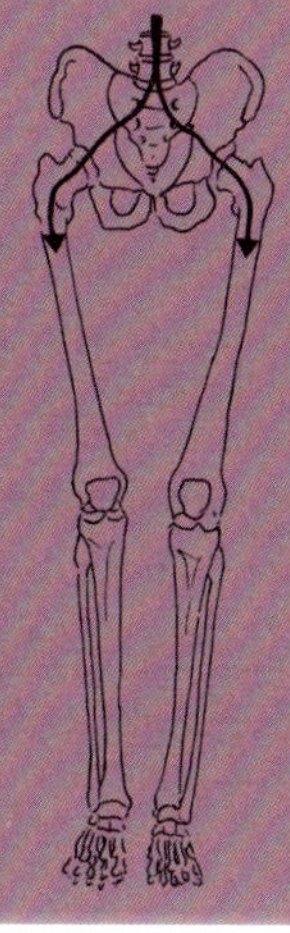

Como ocorre em outros vertebrados, os membros superiores e inferiores dos seres humanos têm uma estrutura bastante semelhante, estando ligados ao tronco por ossos que constituem os chamados **cíngulos**. O do membro superior é formado pela escápula e clavícula, e o do membro inferior, pelos ossos do quadril. Se é possível descrever analogias morfológicas nos membros superior e inferior, devem-se destacar as suas diferenças funcionais ocasionadas principalmente pela postura ereta adquirida pelo homem. Assim, **se a principal função do membro superior é orientar a mão no espaço, permitindo-lhe os movimentos delicados e especializados que é capaz de executar, os membros inferiores são destinados à locomoção e à sustentação do peso**.

OSSOS DO MEMBRO INFERIOR

A Figura 17.1 mostra o esqueleto apendicular do membro inferior. Os ossos do quadril, que constituem o **cíngulo do membro inferior**, unem-se anteriormente na **sínfise púbica e posteriormente articulam-se com a face articular da parte lateral do osso sacro** (Figura 17.2). O **fêmur** é o osso da coxa, articulando-se proximalmente com o osso do quadril e distalmente com a **tíbia**. A tíbia e a **fíbula** formam o esqueleto da perna. A tíbia e a fíbula unem-se ao **esqueleto do pé** (Figura 17.1).

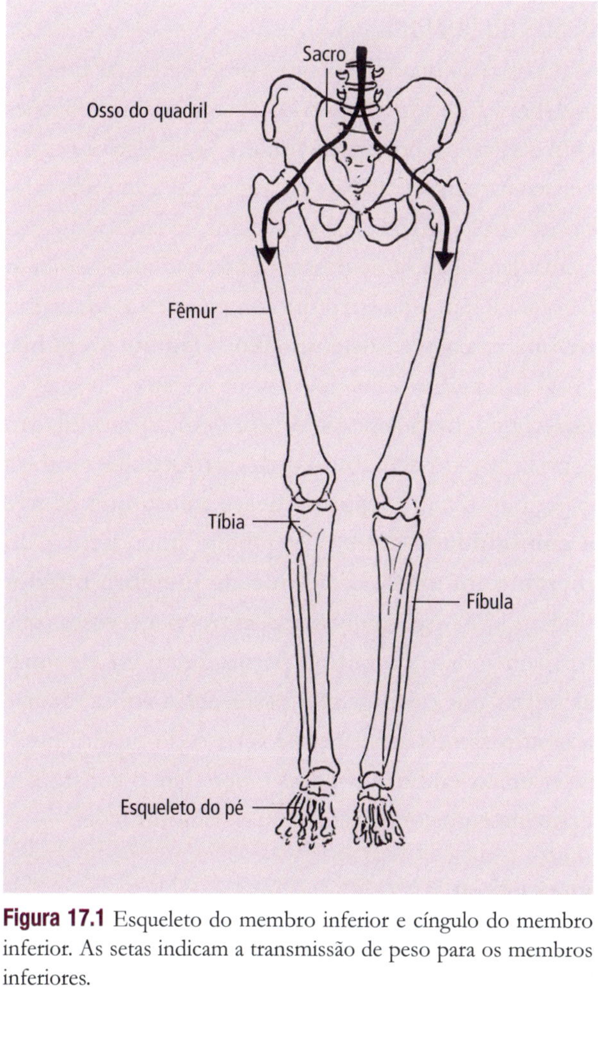

Figura 17.1 Esqueleto do membro inferior e cíngulo do membro inferior. As setas indicam a transmissão de peso para os membros inferiores.

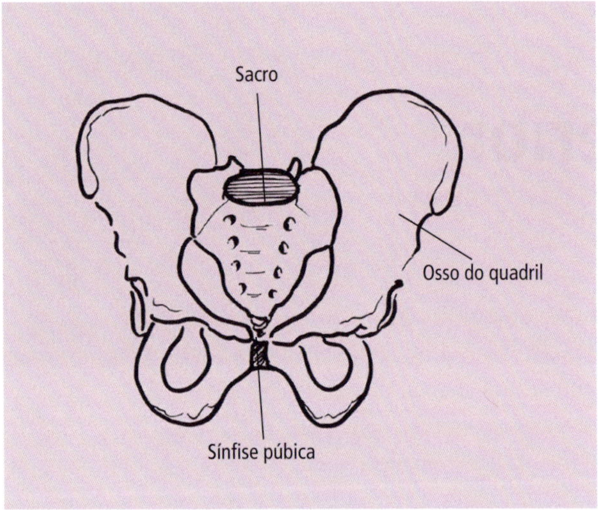

Figura 17.2 Ossos do quadril articulados com o sacro.

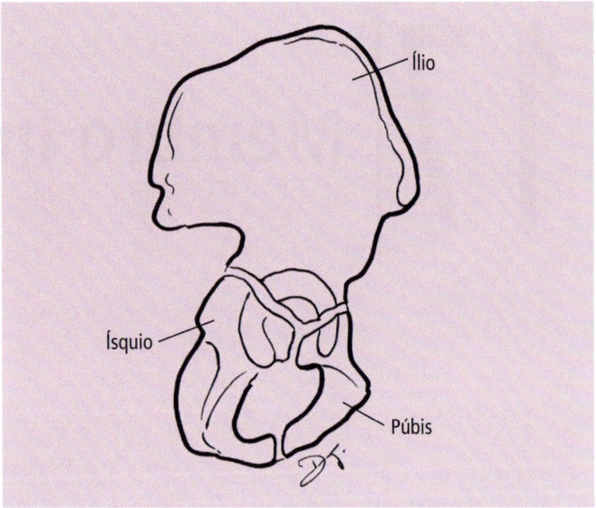

Figura 17.3 As três partes do osso do quadril, do lado direito.

Disjunção da **sínfise púbica** pode ocorrer espontaneamente em trabalhos de parto normal decorrente da lassidão ligamentar própria da gestação.

OSSOS DO QUADRIL

O osso do quadril é plano e irregular e suas funções incluem as de movimento (participa das articulações com o sacro e o fêmur), de proteção (protege os órgãos pélvicos) e de sustentação (transmite aos membros inferiores o peso de todos os segmentos do corpo situados acima dele). Em razão dessas múltiplas funções, o osso do quadril tem uma estrutura complexa e sua formação envolve três ossos isolados: o **ílio**; o **ísquio**; e o **púbis**. Essas três peças ósseas unem-se na região onde mais se faz sentir o peso suportado pelo osso do quadril, isto é, no centro do **acetábulo**, fossa articular que recebe a cabeça do fêmur. **Assim, é nesse ponto que ocorre a contiguidade entre o esqueleto apendicular do membro inferior e o cíngulo do membro inferior** (Figura 17.3). Até a puberdade, as três peças ósseas que formam o osso do quadril permanecem unidas umas às outras por cartilagem; a partir dessa época, ocorre a ossificação da cartilagem e o osso do quadril passa a ser único, embora as peças ósseas que o constituem originalmente conservem as suas denominações.

Vista lateral

No osso do quadril, visto lateralmente identifica-se, facilmente, o **acetábulo** (Figura 17.4), fossa articular que recebe a cabeça do fêmur. A parede dessa cavidade é interrompida, inferiormente, pela **incisura do acetábulo**. No acetábulo, é possível distinguir uma porção lisa em forma de ferradura, a **face semilunar**, e outra, situada entre os ramos da ferradura, rebaixada, a **fossa do acetábulo**, contínua com a **incisura do acetábulo**. A cabeça do fêmur desliza na **face semilunar**; esta, portanto, é a porção articular do acetábulo. Como já foi referido, as três peças esqueléticas que formam o osso do quadril estão unidas, no adulto, no nível do acetábulo, de modo que o **ílio** forma sua porção posterossuperior, o **ramo superior do púbis**, a sua porção anterior e o **corpo do ísquio**, a sua porção posteroinferior. Toda a porção do ílio situada superiormente ao acetábulo constitui a **face glútea da asa do ílio** (Figura 17.5), pois serve para a fixação dos músculos glúteos. As áreas de origem desses músculos são demarcadas por três linhas curvas, nem sempre fáceis de serem identificadas, denominadas **linhas glúteas posterior**, **anterior** e **inferior**. Superiormente, o ílio termina numa margem espessa, a **crista ilíaca**, facilmente palpável no vivo (Figuras 17.4 e 17.5). Na maior parte de sua extensão, a crista apresenta **lábios**, **interno** e **externo**, os quais envolvem a **linha intermédia**, rugosa. A crista termina anteriormente numa saliência óssea, a **espinha ilíaca anterossuperior**, ocorrendo o mesmo posteriormente, onde se localiza a **espinha ilíaca posterossuperior**. Inferiormente a essas duas projeções ósseas, apresentam-se incisuras que as separam das **espinhas ilíacas posteroinferior**

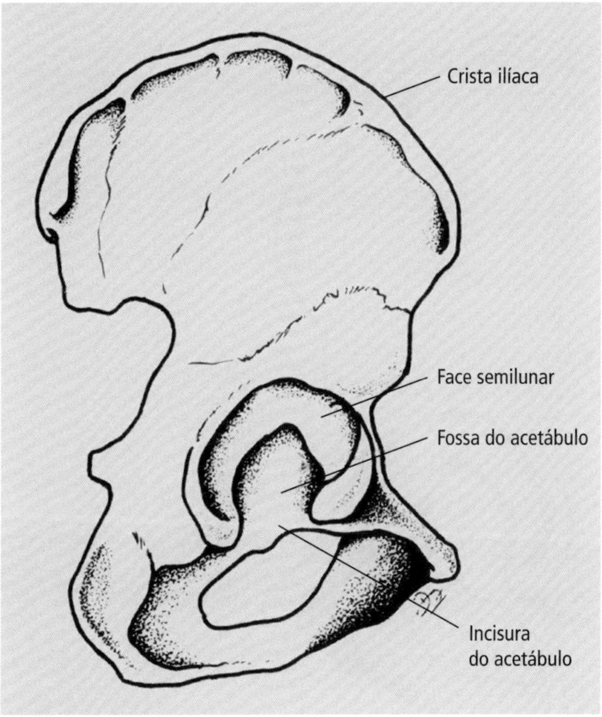

Figura 17.4 Osso do quadril visto lateralmente. Partes do acetábulo, do lado direito.

e **anteroinferior**. A espinha ilíaca anterossuperior é um ponto de referência importante e serve para a fixação do **ligamento inguinal**. Inferiormente à espinha ilíaca posteroinferior está situada uma concavidade: a **incisura isquiática maior** (Figura 17.6). Anteriormente ao terço mais distal dessa incisura, entre ela e a margem do acetábulo, apresenta-se uma elevação arredondada que marca o ponto de fusão do ílio com o ísquio. O **corpo do ísquio** está situado inferior e posteriormente ao acetábulo e estende-se diretamente com o **túber isquiático**, onde têm origem músculos da face posterior da coxa. Superiormente ao túber isquiático (Figura 17.6), pode-se ver a **incisura isquiática menor**, separada da incisura isquiática maior por uma projeção óssea pontiaguda, a **espinha isquiática**.

Inferiormente ao acetábulo, vê-se uma grande abertura, o **forame obturado** (Figura 17.7), assim denominado porque no vivo ele é fechado, exceto numa pequena porção superior, pela **membrana obturadora**. Inferiormente, a peça óssea que o limita constitui o **ramo do ísquio**, posterior e o **ramo inferior do púbis**, anterior.

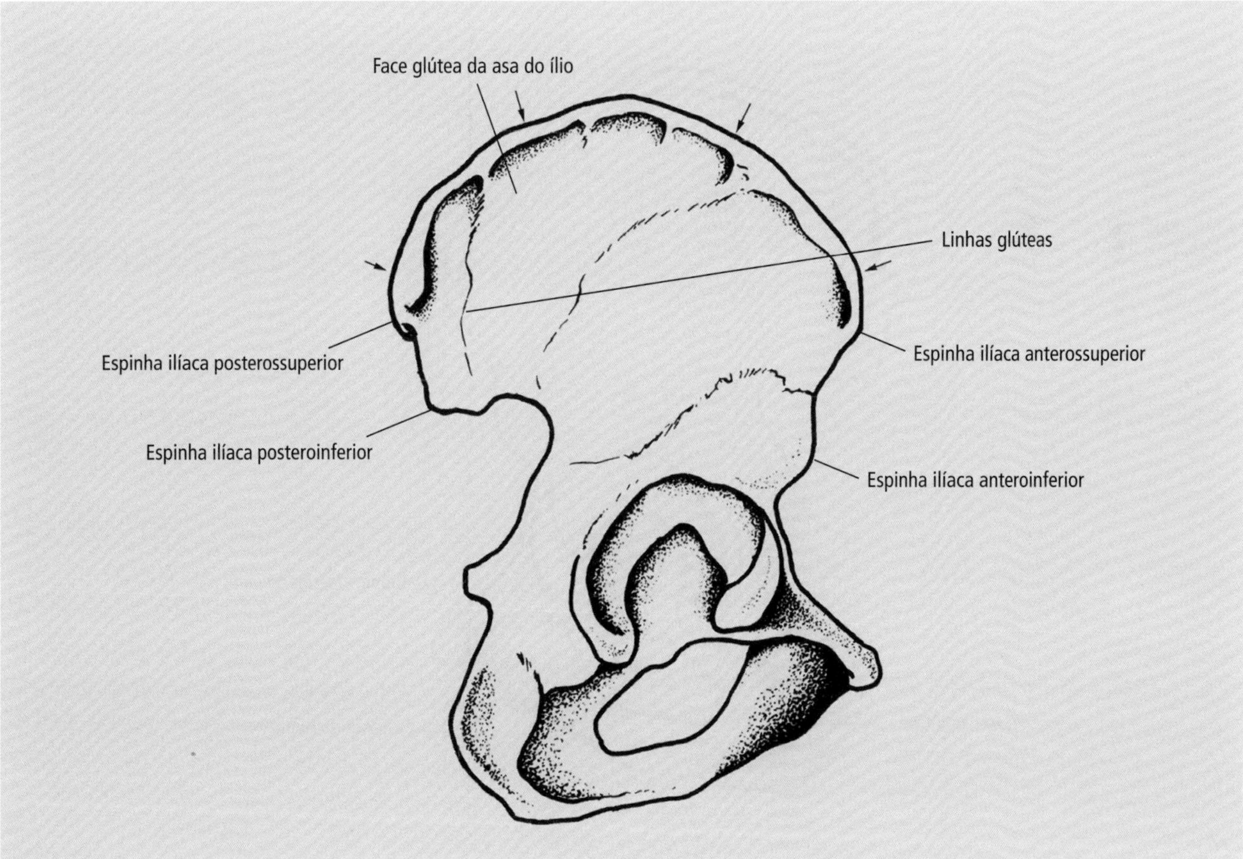

Figura 17.5 Osso do quadril em vista lateral do lado direito. As setas apontam para a crista ilíaca.

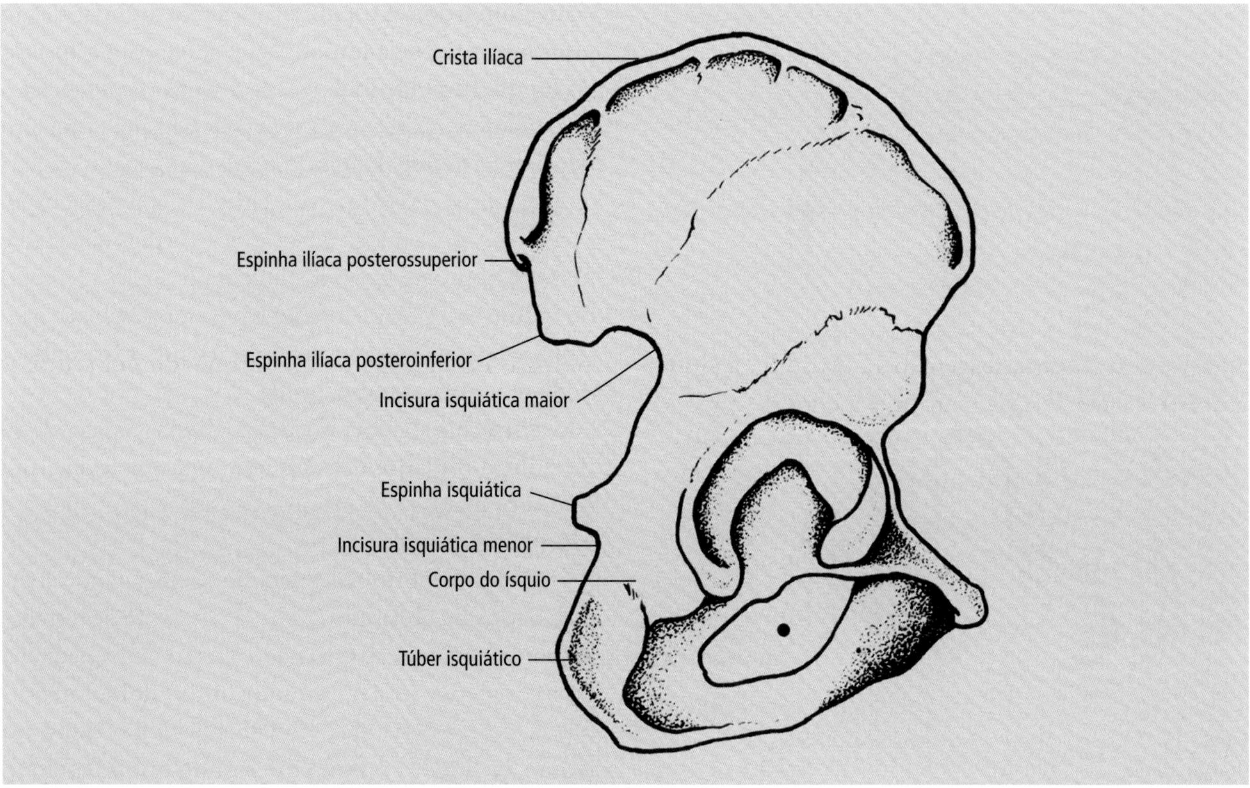

Figura 17.6 Osso do quadril do lado direito em vista lateral.

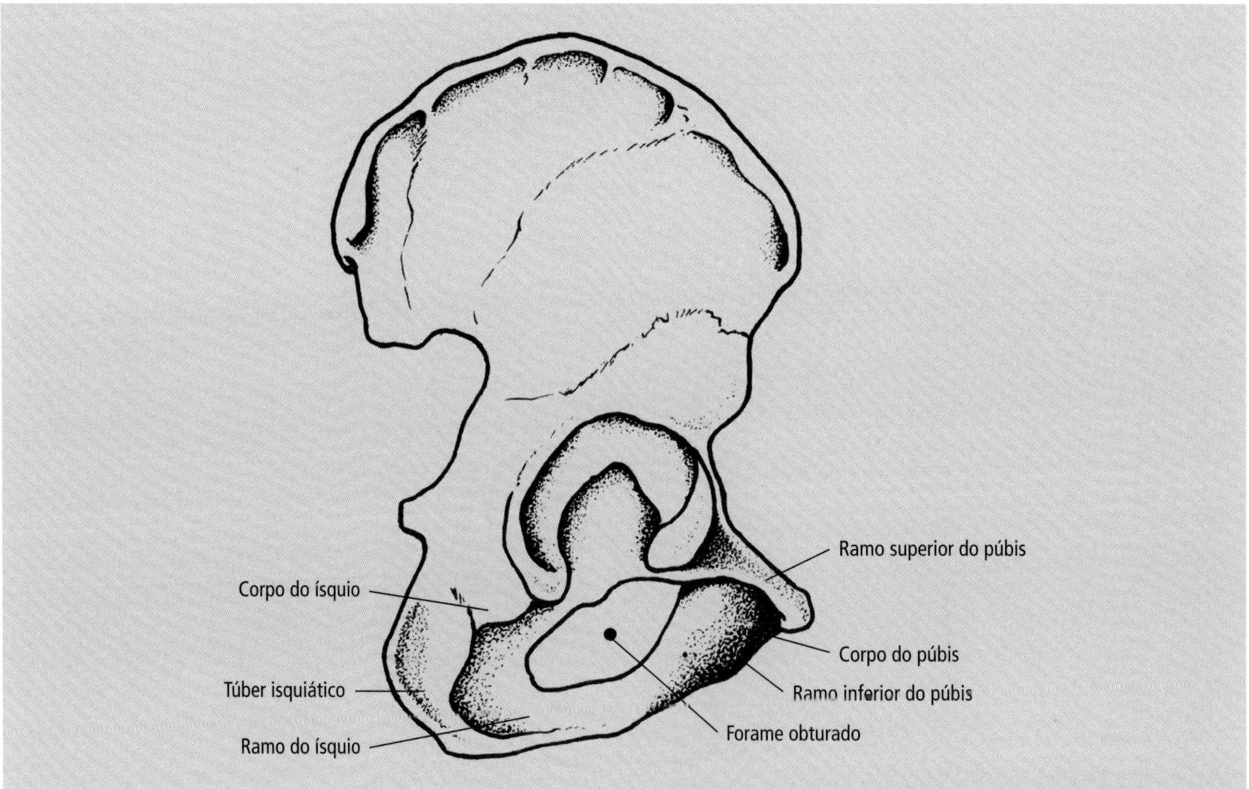

Figura 17.7 Osso do quadril em vista lateral.

A fusão desses dois ramos, que marca a junção do púbis com o ísquio, ocorre aproximadamente na metade da peça óssea, mas não há, no adulto, sinal evidente do local de junção; o contorno anterior do forame é formado pelo **corpo do púbis**; o limite posterior, do **corpo do ísquio**; e o limite superior, do **ramo superior do púbis**. Nas Figuras 17.7 e 17.8 veem-se os acidentes do púbis: sua margem medial, denominada **face sinfisial**, une-se à do corpo do púbis do lado oposto, por meio de uma placa de fibrocartilagem, para constituir a **sínfise púbica** (Figura 17.2); a margem superior do ramo superior do púbis recebe a denominação **linha pectínea do púbis** e esta termina, medialmente, numa projeção óssea bem marcada, o **tubérculo púbico** no qual se fixa o **ligamento inguinal**. Desse modo, o ligamento inguinal estende-se da espinha ilíaca anterossuperior ao tubérculo púbico. A margem inferior do ramo superior do púbis é a **crista obturatória**. O corpo do púbis tem uma margem anterior, áspera, medialmente ao tubérculo púbico, denominada **crista púbica**.

Vista medial

A maioria dos relevos já descritos pode ser identificada na vista medial do osso do quadril (Figura 17.9), mas outros devem ser assinalados. Assim, na parte mais superior e posterior do ílio, a **face sacropélvica**, situa-se uma área articular com forma de orelha, donde o seu nome – **face auricular** –, destinada à articulação com o osso sacro. Acima da face auricular, existe uma área rugosa, a **tuberosidade ilíaca**, destinada à fixação de ligamentos de músculos. Partindo da porção mais anterior da face auricular e dirigindo-se para o púbis, há uma projeção óssea bem marcada, de direção oblíqua, que no ílio não é tão aguda quanto no ramo superior do púbis. Essa projeção recebe o nome de **linha arqueada** e prolonga-se com a **linha pectínea do púbis**. Assim, no osso do quadril, a **linha arqueada constitui-se pela linha pectínea (porção mais aguda, situada no ramo superior do púbis) e pela porção ilíaca da linha arqueada, menos aguda, que se inicia anteriormente à face auricular**. Anteriormente à linha arqueada, mas antes do seu ponto de continuidade com a linha pectínea, encontra-se uma projeção, a **eminência iliopúbica**, que marca a fusão do ílio com o púbis. A linha arqueada divide o osso em duas porções bem distintas: a escavada, denominada **fossa ilíaca**, que no vivente é recoberta pelo músculo ilíaco; a porção inferior compreende o púbis, o ísquio e a pequena porção do ílio, onde é possível localizar as incisuras isquiáticas maior e menor, a espinha isquiática e o forame obturado, estruturas já descritas.

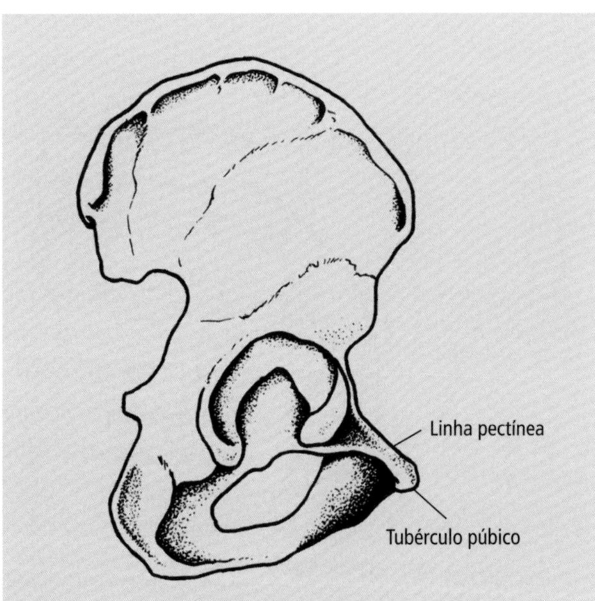

Figura 17.8 Osso do quadril, do lado direito, em vista lateral.

Anatomia de superfície

Diversos acidentes do osso do quadril são importantes pontos de reparo e podem ser palpados com maior ou menor dificuldade. Assim, a crista ilíaca pode ser palpada em toda a sua extensão, e a espinha ilíaca anterossuperior é um ponto de referência frequentemente utilizado em antropometria e na prática médica. Outro relevo importante em anatomia de superfície é o túber isquiático. Sua palpação é relativamente fácil, exceto nos indivíduos que apresentam nádegas muito volumosas.

A face superior das **cristas ilíacas** são um marco anatômico importante para os anestesistas durante a **raquianestesia**, pois auxilia na identificação do nível vertebral lombar (geralmente situado ao nível de L4).

Nas fraturas-avulsões do **trocanter menor** isoladas, é importante ficar atento à possibilidade de um processo tumoral local ou metastático. Dessa forma, são fundamentais a coleta de uma anamnese e o exame físico minuciosos.

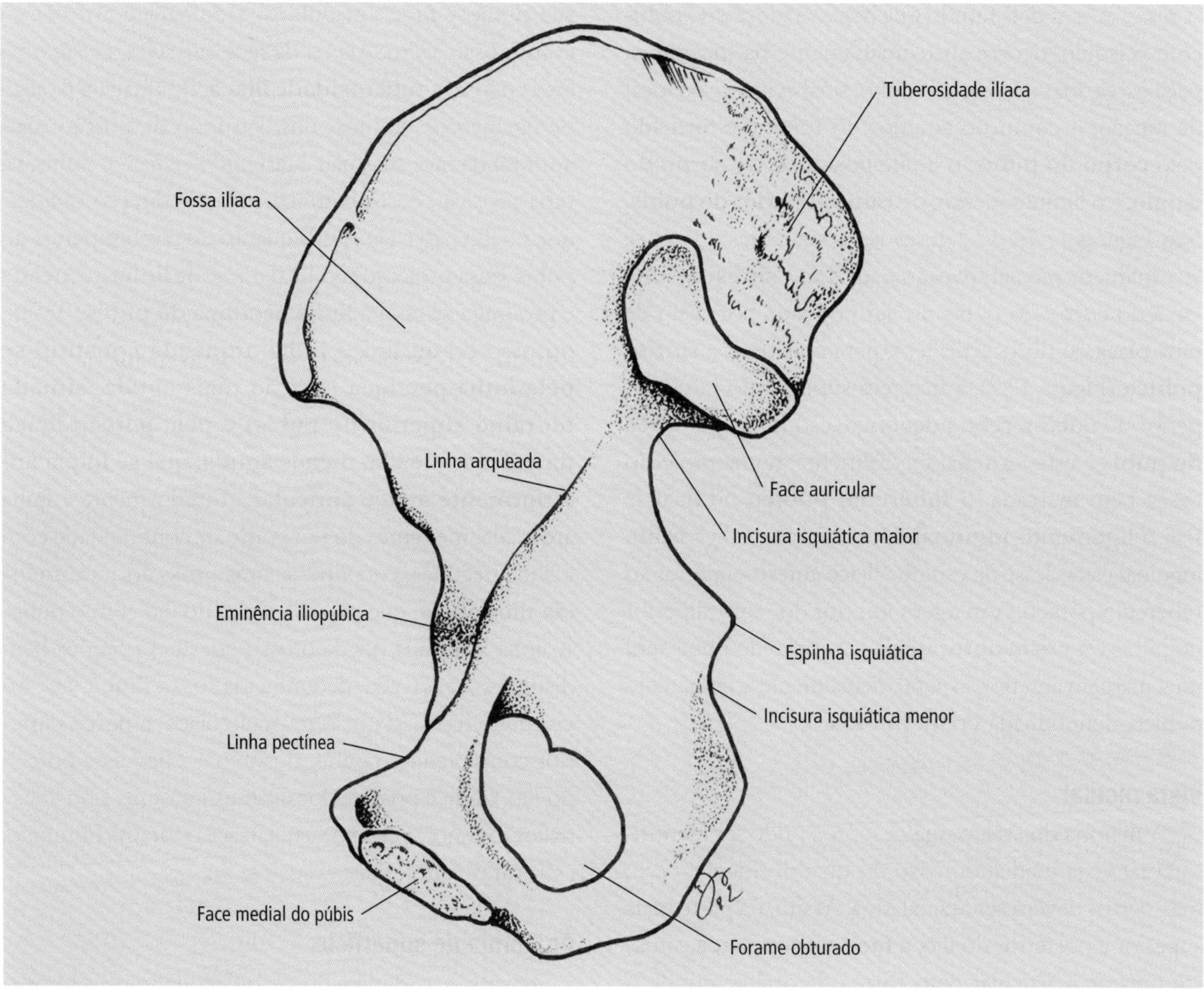

Figura 17.9 Osso do quadril em vista medial.

Construção da pelve

Articulados entre si, através da sínfise púbica anteriormente, e do sacro posteriormente, os ossos do quadril constituem a **pelve**. A **abertura superior da pelve** (Figura 17.10), no nível da **linha arqueada** (linha formada pela união da linha pectínea do púbis, da linha arqueada do ílio e da margem anterior da primeira sacral), divide a pelve numa porção superior, a **pelve maior**, e outra inferior, a **pelve menor**. A pelve maior aloja órgãos abdominais, ao passo que, na pelve menor, encontramos os órgãos do sistema genital e partes terminais do sistema digestório.

A pelve masculina tende a apresentar ossos mais robustos, com relevos mais salientes e cavidade pélvica (pelve menor) mais profunda. A abertura superior apresenta-se com a forma de "copas" de baralho (Figura 17.11)

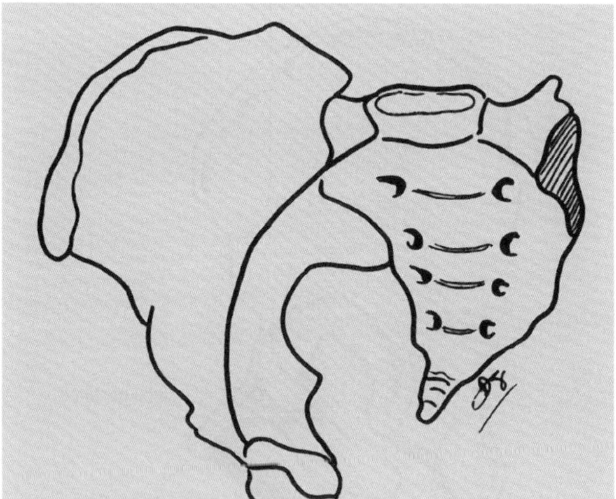

Figura 17.10 Abertura superior da pelve. A pelve maior situa-se acima dela enquanto a pelve menor está situada abaixo.

e o **ângulo subpúbico** (Figura 17.12) é mais agudo. Na pelve feminina, os ossos são mais leves e delicados, com relevos menos salientes e cavidade pélvica mais rasa. As distâncias entre as espinhas isquiáticas e entre os tuberes isquiáticos são maiores que no sexo masculino. Além disso, na mulher, a abertura superior é redonda ou oval (Figura 17.11) e o ângulo subpúbico aproxima-se dos 90° (Figura 17.12). Nem sempre, entretanto, essas diferenças são marcantes.

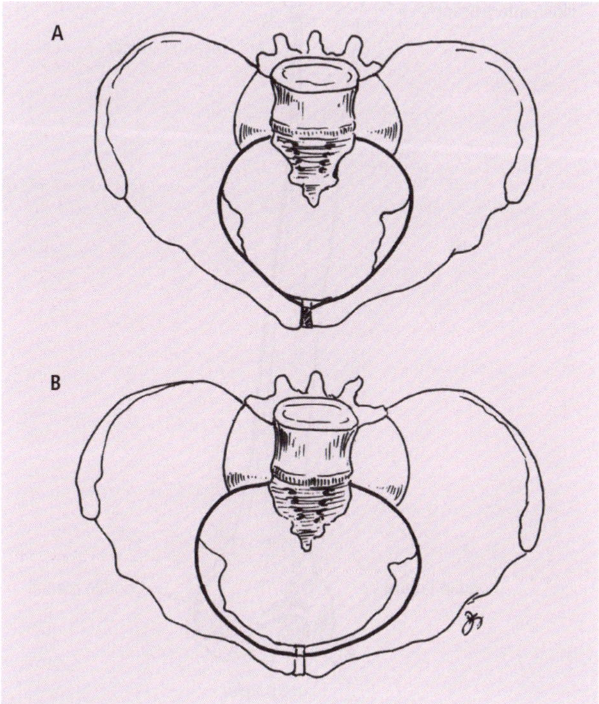

Figura 17.11 Abertura superior da pelve. **A** – No sexo masculino. **B** – No sexo feminino.

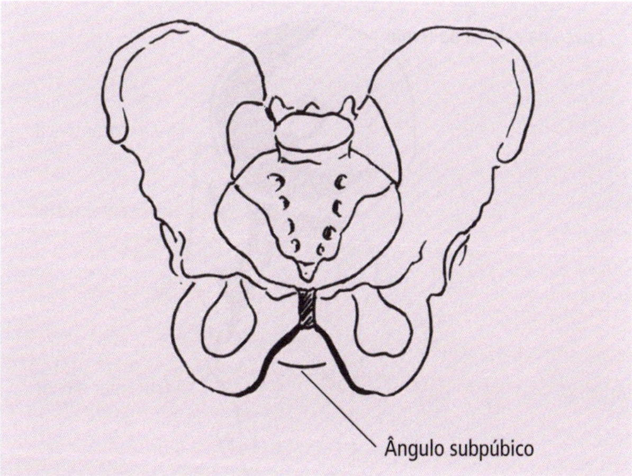

Figura 17.12 Ângulo subpúbico. No sexo masculino, ele é mais agudo; e, no sexo feminino, aproxima-se dos 90°.

FÊMUR

O maior osso do esqueleto é classificado como um osso longo, apresentando, portanto, duas **epífises, proximal** e **distal**, e um corpo, ou **diáfise**. O fêmur articula-se pela sua extremidade proximal com o osso do quadril e pela extremidade distal com a tíbia. Em virtude de as articulações dos quadris serem muito afastadas, em razão da forma da pelve, os fêmures dirigem-se inferior, medial e anteriormente, convergindo para os joelhos e formando, com as tíbias, um ângulo maior que 180° (Figura 17.13).

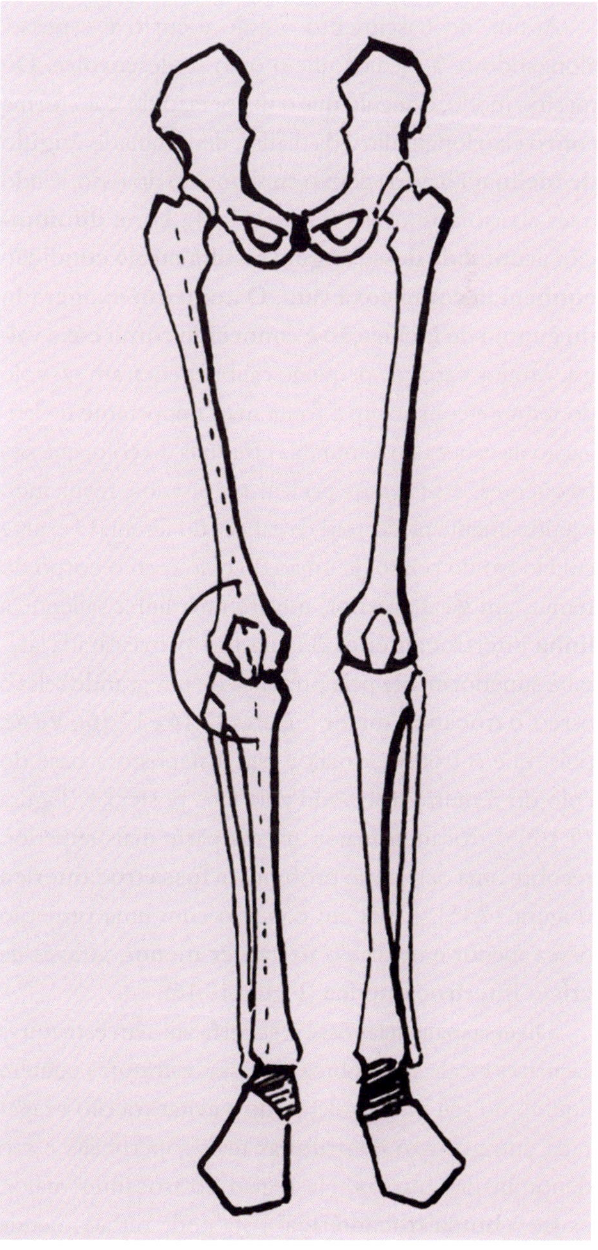

Figura 17.13 O ângulo obtuso formado pelo fêmur e pela tíbia.

Cabeça e colo

Na extremidade proximal do fêmur, localiza-se a **cabeça do fêmur**, esferoide (Figura 17.14). A cabeça do fêmur apresenta uma pequena depressão, a **fóvea da cabeça do fêmur** (Figura 17.14), onde se fixa um dos ligamentos da articulação do quadril, o **ligamento da cabeça do fêmur**. A conexão da cabeça com o corpo do osso faz-se pelo **colo do fêmur** (Figura 17.14) que se dirige superior, medial e um pouco anteriormente. Na verdade, o colo do fêmur é um prolongamento do corpo do osso, tanto no seu desenvolvimento como na sua ossificação e estrutura.

Assim, no nascimento o colo é curto e espesso, alongando-se à medida que o osso se desenvolve. Do mesmo modo, o ângulo que o maior eixo do colo forma com o eixo longitudinal da diáfise, denominado **ângulo de inclinação**, varia com o crescimento do osso, sendo mais aberto nos jovens (Figura 17.14). **Uma diminuição acentuada desse ângulo resulta numa condição conhecida como coxa vara. O aumento exagerado do ângulo de inclinação é conhecido como coxa valga.** Muitos vasos de pequeno calibre penetram no colo do fêmur e constituem a fonte mais importante de irrigação da cabeça do fêmur. Nas fraturas do colo, que são frequentes, esses vasos podem ser lesados, resultando eventualmente na necrose da cabeça do fêmur. O exame cuidadoso do ponto de união do colo com o corpo do fêmur, em vista anterior, mostra uma linha saliente, a **linha intertrocantérica** (Figura 17.14), mascarada lateral e superiormente pela presença de um grande relevo ósseo, o **trocanter maior** (Figuras 17.14 e 17.16). Vê-se, pois, que o trocanter maior está justaposto à base do colo do fêmur. Observado pela face posterior (Figura 17.16), o trocanter maior, na sua parte mais superior, recobre uma depressão profunda, a **fossa trocantérica** (Figura 17.15), e está em conexão com uma projeção óssea menor e medial, o **trocanter menor**, através da **crista intertrocantérica** (Figura 17.16).

Diversas saliências ósseas superficiais têm estruturas saculares localizadas sobre elas. Essas estruturas contêm líquido no seu interior de modo a evitar fricção exagerada entre o osso e estruturas mais superficiais e são denominadas **bursas**. Na região do trocanter maior, existe a **bursa trocantérica**. Esta pode ser acometida por processos inflamatórios ou infecciosos causando a chamada **bursite trocantérica**, uma condição dolorosa na qual o paciente se queixa de dor na face lateral da coxa/quadril acometido.

A **região peritrocantérica do fêmur** é comumente acometida por metástases tumorais.

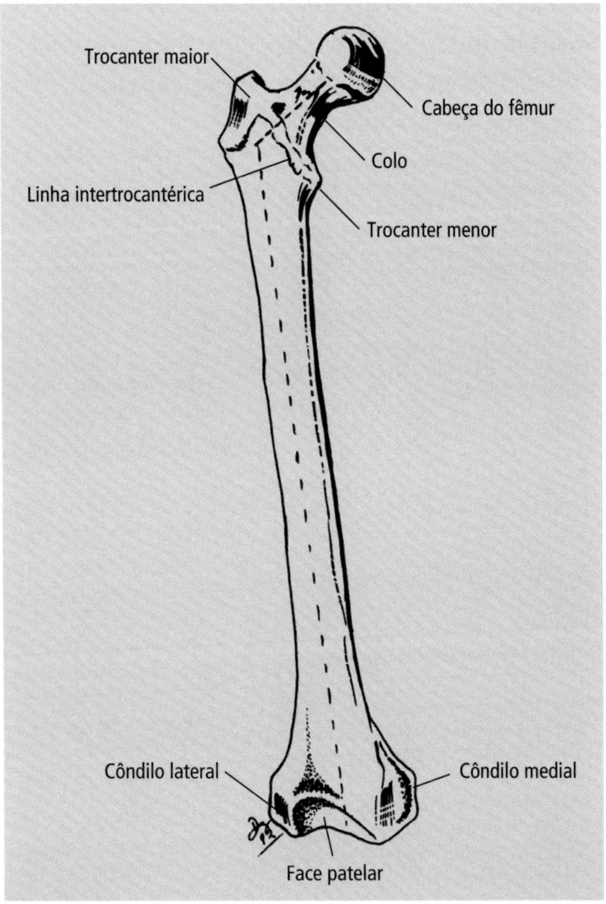

Figura 17.14 Fêmur em vista anterior. Observe o ângulo de inclinação do colo do fêmur direito.

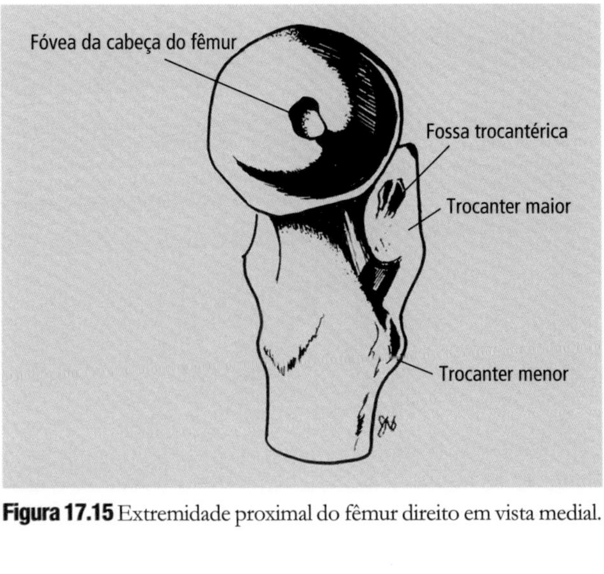

Figura 17.15 Extremidade proximal do fêmur direito em vista medial.

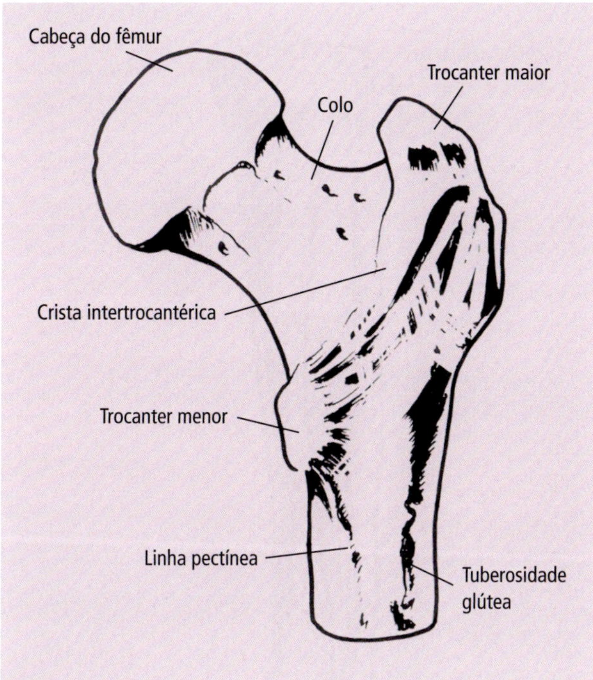

Figura 17.16 Extremidade proximal do fêmur direito em vista posterior.

Diáfise

O **corpo do fêmur** (diáfise) tem uma secção de forma aproximadamente triangular no terço médio e, assim, apresenta as **faces anterior, medial** e **lateral**. As faces medial e lateral estão delimitadas, posteriormente, pela **linha áspera**, que é bastante visível (Figura 17.17). A linha áspera é dupla, podendo-se distinguir um **lábio medial** e outro **lateral**. No terço médio, os lábios estão muito próximos, mas, nos terços proximal e distal, eles tendem a divergir. No terço proximal, ocorre uma bifurcação da linha áspera: o lábio medial dirige-se para o trocanter menor e denomina-se **linha pectínea**; por sua vez, o lábio lateral, divergente, é substituído por uma crista larga e rugosa, a qual recebe o nome de **tuberosidade glútea**. No terço distal, os lábios medial e lateral da linha áspera divergem, delimitando entre eles uma superfície triangular, a **face poplítea**. As linhas divergentes recebem o nome de **linhas supracondilares, medial** e **lateral**.

Em pacientes que fazem uso crônico de bisfosfonatos (medicamento usado para osteoporose, p. ex., alendronato), pode ocorrer um padrão típico de fratura diafisária do **fêmur**, especificamente na região abaixo do trocanter menor.

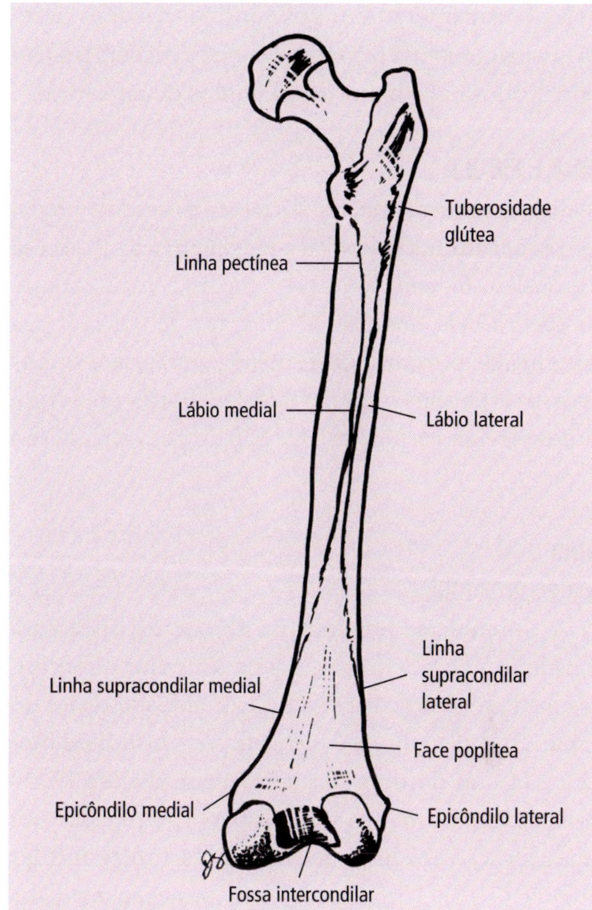

Figura 17.17 Fêmur direito em vista posterior. Observe os dois lábios da linha áspera.

Epífise distal

A **epífise distal** (Figura 17.14) se expande em duas massas volumosas, os **côndilos medial** e **lateral do fêmur**, que estão unidos anteriormente numa superfície lisa, a **face patelar**, para receber a **patela**. O contato da patela com a face patelar ocorre quando a perna está totalmente fletida. Vistos posteriormente (Figura 17.17), os côndilos do fêmur mostram-se separados pela **fossa intercondilar**. Na parte mais superior do côndilo medial, há uma projeção óssea denominada **tubérculo do adutor do fêmur**. Ambos os côndilos apresentam pequenas projeções nas suas superfícies não articulares, denominadas **epicôndilos medial** e **lateral** (Figura 17.17).

Anatomia de superfície

Se o corpo do fêmur não pode ser palpado com facilidade, em virtude do revestimento dado pelas partes moles, o **trocanter maior** e os **côndilos medial** e **lateral** (assim como os epicôndilos lateral e medial) podem ser palpados e são importantes pontos de referência.

TÍBIA E FÍBULA

São dois ossos longos, fortemente unidos, e que, com a **membrana interóssea** tensa entre eles, formam o esqueleto da perna. A tíbia é medial e mais robusta do que a fíbula, articulando-se com o fêmur pela sua extremidade proximal. Distalmente, entretanto, ambos os ossos articulam-se com o **tálus**, embora a tíbia seja a responsável direta pela transmissão do peso em direção ao pé.

Tíbia

Epífise proximal

A extremidade proximal da tíbia se expande para constituir uma plataforma, a **face articular superior**, destinada a se articular com a extremidade distal do fêmur. Essa plataforma é formada pelos **côndilos medial** e **lateral da tíbia** que apresentam (Figura 17.18) faces articulares na sua parte superior, separadas por uma elevação mediana, a **eminência intercondilar** (Figura 17.19). Na verdade, essa projeção mediana constitui-se de dois tubérculos, o **intercondilar medial** e o **intercondilar lateral**. Existem duas áreas (Figura 17.19), respectivamente anterior e posterior à eminência intercondilar: a anterior é maior, triangular, denominada **área intercondilar anterior**; a posterior é menor, estreitada, **área intercondilar posterior**. Na parte mais posterior e inferior do côndilo lateral, está localizada (Figura 17.20) a **face articular fibular**, que se articula com a cabeça da fíbula. Além dos côndilos, a extremidade proximal da tíbia inclui também uma robusta projeção óssea (Figura 17.18), a **tuberosidade da tíbia**, situada anteriormente, no ponto de junção da epífise com o corpo.

Na **doença de Osgood-Schlatter**, também chamada de **apofisite de tração da tuberosidade da tíbia**, ocorre espessamento dessa estrutura, provocando dor e uma saliência óssea local evidente.

Diáfise

Basicamente, o corpo da tíbia tem forma triangular (Figura 17.18) apresentando, portanto, três margens: **anterior**, muito proeminente e subcutânea; **medial** e

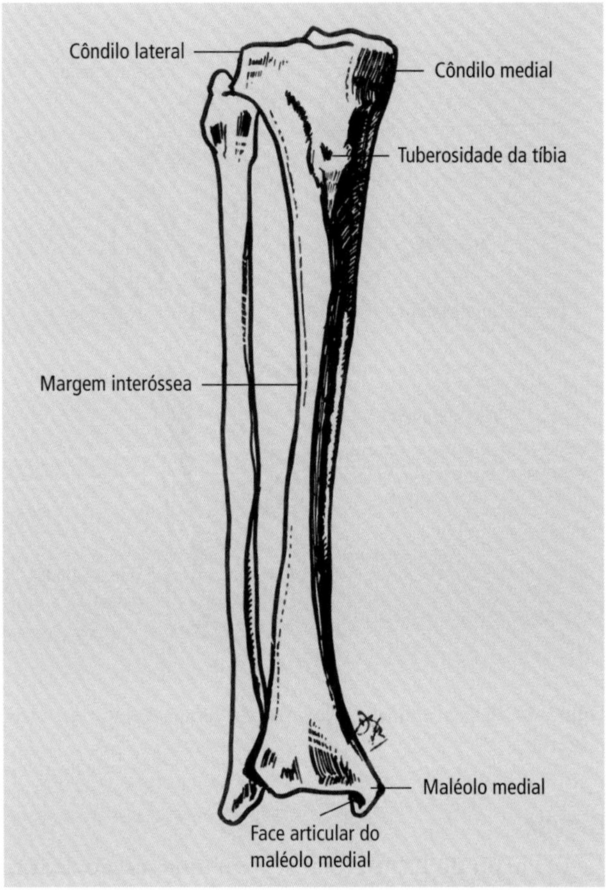

Figura 17.18 Tíbia e fíbula direitas em vista anterior.

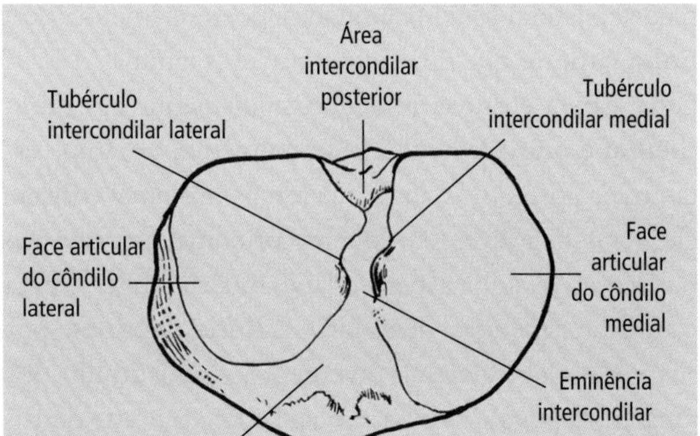

Figura 17.19 Extremidade proximal da tíbia direita em vista superior.

lateral, que delimitam as três faces – **medial, lateral** e **posterior**. Em virtude da posição do osso, pode-se palpar, facilmente, não só a margem anterior como também a face medial do corpo da tíbia no vivo. A margem lateral é aguda: aí se prende a **membrana interóssea** e, por essa razão, é também conhecida como **margem**

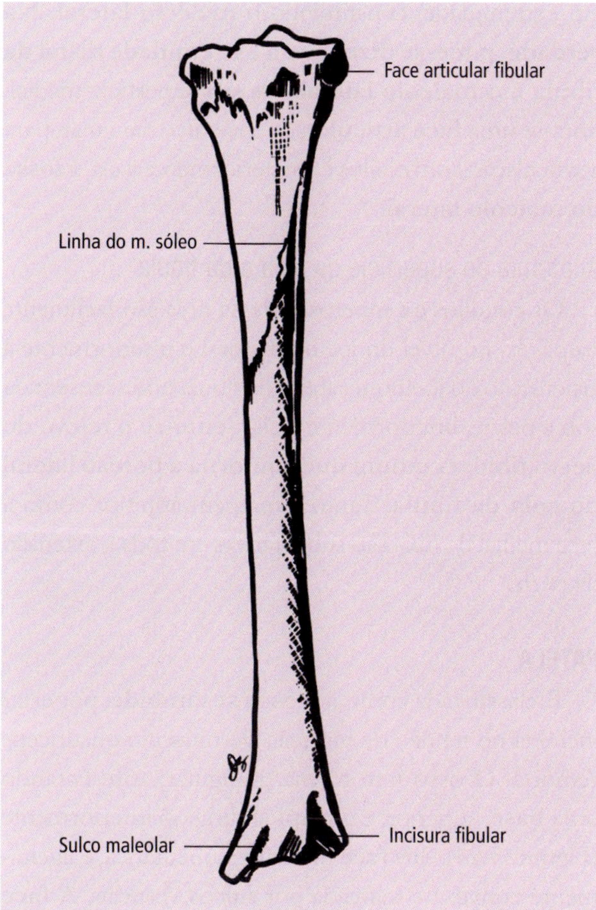

Figura 17.20 Tíbia direita em vista posterior.

interóssea. A margem anterior, muito nítida nos dois terços proximais, atenua-se no terço distal e, inclusive, sofre um desvio medial, o que resulta na posição ligeiramente anterior que a face lateral, nesta região, venha a ocupar. Na parte mais superior da face posterior (Figura 17.20), existe uma crista pouco marcada que, partindo da face articular fibular, cruza medial e obliquamente a face posterior para alcançar a margem medial: é a **linha do músculo sóleo**.

Epífise distal

A extremidade distal da tíbia (Figura 17.18) é uma continuação direta do corpo do osso que, estreitado na junção do terço médio com o distal, vai se alargando para constituir essa extremidade. Assim, a face medial do corpo termina expandindo-se numa robusta projeção óssea, o **maléolo medial**, facilmente palpável sob a pele, no nível do tornozelo. Na parte posterior do maléolo medial (Figura 17.20), está presente o **sulco maleolar**, no qual se aloja o tendão do músculo tibial posterior. A face lateral do maléolo é lisa, articula-se com o tálus e recebe o nome de **face articular do maléolo medial**. Ela é contínua com a **face articular inferior** da extremidade distal da tíbia, retangular, também destinada a se articular com o tálus. A face lateral da epífise distal é marcada pela presença de uma incisura, a **incisura fibular**, que recebe a extremidade distal da fíbula (Figura 17.20).

Fíbula

A fíbula é um osso longo, muito menos volumoso que a tíbia e com a qual se articula proximal e distalmente (Figura 17.18).

Epífise proximal

Sua extremidade superior (Figura 17.21), formada pela **cabeça da fíbula**, apresenta, na sua superfície medial, uma faceta oval, situada posteriormente, destinada à articulação com a face articular fibular do côndilo lateral da tíbia: é a **face articular da cabeça da fíbula**. Lateralmente, há uma projeção óssea evidente, o **ápice da cabeça da fíbula**.

Corpo

O corpo da fíbula, bastante delgado, está unido à extremidade proximal por uma zona estreitada, o **colo da fíbula**, de limites imprecisos (Figura 17.22), e apresenta-se ligeiramente torcido em espiral. Por essa razão, das suas três margens (**interóssea**, **anterior** e **posterior**), somente a primeira pode ser identificada com facilidade. Como o nome indica, prende-se aí a membrana interóssea.

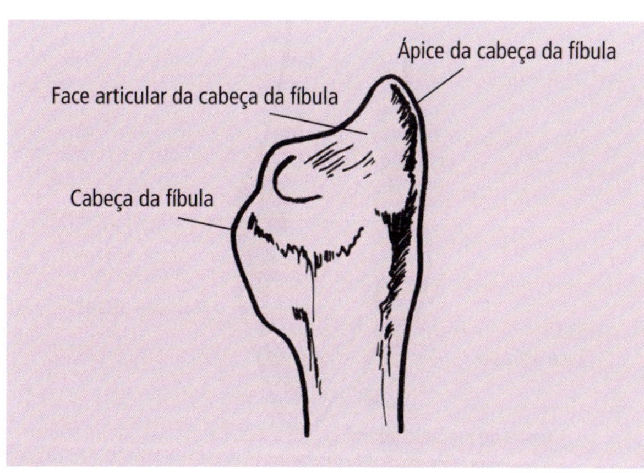

Figura 17.21 Extremidade proximal da fíbula.

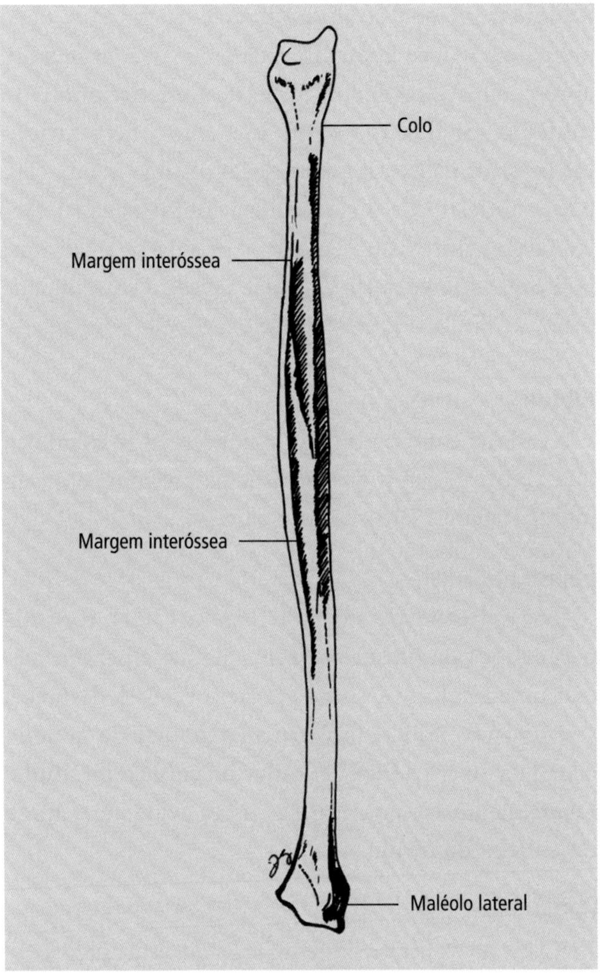

Figura 17.22 Fíbula em vista medial.

Epífise distal

A extremidade distal da fíbula (Figura 17.23) tem forma triangular e sua superfície lateral é subcutânea, facilmente palpável no nível do tornozelo e termina em extremidade, constituindo o **maléolo lateral. Na verdade, pode-se dizer que a extremidade distal da fíbula é o maléolo lateral.** Na sua superfície medial, nota-se uma **face articular**, de formato triangular, para a articulação com o tálus e, posteriormente a ela, a **fossa do maléolo lateral.**

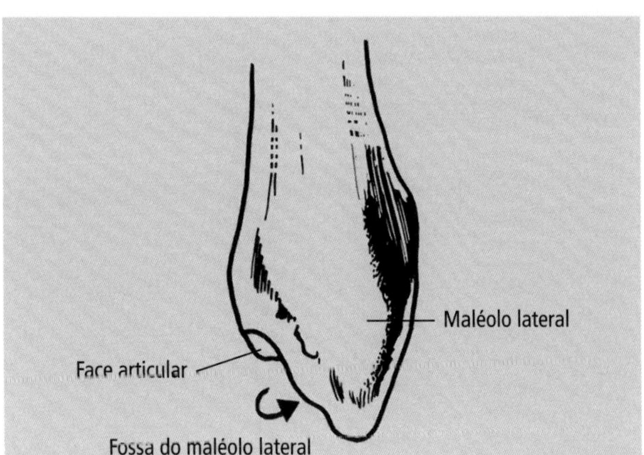

Figura 17.23 Extremidade distal da fíbula.

Anatomia de superfície da tíbia e da fíbula

Os côndilos e a tuberosidade da tíbia são facilmente palpáveis no nível do joelho. Lateral e inferiormente à articulação do joelho, a cabeça da fíbula pode ser sentida sob a pele e, inferiormente a ela, **sente-se o relevo do nervo fibular comum que contorna a porção lateral do colo da fíbula.** Tanto a margem anterior como a face medial da tíbia são subcutâneas em toda a extensão da perna

PATELA

É classificada como um **osso sesamoide**, por estar incluída no tendão de inserção do músculo quadríceps femoral. O osso tem forma triangular, apresentando uma **base**, superior, e um **ápice** dirigido inferiormente (Figura 17.24). Sua **face anterior**, subcutânea, é ligeiramente convexa e marcada por sulcos verticais. A **face articular** é posterior e apresenta duas áreas separadas por uma ligeira elevação. Dessas áreas, a lateral é maior do que a medial, **mas ambas se articulam com os côndilos do fêmur.**

Quando ocorre um defeito de fusão entre os centros de ossificação da **patela**, pode-se evidenciar a chamada **patela bipartida**, condição congênita, normalmente assintomática e muitas vezes descoberta de forma incidental.

ESQUELETO DO PÉ

O esqueleto do pé é constituído por ossos curtos articulados entre si, e representados pelos ossos do tarso, pelos cinco ossos metatarsais e pelas falanges. Os ossos do tarso se articulam com os ossos da perna, com os ossos do metatarso e entre si. Os ossos do tarso se articulam, distalmente, com as falanges. A descrição feita a seguir é um estudo do esqueleto do pé como um todo.

Os ossos que formam o esqueleto do pé são: **o tálus, o calcâneo, o navicular, o cuboide e os três cuneiformes (medial, lateral e intermédio) que**

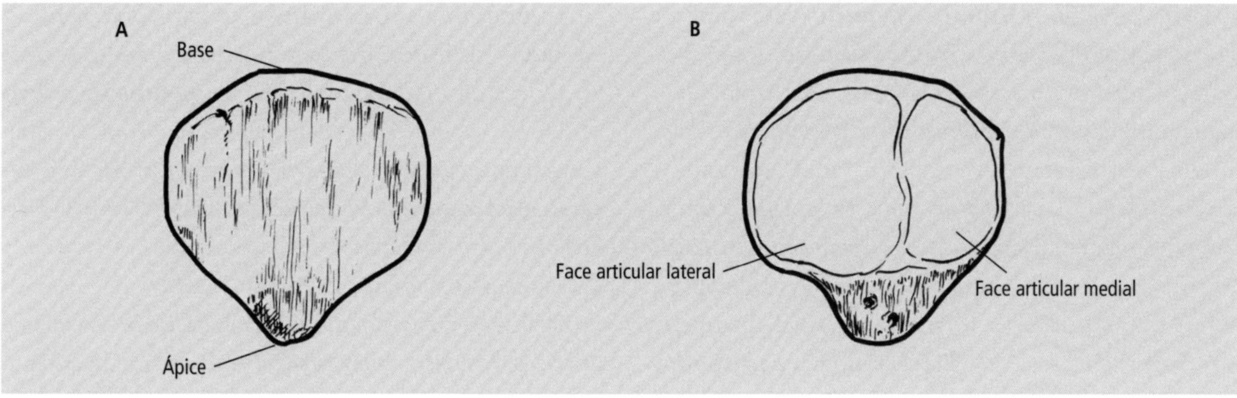

Figura 17.24 Patela esquerda. **A** – Face anterior; **B** – Face articular.

compreendem o tarso; os ossos metatarsais (I a V) e as falanges (proximal, média e distal) dos dedos (Figura 17.25). O tálus termina anteriormente numa projeção arredondada, a **cabeça do tálus**, unida ao restante do osso, o **corpo**, por uma porção estreitada, o **colo**. A parte superior do corpo apresenta superfícies articulares que, no conjunto, constituem a **tróclea do tálus**, que se articula com a tíbia e a fíbula. O restante do corpo do tálus repousa sobre o calcâneo que, para recebê-lo, apresenta uma projeção medial denominada, por essa razão, **sustentáculo do tálus**, visível numa vista inferior do esqueleto do pé (Figura 17.26). Grande parte do calcâneo ultrapassa posteriormente os limites do tálus (Figura 17.27); são de

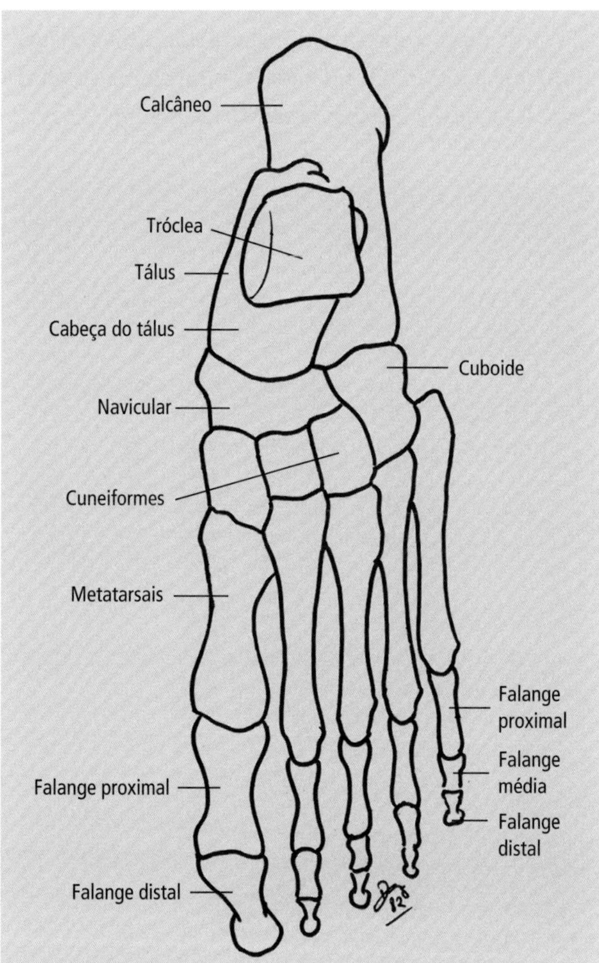

Figura 17.25 Esqueleto do pé esquerdo em vista superior.

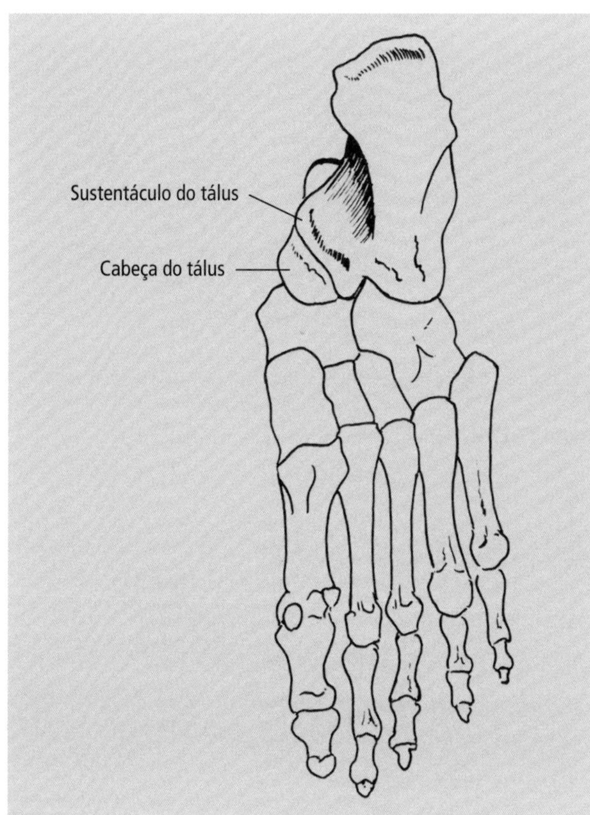

Figura 17.26 Esqueleto do pé direito em vista inferior.

fácil identificação a **tuberosidade do calcâneo** na face posterior do osso e a **tróclea fibular** na sua face lateral. Entre o tálus e o calcâneo, mais particularmente entre a porção anterior do calcâneo e a cabeça do tálus, forma-se um verdadeiro canal, ou funil, o **seio do tarso**. A cabeça do tálus articula-se com o osso navicular e este com os três cuneiformes (medial, intermédio e lateral) enquanto o calcâneo articula-se com o cuboide. Dessa forma, é possível distinguir duas cadeias de ossos no esqueleto do pé: **a primeira, medial, está representada pelo tálus, navicular, cuneiformes, e os ossos metatarsais I, II e III; a segunda, lateral, pelo calcâneo, cuboide e o IV e V ossos metatarsais** (Figura 17.28). A cadeia lateral fica em um nível mais baixo que a medial. Os ossos metatarsais (Figura 17.27) apresentam uma **base** (extremidade proximal), um **corpo** e uma **cabeça** (extremidade distal). **O metatarsal I é o mais volumoso dos cinco, evidenciando a sua participação direta como suporte do peso do corpo**. Quanto às falanges, o **hálux apresenta apenas duas**, o que também pode ocorrer, ocasionalmente, no 5º dedo.

Examinando-se o esqueleto do dorso do pé, verifica-se que o contorno do tarso é marcadamente convexo no sentido laterolateral: não há pontos de relevo proeminentes que se evidenciam acima do nível geral. Entretanto, chamam a atenção a presença do **seio do tarso** e a irregularidade e a obliquidade da linha de articulação entre os cuneiformes e o cuboide com os ossos do metatarso. De fato, os cuneiformes lateral e medial projetam-se anteriormente àquela linha, de modo tal que as bases dos ossos metatarsais I e III se situam adiante do plano onde se situam as bases do II e IV metatarsais. Esse fato é uma consequência do menor tamanho do cuneiforme intermédio. Na face plantar, o esqueleto do pé mostra a presença de um par de ossos sesamoides situados na cabeça do osso metatarsal I.

ESTRUTURAS SUPERFICIAIS, FÁSCIA E DRENAGEM LINFÁTICA DO MEMBRO INFERIOR

Pele e tela subcutânea

A pele do membro inferior altera suas características conforme a região considerada. Assim, na região glútea é espessa e flexível, distendendo-se facilmente. Na coxa,

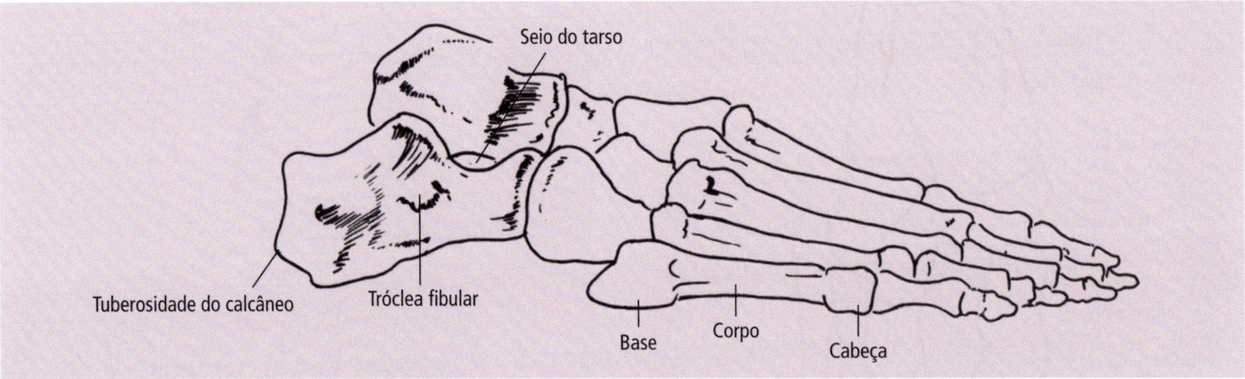

Figura 17.27 Esqueleto do pé direito em vista lateral.

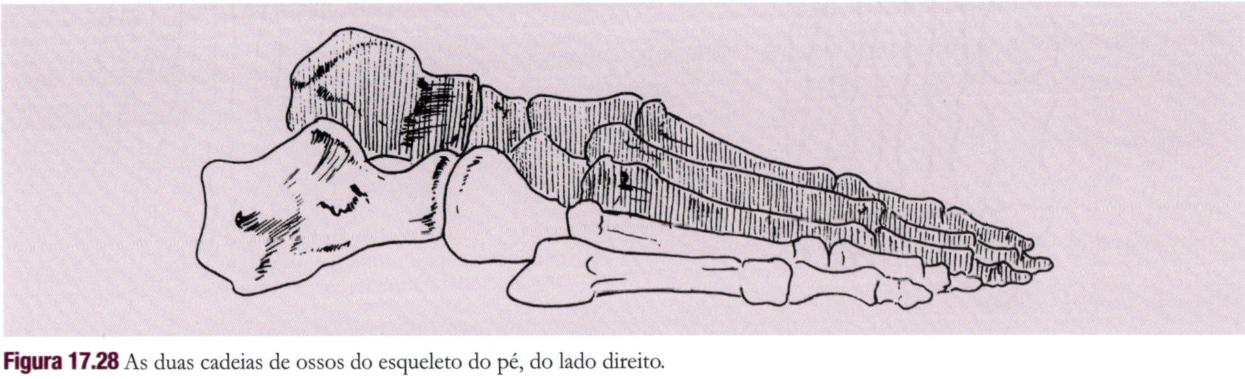

Figura 17.28 As duas cadeias de ossos do esqueleto do pé, do lado direito.

de modo geral, é delgada, móvel e pilosa, em especial nas regiões anterior e medial. No nível do joelho, torna-se espessa, em particular anteriormente, onde também é bem flexível. Na fossa poplítea, ela é fina e muito móvel, bem distensível. Já nas regiões anterior e lateral da perna e no dorso do pé, ela é delgada e, na perna, é pouco móvel; ficam em contato direto com o esqueleto no nível da face medial da tíbia. No dorso do pé, é móvel e muito distensível, apresentando-se, às vezes, com relevos produzidos por veias e tendões subjacentes. Na região posterior da perna, suas características são parecidas com as da região anterior, só que um pouco mais espessa. Na região plantar, é lisa e fina no oco plantar e dura e muito queratinizada nos locais de contato com o solo. É desprovida de pelos e de glândulas sebáceas, mas rica em glândulas sudoríferas.

A tela subcutânea apresenta um padrão geral com algumas exceções localizadas. Esse padrão é caracterizado por duas camadas, uma superficial e adiposa, o **estrato areolar** que é de espessura variável conforme a maior ou a menor deposição de tecido adiposo, e outra profunda e conectiva, o **estrato lamelar**. Os dois estratos estão separados por uma lâmina de tecido conectivo denso, a **fáscia superficial**.

Nas regiões anterior e lateral da perna, no dorso do pé, no joelho e na fossa poplítea, o estrato areolar é mínimo, às vezes inexistente; ao passo que, na região glútea e na planta, apresenta-se modificado em relação ao padrão. Nessas áreas, o estrato lamelar é rudimentar ou ausente. O que se observa são trabéculas conectivas que vão da pele à fáscia muscular e delimitam inúmeros espaços preenchidos por tecido adiposo, formando um coxim, em especial nos pontos de maior atrito, onde existem **bolsas serosas** (espaços simples ou multiloculares, contendo pequena quantidade de líquido).

Estruturas superficiais

As principais estruturas superficiais correm no nível do estrato lamelar da tela subcutânea. Neste item, nem todas serão descritas em sua totalidade, como os nervos cutâneos, que serão vistos, em detalhe, no estudo dos nervos profundos dos quais se originam.

As veias superficiais do membro inferior, como se constata em qualquer outra região do corpo, não acompanham as artérias (a não ser ocasionalmente), são numerosas e providas de válvulas. No membro inferior, elas confluem basicamente para duas veias mais calibrosas, as **veias safenas magna** e **parva**. Contudo, não é possível estabelecer um padrão rígido quanto à sua distribuição, pois as variações são muito frequentes, inclusive de um membro para outro, no mesmo indivíduo. Dessa forma, as considerações que se seguem abordam os aspectos morfológicos fundamentais e de ocorrência mais comum, que servirão de base para o entendimento das variações encontradas.

No dorso do pé, forma-se um **arco venoso** (Figura 17.29) que recebe, no contorno distal, as **veias**

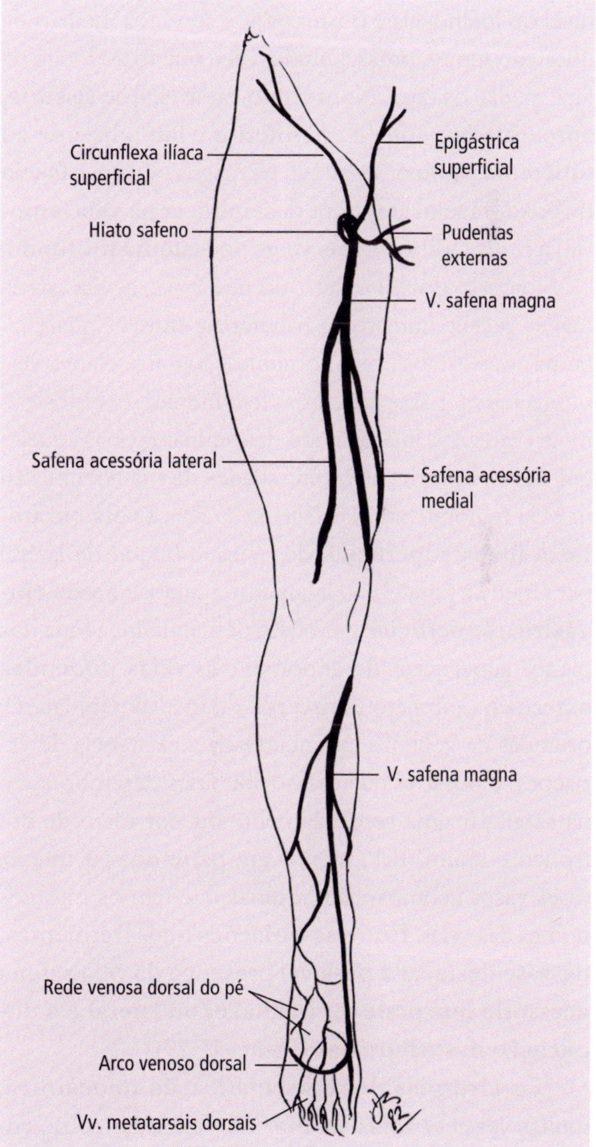

Figura 17.29 Veia safena magna e suas tributárias mais importantes.

metatarsais dorsais e, no contorno proximal, as **veias da irregular rede venosa dorsal** do pé. O arco venoso dorsal do pé recebe também comunicação do **arco venoso plantar e tem particular interesse, pois, nas suas extremidades medial e lateral, formam-se as veias safenas, magna e parva, respectivamente.**

Veia safena magna

A **veia safena magna** (Figura 17.29) tem origem na extremidade medial do **arco venoso dorsal do pé**, situando-se **anteriormente ao maléolo medial, ponto de referência importante para localizá-la.** Sempre medial, a veia safena magna tem trajeto ascendente na perna, onde está **acompanhada do nervo safeno.** No nível do joelho, ela é posterior aos côndilos mediais da tíbia e do fêmur, prosseguindo o seu trajeto ao longo da face medial da coxa. Num ponto variável, **que se situa, aproximadamente, 4 cm inferior e lateralmente ao tubérculo púbico**, a veia safena magna perfura a **fáscia da coxa (fáscia lata) para desembocar na veia femoral, a mais calibrosa das veias do sistema profundo.**

No curso do seu trajeto, do pé à coxa, a veia safena magna recebe numerosas tributárias, entre as quais, algumas que estabelecem comunicação entre ela e a veia safena parva. Essas tributárias têm número e disposição muito variáveis, interessando denominar apenas aquelas que desembocam nas proximidades de sua terminação na veia femoral. São elas (Figura 17.29): a **veia circunflexa ilíaca superficial**, de trajeto oblíquo de lateral para medial, paralela ao ligamento inguinal; a **veia epigástrica superficial**, de trajeto descendente, vinda dos planos superficiais do abdome; e as **veias pudendas externas**, de trajeto transversal de medial para lateral, oriundas da genitália externa. Dada a existência de variações, é possível que essas tributárias desemboquem na safena magna separadamente ou por meio de um tronco comum. Pelo menos em parte do seu trajeto, esses vasos acompanham artérias que têm os mesmos nomes das veias. **Entre as variações mais frequentes, deve-se destacar a possível presença da veia safena acessória que pode ser medial e/ou lateral e a duplicação das tributárias** (Figura 17.29).

Nas **cirurgias de revascularização miocárdica**, muitas vezes as **veias safenas** são utilizadas como enxertos vasculares, procedimento comumente denominado "ponte de safena".

Veia safena parva

A **veia safena parva** (Figura 17.30) origina-se na extremidade lateral do **arco venoso dorsal do pé, situando-se posteriormente ao maléolo lateral.** Com trajeto ascendente na face posterior da perna, coloca-se lateralmente ao tendão do calcâneo e é acompanhada do **nervo sural.** No nível da fossa poplítea, a veia safena parva **perfura a fáscia profunda e desemboca na veia poplítea pertencente ao sistema venoso profundo.**

A desembocadura da veia safena parva na veia poplítea é apenas uma das alternativas possíveis, pois as variações são frequentes. Assim, a veia safena parva pode ascender até o terço distal da coxa antes de perfurar a fáscia, pode desembocar na veia safena

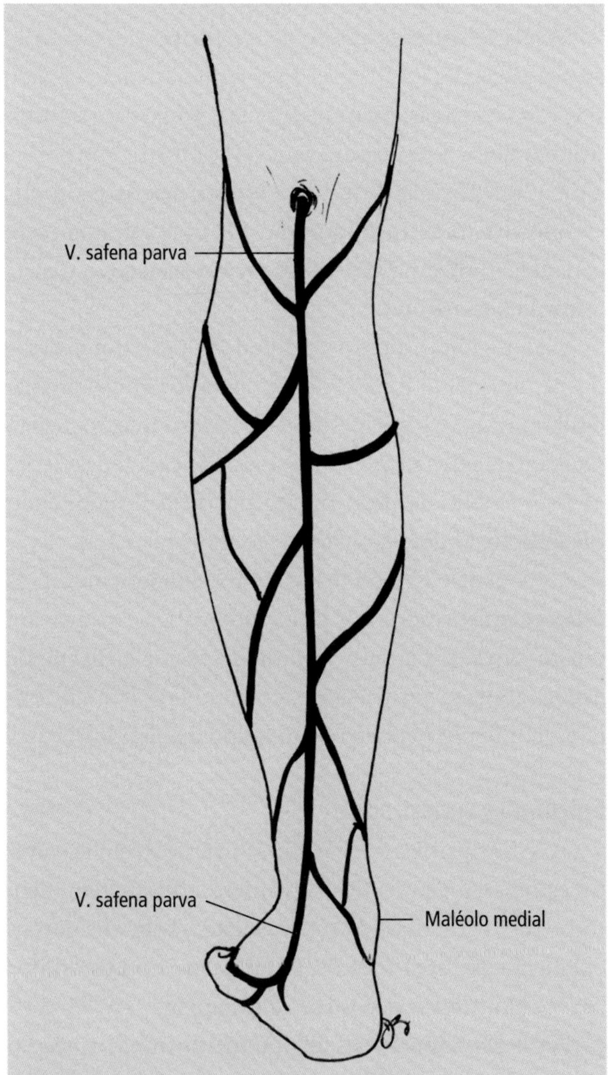

Figura 17.30 Trajeto da veia safena parva na face posterior da perna.

magna em níveis variáveis ou, mais raramente, pode desembocar em veias profundas que drenam músculos da face posterior da perna, como as veias para o músculo gastrocnêmio. **Independentemente do tipo de terminação, a veia safena parva mantém comunicação com a veia safena magna.** O sentido do fluxo nessas comunicações se faz da primeira para a segunda.

As veias safena magna e parva recebem, no curso de seu trajeto, numerosas tributárias sem nomes específicos e com tantas variações que seria inútil ou, pelo menos, pouco prático tentar estabelecer uma padronização. **No entanto, é importante mencionar que o sistema de veias superficiais se comunica com o profundo através das veias comunicantes, dotadas de válvulas capazes de dirigir o sentido da corrente das superficiais para as profundas e que impedem o fluxo no sentido oposto.**

Retorno venoso

Na verdade, tanto as veias superficiais como as profundas são dotadas de **válvulas** que dirigem o fluxo sanguíneo para o coração. No membro inferior, essas válvulas são particularmente importantes, uma vez que a postura ereta do homem obriga que o retorno venoso seja feito contra a gravidade, contra o peso da própria coluna de sangue no interior dos vasos. A ação de sucção do tórax durante a inspiração e a própria pressão nas artérias são fatores que contribuem para o retorno venoso, porém, aliado à presença das válvulas, **os mais importantes mecanismos na promoção do retorno venoso são a contração e o relaxamento da musculatura do membro inferior**.

A **fáscia de revestimento muscular**, relativamente tensa, envolve não só todo o membro como os compartimentos musculares. Assim, quando um músculo se contrai, ele comprime as veias profundas situadas na massa muscular envolvida pela fáscia de revestimento e impulsiona o sangue nelas contido no sentido do coração, e somente nesse sentido, em virtude da disposição das válvulas venosas. Quando o músculo relaxa, não apenas o sangue aflui ao músculo pelas artérias, como também as veias profundas recebem o sangue das veias superficiais através das veias comunicantes, nas quais as válvulas estão dispostas de modo a impedir o refluxo para as veias superficiais. Contrações musculares repetidas mantêm o fluxo sanguíneo, **agindo os músculos como uma verdadeira bomba propulsora.**

Se alguma ou algumas das válvulas venosas do membro inferior deixam de funcionar, a pressão sobre as válvulas situadas distalmente a elas aumenta, e estas também podem se tornar insuficientes, resultando em maior aumento de pressão sobre as válvulas mais distais. **A insuficiência de válvulas das veias comunicantes é grave porque, durante a contração muscular, elas não têm condição de impedir o fluxo retrógrado e o sangue passa a fluir das veias profundas para as superficiais. Com o passar do tempo, as veias superficiais tornam-se dilatadas, tortuosas e de paredes finas, ou seja, tornam-se varicosas.** Entre as causas de insuficiência valvular, pode-se incluir as afecções que enfraquecem suas paredes; não é possível, porém, explicar todos os casos de varizes deste modo. Sabe-se que existem fatores predisponentes, por exemplo, a longa permanência da postura ereta e com pouca mobilidade dos membros inferiores, ou as gravidezes repetidas, nas quais o útero aumentado comprime veias do abdome, reduzindo o retorno venoso e aumentando a pressão sobre as válvulas das veias do membro inferior. A estase venosa resultante não só cria problemas estéticos como também passa a interferir na nutrição dos tecidos superficiais, podendo resultar em ulcerações e necroses nas porções mais distais do membro inferior. O tratamento cirúrgico é o indicado e é eficaz na maioria dos casos.

Relembrando: quando ocorre insuficiência do **sistema valvular venoso superficial**, é possível observar as **varizes de membros inferiores**, ou seja, dilatações e tortuosidades das veias acometidas. Os membros acometidos por varizes a longo prazo ficam com uma aparência escurecida amarronzada e esse achado é conhecido como **dermatite ocre**.

Inervação cutânea

A inervação dos planos superficiais do membro inferior **é essencialmente sensitiva** e, embora exista alguma superposição de territórios nervosos, estes podem ser mapeados. Cada território é denominado **dermátomo**, ou seja, **denomina-se dermátomo o território cutâneo suprido por fibras de uma única raiz posterior de um nervo espinal** (Figura 17.31).

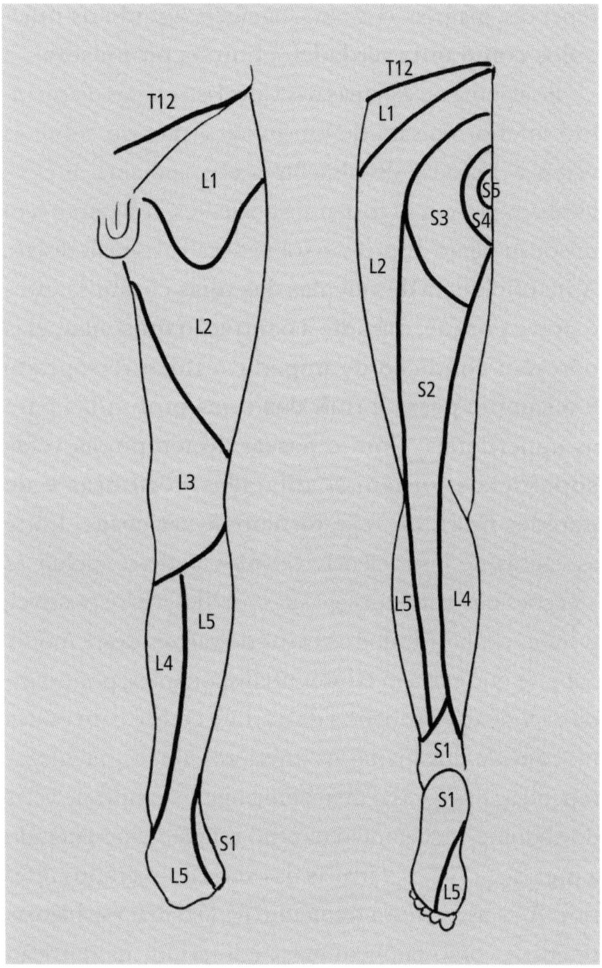

Figura 17.31 Dermátomos no membro inferior, segundo Cunningham, 1961.

A inervação superficial da região glútea é feita principalmente pelos **nervos clúnios superior, médio** e **inferior**. Os nervos clúnios superiores emergem pouco acima da crista ilíaca e se dirigem para a região glútea, os clúnios médios se dirigem lateralmente e os clúnios inferiores se curvam em torno da margem inferior do glúteo máximo e tomam um trajeto ascendente.

Os principais nervos superficiais da coxa são, anteriormente, os **ramos cutâneos anteriores do nervo femoral** e o **nervo femoral lateral**. Os ramos cutâneos anteriores perfuram a fáscia da coxa em níveis variados e inervam a região anterior e anterolateral até o joelho. Já o nervo cutâneo femoral lateral aparece imediatamente distal à espinha ilíaca anterossuperior e supre a região anterolateral até o joelho (Figura 17.32A).

O **nervo cutâneo femoral posterior**, responsável pela inervação da região posterior, segue um trajeto retilíneo na linha média da região posterior da coxa, de modo geral, profundamente à fáscia muscular; somente seus ramos são de localização superficial. Torna-se realmente superficial no nível da fossa poplítea e pode se estender até a metade ou aos dois terços proximais da face posterior da perna (Figura 17.32B).

A região anteromedial da perna e do pé até o nível da articulação metatarsofalângica do hálux é suprida pelo **nervo safeno, ramo do nervo femoral, que se torna subcutâneo abaixo da face medial do joelho, posterior ao tendão do músculo sartório, passando a acompanhar a veia safena magna** (Figura 17.32A).

A porção cutânea do **nervo fibular superficial** emerge na face anterolateral da perna, aproximadamente no nível da junção do terço médio com o terço inferior da perna. Além de suprir essa área, supre também a maior parte do dorso do pé, por meio de seus ramos, os **nervos cutâneos dorsais medial** e **intermédio** (Figura 17.32A).

A região posterior da perna é suprida pelos **nervos cutâneo sural medial, cutâneo sural lateral** e **sural**. O nervo cutâneo sural lateral torna-se superficial na fossa poplítea e segue um trajeto distal na face posterolateral da perna, emitindo ramos ao longo do seu trajeto. O nervo cutâneo sural medial habitualmente torna-se superficial no nível da metade da perna e recebe o **ramo fibular comunicante do nervo fibular comum, formando, a partir dessa junção, o nervo sural. Esse nervo acompanha a veia safena parva no terço distal da perna** e, em seguida, alcança o pé para se distribuir à sua parte lateral e ao contorno lateral do 5º dedo (Figura 17.32B).

Os planos superficiais da planta do pé são supridos por ramos dos **nervos plantar medial** e **plantar lateral**, ramos do **nervo tibial**, que também fornece os **ramos calcâneos laterais** e **mediais**.

Na compressão do **nervo cutâneo femoral lateral**, patologia conhecida também como **meralgia parestésica** ocorre alteração de sensibilidade em sua área de inervação, podendo ocasionalmente apresentar uma hipersensibilidade dolorosa local. Essa condição é causada entre outros fatores por obesidade, gestação, cintos apertados (condições que causam compressão do nervo).

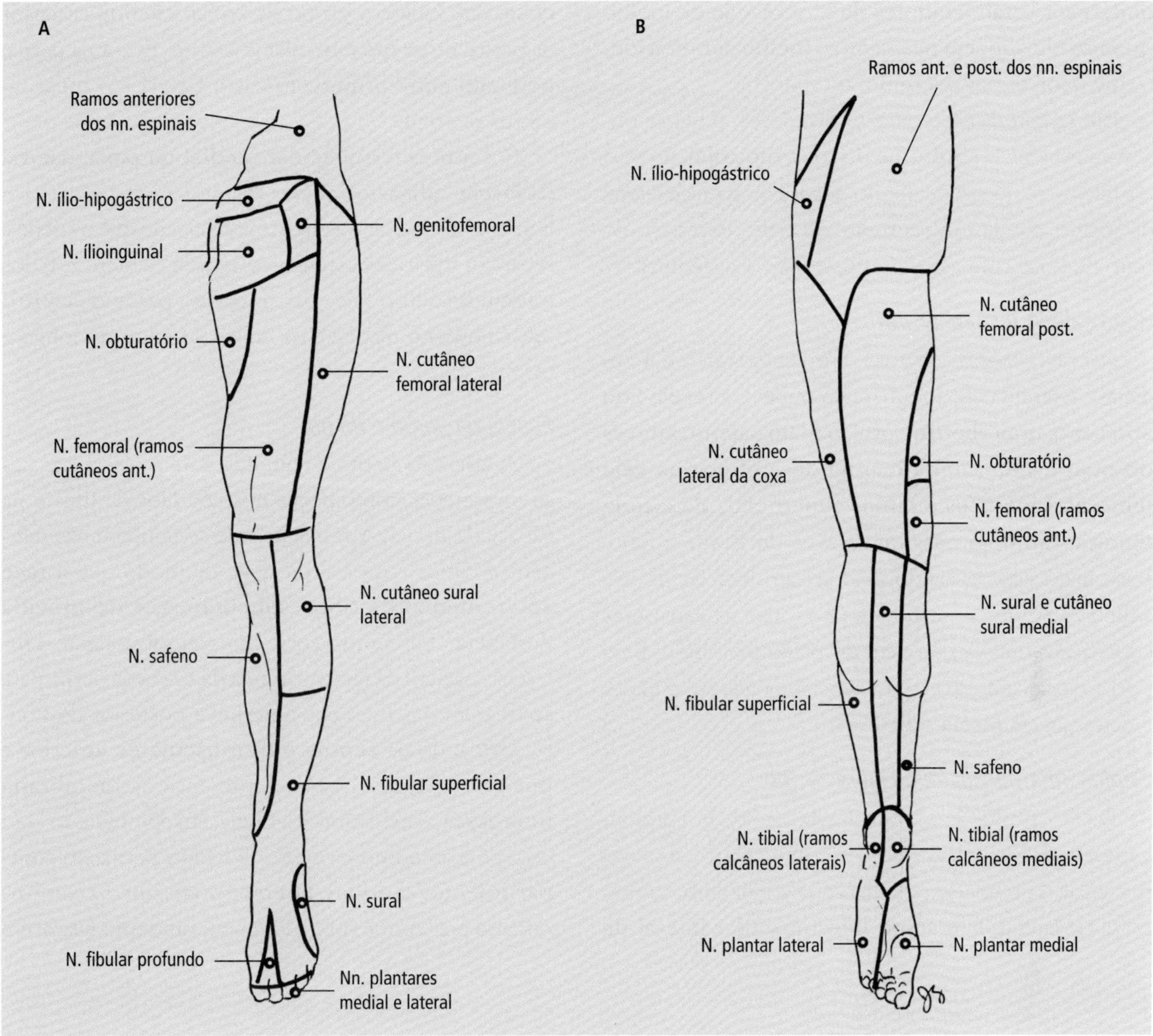

Figura 17.32 Distribuição dos nervos cutâneos na pele do membro inferior. **A** – Vista anterior. **B** – Vista posterior.

Fáscia do membro inferior

Cada músculo tem sua fáscia de revestimento. No membro inferior, além dessas fáscias individuais, toda a massa muscular está envolvida por um invólucro fascial, que a subdivide em grupos funcionais.

Embora seja uma estrutura única, a fáscia apresenta características peculiares de acordo com a região considerada e, às vezes, recebe nomes específicos. Assim, **a fáscia da coxa, espessa e resistente, é denominada fáscia lata**.

Fáscia lata

A fáscia lata está fixada às porções superficiais do osso do quadril (em especial ao lábio externo da crista ilíaca), do sacro e do cóccix, sendo contínua com os ligamentos inguinal e sacrotuberal. Na sua parte superolateral, desdobra-se para envolver o músculo tensor da fáscia lata. O mesmo ocorre na região glútea, onde a aponeurose glútea se desdobra para revestir o músculo glúteo máximo. Esses dois músculos estão firmemente inseridos em uma porção particularmente resistente e espessa da fáscia lata, o **trato iliotibial**, que se estende do trocanter maior até a face anterior do côndilo lateral da tíbia onde se fixa; está, portanto, situado ao longo de toda a face lateral da coxa. **Por isso, os músculos tensor da fáscia lata e do glúteo máximo agem sobre a articulação do joelho; ao tracionarem o trato iliotibial, eles mantêm o joelho em extensão e são**

poderosos estabilizadores da articulação do joelho quando ela suporta peso com o joelho semifletido, o que ocorre, por exemplo, na marcha.

Em maratonistas e outros corredores, pode-se observar a chamada **síndrome do trato iliotibial**, no qual o paciente se queixa de dor no quadril ou na face lateral do joelho, condição decorrente do atrito excessivo do trato iliotibial com estruturas ósseas (p. ex., fêmur).

Hiato safeno *(Figura 17.29)*

No nível da raiz da coxa, aproximadamente 4 cm distal e lateralmente ao tubérculo púbico, **a fáscia lata apresenta uma abertura oval, o hiato safeno, através do qual a veia safena magna desemboca na veia femoral. Linfáticos e ramos superficiais da artéria femoral também passam através do hiato safeno.** Esse hiato está revestido pelo estrato lamelar da tela subcutânea, que é perfurada por todas as estruturas superficiais que vão ou vêm do plano profundo. Essa porção localizada do estrato lamelar da tela subcutânea é denominada **fáscia cribriforme**.

Septos intermusculares (Figura 17.33)

Da face profunda do trato iliotibial, parte um prolongamento da fáscia lata que se aprofunda entre a massa muscular e prende-se na linha áspera e na linha supracondilar lateral. É **o septo intermuscular lateral da coxa**, que separa o grupo muscular anterior, extensor da perna, do grupo muscular posterior, flexor da perna, passando entre o músculo vasto lateral e o músculo bíceps femoral.

O **septo intermuscular medial da coxa**, que vai da **fáscia subsartorial** (ver adiante) à linha áspera e à linha supracondilar medial, é mais delgado que o lateral e separa os músculos extensores da perna (anteriores) dos músculos adutores da coxa (mediais), passando entre o músculo vasto medial e os músculos adutores longo e magno.

Fáscia da perna e do pé

A fáscia da perna é contínua com a fáscia lata nas suas inserções combinadas nos côndilos da tíbia e na cabeça da fíbula. A fáscia prende-se também nas margens anterior e medial da tíbia, de modo que **a face anteromedial da tíbia, subcutânea, é desprovida de fáscia**. Tal como ocorre na coxa, prolongamentos fasciais partem da face profunda da fáscia da perna para se fixarem nas margens anterior e posterior da fíbula, formando os **septos intermusculares anterior** e **posterior** (Figura 17.34). A presença da **membrana interóssea**, entre a tíbia e a fíbula, em combinação com os septos anterior e posterior, divide a perna em **compartimentos anterior**, **lateral** e **posterior**. O compartimento posterior é subdividido por um septo fascial em

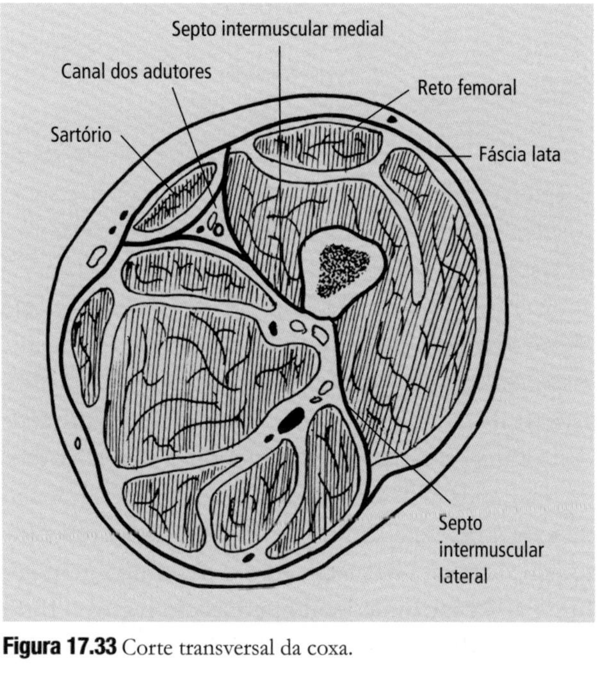

Figura 17.33 Corte transversal da coxa.

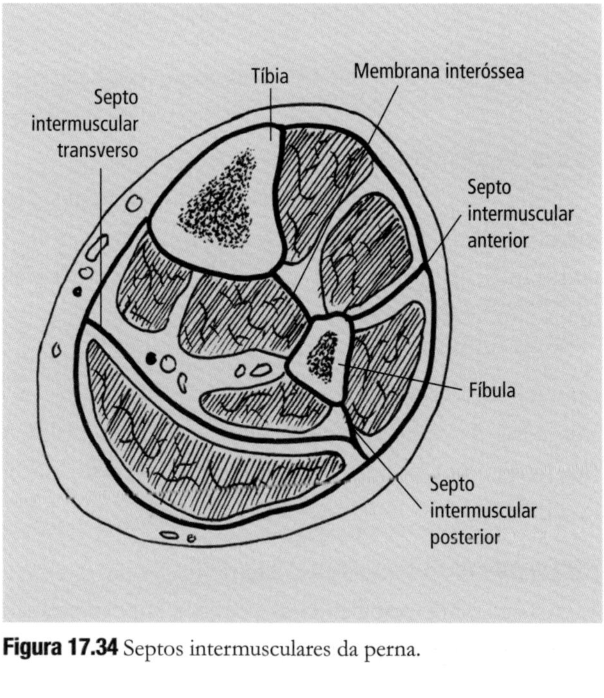

Figura 17.34 Septos intermusculares da perna.

partes superficial e profunda (Figura 17.34). No nível do tornozelo, vários espessamentos da fáscia formam os **retináculos** que mantêm os tendões em posição e evitam que atuem como "cordas de arco". **Os retináculos superior e inferior dos músculos extensores são os mais importantes.**

A fáscia do pé é contínua com a fáscia da perna. No dorso do pé, é pouco espessa, fundindo-se superiormente com os **retináculos extensores**. Na planta, torna-se resistente e espessa, constituindo a **aponeurose plantar**.

Quando ocorre tração excessiva da fáscia plantar no pé causando um processo inflamatório local, observamos a chamada **fascite plantar**, condição na qual o paciente se queixa de dor na face inferomedial do osso calcâneo.

Drenagem linfática do membro inferior

Os linfáticos são um sistema de drenagem auxiliar e, ao mesmo tempo, uma barreira contra a penetração de toxinas, bactérias e elementos estranhos na circulação geral. Para que essas finalidades sejam cumpridas, os vasos linfáticos são numerosos, cobrem grande extensão corpórea e têm, intercalados no seu trajeto, **linfonodos**, nos quais os linfócitos estão presentes e a linfa é filtrada. É difícil sistematizar os vasos linfáticos de um segmento, mas a drenagem linfática tende a seguir a drenagem venosa: os vasos linfáticos que drenam os tecidos situados profundamente à fáscia de revestimento muscular acompanham as veias profundas e aqueles que drenam a pele e os tecidos superficiais acompanham as veias superficiais. No membro inferior, essa regra prevalece e, portanto, **os linfáticos superficiais acompanham as veias safenas, e os profundos, as veias profundas**.

Desses dois grupos, o mais importante e numeroso é o superficial. Na perna, exceto alguns vasos linfáticos que acompanham a veia safena parva e penetram com ela no plano profundo, a grande maioria converge em direção à veia safena magna. Na coxa, os vasos linfáticos superficiais também se direcionam para a safena magna e terminam nos numerosos e importantes **linfonodos inguinais superficiais** (Figura 17.35).

Os vasos linfáticos que penetraram na fáscia acompanhando a veia poplítea, bem como os vasos linfáticos profundos da perna, drenam para pequenos **linfonodos**

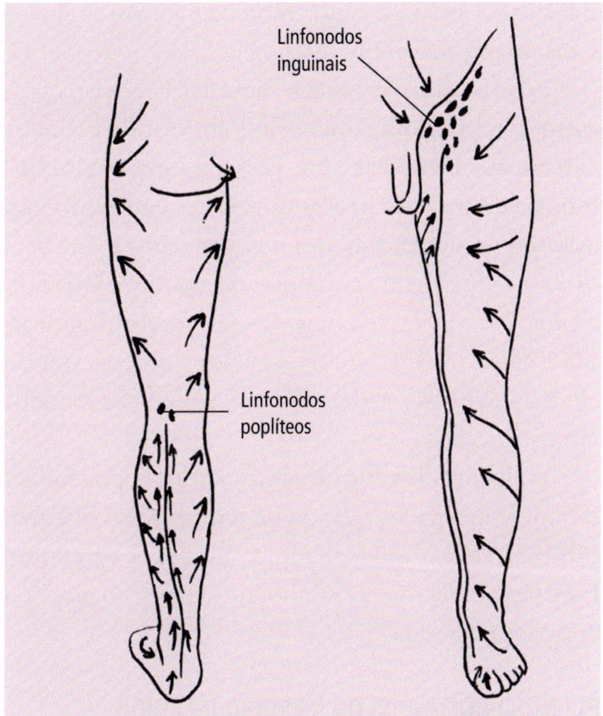

Figura 17.35 Drenagem linfática do membro inferior (esquemático).

poplíteos, situados profundamente à fáscia. Deles, saem vasos eferentes que acompanham as veias poplítea e femoral e terminam nos **linfonodos inguinais profundos** (Figura 17.35).

Quando ocorre obstrução da drenagem linfática, observa-se o **linfedema**, ou seja, acúmulo dc líquido linfático nos tecidos. Como exemplo, cita-se a **elefantíase** (filariose linfática), causada por um parasita que causa uma inflamação no sistema linfático, promovendo um linfedema exuberante.

Linfonodos inguinais superficiais

Os **linfonodos inguinais superficiais** localizam-se na tela subcutânea logo distal ao ligamento inguinal e apresentam a forma geral de um T, com um **grupo superior (superomediais e superolaterais), aproximadamente paralelo ao ligamento inguinal e um grupo inferior, disposto longitudinalmente ao longo da parte terminal da veia safena magna**. Os linfonodos laterais do grupo superior recebem a drenagem linfática da região glútea e da parte infraumbilical da parede abdominal. Os mediais recebem a drenagem dos genitais externos (exceto da glande do pênis ou do clitóris), da parte inferior do canal anal e região perineal e também da parte infraumbilical da parede abdominal anterior. O grupo inferior recebe os vasos linfáticos superficiais do membro inferior.

Os linfonodos inguinais superficiais enviam seus vasos aferentes diretamente aos **linfonodos ilíacos externos**; ou indiretamente, passando antes pelos **linfonodos inguinais profundos**. Esses linfonodos, no máximo no número de três, são pequenos e recebem os vasos linfáticos profundos do membro inferior, alguns dos vasos eferentes dos linfonodos inguinais superficiais e a drenagem da glande do pênis (ou do clitóris). Seus vasos eferentes vão para os linfonodos ilíacos externos.

Os **linfonodos inguinais** superficiais podem ser facilmente palpados quando há um processo inflamatório infeccioso acometendo os membros inferiores. Eles são popularmente conhecidos como "ínguas" ou "caroços na virilha".

PLANOS PROFUNDOS DO MEMBRO INFERIOR

As estruturas profundas do membro inferior serão descritas topograficamente. Ao estudo dos músculos, seguir-se-ão as descrições dos nervos, das artérias e veias e das articulações.

Região anterior da coxa

- **Trígono femoral:** quando se remove a fáscia lata que reveste a região anterior da coxa, visualiza-se **o trígono femoral e o seu conteúdo** (Figura 17.36). **Trata-se de uma região de considerável interesse cirúrgico. Limita-se lateralmente pela margem medial do músculo sartório; medialmente, pela margem medial do músculo adutor longo; e superiormente, pelo ligamento inguinal**. Seu teto é formado pela fáscia lata e seu assoalho inclui os **músculos iliopsoas (lateralmente)**, **pectíneo** e **adutor longo (medialmente)**. Seu conteúdo compreende os **vasos femorais, contidos na bainha femoral**, e o **nervo femoral**.

  A região mais lateral, que contém o músculo iliopsoas e o nervo femoral, é denominada **compartimento muscular**; a região situada entre os músculos iliopsoas e pectíneo e que contém a bainha femoral é o **compartimento vascular**. Separando um compartimento do outro, existe um espessamento fascial, disposto de lateral para medial e de anterior para posterior (Figura 17.36). O trígono femoral é o local de acesso cirúrgico para a artéria femoral nos casos em que se faz necessário o cateterismo ou injeções de contraste nas arteriografias.

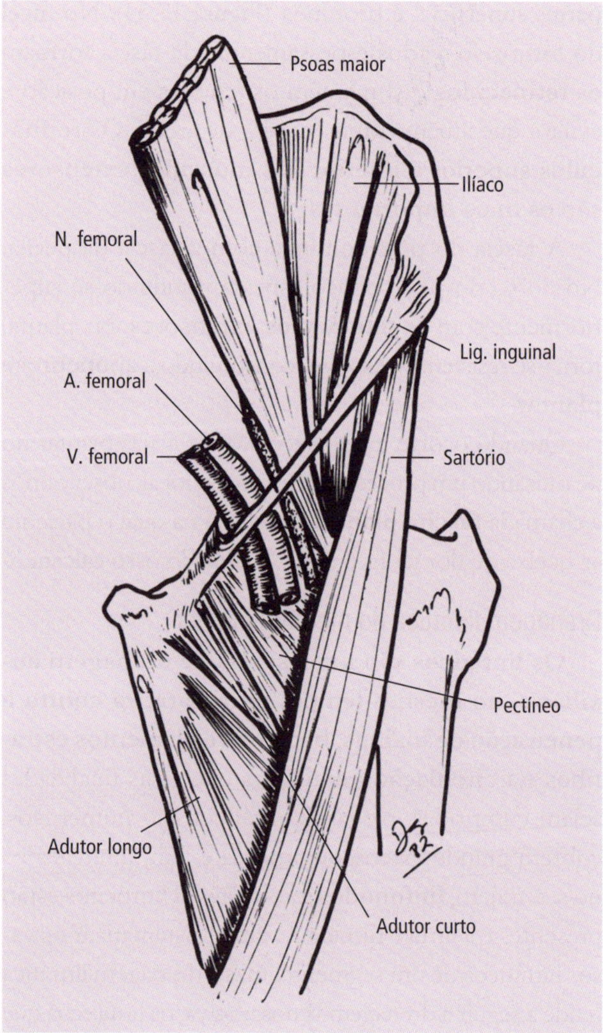

Figura 17.36 Trígono femoral e seus limites.

  No **acesso venoso central femoral**, é de fundamental importância conhecer adequadamente o conteúdo e a disposição das estruturas que passam pela **bainha femoral**: de lateral para medial → artéria femoral, veia femoral e canal femoral.

- **Bainha femoral: evaginação cônica da fáscia transversal que, por sua vez, é parte da fáscia do abdome**. Essa fáscia reveste toda a cavidade abdominal e recebe denominações diferentes conforme as estruturas com as quais entra em contato. Revestindo o músculo transverso do abdome, forma a **fáscia transversal**; sobre o psoas e o ilíaco, é denominada

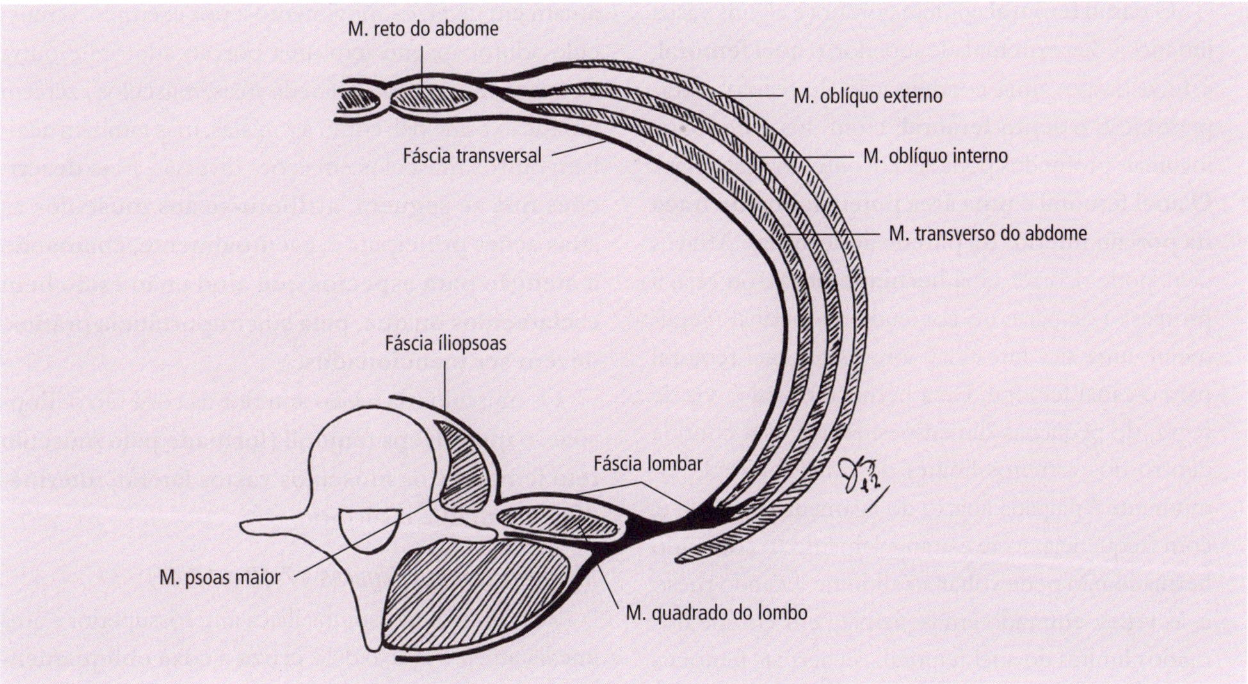

Figura 17.37 Corte transversal do abdome abaixo da cicatriz umbilical para identificação da fáscia transversal.

fáscia iliopsoas; sobre o quadrado lombar, **fáscia lombar**; sobre o ilíaco, **fáscia ilíaca**; e revestindo o diafragma, **fáscia diafragmática**. No entanto, trata-se de uma estrutura única (Figura 17.37).

A bainha femoral (Figura 17.38) **estende-se distalmente por poucos centímetros a partir do ligamento inguinal**. Sua curta extensão deve-se ao fato de, percorridos esses poucos centímetros, fundir-se com a adventícia dos vasos femorais. A Figura 17.39 representa um corte transversal através da bainha femoral como indicado na Figura 17.38 para mostrar o seu conteúdo que é constituído, **de lateral para medial, pela artéria femoral**, **veia femoral** e **canal femoral**, separados por dois septos anteroposteriores, um entre a artéria e a veia, outro entre a veia e o canal femoral.

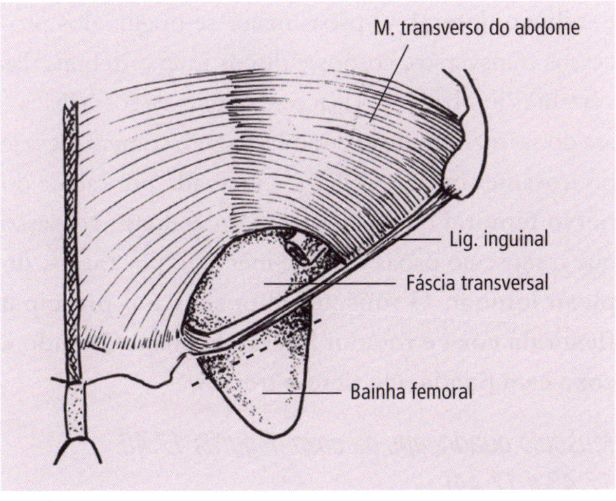

Figura 17.38 Região inguinal. Os músculos oblíquo externo e interno foram removidos para mostrar como a fáscia transversal emite um prolongamento cônico sob o ligamento inguinal para formar a bainha femoral. A linha ponteada indica o corte da Figura 17.39.

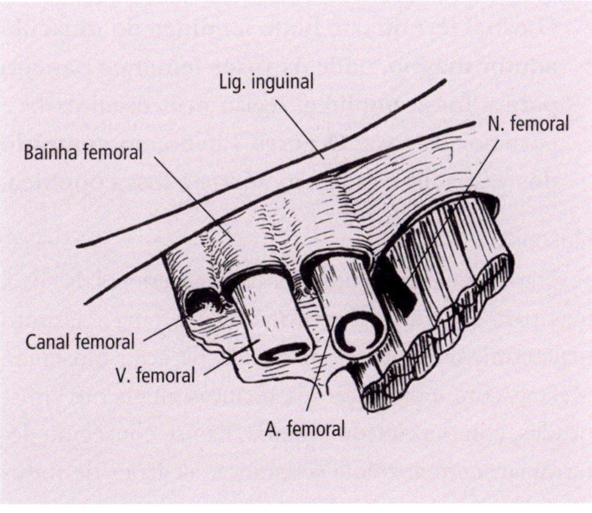

Figura 17.39 Corte transversal através da bainha femoral como indicado na Figura 17.38. Medialmente, sobra um espaço na bainha femoral: é o canal femoral.

O **canal femoral** contém gordura e alguns vasos linfáticos. Sua extremidade superior, o **anel femoral**, é fechada por uma condensação de tecido extraperitoneal, o **septo femoral**, e um dos linfonodos inguinais profundos pode ser encontrado neste nível. **O anel femoral é uma área potencialmente fraca na porção inferior da parede abdominal.** Através dele, pode ocorrer uma **hérnia femoral**, ou seja, a protrusão de parte do conteúdo abdominal (geralmente uma alça intestinal) através do anel femoral para o canal femoral. Uma hérnia femoral é, via de regra, de pequenas dimensões, já que está contida dentro dos estreitos limites do canal femoral; comumente é palpada abaixo do ligamento inguinal e, com frequência, sofre estrangulamento (o conteúdo herniado não pode voltar ao abdome, ficando preso e, às vezes, entrando em isquemia), em virtude dos rígidos limites do anel femoral. As hérnias femorais são mais frequentes no sexo feminino, pois neste o anel femoral é mais largo nas mulheres.

- **Canal dos adutores (Figuras 17.33 e 17.36):** inicia-se no vértice do trígono femoral. Visto em corte, apresenta-se aproximadamente triangular, com limite anterolateral formado pelo músculo vasto medial, limite posterior formado pelos músculos adutor longo e adutor magno e um teto formado pelo sartório ou, mais precisamente, pela fáscia subsartorial, uma densa membrana fascial situada profundamente ao sartório. **A artéria e a veia femorais, acompanhadas do nervo safeno, percorrem o canal dos adutores. O canal termina no hiato tendíneo do músculo adutor magno, onde os vasos femorais passam para a fossa poplítea**, região mais distal da face posterior da coxa. **O nervo safeno, ao contrário dos vasos femorais, não atinge a fossa poplítea.**

Músculos

Não só no estudo dos músculos anteriores da coxa, mas para toda a miologia, não existe talvez assunto mais controvertido que o estudo da ação muscular. Mesmo com a utilização de técnicas altamente sofisticadas, como a eletromiografia, não se conseguiu determinar, com absoluta segurança, as ações de todos os músculos. Isso é particularmente verdadeiro para músculos situados em planos mais profundos. Outra dificuldade reside no fato de que há músculos que atuam em diversos movimentos; por exemplo, o músculo adutor magno tem uma porção adutora e outra extensora do quadril. Além do mais, músculos exercem uma ação principal, como agonistas, mas também auxiliam outros músculos em ações diversas. **Nas descrições que se seguem, atribuiu-se aos músculos as suas ações principais e, eventualmente, chamando a atenção para aspectos que ainda não estão bem esclarecidos ou que, pela sua importância prática, devem ser mencionados.**

Os músculos da região anterior da coxa são o **iliopsoas, o quadríceps femoral (formado pelo músculo reto femoral e os músculos vastos lateral, intermédio e medial) e o sartório.**

Músculo sartório (Figuras 17.40 e 17.41)

Tem origem na espinha ilíaca anterossuperior e área imediatamente abaixo dela, **cruza a coxa obliquamente de lateral para medial**, descrevendo um trajeto espiral, e insere-se na margem medial da tuberosidade da tíbia. É inervado pelo **nervo femoral**. Durante séculos, foi considerado o responsável pelos movimentos usados para cruzar as pernas, postura comum nos alfaiates (daí seu nome, já que sartório significa "costureiro"). Contudo, estudos eletromiográficos mostraram que ele é um **flexor da coxa e da perna**.

Músculo iliopsoas (Figuras 17.40 e 17.42)

É na realidade a parte terminal, unida, de dois músculos abdominais posteriores, o **psoas maior, medial**, e o **ilíaco, lateral**. O psoas maior se origina dos processos transversos, corpos e discos intervertebrais das vértebras lombares, e o ilíaco se origina da fossa ilíaca e asa do sacro. A inserção de ambos, que é comum, ocorre no trocanter menor. O ilíaco é inervado por ramos do **nervo femoral** que se originam no abdome, ao passo que o músculo psoas maior é inervado por **ramos do plexo lombar. O músculo iliopsoas é o principal flexor da coxa e rotador lateral da coxa. Quando a coxa está fixada, ele flete o tronco.**

Músculo quadríceps da coxa (Figuras 17.40, 17.43 e 17.44)

É o mais volumoso e potente músculo do corpo humano, constituindo a maior parte da massa muscular da região anterior da coxa. Como o nome indica, tem

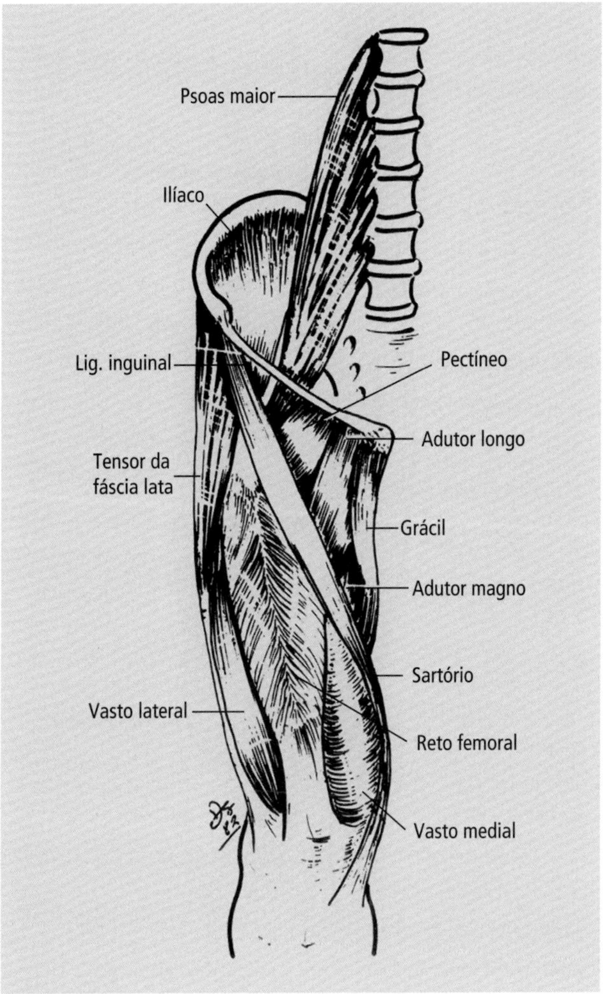

Figura 17.40 Músculos anteriores e anteromediais da coxa.

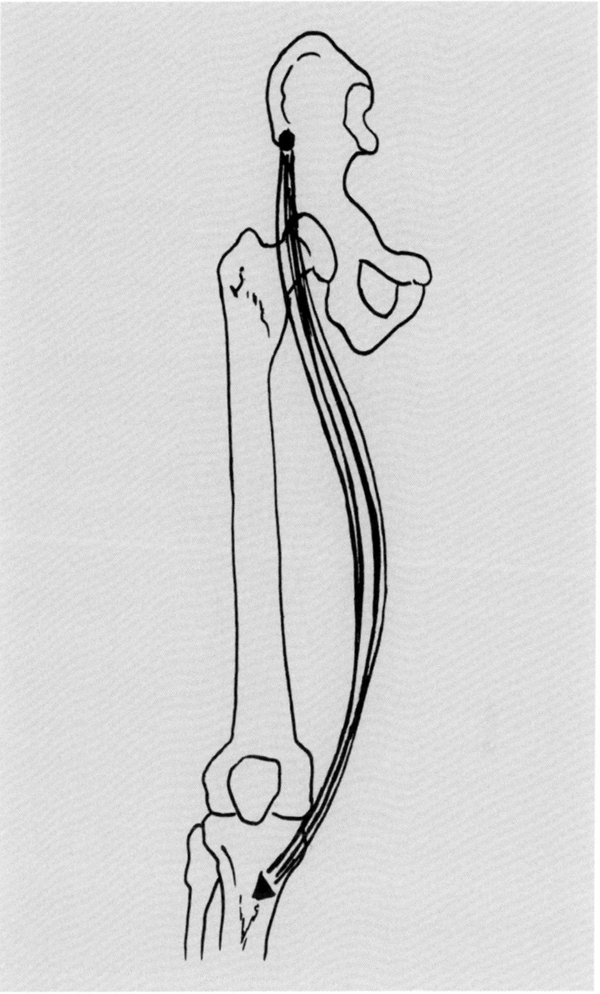

Figura 17.41 Origem e inserção do músculo sartório.

quatro cabeças de origem: **reto femoral; vasto medial; vasto lateral**; e **vasto intermédio**. Esse último só é visualizado quando se rebate o reto femoral.

O **músculo reto femoral** (Figura 17.44) tem origem na espinha ilíaca anteroinferior e no contorno posterossuperior do acetábulo; o vasto medial, na linha intertrocantérica e no lábio medial da linha áspera; o vasto lateral, na face anterior do trocanter maior e no lábio lateral da linha áspera (Figura 17.45); o vasto intermédio, nas faces anterior e lateral do corpo do fêmur (Figura 17.46). **Os quatro têm um tendão de inserção comum, o tendão do quadríceps. Parte dele se insere na base da patela enquanto o restante chega até a tuberosidade da tíbia.** Essa parte entre a patela e a tuberosidade da tíbia é denominada **ligamento da patela.** O tendão do quadríceps emite fortes expansões fasciais, os **retináculos medial** e **lateral da patela**, que unem a patela e o ligamento patelar aos côndilos femorais e tibiais e ajudam a formar a cápsula da articulação do joelho.

A percussão do ligamento da patela (tendão do quadríceps), feita por um martelo de borracha, provoca o estiramento do músculo quadríceps com extensão brusca da perna. Nisso consiste o reflexo patelar, exemplo típico de reflexo miotático ou do estiramento, frequentemente utilizado pelos clínicos nos exames neurológicos de rotina. Para se fazer a pesquisa do reflexo patelar, o paciente deve se sentar de modo a não poder tocar o chão com os pés e cruzar uma perna sobre a outra. O reflexo é, então, pesquisado no tendão da patela da perna superposta.

Alguns autores descrevem um pequeno músculo adicional ao quadríceps, o **músculo articular do joelho**, como uma porção do músculo vasto intermédio.

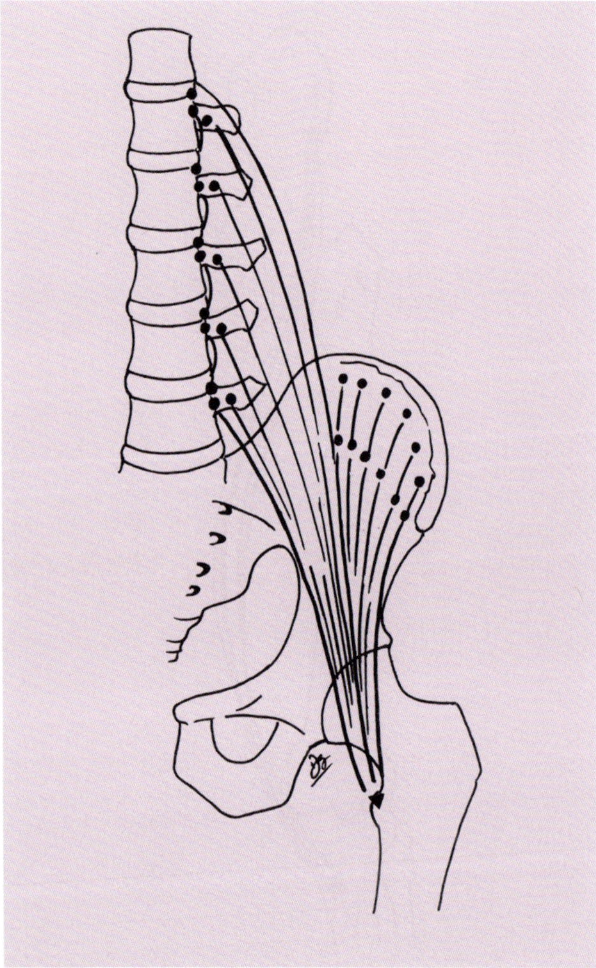

Figura 17.42 Origem e inserção dos músculos psoas maior e ilíaco (iliopsoas).

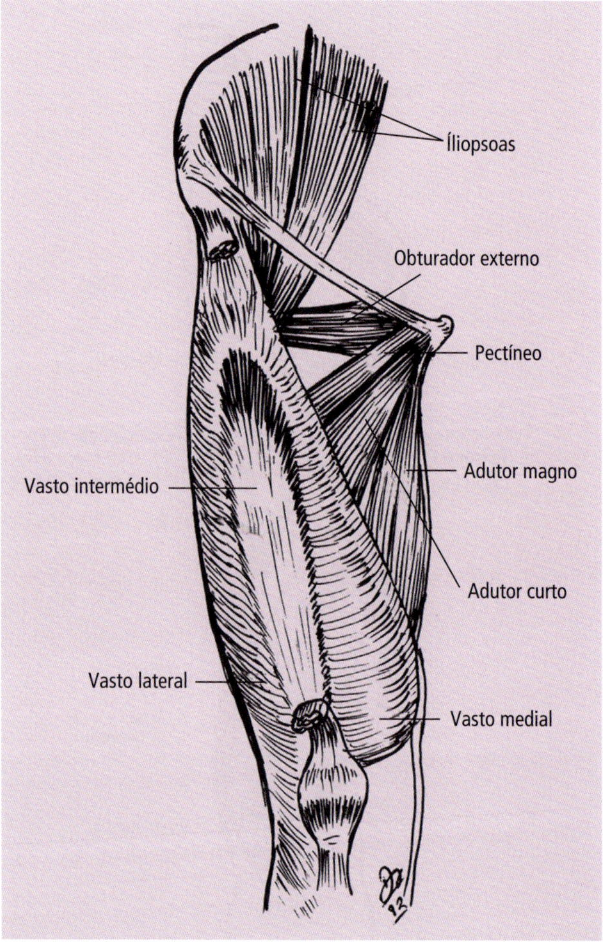

Figura 17.43 Músculos anteriores e anteromediais da coxa. O pectíneo, adutor longo, grácil, sartório, tensor da fáscia lata e a maior parte do reto femoral foram removidos.

Todo o quadríceps é inervado pelo **nervo femoral. Sua ação principal é estender a perna, além de controlar a sua flexão. Como o músculo reto femoral é biarticular, pois cruza as articulações do quadril e do joelho, atua também na flexão da coxa, auxiliando o iliopsoas.**

Nervos

Nervo femoral (Figura 17.47)

Ramo do plexo lombar (Capítulo 22 – Abdome), forma-se na substância do músculo psoas maior, emerge no nível da margem lateral desse músculo e **penetra na coxa, posteriormente ao ligamento inguinal, em um sulco entre os músculos psoas maior e ilíaco, lateralmente à bainha femoral**. Tão logo penetra na coxa, divide-se em ramos musculares e cutâneos:

- Os **ramos musculares na coxa inervam os músculos quadríceps da coxa e sartório**. Entretanto, o nervo femoral também supre o músculo pectíneo (nem sempre) e o ilíaco, porém esses ramos se originam no seu trajeto abdominal (Figura 17.47).
- Os **ramos cutâneos anteriores** suprem a pele das regiões anterior e medial da coxa. Outro ramo cutâneo, o **nervo safeno**, é considerado a terminação do femoral. **Ele passa com os vasos femorais no canal dos adutores e torna-se cutâneo no nível do joelho, acompanhando a veia safena magna na perna.**

Nervo cutâneo femoral lateral

Pode se originar do nervo femoral e, em geral, é um ramo independente do plexo lombar. No abdome, emerge no nível da margem lateral do músculo

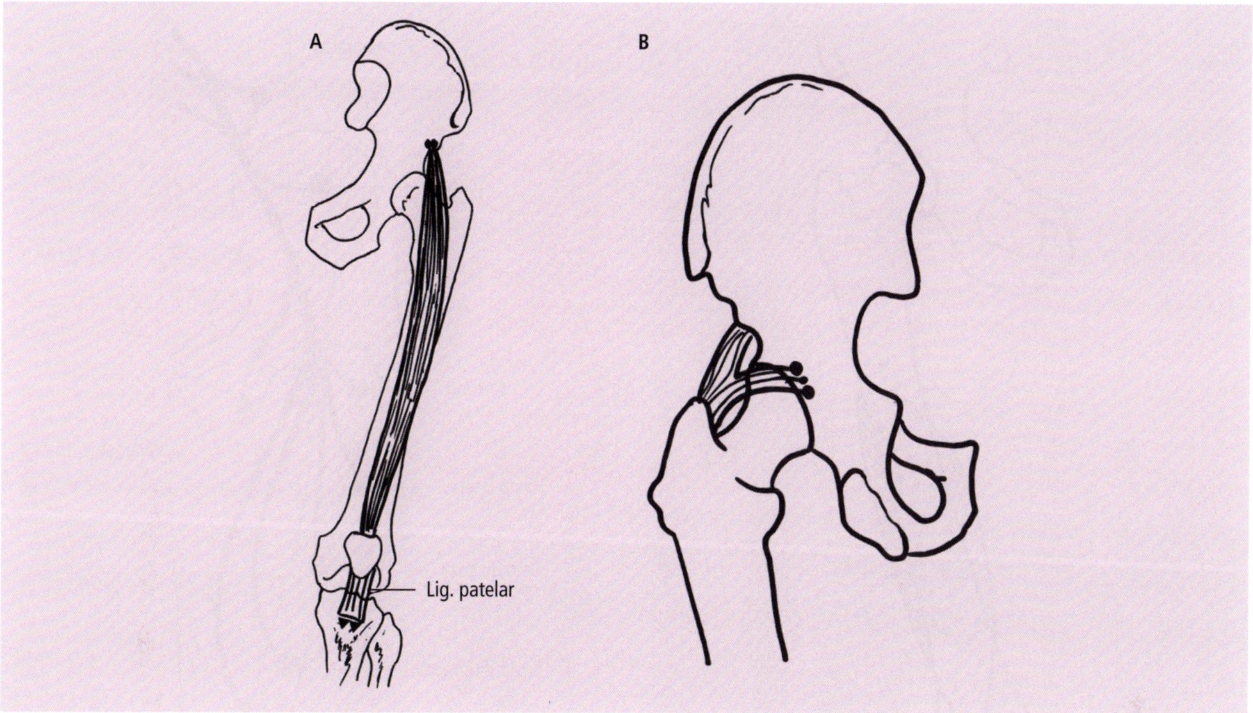

Figura 17.44 Origem e inserção do músculo reto femoral. **A** – Vista anterior. **B** – Vista posterior.

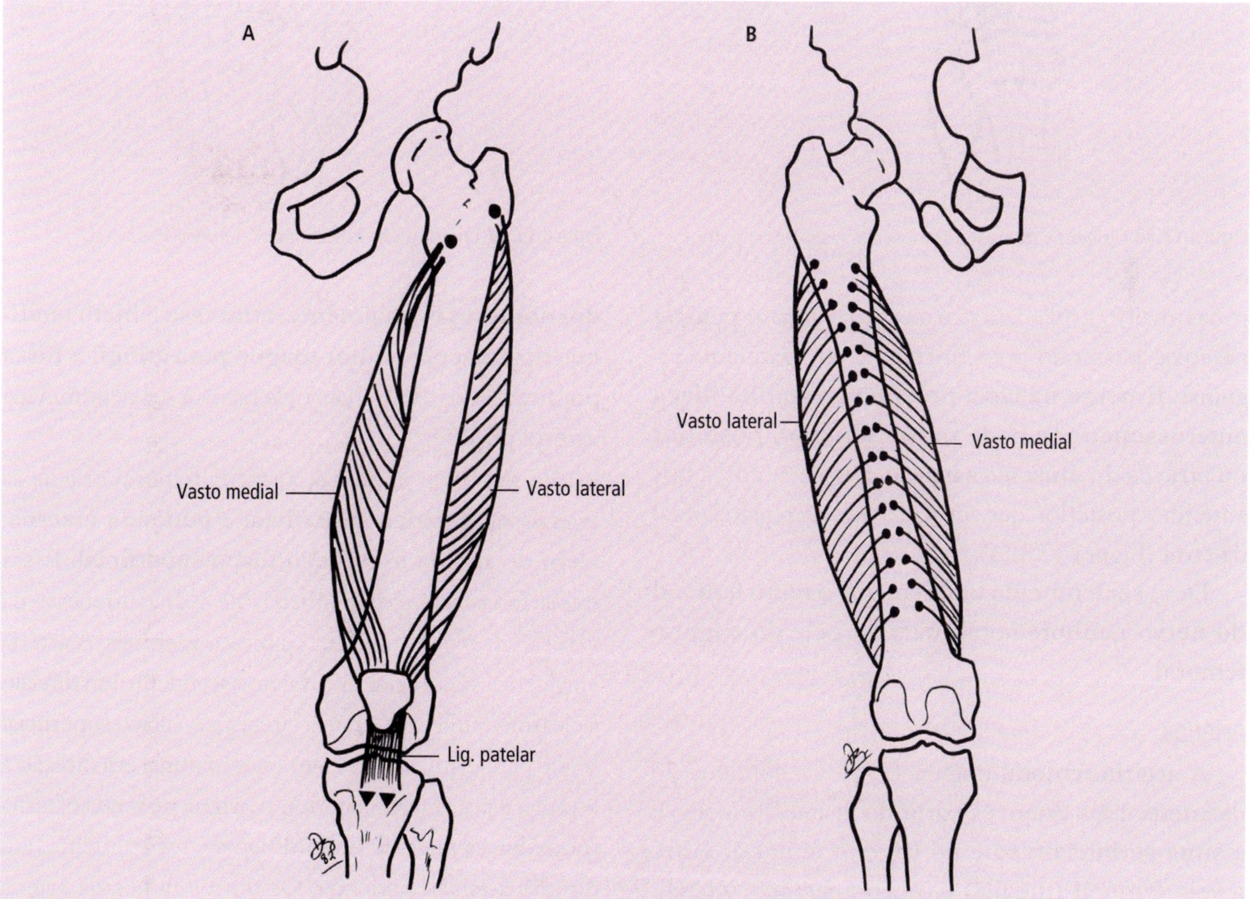

Figura 17.45 Origem e inserção dos músculos vasto lateral e vasto medial. **A** – Vista anterior. **B** – Vista posterior.

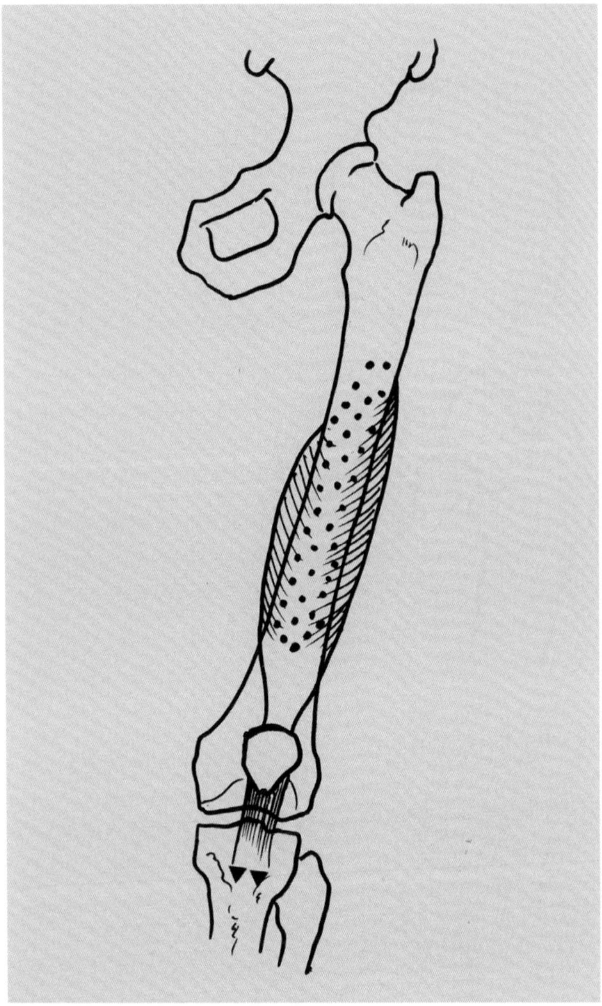

Figura 17.46 Origem e inserção do músculo vasto intermédio.

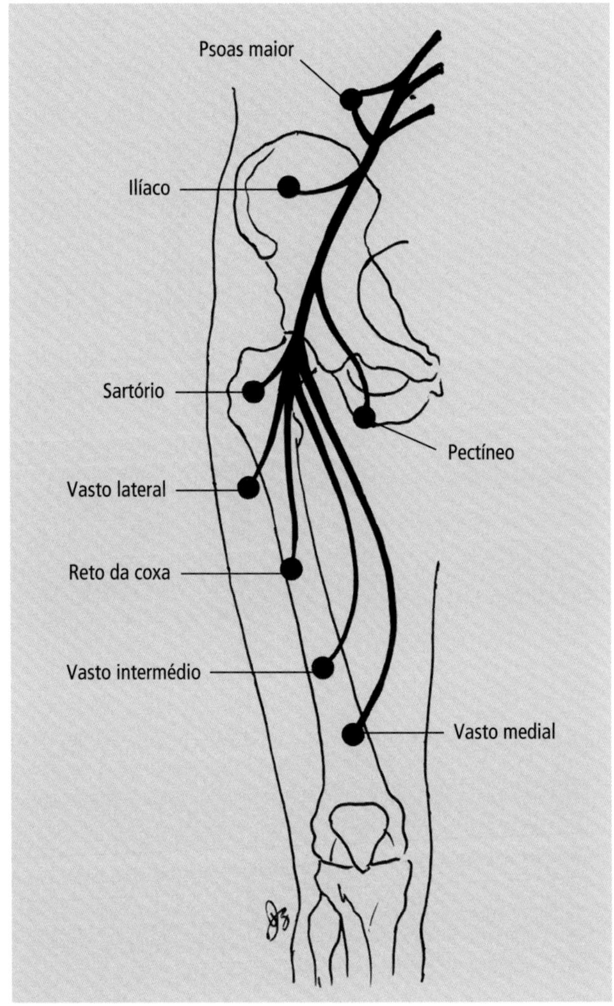

Figura 17.47 Distribuição esquemática do nervo femoral.

psoas maior, cruza anteriormente o ilíaco e penetra na coxa, passando posteriormente ao ligamento inguinal. **Emerge na coxa próximo à espinha ilíaca anterossuperior e pode passar anterior, posterior ou através do músculo sartório.** Divide-se em ramos anterior e posterior, que suprem a pele da região lateral da coxa (Figura 17.32A).

Deve ser lembrado também que o ramo femoral do nervo genitofemoral inerva a pele do trígono femoral.

Artérias

A **artéria femoral** (Figura 17.48) é a continuação da artéria ilíaca externa a partir do ligamento inguinal e **situa-se inicialmente no trígono femoral, entre a veia femoral (medial)** e o nervo femoral (lateral). **Com trajeto medial e oblíquo, ela passa no canal dos adutores e, finalmente, atravessa o hiato tendíneo do músculo adutor magno para atingir a fossa poplítea.** A partir do hiato, ela passa a ser denominada **artéria poplítea.**

Na sua parte proximal, a artéria femoral origina as artérias **epigástrica superficial** e **pudenda externa, além do ramo circunflexo ilíaco superficial.** Essas três artérias são acompanhadas de veias tributárias da veia safena magna que têm os mesmos nomes. A artéria epigástrica superficial tem trajeto ascendente em direção à cicatriz umbilical. O ramo circunflexo ilíaco superficial segue paralelamente ao ligamento inguinal em direção à espinha ilíaca anterossuperior. A artéria pudenda externa (pode haver mais de uma) dirige-se, medialmente, em direção à região pudenda. Os outros ramos da artéria femoral são os seguintes:

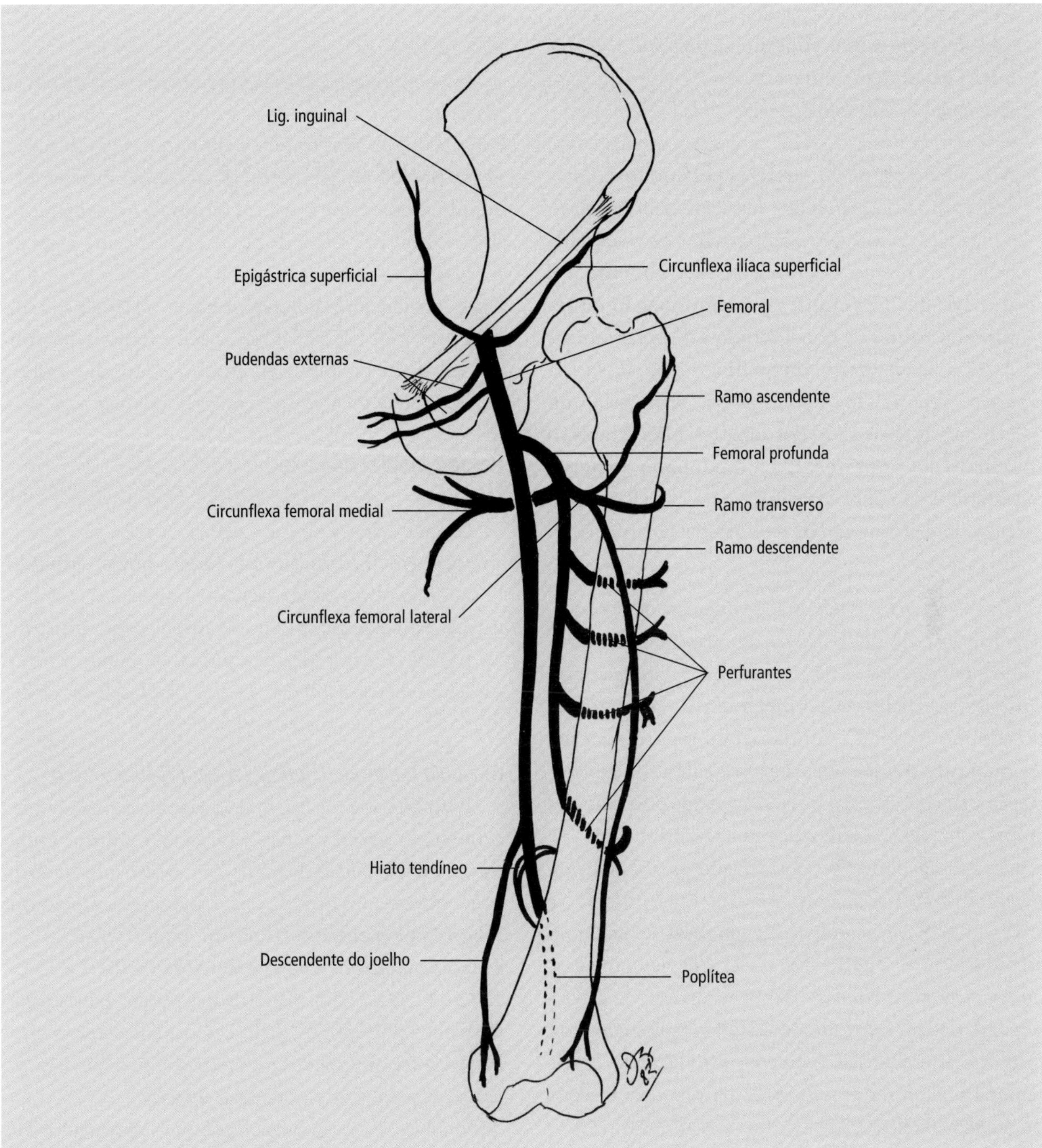

Figura 17.48 Ramos da artéria femoral na região da coxa (esquemático).

- **Artéria femoral profunda:** que se origina usualmente no contorno posterolateral da artéria femoral, em um nível alto no trígono femoral. Irriga os músculos da coxa. **Quase imediatamente após a sua origem emite as artérias circunflexas femorais, lateral e medial, que podem sair de um tronco comum ou diretamente da artéria femoral (às vezes, só uma delas; às vezes, ambas).** A **artéria circunflexa femoral lateral** passa posteriormente aos músculos sartório e reto femoral e divide-se em **ramos ascendente, transverso e descendente** que nutrem os músculos adjacentes e participam da circulação colateral. **A artéria circunflexa femoral medial** dirige-se medialmente, entre os músculos iliopsoas e pectíneo, passando posteriormente a este, e divide-se em **ramos superficial, profundo, acetabular, ascendente** e **descendente** que participam da circulação colateral na região glútea. Além das artérias circunflexas, a artéria femoral profunda emite ramos musculares e as **artérias perfurantes**. Estas atravessam as inserções dos músculos adutores, curto e magno e passam à região posterior da coxa onde irrigam os músculos ali situados. **Geralmente, há três artérias perfurantes e a continuação da femoral profunda é considerada a 4ª perfurante.**

- **Artéria descendente do joelho:** que se origina da artéria femoral, logo antes de sua terminação no extremo distal do canal dos adutores. **Não atravessa o hiato dos adutores. É acompanhada do nervo safeno** e dá ramos articulares para o joelho, participando da formação da rede arterial da articulação do joelho.

Os vasos femorais têm grande interesse clínico, desde a palpação do pulso arterial até manobras invasivas como a punção dos vasos para exames radiológicos ou cirurgias vasculares. **O conhecimento da anatomia do trígono femoral é fundamental para o sucesso de qualquer desses acessos.** Nos exames radiológicos, um cateter especial pode ser introduzido tanto na artéria como na veia femoral. Cateteres introduzidos na artéria femoral podem ser posicionados proximalmente na aorta ou, seletivamente, em seus ramos, como as artérias renais ou as artérias mesentéricas ou ainda no arco da aorta e, a partir deste, nas artérias coronárias ou nas artérias carótidas. Também a partir da artéria femoral, podem ser realizados estudos radiológicos do território arterial distal. Cateteres introduzidos na veia femoral podem ser posicionados na veia cava inferior ou no átrio direito.

Veias

Veia femoral

É a continuação da veia poplítea proximalmente ao hiato tendíneo do músculo adutor magno (hiato dos adutores). **Em seu trajeto pelo canal dos adutores, ela se posiciona, primeiro, posterolateralmente e, a seguir, é posterior à artéria femoral.** Ao penetrar no trígono femoral, ela ainda fica posteriormente à artéria, mas logo se coloca medialmente. Ao cruzar o nível do ligamento inguinal, prolonga-se como veia ilíaca externa. Suas principais tributárias são as **veias femoral profunda, circunflexas femorais medial e lateral e safena magna**. Geralmente, apresenta três válvulas.

Região medial da coxa

Músculos

Os músculos da região medial da coxa são o **pectíneo**, o **grácil** e os **adutores longo**, **curto** e **magno**. O músculo **obturador externo** também está na região medial da coxa, mas como se insere posteriormente no trocanter maior será descrito em conjunto com os músculos da região glútea. As origens e inserções desses músculos são mostradas no Quadro 17.1.

Músculo pectíneo (Figuras 17.40, 17.49 e 17.50)

Forma a parte medial do assoalho do trígono femoral; o **músculo grácil** é longo e delgado; o **adutor longo** forma o limite medial do trígono femoral; o **adutor curto está coberto, em grande parte, pelo músculo adutor longo e pelo pectíneo** e o **adutor magno** tem duas porções, uma **adutora** e outra **extensora da coxa** (Figuras 17.43 e 17.49 a 17.52). Na verdade, a porção extensora do músculo é posterior e deveria ser incluída entre os músculos posteriores da coxa. Entretanto, suas fibras estão unidas e, a não ser na origem e inserção, não há como distingui-las, o que justifica seu estudo como um todo.

Quadro 17.1 Músculos da região medial da coxa.

Músculo	Origem	Inserção
Pectíneo	Linha pectínea do púbis	Linha pectínea do fêmur
Adutor longo	Corpo do púbis	Lábio medial da linha áspera do fêmur
Adutor curto	Corpo e ramo inferior do púbis	Linha áspera do fêmur
Adutor magno	**Porção adutora:** ramo inferior do púbis **Porção extensora:** túber isquiático	**Porção adutora:** linha áspera do fêmur **Porção extensora:** linha supracondilar medial e tubérculo adutor
Grácil	Corpo e ramo inferior do púbis	Face medial da porção proximal do corpo da tíbia

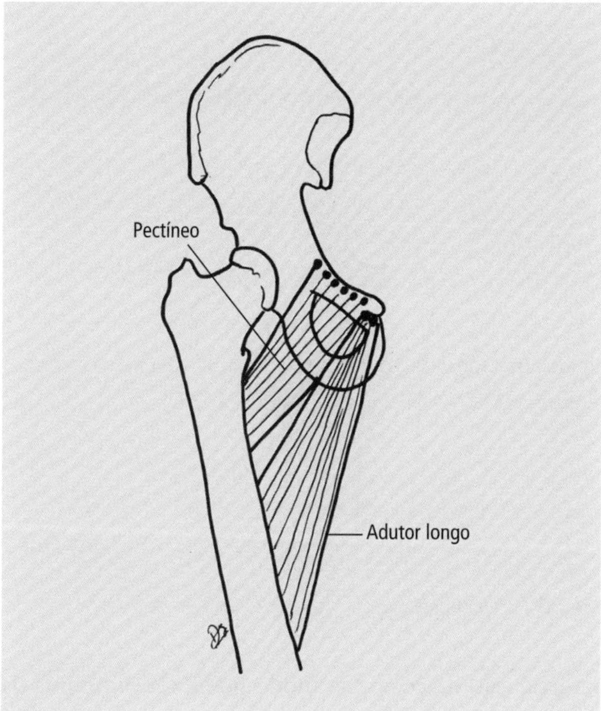

Figura 17.49 Origem e inserção dos músculos pectíneo e adutor longo (vista anterior).

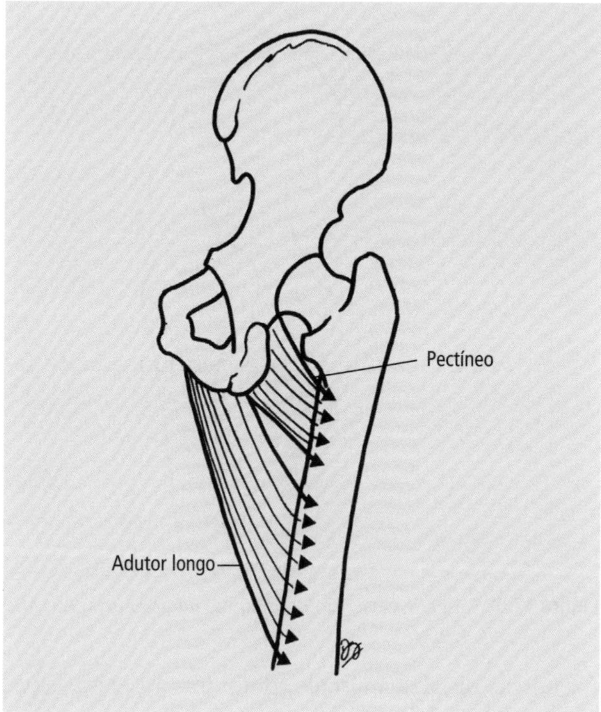

Figura 17.50 Origem e inserção dos músculos pectíneo e adutor longo (vista posterior).

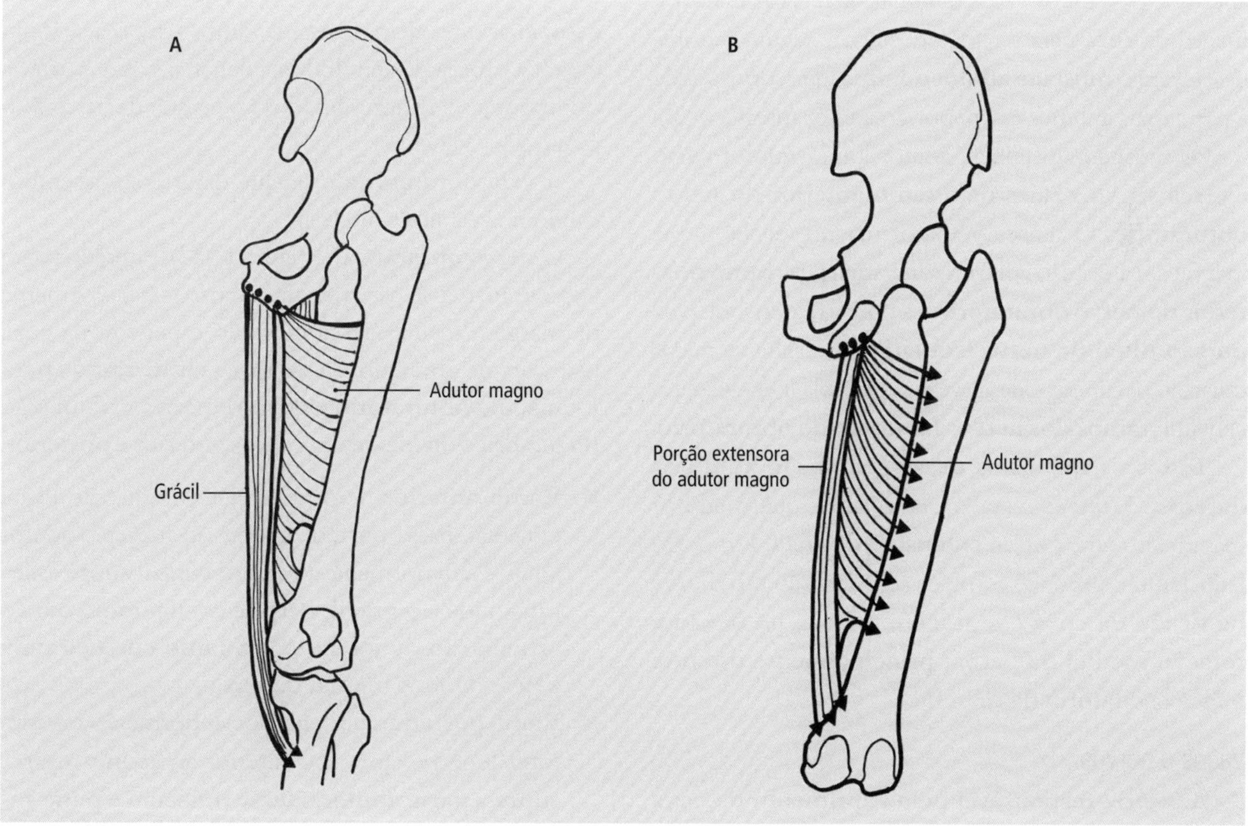

Figura 17.51 Origem e inserção dos músculos grácil e adutor magno. **A** – Vista anterior. **B** – Vista posterior. Observe, em **B**, a porção extensora do adutor magno e a presença do hiato tendíneo do músculo adutor magno (hiato dos adutores). Porção extensora do adutor magno.

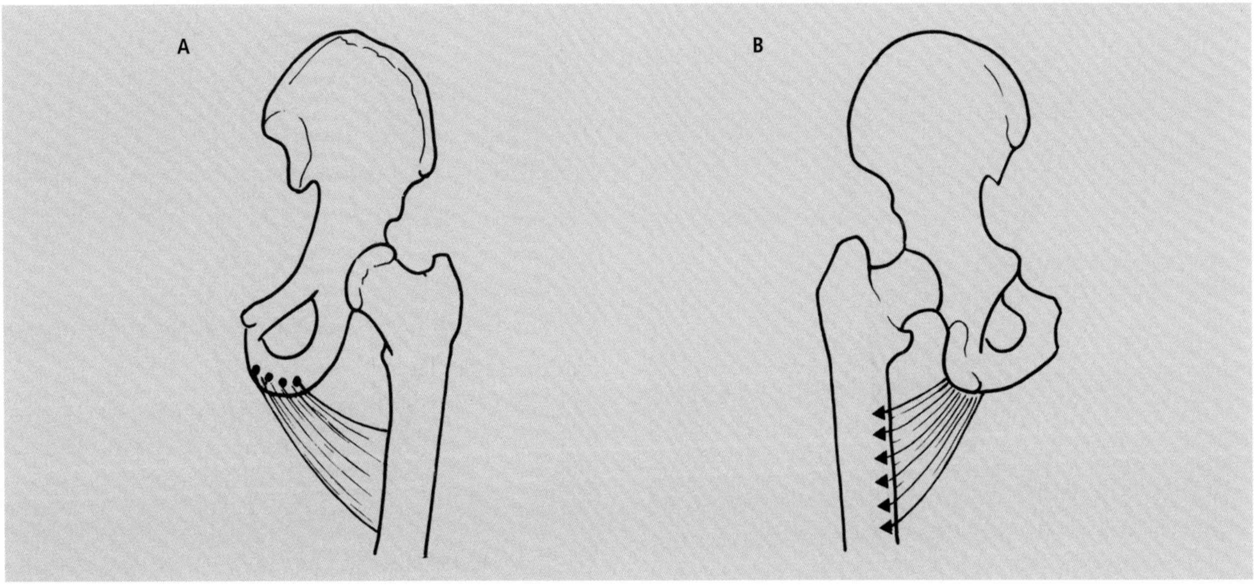

Figura 17.52 Origem e inserção do músculo adutor curto. **A** – Vista anterior. **B** – Vista posterior.

Na porção distal do músculo adutor magno, existe, entre as porções adutora e extensora, um espaço onde as fibras dispõem-se em arco formando o **hiato tendíneo** do músculo adutor magno (hiato dos adutores). Através dessa abertura, passam os vasos femorais da região anterior e medial da coxa para a região posterior. Alguns autores descrevem o **músculo adutor mínimo**, que corresponde à parte mais anterior e superior do adutor magno.

Os músculos pectíneo, adutor longo, adutor curto e grácil são inervados **pelo ramo anterior do nervo obturatório.** O músculo adutor magno recebe dupla inervação: a porção adutora é inervada pelo **ramo posterior do nervo obturatório** e a porção extensora, pela **porção tibial do nervo isquiático.** Ressalte-se que o músculo pectíneo pode, às vezes, ter dupla inervação, recebendo **ramos dos nervos femoral e do obturatório.**

Todos os músculos desse grupo são adutores da coxa. Deve-se ressaltar, entretanto, que o adutor magno tem uma porção **extensora da coxa.** Por outro lado, tanto o pectíneo como os adutores **são auxiliares na flexão da coxa e o grácil tem ação na flexão e rotação medial da perna, principalmente durante a fase oscilatória da marcha.**

Vasos e nervos

A artéria responsável pelo suprimento da coxa é a femoral. Na região medial da coxa, encontra-se a **artéria obturatória,** que tem pequena participação na irrigação da coxa. De modo geral, ela se origina da artéria ilíaca interna, no interior da pelve, e, ao emergir na coxa, **através do forame obturado,** divide-se em **ramos anterior** e **posterior** que circundam o forame obturado, suprindo o músculo obturador externo e o osso adjacente, além de emitir ramos para o acetábulo e para a cabeça do fêmur. Mais detalhes sobre a artéria obturatória serão apresentados no estudo da pelve (Capítulo 23 – Pelve).

A **veia obturatória** é satélite da artéria, desembocando na veia ilíaca interna.

O **nervo obturatório** (Figura 17.53), ramo do plexo lombar, forma-se na espessura do psoas maior, emerge na margem medial desse músculo e penetra na coxa pelo forame obturado. Nesse nível, **emite ramos para o músculo obturatório externo e para a articulação do quadril e divide-se em ramos anterior e posterior:**

- **Ramo anterior:** tem um trajeto de direção distal e medial, passa posteriormente ao músculo adutor longo e anteriormente ao adutor curto e **supre esses músculos e o grácil,** além de dar um **ramo para a articulação do joelho e um ramo cutâneo para a pele da face medial da coxa.**
- **Ramo posterior:** que passa posteriormente aos adutores longo e curto e é anterior ao adutor magno, **supre a parte adutora desse músculo e pode suprir o adutor curto,** isoladamente ou em conjunto com o ramo anterior.

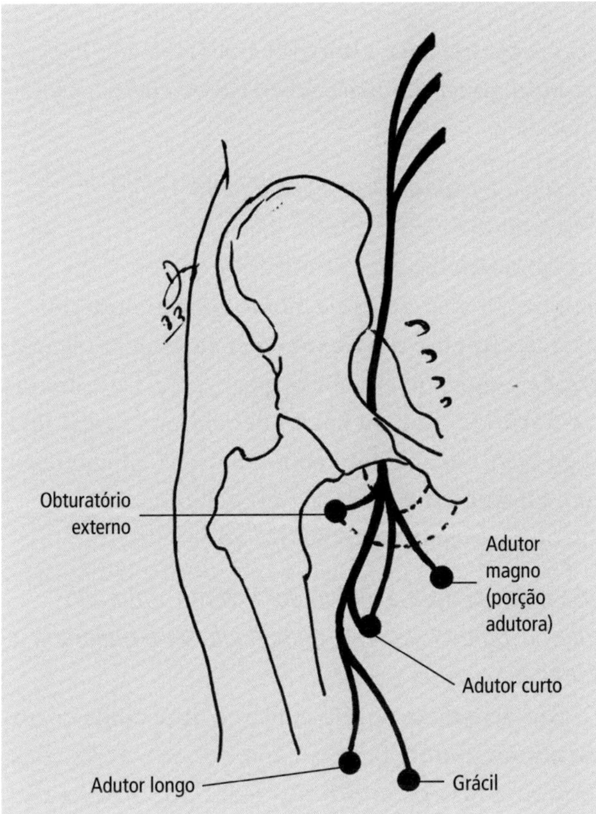

Figura 17.53 Distribuição esquemática do nervo obturatório. A inervação do músculo pectíneo pelo nervo obturatório não está representada porque é variável. Os ramos cutâneos não estão ilustrados.

Região glútea

Músculos

Músculo glúteo máximo (Figuras 17.54 e 17.55)

Espesso e dividido em fascículos por septos fibrosos provenientes da **fáscia glútea**, tem origem na face glútea da asa do ílio, entre as linhas glúteas anterior e inferior, e na face posterior do sacro, do cóccix e do ligamento sacrotuberal. Insere-se na tuberosidade glútea do fêmur e no trato iliotibial da fáscia lata, além do septo intermuscular lateral.

Sua inervação deriva do **nervo glúteo inferior**, do plexo lombossacral. **Atua como um poderoso extensor da coxa, em especial quando há necessidade de força, como nos atos de subir escada, correr e levantar-se da posição sentada. Com os membros inferiores fixos, participa da extensão do tronco. Atua também como rotador lateral da coxa.**

Músculo glúteo médio (Figuras 17.54 e 17.56)

Tem origem no ílio, entre as linhas glúteas posterior e anterior, e insere-se na face lateral do trocanter maior. Já o **músculo glúteo mínimo** que se origina no ílio, entre as linhas glúteas anterior e inferior, insere-se na margem anterior do trocanter maior.

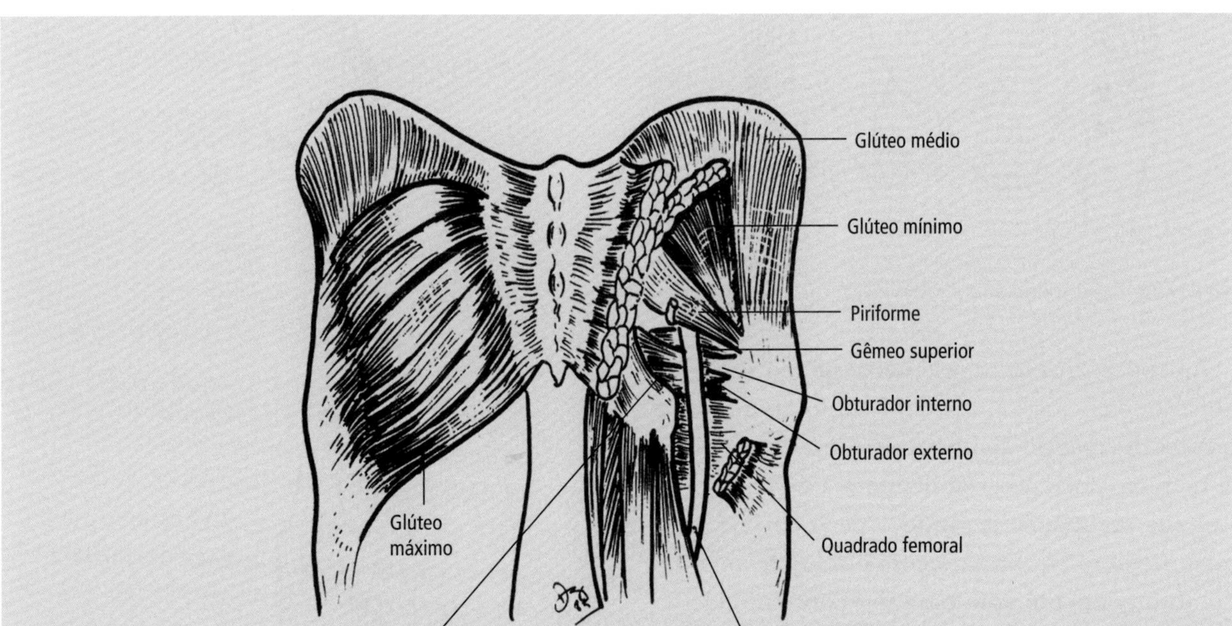

Figura 17.54 Região glútea. À direita, o músculo glúteo máximo foi removido.

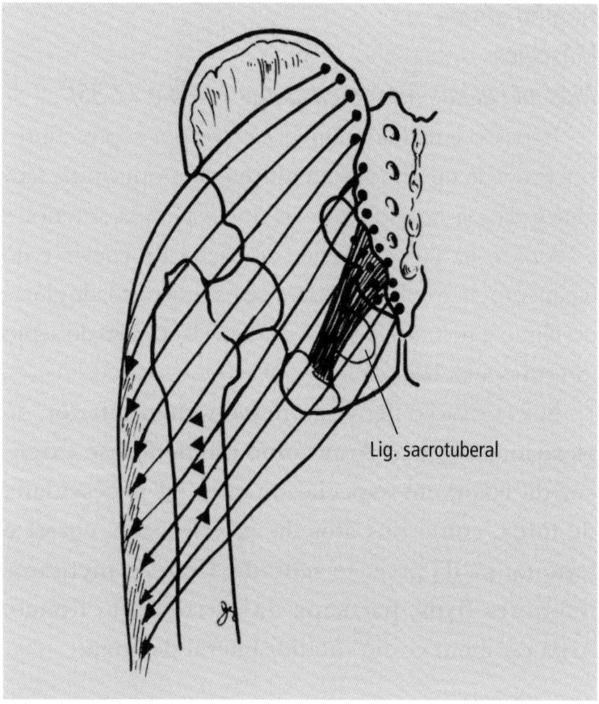

Figura 17.55 Origem e inserção do músculo glúteo máximo.

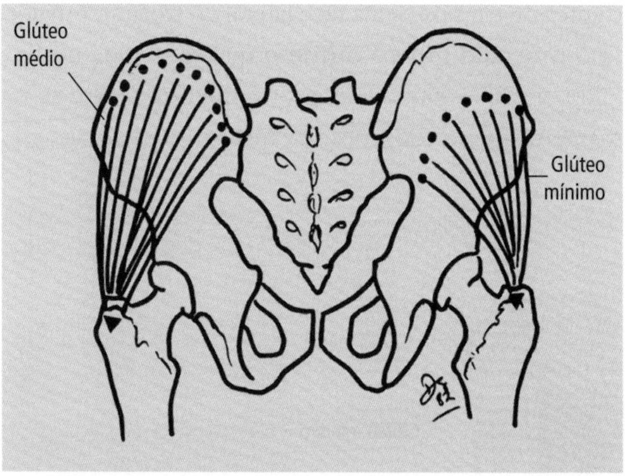

Figura 17.56 Origem e inserção dos músculos glúteos, médio e mínimo.

Ambos são inervados pelo **nervo glúteo superior**, do plexo lombossacral, e **atuam como abdutores e flexores do quadril. Também têm importante papel na marcha, pois, ao estabilizarem a pelve, produzem sua inclinação jogando o peso corporal sobre o membro em contato com o solo, deixando o membro pendente apto para dar continuidade ao seu movimento.**

Quando há insuficiência do **músculo glúteo médio** podemos observar a chamada **marcha e sinal de Trendelenburg** (sinal tido positivo se, quando o quadril de um paciente que está de pé sustentado por somente uma perna, cai para o lado da perna levantada, indicando insuficiência do músculo do lado da perna que está apoiada).

Músculo tensor da fáscia lata (Figura 17.57)

Origina-se na espinha ilíaca anterossuperior e no lábio externo da crista ilíaca e insere-se no trato iliotibial; é inervado pelo **nervo glúteo superior. É principalmente um flexor da coxa**, atuando sinergicamente com o músculo iliopsoas. Além disto, **auxilia a rotação medial da coxa e tensiona a fáscia lata.** Essa ação, em conjunto com o músculo glúteo máximo, estabiliza a articulação do joelho quando este se encontra estendido.

Músculos piriforme, obturador externo, obturador interno, gêmeo superior, gêmeo inferior e quadrado femoral

São denominados, em conjunto, **músculos curtos da região glútea** (Figuras 17.54 e 17.58 a 17.61). Suas origens e inserções são mostradas no Quadro 17.2.

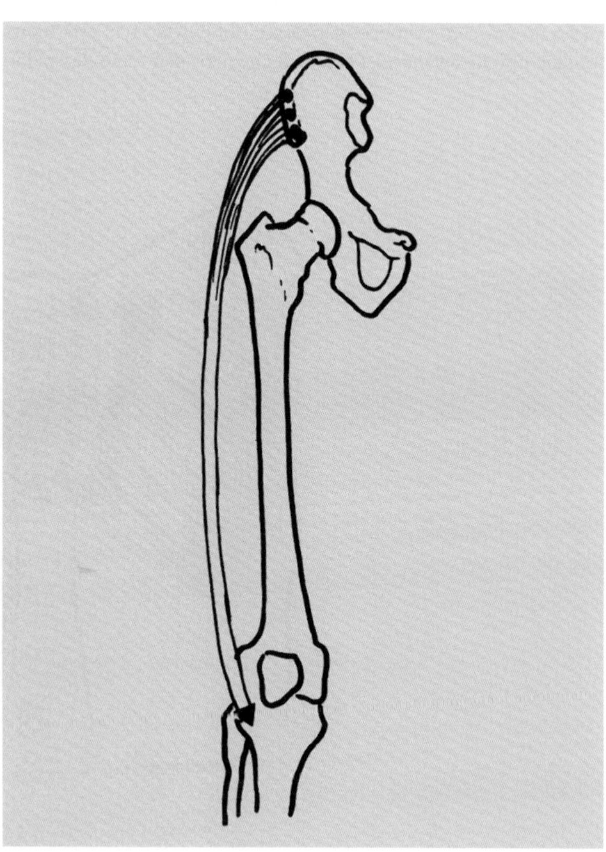

Figura 17.57 Origem e inserção do músculo tensor da fáscia lata.

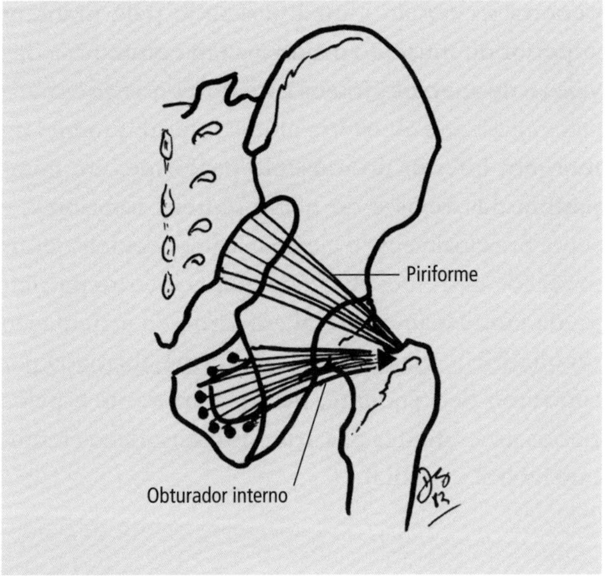

Figura 17.58 Origem e inserção dos músculos piriforme e obturador interno. Vista posterior.

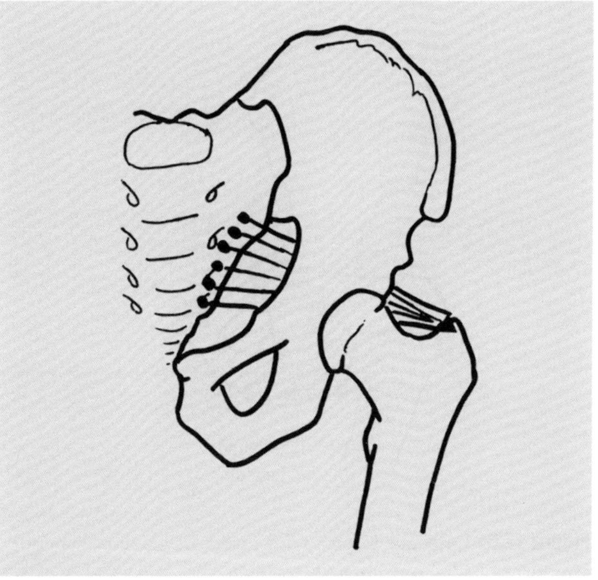

Figura 17.59 Origem e inserção dos músculos piriforme e obturador interno. Vista anterior (só o piriforme).

Ramos do tronco lombossacral inervam o piriforme, obturador interno, quadrado femoral e gêmeos superior e inferior. Todos eles atuam como **rotadores laterais da coxa e também estabilizam a articulação do quadril.** Existe a hipótese, discutível, de o piriforme e de o obturador interno serem abdutores da coxa, enquanto o obturador externo e o quadrado femoral seriam adutores da coxa.

Na **síndrome do piriforme** (popularmente conhecida como "síndrome do bumbum sarado"), em que ocorre uma compressão do **nervo isquiático** pelo **músculo piriforme** (Figura 17.54), o paciente se queixa de dor lombar, dor nos glúteos e na parte posterior superior da coxa. Essa condição pode ser diagnosticada em pessoas que exercitam excessivamente a musculatura glútea.

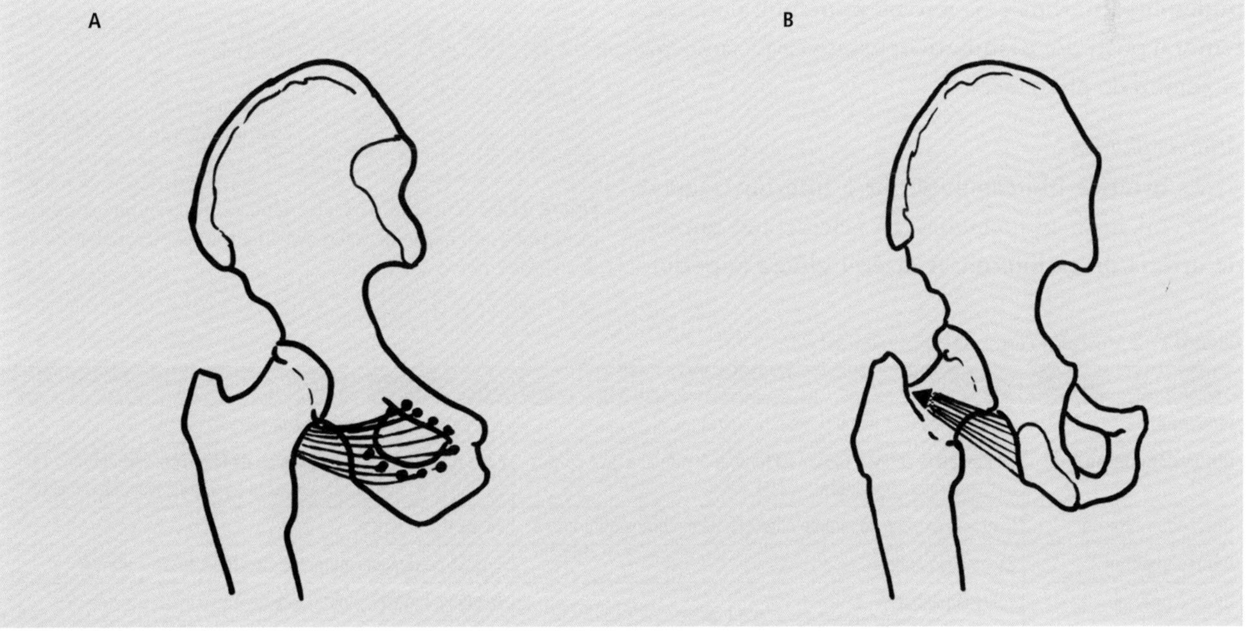

Figura 17.60 Origem e inserção do músculo obturador externo. **A** – Vista anterior. **B** – Vista posterior.

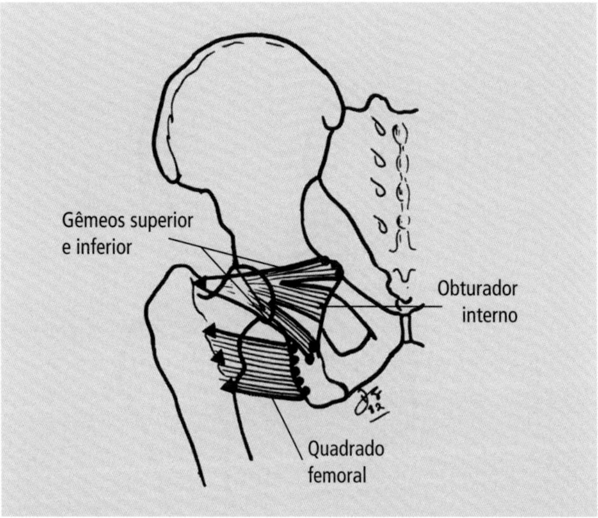

Figura 17.61 Origem e inserção dos músculos gêmeos (superior e inferior) e quadrado femoral.

Vasos e nervos

Na região glútea, são encontrados vasos e nervos para o seu suprimento, bem como outros vasos e nervos que só passam por ela e distribuem-se para outras regiões.

Os destinados principalmente à região glútea são os **vasos e nervos glúteos superiores e inferiores**, bem como os **nervos para os músculos gêmeo superior, obturador interno, gêmeo inferior e quadrado femoral, todos ramos do plexo sacral** (Capítulo 23 – Pelve).

Os que só passam pela região glútea são os **vasos pudendos internos** e os **nervos pudendo, cutâneo femoral posterior** e **isquiático**. Esses nervos também são ramos do plexo sacral.

Artérias glúteas

As **artérias glúteas superior e inferior** (Figura 17.62) originam-se, no interior da pelve, como **ramos da artéria ilíaca interna. A artéria glútea superior penetra na região glútea passando pela margem superior do músculo piriforme em companhia das veias e dos nervos glúteos superiores** e irriga os músculos adjacentes. **A artéria glútea inferior emerge na margem inferior do músculo piriforme, em companhia das veias e do nervo glúteos inferiores,** e supre principalmente o glúteo máximo, além de outros músculos adjacentes. **A artéria glútea inferior participa da circulação colateral em torno da articulação do quadril: a anastomose cruciforme, formada por seu ramo descendente, pela 1ª perfurante e pelos ramos ascendentes das artérias circunflexas femorais lateral e medial.**

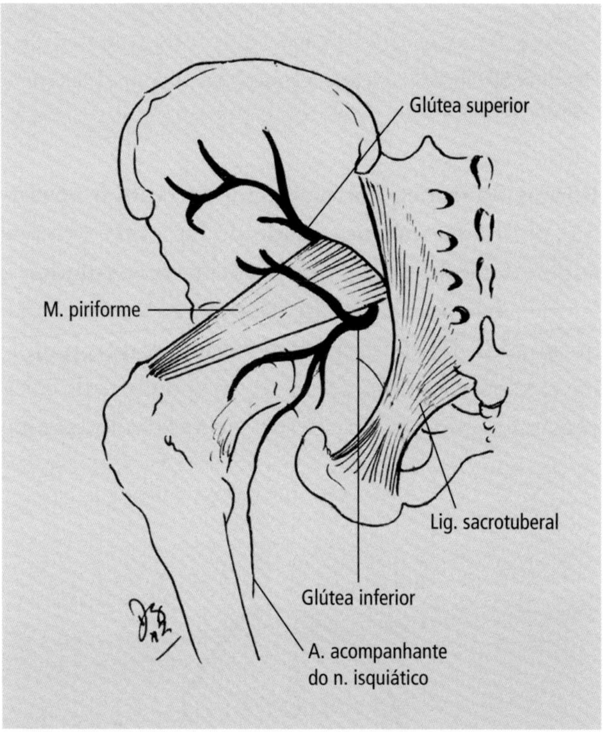

Figura 17.62 Irrigação da região glútea. Observe que o músculo piriforme é um ponto de referência importante para a identificação dos vasos e nervos da região.

Quadro 17.2 Músculos curtos da região glútea.

Músculo	Origem	Inserção
Piriforme	Face pélvica do sacro e ligamento sacrotuberal	Trocanter maior (margem superior)
Obturador interno	Contornos superior e medial do forame obturado e face pélvica da membrana obturadora	Face medial do trocanter maior; as fibras convergem para um tendão que deixa a pelve através do forame isquiático menor
Obturador externo	Contorno externo do forame obturado e membrana obturadora	Fossa trocantérica
Gêmeo superior	Espinha isquiática	Tendão do músculo obturador interno e fossa trocantérica
Gêmeo inferior	Túber isquiático	Tendão do músculo obturador interno e fossa trocantérica
Quadrado femoral	Túber isquiático	Crista intertrocantérica

Nervos glúteos

- **Nervo glúteo superior (Figura 17.63):** do plexo sacral (Capítulo 23 – Pelve), acompanha a artéria glútea superior e distribui-se com os ramos dessa artéria, **inervando os músculos glúteos médio e mínimo e o tensor da fáscia lata, além de fornecer ramos para a articulação do quadril.**
- **Nervo glúteo inferior (Figura 17.63):** também do plexo sacral, acompanha a artéria glútea inferior e **supre o músculo glúteo máximo.**
- **Nervos obturatório interno** e o **nervo para o quadrado femoral:** são provenientes do plexo sacral e **penetram na região glútea pela margem inferior do músculo piriforme.** Eles **inervam os músculos que têm os seus nomes.**
- **Nervo pudenda:** tem apenas um curto trajeto na região glútea, em companhia da **artéria pudenda interna**, desaparecendo sob a cobertura do **ligamento sacrotuberal.** Na verdade, ele inerva principalmente o períneo.
- **Nervo cutâneo femoral posterior:** ramo do plexo sacral, emerge na região glútea pela margem inferior do músculo piriforme e nela emite os **nervos clúnios inferiores** para a pele da nádega e para o **ramo perineal** que supre a pele da genitália externa.

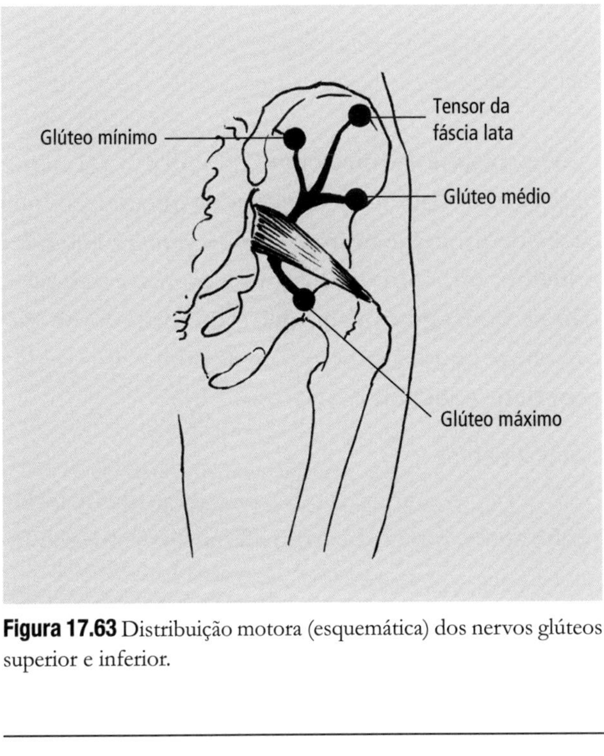

Figura 17.63 Distribuição motora (esquemática) dos nervos glúteos superior e inferior.

- **Nervo isquiático (Figura 17.64):** ramo do plexo lombossacral, **penetra na região glútea pela margem inferior do músculo piriforme,** colocando-se posteriormente aos músculos gêmeos, obturador interno e quadrado femoral. Na região glútea, o nervo isquiático não fornece ramos musculares. Na realidade, ele consiste em dois nervos, o **tibial** e o **fibular comum,** unidos por tecido conectivo. Habitualmente, eles se separam próximos à fossa poplítea, mas podem estar separados desde a origem ou em qualquer nível até a fossa poplítea.

A região glútea é comumente utilizada para a administração de injeções intramusculares. O local correto para isso é o quadrante superolateral. A injeção no

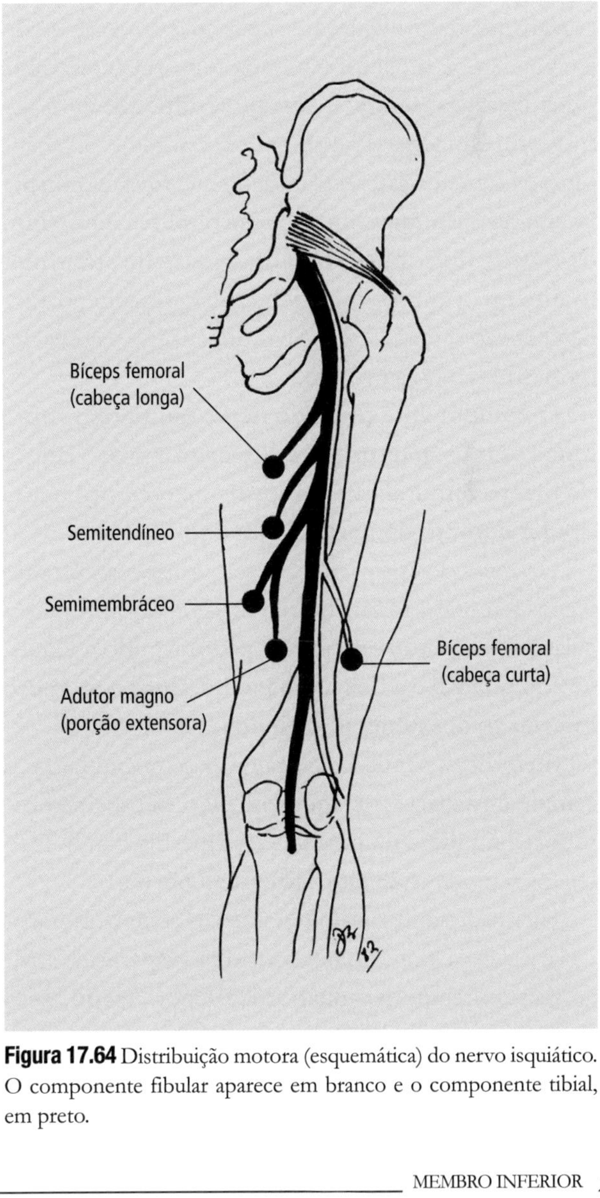

Figura 17.64 Distribuição motora (esquemática) do nervo isquiático. O componente fibular aparece em branco e o componente tibial, em preto.

quadrante superomedial pode atingir os vasos e o nervo glúteo superior ou a divisão fibular, eventualmente alta, do nervo isquiático. Nos quadrantes inferomedial ou inferolateral, pode lesar o nervo isquiático ou os vasos e nervos que penetram na região glútea pela margem inferior do músculo piriforme. Já o quadrante superolateral é mais seguro, pois nele os vasos e nervo glúteos superiores estão bem ramificados. O cuidado a ser tomado é não desviar a agulha inferior ou medialmente em direção ao forame isquiático maior com as suas importantes estruturas.

Região posterior da coxa

Músculos

Os músculos da região posterior da coxa são conhecidos em conjunto como **músculos do jarrete** e cruzam, posteriormente, as articulações do quadril e do joelho. São os **músculos bíceps femoral (com suas duas cabeças, longa e curta), semitendíneo e semimembranáceo** (Figuras 17.65 e 17.66). O bíceps femoral é posterolateral e, distalmente, **forma o limite lateral da parte superior da fossa poplítea, enquanto os outros dois, posteromediais, a delimitam medialmente**, com o semimembranáceo situado profundamente ao semitendíneo. Suas origens e inserções são mostradas no Quadro 17.3.

O componente tibial do nervo isquiático supre todos os músculos do jarrete, exceto a porção curta do bíceps femoral que é suprida pelo componente fibular comum do nervo isquiático.

Os músculos do jarrete, exceto a cabeça curta do bíceps femoral, são **biarticulares**, agindo sobre as articulações do quadril e do joelho, **promovendo a extensão do quadril e a flexão do joelho. Com o membro inferior fixo, estendem o tronco.**

Além dessas funções comuns, o semitendíneo e o semimembranáceo, estando o joelho fletido, são **rotadores mediais da perna;** nessa mesma condição, o bíceps femoral **roda lateralmente a perna.**

Habitualmente, o semitendíneo, o semimembranáceo e a cabeça longa do bíceps não são capazes de atuar ao mesmo tempo nas duas articulações. **Assim, se o quadril estiver totalmente estendido, eles estarão de tal forma encurtados que não fletirão o joelho e vice-versa.**

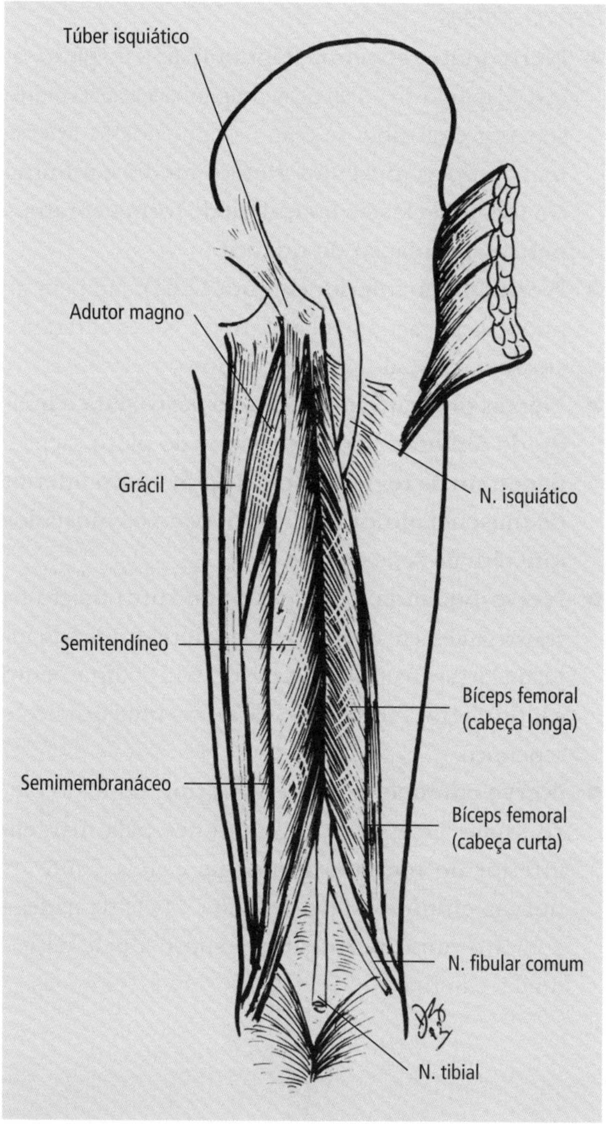

Figura 17.65 Músculos da face posterior da coxa.

Da mesma forma, com o quadril totalmente fletido, eles estarão tão alongados que, exceto nos casos de prática contínua, não se poderá estender o joelho, ou, com o joelho totalmente estendido, não se conseguirá estender o quadril, como dar um chute ou tocar o solo com as pontas dos dedos sem fletir o joelho.

Vasos e nervos

A região posterior da coxa é irrigada pelas **artérias perfurantes, ramos da artéria femoral profunda** (Figura 17.48).

Seus nervos são o **cutâneo femoral posterior**, já referido, e o **isquiático**.

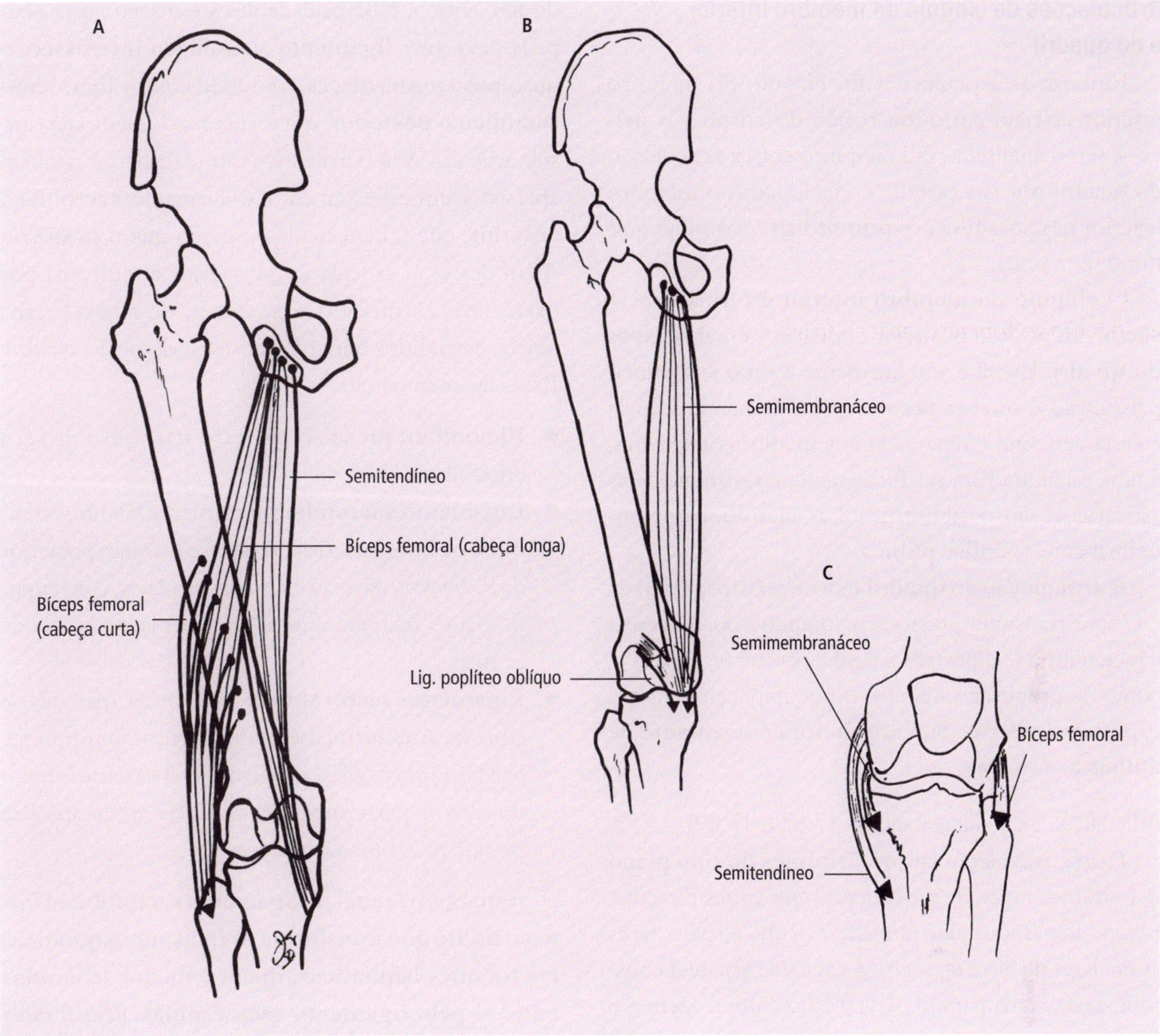

Figura 17.66 Origem e inserção dos músculos do jarrete. **A** – Semitendíneo e bíceps femoral. **B** – Semimembranáceo. **C** – Inserções dos músculos bíceps femoral, semimembranáceo e semitendíneo em vista anterior.

Quadro 17.3 Músculos da região posterior da coxa.

Músculo	Origem	Inserção
Bíceps femoral	**Cabeça longa:** túber isquiático **Cabeça curta:** linhas áspera e supracondilar lateral do fêmur	Cabeça da fíbula, côndilo da tíbia e fáscia da perna
Semitendíneo	Túber isquiático	Face medial da parte proximal da tíbia
Semimembranáceo	Túber isquiático	Côndilo medial da tíbia e ligamento poplíteo oblíquo

- **Nervo isquiático (Figura 17.64):** após curto trajeto na região glútea, penetra na coxa lateralmente ao túber isquiático, superficial (posterior) ao músculo adutor magno e profundamente (anterior) ao tendão de origem da cabeça longa do bíceps femoral, prosseguindo quase verticalmente até a fossa poplítea. **Seus ramos na coxa originam-se medialmente, da porção tibial, exceto um, que se origina lateralmente, da porção fibular, para a cabeça curta do bíceps femoral.** Ainda na região posterior da coxa, divide-se em seus ramos terminais, o **nervo tibial** e o **nervo fibular comum.**

Articulações do cíngulo do membro inferior e do quadril

Embora as articulações do cíngulo do membro inferior estejam em outra região do corpo – a pelve –, serão analisadas em conjunto com a articulação do quadril por sua estreita conexão com o membro inferior nas suas funções primordiais: postura; equilíbrio; e marcha.

O **cíngulo do membro inferior** é formado pelo **sacro**, em posição posterior e mediana, e pelos **ossos do quadril** lateral e anteriormente. Como sua principal função é receber peso corporal transmitido pela coluna vertebral e repassá-lo aos membros inferiores, é uma estrutura para ser forte, rígida e resistente. Suas articulações são, posteriormente, as **sacroilíacas**; e, anteriormente, a **sínfise púbica**.

A **articulação do quadril** tem de ser capaz tanto de receber e transmitir pressões, mantendo a postura ereta e o equilíbrio – é, portanto, rígida, resistente, estável –, como de propiciar a marcha, o que implica ser móvel e, portanto, instável. **Sua arquitetura é resultante de ambas as funções.**

Articulação sacroilíaca (Figuras 17.67 a 17.69)

É uma articulação **sinovial simples do tipo plano** e, portanto, capaz de movimentos em várias direções, mas de amplitude muito limitada. É formada pelas faces auriculares do ílio e do sacro. A cavidade articular constitui apenas uma parte da articulação entre o sacro e o ílio. Uma grande área, posterossuperior, a face auricular do ílio, entre a tuberosidade ilíaca e o sacro, está ocupada pelo forte **ligamento sacroilíaco interósseo**, o qual, posteriormente, se confunde com o **ligamento sacroilíaco posterior**, um forte espessamento da cápsula articular. Anteriormente, a cápsula articular também apresenta um espessamento, o ligamento **sacroilíaco anterior**, que é bem menos espesso que o posterior. Além desses, a articulação sacroilíaca é reforçada por ligamentos extrínsecos e colaterais, de notável resistência, estendidos entre o sacro e os ossos do quadril. Esses ligamentos são:

- **Iliolombar:** prende o processo transverso de L5 à crista ilíaca.
- **Ligamento sacrotuberal:** resistente e largo, estende-se da face posterior do sacro e margem posterior do ílio, acima da incisura isquiática maior, convergindo para a margem medial do túber isquiático onde se fixa.
- **Ligamento sacroespinal:** tem forma triangular e situa-se anteriormente ao ligamento sacrotuberal. Sua base está fixada à margem lateral da parte inferior do sacro e parte superior do cóccix, e seu ápice se prende na espinha isquiática.

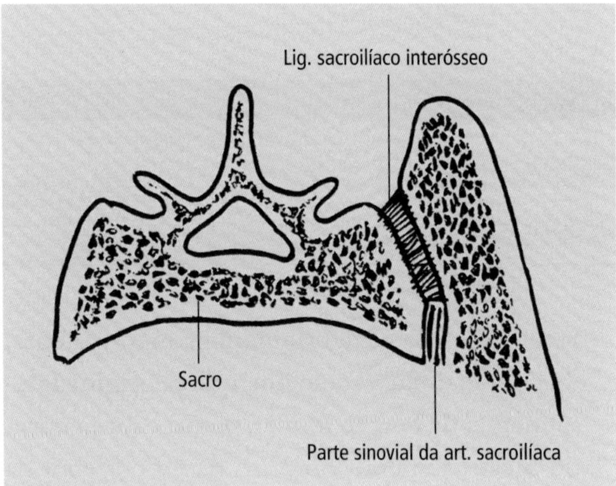

Figura 17.67 Articulação sacroilíaca (corte transversal em vista superior).

A margem lateral do ligamento sacrotuberal forma o limite que transforma as incisuras isquiáticas em forames isquiáticos, maior e menor separados entre si pelo ligamento sacroespinal. Pelo forame isquiático maior, passam o músculo piriforme, os vasos e os nervos glúteos superiores e inferiores, os vasos pudendos internos, o nervo pudendo, o nervo isquiático e o nervo cutâneo femoral posterior. Pelo forame isquiático menor, passam o tendão do músculo obturador interno, os vasos pudendos internos e o nervo pudendo (Figuras 17.70 a 17.72).

Sínfise púbica (Figura 17.73)

É uma **articulação cartilagínea**, formada por uma fibrocartilagem, o **disco interpúbico**, que se prende à **face sinfisial** de ambos os púbis na linha mediana anterior. A articulação é reforçada por dois ligamentos, o **ligamento púbico superior**, sobre o corpo do púbis, e o **ligamento púbico inferior**, entre os dois ramos inferiores do púbis.

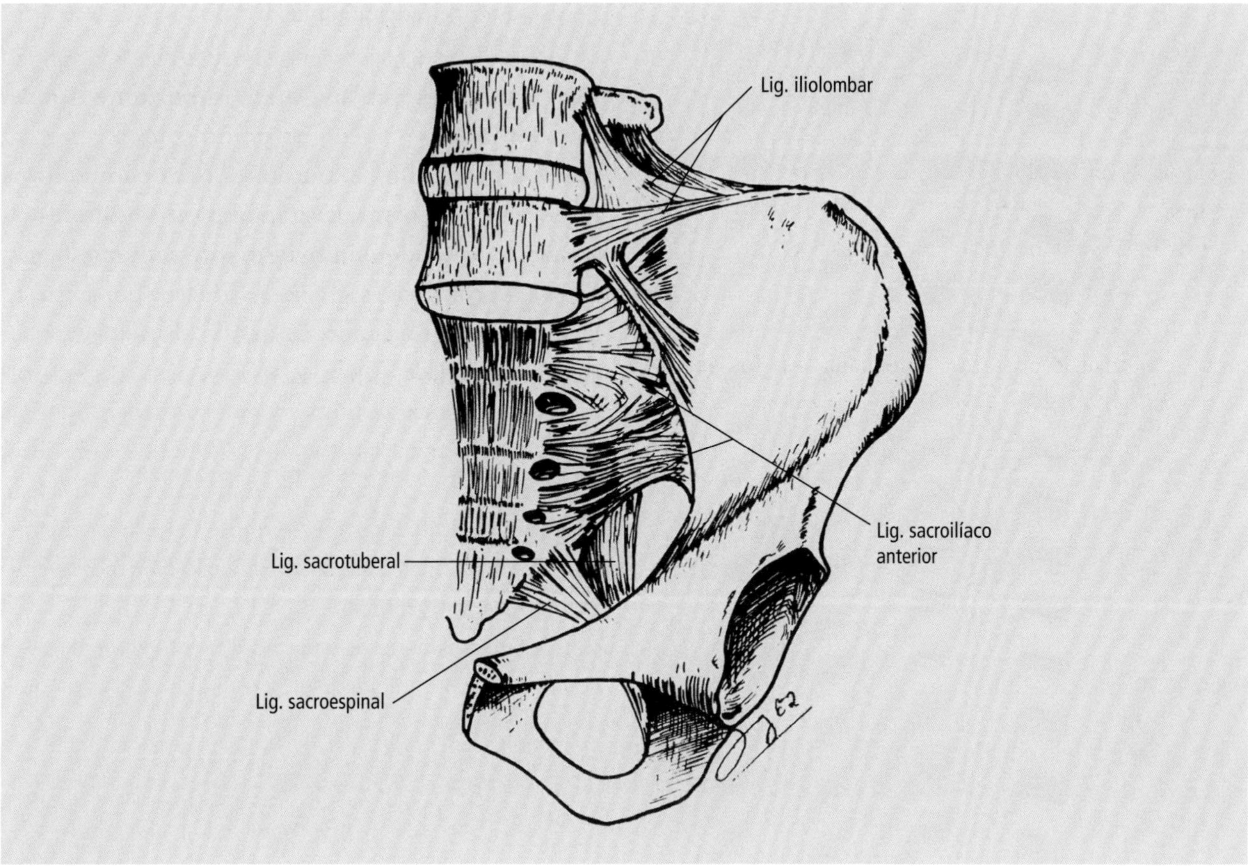

Figura 17.68 Articulação sacroilíaca, vista anterior.

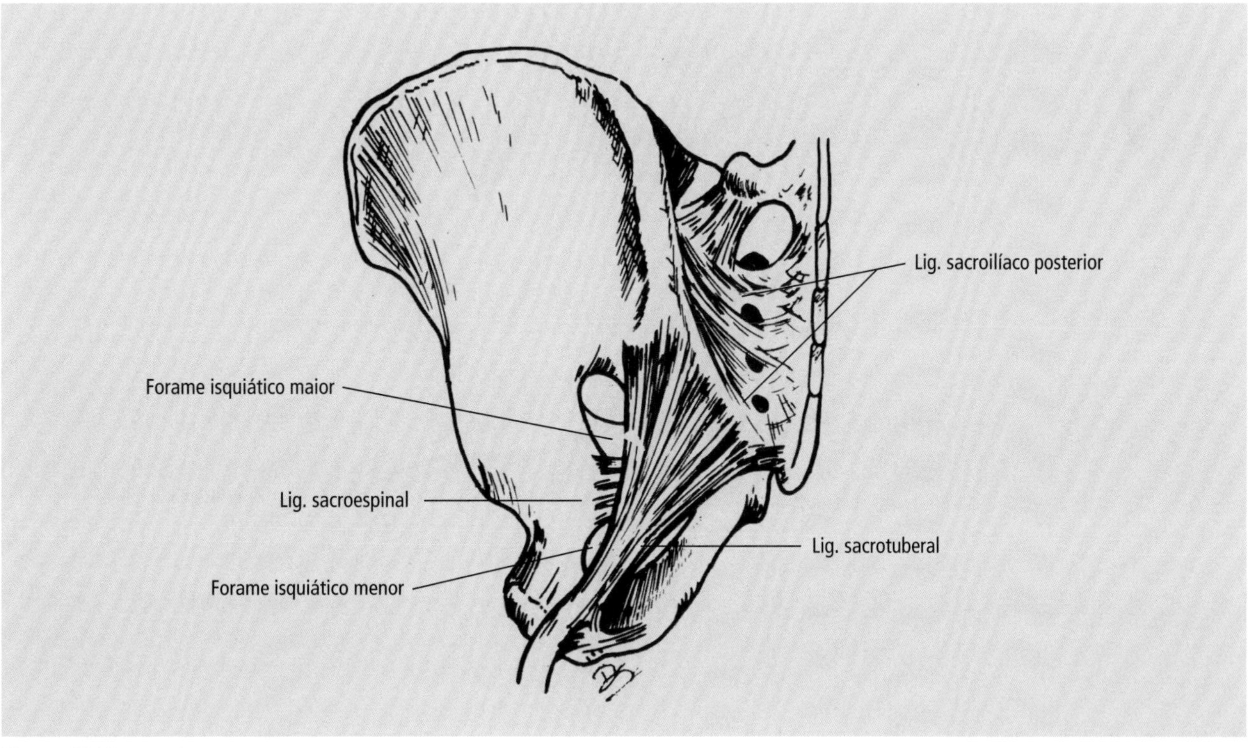

Figura 17.69 Articulação sacroilíaca, vista posterior.

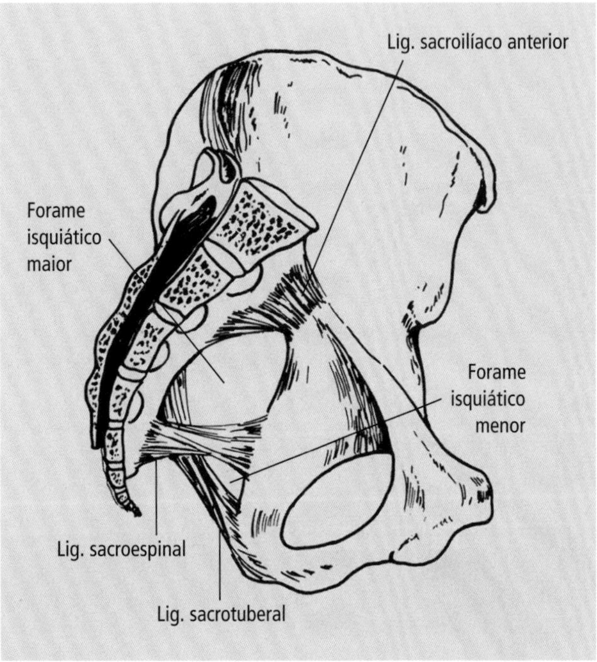

Figura 17.70 Articulação sacroilíaca.

Considerações funcionais

Além de proteger vísceras situadas na cavidade pélvica, **a pelve exerce sua mais importante função transmitindo o peso do corpo da coluna vertebral para os acetábulos e, portanto, para os membros inferiores, na postura ereta, ou para os tuberes isquiáticos, quando o indivíduo está sentado** (Figura 17.74). A articulação sacroilíaca é cruzada por ambas as linhas de carga e é também uma articulação que requer pouca mobilidade, capaz de absorver as forças envolvidas na transmissão do peso, graças à tensão de seus tecidos colágenos e cartilaginosos. Durante a gravidez, seus ligamentos tornam-se mais frouxos, por ação de hormônios circulantes, permitindo algum movimento na articulação, mas fora dessa condição esse movimento é de pouca importância.

A eficiência dessa articulação depende de sua estabilidade e de sua capacidade para resistir a deslocamentos

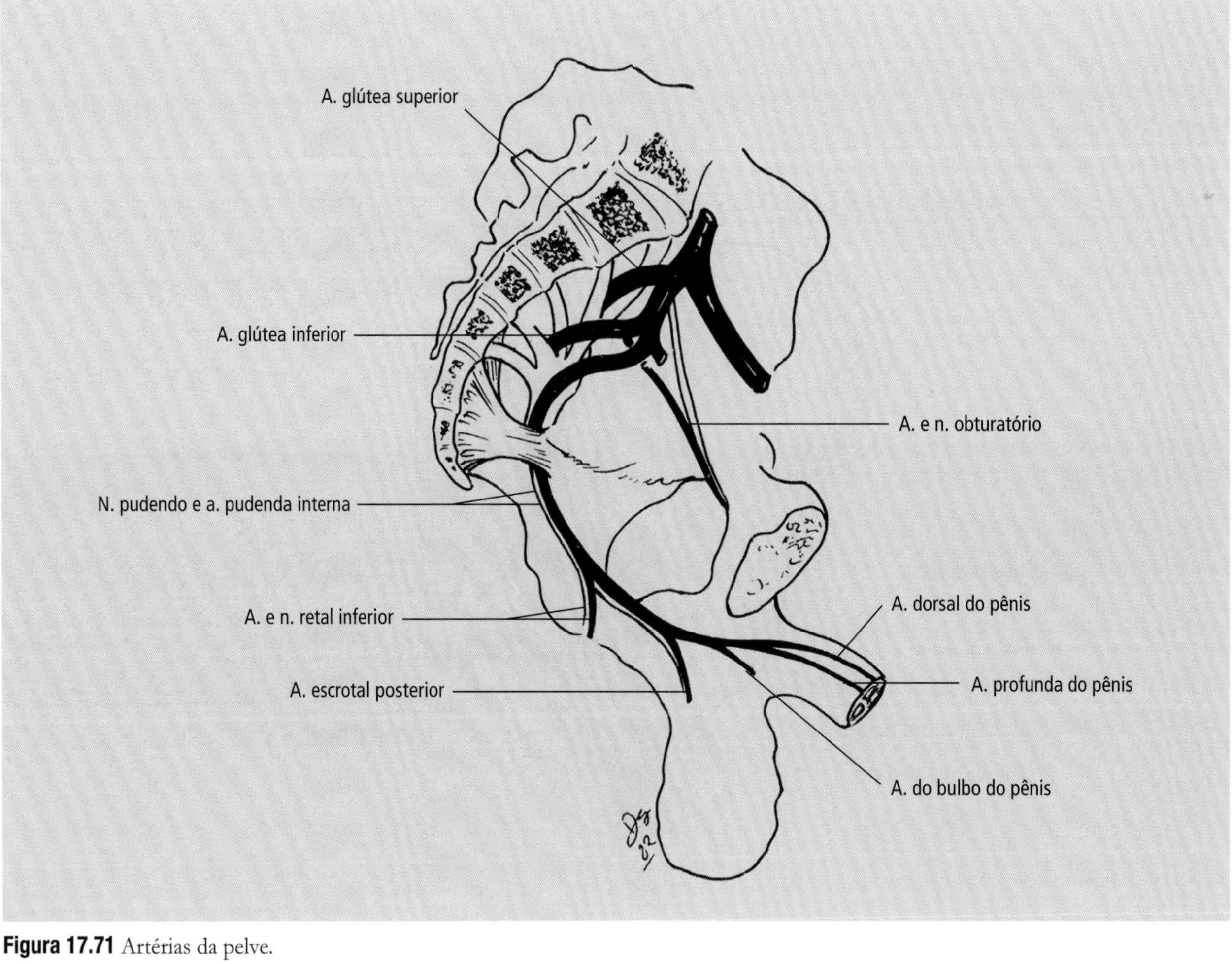

Figura 17.71 Artérias da pelve.

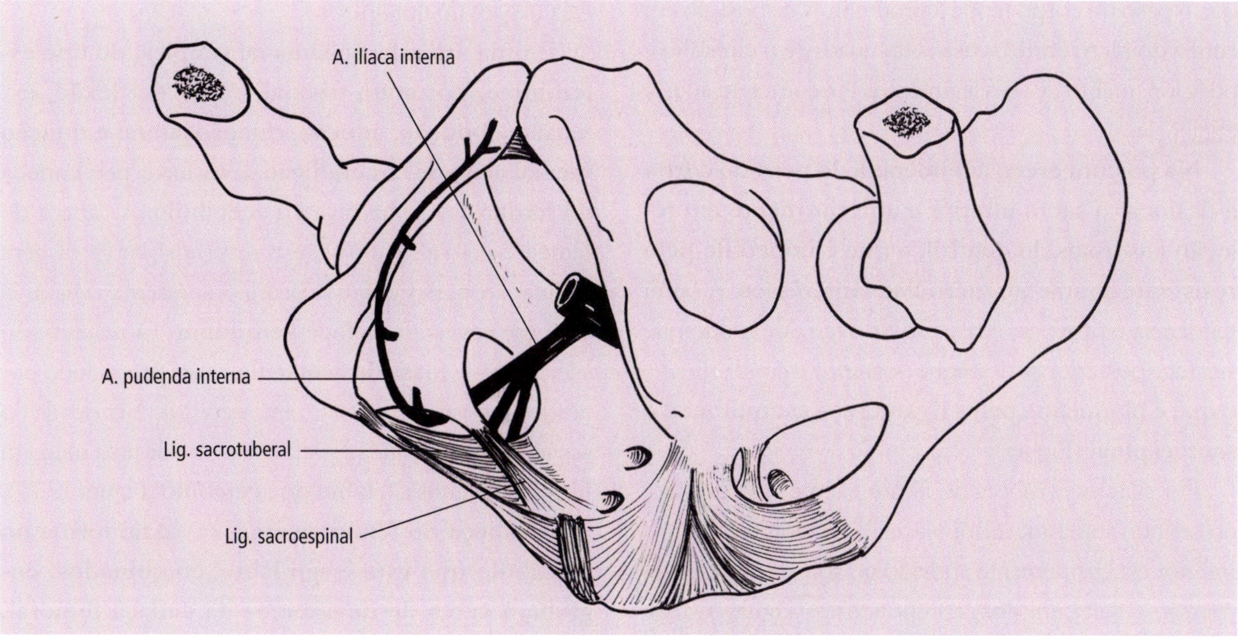

Figura 17.72 Artéria pudenda interna. Observe o complicado trajeto desse importante ramo da artéria ilíaca interna.

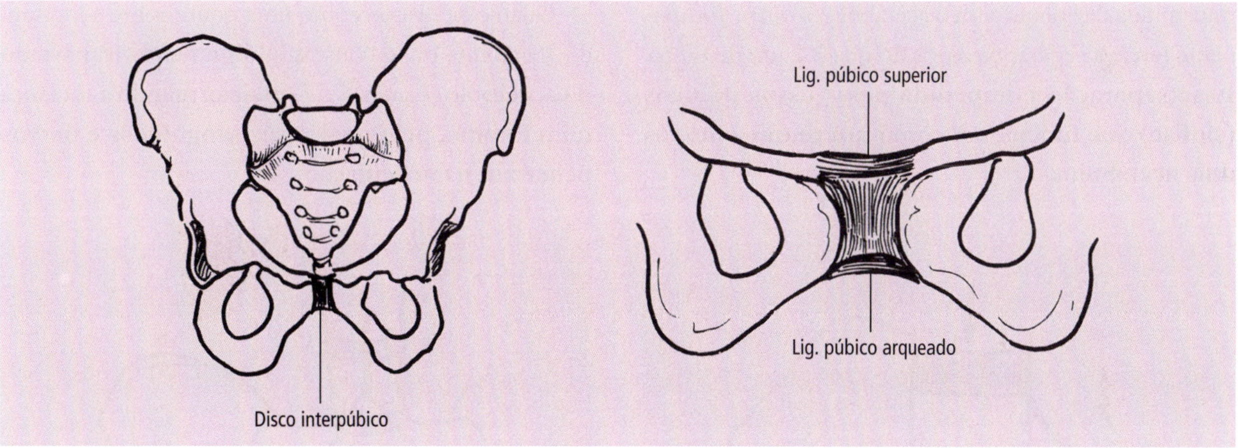

Figura 17.73 Sínfise púbica.

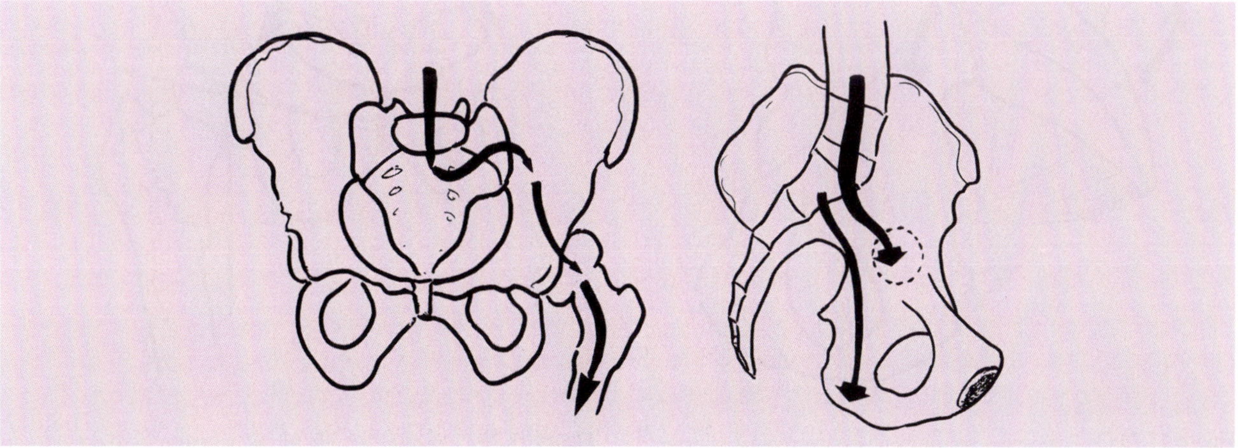

Figura 17.74 Transmissão do peso para os acetábulos (postura ereta) e os tuberes isquiáticos (posição sentada).

que o peso do corpo tende a produzir. A disposição em cunha do sacro entre os ossos do quadril e o tamanho e posicionamento de seus ligamentos lhe conferem aquela eficiência.

Na postura ereta, a tendência do peso do corpo é deslocar o sacro interior e anteriormente em relação aos ossos do quadril, o que é impedido pelo resistente ligamento sacroilíaco interósseo. A outra tendência é provocar a rotação do sacro, de modo que sua face posterior se desloque posterior e cranialmente, **o que é bloqueado pelos ligamentos sacrotuberal e sacroespinal** (Figura 17.75).

Por sua vez, a cabeça do fêmur exerce uma pressão, no sentido superior, sobre o acetábulo, pois o membro inferior está firmemente apoiado no solo. Essa força de pressão resulta em dois componentes (Figura 17.76): um deles atua ao longo da linha arqueada da pelve em direção à coluna vertebral, opondo-se à linha de carga transmitida da coluna para o acetábulo; o outro componente tende a separar os ossos do quadril, um do outro. **Essa separação é impedida pelos ossos púbicos (sínfise) que funcionam como um tirante entre os dois acetábulos.**

Articulação do quadril

É uma articulação sinovial simples, do tipo esferoide e, portanto, triaxial, capaz de flexão, extensão, abdução, adução, rotação lateral e rotação medial além de circundução. É formada pela **cabeça do fêmur** que se encaixa no **acetábulo**. A cabeça do fêmur, exceto a sua fóvea, está revestida por cartilagem hialina, ao passo que o acetábulo apresenta uma área também revestida, a **face semilunar**. O restante do acetábulo – a **fossa do acetáculo** – está preenchido por tecido adiposo que serve de amortecedor. A cavidade do acetábulo é aprofundada pela existência de uma margem fibrocartilaginosa, o **lábio do acetábulo** (Figura 17.77).

A cabeça do fêmur se encaixa de tal forma no acetábulo que este e seu lábio, combinados, englobam cerca de dois terços da cabeça femoral. Assim, a cabeça do fêmur não pode ser removida da articulação sem lesar o lábio do acetábulo.

O lábio se dispõe como uma ponte sobre a incisura do acetábulo, onde constitui o **ligamento transverso do acetábulo** (Figura 17.77) **transformando a incisura num forame, pelo qual vasos sanguíneos e nervos penetram na articulação.**

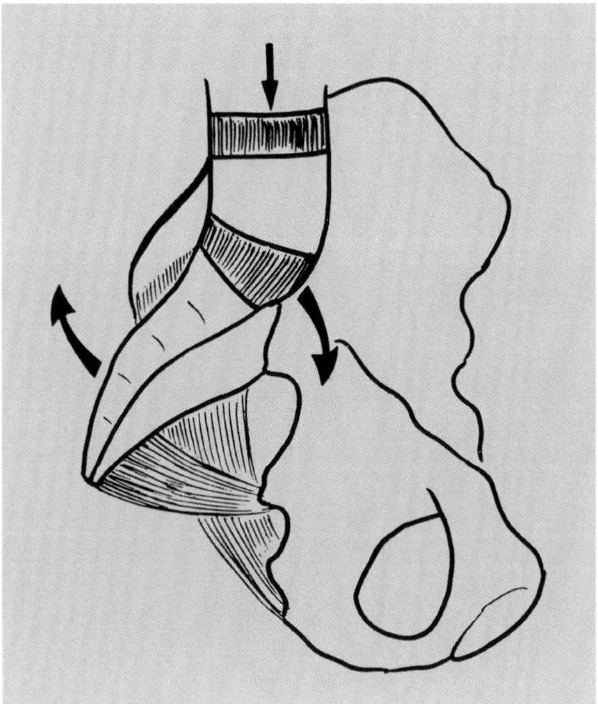

Figura 17.75 Os ligamentos sacrotuberal e sacroespinal impedem a rotação do sacro.

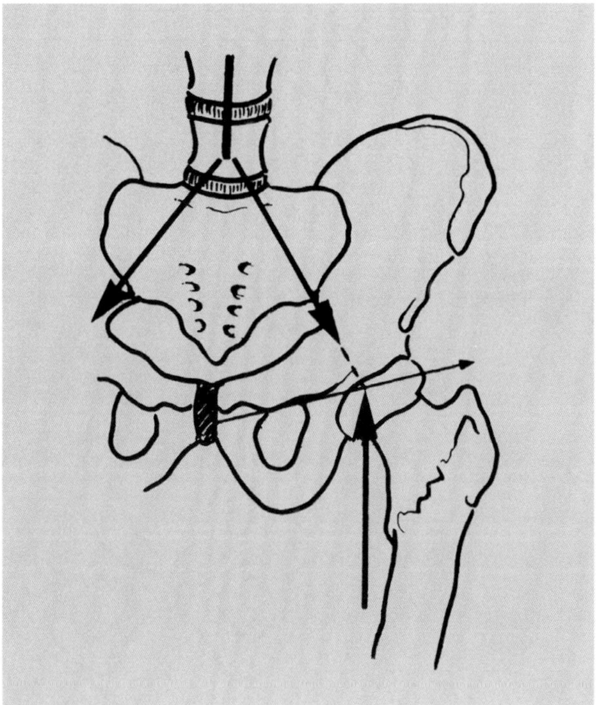

Figura 17.76 Decomposição de forças na transmissão do peso do corpo.

Da fóvea da cabeça do fêmur, parte o **ligamento da cabeça do fêmur**, de formato triangular, cuja base se prende no ligamento transverso e nas margens da incisura do acetábulo. Situa-se no interior da articulação, envolvido por um tubo de membrana sinovial (Figuras 17.77 e 17.78).

A **cápsula da articulação do quadril** (Figuras 17.78 a 17.80), forte e resistente, prende-se ao lábio do acetábulo e, no fêmur, prende-se lateralmente ao trocanter maior, anteriormente à linha intertrocantérica e medialmente ao trocanter menor. Já posteriormente, não se prende na crista intertrocantérica, e sim um pouco acima desta, de tal forma que a parte posteroinferior do colo fica descoberta.

Na postura ereta (Figura 17.81), o eixo do peso do tronco é ligeiramente posterior à articulação do quadril, de modo que há uma tendência para a queda da parte posterior da pelve (ou seja, uma retroversão da pelve), isto é, a pelve descreveria uma rotação, com eixo na articulação do quadril, como está indicado na Figura 17.81. Para impedir que isso aconteça, pois seria um fator de desequilíbrio, a cápsula articular é mais resistente na sua parte anterior do que na posterior, apresentando espessamentos que a reforçam. Esses espessamentos são: os **ligamentos iliofemoral**; **isquiofemoral**; e **pubofemoral**. Além destes apresenta, em sua região mais profunda, fibras circulares que envolvem o colo do fêmur, constituindo a chamada **zona orbicular**.

O **ligamento iliofemoral**, o mais forte deles, insere superiormente na espinha ilíaca anteroinferior. Ao se dirigir distalmente em direção ao fêmur, suas fibras se espiralizam medialmente e expandem-se, fixando-se no trocanter maior e na linha intertrocantérica, deixando um setor mais fraco no meio, dando-lhe o aspecto de um Y invertido.

O **ligamento isquiofemoral** se origina no corpo do ísquio e dirige-se superior e lateralmente, num trajeto em espiral, para fixar no trocanter maior.

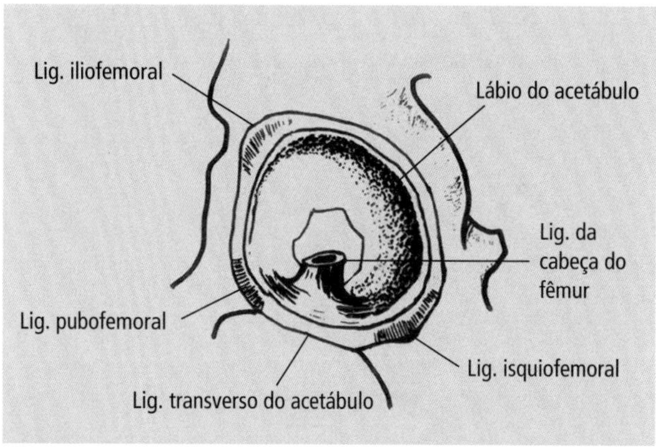

Figura 17.77 Acetábulo em vista lateral, depois da remoção do fêmur.

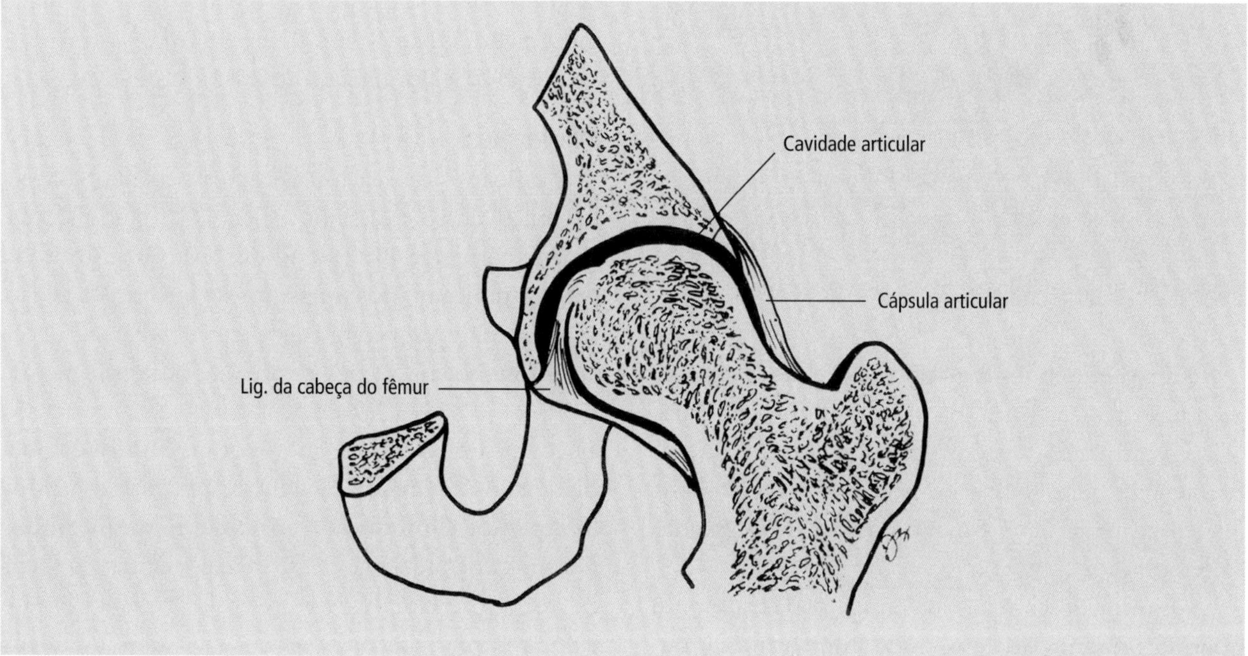

Figura 17.78 Articulação do quadril em corte frontal.

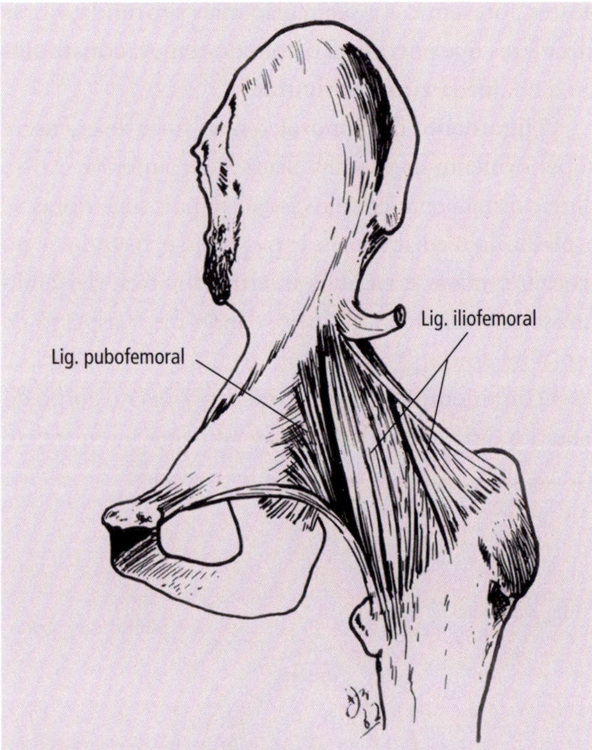

Figura 17.79 Cápsula articular da articulação do quadril. Vista anterior.

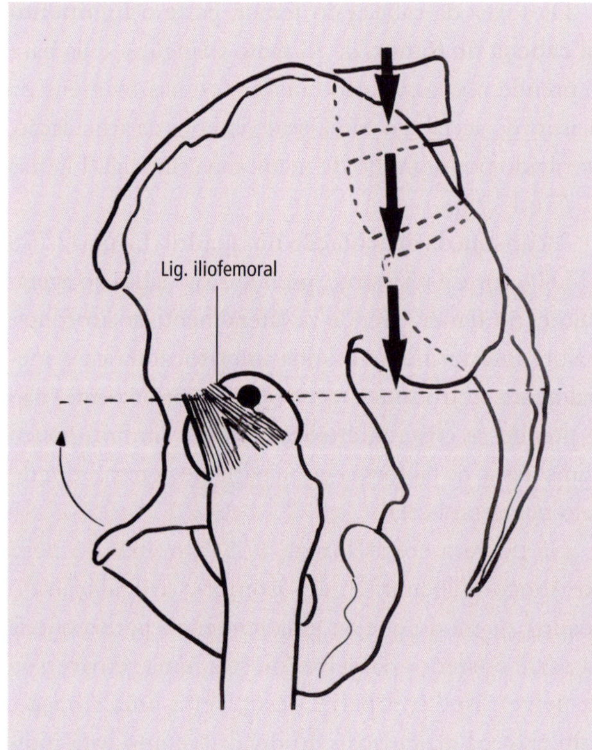

Figura 17.81 Importância funcional do ligamento iliofemoral: impede a rotação da pelve.

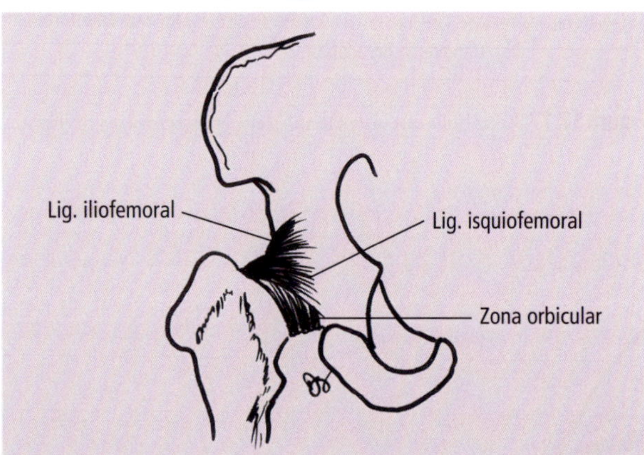

Figura 17.80 Articulação do quadril em vista posterior.

O **ligamento pubofemoral**, de formato triangular, prende-se por sua base no corpo do púbis. Na parte adjacente do ramo superior do púbis, dirige-se distal e lateralmente, para se fixar na porção inferior da linha intertrocantérica, com o ramo inferior do ligamento iliofemoral.

A fratura da cabeça do fêmur, especialmente quando próximo do colo, pode interromper o suprimento sanguíneo para a cabeça do fêmur. Se o suprimento vascular que acompanha o ligamento da cabeça do fêmur for mínimo ou ficar comprometido, como no caso de ruptura do ligamento acompanhando a fratura, a cabeça do fêmur poderá sofrer necrose. **Essas necroses são frequentes nas fraturas da cabeça femoral em idosos.** Uma cabeça do fêmur lesada pode ser substituída por uma prótese.

Movimentos

Na **flexão**, a coxa é movida anteriormente. Se o joelho está fletido, a coxa pode se fletir até tocar o abdome; porém, **com o joelho estendido, a flexão é limitada pelo estiramento dos músculos do jarrete.** Na flexão, não há nenhum impedimento ligamentar (Figura 17.82).

Na **extensão**, a coxa retorna de qualquer grau de flexão ou pode ser levada posteriormente. A extensão é bem menos ampla que a flexão, pois é **limitada pela distensão da cápsula articular, em particular dos ligamentos iliofemoral (principalmente) e pubofemoral.** Além deles, a zona orbicular com suas fibras de disposição circular envolve mais apertadamente o colo do fêmur, ajudando a limitar a extensão. **Essas restrições são justificadas porque, na posição ereta,**

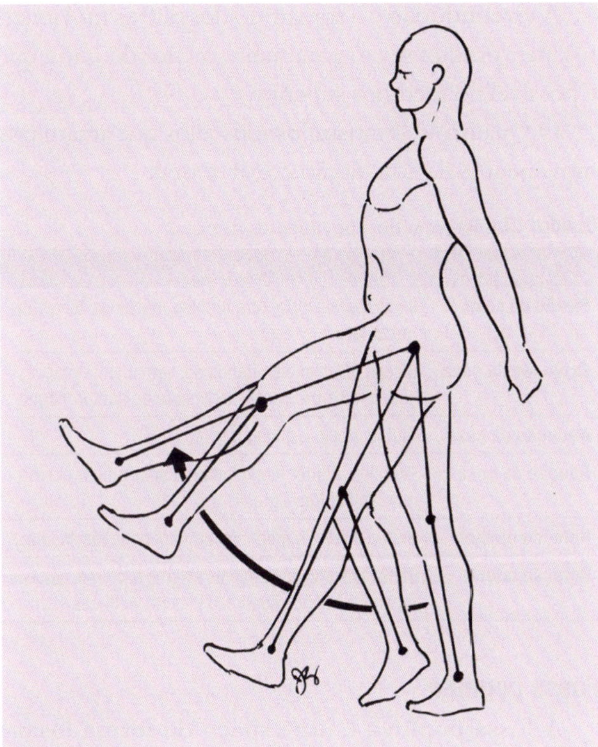

Figura 17.82 Movimento de flexão da coxa.

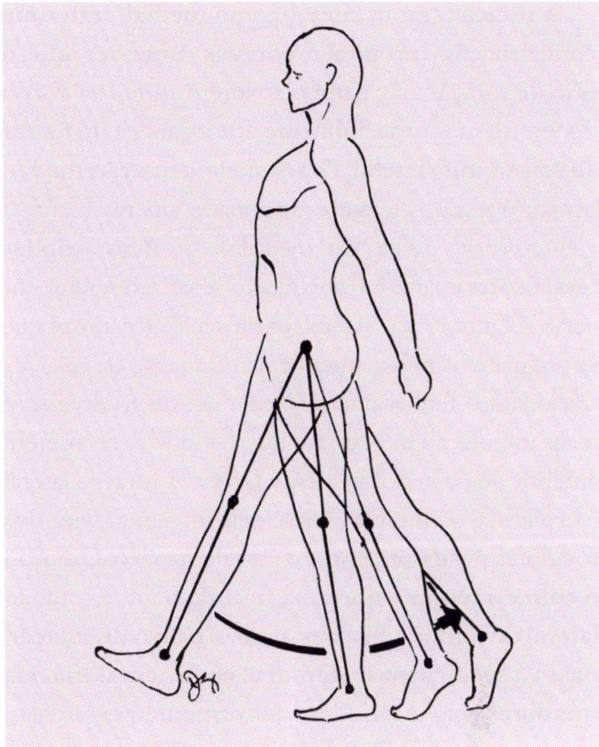

Figura 17.83 Movimento de extensão da coxa.

o vetor do peso corporal passa posteriormente à articulação do quadril, tendendo hiperestendê-la. Essa tendência é controlada pelas ações ligamentares, sem envolvimento de trabalho muscular ativo e, consequentemente, sem gasto energético, exceto uma discreta atividade do músculo psoas ilíaco (Figuras 17.81 e 17.83). Ao contrário do que acontece na extensão, **na flexão a cápsula articular está relaxada e, por essa razão, as luxações da cabeça do fêmur são mais frequentes nessa posição.**

Na **abdução**, o membro inferior é afastado do plano mediano e, consequentemente, do membro oposto. **O movimento é limitado pela ação antagonista dos músculos adutores e pelo estiramento do ligamento pubofemoral** (Figura 17.84).

A **adução** consiste no retorno do membro inferior de qualquer grau de abdução, até tocar no membro oposto, podendo ser continuada medialmente se for associada à flexão da coxa. **A ela se opõe o ramo superior do ligamento iliofemoral, o ligamento isquiofemoral e o ligamento da cabeça do fêmur**, e esse último tem ação discutível, ao menos no adulto (Figura 17.84).

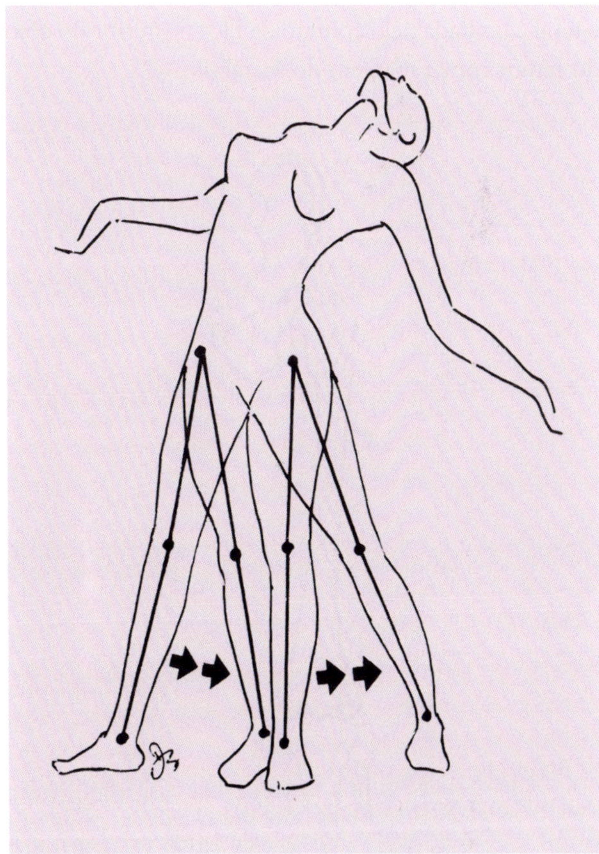

Figura 17.84 Movimento de abdução e adução da coxa.

A rotação, tanto lateral como medial, tem uma conceituação um pouco confusa, uma vez que o eixo de rotação não é um eixo longitudinal ao corpo do fêmur, mas uma linha que une a cabeça do fêmur ao seu côndilo lateral. Desse modo, a **rotação medial** ocorre quando o fêmur é tracionado anteriormente e gira em torno desse eixo, medialmente. A **rotação lateral** ocorre quando o movimento se faz em sentido inverso (Figura 17.85). Assim, os músculos rotadores que se originam na pelve, anteriormente ao eixo de rotação, tracionam o fêmur anteriormente em torno do eixo e realizam rotação medial, não interessando se se inserem anterior ou posteriormente no fêmur. A rotação lateral é explicada, da mesma forma, pela origem pélvica dos rotadores posteriormente ao eixo de rotação. **Quando o colo do fêmur sofre uma fratura, ocorre rotação lateral do fêmur, pois, nesse caso, o eixo de rotação passa a ser o corpo do fêmur e, como a maioria dos rotadores está inserida posteriormente nesse osso, produz-se rotação lateral em torno do novo eixo.** A rotação medial é limitada pelo ligamento isquiofemoral e pelo ramo inferior do ligamento iliofemoral. A rotação lateral é limitada pelo contato da face posterior do colo do fêmur com a margem do acetábulo.

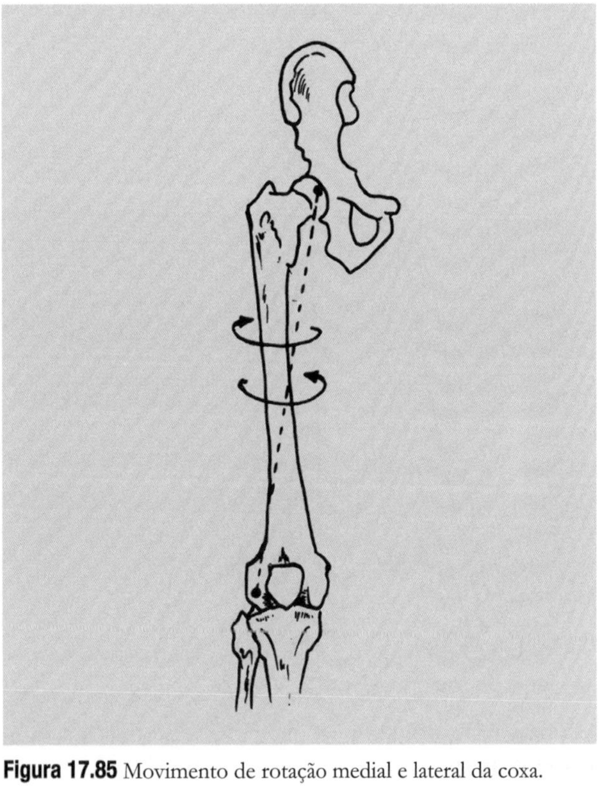

Figura 17.85 Movimento de rotação medial e lateral da coxa.

A **circundução** é o somatório dos outros movimentos, mas produz-se em grau muito menor do que a que é possível no membro superior.

O Quadro 17.4 mostra os músculos que atuam nos movimentos da articulação coxofemoral.

Quadro 17.4 Resumo dos movimentos da coxa.

Movimento	Músculos
Flexão da coxa	Iliopsoas, sartório, reto femoral, pectíneo, tensor da fáscia lata
Extensão da coxa	Bíceps da coxa, semitendíneo, semimembranáceo, glúteo máximo, porção extensora do adutor magno
Abdução da coxa	Glúteo médio e glúteo mínimo
Adução da coxa	Pectíneo, adutor longo, adutor curto, adutor magno (porção adutora), grácil
Rotação medial	Glúteo médio, glúteo mínimo, tensor da fáscia lata
Rotação lateral	Glúteo máximo, obturadores externo e interno, gêmeos superior e inferior, quadrado femoral, piriforme

Fossa poplítea

A **fossa poplítea é um espaço de forma losangular, situado posteriormente ao joelho.** Seu teto é formado pela fáscia do membro inferior, aqui denominada **fáscia poplítea. Seus limites (ou paredes) são, superiormente, os tendões dos músculos do jarrete, o semitendíneo, o semimembranáceo, medialmente, e o bíceps femoral, lateralmente. Inferiormente, a fossa poplítea é limitada lateralmente pela cabeça lateral do gastrocnêmio e pelo músculo plantar, ao passo que a cabeça medial do gastrocnêmio constitui o limite medial.** Seu assoalho é formado, de proximal para distal, pela face poplítea do fêmur, pela cápsula da articulação do joelho, pelo ligamento poplíteo oblíquo e pelo músculo poplíteo.

As principais estruturas contidas na fossa poplítea estão incluídas em tecido adiposo e compreendem **a artéria e as veias poplíteas, os ramos terminais do nervo isquiático, os nervos fibular comum e tibial, a veia safena parva e os linfonodos poplíteos.**

Artéria poplítea

A **artéria poplítea** (Figura 17.86) **é a continuação da artéria femoral após a passagem pelo hiato tendíneo do músculo adutor magno (hiato dos adutores) e, assim, penetrar na fossa poplítea.** Na fossa, a artéria poplítea tem um trajeto descendente, com obliquidade lateral, adjacente à face posterior do fêmur

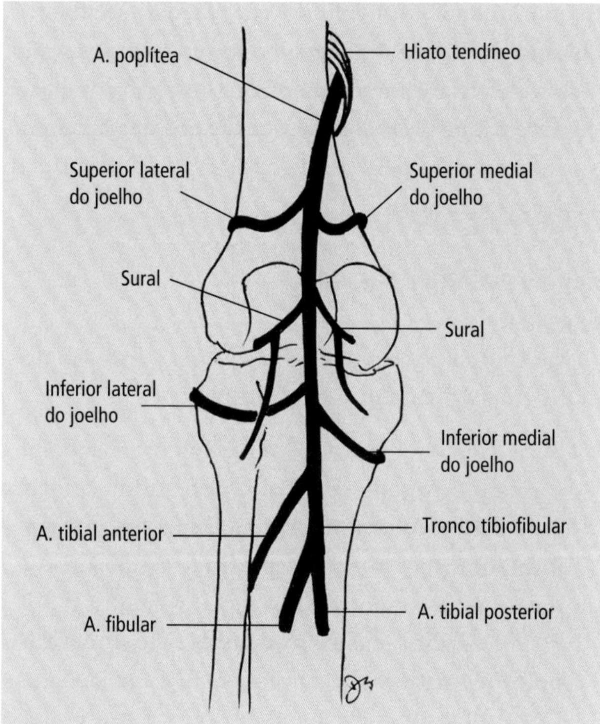

Figura 17.86 Ramos da artéria poplítea no nível da fossa poplítea. A artéria média do joelho não está ilustrada por ser inconstante.

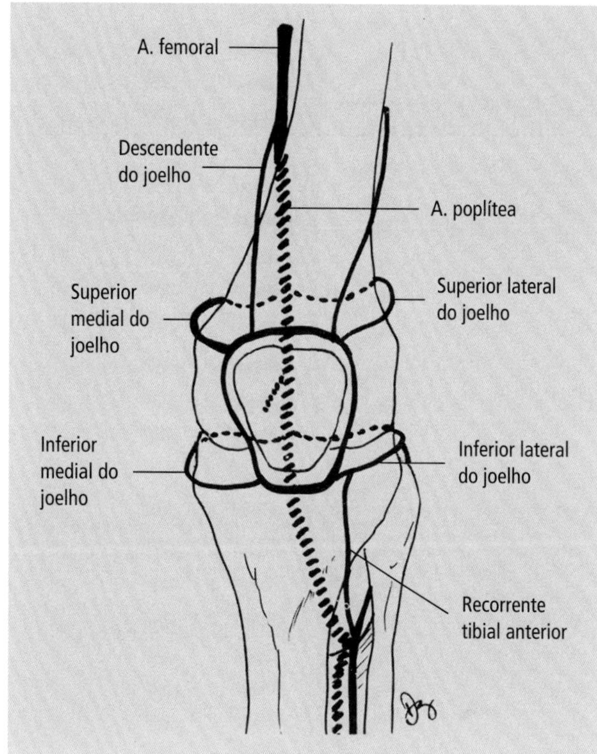

Figura 17.87 Rede arterial periarticular do joelho.

e à articulação do joelho. Nessa região, a artéria poplítea emite **ramos subcutâneos** e **ramos musculares**. Destes, devem-se destacar os seguintes:

- **Artérias do joelho:** fazem parte da **rede arterial periarticular do joelho**. São cinco: **superiores medial e lateral do joelho, inferiores medial e lateral do joelho** e a **artéria média do joelho**. Essa última tem trajeto anterior, atravessa o ligamento oblíquo da articulação do joelho e irriga esta articulação.
- **Artérias surais: são a única fonte de irrigação para o músculo gastrocnêmio**. Portanto, se obstruídas, a irrigação do músculo gastrocnêmio fica altamente prejudicada, levando ao quadro de **"claudicação intermitente"**, com dor na panturrilha durante a marcha.
- **Ramos terminais da artéria poplítea: artérias tibial anterior** e **tibial posterior**, que comumente se originam na região posterior da perna.

Rede articular do joelho (Figura 17.87)

Garante uma rica circulação colateral nessa região, **é formada pelas artérias superiores e inferiores do joelho, pelo ramo descendente da circunflexa femoral lateral, pela artéria descendente do joelho, pelo ramo circunflexo fibular e pela artéria recorrente tibial anterior**.

Veias poplíteas

As **veias poplíteas**, em geral duas veias, são formadas comumente na porção mais proximal da região posterior da perna pela confluência das veias satélites, as tibiais. De distal para proximal, situam-se inicialmente posteromedialmente à artéria e, ao fim, posicionam-se posterolateralmente após cruzar a artéria. Recebem tributárias correspondentes aos ramos da artéria poplítea e, comumente, a **veia safena parva. Ao passarem pelo hiato tendíneo do músculo adutor magno (hiato dos adutores), geralmente já unidas, recebem a denominação "veia femoral".**

Nervos

Os **nervos tibial** e **fibular comum** penetram na fossa poplítea, superficialmente (posteriormente) aos vasos poplíteos.

- **Nervo tibial (Figuras 17.88 e 17.89):** penetra na fossa poplítea passando sob (anterior) os músculos mediais da região posterior, tem um trajeto

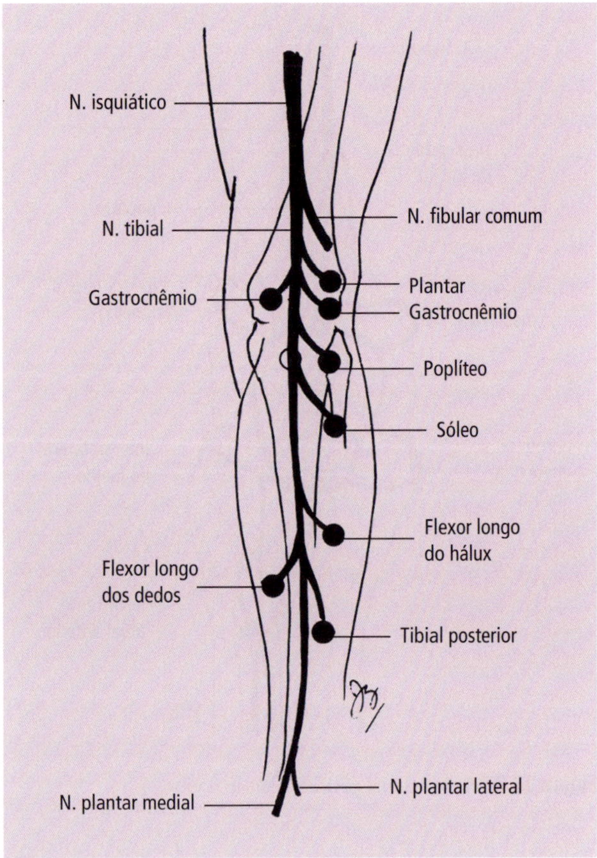

Figura 17.88 Distribuição motora (esquemática) do nervo tibial.

descendente e abandona a fossa, no seu ângulo inferior passando abaixo (anterior) do gastrocnêmio e penetrando na região posterior da perna. Na fossa poplítea, emite **ramos articulares, ramos musculares para o gastrocnêmio, sóleo, plantar, poplíteo e tibial posterior além do nervo cutâneo sural medial, que formará o nervo sural**.

- **Nervo fibular comum (Figuras 17.89 e 17.90):** acompanha a margem medial do bíceps femoral e é oculto parcialmente pelo músculo até chegar ao ângulo lateral da fossa poplítea, onde penetra na região lateral da perna contornando o colo da fíbula. Na fossa, **emite ramos para a articulação do joelho e o ramo cutâneo sural lateral. Esse nervo emite o ramo fibular comunicante (às vezes emergindo diretamente do nervo fibular comum) que se une ao nervo cutâneo sural medial para formar o nervo sural.**

De todos os nervos do corpo, o mais comumente lesado é o nervo fibular comum em virtude de sua posição superficial em relação à cabeça e ao colo da fíbula. O nervo pode ser lesado em traumas superficiais ou nos casos de pressão prolongada durante o sono, a anestesia, doença crônica ou, ainda, por compressão pela patela oposta ao se sentar com as pernas cruzadas.

Região posterior da perna

Músculos

Os músculos da região posterior da perna são divididos em **superficiais** e **profundos**.

- **Superficiais – gastrocnêmio e sóleo:** em conjunto, formam o **tríceps sural que determina a forma e o volume da panturrilha**. Também o **músculo plantar** tem posição superficial. O Quadro 17.5 mostra suas origens e inserções (Figuras 17.91 a 17.94). **Todos esses músculos são inervados pelo nervo tibial.** O tríceps sural é um poderoso **flexor plantar** e um **inversor** do pé. **Como o gastrocnêmio é poliarticular, ele pode tanto fletir o joelho como fazer a flexão plantar.** No entanto, se o joelho estiver totalmente fletido, as fibras do gastrocnêmio estarão de tal modo encurtadas que ele não poderá fazer a flexão plantar (que será realizada pelos flexores profundos). Da mesma forma, com o gastrocnêmio fazendo uma flexão plantar total, ele não poderá agir na flexão do joelho. Com o joelho totalmente estendido, o gastrocnêmio estará de tal forma alongado que, por ação ligamentar, tenderá a fixar o pé para flexão plantar. Da mesma forma e pelo mesmo motivo, no caso de total flexão dorsal, o gastrocnêmio tenderá a tracionar o joelho em flexão. O músculo plantar não tem ação significativa nos humanos.
- **Profundos (Figuras 17.95 a 17.98 – poplíteo, os flexores longos do hálux e dos dedos e o tibial posterior):** suas origens e inserções são mostradas no Quadro 17.6. Esses músculos, exceto o poplíteo, são separados dos superficiais por um septo fascial e, à semelhança do grupo superficial, **todos são inervados pelo nervo tibial**.
- **Músculo poplíteo:** roda o fêmur lateralmente, quando a tíbia está fixada, ou a tíbia medialmente, com o fêmur fixado, e a tíbia lateral e posteriormente no início da flexão.

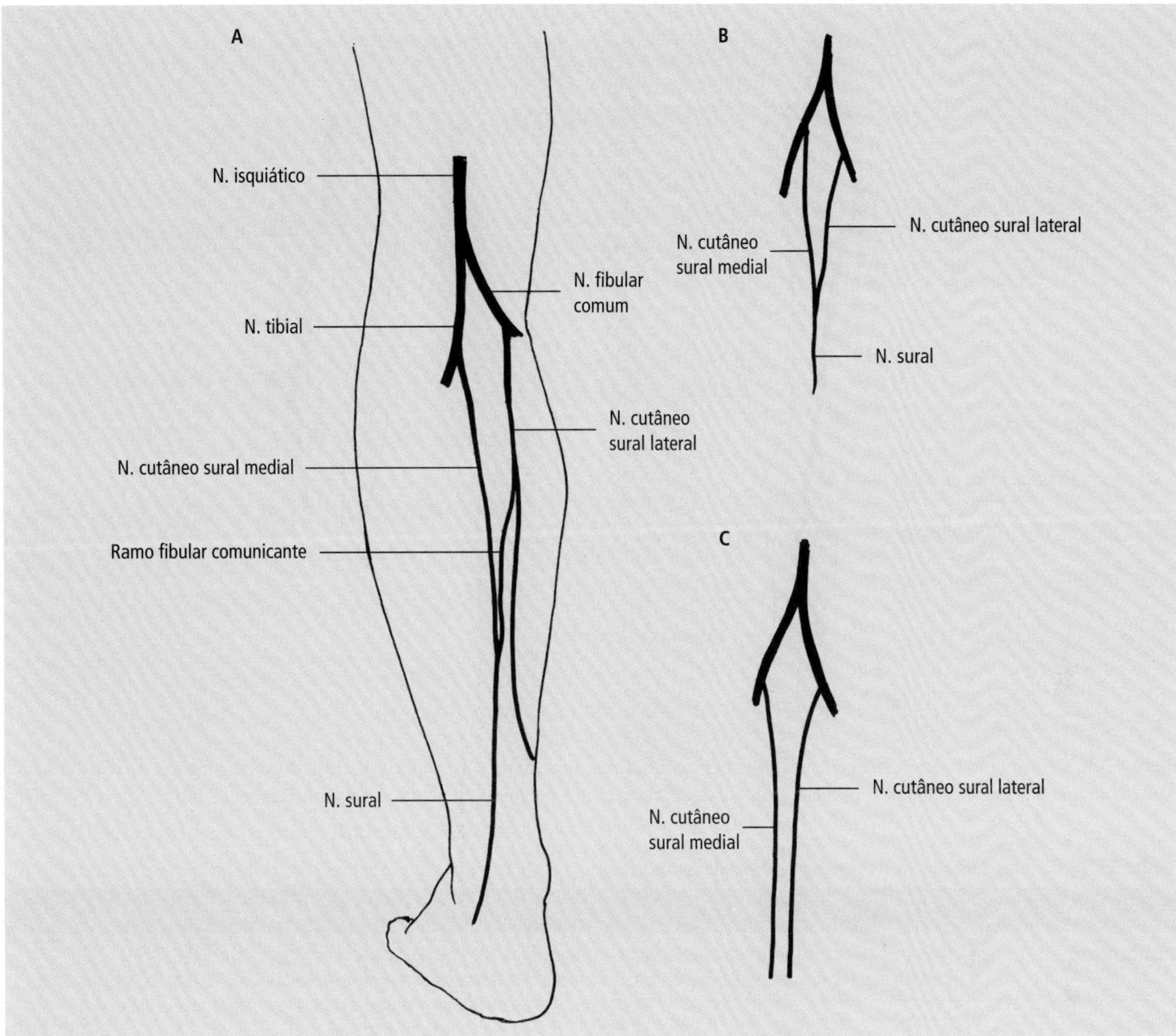

Figura 17.89 Formação do nervo sural. **A** – Mais frequente. **B** e **C** – Variações possíveis. Observe que em **B** não há ramo comunicante fibular e em **C** os nervos cutâneos surais, medial e lateral, não se unem para formar o nervo sural.

- **Músculo flexor longo do hálux** flete a falange distal do hálux e o **músculo flexor longo dos dedos** flete as falanges distais dos quatro dedos laterais.
- **Músculo tibial posterior**, que se localiza profundamente aos flexores longos, **é o principal inversor do pé, além de ser flexor plantar**.

Entre o maléolo medial e o lado medial do calcâneo, encontra-se um espessamento fascial, o **retináculo dos músculos flexores**, que emite septos que o fixam aos ossos. Como os outros retináculos, também o **retináculo dos músculos flexores atua mantendo os tendões de inserção dos músculos profundos da face posterior da perna em posição**.

Quando ocorre ruptura do **tendão calcâneo** ("tendão de Aquiles"), pode-se observar ao exame físico um gap palpável em sua topografia tendínea habitual. Além disso, ao se realizar a compressão do ventre muscular do tríceps sural com o pé não apoiado no chão, não se observa a flexão plantar do mesmo, demonstrando a positividade do chamado **teste de Thompson**.

Artéria tibial posterior

A **artéria tibial posterior** é a mais calibrosa das divisões da artéria poplítea. Posteriormente, ela é coberta pelo músculo sóleo e, anteriormente, está sobre os músculos tibial posterior e flexor longo dos dedos, **em companhia do nervo tibial**. Distalmente, ela se

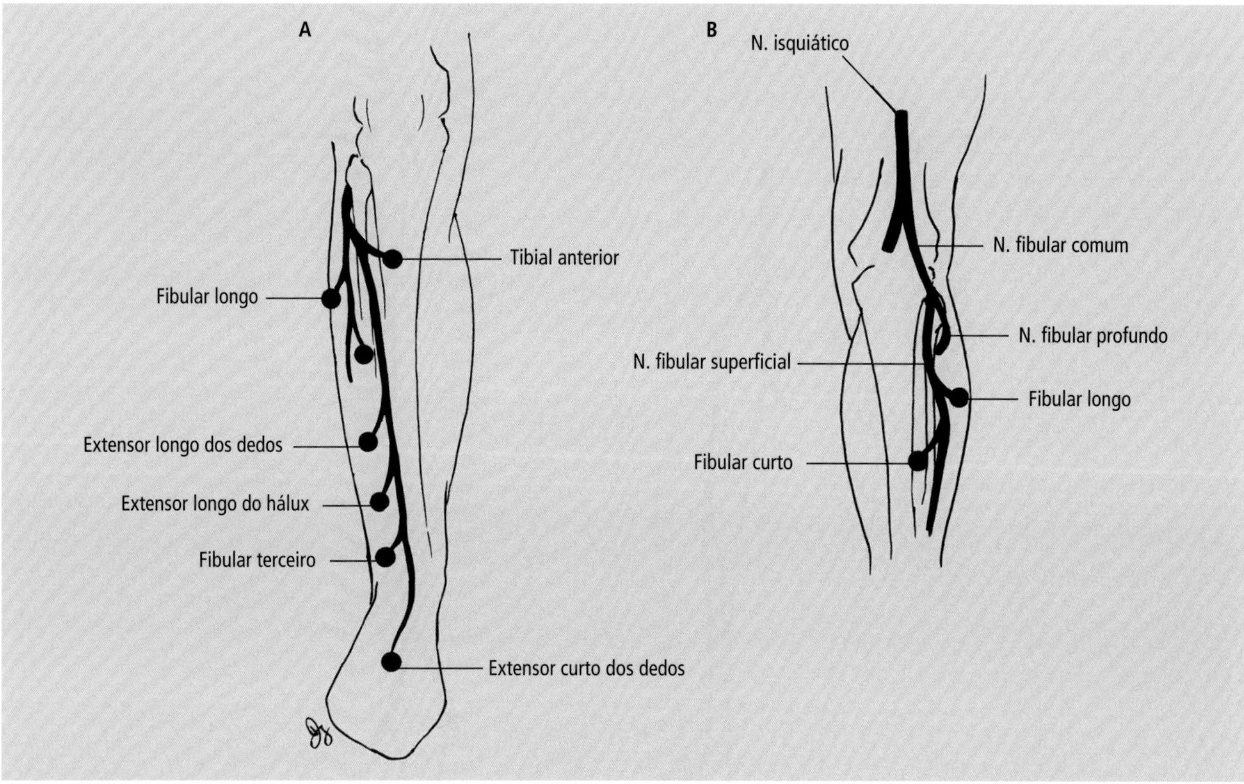

Figura 17.90 Distribuição motora (esquemática) dos nervos fibulares, superficial e profundo (**A**). Em **B** está ilustrada a divisão do nervo fibular comum em nervos fibulares, superficial e profundo. Para os ramos cutâneos dos nervos fibulares (Figura 17.32).

Quadro 17.5 Músculos superficiais da região posterior da perna.

<table>
<tr><th>Músculo</th><th>Origem</th><th>Inserção</th></tr>
<tr><td>Gastrocnêmio</td><td>▪ Cabeça lateral: logo acima do côndilo lateral do fêmur
▪ Cabeça medial: logo acima do côndilo medial do fêmur</td><td rowspan="2">As cabeças do gastrocnêmio convergem numa lâmina membranácea que se funde com o tendão do m. sóleo subjacente para formar o tendão do calcâneo. Este tendão prende-se à tuberosidade do calcâneo</td></tr>
<tr><td>Sóleo</td><td>Parte proximal e posterior da fíbula e linha do músculo sóleo da tíbia</td></tr>
<tr><td>Plantar</td><td>Parte distal da crista supracondilar lateral do fêmur</td><td>Margem medial do tendão do calcâneo</td></tr>
</table>

torna mais superficial e, **no nível do tornozelo, pode ser facilmente palpável, à meia distância entre o maléolo medial e a projeção do calcâneo, sob o retináculo dos músculos flexores**. Nesse ponto, ela se divide em seus ramos terminais, as **artérias plantares**, **medial** e **lateral**. Seus ramos, além dos musculares, são os seguintes (Figura 17.99):

- **Ramo circunflexo fibular:** contorna o colo da fíbula e entra na formação da **rede articular do joelho**.
- **Artéria fibular:** o mais importante ramo da artéria tibial posterior. Às vezes, usa-se o termo **tronco tibiofibular** para indicar a divisão da artéria poplítea (a outra divisão, nesse caso, é a artéria tibial anterior). Origina-se poucos centímetros abaixo da margem inferior do músculo poplíteo, cruza o tibial posterior e situa-se entre ele e o flexor longo do hálux (às vezes, na espessura desse último músculo). A **artéria fibular passa posteriormente ao maléolo lateral**. Fornece **ramos maleolares laterais e calcâneos** que fazem parte da rede articular do tornozelo, para a qual contribui também o seu **ramo perfurante**, assim chamado porque perfura a membrana interóssea. **Se a artéria tibial anterior for de pequeno calibre, esse ramo perfurante pode substituir a artéria dorsal do pé.**
- **Ramos maleolares** e **calcâneos:** entram na formação da rede articular do tornozelo.

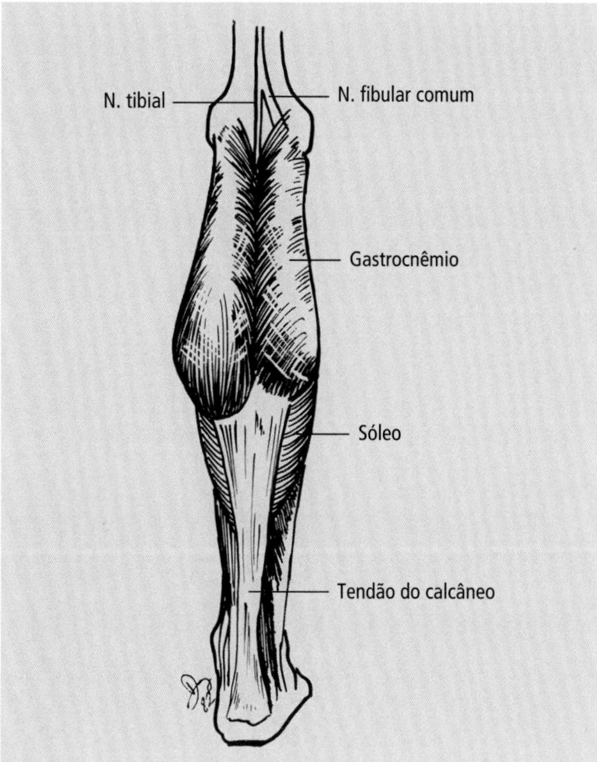

Figura 17.91 Tríceps sural.

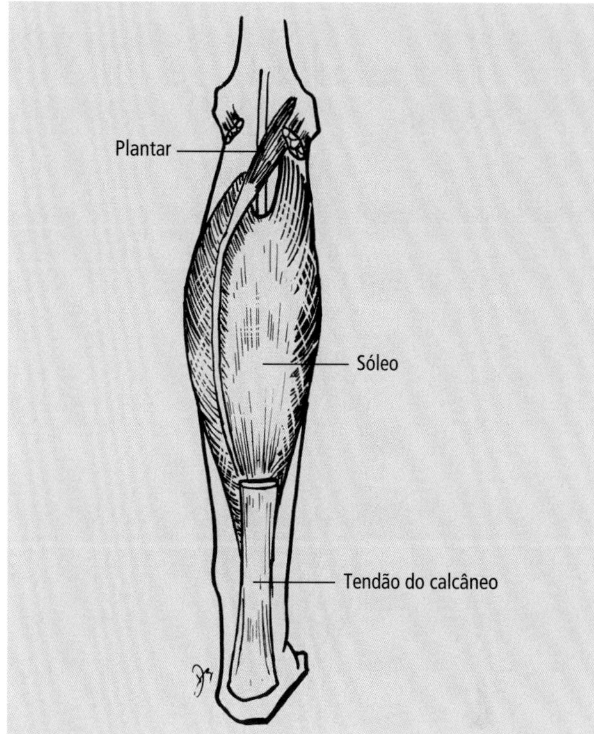

Figura 17.92 Tríceps sural. O gastrocnêmio foi removido para melhor visualização do sóleo.

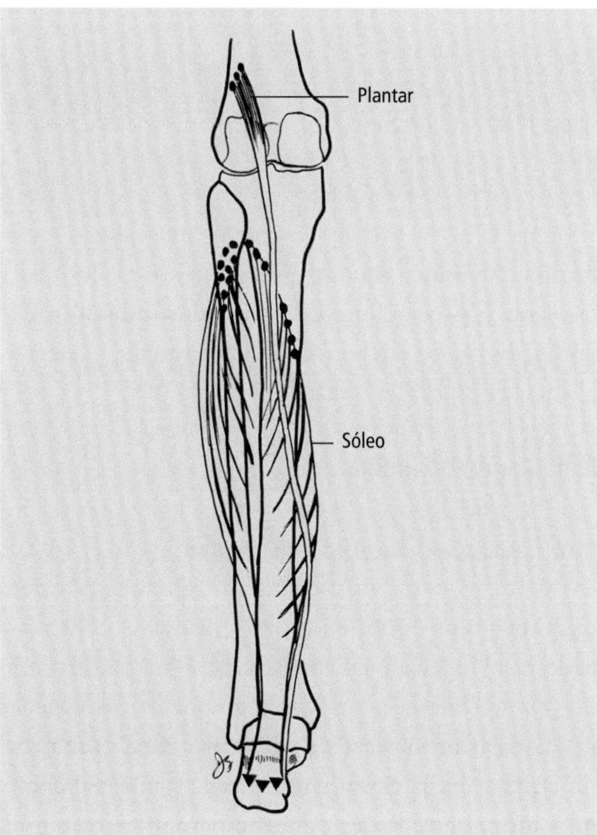

Figura 17.93 Origem e inserção dos músculos sóleo e plantar.

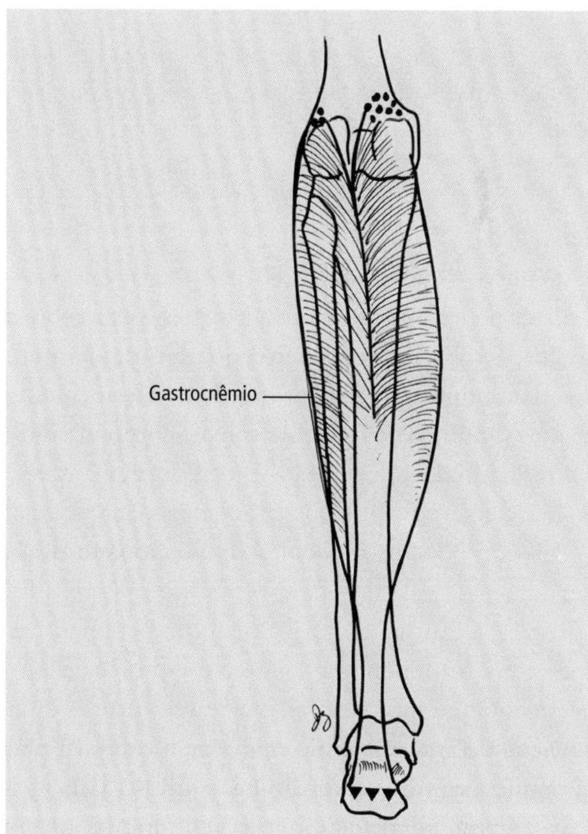

Figura 17.94 Origem e inserção do músculo gastrocnêmio.

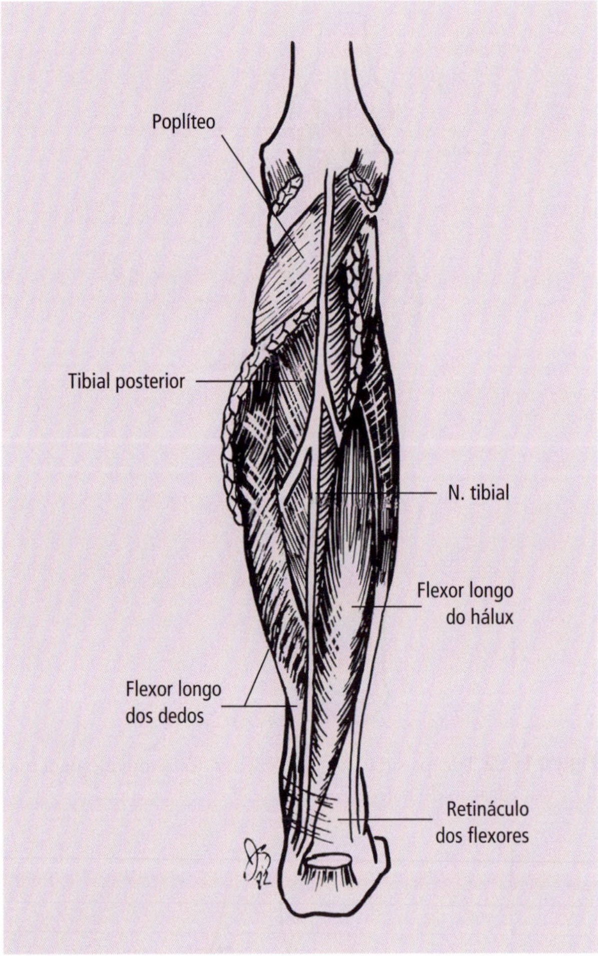

Figura 17.95 Músculos profundos da região posterior da perna. O tríceps sural foi removido.

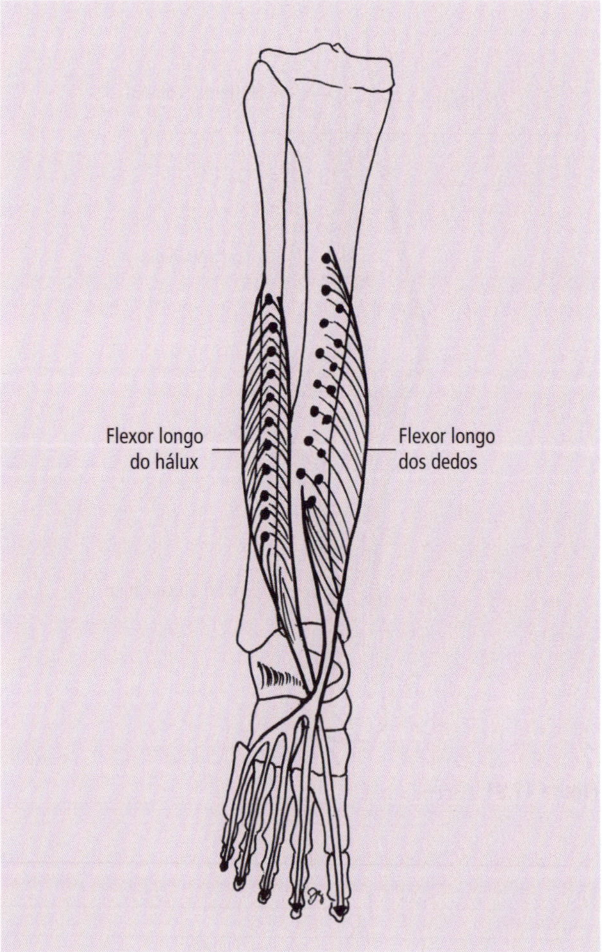

Figura 17.96 Origem e inserção dos músculos flexor longo dos dedos e flexor longo do hálux, na região posterior da perna.

Nervo tibial

O **nervo tibial** (Figura 17.88) penetra na região posterior da perna, oriundo da fossa poplítea, passa sobre o poplíteo e sob o gastrocnêmio e, **no nível da margem distal do poplíteo, passa profunda e anteriormente ao arco tendíneo do músculo sóleo, acompanhando a artéria tibial**, posicionando-se medialmente à artéria, no início, para se tornar posterior e finalmente lateral.

Inerva todos os músculos da face posterior da perna: sóleo; gastrocnêmio; plantar; poplíteo; tibial posterior; flexor longo do hálux; e flexor longo dos dedos. Na fossa poplítea, emite um ramo cutâneo, o **nervo cutâneo sural medial, que desce entre as duas cabeças do gastrocnêmio e recebe o ramo fibular comunicante (do nervo fibular comum) para formar o nervo sural (este nervo acompanha a veia safena parva no terço distal da perna)**, como mostra a Figura 17.89. Além de seus ramos musculares, emite **ramos calcâneos mediais**, para a pele do calcanhar e da planta e, **no nível do retináculo dos músculos flexores, divide-se em seus ramos terminais, os nervos plantares medial e lateral**.

Articulação do joelho

A **articulação do joelho** (veja Vídeo 17.1 disponível no QrCode ao final do capítulo), que é a maior das articulações sinoviais do corpo humano, **é também uma das mais complexas e discutidas**. A complexidade resulta principalmente das numerosas estruturas que ela apresenta e que visam a conciliar as funções antagônicas no suporte do peso corporal e na marcha. As controvérsias giram em torno de sua classificação, **pois além de realizar, como movimento principal, a flexão e a extensão (como uma articulação do**

Quadro 17.6 Músculos profundos da região posterior da perna.

Músculo	Origem	Inserção
Poplíteo	Origina-se no interior da cápsula fibrosa da articulação do joelho, da superfície lateral do côndilo lateral do fêmur e do menisco lateral	Face posterior proximal da tíbia, acima da linha do músculo sóleo
Flexor longo dos dedos	Terço médio da face posterior da tíbia, abaixo da linha do músculo sóleo	Por quatro tendões, cada um deles fixado na base da falange distal do 2° ao 5° dedo
Flexor longo do hálux	Dois terços distais e posteriores da fíbula	Base da falange distal do hálux
Tibial posterior	Dois terços proximais da face posterior da tíbia e da fíbula e da membrana interóssea	Tuberosidade do osso navicular, ossos cuneiformes e bases do II, III e IV ossos metatarsais

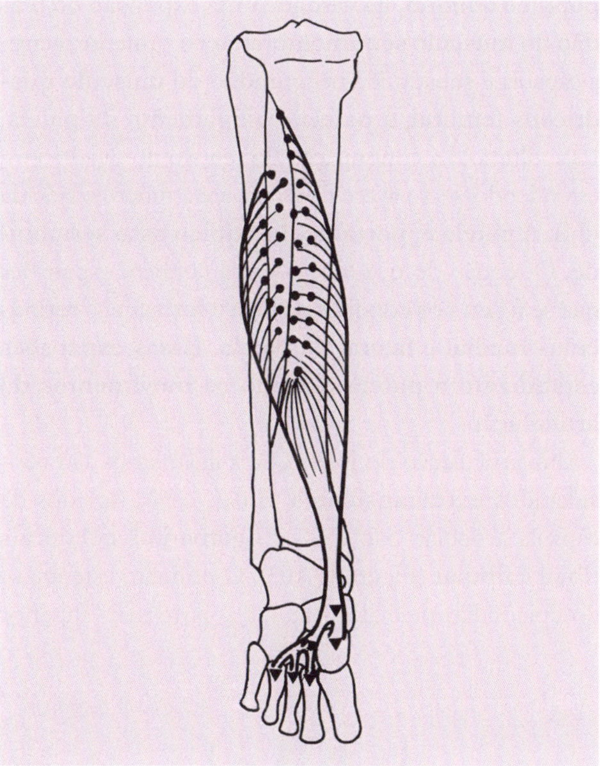

Figura 17.97 Origem e inserção do músculo tibial posterior.

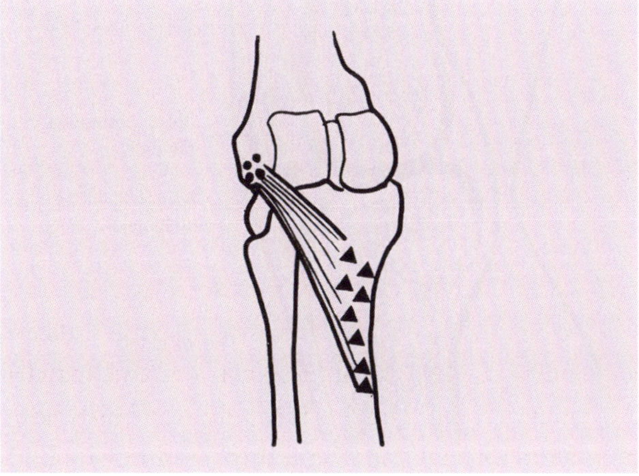

Figura 17.98 Origem e inserção do músculo poplíteo.

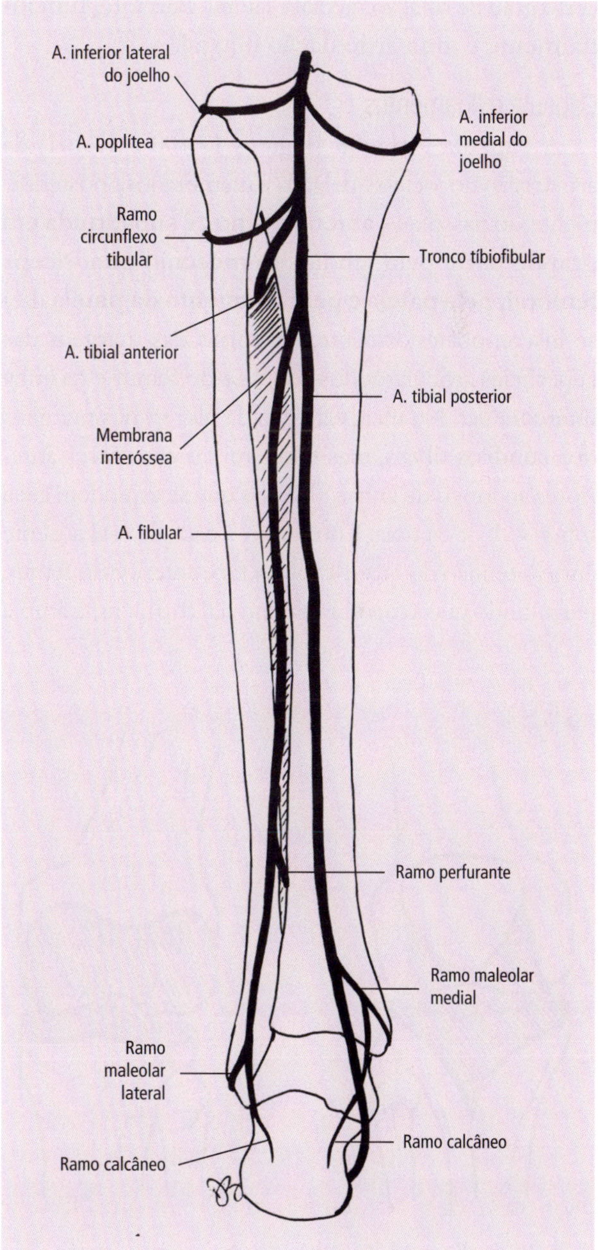

Figura 17.99 Ramos da artéria tibial posterior e fibular. Ramos musculares não estão ilustrados.

tipo gínglimo), é capaz também de certo grau de rotação, com o joelho previamente fletido.

A articulação do joelho envolve três ossos: o **fêmur**; a **tíbia**; e a **patela**. Assim, os côndilos do fêmur se articulam com os côndilos da tíbia, e a face patelar do fêmur se articula com a patela.

Com base nesses dados e na forma das superfícies articulares, pode-se classificar a articulação do joelho como uma **articulação sinovial composta, do tipo bicondilar**, capaz de flexão e extensão, mas também de certo grau de rotação medial e lateral. Portanto, **funcionalmente é uma articulação biaxial.**

Cápsula e ligamentos

A **cápsula articular** (Figuras 17.100 e 17.101) da articulação do joelho é delgada e membranosa posteriormente, ao passo que, **anteriormente, é substituída em grande parte pelo tendão do músculo quadríceps femoral, pela patela e pelo ligamento da patela.** Ela se insere, posteriormente, em torno das margens das superfícies articulares dos côndilos do fêmur e na linha intercondilar. Na tíbia, ela é fixada não só nas margens dos côndilos tibiais, mas também nas suas faces anteriores ao longo de linhas oblíquas que se estendem até a tuberosidade da tíbia. Entretanto, a cápsula está ausente entre o tendão do quadríceps e a face anterior do fêmur, permitindo que a membrana sinovial forme uma ampla prega nessa região e constitua a **bolsa suprapatelar**. Às vezes, a bolsa suprapatelar é uma cavidade fechada, isolada da cavidade da articulação do joelho. **Posteriormente, a cápsula articular apresenta uma fenda, através da qual emerge o músculo poplíteo.** Essa fenda está reforçada, acima da emergência do músculo poplíteo, por um espessamento que constitui o **ligamento arqueado** (Figura 17.102).

Ainda na sua face posterior, mas em posição mais medial, a cápsula apresenta outro reforço, o **ligamento poplíteo oblíquo, na verdade uma expansão do tendão do músculo semimembranáceo**. Anteriormente, a cápsula é substituída pelo **tendão do músculo quadríceps femoral, a patela** e **o ligamento da patela**. Esse último é a continuação do tendão do quadríceps, estendendo-se do ápice da patela até a tuberosidade da tíbia. **A patela é, portanto, um típico osso sesamoide.** O tendão do quadríceps envia também expansões que se fixam nos côndilos da tíbia e formam os **retináculos medial** e **lateral da patela. Essas expansões estabilizam a patela durante os movimentos da articulação.**

Na articulação do joelho, dois ligamentos são considerados **extracapsulares**, isto é, estão isolados da cápsula articular. São eles os **ligamentos colaterais tibial** e **fibular** (Figura 17.103). O primeiro estende-se do epicôndilo medial do fêmur à parte mais superior

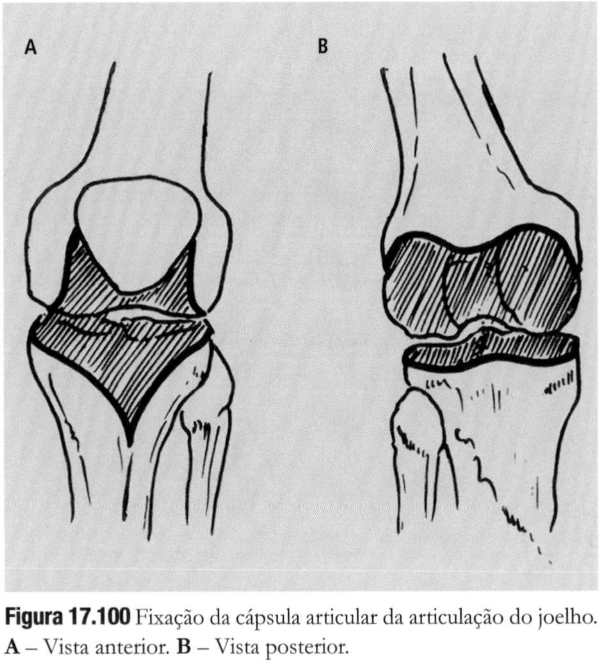

Figura 17.100 Fixação da cápsula articular da articulação do joelho. **A** – Vista anterior. **B** – Vista posterior.

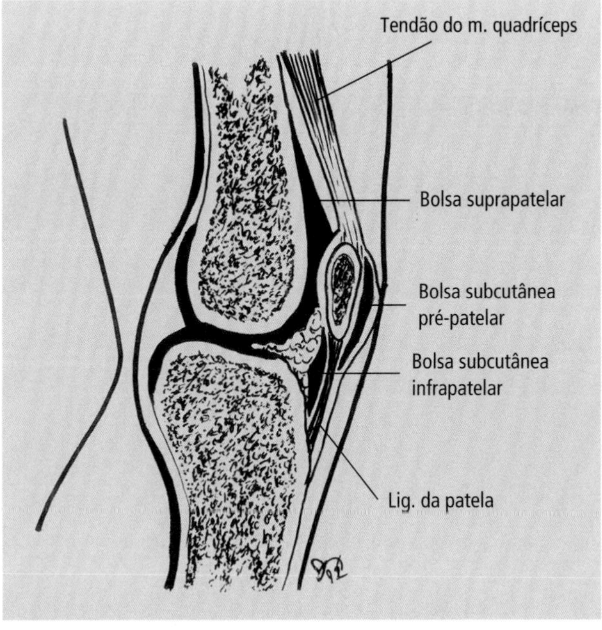

Figura 17.101 Articulação do joelho em corte sagital.

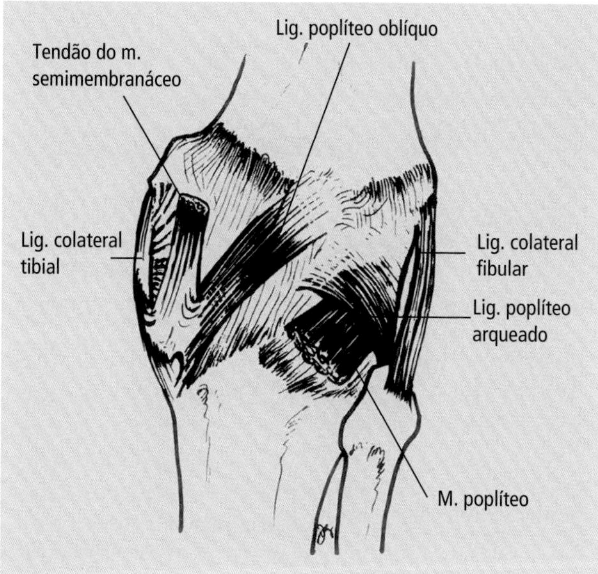

Figura 17.102 Articulação do joelho em vista posterior.

da face anteromedial da tíbia e a sua superfície profunda está intimamente aderente à cápsula articular e ao menisco medial. O ligamento colateral fibular é mais delgado, com o aspecto de um cordão, estendendo-se do epicôndilo lateral do fêmur à cabeça da fíbula. Está separado da cápsula articular por tecido adiposo.

Estruturas intracapsulares

A articulação do joelho contém várias estruturas intracapsulares: **meniscos; ligamento transverso do joelho; ligamentos cruzados**; e os **ligamentos meniscofemorais, anterior** e **posterior** (Figuras 17.104 e 17.105). Os **meniscos lateral** e **medial** são duas estruturas fibrocartilaginosas fixadas nos côndilos da tíbia. Sendo mais espessos nas suas margens periféricas, **aumentam a concavidade das faces articulares dos côndilos da tíbia que se articulam com os côndilos do fêmur. Desse modo, os meniscos têm importante função, tornando mais congruentes as superfícies ósseas que se articulam. Também atuam como verdadeiros coxins cartilaginosos, absorvendo os choques produzidos na deambulação.** O menisco medial tem a forma da letra "C", e o lateral apresenta-se como um círculo quase completo. O menisco medial está intimamente aderido à cápsula articular e ao ligamento colateral tibial, **o que reduz a sua mobilidade em relação ao menisco lateral. Essa reduzida mobilidade torna o menisco medial mais propenso a lesões nos movimentos rotatórios súbitos da articulação do joelho, como os que podem ocorrer na**

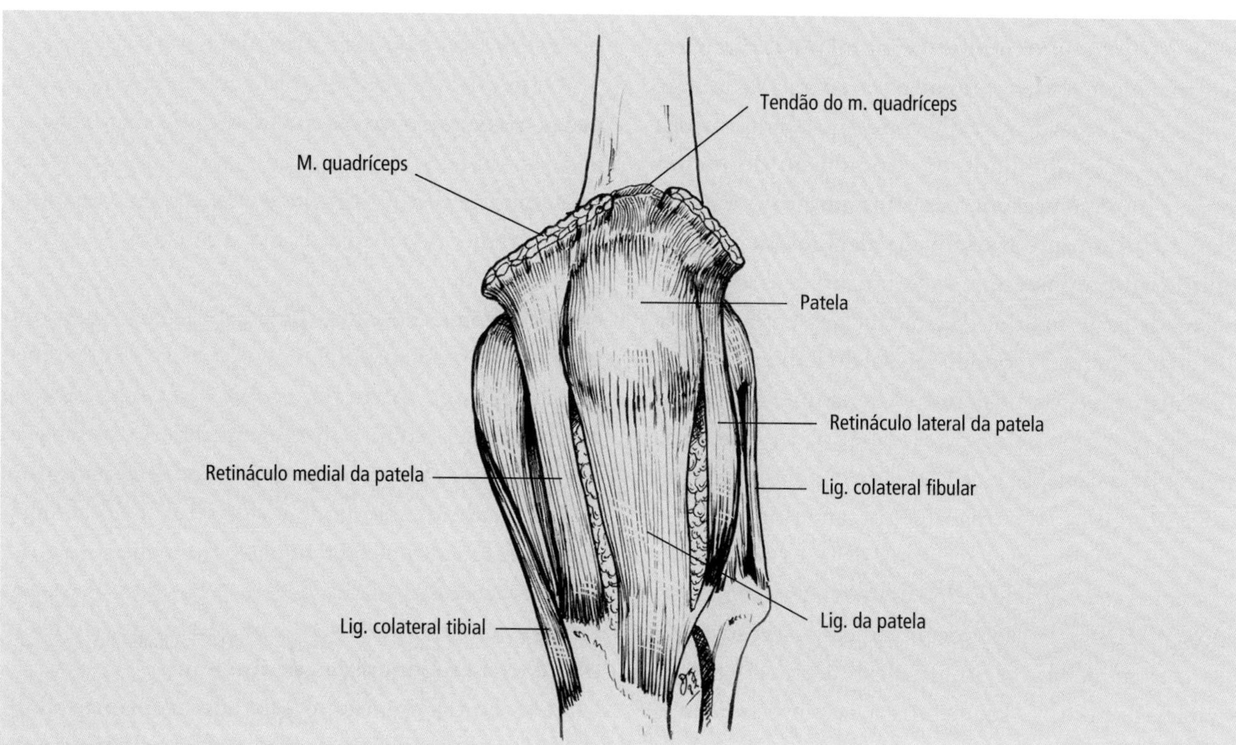

Figura 17.103 Articulação do joelho em vista anterior.

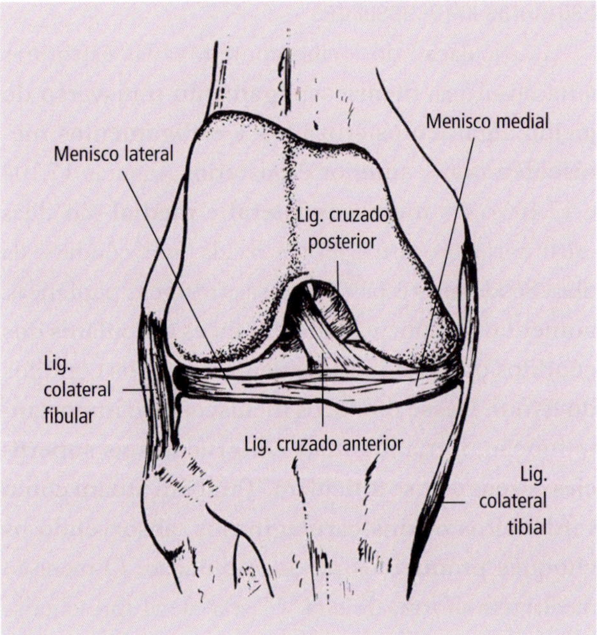

Figura 17.104 Elementos intra-articulares da articulação do joelho.

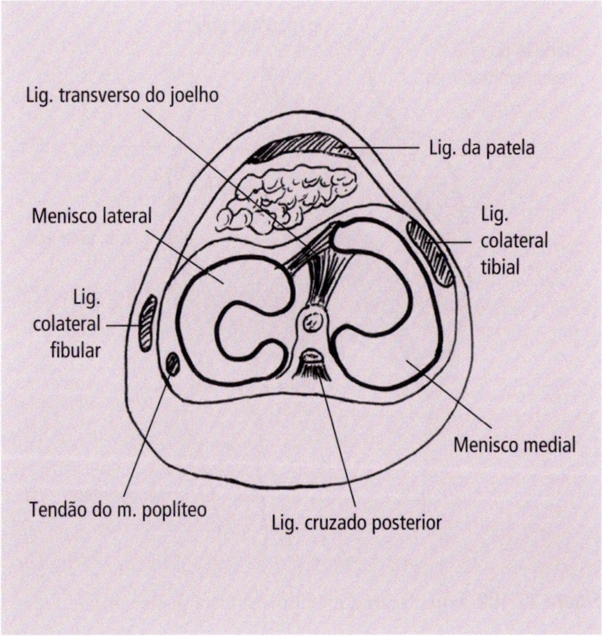

Figura 17.105 Meniscos do joelho esquerdo vistos superiormente.

prática do futebol. O **ligamento transverso do joelho** une as porções anteriores dos meniscos medial e lateral. O **ligamento meniscofemoral anterior** parte da extremidade anterior do menisco lateral, passa na frente do ligamento cruzado posterior para fixar no ligamento cruzado anterior, prolongando-se até o côndilo lateral do fêmur. O **ligamento meniscofemoral posterior** parte da extremidade posterior do menisco lateral, passa atrás do ligamento cruzado para fixar nele e no côndilo medial do fêmur. **A estabilidade da articulação do joelho deve-se muito à presença dos ligamentos cruzados** (Figura 17.105) **que limitam os deslocamentos no sentido anteroposterior.** O ligamento cruzado anterior vai da parte anterior da eminência intercondilar da tíbia à face lateral do côndilo medial do fêmur seguindo um trajeto superior, posterior e lateral. Já o ligamento cruzado posterior vai da parte posterior da eminência intercondilar da tíbia à face lateral do côndilo medial do fêmur, com uma trajetória superior, anterior e medial. Nessa disposição, eles se cruzam, daí seus nomes. Os ligamentos cruzados do joelho estão relativamente estirados em todos os estágios de movimento da articulação, mas o estiramento máximo é alcançado na extensão completa da perna. O ligamento cruzado anterior limita o deslizamento anterior da tíbia em relação ao fêmur ou o deslizamento posterior do fêmur em relação à tíbia. Em contrapartida, o ligamento cruzado posterior limita o deslizamento posterior da tíbia em relação ao fêmur ou o deslizamento anterior do fêmur em relação à tíbia. Os ligamentos cruzados e os ligamentos meniscofemorais estão envolvidos por reflexões da membrana sinovial e, dessa forma, **embora intracapsulares, não se situam no interior da cavidade articular.**

O menisco medial é lesado cerca de seis ou sete vezes mais que o menisco lateral. Essa maior chance de lesão do menisco medial resulta de duas características importantes. A primeira é o menor grau de mobilidade do menisco medial, como já referido. A segunda é o fato de que, em virtude de uma diferença entre os eixos do fêmur e da tíbia (Figura 17.13), as cargas impostas pelo peso corporal durante a postura ereta ou a marcha se concentram mais sobre a superfície medial da tíbia, ou seja, sobre o menisco medial. A combinação de deslizamento lateral e rotação lateral do fêmur sobre a tíbia fixada ao solo pode resultar em lesão simultânea do ligamento colateral tibial e do menisco medial. Conforme a intensidade da lesão, o ligamento cruzado anterior também pode ser lesado. **Este tipo de lesão não é rara em jogadores de futebol.**

A lesão do ligamento cruzado anterior é diagnosticada pelo deslocamento anterior da tíbia com o fêmur fixado: é o chamado "sinal da gaveta".

A articulação do joelho pode ser examinada e suas lesões corrigidas por meio da artroscopia. Nesse procedimento, o **artroscópio**, um tubo de aço inoxidável com diâmetro entre 2 e 5 mm e lentes ópticas em ambas as extremidades é inserido na articulação. Com o auxílio de um fluxo contínuo de solução salina estéril através do tubo, uma fonte de luz fibro-óptica e uma pequena câmera de televisão, as estruturas podem ser examinadas diretamente. Instrumentos cirúrgicos especiais podem ser introduzidos por pequenas incisões e a cirurgia é realizada sob visão direta. **Atualmente, a maioria das articulações pode ser examinada via artroscópica.**

Movimentos

Partindo da posição ortostática, o único movimento evidente é o de **flexão** (Figura 17.106), que eleva a perna posteriormente, e esta podendo tocar a face posterior da coxa. A **extensão** é o retorno do segmento de qualquer grau de flexão até, no máximo, a posição ortostática. **Na postura ereta, o joelho já está em extensão total e qualquer excesso desse limite é patológico.**

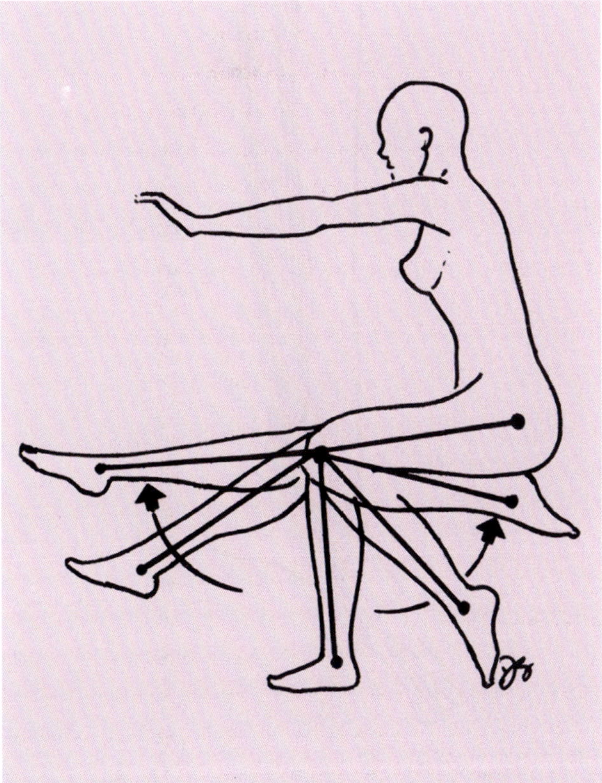

Figura 17.106 Movimentos de flexão e extensão da perna.

Enquanto na flexão praticamente não existem limitações ligamentares, já na extensão essas estruturas atuam para dar a maior estabilidade possível ao joelho, pois é estendido que ele receberá e transmitirá as pressões. Consequentemente às incongruências das superfícies articulares, vários mecanismos são necessários e serão descritos a seguir.

No limite da extensão, ocorre um movimento adicional de rotação medial do fêmur sobre a tíbia, estando esta fixada. Essa rotação ocorre nos 5° finais da extensão e distende todos os ligamentos da articulação, aumentando a sua estabilidade. **Diz-se que a articulação está trancada.** Antes que possa se iniciar uma flexão a partir da extensão completa, essa rotação medial deve ser revertida para "destrancar" a articulação. **Cabe ao músculo poplíteo a função de promover uma rotação lateral do fêmur sobre a tíbia, sem a qual a flexão não pode ter início.**

Em decorrência das incongruências das superfícies articulares, ocorrem **movimentos de deslizamento anteroposterior do fêmur sobre a tíbia** (ou vice-versa) que são limitados pelos ligamentos cruzados, e movimentos laterolaterais, impedidos pelos ligamentos colaterais tibial e fibular.

Além disso, o fêmur forma um ângulo de abertura lateral com a tíbia. Portanto, a contração do quadríceps tende a deslocar a patela lateralmente, o que é prevenido pela maior proeminência da face lateral da superfície articular do fêmur.

Com o joelho fletido, é possível a realização da rotação lateral e medial até o máximo de 35° a 40°

O Quadro 17.7 resume os movimentos do joelho e mostra os músculos envolvidos.

Quadro 17.7 Resumo dos movimentos da perna e do joelho.

Movimento	Músculos
Flexão da perna	Bíceps femoral, semitendíneo, semimembranáceo, com o auxílio do sartório, grácil e gastrocnêmio
Extensão da perna	Quadríceps femoral
Rotação medial da perna	Semitendíneo, semimembranáceo
Rotação lateral da perna	Bíceps femoral
Rotação medial do joelho	Poplíteo (se o fêmur está fixado)
Rotação lateral do joelho	Poplíteo (se a tíbia está fixada)

Região lateral da perna

Músculos

Somente dois músculos estão situados na região lateral da perna: os **fibulares longo** e **curto**.

- **Fibular curto:** situado profundamente ao **fibular longo** e parcialmente coberto por ele (Figuras 17.107 e 17.108). O Quadro 17.8 mostra suas origens e inserções. Os tendões de inserção dos fibulares são mantidos em posição por espessamentos fasciais denominados "**retináculos**", **superior** e **inferior**, dos **músculos fibulares** (Figura 17.109). O superior mantém os tendões fibulares posteriormente ao maléolo lateral, indo até o calcâneo; o inferior mantém os tendões fibulares lateralmente ao calcâneo.
- **Fibular longo:** é eversor e flexor plantar do pé enquanto o músculo fibular curto atua como eversor do pé. **Ambos são inervados pelo nervo fibular superficial.** A região lateral da perna é suprida por ramos arteriais provenientes da **artéria fibular**, situada na região posterior da perna.

Nervo fibular superficial

O **nervo fibular superficial é um dos ramos terminais do nervo fibular comum.** Origina-se no interior do músculo fibular longo, sobre a face lateral do colo da fíbula. Tem um trajeto distal, inicialmente entre o fibular longo e o fibular curto e, a seguir, entre o fibular curto e o extensor longo dos dedos. No terço inferior da perna, perfura a fáscia e torna-se cutâneo. **Emite**

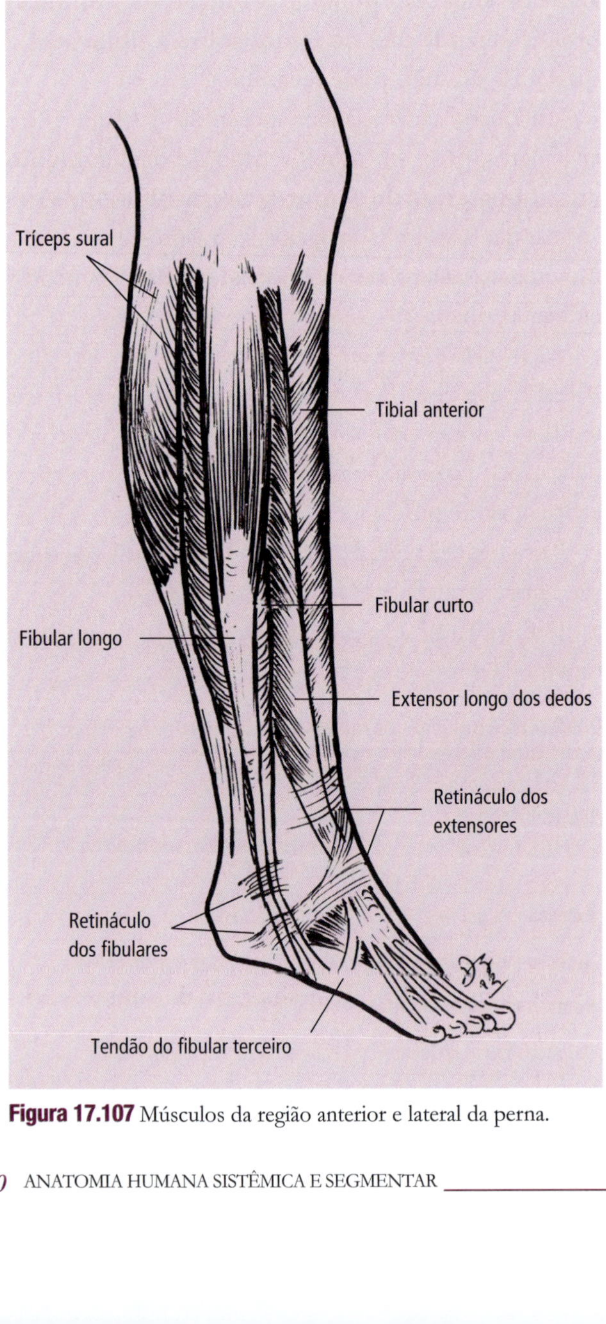

Figura 17.107 Músculos da região anterior e lateral da perna.

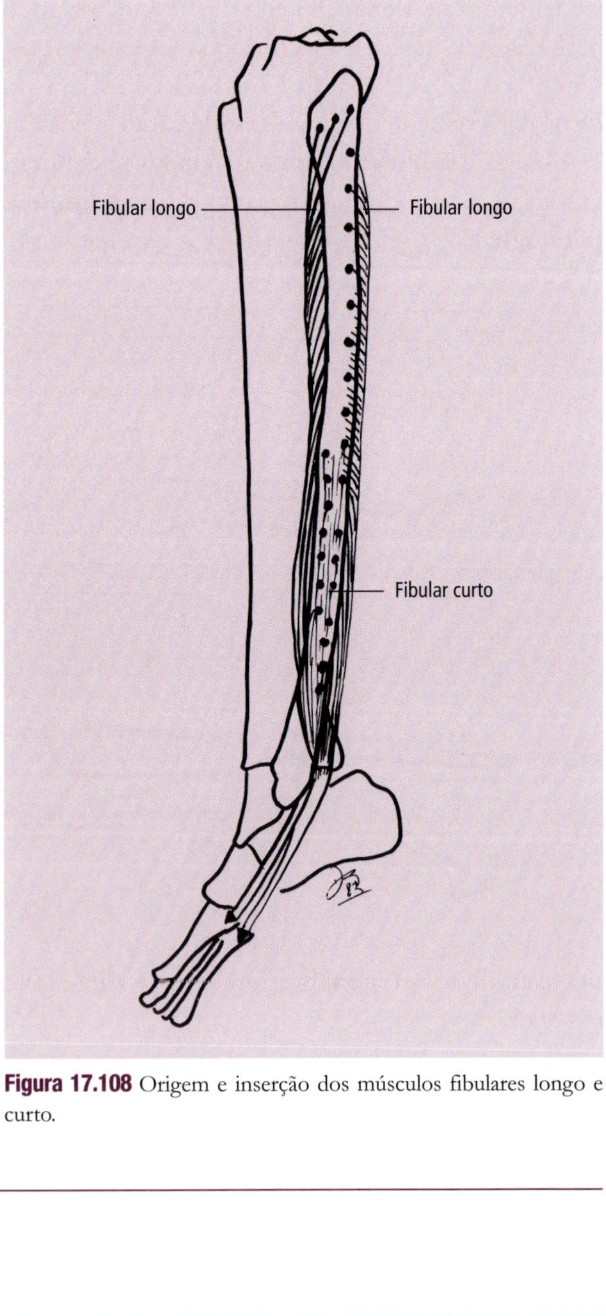

Figura 17.108 Origem e inserção dos músculos fibulares longo e curto.

Quadro 17.8 Músculos da região lateral da perna.

Fibular longo	Cabeça da fíbula e parte superior da face lateral da fíbula	O tendão tem um trajeto medial na planta antes de se inserir no osso cuneiforme medial e na base do 1º osso metatarsal
Fibular curto	Dois terços distais da face lateral fíbula	Base do 5º osso metatarsal

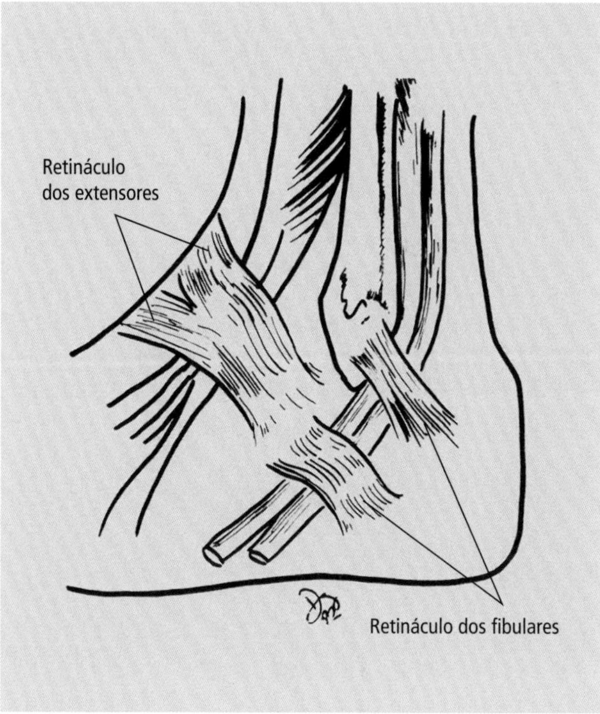

Figura 17.109 Retináculo dos fibulares, superior e inferior.

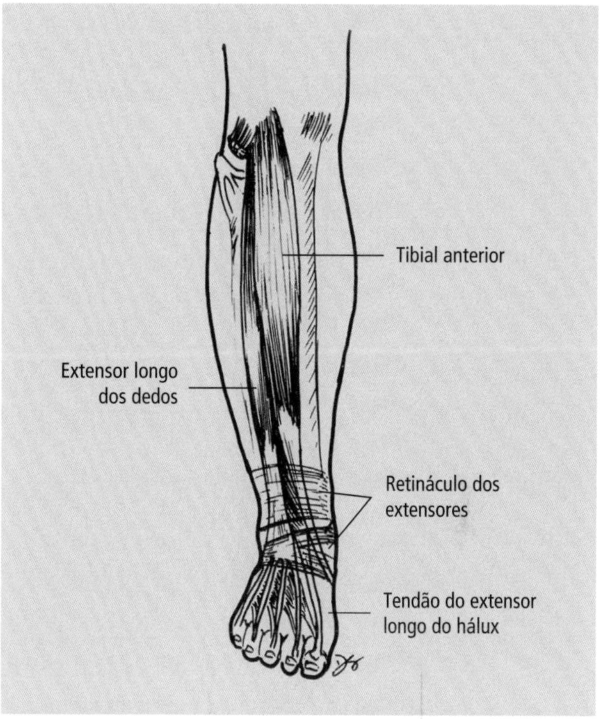

Figura 17.110 Músculos da região anterior da perna.

ramos musculares para os músculos fibulares longo e curto (Figura 17.90) e termina nos **ramos cutâneos dorsais medial** e **intermédio**, que suprem a porção mais distal da perna, o dorso do pé e o dorso dos dedos, exceto o lado lateral do dedo mínimo (**inervado pelo nervo sural**) e os lados adjacentes do hálux e do 2º dedo (**inervados pelo nervo fibular profundo**).

Região anterior da perna

Músculos

Agem sobre a articulação do tornozelo e as articulações do tarso, resultando em movimentos do pé. São eles: **músculos tibial anterior; extensor longo do hálux; extensor longo dos dedos**; e **fibular terceiro** (Figuras 17.110 a 17.112). São todos inervados pelo **nervo fibular profundo**. Suas origens e inserções são mostradas no Quadro 17.9.

- **Músculo tibial anterior:** ocupa uma posição lateral e paralela à tíbia, mas seu tendão de inserção, no nível do tornozelo, desvia-se medialmente. **Suas ações são a flexão dorsal e a inversão do pé.**
- **Músculo extensor longo dos dedos:** emite quatro tendões para os dedos laterais, e os tendões para os 2º, 3º e 4º dedos **estão unidos com tendões do músculo extensor curto dos dedos (situado no dorso do pé)**. Cada tendão do músculo extensor longo dos dedos forma uma expansão sobre a articulação metatarsofalângica e sobre a falange proximal e divide-se em três cintas, das quais a central se insere na falange média e as colaterais, na falange distal (Figura 17.111B). **Sua ação é a extensão dos dedos.**
- **Músculo fibular terceiro:** como demonstrado por estudos eletromiográficos, não tem ação independente. **Sua ação é semelhante à do músculo extensor longo dos dedos e pode estar ausente ou ser rudimentar.** Já que anatômica e fisiologicamente ele é parte do músculo extensor longo dos dedos,

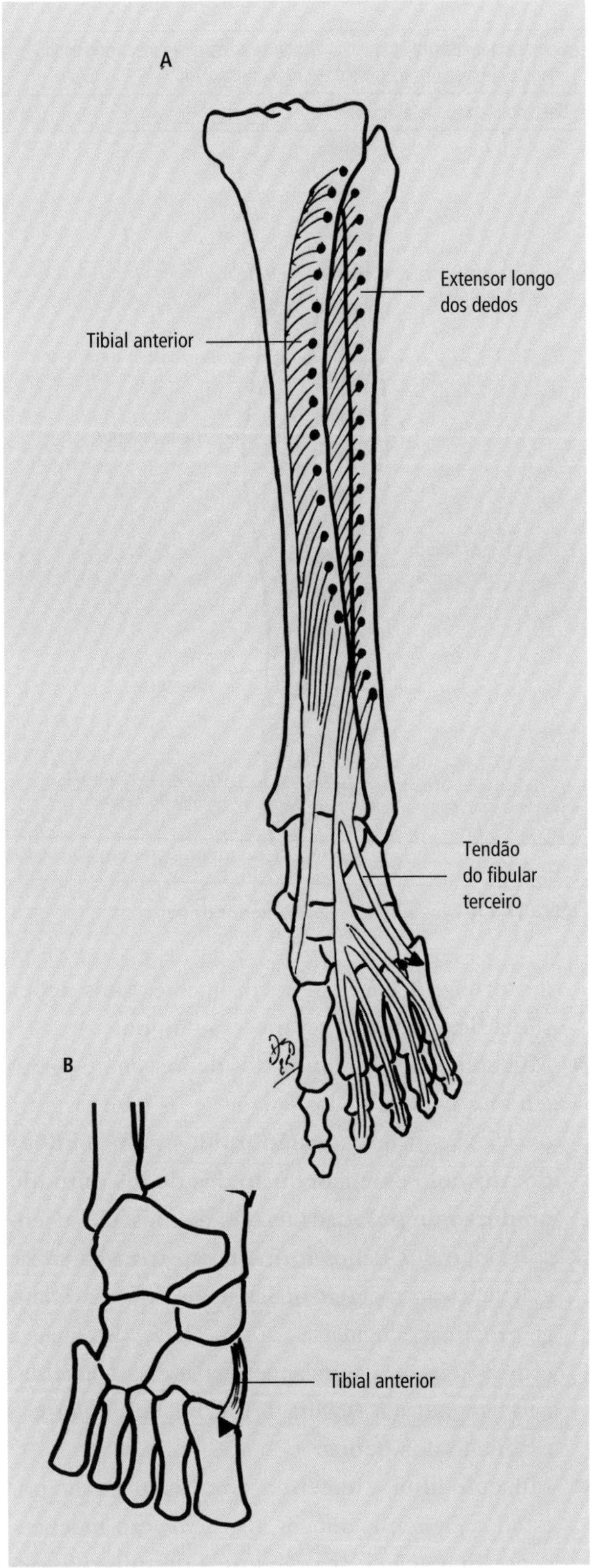

Figura 17.111A Origem e inserção dos músculos tibial anterior e extensor longo dos dedos. Em **A**, note também a inserção do fibular terceiro. Em **B**, observe a inserção do tibial anterior numa vista plantar.

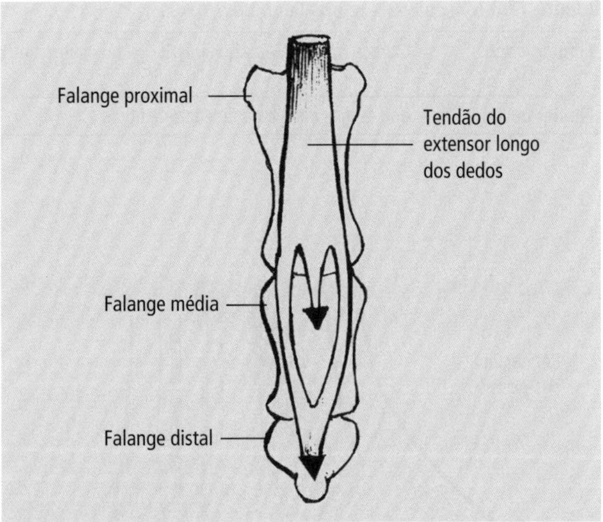

Figura 17.111B Comportamento do tendão do extensor longo dos dedos no nível das falanges média e distal.

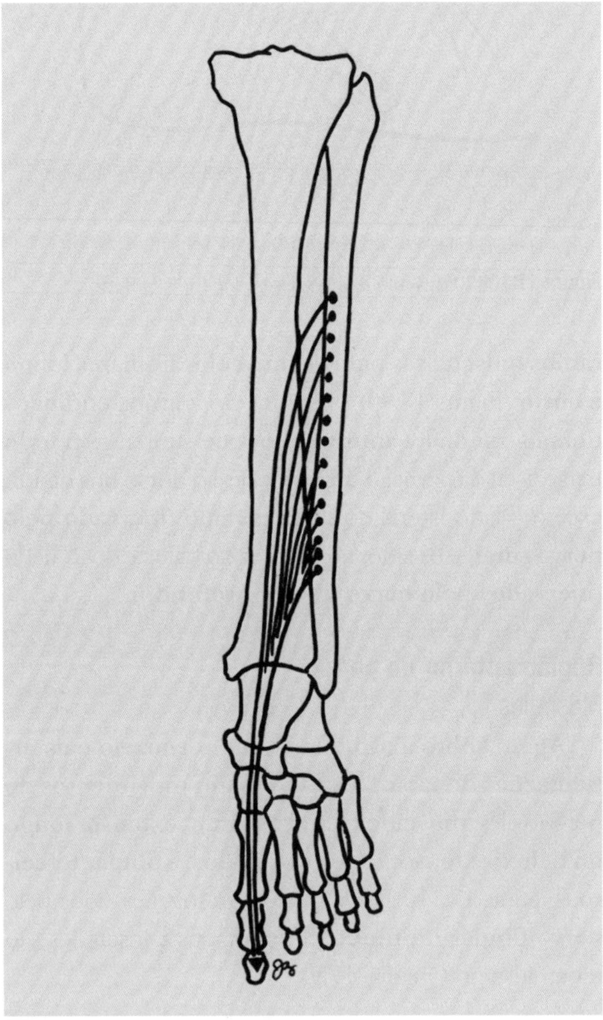

Figura 17.112 Origem e inserção do músculo extensor longo do hálux.

Quadro 17.9 Músculos da região anterior da perna.

Músculo	Origem	Inserção
Tibial anterior	▪ Côndilo lateral e dois terços proximais da face lateral da tíbia	▪ Base do 1º metatarsal e face medial do osso cuneiforme medial
Extensor longo dos dedos	▪ Três quartos proximais da fíbula, côndilo lateral da tíbia, membrana interóssea	▪ Por quatro tendões, um para cada um dos quatro dedos laterais, na base das falanges média e distal
Extensor longo do hálux	▪ Terço médio da face medial da fíbula e membrana interóssea	▪ Base da falange distal do hálux

há quem defenda o conceito de que não se justifica uma denominação específica para ele.

- **Músculo extensor longo do hálux:** situa-se entre os músculos tibial anterior e extensor longo dos dedos, estando parcialmente recoberto por eles. Seu tendão de inserção cruza medialmente o dorso do pé. Sua ação é estender o hálux.

Na região anterior, a fáscia se espessa no nível do tornozelo e do dorso do pé constituindo os retináculos, superior e inferior, dos músculos extensores (Figura 17.113). O superior não é muito bem delimitado, estendendo-se entre as margens anteriores da tíbia e da fíbula, logo acima do tornozelo. O inferior tem a forma de um Y horizontal, do qual partem septos para a profundidade, onde se fixam como amarras e **evitam o deslocamento medial dos extensores longos durante a inversão do pé**.

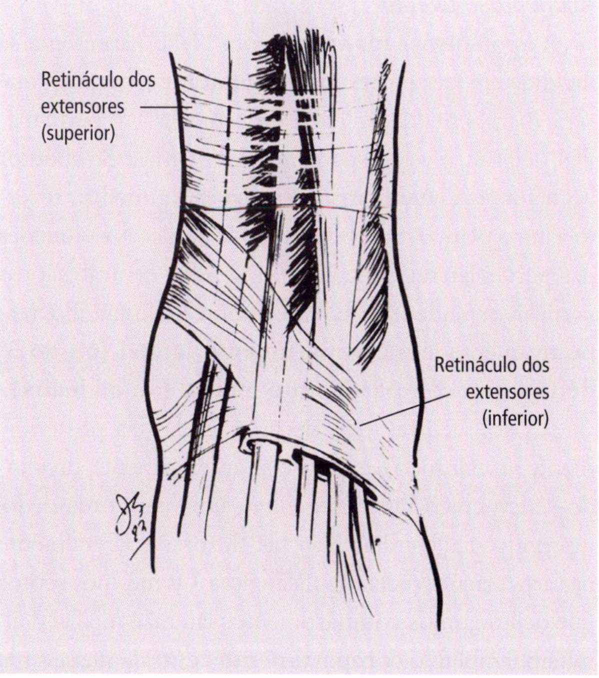

Figura 17.113 Os retináculos dos extensores, superior e inferior.

Vasos e nervos

A **artéria tibial anterior** (Figura 17.114) **origina-se da artéria poplítea**; está localizada inicialmente na região posterior da perna. Após passar entre os feixes do músculo tibial posterior e, a seguir, através da abertura acima da membrana interóssea, atinge a região anterior da perna, onde se junta ao nervo fibular profundo e tem um trajeto descendente, passando sobre a membrana interóssea e, no fim de seu trajeto, diretamente sobre a tíbia, situando-se entre os tendões dos extensores longos do hálux e dos dedos. **Ao alcançar o dorso do pé, estende-se como a artéria dorsal do pé.** Seus ramos têm uma ou duas **artérias recorrentes tibiais anteriores**, que participam da rede articular do joelho, **ramos para os músculos da região** e **as artérias maleolares anteriores**, **medial** e **lateral**, para a articulação talocrural.

Nervo fibular profundo

O **nervo fibular profundo** (Figura 17.115) perfura o músculo extensor longo dos dedos e acompanha artéria tibial anterior. **Inerva todos os músculos da região anterior da perna**, alcança o dorso do pé, suprindo o extensor curto dos dedos e, finalmente, distribui-se à pele das faces adjacentes do hálux e do 2º dedo.

Pé

O pé, segmento terminal do membro inferior, forma um ângulo quase reto com a perna, aberto anteriormente, com uma **face superior (o dorso) e outra inferior (a planta)**, em contato com o solo.

O pé é, com frequência, comparado com a mão e, realmente, existem vários pontos de semelhança. Contudo, entre as diferenças, uma é fundamental: a mão é livre, comprometida com as funções de tato e apreensão, já o pé tem por funções básicas aquelas de todo membro inferior: a **sustentação** e a **marcha**.

A fáscia do dorso do pé é uma fina lâmina conectiva que envolve os tendões. **Já na planta, a fáscia se**

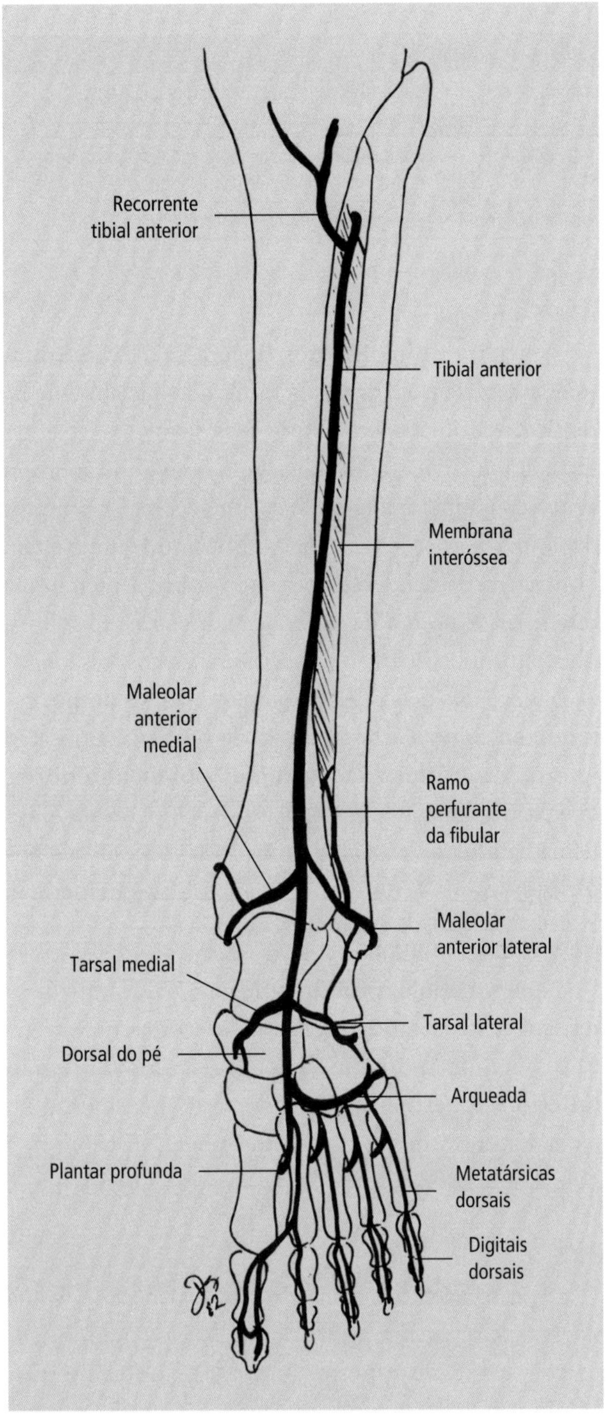

Figura 17.114 Ramos da artéria tibial anterior e dorsal do pé.

apresenta bem desenvolvida, espessada e resistente, constituindo a aponeurose plantar.

Os chamados **músculos curtos (ou intrínsecos) do pé** dispõem-se no dorso e na planta. No dorso só existe um músculo intrínseco, o **extensor curto dos dedos**. Todos os outros são plantares e, embora eles estejam dispostos de maneira compacta em camadas que não são de fácil dissociação, o estudo por camadas musculares oferece algumas vantagens em relação à compreensão das inserções de seus tendões. **Mais importante que isso, entretanto, é conhecer quais os músculos estarão contraindo durante determinado movimento do tornozelo, do pé ou dos dedos, como será visto adiante.**

Músculo extensor curto dos dedos

O **músculo extensor curto dos dedos é o único que se localiza no dorso do pé** (Figura 17.116). Origina-se na face superior do calcâneo e seu ventre estende-se por quatro tendões. O mais medial vai até o hálux e é comum designá-lo, junto com a porção correspondente do ventre muscular, como **músculo extensor curto do hálux**. Esse tendão se insere na base da falange proximal do hálux. **Os outros três tendões fundem-se com os respectivos tendões do extensor longo dos 2º, 3º e 4º dedos. O músculo é inervado pelo nervo fibular profundo.** Quanto às suas ações, o extensor curto do hálux **estende a falange proximal do hálux e o extensor curto dos dedos faz a extensão dos 2º, 3º e 4º dedos. Porém, ao contrário do que sucede com o extensor longo, ele pode estender os dedos sem, ao mesmo tempo, provocar a flexão dorsal do pé.**

Aponeurose plantar

A **aponeurose plantar** (Figura 17.117) apresenta-se dividida em três partes: **medial**; **lateral**; e **central** (que seria mais bem denominada "intermédia"). A parte medial, delgada, reveste a parte inferior do músculo abdutor do hálux, e a lateral, mais espessa que a medial, reveste a face plantar do abdutor do 5º dedo. Nas junções das partes lateral e medial com a parte central, septos verticais estendem-se superiormente, delimitando, respectivamente, um **compartimento lateral (ou do 5º dedo)** e um **compartimento medial (ou do hálux)**.

A parte central mais densa e nítida fixa posteriormente no calcâneo e expande-se anteriormente, dividindo-se em cinco faixas ou cintas, uma para cada dedo, inserindo nas bainhas fibrosas flexoras e lateralmente nas articulações metatarsofalângicas. Os mesmos septos que delimitam os compartimentos lateral e medial delimitam também o **compartimento central**, que se situa acima da parte central da aponeurose plantar.

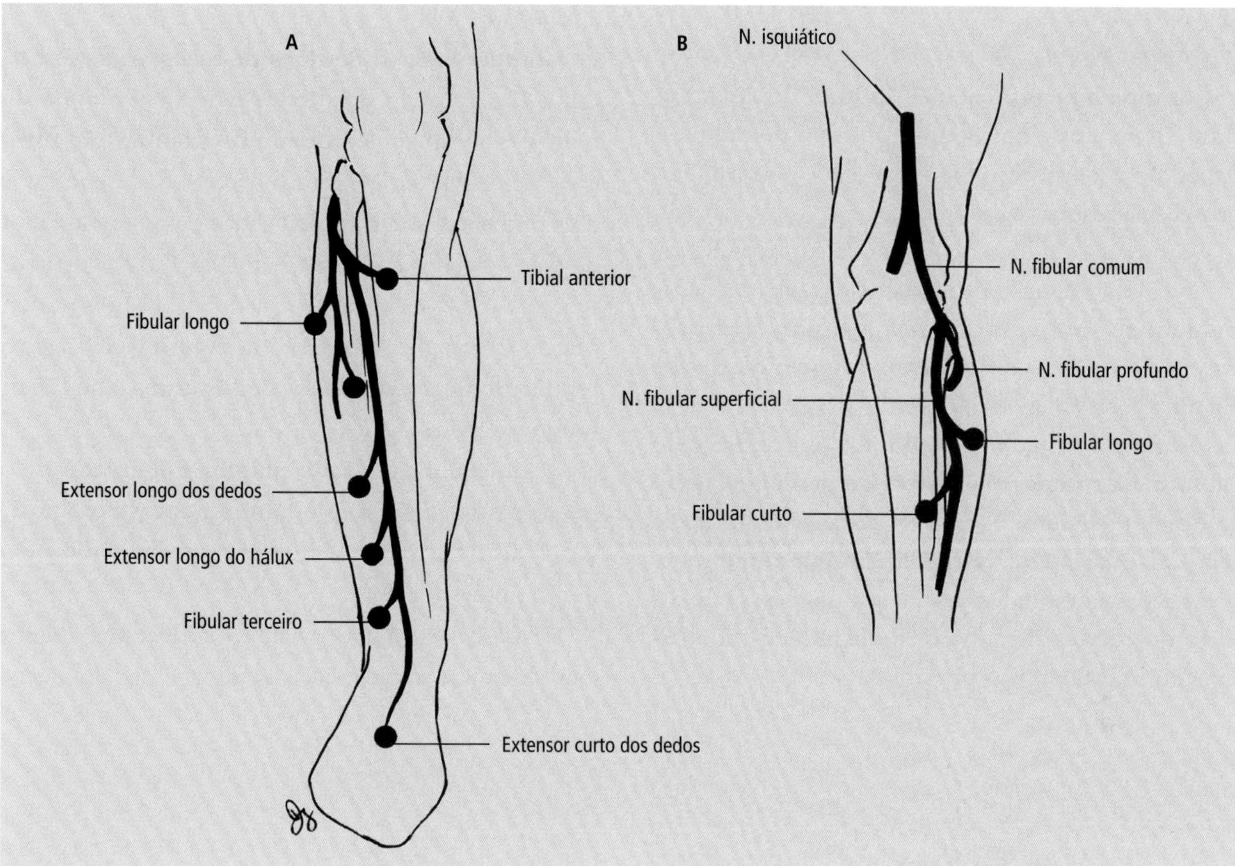

Figura 17.115 Distribuição motora (esquemática) dos nervos fibulares, superficial e profundo (**A**). Em **B**, está ilustrada a divisão do nervo fibular comum em nervos fibulares, superficial e profundo. Para os ramos cutâneos dos nervos fibulares, ver Figura 17.32.

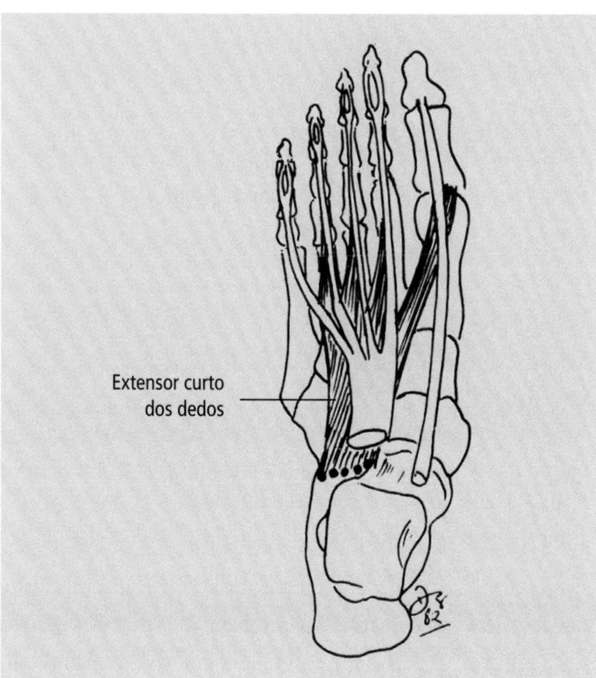

Figura 17.116 Origem e inserção do músculo extensor curto dos dedos.

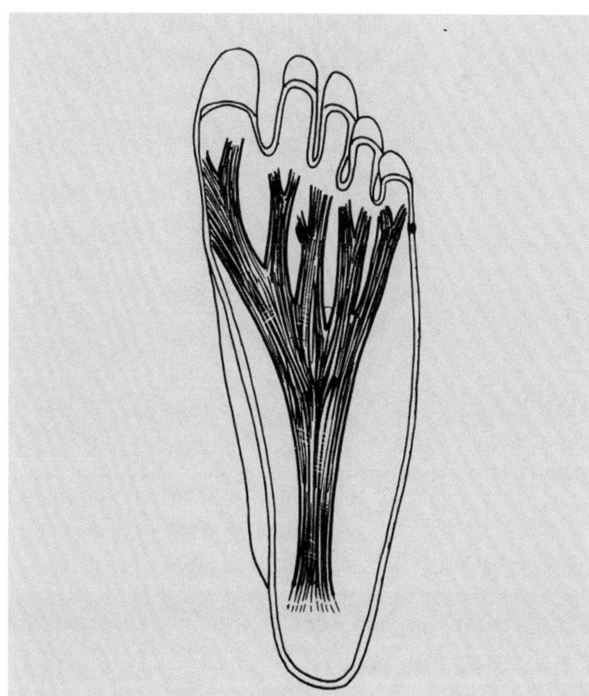

Figura 17.117 Aponeurose plantar.

Músculos plantares

1ª camada (superficial)

Compreende os músculos abdutor do dedo mínimo, flexor curto dos dedos e abdutor do hálux. A Figura 17.118 ilustra esses músculos, e o Quadro 17.10 mostra suas origens e inserções.

Os quatro tendões do flexor curto dos dedos, no nível das falanges proximais do 2º ao 5º dedo, **dividem-se formando um espaço para dar passagem aos tendões do flexor longo dos dedos** (Figura 17.119).

Os músculos flexor curto dos dedos e abdutor do hálux **são inervados pelo nervo plantar medial, ramo do tibial.** O abdutor do dedo mínimo é suprido pelo **nervo plantar lateral, também ramo do tibial.**

As ações são as indicadas por seus nomes. **O flexor curto dos dedos flexiona os dedos 2º a 5º na articulação interfalângica proximal.**

2ª camada

Compreende os tendões de inserção dos músculos flexor longo dos dedos e do flexor longo do hálux, e os músculos quadrado plantar e lumbricais. Só os dois últimos ainda não foram descritos. Os dois primeiros foram mencionados entre os músculos da face posterior da perna. A Figura 17.120 ilustra os músculos da 2ª camada e o Quadro 17.11 mostra suas origens e inserções. **Observe, na Figura 17.120, que o tendão do flexor longo dos dedos cruza o do flexor longo do hálux.**

O músculo quadrado plantar é inervado pelo nervo plantar lateral que também inerva o 2º, o 3º e o 4º lumbricais; o 1º lumbrical é inervado pelo nervo plantar medial.

O músculo quadrado plantar corrige, pelo menos parcialmente, a tração medial do flexor longo dos dedos

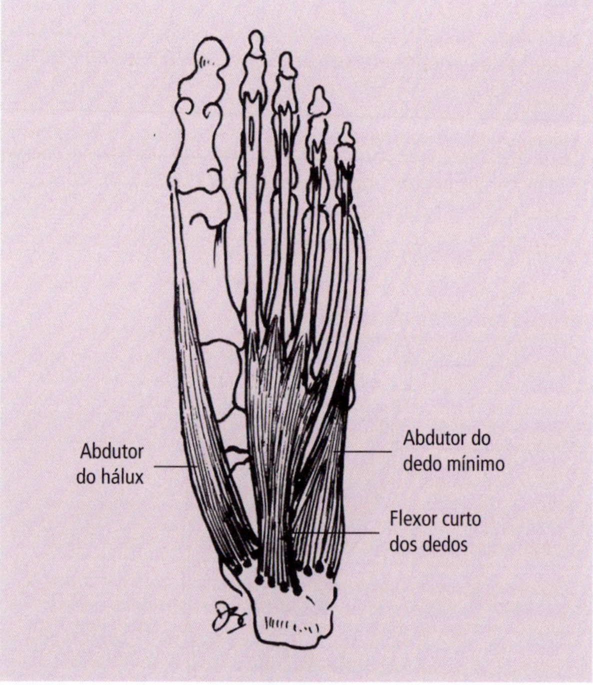

Figura 17.118 Origem e inserção dos músculos abdutor do hálux, abdutor do dedo mínimo e flexor curto dos dedos (1ª camada).

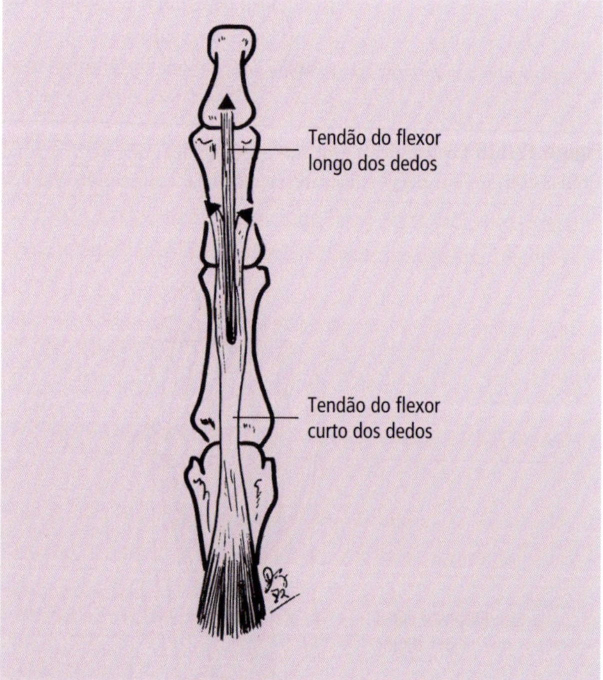

Figura 17.119 Comportamento dos tendões dos músculos flexores dos dedos (curto a longo) no nível das falanges.

Quadro 17.10 1ª camada de músculos plantares.

Músculo	Origem	Inserção
Abdutor do dedo mínimo	Tuberosidade do calcâneo	Lateralmente na base da falange proximal do dedo mínimo
Abdutor do hálux	Processo medial da tuberosidade do calcâneo	Medialmente na base da falange proximal do hálux
Flexor curto dos dedos	Processo medial da tuberosidade do calcâneo	Por quatro tendões lateralmente nas falanges médias do 2º ao 5º dedo

fazendo-o atuar segundo o eixo longitudinal dos dedos. Isso aumenta a sua eficiência e pode flexionar igualmente as falanges distais, se o pé estiver em flexão dorsal, ou em flexão plantar.

Os lumbricais **auxiliam a flexionar** as articulações metatarsofalângicas dos 2°, 3°, 4° e 5° dedos.

O nervo plantar lateral inerva o flexor curto do 5° dedo e o adutor do hálux, enquanto o nervo plantar medial inerva o flexor curto do hálux.

As ações desses músculos são as indicadas pelos seus nomes.

3ª camada

Inclui os músculos flexor curto do dedo mínimo, adutor do hálux e flexor curto do hálux. A Figura 17.121 e o Quadro 17.12 mostram a localização, as origens e as inserções desses músculos. Existem divergências quanto à origem desses músculos.

O nervo plantar lateral inerva o flexor curto do dedo mínimo e o adutor do hálux, já o nervo plantar medial inerva o flexor curto do hálux.

As ações desses músculos são as indicadas pelos seus nomes.

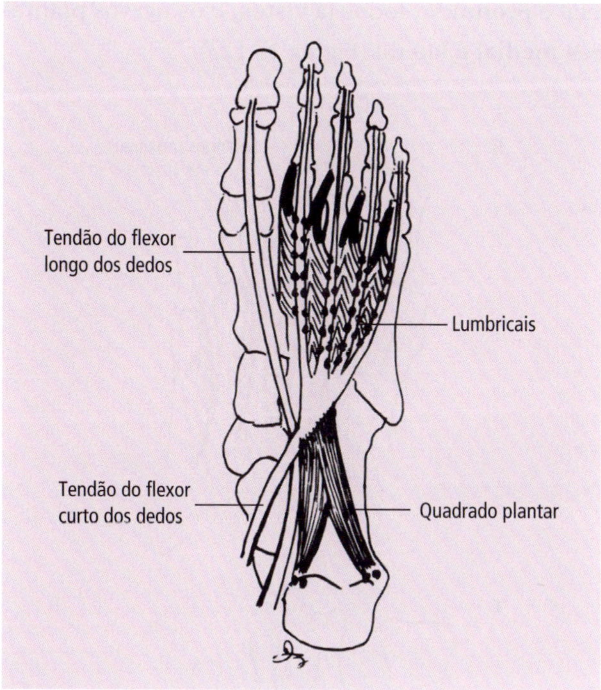

Figura 17.120 Origem e inserção dos músculos da 2ª camada.

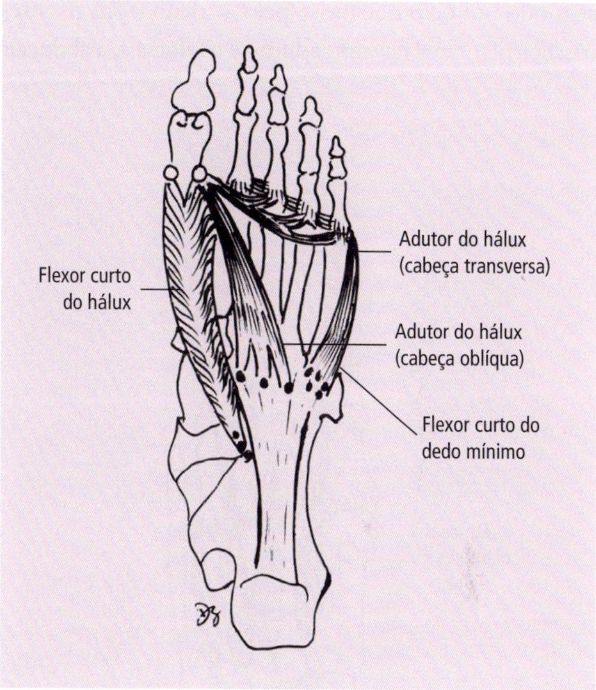

Figura 17.121 Origem e inserção dos músculos da 3ª camada.

Quadro 17.11 2ª camada de músculos plantares.

Músculo	Origem	Inserção
Quadrado plantar	Por duas cabeças, medial e lateral, na face plantar do calcâneo	Tendão do músculo flexor longo dos dedos
Lumbricais	Tendões do músculo flexor longo dos dedos	Medialmente na base da falange proximal do respectivo dedo

Quadro 17.12 3ª camada de músculos da planta do pé.

Músculo	Origem	Inserção
Flexor curto do dedo mínimo	Base do 5° osso metatarsal	Lateralmente na base da falange proximal do dedo mínimo
Adutor do hálux	**Cabeça transversa:** cápsula articular das articulações metatarsofalângicas do 3° ao 5° dedos **Cabeça oblíqua:** base do 2°, 3° e 4° ossos metatarsais	**Cabeça transversa:** no tendão do flexor longo do hálux **Cabeça oblíqua:** flexor curto do hálux
Flexor curto do hálux	Osso cuboide e no cuneiforme lateral	Nos dois lados base da falange proximal do hálux, junto com o adutor e o abdutor do hálux

4ª camada

Inclui os tendões de inserção dos músculos fibular longo e tibial posterior, que foram descritos entre os músculos laterais e posteriores da perna. A eles, acrescentam-se os **músculos interósseos, plantares** e **dorsais**. A Figura 17.122 ilustra a disposição dos interósseos e o Quadro 17.13 mostra suas origens e inserções.

O nervo plantar lateral inerva todos os interósseos.

Os músculos **interósseos fletem as articulações metatarsofalângicas.** Podem também aduzir e abduzir segundo um eixo que passe pelo 2º dedo, com os interósseos plantares fazendo adução e os dorsais, a abdução dos dedos; essa ação é de pouca importância. **Talvez mais importante é o fato de que, em decorrência da inserção dos interósseos nos metatarsais adjacentes, eles mantêm esses ossos juntos e, assim, reforçam o arco metatarsal, o qual será visto adiante.**

No **hálux valgo**, também chamado popularmente de "joanete", ocorre um desequilíbrio entre os músculos que atuam na articulação metatarsofalângica do 1º dedo do pé, resultando na deformidade articular.

Nervos

Os nervos do pé são **o sural, os fibulares superficial e profundo, todos já vistos, e os nervos plantares medial e lateral** (Figura 17.123).

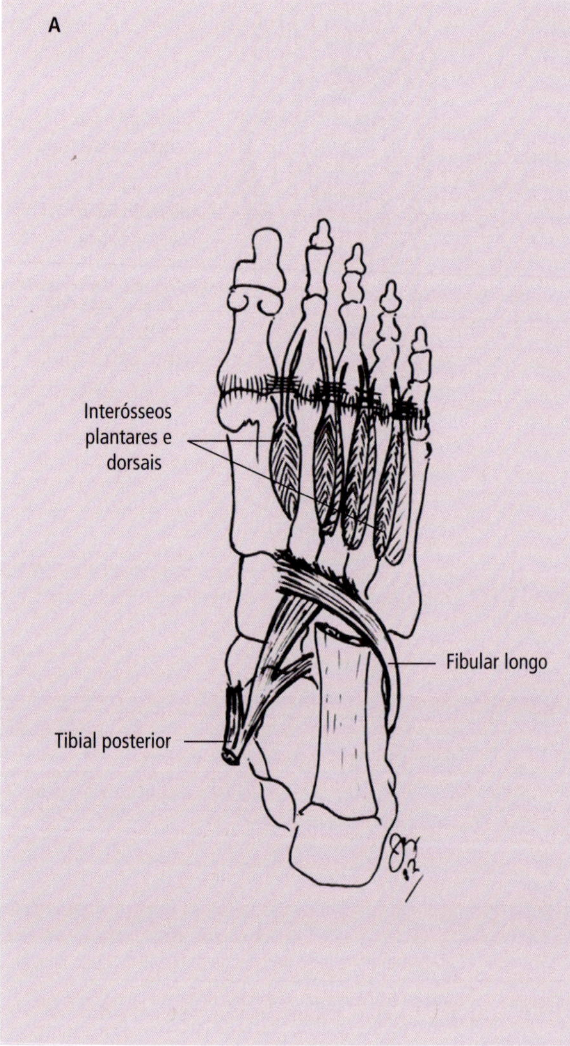

Figura 17.122A Origem e inserção dos músculos da 4ª camada. Visão de conjunto. Observe o comportamento dos tendões de inserção dos músculos fibular longo e tibial posterior.

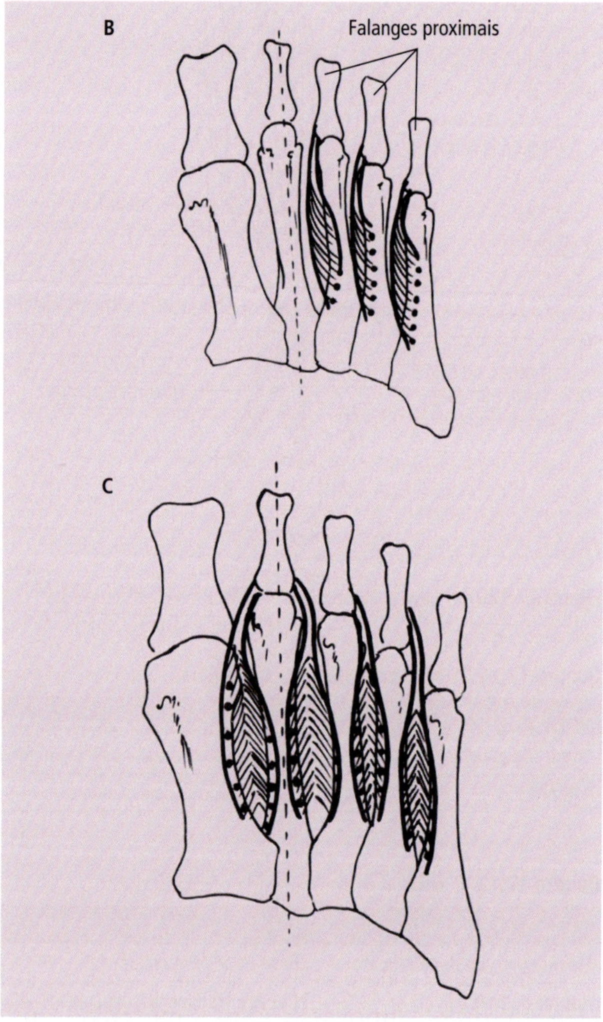

Figura 17.122B e C Origem e inserção dos músculos interósseos plantares. **C** – Origem e inserção dos músculos interósseos dorsais. Compare as Figuras **B** e **C** e observe que o 2º dedo recebe inserções dos músculos interósseos dorsais em ambos os lados.

Quadro 17.13 4ª camada de músculos plantares.

Músculo	Origem	Inserção
Interósseos plantares	Medialmente, na base do 3º, 4º e 5º ossos metatarsais	Medialmente na base da falange proximal dos 3º, 4º e 5º dedos
Interósseos dorsais	Corpos dos ossos metatarsais adjacentes	Base da falange proximal dos 2º, 3º e 4º dedos (o 2º dedo recebe dois interósseos)

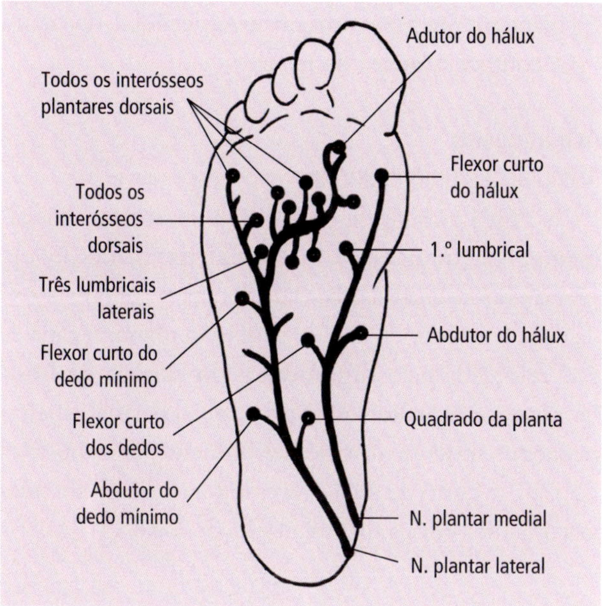

Figura 17.123 Distribuição motora (esquemática) dos nervos plantares, medial e lateral.

- **Nervo plantar medial é o maior dos ramos terminais do tibial.** Inicialmente está situado profundamente ao músculo abdutor do hálux e, a seguir, coloca-se entre o abdutor do hálux e o flexor curto dos dedos e **lateralmente à artéria plantar medial.** Ramos cutâneos do nervo plantar medial inervam a pele da metade medial da planta. **Os seguintes músculos são inervados por ele: abdutor do hálux; flexor curto dos dedos; flexor curto do hálux; e o 1º lumbrical.**
- **Nervo plantar lateral é ramo terminal do nervo tibial.** Na planta, situa-se entre os músculos flexor curto dos dedos e quadrado plantar. Situa-se medialmente à artéria plantar lateral. Emite ramos cutâneos para a pele da metade lateral da planta, contorno lateral do 5º dedo e as faces laterais adjacentes aos 4º e 5º dedos. **Supre os seguintes músculos: quadrado plantar, abdutor do dedo mínimo, flexor curto do dedo mínimo, interósseos, 2º, 3º e 4º lumbricais e adutor do hálux.**

Artérias

Artéria dorsal do pé (Figura 17.114)

É a continuação direta da artéria tibial anterior, no dorso do pé e termina passando entre as cabeças do 1º interósseo dorsal para constituir, na planta, o **arco plantar profundo**, anastomosando-se com a **artéria plantar lateral.** Essa sua terminação é conhecida como **artéria plantar profunda.** Seus ramos são os seguintes:

- **Artéria tarsal lateral:** de trajeto lateral, passa profundamente ao músculo extensor curto dos dedos, ao qual irriga.
- **Artérias tarsais mediais:** são dois ou três pequenos ramos que se distribuem na margem medial do pé.
- **Artéria arqueada:** de trajeto lateral sob os tendões dos músculos extensores dos dedos emitindo três **artérias metatarsais dorsais.** Estas, por sua vez, formam **as artérias digitais dorsais** para irrigar os lados adjacentes dos 2º, 3º, 4º e 5º dedos.
- **1ª artéria metatarsal dorsal: é ramo direto da dorsal do pé** e divide-se em **artérias digitais dorsais** para irrigar as faces adjacentes do hálux e lado medial do 2º dedo.

Irrigação da planta

É feita pelas artérias plantar lateral e plantar medial, que são os ramos terminais da **artéria tibial posterior**, originadas entre o maléolo medial e o calcâneo (Figura 17.124).

- **Artéria plantar lateral:** mais calibrosa do que a plantar medial, é acompanhada do nervo plantar lateral. Segue entre o flexor curto dos dedos, inferior, e o quadrado plantar, superior. **Da base do 5º dedo, ela se volta medialmente e anastomosa-se com o ramo plantar profundo da artéria dorsal do pé, desse modo constituindo o arco plantar profundo.** Dele, partem quatro **artérias metatarsais plantares** que originam **artérias digitais plantares**

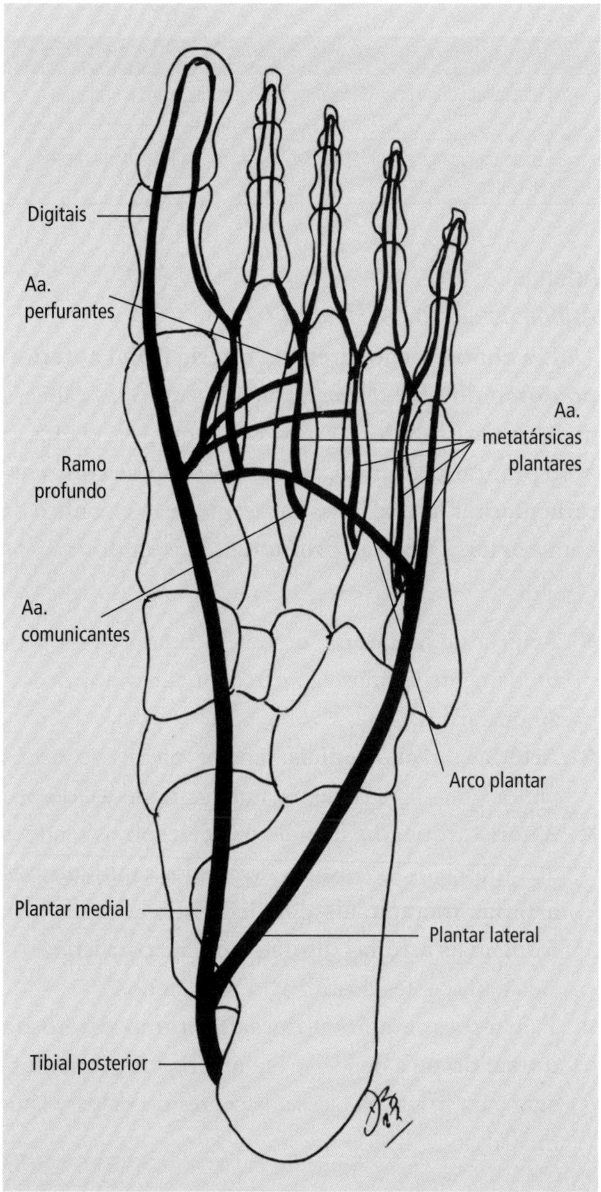

Figura 17.124 Irrigação da região plantar. Ramos musculares não estão ilustrados.

comuns que se bifurcam nas **artérias digitais plantares próprias** para irrigar as margens adjacentes dos dedos. O arco plantar profundo emite também três **ramos perfurantes** que passam entre os feixes dos interósseos dorsais, nas partes proximais do 2°, 3° e 4° espaços interósseos, anastomosando-se com as artérias metatarsais dorsais. Do mesmo modo, as **artérias metatarsais plantares** estão unidas **às metatarsais dorsais por ramos comunicantes** que se originam no nível da bifurcação das artérias digitais plantares comuns.

- **Artéria plantar medial:** comumente a menos calibrosa das artérias terminais da artéria tibial posterior, **é acompanhada do nervo plantar medial.** Na planta, situa-se entre o abdutor do hálux e o flexor curto dos dedos. Emite ramos cutâneos, musculares e articulares. São constantes **um ramo profundo,** que se anastomosa com as três artérias metatarsais plantares mediais, e **um ramo superficial**, que irriga o contorno medial do hálux.

Articulações

Articulações tibiofibulares

A fíbula articula-se com a tíbia proximal e distalmente. A **articulação tibiofibular proximal** (Figura 17.125) faz-se entre a cabeça da fíbula e o côndilo lateral da tíbia, constituindo uma **articulação plana.** A cápsula está reforçada pelos **ligamentos da cabeça da fíbula, anterior** e **posterior.** A articulação permite apenas pequenos movimentos de deslizamento da cabeça da fíbula. Em cerca de 20% dos casos, a cavidade articular se comunica com a da articulação do joelho.

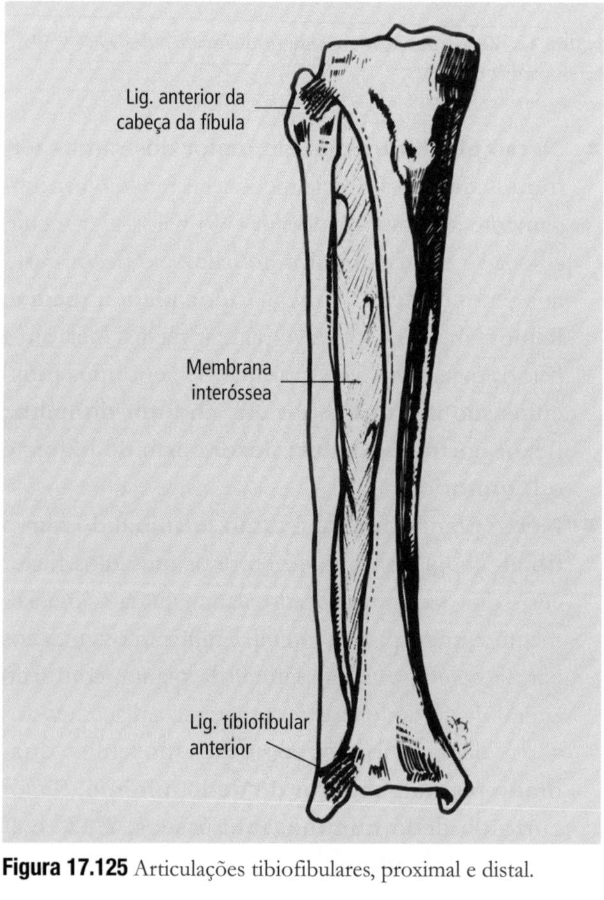

Figura 17.125 Articulações tibiofibulares, proximal e distal.

A união distal da fíbula com a tíbia (Figura 17.126) é, na verdade, uma **juntura fibrosa**, uma **sindesmose**, na qual as extremidades distais dos dois ossos são mantidas fortemente unidas por um espesso **ligamento interósseo**. Dois outros ligamentos estão associados à **sindesmose tibiofibular**: os **ligamentos tibiofibulares anterior e posterior, além do ligamento tibiofibular transverso** (Figura 17.127). **Esses ligamentos são extremamente importantes para a integridade da articulação talocrural, pois impedem que o tálus seja forçado entre os maléolos na sustentação do peso. Se a força que tende a empurrar o tálus entre os maléolos é muito grande, como ocorre quando se cai sobre os pés de grande altura, os ligamentos referidos podem sofrer ruptura e a tíbia separa-se da fíbula.**

Articulações do pé

As articulações do pé podem ser classificadas em quatro grupos:

- Articulação talocrural, que se faz entre ossos do pé e da perna.
- Articulações intertarsais, entre os ossos do tarso.
- Articulações tarsometatarsais e intermetatarsais, entre o tarso e os ossos do metatarso, e entre os ossos do metatarso.
- Articulações metatarsofalângicas e interfalângicas, entre o metatarso e as falanges dos dedos, e entre as falanges, respectivamente.

Articulação talocrural

Trata-se de uma **juntura sinovial do tipo gínglimo, na qual a tróclea do tálus situa-se entre os maléolos medial e lateral, articulando-se com eles e com a face articular inferior da tíbia** (Figuras 17.127 a 17.129). Posteriormente, o **ligamento tíbiofibular posterior completa o receptáculo para o tálus**. Como frequentemente ocorre em junturas do tipo gínglimo, os ligamentos laterais e mediais são muito resistentes. O **ligamento colateral medial** prende-se à extremidade distal do maléolo medial e daí irradia-se em leque para fixar nos ossos calcâneo, navicular e no tálus. Nele, é possível identificar as **partes tibionavicular, tibiocalcanea, tibiotalar anterior** e **tibiotalar posterior**. Por sua vez, **o ligamento colateral lateral** se fixa na extremidade distal do maléolo lateral e constitui-se de três partes: os **ligamentos talofibular anterior**; **talofibular posterior**; e **calcaneofibular**. A cápsula articular é relativamente frouxa nas suas porções anterior e posterior para permitir os movimentos de flexão dorsal e flexão plantar.

Articulações intertarsais

As articulações entre os ossos do tarso são, na maior parte, **articulações planas** de variado grau de complexidade e, em cada uma delas, a amplitude de movimento é bastante reduzida. Entretanto, o somatório desses movimentos resulta na **inversão** e **eversão do pé**.

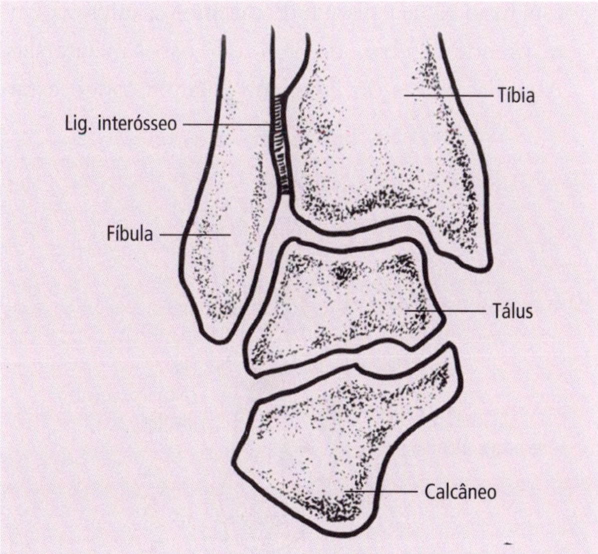

Figura 17.126 Corte frontal da articulação talocrural para mostrar o ligamento interósseo da sindesmose tibiofibular.

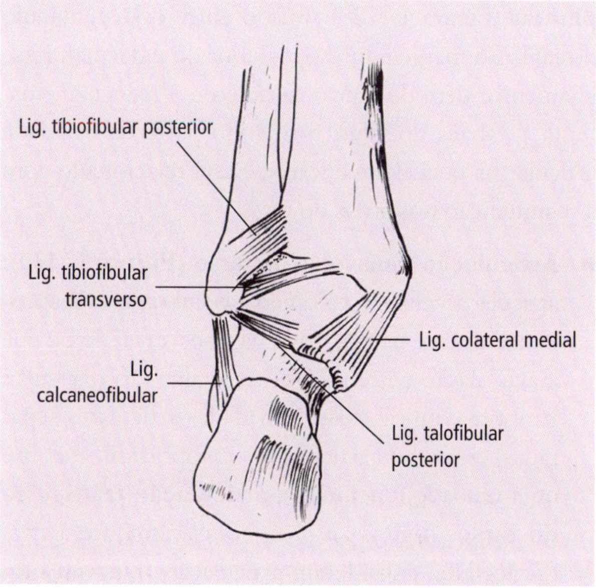

Figura 17.127 Articulação talocrural em vista posterior.

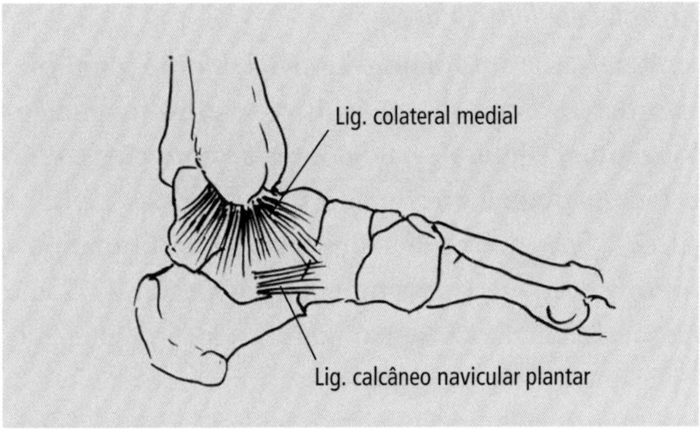

Figura 17.128 Articulação talocrural em vista medial.

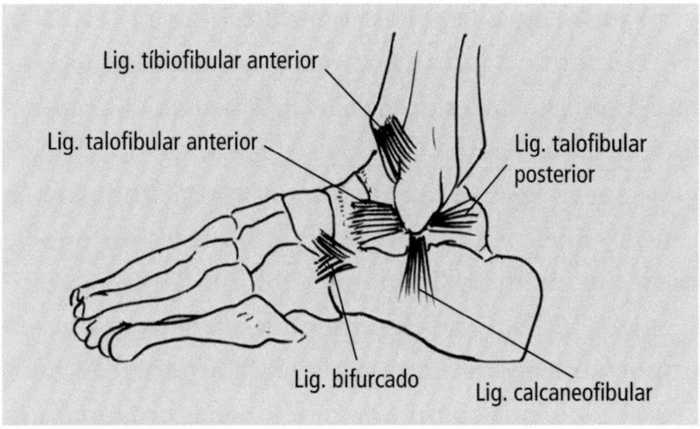

Figura 17.129 Articulação talocrural em vista lateral.

As articulações mais importantes são as que se fazem entre o tálus e o calcâneo (**talocalcânea**), e entre o tálus, calcâneo e navicular (**talocalcaneonavicular**). Embora essas duas articulações (Figura 17.129) sejam anatomicamente distintas, funcionalmente atuam como uma única articulação. A **articulação talocalcânea** apresenta uma cápsula articular que a envolve e está reforçada pelos **ligamentos talocalcâneos, lateral, medial** e **posterior**. Por sua vez, **a articulação talocalcaneonavicular é do tipo esferoide**: a cabeça do tálus encaixa-se num receptáculo formado pelas facetas articulares do calcâneo e do navicular. A cápsula articular que a envolve é reforçada, medialmente, pela **porção tibionavicular do ligamento colateral medial** (Figura 17.128) e, lateralmente, pelo **ligamento calcaneonavicular** (Figura 17.129), que é parte do **ligamento bifurcado**. Dessa articulação, faz parte ainda o robusto **ligamento calcaneonavicular plantar** (Figura 17.128) situado entre o sustentáculo do tálus e a margem inferoposterior do navicular. Esse ligamento, além de unir o calcâneo e o navicular, sustenta a cabeça do tálus, formando parte da cavidade articular na qual ela se encaixa, e está relacionado com a manutenção dos arcos do pé.

- **Articulação transversa do tarso (Figura 17.130):** articulação entre o calcâneo e o cuboide está aproximadamente na mesma linha transversal do pé que a articulação entre a cabeça do tálus e o navicular. Embora com cápsulas e cavidades articulares separadas, essas duas articulações comportam-se como uma unidade funcional, a **articulação transversa do tarso**. Alguns autores, contrariamente à descrição feita, consideram articulação transversa do tarso a combinação das junturas calcaneocuboide e talocalcaneonavicular. **O que é importante, entretanto, é que os movimentos na articulação transversa do tarso são complementares daqueles que ocorrem nas junturas talocalcânea e talocalcaneonavicular.** Isso ocorre porque os músculos que movem o calcâneo estão todos fixados em ossos situados anteriormente à articulação transversa do tarso.

Três ligamentos devem ser mencionados:

- **Ligamento calcaneocubóideo plantar (Figura 17.130):** na face plantar da articulação.
- **Ligamento bifurcado (Figura 17.129), dorsal:** se divide anteriormente em uma parte **calcaneocubóidea** e uma **calcaneonavicular**.
- **Ligamento plantar longo (Figura 17.131):** o mais longo dos ligamentos do tarso. Posteriormente ele está fixado à face plantar do calcâneo e, anteriormente, prende-se à base do 3°, 4° e 5° ossos metatarsais. Algumas fibras do ligamento plantar longo estão

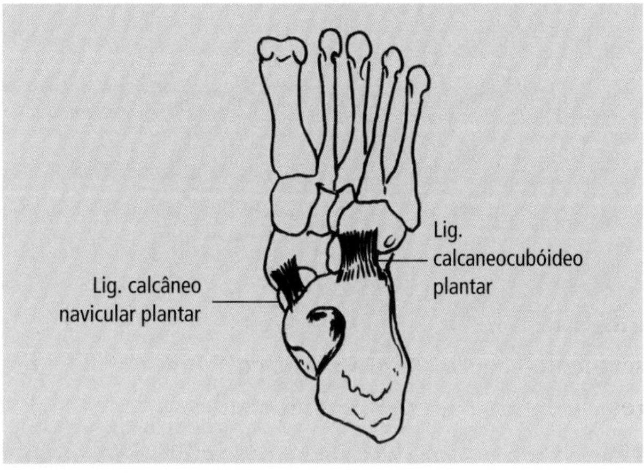

Figura 17.130 Articulação transversa do tarso.

fixadas nas margens anterior e posterior do sulco existente no cuboide, **transformando-o num túnel por onde passa o tendão do músculo fibular longo**.

As outras articulações intertarsais, menos importantes, não apresentam estruturas que mereçam descrição especial. Apenas deve ser lembrado o fato de que, nelas, as cápsulas articulares são sempre mais espessas na face plantar do que na face dorsal.

Nas entorses de tornozelo, os **ligamentos talofibular anterior** e **calcaneofibular** são comumente lesionados. Então, espera-se que o paciente apresente dor e edema na face lateral do tornozelo.

Articulações tarsometarsais e intermetatarsais

As articulações tarsometatarsais são as que se fazem entre os cuneiformes e cuboide com as bases dos ossos metatarsais. São **junturas sinoviais planas, permitindo apenas pequenos movimentos de deslizamento dos ossos entre si**. O 2º metatarsal, por se situar entre os cuneiformes medial e lateral, é o que apresenta menor mobilidade e essa pode ser a razão pela qual **a frequência de fratura do 2º metatarsal, em exercícios relativamente leves, é bastante alta**. Tanto as articulações tarsometatarsais como as intermetatarsais são reforçadas por **ligamentos dorsais**, **plantares** e **interósseos**, alguns dos quais são vistos nas Figuras 17.131 e 17.132.

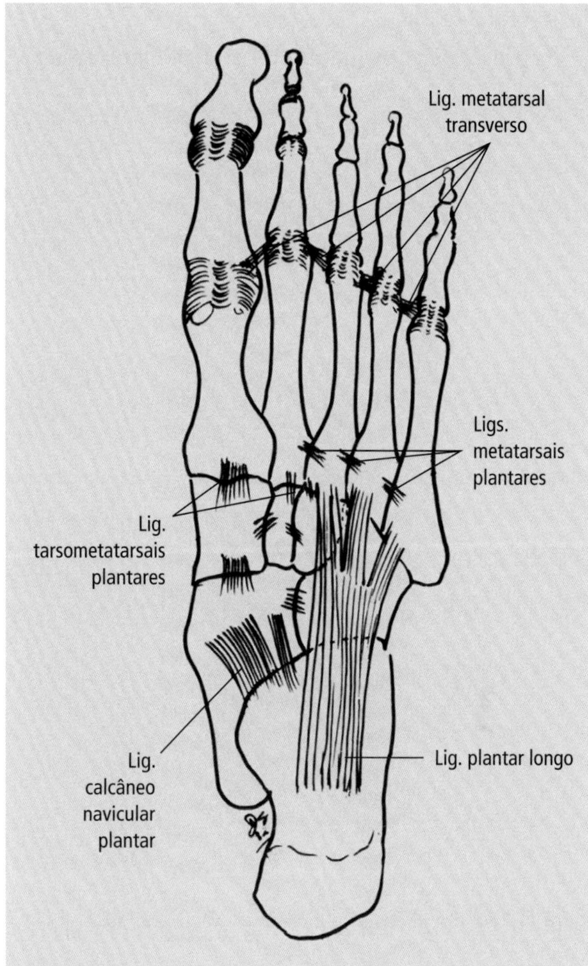

Figura 17.131 Articulação do pé: alguns dos ligamentos plantares.

Curiosidade: a chamada **articulação de Chopart** é formada pelas articulações **talonavicular** e **calcaneocuboide**, já a **articulação de Lisfranc** é formada pelas articulações **tarsometatársicas**.

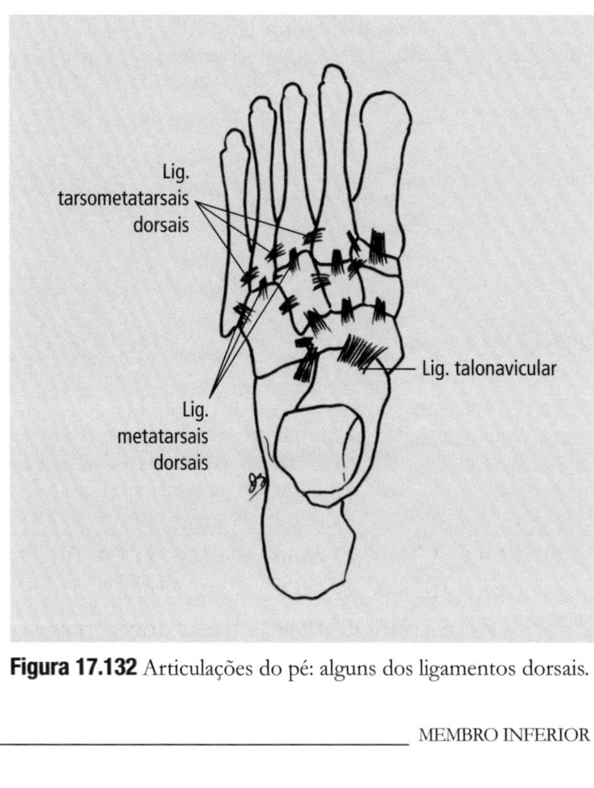

Figura 17.132 Articulações do pé: alguns dos ligamentos dorsais.

Articulações metatarsofalângicas e interfalângicas

Não há significado em descrever com detalhes os ligamentos dessas articulações. Mas é importante lembrar que as articulações metatarsofalângicas são do tipo **condilar**, ao passo que as interfalângicas são do tipo **gínglimo**. Nas articulações metatarsofalângicas podem ser identificados os **ligamentos colaterais**, os **plantares** e o **ligamento metatarsal transverso profundo**; nas articulações interfalângicas, os **ligamentos colaterais** e **plantares**.

Movimentos do pé

Os principais movimentos do pé são (Figuras 17.133 e 17.134):

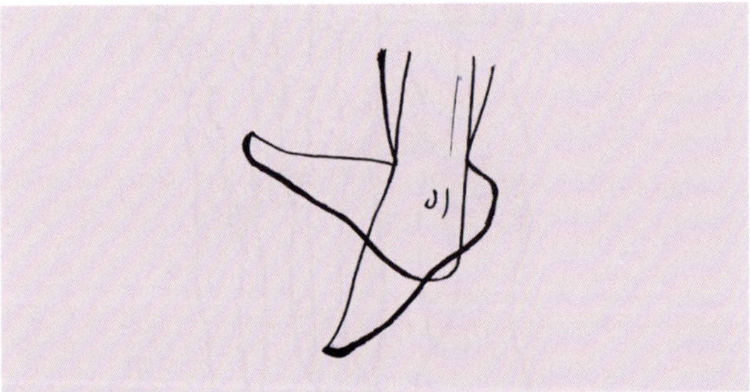

Figura 17.133 Movimentos de flexão dorsal e de flexão plantar do pé.

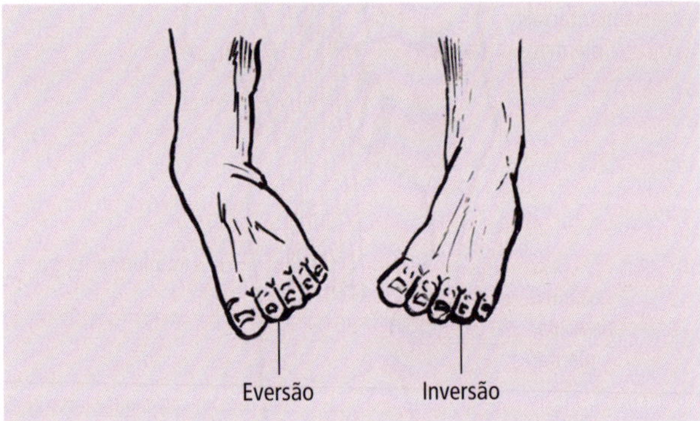

Figura 17.134 Movimentos de inversão e eversão do pé.

- **Flexão dorsal (dorsiflexão):** em que ocorre uma aproximação do pé em relação à perna.
- **Flexão plantar:** em que o pé se afasta da perna.
- **Inversão:** em que a planta volta-se medialmente.
- **Eversão:** em que a planta volta-se lateralmente.

Nenhum deles ocorre em forma pura, isto é, cada movimento é sempre uma combinação de dois ou mais movimentos primários. A razão disso é que os eixos de movimento nas articulações intertarsais estão dispostos obliquamente em relação aos planos fundamentais. Um exemplo pode esclarecer melhor o assunto. Se o eixo do movimento de flexão dorsal e plantar do pé fosse horizontal (Figura 17.135A), os movimentos ocorreriam num plano sagital como as setas mostram na Figura 17.135B. Mas o eixo desses movimentos é oblíquo relativamente ao plano sagital, como mostra a Figura 17.135C. **Essa obliquidade é grandemente responsável pela inversão que automaticamente acompanha a flexão plantar. Do mesmo modo, a eversão inclui pronação, abdução e dorsiflexão, assim como a inversão compreende supinação, adução e flexão plantar.** No Quadro 17.14, estão tabulados os movimentos do pé e os músculos responsáveis por eles, e as referências são para os movimentos principais do pé e dos músculos mais importantes.

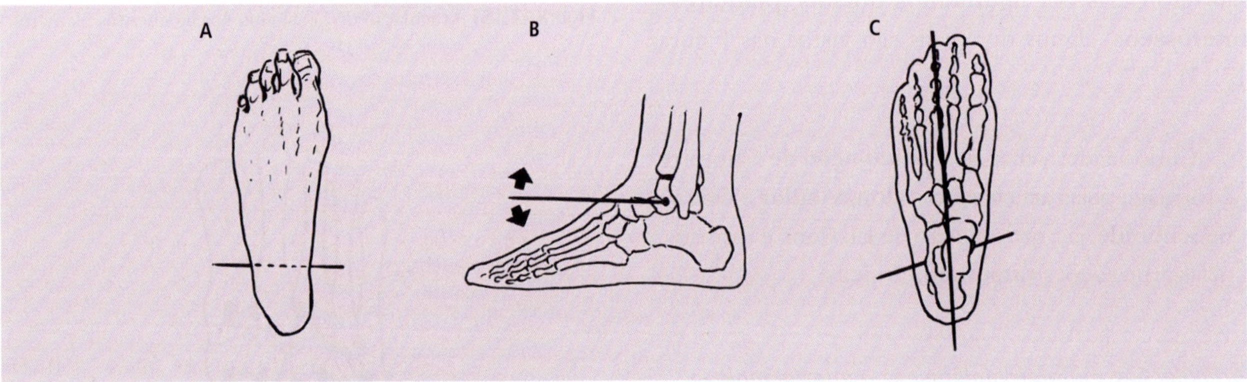

Figura 17.135 Eixo oblíquo no movimento do pé (**A**, **B** e **C**).

Quadro 17.14 Resumo dos movimentos do pé.

Movimento	Músculos
Flexão dorsal	▪ Tibial anterior e extensor longo dos dedos ▪ O extensor longo do hálux e o fibular terceiro (quando presente) são auxiliares
Flexão plantar	▪ Tríceps sural e tibial posterior ▪ O fibular longo é um auxiliar
Inversão	▪ Tibial anterior e tibial posterior
Eversão	▪ Fibulares longo e curto

Nas articulações metatarsofalângicas, ocorrem a **flexão, extensão, abdução** e **adução dos dedos**. O grau de extensão é maior que o de flexão e a abdução e adução ocorrem em relação a uma linha que passa anteroposteriormente pelo 2º dedo. As articulações interfalângicas são do tipo gínglimo, permitindo flexão e extensão dos dedos. O Quadro 17.15 indica esses movimentos e os músculos envolvidos.

Quadro 17.15 Resumo dos movimentos dos dedos do pé.

Movimento	Músculos
Flexão dos dedos na articulação metatarsofalângica	Lumbricais, interósseos, flexor curto do hálux, flexor curto do dedo mínimo
Flexão dos dedos nas articulações interfalângicas	Flexor longo e curto dos dedos, flexor longo do hálux
Extensão dos dedos	Extensor longo e curto dos dedos, extensor longo do hálux
Abdução dos dedos	Abdutor do hálux, abdutor do dedo mínimo, interósseos dorsais
Adução dos dedos	Adutor do hálux, interósseos plantares

Bainhas sinoviais dos tendões

Os tendões dos músculos que passam sob os retináculos dos músculos extensores, fibulares e flexores estão envolvidos por bainhas sinoviais que facilitam seu deslizamento (Figuras 17.136 e 17.137). **Sob o retináculo extensor, são encontradas três bainhas sinoviais.** A mais medial envolve o músculo tibial anterior e a mais lateral, os músculos extensor longo dos dedos e fibular terceiro. A intermédia envolve o músculo extensor longo do hálux. Essas bainhas estendem-se por curta distância sobre o dorso do pé.

Sob o retináculo fibular, uma bainha sinovial envolve os tendões dos músculos fibulares longo e curto. Quando os tendões se separam, a bainha se divide de modo que cada tendão é envolvido por um prolongamento da bainha comum que se estende até as proximidades da inserção dos tendões.

Por fim, sob o retináculo flexor, posteriormente ao maléolo medial, acham-se três bainhas: uma para o tibial posterior, outra para o flexor longo dos dedos e ainda outra para o flexor longo do hálux. Essas bainhas podem comunicar-se entre si, mas não se unem a qualquer das bainhas digitais que envolvem os tendões do flexor longo e curto dos dedos. O flexor longo do hálux também apresenta uma bainha digital longa.

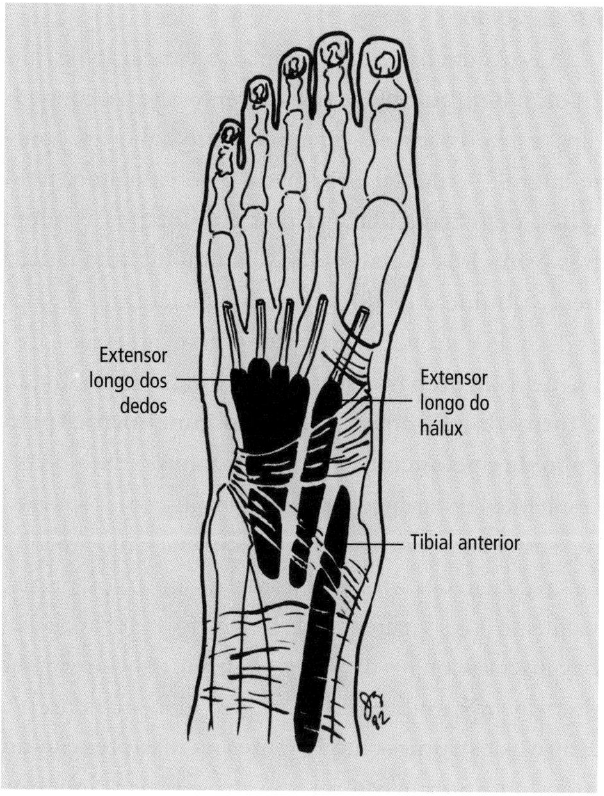

Figura 17.136 Bainhas sinoviais dos músculos que passam sob o retináculo dos extensores.

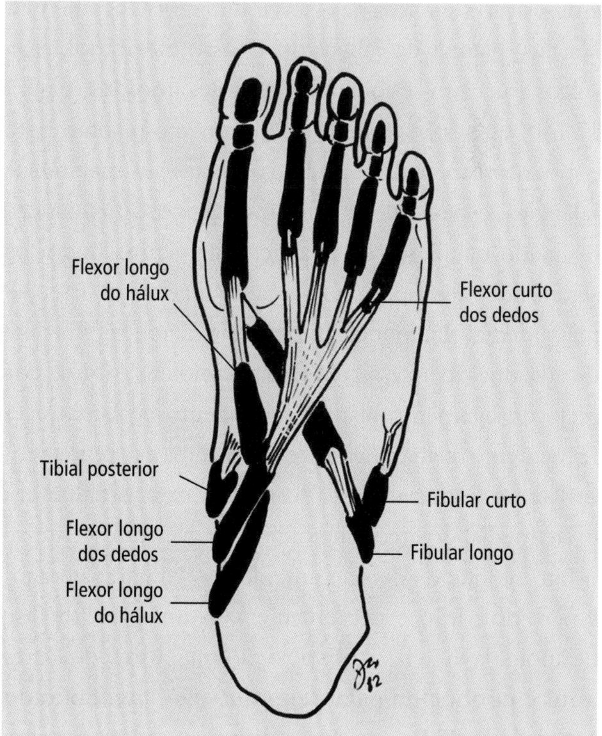

Figura 17.137 Bainhas sinoviais dos músculos que passam sob o retináculo dos fibulares e retináculo dos flexores.

Arcos do pé

A estrutura óssea do pé implica a formação de dois arcos: o **longitudinal;** e o **transverso.** O arco longitudinal está dividido em uma **parte medial** e uma **parte lateral.** A **medial é formada pelo calcâneo, pelo tálus, pelo navicular, pelos cuneiformes e pelos três primeiros metatarsais. A lateral inclui o calcâneo, cuboide e os dois metatarsais laterais** (Figura 17.138). Por sua vez, o **arco transverso,** no qual se distinguem um **arco transverso proximal e outro distal, é formado pelo navicular, pelo cuneiforme, pelo cuboide e pelos cinco ossos metatarsais.** Esses arcos, resultantes do arranjo mecânico intrínseco dos ossos, são sustentados por ligamentos e, durante o movimento, eles recebem um reforço adicional de músculos, principalmente dos plantares. Hoje, há indícios seguros de que os músculos longos da perna, em geral, não participam de maneira significativa do suporte dos arcos do pé. **Entre as estruturas importantes na manutenção do arco longitudinal do pé, devem ser mencionados o ligamento plantar longo e a aponeurose plantar** (Figura 17.139), que se estende do calcâneo até o hálux, em posição vantajosa para servir de suporte ligamentar. Na face plantar da cabeça do 1º osso metatarsal, dois sulcos articulam-se com **dois ossos sesamoides** (Figura 17.140) que estão incluídos no ligamento plantar. Este é a parte plantar da cápsula da articulação metatarsofalângica, espesso coxim fibrocartilaginoso firmemente fixado nas bases da falange. Ligamentos unem os sesamoides aos lados da cabeça do metatarsal. O feixe mais medial da aponeurose plantar divide-se em dois e cada divisão fixa-se em um sesamoide. Assim, por meio do ligamento plantar, a aponeurose plantar está firmemente fixada à falange e forma uma estrutura bem resistente, especialmente acentuada para o hálux e a parte medial do arco longitudinal do pé. Acrescente-se o fato de que os dois sesamoides do hálux sustentam o peso do corpo, especialmente na última parte da fase de apoio da marcha. **A disposição mecânica descrita aqui é conhecida pela denominação "mecanismo sesamóideo".** Por sua vez, o ligamento plantar longo estende-se do calcâneo ao cuboide atuando como um tirante (Figura 17.139).

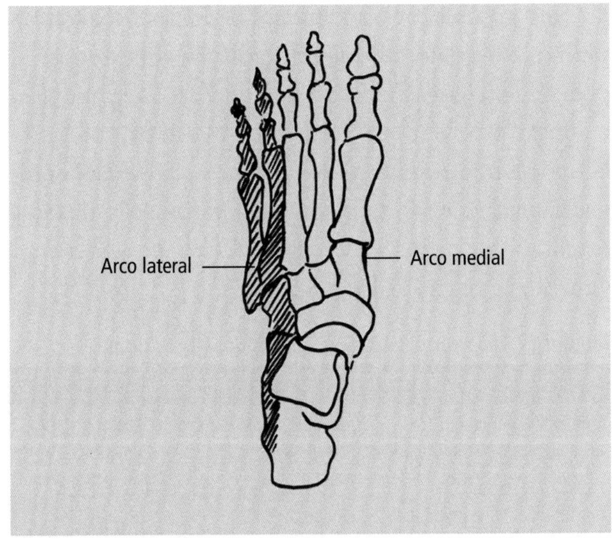

Figura 17.138 Arcos medial e lateral do arco longitudinal do pé (ver texto).

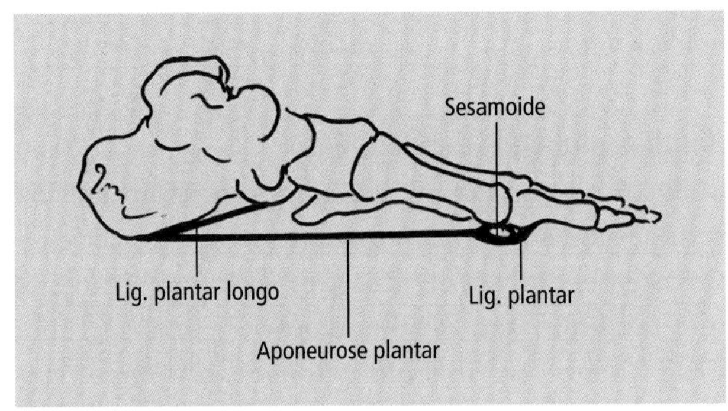

Figura 17.139 Representação esquemática da aponeurose plantar, ligamento plantar longo e ligamento plantar.

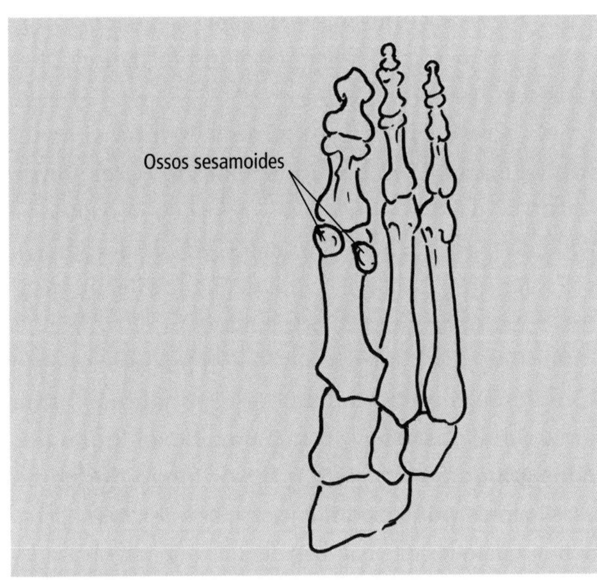

Figura 17.140 Ossos sesamoides articulados com a face plantar do 1º metatársico e importantes no mecanismo sesamóideo (ver texto).

O mecanismo sesamóideo é perturbado pelos joanetes e pelo hálux valgo. Joanete é um entumescimento medial da articulação metatarsofalângica do hálux em razão de um espessamento da parede de uma bolsa sinovial que aqui, geralmente, está presente. No hálux valgo, o hálux está deslocado lateralmente, ocorrendo angulação na articulação metatarsofalângica. Sua causa não é suficientemente conhecida.

Antes do nascimento, o tecido adiposo está distribuído em toda a planta e forma o coxim plantar, responsável pela convexidade plantar no feto. No nascimento e durante a infância, o coxim plantar ainda marcará os arcos do pé e a planta pode aparecer plana ou chata. Mais tarde, o tecido adiposo se adelgaça nas áreas que não estão em contato com o solo e, por isso, na maioria dos adultos, a parte medial do arco longitudinal do pé pode ser identificada em impressões plantares (Figura 17.141). No sentido restrito, **as expressões "pé plano" ou "pé chato" referem-se a um simples abaixamento do arco longitudinal, o que pode não ser patológico.** Entretanto, **o pé plano, ou chato, pode ser patológico e produzir séria incapacidade**, como nos casos da presença de um tendão calcâneo curto associado com defeitos de articulações do tarso, nos casos de anomalias ósseas, de espasmo de músculos ou consequentes a alterações artríticas. **O inverso do pé plano é o pé cavo, no qual o arco longitudinal é excessivamente alto.**

Postura

O sistema osteoligamentar do corpo humano, auxiliado por contrações e relaxamentos de músculos (isolados, em grupos ou em mecanismos antagonistas) coordenados pelo sistema nervoso, mantém a postura ereta e é responsável pelo deslocamento do corpo no espaço, bem como pelo movimento de seus segmentos para a execução dos mais diversos atos. Na sustentação do peso do corpo, os arcos do pé desempenham importante função, agindo como mola, e distribuindo o peso para o calcanhar e para uma cabeças dos ossos metatarsais (Figura 17.142).

A linha de gravidade do corpo na posição ereta passa pelos processos mastoides do osso temporal, pela junção das curvaturas da coluna, e imediatamente anterior ao promontório da base do sacro (Figura 17.143). Desse modo, o peso real do corpo incide numa linha perpendicular que, de um ponto anterior à 2ª vértebra sacral, desce até o solo. **Essa linha é imediatamente posterior à articulação do quadril e anterior às articulações do joelho e tornozelo.** Assim, o peso do tronco e dos membros superiores tende a deslocar o sacro caudal e anteriormente em relação aos ossos do quadril (Figura 17.144), **o que é impedido pelo resistente ligamento sacroilíaco interósseo.** Outra tendência é provocar a rotação do sacro, de modo que sua face posterior se desloque posterior e cranialmente (Figura 17.144), o que é bloqueado pelos **ligamentos sacrotuberal e sacroespinal.**

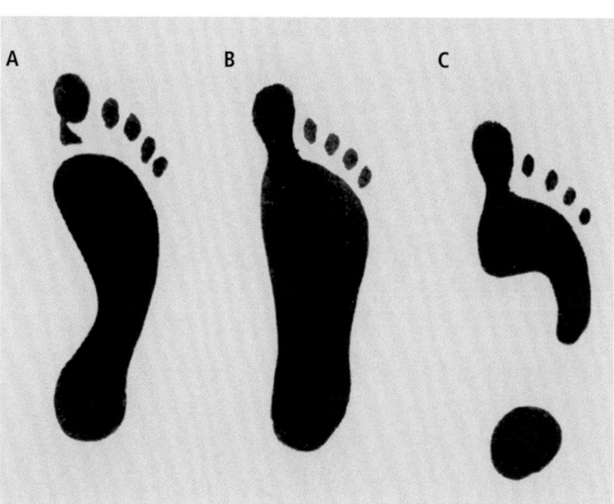

Figura 17.141 Impressões plantares. **A** – Normal. **B** – Pé plano. **C** – Arco longitudinal alto (pé cavo).

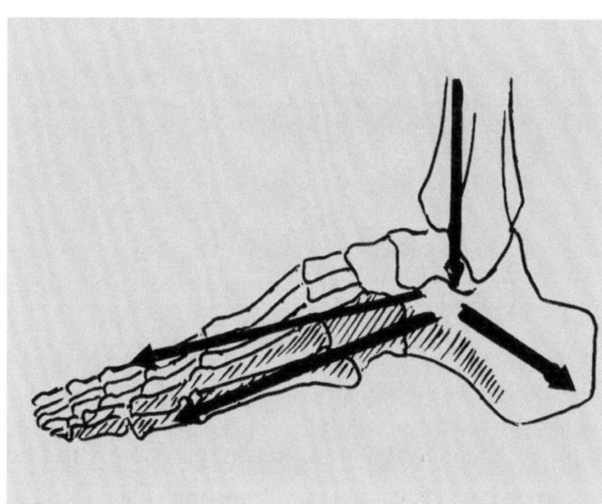

Figura 17.142 Distribuição do peso para o calcâneo e para os arcos medial e lateral do pé.

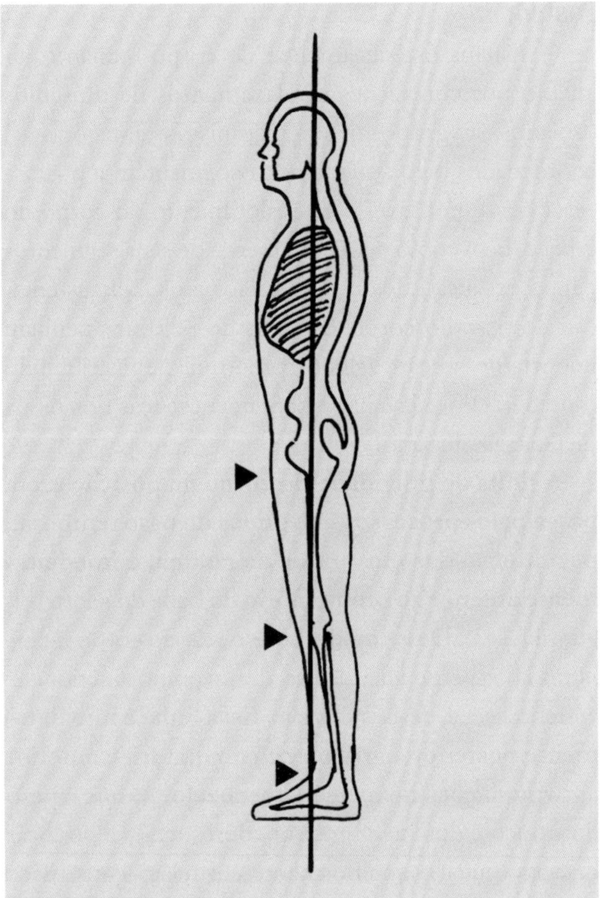

Figura 17.143 Linha de gravidade do corpo na postura ereta (ver texto).

Ainda, no nível do promontório da base do sacro, a linha de gravidade é decomposta em dois vetores (Figura 17.145), um para cada membro inferior, **que passam imediatamente atrás das respectivas articulações do quadril e anteriores às respectivas articulações do joelho e do tornozelo**. Ao passar posteriormente à articulação do quadril, o peso corporal tende a provocar a **rotação da extremidade inferior da pelve para frente e para cima, movimento chamado de retroversão** (Figura 17.146), causando uma extensão forçada da articulação do quadril. **Essa tendência é impedida pelo estiramento da cápsula da articulação do quadril, em especial do ligamento iliofemoral,** sem envolvimento de trabalho muscular ativo e, consequentemente, sem gasto energético, exceto uma discreta atividade do músculo psoas ilíaco.

Por sua vez, o peso do tronco e dos membros, passando anteriormente ao joelho e tornozelo, **força a extensão do joelho e a flexão dorsal do pé**. Esses fatos, longe de prejudicar a postura ereta, obrigam essas articulações a assumirem a sua posição mais estável:

- **Fase final de extensão na articulação do joelho:** acompanhada de uma rotação medial do fêmur sobre a tíbia **que distende todos os ligamentos da articulação.**

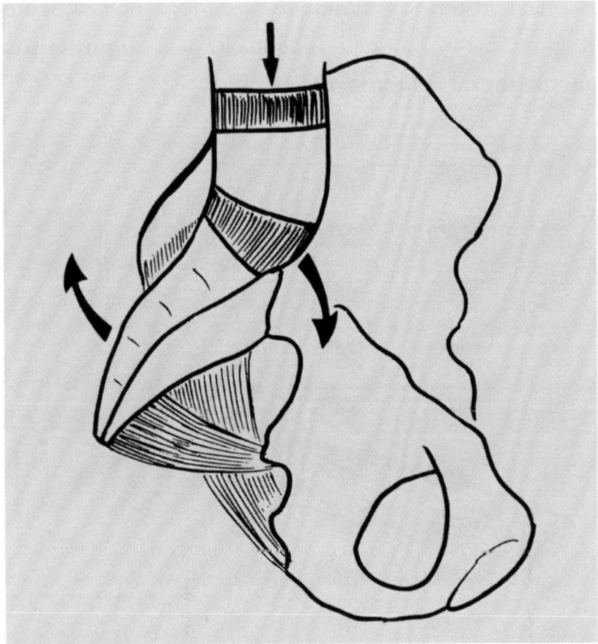

Figura 17.144 Os ligamentos sacrotuberal e sacraespinal impedem a rotação do sacro.

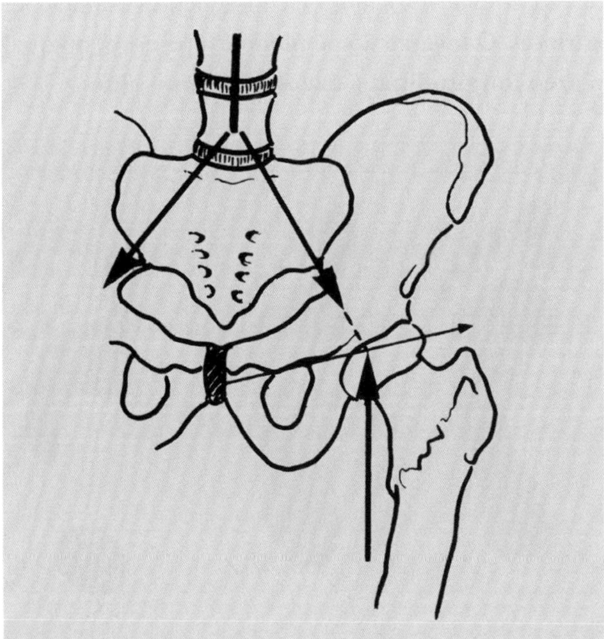

Figura 17.145 Decomposição de forças na transmissão do peso do corpo.

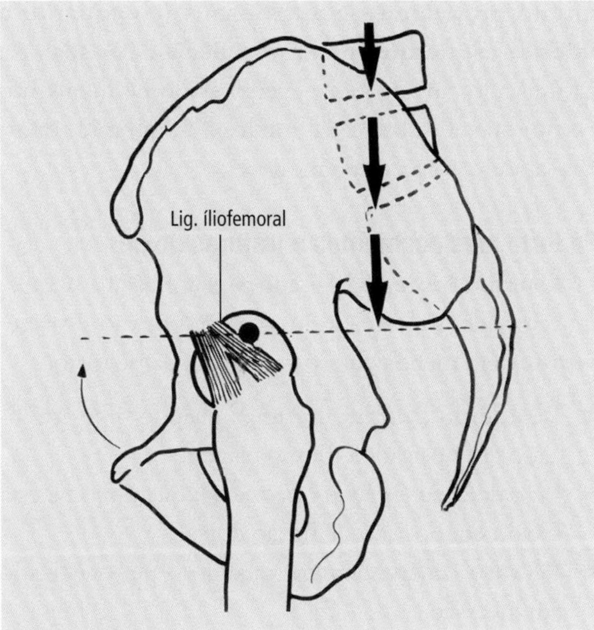

Figura 17.146 Importância funcional do ligamento iliofemoral: impede a rotação da pelve (retroversão).

- **Flexão dorsal do pé:** determina que a mais larga porção da tróclea do tálus se situe entre os maléolos, **aumentando a estabilidade da juntura**.

Nessa posição, a eletromiografia dos músculos da perna revela uma atividade muscular mínima. Entretanto, pequenas alterações dessa postura obrigam uma atividade estabilizadora de músculos que agem nessas articulações, como ocorre, partindo da postura ereta ao inclinar o corpo anteriormente: de imediato, haverá forte contração dos músculos da panturrilha e flexores dos dedos que, respectivamente, levantariam o calcanhar e firmariam ainda mais os dedos no solo.

Marcha

É o ato de caminhar. Trata-se de uma função extraordinariamente complexa e a descrição feita a seguir é sumária, embora abrangente o suficiente para que se tenha noção das diversas fases da marcha. **Os movimentos do membro inferior durante a locomoção em solo plano podem ser divididos em fases de oscilação e de apoio.** A fase de oscilação ocorre quando o membro está afastado do chão e a fase de apoio quando ele está em contato com o solo, sustentando o peso. Na Figura 17.147A, o membro inferior direito está começando a fase de oscilação com a partida: o quadril, o joelho e o tornozelo fletem-se durante a primeira parte dessa fase (Figura 17.147B). O fêmur descreve uma rotação lateral sobre a tíbia e a pelve inclina-se para o solo do lado oscilante em decorrência da gravidade (Figura 17.148). O membro inferior, a seguir, principia a extensão e está completamente estendido quando o calcanhar toca o solo (Figura 17.147C). Aqui, principia-se a fase de apoio. O joelho flete ligeiramente e está nessa posição quando o peso está sendo totalmente sustentado (Figura 17.147D), mas se estende, de novo, completamente, no fim da fase de apoio, precedendo a partida para a fase oscilante (Figura 17.147E). Preparando-se para a partida, o tornozelo torna-se relativamente rígido e o pé, a seguir,

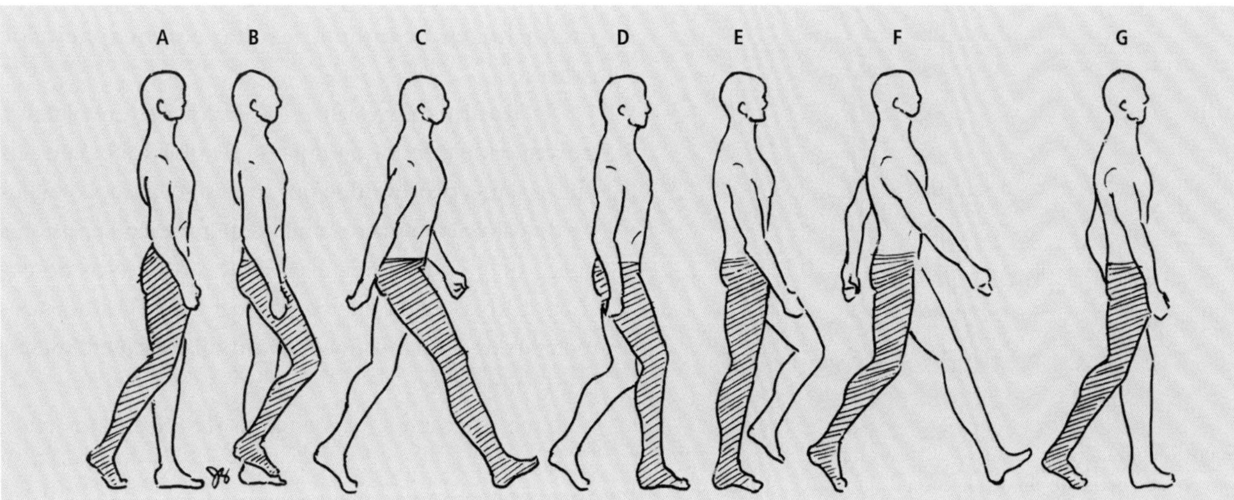

Figura 17.147 Marcha: ilustração esquemática (**A** a **G**).

é fletido no nível das articulações metatarsofalângicas (Figura 17.147F). É importante lembrar que, durante a marcha, muitos músculos agem de maneira oposta às ações que normalmente lhes são atribuídas, isto é, a inserção permanece estática, enquanto os músculos movem o osso proximal, do qual se originam.

Durante a marcha, o eixo de gravidade desloca-se também laterolateralmente e a pelve inclina-se para o solo do lado do membro em oscilação. Essa inclinação é reduzida ao mínimo por ação dos abdutores do quadril do lado do apoio, particularmente os glúteos médio e mínimo. Ela é também compensada pela contração do músculo eretor da espinha e músculos abdominais do lado do membro em oscilação, para impedir que o tórax se desloque lateralmente em demasia. Uma fraqueza excessiva, ou paralisia do músculo glúteo médio, produz uma marcha característica na qual o lado da pelve, oposto ao músculo paralisado, fica pendente. Para que o membro daquele lado possa ser sustentado, ocorre uma inclinação acentuada do tronco para o lado paralisado. **O movimento de inclinação da pelve é também contrabalançado pelo movimento pendular dos membros superiores, o direito projetando-se anteriormente enquanto o inferior esquerdo está em oscilação.** Por sua vez, os músculos inversores e eversores do pé mantêm o corpo estável, sobre cada um dos pés, durante a marcha, agindo como estabilizadores.

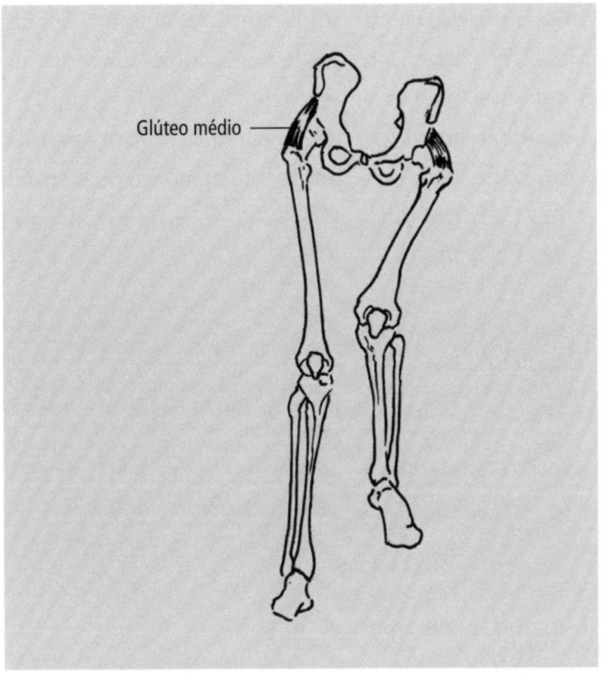

Figura 17.148 Durante a fase de oscilação, a pelve inclina-se para o solo do lado oscilante em decorrência da gravidade. A inclinação é reduzida ao mínimo pelos abdutores do quadril do lado da estação (músculos glúteo médio e mínimo).

Pé torto, deslocamentos e fraturas do pé

O termo "pé torto" é usado para um pé que se mostra retorcido, deformado ou fora de posição. Descrevem-se pelo menos quatro variedades de pé torto:

- **Pé equino (*talipes equinus*):** quando o pé está fixado em posição de flexão plantar.
- **Pé calcâneo (*talipes calcaneus*):** quando o pé está fixado em posição de flexão dorsal.
- **Pé varo *(talipes varus)*:** quando o pé está fixado em inversão.
- **Pé valgo *(talipes valgus)*:** quando o pé está fixado em eversão.

A forma mais comum é uma combinação denominada **pé equinovaro** (*talipes equionovarus*), em que o paciente anda sobre a margem lateral da parte anterior do pé. Entre as causas que se acreditam serem importantes no aparecimento do pé torto congênito, incluem-se a falha do crescimento muscular em acompanhar o crescimento esquelético e o desequilíbrio no desenvolvimento de diferentes grupos musculares ou tendões.

As **entorses**, que são resultantes da torção do pé que suporta o peso do corpo, são frequentes em qualquer das articulações do pé. **Quase sempre, envolvem pelo menos uma ruptura parcial de ligamentos (no tornozelo) e podem resultar em incapacidade grave.**

As **fraturas** no tornozelo geralmente envolvem a extremidade inferior da tíbia ou da tíbia e fíbula e são, tipicamente, **produzidas por torção.** A fratura do tálus ou do calcâneo é mais comumente produzida por uma queda de grande altura, e as fraturas dos ossos do tarso, por uma queda que faça torcer o pé. Fraturas dos metatarsais e das falanges são produzidas, geralmente, por trauma direto.

Uma das causas mais comuns de fratura nos pés é a fratura de estresse, ou fratura por esforço repetido, e que ocorre em atividades esportivas de longa duração como as caminhadas e as maratonas.

CASO CLÍNICO

Paciente feminino, 34 anos, fisiculturista, queixa-se de dor insidiosa na região lombar, dor na região glútea direita e parte superior da coxa. Ao exame físico, evidenciam-se grupamentos musculares bastante hipertrofiados, especialmente na região glútea e membros inferiores bilateralmente. Sem evidência de déficit motor. Com base em seu conhecimento sobre o assunto, responda:

1. Entre as opções a seguir, qual o provável nervo comprimido?
    a. Nervo sural
    b. Nervo fibular
    c. Nervo isquiático
    d. Folículo piloso
2. Entre as opções a seguir, qual músculo hipertrofiado provavelmente está comprimindo a estrutura neural adjacente a ele?
    a. Músculo piriforme
    b. Músculo glúteo máximo
    c. Músculo psoas menor
    d. Pelo

MATERIAL COMPLEMENTAR

Escaneie o QrCode para visualizar o vídeo.

Vídeo 17.1

- **Exame físico do joelho:** "vamos fazer a palpação do joelho buscando algumas estruturas importantes. Iniciaremos com a palpação da patela, evidenciando os polos superior e anterior, além de suas facetas medial e lateral, na qual o paciente pode referir dor em síndromes femoropatelares. Depois, palparemos o polo inferior da patela, que pode estar relacionado com a doença de Sinding-Larsen-Johansson ou com uma tendinopatia patelar. Na região medial ao tubérculo anterior da tíbia, temos a região de inserção dos músculos grácil, semitendíneo e sartório, que compõem a chamada pata de ganso, que deve ser palpada em toda a sua extensão".

RESPOSTAS DO CASO CLÍNICO

1) c; 2) a

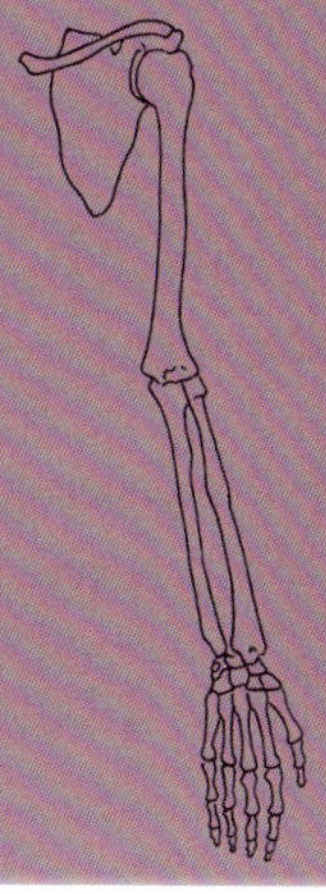

18 Membro Superior

Com a adoção da postura ereta (bipedia), no decorrer da sua evolução, os humanos transferiram o suporte do peso corporal e a marcha para os membros inferiores; embora, ocasionalmente, os membros superiores possam ser associados ao suporte do peso corporal e à movimentação do corpo, como na ginástica e nas escaladas. Finalmente, o equilíbrio corporal depende de uma ação conjunta de ambos os membros. Em contrapartida, membros superiores desenvolveram um complexo sistema de articulações e de alavancas para permitir uma grande liberdade na movimentação das mãos, uma extremidade, capaz de cumprir sofisticadas tarefas de exploração, apreensão e manipulação, isto é, de trabalho. Por essa razão, é sempre bom ter em mente que as lesões que interferem na mobilidade das articulações do membro superior se traduzem por uma diminuição da eficiência da mão e, em geral, trazem maior grau de incapacidade do que as que atingem as articulações do membro inferior.

OSSOS DO MEMBRO SUPERIOR

A Figura 18.1 mostra os ossos do esqueleto apendicular do membro superior. O **úmero**, osso do braço, articula-se superiormente com a **escápula** e inferiormente com o **rádio** e a **ulna**, ossos do antebraço. O rádio articula-se com o esqueleto da mão. A **clavícula** articula-se

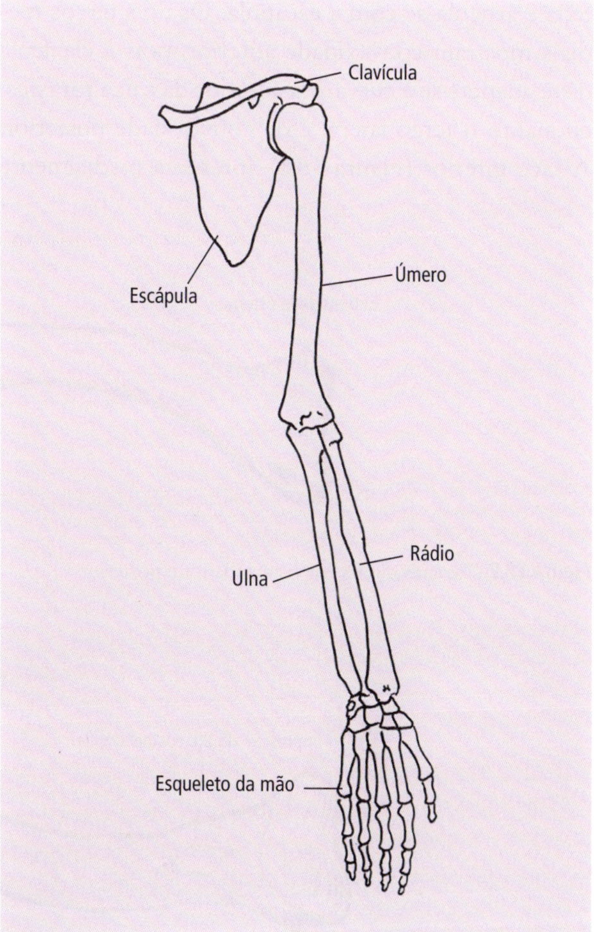

Figura 18.1 Cíngulo e esqueleto apendicular do membro superior.

com a escápula e com ela forma o **cíngulo do membro superior**. Entretanto, ao contrário do que ocorre com o cíngulo do membro inferior, no membro superior o cíngulo não está firmemente fixado ao esqueleto axial. Na verdade, a escápula associada à massa muscular do dorso não apresenta fixação direta no esqueleto axial. Essa fixação faz-se de maneira indireta por intermédio da clavícula que, no seu extremo lateral, articula-se com a escápula e, no seu extremo medial, une-se ao esterno. Essa disposição confere à articulação do ombro (do úmero com a escápula) extrema mobilidade, uma vez que, flutuando em meio à massa muscular, a escápula acompanha os movimentos do úmero.

CLAVÍCULA

A Figura 18.2 mostra uma clavícula direita vista superiormente. A face superior do osso é lisa e suas extremidades diferem: a **esternal**, que se articula com o esterno, é globosa; ao passo que a **acromial** é achatada e articula-se com a escápula. Os dois terços mediais mostram convexidade anterior, pois a clavícula deve adaptar-se à curvatura anterior da caixa toráxica, enquanto o terço lateral é de convexidade posterior. A face inferior (Figura 18.3) apresenta medialmente uma superfície rugosa para a inserção do ligamento costoclavicular (**impressão do ligamento costoclavicular**), o **sulco do músculo subclávio** (que se situa lateralmente àquela superfície rugosa) e o **tubérculo conoide**, junto à extremidade acromial e em situação posterior. No tubérculo conoide, prende-se o ligamento conoide. A partir do tubérculo conoide, estendendo-se lateral ou anteriormente, identifica-se uma área rugosa, a **linha trapezóidea**, onde se fixa o ligamento trapezoide.

Em recém-nascidos, é importante palpar a **clavícula** em busca de crepitações de modo a evidenciar possíveis traumatismos de parto.

ESCÁPULA

A escápula (Figura 18.4) é um **osso laminar** que apresenta um corpo triangular com duas formações bem salientes, a **espinha** (que termina lateralmente no acrômio) e o **processo coracoide**. A face anterior do corpo adapta-se à curvatura posterior da caixa torácica e, por essa razão, é côncava e denominada **face costal** por sua relação de proximidade com as costelas. A Figura 18.5 permite identificar as **margens medial**, **lateral** e **superior**, o **acrômio** (que se articula com a

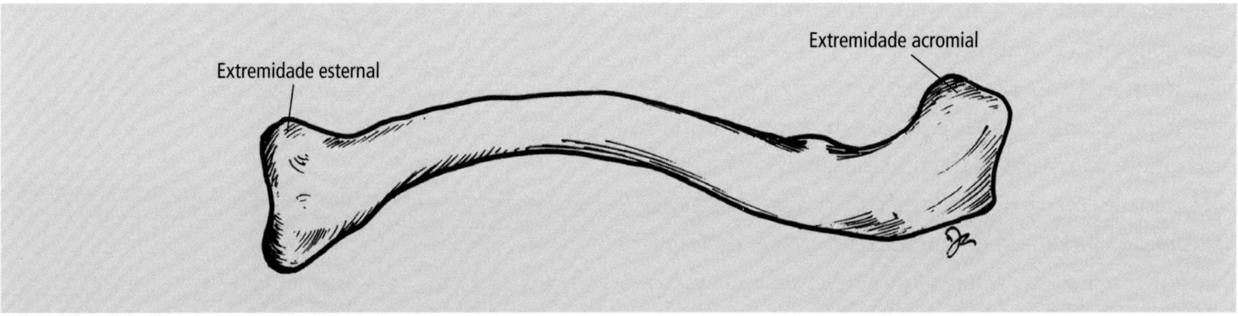

Figura 18.2 Clavícula direita em vista superior e posterior.

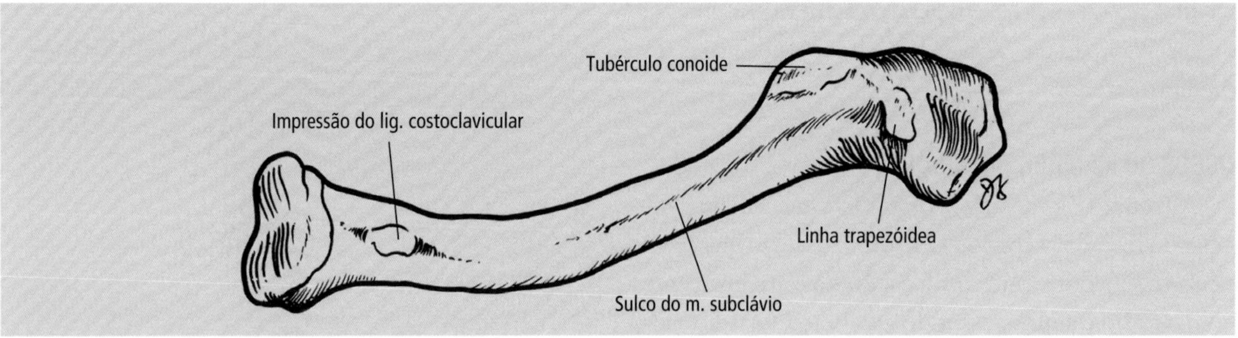

Figura 18.3 Clavícula direita em vista inferior e posterior.

clavícula), o **processo coracoide**, o **ângulo superior** e o **ângulo inferior**. Um 3º **ângulo**, o **lateral,** corresponde, na verdade, ao ponto de junção das margens lateral e superior. Nesse ponto, ele se espessa para formar a cabeça da escápula, unida ao restante da escápula pelo **colo**. A Figura 18.5 mostra que a face lateral da cabeça forma a **cavidade glenoidal**, côncava e rasa, que recebe a cabeça do úmero (Figura 18.1). A face costal, também conhecida como **fossa subescapular**, pode apresentar várias cristas não muito elevadas e associadas à fixação do músculo subescapular. Na vista lateral da escápula (Figura 18.6), os elementos já descritos são também identificáveis, bem como a presença dos **tubérculos supraglenoidal** e **infraglenoidal**, localizados, respectivamente, superior e inferiormente à cavidade glenoidal.

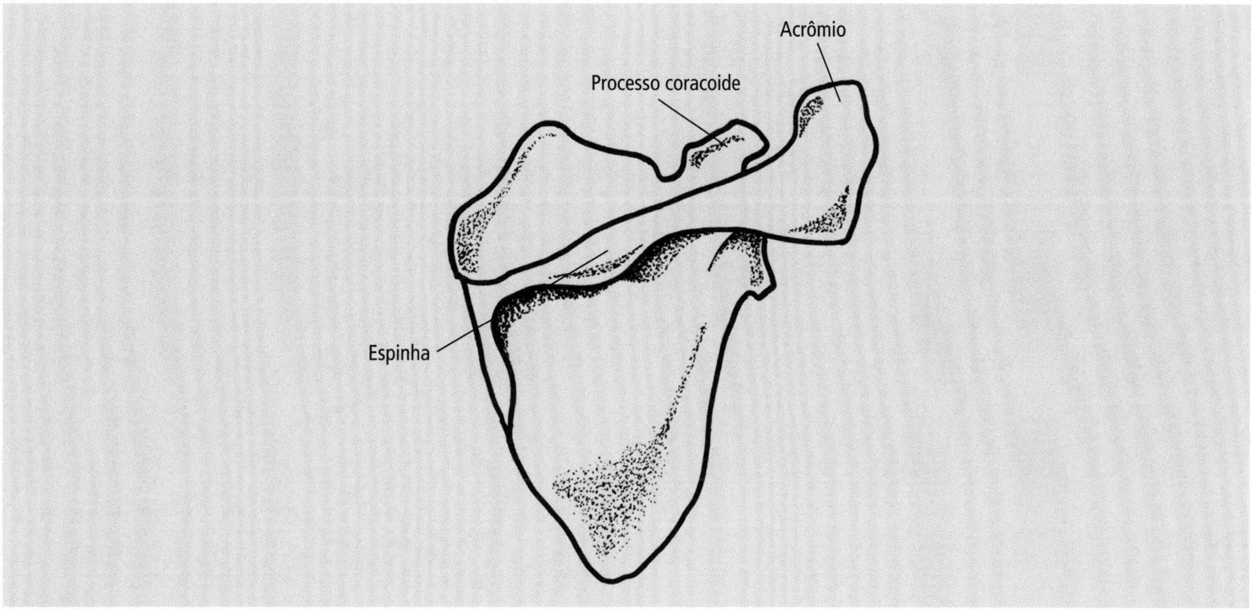

Figura 18.4 Escápula direita em vista posterior.

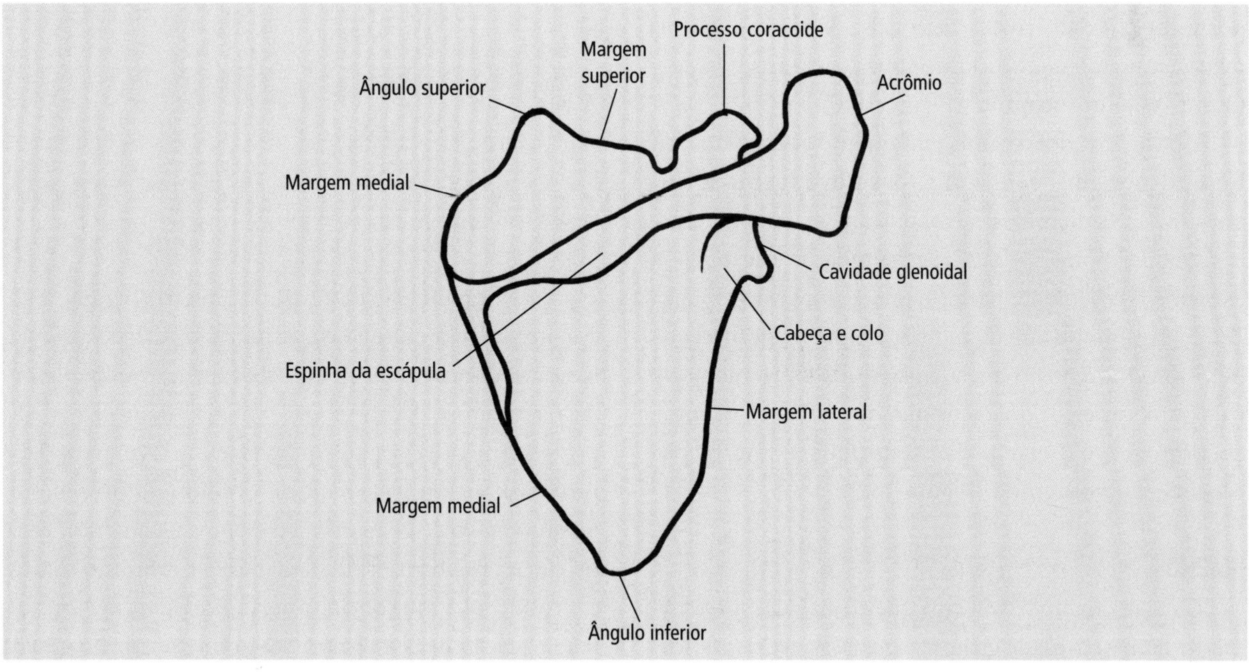

Figura 18.5 Escápula direita em vista posterior.

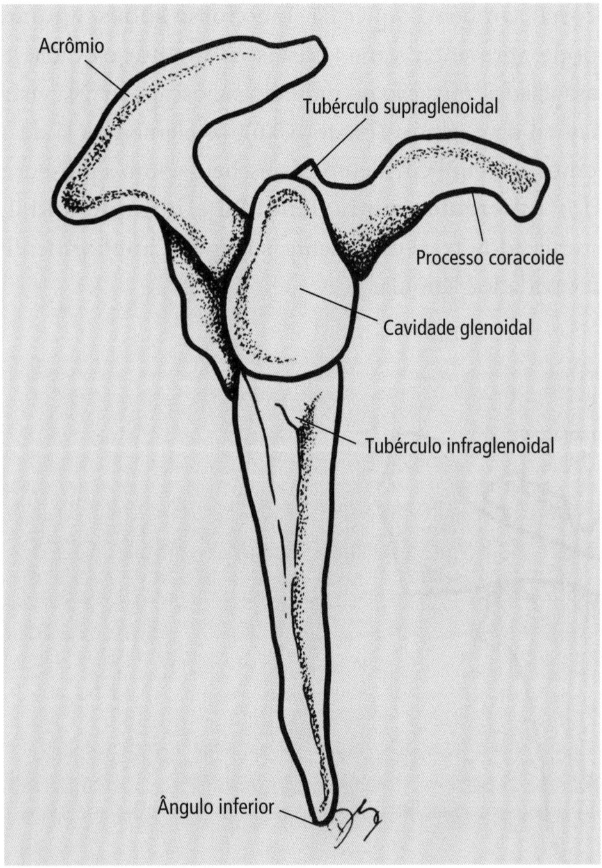

Figura 18.6 Escápula direita em vista lateral.

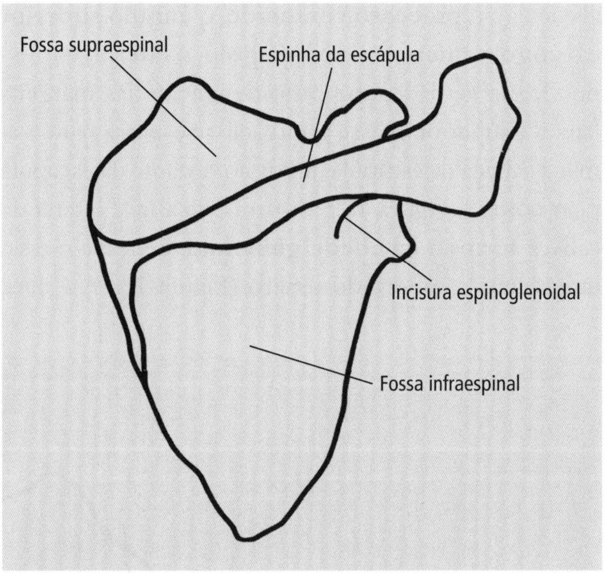

Figura 18.7 Escápula direita em vista posterior.

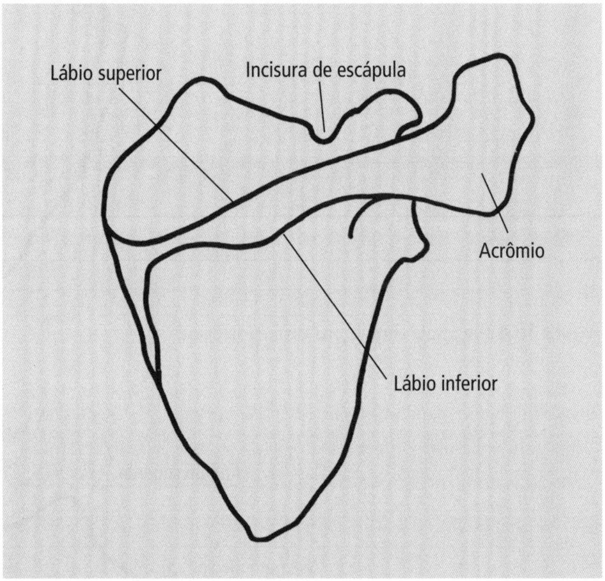

Figura 18.8 Escápula direita em vista posterior.

Na face posterior da escápula (Figura 18.7), a **espinha da escápula**, facilmente identificada, divide a face posterior em duas partes desiguais. A parte superior, menor, juntamente com a face superior da espinha, forma a **fossa supraespinal** (Figura 18.7).

A parte inferior, maior, juntamente com a face inferior da espinha, constitui a **fossa infraespinal** (Figura 18.7). As duas fossas comunicam-se, lateralmente, por meio de uma incisura. A espinha da escápula se expande lateralmente para formar o **acrômio** (Figura 18.8), na verdade, uma lâmina que apresenta margens bem proeminentes para a fixação de músculos. Na **margem superior da escápula**, que é fina e cortante, encontramos a **incisura da escápula**, na junção com o **processo coracoide** (Figura 18.8).

ÚMERO

Trata-se de um osso longo que se articula superiormente com a cavidade glenoidal da escápula e, inferiormente, com os ossos do antebraço: o rádio e a ulna.

Na extremidade proximal do úmero (Figura 18.9), encontramos a **cabeça do úmero**, superfície articular lisa e arredondada que se articula com a cavidade glenoidal da escápula. A cabeça está voltada superior, medial e posteriormente e separa-se do restante da extremidade proximal por um sulco anular, o **colo anatômico**. Lateralmente ao colo anatômico e em vista anterior, duas projeções podem ser identificadas: o **tubérculo maior**; e o **tubérculo menor do úmero**. Esse último é anteromedial. Essas duas massas ósseas, destinadas à fixação de músculos, estão separadas pelo **sulco intertubercular**

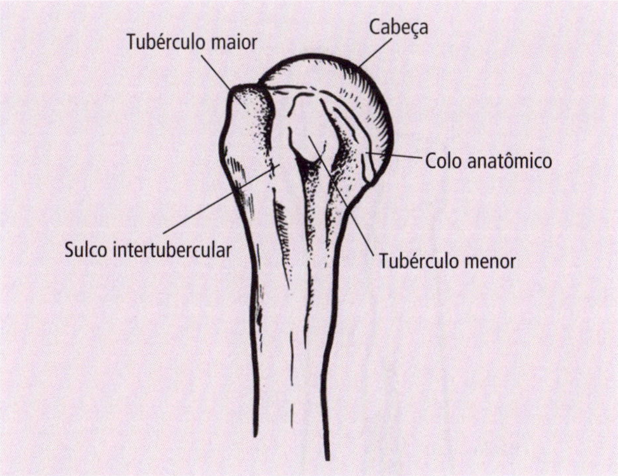

Figura 18.9 Extremidade proximal do úmero direito em vista anterior.

que se prolonga em direção **ao corpo do úmero**. Imediatamente abaixo dos tubérculos, está localizado o **colo cirúrgico** do úmero (Figura 18.10), local onde são frequentes as fraturas.

O corpo do úmero (Figura 18.10), logo abaixo do colo cirúrgico, mostra um formato cilíndrico e que se achata no sentido anteroposterior à medida que se aproxima da extremidade distal. O sulco intertubercular prolonga-se, da extremidade proximal do úmero, em direção ao corpo, estando aí delimitado pelas **cristas do tubérculo maior** e **do tubérculo menor**. No contorno lateral do terço médio do corpo do úmero, situa-se a **tuberosidade do músculo deltoide**, destinada à inserção desse músculo, como o nome indica. Numa vista posterior (Figura 18.11), vê-se o **sulco do nervo radial**, com direção oblíqua, descendente e lateral. Nem sempre esse sulco, que aloja o nervo radial, é muito evidente. No corpo do úmero, é possível distinguir as **faces anteromedial, anterolateral** e **posterior**, separadas pelas **margens medial** e **lateral**.

A extremidade distal do úmero curva-se anteriormente (Figura 18.10). As margens medial e lateral do corpo do úmero, ao se aproximarem da extremidade distal do osso, divergem e passam a ser denominadas **cristas supraepicondilares medial** e **lateral**. Essas cristas terminam em expansões nodulares, os **epicôndilos medial** e **lateral**, destinados à fixação de músculos e de ligamentos. Entre os epicôndilos medial e lateral, estão o **capítulo**, lateral, que se articula com o rádio, e a **tróclea**, medial, em forma de polia ou carretel, que

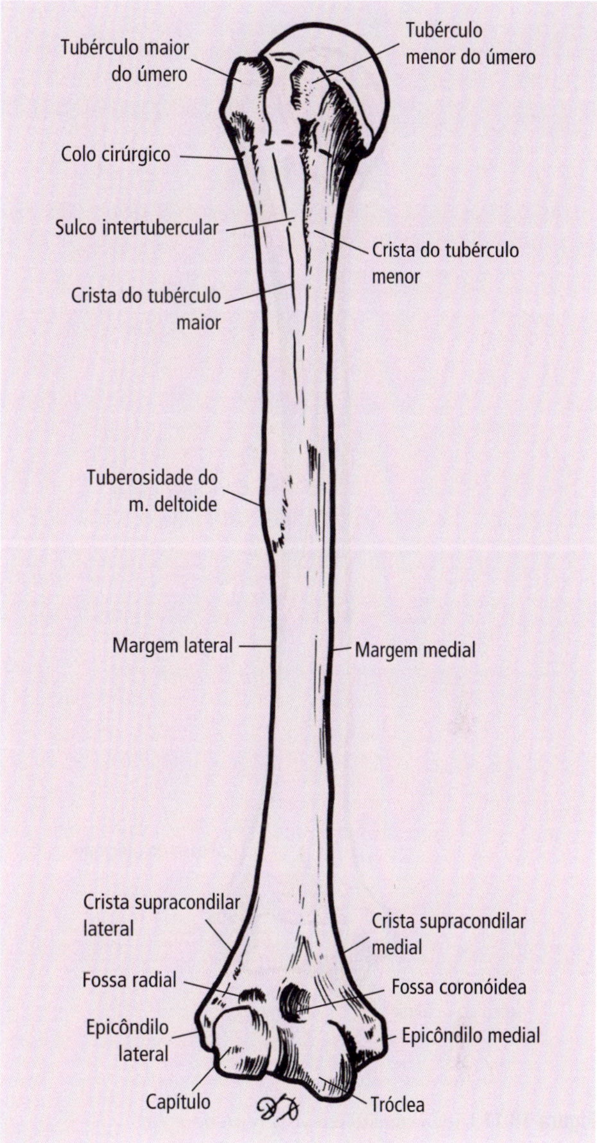

Figura 18.10 Úmero direito em vista anterior.

se articula com a ulna. Duas fossas são visíveis na face anterior da extremidade distal do úmero: a **fossa radial**, superior ao capítulo; e a **fossa coronóidea**, superior à tróclea. Essas fossas recebem partes dos ossos do antebraço nos movimentos da articulação do cotovelo. Em vista posterior (Figura 18.11), uma 3ª fossa pode ser identificada, situada superiormente à tróclea: a **fossa do olécrano**, que recebe o processo homônimo da ulna na extensão do cotovelo. Na face posterior do epicôndilo medial, existe um **sulco** destinado à passagem do **nervo ulnar**. Nesse ponto, o nervo ulnar é muito vulnerável a traumatismos ou à compressão, resultando no conhecido "choque" de formigamento.

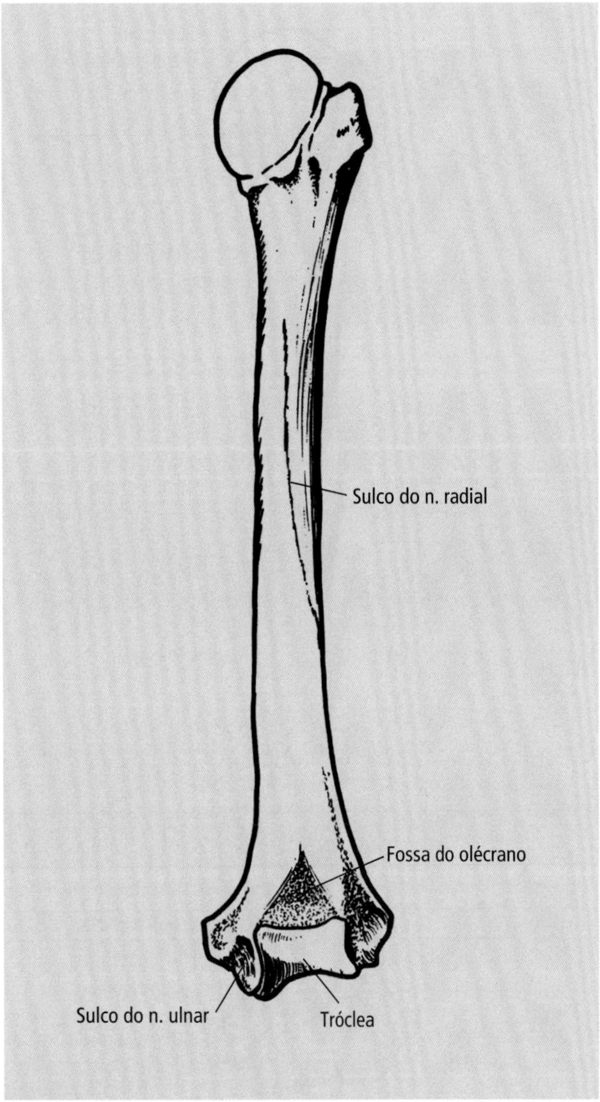

Figura 18.11 Úmero direito em vista posterior.

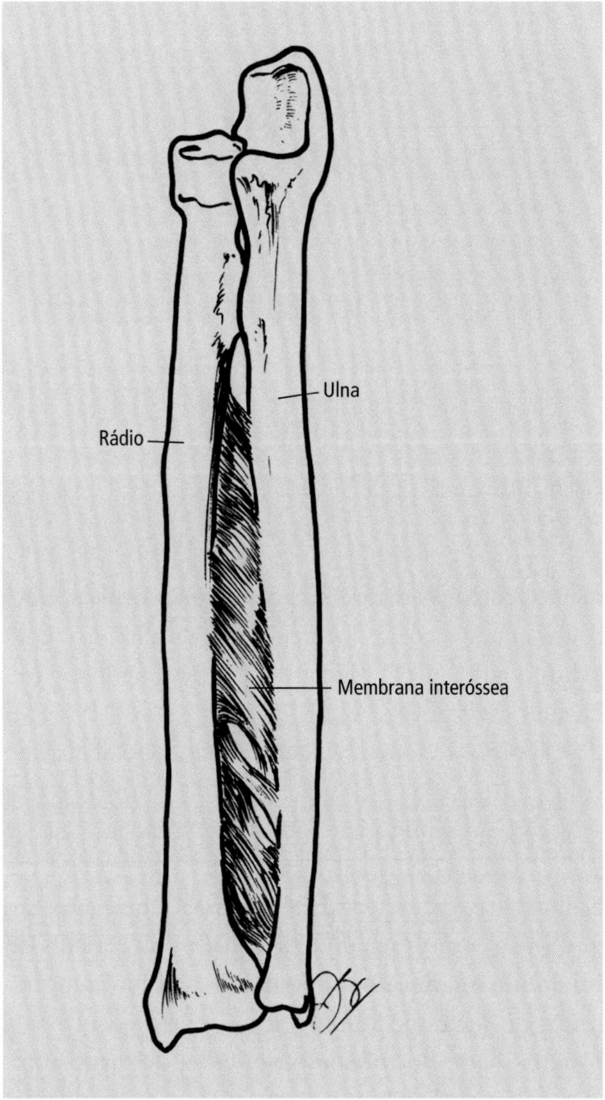

Figura 18.12 Rádio e ulna direitos em vista anterior.

OSSOS DO ANTEBRAÇO

São dois ossos longos (Figura 18.12) situados lado a lado; o **rádio** (lateral) e a **ulna** (medial). Estão unidos pela **membrana interóssea**, estendida entre eles. Ambos se articulam com o úmero, superiormente. Entretanto, distalmente, apenas o rádio participa da articulação com os ossos do carpo (articulação radiocarpal ou do "punho"). O rádio articula-se com a ulna por meio de duas articulações permitindo os movimentos de **supinação** e de **pronação** (Figura 18.13), nos quais a cabeça do rádio gira contra a face lateral da extremidade proximal da ulna e o corpo do rádio cruza a ulna. A possibilidade de pronação e supinação confere maior variedade aos movimentos da mão.

Ulna

A extremidade proximal da ulna assemelha-se a uma "chave inglesa" (Figura 18.14) e seus principais relevos podem ser mais bem identificados em vista lateral. A Figura 18.14 permite identificar o **olécrano**, contínuo com o **processo coronoide** que se projeta para a frente. Esses dois relevos formam a **incisura troclear** que se amolda à tróclea do úmero. Na flexão do antebraço, o vértice agudo do processo coronoide aloja-se na fossa coronóidea do úmero, ao passo que, na extensão do antebraço, o olécrano aloja-se na **fossa do olécrano**. Inferiormente ao processo coronoide, encontra-se a **tuberosidade da ulna**, destinada à fixação muscular, e, lateralmente ao processo coronoide,

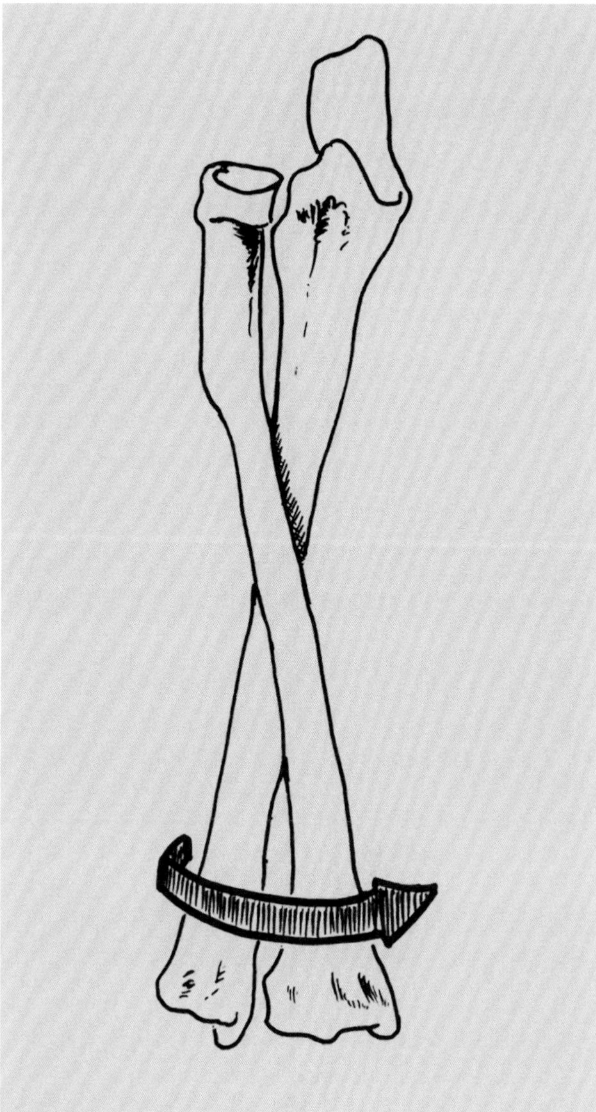

Figura 18.13 Rádio do lado direito no movimento de pronação.

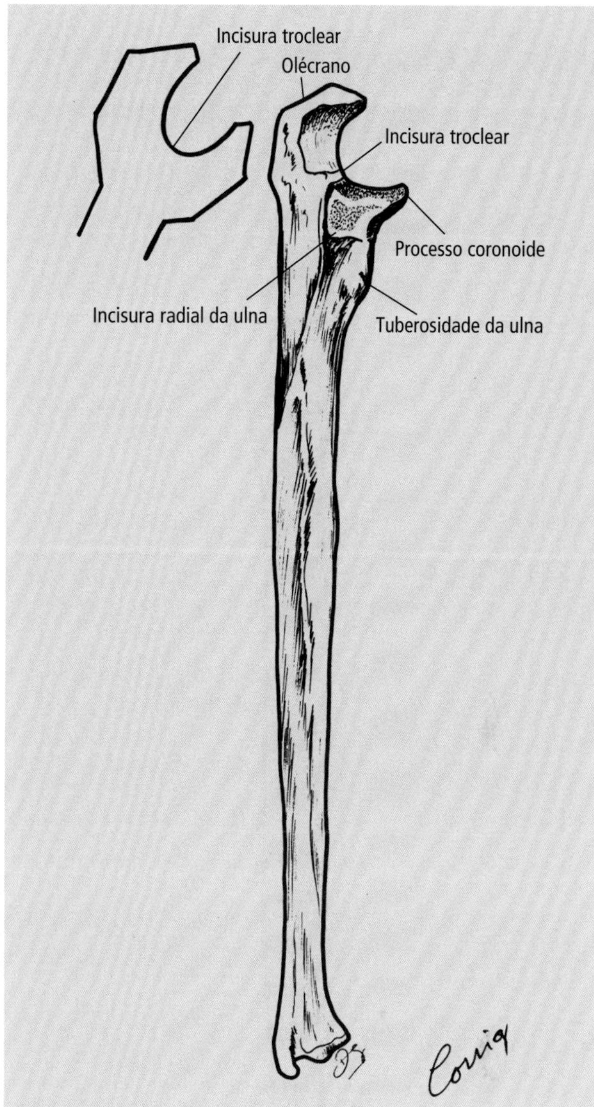

Figura 18.14 Ulna direita em vista lateral.

a **incisura radial**, na qual gira a cabeça do rádio na pronação e na supinação.

No corpo da ulna (Figura 18.15), localiza-se a **margem interóssea**, aguda e lateral, onde se prende a membrana interóssea, e a **margem anterior**, arredondada. Entre essas duas bordas, situa-se a **face anterior**. Situada posteriormente está a **margem posterior** (Figura 18.16), uma crista aguda que se inicia no olécrano e percorre o corpo do osso. Medialmente a ela, situa-se a **face medial** e, entre as margens posterior e interóssea, ambas agudas, encontra-se a **face posterior**.

A extremidade distal da ulna (Figura 18.16) apresenta-se como uma expansão arredondada e nodular das faces anterior e posterior do corpo, constituindo a **cabeça da ulna**. Uma marcada projeção, o **processo estiloide**, é posterior e medial. No contorno lateral da cabeça da ulna, identifica-se uma **circunferência articular** onde gira a incisura ulnar do rádio na pronação e na supinação.

Rádio

A extremidade proximal do rádio (Figura 18.17) está constituída por um disco espesso, a **cabeça do rádio**, cuja face superior é côncava, a **fóvea articular**, para se articular com o capítulo do úmero e cuja circunferência gira na incisura radial da ulna na pronação e na supinação. A circunferência da cabeça do rádio é mais estreita inferior do que superiormente, o que confere

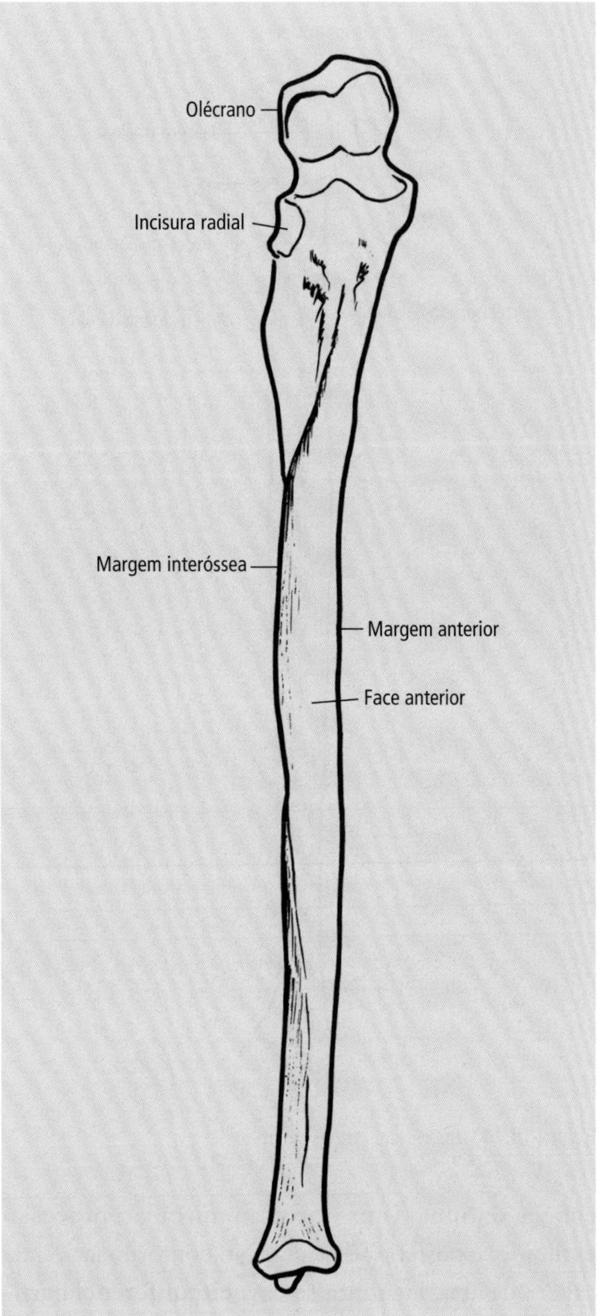

Figura 18.15 Ulna direita em vista anterior.

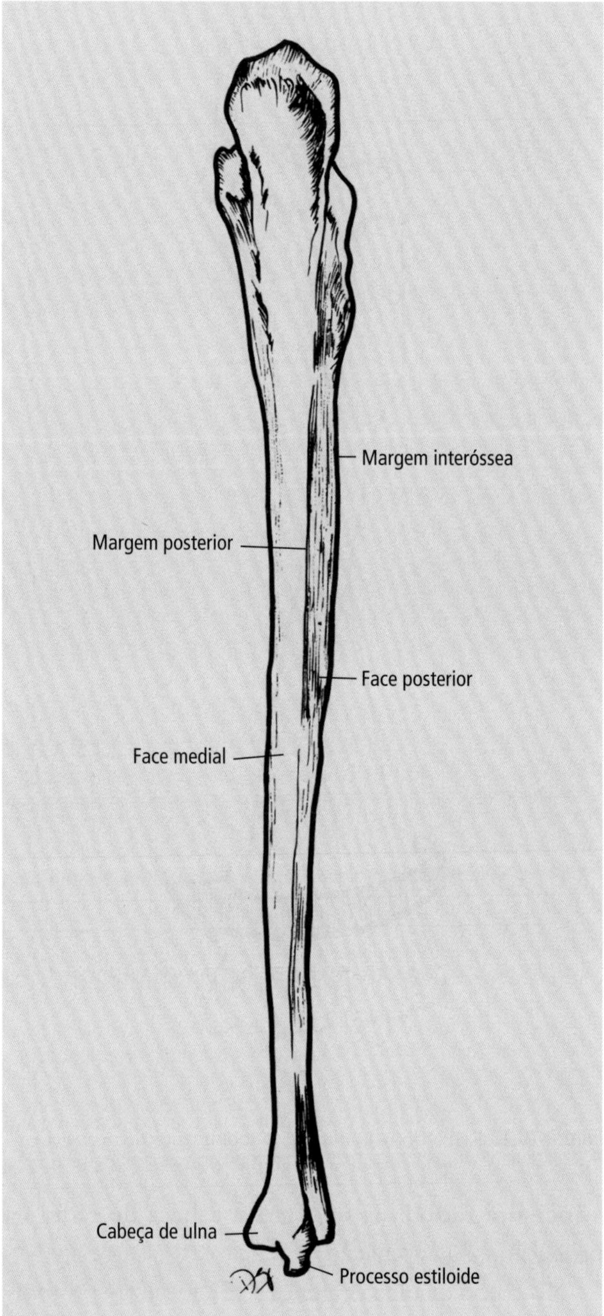

Figura 18.16 Ulna direita em vista posterior.

estabilidade à articulação. Abaixo da cabeça do rádio, existe uma porção estreitada, o **colo**, e abaixo deste e medialmente, a presença de uma projeção denominada **tuberosidade do rádio**, destinada à fixação muscular.

O corpo do rádio apresenta nítida convexidade lateral que lhe facilita cruzar a ulna na pronação (Figura 18.18). Nele encontramos a **margem anterior**, que se inicia na tuberosidade do rádio; a **margem lateral**, convexa; e a margem medial, aguda, que serve para a fixação da membrana interóssea; por isso é denominada **margem interóssea**. A **face anterior** situa-se entre as margens interóssea e anterior, sendo ligeiramente côncava, enquanto a **face lateral** situa-se entre as margens anterior e lateral. A margem posterior não é muito nítida, o que impede que a face posterior seja bem limitada da face lateral.

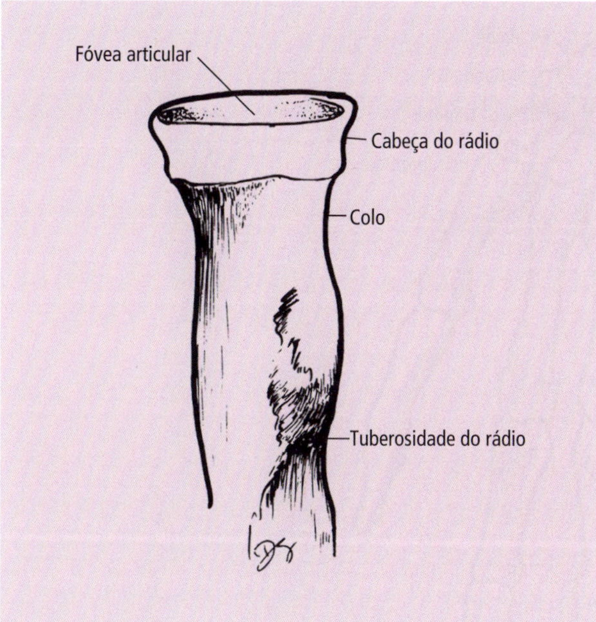

Figura 18.17 Rádio direito em vista anterior.

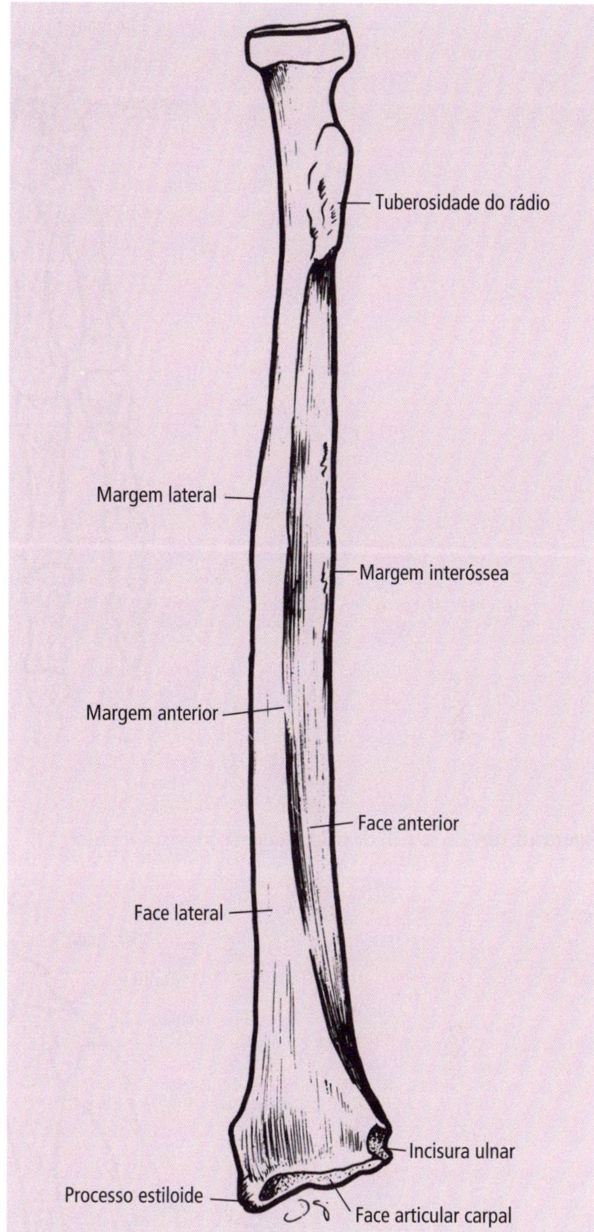

Figura 18.18 Rádio direito em vista anterior.

A extremidade distal do rádio (Figura 18.18) é uma expansão de todas as faces do seu corpo que terminam circundando uma face articular côncava, inferior, destinada a se articular com os ossos do carpo, a **face articular carpal**. O **processo estiloide** do rádio é facilmente identificado na face lateral da extremidade distal e, na face medial, nota-se a presença da **incisura ulnar** que recebe a cabeça da ulna.

ESQUELETO DA MÃO

Os ossos da mão podem ser divididos em três partes:

- Oito ossos, dispostos em duas fileiras, proximal e distal, que constituem o **carpo**.
- O esqueleto da mão propriamente dita, que constitui o **metacarpo**.
- O esqueleto dos dedos, representado pelas **falanges**.

Carpo

Os oito ossos que o constituem estão articulados entre si e são mantidos em posição por fortes ligamentos. Dispõem-se em duas fileiras, proximal e distal (Figura 18.19A e B). Na fileira proximal, estão o **escafoide**, o **semilunar**, o **piramidal** e o **pisiforme**; na fileira distal estão o **trapézio**, o **trapezoide**, o **capitato** e o **hamato**. Esse último apresenta uma projeção óssea denominada **hâmulo do osso hamato**.

A extremidade proximal do carpo é convexa, anteroposterior e lateromedialmente, articulando-se com o rádio; os ossos da fileira distal se articulam com os ossos do metacarpo. Os ossos do carpo também se articulam uns com os outros e, no seu conjunto, o carpo apresenta concavidade anterior, sendo ligeiramente convexo na face posterior.

Metacarpo

Os ossos do metacarpo são numerados de 1 a 5 a partir da margem radial (Figura 18.19). Os 2º, 3º, 4º e

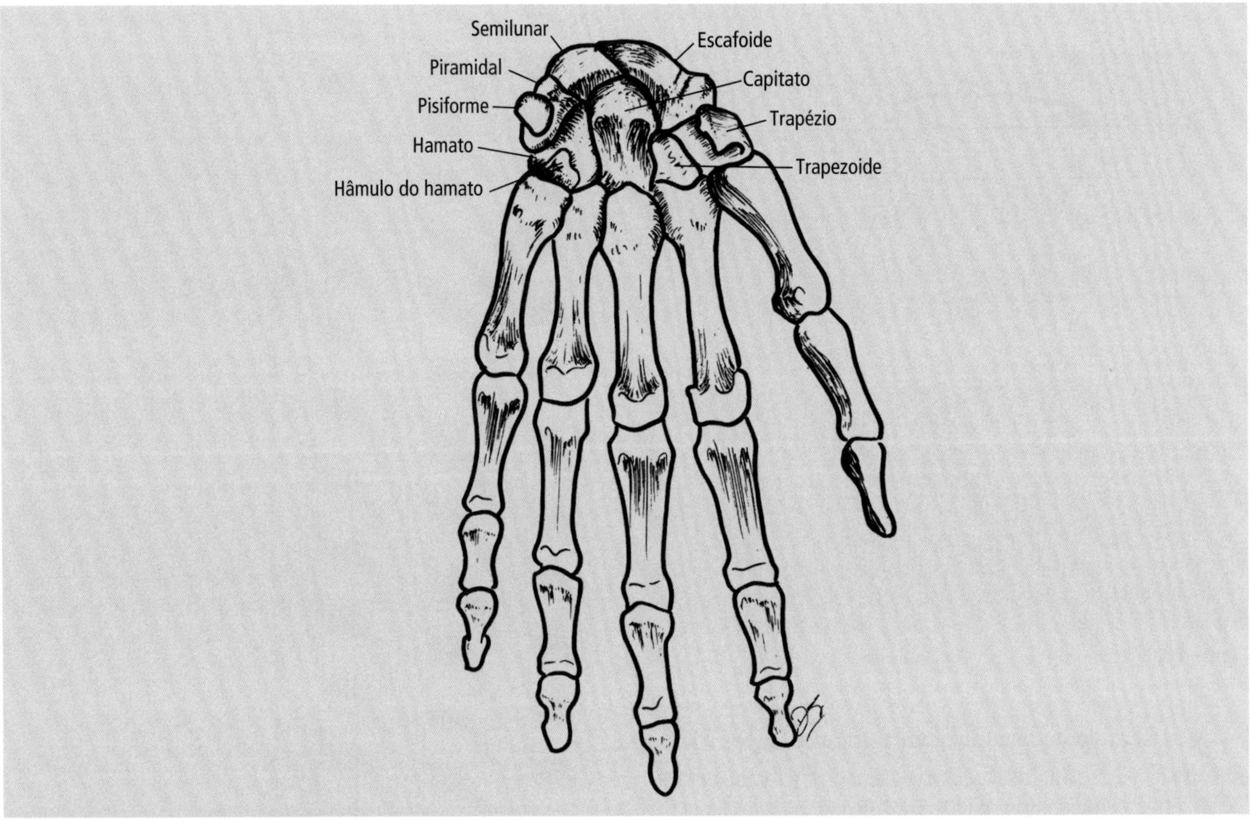

Figura 18.19A Esqueleto da mão esquerda em vista anterior.

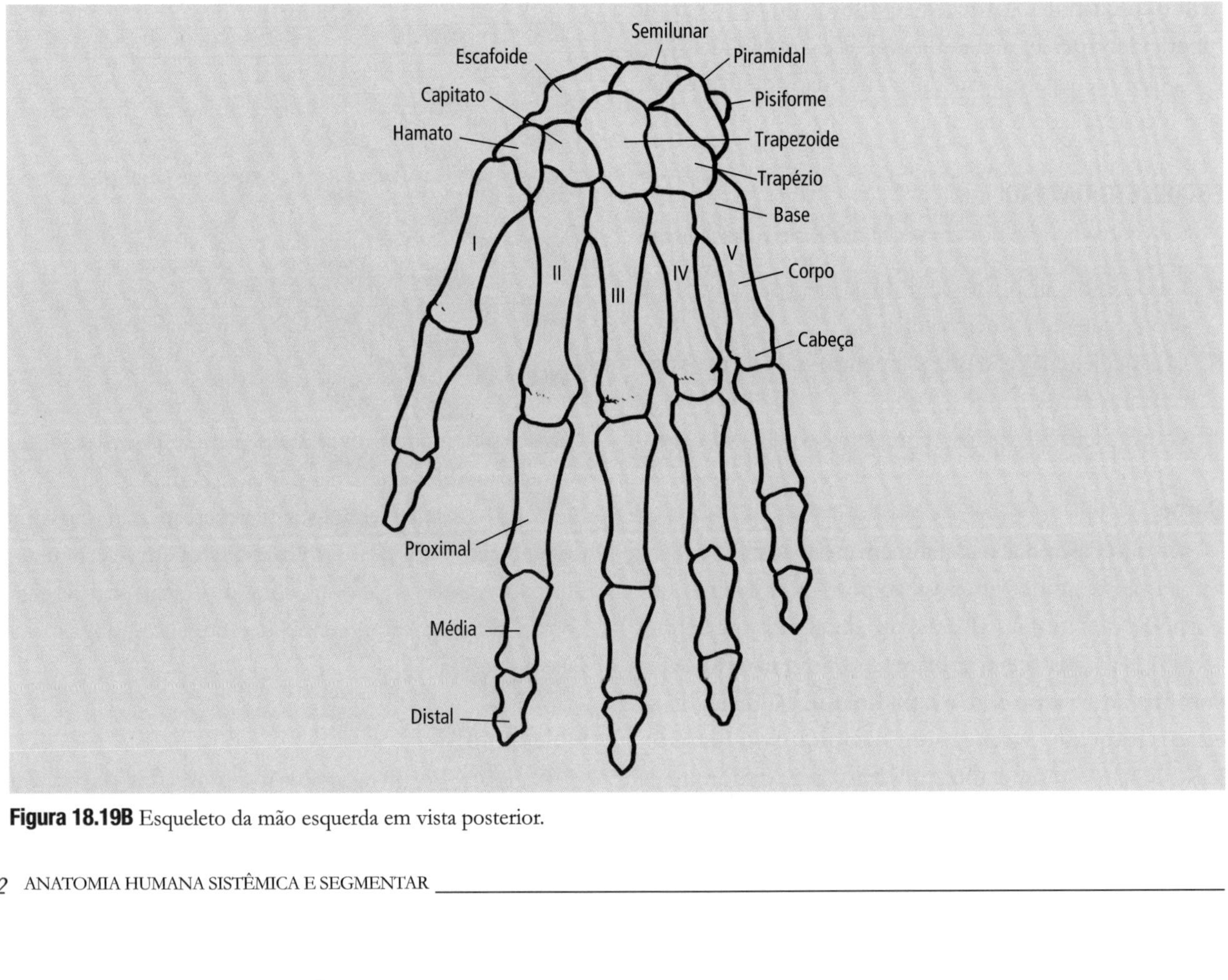

Figura 18.19B Esqueleto da mão esquerda em vista posterior.

5º podem ser considerados em conjunto. Todos eles apresentam uma **base**, um **corpo** (ou diáfise) e uma **cabeça** arredondada. As cabeças articulam-se com as **falanges proximais**. Os corpos são levemente côncavos anteriormente e as bases articulam-se com os ossos da fileira distal do carpo. Os ossos do metacarpo dispõem-se como um leque, divergindo a partir dos ossos da fileira distal do carpo.

O 1º osso metacarpal tem um corpo mais curto e mais achatado que os outros e não se situa no plano da palma, visto que sua face anterior, alargada, está voltada medialmente. Sua base tem uma face articular em forma de sela, que se encaixa em face semelhante do trapézio. Essa articulação em sela e a posição particular do 1º metacarpal conferem grande mobilidade ao polegar, sendo importantes nos movimentos de apreensão e de oponência.

Falanges

Cada dedo tem falanges, **proximal**, **média** e **distal** (Figura 18.19), com exceção do polegar, no qual não existe a falange média. Cada falange tem **base**, **corpo** e **cabeça** (Figura 18.20). Todas as falanges são côncavas no sentido palmar. A falange proximal apresenta uma faceta oval, na sua base, para se articular com a cabeça do osso metacarpal. Por sua vez, a cabeça da falange proximal tem uma superfície articular em forma de carretel, a **tróclea da falange**, para se articular com a base da falange média, que apresenta uma crista mediana que se encaixa no sulco da polia da cabeça da falange proximal. Esse mesmo tipo de encaixe pode ser identificado na articulação da falange média com a distal. As falanges distais apresentam uma tuberosidade no lugar da cabeça (**tuberosidade da falange distal**).

ANATOMIA DE SUPERFÍCIE

A extremidade proximal do úmero, por estar recoberta por músculos mais volumosos, oferece dificuldades à palpação. Entretanto, com pressão profunda, o tubérculo maior pode ser percebido através do músculo deltoide, logo abaixo do acrômio. O corpo do úmero é facilmente percebido pela palpação logo abaixo da inserção do músculo deltoide. A crista supraepicondilar lateral e os epicôndilos, medial e lateral, são evidentes. Na face posterior do cotovelo, o olécrano da ulna pode ser palpado entre os dois epicôndilos, medial e lateral. Quando o antebraço está em extensão (pendido ao longo do corpo), uma linha horizontal traçada entre os dois epicôndilos passa sobre ou logo abaixo do vértice do olécrano. Porém, quando o antebraço está fletido, o vértice do olécrano está acima da linha que une os epicôndilos medial e lateral.

A clavícula é palpável em toda a sua extensão. O acrômio, a espinha da escápula e o ângulo inferior também podem ser identificados com facilidade pela palpação. Na posição de descrição anatômica, o ângulo inferior corresponde, em geral, ao 7º espaço intercostal (espaço entre as 7ª e 8ª costelas).

A ulna pode ser palpada, posteriormente, em toda a sua extensão e seu processo estiloide faz relevo na superfície no nível do punho, posteriormente. Durante a pronação e a supinação, a cabeça do rádio pode ser sentida pela palpação, distalmente ao epicôndilo lateral.

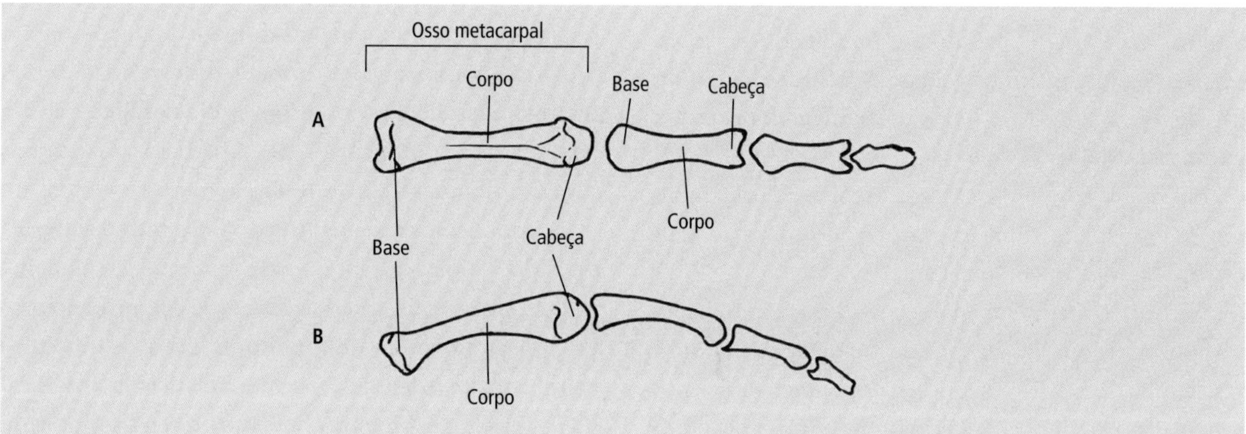

Figura 18.20 Metacarpal e falanges proximal, média e distal dos dedos, nas vistas palmar (**A**) e lateral (**B**).

O processo estiloide do rádio é palpável no nível do punho, lateralmente, e situa-se distalmente ao relevo produzido pelo processo estiloide da ulna.

ESTRUTURAS SUPERFICIAIS, FÁSCIA, DRENAGEM LINFÁTICA DO MEMBRO SUPERIOR E MAMA

Pele e tela subcutânea

As características da pele do membro superior e do cíngulo do membro superior dependem da região considerada. Assim, na região escapular é delgada, sem pelos e muito móvel. No ombro é mais espessa, geralmente sem pelos e também muito móvel. Na axila, é delgada, flexível, mas pigmentada e, no adulto com muitos pelos. Apresenta muitas glândulas sebáceas e está aderida à fáscia subjacente.

Na região braquial anterior, é delgada medialmente, tornando-se mais espessa lateralmente, característica esta que se mantém na região braquial posterior. Em ambas as regiões, a pele é muito móvel e habitualmente glabra, podendo, contudo, ser pilosa em alguns indivíduos, em especial na região braquial posterior. No nível do cotovelo, a pele é espessa, enrugada e móvel, apresentando pregas transversais quando o antebraço está estendido. Na fossa cubital, é fina, flexível e muito móvel. Na região antebraquial anterior, é delgada, sem pelos e de fácil deslizamento; ao passo que, na região antebraquial posterior, é pilosa, mais espessa e um pouco menos móvel que a da região anterior. No dorso da mão, a pele é delgada, muito móvel, pilosa e com muitas pregas transversais. Já na palma da mão, é muito espessa, praticamente imóvel, exceto próximo ao polegar e à glabra e com muitas glândulas sudoríferas.

A tela subcutânea apresenta um padrão geral com algumas exceções. O padrão é representado por duas camadas – uma superficial e adiposa, a **camada areolar**, de espessura variável, e outra profunda e conectiva, a **camada lamelar**.

No dorso da mão, a camada areolar é quase totalmente inexistente, o mesmo ocorrendo na parte mais distal da região antebraquial anterior.

Na axila, o tecido subcutâneo se dispõe em trabéculas conectivas que vão da face profunda da derme até a fáscia subjacente, delimitando espaços preenchidos por tecido adiposo. Também são encontradas no subcutâneo axilar inúmeras glândulas sudoríferas.

Na palma da mão, o tecido subcutâneo também segue esse padrão axilar, com maior concentração de tecido adiposo nos extremos da região. No nível do subcutâneo palmar, está presente o **músculo palmar curto** (item Músculos do Dedo Mínimo).

Em vários locais do membro superior e do cíngulo do membro superior, onde os relevos ósseos se apresentam superficiais, existem **bolsas serosas**. Algumas dessas bolsas serão descritas com as articulações do membro superior.

Estruturas superficiais

As principais estruturas superficiais **correm no nível da camada lamelar da tela subcutânea**. Contudo, nem todas serão descritas em sua totalidade, como os nervos cutâneos; que serão abordados no estudo dos nervos profundos dos quais se originam.

Veias cefálica e basílica

As veias superficiais do membro superior confluem basicamente para duas veias mais calibrosas, as **veias cefálica** e **basílica**. Contudo, não é possível estabelecer um padrão rígido quanto à sua distribuição, pois as variações são muito frequentes, inclusive de um membro para outro, no mesmo indivíduo. Dessa forma, as considerações que se seguem abordam os aspectos morfológicos fundamentais e de ocorrência mais comum, e que servirão de base para o entendimento das variações encontradas.

A drenagem venosa dos dedos é feita através de numerosas **veias digitais palmares e dorsais** que se comunicam pelas **veias intercapitulares**. Elas drenam o sangue para o **arco venoso palmar superficial**. A confluência das veias digitais dorsais de dedos adjacentes origina as **veias metacarpais dorsais** que, com sentido proximal, confluem para formar a **rede venosa dorsal da mão**. Desta rede se originam a **veia cefálica** e a **veia basílica**, as duas principais veias superficiais do membro superior (Figuras 18.21 e 18.22).

A **veia cefálica se origina do lado radial (lateral) da rede venosa dorsal da mão**, ascende lateralmente na face anterior do antebraço e braço. No nível do ombro, **passa no sulco deltopeitoral** (entre os músculos peitoral maior e deltoide), perfura a **fáscia clavipeitoral** (item Fáscia do Membro Superior) e termina na **veia axilar** (item Veia Axilar).

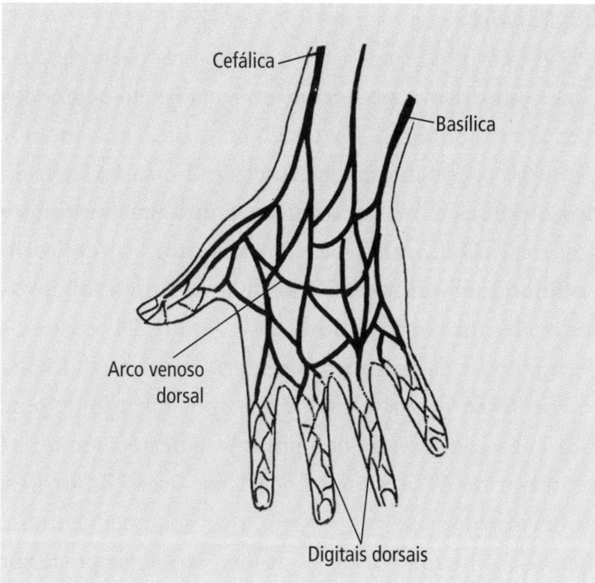

Figura 18.21 Rede venosa dorsal da mão (lado esquerdo).

A **veia basílica se origina do lado medial da rede venosa dorsal da mão**, ascende medialmente na face anterior do antebraço e, aproximadamente **no meio do braço, perfura a fáscia**, tornando-se profunda e passando a acompanhar as **veias braquiais**, às quais se une, próximo à axila, para formar a **veia axilar** (item Veia Axilar). Ao longo de seus trajetos, as veias cefálica e basílica recebem diversas tributárias e mantêm comunicações entre si. **Na região anterior do cotovelo, essas comunicações têm particular importância, pois as veias aí são encontradas, sendo superficiais e geralmente calibrosas, são utilizadas com frequência na prática médica** para injeções endovenosas, coleta de sangue para exames, transfusão de sangue e de plasma, e mesmo como via de passagem de longas cânulas para os exames das câmaras cardíacas (**cateterismo cardíaco**). Dessas comunicações, deve-se destacar a **veia intermédia do cotovelo** (Figura 18.23),

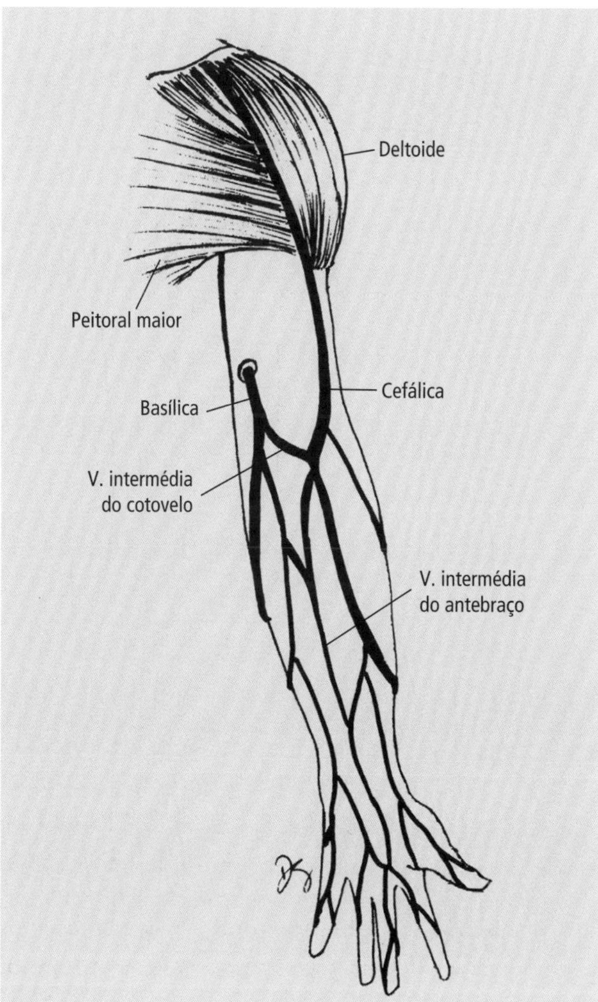

Figura 18.22 Formação das veias basílica e cefálica.

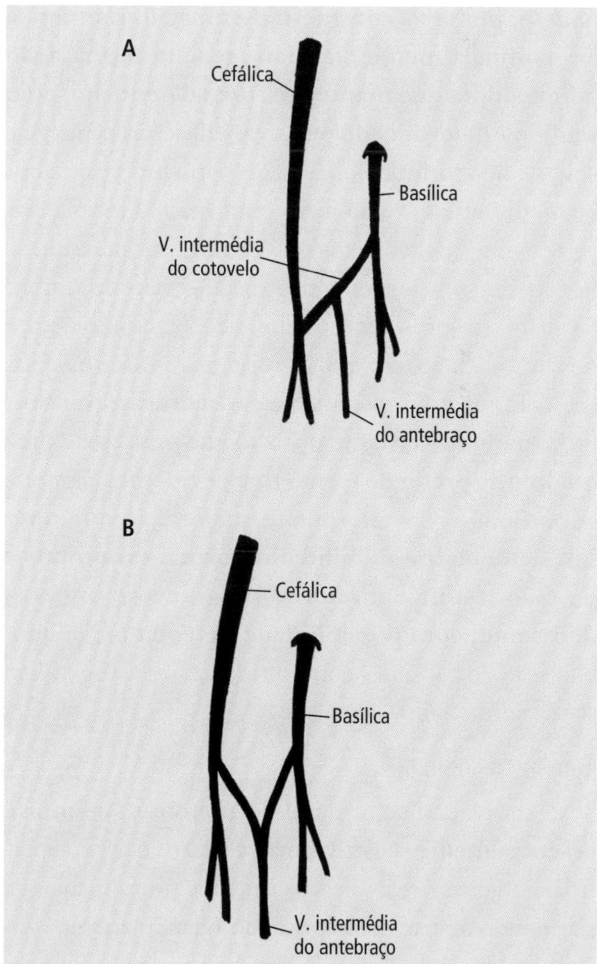

Figura 18.23 A – Veia intermédia do cotovelo. B – Variação frequente: veia intermédia do antebraço em Y.

cujo padrão mais comum é seguir oblíqua e proximalmente da veia cefálica para a veia basílica, recebendo, como tributária, a **veia intermédia do antebraço**. Uma variação frequente é a veia intermédia do antebraço **apresentar a forma de um Y**, desembocando tanto na veia cefálica como na veia basílica; neste caso, não existe a veia intermédia do cotovelo.

Retorno venoso

Com o indivíduo na postura ereta, o retorno venoso de ambos os membros ocorre contra a ação da gravidade. Contudo, vale salientar que os membros inferiores enfrentam maior dificuldade porque estão mais afastados do coração do que os membros superiores. Quando andamos, os movimentos predominantes nos membros inferiores aumentam o fluxo do sangue venoso ao coração, o que não é tão evidente nos membros superiores. **A compressão dos canais de drenagem, por ativa contração de músculos situados em compartimentos fasciais, resulta numa ação bombeadora que mantém o fluxo de retorno, cujo sentido é determinado pelas válvulas existentes nas veias e nos linfáticos. Esse mecanismo é particularmente eficiente na axila e na mão.** Na axila, nas veias e nos linfáticos estão envolvidos por músculos e fáscias e, assim, os movimentos da região do ombro facilitam o retorno venoso e linfático. O mesmo ocorre no nível da mão, em que as veias podem ser esvaziadas pelo repetido movimento de "**cerrar o punho**", **uma manobra bastante utilizada na prática médica quando se pretende tornar mais evidentes as veias superficiais**. Compreende-se, assim, que **qualquer interferência na mobilidade normal do ombro e da mão resulta em retorno sanguíneo e linfático deficiente, com possibilidade de edema**. Na imobilização de pacientes com fraturas, esses fatos devem ser levados em consideração.

Inervação cutânea

A inervação superficial do membro superior é essencialmente sensitiva, mas, como os nervos superficiais originam-se de nervos situados profundamente, seu estudo só pode ser concluído quando aquelas origens forem abordadas. A descrição sumária que se segue apenas indica o nome dos nervos cutâneos e a região por eles inervada.

Dermátomos

Os nervos espinais são formados pela fusão de duas raízes, **anterior** e **posterior**, conectadas ao segmento medular (Capítulo 5 – Sistema Nervoso). A raiz anterior é motora e a posterior é sensitiva. Por essa razão, todo nervo espinal é um nervo misto, com fibras motoras e sensitivas. **Denomina-se "dermátomo" o território cutâneo inervado por fibras de uma única raiz posterior de um nervo espinal.** A Figura 18.24 mostra os dermátomos do membro superior. Assim, quando nos referimos ao dermátomo **C7**, estamos falando de uma área cutânea inervada por fibras que pertencem à raiz posterior do 7º nervo cervical. Nas áreas limítrofes, os dermátomos se superpõem, mas sua área central é inervada somente por fibras de uma única raiz posterior de nervo espinal.

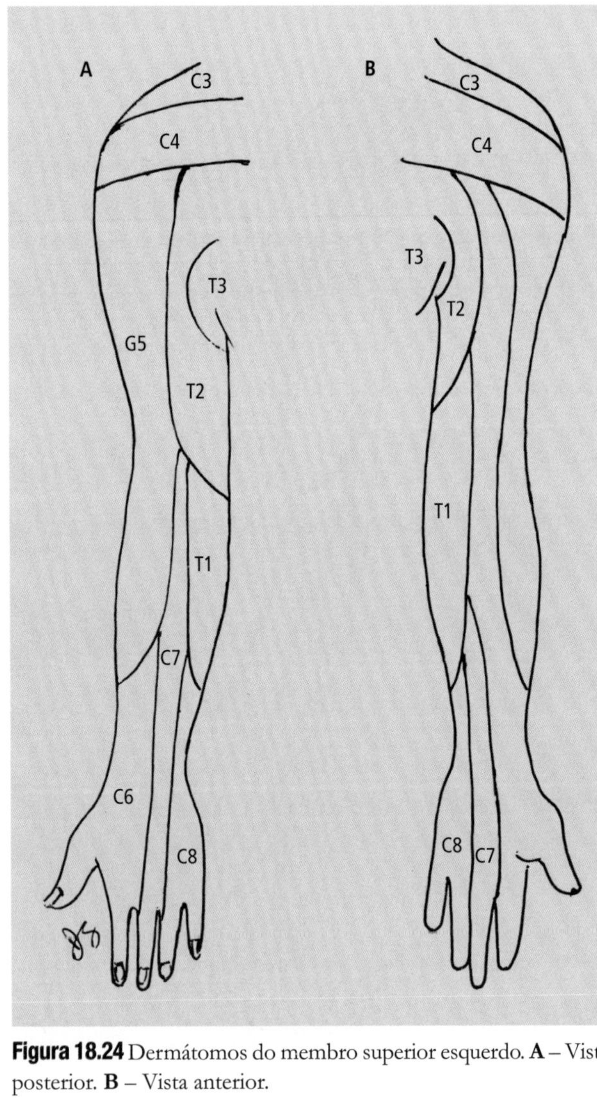

Figura 18.24 Dermátomos do membro superior esquerdo. **A** – Vista posterior. **B** – Vista anterior.

Nervos cutâneos

A Figura 18.25 indica as áreas cutâneas e os nervos que as inervam. Os nervos cutâneos da região escapular e do ombro provêm dos **ramos posteriores dos nervos espinais**, posteriormente, e dos **ramos cutâneos laterais dos nervos intercostais**, lateralmente, seguindo ambos uma distribuição nitidamente segmentar. A parte superior do ombro é suprida pelos **nervos supraclaviculares**, do plexo cervical (item Músculos Cervicais Relacionados com o Osso Hioide do Capítulo 20 – Pescoço e Cabeça).

Os nervos cutâneos do braço são numerosos. O nervo axilar emite o **nervo cutâneo lateral superior do braço** para a pele sobre o músculo deltoide. O nervo radial emite o **nervo cutâneo posterior do braço** que supre a face posterior do braço e o **nervo cutâneo lateral inferior do braço**, para a pele da face lateral da porção mais distal do braço. A face medial, na região proximal, é inervada pelo **nervo intercostobraquial**, que é o ramo cutâneo lateral do 2º nervo intercostal, e pelo **nervo cutâneo medial do braço**, ramo direto do plexo braquial. As regiões medial, inferior e anterior são

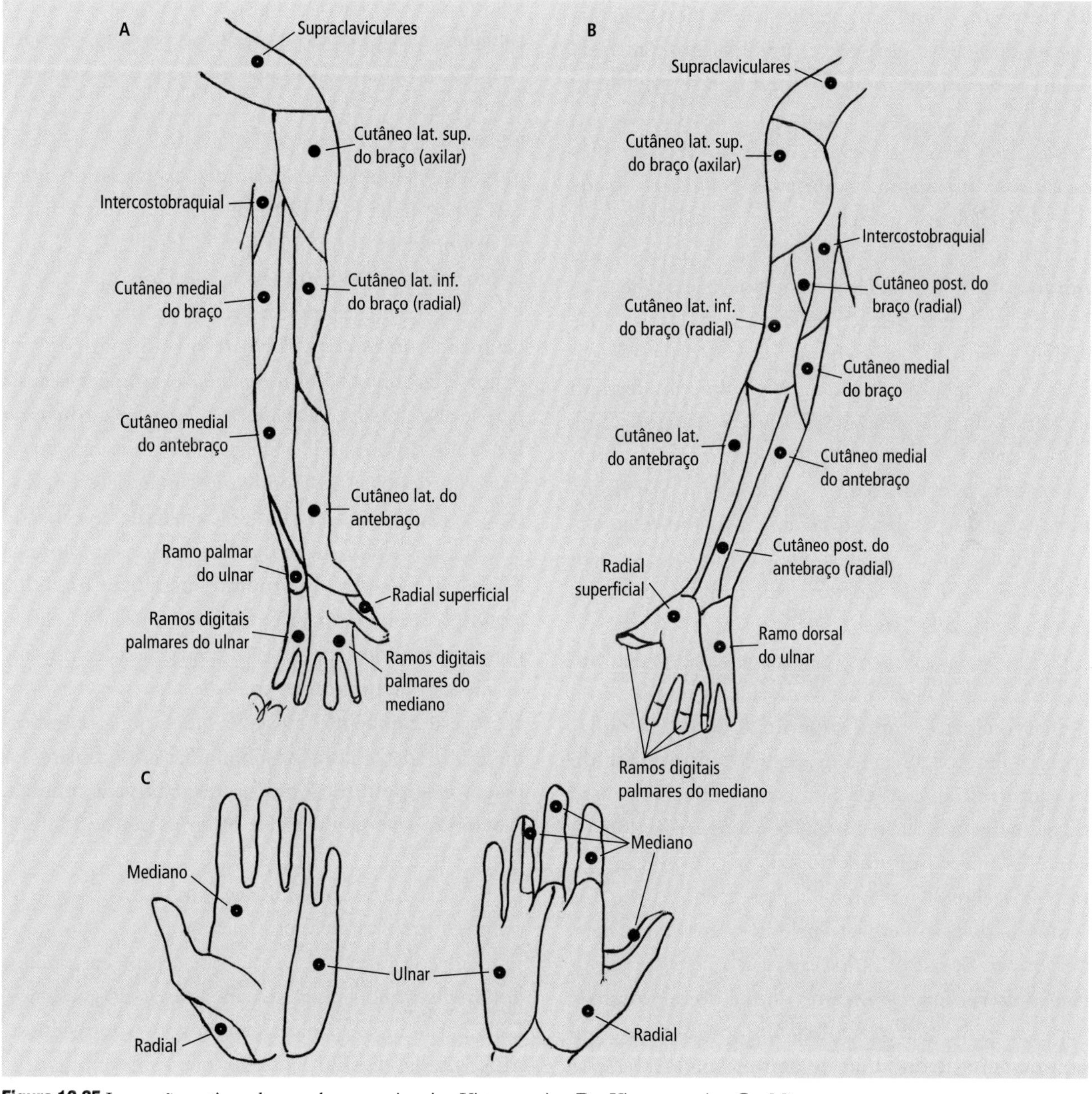

Figura 18.25 Inervação cutânea do membro superior. **A** – Vista anterior. **B** – Vista posterior. **C** – Mão.

supridas pelo **nervo cutâneo medial do antebraço**, também ramo direto do plexo braquial e que **acompanha a veia basílica**. Esse mesmo nervo supre, no antebraço, as faces anterior e posterior da face medial, ao passo que o **nervo cutâneo lateral do antebraço**, ramo terminal do nervo musculocutâneo, distribui-se às faces anterior e posterior, lateralmente. O **nervo cutâneo posterior do antebraço**, do nervo radial, supre uma faixa posterior, situada entre os territórios dos outros dois nervos.

Os nervos cutâneos da mão provêm dos nervos radial, mediano e ulnar. Um pequeno **ramo palmar do nervo mediano**, que se origina um pouco acima do punho, inerva uma parte proximal do centro da palma, e o **ramo palmar do ulnar** que se origina no antebraço, inerva uma área ainda menor da margem ulnar, mas a principal inervação da mão se faz através de **ramos digitais** dos três nervos. Na palma, ramos dos nervos ulnar e mediano seguem distalmente, enviam pequenos ramos para a palma e terminam como **nervos digitais palmares próprios** que seguem ao longo da margem, de cada dedo na frente das artérias digitais próprias. Esses nervos para o dedo mínimo e para a face ulnar do dedo anular geralmente derivam do nervo ulnar e o restante, do nervo mediano. Cada um dá ramos para a pele, para as articulações interfalângicas e para o leito ungueal; exceto no polegar, os ramos digitais palmares do nervo mediano (e, às vezes, um ou mais do ulnar) emitem ramos que seguem posteriormente para inervar a pele da face dorsal das falanges média e distal.

Os nervos para o dorso da mão geralmente derivam do ramo superficial do nervo radial e do ramo dorsal do nervo ulnar. O **ramo superficial do nervo radial** aparece um pouco acima do punho, **sob o músculo braquiorradial**, e segue para baixo, subcutaneamente, na margem radial da mão. Inerva parte do dorso e emite os **nervos digitais dorsais** para o polegar e a face adjacente de um e meio a dois dedos e meio. Os ramos do polegar inervam a pele até o leito ungueal; os nervos para os outros dedos vão pouco além das articulações interfalângicas. O **ramo dorsal do nervo ulnar** curva-se sobre a face ulnar do punho, **profundamente ao músculo flexor ulnar do carpo**, para inervar, por meio dos **nervos digitais dorsais**, a margem ulnar e a metade de um e meio ou mais dedos. Existem muitas variações na distribuição desses dois nervos para o dorso da mão.

Fáscia do membro superior

No membro superior existe, além das fáscias individuais de revestimento muscular, um envoltório fascial para toda a massa muscular, que a subdivide em grupos funcionais. Essa fáscia do membro é contínua com a do cíngulo do membro superior e com a da região peitoral, que serão descritas em conjunto com ela.

A fáscia sobre os músculos trapézio e latíssimo do dorso é densa e aderida tanto ao músculo como à tela subcutânea. A fáscia do trapézio, no pescoço, se continua como parte da **lâmina superficial da fáscia cervical** (Capítulo 20 – Pescoço e Cabeça). A fáscia do latíssimo do dorso estende-se, lateralmente, com as dos músculos vizinhos e, em parte, com as fáscias do braço e da axila. Medial e inferiormente participa da formação da **aponeurose toracolombar** (Capítulo 19 – Crânio, Coluna Vertebral e Partes Moles do Dorso).

A fáscia da região peitoral se fixa na clavícula e, medialmente, no esterno. **Reveste o músculo peitoral** maior e continua-se, inferiormente, com a fáscia da parede abdominal e, lateralmente, **envolve o músculo latíssimo do dorso**. No intervalo entre o latíssimo do dorso (posterior) e o peitoral maior (anterior), a fáscia se espessa e **forma o assoalho do cavo axilar**, recebendo o nome de **fáscia da axila**. Dessa fáscia, parte uma lâmina, denominada **ligamento suspensor da axila**, que logo se divide para envolver o músculo peitoral menor e continua em direção à clavícula com o nome de **fáscia clavipeitoral**. Antes de fixar naquele osso, ela reveste também o músculo subclávio e, posteriormente, funde-se com a bainha dos vasos axilares. **A fáscia clavipeitoral é perfurada pela veia cefálica, a artéria toracoacromial e o nervo peitoral lateral** (Figura 18.26).

No braço, a fáscia, continuação da fáscia da axila e do ombro, forma um invólucro tubular para os músculos. Prende-se distalmente no olécrano e nos epicôndilos do úmero, prolongando-se com a fáscia do antebraço. Dela partem dois prolongamentos, os **septos intermusculares**, **medial** e **lateral**, que se fixam nas cristas supraepicondilares correspondentes (Figura 18.27).

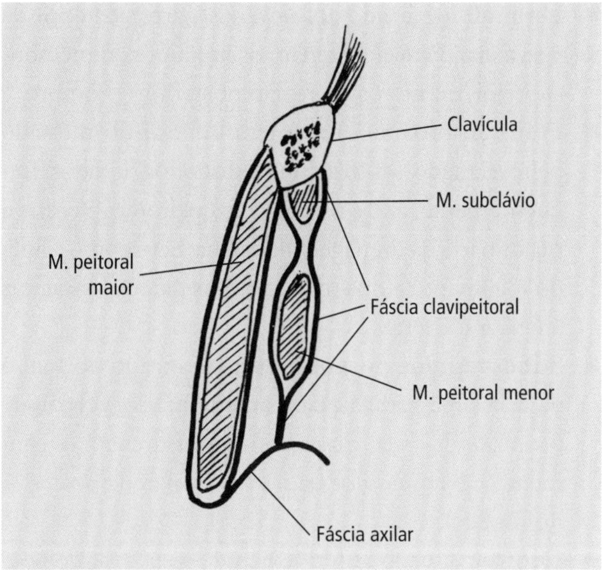

Figura 18.26 Fáscia clavipeitoral.

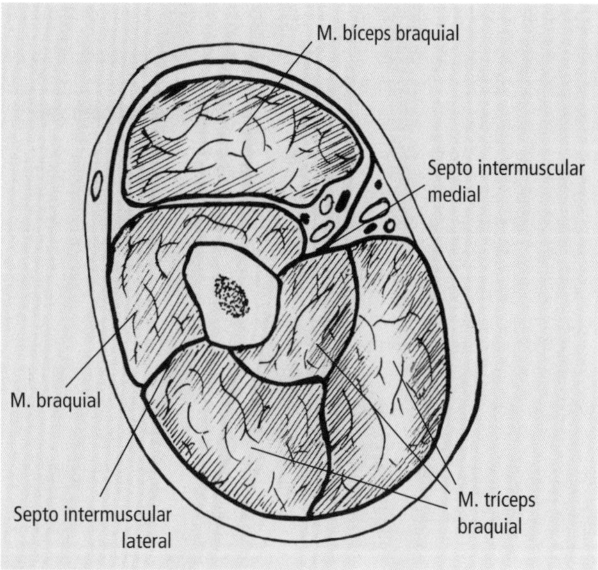

Figura 18.27 Septos intermusculares do braço.

Esses septos intermusculares delimitam um **compartimento anterior do braço**, que contém os músculos bíceps braquial, coracobraquial, braquial, braquiorradial e extensor radial longo do carpo e um **compartimento posterior do braço**, que contém o músculo tríceps braquial (Figura 18.27).

A fáscia do antebraço, continuação da fáscia do braço, além de contribuir para a origem dos músculos, reúne-os em uma bainha tubular comum, separando, por septos dispostos entre a ulna e o rádio, o grupo anterior do grupo posterior.

Inferior e anteriormente, ela se divide em duas camadas, uma para os músculos anteriores mais superficiais (palmar longo e flexores radial e ulnar do carpo) e outra situada entre esses e os outros músculos anteriores. Essa camada mais profunda é espessada, no nível do punho, por fortes fibras transversais que vão do pisiforme e do hâmulo do osso hamato, medialmente, ao escafoide e ao trapézio, lateralmente, constituindo o **retináculo dos músculos flexores, convertendo o sulco do carpo em canal do carpo** (item Palma da Mão).

Também no nível do punho, só que posteriormente, fortes fibras transversais reforçam a fáscia e formam o **retináculo dos músculos extensores**. Distalmente a este, a fáscia se continua como **fáscia do dorso da mão**.

A aponeurose palmar é a continuação, na palma, da fáscia do antebraço e será descrita com detalhes no item Fáscia e Espaços Fasciais da Mão.

Drenagem linfática

O rico plexo linfático superficial dos dedos drena para plexos do dorso e da palma da mão, dos quais partem vasos linfáticos de direção ascendente, acompanhando, em sua maioria, o curso das principais veias superficiais.

Os vasos linfáticos que acompanham a veia basílica drenam para os **linfonodos supratrocleares**, situados acima do epicôndilo medial do úmero, dos quais partem linfáticos em direção aos **linfonodos axilares.** Já os vasos linfáticos que acompanham a veia cefálica drenam para os **linfonodos deltopeitorais**, situados no sulco deltopeitoral, dos quais também partem linfáticos em direção aos linfonodos axilares (Figura 18.28).

Muitos linfáticos superficiais não passam por esses grupos, vão diretamente aos linfonodos axilares. Também vão diretamente aos linfonodos axilares os vasos linfáticos profundos do membro superior.

Linfonodos axilares

Direta ou indiretamente, a drenagem linfática do membro superior se faz para os **linfonodos axilares que, além de receberem a drenagem do membro superior, recebem também a linfa proveniente da mama e dos planos superficiais do tronco acima do umbigo**, tanto anterior como posteriormente. Os linfonodos axilares estão incluídos no tecido adiposo que preenche o oco axilar (item Axila), variando de 10 a 40 linfonodos, divididos em cinco grupos (Figura 18.29):

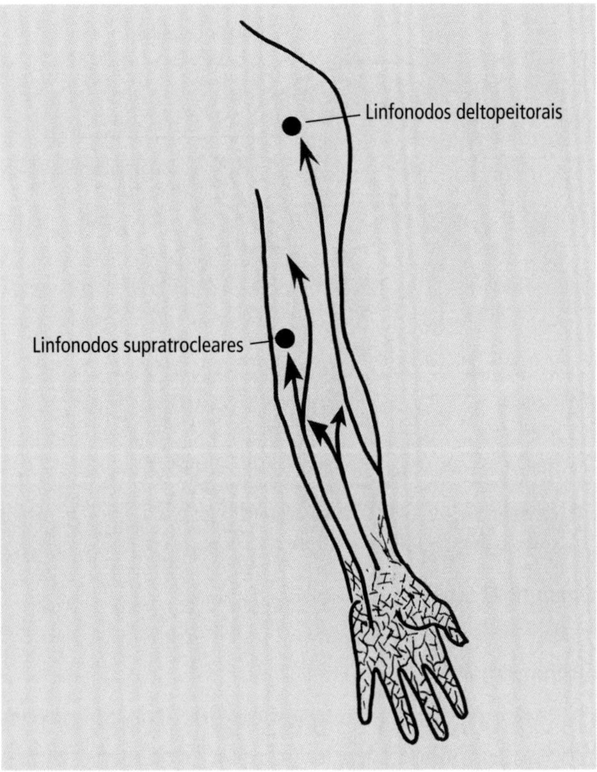

Figura 18.28 Linfonodos deltopeitorais e supratrocleares (cubitais).

- **Umeral:** localizado ao longo da parte posterior da veia axilar. Para ele, drenam os linfáticos do membro superior, exceto os da região posterior do ombro.
- **Peitoral:** próximo à margem inferior do músculo peitoral menor, com alguns linfonodos situados, frequentemente, entre os músculos peitorais. Recebe a maior parte da drenagem da mama, bem como a linfa do tegumento e dos músculos das paredes torácicas anterior e lateral.
- **Subescapular ou posterior:** localizado ao longo da veia subescapular, na margem inferior da parede posterior da axila. Esses linfonodos drenam o tegumento e os músculos da nuca e da parede posterior do tórax.
- **Central:** situado anteriormente à veia axilar e posterior ao músculo peitoral menor, na base da axila. Constitui um filtro intermediário, recebendo a linfa proveniente dos grupos anteriores, umeral, peitoral e subscapular.
- **Apical:** situado posterior e superiormente à margem superior do músculo peitoral menor, próximo,

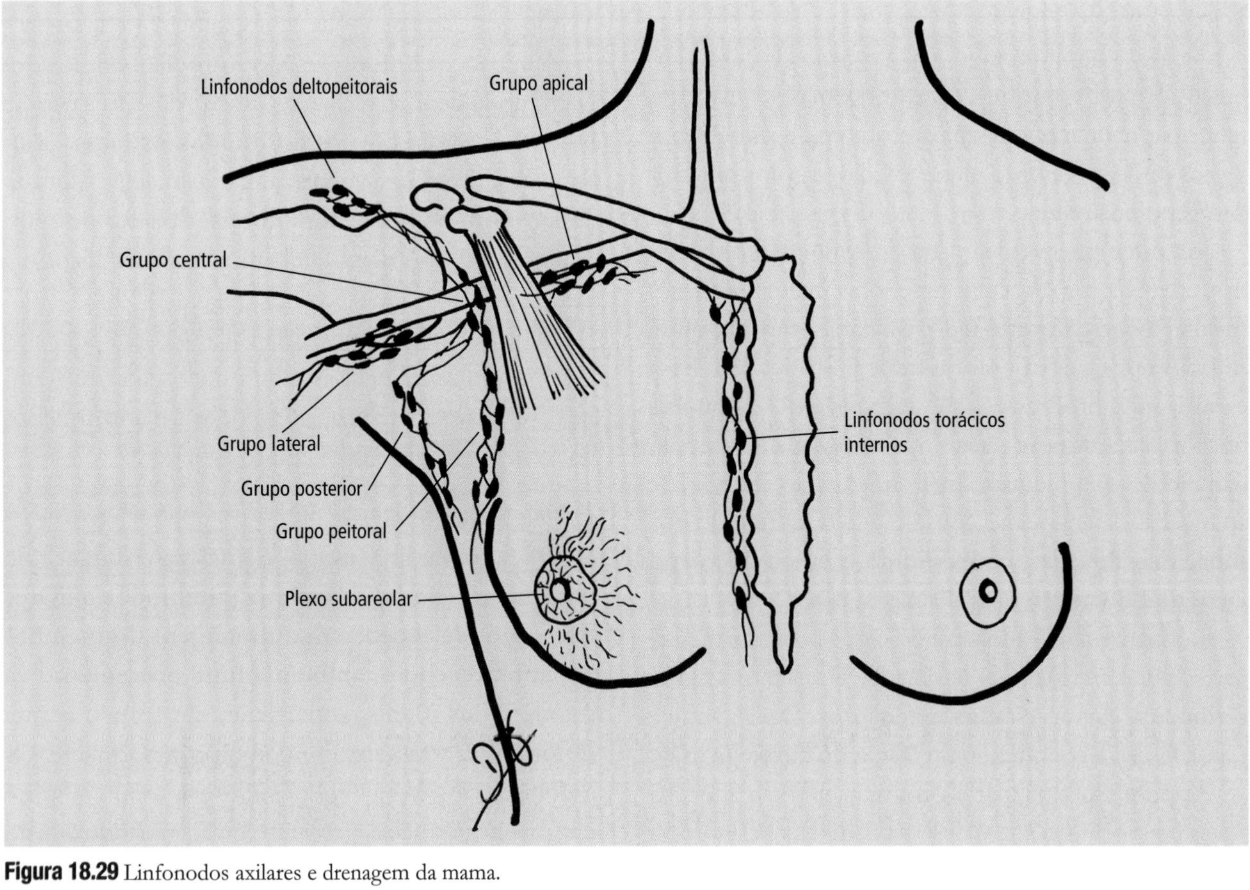

Figura 18.29 Linfonodos axilares e drenagem da mama.

como o nome indica, do ápice da axila. Seus vasos aferentes exclusivos são os que acompanham a veia cefálica e um vaso que drena a periferia da mama; os demais vasos são provenientes dos outros grupos de linfonodos. Os vasos eferentes desse grupo de linfonodos dão origem ao **tronco subclávio** que, à esquerda, desemboca no **ducto torácico** e, à direita, no **ducto linfático direito**. Alguns dos linfáticos apicais podem, entretanto, drenar para os **linfonodos cervicais profundos** (Figura 20.46, Capítulo 20 – Pescoço e Cabeça).

Mama

Embora seja uma estrutura do tórax, a mama será descrita neste capítulo em virtude de íntimas relações que, via drenagem linfática, mantém com os linfonodos axilares.

As mamas são anexos da pele, pois seu parênquima é formado por glândulas cutâneas modificadas que se especializaram na produção de leite. Situam-se na parede anterior do tórax, no nível da tela subcutânea, e podem estender-se dos 2º ao 8º espaços intercostais (Figuras 18.30 e 18.31). São formadas por:

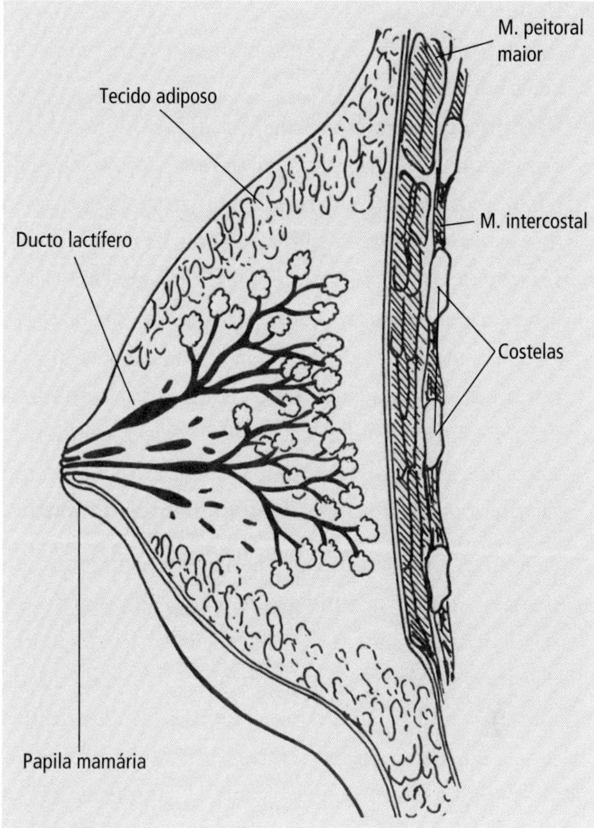

Figura 18.30 Mama, corte sagital.

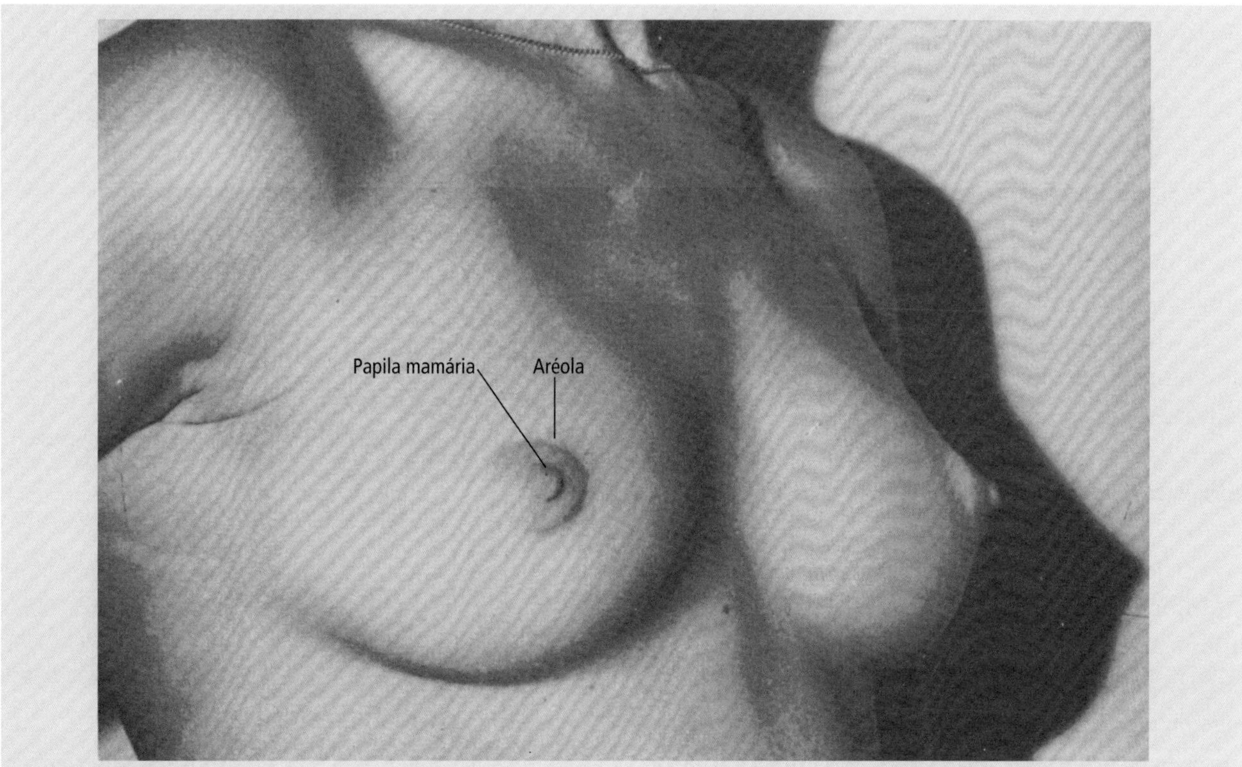

Figura 18.31 Fotografia de mama.

- **Pele:** dotada de glândulas sebáceas e sudoríferas, muito fina e onde se identificam, por transparência, veias superficiais.
- **Parênquima:** composto de 15 a 20 lobos piramidais, cujos ápices estão voltados para a superfície e as bases, para a parte profunda da mama. O conjunto desses lobos forma a **glândula mamária**.
- **Estroma:** de tecido conectivo, que envolve cada lobo e a glândula como um todo. Predomina o tecido adiposo, que dá o contorno da mama e é sustentado por inúmeras trabéculas de conectivo, que o subdividem. Essas trabéculas vão da derme ao parênquima mamário, e os situados na parte superior da mama são chamados **ligamentos suspensores da mama**.

A forma e o tamanho da mama estão diretamente relacionados com a quantidade de tecido adiposo do estroma, do estado funcional (gestação, lactação), da idade, mas, de modo geral, pode-se dizer que a forma da mama é cônica. O tecido glandular se estende além dos limites aparentes da mama; quase sempre, existe um prolongamento para a axila (processo axilar). As mamas iniciam seu desenvolvimento na puberdade. Com as gestações sucessivas ou no avançar da idade, tornam-se progressivamente pedunculadas, fato que se explica pela perda de elasticidade das estruturas de sustentação do estroma.

A **papila mamária** (Figura 18.31) é uma projeção onde desembocam os 15 a 20 **ductos lactíferos** dos respectivos lobos. A papila é composta principalmente de fibras musculares lisas, podendo tornar-se rijas, sendo bastante inervadas. Ao redor da papila, há uma área de maior pigmentação, a **aréola da mama**, onde existem glândulas sudoríferas e sebáceas, formando pequenos tubérculos. **Durante a gravidez, a mama aumenta de volume e a aréola se torna mais escura e retém essa cor posteriormente.** Em razão da ação de hormônios femininos, não é raro ocorrer um discreto enrijecimento das mamas, às vezes doloroso, durante o período pré-menstrual. No sexo masculino, a mama é pouco desenvolvida, ficando restrita à papila e à aréola.

Mamas ou **papilas acessórias** podem ocorrer acima ou abaixo da localização habitual, em ambos os sexos. Essas estruturas supranumerárias são encontradas, geralmente, ao longo de uma linha que vai da axila à prega inguinal (virilha), conhecida como **linha mamária** ou **lactífera**.

Ao exame físico da **mama**, podemos observar diversas alterações mamárias; entre elas, seu aspecto inflamatório no qual fica com a aparência de uma **casca de laranja** (p. ex., carcinoma inflamatório onde ocorre obstrução dos linfáticos). Retrações, nodulações e ulcerações também podem ser encontradas.

Drenagem linfática da mama

A drenagem linfática da mama (Figura 18.29) inicia-se nos **plexos perilobular** e **subareolar**, dos quais emergem troncos que drenam, predominantemente, para os **linfonodos axilares peitorais**. Contudo, existem outras vias de drenagem, que são:

- **Vias diretas para os linfonodos axilares apicais**, algumas das quais podem passar entre ou através dos músculos peitorais.
- **Vias para os linfonodos torácicos internos**, situados ao longo dos vasos de mesmo nome (Capítulo 21 – Tórax).
- **Vias para os linfonodos da bainha do músculo reto do abdome e do hilo hepático** (Capítulo 22 – Abdome).
- **Vias para a mama contralateral.**

Embora qualquer região da mama possa drenar para qualquer um desses grupos de linfonodos, pode-se tentar uma sistematização, que, como qualquer outra generalização, é útil, mas apresenta variações. Dividindo-se a mama em quadrantes por duas linhas que se cruzam em ângulo reto no nível da papila mamária, tem-se (Figura 18.32):

- **Quadrante superolateral:** o mais rico em parênquima, que drena preferencialmente para os linfonodos axilares peitorais e apicais.
- **Quadrante superomedial:** que drena não só para os peitorais e apicais, como também para os torácicos internos e para a mama contralateral.
- **Quadrante inferolateral:** que, além dos peitorais, drena para os linfonodos do hilo hepático.
- **Quadrante ínferomedial:** que, além dos peitorais, drena para os linfonodos torácicos internos, da bainha do músculo reto, do hilo hepático e para a mama contralateral.

São essas numerosas vias de drenagem alternativas que respondem pela disseminação de células cancerosas,

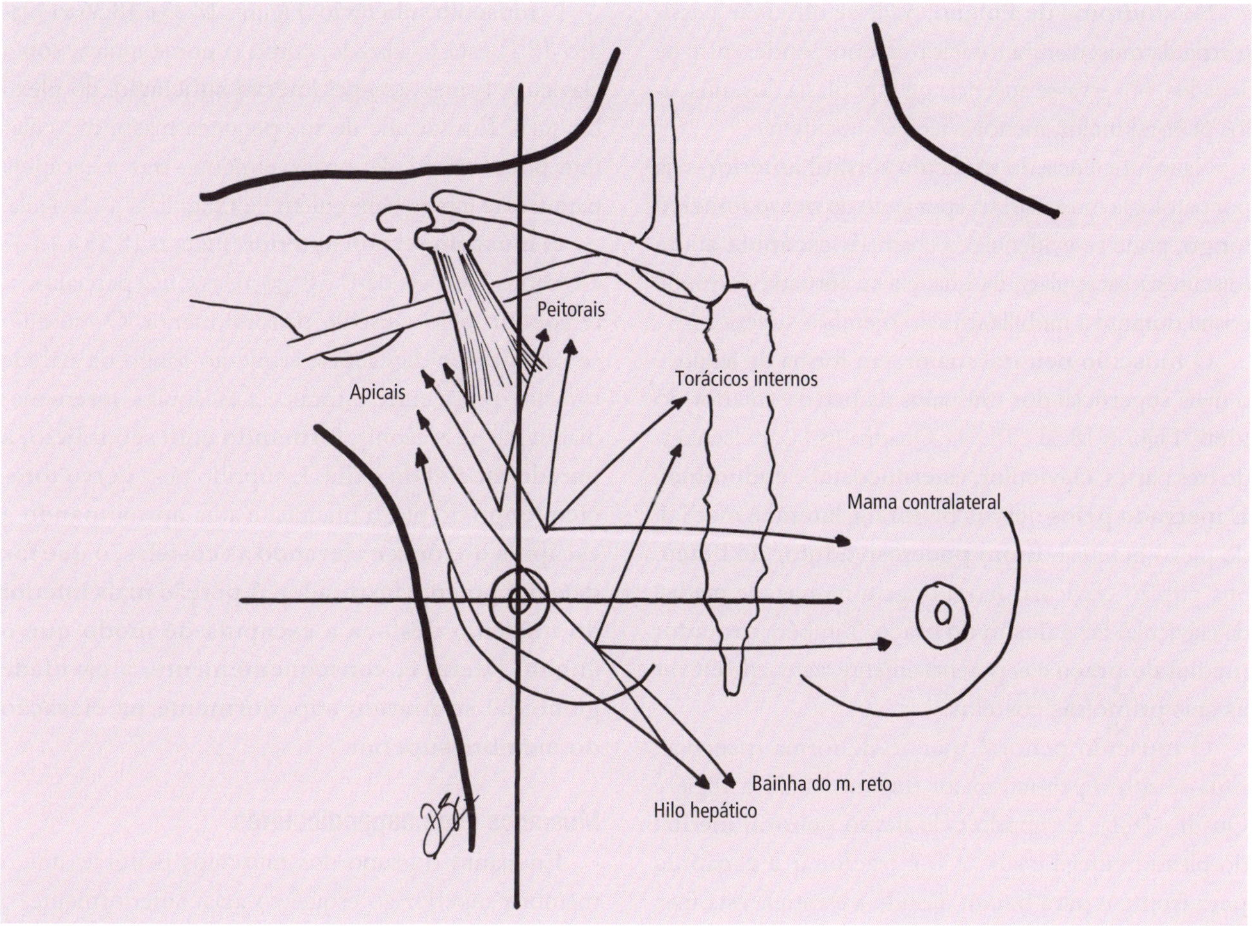

Figura 18.32 Drenagem linfática dos quadrantes da mama.

a partir de um câncer da mama. Compreende-se, assim, que **o prognóstico da cirurgia nos casos de câncer mamário depende essencialmente de um diagnóstico precoce da doença**.

PLANOS PROFUNDOS DO MEMBRO SUPERIOR

As estruturas profundas do membro superior serão descritas topograficamente. Ao estudo dos músculos, seguir-se-ão as descrições dos nervos, das artérias das veias e das articulações. Entre os músculos, incluem-se aqui alguns que, na verdade, estão localizados no tórax, mas são importantes na conexão do membro superior com o esqueleto axial.

Músculos toracoapendiculares

Os músculos toracoapendiculares são o peitoral maior, o peitoral menor, o subclávio e o serrátil anterior e que fazem a conexão do membro superior com o esqueleto axial e situam-se anteriormente. Suas origens e inserções são mostradas no Quadro 18.1.

Quadro 18.1 Músculos toracoapendiculares.

Músculo	Origem	Inserção
Peitoral maior	Metade medial da clavícula, esterno e 2ª a 6ª primeiras cartilagens costais, aponeurose do músculo reto do abdome	As fibras musculares convergem para um tendão único que se fixa na crista do tubérculo maior do úmero
Peitoral menor	Da 2ª a 5ª costelas, próximo à união da cartilagem costal com a costela	Margem medial do processo coracoide
Subclávio	Na união da cartilagem costal com a 1ª costela	Sulco na face inferior da clavícula
Serrátil anterior	Digitação na face externa das oito costelas superiores	Face costal do ângulo superior e margem medial até o ângulo inferior da escápula

Na **síndrome de Poland**, pode-se observar a assimetria da musculatura torácica superior, onde, entre os achados, observa-se ausência ou hipoplasia dos músculos peitoral maior, menor e tecido subcutâneo.

Na insuficiência do **músculo serrátil anterior**, seja por patologia muscular, seja por lesão do **nervo torácico longo**, pode se evidenciar a chamada **escápula alada** (discinesia escapular), na qual ela se afastada do gradil costal durante a mobilização do membro superior.

O **músculo peitoral maior**, em forma de leque, é o mais superficial dos músculos da parede anterior do tórax (Figuras 18.33 e 18.34 e Quadro 18.1), apresentando três partes, **clavicular, esternocostal** e **abdominal. É inervado pelos nervos peitorais, lateral** e **medial**, do plexo braquial. **É um poderoso adutor do braço.** Sua porção clavicular (com origem na metade medial da clavícula) faz a **flexão do braço.** Também é **rotador medial do braço** e é, potencialmente, capaz de **elevar as seis primeiras costelas.**

O **músculo peitoral menor**, de forma triangular, situa-se sob o peitoral maior (Figuras 18.35 e 18.36 e Quadro 18.1). É suprido pelo **nervo peitoral medial** do plexo braquial e sua ação **é tracionar a escápula para frente e para baixo**; quando a escápula está fixa, eleva as costelas e, assim, **contribui para a inspiração.**

O **músculo subclávio** (Figuras 18.35 e 18.36 e Quadro 18.1) está localizado, como o nome indica, sob a clavícula. É inervado pelo **nervo subclávio**, do plexo braquial. Em virtude de sua pequena massa muscular tem pouca atividade; provavelmente, traz a escápula para frente e para baixo, além de estabilizar a clavícula.

O **músculo serrátil anterior** (Figuras 18.35 e 18.37 e Quadro 18.1) vai da 1ª à 8ª costelas e fica parcialmente coberto pelo músculo peitoral menor. O músculo se origina por digitações, segue ao longo da parede torácica, passa entre o tórax e a escápula e insere medialmente na escápula, **formando com seu trajeto, a parede medial da axila.** É suprido pelo **nervo torácico longo** do plexo braquial e atua **aproximando a escápula do tórax e elevando as costelas, o que faz dele um potente inspirador. A porção mais inferior do músculo desloca a escápula de modo que o ângulo lateral e, consequentemente, a cavidade glenoidal se movam superiormente na elevação do membro superior.**

Músculos espinoapendiculares

Enquanto o grupo dos músculos peitorais une o membro superior ao esqueleto axial anteriormente, o grupo formado pelos músculos latíssimo do dorso,

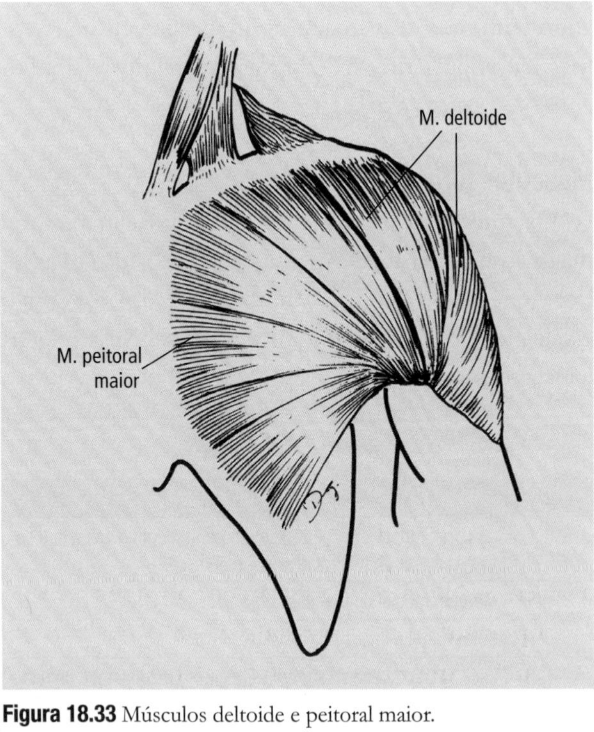

Figura 18.33 Músculos deltoide e peitoral maior.

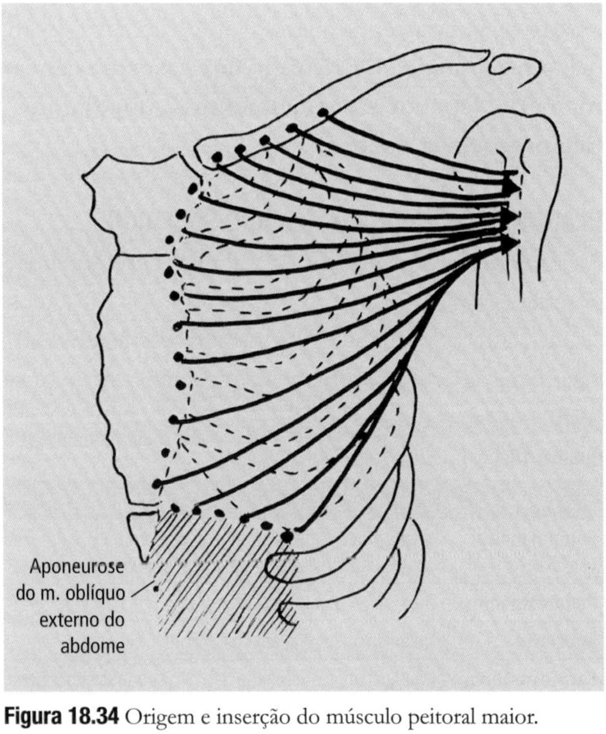

Figura 18.34 Origem e inserção do músculo peitoral maior.

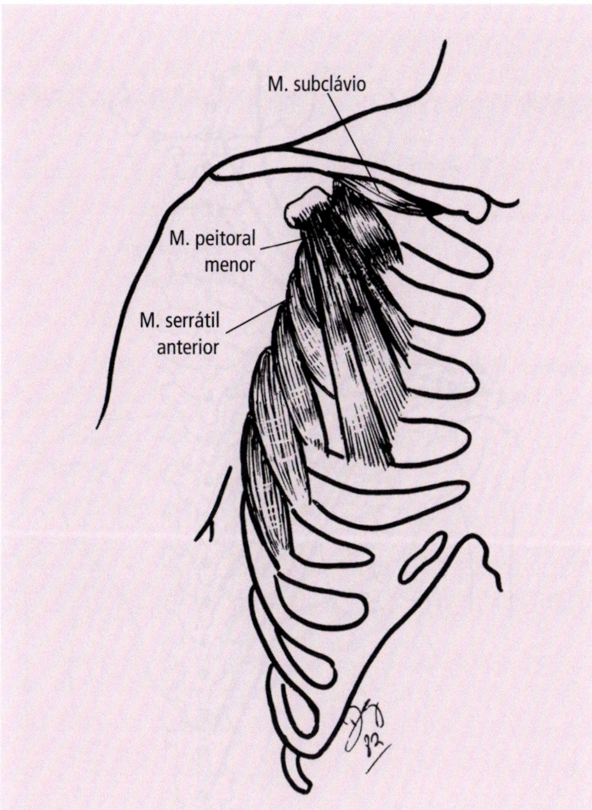

Figura 18.35 Músculo subclávio, serrátil anterior recoberto parcialmente pelo músculo peitoral menor.

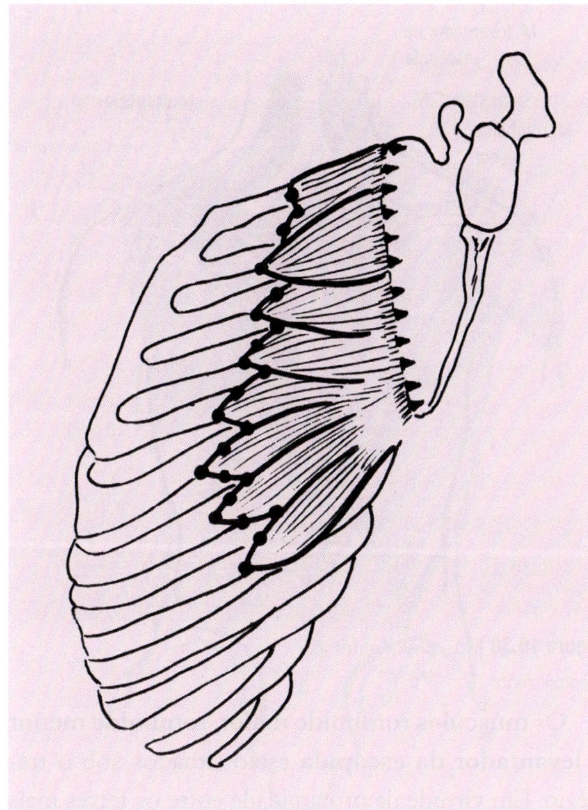

Figura 18.37 Origem e inserção do músculo serrátil anterior.

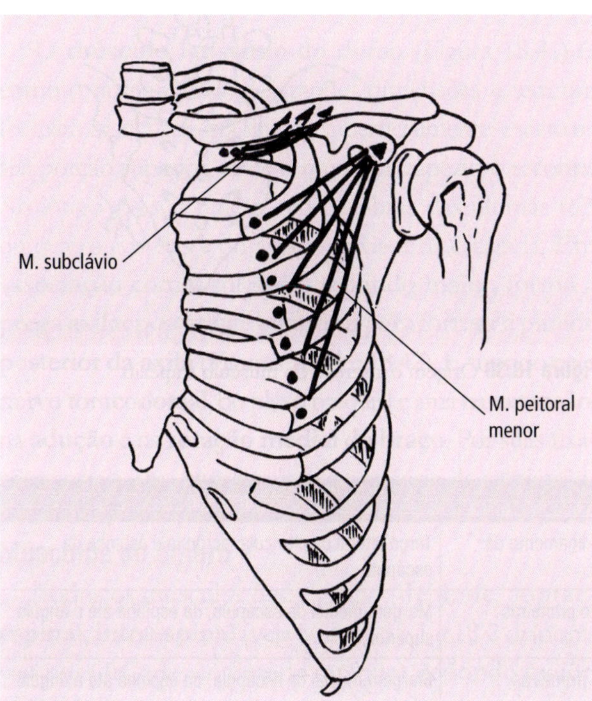

Figura 18.36 Origem e inserção dos músculos subclávio e peitoral menor.

trapézio, levantador da escápula, romboide maior e romboide menor se unem posteriormente. Suas origens e inserções são mostradas no Quadro 18.2.

O **músculo trapézio**, o mais superficial dos músculos da região superior e posterior do tronco, tem formato triangular e recobre os músculos subjacentes, como o levantador da escápula e os romboides. Em conjunto, os trapézios direito e esquerdo formam uma figura trapezoide, daí seu nome (Figuras 18.38 e 18.39 e Quadro 18.2). É inervado pelo **nervo acessório** (11° par craniano) e por **ramos do plexo cervical**. Atua sobre a escápula e, consequentemente, sobre o ombro. **Seus feixes superiores elevam e os inferiores abaixam a escápula (elevação e depressão do ombro).** Os feixes médios, com os inferiores, produzem a **adução (retração) da escápula** (o ombro é deslocado posteriormente). **Na elevação do braço, o trapézio exerce importante função, produzindo a rotação da escápula, o que faz a cavidade glenoide se voltar superiormente.**

Quadro 18.3 Músculos do ombro.

Músculo	Origem	Inserção
Deltoide	Espinha da escápula, acrômio e terço acromial da clavícula	Tuberosidade do músculo deltoide do úmero
Supraespinal	Fossa supraespinal da escápula	Tubérculo maior do úmero
Infraespinal	Fossa infraespinal da escápula	Tubérculo maior do úmero, abaixo da inserção do supraespinal
Redondo menor	Margem lateral da escápula (dois terços superiores)	Tubérculo maior do úmero, abaixo da inserção do infraespinal
Redondo maior	Margem lateral da escápula (terço inferior)	Crista do tubérculo menor do úmero
Subescapular	Fossa subescapular da face costal da escápula	Tubérculo menor do úmero

O **músculo deltoide** é o mais superficial dos músculos do ombro e, assim, modela o ombro. É volumoso e com três partes: **clavicular**; **acromial**; e **espinal** (Figuras 18.33, 18.41 e 18.43). É inervado pelo **nervo axilar**, do plexo braquial e atua, principalmente, como **abdutor do braço, quando suas três partes agem em conjunto. Entretanto, a porção clavicular produz a flexão do braço, a porção acromial, a abdução, a porção espinal, a extensão do braço.** A flexão e extensão do braço produzidas pelas porções clavicular e espinal do deltoide são acompanhadas, respectivamente, de **rotação medial e rotação lateral do braço.**

Os **músculos supraespinal, infraespinal, redondo maior** e **redondo menor** podem ser tratados em conjunto. A Figura 18.41 mostra suas posições no dorso, e a Figura 18.44 indica suas origens e inserções. O **nervo supraescapular** inerva o infra e o supraespinal; o redondo menor é inervado pelo **nervo axilar** e o redondo maior pelos **nervos subescapulares.** Esses nervos são ramos do plexo braquial. O músculo supraespinal é um **abdutor do braço** e os músculos infraespinal e redondo menor produzem a **rotação lateral do braço.** O músculo redondo maior é um **rotador medial.**

O **músculo subescapular** tem a forma de um triângulo, com o vértice correspondendo à inserção no úmero. O tendão de inserção situa-se posteriormente a dois músculos do braço: o coracobraquial e a cabeça curta do bíceps braquial (Figura 18.45). A Figura 18.46, esquemática, mostra sua origem e inserção. É inervado pelos **nervos subescapulares. O músculo subescapular é o rotador medial do braço.**

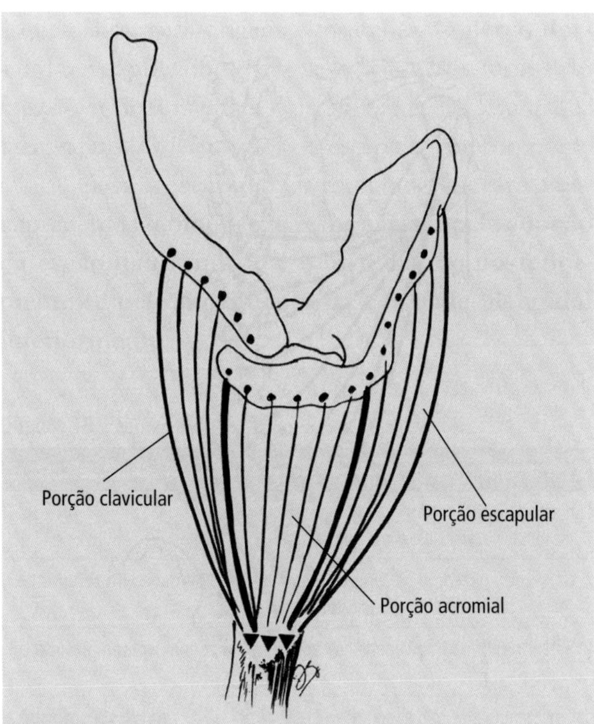

Figura 18.43 Origem e inserção do músculo deltoide.

Axila

A **axila** é o espaço situado entre a parede do tórax e a raiz do membro superior. Sua forma e suas dimensões variam de acordo com a posição do membro superior, mas, na posição anatômica, tem uma forma piramidal. **As costelas superiores e seus respectivos espaços intercostais, revestidos pelo músculo serrátil anterior, formam a parede medial, que é convexa lateralmente. A parede anterior é formada pelos músculos peitoral maior e peitoral menor, ao passo que a parede posterior é formada pelos músculos subescapular, redondo maior e latíssimo do dorso.** Os músculos das paredes, anterior e posterior, convergem para o úmero e, assim, a axila é limitada lateralmente pelo **sulco intertubercular do úmero.**

A margem inferior e lateral do músculo peitoral maior e, portanto, da parede anterior da axila, forma a **prega axilar anterior.** Já a margem inferior e lateral do músculo latíssimo do dorso (associado ao músculo

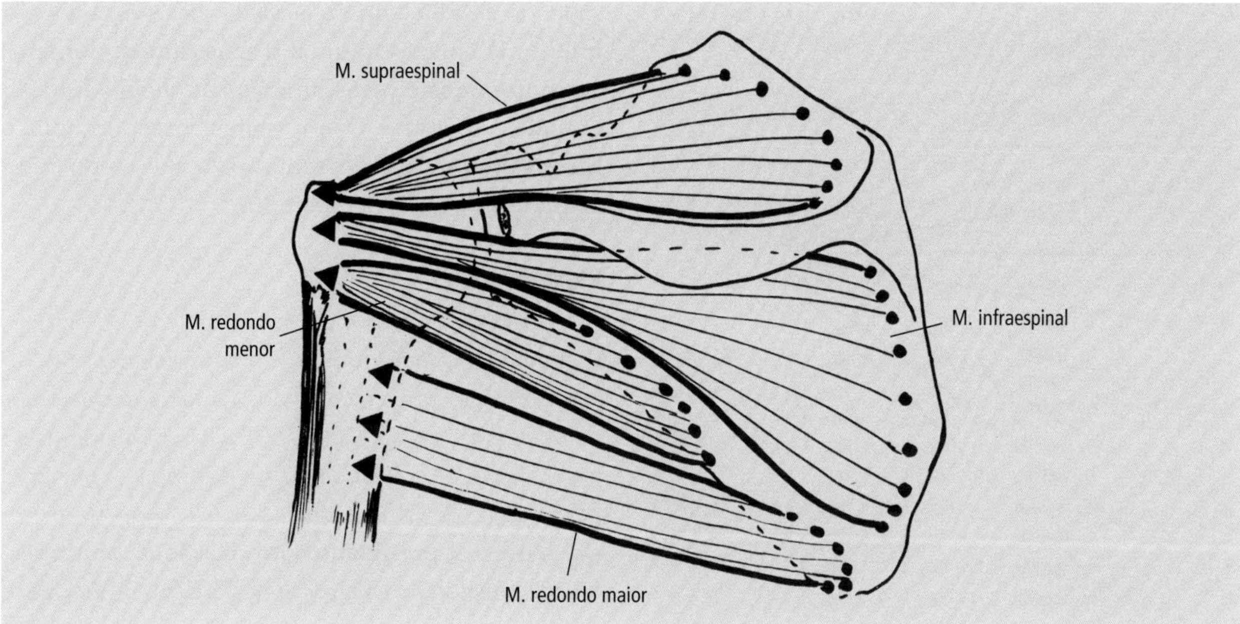

Figura 18.44 Origem e inserção dos músculos supraespinal, infraespinal, redondo maior e redondo menor.

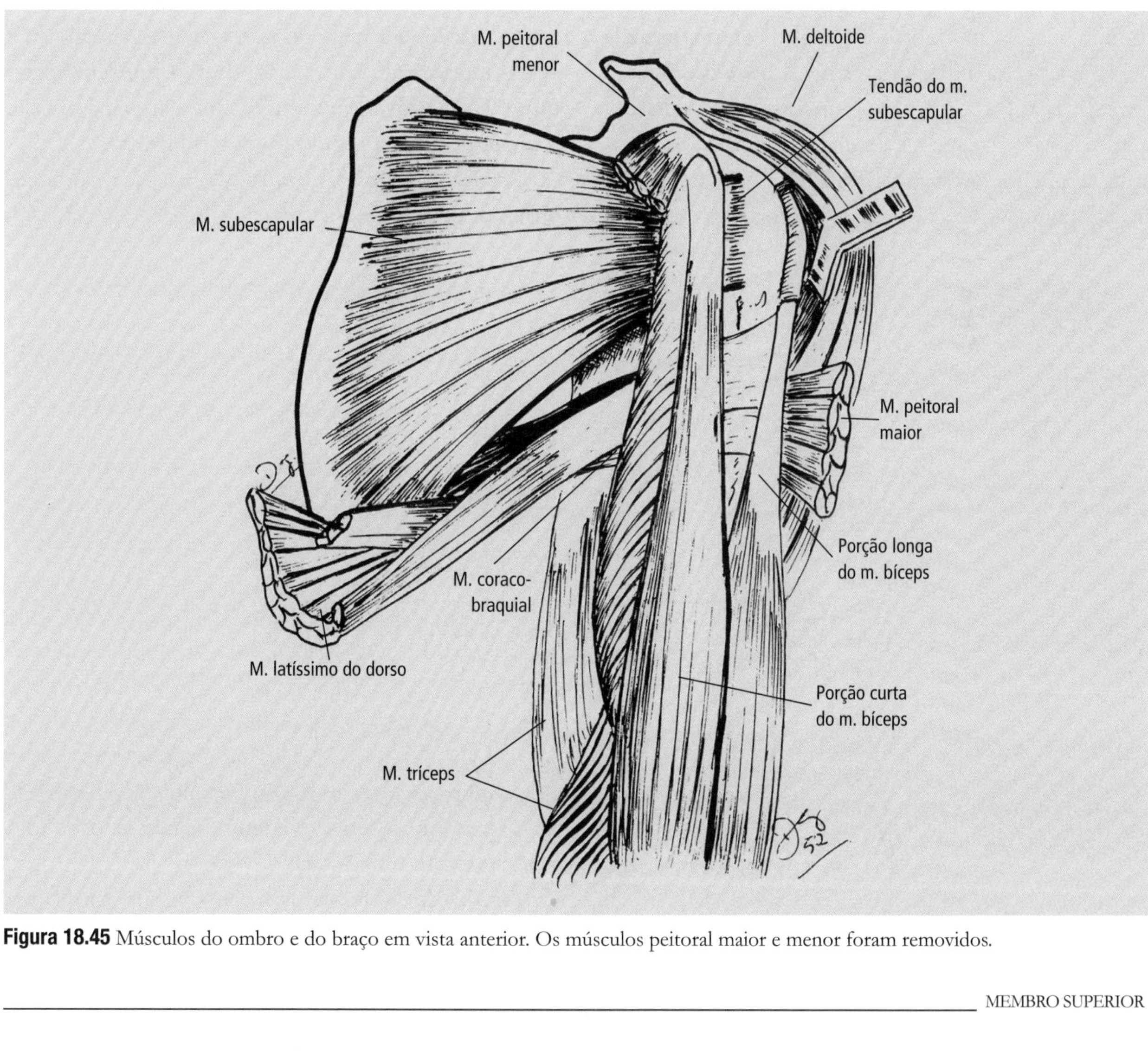

Figura 18.45 Músculos do ombro e do braço em vista anterior. Os músculos peitoral maior e menor foram removidos.

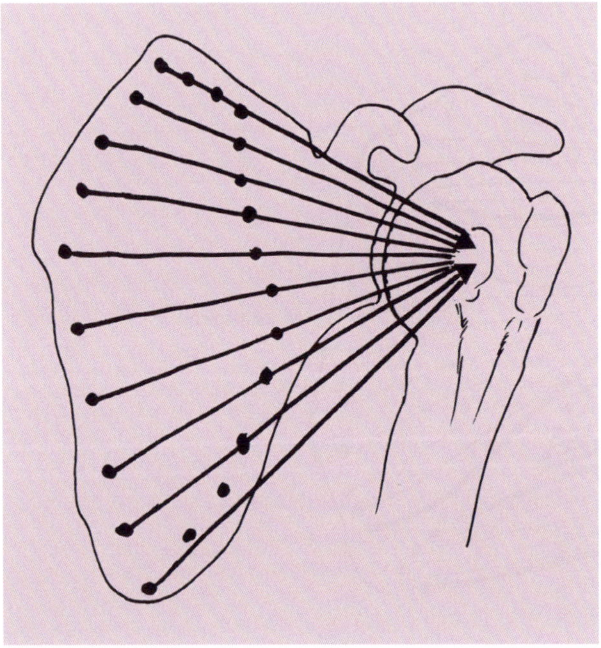

Figura 18.46 Origem e inserção do músculo subescapular.

redondo maior) e, portanto, da parede posterior da axila, forma a **prega axilar posterior.** A **base da axila** é formada pela fáscia que passa entre as pregas axilares. O ápice axilar, triangular, é limitado pela clavícula, pela margem superior da escápula e pela 1ª costela, e fornece uma continuidade entre a base do pescoço e o membro superior. **A axila contém os vasos axilares, a porção inferior do plexo braquial e seus ramos, numerosos linfonodos e vasos, imersos no tecido adiposo que aí se acumula. Os músculos coracobraquial e bíceps braquial atravessam a axila, passando entre as paredes anterior e posterior.**

Plexo braquial

O membro superior é inervado pelo plexo braquial (Figura 18.47), constituído pelo entrelaçamento de fibras nervosas provenientes dos ramos anteriores dos nervos espinhais C5, C6, C7, C8 e T1, podendo haver participação de C4 ou de T2 ou de ambos. Quando a participação de C4 é grande e a de T1, pequena, diz-se que o **plexo é pré-fixado com relação à coluna vertebral**. Quando a participação de T2 é grande e a de C4, pequena, diz-se que o **plexo é pós-fixado**. De qualquer forma, T2 sempre toma parte na inervação cutânea do membro superior, mesmo nos casos em que não ocorra a pós-fixação, por meio do ramo cutâneo lateral do 2° nervo intercostal, denominado **nervo intercostobraquial. Esse nervo cruza a axila para suprir a porção mais superior da região medial do braço.**

Nas lesões do **plexo braquial** obstétrico, podemos observar dois padrões comuns de lesão:

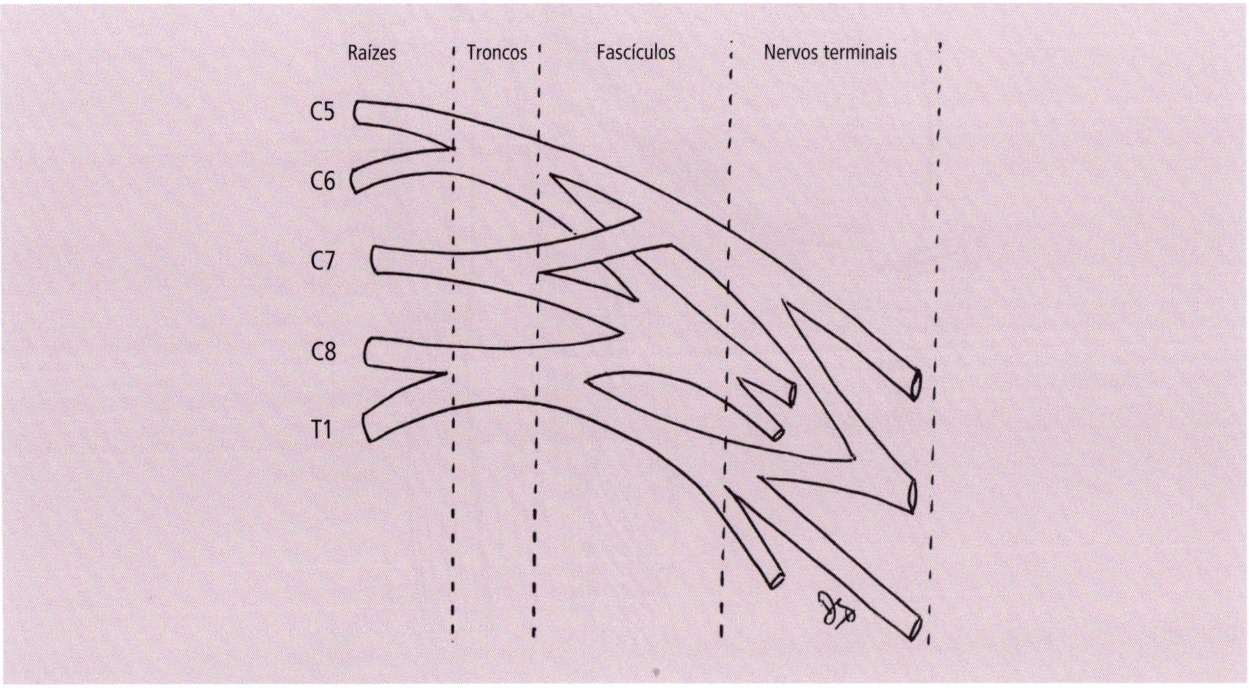

Figura 18.47 Formação do plexo braquial (esquemático).

1. Lesão do **tronco superior** (**paralisia de Erb--Duchenne**): o membro superior acometido encontra-se aduzido, rotação interna do ombro, antebraço pronado e cotovelo estendido (posição conhecida como postura em "gorjeta de garçom").
2. Lesão do **tronco inferior** (**paralisia de Klumpke**): lesão dos músculos da mão na qual o punho se encontra em extrema extensão, hiperextensão das articulações metacarpofalangeanas, flexão das articulações interfalangeanas (aspecto conhecido como *claw hand* ou mão em garra).

Raízes do plexo braquial

São os ramos anteriores dos nervos espinais C5 a C8 e T1. Esses ramos emergem no pescoço entre os músculos escalenos anterior e médio (item Plexo Cervical do Capítulo 20 – Pescoço e Cabeça). A Figura 18.48 ilustra as raízes do plexo braquial e indica os ramos colaterais que nelas têm origem:

- **Raiz C5:** emite o **nervo dorsal da escápula** que inerva os músculos romboides maior e menor.

As raízes C5, C6 e C7 contribuem para formar o **nervo torácico longo** que inerva o músculo serrátil anterior.

- **Raiz T1:** emite o **1º nervo intercostal**, que segue junto à 1ª costela e inerva os músculos intercostais do 1º espaço intercostal.

De todas as raízes cervicais, originam-se **ramos** que inervam os músculos escalenos e longo do pescoço.

Assim, o plexo braquial não é responsável somente pela inervação do membro superior, pois músculos cervicais e peitorais são também inervados por colaterais do plexo.

Troncos do plexo braquial

A fusão das raízes plexuais forma os **troncos superior**, **médio** e **inferior** da seguinte maneira (Figura 18.49):

- **Tronco superior** resulta da união das raízes C5 e C6.
- **Tronco médio** é a continuação da raiz C7.
- **Tronco inferior** resulta da união das raízes C8 e T1.

Ramos colaterais originam-se do tronco superior: o **nervo subclávio** e o **nervo supraescapular**. Esse último inerva os músculos supraespinal e infraespinal.

Cada um dos troncos do plexo braquial divide-se em duas partes: anterior; e posterior. **As fibras nervosas dos troncos do plexo que passam para o grupo anterior inervarão estruturas anteriores e, portanto, flexoras, do membro superior; aquelas que se incorporam ao grupo posterior destinam-se à inervação de estruturas posteriores e, portanto, extensoras do membro superior.**

Fascículos do plexo braquial

As partes posteriores dos três troncos reúnem-se para formar o **fascículo posterior** (Figura 18.50). Desse modo, esse fascículo contém fibras sensitivas e motoras de todas as raízes do plexo e inerva a pele, os músculos e

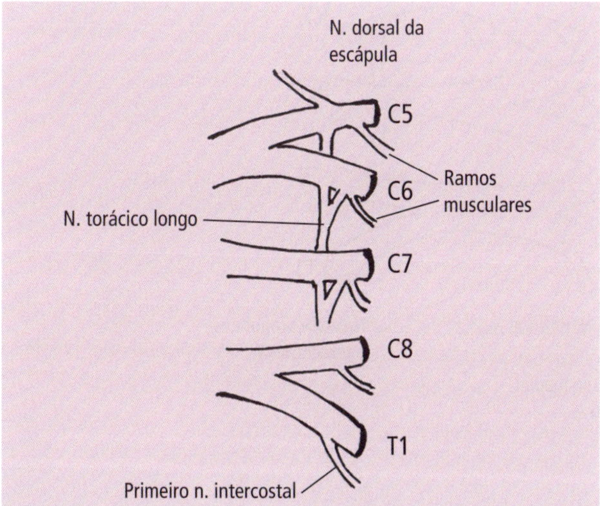

Figura 18.48 Raízes do plexo braquial.

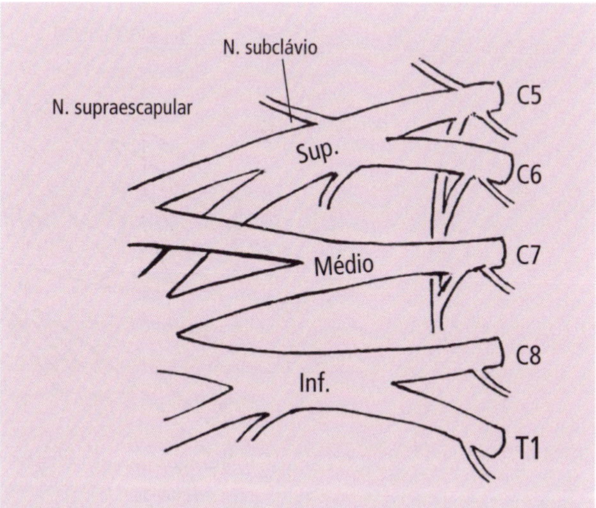

Figura 18.49 Troncos do plexo braquial.

os demais tecidos da metade posterior ou extensora do membro superior. As partes anteriores dos troncos superior e médio, com fibras de C5, C6 e C7, unem-se para constituir o **fascículo lateral**, já o **fascículo medial** é formado apenas pela parte anterior do tronco inferior, com fibras de C8 e T1. Esses dois últimos fascículos têm, juntos, fibras sensitivas e motoras de todas as raízes do plexo para pele, músculos e outros tecidos da metade anterior ou flexora do membro superior.

Os três fascículos do plexo braquial recebem a sua denominação em virtude de sua relação com a artéria axilar, isto é, os fascículos posterior, medial e lateral situam-se, respectivamente, posterior, medial ou lateralmente à artéria. Esses fascículos originarão os **ramos colaterais** e os **ramos terminais** do plexo braquial (Figura 18.50):

- **Fascículo lateral:** origina o nervo peitoral lateral, que inerva o músculo peitoral maior, fornece a raiz lateral do nervo mediano e um nervo terminal, o nervo musculocutâneo.
- **Fascículo posterior:** origina os nervos subescapulares (para o músculo subescapular e redondo maior) e nervo toracodorsal (para o músculo grande dorsal) e fornece dois nervos terminais, os nervos axilar e radial.
- **Fascículo medial:** origina o nervo peitoral medial (para os músculos peitorais maior e menor), fornece a raiz medial do nervo mediano e dá origem a três nervos terminais: cutâneo medial do braço, cutâneo medial do antebraço e ulnar.

Nervos terminais

Pelo que foi exposto, verifica-se que os nervos terminais do plexo braquial são os seguintes:

- **Nervos cutâneos mediais do braço e antebraço:** que inervam, respectivamente, a pele da região medial do braço e antebraço (Figura 18.25 ilustra seus territórios cutâneos de inervação).
- **Nervo axilar:** que tem fibras de C5 e C6 e origina-se do fascículo posterior do plexo braquial no nível da axila. Tem um curto trajeto: contorna posteriormente o colo cirúrgico do úmero e logo se distribui aos músculos deltoide e redondo menor (Figura 18.51A) depois de ter atravessado o espaço quadrangular em companhia da artéria circunflexa posterior do úmero (ver item "músculo tríceps braquial", p. 369). O nervo axilar emite um nervo cutâneo, o cutâneo lateral superior do braço, para a pele que recobre o músculo deltoide (Figura 18.51A).
- **Nervo radial:** ramo terminal do fascículo posterior do plexo braquial. Na sua origem, situa-se posteriormente à artéria axilar e é anterior ao músculo subescapular. Inerva principalmente a região posterior do membro superior (Figuras 18.51A e 18.51B).

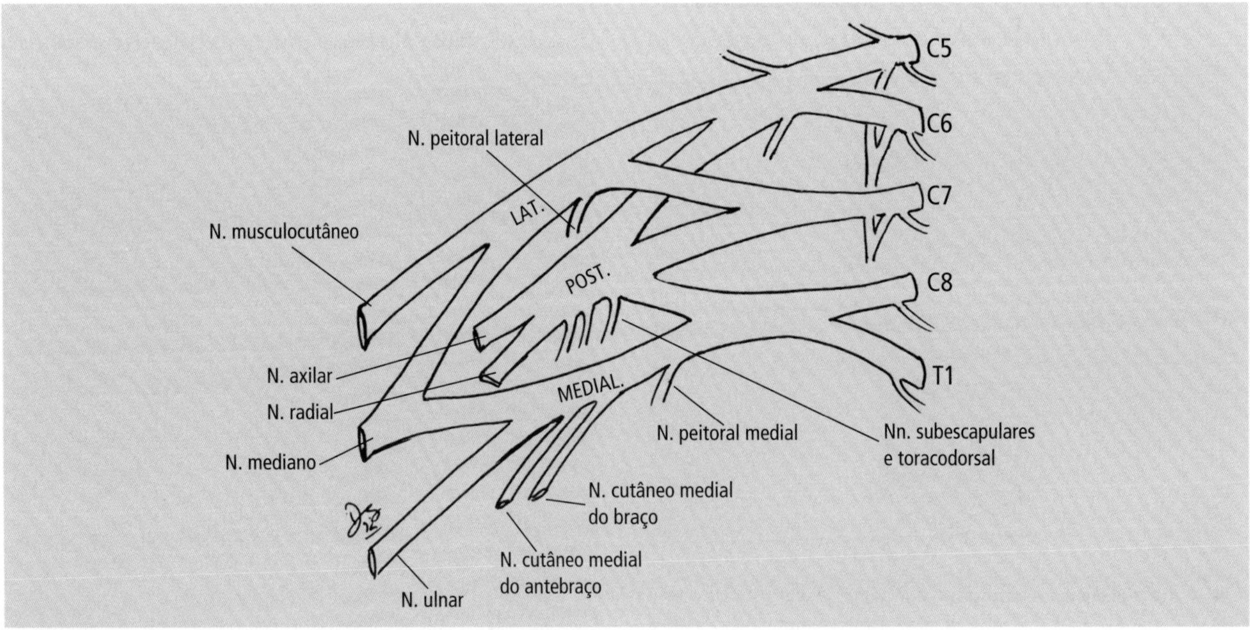

Figura 18.50 Fascículos e nervos terminais do plexo braquial.

- **Nervo musculocutâneo:** ramo terminal do fascículo lateral do plexo braquial e tem fibras de C5, C6 e C7. Perfura o músculo coracobraquial e inerva-o, bem como os outros músculos anteriores do braço. É bastante variável; pode conduzir parte ou toda a raiz lateral do nervo mediano no braço, ou pode ocorrer o contrário, ou seja, o nervo musculocutâneo acompanhar a raiz lateral do nervo mediano (Figura 18.52).

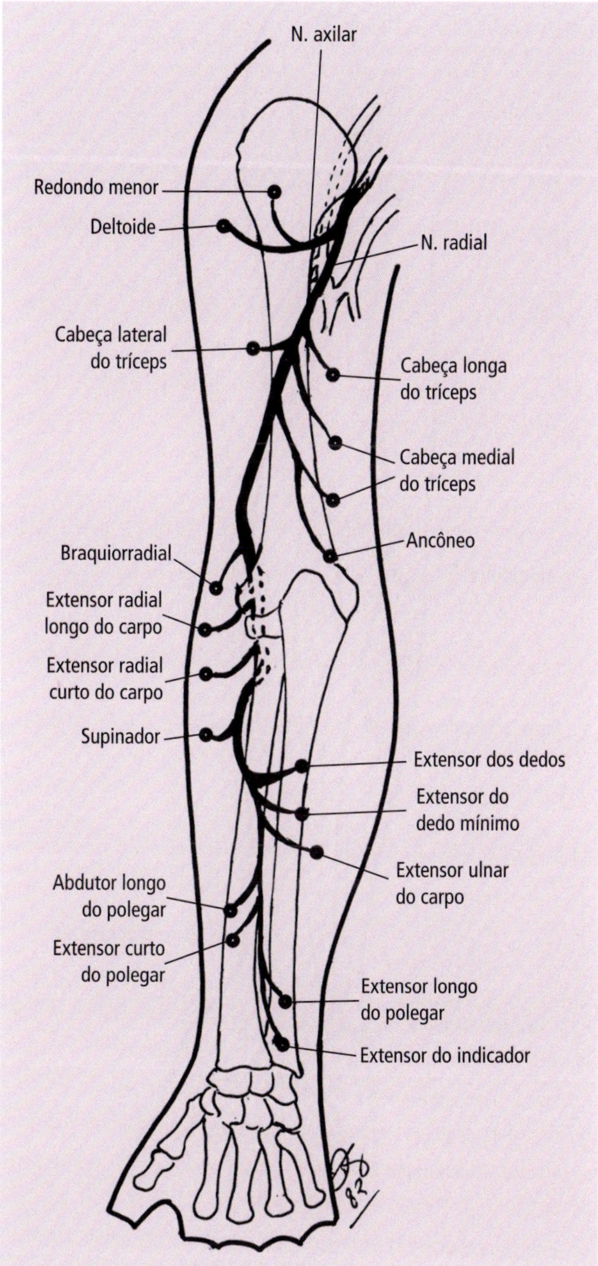

Figura 18.51A Trajeto e distribuição dos nervos axilar e radial. Vista posterior, membro superior esquerdo. O ramo cutâneo do nervo radial não está ilustrado.

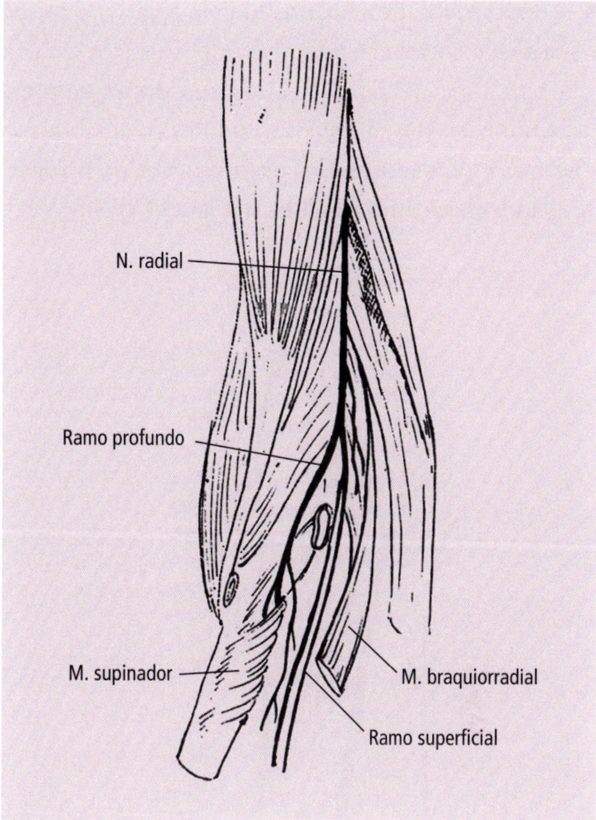

Figura 18.51B Nervo radial e sua divisão em ramos superficial e profundo.

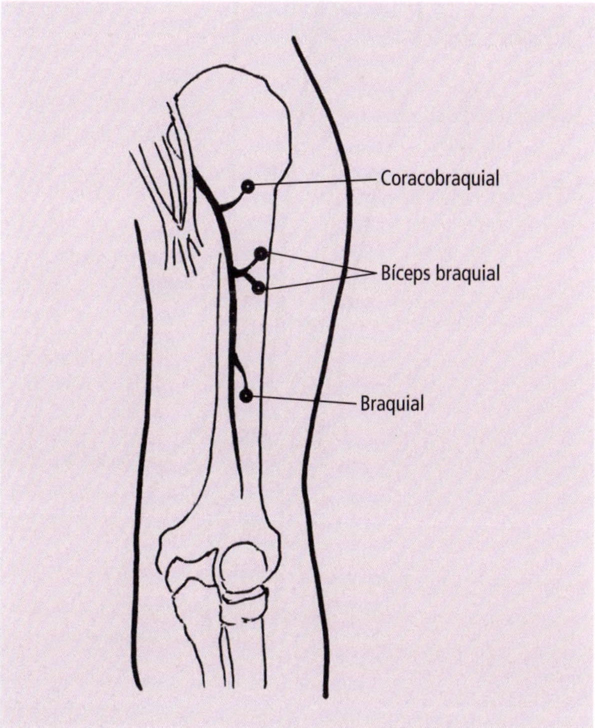

Figura 18.52 Trajeto e distribuição do nervo musculocutâneo no braço esquerdo. A porção cutânea do nervo não está ilustrada.

- **Nervo mediano:** é formado pela união das raízes medial e lateral oriundas dos respectivos fascículos e tem fibras das raízes C5, C6, C7, C8 e T1. Supre a maior parte dos músculos anteriores do antebraço e a maior parte dos músculos intrínsecos do polegar. Não fornece ramos no braço (Figura 18.53).

- **Nervo ulnar:** nervo terminal do fascículo medial, tendo fibras de C7, C8 e T1. Pode ter uma raiz lateral que emerge da raiz lateral do nervo mediano ou do fascículo lateral. Supre alguns dos músculos anteriores do antebraço e a maior parte dos músculos da mão. Não fornece ramos no braço (Figura 18.54).

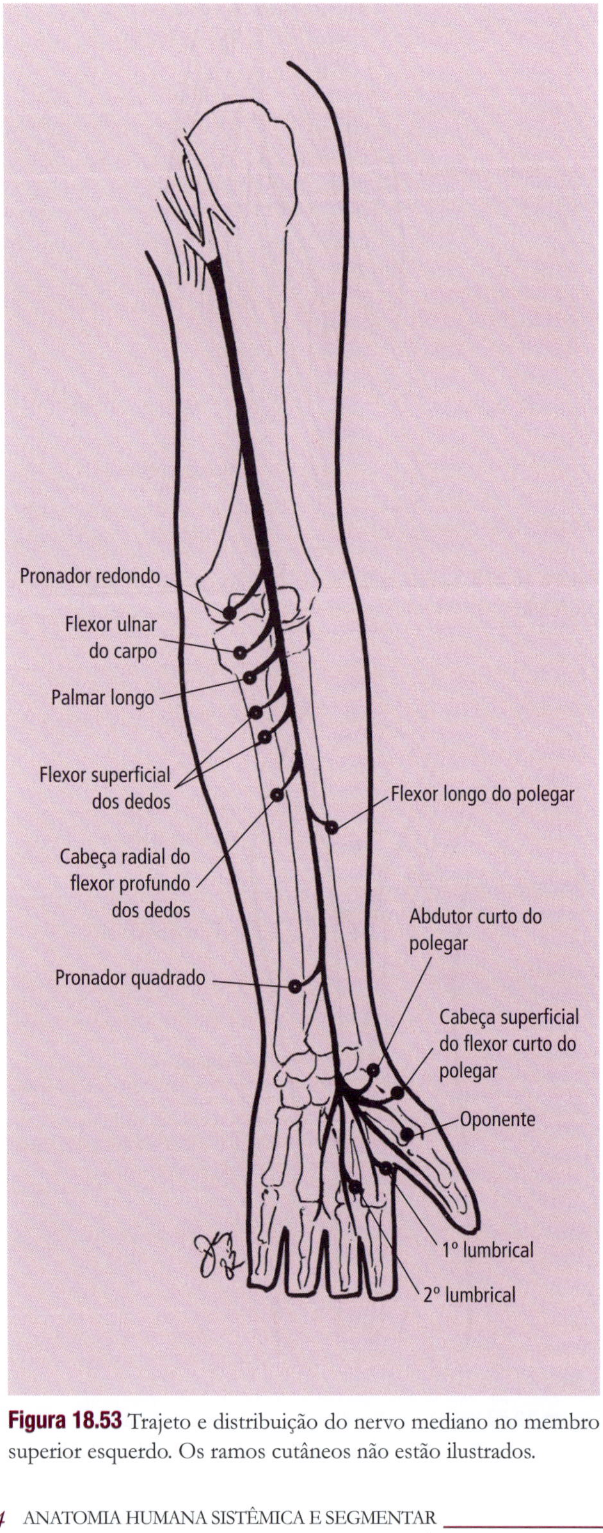

Figura 18.53 Trajeto e distribuição do nervo mediano no membro superior esquerdo. Os ramos cutâneos não estão ilustrados.

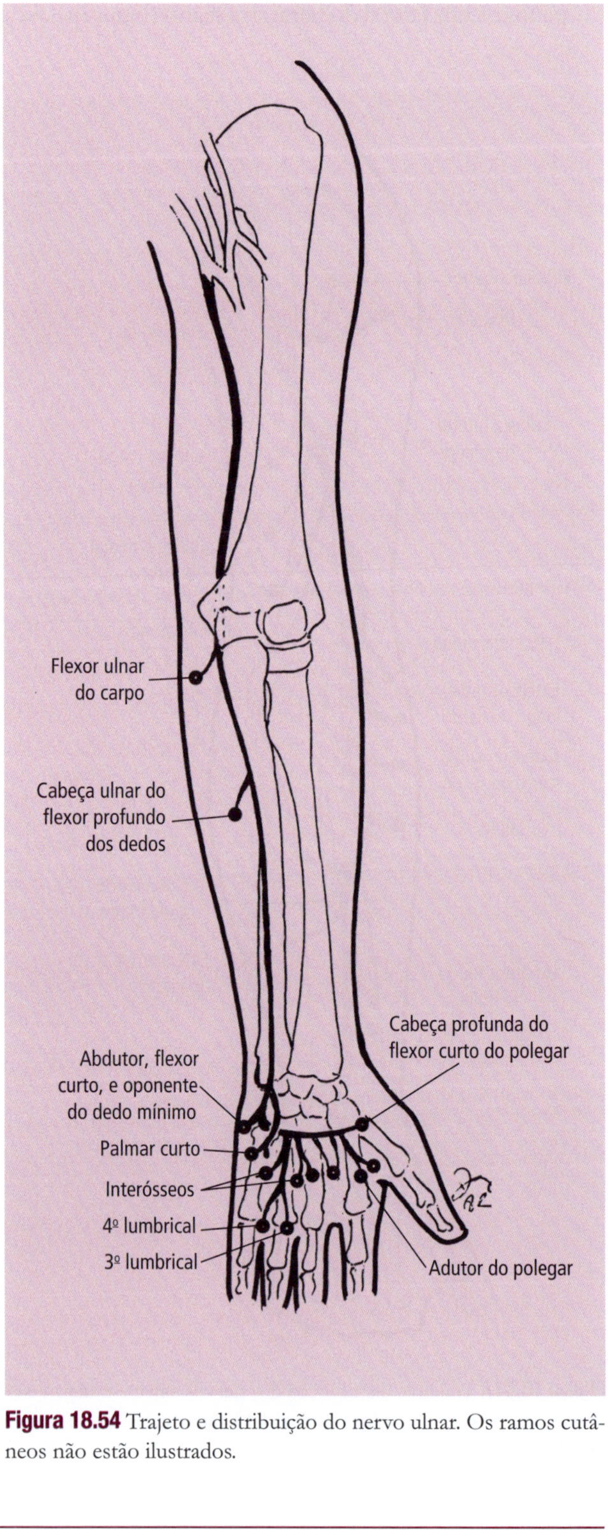

Figura 18.54 Trajeto e distribuição do nervo ulnar. Os ramos cutâneos não estão ilustrados.

Artéria e veia axilares

A artéria axilar é a continuação no membro superior da artéria subclávia. A mudança de nome ocorre no nível da face lateral da 1ª costela, penetrando, assim, no ápice da axila. Esse importante tronco arterial atravessa o canal cervicoaxilar, juntamente com a veia axilar e o plexo braquial. O canal é limitado medialmente pelas três primeiras costelas, lateralmente pelo processo coracoide e pela parte superior do úmero. No ápice da axila, a artéria axilar situa-se posteriormente à veia axilar; contudo, mais distalmente, próxima ao úmero, passa a ser lateral à veia.

Artéria axilar

A artéria axilar é dividida, didaticamente, em três porções (Figura 18.55): a 1ª parte **situa-se entre a margem lateral da 1ª costela e a margem medial do músculo peitoral menor**; a 2ª parte **é posterior ao músculo peitoral menor**; a 3ª parte **estende-se da margem lateral do peitoral menor à** margem **inferior do músculo redondo maior**. Na axila, a artéria axilar mantém relações com os fascículos lateral, medial e posterior do plexo braquial que ocupam, quanto à artéria, as posições indicadas pelos seus nomes.

Embora existam diversas variações, a distribuição mais comum dos ramos da artéria axilar é a que se segue (Figura 18.56A):

- **1ª parte:** além de alguns ramos musculares inominados, que irrigam o músculo subescapular, emite **artéria torácica superior** que segue medialmente para irrigar músculos do 1º espaço intercostal.
- **2ª parte:** fornece dois ramos: a **artéria toracoacromial**, que pode emergir também da 1ª parte da artéria axilar, é, na verdade, um pequeno tronco que logo se divide em **ramos acromial** (que se ramifica sobre o acrômio), **clavicular** (que irriga o músculo subclávio), **peitorais** (entre os músculos peitorais maior e menor, os quais irriga) e **deltoide** (que segue o sulco entre os músculos deltoide e peitoral, em companhia da veia cefálica); a **artéria torácica lateral** que segue ao longo da margem lateral do peitoral menor **e emite ramos para nutrir a mama.**
- **3ª parte:** fornece três ramos:
  1. **Artéria subescapular:** ramo mais calibroso da 3ª parte da artéria axilar, podendo também se originar da 2ª parte. Na sua origem, situa-se posteriormente ao nervo ulnar e passa ao longo da margem lateral da escápula. A artéria

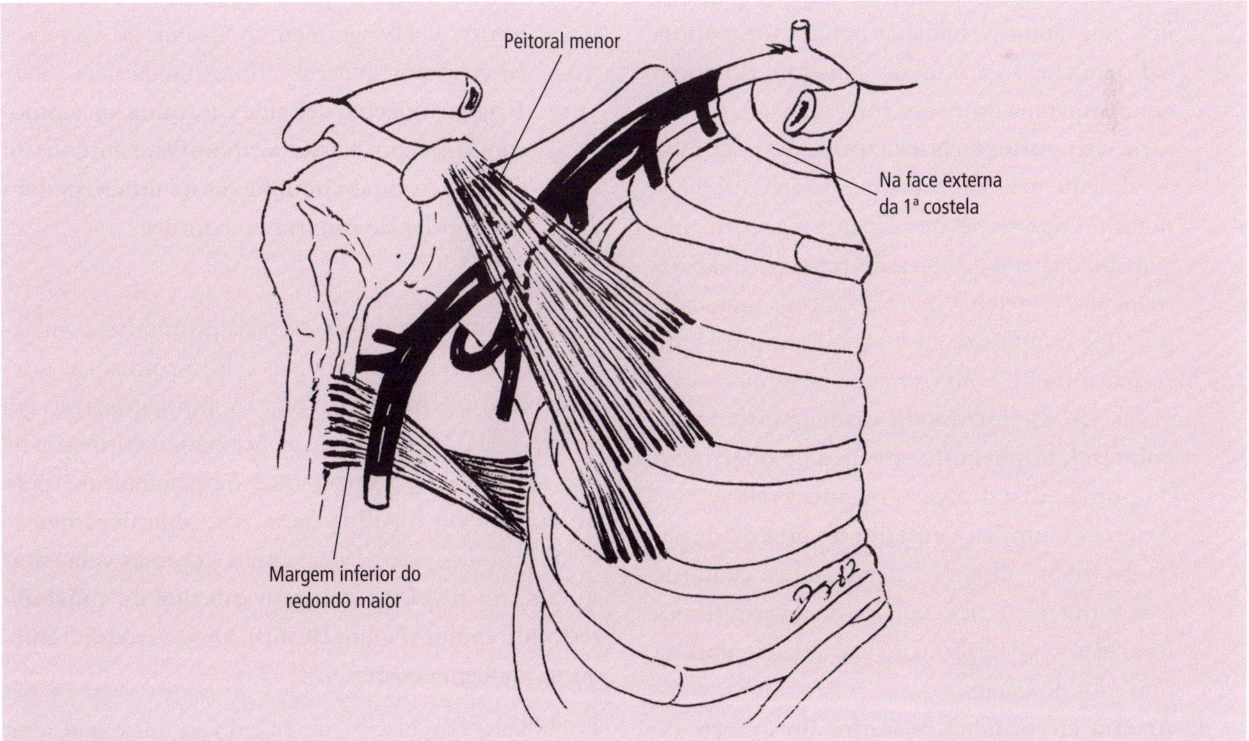

Figura 18.55 As três porções da artéria axilar. Observe os limites de cada porção.

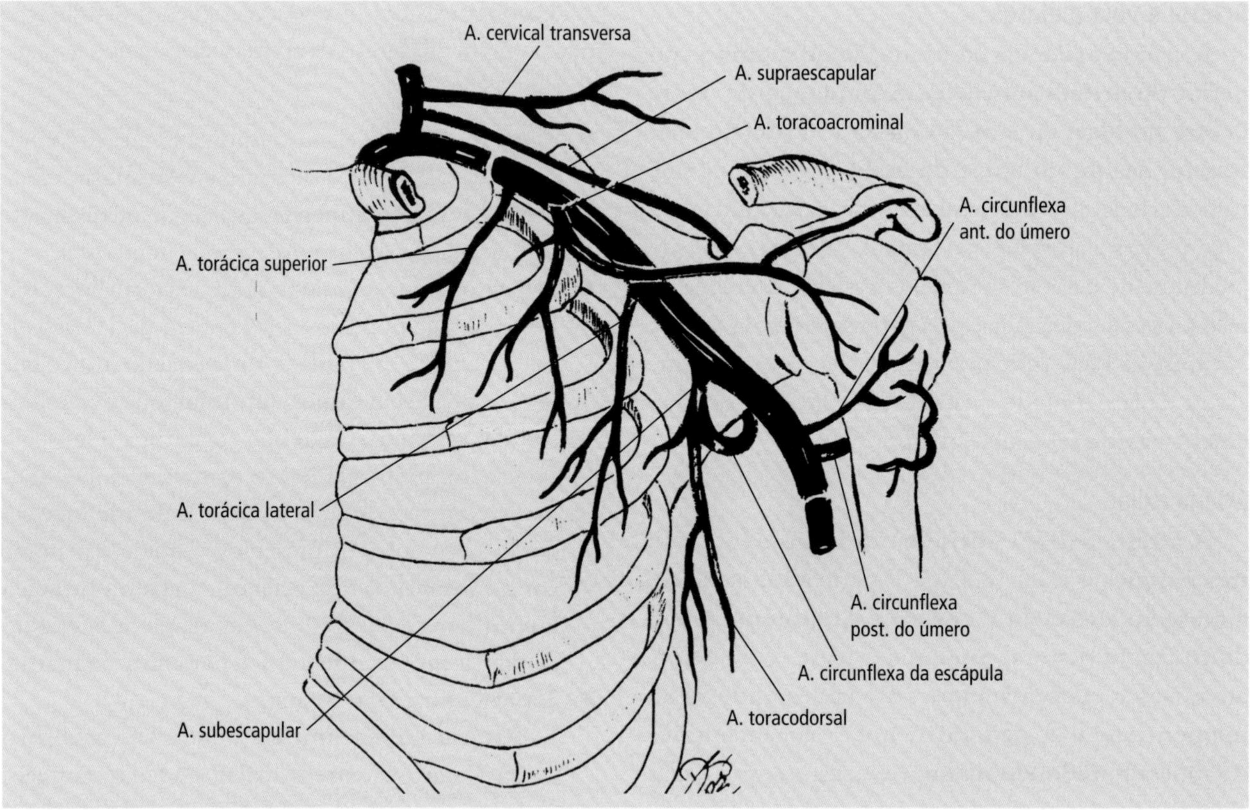

Figura 18.56A Artéria axilar e seus ramos. Também estão ilustradas algumas artérias que fornecem ramos para o ombro, mas que se originam da artéria subclávia.

subescapular, depois de curto trajeto, divide-se nos seus ramos terminais, a **artéria toracodorsal** (que chega ao músculo latíssimo do dorso em companhia do nervo toracodorsal), e a **artéria circunflexa da escápula**. Essa artéria, geralmente mais calibrosa que a artéria toracodorsal, dirige-se posteriormente, contornando a margem lateral da escápula, passa pelo espaço triangular (ver item "músculo tríceps braquial", p. 369) e ramifica-se na fossa infra-espinal para se anastomosar com os ramos provenientes de várias artérias **formando extensa circulação colateral, importante em caso de obstrução da porção distal da artéria subclávia.**

2. **Artéria circunflexa anterior do úmero**, de pequeno calibre, dirige-se lateralmente e contorna anteriormente o colo cirúrgico do úmero. Termina anastomosando-se com a artéria circunflexa posterior do úmero.
3. **Artéria circunflexa posterior do úmero**, de maior calibre que a artéria circunflexa anterior do úmero, **dirige-se posteriormente,** passando no espaço quadrangular em companhia do nervo axilar (ver item "músculo tríceps braquial", p. 369). **Irriga o músculo deltoide e termina anastomosando-se com a artéria circunflexa anterior do úmero. As duas circunflexas do úmero podem se originar de um tronco comum.**

Veia axilar

No membro superior, as veias profundas, com exceção da veia axilar, são duplas e acompanham as artérias com o mesmo nome; não há, portanto, razão em descrevê-las. Mas deve ser mencionada a formação da veia axilar. Ela se formae, mais frequentemente, **pela união da veia basílica** (uma veia superficial que se torna profunda na metade do braço) **com as veias braquiais, no nível da margem inferior do músculo redondo maior** (Figura 18.56B). Duas variações, entre outras, podem ocorrer:

1. As veias braquiais se unem em veia única que, a seguir, com a veia basílica, formam a veia axilar.

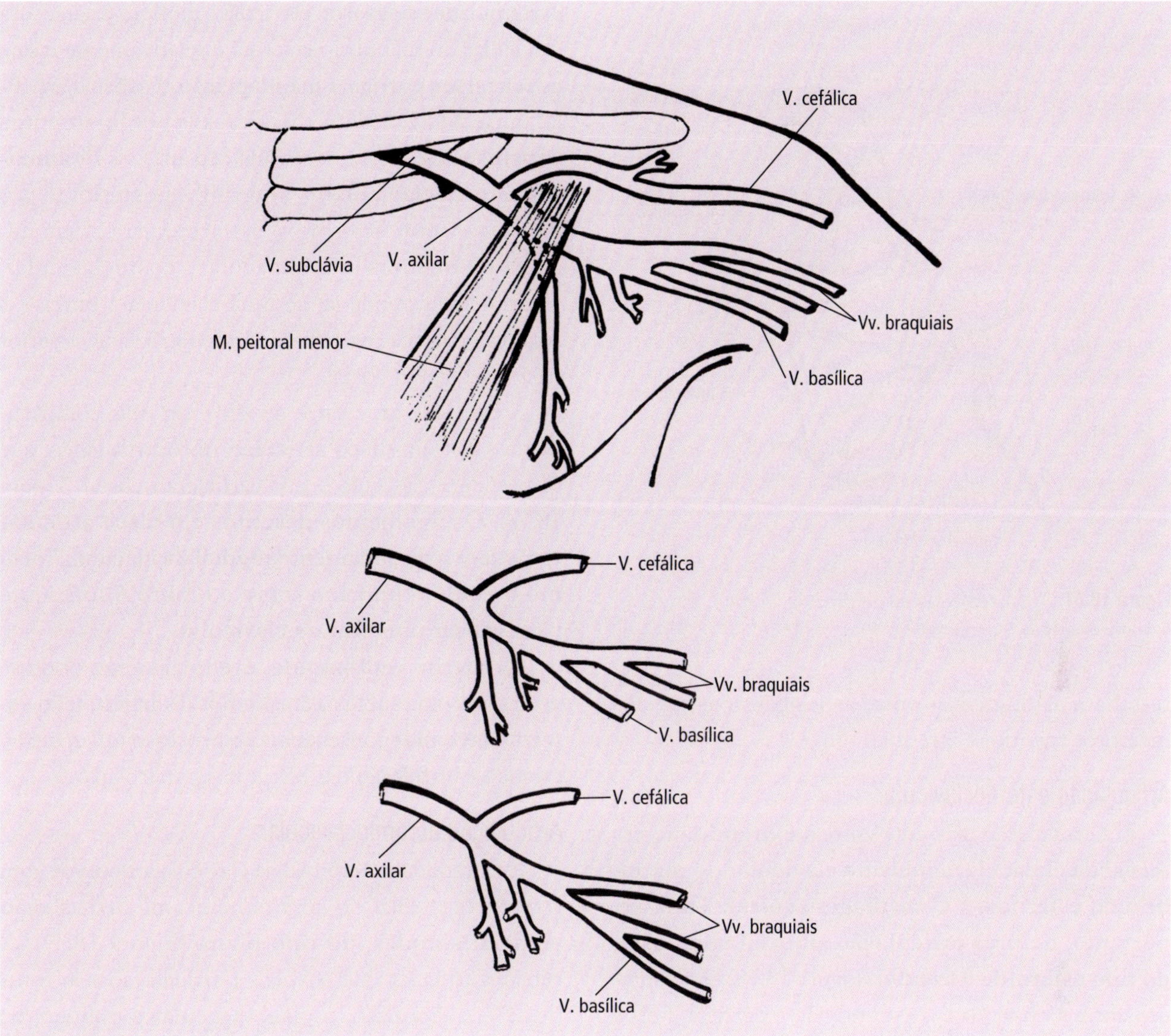

Figura 18.56B Formação da veia axilar e variações.

2. A veia basílica pode desembocar em uma das veias braquiais antes que elas se unam para formar a veia axilar.

Circulação colateral

De enorme importância funcional é a extensa **circulação colateral** que se estabelece em torno da escápula. Ela é tão eficiente que permite a ligadura da 3ª parte da artéria subclávia ou da 1ª parte da artéria axilar, sem maiores transtornos. A Figura 18.57 ilustra de maneira esquemática essa circulação colateral para a qual contribuem as seguintes artérias: subescapular e circunflexa da escápula, ao longo da margem lateral da escápula; escapular descendente (ramo da subclávia), ao longo da margem medial da escápula; supraescapular (ramo da subclávia), próximo da margem superior da escápula e nas fossas infra e supraespinal, além de ramos das artérias intercostais.

Articulações do cíngulo do membro superior

Com a adoção da postura ereta entre os humanos, o membro superior adquiriu a liberdade de movimentação, visando garantir um variado e múltiplo posicionamento da mão para cumprir, o melhor possível, as tarefas de exploração, apreensão e manipulação. Dessa forma, embora existam vários pontos de semelhança entre as articulações do membro superior e as do membro inferior, as diferenças entre elas são significativas, pois

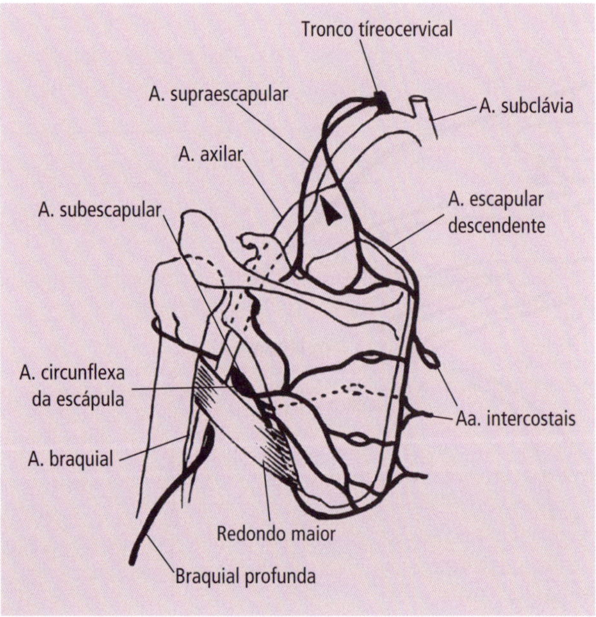

Figura 18.57 Circulação colateral no nível da escápula. Foi feita a ligadura da artéria axilar (seta).

ressaltam as diferenças entre as funções básicas dos membros superior e inferior.

Articulação esternoclavicular

É a articulação existente entre **a extremidade esternal da clavícula, a incisura clavicular do manúbrio do esterno e a 1ª cartilagem costal. Trata-se, portanto, de uma articulação sinovial composta, do tipo esferoide e triaxial** (Figura 18.58). A adaptação entre a clavícula e o esterno não é perfeita, pois a extremidade esternal da clavícula é globosa e a incisura clavicular do manúbrio esternal é relativamente rasa e estreita. Para corrigir a má adaptação, a cápsula articular que envolve a juntura é reforçada por **ligamentos capsulares** (espessamentos da cápsula), os **ligamentos esternoclaviculares anterior** e **posterior**, e por dois ligamentos acessórios, extracapsulares, denominados **ligamentos interclavicular** e **costoclavicular**. O primeiro estende-se de uma clavícula à outra e o segundo da face inferior da clavícula, à face superior da 1ª cartilagem costal.

A cavidade articular é dividida em dois compartimentos por um **disco articular**, fibrocartilagíneo, que se prende à clavícula e à 1ª cartilagem costal (Figura 18.58). **Os ligamentos descritos e o disco articular impedem o deslocamento medial da clavícula mesmo quando o impacto sobre o ombro é suficiente para causar uma fratura clavicular.**

Na **artrite reumatoide**, eventualmente, pode-se evidenciar uma subluxação anterior da **articulação esternoclavicular** consequente ao processo inflamatório crônico e uma lesão das estruturas periarticulares.

Articulação acromioclavicular

A extremidade acromial da clavícula articula-se com a margem medial do acrômio em uma **articulação sinovial simples, do tipo plana** (Figura 18.59). A cápsula articular que envolve a articulação não é robusta e, além disso, o plano articular é oblíquo, de

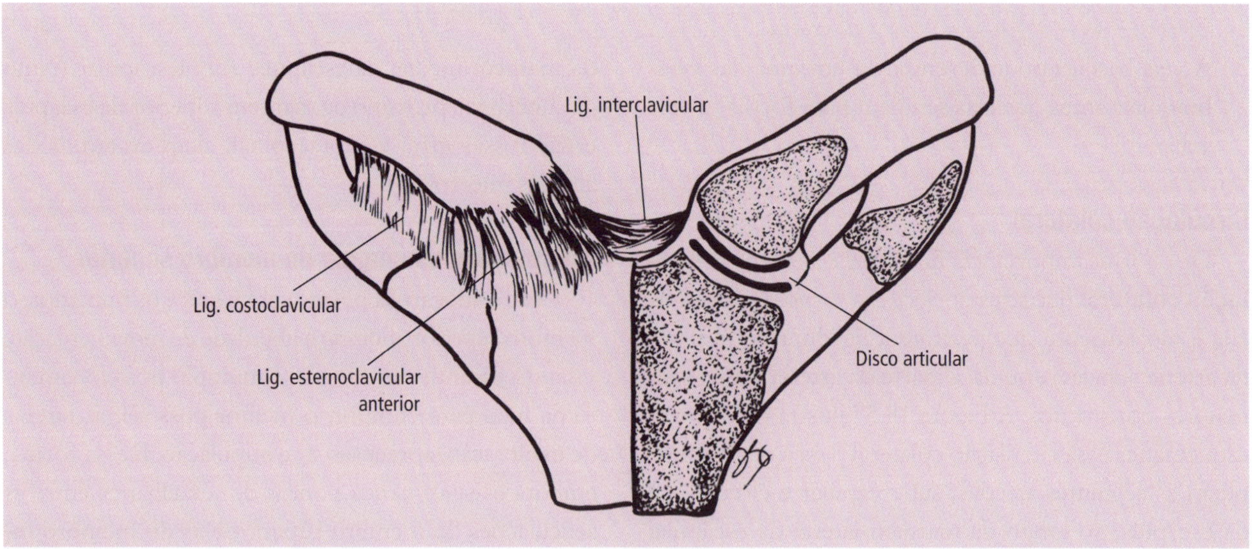

Figura 18.58 Articulação esternoclavicular.

modo que a clavícula tende a se sobrepor ao acrômio. Para evitar essa sobreposição e garantir a estabilidade articular, um ligamento acessório, o **coracoclavicular**, estende-se entre a clavícula e o processo coracoide. Esse ligamento está constituído de duas partes: o **ligamento conoide**, que se fixa ao tubérculo conoide da clavícula, e o **ligamento trapezoide**, que se prende na linha trapezóidea da clavícula. **Um disco fibrocartilagíneo incompleto**, cuneiforme, frequentemente, projeta-se no interior da cavidade articular, a partir da porção superior da cápsula articular, podendo dividir a cavidade completamente.

Na **luxação acromioclavicular**, a saliência óssea evidente através da pele pode ser observada na inspeção direta. Esse fato produz o chamado **sinal da tecla ou sinal do cabide** (aumento de mobilidade local por meio da palpação).

Imersa na massa muscular do dorso, a escápula tem movimentação livre, sem nenhuma restrição ligamentar, a não ser no nível da articulação acromioclavicular, o que aumenta significativamente a sustentação e a mobilidade do cíngulo do membro superior.

Movimentos

Os movimentos do cíngulo do membro superior são os da escápula: elevação e abaixamento (ou **depressão**), **abdução** ou **protrusão** (movimento lateral e anterior, como no ato de empurrar um objeto pesado); **adução** ou **retração** (movimento medial e posterior, como na retração dos ombros); **rotação lateral** (o ângulo inferior da escápula é tracionado lateral e anteriormente e a cavidade glenoide volta-se superiormente); e **rotação medial** (o ângulo inferior da escápula é tracionado medial e posteriormente e a cavidade glenoidal se volta inferiormente). **Para que esses movimentos ocorram eficientemente, é importante a ação da clavícula e de suas articulações.**

A clavícula atua como uma escora, mantendo o acrômio afastado da parede do tórax, durante esses movimentos. Para que isso ocorra, são necessários os movimentos da articulação esternoclavicular, que atua como fulcro, enquanto a clavícula é o raio e a extremidade lateral desta descreve um arco decorrente dos movimentos esternoclaviculares, que são elevação e abaixamento, deslocamento anterior e posterior, rotação e também a circundução. Além disso, o arco descrito pelo extremo acromial da

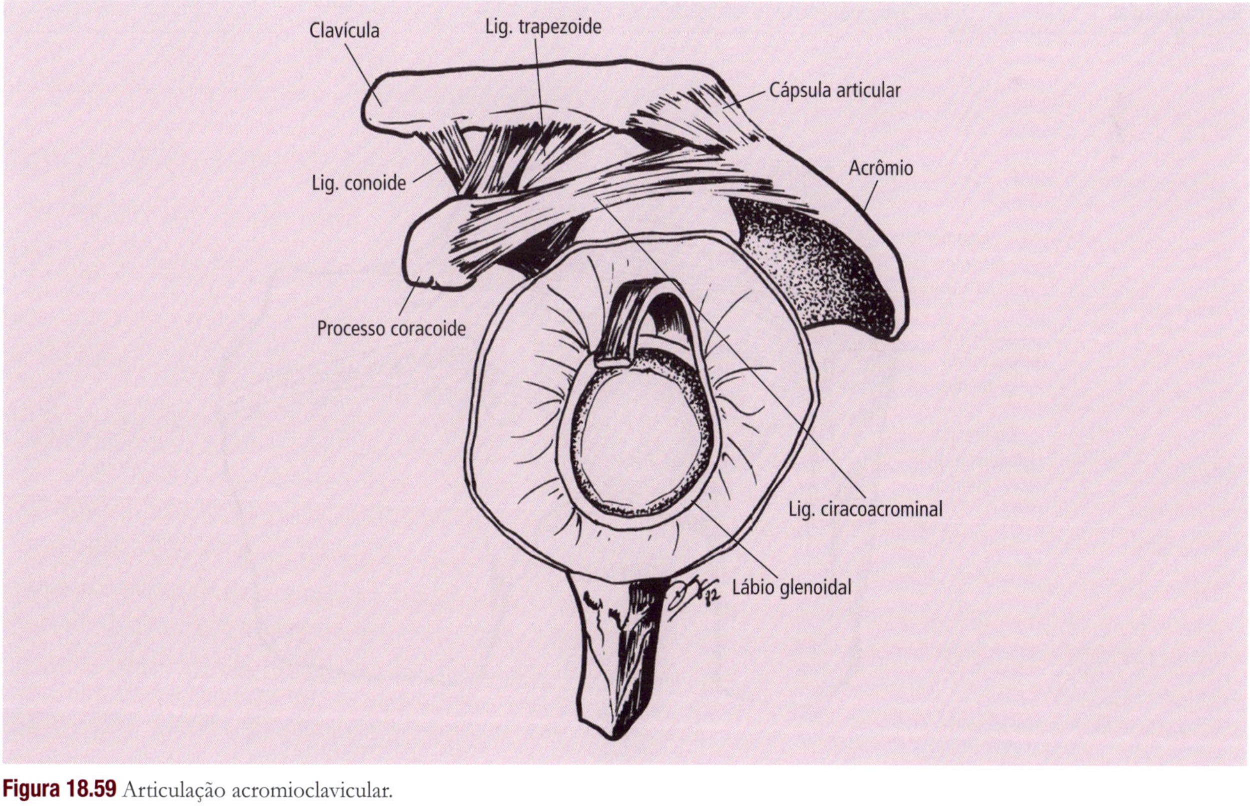

Figura 18.59 Articulação acromioclavicular.

clavícula é diferente do arco descrito pela escápula em relação à parede torácica. Para compensar essas diferenças, o ângulo entre a clavícula e a escápula é corrigido constantemente, o que ocorre na articulação acromioclavicular, capaz de movimentos de até 20° de amplitude.

É importante ressaltar que **a principal articulação nos movimentos do cíngulo do membro superior é uma articulação puramente funcional e não existente como entidade anatômica: a escápula é, em conjunto com seus músculos, a principal responsável pelos movimentos do cíngulo do membro superior**. A clavícula e suas articulações acompanham e facilitam os movimentos escapulares.

O Quadro 18.4 mostra esses movimentos e os músculos que os realizam.

Articulação do ombro

Trata-se de uma articulação **sinovial simples, esferoide, triaxial**, entre a cabeça do úmero e a cavidade glenoidal (Figuras 18.60 a 18.62). Entretanto, a cavidade glenoidal é rasa e tem uma superfície articular menor do que a da cabeça do úmero. Por um lado, para aumentar a profundidade da cavidade glenoidal, uma orla fibrocartilaginosa, o **lábio glenoidal** (Figura 18.59), prende-se no contorno da cavidade. Por outro lado, exatamente para permitir o grau de mobilidade necessária, a cápsula articular é frouxa. Assim, **nem a forma das superfícies que se articulam nem a cápsula articular favorecem a estabilidade da articulação, que depende, essencialmente, do lábio glenoidal, de ligamentos e de músculos.**

Quadro 18.4 Resumo dos movimentos da escápula.

Movimento	Músculo
Elevação da escápula	Feixes descendentes do trapézio, levantador da escapúla e romboides maior e menor
Abaixamento da escápula	Feixes ascendentes do trapézio, peitoral menor, subclávio, latíssimo do dorso e parte inferior do peitoral maior
Abdução da escápula	Serrátil anterior e peitoral maior
Abdução da escápula	Trapézio, romboides maior e menor e latíssimo do dorso
Rotação lateral	Feixes descendentes e ascendentes do trapézio e serrátil anterior
Rotação medial	Levantador da escápula e romboides maior e menor

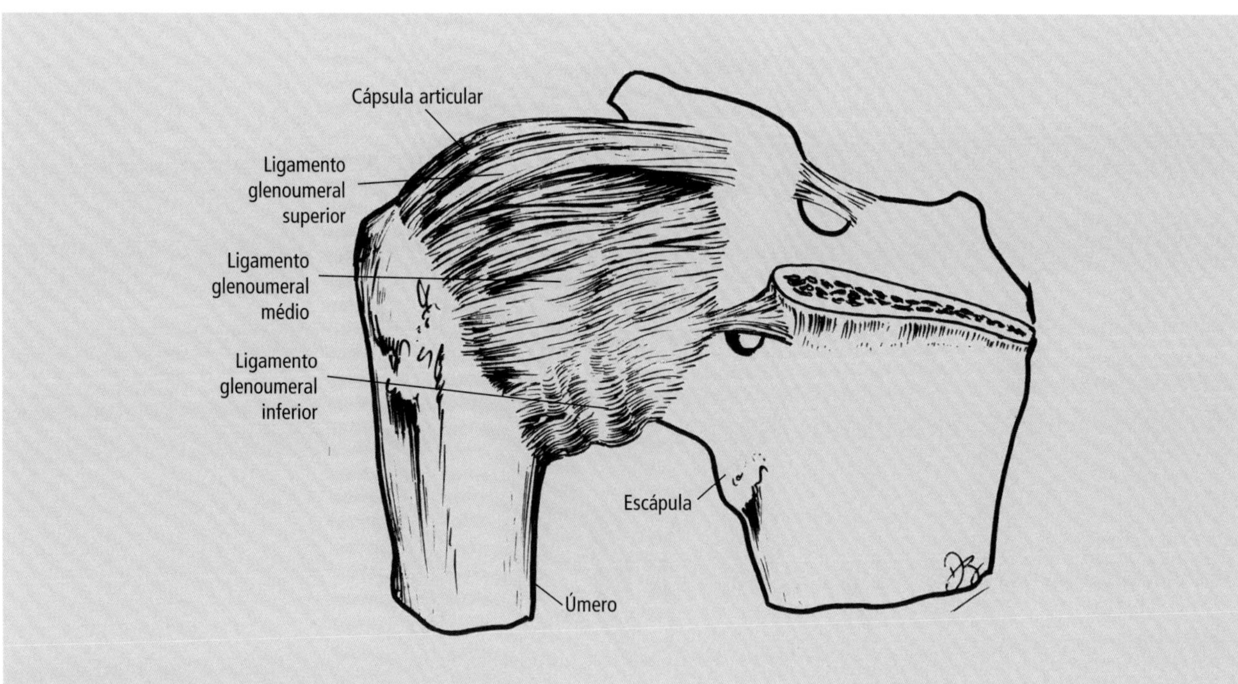

Figura 18.60 Articulação do ombro.

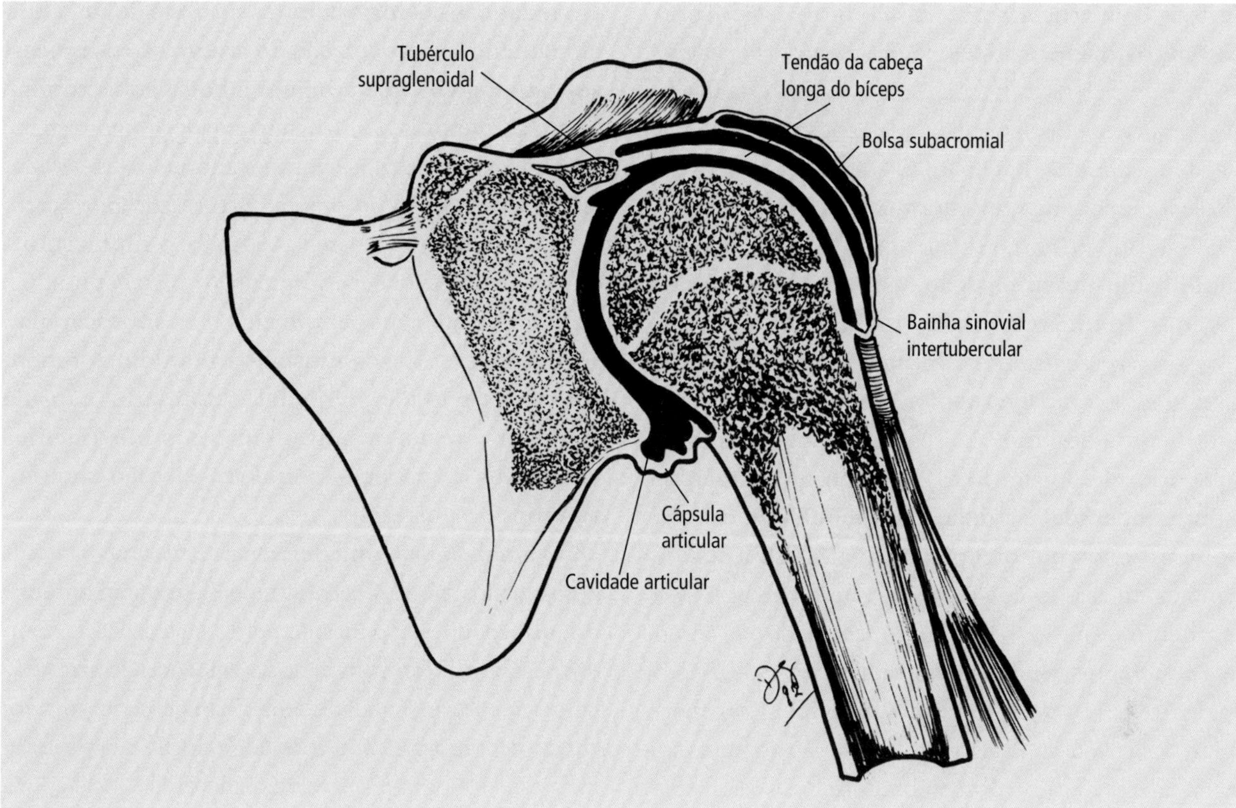

Figura 18.61 Articulação do ombro em corte frontal.

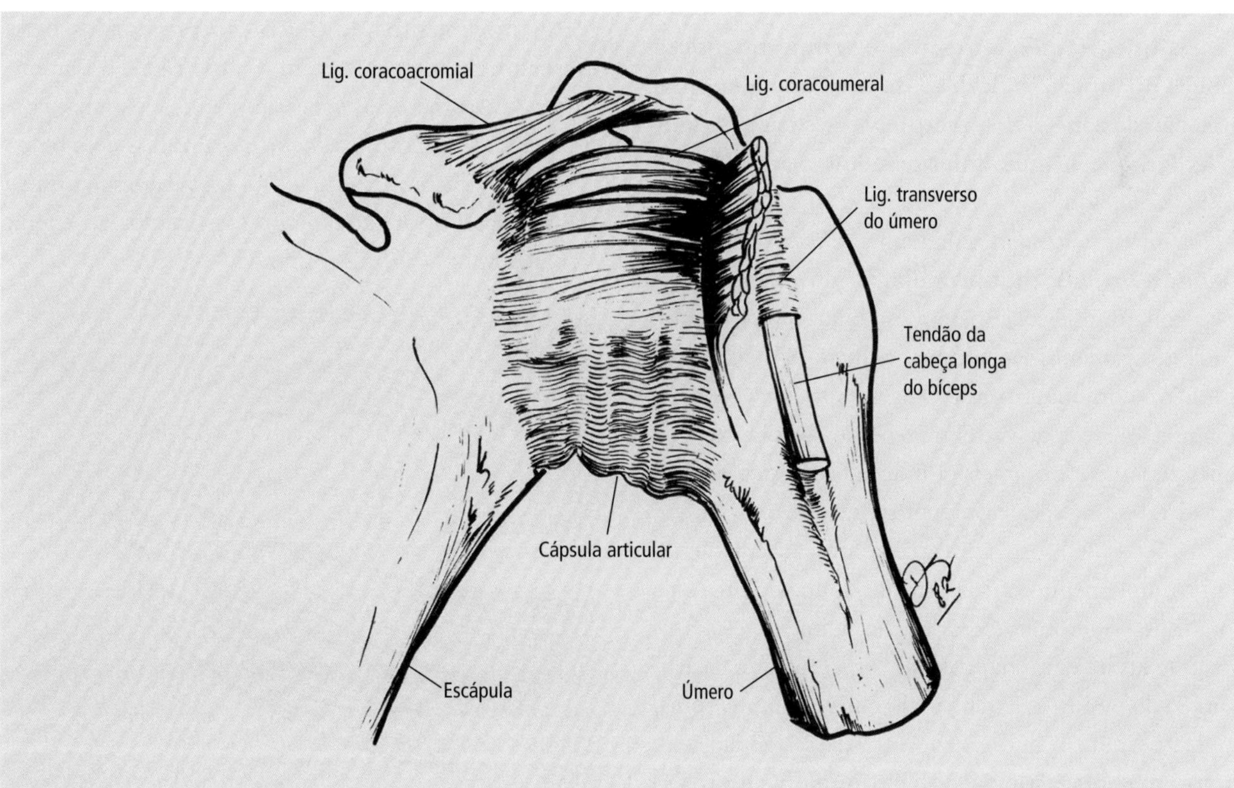

Figura 18.62 Articulação do ombro.

A cápsula articular prende-se em torno do colo anatômico do úmero, exceto medialmente, onde ela se estende até o colo cirúrgico; na escápula, ela está fixada na superfície da cavidade glenoidal, mais precisamente no lábio glenoidal (Figura 18.61). A cápsula articular apresenta uma dobra, inferiormente, quando o braço pende ao lado do corpo (Figura 18.61). **Se o braço for imobilizado nessa posição, as paredes da dobra podem se fundir, reduzindo a mobilidade articular.** A cápsula apresenta espessamentos anteriores que são identificados como **ligamentos glenoumerais**, **superior, médio** e **inferior**. A cápsula estende-se também superiormente (Figura 18.61) para incluir o **tubérculo supraglenoidal** e a **fixação do tendão da cabeça longa do músculo bíceps braquial**. Esse tendão é mantido em sua posição no sulco intertubercular pelo **ligamento transverso do úmero**, que se dispõe como uma ponte entre os tubérculos maior e menor do úmero (Figura 18.62) e reforça a **bainha sinovial intertubercular**, que envolve o tendão daquela porção do músculo, sendo uma evaginação da membrana sinovial da cápsula articular. Outra evaginação da membrana sinovial é a **bolsa subescapular**, sobre o colo da escápula. **A parte menos resistente da cápsula articular é a inferior e é ela que, frequentemente, se rompe quando a cabeça do úmero se desloca da cavidade glenoidal (luxação da cabeça do úmero). Nesses casos, o nervo axilar, que se situa inferiormente à articulação, pode ser lesado.**

Ligamentos acessórios, juntamente com o chamado **manguito rotador da articulação do ombro**, contribuem com eficiência para a estabilidade da juntura. Entre os ligamentos acessórios, incluem-se o **coracoumeral** e o **coracoacromial**. O ligamento coracoumeral (Figura 18.62) estende-se entre o processo coracoide e o tubérculo maior do úmero, fundindo-se com a cápsula articular. Por sua vez, o ligamento coracoacromial (Figuras 18.59 e 18.62) forma um arco sobre a articulação do ombro, juntamente com a parte horizontal do processo coracoide e o acrômio, locais onde o ligamento está fixado. Esse **arco "coracoacromial"** está separado da articulação do ombro pelo tendão do músculo supraespinal e, para permitir o livre movimento desse tendão, sem atrito, uma **bolsa sinovial subacromial** (Figura 18.61) situa-se entre o arco e o tendão do músculo supraespinal. **Uma das causas mais comuns da dor e do mau funcionamento da articulação do ombro são os processos patológicos que atingem a bolsa subacromial, como as bursites.** O manguito rotador (Figura 18.63) ocupa lugar de destaque entre os músculos que estabilizam a articulação do ombro. É formado por quatro músculos, que se originam na escápula: o **supraespinal** cruza a articulação superiormente, o **infraespinal** e o **redondo menor**, posteriormente, e o **subescapular**, anteriormente. **Esses músculos mantêm o úmero contra a cavidade glenoidal, reforçam a cápsula articular e resistem ativamente aos movimentos excessivos da cabeça umeral em direção anterior, superior ou posterior.**

O **sinal da dragona** (referência a vestimenta usada por soldados) pode ser encontrado na **luxação anterior do ombro**, na qual o mesmo perde sua curvatura/contorno habitual. Também pode ser evidência de parestesia (alteração de sensibilidade, com formigamento) na face lateral do ombro decorrente de lesão do nervo axilar dadas sua topografia e a relação anatômica local com a articulação do ombro.

Movimentos

Os movimentos do braço são produzidos pelos músculos descritos que agem na articulação do ombro. Antes de analisar essas ações, impõem-se algumas considerações sobre os movimentos realizados pelo braço.

Os movimentos realizados na articulação do ombro, acompanhado por movimentos associados ao ângulo

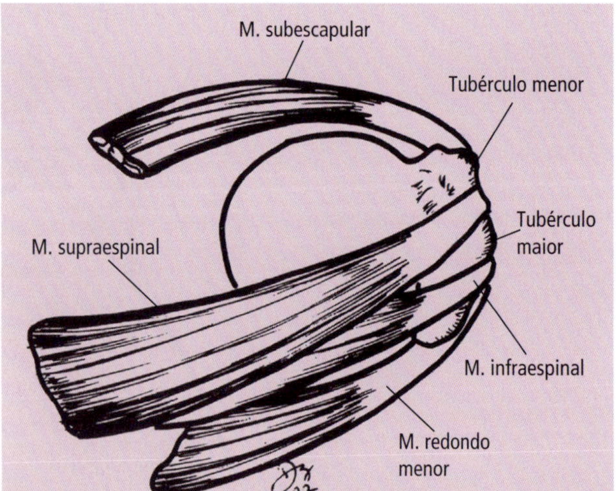

Figura 18.63 Manguito rotador em vista superior.

do membro superior, são, na verdade, **movimentos do membro superior. Pois o movimento do braço se estenderá ao antebraço e à mão.** Entretanto, quando o membro se torna fixado (p. ex., quando se sobe numa corda), os movimentos do ombro passam a deslocar o tronco. Outra alternativa é o enrijecimento do membro superior e a fixação do ombro por músculos estabilizadores: nesse caso, a força exercida pelos membros inferiores e pelo tronco pode ser transmitida, com eficácia, através do ombro, como quando se empurra um automóvel.

A escápula é um osso que se adapta à curvatura posterior do tórax. A situação oblíqua desse osso o faz formar um ângulo de 30° aproximadamente, com o plano frontal que passa pela cabeça do úmero (Figura 18.64). Assim, o movimento lateral do úmero não ocorre nesse plano frontal. Pelo contrário, é oblíquo a ele (Figura 18.64). Da mesma maneira, o deslocamento anterior ou posterior do úmero não se faz paralelamente ao plano sagital, mas sim anteromedialmente ou posterolateralmente a ele (Figura 18.64). Entretanto, é possível a movimentação do braço sem essas obliquidades, isto é, essa movimentação pode ser feita no plano frontal e no plano sagital. Diz-se, então, que os movimentos na articulação do ombro podem ser descritos nos planos corporais ou no plano da escápula. Na prática médica e fisioterápica, os primeiros são os mais utilizados no exame dos movimentos do membro superior e, por essa razão, somente eles serão analisados aqui.

Movimentos do braço nos planos convencionais

Os movimentos do braço nos planos convencionais são os seguintes:

- **Flexão:** na qual o membro superior se desloca anterior e superiormente, junto ao tórax, no plano sagital, até a posição horizontal. Ele pode ser continuado, superior e posteriormente até uma posição vertical do membro superior, acima da cabeça (Figura 18.65).
- **Extensão:** compreende a volta do membro superior, de qualquer ponto da flexão para a posição original, isto é, membro superior pendido junto ao tronco. O movimento pode estender-se por um deslocamento posterior, junto ao tronco, no plano sagital (Figura 18.66).
- **Abdução:** consiste em afastar o braço (e consequentemente o membro superior) do plano mediano, no plano frontal. Continuada, a abdução leva o membro superior, lateral e superiormente, a um plano horizontal e ele pode chegar, superior e medialmente, a uma posição vertical acima da cabeça (Figura 18.67A). **Para que a abdução possa ser continuada além dos 90°, no plano frontal, é absolutamente necessário que o úmero sofra uma rotação lateral e que a escápula sofra também uma rotação lateral.** Nesse caso, a escápula realiza um movimento de báscula (Figura 18.67B). Sem esse deslocamento da escápula a abdução completa seria impedida, uma vez que **a cabeça do úmero seria bloqueada pelo acrômio da escápula** (Figura 18.67C).
- **Adução:** implica o retorno do membro superior, de qualquer grau de abdução, em direção ao plano mediano. No plano frontal, o membro encontra o lado do tórax que limita o movimento. Entretanto, a adução pode ser continuada em direção ao plano mediano anteriormente ao tórax, se for realizada uma flexão simultânea (Figura 18.68). O mesmo se dá para a adução posteriormente ao tronco, quando, então, a extensão é necessária.
- **Rotação lateral:** a face anterior do úmero volta-se lateralmente (Figura 18.69).
- **Rotação medial:** a face anterior do úmero se volta medialmente (Figura 18.69).
- **Circundução:** resultante da combinação dos outros movimentos. Nela, o úmero descreve um cone cujo lado é o próprio úmero e o vértice é a articulação do ombro (Figura 18.70).

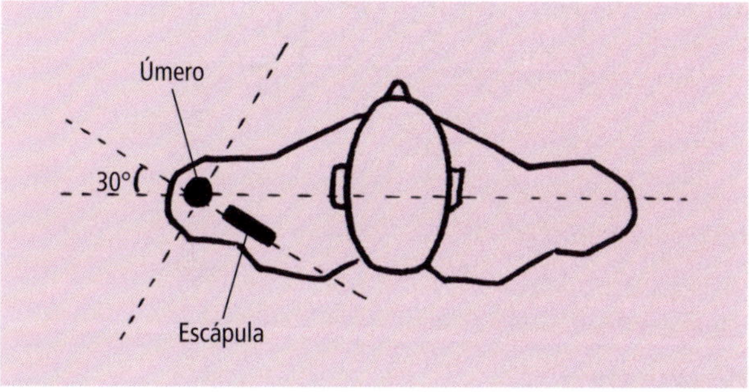

Figura 18.64 Posição da escápula em relação ao plano frontal.

Todos os movimentos do braço, na articulação do ombro, são ampliados pelos movimentos do cíngulo do membro superior e, por vezes, pelos movimentos da coluna vertebral, caracterizando o que se denomina "cadeia cinética".

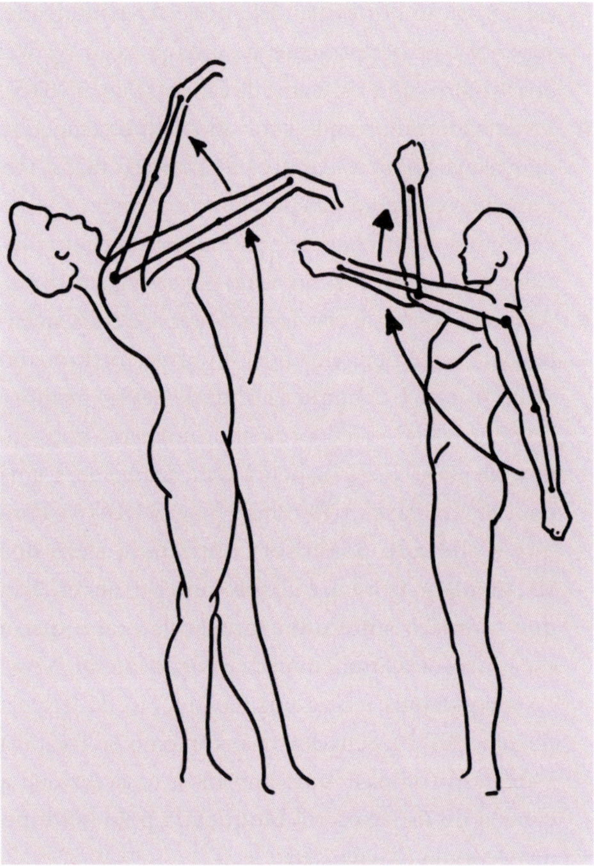

Figura 18.65 Movimento de flexão.

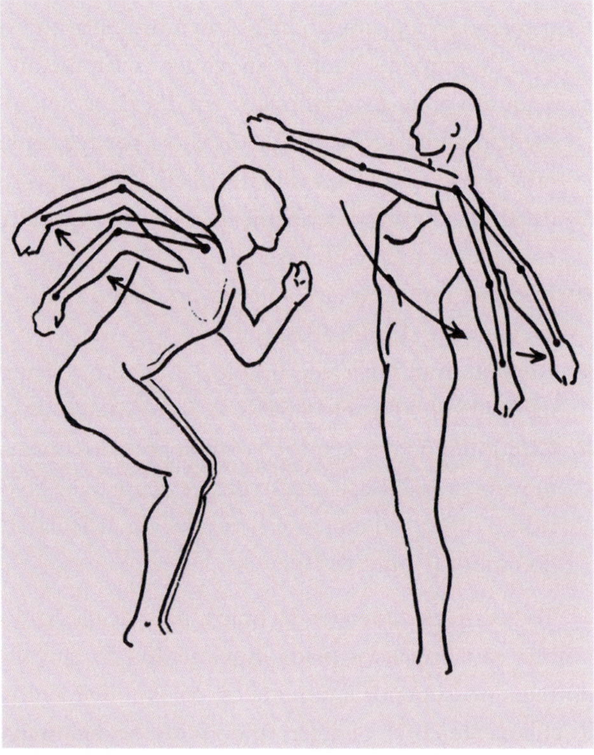

Figura 18.66 Movimento de extensão.

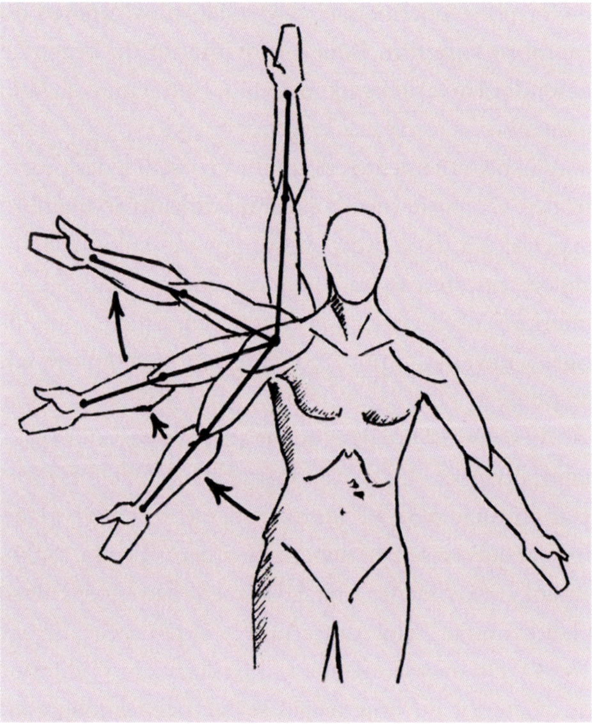

Figura 18.67A Movimento de abdução.

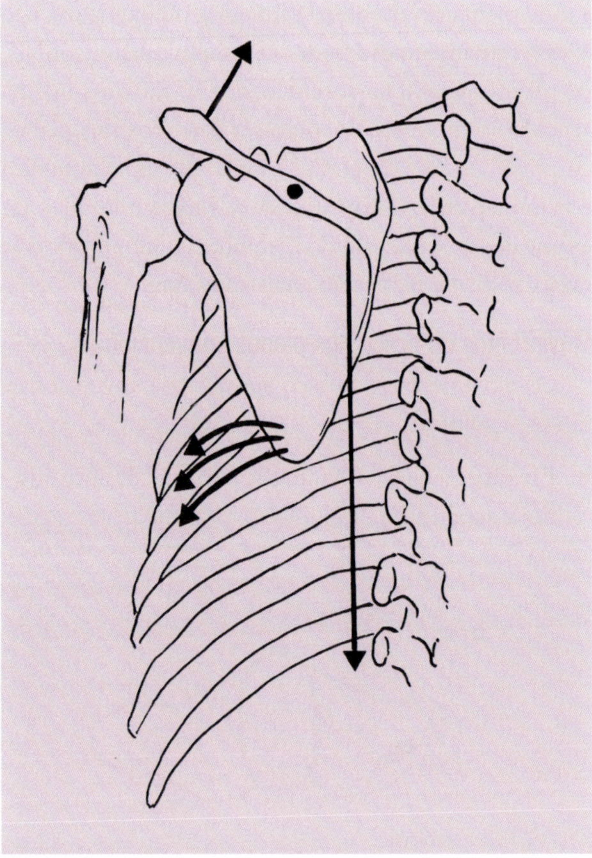

Figura 18.67B Movimento de báscula da escápula. As setas indicam os sentidos de tração dos músculos trapézio e serrátil anterior.

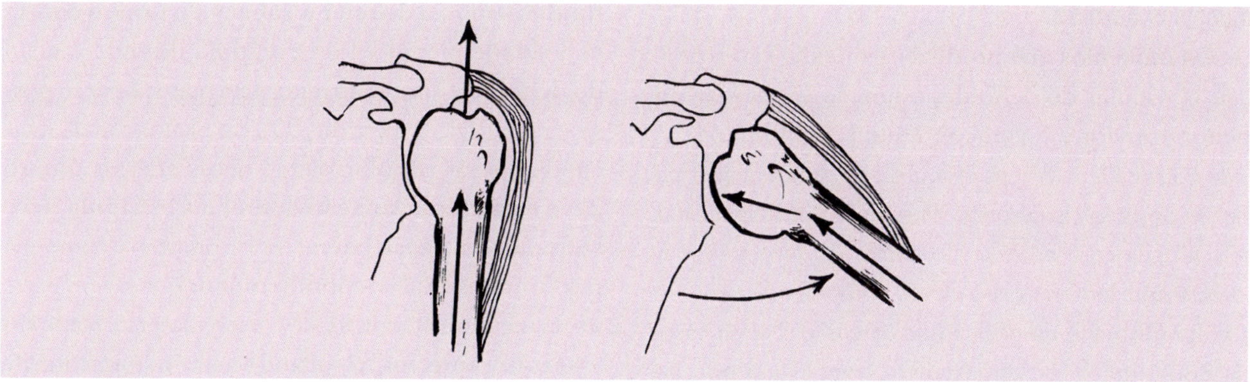

Figura 18.67C Na abdução, se a escápula não sofrer uma rotação superior, o acrômio bloqueia o movimento do úmero. As setas no úmero indicam o efeito da tração do deltoide no início e no meio da abdução.

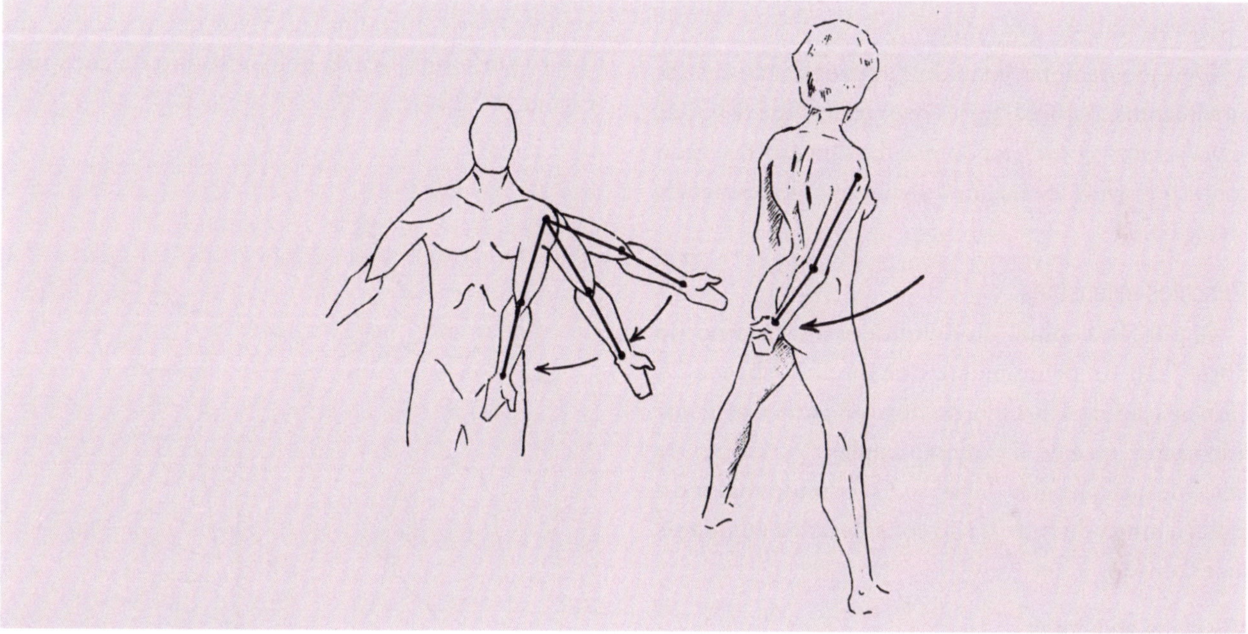

Figura 18.68 Movimento de adução.

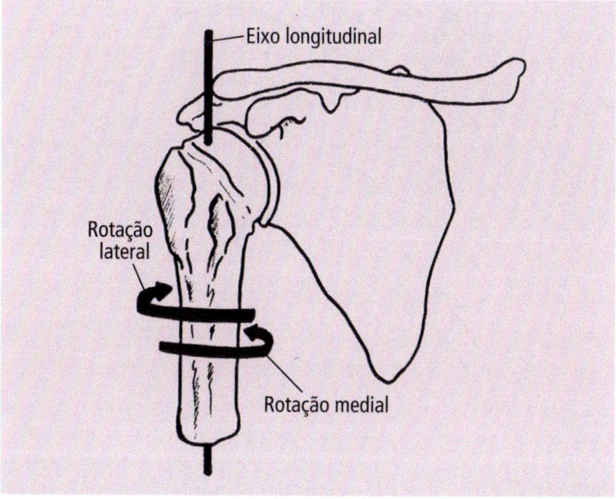

Figura 18.69 Movimentos de rotação.

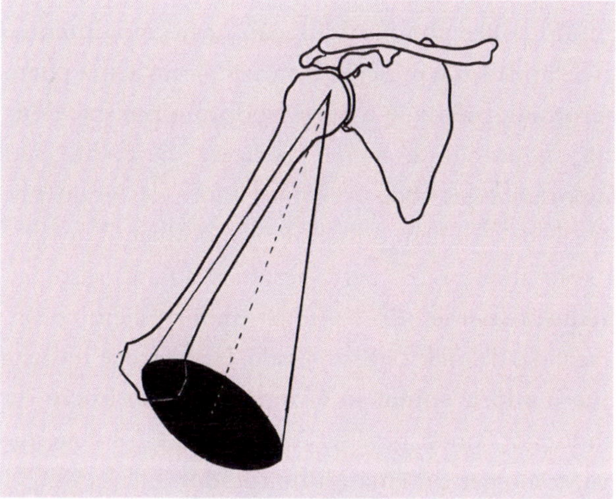

Figura 18.70 Movimento de circundução.

Músculos flexores

Os músculos que produzem a flexão são a porção clavicular do deltoide, a porção clavicular do peitoral maior e o coracobraquial. Sendo um músculo biarticular, o bíceps braquial age como auxiliar na flexão do braço, a despeito da sua ação principal estar relacionada com a flexão do antebraço (cotovelo). É interessante lembrar que a flexão compreende também a volta do braço da posição de extensão. Nesse caso, quando o braço está em extensão completa, **a porção esternocostal do músculo peitoral maior fica estirada, em excelente situação mecânica para iniciar a flexão**, embora não seja, definitivamente, um flexor a partir da posição anatômica.

Devemos lembrar, contudo, a ação da gravidade nos movimentos. Assim, as ações musculares aqui descritas estão sempre considerando um movimento realizado contra a gravidade ou contra algum tipo de resistência oferecida.

Músculos extensores

A porção espinal do deltoide e o latíssimo do dorso são os principais extensores do braço. A participação do latíssimo do dorso é particularmente importante quando a extensão implicar o retorno do braço de qualquer grau de flexão. **O redondo maior e a cabeça longa do tríceps são considerados auxiliares na extensão.**

Músculos abdutores

Os músculos deltoide e supraespinal são os principais abdutores do braço e muito se tem discutido sobre sua participação neste movimento. O deltoide é um músculo com três partes e **sua parte acromial, média, é a parte abdutora por excelência.** As porções espinal e clavicular, entretanto, são importantes na abdução, impedindo o deslocamento da cabeça do úmero, posterior e anteriormente, durante a ação abdutora da parte acromial. O supraespinal, frequentemente, não consegue abduzir além de 45° quando o deltoide está paralisado. **Isso parece indicar que o supraespinal só é importante no início da abdução.** Porém, deve ser ressaltado que o supraespinal, como parte do **manguito rotador** (Figura 18.63), **desempenha na abdução uma ação sinérgica fundamental: a de reter a cabeça do úmero contra a cavidade glenoidal da escápula durante a ação do deltoide.** Como já foi dito, para que a abdução possa ser continuada além dos 90°, no plano frontal, duas condições são absolutamente necessárias: **o úmero deve sofrer uma rotação lateral e a escápula deve sofrer uma rotação lateral.** A 1ª condição é cumprida pelo **infraespinal** e **redondo menor** que fazem parte do manguito rotador. A 2ª é exercida pelo **trapézio** e **serrátil anterior**, resultando num movimento de báscula da escápula (Figura 18.71) e em que a cavidade glenoide se volte superiormente. Isso é necessário, pois, sem esse deslocamento da escápula, a abdução completa seria impedida, uma vez que **a cabeça do úmero seria bloqueada pelo acrômio da escápula** (Figura 18.72).

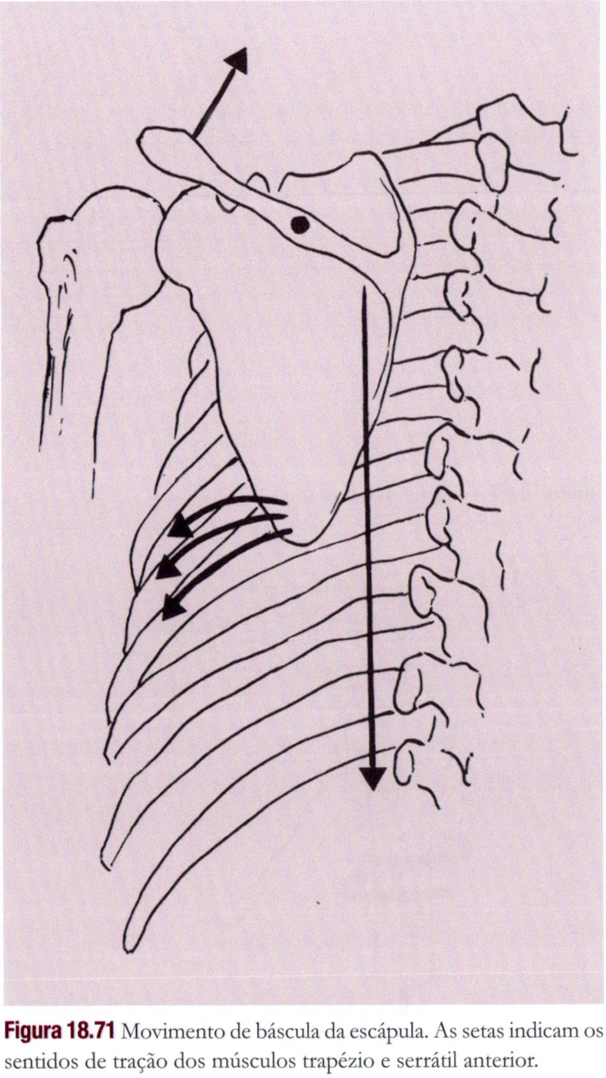

Figura 18.71 Movimento de báscula da escápula. As setas indicam os sentidos de tração dos músculos trapézio e serrátil anterior.

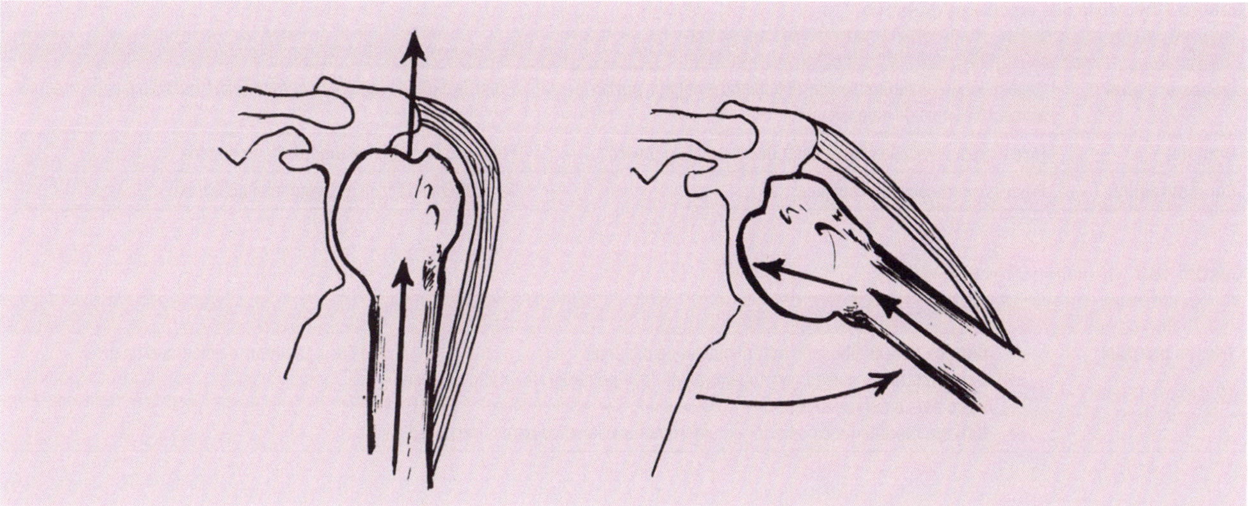

Figura 18.72 Na abdução, se a escápula não sofrer uma rotação superior, o acrômio bloqueia o movimento do úmero. As setas no úmero indicam o efeito da tração do deltoide no início e no meio da abdução.

Músculos adutores

Os principais adutores do braço são os músculos peitoral maior (principalmente sua porção esternocostal) e latíssimo do dorso, auxiliados de maneira eficaz pelo redondo maior. Tem sido assinalada a ação adutora da cabeça **longa do tríceps e do coracobraquial**, mas, na verdade, esses dois músculos parecem agir como fixadores, impedindo o deslocamento inferior da cabeça do úmero que a ação adutora do peitoral e latíssimo do dorso tendem a produzir. Deve-se ressaltar que a gravidade desempenha papel importante na adução, na posição ereta. Nesse caso, os abdutores (parte acromial do deltoide e supraespinal), como antagonistas, e regulam a velocidade do movimento da adução.

Rotadores laterais

Os principais rotadores laterais são o infraespinal e o redondo menor. À parte espinal do deltoide tem sido atribuída função de rotator lateral.

Rotadores mediais

Os principais rotadores mediais do braço são o peitoral maior e o latíssimo do dorso, auxiliados pela parte clavicular do deltoide e por dois músculos do manguito rotador do ombro: o redondo maior; e o subescapular.

O Quadro 18.5 sintetiza os movimentos do braço e os músculos que agem na articulação do ombro para produzi-los.

Braço e fossa cubital

Músculos do braço

Os músculos da região anterior do braço, cujas origens e inserções são mostradas no Quadro 18.6 são o **coracobraquial**, o **braquial** e o **bíceps braquial**. A região posterior tem somente um músculo, o **tríceps braquial**, cujas origens e inserção são mostradas no Quadro 18.7.

Quadro 18.5 Resumo dos movimentos da articulação do ombro.

Movimento	Músculo
Flexão	Parte clavicular do deltoide, parte clavicular do peitoral maior e coracobraquial
Extensão	Parte espinal do deltoide e latíssimo do dorso
Abdução	Parte acromial do deltoide e supraespinal
Adução	Peitoral maior, latíssimo do dorso e redondo maior
Rotação lateral	Infraespinal e redondo menor
Rotação medial	Peitoral maior, latíssimo do dorso, parte clavicular do deltoide, redondo maior e subescapular

Quadro 18.6 Músculos anteriores do braço.

Músculo	Origem	Inserção
Bíceps braquial	Cabeça longa no tubérculo supraglenoidal e cabeça curta no processo coracoide da escápula	Tuberosidade do rádio e aponeurose do músculo bíceps braquial
Braquial	Dois terços distais das faces anterior e medial do úmero	Processo coronoide e tuberosidade da ulna
Coracobraquial	Processo coracoide da escápula	Terço médio da face anteromedial do úmero

Quadro 18.7 Músculo tríceps braquial.

Músculo	Origem	Inserção
Tríceps braquial	▪ **Cabeça longa:** tubérculo infraglenoidal da escápula ▪ **Cabeça lateral:** dois terços superiores da face posterior do úmero acima do sulco para o nervo radial ▪ **Cabeça medial:** face posterior do úmero abaixo do sulco para o nervo radial	Face posterior do olécrano da ulna

O **músculo coracobraquial** (Figuras 18.45 e 18.76) é, topograficamente, um músculo do braço. É inervado pelo **nervo musculocutâneo**, que o perfura. Produz a **flexão do braço** e talvez uma possível ação adutora. A Figura 18.73 mostra esquematicamente sua origem e inserção (Quadro 18.6).

O **músculo bíceps braquial** é o mais superficial dos músculos anteriores do braço (Figura 18.74). Como o nome indica, tem duas cabeças de origem, uma longa e outra curta. **O músculo deltoide cobre as extremidades proximais de ambas as porções**, mas abaixo dele elas estão unidas e proeminentes, sendo a cabeça longa, a lateral, e a cabeça curta, a medial. O tendão de inserção, único, apresenta uma expansão medial, a **aponeurose do músculo bíceps braquial** (Figura 18.74), cuja margem medial, espessa, pode ser palpada, com facilidade, logo acima do cotovelo flexionado. A Figura 18.75, esquemática, mostra sua origem e inserção (Quadro 18.6).

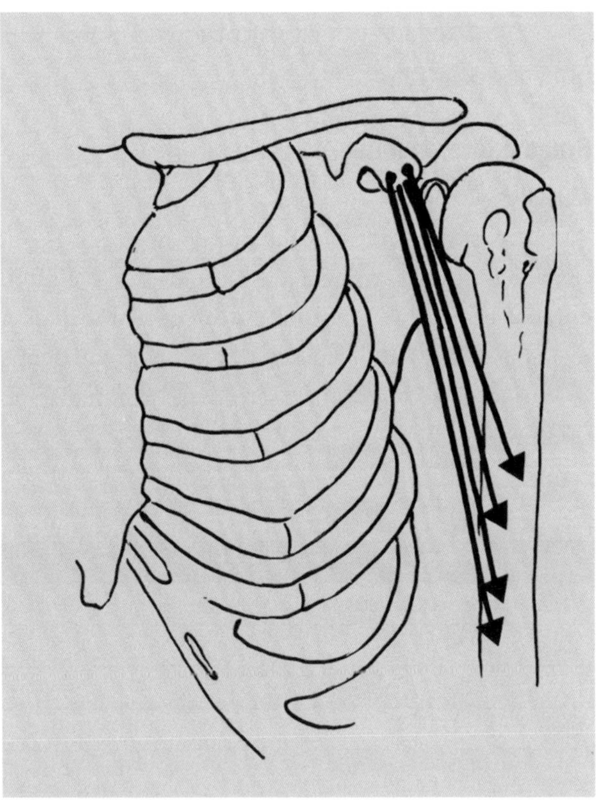

Figura 18.73 Origem e inserção do músculo coracobraquial.

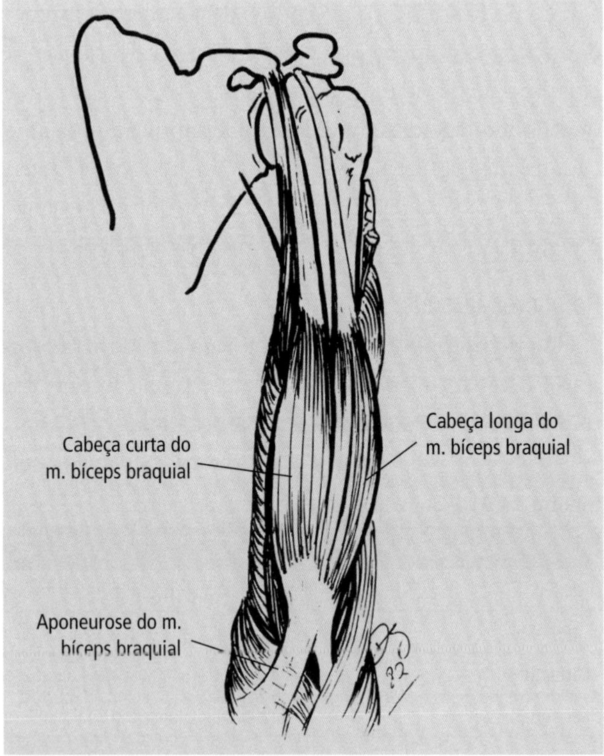

Figura 18.74 Músculo bíceps braquial em vista anterior. O músculo deltoide foi removido.

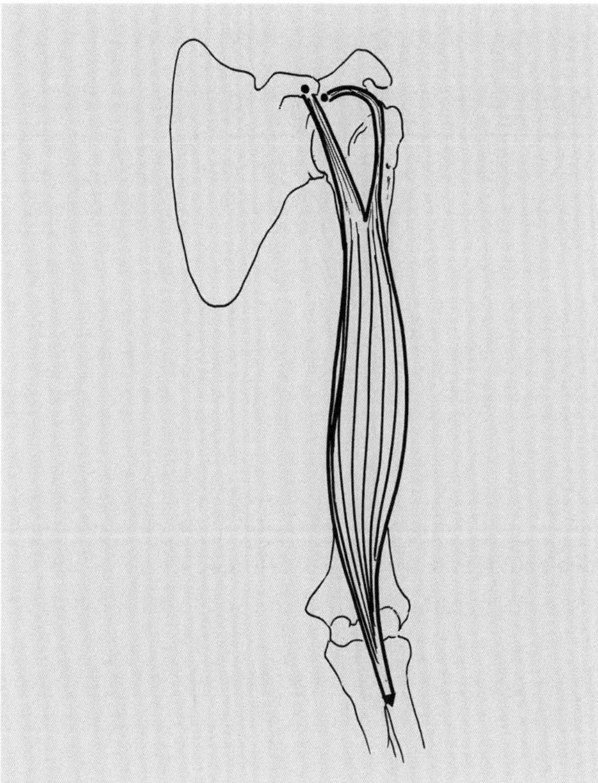

Figura 18.75 Origem e inserção do músculo bíceps braquial.

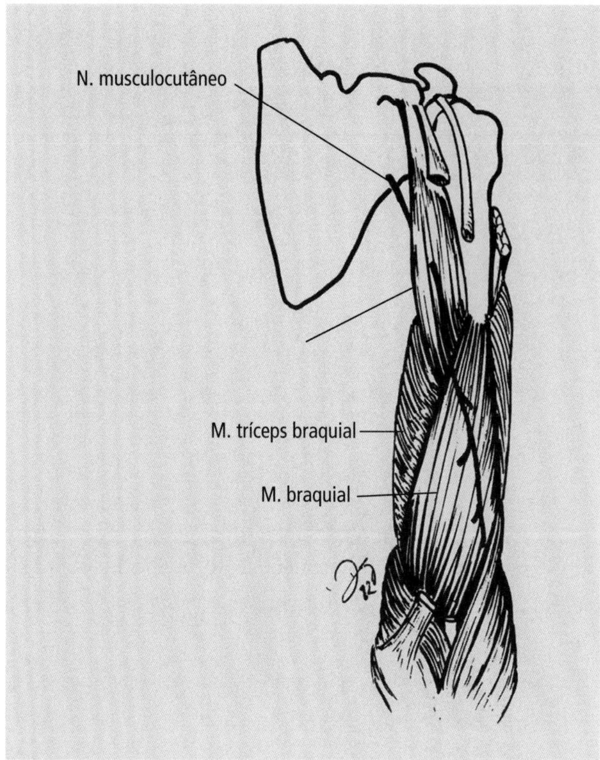

Figura 18.76 Músculo braquial. O músculo bíceps braquial foi removido.

Atua como um poderoso flexor do antebraço, mas também auxilia na supinação e é suprido pelo nervo musculocutâneo, do plexo braquial.

- **Músculo braquial (Figura 18.76):** situa-se posteriormente ao músculo bíceps braquial, é inervado pelo **nervo musculocutâneo** e é um poderoso **flexor do braço**. Suas origens e inserção são mostradas na Figura 18.77 (Quadro 18.6).
- **Músculo tríceps braquial: é o único músculo, volumoso, da face posterior do braço** (Figura 18.78 e Quadro 18.7). Como o nome indica, tem três cabeças de origem: **longa**; **medial**; e **lateral**. A cabeça longa é a única que tem origem na escápula, no tubérculo infraglenoidal, e passa entre os músculos redondo maior e menor (Figura 18.79). Divide o espaço existente entre esses em dois: **o lateral, limitado pelo redondo menor, colo cirúrgico do úmero, redondo maior e cabeça longa do tríceps braquial é denominado "espaço quadrangular" e por ele passam o nervo axilar e a artéria circunflexa posterior do úmero; o espaço medial, limitado pelo redondo menor, cabeça longa do**

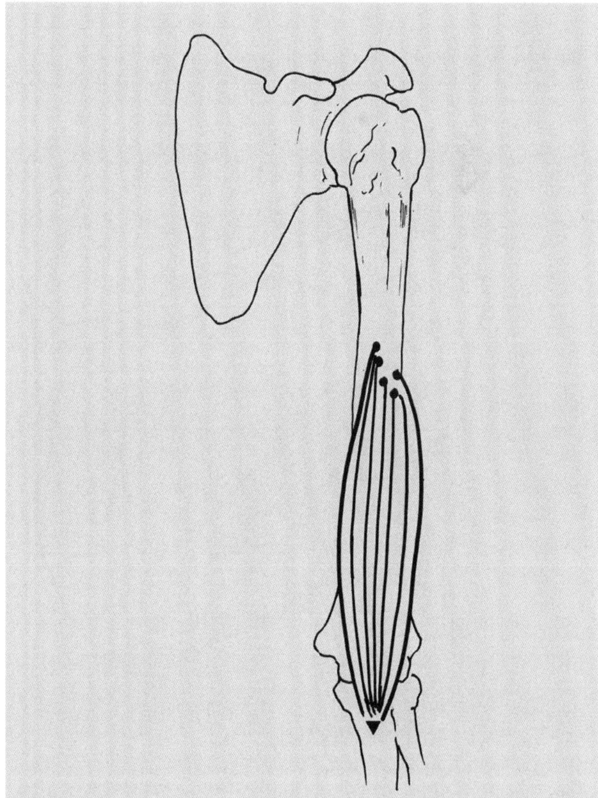

Figura 18.77 Origem e inserção do músculo braquial.

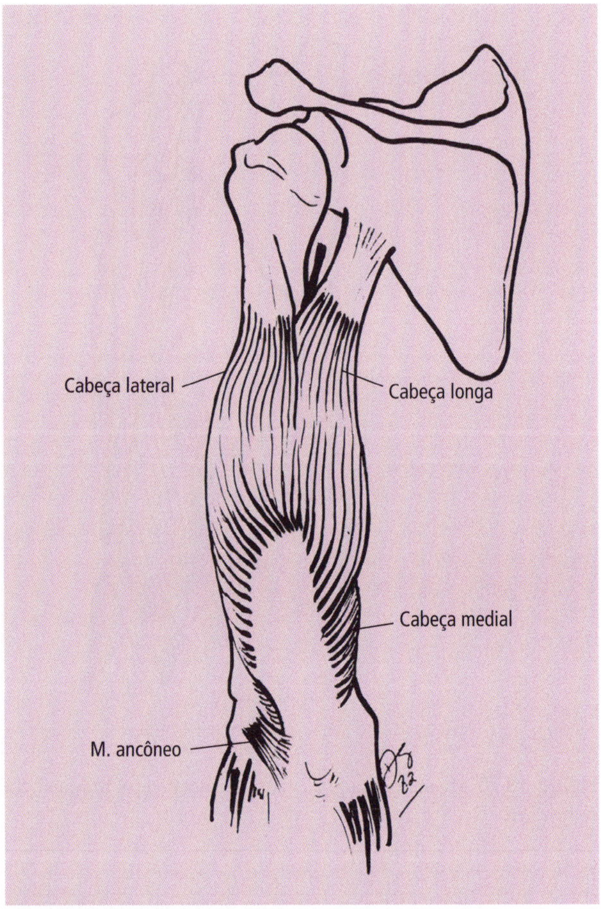

Figura 18.78 Músculo tríceps braquial em vista posterior.

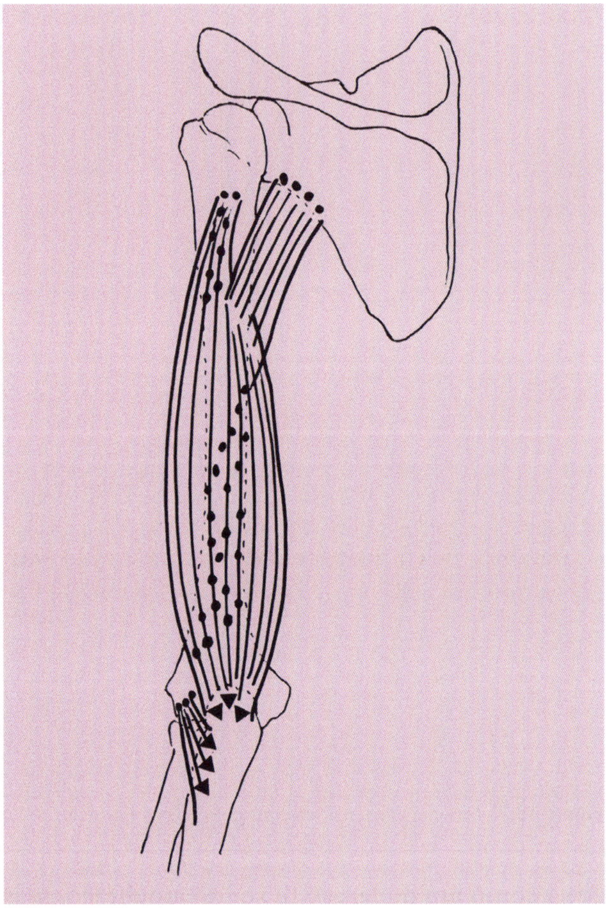

Figura 18.80 Origem e inserção dos músculos tríceps braquial e ancôneo.

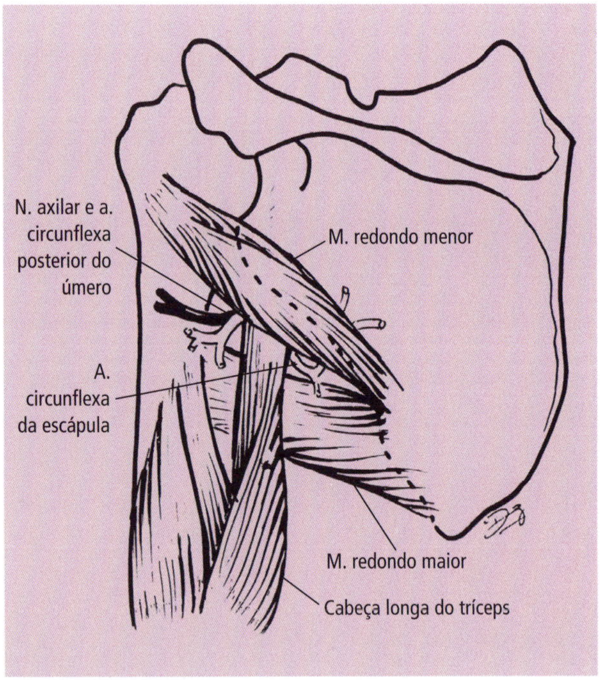

Figura 18.79 Espaços quadrangular e triangular.

tríceps braquial e redondo maior é o espaço triangular, por onde passa a artéria circunflexa da escápula (Figura 18.79). Além disso, a cabeça longa esconde parcialmente a cabeça medial. Distalmente, as três cabeças convergem para um tendão único que insere no olécrano da ulna. O Quadro 18.7 indica suas origens e inserção, que podem ser vistas, esquematicamente, na Figura 18.80.

É inervado pelo **nervo radial**, do plexo braquial, que passa entre as cabeças lateral e medial do músculo; é um poderoso **extensor do antebraço**.

Nervos

Os músculos anteriores do braço são inervados pelo nervo musculocutâneo, enquanto o tríceps é suprido pelo nervo radial. Os nervos ulnar e mediano não emitem ramos no braço.

O nervo musculocutâneo perfura o músculo coracobraquial, segue distalmente entre os músculos

bíceps braquial e braquial, emergindo, nas proximidades do cotovelo, lateralmente ao tendão do bíceps braquial, como nervo cutâneo lateral do antebraço.

A Figura 18.81 mostra como o nervo musculocutâneo inerva os **músculos corabraquial, braquial** e **bíceps braquial**. Por sua vez, o **nervo cutâneo lateral do antebraço distribui-se à pele da região anterolateral do antebraço**, conforme se pode ver na Figura 18.25.

O **nervo radial**, no braço, **contorna o úmero passando no sulco do nervo radial**, fornece ramos musculares para os músculos tríceps braquial e ancôneo (Figura 18.82A) e três ramos cutâneos: **cutâneo lateral inferior do braço; cutâneo posterior do braço;** e o **nervo cutâneo posterior do antebraço. No seu trajeto no sulco do nervo radial, o nervo radial é acompanhado pela artéria profunda do braço.** Na porção mais distal do braço, o nervo radial vem situar-se entre os músculos braquiorradial e braquial e, no nível do epicôndilo lateral, **divide-se em ramos superficial e profundo** (Figura 18.82B).

O **nervo mediano**, no braço (Figura 18.83), **situa-se lateralmente à artéria braquial e posteriormente à margem medial do músculo bíceps braquial. Ele não emite ramos nesse segmento,** mas, à medida que se aproxima do cotovelo, **cruza anteriormente a artéria braquial para se situar medialmente a ela na fossa cubital.**

O nervo ulnar, no braço (Figura 18.84), **está situado medialmente à artéria braquial, atravessa o septo intermuscular medial e prossegue, distalmente,**

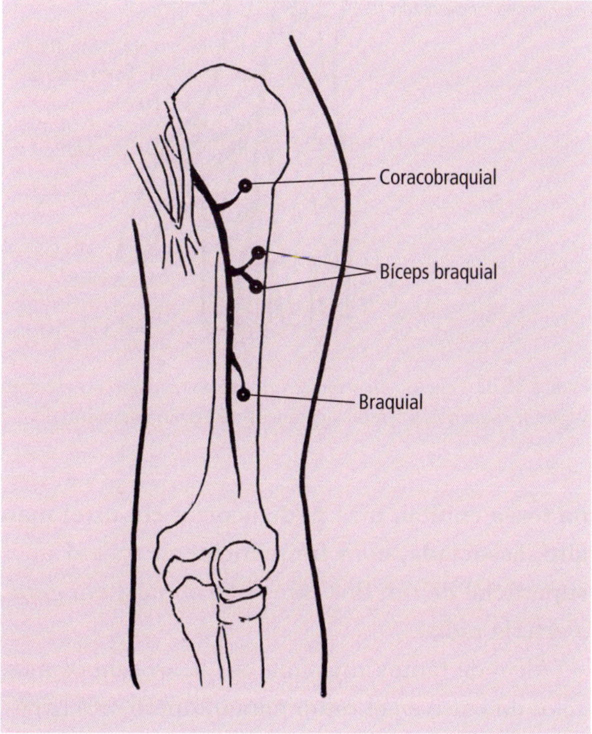

Figura 18.81 Trajeto e distribuição do nervo musculocutâneo no braço esquerdo. A porção cutânea do nervo não está ilustrada.

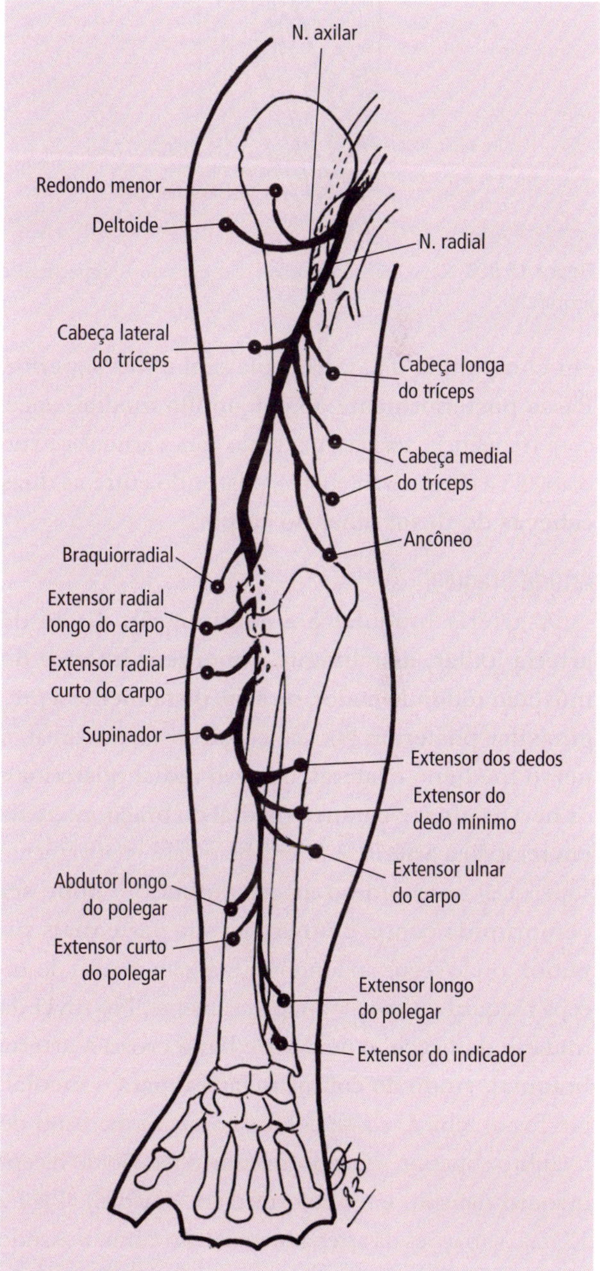

Figura 18.82A Trajeto e distribuição dos nervos axilar e radial. Vista posterior, membro superior esquerdo. O ramo cutâneo do nervo radial não está ilustrado.

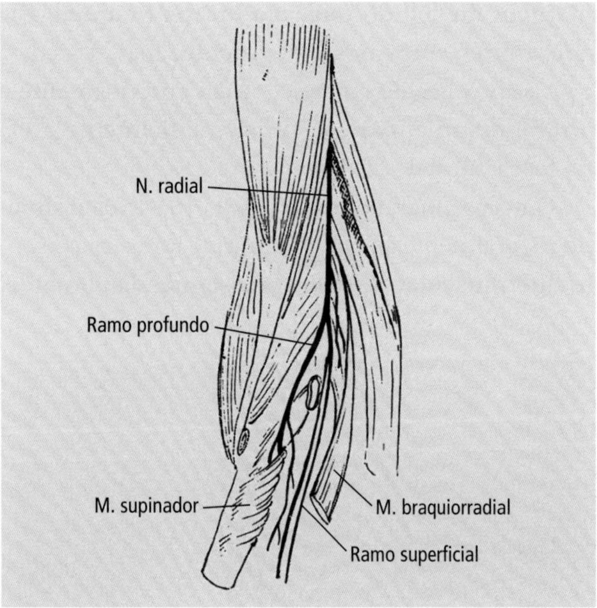

Figura 18.82B Nervo radial e sua divisão em ramos superficial e profundo.

em companhia da artéria colateral ulnar superior. Passa posteriormente ao epicôndilo medial, onde, com frequência, fornece um ramo para a articulação do cotovelo e chega ao antebraço, **passando entre as duas cabeças do flexor ulnar do carpo**.

Artéria braquial

A artéria braquial é a continuação direta da artéria axilar, distalmente à margem inferior do músculo redondo maior, ou seja, distalmente à prega axilar posterior. Na sua porção mais proximal, o **nervo mediano é lateral, o nervo radial posterior e os nervos ulnar e cutâneo medial do braço, mediais em relação à artéria.** A artéria braquial é relativamente superficial no contorno medial do braço e **pode ser comprimida contra o úmero na sua parte mais superior**, onde segue ao longo da margem medial do bíceps braquial que a recobre parcialmente. **No nível da metade do braço, o nervo mediano cruza a artéria braquial, vindo do contorno lateral para o medial.** Na fossa cubital, ela se coloca no plano mediano do membro superior, situando-se entre o tendão do bíceps braquial (lateral), e o nervo mediano (medial) (Figura 18.85). Variações da artéria braquial são comuns, sendo o tipo mais comum a que ocorre no nível da bifurcação da artéria em seus dois ramos terminais, as **artérias radial e ulnar**. **Comumente, a bifurcação ocorre

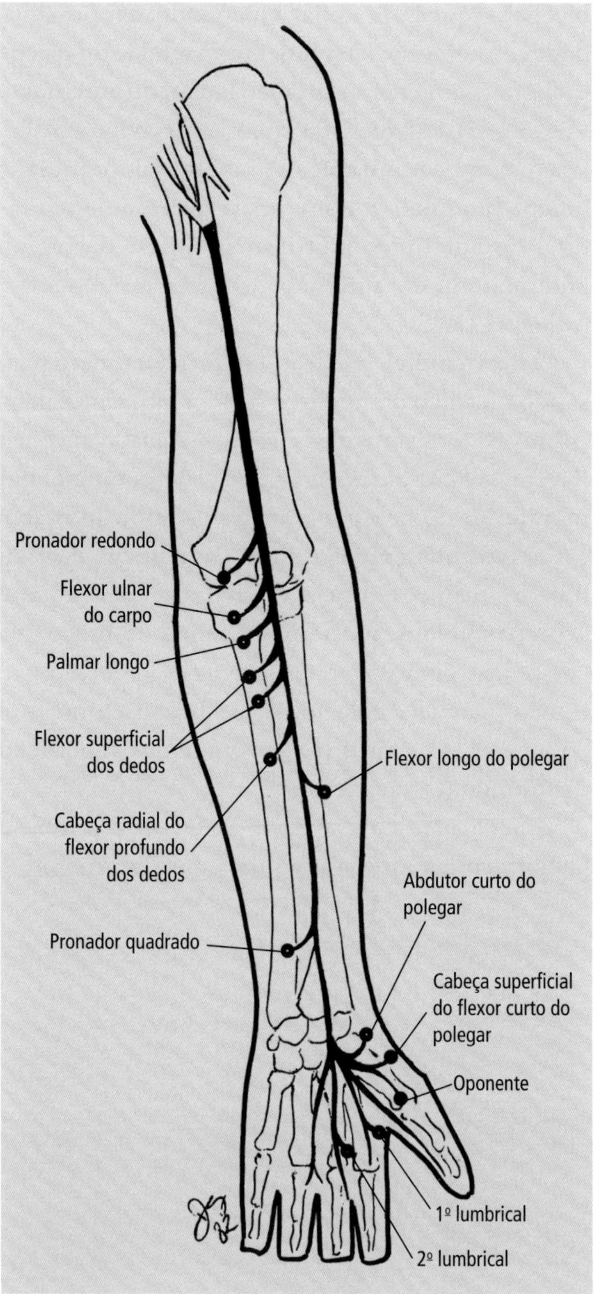

Figura 18.83 Trajeto e distribuição do nervo mediano no membro superior esquerdo. Os ramos cutâneos não estão ilustrados.

na fossa cubital, mas pode ocorrer em nível mais alto, associada, com frequência, ao trajeto mais superficial de um dos ramos terminais, em geral, a artéria radial.**

Além de **ramos musculares** que irrigam os músculos do braço e um **ramo para o úmero**, três ramos, com denominação própria, podem ser destacados (Figura 18.85):

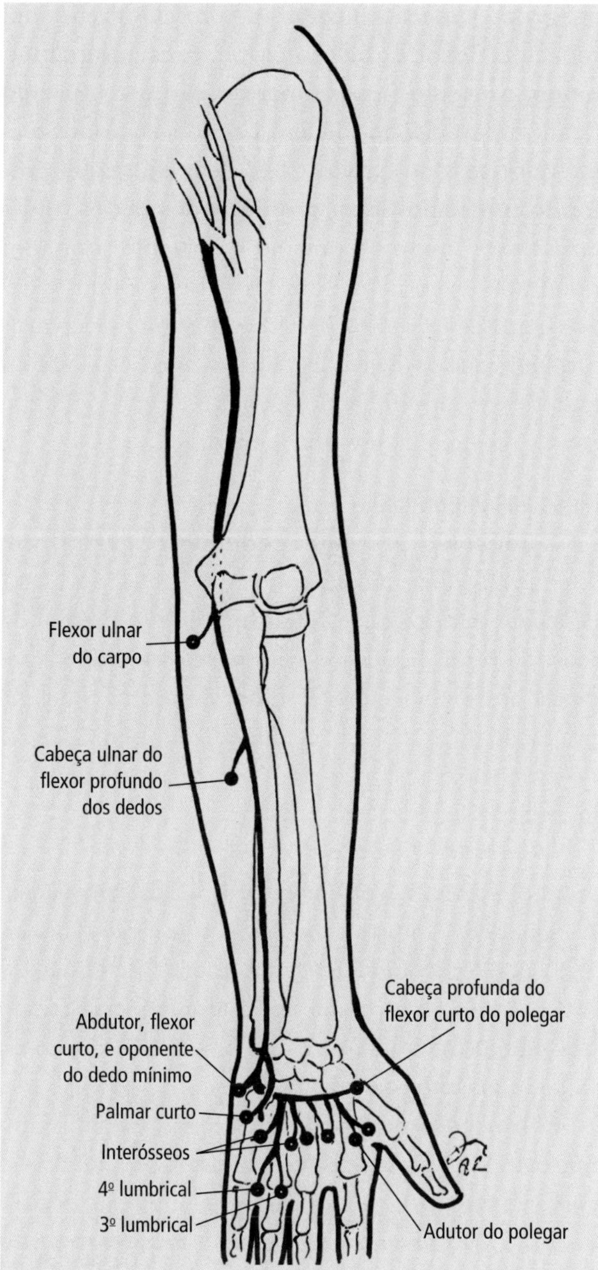

Figura 18.84 Trajeto e distribuição do nervo ulnar. Os ramos cutâneos não estão ilustrados.

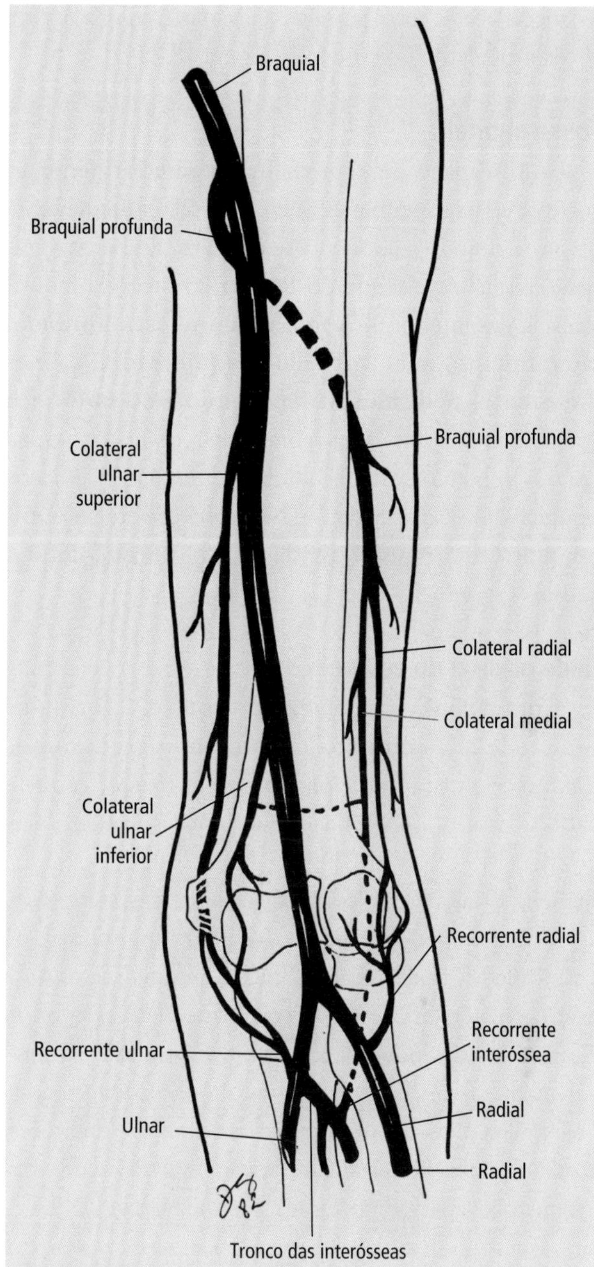

Figura 18.85 Ramos da artéria braquial e circulação colateral no cotovelo. Membro superior esquerdo.

- **Artéria braquial profunda:** se origina do contorno posterior da artéria braquial (próximo à sua origem) e **segue um trajeto descendente, passando no sulco do nervo radial do úmero em companhia do nervo radial**. Irriga o tríceps e fornece dois ramos, **colateral radial** (que segue o nervo radial inferiormente) e **colateral média**, que fazem parte da **rede anastomótica arterial que se forma em torno da articulação do cotovelo** (Figura 18.85).
- **Artéria colateral ulnar superior:** se origina da braquial na metade do braço e **acompanha o nervo ulnar até a face posterior do epicôndilo medial**, onde toma parte na formação da rede anastomótica arterial da articulação do cotovelo (Figura 18.85).
- **Artéria colateral ulnar inferior:** se origina pouco acima do cotovelo e, **passando posteriormente ao nervo mediano**, segue medialmente para o epicôndilo

medial, onde toma parte na rede anastomótica arterial da articulação do cotovelo (Figura 18.85).

Fossa cubital

É um espaço triangular situado anteriormente ao cotovelo. Está recoberto pela pele, tela subcutânea e fáscia, incluindo a aponeurose do músculo bíceps braquial, a qual se estende do tendão do bíceps braquial à fáscia do antebraço. **A fossa cubital está limitada, lateralmente, pelo músculo braquiorradial e, medialmente, pelo músculo pronador redondo.** Seu assoalho inclui os músculos braquial e supinador e o seu conteúdo inclui a artéria braquial, o tendão do bíceps braquial e o nervo mediano. **No ápice da fossa cubital, a artéria braquial divide-se em artérias ulnar e radial** (Figura 18.85).

Rede arterial do cotovelo

Em torno da articulação do cotovelo, forma-se uma rede anastomótica na qual interferem ramos das artérias braquial, profunda do braço, ulnar e radial. Essas duas artérias são descritas nos itens Nervo Mediano e Nervo Ulnar. A Figura 18.85 ilustra, de maneira esquemática, como se fazem essas anastomoses. Além de anastomoses no sentido longitudinal, há anastomoses transversais, como a que ocorre entre a artéria colateral média e a artéria colateral ulnar inferior. Essa rede anastomótica constitui importante circulação colateral nos casos de obstrução da artéria braquial abaixo dos níveis de origem dos seus ramos superiores. Redes arteriais periarticulares existem, geralmente, nas articulações mais importantes dos membros.

Antebraço

Os músculos da região anterior do antebraço (**região antebraquial anterior**) podem ser divididos em um **grupo superficial (músculo pronador redondo, músculo flexor radial do carpo, músculo palmar longo, músculo flexor ulnar do carpo e músculo flexor superficial dos dedos)**, cujas origens e inserções são mostradas no Quadro 18.8, e em um **grupo profundo (músculo flexor profundo dos dedos, músculo flexor longo do polegar e músculo pronador quadrado)** que tem suas origens e inserções mostradas nos Quadros 18.9 e 18.10. Por se situar um pouco mais profundo que os demais da camada superficial, o **músculo flexor superficial dos dedos** é, às vezes, descrito como constituindo um **grupo médio**.

Músculos superficiais

O **músculo pronador redondo** (Figura 18.86) estende-se obliquamente no terço proximal do braço, de medial para lateral, e **constitui o limite medial da fossa cubital**. É suprido pelo **nervo mediano, que passa entre suas cabeças ulnar e umeral** e atua na **pronação do antebraço, auxiliando também a flexão do antebraço**. A Figura 18.87 mostra suas origens e inserções (Quadro 18.8).

O **músculo flexor radial do carpo** (Figura 18.86) cruza obliquamente o antebraço, de medial para lateral. A Figura 18.88 mostra sua origem e inserção (Quadro 18.8). **A artéria radial fica lateralmente ao tendão do músculo no terço distal do antebraço.** É inervado pelo **nervo mediano**, do plexo braquial, e atua como **flexor e abdutor da mão**.

O **músculo palmar longo** (Figura 18.86) é um músculo superficial, na face anterior do antebraço, com ventre curto e longo tendão de inserção, podendo faltar. **No nível da articulação radiocarpal (do punho), o tendão de inserção é anterior ao nervo mediano, servindo de ponto de referência para localizar o nervo.** A Figura 18.88 mostra sua origem

Quadro 18.8 Grupo superficial dos músculos anteriores do antebraço.

Músculo	Origem	Inserção
Pronador redondo	▪ **Cabeça umeral:** epicôndilo medial do úmero ▪ **Cabeça ulnar:** processo coronoide da ulna	Face lateral e posterior do rádio
Flexor radial do carpo	▪ Epicôndilo medial do úmero	Base do 2º metacarpal
Palmar longo	▪ Epicôndilo medial do úmero	Aponeurose palmar e parte distal do retináculo dos músculos flexores
Flexor ulnar do carpo	▪ **Cabeça umeral:** epicôndilo medial do úmero ▪ **cabeça ulnar:** olécrano e dois terços superiores da margem posterior da ulna	Osso pisiforme, retináculo dos músculos flexores e base do 5º metacarpal

Quadro 18.9 Músculos flexores dos dedos.

Músculo	Origem	Inserção
Flexor superficial dos dedos	▪ **Cabeça umeroulnar:** epicôndilo medial e face medial do processo coronoide ▪ **Cabeça radial:** parte proximal da margem anterior do rádio	Por quatro tendões na base da falange média do 2º ao 5º dedos
Flexor profundo dos dedos	▪ Dois terços proximais das faces anterior e medial da ulna e membrana interóssea	Por quatro tendões na base da falange distal do 2º ao 4º dedos

Quadro 18.10 Grupo profundo dos músculos anteriores do antebraço.

Músculo	Origem	Inserção
Flexor longo do polegar	Terço médio da face anterior do rádio e membrana interóssea	Medialmente na base da falange distal do polegar
Pronador quadrado	Face anterior da ulna	Face anterior do rádio

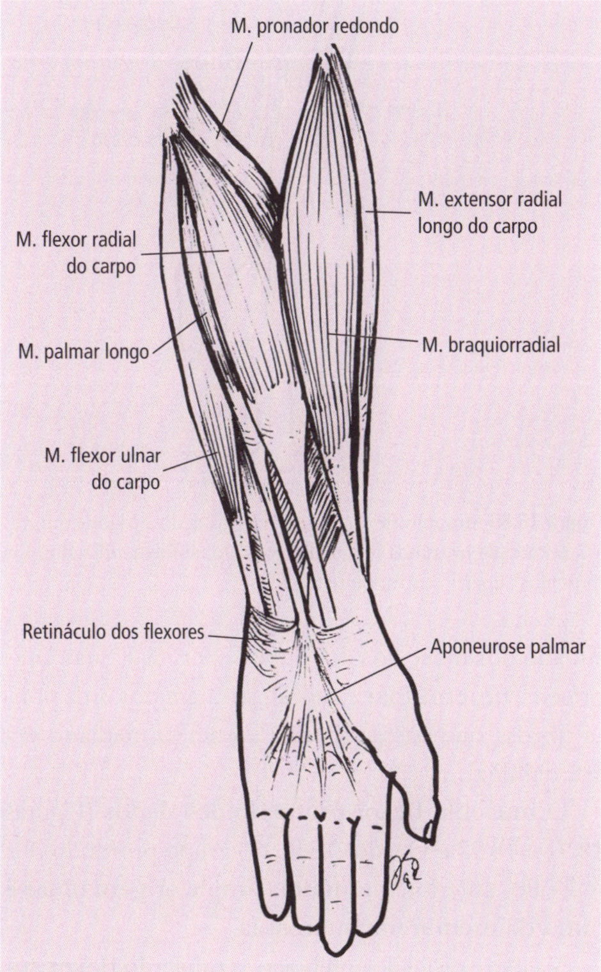

Figura 18.86 Músculos superficiais da face anterior do antebraço. Alguns músculos do grupo extensor estão também representados.

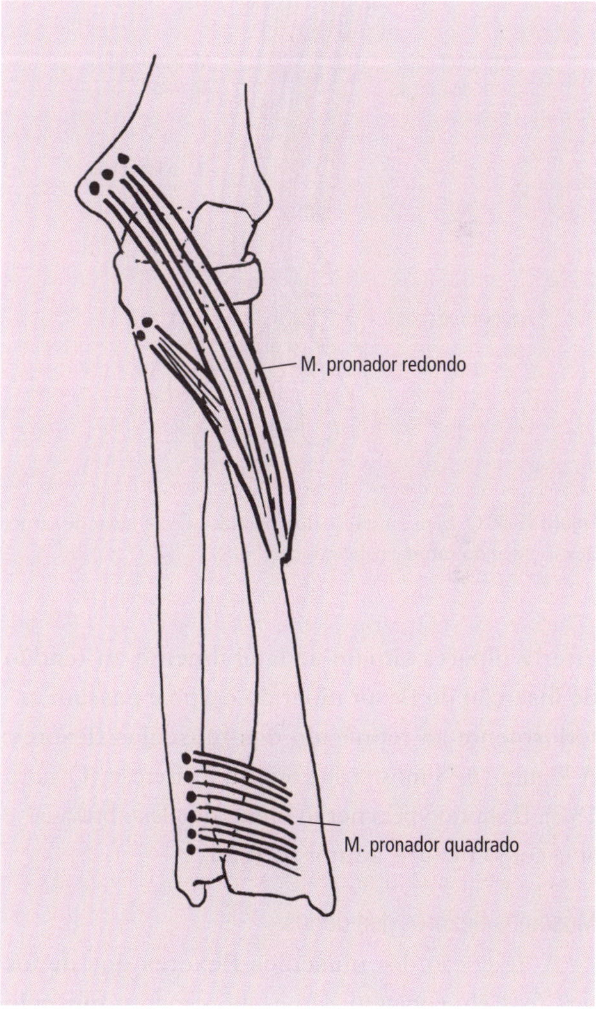

Figura 18.87 Origem e inserção dos músculos pronadores.

e inserção (Quadro 18.8). É inervado pelo **nervo mediano**, do plexo braquial, e **age tensionando a aponeurose palmar. Atua também como um flexor auxiliar da mão.**

O **músculo flexor ulnar do carpo** (Figura 18.86) situa-se medialmente no antebraço. **Profundamente ao músculo passam o nervo e a artéria ulnares.** Próximo à articulação do punho, entretanto, o **nervo e a**

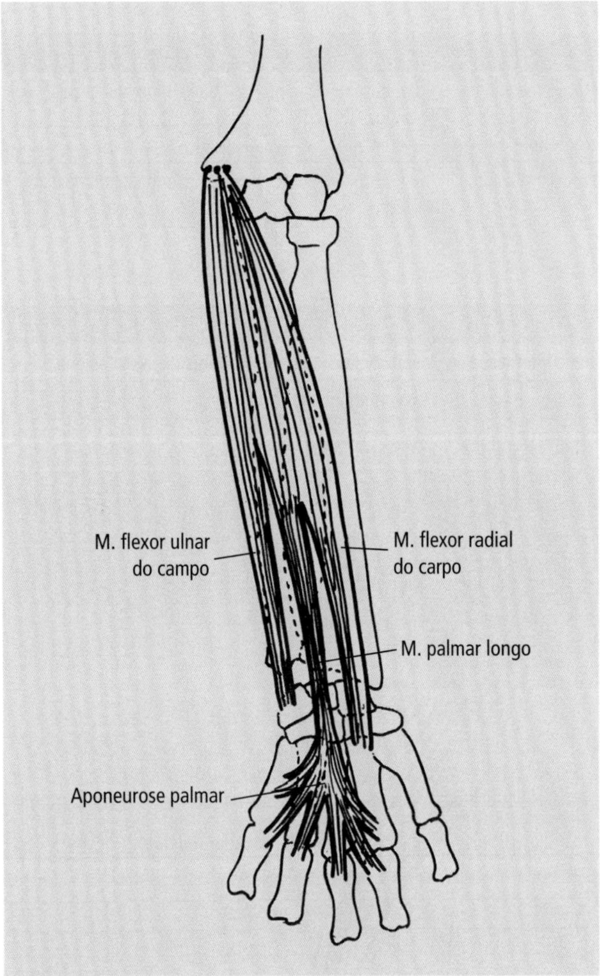

Figura 18.88 Origem e inserção dos músculos flexor ulnar do carpo, flexor radial do carpo e palmar longo.

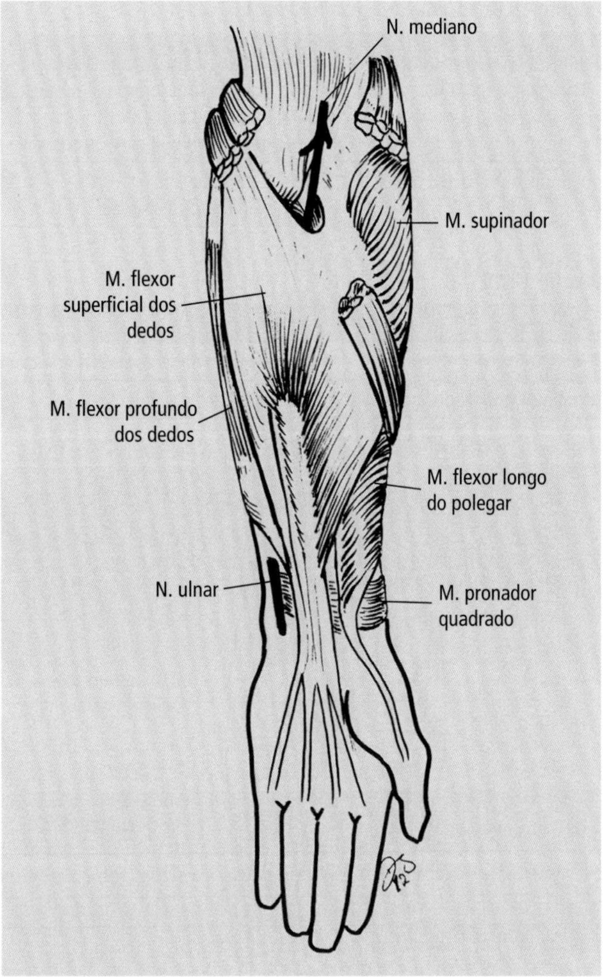

Figura 18.89 Músculo flexor superficial dos dedos. Alguns músculos da camada profunda do antebraço estão também indicados. Os músculos superficiais foram removidos.

artéria ulnares situam-se lateralmente ao tendão de inserção do flexor ulnar do carpo e passam anteriormente ao retináculo dos músculos flexores. A Figura 18.88 mostra sua origem e inserção (Quadro 18.8). É suprido pelo **nervo ulnar**, do plexo braquial, e atua como **flexor** e **adutor da mão**.

Músculos flexores dos dedos

A descrição dos **músculos flexores dos dedos** será feita em conjunto, isto é, abordando o **músculo flexor superficial dos dedos (do grupo superficial)** e o **músculo flexor profundo dos dedos (do grupo profundo)**, em virtude da íntima e complexa relação que existe entre seus tendões de inserção.

O **músculo flexor superficial dos dedos** (Figuras 18.89 e 18.90 e Quadro 18.9) é o mais profundamente situado dos músculos do grupo superficial. Suas duas origens, **umeroulnar** e **radial**, se unem por uma ponte fibrosa que passa anterior ao nervo mediano e à artéria ulnar.

O **músculo flexor profundo dos dedos** (Figuras 18.91 e 18.92 e Quadro 18.9), do grupo profundo dos músculos anteriores, **tem uma ampla origem ulnar e outra da membrana interóssea**.

Na parte distal do antebraço, o **músculo flexor superficial dos dedos** dá origem a quatro tendões, dos quais dois, os dos 3º e 4º dedos, são anteriores aos dos 2º e 5º dedos (Figura 18.90). Por sua vez, o **flexor profundo dos dedos**, a certa distância do punho, divide-se em duas partes: uma **porção radial**, menor, que dá origem ao tendão do 2º dedo, e uma **porção ulnar**, maior, que se divide no punho, ou na mão, ou mesmo antes,

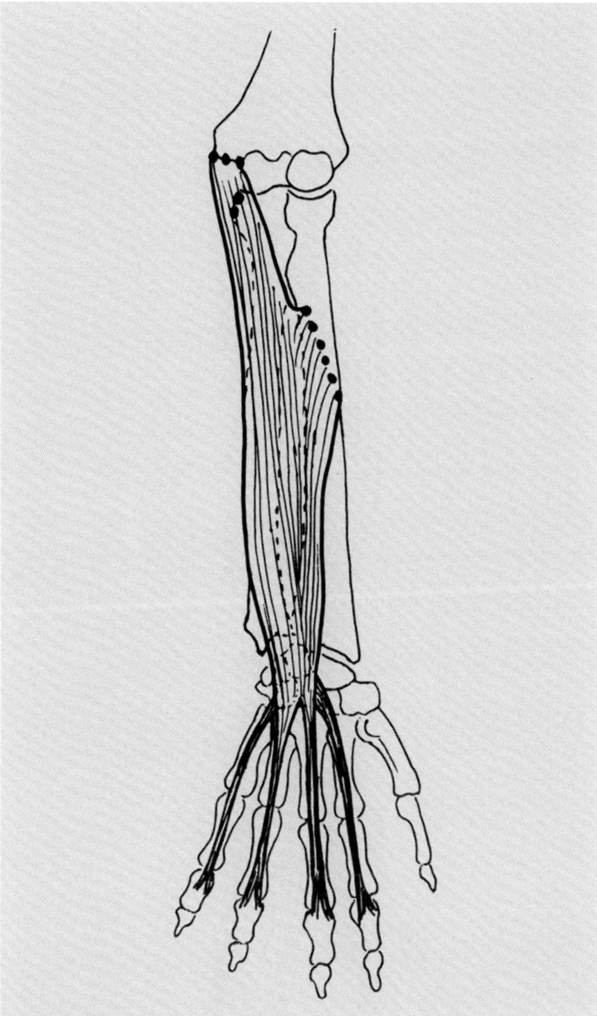

Figura 18.90 Origem e inserção do músculo flexor superficial dos dedos.

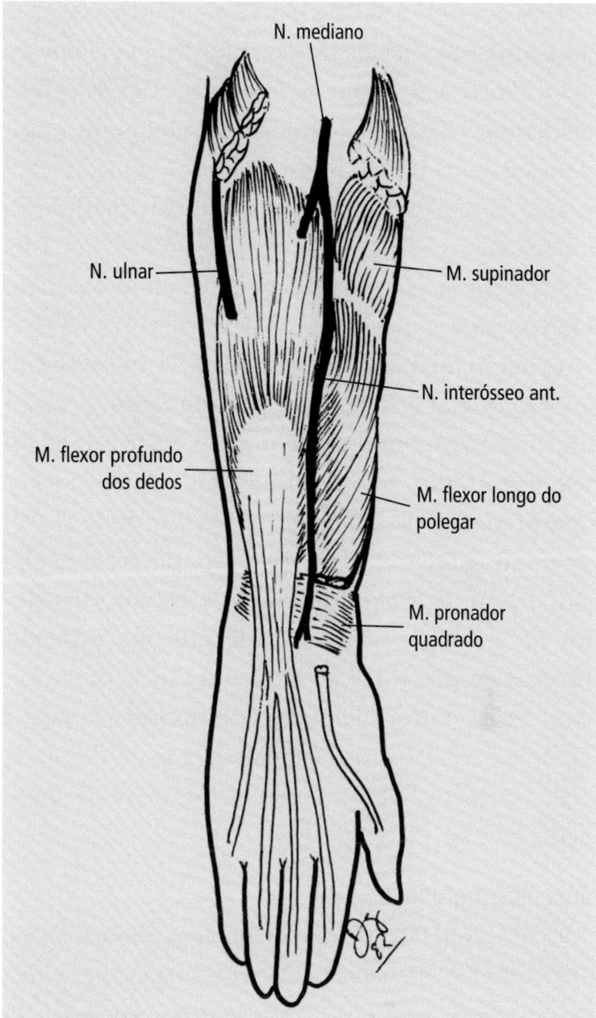

Figura 18.91 Músculos profundos do antebraço. Os músculos superficiais foram removidos.

em três tendões para os 3º, 4º e 5º dedos. A disposição dos tendões de inserção desses músculos flexores dos dedos é particularíssima e a Figura 18.93 mostra com detalhes essa disposição. Na palma, cada tendão do flexor superficial dos dedos ocupa uma posição anterior ao tendão do flexor profundo. Porém, no **nível da falange proximal, o tendão do flexor superficial se divide em duas partes, formando-se, assim, uma espécie de túnel, que é atravessado pelo tendão do flexor profundo no seu trajeto em direção à falange distal**. Após a formação desse túnel, as duas partes do tendão do flexor superficial, que agora é posterior ao tendão do flexor profundo, se unem para logo se dividirem novamente e inserirem de cada lado da base da falange média. Por sua vez, o tendão do flexor profundo se fixará na base da falange distal. Os tendões dos flexores dos dedos estão unidos um ao outro e às falanges por fascículos tendinosos denominados **vínculos**. Há dois tipos de vínculos:

- **Vínculos curtos:** expansões, em forma de leque, próximos à terminação dos tendões e que unem o tendão do flexor superficial à articulação interfalângica proximal e à falange proximal, e o tendão do flexor profundo à articulação interfalângica distal e à falange média.
- **Vínculos longos:** fitas delgadas, independentes, que unem o tendão do flexor profundo ao do flexor superficial, distalmente ao túnel, e unem o tendão do flexor superficial à extremidade proximal da falange proximal.

Essa disposição dos tendões de inserção dos flexores dos dedos, acrescida da existência de bainhas sinoviais que os envolvem, **torna as intervenções cirúrgicas nos tendões e bainhas danificadas, altamente complexas e de resultado problemático**. O Quadro 18.9 resume as origens e inserções dos músculos flexores dos dedos.

Os vasos sanguíneos **alcançam o tendão por meio dos vínculos, especialmente os curtos**.

O **nervo mediano**, do plexo braquial, **inerva o flexor superficial dos dedos e, por seu ramo, o nervo interósseo anterior do antebraço, a parte lateral do flexor profundo, ao passo que o nervo ulnar inerva a parte medial do flexor profundo dos dedos**.

O músculo flexor superficial dos dedos atua primariamente na **flexão da falange média dos dedos (2º ao 5º)**, e o **flexor profundo faz a flexão da falange distal (2º ao 4º dedos)**. Pela descrição da inserção de seus tendões, compreende-se que o flexor superficial atua secundariamente na flexão da falange proximal e o profundo na flexão das falanges média e distal.

Músculos profundos

O **músculo flexor longo do polegar** (Figuras 18.89, 18.91 e 18.94) frequentemente apresenta uma segunda origem, umeral, no epicôndilo medial e no processo coronoide. É inervado pelo **nervo interósseo anterior**, ramo do nervo mediano e **atua fletindo a falange distal do polegar** (Quadro 18.10).

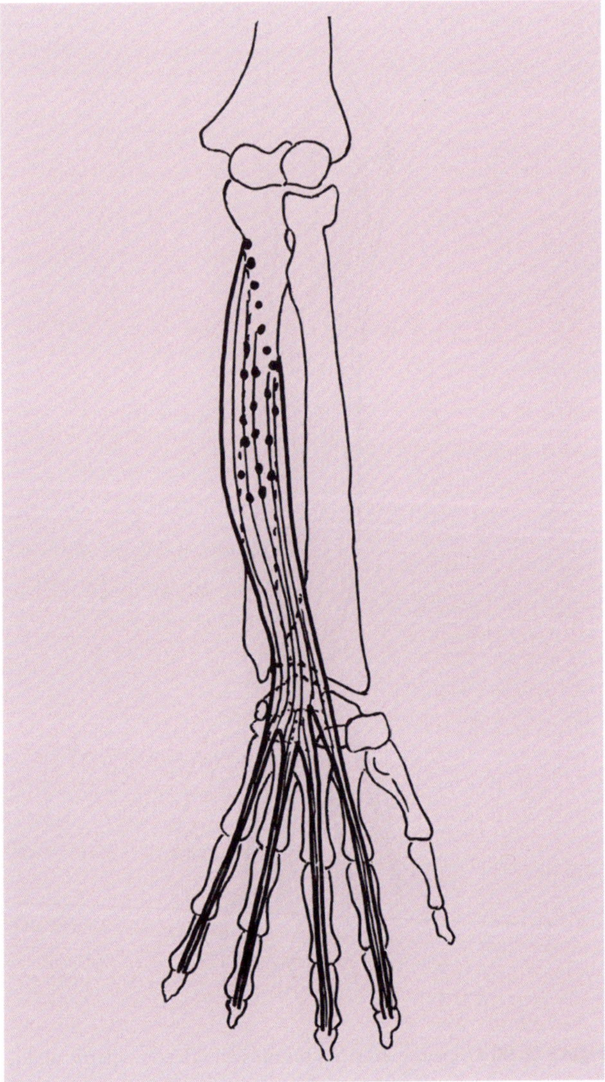

Figura 18.92 Origem e inserção do músculo flexor profundo dos dedos.

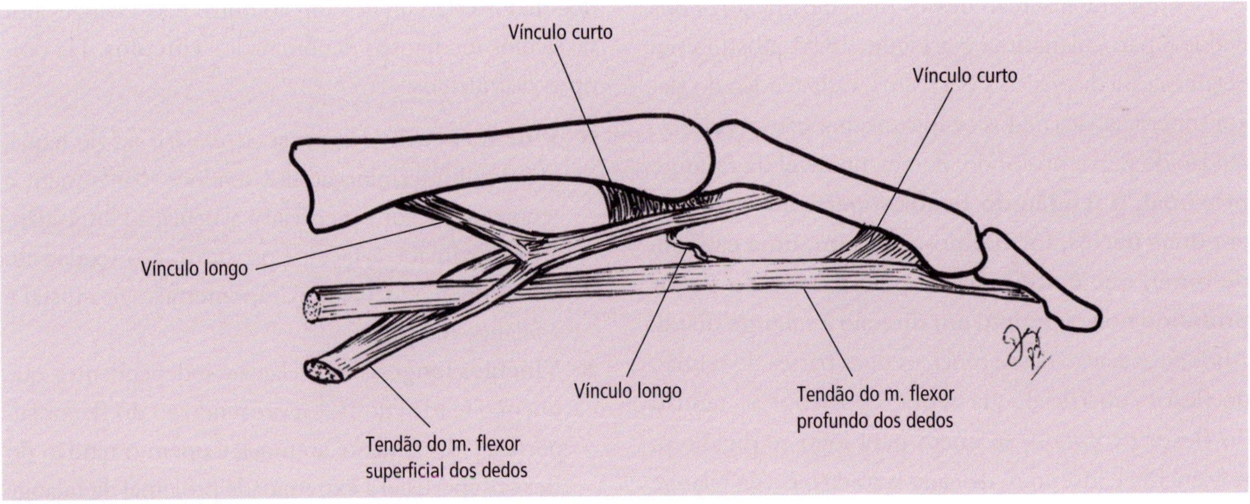

Figura 18.93 Falanges proximal, média e distal e o comportamento dos tendões dos flexores dos dedos no nível de suas inserções.

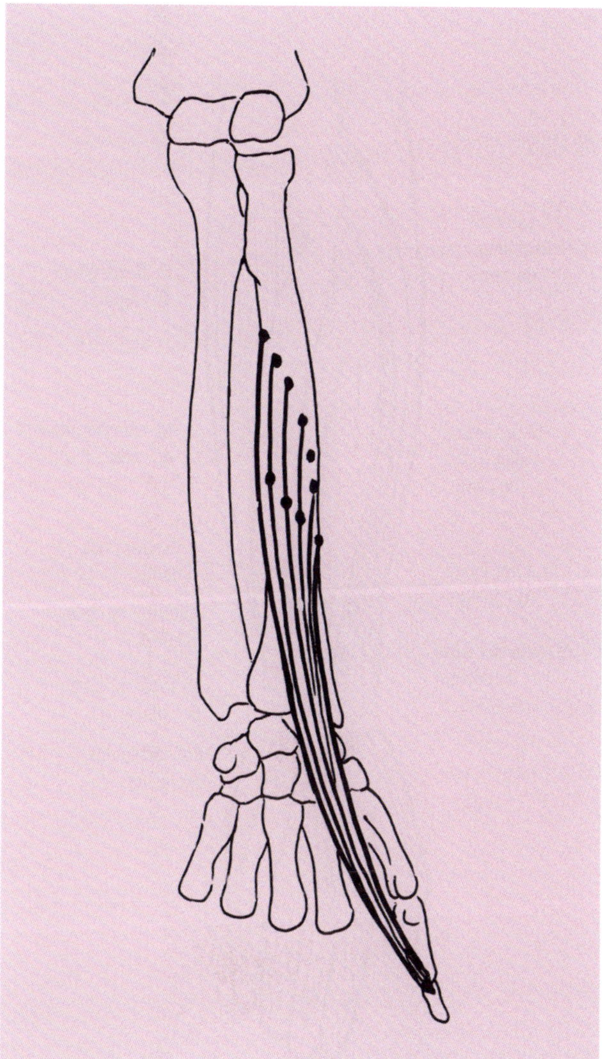

Figura 18.94 Origem e inserção do músculo flexor longo do polegar.

O **músculo pronador quadrado** (Figuras 18.87, 18.89 e 18.91), de formato aproximadamente retangular, é o mais profundo dos músculos anteriores do antebraço. Ver no Quadro 18.10 sua origem e inserção. Sua inervação provém do **nervo interósseo anterior. É pronador do antebraço.**

Músculos posteriores

Os músculos posteriores do antebraço (Figuras 18.95 e 18.96) são em número de 12, **7 superficiais** e **5 profundos**.

Grupo superficial

O **grupo superficial** (Figura 18.95), formado pelos **músculos braquiorradial, extensores radiais longo e curto do carpo, extensor ulnar do carpo, ancôneo, extensor dos dedos e extensor do dedo mínimo**, tem suas origens e inserções mostradas no Quadro 18.11.

O **músculo braquiorradial** (Figura 18.95), embora se origine do úmero e cruze o cotovelo, tem a maior parte do seu ventre no antebraço e, por essa razão, está incluído entre os músculos posteriores do antebraço. No braço, situa-se entre o braquial e o tríceps, cruzando o cotovelo anteriormente. A Figura 18.97 mostra sua origem e inserção (Quadro 18.11). É inervado pelo **nervo radial e atua como flexor do antebraço.**

Os **músculos extensores radiais longo e curto do carpo** situam-se lateral e posteriormente no antebraço, e o longo recobre parcialmente o curto. **Entre eles e o músculo braquiorradial, situa-se o nervo radial.** A Figura 18.98 mostra suas origens e inserções (Quadro 18.11). São supridos pelo **nervo radial e atuam como extensores (agindo em conjunto com o extensor ulnar do carpo) e abdutores da mão.**

O **músculo extensor ulnar do carpo** (Figura 18.96) tem suas origens e inserção mostradas na Figura 18.98 (Quadro 18.11). É inervado pelo **ramo profundo do nervo radial e atua na extensão da mão** (em conjunto com os extensores radiais) **e na adução da mão** (em conjunto com o flexor ulnar do carpo).

O **músculo ancôneo**, pequeno e de formato triangular (Figura 18.96). O Quadro 18.11 indica sua origem e inserção. É inervado pelo **nervo radial, auxilia o músculo tríceps na extensão do antebraço.**

Quanto aos **músculos extensor dos dedos e extensor do dedo mínimo (5° dedo),** alguns autores consideram o músculo extensor do dedo mínimo parte do extensor dos dedos com o qual, geralmente, está fundido proximalmente, embora tenha tendão de inserção próprio (Figura 18.99). Quando não está fundido com o músculo extensor dos dedos, é longo, estreito e fusiforme. A disposição do seu tendão de inserção, como, aliás, também acontece com o do músculo extensor do indicador (que pertence ao grupo profundo), **não difere da disposição dos tendões de inserção do extensor dos dedos**, razão pela qual somente a desses últimos será descrita em detalhes. O Quadro 18.11 indica as origens e inserções.

O **músculo extensor dos dedos** (Figura 18.96), na porção distal do antebraço, origina, normalmente, quatro tendões (Figura 18.99). No dorso da mão, os

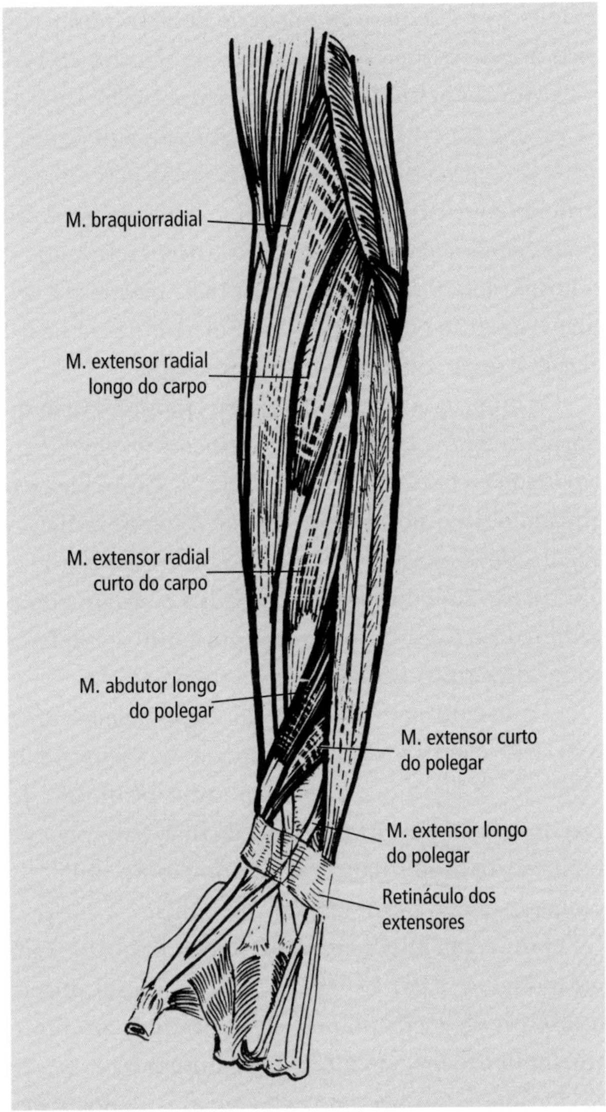

Figura 18.95 Músculos superficiais do antebraço em vista lateral.

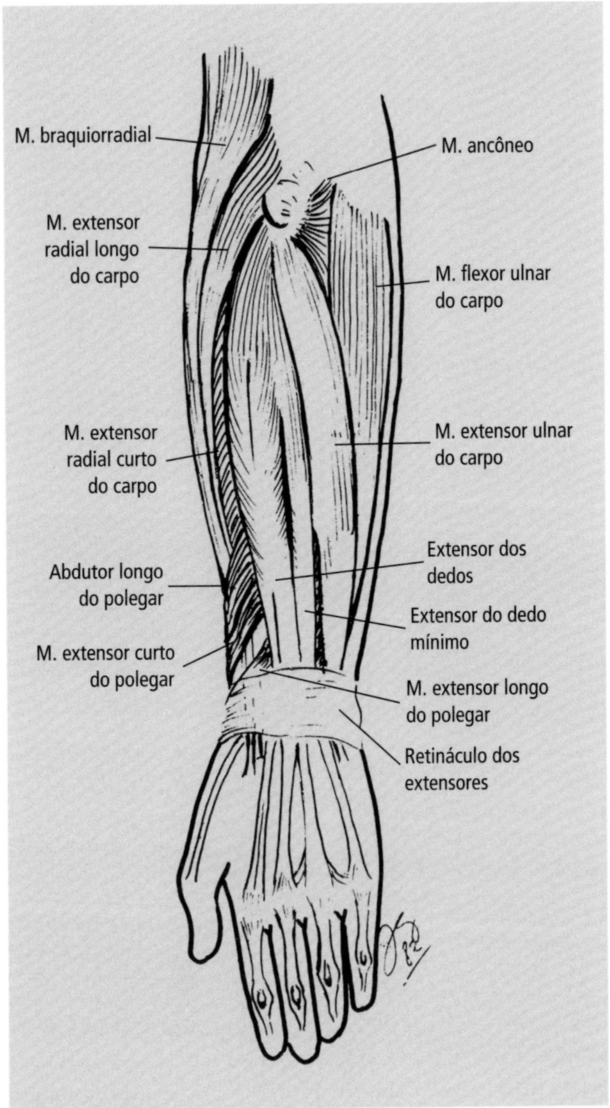

Figura 18.96 Músculos posteriores do antebraço.

tendões divergem para os dedos, mas emitem cintas fibrosas, as **conexões intertendíneas**, que os mantêm unidos entre si. No nível das articulações metacarpofalângicas, os tendões para o 2º e 5º dedos unem-se aos tendões do extensor do indicador e extensor do dedo mínimo, respectivamente. Quando os tendões extensores alcançam a face dorsal das articulações metacarpofalângicas (Figura 18.100), eles se expandem sobre as articulações e o dorso dos dedos, constituindo o que se denomina **expansão extensora** ou **aponeurose dorsal** ou, ainda, **aponeurose extensora**. Existe considerável confusão no uso desses termos. Alguns consideram que à expansão extensora, situada sobre a articulação metacarpofalângica, segue-se a aponeurose extensora sobre o dorso da falange proximal. Os clínicos referem-se a ela como **capuz extensor**. Nesse nível, músculos intrínsecos da mão, os **músculos lumbricais** e **interósseos**, fixam-se na aponeurose extensora: os interósseos dorsais têm dois pontos de fixação, um na aponeurose e outro na falange proximal; ao passo que os interósseos palmares e lumbricais só se fixam na aponeurose. A aponeurose extensora é atravessada pelo tendão extensor, que emite três cintas: **em uma cinta extensora média e em duas cintas colaterais** (Figura 18.101). A cinta extensora média (**tendão extensor médio**) se insere na base da falange média, já as colaterais se unem para formar um tendão terminal que se fixa na base da falange distal (Figura 18.102). A **cinta oblíqua** (às vezes referida

Quadro 18.11 Grupo superficial dos músculos posteriores do antebraço.

Músculo	Origem	Inserção
Braquiorradial	▪ Terço distal da margem lateral do úmero	Processo estiloide do rádio
Extensor radial longo do carpo	▪ Crista supraepicondilar lateral do úmero	Base do 2º metacarpal
Extensor radial curto do carpo	▪ Epicôndilo lateral do úmero	Base do 3º metacarpal
Extensor dos dedos	▪ Epicôndilo lateral do úmero e da fáscia do antebraço	Na falange distal dos quatro dedos mediais, por meio da aponeurose dorsal
Extensor do dedo mínimo	▪ Epicôndilo lateral do úmero e da fáscia do antebraço	Aponeurose dorsal do dedo mínimo
Extensor ulnar do carpo	▪ **Cabeça umeral:** epicôndilo lateral do úmero ▪ **Cabeça ulnar:** margem posterior da ulna	Base do 5º metacarpal
Ancôneo	▪ Epicôndilo lateral do úmero	Margem lateral do olécrano e face posterior da ulna

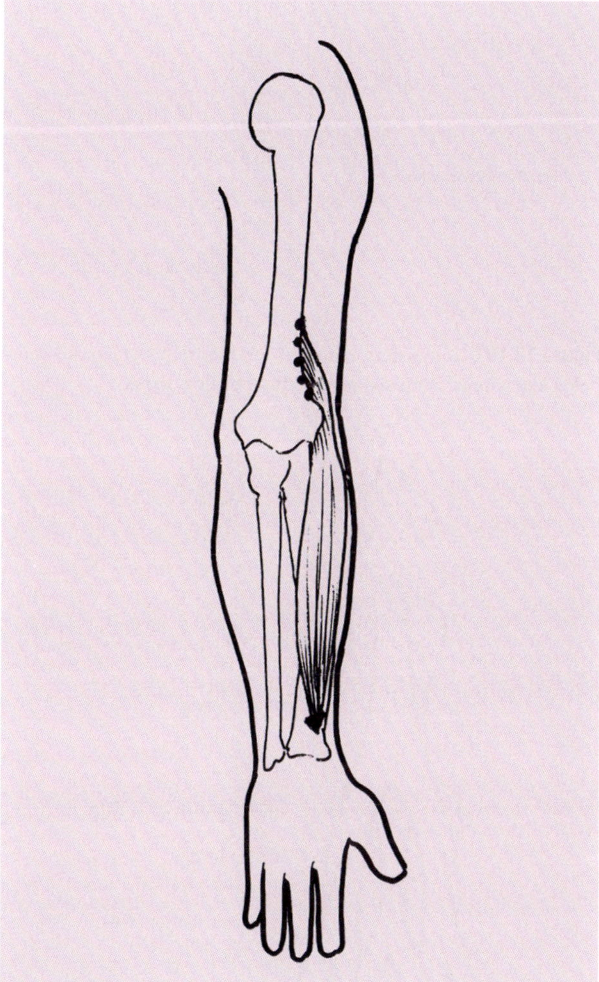

Figura 18.97 Origem e inserção do músculo braquiorradial.

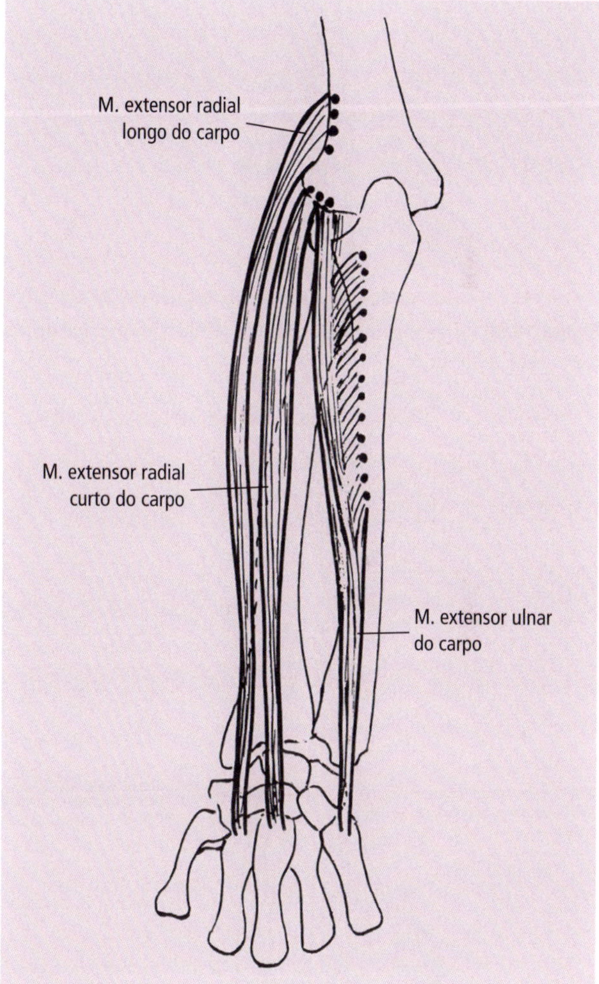

Figura 18.98 Origem e inserção dos músculos extensores radiais e ulnar do carpo.

como **ligamento retinacular**) estende-se da falange proximal até a cinta colateral (Figura 18.103). A inervação do músculo extensor dos dedos é feita pelo **ramo profundo do nervo radial e ele atua estendendo as articulações metacarpofalângicas e interfalângicas**.

Nesse mecanismo, a participação da cinta oblíqua é importante, pois, quando da extensão da falange proximal, ela traciona a falange distal em extensão. Também na flexão a cinta oblíqua participa, pois a flexão da falange distal a estira, produzindo a flexão da falange média.

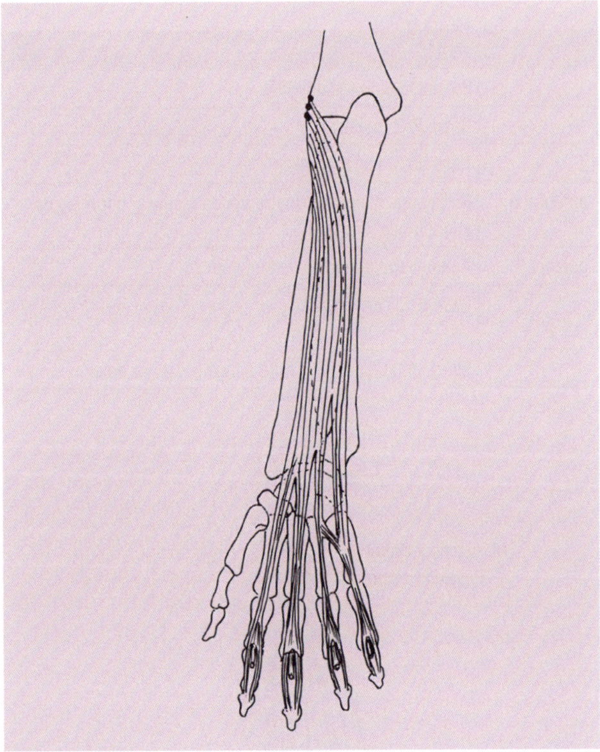

Figura 18.99 Origem e inserção dos músculos extensor dos dedos e extensor do 5º dedo.

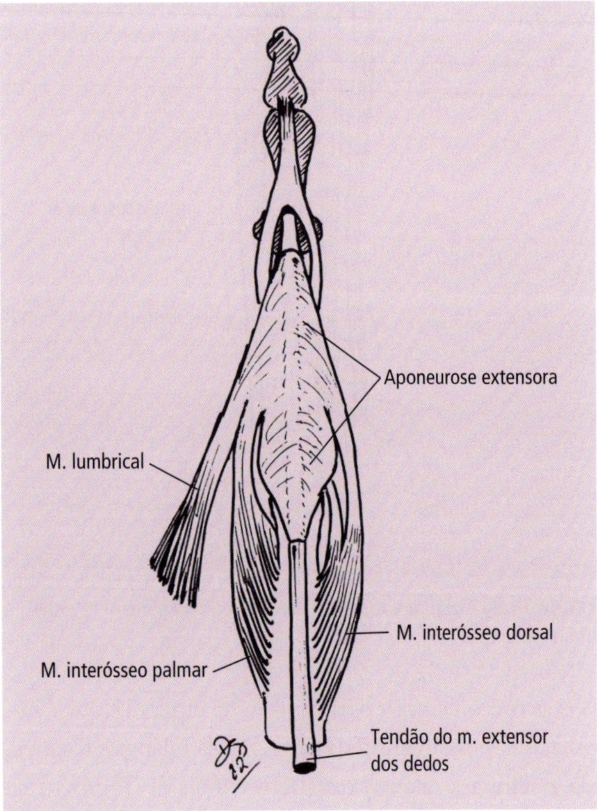

Figura 18.100 Comportamento dos tendões de inserção dos músculos extensores (intrínsecos e extrínsecos) dos dedos.

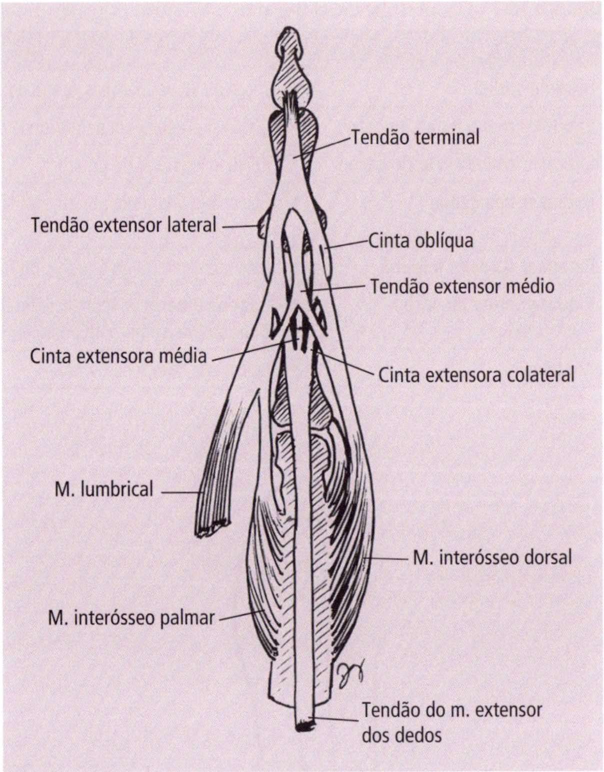

Figura 18.101 Comportamento dos tendões de inserção dos músculos extensores, intrínsecos e extrínsecos dos dedos.

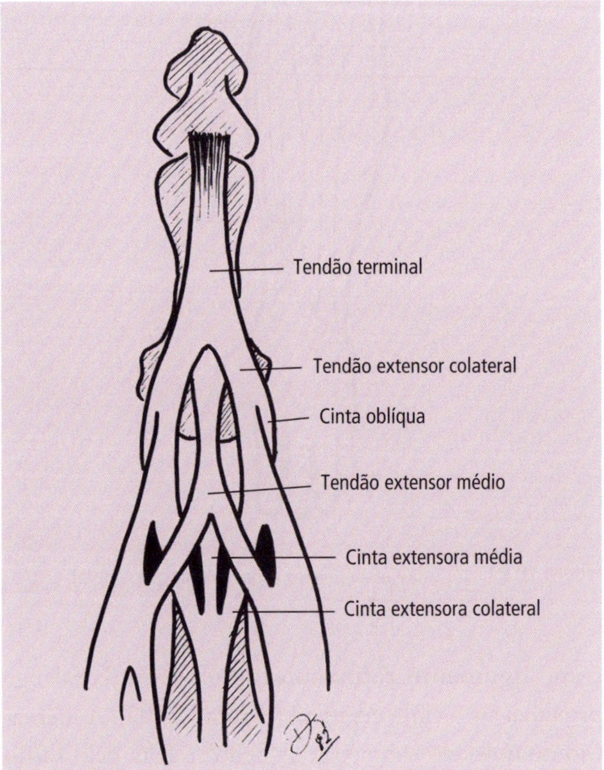

Figura 18.102 Comportamento dos tendões de inserção dos músculos extensores, intrínsecos e extrínsecos dos dedos.

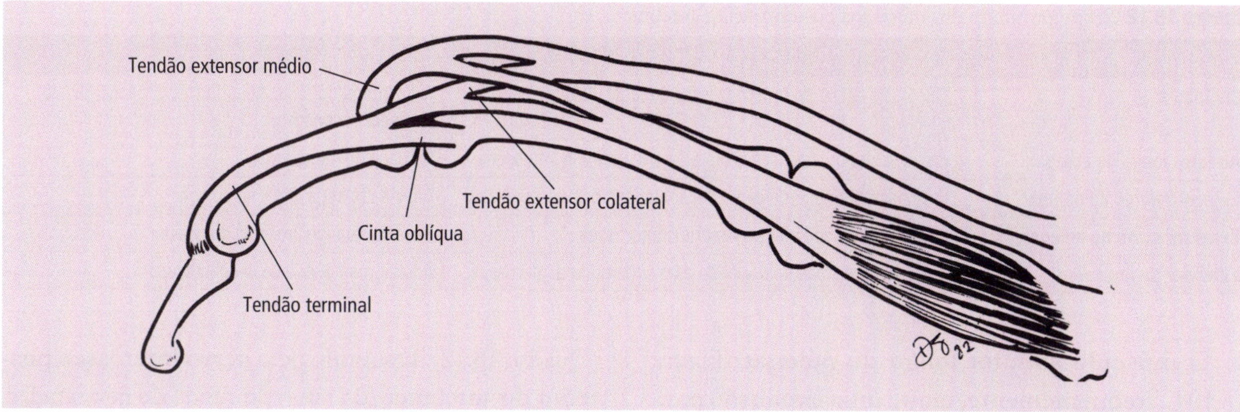

Figura 18.103 Comportamento dos tendões de inserção dos músculos extensores, intrínsecos e extrínsecos dos dedos, em vista lateral.

Grupo profundo

O grupo dos **músculos posteriores profundos** (Figura 18.104) é formado **pelos músculos supinador, abdutor longo do polegar, extensor do indicador** e **extensores longo** e **curto do polegar**. Suas origens e inserções são mostradas no Quadro 18.12.

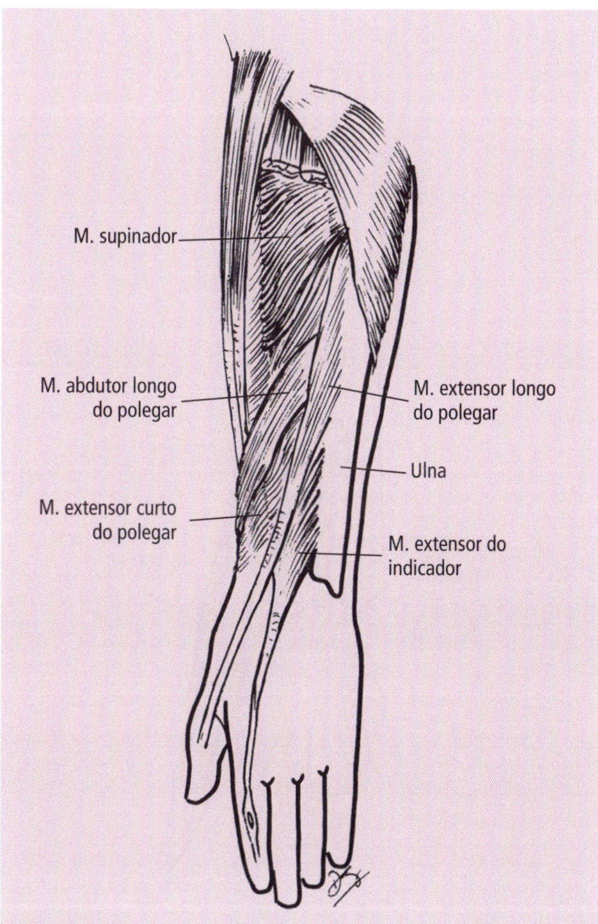

Figura 18.104 Músculos extensores profundos no antebraço.

O **músculo supinador** (Figura 18.89) está **completamente coberto pelos músculos extensor dos dedos e extensor ulnar do carpo**. Tem duas camadas superficial e profunda, **separadas pelo ramo profundo do nervo radial**, o qual, no nível da borda inferior do músculo supinador, se junta aos vasos interósseos posteriores. A Figura 18.105 mostra suas origens e inserção (Quadro 18.12). É suprido pelo **ramo profundo do nervo radial** e **responsável direto pela supinação do antebraço**.

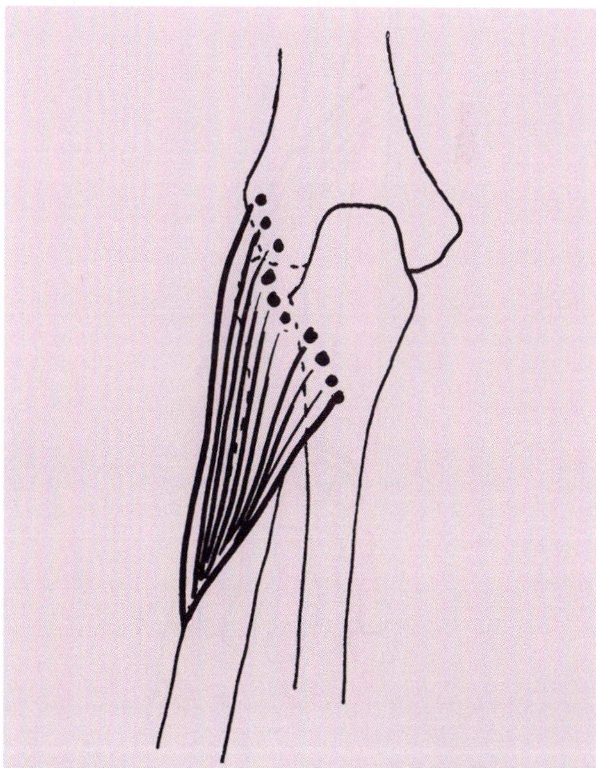

Figura 18.105 Origem e inserção do músculo supinador.

Quadro 18.12 Grupo profundo dos músculos posteriores do antebraço.

Músculo	Origem	Inserção
Supinador	Epicôndilo lateral do úmero e crista do músculo supinador	Face lateral do rádio, superiormente à inserção do pronador redondo
Abdutor longo do polegar	Faces posteriores da ulna e do rádio e membrana interóssea	Na base do metacarpal I
Extensor longo do polegar	Face posterior do terço distal da ulna e membrana interóssea	Base da falange distal do polegar
Extensor curto do polegar	Face posterior do rádio e membrana interóssea	Base da falange proximal do polegar
Extensor do indicador	Terço distal da face posterior da ulna e membrana interóssea	Aponeurose dorsal do dedo indicador

O **músculo abdutor longo do polegar** (Figura 18.104), **frequentemente, emite uma expansão para o músculo abdutor curto do polegar**. Seu tendão e o tendão do extensor curto do polegar cruzam os extensores radiais longo e curto, obliquamente, em direção laterodistal, passando profundamente ao retináculo dos músculos extensores, envolvidos por uma **bainha sinovial**. A Figura 18.106 indica sua origem e inserção (Quadro 18.12). É suprido pelo **nervo interósseo posterior do antebraço**, do ramo profundo do nervo radial, e atua **abduzindo o 1º metacarpal na articulação metacarpofalângica**.

Os **músculos extensores longo e curto do polegar** (Figura 18.104) têm suas origens e inserções mostradas na Figura 18.107 (Quadro 18.12) e são **inervados pelo nervo interósseo posterior do antebraço. Atuam**

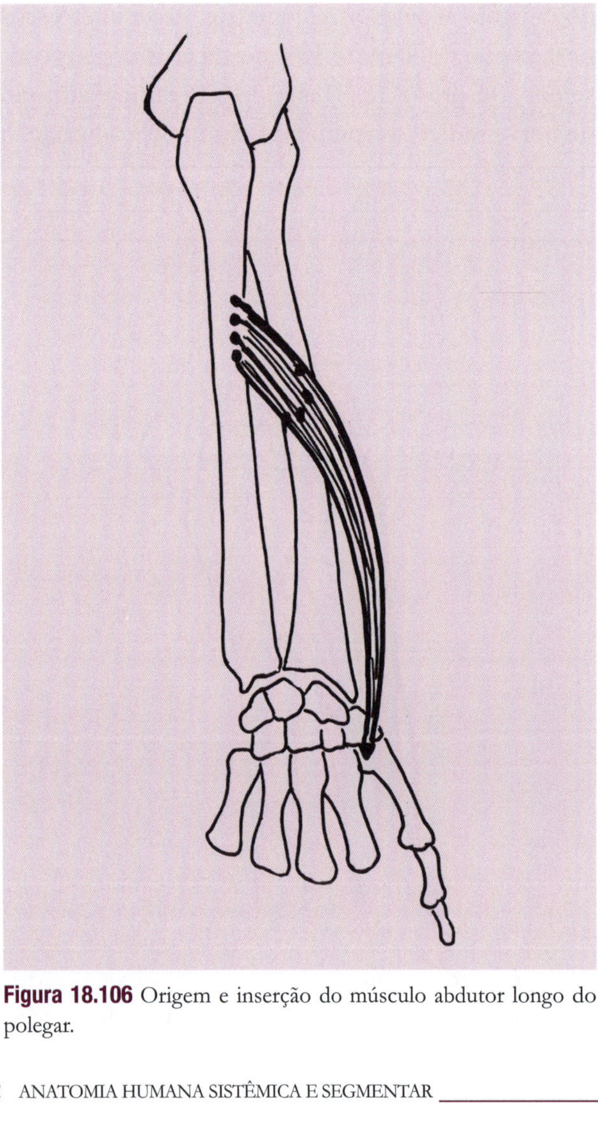

Figura 18.106 Origem e inserção do músculo abdutor longo do polegar.

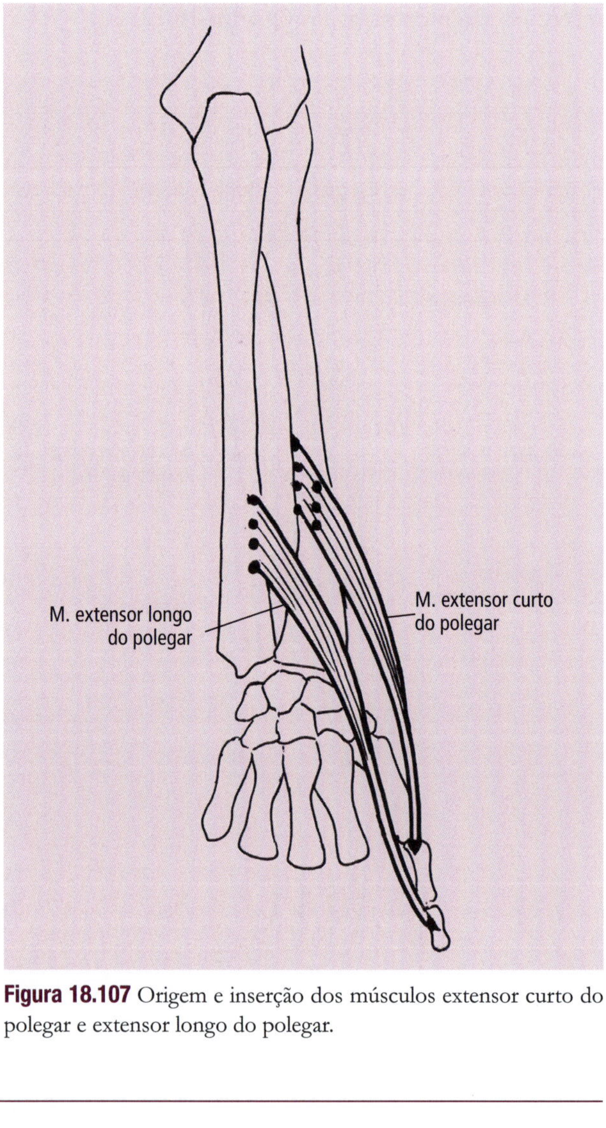

Figura 18.107 Origem e inserção dos músculos extensor curto do polegar e extensor longo do polegar.

estendendo o polegar: o curto, a falange proximal; e o longo, a falange distal. Atribui-se também ao extensor longo a adução do polegar durante a sua extensão máxima.

Tabaqueira anatômica

Os tendões dos extensores longo e curto do polegar e do abdutor longo do polegar determinam relevos na superfície, no nível do carpo, lateral e posteriormente, constituindo uma formação denominada **tabaqueira anatômica** (Figura 18.108), **mais nítida e visível na extensão do polegar.** A tabaqueira está limitada lateralmente pelos tendões do extensor curto do polegar e abdutor longo do polegar, ao passo que o limite medial é dado pelo tendão do extensor longo do polegar. O nome vem do fato de os antigos usarem essa depressão como receptáculo de rapé no momento de cheirá-lo. O rapé é um pó de tabaco e a sua inalação fazia parte de um hábito social muito comum na aristocracia europeia que atingiu o auge no século XVIII. A inalação era feita depositando uma porção de rapé na tabaqueira anatômica. **Sua importância anatômica se deve ao fato de ser cruzada pelo ramo superficial do nervo radial e pela artéria radial em direção à mão.**

O **músculo extensor do indicador** (Figura 18.104) tem a sua origem e inserção representadas na Figura 18.109 (Quadro 18.12). É suprido pelo **nervo interósseo posterior do antebraço.** Seu tendão se associa ao tendão do músculo extensor dos dedos, estendendo o dedo indicador.

Na **tenossinovite de De Quervain** é evidenciada dor na face radial do punho próximo à **tabaqueira anatômica** decorrente do fato de ocorrer inflamação dos **tendões abdutor longo** e **extensor curto do polegar.**

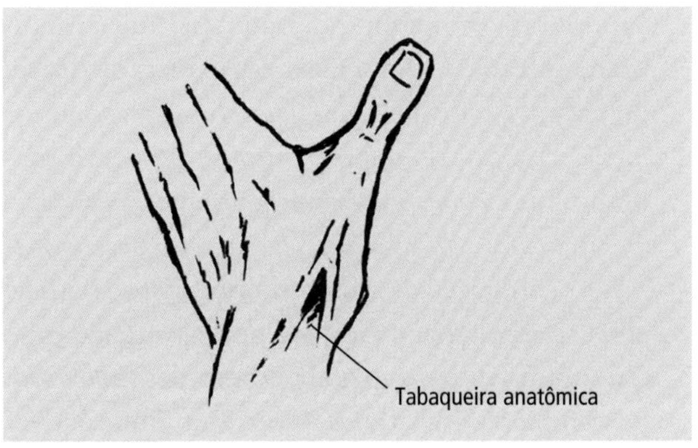

Figura 18.108 Tabaqueira anatômica.

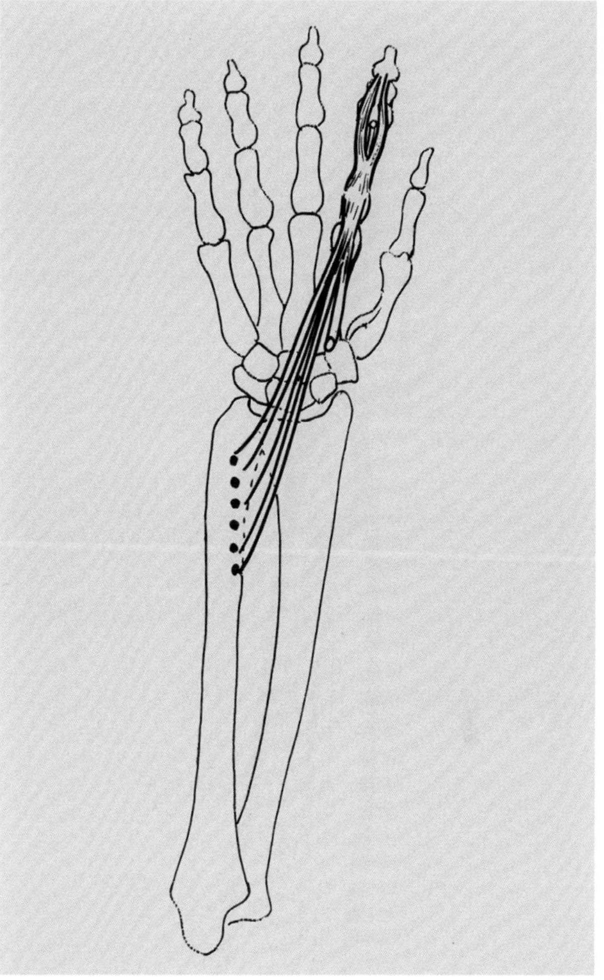

Figura 18.109 Origem e inserção do músculo extensor do indicador.

Artéria radial

A **artéria radial** (Figura 18.110) **é um dos dois ramos terminais da artéria braquial;** tem origem, habitualmente, na fossa cubital e daí segue em direção ao punho **coberta pelo músculo braquiorradial no seu trajeto proximal.** Na porção distal do antebraço, torna-se **superficial, posicionando-se lateralmente ao tendão do músculo flexor radial do carpo.** Utilizando-se esse tendão como guia, as pulsações da artéria radial são facilmente percebidas, fornecendo informações clinicamente importantes, como frequência e ritmo cardíacos, bem como as condições da parede arterial (**tomada do pulso**).

Além de ramos musculares, a artéria radial emite os seguintes ramos (Figura 18.110):

- **Artéria recorrente radial:** emerge próximo à origem da artéria radial e **tem trajeto ascendente (daí**

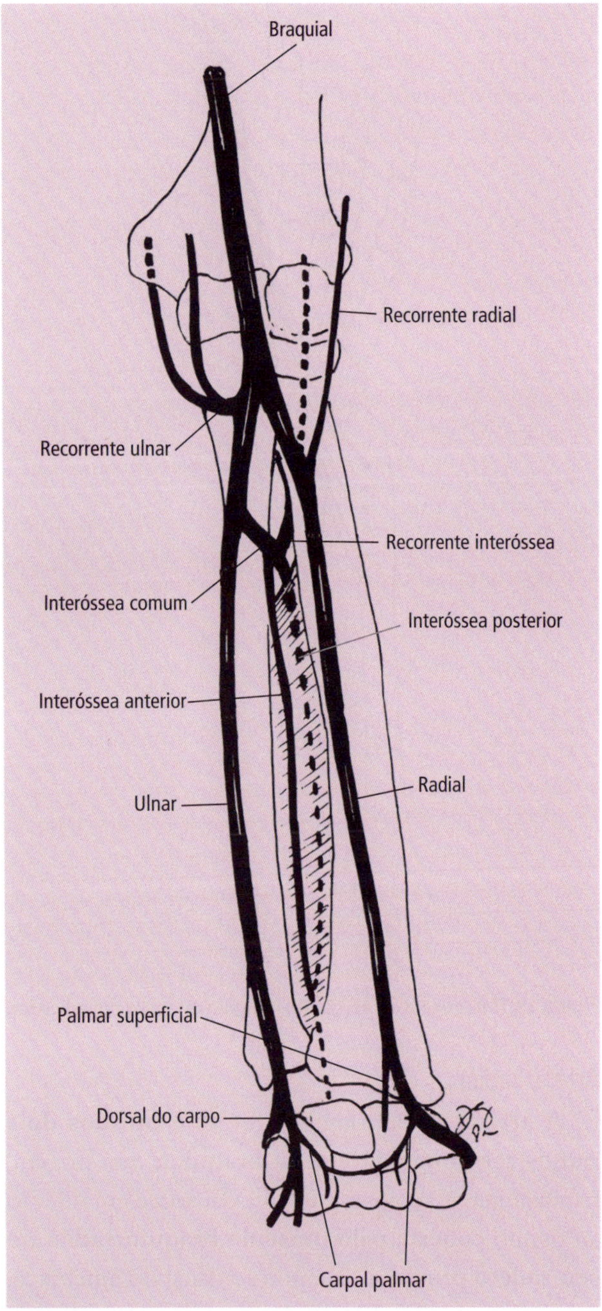

Figura 18.110 Artérias do antebraço esquerdo. Observe a membrana interóssea entre o rádio e a ulna.

a denominação "recorrente") sob o músculo braquiorradial. Ela se anastomosa com a artéria colateral radial, ramo da artéria braquial profunda, fazendo parte da rede arterial da articulação do cotovelo (Figura 18.85).

- **Ramos palmar superficial** e **carpal palmar:** se originam no ponto mais distal da artéria radial e que serão descritos juntamente com a mão.

Artéria ulnar

A **artéria ulnar** (Figura 18.110) é o mais calibroso dos ramos terminais da artéria braquial. **Origina-se, habitualmente, na fossa cubital e tem trajeto descendente e medial, no terço proximal, onde fica recoberta pelos músculos que se originam no epicôndilo medial.** A seguir, passa sobre o músculo flexor profundo dos dedos e, **nos dois terços distais do antebraço, o nervo ulnar situa-se medialmente a ela. No terço distal, artéria e nervo situam-se lateralmente ao tendão do músculo flexor ulnar do carpo e, aí, as pulsações da artéria podem ser sentidas.** Após sair do antebraço, a artéria **ulnar passa anteriormente ao retináculo dos músculos flexores**, emite o **ramo palmar profundo** e continua como **arco palmar superficial**. Esses ramos serão descritos com a mão.

Além dos ramos musculares para a musculatura adjacente, a artéria ulnar emite os seguintes ramos (Figura 18.110):

- **Artéria recorrente ulnar:** pequeno tronco, emitido próximo à origem da artéria ulnar e divide-se em **ramos anterior** e **posterior**, os quais, com trajeto ascendente (daí a denominação "recorrente"), dirigem-se para o epicôndilo medial, onde se anastomosam com as artérias colaterais ulnares, inferior e superior (Figura 18.85). Desse modo, a artéria recorrente ulnar faz parte da rede arterial da articulação do cotovelo.
- **Artéria interóssea comum (Figura 18.110):** se origina na extremidade inferior da fossa cubital e logo divide-se em **artérias interósseas anterior e posterior**. A **artéria interóssea anterior segue distalmente sobre a membrana interóssea**, entre as margens adjacentes dos músculos flexor longo do polegar e flexor profundo dos dedos. **Na margem superior do pronador quadrado, perfura a membrana interóssea para fazer parte da rede dorsal do carpo.** Emite um ramo que acompanha o nervo mediano, a **artéria acompanhante do nervo mediano**. Essa é a artéria mais importante da irrigação do antebraço no embrião. No curso do desenvolvimento, a irrigação de seus territórios passa a ser feita pelas artérias ulnar e radial. **É por essa razão que, em alguns indivíduos, ela é bem desenvolvida, particularmente quando a artéria ulnar estiver ausente ou é de pequeno calibre.**

- **Artéria interóssea posterior** corre distalmente **e é posterior à membrana interóssea**. Em parte de seu trajeto, **é acompanhada do nervo interósseo posterior**. Na porção mais distal do antebraço, ela termina **anastomosando-se com a artéria interóssea anterior e com a rede dorsal do carpo** (item Rede Carpal Dorsal). Próximo à sua origem, emite a **artéria interóssea recorrente**, de trajeto ascendente, que faz parte da rede arterial da articulação do cotovelo anastomosando-se com a **artéria colateral média** (Figura 18.85).
- **Ramos carpais, palmar** e **dorsal:** originam-se, no nível do carpo, e serão descritos com a mão.

Nervo mediano

O **nervo mediano** (Figura 18.111) sai da fossa cubital **passando posterior à aponeurose do músculo bíceps braquial**. Fornece ramos para o músculo pronador redondo e para a articulação do cotovelo, **antes de passar entre as cabeças ulnar e umeral desse músculo.** O nervo mediano pode também perfurar a cabeça umeral do pronador redondo ou passar posteriormente às cabeças umeral e ulnar desse músculo. Em seguida, em posição mediana no antebraço, **coloca-se posteriormente ao músculo flexor superficial dos dedos e aí emite o nervo interósseo anterior do antebraço.** Fornece ramos para os músculos flexor superficial dos dedos, palmar longo e flexor radial do carpo (Figura 18.111). O **nervo interósseo anterior situa-se entre os músculos flexor profundo dos dedos e flexor longo do polegar**, prosseguindo, com trajeto descendente, junto à membrana interóssea **em companhia da artéria interóssea anterior**. Desse modo, ele inerva os músculos flexor longo do polegar, pronador quadrado e a parte lateral do flexor profundo dos dedos. **Portanto, no antebraço, o nervo mediano inerva todos os músculos flexores e pronadores, exceto o músculo flexor ulnar do carpo e a parte medial do flexor profundo dos dedos.**

Após emitir o nervo interósseo anterior, que é seu último ramo no antebraço, o nervo mediano prossegue, distalmente, sempre posterior ao músculo flexor superficial dos dedos. **No nível do punho, emerge lateralmente aos tendões desse músculo, situando-se entre eles e o tendão do flexor longo do polegar, penetrando na mão através do canal do carpo.**

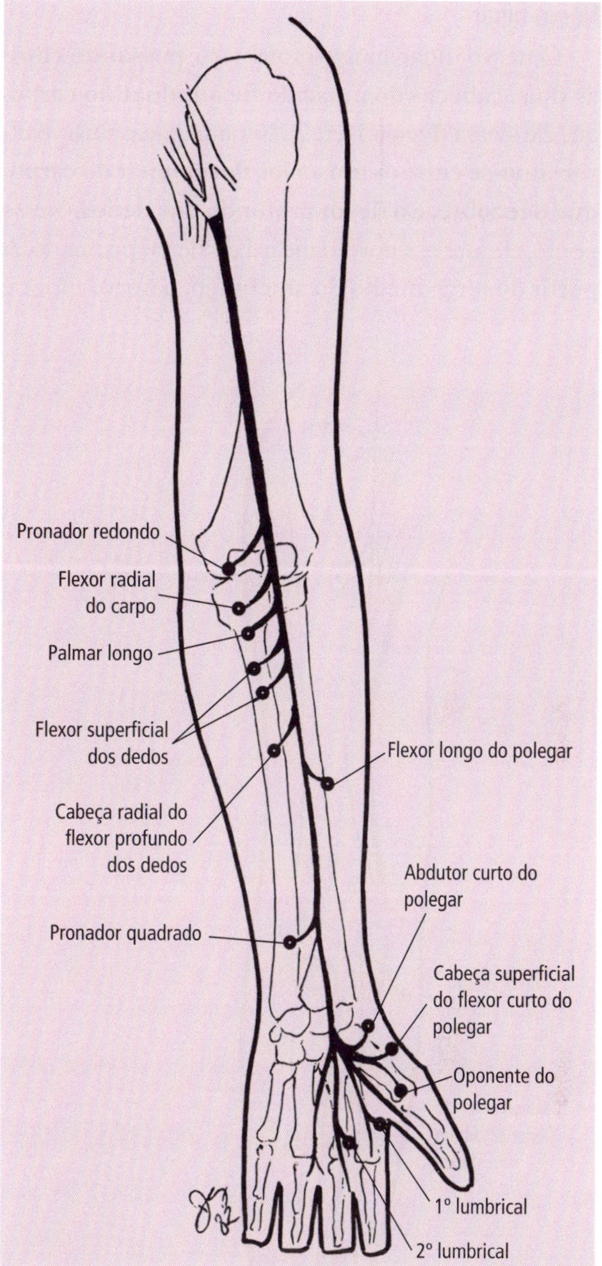

Figura 18.111 Trajeto e distribuição do nervo mediano no membro superior esquerdo. Os ramos cutâneos não estão ilustrados.

A compressão do **nervo mediano** no **nível do carpo** produz a síndrome compressiva conhecido como **síndrome do túnel do carpo** na qual o paciente se queixa de parestesia (formigamento) na mão no trajeto inervado pelo nervo mediano. Entre os achados no exame físico, destaca-se a hipotrofia da musculatura tenar e o **sinal de Tinel** positivo (digito percussão no nível do túnel carpo produzindo sensação de choque no trajeto do nervo percutido).

Nervo ulnar

O **nervo ulnar** atinge o antebraço, **passando entre as duas cabeças do músculo flexor ulnar do carpo**, que ele inerva (Figura 18.112). No antebraço, o nervo ulnar **situa-se entre os músculos flexor ulnar do carpo, que o recobre, e o flexor profundo dos dedos**. Nesse ponto, ele inerva a porção medial do flexor profundo. **A partir do terço médio do antebraço, o nervo ulnar é acompanhado da artéria ulnar** e, na porção mais distal daquele segmento, torna-se superficial, **colocando-se no nível do punho entre o flexor ulnar do carpo e o flexor superficial dos dedos**. Origina, então, os **ramos dorsal** e **palmar**, responsáveis pela inervação sensitiva da metade ulnar da mão (dorsal e palmar), **passa anteriormente ao retináculo dos músculos flexores** e atinge a palma, onde se divide nos seus dois ramos terminais: **superficial** e **profundo.**

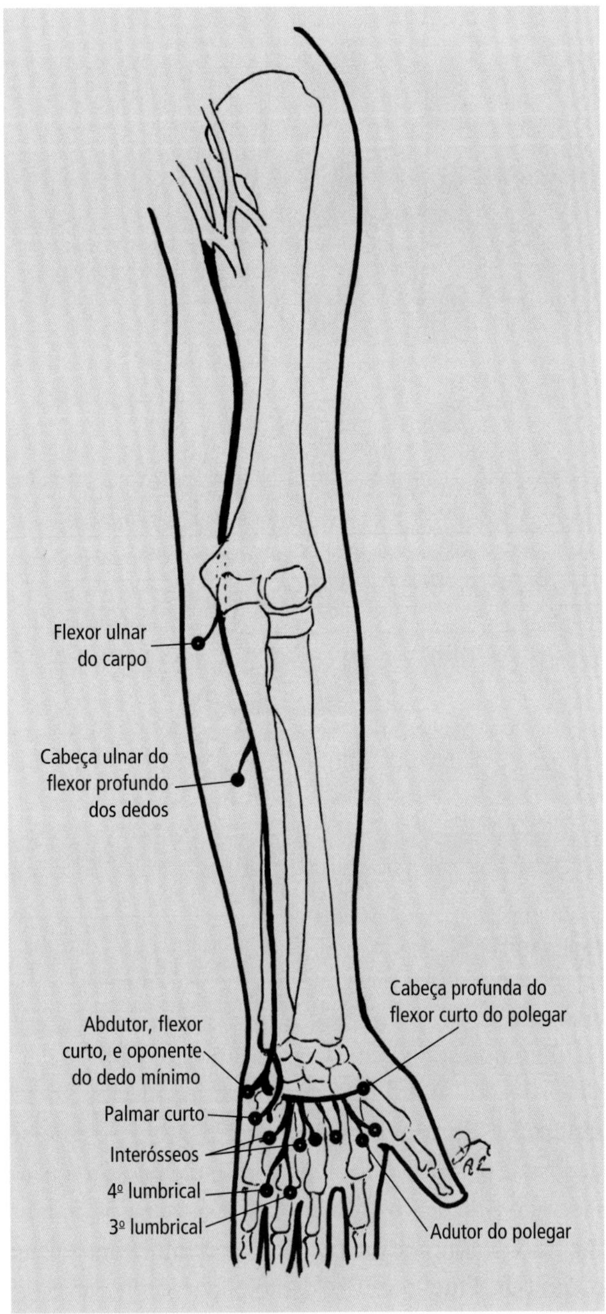

Figura 18.112 Trajeto e distribuição do nervo ulnar no membro superior esquerdo. Os ramos cutâneos não estão ilustrados.

Na lesão do **nervo ulnar**, pode-se observar a **mão em garra e a garra ulnar** em virtude da disfunção da musculatura intrínseca da mão.

Nervo radial

O **nervo radial**, após perfurar o septo intermuscular lateral do braço, **situa-se entre o músculo braquiorradial e o braquial** e, no nível do epicôndilo lateral, divide-se em **ramos superficial** e **profundo** (Figura 18.51B) que atingem o antebraço. O ramo **superficial segue sob o músculo braquiorradial** por distância variável no antebraço e finalmente perfura uma fáscia muscular. **Atinge, assim, o dorso da mão, inervando a metade lateral, e distribui-se na face dorsal do polegar e na região das falanges proximais dos dedos indicador e médio** (Figura 18.113). **O ramo profundo perfura o músculo supinador e inerva, não apenas esse músculo, mas também os músculos extensor dos dedos, extensor do dedo mínimo, extensor do indicador, extensor ulnar do carpo, extensor longo do polegar, extensor curto do polegar e abdutor longo do polegar.** Entretanto, os músculos braquiorradial e extensores radiais do carpo, longo e curto, recebem inervação do nervo radial antes de sua divisão nos ramos superficial e profundo. **O ramo profundo, quando passa a ser acompanhado da artéria interóssea posterior, recebe o nome de nervo interósseo posterior.**

Na lesão do **nervo radial**, pode-se observar **o sinal do punho caído ou mão em gota** decorrente de disfunção da musculatura extensora do punho.

Articulações do cotovelo e radiulnar proximal

Uma mesma cápsula articular envolve a articulação do cotovelo e a articulação radiulnar proximal, daí advindo uma série de controvérsias conceituais, e alguns autores denominam "articulação do cotovelo" todo o conjunto articular envolto pela cápsula comum.

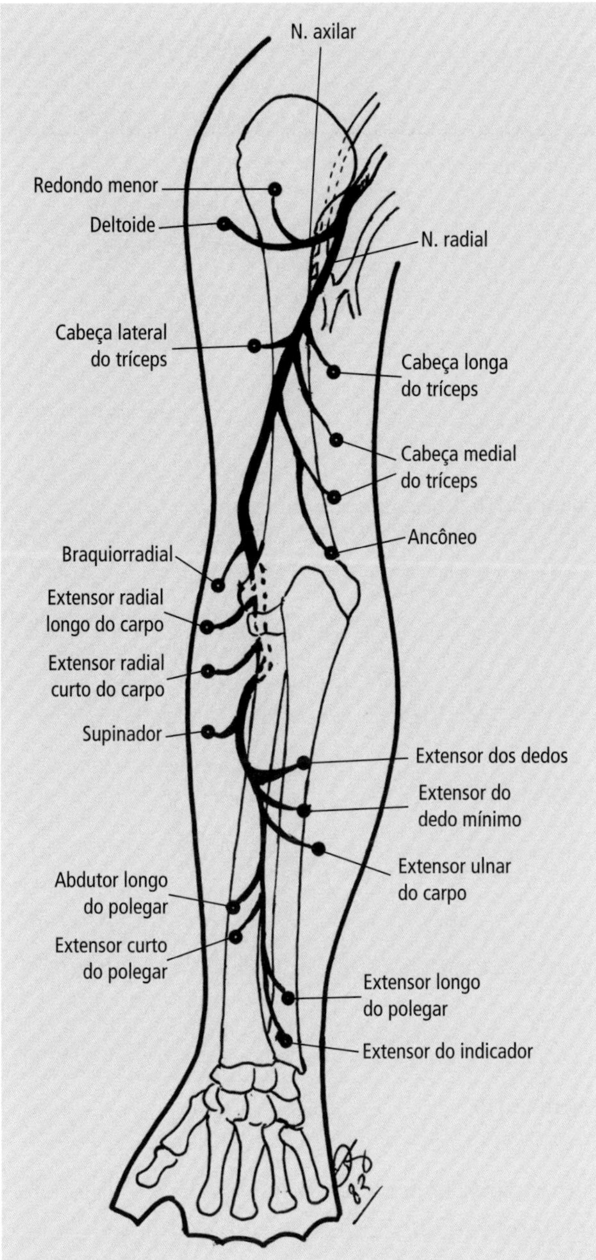

Figura 18.113 Trajeto e distribuição dos nervos axilar e radial. Vista posterior, membro superior esquerdo. O ramo cutâneo do nervo radial não está ilustrado.

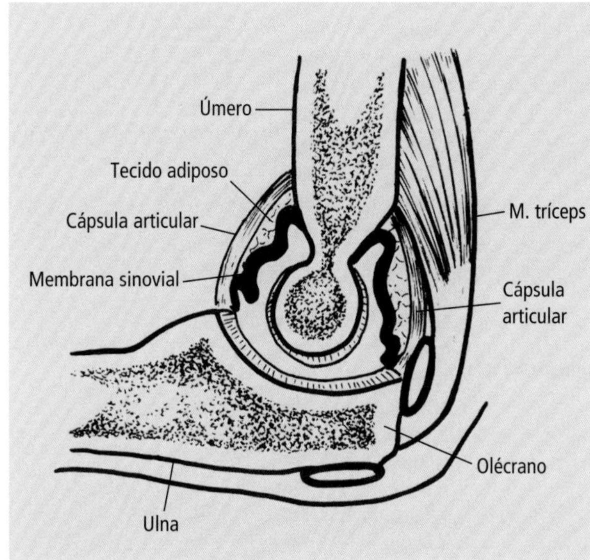

Figura 18.114 Articulação do cotovelo em corte sagital.

Embora compartilhem a cápsula e a cavidade articulares, bem como alguns ligamentos, é preferível analisá-las em separado, **reservando-se o nome articulação do cotovelo somente para a articulação formada entre o úmero e os ossos do antebraço.**

A cápsula articular (Figura 18.114) fixa-se em torno da face articular do úmero, incluindo a fossa coronóidea, anteriormente, e pelo menos metade da fossa do olécrano, posteriormente, e também no olécrano e no processo coronoide. **No entanto, não se prende no rádio, pois isso limitaria os movimentos da articulação radiulnar proximal**, prendendo-se, então, ao **ligamento anular do rádio** (Figura 18.115), que une o rádio à ulna. A membrana sinovial segue a cápsula fibrosa, mas superiormente reflete sobre as partes ósseas intra-articulares que são revestidas pela cartilagem articular. Anterior e posteriormente, a cápsula é frouxa, para permitir os movimentos de dobradiça, mas lateral e medialmente, ela é reforçada pelos **ligamentos colaterais ulnar** e **radial** (Figuras 18.115 a 18.117). O colateral radial estende-se da parte inferior do epicôndilo lateral ao ligamento anular e o colateral ulnar vai da margem inferior do epicôndilo medial ao processo coronoide e ao olécrano, tendo um formato triangular.

A articulação do cotovelo é uma articulação sinovial composta, do tipo gínglimo ou dobradiça. Pode ser subdividida em **articulações umerorradial e umeroulnar**. A articulação umeroulnar envolve a incisura troclear da ulna e a tróclea do úmero, ao passo que a umerorradial ocorre entre a superfície côncava superior da cabeça do rádio e o capítulo do úmero. As articulações umerorradial e umeroulnar agem na flexão e extensão do antebraço (cotovelo). Contudo, as articulações umerorradial e radiulnar proximal estão envolvidas nos movimentos de pronação e de supinação do antebraço.

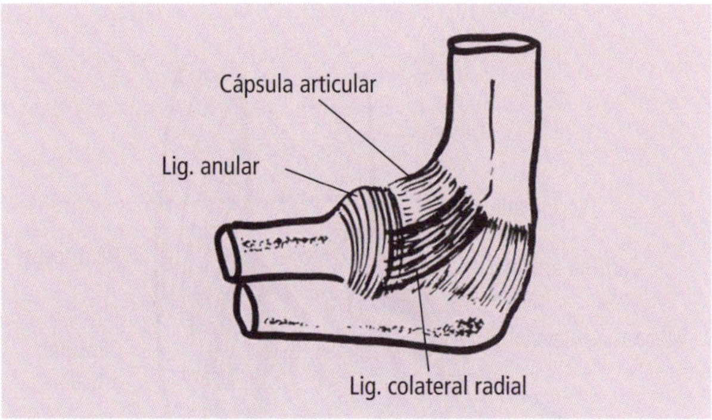

Figura 18.115 Ligamentos da articulação do cotovelo.

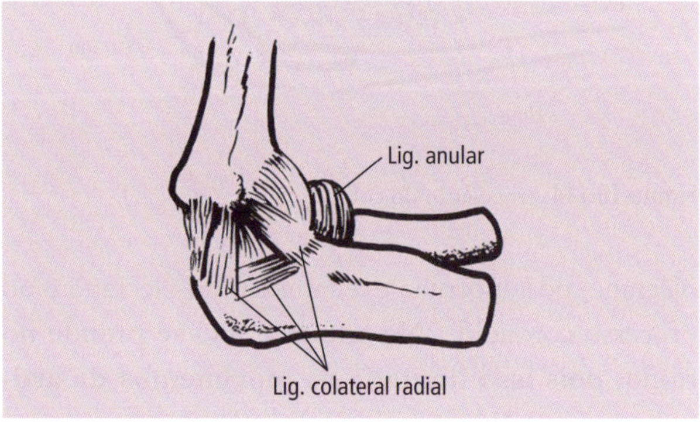

Figura 18.116 Ligamentos da articulação do cotovelo.

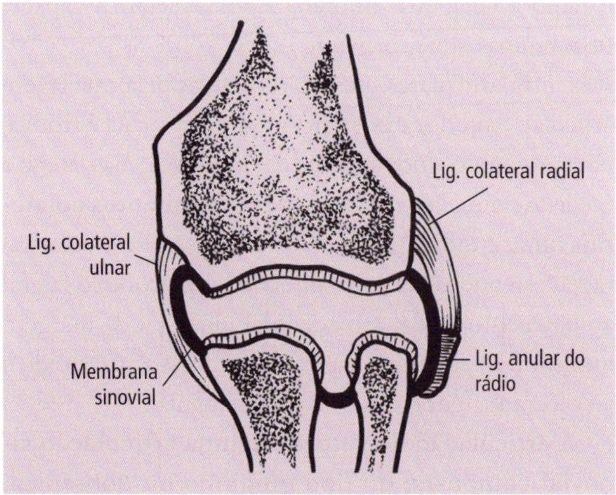

Figura 18.117 Articulação do cotovelo em corte frontal.

A articulação radiulnar proximal (Figura 18.118) **é uma articulação sinovial simples, do tipo trocoide.** Funcionalmente, é monoaxial, **agindo na pronação** e na **supinação**. Envolve a cabeça do rádio e a incisura radial da ulna, na qual a cabeça se encaixa, sendo circundada pelo **ligamento anular**, espesso anel fibroso que se fixa nas margens anterior e posterior da incisura radial da ulna (Figura 18.119). Superiormente, funde-se

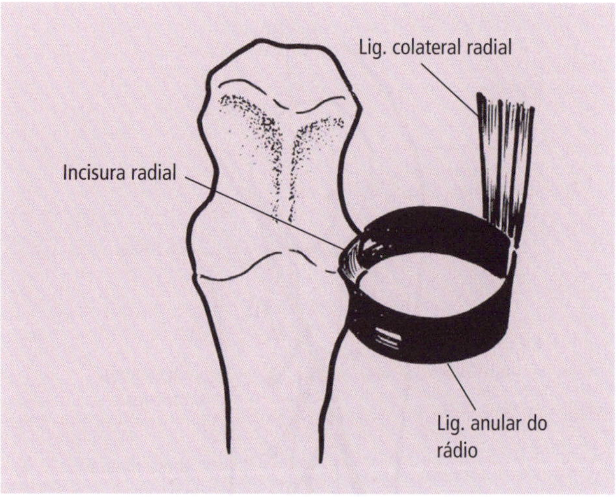

Figura 18.118 Articulação radiulnar proximal.

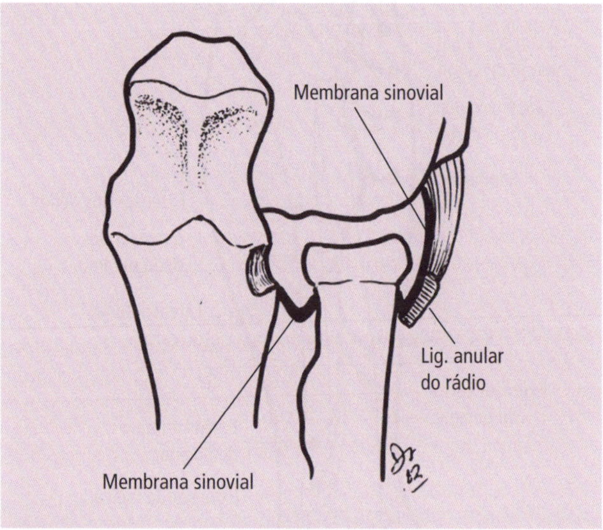

Figura 18.119 Articulação radiulnar proximal.

com a **cápsula articular do cotovelo** e o **ligamento colateral radial**, já inferiormente está fixado frouxamente ao colo do rádio.

Em uma criança pequena, podemos observar a chamada **pronação dolorosa** ou "**cotovelo da babá**" em que ocorre a luxação da cabeça do rádio em relação ao ligamento anular. Condição muito dolorosa na qual a criança evita usar o membro acometido mantendo-o próximo ao corpo e com o antebraço pronado.

Articulação radiulnar distal

É uma articulação sinovial simples, do tipo trocoide, monoaxial, agindo na pronação e na supinação, na qual a cabeça da ulna se articula com a incisura ulnar do rádio, medialmente, e com um **disco articular**

triangular, inferiormente (Figura 18.120). O disco articular se fixa por seu vértice numa depressão na base do processo estiloide da ulna e, por sua base, em uma crista existente entre as faces articular carpal e medial da extremidade distal do rádio. Desse modo, o disco articular faz parte da superfície da articulação radiocarpal e exclui a ulna desta articulação. **A articulação radiulnar distal é sinovial, provida de cápsula articular.**

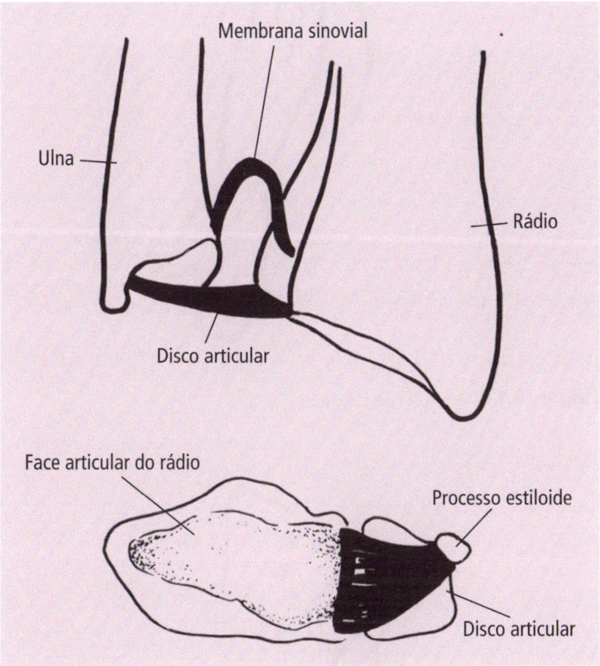

Figura 18.120 Articulação radiulnar distal.

Além dessas articulações, devemos considerar a **membrana interóssea**, situada entre as margens interósseas dos corpos do rádio e da ulna, **constituindo, na verdade, uma sindesmose, a sindesmose radiulnar, entre os ossos do antebraço. Ela fica tensa na supinação e se afrouxa na pronação.**

Movimentos

Os movimentos que ocorrem na articulação do cotovelo são: flexão; e extensão (movimentos angulares); além de pronação e de supinação. A flexão e a extensão são movimentos **angulares, pois, na flexão, há diminuição do ângulo entre a parte que se desloca e a que permanece fixa, ocorrendo o oposto na extensão.** Em razão do fato de a tróclea do úmero ter uma obliquidade lateromedial, o braço e o antebraço, na posição anatômica, não se situam ao longo de uma reta, formando, entre seus eixos verticais, um ângulo de 170°, denominado **ângulo de carga** (Figura 18.122), que exige mínimo esforço e oferece grande estabilidade quando se carregam pesos. **Os principais flexores do antebraço são os músculos braquial, bíceps braquial e braquiorradial. Além desses músculos, nos casos de uma flexão vigorosa do cotovelo, como a que ocorre nos movimentos do golfe, os músculos epicondilianos mediais contribuem para aumentar a potência**

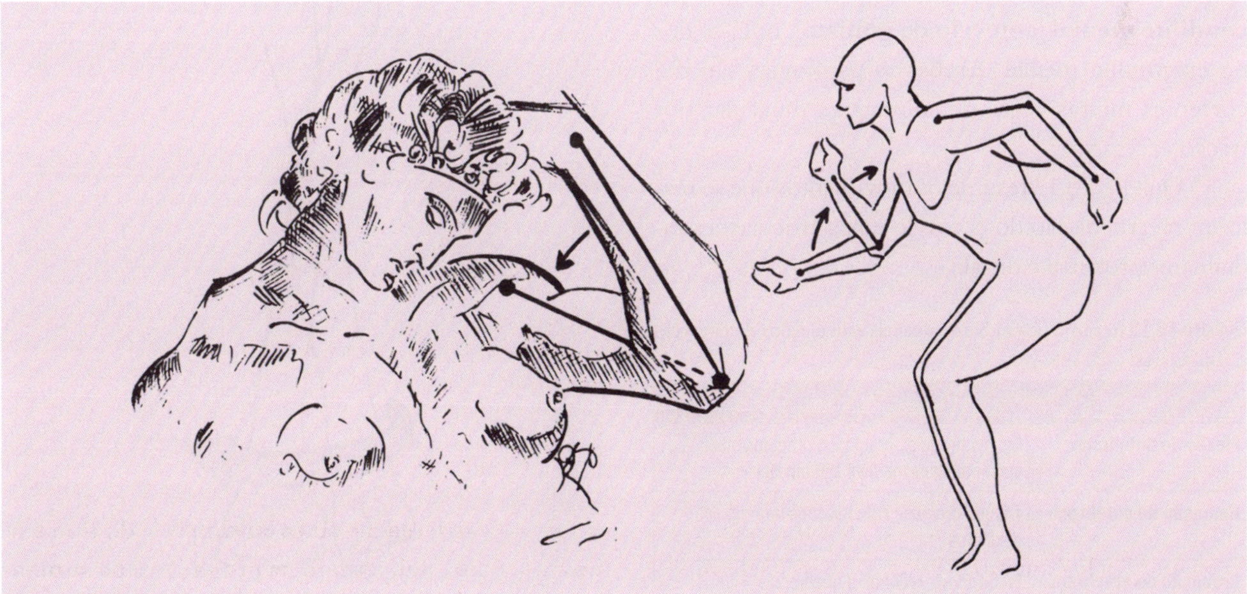

Figura 18.121 Movimento de flexão do antebraço. A extensão é o movimento oposto.

da flexão do cotovelo. A extensão é feita pelo músculo tríceps braquial, auxiliado pelo músculo ancôneo. Da mesma forma que vimos no caso da flexão do cotovelo, a potência do movimento de extensão pode ser aumentada pela ação dos músculos epicondilianos laterais, como ocorre no tênis (*backhand*).

A pronação e a supinação são movimentos especiais do antebraço realizados nas articulações umerorradial e radiulnares proximal e distal. Na posição neutra (repouso), com o membro pendendo ao longo do tronco, mãos e punhos estão a meia distância entre supinação e pronação; mas, na posição anatômica, o antebraço está em supinação completa e a mão o acompanha. Na pronação, a cabeça do rádio gira na articulação umerorradial, na incisura radial da ulna, e à extremidade distal do rádio descreve um arco anterior à ulna, com o corpo do rádio cruzando o corpo da ulna na articulação radiulnar distal, levando a extremidade distal do rádio a se colocar medialmente à cabeça da ulna (Figura 18.123). **Os principais pronadores são os músculos pronadores redondo e quadrado. O principal supinador do antebraço é o músculo bíceps braquial, auxiliado pelo músculo supinador.**

Na **epicondilite lateral** (também chamado de **cotovelo de tenista**), nota-se dor na topografia do epicôndilo medial no cotovelo acometido. Já na **epicondilite medial** (**cotovelo de golfista**), nota-se dor no epicôndilo medial. Ambas as patologias são decorrentes muitas vezes de sobrecarga muscular por tração excessiva.

O Quadro 18.13 resume os movimentos que se realizam na articulação do cotovelo e nas articulações radiulnares proximal e distal.

Quadro 18.13 Resumo dos movimentos nas articulações do cotovelo e radiulnares.

Movimento	Músculo
Flexão do antebraço	Bíceps braquial, braquial e braquiorradial; epicondilianos mediais são auxiliares
Extensão do antebraço	Tríceps braquial; epicodilianos laterais são auxiliares
Pronação do antebraço	Pronadores, redondo e quadrado
Supinação do antebraço	Bíceps braquial é auxiliar e músculo supinador

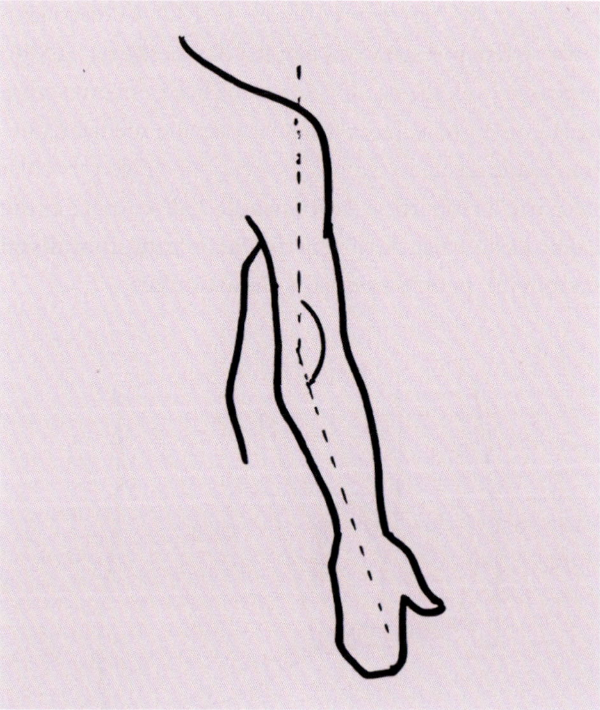

Figura 18.122 Ângulo de carga.

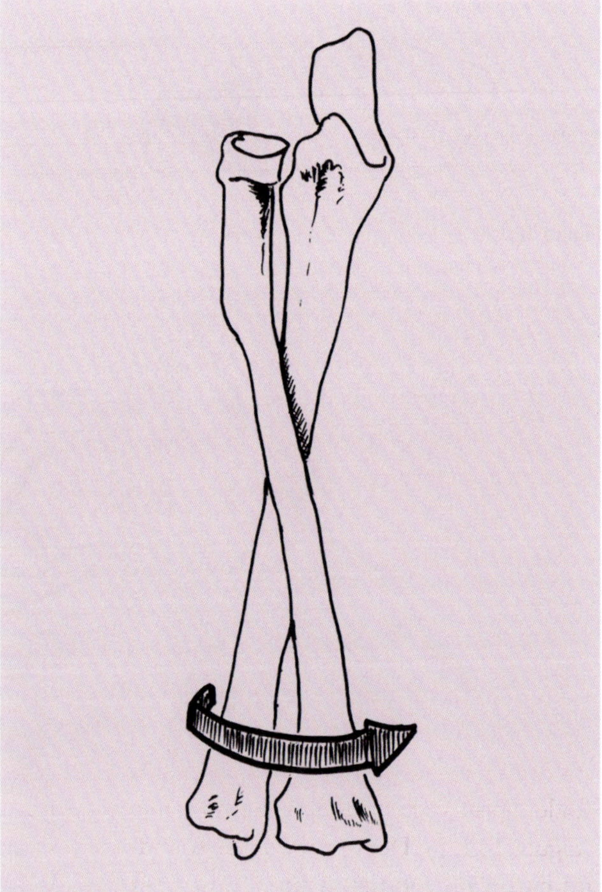

Figura 18.123 Rádio no movimento de pronação.

Mão

A mão é o segmento terminal do membro superior, situado distalmente ao antebraço. É uma estrutura altamente especializada. Pode-se afirmar que foi a cooperação ativa entre cérebro e mão que tornou possível o domínio da espécie humana sobre as outras criaturas.

Para que possa funcionar com total eficácia, a mão deve ter um revestimento adequado para suportar o atrito e a pressão necessários para realizar a preensão e o pinçamento, uma função motora com potência suficiente para aplicar a força necessária, e tendões com extensão suficiente para movimentar as articulações nas amplitudes dos movimentos exigidos nas suas atividades. As articulações devem ser capazes de proporcionarem o máximo possível de movimento com a manutenção concomitante da estabilidade.

Falhas em qualquer um desses fatores, bem como na inervação, tanto motora como sensitiva, e na vascularização, podem trazer prejuízos funcionais que afetam, em maior ou menor escala.

Fáscia e espaços fasciais da mão

A pele e a tela subcutânea da mão foram descritas no item Pele e Tela Subcutânea. É fácil compreender que se os tendões dos músculos flexores e extensores dos dedos não forem mantidos em sua posição durante a contração dos músculos, em vez dos arcos palmares, formar-se-iam elevações da pele em razão da projeção dos tendões, isto é, os tendões tenderiam se dispor como as cordas de um arco. É evidente que a atividade prensil da mão seria impossível nessas condições. Para evitar que isso aconteça, a palma e o dorso da mão apresentam uma série de dispositivos fasciais destinados a manter os tendões dos músculos flexores e extensores em posição.

Palma da mão

A fáscia que recobre os músculos da face anterior do antebraço continua distalmente na mão. **No nível do carpo, ela se espessa formando uma lâmina retangular denominada retináculo dos músculos flexores.** O retináculo flexor estende-se, como uma ponte, no carpo, fixando-se proximalmente no escafoide e pisiforme, e distalmente no trapézio e hamato (Figura 18.124). **Desse modo, ele transforma o arco do carpo num túnel, o túnel do carpo** (veja Vídeo 18.3 disponível no QrCode ao final do capítulo), **por onde passam os tendões dos músculos flexores dos dedos (superficial e profundo), o flexor longo do polegar e o nervo mediano.** O flexor radial do carpo ocupa um compartimento isolado do túnel do carpo, em virtude da presença de fibras retinaculares que se estendem sobre o sulco do trapézio, transformando-o num túnel. **O retináculo é um eficiente retentor dos tendões musculares no nível do carpo.** Distalmente ao retináculo flexor, a fáscia expande-se, lateral e medialmente, para recobrir os músculos das eminências tenar e hipotenar, e sua porção central constitui a **aponeurose palmar** (Figura 18.125). A Figura 18.126 mostra uma secção transversal da mão para ilustrar **a disposição da aponeurose palmar e a formação dos chamados espaços fasciais.** A aponeurose palmar prende-se à pele por trabéculas fibrosas superficiais, anteroposteriores, e à fáscia profunda, que cobre os metacarpais e músculos interósseos, por meio de trabéculas fibrosas profundas, também anteroposteriores. **Essas últimas trabéculas correspondem a verdadeiros septos na porção distal da parte central da palma que delimitam compartimentos onde se situam os tendões dos músculos flexores e feixes vasculunervosos.** Um desses septos estende-se do corpo do 3º metacarpal ao ponto de junção da aponeurose palmar com a fáscia da eminência

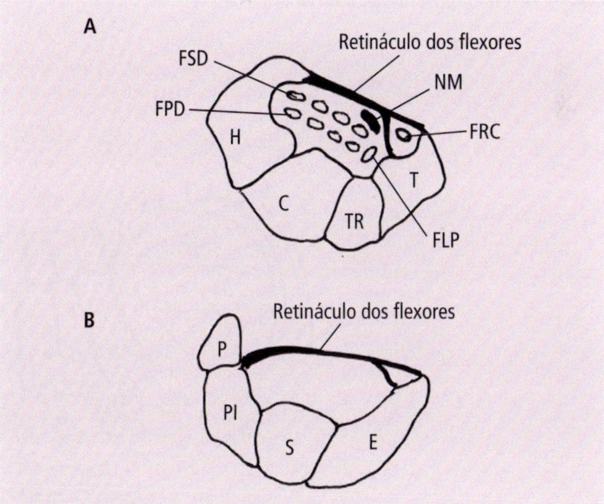

Figura 18.124 Secção transversal no nível do carpo para mostrar o túnel do carpo: **A** – Proximal. **B** – Distal.
T: trapézio; TR: trapezoide; C: capitato; H: hamato: FSD: músculo flexor superficial dos dedos; FPD: músculo flexor profundo dos dedos; NM: nervo mediano; FRC: músculo flexor radial do carpo; FLP: músculo flexor longo do polegar; E: escafoide; S: semilunar; PI: piramidal; P: pisiforme.

tenar (Figura 18.127) e é conhecido como **septo palmar intermédio** ou **septo oblíquo**. O septo oblíquo está separado da face anterior do músculo adutor do polegar por um espaço preenchido por tecido conjuntivo areolar, o **espaço palmar profundo lateral** ou **espaço adutor**; e medialmente ao septo oblíquo estende-se outro espaço, o **palmar profundo medial**, ocupado pelos tendões dos flexores, feixes neurovasculares e tecido adiposo que envolve essas estruturas.

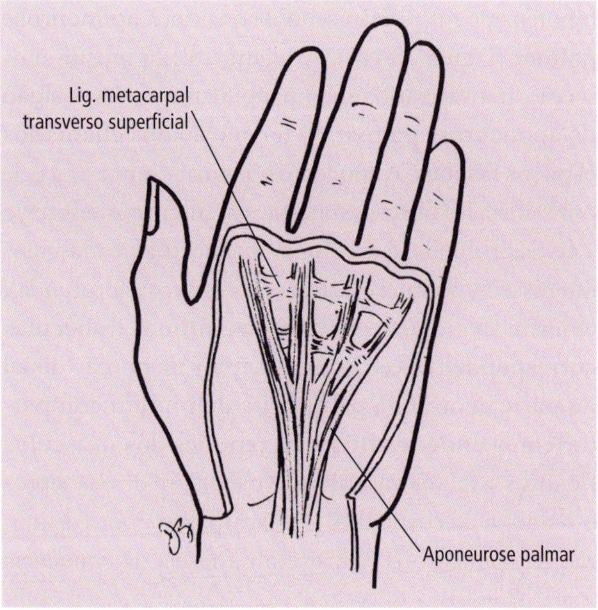

Figura 18.125 Aponeurose palmar.

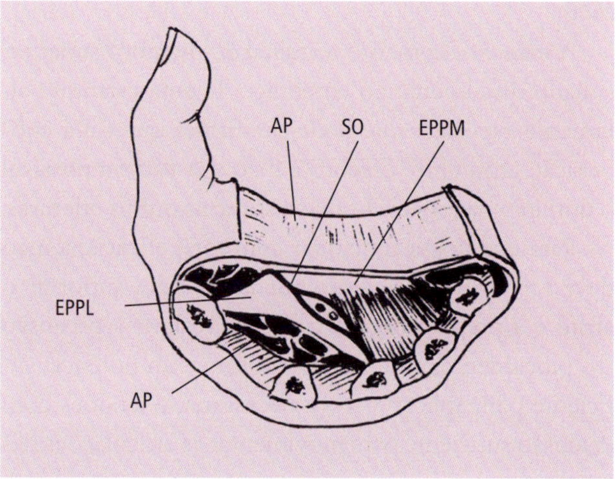

Figura 18.127 Espaços palmares profundos, lateral e medial, separados pelo septo oblíquo.
SO: septo oblíquo; AP: aponeurose palmar; EPPL: espaço palmar profundo lateral; EPPM: espaço palmar profundo medial.

A margem distal da aponeurose palmar (Figura 18.125) **divide-se em quatro faixas pré-tendíneas que cobrem os tendões flexores dos quatro dedos mediais**. As faixas estão unidas entre si por fibras transversais que constituem o **ligamento metacarpal transverso superficial**. Cada uma das faixas está inserida na **bainha fibrosa flexora do dedo correspondente** (Figura 18.128). As bainhas fibrosas flexoras de um dedo são fibras que se dispõem transversalmente sobre os tendões flexores e suas bainhas sinoviais,

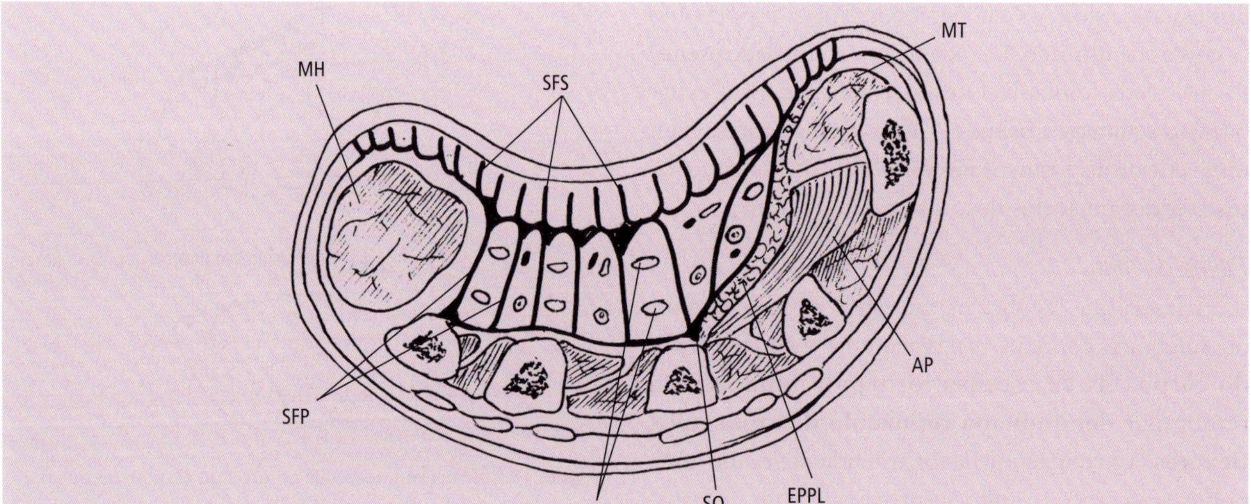

Figura 18.126 Espaços fasciais da mão.
MH: músculos hipotenares; SFP: septos fibrosos profundos; TF: tendões dos músculos flexores; SO: septo oblíquo; EPPL: espaço palmar profundo lateral; AP: músculo adutor do polegar; MT: músculos tenares; SFS: septos fibrosos superficiais. O espaço palmar profundo medial está ocupado pelos tendões dos músculos flexores, feixes vasculonervosos e tecido adiposo que envolve essas estruturas.

fixando-se lateralmente às falanges. Embora espessas sobre os corpos das falanges, elas são delgadas sobre as articulações interfalângicas. **Sua função é fundamental: elas formam um verdadeiro túnel osteofascial para os tendões dos flexores, permitindo o seu livre deslizamento sem deslocamentos indesejáveis de suas posições.** O polegar também tem sua própria bainha fibrosa flexora. No ponto em que os tendões estão mantidos em posição pelos retináculos fasciais, eles estão envolvidos por **bainhas sinoviais** que facilitam o deslizamento. **Há três bainhas sinoviais anteriormente ao punho.** A bainha do tendão do músculo flexor radial do carpo é curta. As outras duas são (Figura 18.129):

- Uma bainha sinovial flexora comum envolvendo todos os tendões flexores, superficiais e profundos.
- Uma bainha sinovial para o tendão do músculo flexor longo do polegar.

Na prática médica, essas bainhas são comumente designadas como **bolsas ulnar e radial**. A bainha do flexor longo do polegar estende-se, distalmente, até quase a inserção do tendão na falange distal do polegar. A bainha comum, somente para o 5º dedo, estende-se até a inserção do flexor profundo na falange distal. Os 2º, 3º e 4º dedos apresentam, também, bainhas digitais, mas, em geral, estas se estendem, em geral, somente até os colos de seus ossos metacarpais. Os tendões desses dedos, portanto, têm um trajeto livre de bainhas. **Por essa razão, a infecção da bainha digital de um dedo pode se difundir rapidamente na palma e mesmo ao antebraço, se a infecção for da bainha do polegar ou do 5º dedo. Infecção nas bainhas dos 2º, 3º e 4º dedos tendem a ser localizadas. É evidente que as infecções das bainhas sinoviais, não tratadas, podem comprometer, de maneira significativa, a função da mão.**

O encurtamento e o espessamento patológico das fibras longitudinais da aponeurose palmar podem ser acompanhados de flexão de um ou mais dedos, resultando um quadro clínico denominado **contratura de Dupuytren. Nesses casos, o polegar raramente é envolvido, pois a aponeurose palmar não se estende até ele.**

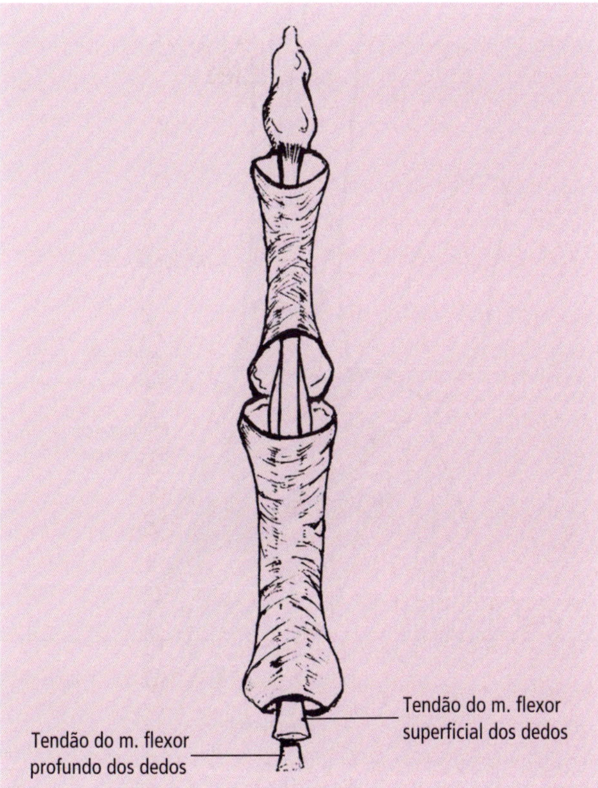

Figura 18.128 Bainha flexora de um dedo.

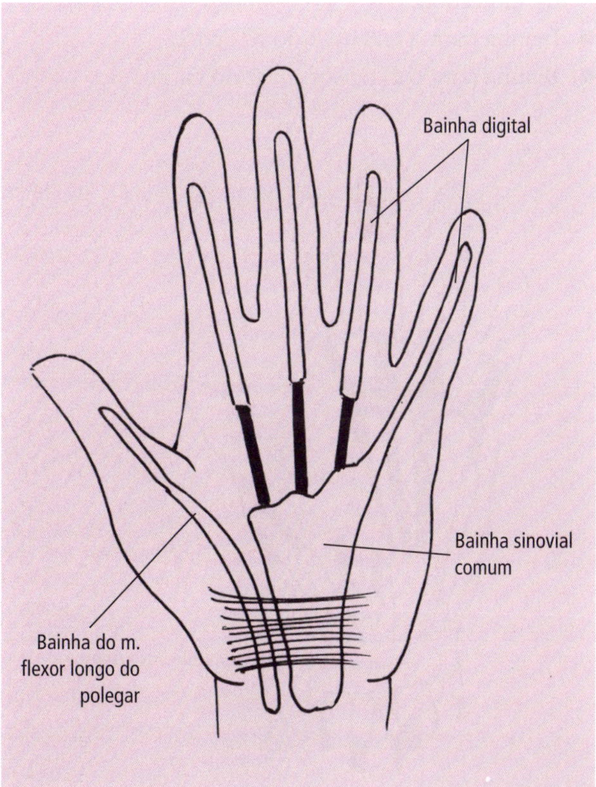

Figura 18.129 Bainhas sinoviais flexoras.

Dorso da mão

No dorso da mão, os dispositivos retentores dos tendões dos músculos extensores dos dedos são mais simples que na palma uma vez que a extensão é limitada, não indo muito além da linha reta. **A fáscia também se espessa, no nível do punho, constituindo o retináculo dos músculos extensores** (Figura 18.130) que fixa, lateralmente, na porção distal da margem anterior do rádio e, medialmente, nos ossos mediais do carpo. Ele envia septos que se prendem nos ossos subjacentes e delimitam compartimentos para os tendões dos extensores.

No dorso da mão, no nível do punho, os tendões dos músculos extensores também estão envolvidos por bainhas sinoviais extensoras. Entretanto, os extensores não apresentam bainhas digitais. As bainhas extensoras se dispõem em seis compartimentos que são no sentido lateromedial (Figura 18.130):

- Bainha comum para o abdutor longo do polegar e extensor curto do polegar.
- Bainha comum para os extensores radiais, longo e curto, do carpo.
- Bainha para o extensor longo do polegar.
- Bainha comum para o extensor dos dedos e extensor do indicador.
- Bainha para o extensor do 5º dedo.
- Bainha para o extensor ulnar do carpo.

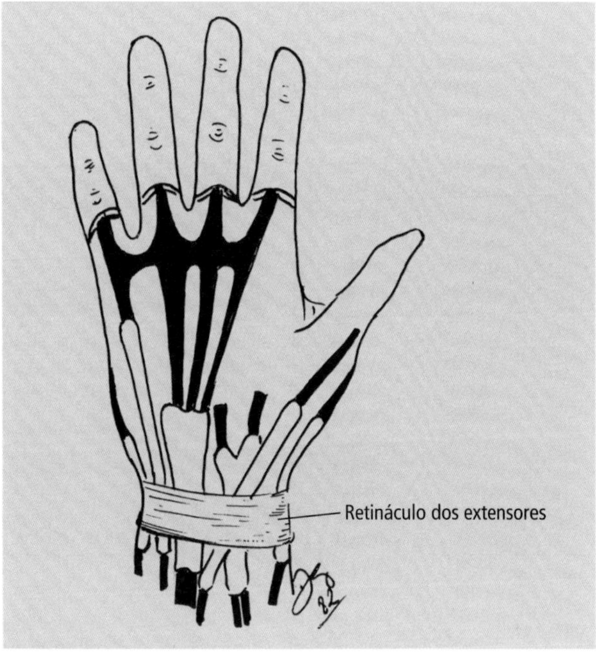

Figura 18.130 Bainhas sinoviais extensoras (ver texto).

Músculos

Os músculos intrínsecos da mão são os **do polegar, os do dedo mínimo, os interósseos palmares** e **dorsais** e os **lumbricais**.

Músculos do polegar

O conjunto de músculos intrínsecos da mão que movem o polegar, com exceção do músculo adutor do polegar, **constitui um relevo saliente na superfície, no lado radial da palma, denominado eminência tenar** (Figura 18.131). Os músculos intrínsecos da mão para o polegar são, geralmente, conhecidos também como **músculos curtos do polegar** e, por se disporem em uma direção oblíqua e transversal em relação ao polegar, oferecem grandes vantagens mecânicas para movimentá-lo. São os músculos **adutor do polegar, abdutor curto do polegar, flexor curto do polegar** e **oponente do polegar.** As Figuras 18.131 a 18.135 e o Quadro 18.14 mostram as origens e inserções dos músculos curtos do polegar.

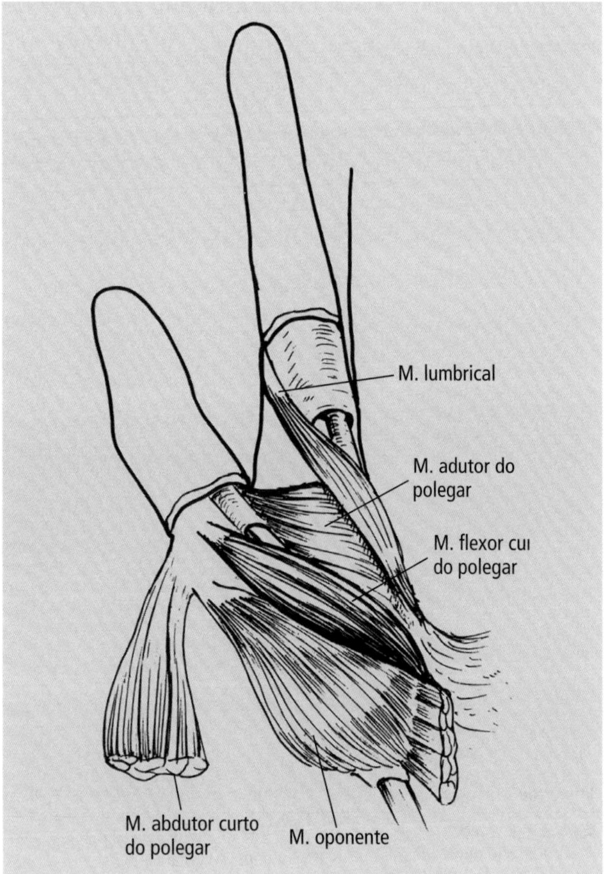

Figura 18.131 Músculos intrínsecos do polegar. Com exceção do músculo adutor do polegar, os outros formam a eminência tenar.

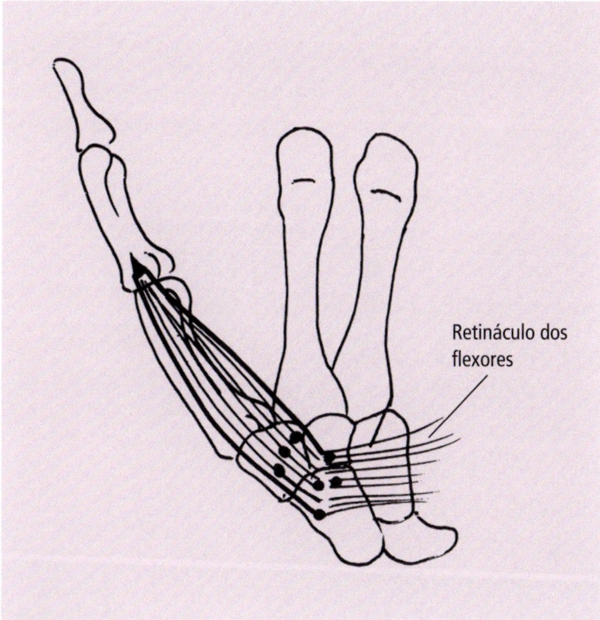

Figura 18.132 Origem e inserção do músculo abdutor curto do polegar.

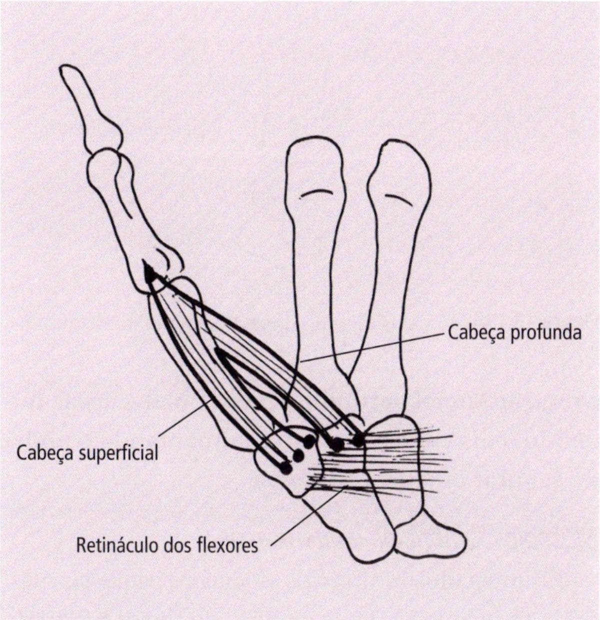

Figura 18.133 Origem e inserção do músculo flexor curto do polegar.

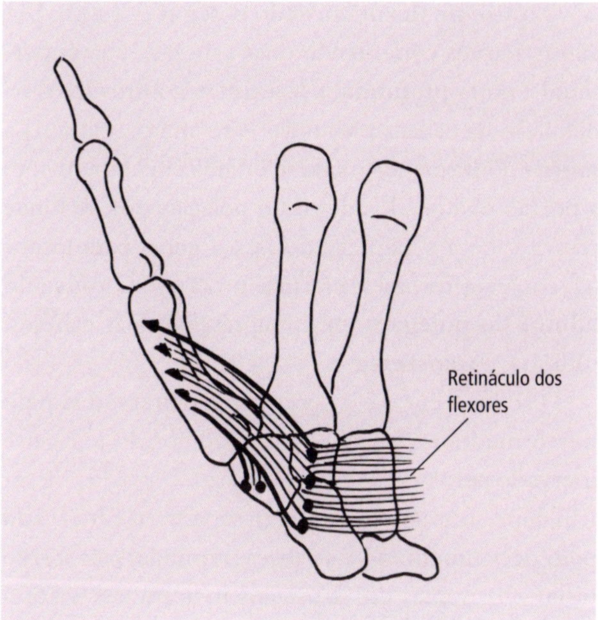

Figura 18.134 Origem e inserção do músculo oponente do polegar.

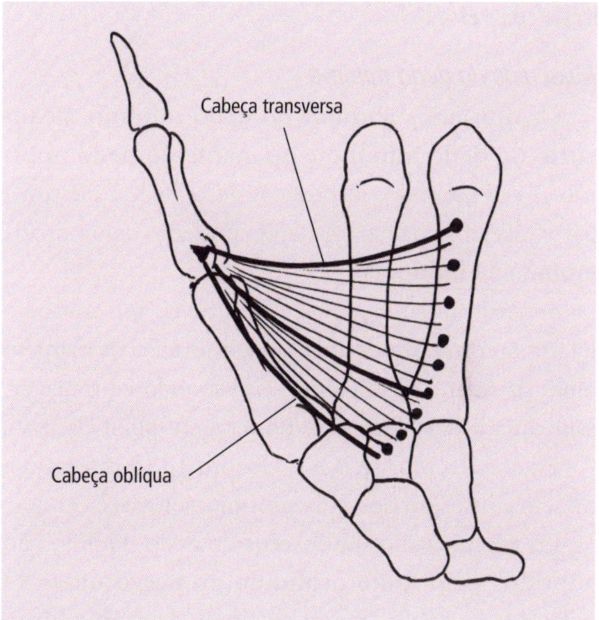

Figura 18.135 Origem e inserção do músculo adutor do polegar.

Quadro 18.14 Músculos curtos do polegar.

Músculo	Origem	Inserção
Abdutor curto do polegar	Retináculo dos músculos flexores e osso escafoide	Região lateral da falange proximal do polegar
Flexor curto do polegar	Juntamente com o abdutor curto do polegar	Região lateral da base da falange proximal do polegar
Adutor do polegar	▪ **Cabeça oblíqua:** base do 2º e 3º metacarpais, ossos capitato e hamato ▪ **Cabeça transversa:** face anterior do 3º metacarpal	Base da falange proximal do polegar
Oponente do polegar	Retináculo dos flexores e trapézio	Margem lateral do 1º metacarpal

O **músculo flexor curto do polegar** é descrito por vários autores como tendo duas cabeças, uma **superficial** e outra **profunda**; mas existem controvérsias na definição da cabeça profunda. Para muitos, ela seria a porção do flexor curto que se origina em comum com a porção oblíqua do adutor do polegar; mas se funde com a cabeça superficial do flexor curto para inserir em conjunto na base da falange proximal. O **músculo adutor do polegar** também apresenta duas cabeças: **oblíqua**; e **transversa**.

O abdutor curto e o oponente **são inervados pelo nervo mediano**, ao passo que o adutor do polegar é **inervado pelo nervo ulnar**. Já o flexor curto do polegar tem dupla inervação: sua cabeça superficial é **inervada pelo nervo mediano** e a cabeça profunda, pelo **nervo ulnar**. Os nomes dos músculos indicam sua ação: o abdutor curto faz a **abdução**; o flexor curto, a **flexão**; o oponente, a **oposição** e o adutor, a **adução**. Esses movimentos serão analisados com o estudo das articulações da mão.

Músculos do dedo mínimo

Os **músculos abdutor do dedo mínimo, flexor curto do dedo mínimo** e **oponente do dedo mínimo** são os músculos intrínsecos deste dedo e elevam a parte medial da palma formando projeção denominada **eminência hipotenar**.

Superficialmente a eles, encontra-se um músculo inconstante, o **palmar curto**, que se origina da margem ulnar da aponeurose palmar e, dispondo-se transversalmente, é fixado na pele da margem ulnar da mão. As Figuras 18.136A e B e o Quadro 18.15 mostram a origem e inserção dos músculos hipotenares.

Os três músculos intrínsecos do dedo mínimo **são supridos pelo ramo profundo do nervo ulnar**. O palmar curto apenas **tensiona a pele da região hipotenar**. O flexor curto e abdutor do dedo mínimo, como os nomes indicam, **flexionam e abduzem o 5º dedo**, respectivamente. O oponente **atua realizando flexão e rotação lateral permitidas pelo 5º metacarpal, tornando mais côncava a mão e aumentando o poder de segurar objetos com força.**

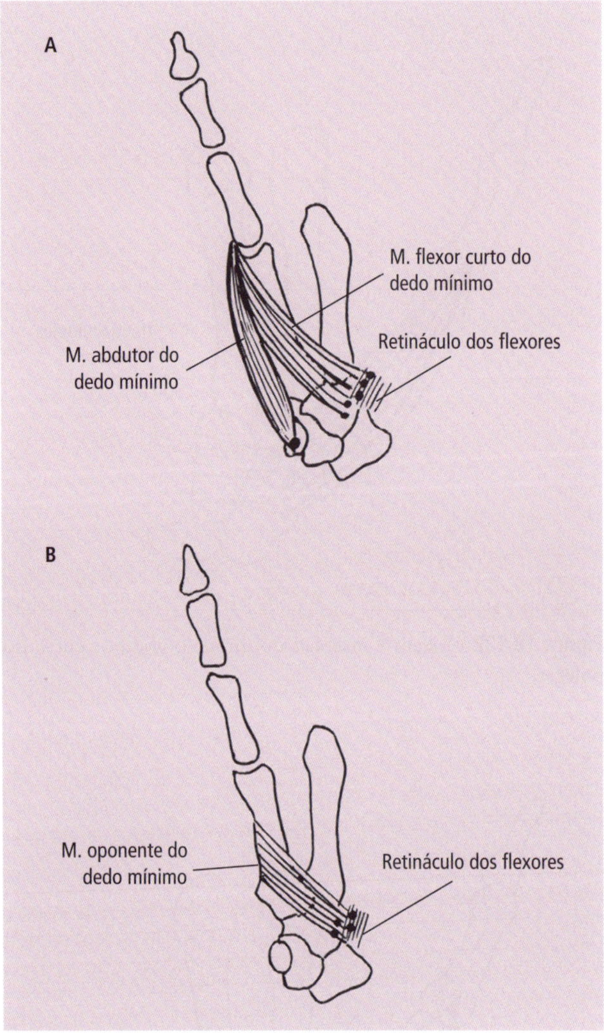

Figura 18.136 Músculos motores do dedo mínimo (5º dedo).

Músculos lumbricais e interósseos

Os **músculos lumbricais** são quatro pequenos músculos **associados com os tendões do flexor profundo dos dedos** dos quais se originam. São numerados de 1 a 4, de lateral para medial. A Figura 18.137, esquemática, mostra sua disposição, ao passo que o Quadro 18.16

Quadro 18.15 Músculos intrínsecos do dedo mínimo.

Músculo	Origem	Inserção
Abdutor do dedo mínimo	Osso pisiforme	Na região medial da base da falange proximal do dedo mínimo
Flexor curto do dedo mínimo	Hâmulo do hamato e retináculo dos músculos flexores	Na base da falange proximal do dedo mínimo
Oponente do dedo mínimo	Hâmulo do hamato e retináculo dos músculos flexores	Na margem medial do 5º metacarpal

mostra suas origens e inserções. O 1º e 2º se originam, cada um, por uma cabeça única, dos contornos laterais do flexor profundo. O 3º e o 4º se originam, cada um, por duas cabeças, dos lados adjacentes dos três tendões mediais do flexor profundo. Todos eles inserem na aponeurose dorsal do 2º ao 5º dedos.

O **nervo mediano**, do plexo braquial, **inerva os 1º e 2º lumbricais e o ramo profundo do nervo ulnar supre os 3º e 4º lumbricais.** De modo geral, cada lumbrical tem a mesma inervação do tendão do flexor profundo a ele correspondente. **Atuam como flexores na articulação metacarpofalângica e extensores nas articulações interfalângicas**, em virtude de sua inserção na aponeurose dorsal.

Os **músculos interósseos palmares** (Figura 18.138) são quatro, numerados de 1 a 4, do lado lateral para o medial. Alguns autores consideram o 1º interósseo palmar como parte do flexor curto do polegar, o que é discutível. Por essa razão, alguns textos anatômicos só assinalam a existência de três interósseos palmares. Cada um se origina das faces anteriores dos 1º, 2º, 4º e 5º metacarpais, não existindo no 3º metacarpal, e inserem nas aponeuroses dorsais dos mesmos dedos (Figura 18.138 e Quadro 18.16).

São supridos pelo ramo profundo do nervo ulnar e promovem a adução dos dedos. Essa adução não se refere à aproximação dos dedos do plano mediano do corpo, mas de uma linha que passa pelo dedo médio (Figura 18.139). **Como os lumbricais, eles também agem na flexão das articulações metacarpofalângicas e na extensão das articulações interfalângicas.**

Os **músculos interósseos dorsais** são quatro e ocupam os intervalos entre os ossos metacarpais (Figura 18.140 e Quadro 18.16). Originam-se, cada um, por duas cabeças, das faces adjacentes dos metacarpais. O primeiro, entre os 1º e 2º metacarpais, é maior que os outros. São **inervados pelo ramo profundo do nervo ulnar e atuam abduzindo os dedos**, tomando como referência uma linha que passa pelo dedo médio (Figura 18.139). **Também são capazes de flexão das articulações metacarpofalângicas e extensão das articulações interfalângicas.**

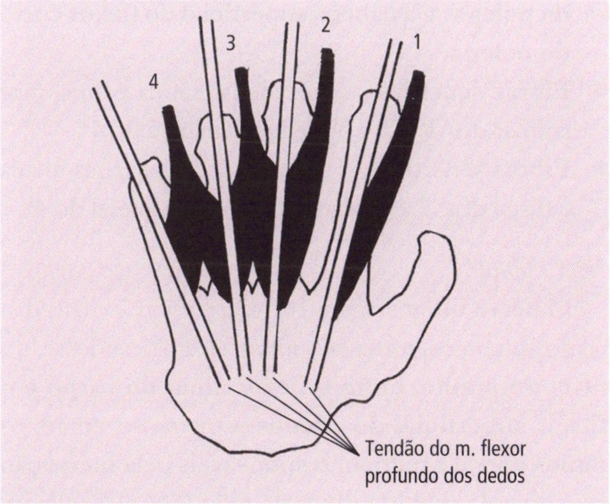

Figura 18.137 Músculos lumbricais.

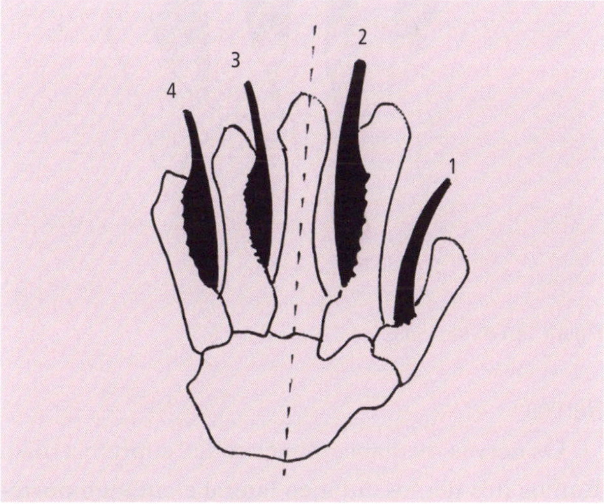

Figura 18.138 Músculos interósseos palmares.

Quadro 18.16 Músculos lumbricais e interósseos.

Músculo	Origem	Inserção
Lumbricais	▪ Para os dedos indicador e médio, margem radial dos tendões do flexor profundo; para os dedos anular e mínimo, margens radial e ulnar dos respectivos tendões	▪ Faces laterais da aponeurose extensora do 2º ao 5º dedos
Interósseos palmares	▪ Faces anteriores dos corpos dos 1º, 2º, 4º e 5º metacarpais	▪ Aponeuroses extensoras e bases das falanges proximais dos 1º, 2º, 4º e 5º dedos
Interósseos dorsais	▪ Faces adjacentes do 1º ao 5º metacarpais	▪ Aponeuroses extensoras e bases das falanges proximais do 2º ao 4º metacarpais

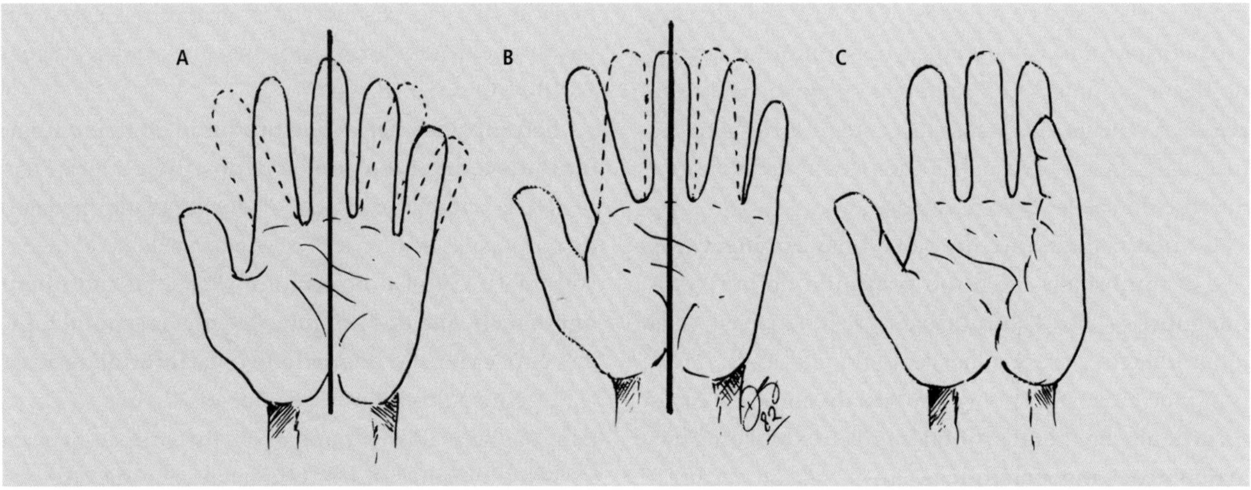

Figura 18.139 Movimentos de abdução dos dedos (**A**), adução dos dedos (**B**) e a ação do músculo oponente do dedo mínimo (**C**).

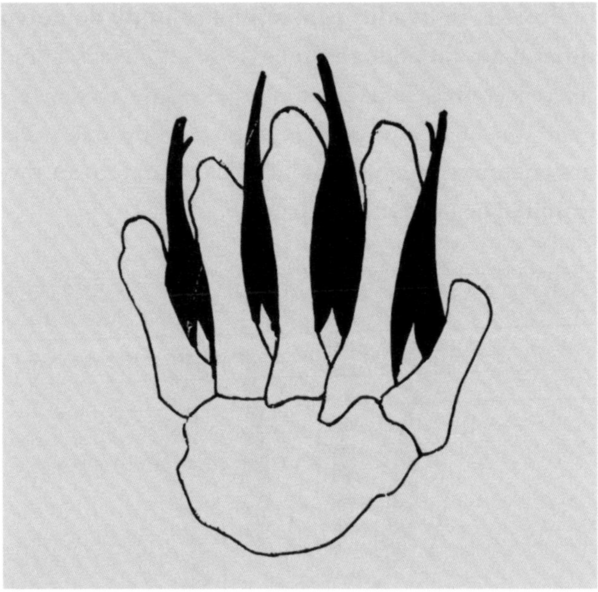

Figura 18.140 Músculos interósseos dorsais.

Nervos

Os nervos mediano, ulnar e radial suprem a mão. Ramos dos nervos cutâneo lateral e cutâneo posterior do antebraço podem chegar ao dorso da mão. Existem variações quanto ao território de cada nervo.

Os ramos do **nervo radia**l para a mão já foram descritos com o antebraço (item Nervo Radial).

Nervo mediano

O **nervo mediano**, após emitir o **nervo interósseo anterior do antebraço**, que é seu último ramo no antebraço, prossegue, distalmente**, sempre posterior ao músculo flexor superficial dos dedos** e, no nível do punho, emerge lateralmente aos tendões desse músculo, **situando-se entre ele e o tendão do flexor longo do polegar**. Em seguida, passa posteriormente ao retináculo dos músculos flexores, atinge a palma e fornece diversos ramos que inervam (Figura 18.141):

- **Músculos lumbricais 1º e 2º.**
- **Músculos abdutor curto do polegar, oponente do polegar e a cabeça superficial do flexor curto do polegar.**
- **Fibras sensitivas**, a metade lateral da palma, face palmar dos 1º, 2º e 3º dedos e metade do 4º.
- **Fibras sensitivas**, a face dorsal das falanges média e distal dos 2º e 3º dedos e a metade lateral do 4º.

Nervo ulnar

O **nervo ulnar** (Figura 18.142), na porção mais distal do antebraço, torna-se superficial, colocando-se, **no nível do punho, entre o flexor ulnar do carpo e o flexor superficial dos dedos**. Origina-se, então, os **ramos dorsal e palmar, responsáveis pela inervação sensitiva da metade ulnar da mão** (dorsal e palmar), passa anteriormente ao retináculo dos músculos flexores e atinge a palma, onde se divide em seus dois ramos terminais: **superficial** e **profundo**. O ramo profundo inerva:

- Todos os músculos interósseos.
- **Os 3º e 4º músculos lumbricais.**
- **Os músculos hipotenares**, a saber, abdutor do dedo mínimo, flexor curto do dedo mínimo e oponente do dedo mínimo.

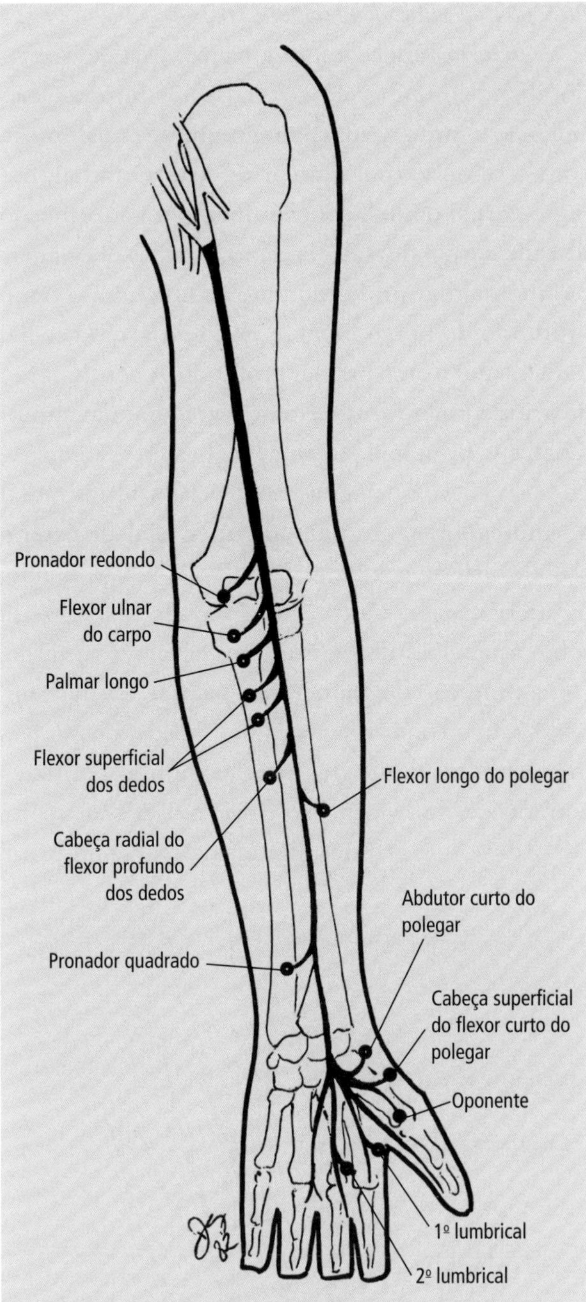

Figura 18.141 Trajeto e distribuição do nervo mediano no membro superior esquerdo. Os ramos cutâneos não estão ilustrados.

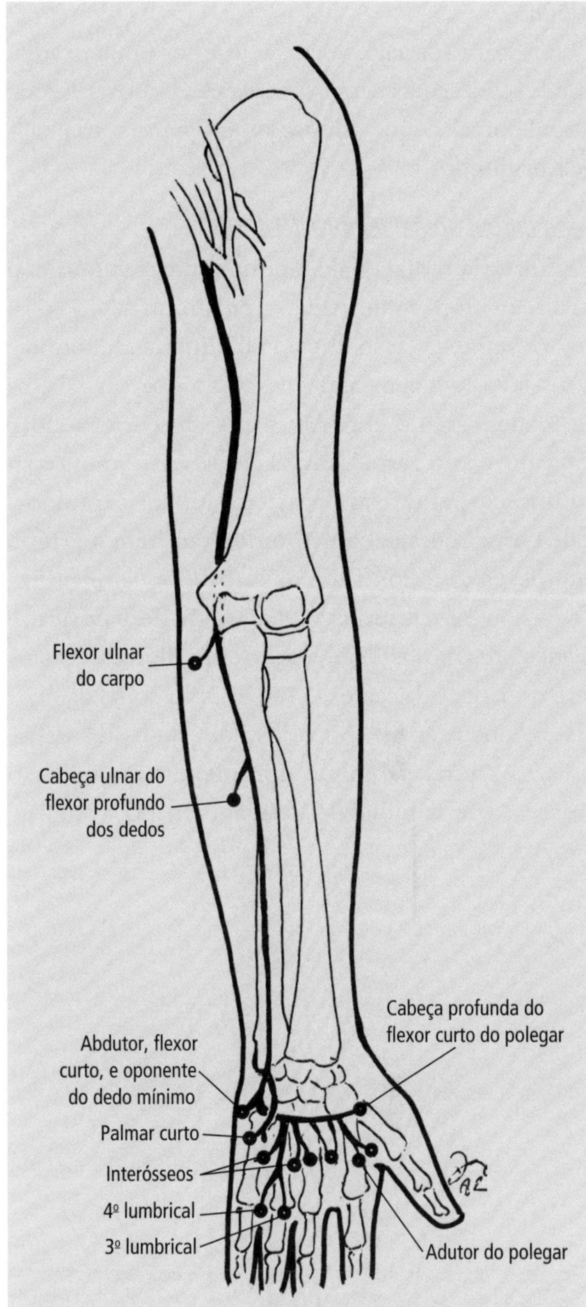

Figura 18.142 Trajeto e distribuição do nervo ulnar. Os ramos cutâneos não estão ilustrados.

- **A cabeça profunda do músculo flexor curto do polegar e o adutor do polegar.**

O **ramo superficial**, geralmente, **supre o músculo palmar curto e divide-se em nervos digitais palmares que inervam, com fibras sensitivas, o contorno medial do 5º dedo e as faces adjacentes dos 4º e 5º dedos.** Entretanto, na face dorsal, o 5º dedo e a pele do dorso da falange proximal do 4º dedo e da metade medial do 3º dedo **são inervadas pelos ramos digitais dorsais que se originam do ramo dorsal do nervo ulnar** (Figura 18.25).

No exame físico, o **teste de Allen** é utilizado para se avaliar a patência entre os arcos palmar superficial e profundo, em última instância observando a comunicação entre as artérias radial e ulnar.

Artérias

A irrigação da mão deriva das **artérias ulnar** e **radial** e pode ser descrita em três formações vasculares: a **rede carpal dorsal**; o **arco palmar superficial**; e o **arco palmar profundo**.

Rede carpal dorsal (Figura 18.143)

A **artéria radial** emite o **ramo palmar superficial** sai do antebraço contornando o punho em direção posterior e **segue no assoalho da tabaqueira anatômica**. Em seguida, volta à palma, passando entre as cabeças do 1º interósseo dorsal. Antes, porém, a artéria radial emite um **ramo carpal dorsal** que se anastomosa com o **ramo carpal dorsal da artéria ulnar**, formando a **rede carpal dorsal, contribuindo também a artéria interóssea anterior.** Da rede carpal dorsal, originam-se três ou mais **artérias metacarpais dorsais** que se dividem, na raiz dos dedos, em **artérias digitais dorsais** para os dedos adjacentes (2º ao 5º). No dorso da mão, devem ainda ser mencionados dois ramos da artéria radial: a **artéria principal do polegar** (às vezes são duas) e a **artéria radial do indicador**, para o contorno lateral do 2º dedo.

Arco palmar superficial (Figura 18.144)

A **artéria ulnar** alcança a palma, passando anteriormente ao retináculo dos músculos flexores, mas emitindo o **ramo carpal palmar, que se anastomosa com o ramo carpal palmar da artéria radial, e o ramo carpal dorsal, contribuindo para a formação da rede carpal dorsal**. Na palma, a artéria ulnar emite o **ramo palmar profundo, que acompanha o ramo profundo do nervo ulnar, e une-se à artéria radial para formar o arco palmar profundo. A continuação da artéria ulnar forma, então, o arco palmar superficial, sua principal terminação.** O arco se completa, no lado radial e de modo variável, pelas **artérias radial do indicador, ramo palmar superficial da artéria radial e artéria principal do polegar**, todas oriundas da artéria radial. O arco palmar superficial localiza-se sobre os tendões flexores e ramos do nervo mediano, **sob a proteção da aponeurose palmar.** Além de um ramo para o contorno medial do 5º dedo, o arco palmar superficial **emite três artérias digitais palmares comuns** que se dividem para irrigar os lados adjacentes dos dedos como **artérias digitais palmares próprias.**

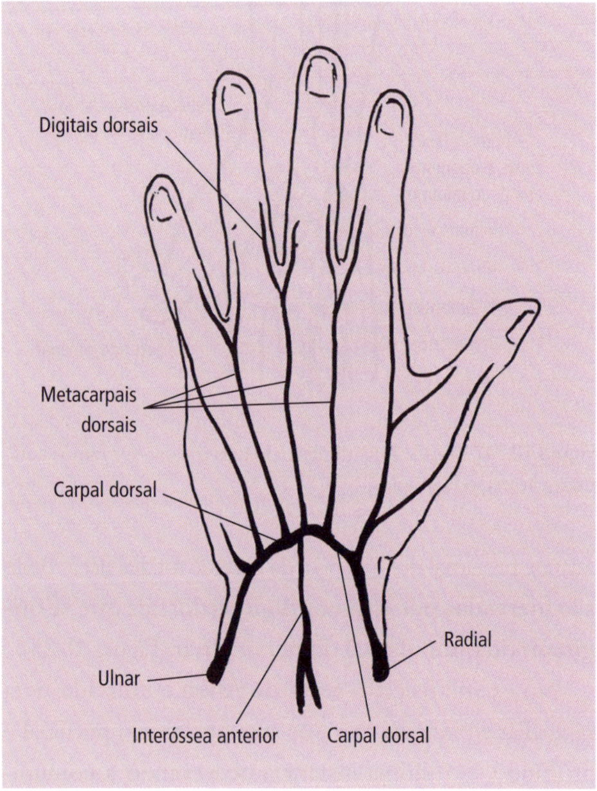

Figura 18.143 Rede carpal dorsal.

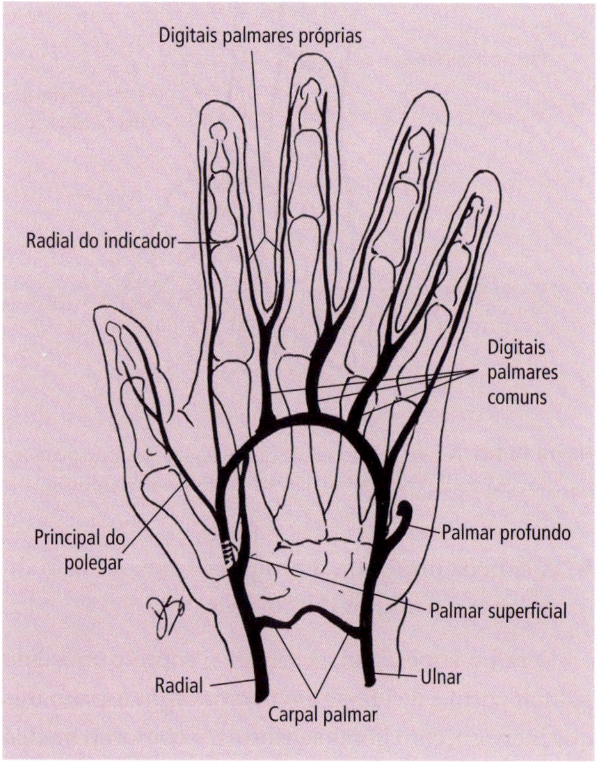

Figura 18.144 Arco palmar superficial. A contribuição da artéria ulnar é maior do que a da artéria radial.

Arco palmar profundo (Figura 18.145)

Oriunda do dorso da mão, onde penetra entre as cabeças do 1º interósseo dorsal, a **artéria radial alcança a palma, volta-se medialmente, passa entre as cabeças do adutor do polegar e anastomosa-se com o ramo palmar profundo da artéria ulnar para formar o arco palmar profundo.** Antes, a artéria radial emite a **artéria principal do polegar** e a **artéria radial do indicador**, para o contorno radial do 2º dedo. Esse último ramo, com frequência, pode nascer da principal do polegar ou mesmo do próprio arco palmar profundo e, não raro, supre ambos os lados do indicador. O arco palmar profundo localiza-se sobre os músculos interósseos, profundamente aos tendões flexores e, assim, **está bem protegido** de **lesões, não tendo, contudo, a mesma importância clínica** do **arco superficial.** Emite **três artérias metacarpais palmares que se unem, próximo à raiz dos dedos, às artérias digitais palmares comuns, das quais se originam as artérias digitais palmares próprias.**

A Figura 18.146 ilustra os dois arcos palmares, superficial e profundo, superpostos, dando uma visão do conjunto.

Articulação radiocarpal (Figura 18.147)

A **face articular carpal do rádio** e o disco articular que amplia, medialmente, aquela face articulam-se com três dos ossos da fileira proximal do carpo, **escafoide, semilunar** e **piramidal**, formando uma **articulação sinovial de tipo condilar, biaxial**, e o piramidal só se relaciona com a face articular carpal do rádio, ampliada pelo disco articular, no movimento de adução da mão. A cápsula articular envolve a articulacão e está reforçada, lateral e medialmente, pelos **ligamentos colaterais radial** e **ulnar do carpo**, respectivamente, e anterior e posteriormente, pelos **ligamentos radiocarpais, palmar** e **dorsal**, que se estendem oblíqua e medialmente do rádio para a fileira proximal de ossos do carpo. Dois outros ligamentos também são importantes: o **ligamento ulnocarpal palmar**, que se insere no processo estiloide da ulna e termina nos ossos semilunar e piramidal; e o **ligamento ulnocarpal dorsal**, que se insere no processo estiloide da ulna e na fileira proximal de ossos do carpo (Figuras 18.147 e 18.148).

Articulações entre os ossos do carpo

Os ossos da fileira proximal do carpo articulam-se com os da fileira distal constituindo a **articulação**

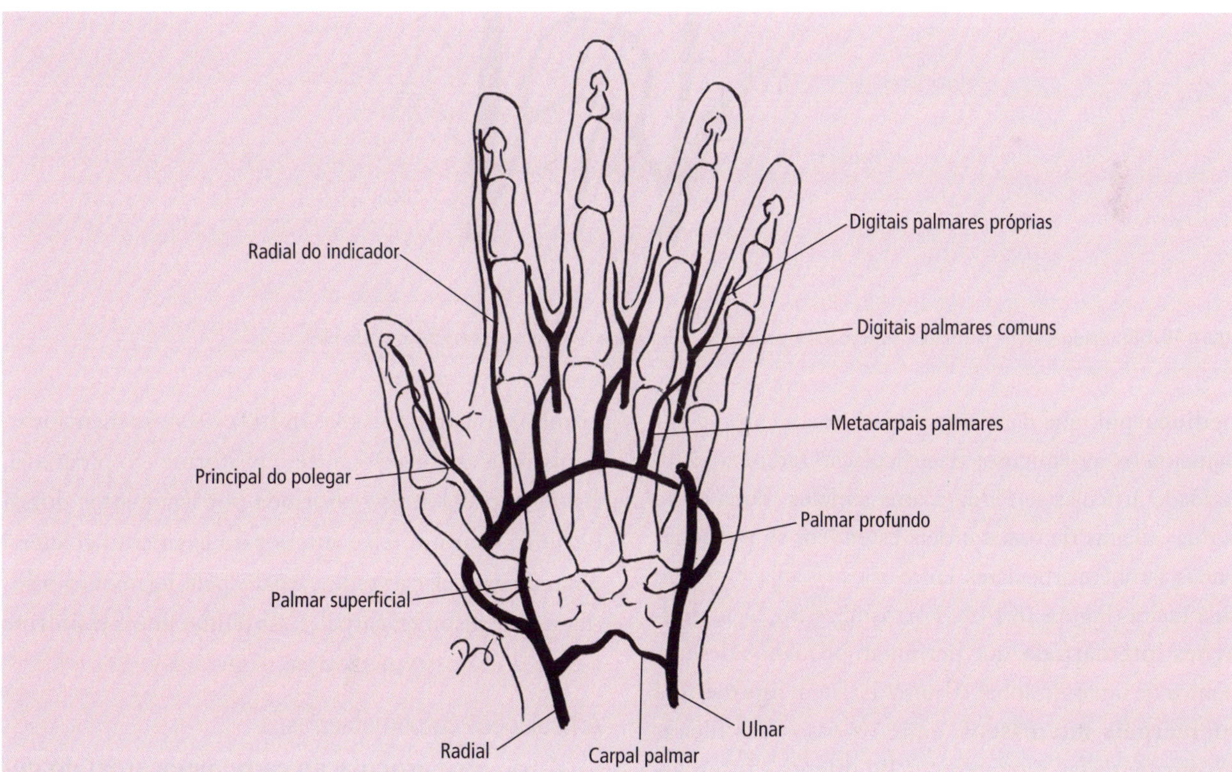

Figura 18.145 Arco palmar profundo. A contribuição da artéria radial é maior do que a da artéria ulnar.

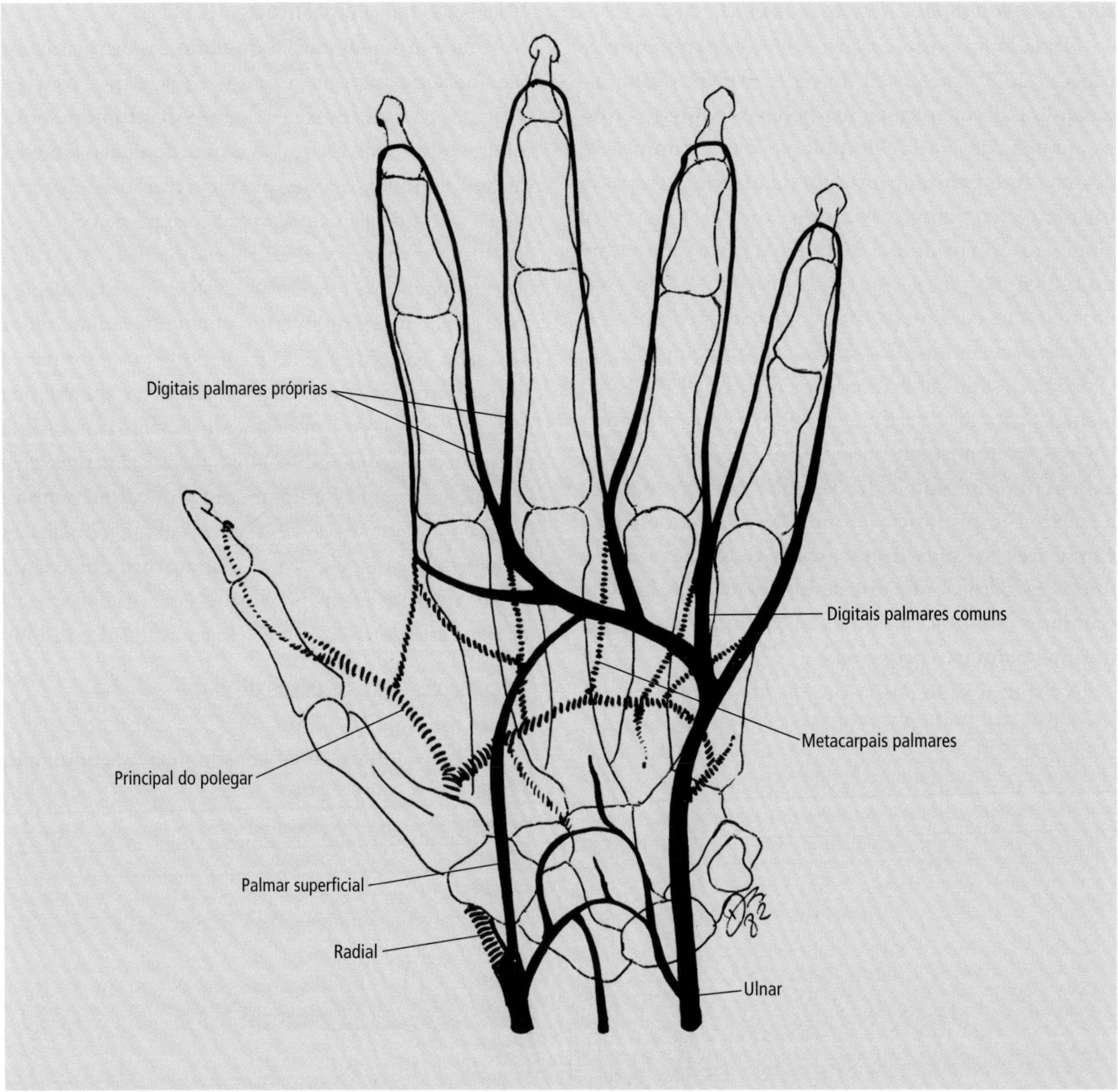

Figura 18.146 Os dois arcos palmares, superficial e profundo. Observe as numerosas conexões entre eles.

mediocarpal, que dá maior amplitude ao carpo e suplementa os movimentos da articulação radiocarpal. A cavidade articular se reduz a uma simples fenda entre as duas fileiras de ossos e dela estendem-se pequenas fendas, também articulares, entre os ossos adjacentes em cada fileira (Figura 18.148). Formam, assim, as **articulações intercarpais**, que permitem pequenos deslizamentos de um osso sobre o outro. Existem **ligamentos intercarpais interósseos**, entre os ossos das fileiras proximal e distal, e numerosos **ligamentos intercarpais**, **palmares** e **dorsais**, interligando ossos carpais vizinhos (Figuras 18.148 e 18.149). Deve-se mencionar, também, a articulação entre o pisiforme e o piramidal, com a cápsula sendo reforçada por ligamentos dorsal e palmar, por um feixe anterior do ligamento colateral ulnar da articulação radiocarpal e pelo ligamento piso-hamato e pisometacarpal. Esse último une o pisiforme à base do 5º osso metacarpal.

Articulações carpometacarpais

A não ser a **articulação carpometacarpal do polegar**, as demais, do 2º ao 5º metacarpais, são sinoviais sem grande importância, com cápsula articular comum, reforçada por numerosos **ligamentos carpometacarpais dorsais** e **palmares** que forçam os ossos do metacarpo a se moverem juntamente com os ossos do carpo (Figuras 18.148 e 18.149). Entretanto, a **articulação carpometacarpal do polegar é distinta das outras, com cápsula e cavidade articulares próprias.** A articulação se faz entre o trapézio e o 1° metacarpal, **formando uma articulação sinovial "em sela", o que confere grande mobilidade ao polegar.**

Articulações metacarpofalângicas (Figuras 18.150 e 18.151)

São articulações sinoviais que permitem flexão e extensão dos dedos, principalmente, e envolvem a cabeça globosa dos metacarpais e as bases das falanges proximais. O ligeiro prolongamento lateral da superfície articular, nas cabeças dos 2°, 4° e 5° metacarpais, permite, nos respectivos dedos, movimentos de adução e abdução, definidos como aproximação ou afastamento desses dedos em relação ao eixo do dedo médio e não em relação ao plano mediano do corpo. **Essas articulações**

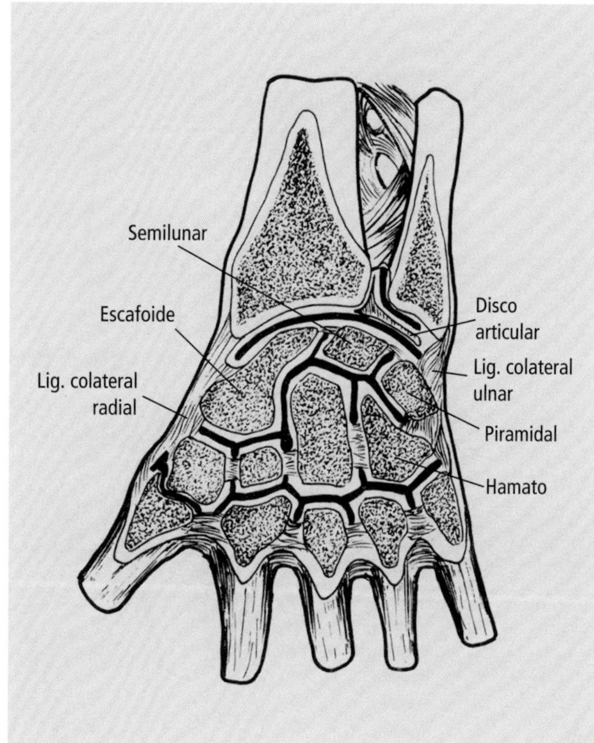

Figura 18.147 Corte frontal das articulações radiocarpal, mediocarpal e intercarpais.

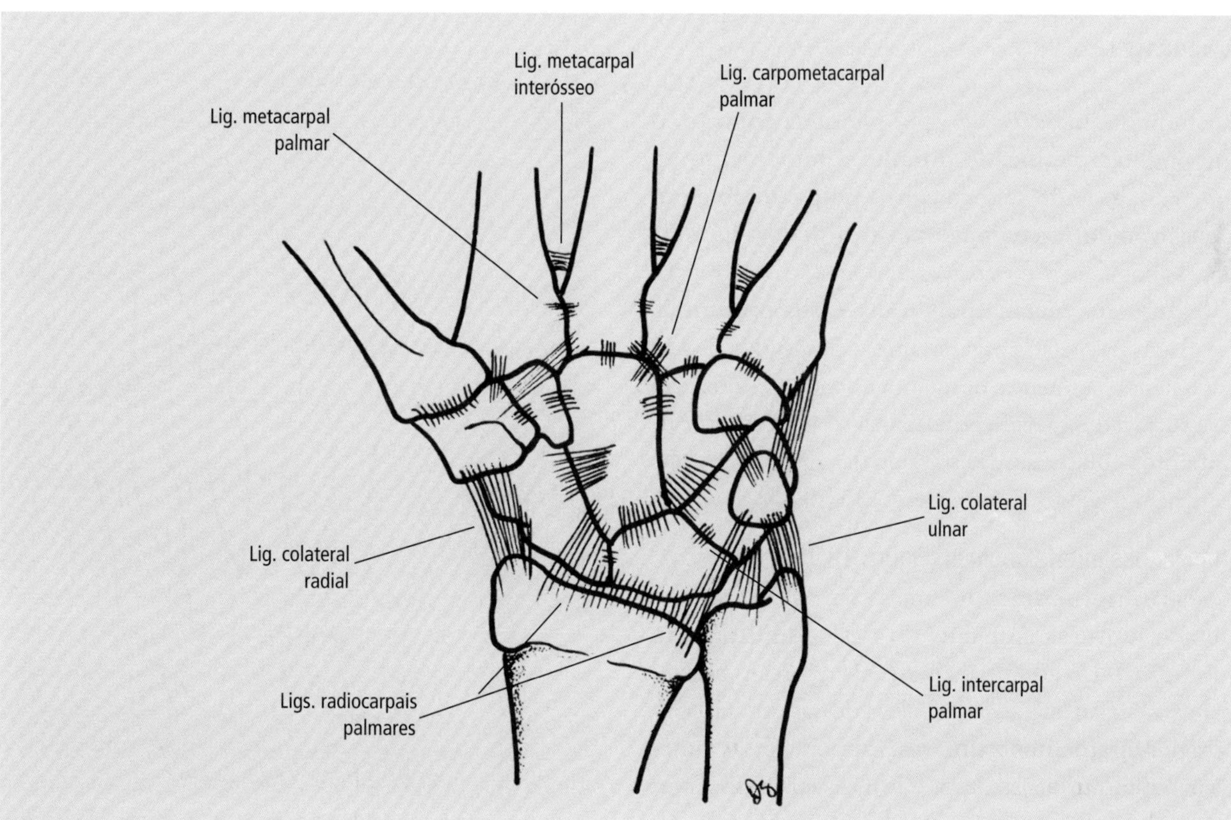

Figura 18.148 Ligamentos palmares que unem os ossos do carpo e do metacarpo (esquemático).

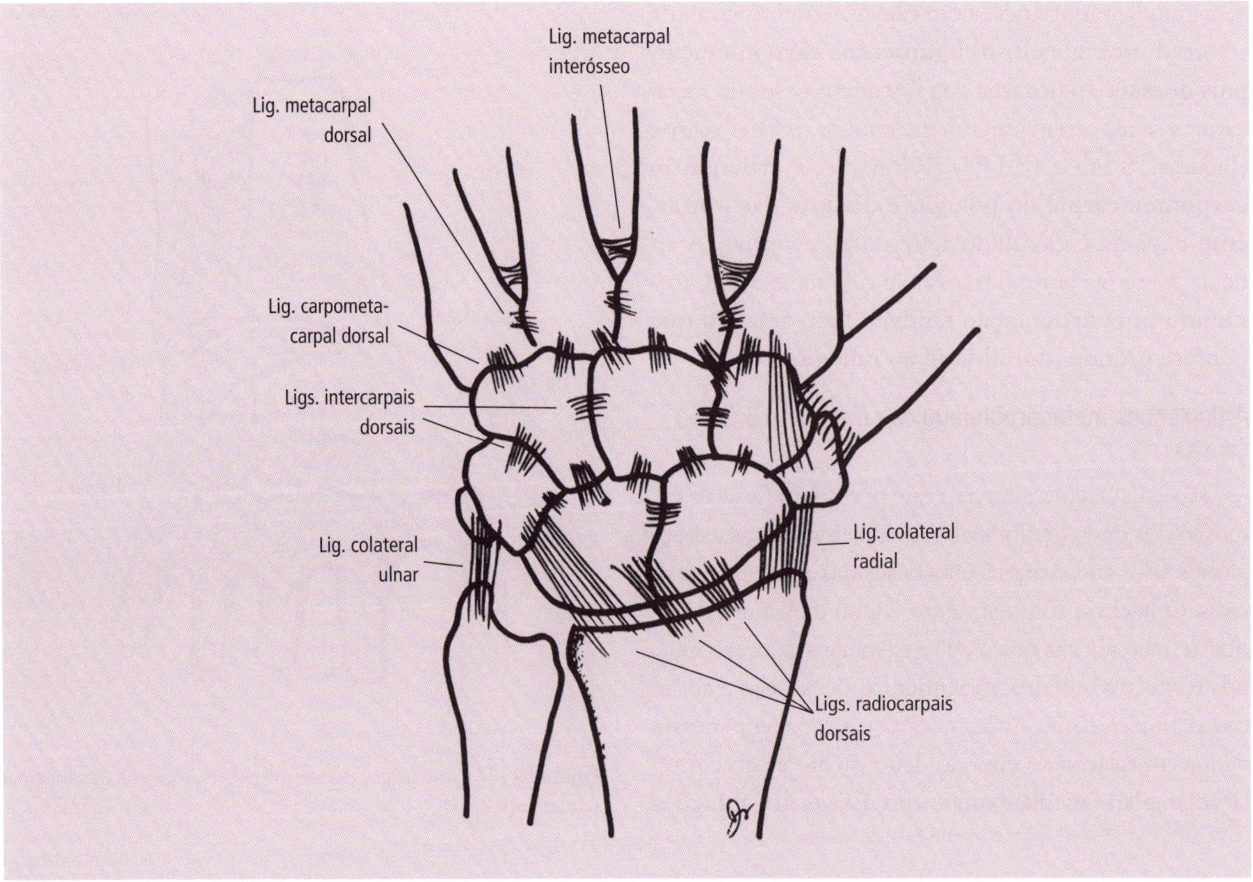

Figura 18.149 Ligamentos dorsais que unem os ossos do carpo e metacarpo (esquemático).

são também capazes de uma pequena rotação, o que pode ser verificado durante o movimento de oposição, quando se toca com a polpa do polegar, sucessivamente, a polpa dos outros dedos. Entre as cabeças dos 2º ao 5º metacarpais (exclui-se o do polegar), há **ligamentos metacarpais transversos profundos** que fixam os metacarpais durante a flexão dos dedos, aumentando a potência deste movimento. Essa fixação das articulações metacarpofalângicas é auxiliada por **ligamentos colaterais**, de cada lado das articulações, que se tornam tensos durante a flexão dos dedos.

Articulações interfalângicas (Figura 18.150)

As falanges se articulam umas com as outras constituindo **junturas sinoviais do tipo gínglimo (em dobradiça). Ligamentos colaterais** reforçam os contornos medial e lateral das cápsulas dessas articulações, além dos **ligamentos palmares.** Embora nessas junturas não ocorra rotação ativa, **é interessante observar que se os dedos estão fletidos individualmente, todos eles apontam para o osso escafoide.** Esse fato se

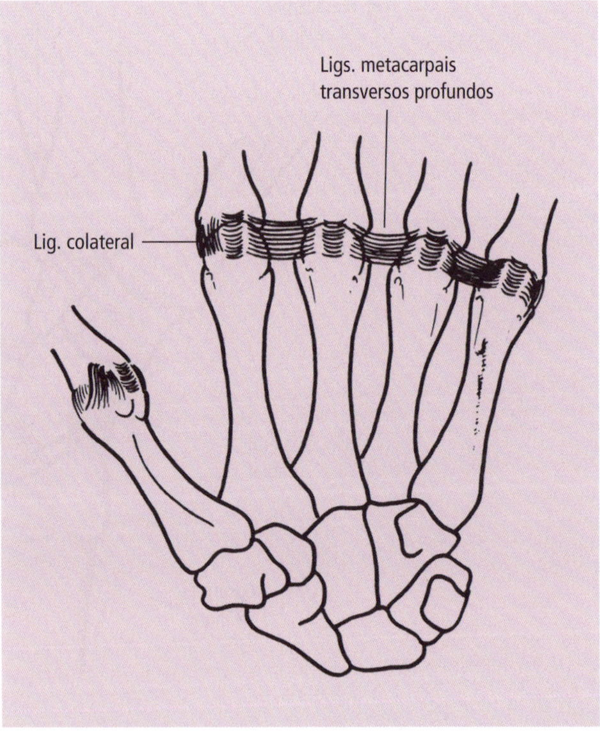

Figura 18.150 Ligamentos metacarpofalângicos em vista palmar.

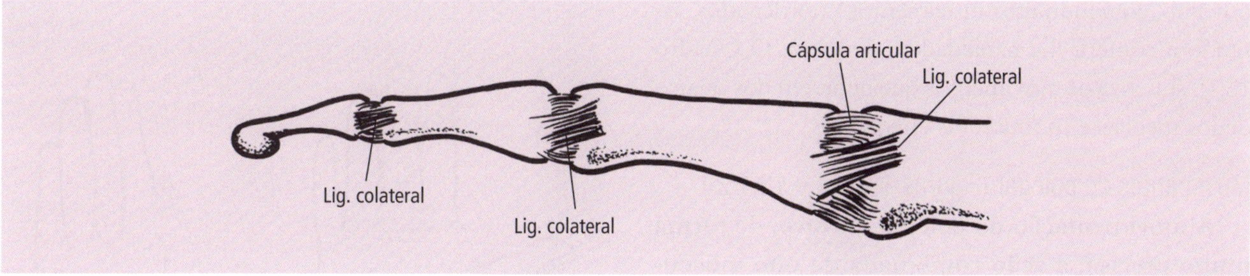

Figura 18.151 Articulações metacarpofalângicas e interfalângicas.

deve ao arranjo dos ossos metacarpais nas suas junturas, ao comprimento variável desses ossos e à disposição particular de cada uma das junturas. As articulações interfalângicas são mais vulneráveis do que as articulações metacarpofalângicas em virtude de sua situação, mais superficial, entre os ossos, as bainhas fibrosas dos músculos flexores e a pele. **As articulações interfalângicas proximais (entre as falanges proximais e médias) são as mais importantes, pois sua lesão causa sérios prejuízos funcionais para a mão.**

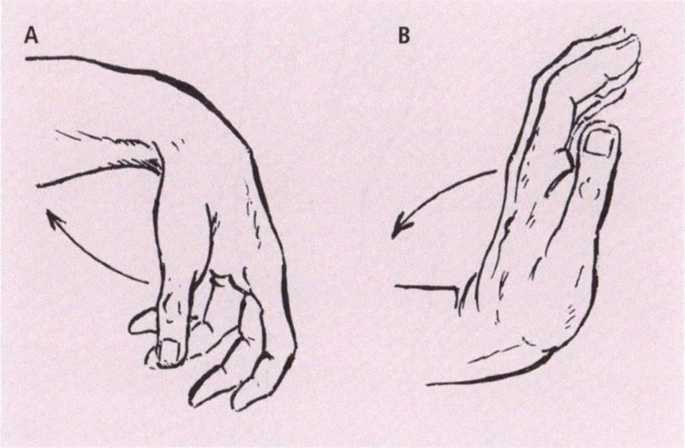

Figura 18.152 Movimentos de flexão (**A**) e extensão (**B**) da mão.

Movimentos da mão

Os movimentos mais precisos da mão começam nas articulações radiocarpais e mediocarpais, e aqueles realizados nas junturas do braço e do antebraço são auxiliares para conduzir a mão para junto do local de suas ações. A mão, como um todo, pode ser movida em direção à face anterior do antebraço, **flexão**, ou ser deslocada em direção à face posterior do antebraço, **extensão** (Figura 18.152), como também pode ser afastada do plano mediano, **abdução**, ou aproximar-se dele, **adução** (Figura 18.153). Esses movimentos podem ser realizados isoladamente ou em combinação, **embora as articulações radiocarpal e mediocarpal não realizem rotação.** Flexão e extensão ocorrem em ambas as articulações, ao passo que a abdução ocorre predominantemente na radiocarpal e a adução ocorre quase inteiramente na mediocarpal. O Quadro 18.17 sintetiza esses movimentos e os músculos que os realizam.

Movimentos dos dedos

As disposições dos músculos que movem os dedos são muito complexas, o que não é surpreendente, dada a grande precisão da mão como instrumento de

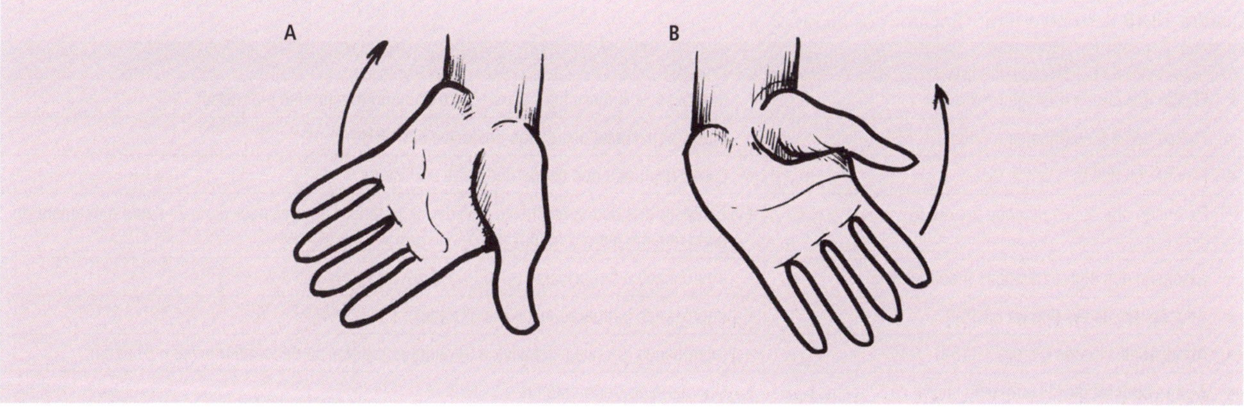

Figura 18.153 Movimentos de adução (**A**) e de abdução (**B**) da mão.

trabalho, com inúmeros movimentos coordenados, visando a conferir-lhe habilidade e destreza. O Quadro 18.18 sintetiza os movimentos que ocorrem nos quatro dedos mediais e os músculos envolvidos.

Movimentos do polegar (Figuras 18.154 e 18.155)

A movimentação do polegar envolve, de forma muito precisa, a ação combinada de oito músculos. Além de **flexão, extensão, abdução e adução, o polegar tem os movimentos de oponência e de reposição.** Como existe certo grau de rotação (que não pode ser executada ativamente como uma ação isolada, ocorrendo somente em combinação com outros movimentos) na articulação carpometacarpal, a combinação desses movimentos resulta na **circundução.** Para o polegar, esses movimentos são conceituados da seguinte maneira:

- **Flexão:** o polegar desloca-se medialmente no plano da palma, ao passo que o deslocamento lateral, nesse mesmo plano é a **extensão.**
- **Abdução:** o polegar se afasta da palma, deslocando--se em um plano perpendicular a ela; já na **adução,** ele se aproxima da palma, movendo-se nesse mesmo plano.

Quadro 18.17 Resumo dos movimentos da mão.

Movimento	Músculo
Flexão	Flexor ulnar do carpo, flexor radial do carpo, palmar longo
Extensão	Extensores radiais do carpo, longo e curto, e extensor ulnar do carpo
Abdução	Flexor radial do carpo e extensores radiais do carpo, longo e curto
Adução	Flexor ulnar do carpo e extensor ulnar do carpo

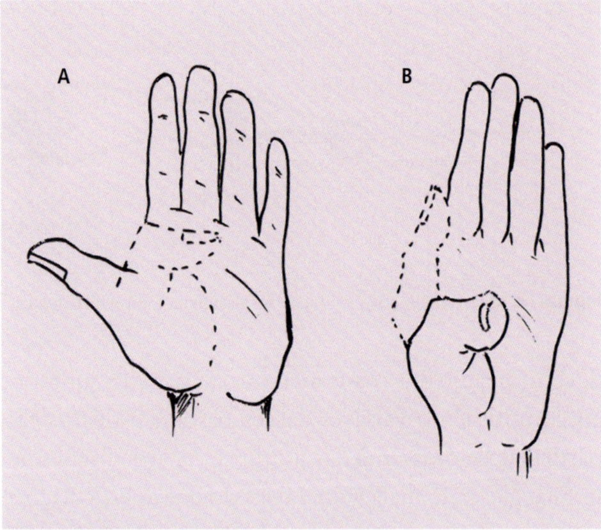

Figura 18.154 Flexão e extensão do polegar (**A**). Abdução e adução do polegar (**B**).

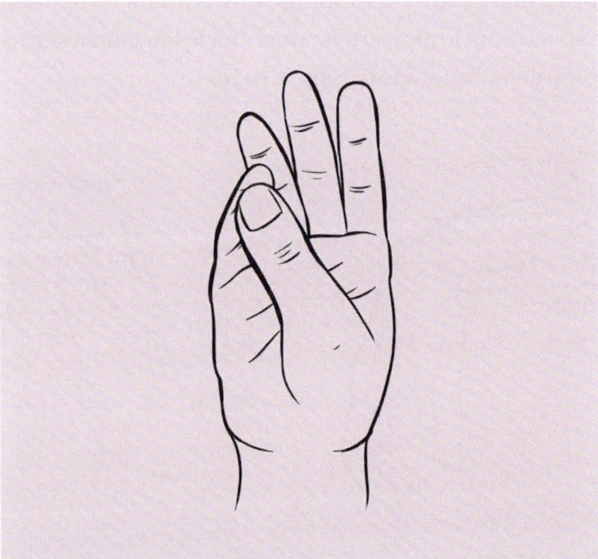

Figura 18.155 Oponência do polegar.

Quadro 18.18 Resumo dos movimentos dos dedos (2° a 5°).

Movimento	Músculo
▪ Flexão dos dedos (falange proximal)	▪ Interósseos, lumbricais e flexor curto do dedo mínimo (só o 5° dedo)
▪ Flexão dos dedos (falange média)	▪ Flexor superficial dos dedos (inclusive o 5° dedo)
▪ Flexão dos dedos (falange distal)	▪ Flexor profundo dos dedos (inclusive o 5° dedo)
▪ Extensão dos dedos (falange proximal)	▪ Extensor dos dedos (inclusive o 5° dedo), extensor do indicador (só o 2° dedo) e extensor do dedo mínimo (só o 5° dedo)
▪ Extensão dos dedos (falanges média e distal)	▪ Interósseos e lumbricais
▪ Adução dos dedos (Figura 18.154)	▪ Interósseos palmares (exceto o 3° dedo)
▪ Abdução dos dedos (Figura 18.154)	▪ Interósseos dorsais (exclusive o 5° dedo) e abdutor do dedo mínimo (só o 5° dedo)
▪ **Ação especial:** flexão e rotação lateral do 5° metacarpal, tornando mais côncava a mão (Figura 18.153)	▪ Oponente do dedo mínimo

- **Oponência:** o resultado da combinação de abdução, rotação medial e flexão, fazendo a polpa digital do polegar tocar a polpa digital dos outros dedos ou a face palmar destes. O retorno do polegar do movimento de oposição é a **reposição**.
- **Circundução:** a combinação de todos os outros movimentos. O ápice do polegar descreve um círculo e o polegar, um cone, cujo vértice é a articulação carpometacarpal.

Os movimentos do polegar estão sintetizados, com seus respectivos músculos, no Quadro 18.19.

Algumas considerações

O conhecimento dos movimentos, do grupo muscular neles envolvido e de sua inervação permite estabelecer relações funcionais que resultam no diagnóstico clínico de distúrbios motores. Não raro, esses distúrbios estão associados à perda de sensibilidade em áreas determinadas, razão pela qual é importante conhecer também os territórios de inervação cutânea (Figura 18.25). Os Quadros 18.20 a 18.24 seguintes sintetizam as informações mais importantes sobre o assunto.

O nervo radial inerva todos os músculos extensores, do antebraço, da mão e dos dedos, incluindo o polegar. Além disso, inerva o músculo supinador e um único músculo flexor, o braquiorradial, um dos flexores do antebraço.

O **nervo ulnar** só inerva dois músculos no antebraço, mas se distribui para a maioria dos músculos curtos da mão. Assim, é compreensível que **as lesões do nervo ulnar, no nível do cotovelo ou do punho, acarretem distúrbios motores na mão.**

Quadro 18.19 Resumo dos movimentos do polegar.

Movimento	Músculo
Flexão do polegar	Flexores longo e curto do polegar
Extensão do polegar	Extensores longo e curto do polegar (neste movimento o abdutor longo do polegar estabiliza a base do polegar, indispensável para a extensão)
Abdução do polegar	Abdutor longo do polegar, auxiliado pelo abdutor curto e extensor curto do polegar)
Adução do polegar	Adutor do polegar, auxiliado pelo 1º interósseo palmar
Oponência	Oponente do polegar, auxiliado pelo abdutor curto, flexor curto e adutor do polegar
Flexão da falange distal do polegar	Flexor longo do polegar

Quadro 18.20 Nervos cutâneos e sua origem.

Nervo cutâneo	Origem
Cutâneo lateral superior do braço	Axilar
Cutâneo lateral inferior do braço	Radial
Cutâneo posterior do braço	Radial
Cutâneo posterior do antebraço	Radial
Cutâneo medial do braço	Fascículo medial do plexo braquial
Intercostobraquial	Segundo nervo intercostal
Cutâneo medial do antebraço	Fascículo medial do plexo braquial
Cutâneo lateral do antebraço	Musculocutâneo
Ramo superficial do nervo radial	Radial
Ramo dorsal do nervo ulnar	Ulnar
Ramo palmar do nervo ulnar	Ulnar
Palmares digitais	Ulnar
Digitais dorsais	Ramo dorsal do nervo ulnar
Palmares digitais	Mediano

MATERIAL COMPLEMENTAR

Escaneie os QrCodes para visualizar os vídeos.

Vídeo 18.1

- **Teste de Jobe:** "para o teste de Jobe, o paciente deve voltar os polegares para baixo e fazer extensão dos ombros contra a resistência do examinador. Em caso de patologia do músculo supraespinal , o lado acometido apresentará dificuldade em vencer a resistência aplicada".

Vídeo 18.2

- **Teste de Patte:** "para o teste de Patte, o paciente deve abduzir o ombro até 90° e flexionar o cotovelo também até 90°, com o dorso da mão voltado para trás. O examinador faz resistência contra a rotação externa do ombro. Caso o paciente sinta desconforto ou dor, é indicativo de patologia no músculo infraespinal".

Vídeo 18.3

- **Síndrome do túnel do carpo:** "para auxiliar no diagnóstico da síndrome do túnel do carpo, podemos recorrer a algumas manobras semiológicas. Uma delas é o teste de Tinel, que consiste na percussão do nervo mediano. Se positivo, o paciente vai referir uma sensação de choque à percussão. Outro teste é o de Phalen, em que o paciente deve unir o dorso de uma mão com a outra e manter-se assim por 1 minuto. Diante da síndrome do túnel do carpo, o paciente poderá referir formigamento e dormência nas mãos consequentes à compressão do nervo mediano".

RESPOSTAS DO CASO CLÍNICO

1) b; 2) a

19 Crânio, Coluna Vertebral e Partes Moles do Dorso

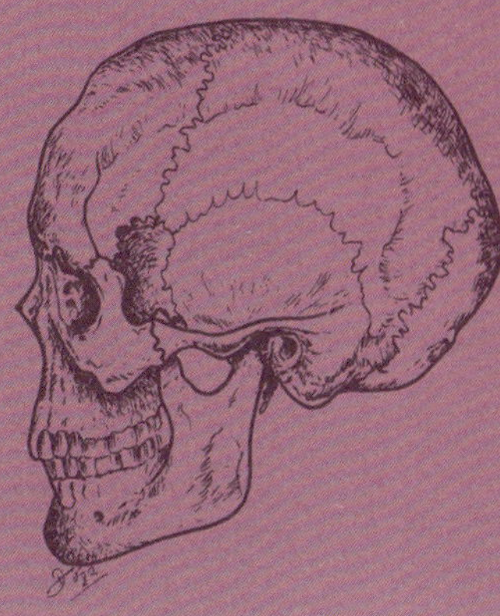

O estudo do conteúdo da cabeça, do pescoço, do tórax, do abdome e da pelve é precedido pelo conhecimento do crânio, da coluna vertebral e das partes moles do dorso. O crânio é a parte esquelética da cabeça, ao passo que a coluna vertebral, situada no plano mediano do dorso do indivíduo, estende-se da cabeça à pelve. Nas partes moles do dorso, incluem-se as articulações da coluna vertebral, os músculos, os vasos e os nervos.

CRÂNIO

O crânio forma uma caixa óssea, destinada, funcionalmente, a abrigar e a proteger o encéfalo. Entretanto, cumpre também outras funções importantes:

- Apresenta cavidades para órgãos da sensibilidade específica (visão, audição, equilíbrio, olfato e gustação).
- Apresenta aberturas para passagem do ar e do alimento.
- Apresenta maxilas, mandíbula e dentes, que são necessários para a mastigação.

Pode-se dividir o crânio em duas grandes porções: **neurocrânio**; e **viscerocrânio**. O primeiro, superior e posterior, maior, abriga o encéfalo e daí o seu nome; o segundo, anterior e inferior, menor, está relacionado com órgãos de dois grandes sistemas, o digestório e o respiratório, viscerais, dando origem ao seu nome. **O viscerocrânio é conhecido comumente com o nome de face. Ao nascimento, o neurocrânio é bem mais volumoso que o viscerocrânio**, pois o primeiro está relacionado com o crescimento do encéfalo, dos olhos e dos órgãos de audição e equilíbrio e estes já se acham bem desenvolvidos na época do nascimento. No entanto, o desenvolvimento do viscerocrânio está ligado ao aparecimento dos dentes e dos seios maxilares. Assim, até que isso ocorra, a altura da face é pequena. Mesmo no adulto, a desproporção entre neurocrânio e viscerocrânio ainda ocorre, mas ela é menor do que a presente no nascimento e na infância (Figura 19.1).

A caixa craniana constitui-se de 22 ossos dos quais apenas um, a mandíbula, é móvel, estando em conexão com o restante do crânio por uma articulação sinovial, a articulação temporomandibular. **Os restantes 21 ossos unem-se por articulações praticamente imóveis.** A maior parte é articulação fibrosa do tipo sutura, que recebe quase sempre o nome dos ossos que une. **Os ossos que constituem o neurocrânio são formados por lâminas externa e interna, de substância compacta, e por uma camada média esponjosa denominada "díploe".** Um forte traumatismo nesses ossos pode deprimir a lâmina externa que absorve grande parte da força, mas a lâmina interna pode romper e lesar o encéfalo, os vasos e os nervos do crânio (Figura 19.2).

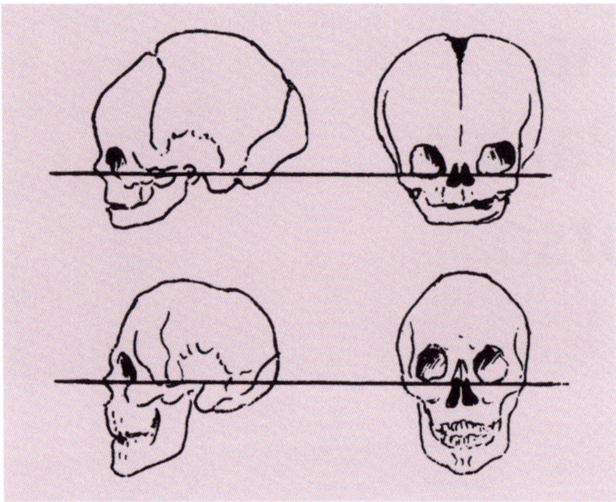

Figura 19.1 Desproporção neurocrânio/viscerocrânio.

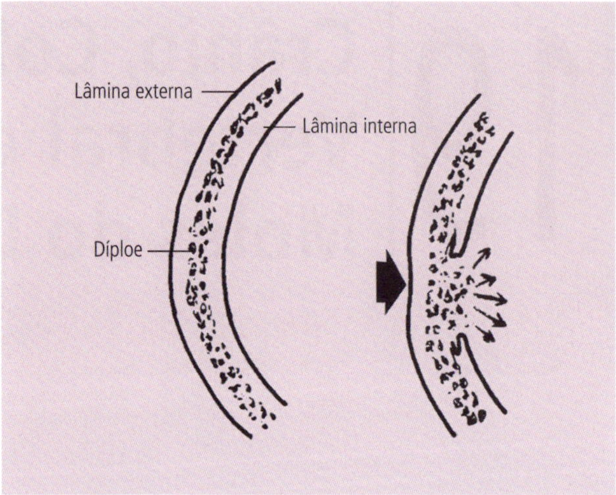

Figura 19.2 Mecanismo de fratura nos ossos laminares do crânio.

Dos 22 ossos, 14, incluindo-se a mandíbula, constituem o esqueleto facial (viscerocrânio) e 8 ossos planos formam o neurocrânio. O limite externo entre o neurocrânio e o viscerocrânio se baseia no plano orbitomeático, projetado a partir de uma linha que une as margens inferiores das órbitas e as margens superiores dos meatos acústicos externos estão no mesmo plano horizontal (Figura 19.3).

Calvária craniana

Os ossos do neurocrânio são mais espessos posteriormente e sobre as órbitas, e mais delgados lateralmente, onde músculos reforçam a proteção. A forma do crânio é ovoide, o que oferece maior proteção, pois os traumatismos tendem a se desviar em sua superfície curva e lisa. As partes superiores do neurocrânio que recobrem o encéfalo formam a **calvária craniana**, com quatro ossos (Figura 19.4). A calvária craniana é, em geral, ovoide, e mais larga posteriormente do que anteriormente. Quatro ossos podem, então, ser identificados: o **frontal**, anterior; o **occipital**, posterior; e os dois **parietais**, direito e esquerdo. Esses ossos estão unidos por suturas. A que fica entre os ossos parietais e o frontal é denominada **sutura coronal** e, entre os parietais e occipital, fica a **sutura lambdóidea**. Os parietais estão unidos no plano mediano pela **sutura sagital**. A intersecção das suturas coronária e sagital é o **bregma**, e a das suturas sagital e lambdoide é o **lambda**. Denomina-se **vértex** o ponto mais elevado do crânio na sutura sagital. A porção mais convexa do osso parietal

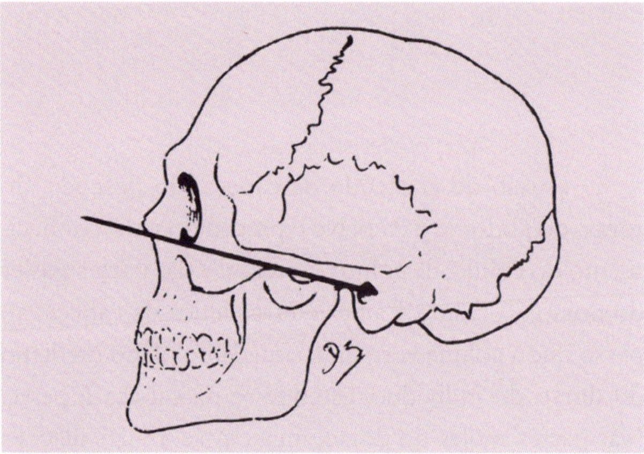

Figura 19.3 O plano orbitomeático está indicado.

é conhecida como **eminência parietal**. Esses pontos, bem como uma série de outros projetados no crânio, são usados comumente na craniometria, em bioantropologia, para os estudos de similaridade da morfologia craniana, associados ao estudo das migrações humanas, por exemplo. Ao nascimento, os ossos do crânio estão mais separados e o tecido conectivo que se interpõe entre eles é mais abundante. Além disso, o osso frontal está dividido, pois suas duas partes ainda não se fundiram. Assim, no nível do bregma, forma-se um espaço losangular, o **fontículo anterior**, ao passo que, no nível do lambda, outro espaço, menor e triangular, recebe a denominação **fontículo posterior** (Figura 19.5). Vulgarmente, esses espaços são conhecidos como **moleiras** e são pontos onde a proteção ao encéfalo é menor. Até os 2 anos de idade, os fontículos desaparecem pelo crescimento e encontro dos ossos.

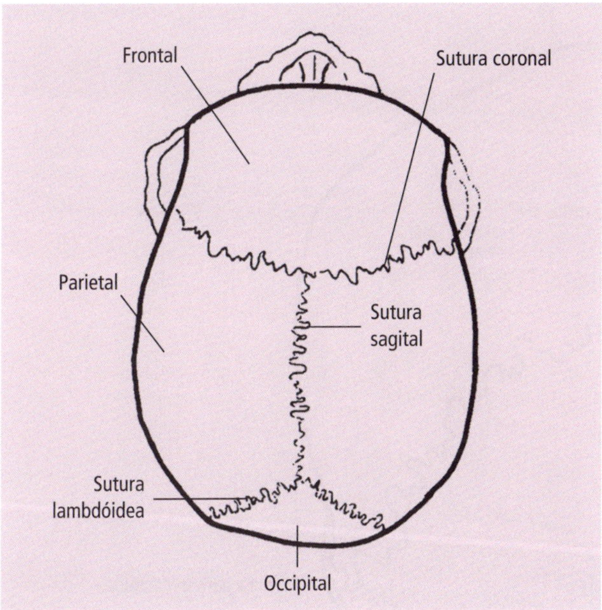

Figura 19.4 Calvária craniana.

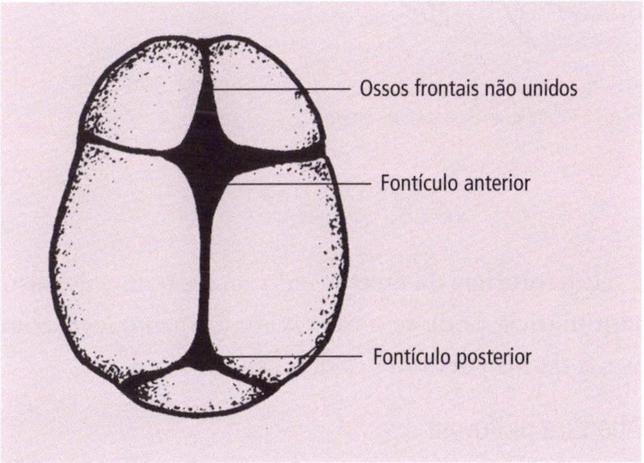

Figura 19.5 Crânio fetal visto superiormente. Observe a presença dos fontículos anterior e posterior.

Norma occipital do crânio

A parte posterior do crânio é composta de porções dos ossos parietais e temporais, e do osso occipital. Além desses, outras estruturas importantes são identificáveis posteriormente (Figura 19.6):

- **Sutura parietomastóidea:** entre o osso parietal e o processo mastoide do osso temporal.
- **Sutura occipitomastóidea:** entre o osso occipital e o processo mastoide do osso temporal.
- **Forame mastóideo:** situado no processo mastoide, próximo à sutura occipitomastóidea e que dá passagem a alguns vasos.
- **Protuberância occipital externa:** uma projeção mediana, muito saliente, abaixo do lambda e palpável no vivo. O centro da protuberância occipital externa é um ponto craniométrico denominado **ínio**.
- **Linha nucal superior:** uma crista curva que parte de cada lado da protuberância occipital externa, com direção lateral.
- **Linha nucal suprema:** situada cerca de 1 cm acima da linha superior da nuca, mais arqueada e inconstante.

Norma anterior do crânio

No crânio, em vista anterior (Figura 19.7), vê-se a fronte, as órbitas, a proeminência da face, a abertura piriforme, as maxilas e a mandíbula. Essa última será descrita mais adiante.

O **osso frontal** forma o esqueleto da fronte. Inferiormente, de cada lado do plano mediano, ele se articula com os **ossos nasais** e o ponto de intersecção dessa junção, no plano mediano, é denominado **násio**. A área acima do násio e, entre os arcos superciliares, é a **glabela**. Os **arcos superciliares** são elevações arqueadas que se estendem de cada lado da glabela, em direção lateral. Até os 6 anos de idade, o frontal é dividido no plano mediano, pela **sutura frontal**. Raras vezes essa divisão pode persistir no adulto e a linha de separação é conhecida como **sutura metópica**.

A presença da sutura metópica, uma ausência da fusão dos dois ossos frontais no adulto, é empregada em bioantropologia como um marcador epigenético (traço) de parentesco, entre indivíduos do mesmo grupo e entre diferentes grupos humanos.

Órbitas

São duas cavidades ósseas nas quais estão situados os bulbos dos olhos e estruturas anexas e que contêm os seguintes relevos (Figuras 19.7 e 19.8):

- **Margem supraorbital:** contorno superior da órbita, constituída pelo osso frontal.
- **Incisura supraorbital:** situada na porção medial da margem supraorbital, dá passagem ao **nervo** e **vasos supraorbitais**. Em alguns crânios pode ser um forame. Medialmente à incisura, a margem supraorbital é cruzada pelos **nervos** e **vasos supratrocleares**.

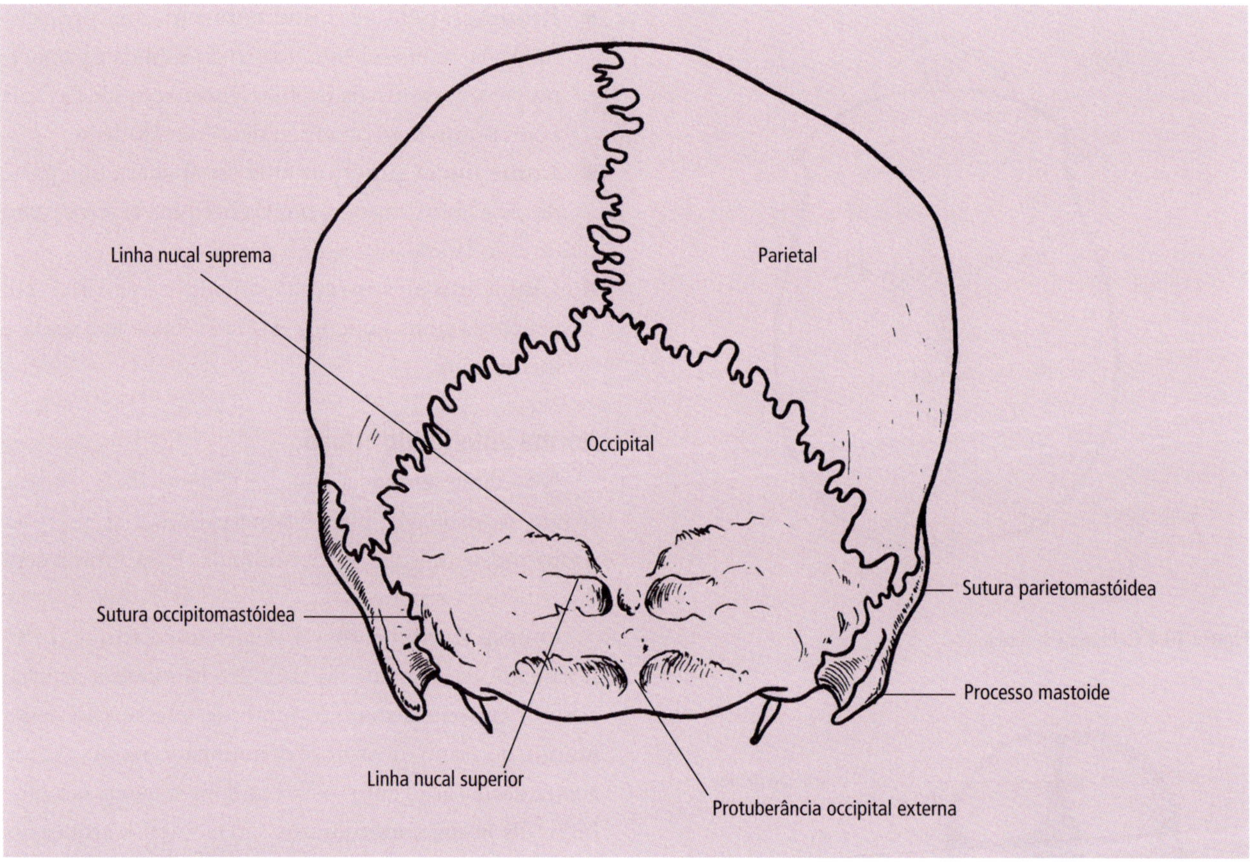

Figura 19.6 Vista posterior do crânio.

- **Processo zigomático do osso frontal:** a continuação da margem supraorbital, lateralmente. É facilmente palpável no vivo.
- **Teto da órbita:** formado, na sua maior parte, pelo osso frontal.
- **Margem lateral da órbita:** constituída pelos ossos frontal e zigomático.
- **Margem inferior da órbita:** constituída pela maxila e zigomático.
- **Margem medial da órbita:** pouco nítida, é constituída pela maxila e pelos ossos frontal e lacrimal.
- **Forame infraorbital:** situado na maxila, abaixo da margem inferior da órbita, e que **dá passagem aos vasos e nervo infraorbitais**.

Proeminência da face

A proeminência da face é formada pelo **osso zigomático**, situado na parte inferior e lateral da órbita, e repousa sobre a maxila. É facilmente palpável ("maçã do rosto"). O **processo frontal do osso zigomático** se articula com o **processo zigomático do osso frontal**.

Em **traumas da face** quando ocorre fratura do **osso zigomático**, pode-se observar afundamento local com perda de sua curvatura característica.

Abertura piriforme

A abertura piriforme **é formada pelos ossos nasais e pelas maxilas** (Figura 19.7). Os ossos nasais situam-se entre os **processos frontais das maxilas** e estão unidos no plano mediano. Articulam-se com o frontal superiormente, enquanto suas margens inferiores estão ligadas às cartilagens nasais que constituem um arcabouço cartilaginoso para as partes moles e externas do nariz externo. **Através da abertura piriforme, vê-se a cavidade nasal dividida pelo septo nasal ósseo em cavidades nasais, direita e esquerda.** A parte anterior do septo nasal é constituída por cartilagem e a posterior pelo **osso vômer** e parte do **osso etmoide**. Cada parede lateral da cavidade nasal apresenta, geralmente, três placas curvas (podem existir quatro) denominadas **conchas.** Os espaços situados abaixo das conchas são denominados **meatos (superior, médio** e **inferior)**.

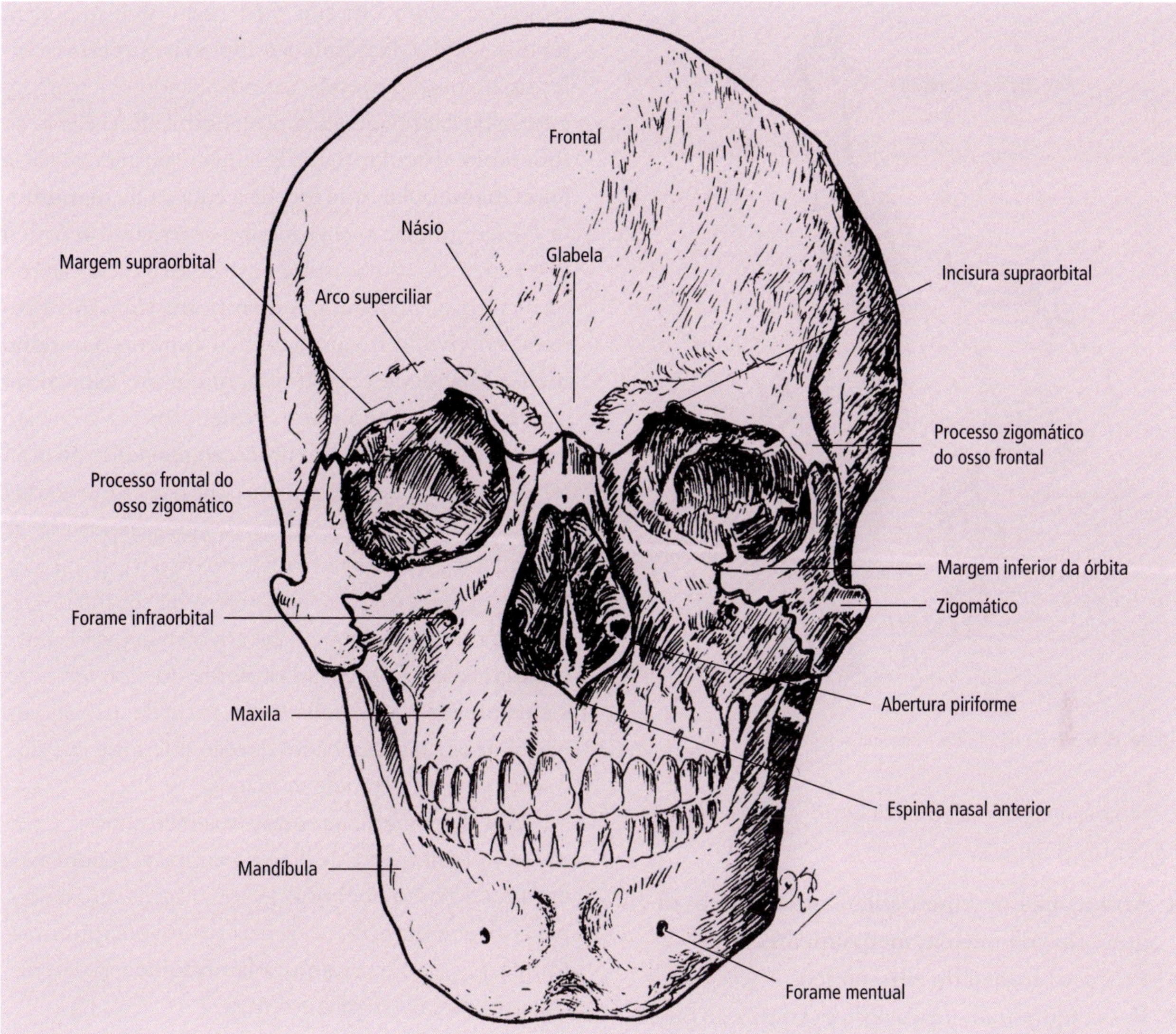

Figura 19.7 Vista anterior do crânio.

No plano mediano, a margem inferior da abertura piriforme apresenta um esporão ósseo aguçado, a **espinha nasal anterior**.

Maxilas

A maxila é um osso par. O crescimento das maxilas é responsável pelo alongamento vertical da face entre os 6 e 12 anos de idade. Seus principais relevos são (Figura 19.8):

- **Corpo da maxila:** que contém uma cavidade, o **seio maxilar**.
- **Processo zigomático:** que se articula com o osso zigomático.
- **Processo frontal:** que se articula com o osso frontal.
- **Processo alveolar:** no qual se implantam os dentes superiores nos **alvéolos dentais**.
- **Processo palatino:** que se estende medial e horizontalmente para encontrar a maxila do lado oposto e formar a maior parte do esqueleto do palato duro.
- **Forame infraorbital**.

Nas fraturas mais graves da face onde ocorre a disjunção craniofacial (p. ex., fratura Le Fort III), ao exame físico, nota-se o aspecto de "face flutuante".

Norma lateral do crânio

Em vista lateral, muitos elementos descritos anteriormente também são identificáveis e outros aparecem, particularmente alguns relevos do osso temporal.

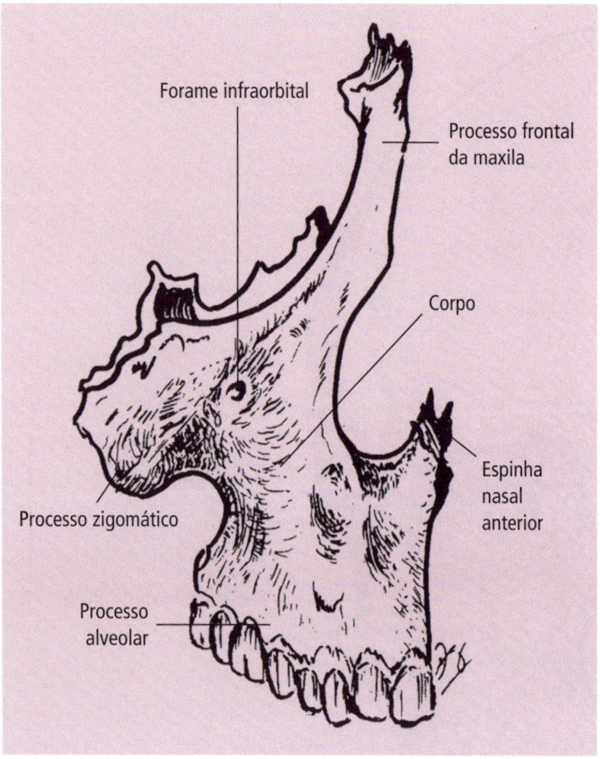

Figura 19.8 Maxila direita em vista anterior.

No **osso zigomático** são identificados os seguintes elementos (Figura 19.9):

- **Articulação do zigomático com o processo zigomático da maxila, medialmente.**
- **Processo frontal do zigomático.**
- **Fossa temporal:** situada posteriormente ao processo frontal do zigomático e da órbita, lateralmente à calvária craniana, é uma profunda depressão, que **aloja o músculo temporal**. Ela está limitada, lateralmente, por uma ponte óssea, palpável no vivo, denominada **arco zigomático**. O assoalho da fossa temporal, que dá origem ao músculo temporal, contém porções do frontal, do parietal, a asa maior do osso esfenoide e porção da parte escamosa do osso temporal.
- **Arco zigomático:** uma estreita barra óssea constituída anteriormente pelo **processo temporal do zigomático, que se une ao processo zigomático do osso temporal**.

No **osso temporal**, é facilmente identificável a sua **parte escamosa** (Figura 19.10) que se articula com o osso parietal pela **sutura escamosa**. Acima da sutura escamosa, e com a mesma forma semicircular, podem ser distinguidas duas **linhas temporais, superior e inferior, no osso parietal**. Acompanhando-se a margem inferior do arco zigomático, posteriormente, chega-se ao **tubérculo articular** e, imediatamente posterior a ele, **à fossa mandibular, que recebe a cabeça da mandíbula**. Posteriormente à fossa, localiza-se o **meato acústico externo**, canal osteocartilaginoso entre o meio externo e a membrana timpânica. **A membrana timpânica separa, no vivo, o meato acústico externo da orelha média (cavidade timpânica), que é um espaço no interior do osso temporal.** Posteriormente ao meato acústico externo, situa-se o **processo mastoide do osso temporal**, caracterizado por um cone truncado, robusto, que se projeta inferiormente e destina-se à fixação de músculos. O processo mastoide do osso temporal contém certo número de espaços aéreos no seu interior, as **células mastóideas** que estão em comunicação com a orelha média. O **processo estiloide** do osso temporal é uma projeção óssea afilada que parte do assoalho do meato acústico externo, em direção inferior e anterior, e serve para a fixação de músculos.

Posteriormente ao processo mastoide, situa-se a porção visível externamente do osso occipital, denominada **escama do osso occipital**. A articulação entre o occipital e o temporal é marcada pela **sutura occipitomastóidea**, ao passo que a **sutura lambdóidea**, já descrita, situa-se entre o occipital e o parietal.

A **fossa infratemporal** é um espaço de configuração irregular, situado posteriormente à maxila e que é apenas a continuação inferior da fossa temporal, considerando-se que o limite entre as duas, no sentido horizontal, seja o arco zigomático. Assim, pode-se admitir que o limite medial da fossa infratemporal é a **lâmina lateral do processo pterigoide do esfenoide**. Já seu limite lateral é o **ramo** e o **processo coronoide da mandíbula**. **A fossa infratemporal tem como seu principal conteúdo a parte inferior do músculo temporal, os músculos pterigóideos (lateral e medial), a artéria maxilar e os nervos mandibular e maxilar.** Acima da superfície posterior da maxila, entre ela e a asa maior do esfenoide, a fossa infratemporal comunica-se com a órbita por meio da **fissura orbital inferior**. Ela se prolonga, posteriormente, com a **fissura pterigomaxilar** (Figura 19.11), uma fenda localizada entre a lâmina lateral do

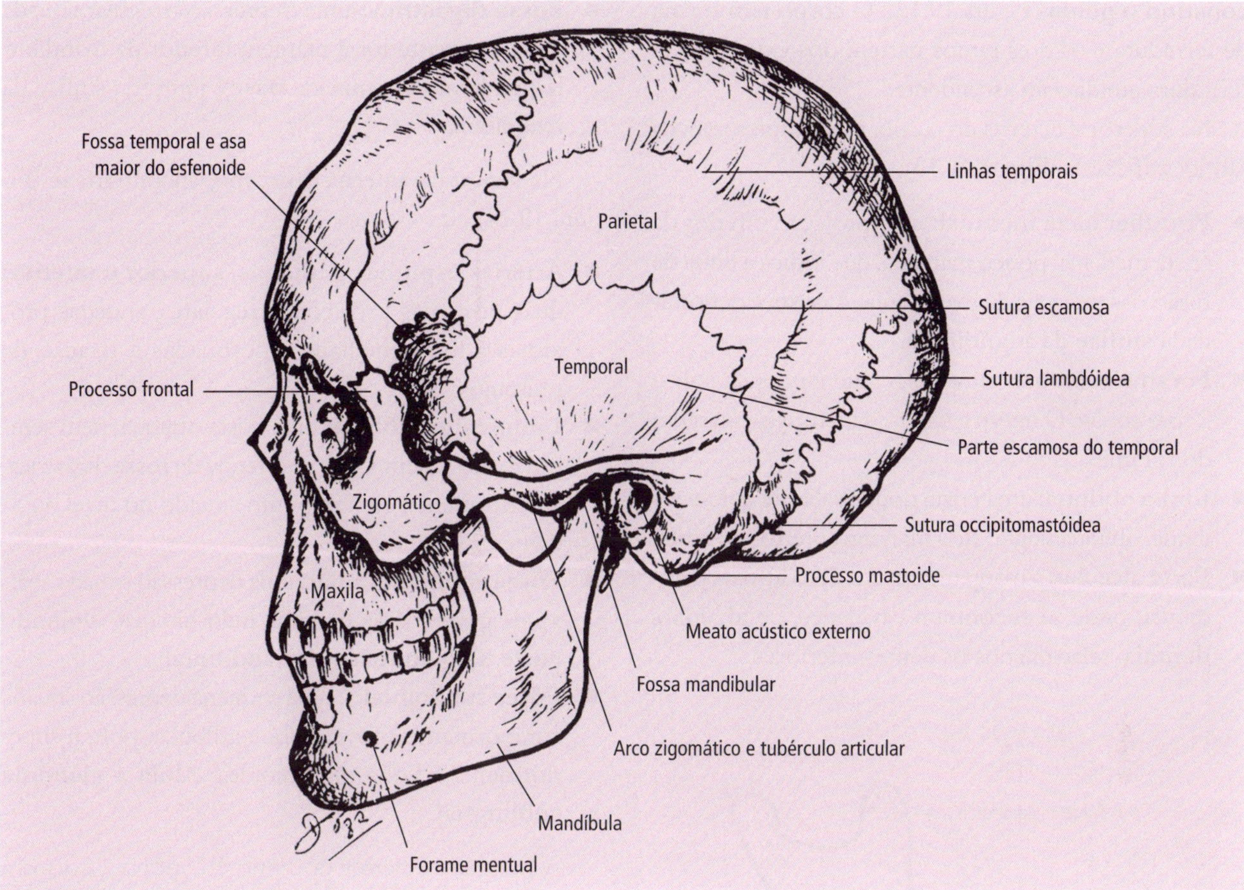

Figura 19.9 Crânio em vista lateral.

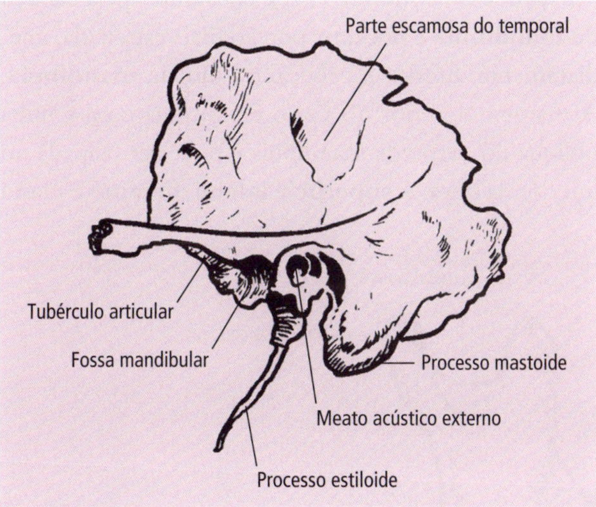

Figura 19.10 Osso temporal esquerdo em vista lateral.

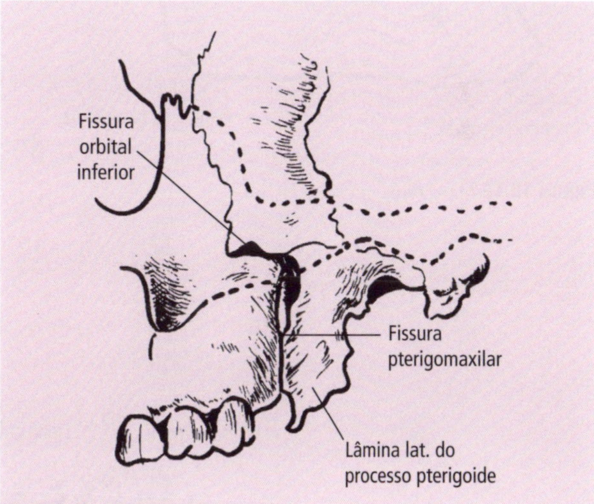

Figura 19.11 Maxila em vista lateral.

processo pterigoide e a maxila. Essa fenda comunica a fossa infratemporal (lateral), com um espaço (medial), a **fossa pterigopalatina**. Desse modo, a fissura pterigopalatina é a porta de entrada da fossa pterigopalatina.

Mandíbula

A mandíbula é formada por corpo, ramo e, na junção das duas partes, o ângulo da mandíbula, cuja parte mais proeminente, palpável no vivo,

constitui o gônio (Figura 19.12). O corpo tem forma de ferradura e os dois ramos partem dos extremos da ferradura em direção ascendente.

Na superfície externa do corpo, os seguintes relevos são identificáveis (Figura 19.13):

- **Protuberância mentual:** uma projeção inferior da crista mediana, pouco marcada, que indica a linha de fusão das metades da mandíbula. A crista é denominada **sínfise da mandíbula**.
- **Forame mentual:** situado, frequentemente, sob o 2º pré-molar. O nervo e os vasos mentuais emergem do forame.
- **Linha oblíqua:** uma crista pouco saliente que se estende, obliquamente, até a margem anterior do ramo.
- **Parte alveolar:** a margem superior do corpo da mandíbula, onde se encontram cavidades, os **alvéolos dentais**, relacionados os dentes inferiores.

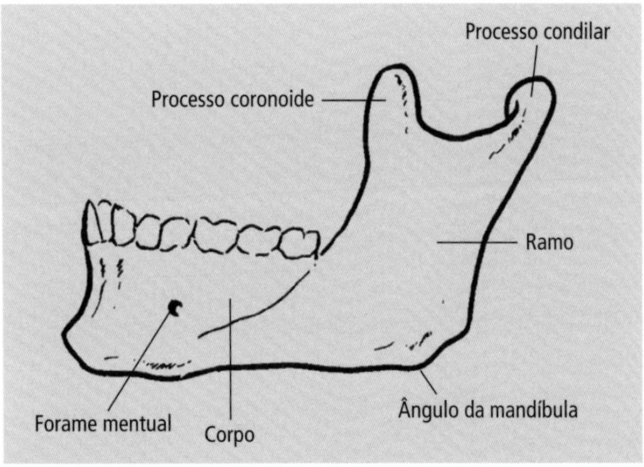

Figura 19.12 Mandíbula em vista lateral.

- **Fossa digástrica:** uma depressão irregular situada sobre ou posterior à margem inferior da mandíbula (também denominada **base**), junto da sínfise da mandíbula.

Na superfície interna do corpo, encontram-se (Figura 19.14):

- **Artérias espinhas genianas, superior e inferior:** duas pequenas projeções irregulares, situadas próximas à linha mediana e destinadas à fixação de músculos.
- **Linha milo-hióidea:** uma crista oblíqua, nem sempre muito saliente, que se estende da fossa digástrica, anteriormente, até um ponto situado no nível do 3º dente molar inferior.
- **Fóvea submandibular:** uma depressão situada abaixo da parte média da linha milo-hióidea, **alojando parte da glândula submandibular**.
- **Fóvea sublingual:** é uma pequena depressão situada anteriormente à fóvea submandibular, porém superiormente à linha milo-hióidea. **Aloja a glândula sublingual.**

A margem superior do ramo é côncava e forma a **incisura da mandíbula**. A incisura é delimitada, anteriormente, pelo **processo coronoide** e, posteriormente, pelo **processo condilar**. Esse é constituído pela **cabeça da mandíbula** e por uma porção mais estreitada, imediatamente inferior à cabeça, o **colo da mandíbula**. A margem anterior do ramo é contínua com a linha oblíqua do corpo da mandíbula e pode ser palpada no interior da boca. **A superfície lateral do ramo é plana**

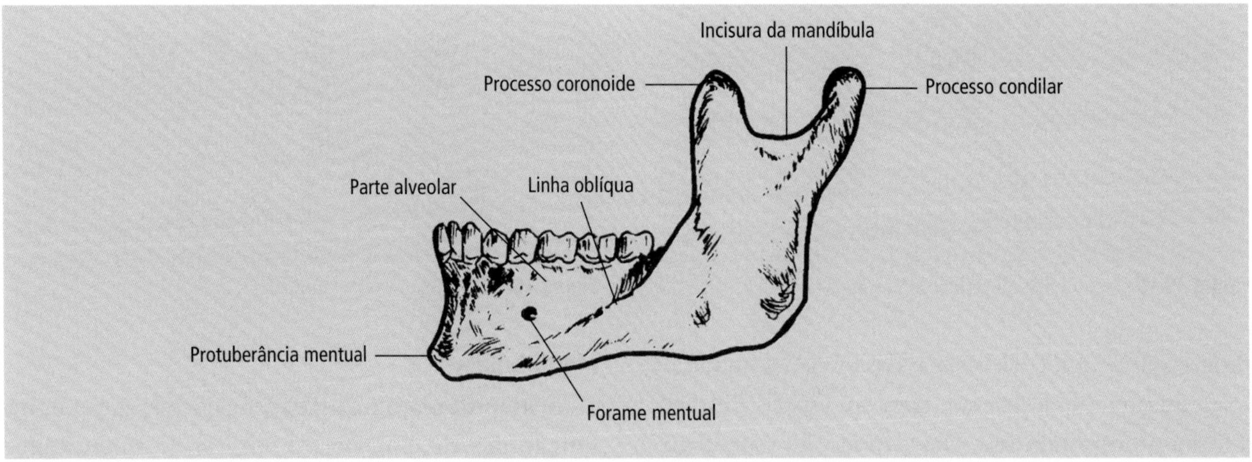

Figura 19.13 Mandíbula em vista lateral.

e dá inserção ao músculo masseter, um dos músculos da mastigação.

Na superfície medial do ramo, estão os seguintes relevos (Figura 19.14):

- **Forame da mandíbula:** constitui a abertura do canal da mandíbula que passa no interior do corpo da mandíbula. **Pelo forame, penetram o nervo e os vasos alveolares inferiores.** O canal da mandíbula que se estende até o plano mediano dá origem, no seu trajeto, a um pequeno canal que se abre no **forame mentual.**
- **Língula:** uma projeção óssea que limita medialmente o forame da mandíbula.
- **Sulco milo-hióideo:** se inicia posteriormente à língula e estende-se, anterior e inferiormente, até a **fossa submandibular. Aloja o nervo e os vasos milo-hióideos.**

Patologias que acometem a **parótida** podem, muitas vezes, tornar o **ângulo da mandíbula** menos evidente, fique atento!

Norma basilar do crânio

Na **base do crânio (face inferior)**, os principais elementos existentes serão descritos a seguir no sentido anteroposterior e ocupando uma faixa que fica limitada, lateralmente, pelos processos estiloides do osso temporal (Figura 19.15). Anteriormente, em forma de "U", situam-se os **processos alveolares** das maxilas com os dentes superiores, contornando uma plataforma óssea levemente curva, o **palato duro**, que constitui o teto da boca e o assoalho das cavidades nasais. O palato duro é formado pelo **processo palatino da maxila**, maior e anterior, e pela **lâmina horizontal do osso palatino**, posterior e menor. No plano mediano, posteriormente, as lâminas horizontais do osso palatino formam uma projeção óssea, a **espinha nasal posterior**. A partir da espinha nasal posterior, as margens posteriores das lâminas do palatino são côncavas e estendem-se lateralmente. Elas constituem as margens inferiores dos dois **cóanos**, aberturas posteriores das cavidades nasais, **pelas quais a cavidade nasal se comunica com a faringe**. Os cóanos estão separados pela margem posterior do **septo nasal**, nesse ponto constituído pelo **osso vômer**. Posteriormente ao vômer, situa-se, no plano mediano, o corpo do osso esfenoide ao qual se prendem, projetando-se inferiormente, duas lâminas ósseas, uma medial e outra lateral. Em conjunto, formam o **processo pterigoide** e, entre elas, está a **fossa pterigóidea**. Posterior e lateralmente à lâmina lateral do processo pterigoide, situa-se o **forame oval, que dá passagem ao nervo mandibular**, e o **forame espinhoso**, lateral e posterior ao forame oval, **através do qual passam os vasos meníngeos médios**. O corpo do osso esfenoide se articula com a parte basilar do osso occipital pela **sincondrose esfenoccipital, uma articulação cartilagínea, um dos exemplos desse tipo de articulação no corpo humano**. Sobre a parte basilar, ainda no plano mediano, há uma projeção óssea, o **tubérculo faríngeo, que serve para a fixação da faringe**. De cada lado da parte basilar do occipital, é observada uma abertura denteada, o **forame lacerado**, que, no vivo, é fechado por uma cartilagem.

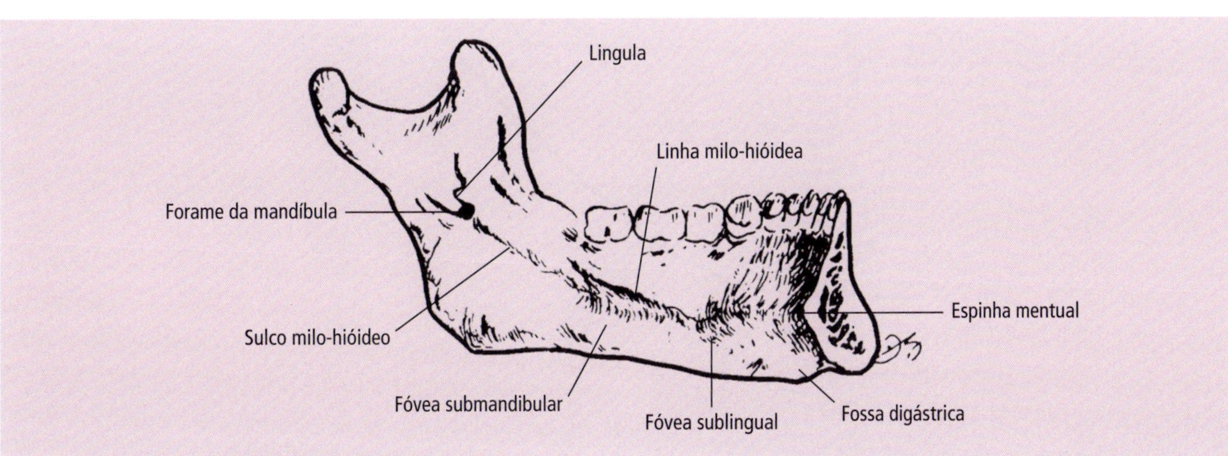

Figura 19.14 Mandíbula em vista medial.

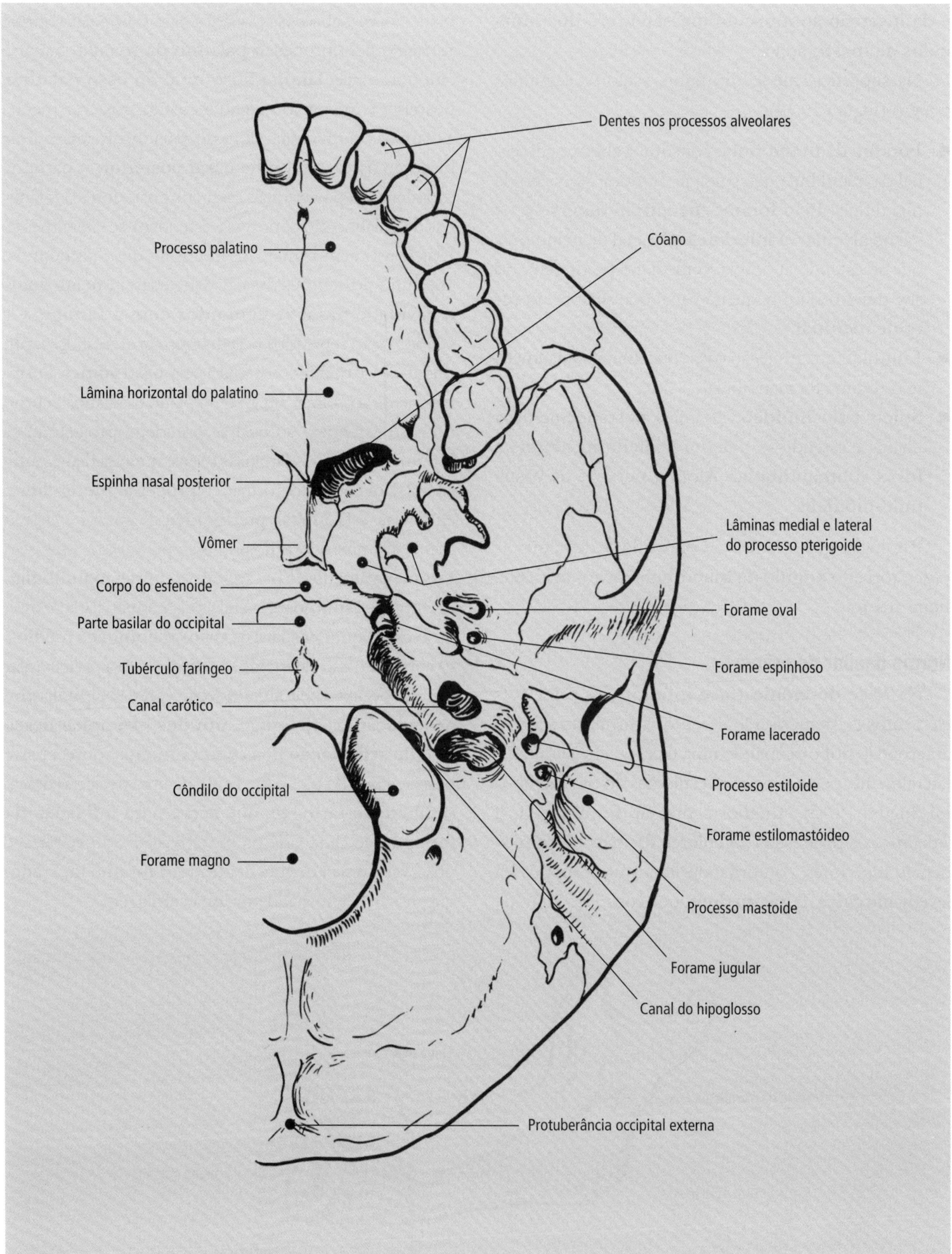

Figura 19.15 Crânio em vista inferior (metade esquerda).

Posteriormente à parte basilar do occipital, abre-se um grande forame, **o forame magno do osso occipital**. Esse grande forame comunica a cavidade craniana (que aloja o encéfalo) com o canal vertebral (que aloja a medula espinal). De cada lado do forame magno, estão os **côndilos occipitais que se articulam com a 1ª vértebra da coluna vertebral, o atlas**. Sob o côndilo occipital, há um canal, o **canal do nervo hipoglosso, para a passagem do nervo hipoglosso**.

Posteriormente ao processo estiloide e junto à sua base, situa-se o **forame estilomastóideo, do qual emerge o nervo facial**. Medialmente ao processo estiloide, encontra-se o **canal carótico, anterior, para a passagem da artéria carótida interna, e o forame jugular, pelo qual passam a veia jugular interna e os nervos glossofaríngeo, vago e acessório**.

Cavidade do crânio

A cavidade craniana aloja o encéfalo e suas membranas de revestimento, as **meninges**. Está coberta pela **calvária craniana** e seu assoalho é formado pela superfície superior da base do crânio. Esse assoalho pode ser dividido em **três fossas cranianas** (Figura 19.16) por meio de duas proeminências ósseas, em cada lado: **anteriormente, a margem posterior da asa menor do esfenoide e, posteriormente, a margem superior da parte petrosa do osso temporal**. Delimitam-se, assim, três regiões conhecidas como **fossas cranianas anterior, média** e **posterior**. O assoalho das fossas é irregular e reflete certos caracteres do encéfalo, e impressões dos giros cerebrais são evidentes nas fossas anterior e média.

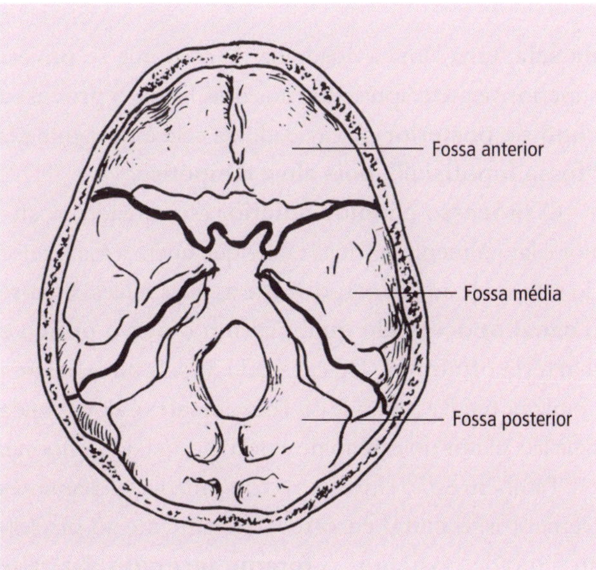

Figura 19.16 Fossas (ou andares) do crânio.

Calvária

A calvária, que forma o teto da cavidade craniana, é denominada **calvária**. A superfície interna da calvária, côncava em todas as direções, caracteriza-se pela presença de numerosos sulcos vasculares que alojam vasos meníngeos. No plano mediano, o **sulco do seio sagital**, pouco profundo, **aloja o seio sagital superior da dura-máter, elemento importante na drenagem venosa do cérebro**.

Fossa anterior

A **fossa anterior do crânio** (Figura 19.17) aloja os lobos frontais do cérebro e seu assoalho é constituído por porções dos ossos **etmoide**, **frontal** e **esfenoide**. O etmoide corresponde ao plano mediano, anteriormente; o frontal contribui com as **lâminas orbitais do frontal**, lateral e anteriormente, e o esfenoide, com a **asa menor do esfenoide**, posterior. No plano mediano, anteriormente, situa-se a **crista etmoidal**, projeção óssea do etmoide, que dá inserção a uma prega da dura-máter, a **foice do cérebro**. De cada lado da crista etmoidal, está a **lâmina cribriforme**, caracterizada pela presença de numerosas aberturas que dão passagem a filamentos nervosos, os quais, em conjunto, constituem o **nervo olfatório**. A margem posterior da asa menor é aguda e sobrepõe-se à fossa craniana média. Ela termina, medialmente, no processo **clinoide anterior** do osso esfenoide, outro ponto de inserção da dura-máter.

Lesões ósseas da **lâmina cribriforme** podem alterar o **olfato**. Dessa forma, é de extrema importância um exame físico minucioso em todo trauma cranioencefálico.

Em **traumas cranioencefálicos**, podem ser evidenciados diversos sinais semiológicos; entre eles, o **de Battle**, notado como uma equimose atrás da orelha, e o **sinal do guaxinim** (**bléfaro-hematoma**, ou seja, presença de sangue em torno das órbitas).

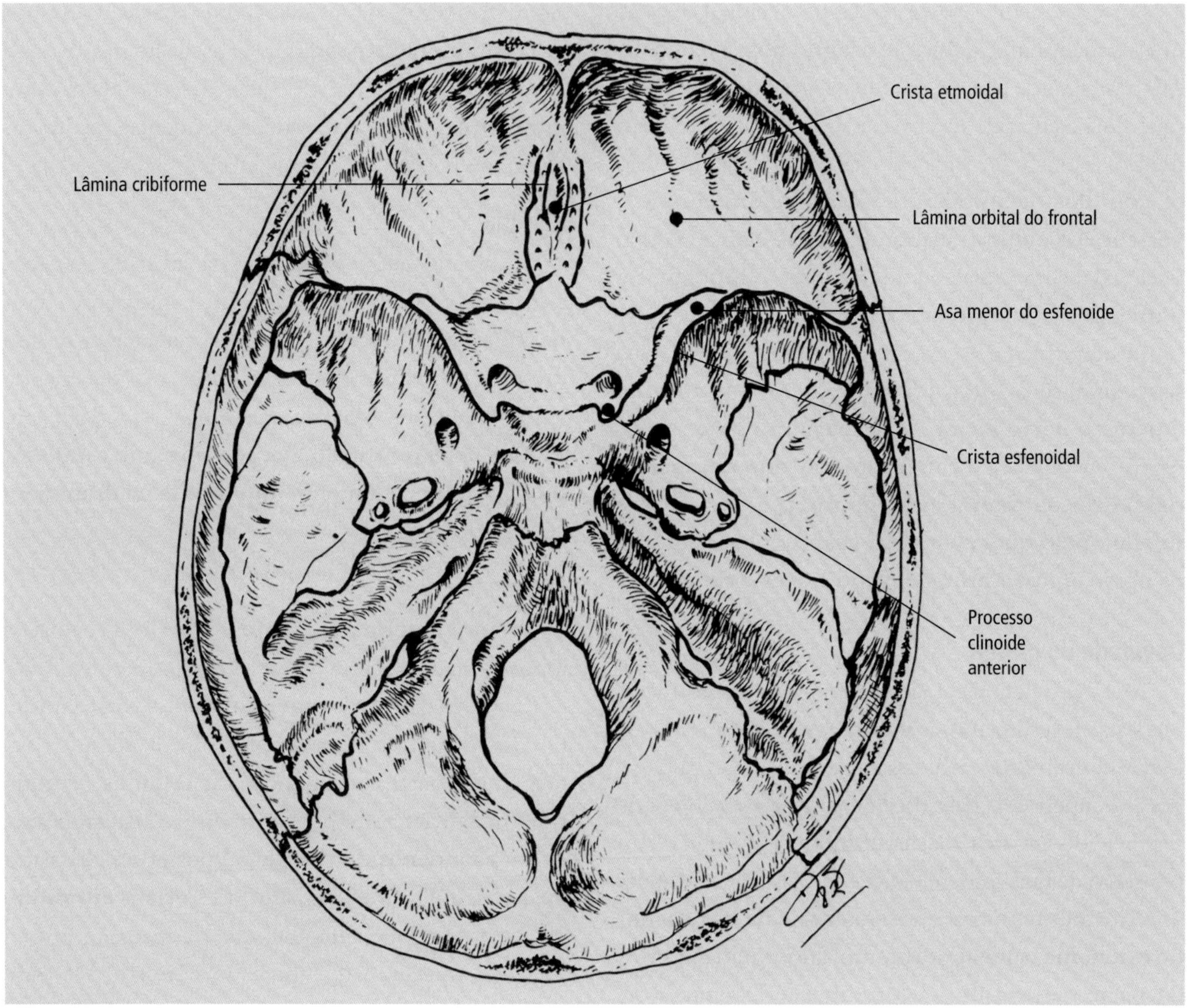

Figura 19.17 Estruturas da fossa anterior do crânio.

Fossa média

A **fossa craniana média** (Figura 19.18) é constituída por partes do esfenoide e do temporal. Mais precisamente, **pela asa maior do esfenoide, pela parte escamosa do temporal e pela porção mais anterior da parte petrosa do temporal (anterior à margem superior da parte petrosa)**. No plano mediano da fossa média, situa-se o **corpo do esfenoide**, de forma cuboide, com **superfícies laterais, posterior** e **superior**. Às superfícies laterais do corpo, unem-se as asas maiores do esfenoide e os **processos pterigoides** (estes só são vistos inferiormente); a superfície posterior está fundida com o osso occipital no adulto e a superfície superior é denominada **sela turca**. A sela é delimitada, anteriormente, pelo **tubérculo da sela** e, posteriormente, pelo **dorso da sela**, uma lâmina quadrada de osso que se projeta superiormente e apresenta, nos dois lados, o **processo clinoide posterior**. A cavidade da sela é denominada **"fossa hipofisial", pois aloja a hipófise**.

O **processo clinoide anterior** está situado, posterior e lateralmente, às duas raízes que unem a asa menor do esfenoide ao seu corpo. Entre as duas raízes, situa-se o **canal óptico, pelo qual passam o nervo óptico e a artéria oftálmica**. De cada lado da sela turca, a fossa craniana média expande-se lateralmente; é constituída pela asa maior do esfenoide e pela escama do temporal.

Também estão situados na fossa média os seguintes elementos: o **canal carótico**, lateralmente ao processo clinoide posterior; o **forame lacerado**, lateral e posteriormente ao canal carótico; a **fissura orbital**

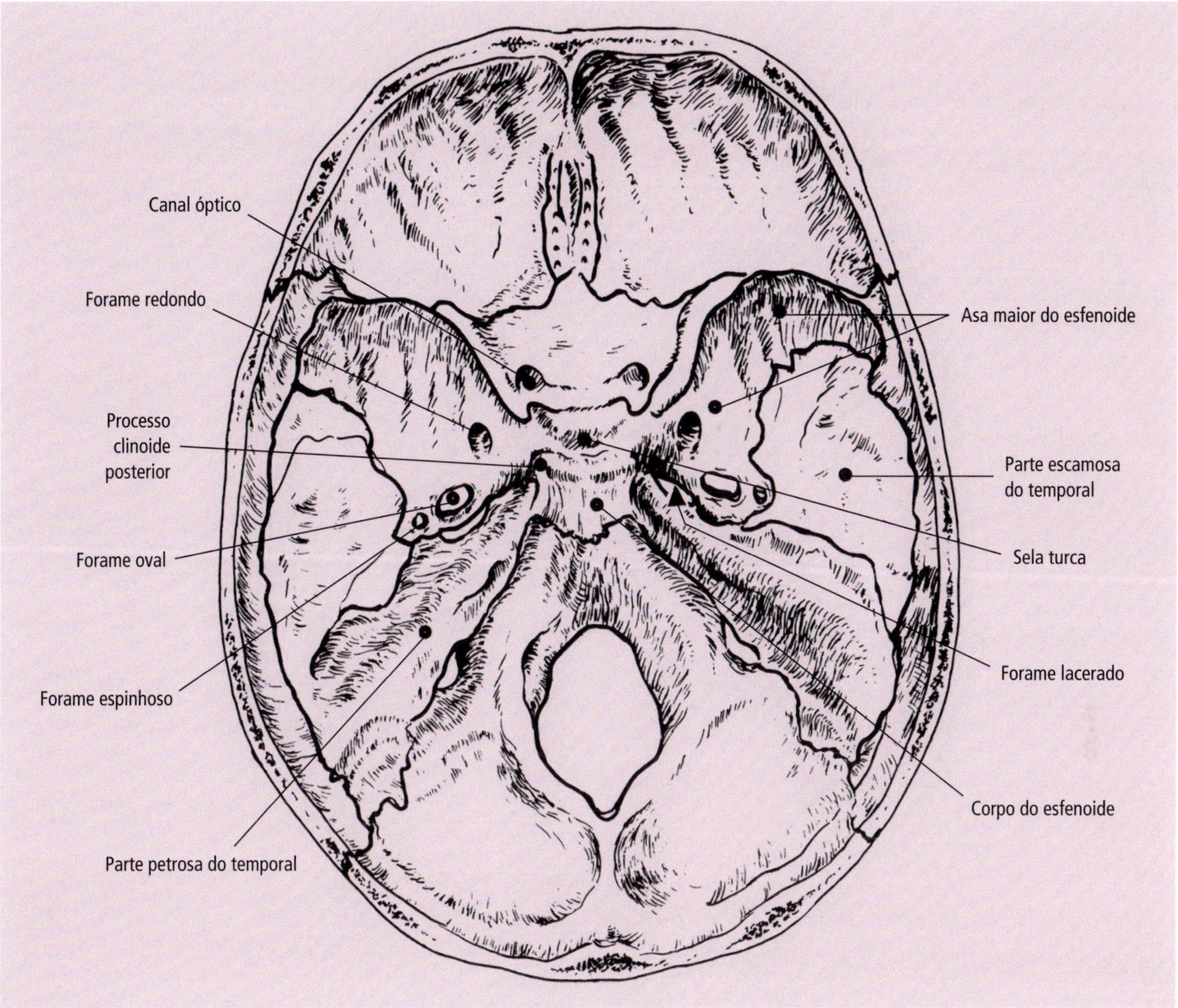

Figura 19.18 Estruturas da fossa média do crânio. Não estão ilustrados o canal carótico e a fissura orbital superior.

superior, sob o processo clinoide anterior; e **a parte medial da margem posterior da asa menor do esfenoide. A fissura orbital superior dá passagem aos nervos oculomotor, troclear e abducente e a ramos do nervo oftálmico.** Logo posteriormente à fissura, encontramos o **forame redondo, que dá passagem ao nervo maxilar**; mais lateral e posteriormente ao forame redondo, está o **forame oval** e, logo posterior a ele, o **forame espinhoso**, ambos já descritos com a base do crânio.

Fossa posterior

A **fossa posterior do crânio** (Figura 19.19) aloja o cerebelo e o tronco encefálico. Chama a atenção de imediato a presença do **forame magno**, no plano mediano. O **canal do hipoglosso** pode ser identificado junto ao contorno anterior do forame magno. A **parte basilar do occipital** projeta-se anteriormente a partir do forame magno para se unir ao corpo do esfenoide, com o qual se funde durante a terceira década de vida. Posteriormente ao forame magno, no plano mediano, existe uma linha elevada, a **crista occipital interna** que termina na **protuberância occipital interna**. Nesta região, os **seios sagital superior e reto da dura-máter** terminam e originam-se os **seios transversos, direito e esquerdo, da dura-máter**. Cada seio transverso situa-se em um **sulco para o seio transverso**, que se afasta lateralmente a partir da protuberância occipital interna dirigindo-se, então, inferior e medialmente, e constituindo o **sulco para o seio sigmoide que termina no**

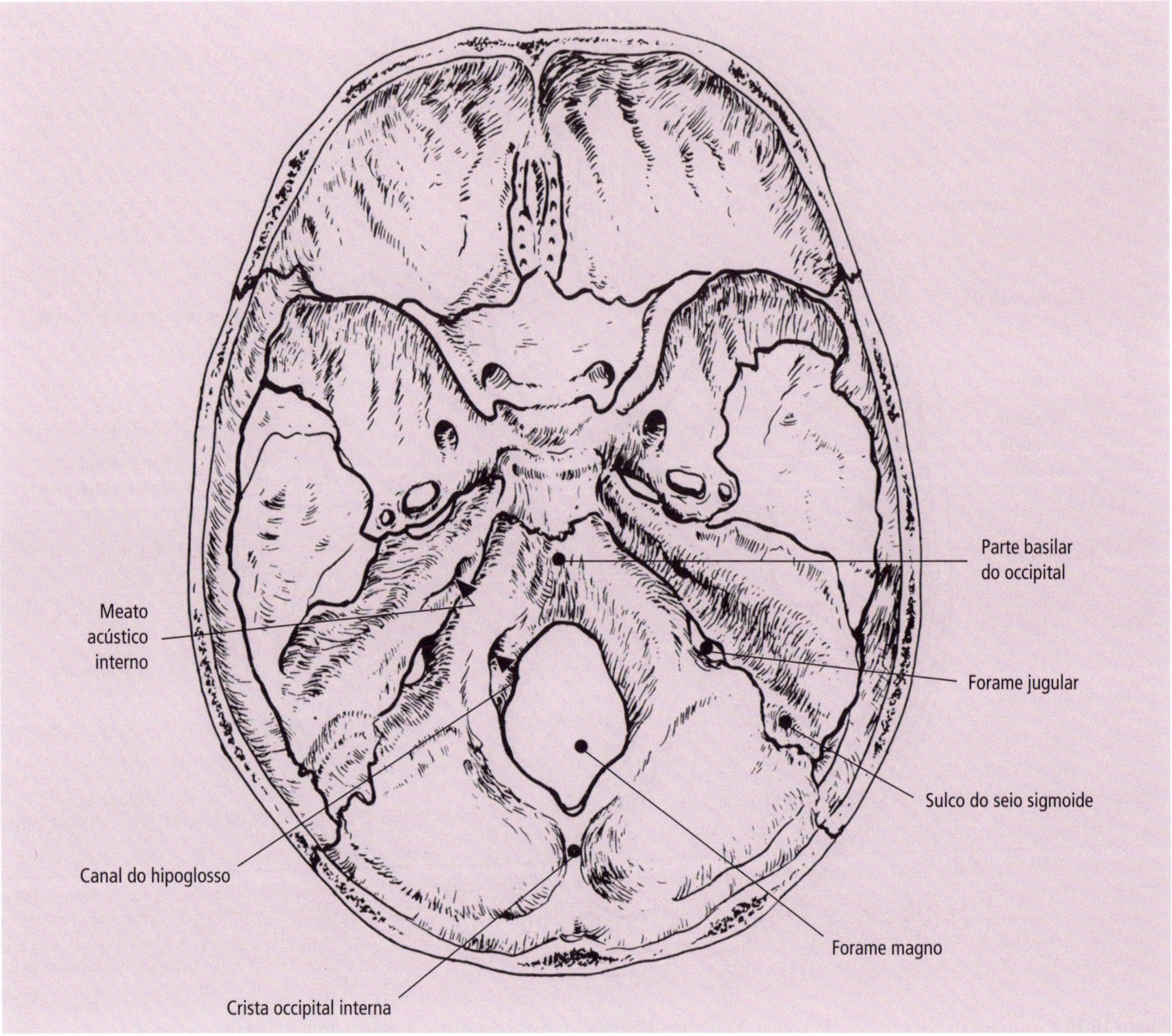

Figura 19.19 Estruturas da fossa posterior do crânio.

forame jugular (Figura 19.15). Na superfície posterior da parte petrosa do osso temporal, situa-se o **meato acústico interno, por onde penetram os nervos facial e vestibulococlear.**

Estrutura funcional do crânio

A estrutura do crânio tem características próprias que lhe conferem resistência e elasticidade para resistir aos traumatismos. Os ossos unidos por suturas e a própria forma ovoide do crânio são características de sua estrutura funcional. Vemos um exemplo dessa estruturação nos casos de traumatismos nos ossos parietais: eles estão firmemente unidos no plano mediano por uma sutura do tipo denteado; já a união dos ossos parietais com o osso temporal é feita por uma sutura em bisel (Figura 19.20). **Quando um traumatismo atinge o osso parietal, a força de impacto divide-se em dois componentes que tendem a correr na curvatura da calvária: o componente medial encontra a resistência da sutura denteada que o anula; o componente lateral tende a deslocar o parietal no sentido lateral e superior, mas isso é impedido pela sutura em bisel com o osso temporal**. Desse modo, o crânio absorve o traumatismo e anula a força de impacto. Só ocorreria fratura se essa força ultrapassasse a capacidade de resistência e a elasticidade do crânio.

O exame cuidadoso do crânio mostra que ele apresenta pontos de reforço na sua estrutura óssea,

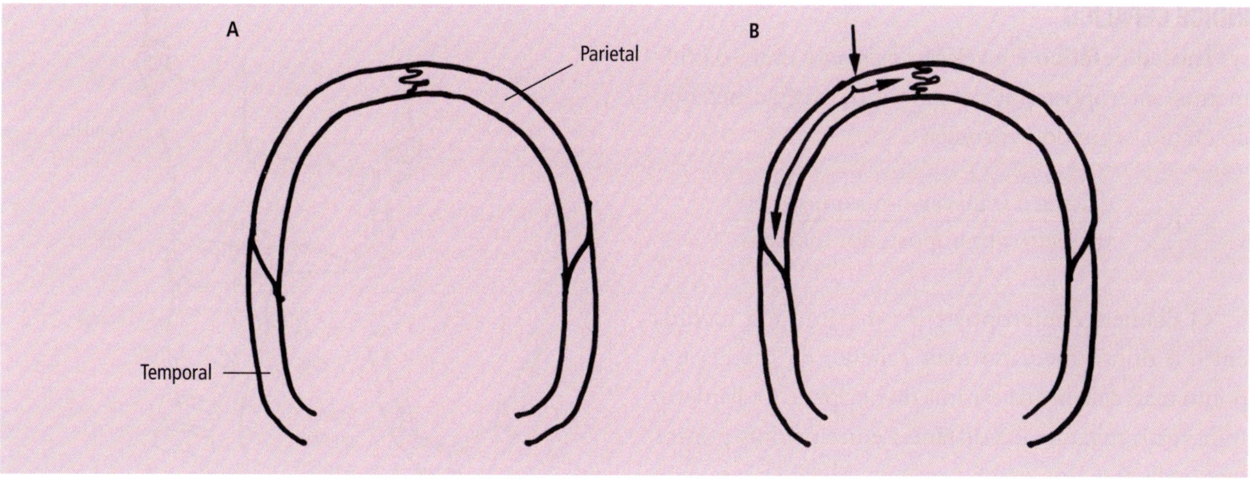

Figura 19.20 Estrutura funcional do crânio (**A** e **B**).

intercalados de pontos de menor resistência. Esquematicamente, é possível afirmar que o crânio é construído como um casco de navio, onde a quilha e os tirantes são pontos de apoio e de reforço para o casco. A calvária do crânio está apoiada sobre uma base reforçada por seis contrafortes (Figura 19.21):

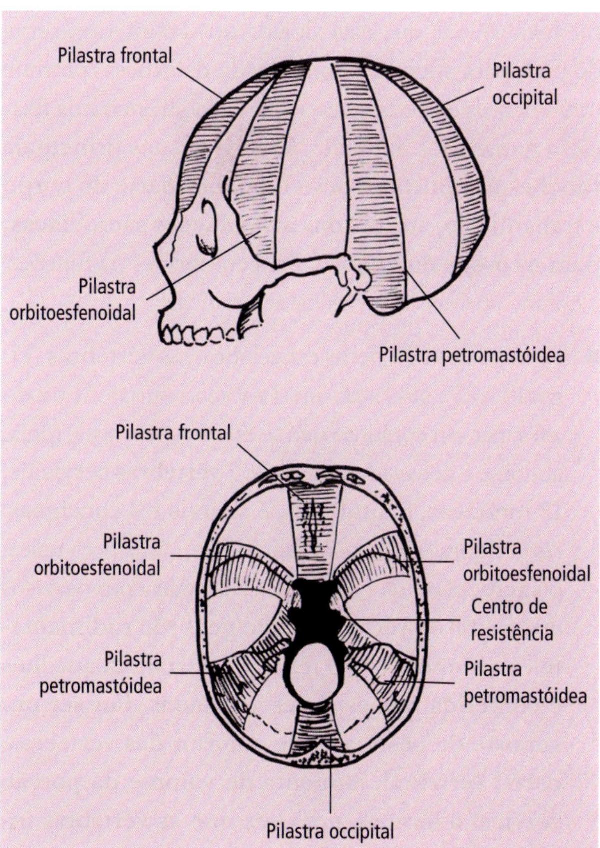

Figura 19.21 Estrutura funcional do crânio: pontos de reforço.

- Duas pilastras anteriores e oblíquas, **orbitofenoidais**.
- Duas pilastras posteriores e oblíquas, **petromastóideas**.
- Um contraforte mediano e anterior, que seria uma **pilastra frontal**.
- Um contraforte mediano e posterior, que seria uma **pilastra occipital**.

As seis pilastras convergem na base para um centro de resistência, constituído pela parte basilar do occipital e pelo corpo do esfenoide e deixam entre si zonas frágeis, intermediárias.

Essa estrutura particular do crânio explica a direção de irradiação de uma fratura. Conforme o ponto de impacto do traumatismo na calvária do crânio, a fratura irradia-se em uma determinada direção.

Os ossos que constituem a calvária do crânio são ossos planos, constituídos por lâminas externa e interna, de substância óssea compacta, e por uma camada média de substância óssea esponjosa chamada díploe. **Os traumatismos que atingem esses ossos tendem a retificar a sua natural curvatura e, se a força de impacto superar a resistência dos ossos, ocorrerá uma fratura por retificação das curvaturas.** A lâmina interna tende a romper-se antes da lâmina externa, não por ser mais frágil ou de menor resistência, mas porque o raio de sua curvatura é menor (Figura 19.2). Como a lâmina interna está mais próxima do encéfalo, a sua fragmentação pode causar lesões graves no tecido nervoso. É evidente que se a força do traumatismo for muito grande, ambas as lâminas do osso serão rompidas.

ÍNDICE CEFÁLICO

Índice cefálico é a relação existente entre os diâmetros anteroposterior máximo e transverso máximo do crânio, segundo a fórmula:

$$IC = \frac{\text{diâmetro transverso máximo} \times 100}{\text{diâmetro anteroposterior máximo}}$$

O diâmetro anteroposterior máximo é a medida entre o ponto mediano mais saliente da glabela e o ponto mais saliente da escama do occipital. O diâmetro transverso máximo é a distância entre os dois pontos mais salientes dos ossos parietais. Mede-se, assim, a maior largura do crânio. Essas medidas são feitas com um compasso curvo. Dependendo do valor do índice cefálico, é possível classificar os crânios em três tipos:

- **Dolicocéfalos** (crânios longos), com IC até 75.
- **Mesocéfalos** (crânios médios), com IC entre 75,1 e 79,9.
- **Braquicéfalos** (crânios largos), com IC superior a 80.

O estudo de índices cranianos, com a consequente definição dos formatos referidos, é comumente usado em bioantropologia para a determinação de afinidades entre grupos humanos, especialmente quando os estudos moleculares não puderem ser realizados.

OSSO HIOIDE

O osso hioide (Figura 19.22) é um osso especial, em forma de "U", localizado na porção anterossuperior do pescoço, entre a mandíbula e a laringe. **Ele não se articula com nenhum osso e está suspenso pelos ligamentos estilo-hióideos, que se fixam nos processos estiloides do crânio.** O osso hioide tem um **corpo**, um par de **cornos maiores** e um par de **cornos menores**. Os dois cornos maiores podem ser palpados no vivo, entre o indicador e o polegar, quando o pescoço está relaxado. Nesse caso, ele pode ser movimentado de um lado para o outro. Grupos musculares fixam no hioide e, em razão de suas posições, são ditos **supra-hióideos** e **infra-hióideos** (Figura 20.27). Pode ocorrer a ossificação do ligamento estilo-hióideo, o que causa distúrbios que devem ser corrigidos cirurgicamente.

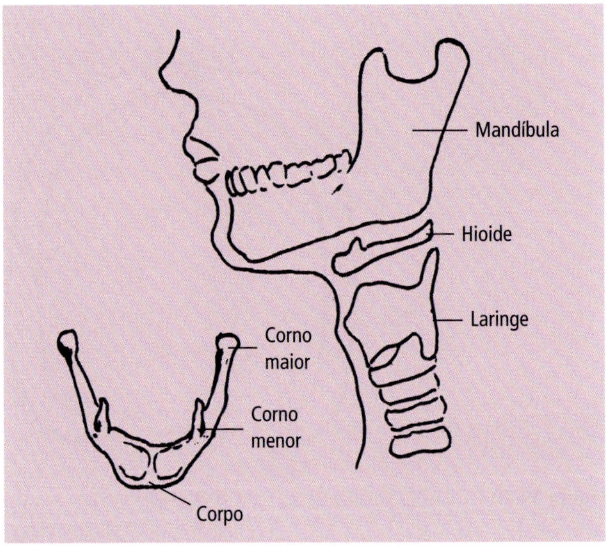

Figura 19.22 Osso hioide.

COLUNA VERTEBRAL

A coluna vertebral forma o eixo ósseo do corpo e está constituída de modo a oferecer a resistência de um pilar de sustentação, mas também a flexibilidade necessária à movimentação do tronco. Assim, ela protege a medula espinal, que está alojada no seu interior, serve de pivô para suporte e mobilidade da cabeça, permite movimentos entre as diversas partes do tronco e dá fixação a numerosos músculos. **Uma das suas principais funções é suportar o peso da maior parte do corpo e transmiti-lo, através das articulações sacroilíacas, para os ossos do quadril.** Para cumprir essas funções, a coluna apresenta certas características:

- Formada por 33 peças esqueléticas, as **vértebras** (Figura 19.23), dispostas umas sobre as outras, de modo a formar um conjunto que se estende pela nuca, tórax, abdome e pelve. Identificamos **7 vértebras cervicais, 12 torácicas, 5 lombares, 5 sacrais** e **4 coccígeas**. As vértebras sacrais são fundidas em uma peça única, o **sacro**, parte da pelve, que se articula com os ossos do quadril. **As vértebras coccígeas são rudimentares no homem e não têm a importância que lhes é conferida nas espécies caudadas. Por ser um suporte de peso, a parte anterior das vértebras, corpo vertebral, aumenta de volume da porção cervical à lombar, uma vez que as vértebras inferiores têm sobrecarga de peso, quando comparadas com as vértebras superiores.**

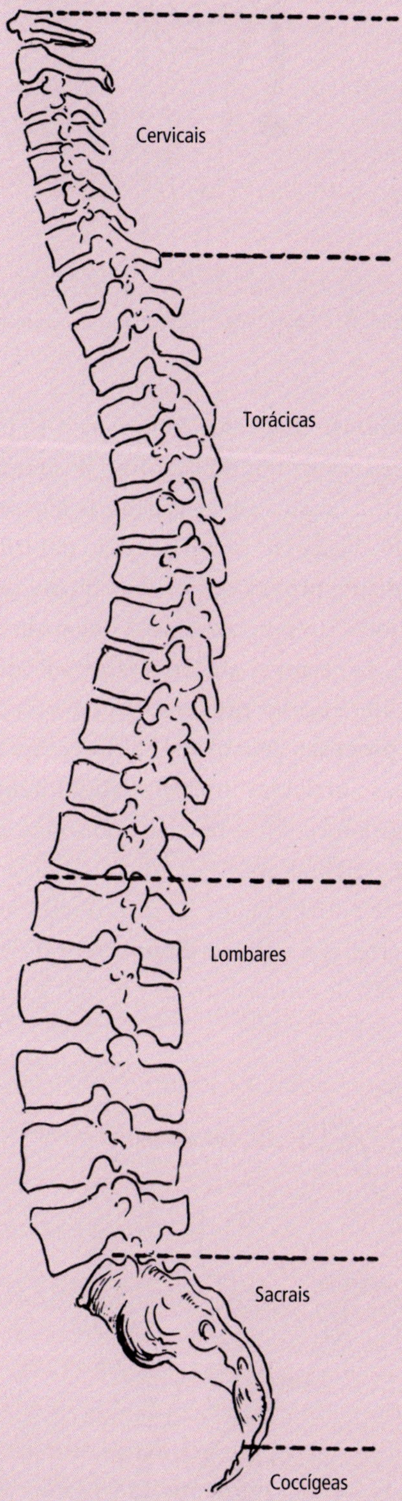

Figura 19.23 Coluna vertebral.

- Apresenta, entre os corpos vertebrais, um **disco intervertebral**, fibrocartilaginoso, depressível, capaz de absorver os aumentos de pressão numa súbita sobrecarga da coluna e conferir mobilidade entre vértebras adjacentes.
- Apresenta **curvaturas** no sentido anteroposterior, indispensáveis para a manutenção do equilíbrio e da postura ereta.

Antes do nascimento, a coluna vertebral acompanha a forma da parede da cavidade uterina, de modo que **está fletida em uma curva suave e contínua de concavidade anterior** (Figura 19.24A), **denominada curvatura primária da coluna vertebral.** Entretanto, a extremidade superior dessa curvatura retifica-se quando a criança se torna capaz de erguer a cabeça e, depois, a manutenção ereta da cabeça e sua movimentação pela musculatura do pescoço **invertem a curvatura primária na região cervical, cuja concavidade passa a ser posterior** (Figura 19.24B). O mesmo ocorre na região lombar da coluna, em adaptação às forças de carga e à locomoção, assim que a criança começa a levantar-se e andar. Assim, também o **segmento lombar da coluna do adulto é côncavo para trás** (Figura 19.24C). **Desse modo, duas curvaturas, a torácica e a sacral, mantêm a direção da curvatura primária do feto e constituem as curvaturas primárias da coluna vertebral, enquanto as curvaturas cervical e lombar apresentam sentido inverso daquelas e constituem as curvaturas secundárias (ou compensatórias) da coluna vertebral.** As convexidades cervical e lombar se prolongam suavemente com a cavidade torácica, mas a passagem da curvatura lombar para a sacral é abrupta. A sequência dessas curvaturas é essencial para que a coluna possa suportar compressão no sentido longitudinal (axial) sem prejudicar a postura ereta. **Entretanto, o exagero nessas curvaturas pode estar associado a uma situação patológica.** Assim, o aumento ou curvatura torácica denomina-se **cifose; lordose** é o aumento da curvatura lombar. Não há curvaturas laterais na coluna, mas elas podem ser criadas pelo desvio lateral de algumas vértebras, caracterizando a **escoliose** (veja Vídeo 19.1 disponível no QrCode ao final do capítulo), causa de deformação e de desequilíbrio motor.

A rotação dos **corpos vertebrais na coluna**, além de promover desvio desta no plano lateral, também provoca

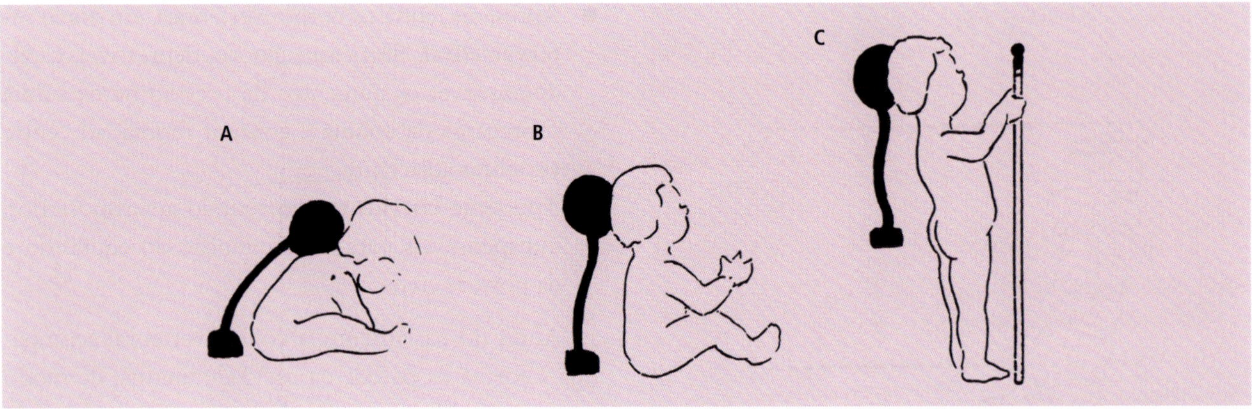

Figura 19.24 Curvaturas da coluna vertebral. **A** – Curvatura primária da coluna vertebral. **B** – Aparecimento da curvatura cervical. **C** – Aparecimento da curvatura lombar.

rotação dos arcos costais causando a chamada **gibosidade torácica**. Caso ocorra luxação de um **corpo vertebral lombar**, pode-se observar, ao exame físico, um afundamento ao se palparem os processos espinhos adjacentes.

Estrutura geral das vértebras

Embora existam características particulares para as vértebras de cada uma das porções da coluna, todas elas têm uma estrutura básica comum. Assim, cada vértebra está constituída por um anel ósseo que circunda um forame, o **forame vertebral**, o qual pode ser considerado um segmento do **canal vertebral**, onde se aloja a medula espinal (Figura 19.25). A parte anterior do anel é o **corpo vertebral**, cilindroide e com superfícies superior e inferior planas. A parte posterior do anel, denominado **arco vertebral**, consiste num par de **pedículos** e num par de **lâminas**. Os pedículos projetam-se posteriormente da parte superior do contorno posterior do corpo vertebral e unem-se com as lâminas que se fundem no plano mediano. No ponto de fusão das lâminas, no plano mediano, projeta-se posteriormente o **processo espinhoso**; no ponto de fusão dos pedículos com as lâminas, projetam-se três processos adicionais com direções diferentes: **o processo transverso, lateralmente; o processo articular superior, cranialmente, e o processo articular inferior, caudalmente**. Esses dois últimos processos apresentam uma **face articular**. Na coluna vertebral, essas faces de vértebras adjacentes encaixam-se perfeitamente. As quatro faces articulares de cada vértebra e o **disco intervertebral** constituem o mecanismo de articulação de vértebras adjacentes.

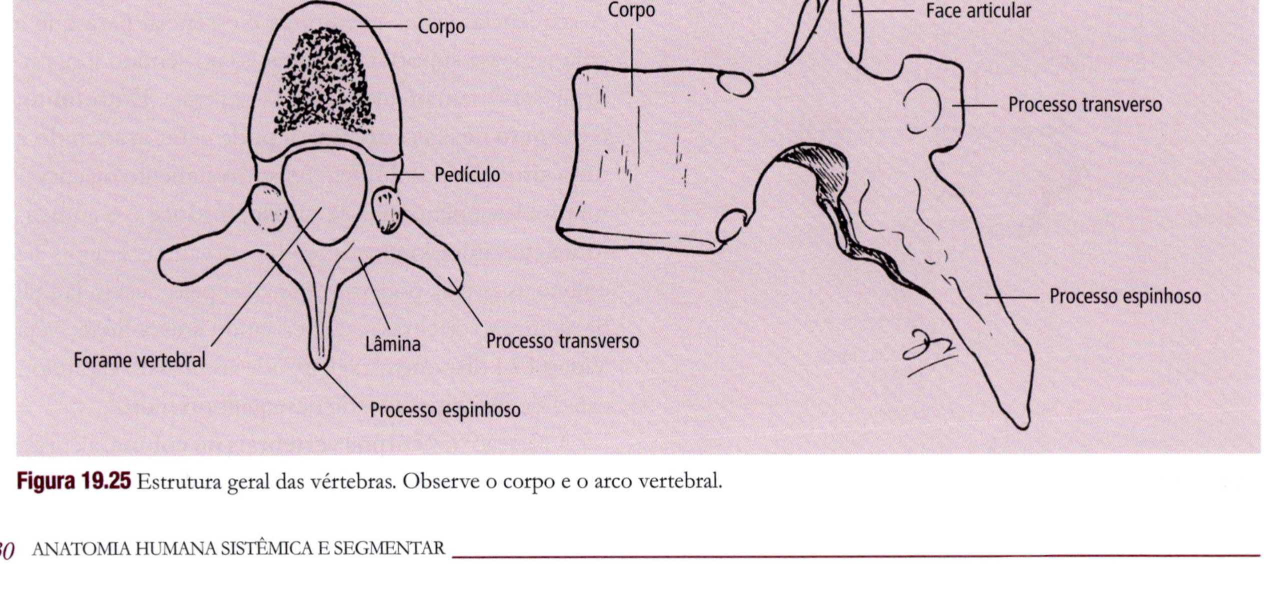

Figura 19.25 Estrutura geral das vértebras. Observe o corpo e o arco vertebral.

As faces superior e inferior do pedículo apresentam uma denteação, as **incisuras vertebrais**, superior e inferior. Cada incisura se ajusta com a incisura da vértebra vizinha e forma um **forame intervertebral** (Figura 19.26) **para a passagem do nervo espinal e de vasos.**

Características particulares das vértebras

As vértebras apresentam características próprias, regionais, que distinguem esses grupos vertebrais.

Vértebras cervicais

Das vértebras cervicais, a 1ª e a 2ª vértebras (C I e C II) são consideradas atípicas e denominadas, respectivamente, **atlas** e **áxis**. As quatro seguintes são consideradas típicas, como a 7ª, embora esta apresente algumas particularidades que serão mencionadas:

- O **atlas** tem esse nome porque suporta a cabeça, como a figura mitológica carregava o globo terrestre (Figura 19.27). **Ele não apresenta um corpo vertebral** e, assim, é constituído por um anel que circunda um grande **forame vertebral**. Nos ângulos laterais do anel, o osso apresenta **massas laterais**, interligadas pelos **arcos anterior** e **posterior**. Sobre cada massa lateral, apresenta-se a **face articular superior**, que recebe o côndilo occipital do crânio. O processo transverso projeta-se lateralmente e apresenta um **forame transversário, para a passagem da artéria vertebral em seu trajeto para o crânio**. Medialmente à face articular superior, pode ser identificada uma projeção óssea **para a inserção do ligamento transverso do atlas**. O arco anterior fecha o anel no plano mediano e apresenta, nesse local, na sua face posterior, uma faceta articular para o dente do áxis, a **fóvea do dente**, e, na face anterior, o **tubérculo anterior**. O arco posterior apresenta, no plano mediano, o **tubérculo posterior**, vestígio do processo espinhoso. Finalmente, na face inferior de cada massa lateral há uma **face articular inferior para a face superior da vértebra subjacente**.
- O **áxis** (Figura 19.28) tem esse nome por servir de eixo para a rotação do atlas com o crânio. A superfície superior do corpo vertebral projeta-se no **dente do áxis**, com o qual se articula a face posterior do arco anterior do atlas. As **faces articulares superiores** situam-se de cada lado do dente. Sobre elas, giram as faces inferiores do atlas. O **ligamento transverso do atlas** mantém a estabilidade da articulação do dente do áxis com a fóvea do arco anterior do atlas, posicionado entre os tubérculos das massas laterais da primeira vértebra cervical (Figura 19.29). **Ao contrário do atlas, o áxis tem um processo espinhoso que é bifurcado, como ocorre nas vértebras cervicais típicas.**

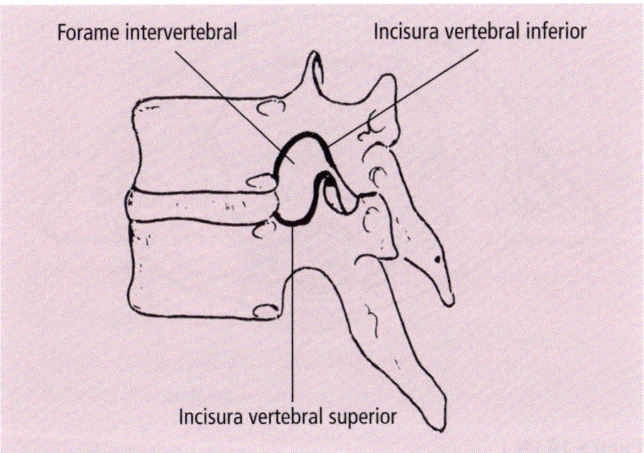

Figura 19.26 Observe a formação do forame intervertebral.

As outras **vértebras cervicais** apresentam as seguintes características particulares (Figura 19.30):

- **Forame vertebral** é de formato triangular.
- Os processos transversos apresentam o **forame transversário, para passagem da artéria vertebral**, e que termina em dois **tubérculos**, **anterior** e **posterior**. O tubérculo anterior de C6 é de maior tamanho e denomina-se **tubérculo carótico, porque a artéria carótida comum pela proximidade com a artéria carótica comum.**
- Os processos espinhosos são curtos, **bifurcados** e pouco inclinados em relação ao plano dos corpos vertebrais.
- As faces articulares dos processos articulares **situam-se mais horizontal do que verticalmente.**

A **7ª vértebra cervical**, embora tenha as características das vértebras típicas, tem alguns aspectos particulares: o forame transversário pode não existir e, caso contrário, dá passagem a pequenas veias e só raramente à artéria vertebral; o processo espinhoso é longo e não bifurcado, facilmente palpável, principalmente quando se flete a cabeça, e termina em um tubérculo que **dá inserção ao ligamento nucal**. Por isso, a 7ª vértebra cervical é conhecida como **vértebra proeminente**.

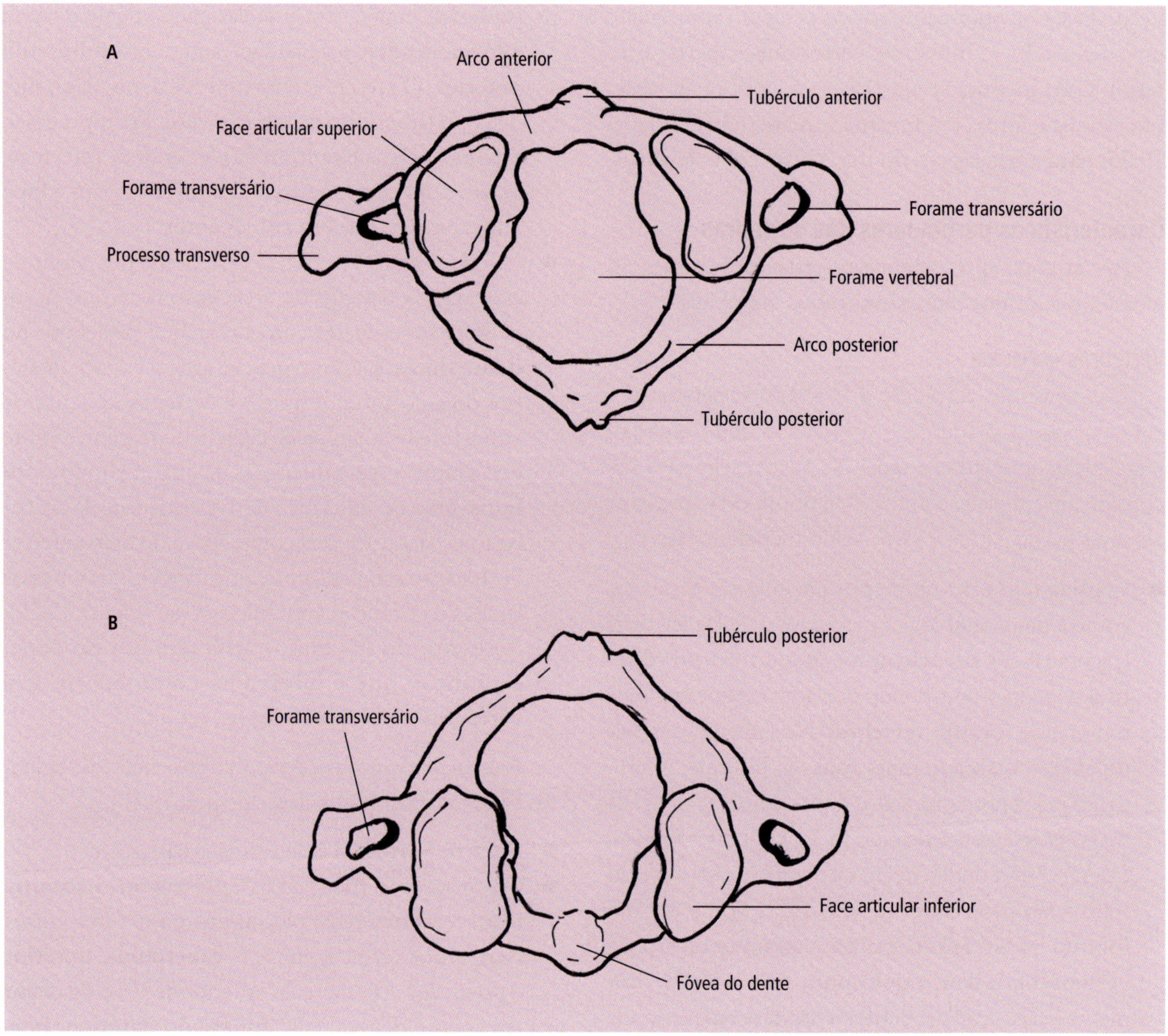

Figura 19.27 Atlas, 1ª vértebra cervical. **A** – Vista superior. **B** – Vista inferior.

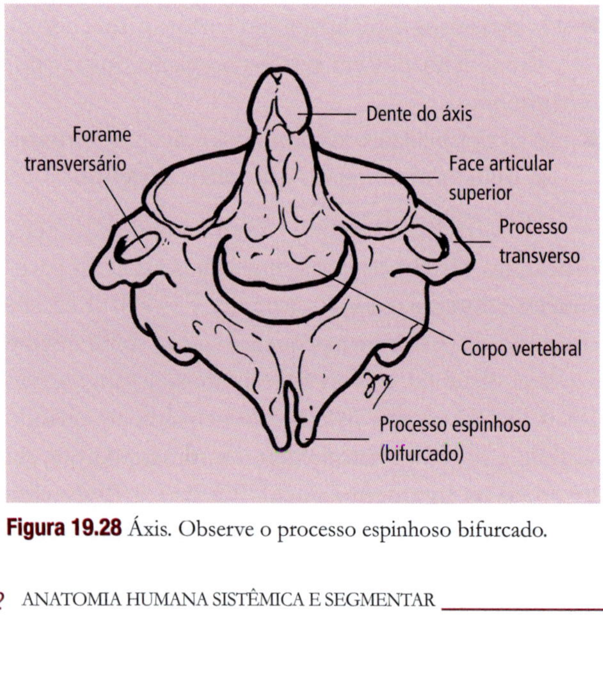

Figura 19.28 Áxis. Observe o processo espinhoso bifurcado.

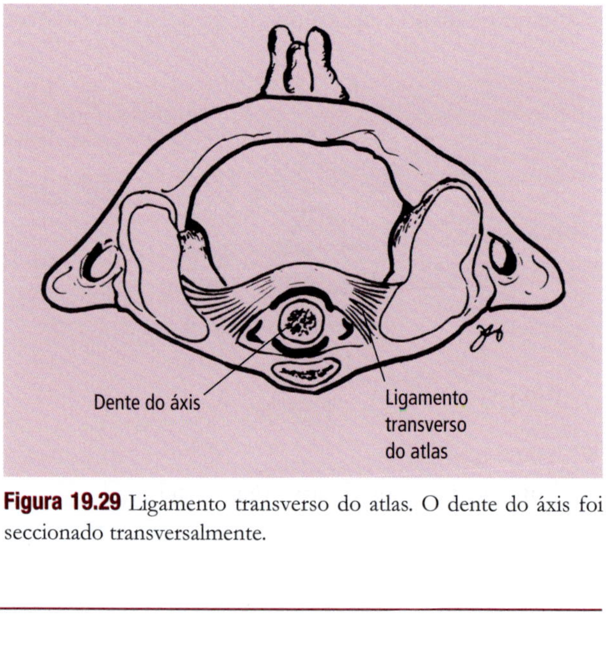

Figura 19.29 Ligamento transverso do atlas. O dente do áxis foi seccionado transversalmente.

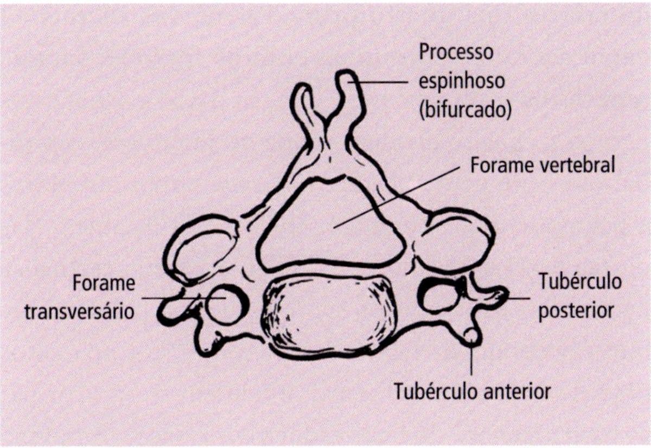

Figura 19.30 Vértebra cervical típica.

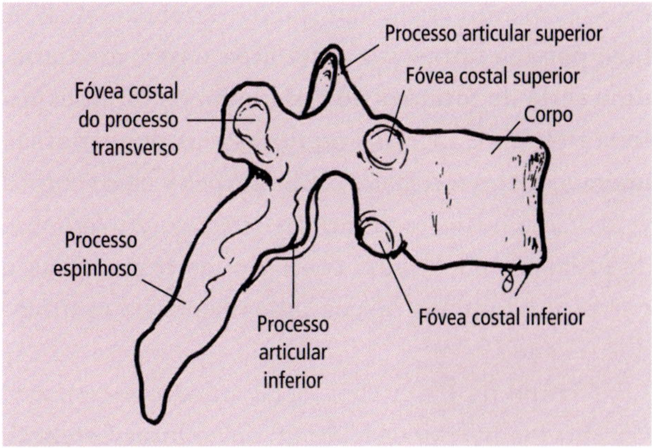

Figura 19.31 Vértebra torácica típica.

Vértebras torácicas

Embora as vértebras T I, T IX, T X, T XI e T XII possam apresentar alguns elementos que as distinguem das demais vértebras torácicas, essas diferenças não são de grande importância. É evidente que a 1ª vértebra torácica tende a se assemelhar à última cervical, assim como as últimas torácicas podem apresentar alguns aspectos encontrados nas vértebras lombares. Para efeitos práticos, entretanto, serão assinaladas aqui apenas as particularidades que são próprias das vértebras torácicas (Figura 19.31):

- Elas se **articulam com as costelas** que também se articulam com o corpo vertebral e com o processo transverso. Por isso, o corpo da vértebra apresenta uma **fóvea costal superior**, oval, situada na emergência do pedículo, e pode apresentar uma **fóvea costal inferior**, pois a cabeça da costela pode ultrapassar o corpo vertebral da vértebra subjacente e alcançar o corpo suprajacente. Por sua vez, o processo transverso apresenta a **fóvea costal do processo transverso** para se articular com o **tubérculo da costela**.
- **Processos espinhosos são muito inclinados em relação ao plano do corpo da vértebra**.
- **Corpos vertebrais** têm um volume intermediário entre o das vértebras cervicais e o das lombares.
- **Faces articulares situam-se principalmente em um plano frontal**.

Vértebras lombares

Entre as particularidades das vértebras lombares, devem ser assinaladas as seguintes (Figura 19.32):

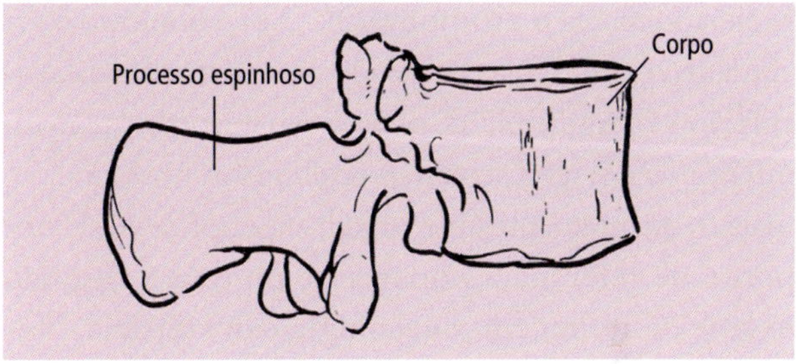

Figura 19.32 Vértebra lombar típica.

- **São as vértebras mais volumosas da coluna vertebral**, com corpo reniforme (em forma de rim).
- **Os processos espinhosos são curtos e quadriláteros**, situando-se no mesmo plano horizontal dos corpos vertebrais.
- **Não apresentam fóveas costais e forame transversário.**
- As **faces articulares estão situadas em plano anteroposterior**, de modo que se articulam quase em plano sagital.

Sacro e cóccix

No adulto, o sacro é formado pela fusão de cinco vértebras sacrais que diminuem de tamanho no sentido craniocaudal. Desse modo, é um osso triangular e recurvado, de base superior e ápice inferior, com concavidade anterior (Figura 19.33). Situa-se como uma cunha entre os ossos do quadril e fecha, posteriormente, o cíngulo do membro inferior. Apresenta uma **base**, um **ápice**, **parte lateral** e **faces**, **pélvica** e **dorsal**. Na base (Figura 19.34), está a abertura do **canal sacral** (que corresponde ao canal vertebral) circundado pelo corpo e arco vertebral da 1ª vértebra sacral, semelhante, na forma e nos elementos estruturais, a uma vértebra lombar. **A face pélvica apresenta uma área óssea mediana, uma série de forames de cada lado, os forames intervertebrais e sacrais anteriores e as duas massas laterais.** A área mediana é composta pelos cinco corpos vertebrais fundidos; o primeiro é o mais nítido. As linhas de fusão são conhecidas como **linhas transversas e correspondem aos discos intervertebrais ossificados** (Figura 19.33).

O corpo da 1ª vértebra sacral articula-se com a 5ª vértebra lombar por meio de um **disco intervertebral**. Na margem superior do contorno anterior do corpo da 1ª vértebra sacral (SI), no plano mediano, um ponto mais projetado marca o **promontório**. O promontório é, na verdade, o ponto mais projetado anteriormente da articulação lombossacral. Ele pode estar situado na margem inferior de LV, no disco intervertebral lombossacral ou, mais frequentemente, na margem superior de SI. **É um ponto de referência importante no toque vaginal, exame de rotina em ginecologia e obstetrícia.** Nos extremos das linhas transversas, situam-se os **forames sacrais anteriores, por onde emergem os ramos anteriores dos quatro primeiros nervos sacrais. O canal sacral se comunica com os forames sacrais anteriores e posteriores** (Figuras. 19.34 e 19.35). Os nervos sacrais se dividem, ainda no interior de um túnel ósseo de comunicação, nos seus ramos anteriores e posteriores que emergem então pelos forames. Nas outras regiões da coluna, a divisão do nervo espinal se faz imediatamente após sua emergência pelo forame intervertebral. Lateralmente, cinco robustos processos ósseos contornam os forames e fundem-se para formar as partes laterais, direita e esquerda, do sacro. A porção mais superior das partes laterais, correspondente ao corpo de S I, expande-se para ambos os lados e constitui as **asas do sacro** (Figura 19.34).

A **face dorsal do sacro** é cheia de relevos e convexa, enquanto a **pélvica** é lisa e côncava (Figura 19.35). A fusão das peças sacrais esconde o canal sacral, mas ele é visível no extremo inferior como uma abertura triangular, o **hiato sacral**, pois não há fusão das 4ª e 5ª lâminas sacrais. O hiato é o término do canal sacral e, no vivo, é ocluído por uma membrana fibrosa. No plano mediano, está a **crista sacral mediana**,

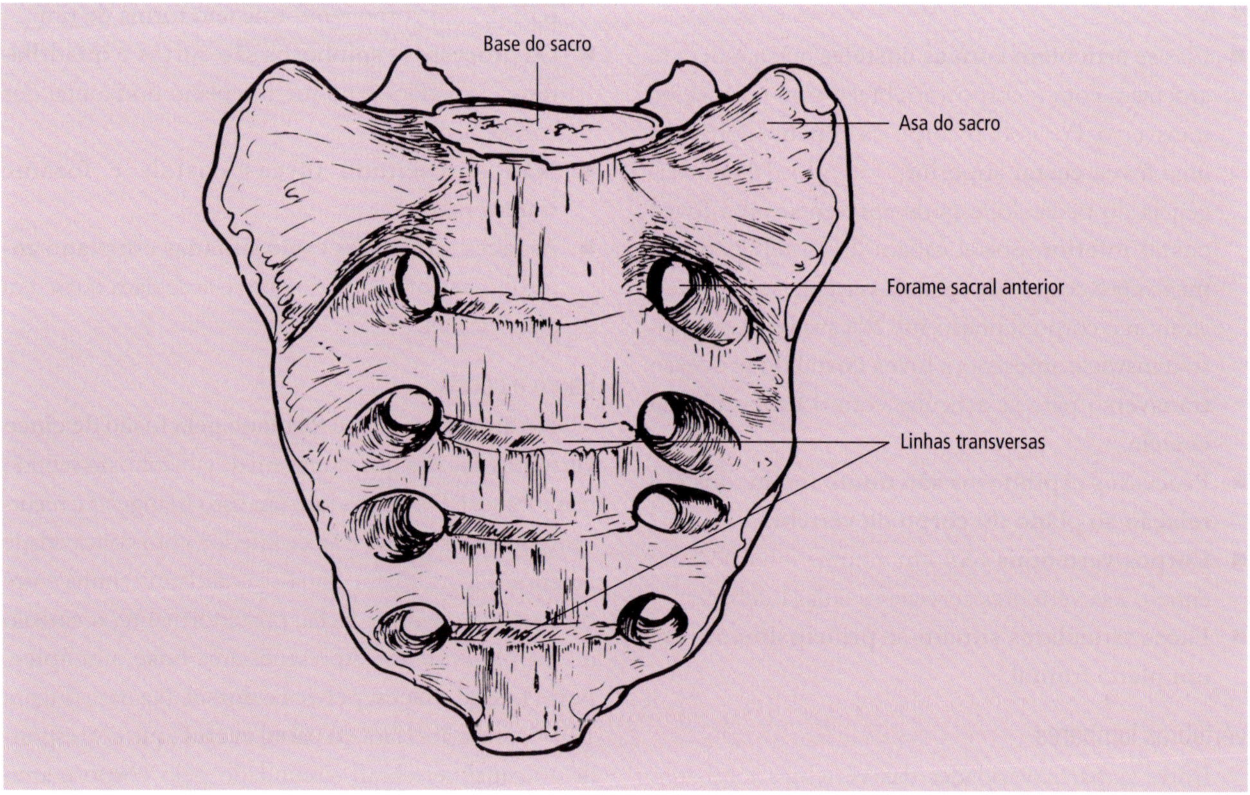

Figura 19.33 Sacro em vista anterior.

resultante da fusão de processos espinhosos reduzidos a quatro tubérculos espinhosos (o hiato sacral ocupa o lugar do 5º). De cada lado da crista sacral mediana, há uma **crista sacral medial**, produto da fusão dos processos articulares. Essa crista apresenta pequenos **tubérculos articulares** e lateralmente aos quais se situam os **forames sacrais posteriores**, por onde emergem os ramos posteriores dos quatro primeiros nervos sacrais (o 5º sai pelo hiato sacral). Lateralmente aos forames, pode-se identificar uma 3ª crista, a **crista sacral lateral**. Na parte mais cranial da face posterior, que corresponde à 1ª vértebra sacral, estão presentes os proeminentes **processos articulares** que se articulam com os processos articulares inferiores da 5ª vértebra lombar.

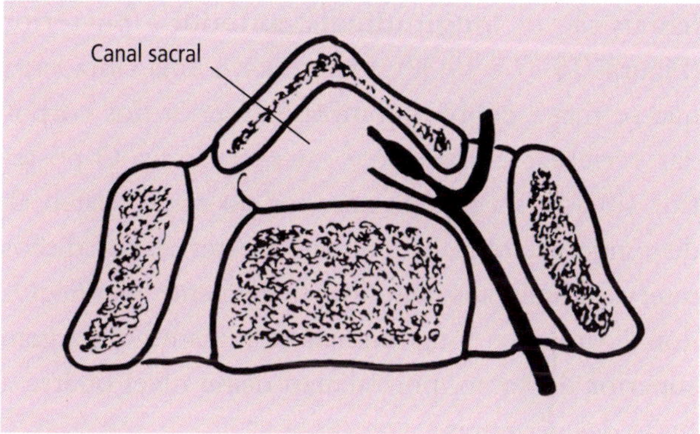

Figura 19.34 Sacro em vista superior e corte transversal.

A **face lateral do sacro** é alargada até o nível de SIII, mas se estreita consideravelmente em direção caudal para se converter, inferiormente, em uma margem única. A porção alargada é áspera no seu terço dorsal, mas apresenta uma face articular nos dois terços pélvicos, a **face auricular** (pois tem forma de orelha), para articular com o ílio na articulação sacroilíaca.

O **cóccix** deriva da fusão de três ou quatro peças coccígeas, constituindo um osso irregular, afilado, que representa o vestígio da cauda no extremo inferior da coluna vertebral. Articula-se com o sacro por meio de um disco intervertebral bem rudimentar.

Articulações intervertebrais

As vértebras articulam-se entre si de modo a conferir resistência, mas também flexibilidade à coluna, qualidades necessárias para o suporte do peso, para a movimentação do tronco e para o ajuste de posição indispensável para o equilíbrio e a postura. As articulações entre as vértebras envolvem os corpos vertebrais, através do **disco intervertebral** e os processos articulares dos arcos vertebrais. Ligamentos e músculos são auxiliares na manutenção do alinhamento das vértebras.

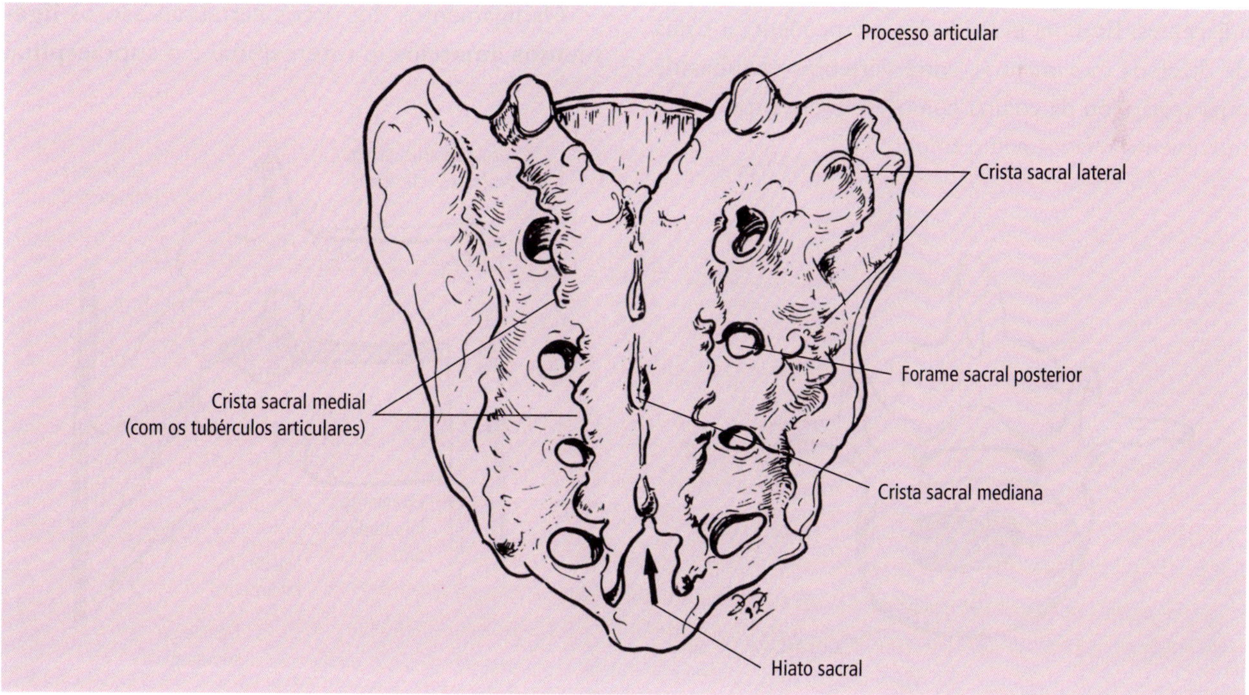

Figura 19.35 Sacro em vista posterior.

Articulações dos corpos vertebrais (sínfises)

Os **discos intervertebrais** situam-se entre os corpos das vértebras, promovendo união, alinhamento e certa mobilidade de vértebras vizinhas. São coxins compressíveis de fibrocartilagem que absorvem as forças musculares, gravidade e cargas que, de outro modo, tenderiam a esmagar uma vértebra contra outra. Cada disco apresenta (Figura 19.36) duas partes: uma periférica, o **anel fibroso**, constituído por anéis concêntricos fibrosos, que circundam uma parte central (um pouco deslocada posteriormente), o **núcleo pulposo**, mais cartilaginoso do que fibroso, mas suficientemente compressível para atuar como amortecedor das forças de compressão.

Durante a vida, o núcleo pulposo vai se tornando mais rígido em virtude da redução do teor de água no núcleo pulposo. O núcleo pulposo é mantido em posição pelo anel fibroso e pela pressão das vértebras. **Por essa razão, nas lesões do anel fibroso, o núcleo pulposo pode herniar seja para o exterior (canal vertebral, principalmente), seja para o interior da substância esponjosa do corpo vertebral. Essa condição patológica é conhecida como "hérnia de disco". Projetando-se no canal vertebral, ele pode comprimir raízes nervosas ou mesmo a medula espinal**. A articulação permite pequenos graus de angulação (movimento de "gangorra") entre corpos vertebrais adjacentes. Embora individualmente pequeno, a soma de diversos movimentos, entre vértebras vizinhas de uma região, ou da coluna como um todo, produz um movimento relativamente amplo.

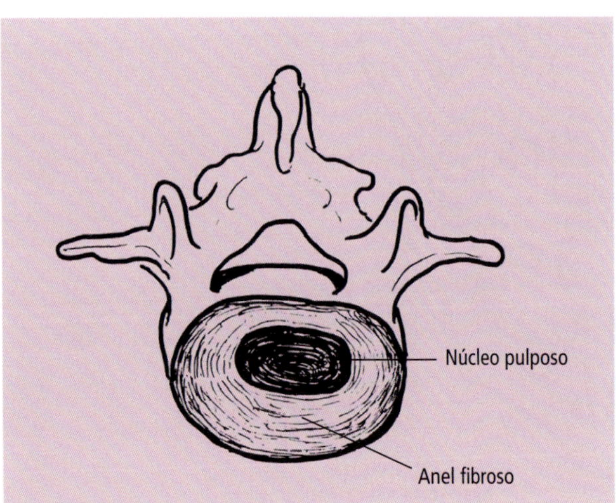

Figura 19.36 Disco intervertebral.

Articulações dos processos articulares

Os processos articulares inferiores de uma vértebra articulam-se com os superiores da vértebra subjacente. São junturas sinoviais planas e a direção do movimento é determinada pela orientação das facetas dos processos articulares. A cápsula dessas articulações é frouxa, não limitando sua mobilidade.

Ligamentos das articulações da coluna vertebral

Diversos ligamentos, relacionados aos corpos vertebrais ou aos arcos vertebrais, unem e mantêm as vértebras em alinhamento.

Ligamentos dos corpos vertebrais

Os ligamentos comuns a todos os discos intervertebrais são os **longitudinais**, **anterior** e **posterior** (Figuras 19.37 e 19.38). O anterior é uma cinta larga que se fixa e cobre o contorno anterior dos corpos das vértebras e dos discos intervertebrais. O posterior situa-se na parede anterior do canal vertebral, dispondo-se sobre o contorno posterior dos discos intervertebrais, aos quais está firmemente aderido. Os dois ligamentos longitudinais terminam na margem superior do sacro, pois abaixo desse nível ocorre a fusão das vértebras.

Ligamentos dos arcos vertebrais

Os ligamentos dos arcos vertebrais são os **ligamentos amarelos**, o **interespinal** e o **supraespinal**

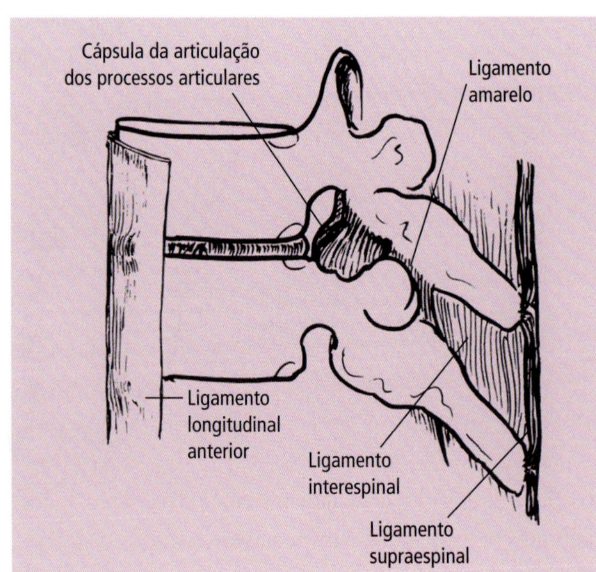

Figura 19.37 Ligamentos dos arcos vertebrais.

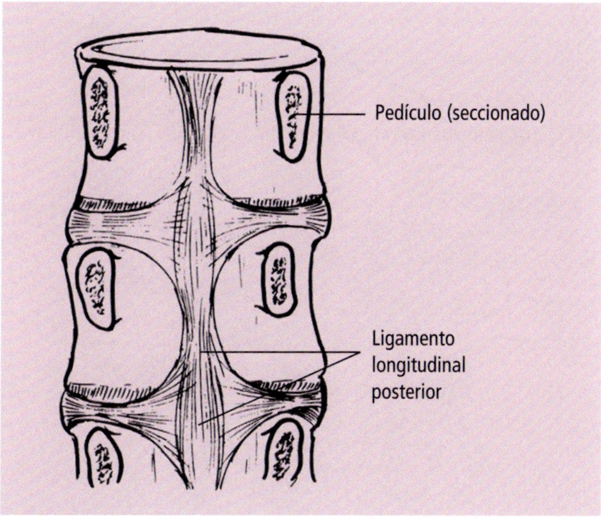

Figura 19.38 Parede anterior do canal vertebral.

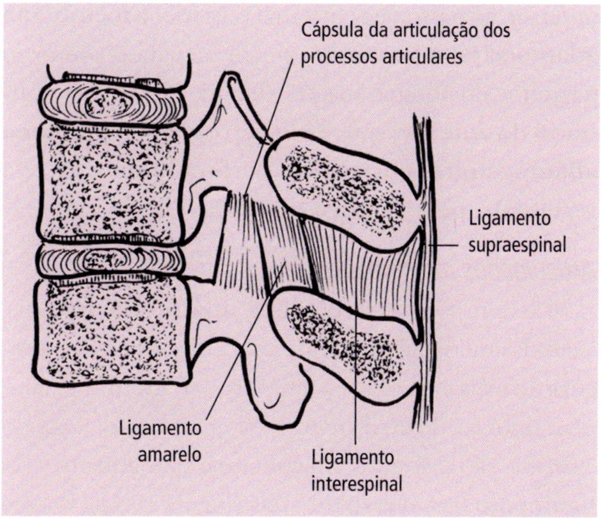

Figura 19.39 Corte sagital mediano de duas vértebras torácicas articuladas.

(Figuras 19.37 e 19.39). Os **ligamentos amarelos** são ricos em fibras elásticas e unem, de cada lado, as lâminas de vértebras adjacentes. **Posteriormente, eles se fundem e são contínuos com o ligamento interespinal, que se estende entre os processos espinhosos adjacentes.** Anteriormente, os ligamentos amarelos se fundem com as cápsulas articulares das articulações intervertebrais. Por sua vez, os ligamentos interespinais também se fundem com os ligamentos que unem os vértices dos processos espinhosos, constituindo o **ligamento supraespinal**, rico em feixes colágenos. Na região cervical, o ligamento supraespinal é reforçado por fibras elásticas e recebe o nome de **ligamento nucal**. É preciso ainda mencionar os **ligamentos intertransversários**, pequenas fitas fibrosas entre os processos transversos das vértebras das regiões torácica e lombar.

Articulações vertebrais especiais

Articulação atlantoccipital

Na **articulação atlantoccipital**, os côndilos do occipital se articulam com as faces articulares superiores do atlas em uma articulação sinovial de tipo condilar, biaxial, **permitindo flexão e extensão da cabeça, bem como inclinações laterais**. Porém, devido à disposição oblíqua dos côndilos nas faces articulares, que se inclinam medialmente, é impossível a rotação do crânio sobre o atlas. O espaço entre o arco anterior do atlas e o crânio é fechado pela **membrana atlantoccipital**

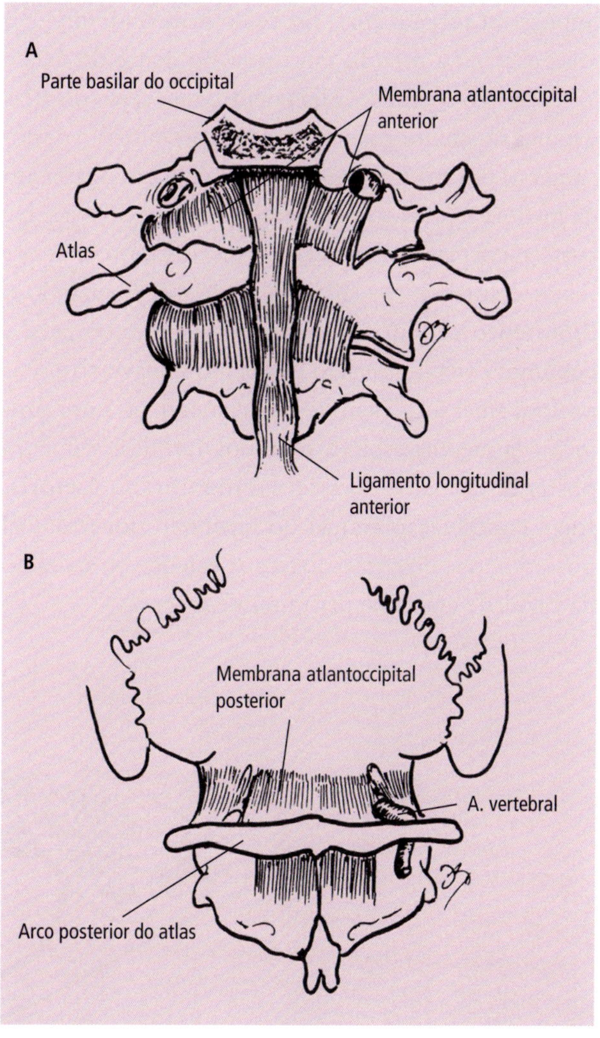

Figura 19.40 Articulação atlantoccipital. **A** – Vista anterior. **B** – Vista posterior.

anterior, ao passo que o do arco posterior à **membrana atlantoccipital posterior** estende-se para o contorno posterior do forame magno (Figura 19.40). **Ao contrário da anterior, que é ininterrupta, a membrana atlantoccipital posterior é perfurada pela artéria vertebral e pelo 1º nervo cervical.**

Articulações atlantoaxiais

Existem três **articulações atlantoaxiais**, pois, além das duas sinoviais, **laterais**, entre as faces contíguas do atlas e do áxis, há uma terceira, **mediana**, também sinovial, do arco anterior do atlas com o dente do áxis, que são mantidos em contato e alinhamento pelo **ligamento transverso do atlas** (Figura 19.41). O arco anterior do atlas roda em torno do pivô representado pelo dente do áxis, com o ligamento transverso do atlas completando o anel. Desse modo, a rotação do crânio, impossível sobre o atlas, faz-se de maneira indireta: o atlas executa a rotação em torno do dente do áxis e leva consigo o crânio. O ligamento transverso do atlas é muito resistente, pois sua ruptura permitiria o deslocamento posterior do dente do áxis e o esmagamento da medula espinal contra o arco posterior do atlas. Da parte mediana do ligamento transverso, projetam-se feixes craniais e caudais (Figura 19.42) formando o **ligamento cruciforme** (em forma de cruz) para o conjunto constituído pelo ligamento transverso e seus prolongamentos. Além desse ligamento, a única proteção da medula espinal, num possível deslocamento posterior do dente do áxis, é a **membrana tectória**, frágil continuação cranial do ligamento longitudinal posterior, que do corpo do áxis se estende ao assoalho da cavidade craniana, pelo forame magno.

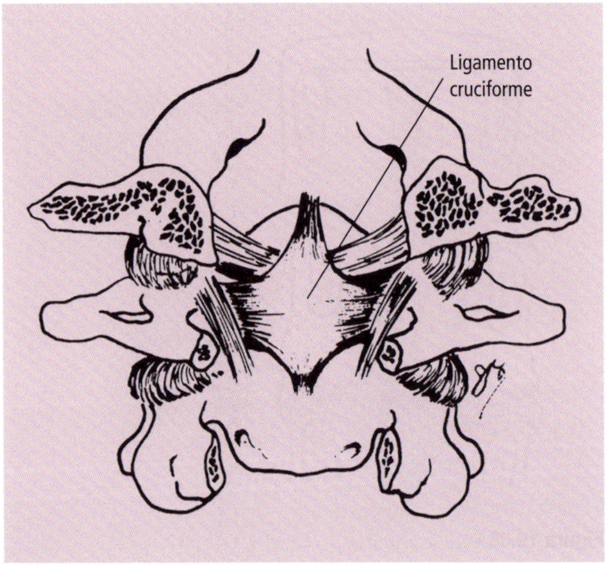

Figura 19.42 Ligamento cruciforme.

A **articulação sacroilíaca** foi descrita no Capítulo 17 – Membro Inferior, e as **articulações costovertebrais** serão descritas no Capítulo 21 – Tórax.

Na **subluxação rotatório atlantoaxial em crianças** (denominada **síndrome de Grisel**), observa-se uma rotação típica da cabeça com contratura dos músculos esternocleidomastóideos.

Movimentos da coluna vertebral

Por um lado, os movimentos da coluna são, em geral, o somatório de pequenos movimentos de vértebras adjacentes, resultando em ampla da mobilidade da coluna como um todo. Por outro lado, deve-se ressaltar que esses movimentos são mais livres nas junções entre vértebras de uma região e outra, como na lombosssacral e na toracolombar.

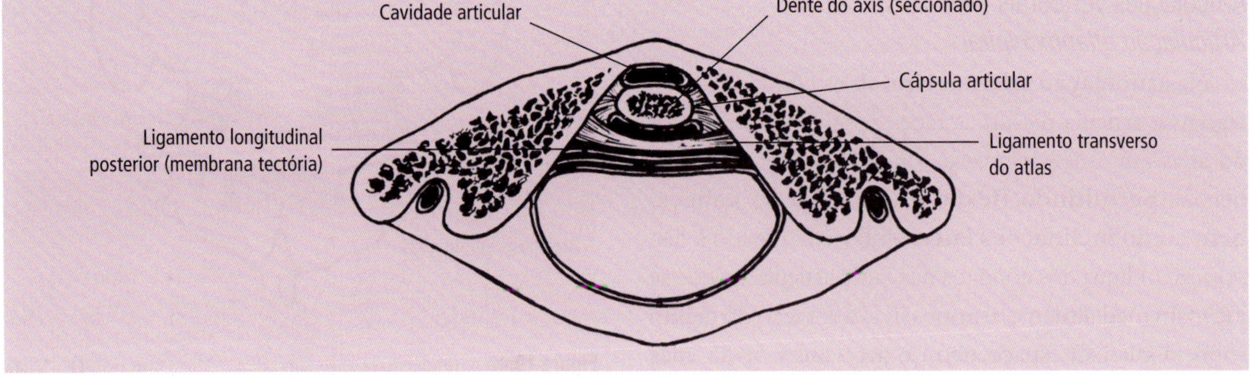

Figura 19.41 Articulações atlantoaxiais.

- Na **flexão**, a coluna curva-se anteriormente. Em virtude da presença das costelas, ela é reduzida no segmento torácico da coluna, mas ampla nas regiões cervical e lombar, **especialmente na junção lombossacral**, onde a articulação entre os processos articulares dispõe-se no sentido sagital.
- Na **extensão**, a coluna curva-se posteriormente. Seria uma flexão posterior. Ela é também reduzida na região torácica, **onde a grande inclinação dos processos espinhosos bloqueia esse movimento**, mas ampla nas regiões cervical e lombar e principalmente na junção lombossacral.
- A **flexão lateral da coluna** pode ser direita ou esquerda. É o mais limitado dos movimentos cervicais, mas se amplia quando conjugada com rotação da cabeça. É máxima no segmento lombar da coluna e reduzida no nível torácico.
- A **rotação da coluna resulta da soma de pequenas torções entre vértebras adjacentes, permitidas por seus discos intervertebrais e pela natureza das respectivas articulações sinoviais.** Em movimentos combinados, a rotação é ampliada. Assim, no segmento cervical, ela é máxima, quando combinada com a flexão lateral. Existe na região torácica, mas é mínima na lombar. **Nas torções do tronco, deve-se levar em conta que boa parte se deve a movimentos do quadril e não só da coluna.**

PARTES MOLES DO DORSO

Pele e tela subcutânea

A pele da nuca, superiormente, tem as características da pele do couro cabeludo. Inferiormente, é mais delgada e móvel, sendo pilosa, abundante em glândulas sebáceas e, portanto, **sede frequente de abscessos.** O restante do dorso apresenta a pele espessa, mobilizável lateralmente e fixa medianamente. A tela subcutânea do dorso é densa medianamente e mais frouxa lateralmente. A nuca e a região lombar são locais de acúmulo de tecido adiposo, em especial nos indivíduos obesos. Somente na porção mais superior da nuca é que esse padrão se altera, assemelhando-se ao do couro cabeludo.

Fáscia

A fáscia do dorso prende-se, no plano mediano, aos processos espinhosos das vértebras, aos ligamentos supraespinais e ao ligamento nucal. Estende-se lateralmente para envolver os músculos do dorso e é contínua com a fáscia do pescoço, da axila, do tórax e do abdome. Superiormente, ela se fixa na **linha superior da nuca, do osso occipital**, e, inferiormente, na **crista ilíaca**. A fáscia do dorso (**fáscia dorsal**) que reveste a região da nuca é denominada **fáscia da nuca**: o restante dela é a **aponeurose toracolombar.** Essa fáscia (Figura 19.43), de aspecto brilhante e muito resistente, estende-se lateralmente aos processos espinhosos das vértebras. Na região torácica, prende-se nos ângulos das costelas enquanto na região lombar é composta por várias lâminas espessas para envolver músculos da região. A lâmina posterior, muito resistente e brilhante, estende-se lateralmente, a partir dos processos espinhosos, e divide-se para envolver o músculo latíssimo do dorso. Entre este e o músculo oblíquo externo, forma-se um pequeno espaço triangular, o **trígono lombocostal** (Figura 19.43). O ligamento intertransversal da região lombar, que une os processos transversos adjacentes, divide-se e envolve o músculo quadrado do lombo (Figura 19.44) e, assim, constitui as **lâminas**, **média** e **anterior**, da **aponeurose toracolombar**. Essas duas camadas se fundem, na margem lateral do quadrado lombar, com a camada posterior, e formam uma **bainha aponeurótica** comum e resistente, onde se prendem os músculos oblíquo interno e transverso do abdome.

MÚSCULOS DO DORSO

Os músculos do dorso estão dispostos em **grupos anterior** e **posterior.** Os músculos do grupo anterior, **pré-vertebrais**, incluem músculos do pescoço e da parede posterior do abdome. Estes serão descritos nos Capítulos 20 Pescoço e Cabeça e 22 – Abdome. Os do grupo posterior, **pós-vertebrais**, compreendem vários músculos dispostos da seguinte maneira:

- Mais superficialmente, estão o **trapézio** e o **latíssimo do dorso**, descritos no Capítulo 18 – Membro Superior.
- Em posição média estão o **músculo levantador da escápula**, os **músculos romboide maior** e **menor**, e os **músculos serrátil posterior superior** e **serrátil posterior inferior.** Os dois primeiros foram descritos com o membro superior e os últimos serão referidos logo a seguir.

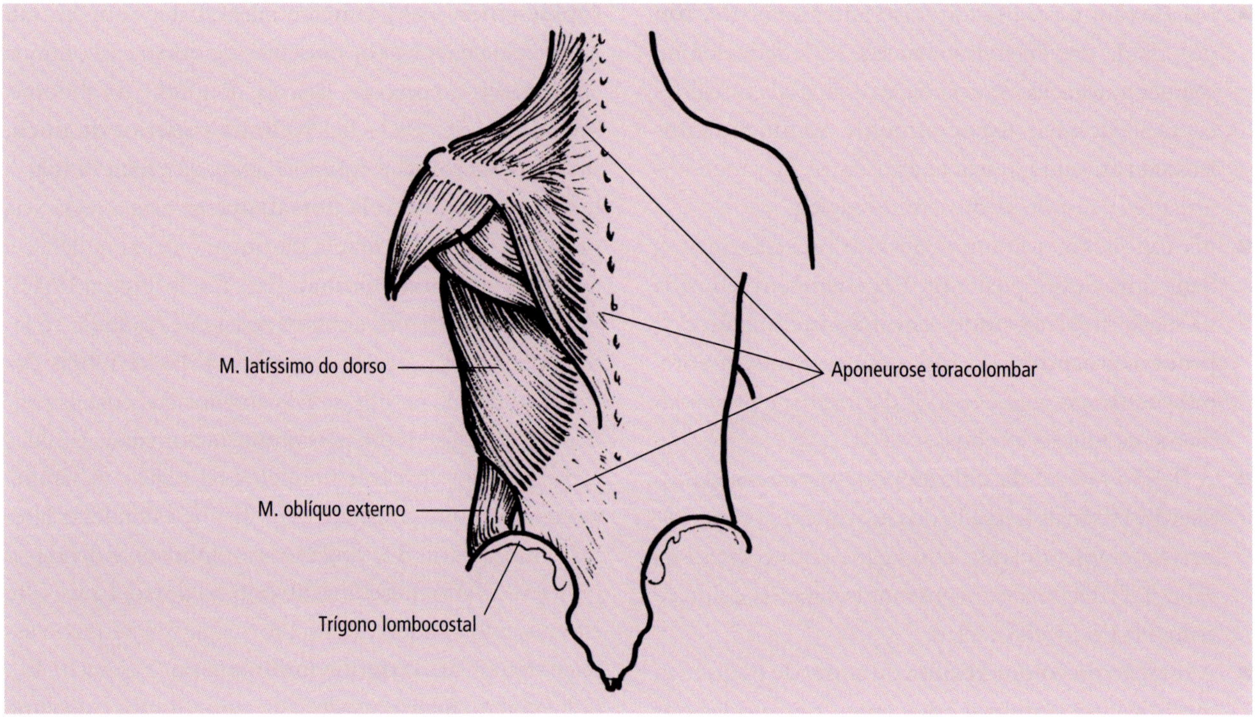

Figura 19.43 Fáscia toracolombar. Observe o trígono lombocostal.

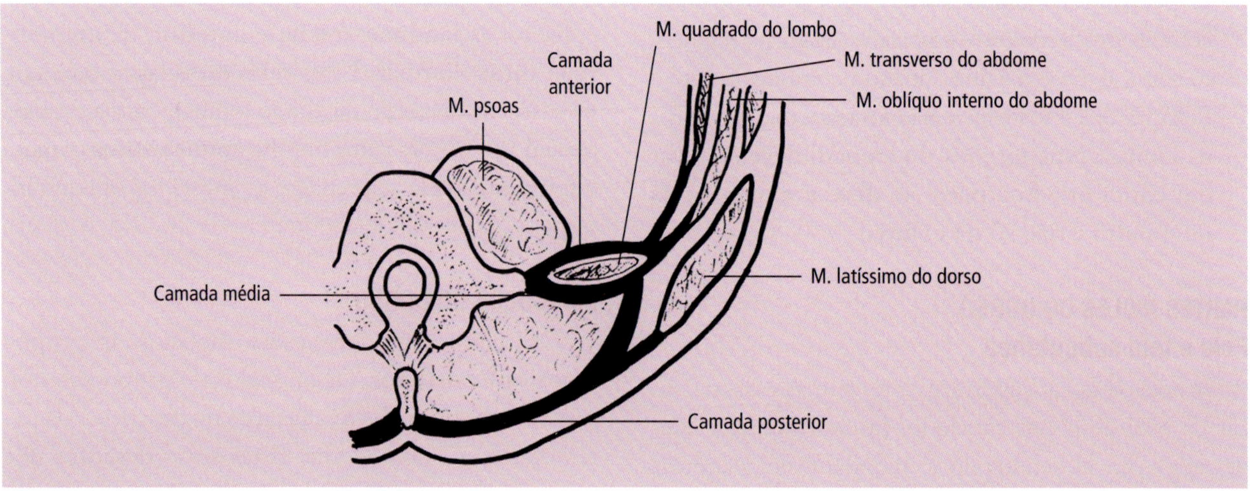

Figura 19.44 Camadas da fáscia toracolombar.

- Mais profundamente, situam-se os músculos do dorso propriamente dito ou **paravertebrais profundos**, inervados pelos ramos posteriores dos nervos espinais. Eles atuam, sobretudo, na coluna vertebral, e serão objeto de descrição nos itens seguintes.

Os **músculos serráteis posteriores** são dois músculos delgados, parcialmente membranosos e de pouca importância funcional. O **serrátil posterior superior**, coberto pelo músculo romboide, estende-se do ligamento nucal e dos processos espinhosos da 7ª vértebra cervical e de várias vértebras torácicas superiores até as costelas (2ª a 5ª). O músculo **serrátil posterior inferior**, coberto pelo latíssimo do dorso, estende-se dos processos espinhosos das vértebras torácicas inferiores para as quatro costelas inferiores.

Músculos paravertebrais profundos

Os músculos paravertebrais, situados mais profundamente, constituem duas grandes massas em

relevo nos lados da coluna vertebral, facilmente palpáveis, e são conhecidos também pela denominação "músculos da goteira vertebral". A massa muscular longitudinal, de cada lado, compõe-se de três camadas de músculos paravertebrais.

Camada profunda

A camada profunda é constituída de (Figura 19.45):

- **Músculos interespinais:** são pouco desenvolvidos na região torácica ou mesmo inexistentes nessa região. Unem os processos espinhosos das regiões cervical e lombar.

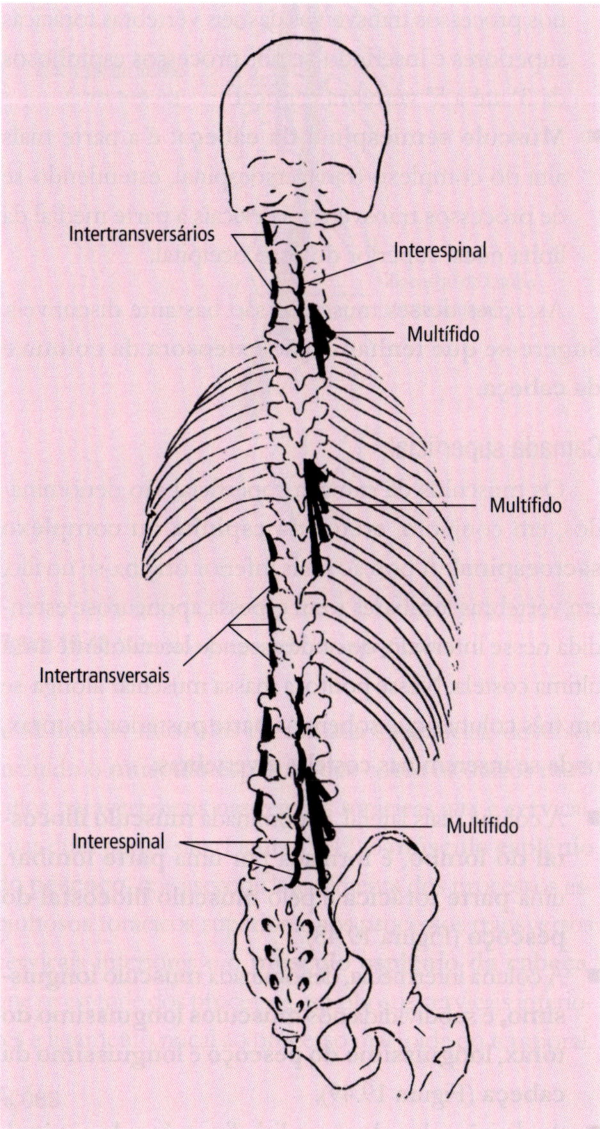

Figura 19.45 Músculos paravertebrais profundos. A ilustração indica os músculos em algumas regiões. O multífido é da camada intermédia.

- **Músculos intertransversários:** que também só existem nas regiões cervical e lombar. Unem os processos transversos adjacentes.
- **Músculos rotadores (Figura 19.46):** se originam nos processos transversos e dirigem-se medial e superiormente para fixarem na lâmina da vértebra suprajacente, são **rotadores curtos**; os músculos que, tendo a mesma origem e trajeto, passam pela vértebra suprajacente e inserem-se na lâmina da 2ª vértebra acima, são **rotadores longos**. Existem nas regiões cervical, torácica e lombar da coluna.
- **Músculos levantadores das costelas (Figura 19.46):** só existem na região torácica. Têm origem nos processos transversos e prendem-se nas costelas subjacentes.

As funções desses músculos são pouco conhecidas. Isso, aliás, ocorre para a maioria dos músculos paravertebrais, principalmente os profundos, e particularmente quanto à coordenação de suas ações. Assim, presume-se que os efeitos de rotação da coluna (rotadores) e de elevação das costelas (levantadores da costela) parecem atribuídos mais à disposição estática de suas fibras do que às análises funcionais. De qualquer modo, **os movimentos realizados por esses músculos são de pequena amplitude e talvez estejam mais envolvidos com a manutenção do alinhamento de vértebras adjacentes**. Deve-se acrescentar que os **músculos suboccipitais**, descritos no Capítulo 20 – Pescoço e Cabeça, e que movem a cabeça, pertencem também ao grupo de músculos paravertebrais profundos.

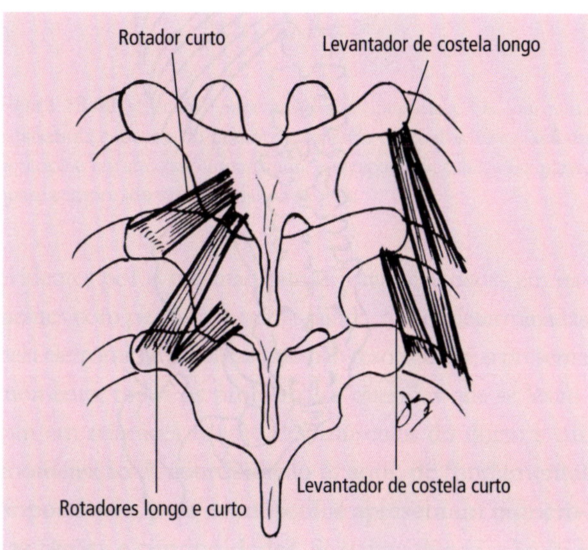

Figura 19.46 Músculos paravertebrais profundos.

envolvidos serão apenas aqueles que agem naqueles segmentos, embora façam parte de um complexo muscular.

De qualquer forma, pode-se dizer que, **quanto mais longitudinal o trajeto de um músculo, tanto mais estará relacionado com a extensão ou flexão da coluna vertebral (ou cabeça) e com a flexão lateral.** O **eretor da espinha, o principal extensor,** é auxiliado pelos suboccipitais, esplênios e semiespinais da cabeça. **Quanto mais oblíquo for o trajeto de um feixe muscular, tanto mais relacionado ele estará com a rotação.** O **músculo multífido é um rotador do tronco.**

VASOS E NERVOS

Artérias

As artérias que irrigam o dorso são descritas, por motivos didáticos, em outros capítulos. Aqui algumas serão apenas mencionadas:

- No pescoço, a irrigação é feita a partir de **ramos musculares da artéria occipital** e de **ramos musculares** e **espinais** das **artérias cervical ascendente, vertebral** e **cervical profunda.** Elas são descritas no Capítulo 20 – Pescoço e Cabeça.
- No tórax e no abdome, a irrigação é feita a partir de **ramos musculares** e **espinais** das **artérias intercostais posteriores, subcostal** e **lombares.** Elas são descritas nos Capítulos 21 – Tórax e 22 – Abdome.
- Na pelve, a irrigação é feita pela **artéria iliolombar** e **ramos sacrais laterais** da **artéria ilíaca interna.** Elas são descritas no Capítulo 23 – Pelve.

Veias

A drenagem venosa do dorso é feita principalmente pelo **plexo venoso vertebral,** uma complexa rede plexiforme de veias, avalvuladas, que estão conectadas superiormente com os seios durais do crânio e, inferiormente, com veias pélvicas. **No tronco e pescoço, o sistema venoso vertebral está em comunicação com os sistemas ázigo e a veia cava superior.** Por suas extensas conexões com outros sistemas venosos, a descrição pormenorizada do sistema venoso vertebral é feita no Capítulo 21 – Tórax.

Além do plexo vertebral, devem ser mencionadas, entre as veias do dorso, o **plexo venoso suboccipital** e as **veias vertebrais, occipital** e **cervical profunda.**

O plexo venoso suboccipital pode ser considerado parte do sistema venoso vertebral e localiza-se no nível do **trígono suboccipital.** Recebe as **veias occipitais do couro cabeludo** e comunica-se com o seio transverso e com as veias vertebrais.

A **veia vertebral** forma-se de dois troncos venosos que se originam de plexos venosos em torno do forame magno. Recebe algumas tributárias do plexo venoso occipital, **penetra no forame transversário do atlas e das vértebras cervicais sucessivas até a 6ª vértebra cervical.** Termina por desembocar na veia braquiocefálica.

A **veia occipital** drena um plexo de veias no couro cabeludo, acompanha a artéria occipital através do trapézio e termina no **plexo venoso suboccipital,** onde se comunica com a veia cervical profunda.

A **veia cervical profunda** inicia na região suboccipital, passa entre os músculos esplênio da cabeça e do pescoço e termina na veia vertebral.

Vasos linfáticos

Os vasos linfáticos que drenam as estruturas profundas do dorso acompanham as veias. Os vasos linfáticos da pele do pescoço drenam para **linfonodos cervicais.** Os do tronco, superiormente ao umbigo, para os **linfonodos axilares subscapulares;** inferiormente ao umbigo os linfáticos drenam para **linfonodos inguinais superficiais.**

Nervos

A inervação do dorso é feita por **ramos meníngeos e pelos ramos posteriores dos nervos espinais.**

Os **ramos meníngeos** originam-se dos nervos espinais e entram novamente no canal vertebral para inervar, com fibras vasomotoras e sensitivas, a dura-máter, o ligamento longitudinal posterior, o periósteo e os vasos sanguíneos epidurais e interósseos. Os ramos meníngeos dos três primeiros nervos cervicais, com trajeto ascendente, atravessam o forame magno e inervam a dura-máter na fossa posterior do crânio.

Os **ramos posteriores dos nervos espinais** inervam músculos, ossos, articulações e pele do dorso. Apresentam fibras motoras, sensitivas e simpáticas. A maior parte dos ramos posteriores divide-se em ramos medial e lateral e cada um desses apresenta um trajeto descendente à medida que se dirige posteriormente. Cada um se anastomosa com os nervos suprajacente e infrajacente, formando um verdadeiro plexo na musculatura do dorso.

CASO CLÍNICO

Paciente feminino, 34 anos, sofreu trauma motocicleta *versus* automóvel há 30 minutos. Dá entrada no pronto atendimento imobilizada em prancha rígida com colar cervical. Após atendimento inicial, é constatado, nos exames de imagem, fratura de uma estrutura óssea na fossa craniana anterior. Com base em seu conhecimento sobre o assunto, responda:

1. Caso o paciente tenha alteração do olfato, qual foi provavelmente a estrutura óssea acometida?
   a. Crista esfenoidal
   b. Asa menor do esfenoide
   c. Sesamoide medial do hálux
   d. Lâmina cribriforme
2. Se observada a perda da curvatura característica da "maçã do rosto", qual foi provavelmente a estrutura óssea acometida?
   a. Zigomático
   b. Processo conoide da mandíbula
   c. Asa maior do esfenoide
   d. Mandíbula

MATERIAL COMPLEMENTAR

Escaneie o QrCode para visualizar o vídeo.

Vídeo 19.1

- **Teste de Adams – escoliose:** "com o paciente em pé, peça para que ele flexione a coluna vertebral, tentando encostar os dedos no chão. Em seguida, peça ao paciente para retornar, devagar, à posição ortostática. Compare os dois lados da lombar enquanto o paciente faz o retorno. Assimetrias podem ser sinal de escoliose".

RESPOSTAS DO CASO CLÍNICO

1) d; 2) a

20 Pescoço e Cabeça

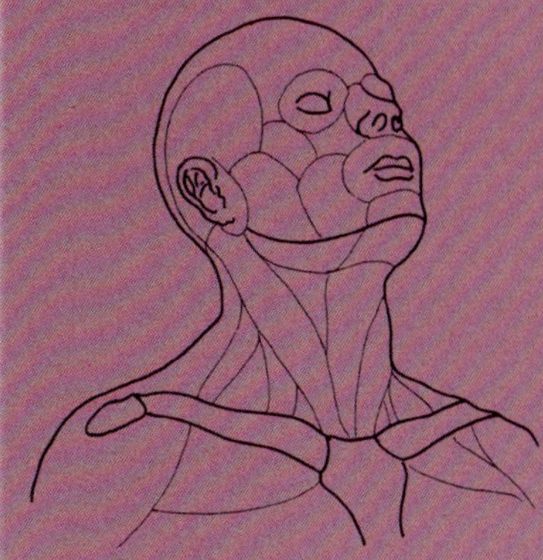

As partes esqueléticas que correspondem à cabeça e ao pescoço, isto é, crânio e porção cervical da coluna vertebral, com suas articulações, foram descritas no capítulo anterior. Neste capítulo, serão descritos músculos, vasos, nervos e estruturas viscerais, isoladamente ou considerando-se pescoço e cabeça em conjunto, de acordo com as conveniências didáticas. Os aspectos morfofuncionais do encéfalo e da medula espinal, sua irrigação e drenagem não serão abordados. Além disso, a porção craniana dos nervos cranianos também não será descrita com detalhes. A Figura 20.1 mostra as regiões do pescoço e da cabeça.

PESCOÇO

O pescoço é um segmento de transição entre a cabeça e o tórax e, portanto, por ele passam, obrigatoriamente, vasos e nervos que do tórax se dirigem à cabeça ou, vice-versa, que da cabeça se dirigem para o tórax. Além disso, no plano mediano, encontram-se vísceras ocas que fazem parte dos sistemas digestório (esôfago cervical e parte da faringe) e respiratório (laringe e traqueia cervical), além de glândulas endócrinas (tireoide e paratireoides). As regiões infratemporal e submandibular podem ser consideradas extensões craniais do pescoço e, nessa última, encontram-se as glândulas salivares submandibular e sublingual. Verifica-se, assim, que um segmento de reduzida dimensão, como o pescoço, adquire enorme importância pelas numerosas estruturas anatômicas que aí estão localizadas.

ANATOMIA DA SUPERFÍCIE

A observação e a palpação do pescoço permitem identificar algumas estruturas que fazem relevo em sua superfície. Essas estruturas são **cartilaginosas**, **ósseas**, **vasculares** e **musculares**:

- **Relevos cartilaginosos:** no plano mediano do pescoço, existe uma projeção comumente denominada "pomo-de-adão". Trata-se da **proeminência laríngea** (Figura 20.2), formada pela projeção das **cartilagens tireóideas da laringe**. Estas são duas lâminas situadas anterolateralmente e que se encontram no plano mediano **formando um ângulo especialmente proeminente na parte superior, a proeminência laríngea**. As cartilagens tireóideas são facilmente palpáveis entre o polegar e o indicador. Abaixo das cartilagens tireóideas, é possível palpar também outra cartilagem da laringe, a **cricóidea**, em forma de arco. Essas cartilagens serão descritas com detalhes no estudo da laringe.
- **Relevos ósseos:** logo acima da laringe, pode-se palpar o **osso hioide** e ele pode ser facilmente movimentado de um lado para o outro. No plano mediano da face

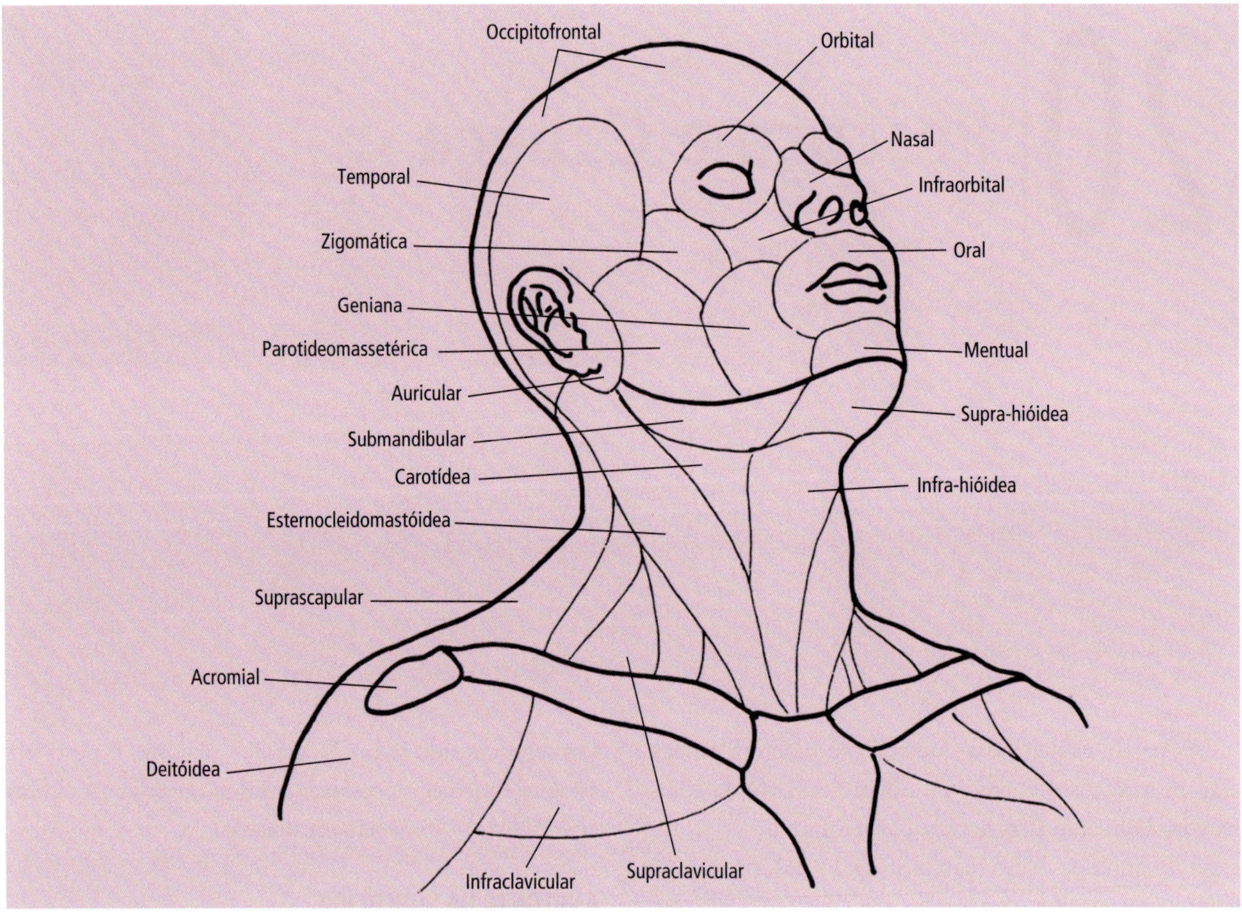

Figura 20.1 Regiões da face e do pescoço. Os autores divergem quanto à nomenclatura de várias das regiões.

posterior do pescoço (nuca), **está a projeção do processo espinhoso da 7ª vértebra cervical, por essa razão denominada "vértebra proeminente", que é mais facilmente palpada com a cabeça fletida.**

- **Relevos vasculares:** na maior parte dos indivíduos, a **veia jugular externa, que cruza obliquamente a face lateral do pescoço,** faz relevo na superfície. Esse relevo é mais nítido quando se contrai a musculatura do pescoço (Figura 20.3), por exemplo, ou se força o ar com glote fechada (manobra de Valsalva).
- **Relevos musculares: o músculo esternocleidomastóideo cruza obliquamente a face lateral do pescoço, do esterno e da clavícula até o processo mastoide, posteriormente à orelha, produzindo um nítido relevo na superfície.** O relevo é mais evidente ao se flexionar a cabeça contrarresistência, quando, então, os músculos esternocleidomastóideos se projetam nas faces laterais do pescoço e deixam entre suas extremidades esternais um espaço, a **fúrcula esternal. O esternocleidomastóideo é um músculo-guia do pescoço e divide a face lateral do pescoço em duas regiões, denominadas "trígono cervical anterior" e "trígono cervical posterior"** (Figuras 20.4 e 20.5) descritos adiante.

PLANOS E ESTRUTURAS SUPERFICIAIS

Pele e tela subcutânea

A pele do trígono cervical anterior apresenta características diferentes conforme a região analisada. Assim, em duas de suas subdivisões, os **trígonos submandibular** e **submentual**, ela é espessa, flexível, muito móvel e distensível. Glabra na criança e no sexo feminino, apresenta-se mais ou menos pilosa no adulto do sexo masculino. Nas outras duas subdivisões do trígono anterior, os **trígonos carótico** e **muscular**, ela é delgada, móvel e muito distensível. No homem adulto, é mais ou menos pilosa. Em todo o trígono cervical posterior, a pele é fina, geralmente glabra e bem móvel, exceto

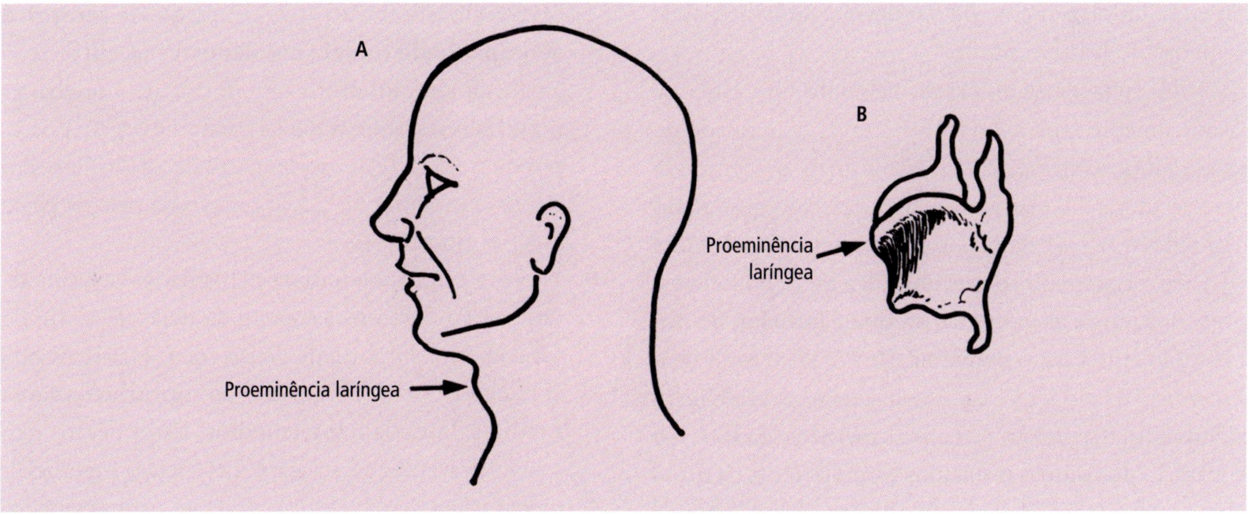

Figura 20.2 Relevo da proeminência laríngea em **A**. Em **B**, a cartilagem tireoide da laringe mostra a proeminência laríngea.

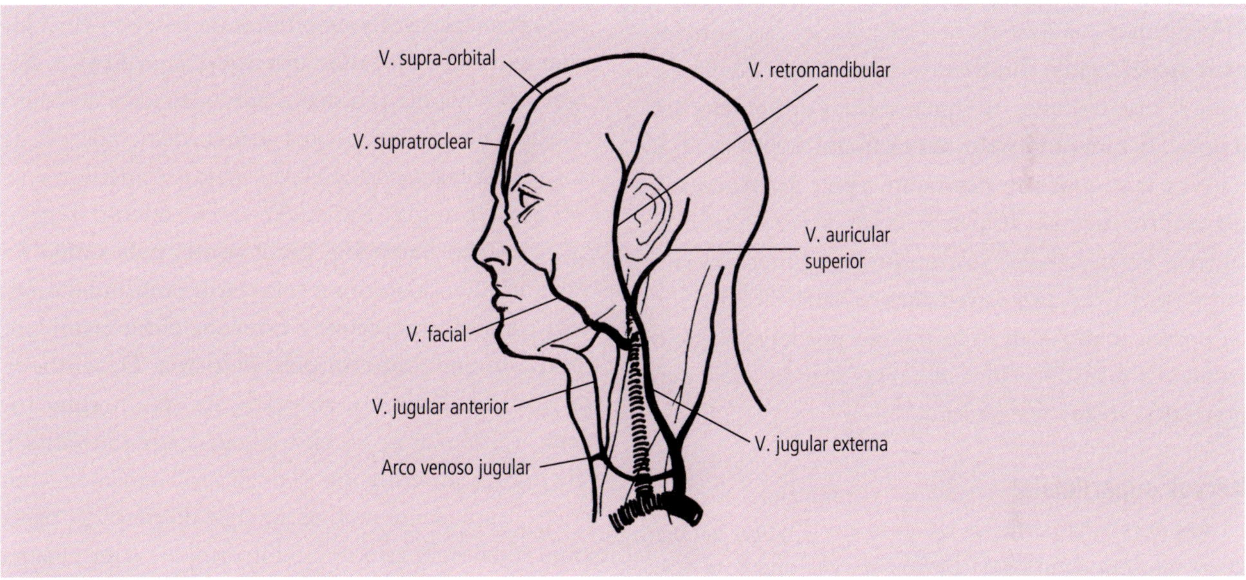

Figura 20.3 Relevos vasculares do pescoço. Observe a veia jugular externa cruzando obliquamente o músculo esternocleidomastóideo. Outras veias superficiais e profundas do pescoço foram também ilustradas.

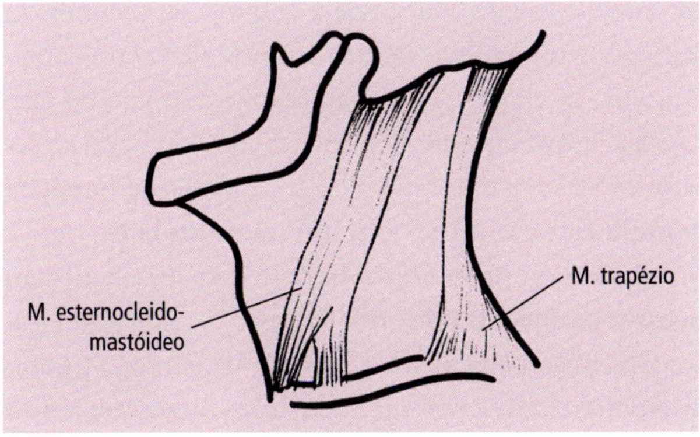

Figura 20.4 Músculo esternocleidomastóideo. Observe como o músculo cruza obliquamente a face lateral do pescoço.

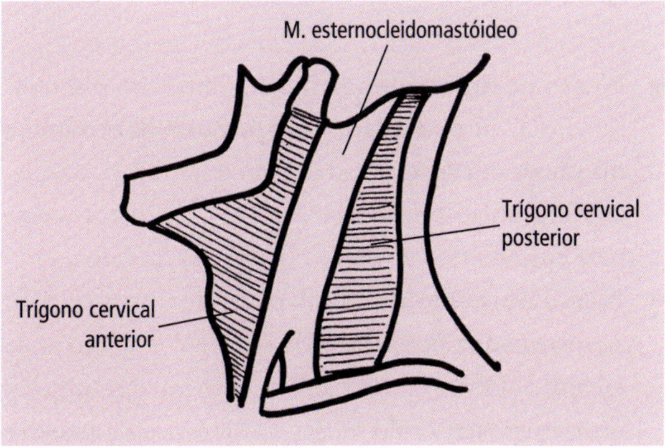

Figura 20.5 Trígonos anterior e posterior (esquemático).

superoanteriormente, onde é espessa e aderente, além de pilosa no homem adulto.

A tela subcutânea do pescoço é muito fina, embora, eventualmente, possa existir apreciável quantidade de tecido adiposo nessa região. Isso é mais evidente em pessoas idosas ou obesas, nas quais o tecido gorduroso tem tendência a se acumular sob o mento formando a "papada". Entretanto, **o que chama a atenção nela é a presença, entre as camadas areolar e lamelar, de um músculo cuticular, o platisma**. Ele é o único equivalente cervical de numerosos músculos, com características idênticas, que se situam no couro cabeludo e na face. **Ao contrário dos outros músculos esqueléticos, os músculos cuticulares só estão fixados ao esqueleto por uma de suas extremidades, prendendo-se a outra na camada profunda da pele e, daí, sua denominação.** O platisma estende-se da tela subcutânea das porções mais superiores do tórax e do ombro até a mandíbula, onde se insere e funde-se com músculos que circundam a boca. **É inervado pelo nervo facial e sua ação é elevar e tracionar anteriormente a pele do pescoço e do ombro.** Algumas veias superficiais do pescoço ficam situadas imediatamente sob o platisma. O músculo tem um desenvolvimento extremamente variável. Somente na porção mais superior do trígono posterior é que o padrão da tela subcutânea se altera, ficando similar ao do couro cabeludo (ver adiante).

Nervos superficiais

Os nervos superficiais do pescoço (Figuras 20.6 e 20.7) são todos ramos do plexo cervical, que será descrito mais adiante. **Surgem na metade da margem posterior do músculo esternocleidomastóideo, ponto de referência importante para sua identificação.** São eles:

- **Nervo occipital menor:** geralmente é um ramo direto de C2. **É o mais superior dos nervos cutâneos do plexo cervical** e segue, com trajeto ascendente, em direção ao processo mastoide para distribuir na pele e no couro cabeludo posteriores à orelha.
- **Nervo auricular magno e o cervical transverso:** são formados pela união de partes dos troncos de C2 e C3. O nervo auricular magno emerge junto à margem posterior do músculo esternocleidomastóideo, inferiormente ao nervo occipital menor, mas, como este tem trajeto ascendente, **quase sempre é acompanhado da veia jugular externa**, em direção à pele da face, inferior e anteriormente à orelha. O nervo cervical transverso circunda a margem posterior do músculo esternocleimastóideo e divide-se em ramos que suprem a maior porção da pele da parte anterior do pescoço.
- **Nervos supraclaviculares:** formados a partir de um tronco comum resultante da união de parte de C3 com uma importante divisão de C4. Esse tronco comum logo se divide em **nervos supraclaviculares mediais**, **laterais** e **intermédios**. Esses nervos têm trajeto descendente, cruzam a clavícula, superficialmente, e inervam a pele do ombro até a linha mediana.

Veias superficiais

As principais veias superficiais do pescoço são a **jugular externa** e a **jugular anterior** (Figura 20.8). A veia jugular externa drena a maior parte da face e do couro cabeludo, além de conter uma quantidade significativa de sangue proveniente do cérebro. Origina-se inferiormente à glândula parótida (ocasionalmente no interior da glândula parótida), **formada, geralmente, pela união da veia auricular posterior e veia retromandibular**. Com trajeto descendente, **cruza o esternocleidomastóideo, obliquamente, coberta pelo platisma. Desemboca na veia subclávia ou, às vezes, na veia jugular interna.** Entre suas possíveis tributárias, que são várias, a **veia jugular anterior**, que se origina sob o mento e, com trajeto descendente na face anterior do pescoço, passa sobre o músculo esternocleidomastóideo e termina na porção final da veia jugular externa. **Sua terminação na veia subclávia, diretamente, também é possível.** A veia jugular anterior comunica-se com a veia jugular interna que pode estar unida à veia jugular anterior do lado oposto por meio de um inconstante **arco venoso jugular**. Deve-se chamar a atenção para o fato de que, de maneira infrequente, as jugulares anteriores podem ser substituídas por uma única veia, a **cervical mediana**, ou **podem estar ausentes em um ou outro lado**.

O **arco venoso jugular** pode ser lesionado em acessos cirúrgicos na região do pescoço, tanto para traqueostomias como para a retirada da tireoide (tireoidectomias). Ao se realizarem incisões ou dissecções na linha média do pescoço, é fundamental o cuidado, já que essa estrutura vascular pode ou não estar na região.

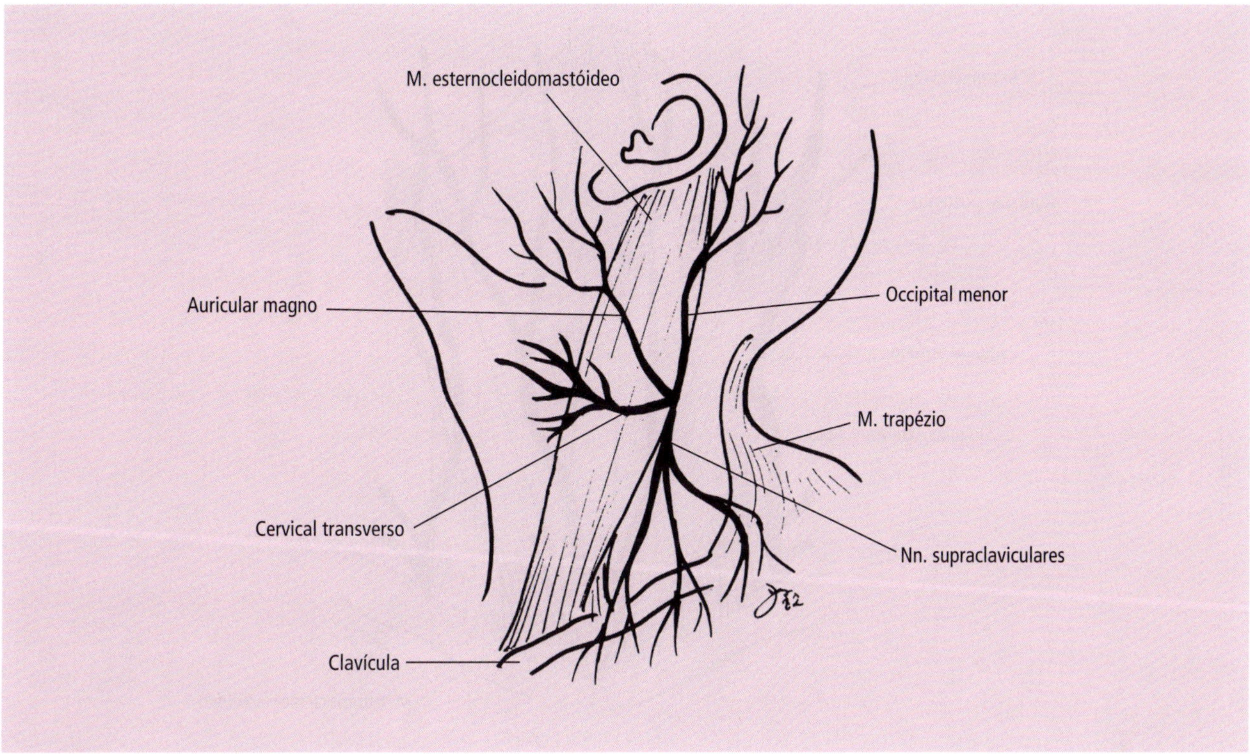

Figura 20.6 Ramos superficiais do plexo cervical.

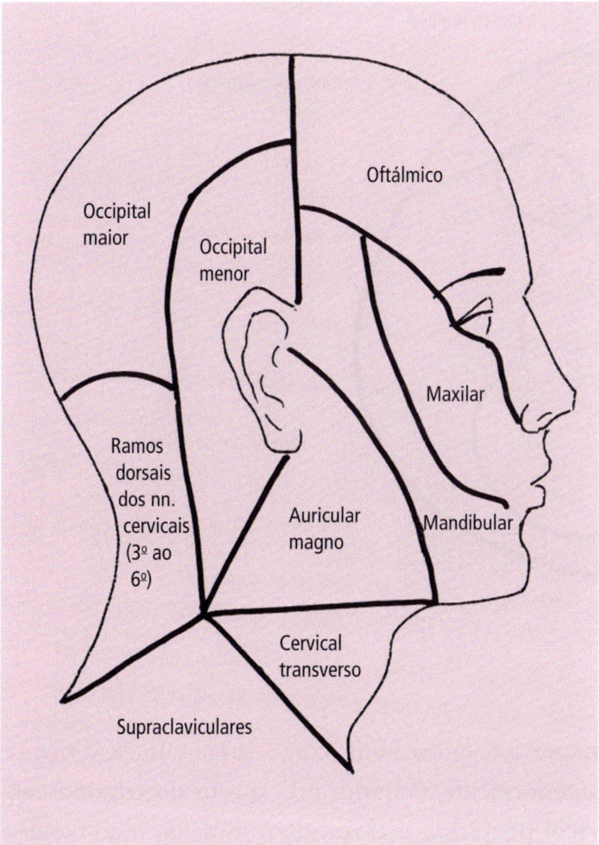

Figura 20.7 Áreas de inervação cutânea da cabeça e do pescoço.

Fáscia cervical

A **fáscia cervical** (Figuras 20.9 a 20.11) **é uma das estruturas laminares mais complexas do corpo humano**. Tem havido muita divergência nas descrições da fáscia cervical e muitas das camadas descritas não têm registro na *Terminologia Anatômica*.

A fáscia cervical tem, basicamente, três lâminas: **superficial**; **pré-traqueal**; e **pré-vertebral**. Na parte anterolateral do pescoço, onde essas lâminas estão intimamente associadas entre si, elas formam a **bainha carotídea**. O conceito mais simples que se pode ter dessas lâminas é o seguinte:

- **Lâmina superficial:** reveste todas as estruturas superficiais do pescoço.
- **Lâmina pré-traqueal:** envolve as vísceras e os músculos infra-hióideos, a traqueia e o esôfago.
- **Lâmina pré-vertebral circunda a coluna vertebral e os músculos** estreitamente relacionados com a coluna.
- **Bainha carotídea:** forma um compartimento neurovascular onde se alojam a artéria carótida comum, a veia jugular interna e o nervo vago.

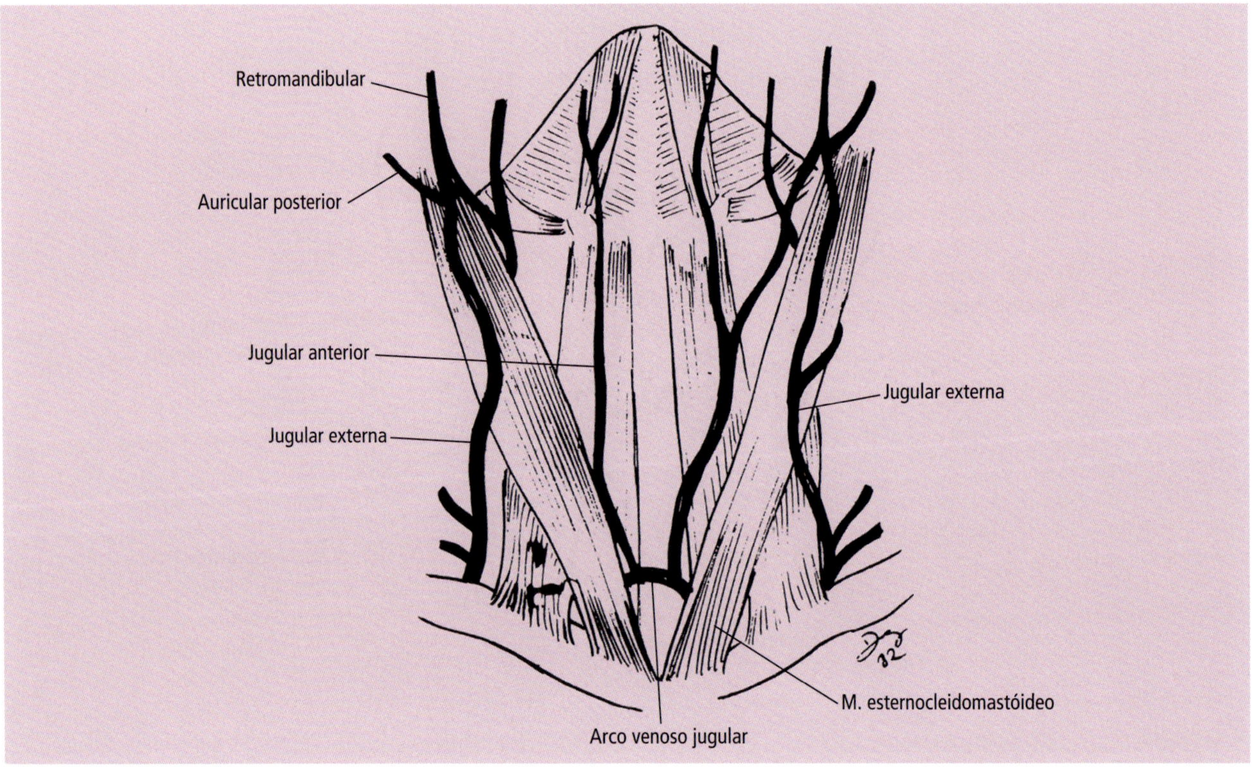

Figura 20.8 Veias superficiais do pescoço.

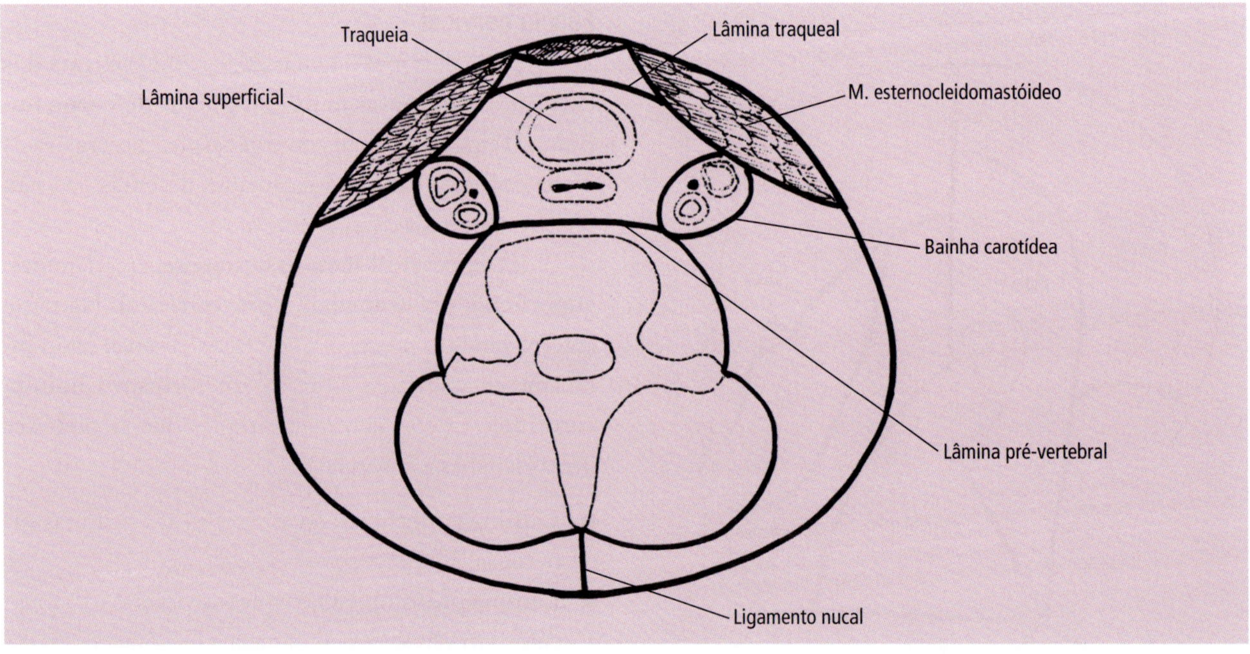

Figura 20.9 Lâminas da fáscia cervical (esquemático).

Lâmina superficial

A lâmina superficial se prende posteriormente nos processos espinhosos cervicais e no **ligamento nucal**. Logo, divide-se para revestir ambas as faces do músculo trapézio e, em seguida, como lâmina única, dirige-se anteriormente, **constituindo o teto do trígono cervical posterior**, e aí reveste o músculo omo-hióideo nas suas duas faces. Alcança a margem posterior do

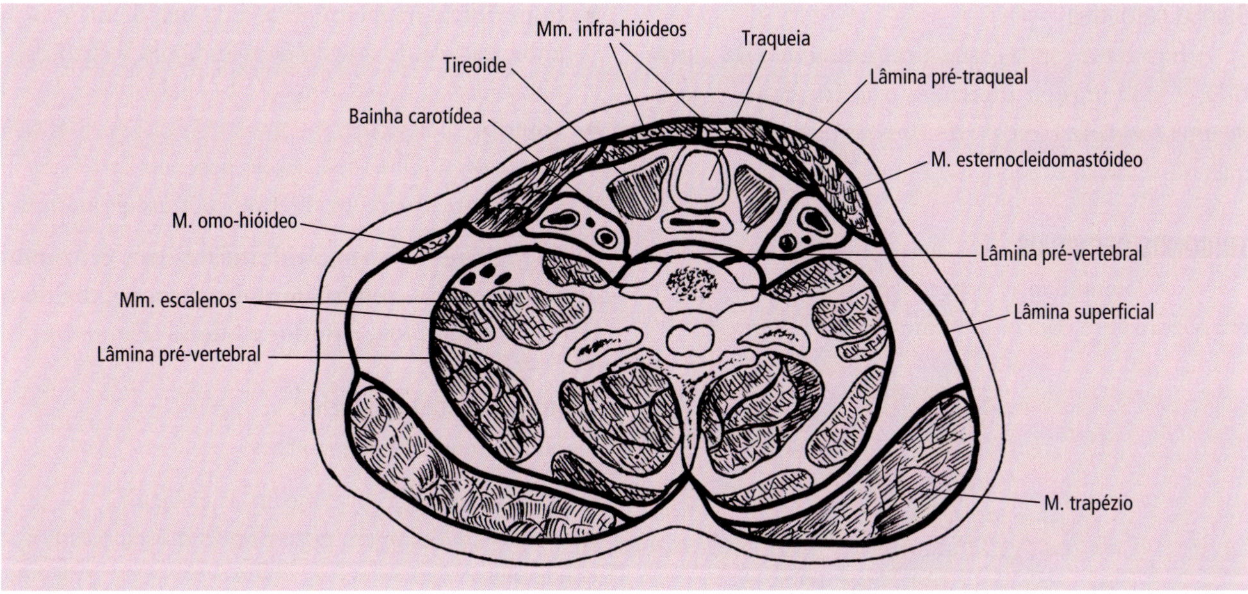

Figura 20.10 Lâminas da fáscia cervical. Observe a figura acompanhando a descrição do texto. Secção transversal inferior no nível da laringe.

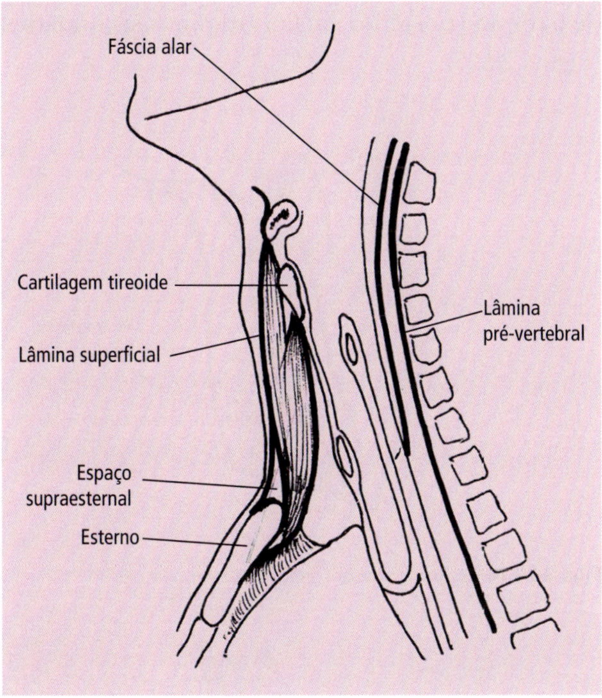

Figura 20.11 Lâminas da fáscia cervical em corte sagital.

músculo esternocleidomastóideo, dividindo-se novamente para envolvê-lo e, finalmente, **constitui o teto do trígono cervical anterior**, onde cobre os músculos infrahioideos. No plano mediano, anteriormente, ela se funde com a lâmina superficial do lado oposto.

Inferiormente, cria-se espaço entre as lâminas superficial e média denominado espaço supraesternal, onde, frequentemente, existe uma comunicação entre as veias jugulares anteriores, o **arco venoso jugular**. Cranialmente, a lâmina superficial da fáscia cervical vai revestir as glândulas parótida e submandibular.

Lâmina pré-traqueal

A **lâmina pré-traqueal** ou média está limitada à face anterior do pescoço, mas é mais extensa do que sua denominação faz supor. **Ela reveste os músculos infra-hióideos. Envolve também a traqueia, o esôfago e a glândula tireoide.** Ela se fixa na cartilagem tireoide da laringe e inferiormente, situada posteriormente aos músculos infra-hióideos, alcança a face posterior do esterno, onde se funde com o tecido conectivo aí existente. **Lateralmente, ela se funde com a bainha carotídea.**

Lâmina pré-vertebral (profunda)

A lâmina pré-vertebral se fixa nos processos transversos das vértebras cervicais e **envolve os músculos profundos do dorso**. No seu trajeto em direção anterior, ela **constitui o assoalho do trígono cervical posterior e reveste os músculos escalenos e pré-vertebrais**. No nível da artéria subclávia, ela se prolonga lateralmente como bainha axilar, que envolve o plexo braquial e os vasos axilares. Uma lâmina adicional da lâmina pré-vertebral, a **fáscia alar**, é encontrada anteriormente nos corpos das vértebras cervicais entre as lâminas pré-traqueal e pré-vertebral.

Bainha carotídea

A **bainha** carotídea, que **circunda a artéria carótida, a veia jugular interna e o nervo vago**, resulta de uma condensação das três lâminas da fáscia cervical que, nesse nível, se fundem (Figura 20.12).

TRÍGONOS CERVICAIS

Visto lateralmente, o pescoço apresenta-se como um quadrilátero com os seguintes limites (Figura 20.13):

- **Superior:** a margem inferior da mandíbula e uma linha traçada do ângulo da mandíbula ao processo mastoide.
- **Inferior:** a clavícula.
- **Anterior:** a linha mediana do pescoço.
- **Posterior:** a margem anterior do músculo trapézio.

O músculo esternocleidomastóideo, cruzando obliquamente o quadrilátero do pescoço, divide-o em dois triângulos, anterior e lateral (Figura 20.14).

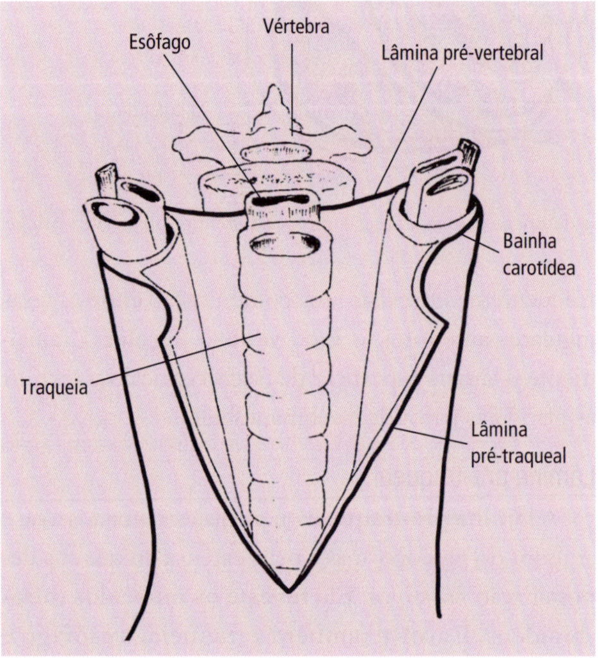

Figura 20.12 Bainha carotídea. Observe como ela envolve a artéria carótida, a veia jugular interna e o nervo vago.

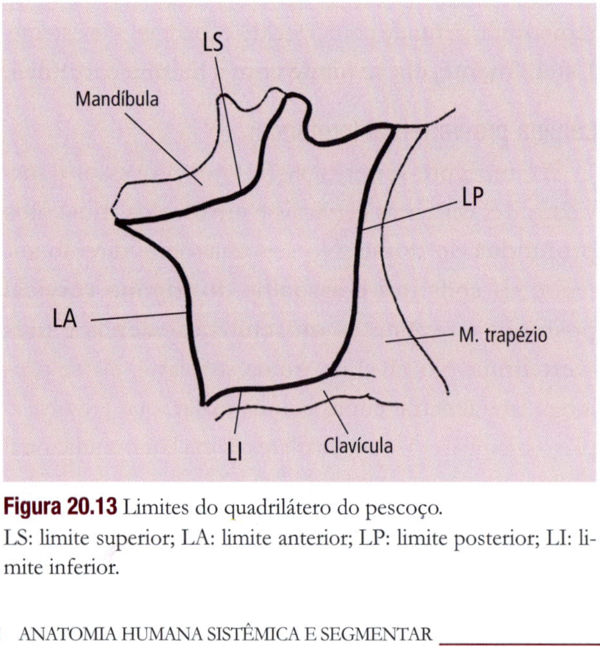

Figura 20.13 Limites do quadrilátero do pescoço.
LS: limite superior; LA: limite anterior; LP: limite posterior; LI: limite inferior.

Trígono cervical posterior

Seus limites são os seguintes:

- **Inferior:** o terço intermédio da clavícula.
- **Anterior:** a margem posterior do músculo esternocleimastóideo.
- **Posterior:** a margem anterior do músculo trapézio.

O ventre inferior do músculo omo-hióideo divide o trígono posterior em dois trígonos secundários (Figura 20.15):

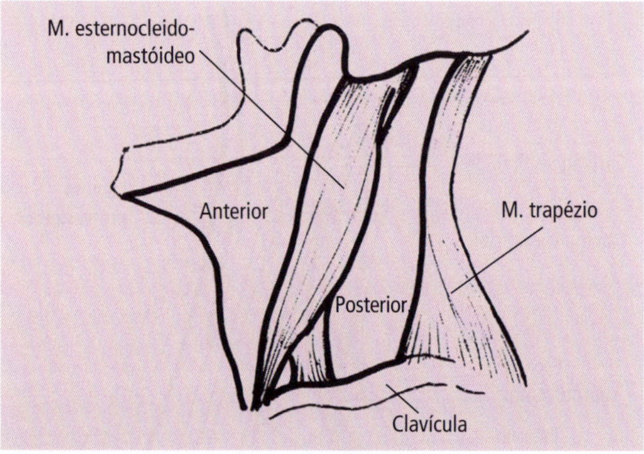

Figura 20.14 Trígonos anterior e posterior do pescoço.

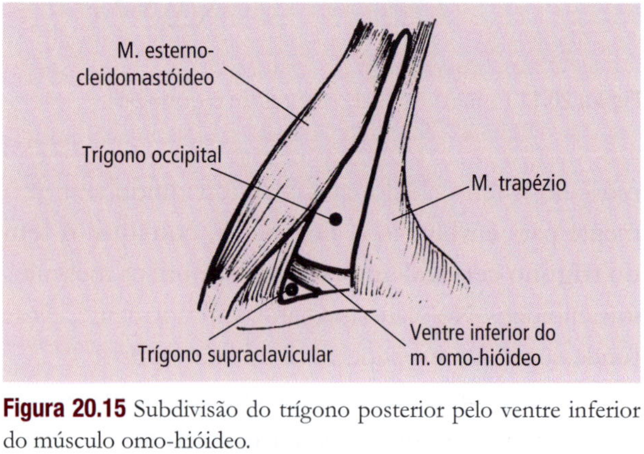

Figura 20.15 Subdivisão do trígono posterior pelo ventre inferior do músculo omo-hióideo.

- **Trígono occipital:** limitado pela margem posterior do esternocleidomastóideo, margem anterior do trapézio e ventre inferior do omo-hióideo.
- **Trígono supraclavicular:** limitado pelo ventre inferior do omo-hióideo, margem posterior do esternocleidomastóideo e terço intermédio da clavícula.

Além de seus limites, o trígono posterior apresenta também teto e assoalho. O teto está constituído pela lâmina superficial da fáscia cervical. **Seu assoalho é formado pelos músculos esplênio da cabeça, levantador da escápula e escalenos médio e posterior** e, algumas vezes, também com a participação do **escaleno anterior** participa (Figura 20.16). Entre diversas estruturas, deve-se ressaltar como **conteúdo do trígono posterior o nervo acessório, o plexo braquial e a 3ª parte da artéria subclávia** (Figura 20.17). O **nervo acessório cruza o meio do trígono posterior** e repousa sobre o músculo levantador da escápula. Ele segue na lâmina superficial da fáscia cervical, que constitui o teto do trígono posterior, **onde é superficial e pode ser facilmente lesado** (Figura 20.17). Por sua vez, parte da artéria subclávia ocupa o trígono supraclavicular, por essa razão denominado por alguns autores **trígono subclávio** (Figura 20.17). **O plexo braquial ocupa em parte o trígono occipital e em parte o trígono supraclavicular. Seus troncos emergem entre os músculos escalenos anterior e médio.**

A **lesão do nervo acessório** pode ter causa iatrogênica (por procedimentos cirúrgicos na região do trígono cervical posterior), traumática ou neurológica (siringomielia, neurite braquial, poliomielite, doenças do neurônio motor). O paciente se queixa de dor e fraqueza muscular, na maior parte das vezes envolvendo o ombro, apresentando dificuldade para, por exemplo, colocar objetos em locais de altura acima da cabeça.

A introdução de um anestésico local entre a 1ª costela e a clavícula bloqueia o plexo braquial (Figura 20.18). Esta é uma das vias para a anestesia do membro superior; a via axilar é outra forma também empregada. Contudo, a via cervical é preferível, pois embora seja de execução um pouco mais complexa, proporciona um bloqueio mais efetivo e amplo, por ocorrer no nível dos troncos do plexo e não no nível dos fascículos, como se observa na via axilar.

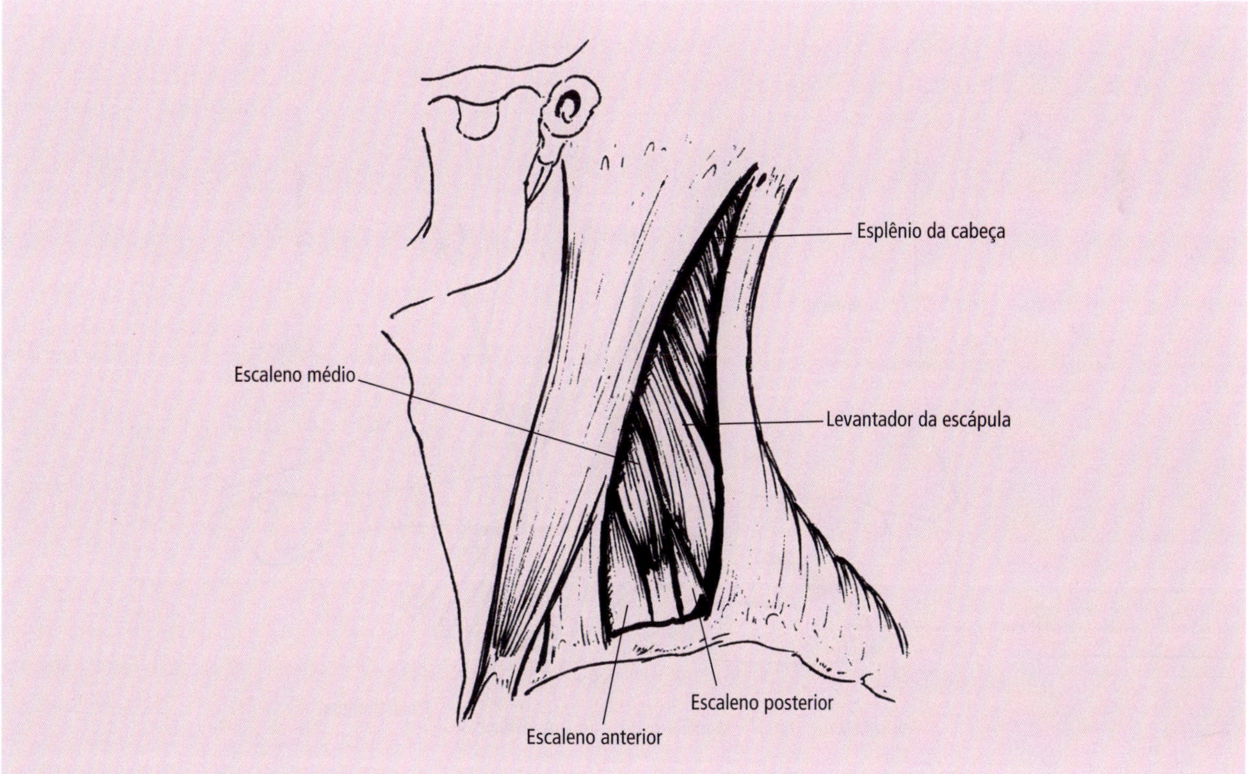

Figura 20.16 Músculos do assoalho do trígono posterior.

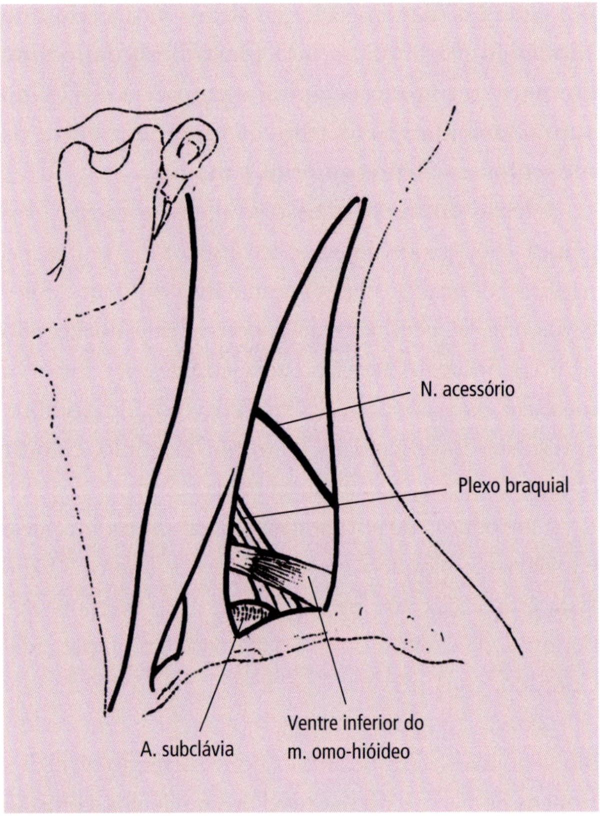

Figura 20.17 Conteúdo do trígono posterior.

Trígono anterior

Seus limites são os seguintes (Figura 20.14):

- **Superior:** a margem inferior da mandíbula e uma linha traçada do ângulo da mandíbula até o processo mastoide.
- **Anterior:** a linha mediana anterior do pescoço.
- **Posterior:** a margem anterior do músculo esternocleidomastóideo.

O músculo digástrico e o ventre superior do músculo omo-hióideo dividem o trígono anterior do pescoço em áreas triangulares menores. Nessa divisão, a presença do osso hioide é fundamental. Quatro trígonos secundários podem ser identificados (Figura 20.19):

- **Trígono submandibular:** limitado pela margem inferior da mandíbula e pelos dois ventres do músculo digástrico.
- **Trígono submentual:** limitado pelo corpo do osso hioide e pelo ventre anterior do músculo digástrico de cada lado. Essa, assim explicada, é ímpar (Figura 20.20).

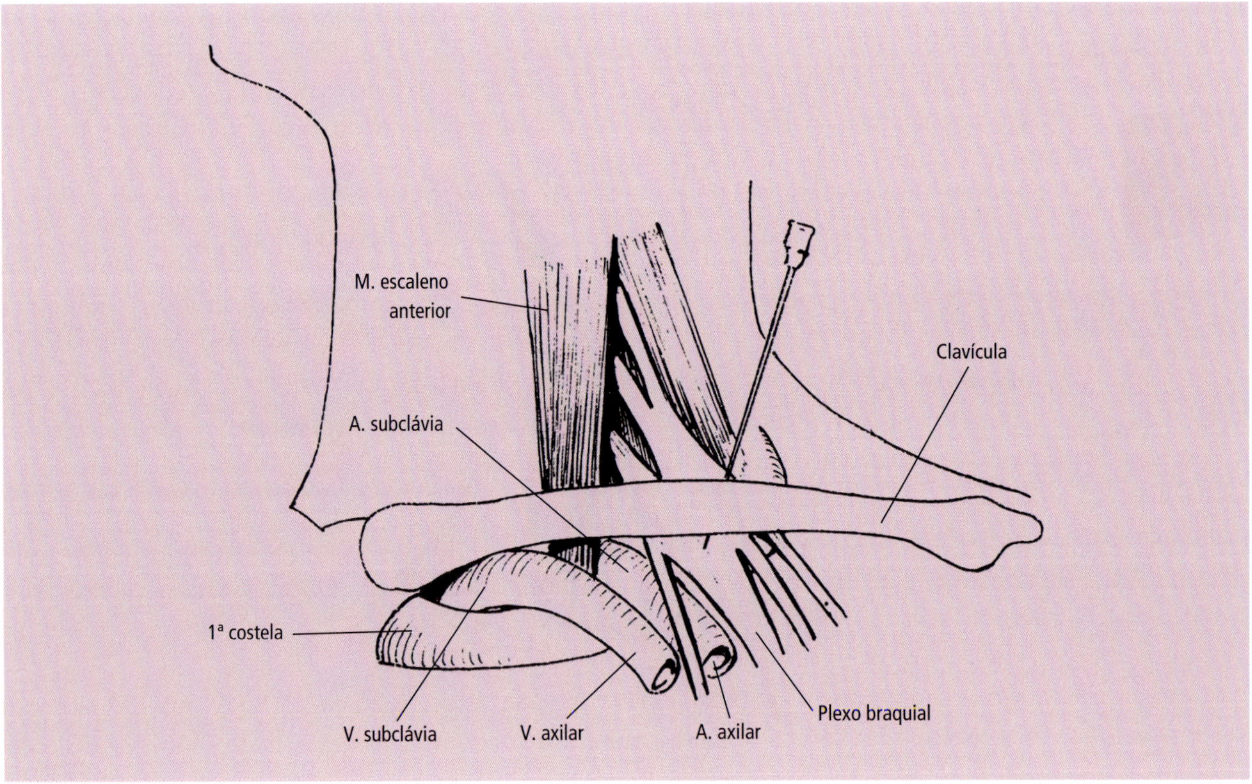

Figura 20.18 Bloqueio do plexo braquial por anestésico. Observe a posição perigosa das artérias subclávia e axilar.

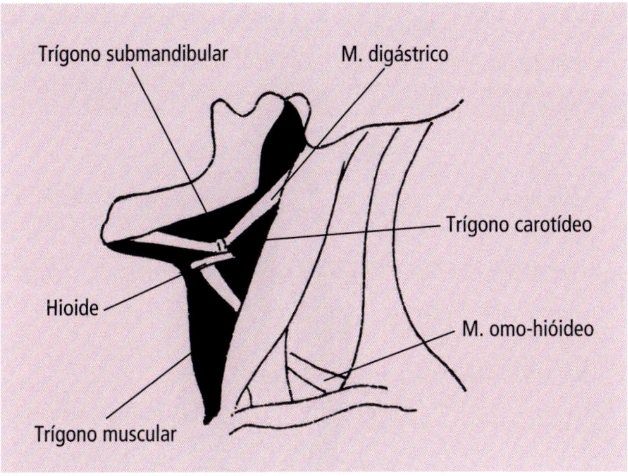

Figura 20.19 Subdivisões do trígono anterior.

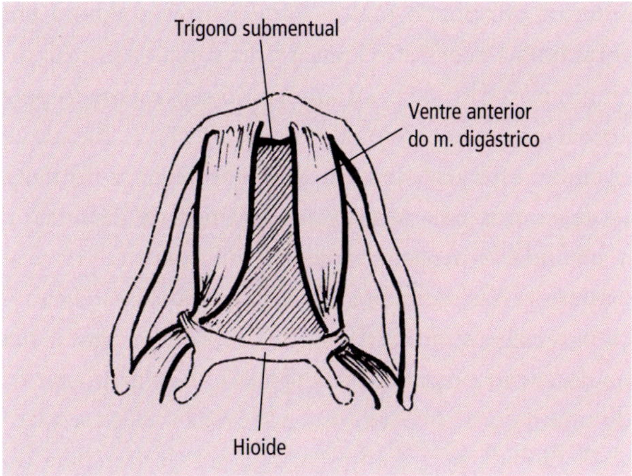

Figura 20.20 Trígono submentual.

- **Trígono carotídeo:** limitado pelo ventre posterior do digástrico, pelo ventre superior do omo-hióideo e pela margem anterior do esternocleidomastóideo.
- **Trígono muscular:** limitado pelo ventre superior do omo-hióideo, pela margem anterior do esternocleidomastóideo e pela linha mediana anterior do pescoço.

A lâmina superficial da fáscia cervical constitui o teto do trígono anterior. Quanto ao assoalho, somente nos trígonos submandibular e submentual, pode-se identificar um típico assoalho muscular, formado pelos **músculos milo-hióideo (para ambos os trígonos)** e **hioglosso (para o trígono submandibular)**. No que diz respeito ao conteúdo, a **glândula submandibular**, a **artéria facial** e a **veia facial fazem parte do trígono submandibular**. No trígono carotídeo **estão incluídas porções das artérias carótida comum, externa e interna e da veia jugular interna**, recobertas pela margem anterior do músculo esternocleidomastóideo. **No trígono muscular, estão situados os músculos infra-hióideos.**

MÚSCULOS DO PESCOÇO

Para mover a cabeça os músculos devem, necessariamente, fixar-se por uma das extremidades ao crânio, enquanto a outra extremidade se prende em partes esqueléticas situadas inferiormente a ele, isto é, em vértebras, costelas, clavícula ou esterno. De qualquer modo, esses músculos atravessam o pescoço e, assim, **os músculos cervicais são músculos capazes de agir sobre a cabeça ou sobre a porção cervical da coluna vertebral**, que corresponde ao pescoço. A análise desses movimentos será feita depois que os músculos forem descritos.

A cabeça equilibra-se sobre a coluna vertebral, na posição ereta, graças ao seu peso sobre a articulação atlantoccipital e à ação coordenada de músculos que chegam à base do crânio de muitas direções. O apoio do crânio sobre a coluna vertebral é excêntrico, isto é, está deslocado posteriormente. **Essa condição é a de uma alavanca interfixa** (Figura 20.21): toda a porção do crânio, anterior à articulação atlantoccipital, tende a produzir rotação em torno de um eixo laterolateral, flexionando a cabeça em direção ao tórax, pois a distância do mento à coluna é ligeiramente maior do que da nuca à coluna e isso cria um braço de resistência

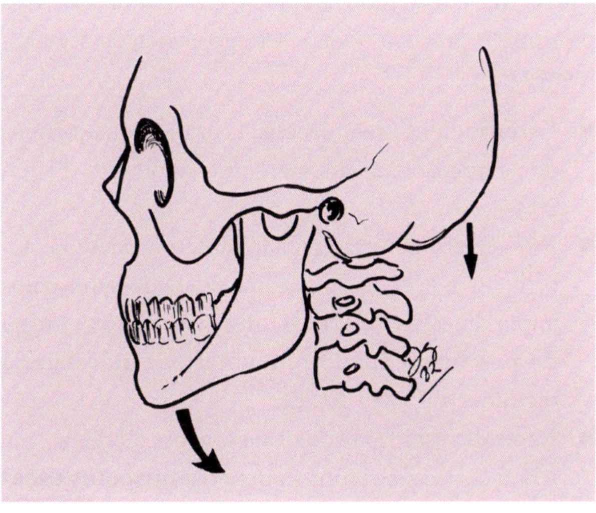

Figura 20.21 O crânio sobre a coluna vertebral: exemplo de alavanca interfixa.

anterior um pouco maior. Para manter a cabeça em equilíbrio, é necessário aplicar uma força na porção do crânio posterior ao ponto de apoio representado pela articulação atlantoccipital (Figura 20.21). A força que equilibra essa alavanca é de duas naturezas: a primeira representada pela tensão dos ligamentos da nuca; e a segunda, o próprio tônus da musculatura cervical posterior. Assim, na postura ereta, a posição da cabeça não exige contração muscular contínua para a sua manutenção postural. Se o tônus muscular posterior diminuir, como ocorre no sono leve, a cabeça tenderá a ser movida para frente ("cair") em decorrência do maior momento de flexão aplicado. Se o indivíduo está em decúbito dorsal (deitado de costas) a gravidade, pelo contrário, agirá opondo-se à flexão da cabeça, que só poderá ser executada por contração ativa dos músculos que podem produzi-la.

Por causa da condição de **alavanca interfixa**, em situações de trauma como em uma desaceleração horizontal de alta energia (p. ex., automóvel em alta velocidade contra um muro ou poste ou mesmo contra outro automóvel), tem-se chance de **lesão axional difusa** cerebral em razão do mecanismo de cisalhamento dos trajetos neuronais na substância branca cerebral. A lesão axional difusa, também denominada LAD, pode se apresentar em diferentes espectros neurológicos, desde assintomática até um estado comatoso.

Músculos cervicais que agem sobre a cabeça ou sobre o pescoço

Os músculos cervicais que agem sobre a cabeça ou sobre o pescoço podem ser agrupados da seguinte maneira:

- **Esternocleidomastóideos:** cruzam o quadrilátero do pescoço, obliquamente, como já foi visto (Figura 20.14).
- **Pré-vertebrais:** estão situados anteriormente à coluna vertebral cervical e compreendem dois músculos importantes, os **músculos longo da cabeça** e **longo do pescoço**, além do **reto anterior** e **reto lateral da cabeça** (Figura 20.22).
- **Laterais:** estão situados lateralmente à coluna vertebral cervical e compreendem os **músculos escalenos, anterior, médio** e **posterior** (Figuras 20.16 e 20.23).

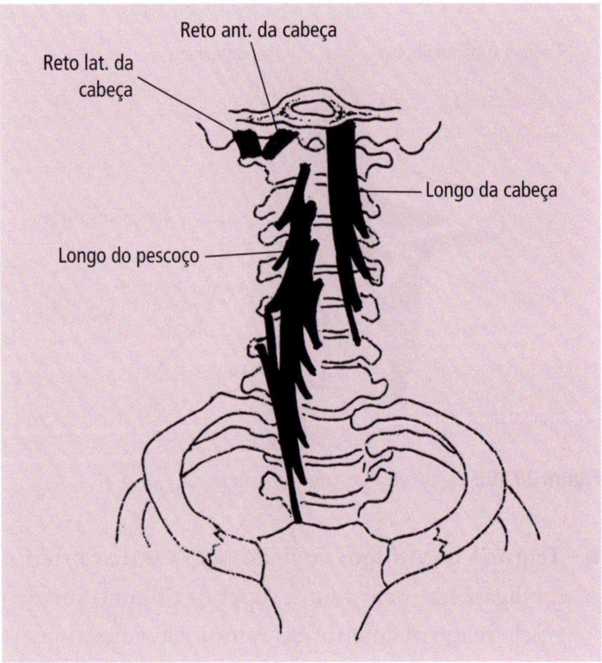

Figura 20.22 Músculos pré-vertebrais do pescoço.

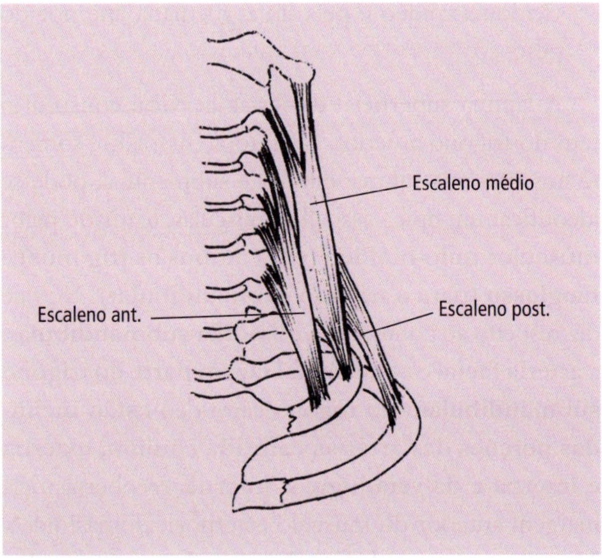

Figura 20.23 Músculos laterais do pescoço.

- **Músculos paravertebrais:** localizados posteriormente à coluna vertebral, e a maioria deles faz parte de complexos musculares que agem sobre a coluna vertebral. São os **músculos multífido, semiespinal da cabeça, semiespinal do pescoço, esplênio da cabeça e esplênio do pescoço, entre outros**. Aos músculos paravertebrais cervicais pertencem, no entanto, alguns músculos curtos, situados inferiormente à base do crânio e conhecidos, em conjunto, como "**músculos suboccipitais**". Compreendem os **músculos reto posterior maior da cabeça, reto posterior menor da cabeça, oblíquo superior e oblíquo inferior da cabeça** (Figura 20.24). Alguns autores costumam incluir os músculos **reto anterior** e **reto lateral da cabeça** entre os músculos suboccipitais.

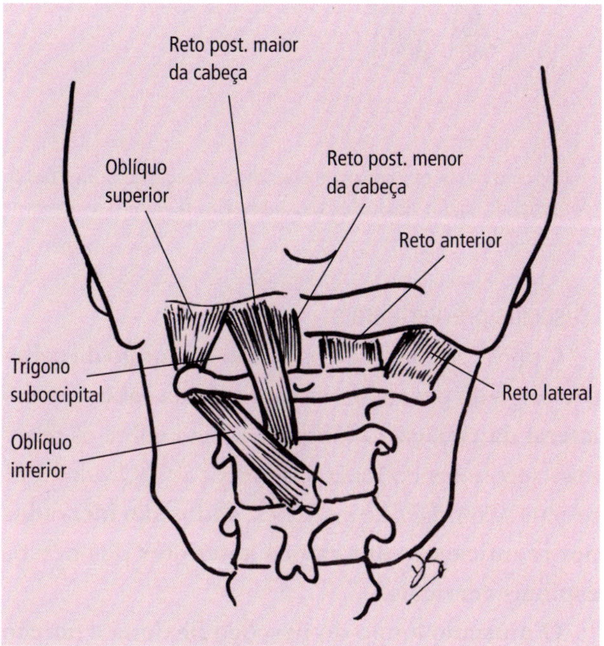

Figura 20.24 Músculos suboccipitais.

Músculo esternocleidomastóideo

O **músculo esternocleidomastóideo é o músculo-guia do pescoço**, cruzando obliquamente e dividindo o pescoço em trígonos anterior e posterior. Origina-se por duas cabeças, do manúbrio do esterno (**porção esternal**) e do terço medial da clavícula (**porção clavicular**). Insere no processo mastoide. **Na sua margem posterior, aproximadamente na metade do músculo, emergem os nervos cutâneos do plexo cervical. O músculo esternocelidomastóideo é cruzado e anteriormente pela veia jugular externa.** A Figura 20.25 mostra suas origens e inserção.

É inervado pelo nervo acessório (11° par craniano) e recebe também fibras do 2° nervo cervical, mas, ao que parece, elas são sensitivas (aferentes).

Agindo em conjunto, os esternocleidomastóideos fletem a cabeça (Figura 20.26A). Quando só um deles se contrai, a cabeça é inclinada lateralmente, para o lado do músculo que age, e rodada para o lado oposto (Figura 20.26B). Estudos eletromiográficos indicam que ele pode agir também na extensão da cabeça. Isso ocorre quando a cabeça é primeiramente estendida pelos músculos dorsais. Nesse caso, os esternocleidomastóideos agirão em conjunto para manter a cabeça em hiperextensão. Eventualmente, nas dificuldades respiratórias, eles podem agir como músculos acessórios da respiração.

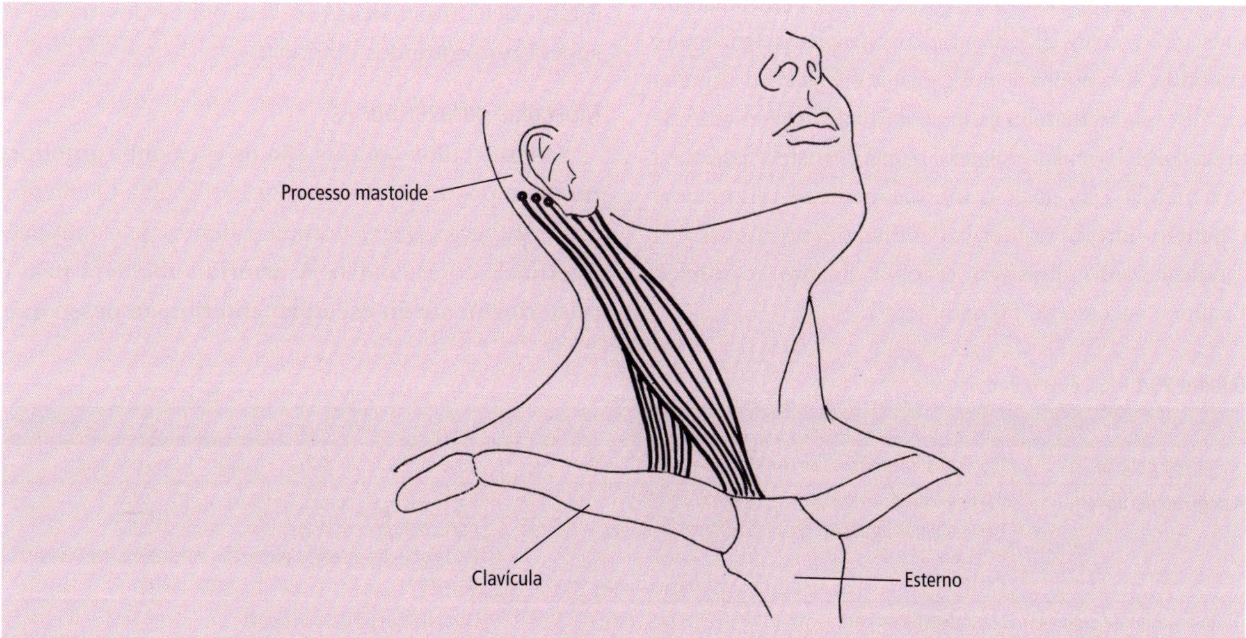

Figura 20.25 Origem e inserção do músculo esternocleidomastóideo.

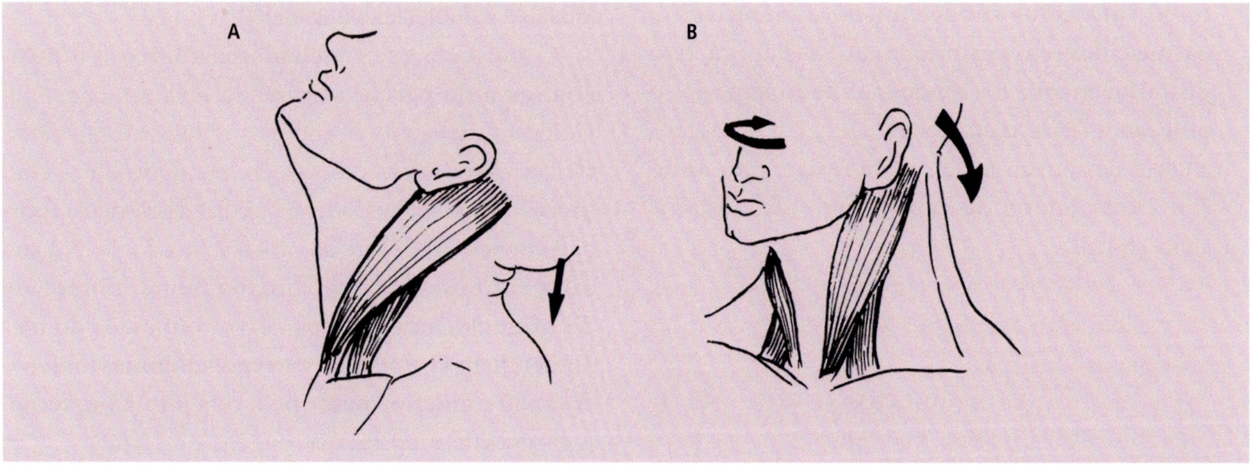

Figura 20.26 Ação do músculo esternocleidomastóideo. Repare em **A** que o músculo também é capaz de estender a cabeça, embora a flexão seja sua ação mais frequente. Essa diferença de ação depende da atuação conjunta de alguns músculos fixadores. Em **B**, vemos as ações de inclinação lateral e de rotação da cabeça.

O **músculo esternocleidomastóideo** é uma referência anatômica importante para a obtenção de **acessos venosos profundos** na **veia jugular interna**. Os acessos profundos, também denominados "venosos centrais", são utilizados para a infusão de substâncias com características químicas que impedem sua infusão em veias periféricas de calibre menor (drogas vasoativas, glicose concentrada a 50%, nutrição parenteral e outras) e para a realização de hemodiálise. Para a punção da veia jugular interna em sua porção cervical, inclina-se a cabeça do paciente em direção ao ombro e localiza-se o triângulo formado pelas inserções esternal e clavicular do músculo esternocleidomastóideo. No ápice do triângulo, encontra-se o ponto de punção, que é feita com a agulha em direção ao mamilo ipsilateral (ou ao cruzamento da linha hemiclavicular ipsilateral com a 5ª costela ipsilateral se o mamilo está alocado anormalmente). Embora hoje o padrão-ouro da realização das punções profundas seja a utilização do ultrassom, o conhecimento anatômico facilita o sucesso do procedimento.

Músculos pré-vertebrais

Os pré-vertebrais são os **músculos longo da cabeça, longo do pescoço, reto anterior da cabeça e reto lateral da cabeça**. O longo da cabeça cobre os feixes mais superiores do longo do pescoço. O Quadro 20.1 resume suas origens e inserções. **Todos são inervados por ramificações dos ramos anteriores dos nervos espinais cervicais.**

O músculo longo do pescoço flexiona a porção cervical da coluna vertebral. Todos os outros flexionam a cabeça. Os músculos pré-vertebrais, como os esternocleidomastóideos, são antagonistas dos músculos superiores profundos do dorso.

Músculos paravertebrais

Os **músculos laterais são os escalenos anterior, médio e posterior** (Figuras 20.16 e 20.23). O anterior está recoberto, quase completamente, pelo músculo esternocleidomastóideo. **A artéria subclávia passa posteriormente ao escaleno anterior, ao passo que**

Quadro 20.1 Músculos pré-vertebrais.

Músculo	Origem	Inserção
Longo da cabeça	Processos transversos das vértebras cervicais C3 a C6	Superfície inferior da parte basilar do osso occipital
Longo do pescoço	**Parte vertical:** corpos vertebrais de T1 a T3 e de C5 a e C6 **Parte oblíqua superior:** processos transversos das vértebras cervicais C3 a C5 **Parte oblíqua inferior:** corpos das vértebras torácicas de T1 a T3	**Parte vertical:** corpos vertebrais de C2 a C5 **Parte oblíqua superior:** arco anterior do atlas **Parte oblíqua inferior:** processos transversos das vértebras C5 e C6
Reto anterior da cabeça	Massa lateral do atlas	Parte basilar do osso occipital
Reto lateral da cabeça	Processo transverso do atlas	Processo jugular do osso occipital

Quadro 20.2 Músculos laterais.

Músculo	Origem	Inserção
Escaleno anterior	Processos transversos das vértebras cervicais C3 a C4	Tubérculo do escaleno da 1ª costela
Escaleno médio	Processos transversos das vértebras cervicais C1 a C5	Face superior da 1ª costela, entre o tubérculo do músculo escaleno anterior e o sulco da artéria subclávia
Escaleno posterior	Processos transversos das vértebras cervicais C4 a C6	Face lateral da 2ª costela, atrás da tuberosidade do músculo serrátil anterior

a veia subclávia passa anteriormente. O nervo frênico situa-se sobre o músculo escaleno anterior. O Quadro 20.2 mostra suas origens e inserções.

São inervados por ramificações dos ramos anteriores dos nervos espinais cervicais.

Os escalenos **flexionam lateralmente a coluna cervical e, indiretamente, a cabeça, para o lado em que estão situados.** Na inspiração forçada podem agir elevando a 1ª e a 2ª costelas.

Músculos paravertebrais

Os **músculos paravertebrais** foram descritos no Capítulo 19 – Crânio, Coluna Vertebral e Partes Moles do Dorso, exceto os **músculos suboccipitais.** Estes, também denominados **músculos curtos da nuca** (Figura 20.24), estão profundamente situados, recobertos pelos músculos longos do dorso e compreendem os **músculos reto posterior maior** e **menor da cabeça, oblíquo superior** e **oblíquo inferior.** Embora os músculos reto anterior e lateral da cabeça também sejam suboccipitais, eles são pré-vertebrais e foram descritos no item Músculos Pré-vertebrais. O músculo reto posterior maior e os oblíquos delimitam uma região conhecida como **trígono suboccipital, que contém a artéria vertebral e o nervo suboccipital.** Suas origens e inserções são mostradas no Quadro 20.3.

Todos são inervados pelo nervo suboccipital, que é o ramo posterior do 1° nervo espinal cervical, e **atuam como extensores da cabeça. Alguns são rotadores,** mas, ao que possivelmente, eles funcionam principalmente como músculos posturais.

Movimentos da cabeça e do pescoço

A cabeça pode ser fletida, aproximando-se o mento da parte anterior do tórax, ou estendida, no movimento inverso. A flexão pode ser também lateral (inclinação), para um lado ou para o outro. **A rotação da cabeça é relacionada à rotação da coluna. Na rotação, é o atlas que roda em torno do dente do áxis, levando a cabeça consigo.** Raramente os músculos que agem sobre a cabeça e o pescoço executam um só movimento. Alguns fazem a flexão anterior e lateral. Outros são capazes tanto de fletir a cabeça como de estendê-la. A rotação depende muito dos músculos que atuam sobre a coluna vertebral. Não há, pois, razão para tabular esses músculos numa distribuição funcional rígida. De qualquer modo, os movimentos da cabeça ocorrem nas articulações atlantoccipital e atlantoaxiais que funcionam em conjunto, como uma articulação triaxial, isto é, com movimentos em torno de três eixos: anteroposterior, laterolateral e vertical. Esses movimentos se estendem naturalmente ao restante da coluna cervical e, por isso, há certa confusão na literatura entre os termos "movimento da cabeça" e "movimento da coluna cervical".

Pode-se, entretanto, dizer que os músculos esternocleidomastóideos, quando agem em conjunto, são os principais flexores da cabeça e que, normalmente, os músculos situados posteriormente são extensores e controladores da flexão por sua ação antagonista.

Músculos cervicais relacionados com o osso hioide

O osso hioide não se articula com o restante do esqueleto e precisa, portanto, de uma fixação

Quadro 20.3 Músculos suboccipitais.

Músculo	Origem	Inserção
Reto posterior maior da cabeça	Processo espinhoso do áxis	Linha nucal inferior
Reto posterior menor da cabeça	Tubérculo posterior do atlas	Linha nucal inferior
Oblíquo superior da cabeça	Processo transverso do atlas	Linha nucal inferior
Oblíquo inferior da cabeça	Processo espinhoso do áxis	Processo transverso do atlas

muscular. Os músculos que cumprem essa função constituem o grupo dos **músculos infra-hióideos**, enquanto um segundo grupo, o dos **músculos supra-hióideos**, aproveita-se dessa fixação para cumprir suas funções. **Os músculos supra-hióideos serão descritos na região submandibular por motivos didáticos.**

Músculos infra-hióideos

Os **músculos infra-hióideos são o esterno-hióideo, o omo-hióideo, o esternotireóideo e o tíreo-hióideo.** A Figura 20.27 ilustra esses músculos, e o Quadro 20.4 indica suas origens e inserções.

O **músculo omo-hióideo**, que tem dois ventres musculares, **superior** e **inferior**, separados por um tendão intermédio, e o **músculo esterno-hióideo são os mais superficiais dos quatro**. O músculo esterno-hióideo recobre os músculos esternotireóideo e tíreo-hióideo.

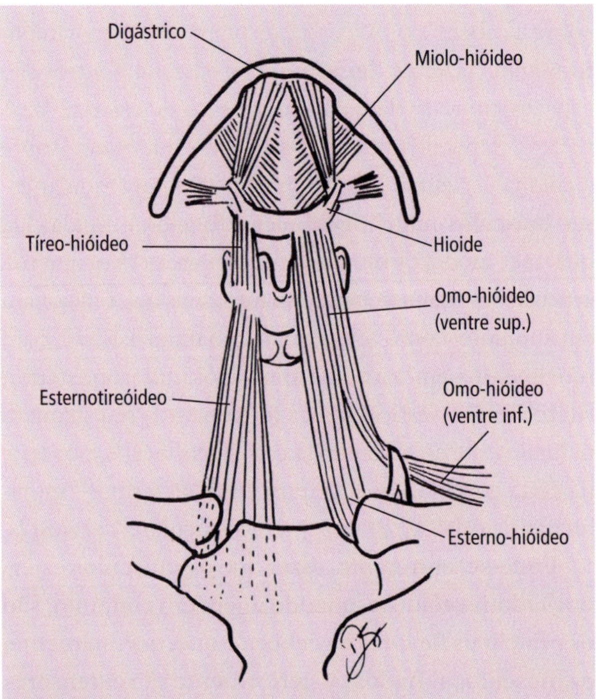

Figura 20.27 Músculos infra-hióideos.

Os músculos infra-hióideos agem impedindo a elevação do osso hioide durante a abertura forçada da boca, como na mastigação e no bocejo. Eles são, nesse caso, **fixadores do osso hioide. São todos inervados por ramos que partem da alça cervical.**

ARTÉRIAS DA CABEÇA E DO PESCOÇO

As artérias que irrigam o pescoço e a cabeça são a **subclávia** e as **carótidas, interna** e **externa.** Sua distribuição, entretanto, é bem característica: a subclávia emite ramos na base do pescoço e irriga estruturas aí situadas; a carótida interna não origina ramos no pescoço, mas é responsável pela irrigação da maior parte do hemisfério cerebral que corresponde ao seu próprio lado; finalmente, a carótida externa é a artéria que supre a maior parte das estruturas da cabeça (exceto o encéfalo e o conteúdo da órbita) e da parte superior do pescoço. A artéria carótida interna só será descrita no seu trajeto cervical.

A origem das artérias principais do pescoço e da cabeça varia conforme a metade corporal considerada (Figura 20.28):

- **À direita:** o tronco braquiocefálico, que se origina do arco da aorta, divide-se nas artérias subclávia e carótida comum.
- **À esquerda:** tanto a carótida comum como a subclávia são ramos diretos do arco aórtico.

Pode-se, portanto, dizer que **essas duas artérias têm uma porção torácica antes de alcançarem o pescoço, posteriormente à articulação esternoclavicular.**

Quadro 20.4 Músculos infra-hióideos.

Músculo	Origem	Inserção
Esterno-hióideo	▪ Face posterior e superior do manúbrio do esterno, extremidade esternal da clavícula e ligamento esternoclavicular posterior	▪ Margem inferior do corpo do osso hioide
Omo-hióideo	▪ **Ventre inferior:** margem superior da escápula ▪ **Tendão intermédio:** fixação à clavícula e 1ª costela através da alça da fáscia cervical profunda ▪ **Ventre superior:** tendão intermédio	▪ **Ventre inferior:** tendão intermédio ▪ **Ventre superior:** margem inferior do corpo do osso hioide
Esternotireóideo	▪ Face posterior do manúbrio do esterno	▪ Linha oblíqua da cartilagem tireoide da laringe
Tíreo-hióideo	▪ Cartilagem tireóidea da laringe	▪ Margem inferior do corpo do hioide e área próximo ao corno maior

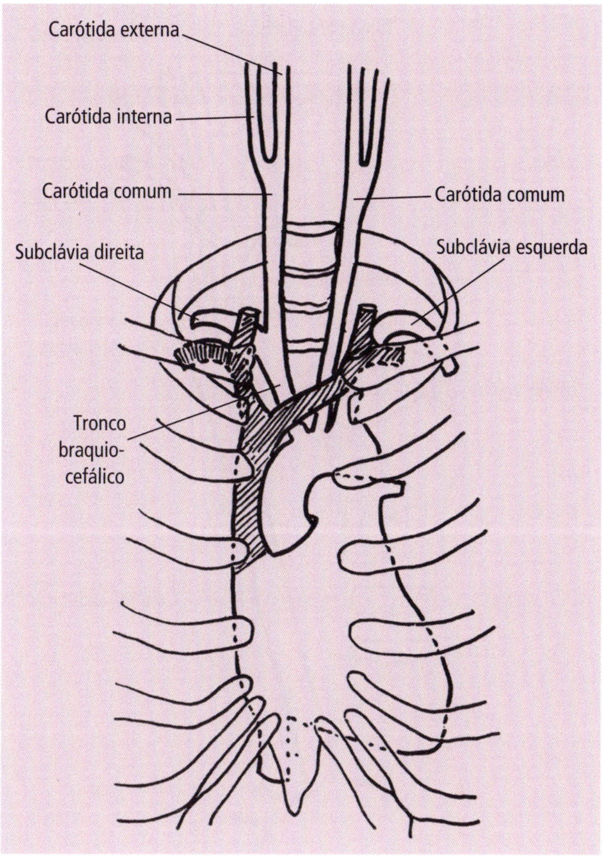

Figura 20.28 Origem das principais artérias do pescoço e da cabeça.

Artéria carótida comum

A artéria carótida comum ascende no pescoço, **lateralmente à traqueia (onde se pode palpar facilmente o seu pulso), coberta pelo músculo esternocleidomastóideo**. Não emite nenhum ramo (a não ser como variação) até o seu ponto de divisão. No seu trajeto, está envolvida pela **bainha carotídea, juntamente com a veia jugular interna** em posição lateral a esta **e o nervo vago** (posição intermédia entra a carótida e a veia jugular). Posteriormente à carótida comum, situam-se os processos transversos da 4ª, 5ª e 6ª vértebras cervicais, de modo que ela pode ser comprimida nesse ponto. No nível da margem superior da cartilagem tireóidea da laringe (4ª vértebra cervical), a artéria carótida comum se bifurca nos seus dois ramos terminais, as **artérias carótida interna** e **externa**.

Glomo (corpo) e seio carotídeos

No ponto de divisão, da artéria carótida comum ou próximo a ele, ela apresenta uma dilatação, o **seio carotídeo**, muito mais evidente no vivo, **que contém barorreceptores capazes de serem estimulados pelas variações da pressão sanguínea, mecanismo importante na manutenção da pressão arterial em níveis adequados**. Próximo ao seio carotídeo, outra formação, o **glomo carótico, contém quimiorreceptores sensíveis ao teor elevado de CO_2 no sangue**. Seus impulsos excitam centros nervosos **que desencadeiam reflexos, os quais aumentam a frequência e a profundidade dos movimentos respiratórios**. Ambas as formações **são inervadas pelos nervos glossofaríngeo e vago**.

O **seio carotídeo** e o **trajeto palpável da carótida comum** são importantes na avaliação de pacientes com acidentes vasculares encefálicos (AVE) ou acidentes isquêmicos transitórios (AIT), popularmente conhecidos como "derrames cerebrais". A **doença carotídea**, causada pelo acúmulo de **placas de aterosclerose** na região pode levar à **estenose** (diminuição do calibre) do vaso, que gera a diminuição do fluxo arterial para o cérebro e, consequentemente, as alterações neurológicas. Ao exame físico, pode-se encontrar um sopro na ausculta da região, que pode ser mais bem avaliada com o uso da ultrassonografia Doppler.

A **massagem da região do seio carotídeo**, pela presença dos barorreceptores e quimiorreceptores é uma manobra que pode ser utilizada em pacientes com arritmias específicas (taquicardias supraventriculares), sendo uma **manobra vagal**. A sua aplicação é desaconselhada em pacientes com histórico de acidentes vasculares cerebrais, idosos, pacientes com sopro carotídeo ao exame físico ou doença carotídea comprovada. Jamais deve ser feita bilateralmente e também não é recomendada em crianças menores de 10 anos.

Artéria carótida interna

A **artéria carótida interna** (Figura 20.29) é a continuação do trajeto profundo e ascendente da carótida comum e penetra no crânio através do canal carótico do osso temporal. Suas porções intracranianas não serão descritas neste item. No seu trajeto ascendente, às vezes tortuoso, ela se **coloca lateralmente à artéria carótida externa, ao passo que a veia jugular interna e o vago são laterais**. É cruzada pelo nervo hipoglosso e pela artéria occipital. Não fornece ramos no pescoço. **É uma das artérias mais importantes na irrigação do encéfalo.**

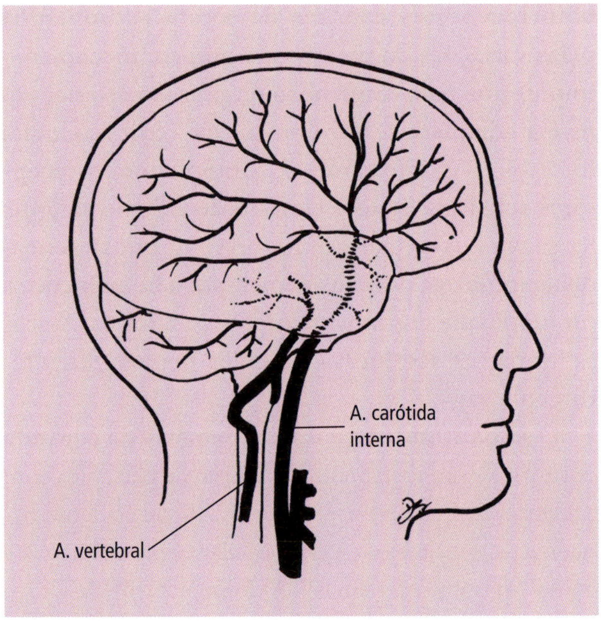

Figura 20.29 Artéria carótida interna. Observe que a carótida interna não fornece ramos no pescoço, mas é a principal artéria de irrigação para o encéfalo, junto com a artéria vertebral.

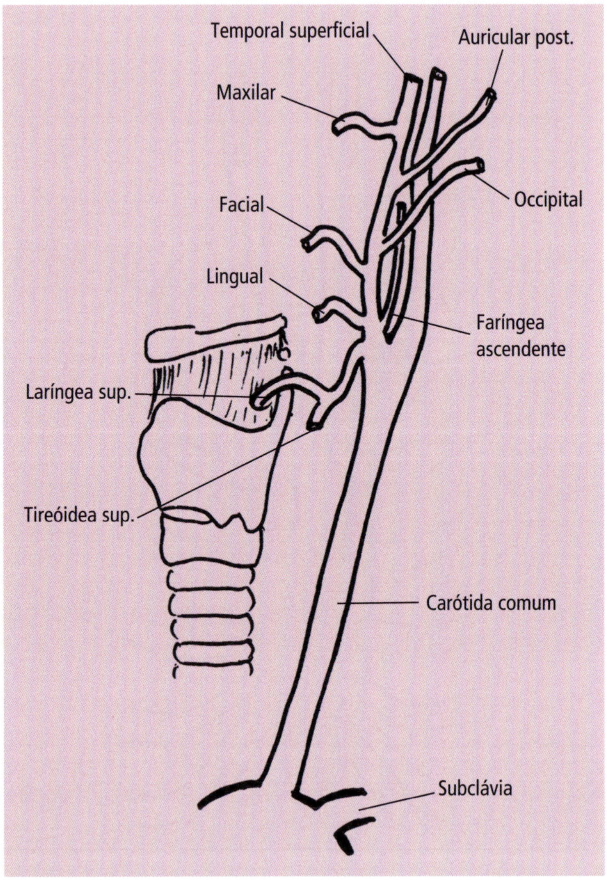

Figura 20.30 Ramos da artéria carótida externa esquerda.

Artéria carótida externa

A **artéria carótida externa** (Figura 20.30) estende-se desde a bifurcação da carótida comum até um ponto posterior ao colo da mandíbula. **Origina-se no trígono carótico, onde é recoberta pelo músculo esternocleidomastóideo e cruzada pelo nervo hipoglosso e pelas veias lingual e facial. A artéria carótida externa penetra na espessura da glândula parótida e divide-se nos ramos terminais, as artérias temporal superficial e maxilar.** A princípio, ela é anteromedial à carótida interna, porém, à medida que ascende, ela se situa mais lateralmente.

Ramos da carótida externa

A artéria carótida externa irriga numerosas estruturas superficiais e profundas da cabeça e a parte superior do pescoço. Tem, portanto, numerosos ramos, muitos dos quais de pouca importância prática. São oito os ramos principais:

- **Artéria tireóidea superior (Figura 20.30):** origina-se no contorno anterior da carótida externa e dirige-se anterior e inferiormente no trígono carotídeo, **passando profundamente aos músculos omo-hióideo, esterno-hióideo e esternotireóideo.** Alcança o ápice do lobo correspondente da glândula tireoide e aí emite ramos que irrigam a glândula e anastomosam-se com a **artéria tireóidea superior do lado oposto** e com a **artéria tireóidea inferior**. Um ramo da artéria tireóidea superior deve ser mencionado, a **artéria laríngea superior, que acompanha o ramo interno do nervo laríngeo superior, também denominado "nervo laríngeo interno", e perfura a membrana tíreo-hióidea, irrigando a laringe** (Figura 20.31).
- **Artéria lingual (Figuras 20.30 e 20.32):** origina-se no contorno anterior da artéria carótida externa e logo **forma uma alça sobre o músculo constritor médio da faringe, que é cruzada pelo nervo hipoglosso.** A seguir, **corre profundamente ao músculo hioglosso.** Sua última parte ascende entre os músculos genioglosso e longitudinal inferior da língua, onde **fornece ramos para a língua, glândula sublingual e assoalho da boca. A artéria lingual pode se originar com a artéria facial de um tronco linguofacial.**

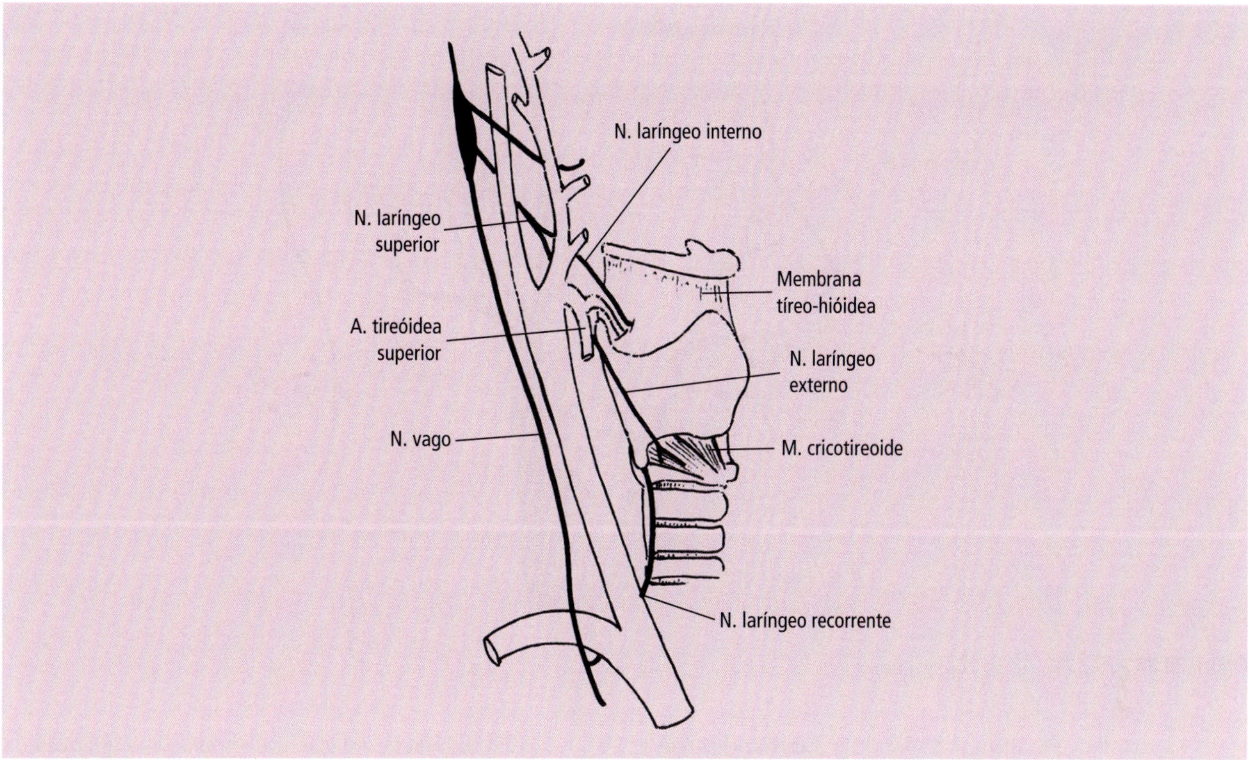

Figura 20.31 Artéria laríngea superior e nervo laríngeo interno. Observe como essas estruturas perfuram a membrana tíreo-hióidea.

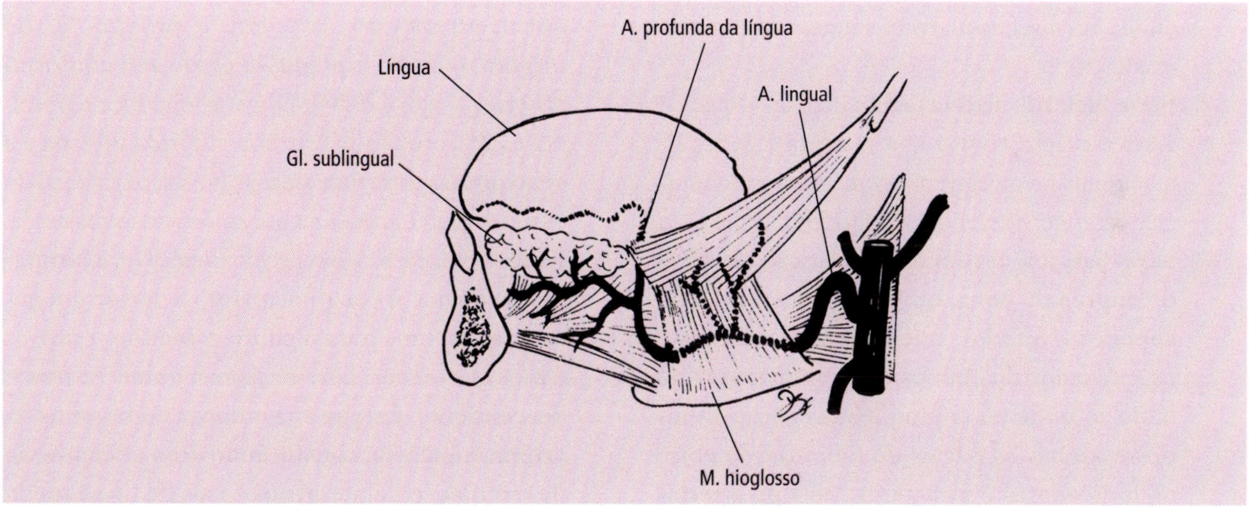

Figura 20.32 Artéria lingual. Observe os ramos para a glândula sublingual e para a língua.

- **Artéria facial (Figuras 20.30 e 20.33):** 3° ramo da artéria carótida externa e origina-se no contorno anterior dessa artéria, frequentemente com a artéria lingual (tronco linguofacial) e seu percurso pode ser dividido em duas partes:
  1. **Parte cervical da artéria facial:** ascende profundamente aos músculos digástrico e estilo-hióideo até alcançar a parte posterior da glândula submandibular. Nesse trajeto, ela **fica separada da tonsila palatina (amígdala) apenas pelo músculo constritor superior da faringe** e emite dois ramos que irrigam a tonsila palatina (a **artéria palatina ascendente**, que também fornece ramos para o palato mole, partes da parede da faringe e tuba auditiva e o **ramo tonsilar**; que perfura o músculo constritor superior para alcançar

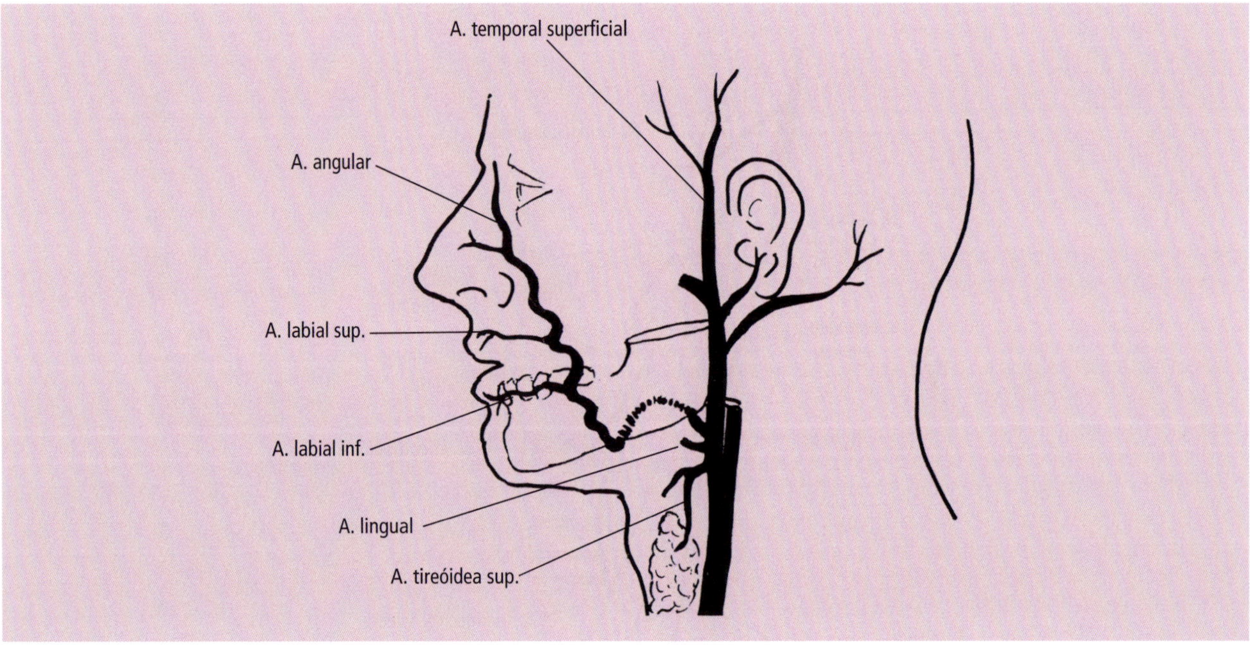

Figura 20.33 Artéria facial, do lado esquerdo.

a tonsila). Ao atingir a glândula submandibular, **emite ramos glandulares para sua irrigação** e emerge finalmente na margem inferior da mandíbula, no nível da margem anterior do músculo masseter.

2. **Parte facial da artéria facial:** origina-se quando a artéria facial contorna a margem inferior da mandíbula no nível da margem anterior do músculo masseter e ascende pela face com trajeto tortuoso para irrigar os músculos faciais. **No nível do ângulo da boca, origina as artérias labial superior e inferior, que irrigam a mucosa e os músculos dos lábios. As hemorragias no lábio só podem ser bloqueadas comprimindo-se ambas as partes do lábio ferido entre os indicadores e polegares, pois as artérias labiais de um lado se anastomosam com as do lado oposto.** A artéria facial passa em seguida ao lado do nariz e termina no ângulo medial do olho, **anastomosando-se com ramos da artéria oftálmica**. Nesse ponto, é denominada **artéria angular**. Como a artéria oftálmica é ramo da artéria carótida interna, **as anastomoses no nível do ângulo medial do olho constituem, na verdade, uma comunicação entre as artérias carótida externa e interna**. Essas anastomoses auxiliam na circulação colateral após a ligadura da artéria carótida comum ou externa de um lado.

- **Artéria occipital:** origina-se no contorno posterior da artéria carótida externa e, **próximo à sua origem, o nervo hipoglosso cruza seu contorno anterior** (Figura 20.34). Dirige-se superior e posteriormente, **cruzando a artéria carótida interna e a veia jugular interna** e aloja-se no sulco occipital do osso temporal, medialmente ao processo mastoide. Finalmente, perfura o músculo trapézio e, **acompanhada do nervo occipital maior, divide-se em numerosos ramos para o couro cabeludo**. Entre os ramos que origina, deve-se chamar a atenção para o **descendente. Este se anastomosa com ramos da artéria subclávia, constituindo uma eficiente via de circulação colateral nos casos de ligadura da artéria carótida externa ou da artéria subclávia.**
- **Artéria auricular posterior (Figura 20.30):** origina-se da carótida externa logo acima do ventre posterior do músculo digástrico. É de pequeno calibre e **sua importância reside no fato de emitir ramos que irrigam a orelha média, o nervo facial, os canais semicirculares e a membrana timpânica.**
- **Artéria faríngea ascendente (Figura 20.30):** um pequeno vaso que se origina no contorno medial da artéria carótida externa, ascendendo entre a carótida

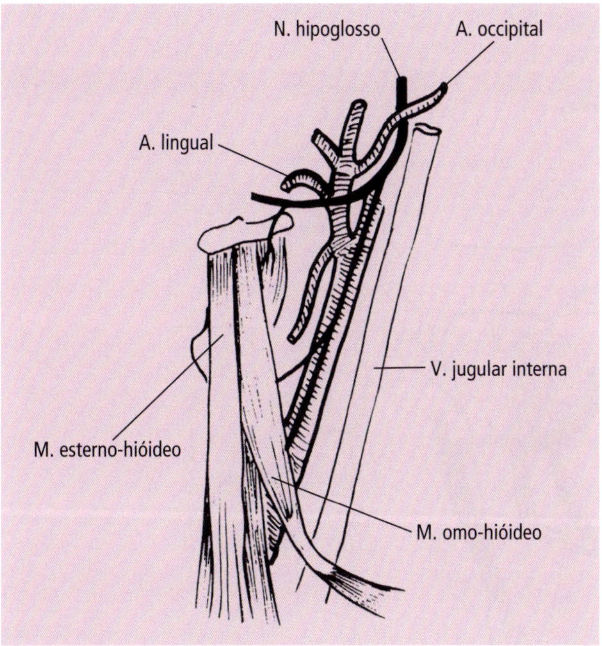

Figura 20.34 Artéria occipital. Observe como o nervo hipoglosso a contorna.

interna e a parede da faringe a qual fornece ramos **(ramos faríngeos)**. Emite ainda as **artérias meníngea posterior e timpânica inferior**.

- **Artéria temporal superficial (Figura 20.30):** um dos dois ramos terminais da artéria carótida externa, é superficial, como seu nome indica. Com trajeto ascendente, **passa posteriormente à glândula parótida, cruza anteriormente o arco zigomático (e aí suas pulsações podem ser facilmente sentidas) e emite numerosos ramos para a porção temporal do couro cabeludo**. Dos seus ramos, deve-se mencionar a **artéria facial transversa, que emerge da glândula parótida e passa anteriormente, ao longo do músculo masseter, acompanhada dos ramos do nervo facial. Esse ramo irriga a glândula parótida, seu ducto e o músculo masseter, e anastomosa-se com ramos da artéria facial.** Outro de seus ramos é a **artéria temporal média**. A **artéria temporal superficial** é um dos sítios de acometimento mais famosos da **arterite temporal**, doença também conhecida como **arterite de células gigantes**, uma inflamação de vasos de médio e grande calibre. A alteração do exame da artéria temporal superficial, com aumento, edema nodular, sensibilidade e perda do pulso pode acontecer em até 50% dos pacientes com a doença, que também pode causar sintomas visuais culminando em perda de acuidade visual (cegueira).
- **Artéria maxilar (Figura 20.30):** o ramo terminal mais calibroso da artéria carótida externa e origina-se na glândula parótida, posteriormente ao colo da mandíbula. Tem um trajeto anterior e medial de modo que **se situa profundamente à mandíbula (porção mandibular), profundamente ao músculo pterigóideo lateral (porção pterigóidea) e passa através da fossa pterigopalatina (porção pterigopalatina)**. A Figura 20.35 mostra esquematicamente os seus numerosos ramos, mas só serão mencionados neste item os mais importantes. Os **ramos da 1ª porção** suprem, principalmente, a membrana timpânica, a dura-máter, o crânio e os dentes inferiores:

1. **Artéria auricular profunda**.
2. **Artéria timpânica anterior**.
3. **Artéria meníngea média:** penetra no crânio passando através do forame espinhoso do osso esfenoide e irriga a dura-máter. A **artéria meníngea média** é o ramo mais importante da artéria maxilar, dado que a sua lesão está relacionada aos **hematomas epidurais** (ou extradurais), oriundos da hemorragia entre os ossos do crânio e a dura-máter. O hematoma extradural pode ser causado por lesões traumáticas do crânio sem necessariamente haver a fratura deste, embora uma fratura do osso temporal possa estar associada. Clinicamente, tem-se um espectro de apresentações neurológicas, sendo o "**intervalo lúcido**" a marca mais comum: o paciente encontra-se inicialmente em plena consciência e esta se deteriora rapidamente em torno de 10 a 15 minutos, podendo o paciente entrar em coma profundo. A resolução do hematoma epidural é, na maior parte das vezes, cirúrgica.
4. **Artéria alveolar inferior:** penetra, com o nervo alveolar inferior, no canal mandibular, através do forame mandibular e nutre os dentes da arcada inferior.

Os **ramos da 2ª porção** nutrem, principalmente, os músculos da mastigação, com os nomes correspondentes aos músculos que irrigam.

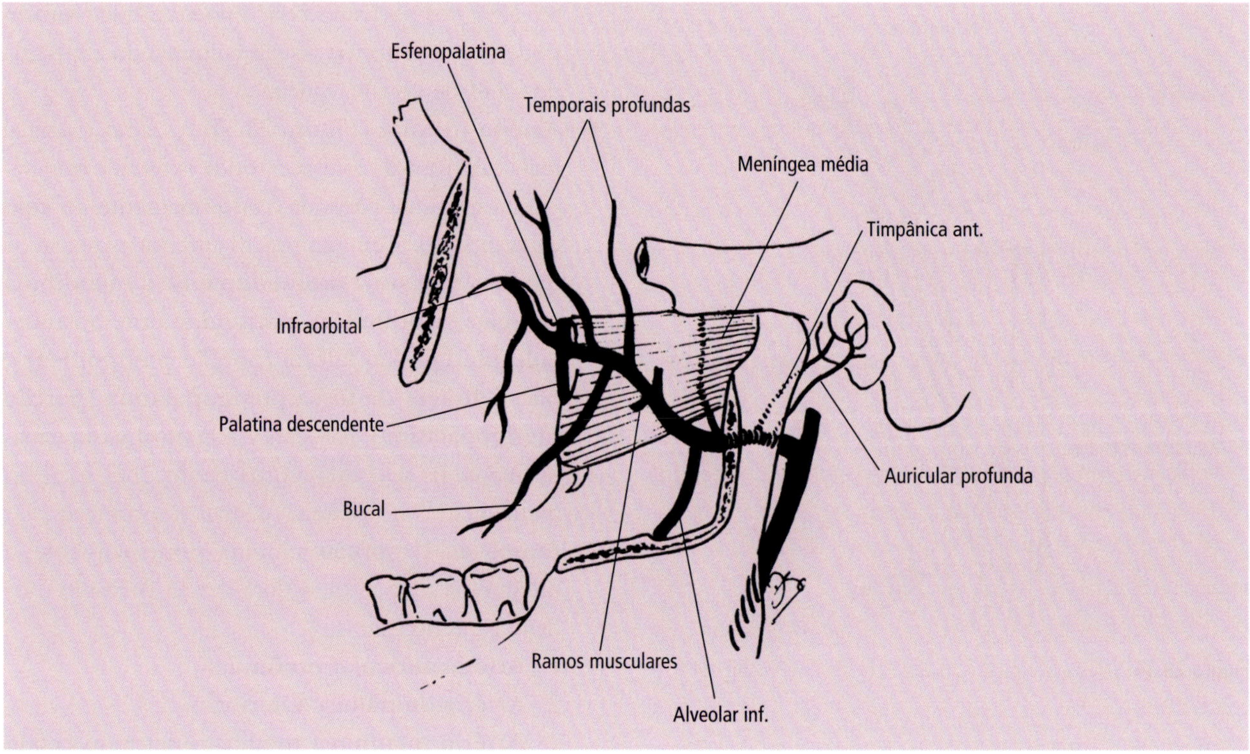

Figura 20.35 Artéria maxilar.

Os **ramos da 3ª porção** são numerosos e suprem os dentes superiores, porções da face e da órbita, o palato e a cavidade nasal. Devem ser mencionados, entre eles:

1. **Artéria bucal**.
2. **Artérias temporais profundas**.
3. **Artéria palatina descendente**.
4. **Artéria infraorbital:** penetra na órbita através da fissura orbital inferior e **emerge na face, acompanhada do nervo de mesmo nome, pelo forame infraorbital**.
5. **Artéria esfenopalatina:** considerada o ramo terminal da artéria maxilar. Penetra na cavidade nasal através do forame esfenopalatino e irriga as conchas nasais, os meatos nasais, os seios paranasais e o septo nasal. As **hemorragias nasais (epistaxe)**, em geral, derivam da lesão de vasos menores na região anterior nasal, também denominado **plexo de Kiesselbach (ou área de Little)**, formado pelos ramos terminais das artérias etmoidal anterior, etmoidal posterior, esfenopalatina, palatina maior e labial superior. As hemorragias nasais posteriores têm origem no **plexo de Woodruff**, formado por ramos terminais posteriores e superiores da artéria esfenopalatina e ramos posteriores das artérias etmoidais; as epistaxes posteriores são mais graves e frequentemente requerem intervenção médica.

Artéria subclávia

A **artéria subclávia** tem origem diferente à esquerda e à direita. Porém, no seu trajeto, tanto uma como outra podem ser divididas em três porções (Figura 20.36):

- **1ª porção:** estende-se de sua origem à margem medial do músculo escaleno anterior.
- **2ª porção:** situa-se posteriormente ao músculo escaleno anterior.
- **3ª porção:** estende-se da margem lateral do escaleno anterior à margem lateral da 1ª costela, **onde a artéria subclávia passa a denominar-se "artéria axilar"**.

A 1ª porção da artéria subclávia (Figura 20.37) descreve um arco superior e lateralmente, **situando-se anteriormente ao ápice do pulmão e à cúpula pleural. O nervo vago lhe é anterior** e, à esquerda, além do nervo vago, **também está presente o ducto torácico. A 2ª porção passa entre os escalenos anterior e médio,**

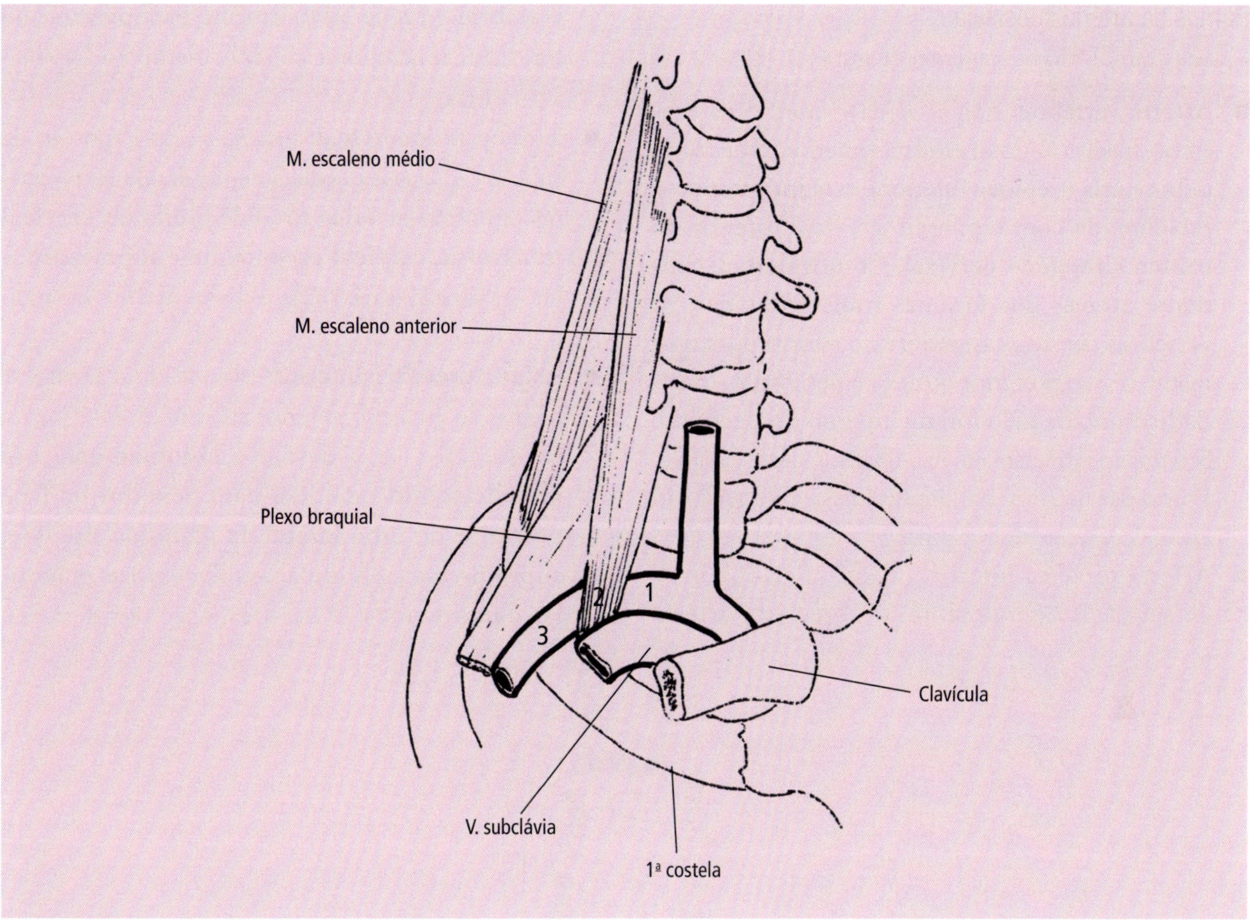

Figura 20.36 As três porções da artéria subclávia.

enquanto a veia subclávia é anterior ao escaleno anterior. A **3ª porção** é a mais superficial da artéria e **situa-se no trígono supraclavicular, no nível da 1ª costela contra a qual ela pode ser comprimida, no ângulo entre a clavícula e a margem posterior do músculo esternocleidomastóideo**. A veia subclávia é anterior e **o tronco inferior do plexo braquial é posterior**. Essas relações tornam particularmente perigosa a topografia da artéria subclávia, que pode sofrer compressões anormais, produzindo-se uma série de sinais e sintomas que caracterizam as assim denominadas **síndromes de compressão vasculonervosa**, uma vez que também o plexo braquial pode ser atingido.

As síndromes de compressão vasculonervosa, também denominadas **síndrome do desfiladeiro torácico**, podem ser causadas por variações anatômicas, traumas, hipertrofia muscular, movimentos repetitivos ou iatrogenias. Quando acometem a artéria subclávia, uma miríade de sintomas de isquemia arterial pode surgir, como claudicação do membro superior envolvido, temperatura fria e palidez, que não necessariamente são agudos.

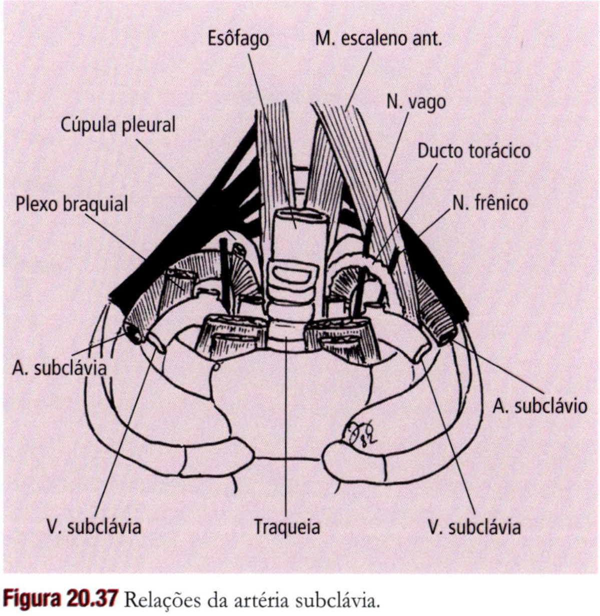

Figura 20.37 Relações da artéria subclávia.

Ramos da artéria subclávia

Seus ramos são os seguintes (Figura 20.38):

- **Artéria vertebral:** origina-se da 1ª porção da subclávia, medialmente ao escaleno anterior. **É cruzada pela artéria tireóidea inferior e está intimamente relacionada com o gânglio cervical inferior do tronco simpático cervical. Com trajeto ascendente através dos forames transversos das VI vértebras cervicais superiores,** contorna posteriormente o arco posterior do atlas e **penetra na cavidade craniana pelo forame magno do occipital.** Seu trajeto intracraniano não faz parte deste capítulo. É uma das mais artérias importantes na irrigação do encéfalo e da medula espinal.
- **Artéria torácica interna:** origina-se da 1ª porção da subclávia **lateralmente à origem da artéria vertebral** e segue inferiormente para penetrar no tórax. Seu trajeto torácico será descrito no Capítulo 21 – Tórax.
- **Tronco tireocervical:** origina-se da 1ª porção da subclávia e, quase imediatamente, divide-se em quatro ramos: as **artérias tireóidea inferior, cervical transversa, cervical ascendente** e **supraescapular.** As variações nas origens dessas artérias são muito frequentes.
- **Artéria tireóidea inferior:** ascende junto à margem medial do escaleno anterior até o nível da 6ª vértebra cervical e, então, **descreve, abruptamente, um arco de sentido medial, para penetrar na face posterior do lobo lateral da glândula tireoide, suprindo essa glândula, assim como as glândulas paratireoides.** O nervo laríngeo recorrente ou

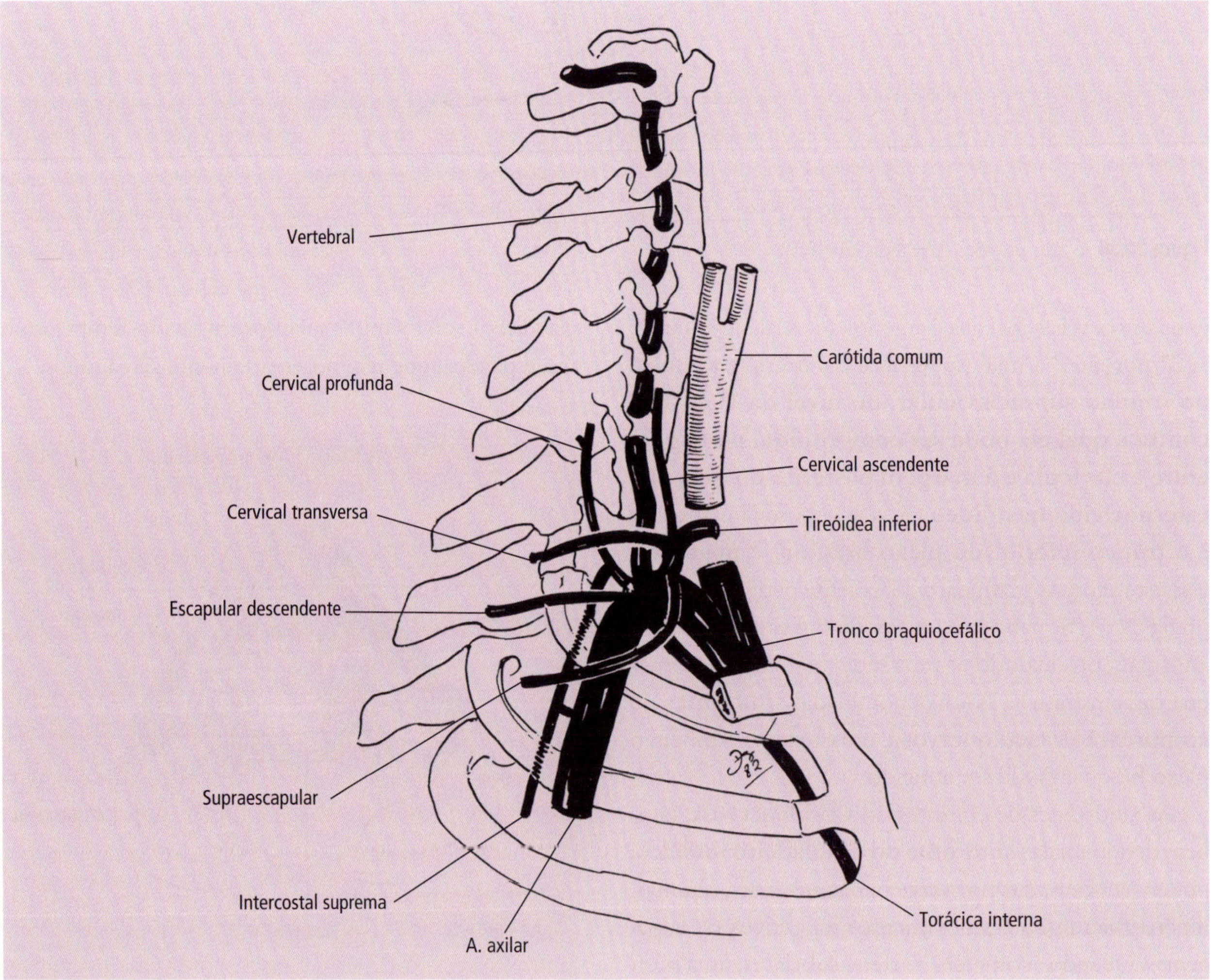

Figura 20.38 Ramos da artéria subclávia (esquemático) do lado direito.

laríngeo inferior pode se situar anterior, posterior ou entre os ramos glandulares da artéria tireóidea inferior (Figura 20.39). A artéria tireóidea inferior origina ramos que irrigam também a laringe, a traqueia, o esôfago, as vértebras cervicais e a medula espinal. **Ela passa profundamente ao feixe vasculonervoso do pescoço (carótida, jugular interna e vago), mas é anterior à artéria vertebral.**

- **Artéria supraescapular:** tem um trajeto lateral e **cruza anteriormente o músculo escaleno anterior e o nervo frênico**, colocando-se posteriormente à clavícula. Dirige-se para as fossas supraespinal e infraespinal, onde faz parte da circulação colateral que se estabelece na região da escápula.
- **Artéria cervical transversa:** é quase paralela à supraescapular, mas situa-se superiormente a ela. Cruza o escaleno anterior, o nervo frênico e os troncos do plexo braquial e, no trígono posterior do pescoço, penetra no músculo trapézio irrigando esse músculo.
- **Tronco costocervical:** origina-se da 2ª porção da artéria subclávia e curva-se posteriormente até o colo da 1ª costela, onde se divide em dois ramos:
  - **Artéria intercostal suprema:** irriga os dois primeiros espaços intercostais.
  - **Artéria cervical profunda:** para os músculos paravertebrais.
- **Artéria escapular descendente:** nasce da 2ª (ou 3ª) porção da artéria subclávia e passa entre os troncos do plexo braquial para passar, em seguida, junto à margem medial da escápula. Irriga os músculos romboides e faz parte da circulação colateral da região da escápula. Pode ser apenas um ramo descendente da artéria supraescapular.

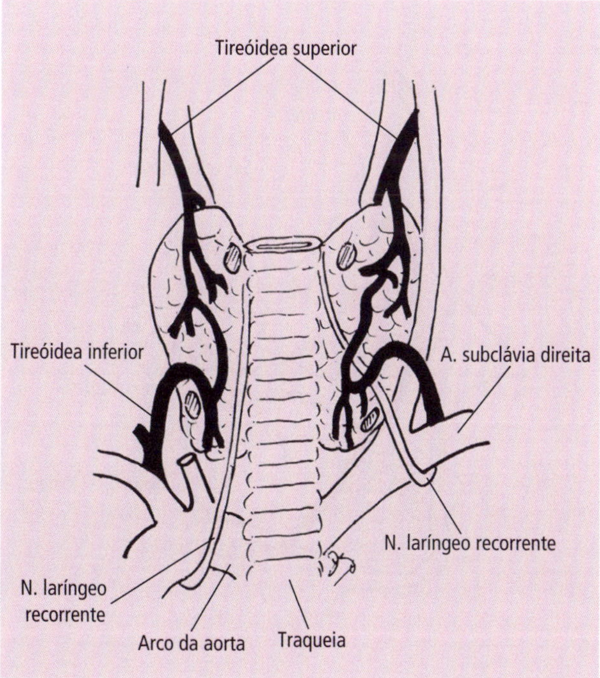

Figura 20.39 Irrigação da glândula tireoide em vista posterior.

VEIAS PROFUNDAS DO PESCOÇO E DA CABEÇA

Como ocorre em todas as regiões do corpo, as veias do pescoço e da cabeça acompanham, geralmente, as artérias, exceção feita para as veias superficiais. Algumas veias profundas que drenam órgãos, como a glândula tireoide, serão descritas nos capítulos específicos. Não há razão, portanto, para se descreverem as numerosas vias de drenagem do pescoço e da cabeça. Apesar disso, algumas considerações devem ser feitas sobre a veia jugular interna e sobre a veia facial.

Veia jugular interna

A **veia jugular interna** (Figura 20.40) é a principal veia do pescoço, **drenando o encéfalo, o pescoço e a face**, embora receba como tributárias algumas poucas veias superficiais da cabeça e do pescoço. **Ela se origina no forame jugular, na base do crânio, e é uma continuação do seio sigmóideo, um dos seios venosos da dura-máter para os quais o sangue do encéfalo é drenado.** Na sua origem apresenta uma dilatação, o **bulbo superior**. Com trajeto descendente, a veia jugular interna faz parte do **feixe vasculonervoso do pescoço e está envolvida pela bainha carotídea, com as artérias carótidas, comum e interna, e o nervo vago**. Posteriormente à extremidade medial da clavícula ela se une à veia subclávia para formar a **veia braquiocefálica**. Próximo de sua terminação há uma segunda dilatação, o **bulbo inferior** (Figura 20.40). As **veias braquiocefálicas**, direita e esquerda, unem-se para formar a **veia cava superior** que desemboca no átrio direito do coração. Entre as tributárias da veia jugular interna deve-se mencionar o **seio petroso inferior** (outro seio venoso da dura-máter), **as veias faríngeas (do plexo venoso faríngeo), a veia facial, a veia lingual e as veias tireóideas média e superior.**

A **veia jugular interna** é um dos **sítios mais comuns de punção** de acessos venosos profundos, cuja utilidade já foi mencionada previamente. Dentre as vantagens desta veia como acesso, tem-se a facilidade de punção, a possibilidade de compressão de estruturas arteriais adjacentes caso sejam puncionadas por acidente, o fato de ser um local relativamente limpo, que levaria a menos infecções do cateter e, consequentemente, da corrente sanguínea e o posicionamento das pontas do cateter de maneira adequada, junto ao átrio direito. As desvantagens se relacionam principalmente aos acidentes de punção que invadem a cavidade pleural (pneumotórax por punção da pleura, posicionamento da extremidade do cateter na pleura levando à empiema e outros).

Veia facial

A **veia facial acompanha a artéria facial**, embora na face tenha um trajeto menos tortuoso que o da artéria. Ela se origina no ângulo medial do olho como **veia angular**, pela união das **veias supraorbital** e **supratroclear**. Mas **o fato importante com relação à veia facial é que ela se comunica livremente com as veias oftálmicas superior e inferior e, portanto, com o seio cavernoso da cavidade craniana** (Figura 20.41). **A comunicação com o seio cavernoso se faz igualmente através do plexo pterigóideo. Acrescente-se a isto o fato de que a veia facial é desprovida de válvulas que possam orientar o sentido do fluxo sanguíneo. Essas comunicações podem, assim, facilitar a difusão de infecções.** Por esta razão, o território da veia facial ao redor do nariz e do lábio superior é comumente denominado **"área perigosa" da face**.

A **trombose do seio cavernoso** é uma complicação incomum, porém ameaçadora, de infecções de partes da face, principalmente aquelas relacionadas à área perigosa da face. O mecanismo da trombose é séptica, objetivando "cercar" a infecção dentro do seio cavernoso e o acometimento da drenagem da veia facial e das veias oftálmicas superiores e inferiores pode causar inchaço na face (edema), especialmente na região periorbital, com alterações na posição ocular (proptose, quando os olhos saltam para fora), dor à movimentação ocular e perda de acuidade visual.

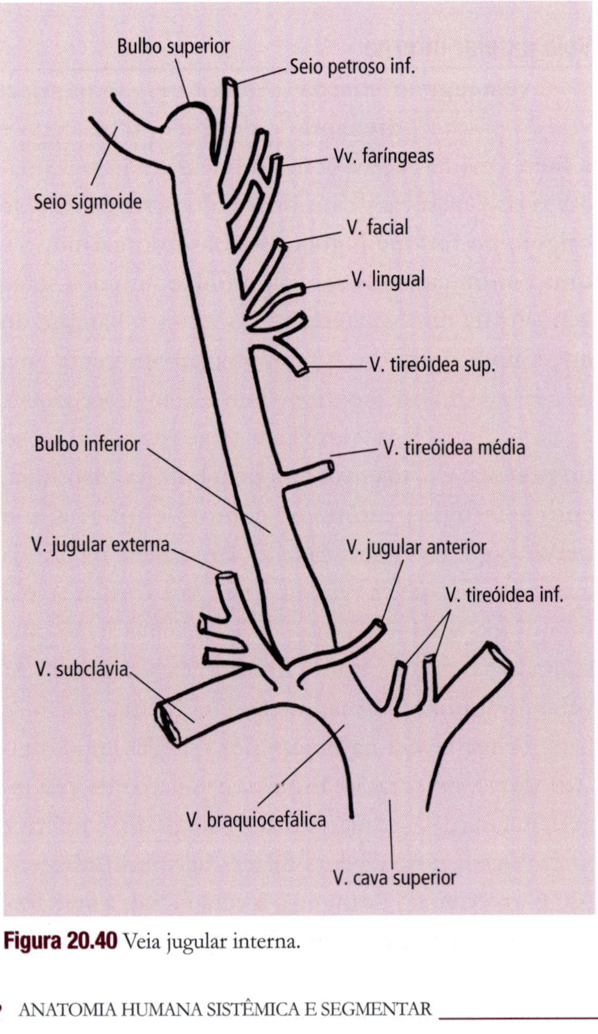

Figura 20.40 Veia jugular interna.

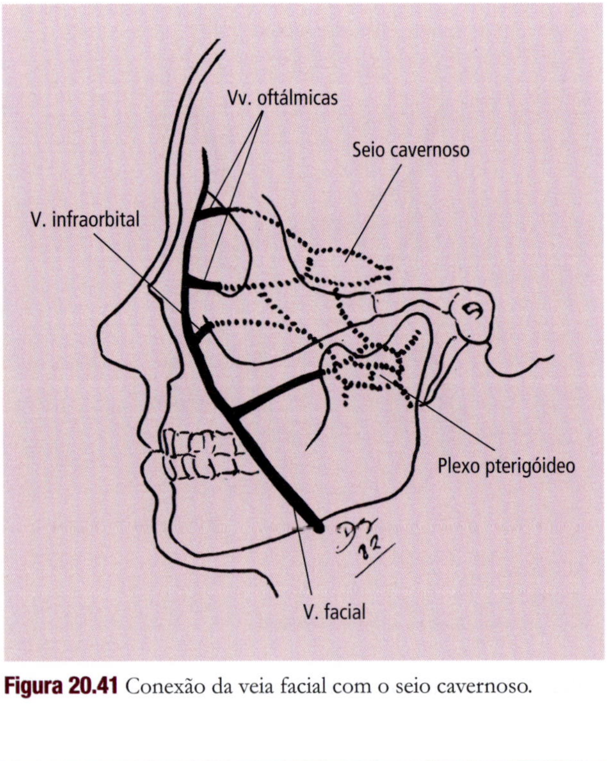

Figura 20.41 Conexão da veia facial com o seio cavernoso.

DRENAGEM LINFÁTICA DO PESCOÇO E DA CABEÇA

Os linfáticos do pescoço e da cabeça drenam para numerosos linfonodos dispostos em grupos **superficial** e **profundo**. Muitos deles se apresentam hipertrofiados em diversos processos patológicos que atingem estruturas cervicais e da cabeça, como a faringe, a traqueia, a tonsila palatina e a língua. **Por essa razão, a palpação de linfonodos cervicais é uma prática de rotina no exame clínico dos pacientes.**

Linfonodos superficiais

Diversos grupos de **linfonodos superficiais**, situados na junção da cabeça e do pescoço, formam, em conjunto, o assim denominado **colar linfático pericervical** (Figura 20.42):

- **Linfonodos occipitais:** situam-se lateralmente às fibras superiores do trapézio e drenam a parte posterior do couro cabeludo.
- **Linfonodos mastóideos:** localizam-se lateralmente sobre o processo mastoide e drenam a porção lateral da cabeça.
- **Linfonodos parotídeos superficiais:** localizados no nível da glândula parótida, drenam a porção superior da face e a região temporal.

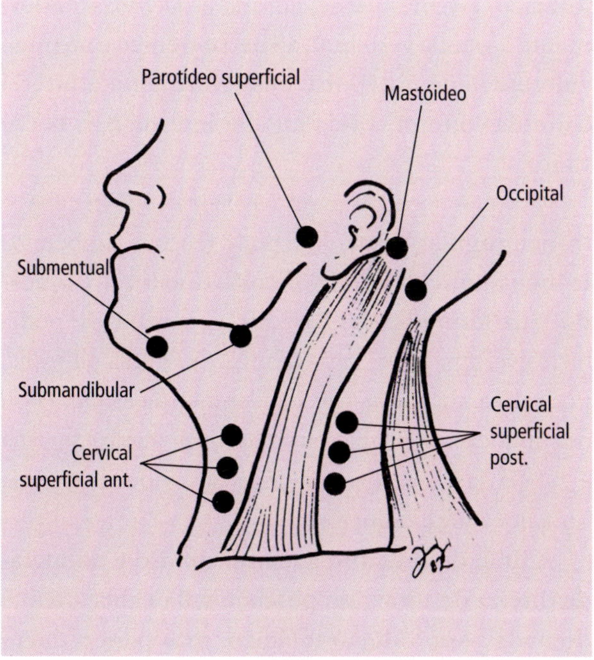

Figura 20.42 Linfonodos superficiais.

- **Linfonodos submandibulares:** situados entre a glândula submandibular e a face medial da mandíbula, drenam a região submandibular e porção lateral da língua.
- **Linfonodos submentuais:** localizados entre os ventres anteriores, divergentes, dos músculos digástricos, drenam a gengiva, o lábio inferior e a parte mediana da língua.
- **Linfonodos cervicais superficiais: estão presentes no trígono anterior**, dispondo-se ao longo do trajeto da veia jugular anterior, e **no trígono posterior**, onde acompanham a veia jugular externa e drenam as áreas vizinhas.

Linfonodos periviscerais

Os linfonodos que drenam algumas das estruturas mais profundas da cabeça e do pescoço, como a orelha média, a cavidade nasal, os seios paranasais, a cavidade oral, a glândula tireoide, a traqueia e o esôfago, são chamados, em conjunto, de **linfonodos periviscerais**. Os principais grupos são:

- **Grupo pré-laríngeo:** situado nas proximidades do ligamento cricotireóideo da laringe.
- **Grupo pré-traqueal:** localizado no limite inferior da glândula tireoide.
- **Grupo paratraqueal:** situado no sulco entre a traqueia e o esôfago.
- **Grupo retrofaríngeo:** situado no ângulo entre a parede posterior da parte nasal da faringe e os músculos pré-vertebrais.

Linfonodos cervicais profundos

Todos os vasos linfáticos da cabeça e do pescoço drenam nos linfonodos cervicais profundos, seja diretamente ou passando, primeiramente, por um ou mais grupos de linfonodos superficiais ou periviscerais.

O grupo principal dos **linfonodos cervicais profundos** forma uma cadeia de 10 a 12 linfonodos ao longo da veia jugular interna e em geral é dividido em **grupo superior** e **inferior** (Figura 20.43). Nesses grupos, dois linfonodos recebem nomes específicos:

- **Linfonodo jugulodigástrico:** situado no ponto em que a margem anterior do esternocleidomastóideo cruza o ventre posterior do digástrico, recebendo

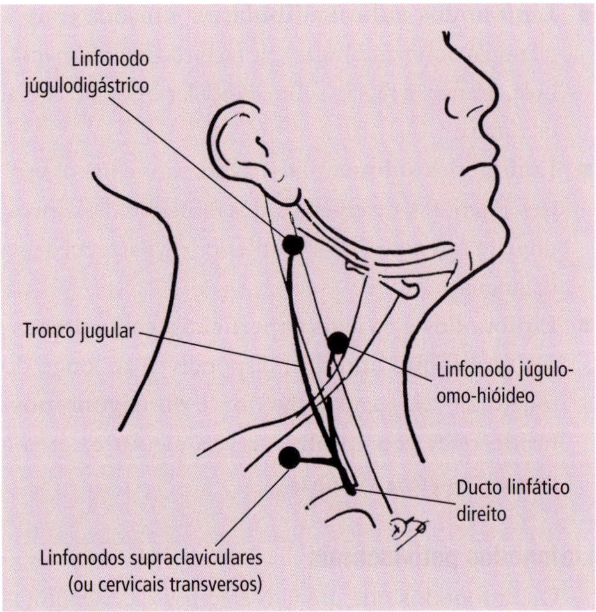

Figura 20.43 Linfonodos profundos.

os vasos linfáticos aferentes do terço posterior da língua, da tonsila palatina e da parte oral da faringe. **Esse linfonodo é facilmente palpável nos processos infecciosos que atingem aquelas regiões, particularmente as faringites e as tonsilites.**

- **Linfonodo júgulo-omo-hióideo:** situado sobre a veia jugular interna no ponto em que o músculo omo-hióideo cruza o feixe vasculonervoso do pescoço. Entre seus vasos aferentes, alguns vêm diretamente da língua.

Também faz parte dos linfonodos profundos o **grupo supraclavicular**, situado no trajeto da artéria cervical transversa e que drena parte do trígono posterior do pescoço.

Os vasos eferentes dos linfonodos cervicais profundos formam, por sua vez, de cada lado, o tronco jugular (Figura 20.44A). **Esse tronco, no lado esquerdo, desemboca, geralmente, no ducto torácico.** O do lado direito **termina na junção da veia jugular interna com a veia subclávia** ou, então, **une-se aos troncos subclávio e broncomediastinal para formar o ducto linfático direito** que, por sua vez, **desemboca no ponto de junção das veias jugular interna e subclávia direitas**. A formação do ducto linfático direito não é, entretanto, uma constante; são comuns as variações na desembocadura dos troncos linfáticos no pescoço.

No **grupo dos linfonodos supraclaviculares**, mais especificamente no lado esquerdo do corpo, encontra-se um linfonodo específico: o **mais proximal do grupo** recebe o nome de **nódulo de Virchow**. Quando aumentado, na maioria das vezes está relacionado à metastatização de tumores malignos, principalmente de origem do trato gastrointestinal e, nesse caso, recebe o nome de **sinal de Troisier**. Outras etiologias comuns incluem linfomas, tumores da mama, esofágicos, pélvicos e testiculares.

Ducto torácico e ducto linfático direito

A principal via de drenagem linfática do corpo é o ducto torácico, que recolhe a linfa dos membros inferiores, da pelve, do abdome, da metade esquerda do tórax, do membro superior esquerdo e do lado esquerdo da cabeça e do pescoço (Figura 20.44B). **É, portanto, uma via de longo trajeto**, originando-se no nível da parte inferior do abdome e estendendo-se até a base do pescoço, onde termina. **É somente essa sua porção cervical que será descrita neste capítulo.**

Vindo do tórax, o ducto torácico arqueia-se lateralmente no nível da 7ª vértebra cervical (**arco do ducto torácico**) e vem situar-se, no lado esquerdo, **anteriormente à artéria vertebral, ao nervo frênico e ao músculo escaleno anterior e posteriormente à artéria carótida comum, à veia jugular interna e ao nervo vago.**

Nesse seu curto trajeto cervical, ele recebe o **tronco jugular** esquerdo e pode receber também os **troncos subclávio** e **broncomediastinal esquerdo**. Sua terminação é bastante variável e ele pode, inclusive, apresentar uma terminação dupla ou tripla. Pode desembocar na veia jugular interna esquerda ou desembocar no ângulo entre as veias jugular interna e subclávia esquerdas ou ainda desembocar na veia braquiocefálica esquerda.

A linfa do membro superior direito e da metade direita do tórax, do pescoço e da cabeça não é drenada para o ducto torácico, mas para o ducto linfático direito (Figura 20.44B). Esse pequeno tronco

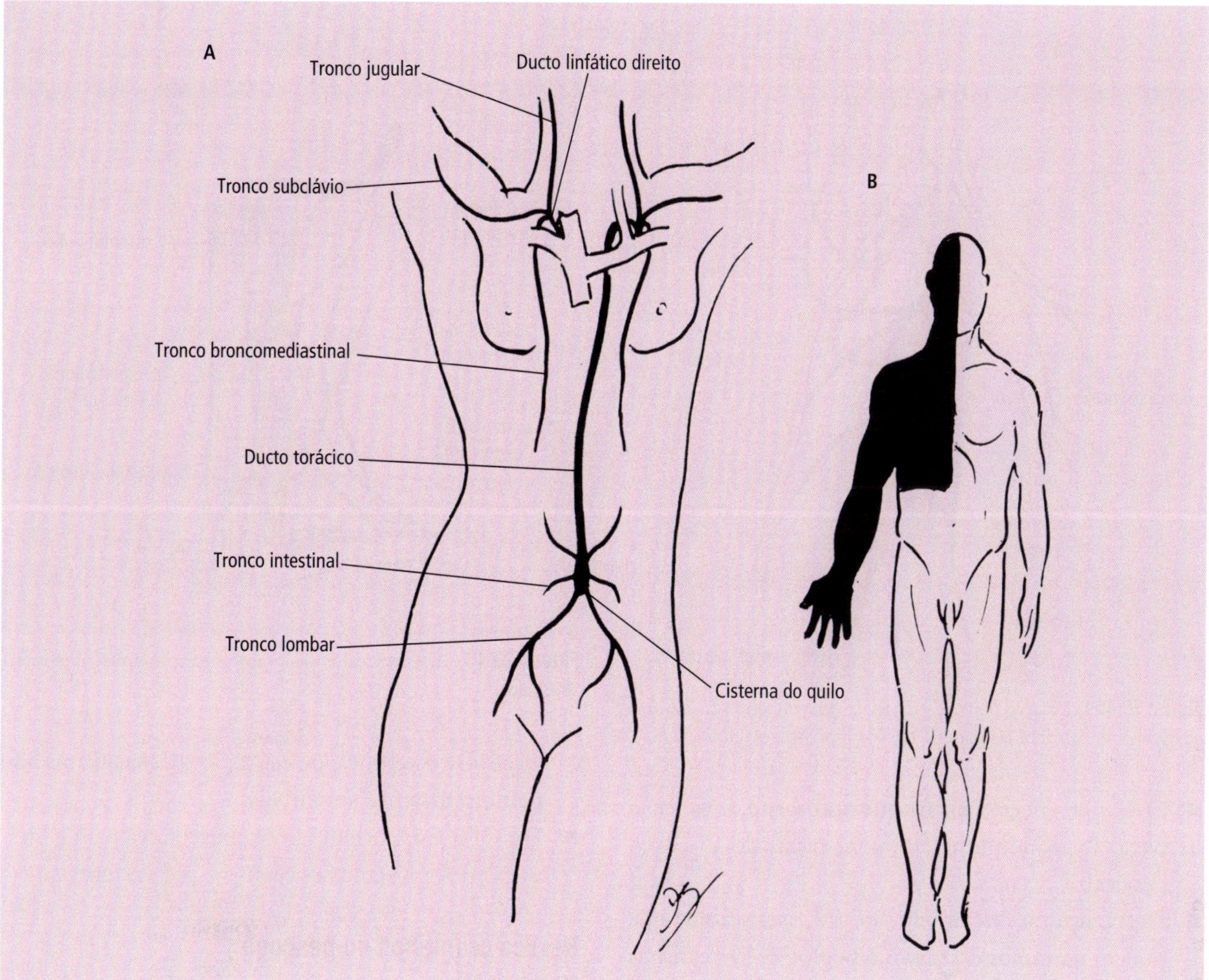

Figura 20.44 Ducto torácico. Formação e trajeto do ducto linfático direito e do ducto torácico (**A**). Em (**B**), vemos as áreas do corpo (escuras) drenadas para o ducto linfático direito.

linfático, de cerca de 1 cm de comprimento, não é, entretanto, constante. Pelo contrário, o mais frequente é que os troncos que o formam, **jugular**, **subclávio** e **broncomediastinal direitos**, desemboquem separadamente na veia jugular interna ou subclávia direitas. **Quando o ducto linfático direito existe, ele desemboca no ângulo entre as veias jugular interna e subclávia direitas ou em uma dessas veias.**

Em decorrência de sua posição posterior à veia jugular interna esquerda, o **ducto torácico** pode ser puncionado acidentalmente em uma tentativa de punção de acesso venoso central à esquerda, com raros casos descritos na literatura. A lesão do ducto torácico gera acúmulo do quilo dentro do tórax, crônico e de difícil manejo, denominado **quilotórax.**

NERVOS DO PESCOÇO

Os nervos no pescoço são espinais ou cranianos. Os primeiros formam o plexo cervical. Quatro nervos cranianos, entretanto, têm trajeto cervical e devem ser conhecidos: vago; glossofaríngeo; acessório; e hipoglosso.

Plexo cervical

O plexo cervical é formado pelo entrelaçamento dos **ramos anteriores dos quatro primeiros nervos cervicais (C1 a C4)** em alças irregulares, das quais se originam os seus ramos. Os ramos cutâneos já foram descritos no início deste capítulo (item Planos e Estruturas Superficiais). Os demais se formam da seguinte maneira (Figura 20.45):

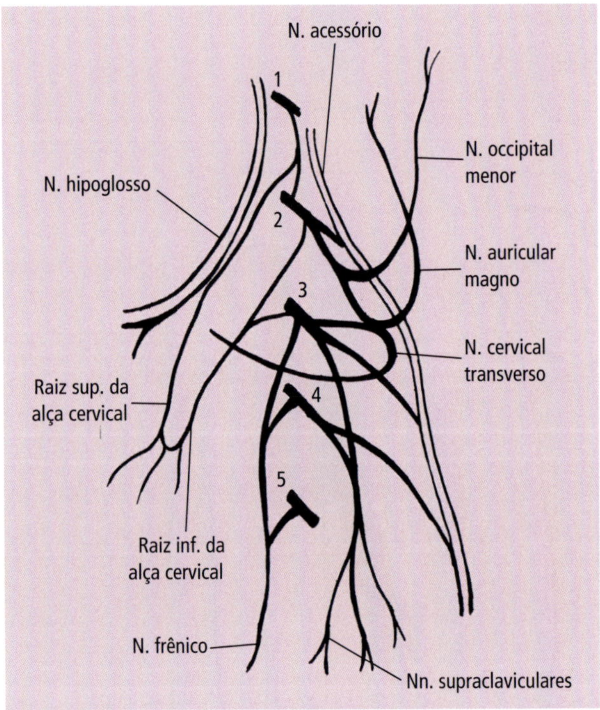

Figura 20.45 Formação do plexo cervical. Observe que várias fibras cervicais são distribuídas com os nervos hipoglosso e acessório.

- O 1º nervo cervical, **frequentemente**, alcança o plexo formando uma alça com fibras do 2º nervo cervical.
- Desta alça ou diretamente de C2, saem fibras que podem ter ramos do nervo hipoglosso. Essas fibras constituem a **raiz superior da alça cervical**.
- Ramos do 2º e do 3º nervos cervicais se unem para formar a **raiz inferior da alça cervical**. Pela união das raízes, a alça cervical se completa e, dela e de suas raízes, **saem os ramos que inervam os músculos infra-hióideos** (Figura 20.46). A alça situa-se próxima da bainha carotídea.
- **De C3, C4 e C5:** originam-se ramos que se unem **para formar um dos nervos mais importantes do plexo cervical, o nervo frênico, que supre o músculo diafragma**. O ramo de C5 é uma contribuição adicional, pois ele pertence ao plexo braquial. **O nervo frênico situa-se, no seu trajeto descendente, sobre o músculo escaleno anterior e passa entre a artéria e veia subclávias para penetrar no tórax**. Em cerca de um terço dos casos, existe um nervo frênico acessório.
- **De C2, C3 e C4:** partem ramos que se unem ao nervo acessório e, com ele, chegam aos músculos trapézio e esternocleidomastóideo. **Essas fibras são principalmente sensitivas.**
- **De C1 a C4:** partem ramos musculares para a inervação dos músculos escalenos e pré-vertebrais.

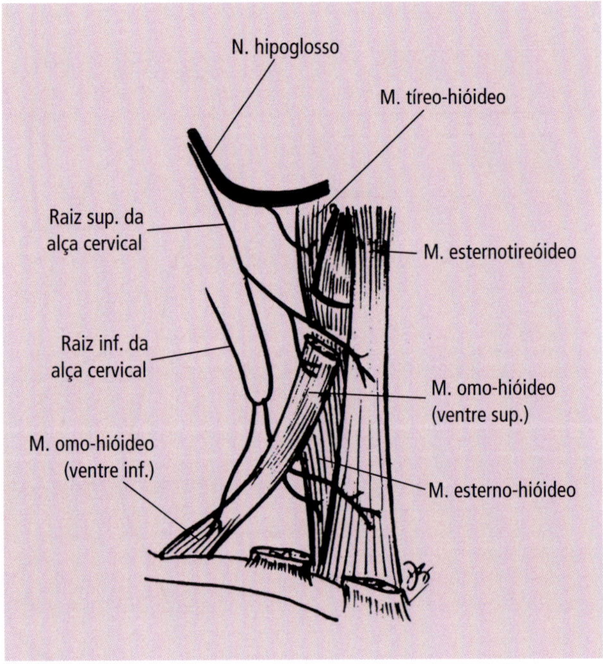

Figura 20.46 Alça cervical e seus ramos para os músculos infra-hióideos.

Nervos cranianos no pescoço

Nervo vago

O **nervo vago**, 10º par craniano, origina-se no nível do bulbo, **emerge do crânio pelo forame jugular** e tem uma distribuição extensa que inclui cabeça, pescoço, tórax e abdome (Figura 20.47). Neste item, ele não será descrito nesses dois últimos segmentos.

No forame jugular e logo abaixo dele, o vago apresenta duas dilatações denominadas, respectivamente, **gânglios superior** e **inferior**, onde se situam os corpos dos neurônios de suas fibras aferentes (sensitivas). **Logo abaixo do gânglio inferior, fibras do nervo acessório unem-se ao nervo vago e, com ele, são distribuídas.** Essas fibras pertencem à raiz bulbar do nervo acessório, isto é, que têm origem no bulbo, pois o 11º par craniano tem também uma raiz espinal, originada nas porções cervicais superiores da medula espinal. **No pescoço, o nervo vago faz parte do feixe vasculonervoso cervical, situando-se, primeiramente, entre a veia jugular interna e a artéria carótida interna e, depois, entre a**

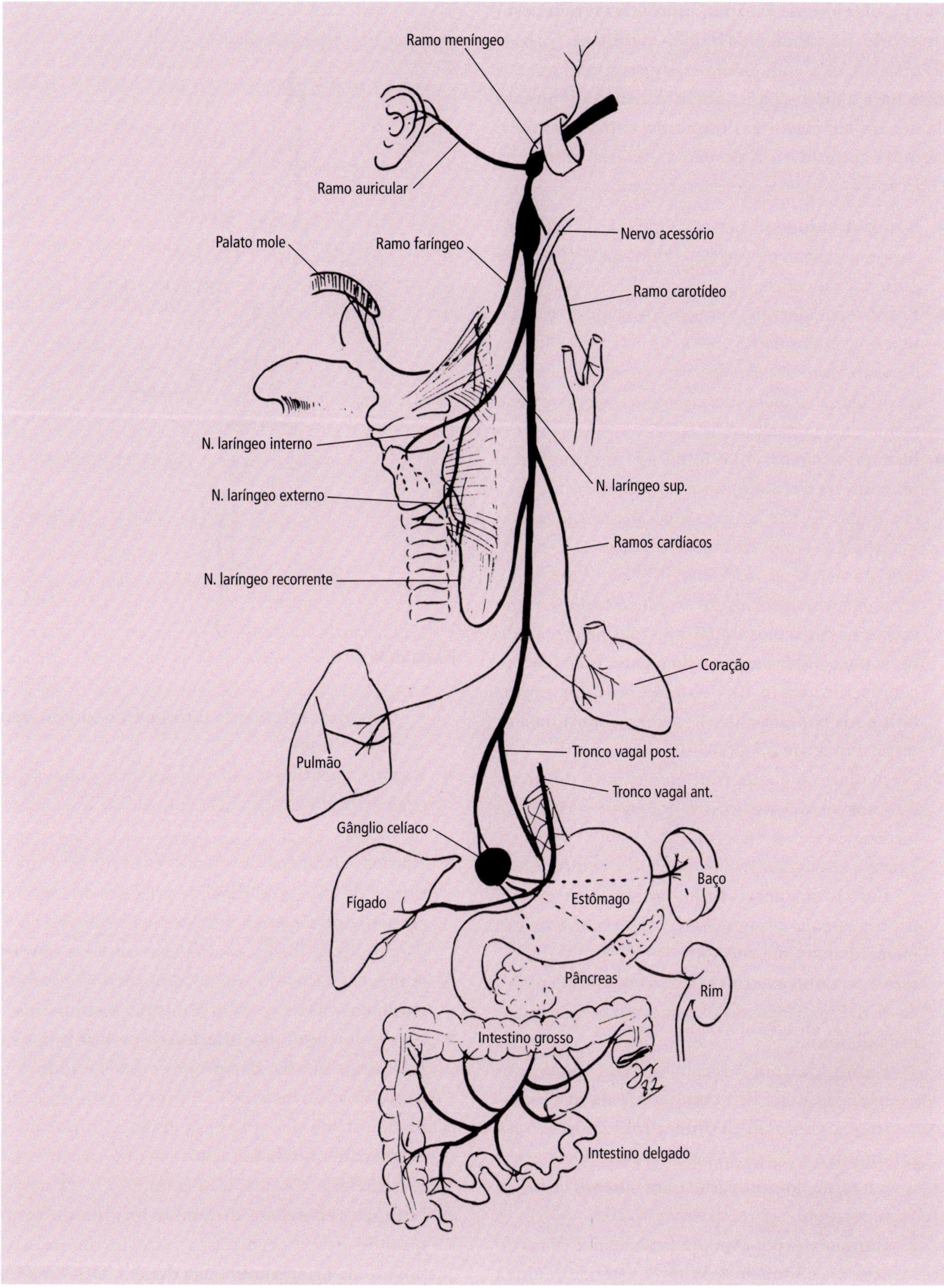

Figura 20.47 Nervo vago (trajeto e distribuição).

veia jugular interna e a artéria carótida comum; está envolvido, portanto, pela bainha carotídea. Na base do pescoço, os vagos, direito e esquerdo, têm trajetos diferentes: **o direito passa anteriormente à 1ª porção da artéria subclávia e o esquerdo situa-se entre a carótida comum e a 1ª porção da artéria subclávia.** O nervo vago fornece os seguintes ramos:

- **Ramo meníngeo:** que se origina do gânglio superior, é sensitivo e inerva a dura-máter da fossa posterior do crânio.
- **Ramo auricular:** que também se origina do gânglio superior, é sensitivo e emerge do crânio na fissura timpanomastóidea para inervar a superfície craniana da orelha, o assoalho do meato acústico externo e membrana timpânica.
- **Ramos faríngeos: cujas fibras são motoras e pertencem, na verdade, ao nervo acessório** e cuja raiz bulbar se une ao vago logo abaixo do gânglio inferior. Os ramos faríngeos participam, com ramos do nervo glossofaríngeo (9° par craniano) e do simpático, da formação do **plexo faríngeo que inerva os músculos da faringe (com exceção do músculo estilofaríngeo) e do palato mole (exceto o músculo tensor do véu palatino). Os ramos faríngeos passam entre as artérias carótidas interna e externa** (Figura 20.48).
- **Nervo laríngeo superior, constituído de fibras dos nervos acessório e vago:** passa posterior e medialmente às artérias carótidas, externa e interna, e divide-se em dois ramos, **interno** e **externo.**

  Lesões do nervo laríngeo superior podem ocorrer durante cirurgias na região cervical, especialmente durante tireoidectomias. A lesão especificamente do **ramo externo** se apresenta com alterações na qualidade da voz do paciente, também denominada **disfonia.**

  1. **Ramo interno:** é sensitivo e constituído por fibras do vago. **Em companhia da artéria laríngea superior, perfura a membrana tíreo-hióidea** e chega às pregas vocais. Dele, parte um **ramo comunicante para o nervo laríngeo recorrente.**
  2. **Ramo externo:** é motor, também por fibras do acessório. **Situa-se próximo à artéria tireóidea superior** e seus ramos**, inervando os músculos constritor inferior da faringe e cricotireóideo (da laringe).**

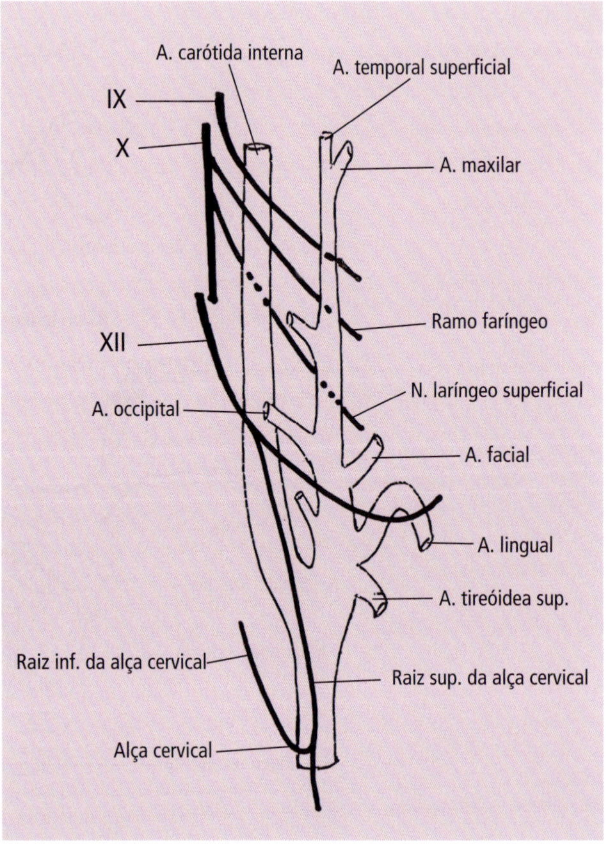

Figura 20.48 Relações de nervos cranianos com as artérias carótidas.

- **Ramos caróticos:** são inconstantes e auxiliam o glossofaríngeo na inervação do seio e glomo caróticos.
- **Ramos cardíacos cervicais, superiores** e **inferiores:** de número variável, se originam do vago no pescoço e no tórax e dirigem-se para o coração, onde participam da formação do plexo cardíaco com os ramos cardíacos do tronco simpático. **Os ramos cardíacos vasais contêm fibras parassimpáticas.**
- **Nervo laríngeo ou inferior: inerva a mucosa da laringe abaixo das pregas vocais e todos os músculos intrínsecos da laringe, com exceção do cricotireóideo; por essa razão, é importante no mecanismo da fonação.** Sua origem é diferente à direita e à esquerda (Figura 20.39). **O nervo laríngeo recorrente direito se origina do vago quando esse nervo passa anteriormente à 1ª porção da artéria subclávia direita.** Desse modo, ele contorna a artéria subclávia inferiormente e

alcança o espaço entre a traqueia e o esôfago. Com trajeto ascendente, atinge a margem inferior do músculo cricofaríngeo, e penetra na laringe. **À esquerda, o vago passa entre a carótida e a artéria subclávia para se posicionar no tórax, junto ao contorno lateral do arco da aorta.** É nesse nível (portanto, no tórax) que ele origina o **nervo laríngeo recorrente esquerdo**, que contorna inferiormente o arco da aorta e ascende em direção ao pescoço, onde se situa no sulco traqueoesofágico e penetra na laringe da mesma maneira que o nervo laríngeo recorrente direito. **Ambos os laríngeos recorrentes estão intimamente relacionados com a glândula tireoide e com a artéria tireóidea inferior** (Figura 20.39).

Lesões do **nervo laríngeo recorrente** podem ser ocasionadas por invasão ou compressão tumoral, por aneurisma de aorta ou por traumatismo durante tireoidectomias, provocando graus diversos de **afonia**, sendo extremamente grave se a lesão for bilateral, já que acarreta **paralisia das pregas vocais**. Caso as pregas vocais fiquem paralisadas em posição fechada, tem-se uma situação de **insuficiência respiratória** e uma via aérea extremamente difícil de ser obtida, já que a intubação é bastante difícil.

Nervo acessório

O **nervo acessório (11º par craniano) é formado por duas raízes, espinal e craniana**. A primeira origina-se das porções mais superiores da medula cervical e a segunda, do bulbo; **ambas deixam o crânio através do forame jugular**. As fibras da raiz craniana são distribuídas com o nervo vago. As fibras da raiz espinal, com a denominação "nervo acessório", cruzam o trígono posterior do pescoço, obliquamente, e penetram na face profunda do músculo trapézio que é inervado por ele. O nervo acessório envia também ramos para o músculo esternocleidomastóideo (Figura 20.49).

As fibras do nervo acessório que fazem parte dos ramos faríngeos podem ser testadas solicitando que o paciente diga "ah". Em condições normais, a úvula deve retroceder no plano mediano. Na paralisia unilateral do vago a úvula desvia-se para o lado normal.

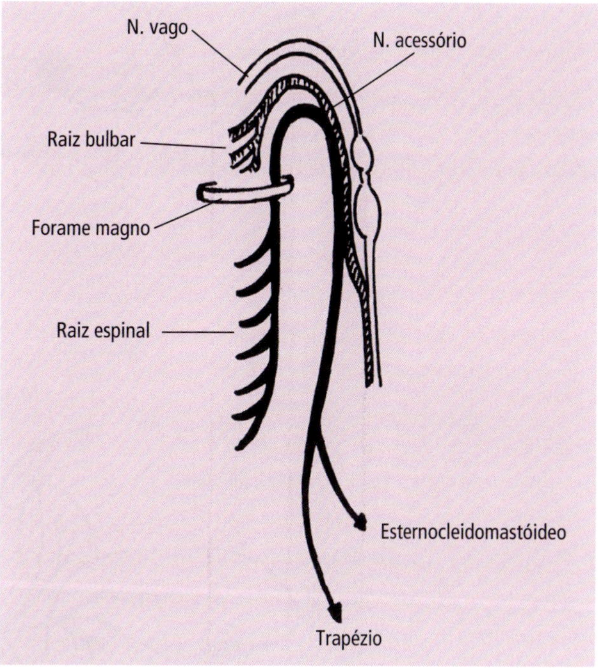

Figura 20.49 Nervo acessório.

Nervo glossofaríngeo

O **nervo glossofaríngeo** (9º par craniano) origina-se no bulbo e, **com o vago e acessório, emerge do crânio, pelo forame jugular**. Também apresenta, como o vago, duas dilatações, os **gânglios superior e inferior**, no nível do forame jugular, onde se localizam os corpos dos neurônios de suas fibras aferentes. **Ele passa, a seguir, entre as artérias carótida externa e interna** (Figura 20.48) e profundamente ao processo estiloide e músculos estiloides. Atinge, então, a faringe **passando entre os músculos constritores superior e médio daquele órgão,** onde emite seus ramos terminais. Seus ramos são (Figura 20.50):

- **Nervo timpânico:** origina-se do gânglio inferior e **contém fibras secretomotoras e vasodilatadoras para a glândula parótida e, portanto, parassimpáticas.** O nervo percorre um trajeto bastante complexo antes de atingir a parótida, inclusive passando pela cavidade timpânica (orelha média) no interior do osso temporal.
- **Ramo para o seio carotídeo:** um pequeno ramo que, com ramos do vago e simpático, inerva o seio carotídeo com fibras aferentes.
- **Ramos faríngeos: inervam a mucosa da faringe com fibras sensitivas** e, com fibras do ramo

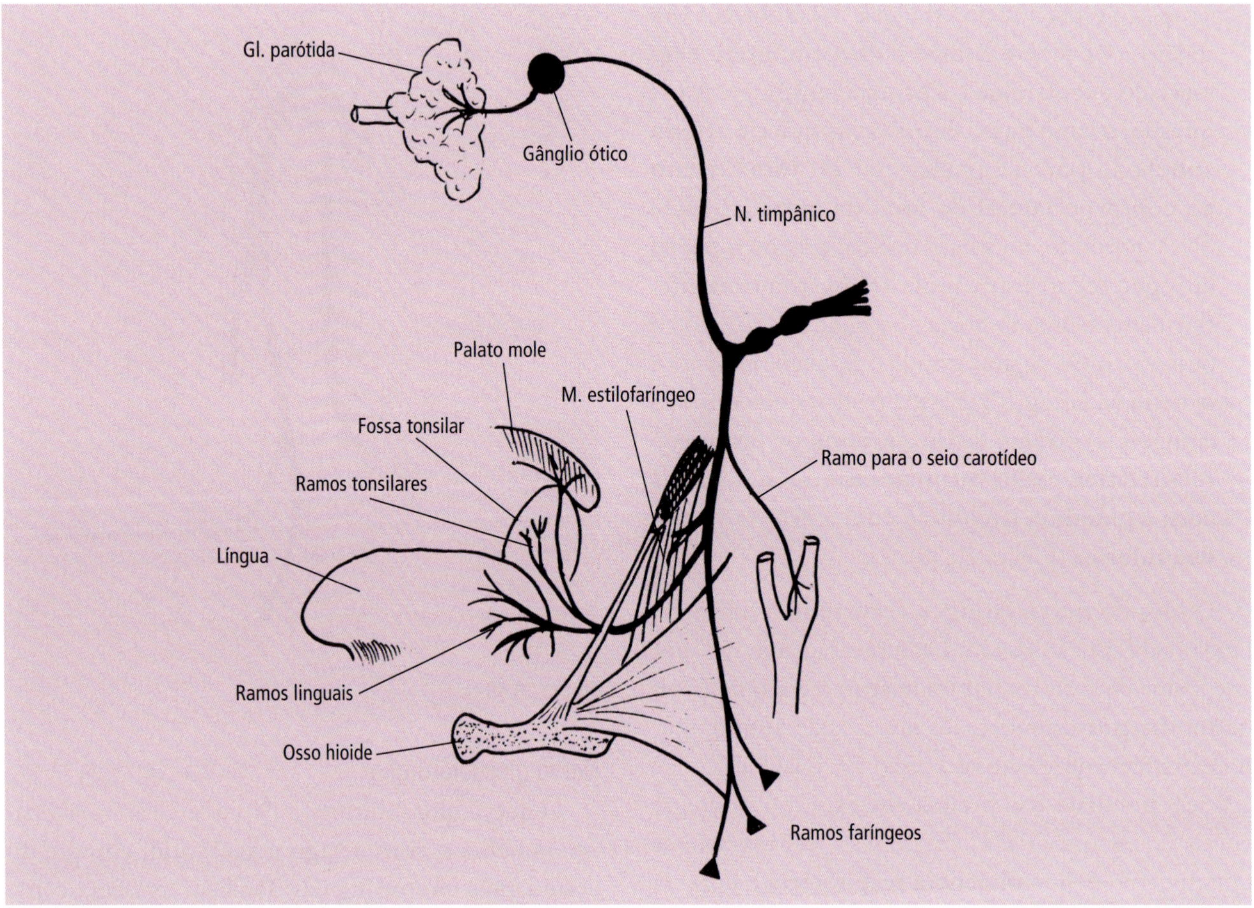

Figura 20.50 Nervo glossofaríngeo (trajeto e distribuição).

faríngeo do vago e do simpático, formam o plexo faríngeo.

- **Ramo para o músculo estilofaríngeo:** supre esse músculo com fibras motoras. Único músculo da faringe não inervado pelos ramos faríngeos do vago. O nervo glossofaríngeo emite esse ramo motor para o estilofaríngeo quando cruza esse músculo.
- **Ramos tonsilares:** contêm fibras sensitivas para a mucosa da fossa tonsilar (que aloja a tonsila palatina) e parte adjacente do palato mole.
- **Ramos linguais:** inervam o terço posterior da língua e as papilas valadas com fibras sensitivas, capazes de captar estímulos gustativos.

Nervo hipoglosso

O **nervo hipoglosso**, 12º par craniano, se origina do bulbo e **é, sobretudo, o nervo motor da língua**. O nervo hipoglosso **emerge através do canal do hipoglosso e situa-se posteriormente à artéria carótida interna e aos nervos glossofaríngeo e vago**. A seguir, situa-se entre a artéria carótida interna e a eia jugular interna e **descreve uma alça ao redor da artéria occipital** (Figura 20.51). O nervo cruza, então, as artérias carótida interna, externa e lingual e passa profundamente aos músculos digástrico e milo-hióideo. **Situa-se sobre o músculo hioglosso e inferiormente ao ducto submandibular e ao nervo lingual** e aí emite seus ramos terminais, muitos dos quais consistem, na verdade, em fibras oriundas de C1 e C2 que se unem ao hipoglosso para distribuição. Seus ramos são os seguintes:

- **Ramos meníngeos:** suprem a dura-máter da fossa craniana posterior do crânio com fibras dos nervos espinais cervicais.
- **Ramos linguais:** inervam todos os músculos extrínsecos (estiloglosso, hioglosso, genio-hióideo e genioglosso) e intrínsecos da língua.

A **raiz superior da alça cervical**, também denominada **ramo descendente do hipoglosso**, não contém fibras do 12º par. Essas fibras são dos nervos espinais cervicais e,

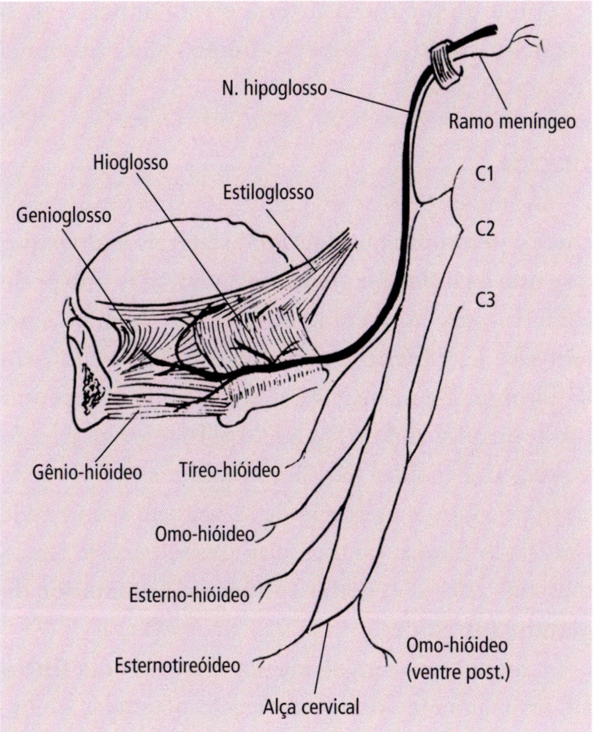

Figura 20.51 Nervo hipoglosso (trajeto e distribuição).

com a raiz inferior, formam a alça cervical, da qual se originam ramos para os músculos esterno-hióideo, esternotireóideo, omo-hióideo e tíreo-hióideo. Ao que parece, entretanto, as fibras que inervam o músculo tíreo-hióideo pertencem ao nervo hipoglosso.

O exame do nervo hipoglosso é feito solicitando-se que o paciente ponha a língua para fora da boca. A lesão do nervo hipoglosso é diagnosticada quando há desvio da língua protraída para o lado afetado.

Tronco simpático cervical

O **tronco simpático cervical** (Figura 20.52) pertence à **divisão autônoma do sistema nervoso** e localiza-se junto da coluna vertebral **sobre os músculos longo da cabeça e longo do pescoço**, posteromedialmente ao feixe vasculonervoso do pescoço. **Consiste em três gânglios cervicais** principais, **superior**, **médio** e **inferior**, unidos por ramos interganglionares. No entanto, o gânglio cervical médio pode estar ausente e o inferior, frequentemente, está fundido com o 1° torácico, formando o assim denominado **gânglio cervicotorácico (ou estrelado)**. **Essa porção do tronco simpático não recebe ramos**

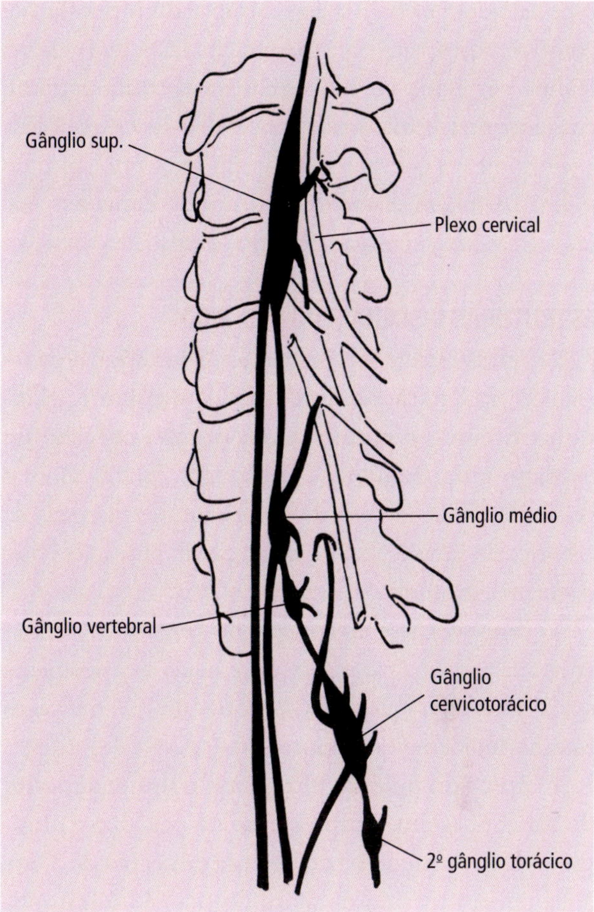

Figura 20.52 Tronco simpático cervical.

comunicantes brancos e dos seus gânglios partem ramos comunicantes cinzentos (com fibras simpáticas pós-ganglionares), cujas fibras são distribuídas aos vasos sanguíneos, musculatura lisa e glândulas da cabeça e do pescoço. Alguns ramos se originam nos gânglios e vão diretamente para certas vísceras, como o coração (nervos cardíacos do simpático) ou formam plexos em torno de artérias como a artéria carótida interna e a artéria vertebral.

A interrupção na **porção cervical do tronco simpático** impede que impulsos cheguem ao gânglio cervical superior, ocasionando uma série de sinais que constituem a **síndrome de Horner** (veja Imagem 20.1 disponível no QrCode ao final do capítulo): **miose** (constrição da pupila); **ptose** (queda da pálpebra superior); **vasodilatação**; e **ausência de sudorese** na face. Se a interrupção se localizar abaixo do 1° gânglio torácico, o olho não é afetado. Essas interrupções podem acontecer em decorrência de lesões intracranianas, especialmente na região do **tálamo e do hipotálamo**, como tumores, acidentes isquêmicos ou hemorrágicos; **lesões cervicais ou na região da medula espinal**, como traumas e tumores. Uma lesão clássica que causa a síndrome é a compressão por um tumor no ápice do pulmão, também chamado de **tumor de Pancoast**, que também pode gerar síndrome do desfiladeiro torácico.

ESTRUTURAS VISCERAIS DO PESCOÇO

Diversas estruturas viscerais estão localizadas na região cervical: **parte do timo; cúpula da pleura; glândulas tireoide e paratireoide; porção cervical do esôfago e da traqueia; e a laringe**. As três últimas serão abordadas no estudo das estruturas viscerais da cabeça pelo simples fato de serem a continuação cervical daquelas estruturas.

O **timo** será descrito com o tórax (Figura 21.68), mas tem uma pequena parte cervical, situada anteriormente e aos lados da traqueia e posteriormente aos músculos esterno-hióideo e esternotireoide.

O **ápice do pulmão ultrapassa o limite superior do tórax e, assim, ocupa a base do pescoço e ultrapassa o terço medial da clavícula em cerca de 3 cm.** Essa porção cervical do ápice do pulmão é revestida pelas **pleuras mediastinal e costal** que aí constituem a **cúpula da pleura**. **A artéria e veia subclávias, o escaleno anterior e o nervo frênico são anteriores** (Figura 20.53).

Tireoide

A glândula tireoide (Figura 20.54) é um órgão endócrino, **constituído por dois lobos laterais e um istmo que une os lobos no plano mediano, mas que pode estar ausente**. **A tireoide envolve a traqueia e seus lobos se estendem superiormente e de cada lado da laringe.** De maneira variável, ela **pode apresentar um lobo piramidal** (Figura 20.54B), estreita porção do tecido glandular que, partindo do istmo, ascende entre os lobos laterais e pode-se fixar no osso hioide por tecido fibroso ou muscular. Quando existe tecido muscular, ele se denomina **músculo levantador da glândula tireoide**.

A tireoide está envolvida por uma **cápsula fibrosa**, intimamente aderida ao tecido glandular e uma **bainha**, derivada da lâmina pré-traqueal da fáscia cervical, da qual partem espessamentos que fixam a glândula às cartilagens tireoide e cricoide da laringe e à traqueia.

As principais relações da glândula tireoide são (Figuras 20.55 e 20.56):

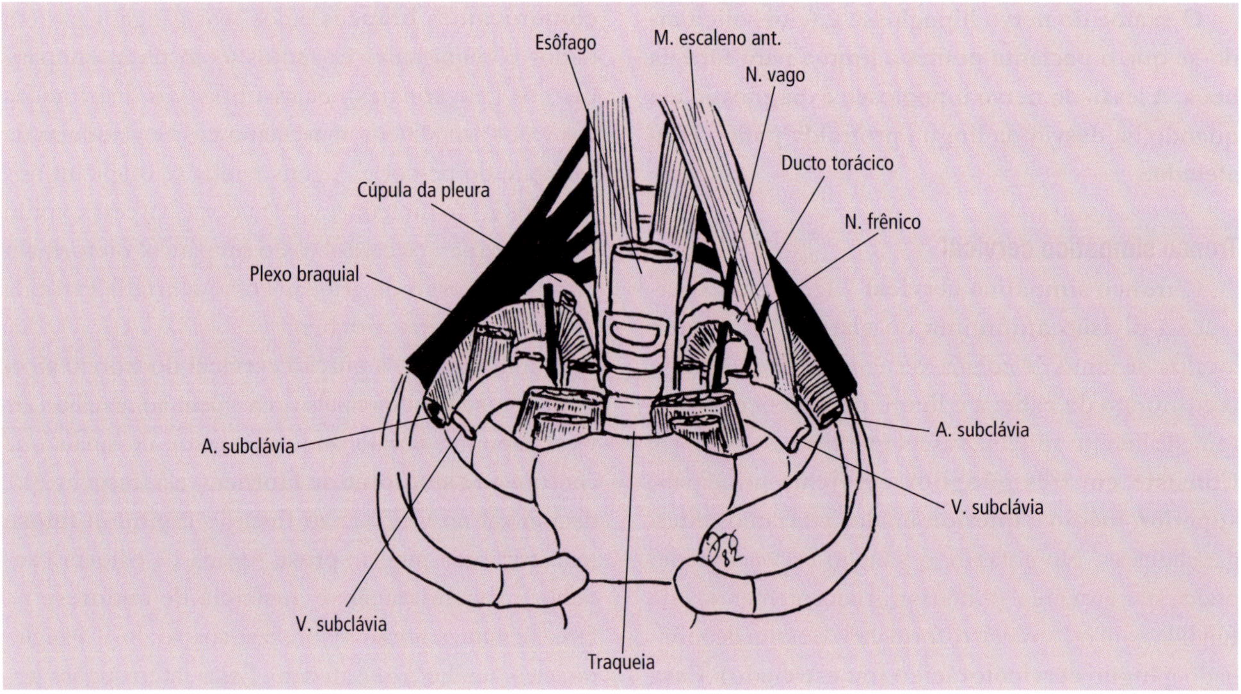

Figura 20.53 Cúpula da pleura na base do pescoço.

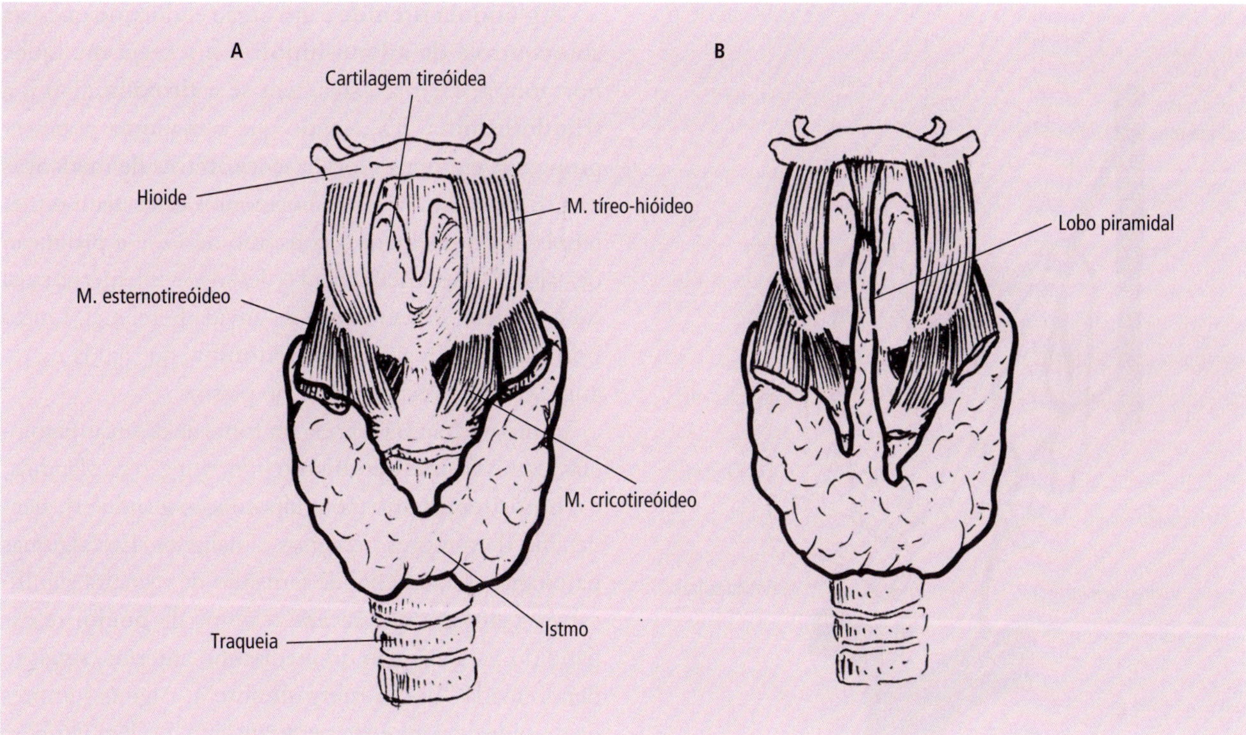

Figura 20.54 Glândula tireoide (**A** e **B**).

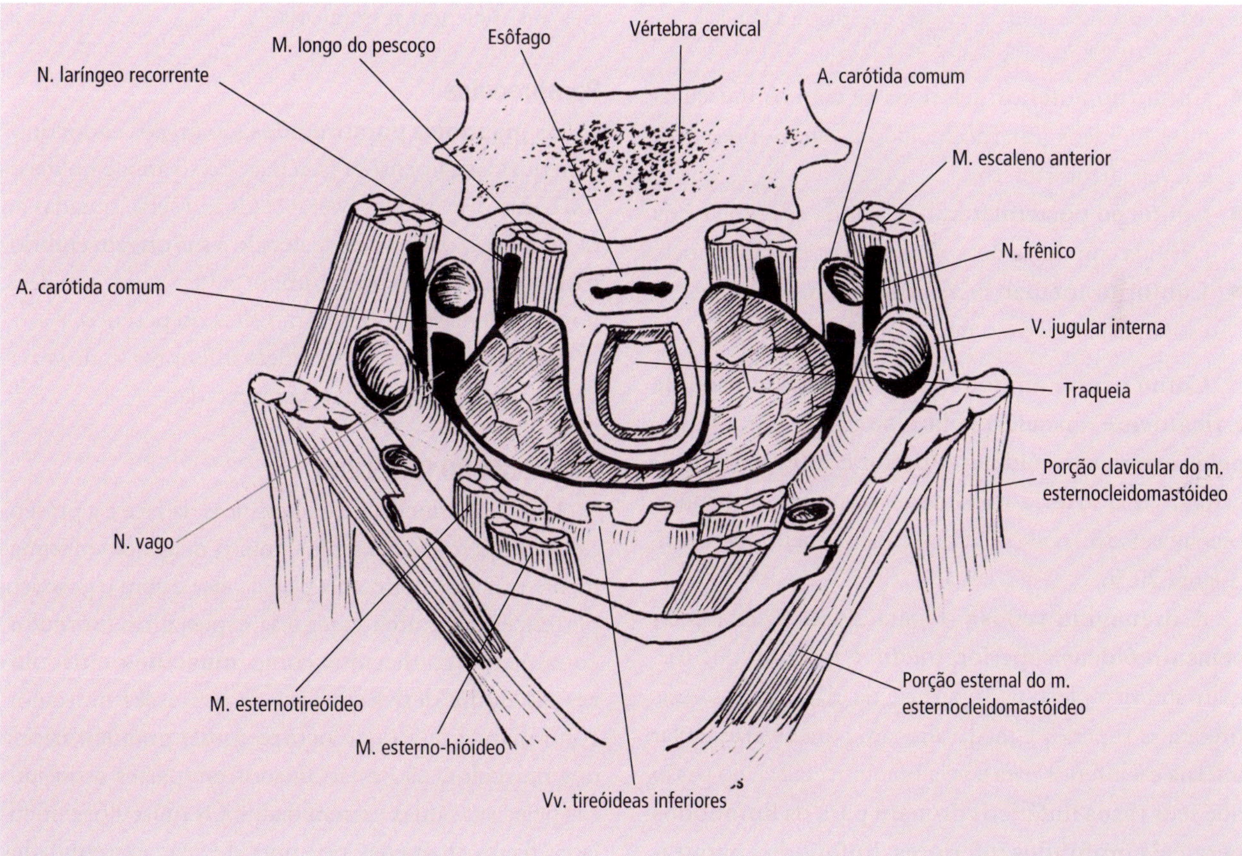

Figura 20.55 Relações da tireoide (corte transversal).

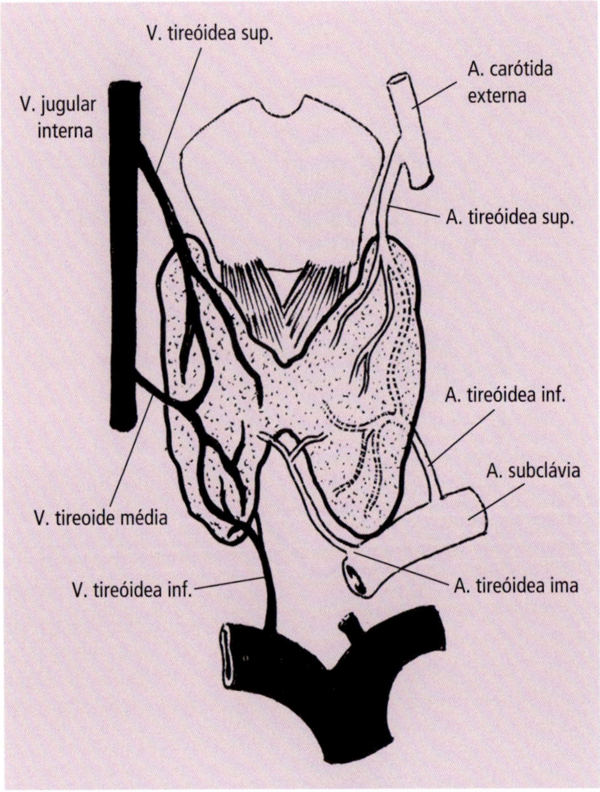

Figura 20.56 Irrigação e drenagem da glândula tireoide. À esquerda, as veias da tireoide; à direita, as artérias que irrigam a glândula.

- **Contorno anterior:** relaciona-se com os músculos infra-hióideos (esterno-hióideo e esternotireóideo) e a veia jugular interna.
- **Contorno posterolateral:** relaciona-se com artéria carótida comum, o nervo vago e o tronco simpático.
- **Contorno medial:** relaciona-se com a traqueia, o esôfago, a laringe e o nervo laríngeo recorrente.

Como ocorre em todas as glândulas, a tireoide é ricamente vascularizada e sua irrigação se faz pelas artérias tireóideas superior e inferior, já descritas. Uma **artéria tireóidea ima**, ramo do tronco braquiocefálico, pode estar presente e penetrar no istmo (Figura 20.56).

A **drenagem venosa** (Figura 20.56) é feita pelas **veias tireóideas superior, média e inferior**, que formam um rico plexo na superfície da glândula. As veias tireóideas superior e média drenam para a veia jugular interna e a inferior para a veia braquiocefálica, ao passo que seus **vasos linfáticos drenam para os linfonodos cervicais profundos inferiores, linfonodos paratraqueais, pré-laríngeos e pré-traqueais**.

A **glândula tireoide** é um órgão endócrino que está sob controle da **adeno-hipófise** e secreta múltiplos hormônios. Dentre estes, tem-se a **tiroxina** (T4) e a **triiodotironina** (T3), sendo que esta última pode ser produzida em outras localizações através de mudanças na estrutura da T4. Estes hormônios estimulam o metabolismo, aumentam o consumo de O_2 e a produção de calor. São essenciais para o desenvolvimento normal do esqueleto, do cérebro e da atividade mental. Outro hormônio produzido é a **calcitonina**, que ajuda na regulação dos níveis de cálcio no plasma.

A tireoide também pode ser fonte de diversas patologias, como o **hipetireoidismo** (hiperfunção da glândula) e o **hipotireoidismo** (com hipofunção glandular), além de sítio de tumores benignos e malignos. Em algumas patologias ela aumenta de tamanho de maneira significativa, patologia que recebe o nome de **bócio**, se expandido para a região do mediastino anterior (situação denominada "**bócio mergulhante**"). Alguns tumores da tireoide de comportamento maligno podem também invadir as estruturas adjacentes, incluindo a via respiratória (traqueia), causando múltiplos sintomas, dentre eles, insuficiência respiratória.

Paratireoides

As **glândulas paratireoides** são órgãos endócrinos de reduzidas dimensões (seu maior eixo atinge no máximo 6 mm), de número variável (duas a seis), situadas ao redor dos polos da tireoide devido à sua origem embrionária podem ter ectopias importantes: intratireoídeas, tímicas, mediastinais e mesmo altas no pescoço.

Ramos das artérias tireóideas inferiores (e, às vezes, das superiores) suprem as paratireóides.

FACE E COURO CABELUDO

Uma das principais características da face é a presença de numerosos músculos, muito delgados e intimamente relacionados com a pele da face e com o pescoço, pertencentes a uma categoria especial de músculos, comumente conhecidos como **músculos cuticulares**. O nome deriva do fato de que esses músculos, contrariamente ao que ocorre com a grande maioria dos músculos, não estão fixados em partes esqueléticas pelas suas duas extremidades. Os músculos cuticulares fixam-se apenas por uma de suas extremidades no esqueleto, enquanto a outra se prende na camada profunda da pele. Desse modo, eles podem mover a pele do couro cabeludo e da face, modificando as expressões faciais. **São denominados, por essa razão, músculos da expressão facial ou músculos da mímica facial.** Essa, entretanto, não é sua única função. Alguns desses músculos protegem as aberturas das órbitas, nariz e boca, agindo como esfíncteres e promovendo, portanto, o fechamento ativo da **rima das pálpebras** (fenda que se situa entre as pálpebras superior e inferior), da **rima da boca** (fenda que fica entre os lábios) e contribuindo, mesmo precariamente, para a dilatação e a constrição das narinas. Um desses músculos, o **platisma**, estende-se da mandíbula até as porções mais superiores da parede anterior do tórax. **A espécie humana é, sem dúvida, a que apresenta maior desenvolvimento dos músculos faciais e tem maior capacidade de exprimir estados emocionais por alteração da expressão facial.** Embora em muitas expressões possam agir poucos músculos, a maioria delas resulta de ações combinadas de vários músculos e, assim, um mesmo músculo pode interferir na expressão de diversos estados emocionais (Figura 20.57). Sem dúvida, existem variações individuais no desenvolvimento e na independência dos músculos da mímica e, portanto, a expressão facial pode ser mais rica em determinados indivíduos. Porém, **é certo que o treinamento desses músculos é possível, pois são**

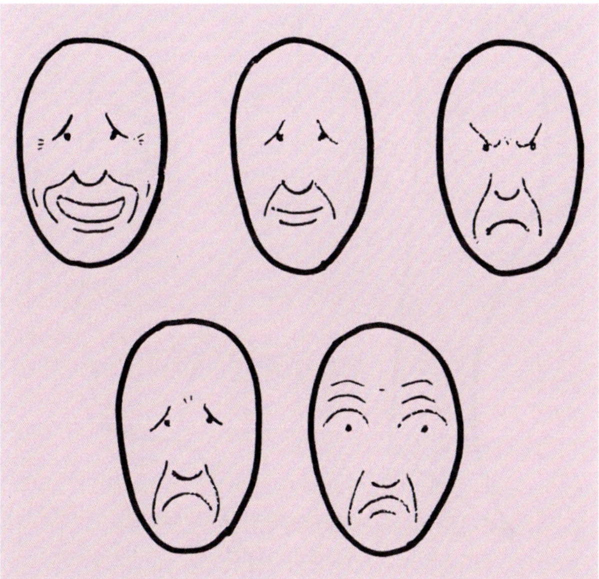

Figura 20.57 Expressões faciais resultantes da ação combinada de músculos faciais.

voluntários, tanto que alguns atores, particularmente os do teatro oriental, com exaustivo treinamento, conseguem fazer agir os músculos de uma hemiface de maneira oposta aos da outra. Isso é, inclusive, uma característica de certos tipos de teatro, como o de Bali, na Indonésia.

Pele e tela subcutânea

A pele da face apresenta características variáveis conforme o local considerado. Assim, no nariz ela é móvel no nível do esqueleto ósseo e é muito aderida às cartilagens. É muito rica em glândulas sebáceas **e sede frequente de acnes e de abscessos**. Já a pele dos lábios é espessa, resistente e aderida intimamente às fibras musculares subjacentes. Apresenta abundantes folículos pilosos e glândulas sebáceas. No mento, a pele é espessa e rica em folículos pilosos, apresentando, na criança e na mulher, uma penugem e, no homem adulto, pelos espessos. A pele da região anterolateral da face, correspondente ao ramo da mandíbula e a estruturas vizinhas, desliza facilmente sobre os planos subjacentes e é pilosa no homem adulto. Finalmente, a pele da bochecha é fina, muito móvel e abundante em glândulas sudoríferas e sebáceas, sendo glabra na mulher e na criança e pilosa no homem adulto.

A tela subcutânea na região nasal é escassa, só sendo nítida nos pontos onde a pele é móvel. Nos lábios, ela só existe nas partes laterais destes. Nas demais regiões, sua principal característica é a presença dos músculos da mímica e dos ramos do nervo facial para esses músculos. Um acúmulo maior de tecido adiposo pode ocorrer na tela relacionada com as bochechas, e o músculo bucinador é oculto por um coxim de gordura, o **corpo adiposo da bochecha**. O **corpo adiposo da bochecha** também é denominado **corpo adiposo de Bichat** ou **bola de Bichat**, e recentemente foco de procedimentos estéticos para melhorar o contorno da face, já que dá volume às bochechas.

Couro cabeludo

O couro cabeludo (ou escalpo) é uma estrutura constituída por pele, tecido conectivo denso e a **aponeurose dos ventres do músculo occipitofrontal**, separada do periósteo dos ossos cranianos por tecido conectivo frouxo, o que lhe permite mover-se sobre o crânio.

Essa estrutura torna o couro cabeludo uma estrutura de amortecimento e de desvio de boa parte das forças aplicadas contra o crânio. Anterior e posteriormente, o couro cabeludo contém fibras musculares e, em razão da continuidade que existe entre elas através da aponeurose, formando o denominado **músculo occipitofrontal** (Figura 20.58).

A pele do couro cabeludo é espessa, aderida aos planos subjacentes, com numerosas glândulas sebáceas e sudoríferas e, de modo geral, pilosa. A quantidade de cabelo varia conforme diversos fatores (idade, sexo, populacional, doenças, variações individuais etc.).

A tela subcutânea é formada por uma rede de trabéculas conectivas, que vão da parte profunda da derme ao plano musculoaponeurótico subjacente e que delimitam espaços ocupados por tecido adiposo. **Ela é muito vascularizada, o que justifica não só a intensidade dos sangramentos nesse nível, como também a facilidade com que se reimplantam amplos retalhos do couro cabeludo.**

O ventre occipital do músculo occipitofrontal estende-se, posterolateralmente, até a sua origem óssea na linha nucal superior do occipital. O ventre frontal, por sua vez, insere na pele da fronte e, quando se contrai, **eleva os supercílios e enruga a fronte**. Por essa razão, o músculo frontal tem sido referido como o **músculo da atenção**. Como parte dos músculos do couro cabeludo, devem ser mencionados os pequenos **músculos auriculares (anterior, superior e posterior)** relacionados com a orelha. Alguns indivíduos conseguem mover voluntariamente a orelha.

Inervação cutânea

A Figura 20.59 mostra os territórios de inervação cutânea na cabeça e no pescoço. **Na face, a responsabilidade da inervação cutânea cabe ao nervo trigêmeo, 5º par craniano**, que será descrito com pormenores mais adiante. As outras áreas cutâneas da cabeça e do pescoço são inervadas por ramos posteriores de nervos espinais, ou por ramos anteriores de nervos cervicais.

Músculos da mímica facial

Os músculos da mímica facial (Figura 20.60), como já afirmado, podem ser agrupados em **esfíncter palpebral**, **esfíncter das narinas** e **esfíncter da boca**.

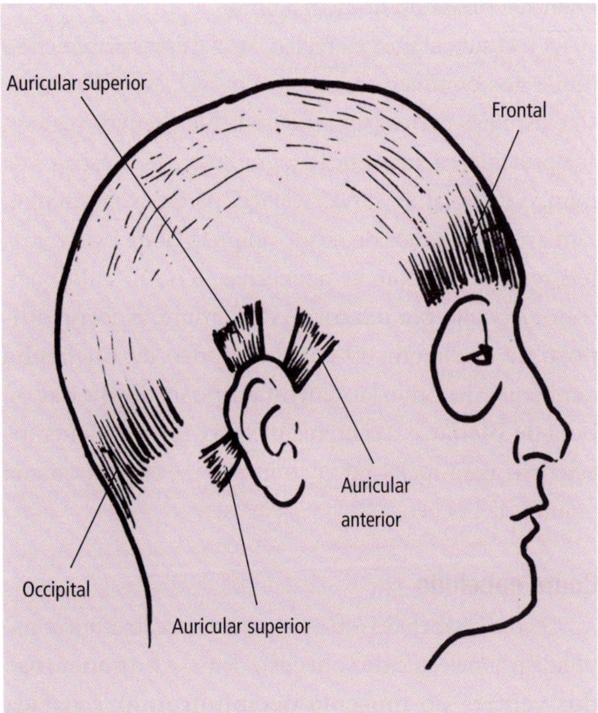

Figura 20.58 Músculo occipitofrontal. Observe os ventres occipital e frontal.

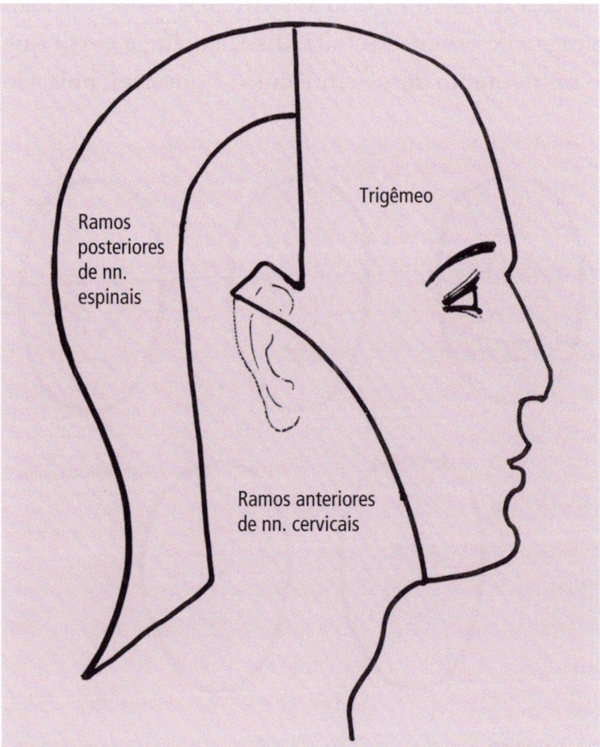

Figura 20.59 Áreas cutâneas de inervação.

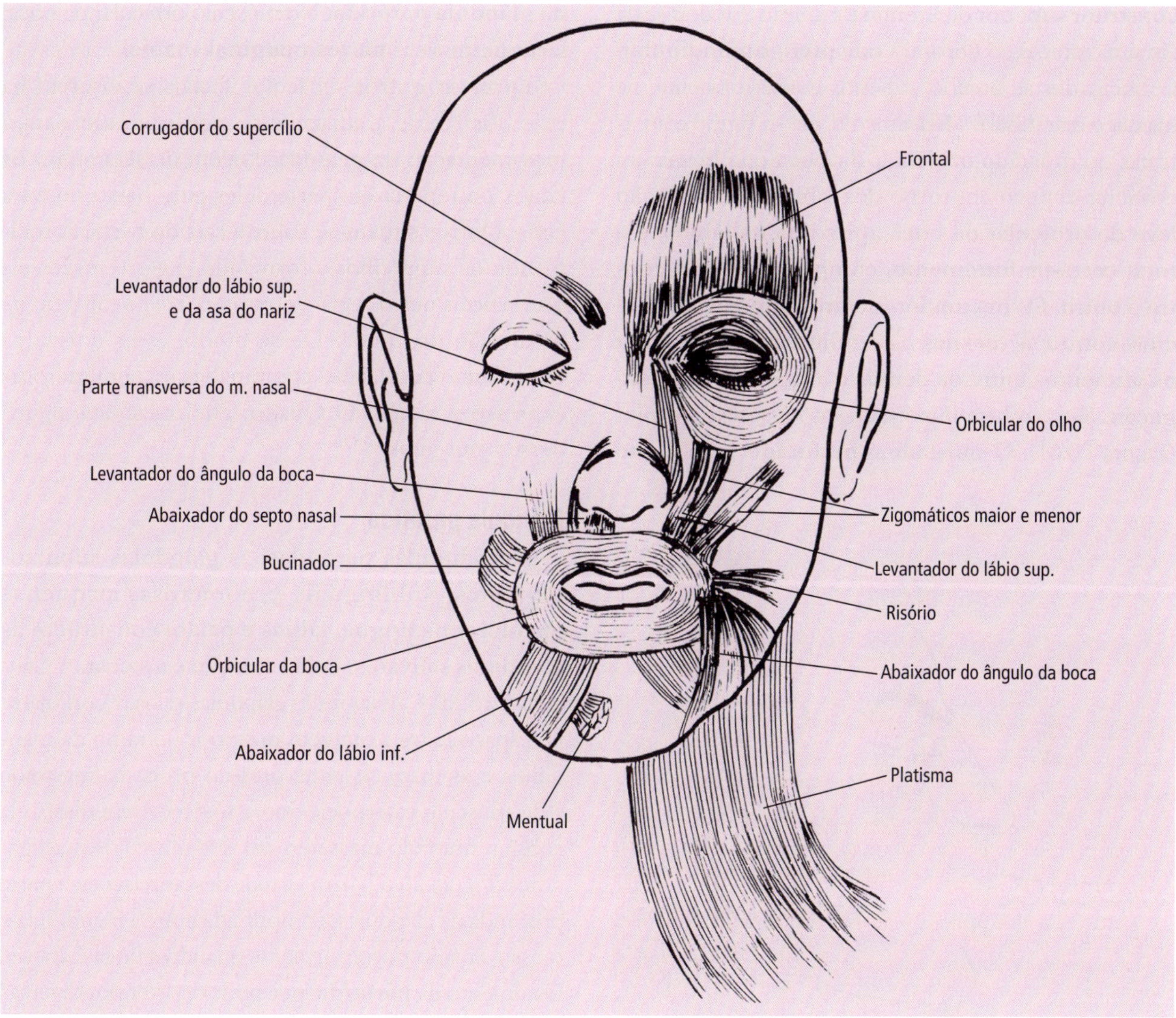

Figura 20.60 Músculos da mímica facial.

Esfíncter palpebral

O fechamento ativo das pálpebras é feito pelo **músculo orbicular do olho**, que tem duas partes: **palpebral**, na espessura das pálpebras; e **orbicular**, com feixes concêntricos que contornam as pálpebras. Quanto se contrai a parte orbicular, as pálpebras cerram-se rápida e fortemente e a secreção lacrimal drena por suas vias de escoamento. A porção mais profunda da parte orbicular é responsável pelo fechamento voluntário suave da rima palpebral, pela ação de piscar, um reflexo importante na proteção do bulbo do olho, e para espalhar a secreção lacrimal na superfície dos olhos, mantendo-os constantemente úmidos. A abertura das pálpebras é feita pelo **músculo levantador da pálpebra superior**, que faz parte da musculatura extrínseca do olho.

Esfíncter das narinas

Embora de pouca amplitude, a **dilatação das narinas pode ser importante quando a respiração se torna difícil**. Dois músculos são responsáveis pela abertura das narinas: o **abaixador do septo nasal**; e a **parte alar do músculo nasal**. A constrição das narinas é realizada pela outra parte do **músculo nasal**, a **parte transversa**.

Esfíncter da boca

O fechamento e a abertura da rima da boca podem ser passivos, consequentes a movimentos da mandíbula realizados por outros músculos. O **conjunto muscular bucinador/orbicular da boca** forma o elemento contrátil ativo para os lábios e a bochecha. O **músculo bucinador** estende-se posteriormente com o **músculo**

constritor superior da faringe e a junção dos dois se dá em uma interseção fibrosa, a **rafe pterigomandibular**. O bucinador se prende, superior e inferiormente, na maxila e mandíbula. Medialmente, ele se funde com as fibras do **músculo orbicular da boca** que forma um esfíncter elíptico em torno dos lábios. **A contração leve do orbicular da boca aproxima os lábios, e a total cerra-os fortemente, comprimindo um contra o outro. Os bucinadores comprimem as bochechas contra as maxilas e mandíbulas para manter os alimentos entre os dentes e a língua, na mastigação.** São também importantes no assoviar e soprar (Figura 20.61). **O músculo é perfurado pelo ducto da glândula parótida.** No músculo orbicular da boca, identificam-se as **partes marginal** e **labial**.

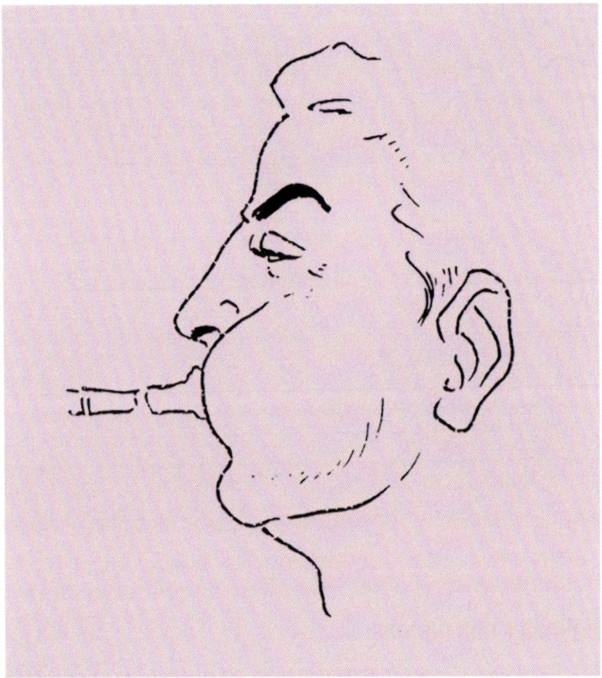

Figura 20.61 Ação do músculo bucinador.

Diversos outros músculos faciais se inserem na pele dos lábios e adjacências, contribuindo para a movimentação da pele facial, além de separarem os lábios ou repuxarem parte deles para baixo ou para cima. Outros situam-se sobre a raiz do nariz, aproximando os supercílios e formando rugas transversais ou verticais nessa região, como ocorre na raiva ou na meditação profunda. Desse modo, esses músculos contribuem com ações combinadas, para numerosas expressões faciais. O Quadro 20.5 relaciona alguns desses músculos.

Glândula parótida

As glândulas parótidas, as glândulas submandibulares, sublinguais e numerosas pequenas glândulas na língua, lábios e palato constituem as glândulas salivares, cuja secreção é a saliva. A glândula parótida é a maior das glândulas salivares e aloja-se no espaço entre a margem posterior do ramo da mandíbula e as margens anteriores do processo mastoide e do músculo esternocleidomastóideo. Além disso, ela cobre o músculo masseter, um dos músculos mastigadores (Figura 20.62). Em virtude dessas relações, a parte profunda da glândula é comprimida entre a mandíbula e o osso situado posteriormente quando a boca é aberta. O aumento da **parótida**, que pode ocorrer por diversas patologias, dificulta a abertura bucal, limitando o movimento pelo edema local e pela dor causada. Uma das causas mais conhecidas de inflamação da glândula parótida (**parotidite**) é uma infecção causada por um vírus e é conhecida por **caxumba** ou "papeira". A parótida

Quadro 20.5 Ações de alguns dos músculos da mímica facial.

Músculo	Ação
Risório	Retrai o ângulo da boca lateralmente (riso forçado)
Abaixador do ângulo da boca	Traciona o ângulo da boca inferiormente (tristeza)
Zigomático maior	Traciona o ângulo da boca superior e lateralmente, como na risada
Levantador do ângulo da boca	Eleva o ângulo da boca e acentua o sulco nasolabial
Zigomático menor	Auxilia na elevação do lábio superior e acentua o sulco nasolabial
Levantador do lábio superior	Eleva e everte o lábio superior e dilata a narina
Levantador do lábio superior e da asa do nariz	Eleva e everte o lábio superior e dilata a narina
Abaixador do lábio inferior	Abaixa o lábio inferior
Mentual	Eleva a pele do mento e faz a protusão do lábio inferior

é envolvida por uma bainha (fáscia parotídica) derivada da fáscia lâmina superficial.

Algumas estruturas estão situadas parcialmente dentro da glândula parótida, como o **nervo facial**, a **artéria carótida externa** e as **veias temporal superficial** e **maxilar**:

- **Nervo facial:** ele penetra na espessura da glândula como um tronco único e, **no interior da parótida, divide-se em dois troncos, dos quais partem ramos que se anastomosam formando o plexo intraparotídeo**. Em seu trajeto através da glândula parótida, o nervo facial passa superficialmente aos principais vasos sanguíneos, mas envolve o tecido glandular e seus ductos. Assim, a remoção da glândula exige dissecção meticulosa para preservar o nervo. Os ramos terminais do nervo facial emergem do corpo da glândula (Figura 20.62) em número de cinco ou mais e dirigem-se para inervar músculos faciais.
- **Veias temporal superficial** e **maxilar:** penetram na glândula parótida seguindo o trajeto das artérias de mesmo nome e **unem-se no interior da glândula para formar a veia retromandibular**. Essa veia, antes ou logo depois de emergir do polo inferior da parótida, divide-se em duas outras: a anterior une-se à veia facial e desemboca na veia jugular interna; **a posterior une-se à veia auricular posterior para formar a veia jugular externa**. No entanto, a veia retromandibular pode desembocar exclusivamente na veia jugular externa, jugular interna ou na veia facial.
- **Artéria carótida externa:** penetra na porção inferior da superfície posterior da glândula e, frequentemente, dá origem à **artéria auricular posterior** em seu interior. Esse último vaso emerge da superfície posterior da glândula. No interior da parótida, a artéria carótida externa segue ao longo da face posterior do ramo da mandíbula, profundamente à veia retromandibular e divide-se em seus ramos terminais: a **artéria temporal superficial**, que emerge do polo superior da glândula parótida, e a **artéria maxilar**, de trajeto quase horizontal e anterior, profundamente ao colo da mandíbula. Um dos ramos da temporal superficial, a **artéria transversa da face**, também emerge da glândula e segue anteriormente cruzando a face um pouco abaixo do arco zigomático (Figura 20.62).

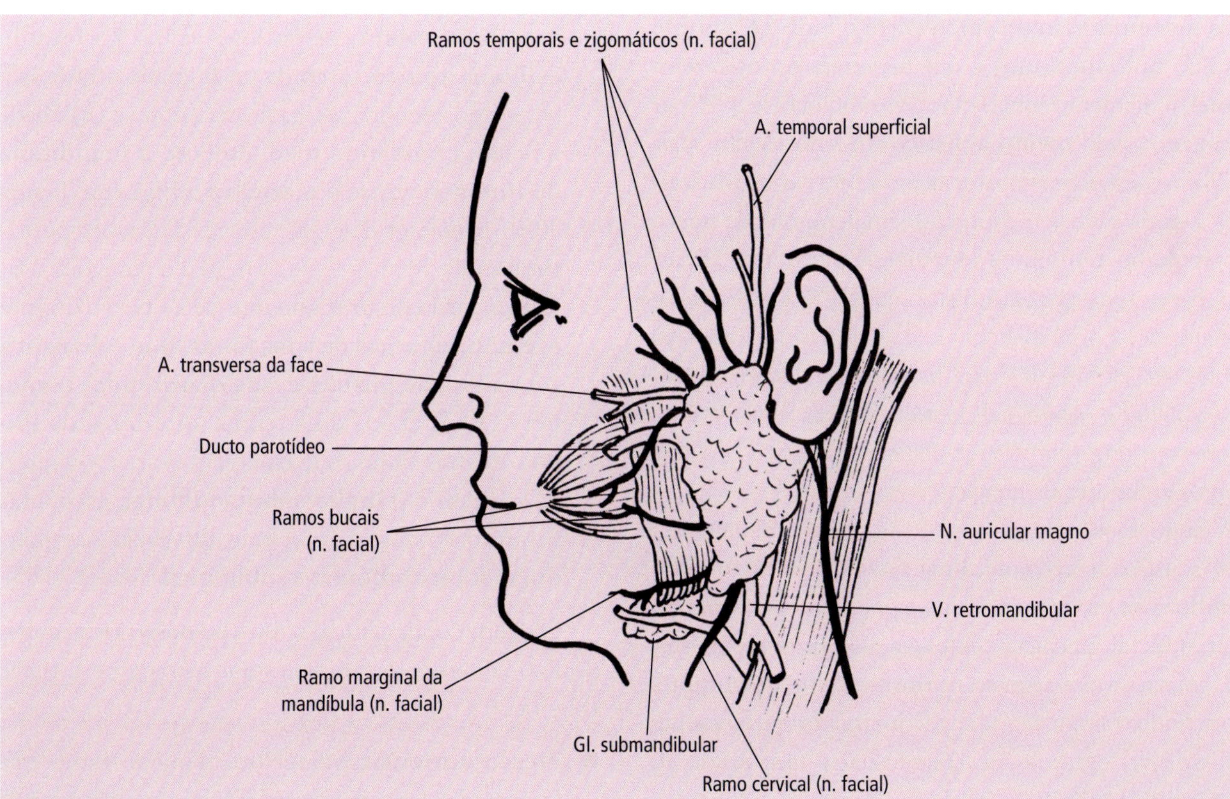

Figura 20.62 Glândula parótida e suas relações.

Ducto parotídeo

A secreção da glândula parótida é levada à cavidade bucal através do ducto parotídeo, que emerge da margem anterior da glândula. A seguir, ele segue anteriormente sobre o masseter, curva-se medialmente para ultrapassar o corpo adiposo da bochecha e o músculo bucinador (Figura 20.62), **abrindo-se no vestíbulo da boca (entre a gengiva e a bochecha), no nível do 2º dente molar superior.** A desembocadura pode ser marcada por uma projeção, a **papila do ducto parotídeo**. Com certa frequência, a parte do ducto parotídeo mais próxima à glândula apresenta ao longo de sua margem superior um fragmento de tecido glandular, conhecido como **glândula parótida acessória**.

O **nervo glossofaríngeo** é o responsável pela inervação parassimpática da parótida com fibras secretomotoras de trajeto bastante complexo. **A glândula é irrigada por ramos que se originam na artéria carótida externa.**

Nervo facial

O **nervo facial** (Figura 20.63) **consiste de duas raízes que emergem do sulco entre o bulbo e a ponte (sulco bulbopontino)** e que penetram no osso temporal, juntamente com o nervo vestibulococlear (8º par craniano), pelo **meato acústico interno**. A raiz mais calibrosa tem **fibras motoras para inervar os músculos faciais** e a raiz menor, também denominada **nervo intermédio, tem fibras sensitivas e parassimpáticas**. As fibras sensitivas são distribuídas à mucosa nasal e palato mole, principalmente; já as parassimpáticas são fibras secretomotoras para as glândulas lacrimal, submandibular e sublingual. Entre as fibras sensitivas, há fibras responsáveis pela sensibilidade gustativa dos dois terços anteriores da língua.

Logo após, penetrarem no osso temporal pelo meato acústico interno, **as duas raízes do nervo facial fundem-se em tronco único e percorrem o canal do nervo facial**. Imediatamente acima do vestíbulo da orelha interna, volta-se posteriormente de modo abrupto, formando o assim denominado **joelho do nervo facial**. Nesse nível, ele apresenta (Figura 20.64) uma dilatação, o **gânglio geniculado, onde se situam os corpos dos seus neurônios sensitivos**, e segue na parede posterior da orelha média para emergir do crânio pelo **forame estilomastóideo**.

No interior do osso temporal, o nervo facial emite diversos ramos, a maioria dos quais contendo fibras de sua raiz sensitiva (nervo intermédio). São os seguintes:

- **Nervo petroso maior (Figura 20.65): origina-se no gânglio geniculado** e, com trajeto anterior, segue em um sulco para o forame lacerado. Aí, ele recebe o **nervo petroso profundo do plexo simpático da artéria carótida interna** e, juntos, formam o **nervo do canal pterigóideo**, e que, passando pelo **canal pterigóideo**, alcança o **gânglio pterigopalatino. As fibras do nervo petroso maior são parassimpáticas secretomotoras para a glândula lacrimal**, de trajeto complexo. **Algumas fibras do nervo petroso maior são aferentes e acredita-se que conduzam a sensibilidade geral da mucosa nasal.**
- **Ramo comunicante:** pequeno ramo que se une ao plexo timpânico da orelha média.
- **Nervo para o músculo estapédio:** supre o músculo estapédio, um dos músculos da cavidade timpânica.
- **Corda do tímpano:** constituída pelas últimas fibras da raiz sensitiva do nervo facial (nervo intermédio), que abandonam o nervo logo acima do **forame estilomastóideo**. A corda do tímpano atravessa a parede posterior da orelha média e entra na cavidade timpânica **passando medialmente à membrana do tímpano, entre o martelo e a bigorna** (Figura 20.66), e emerge do crânio através da **fissura petrotimpânica**. Medialmente ao músculo pterigóideo lateral, **a corda do tímpano une-se ao nervo lingual e, então, algumas de suas fibras, que veiculam a sensibilidade gustativa, são distribuídas com o nervo lingual aos dois terços anteriores da língua**. Outras fibras, que emergem do nervo lingual e alcançam o **gânglio submandibular**, são fibras parassimpáticas secretomotoras, distribuídas às **glândulas submandibular** e **sublingual** (Figura 20.65).

O maior contingente de fibras do nervo facial abandona o crânio pelo forame estilomastóideo e fornece (Figura 20.67):

- **Nervo auricular posterior:** pequeno ramo que acompanha a artéria homônima e inerva músculos da orelha (também envia fibras sensitivas para a orelha).

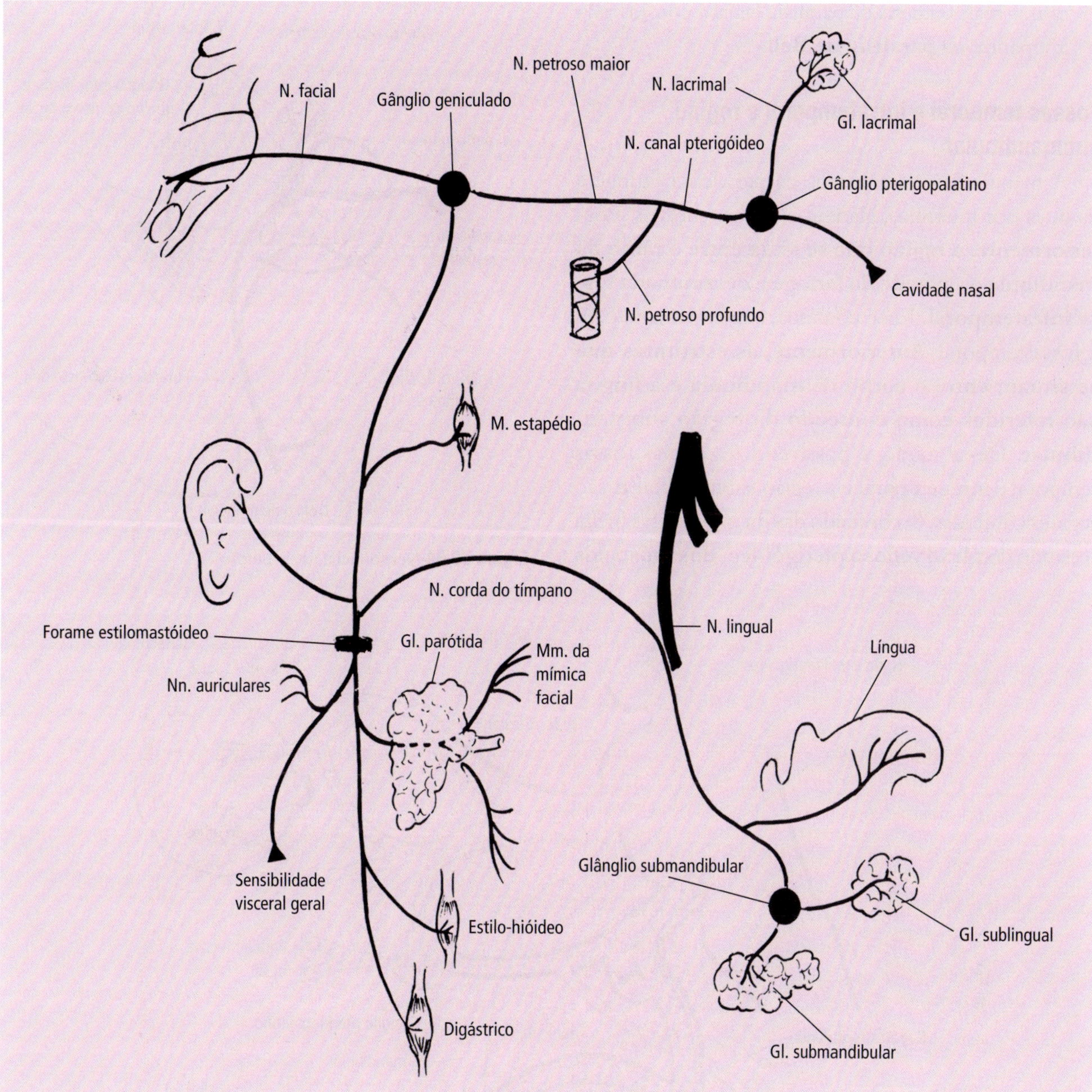

Figura 20.63 Nervo facial (distribuição).

- **Ramos musculares** para o músculo estilo-hióideo e ventre posterior do músculo digástrico.

A seguir, o nervo facial penetra na glândula parótida, no interior da qual, geralmente, se divide em dois troncos principais, **temporofacial** e **cervicofacial**, cujos ramos se anastomosam livremente para formar o **plexo intraparotídeo. Os ramos terminais desses troncos emergem da margem anterior da parótida e irradiam-se para a face inervando os músculos da mímica facial. São os ramos temporais, zigomáticos, bucais, marginal da mandíbula e cervical** (Figura 20.67). Anastomoses entre esses ramos são comuns.

- **Lesões do nervo facial**: que podem ser causadas por traumas, tumores, infecções e até mesmo acidentes vasculares isquêmicos, causam **paralisia facial** (veja Imagem 20.2 disponível no QrCode ao final do capítulo), que tem variados graus de acometimento da face. Em geral, paralisias de origem periférica acometem a face toda, enquanto paralisias de origem central poupam o terço superior da face. Uma das causas mais comuns de paralisia facial é considerada idiopática, na **paralisia de Bell.**

Fossas temporal e infratemporal e região submandibular

A mandíbula está separada da parede da faringe e da boca por músculos, glândulas, vasos e nervos. **Posteriormente, a região que se situa entre o ramo da mandíbula e a parede da faringe é denominada fossa infratemporal.** Ela é contínua, superiormente com a fossa temporal. **Anteriormente, as estruturas que se situam entre o corpo da mandíbula e a língua são referidas como conteúdo da região submandibular.** Desse modo, é possível dizer que as fossas temporal e infratemporal e a região submandibular são regiões contínuas. O conteúdo das duas primeiras inclui o estudo do **plexo venoso pterigóideo, dos músculos**

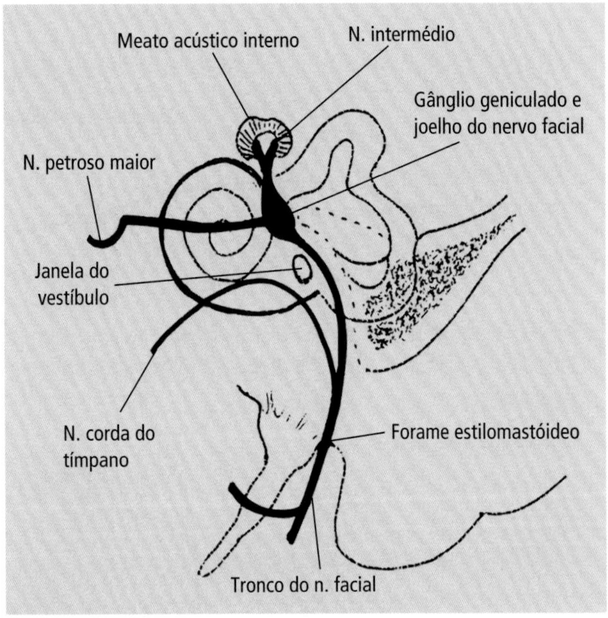

Figura 20.64 Nervo facial (distribuição).

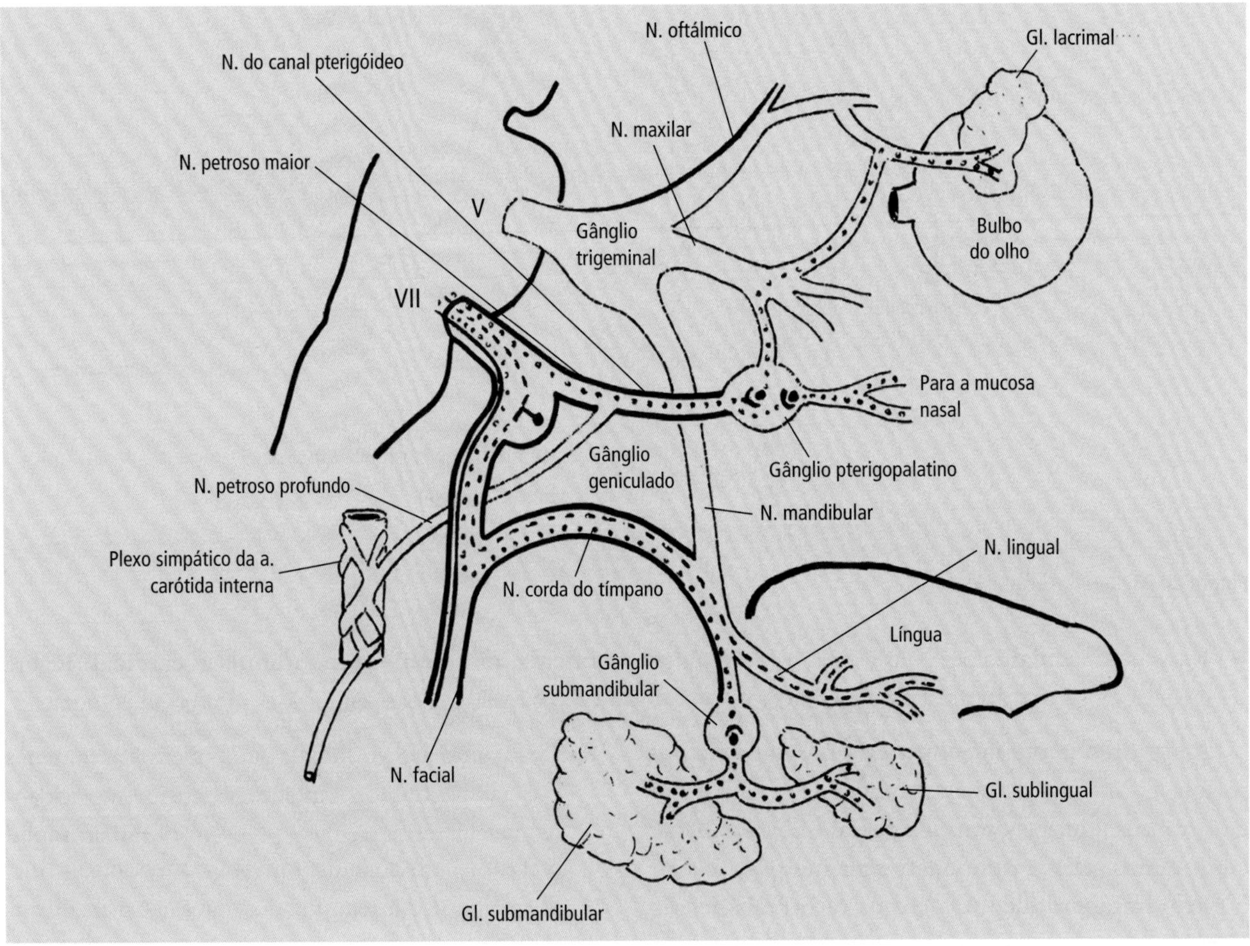

Figura 20.65 Distribuição das fibras no nervo facial (esquemático). As fibras motoras estão representadas pela linha contínua. As fibras parassimpáticas, pela linha pontilhada. As únicas fibras sensitivas (aferentes), representadas pela linha tracejada, são as da sensibilidade gustativa dos dois terços anteriores da língua.

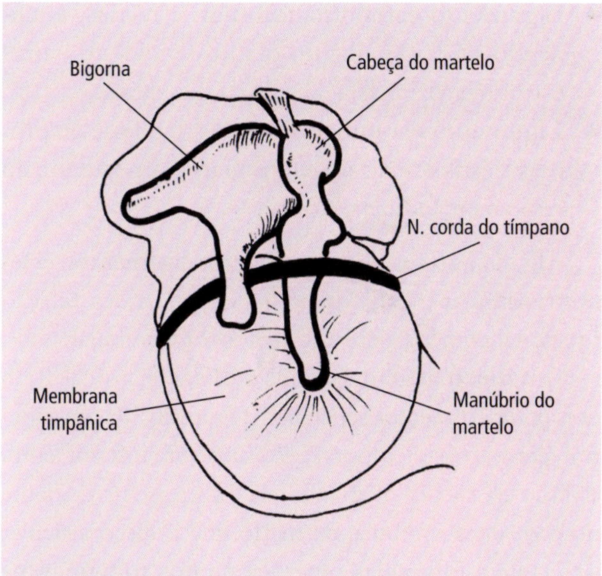

Figura 20.66 Martelo, bigorna e membrana timpânica em vista medial. Observe a corda do tímpano (nervo).

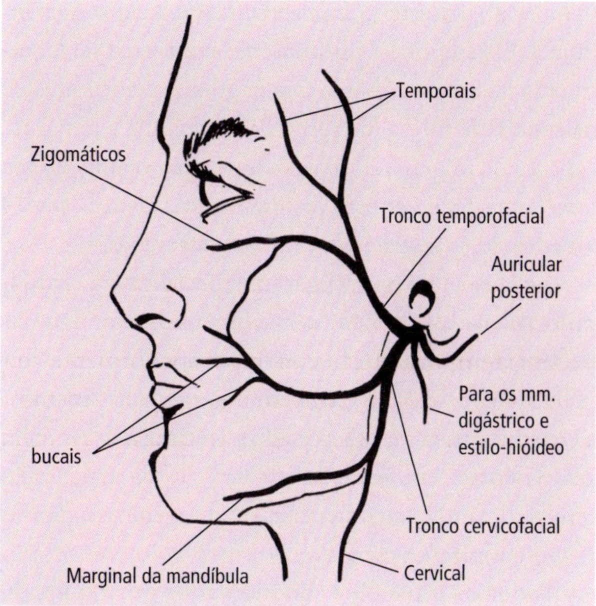

Figura 20.67 Ramos do nervo facial.

da mastigação, da artéria maxilar e dos nervos maxilar e mandibular. Na região submandibular, são estudadas as glândulas salivares (submandibular e sublingual) e os músculos supra-hióideos.

Plexo venoso pterigóideo

A área irrigada pela artéria maxilar é **drenada pelo plexo venoso pterigóideo**, situado parcialmente entre os músculos temporal e pterigóideo lateral e parcialmente entre os músculos pterigóideos lateral e medial. O plexo recebe numerosas tributárias e é drenado pela veia maxilar que se une à veia temporal superficial para formar a veia retromandibular.

Músculos da mastigação

Os músculos da mastigação agem sobre a mandíbula, ocasionando movimentos indispensáveis para que se processe, como seu nome indica, a mastigação dos alimentos (Figura 20.68). São os **músculos masseter, temporal, pterigóideo medial** e **pterigóideo lateral.**

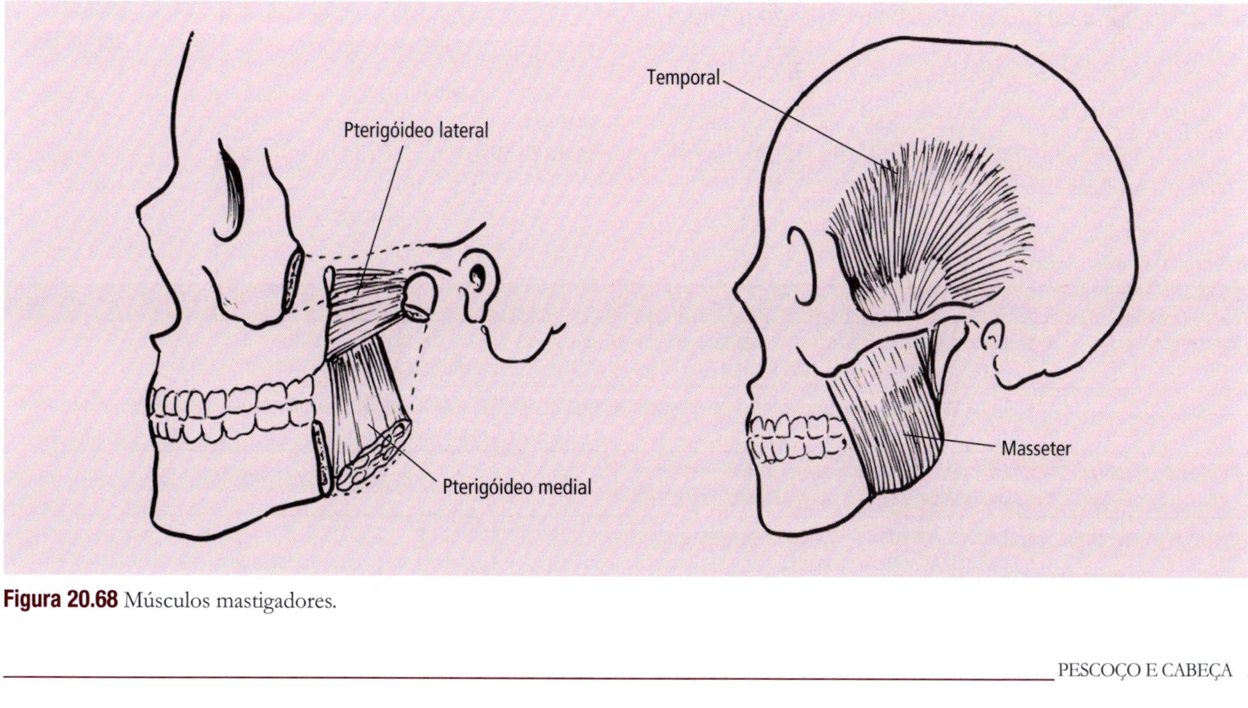

Figura 20.68 Músculos mastigadores.

O músculo masseter cobre lateralmente o ramo da mandíbula. O temporal é um músculo em forma de leque, situado na fossa temporal. O pterigóideo medial situa-se na superfície medial do ramo da mandíbula e tem duas cabeças de origem. O pterigóideo lateral ocupa a fossa infratemporal e também se origina de duas cabeças. O Quadro 20.6 mostra suas origens e inserções.

Os músculos da mastigação, especialmente o **músculo masseter**, podem ser acometidos em algumas patologias, evoluindo com um espasmo severo que impede a abertura bucal, também denominado "trismo". O **trismo** é bastante relacionado ao tétano, mas também pode ocorrer em situações de luxação da articulação temporomandibular, infecções odontogênicas extensas e outras situações clínicas.

Todos os músculos são inervados por ramos do nervo mandibular.

Articulação temporomandibular

A articulação temporomandibular ocorre entre a fossa mandibular e o tubérculo articular do osso temporal, superiormente, e a cabeça da mandíbula, inferiormente (Figura 20.69). Como a mandíbula é um osso único, as duas articulações temporomandibulares funcionam como uma unidade. Desse modo, podem ser consideradas, em conjunto, uma **juntura sinovial bicondilar**. A cápsula articular, frouxa, está inserida no tubérculo articular, nas margens da fossa mandibular e no colo da mandíbula. Anteriormente, recebe uma parte da inserção do músculo pterigoide lateral. Apresenta alguns ligamentos de reforço:

- **Ligamento lateral:** estende-se do tubérculo da raiz do processo zigomático à superfície lateral do colo da mandíbula.
- **Ligamento esfenomandibular:** é medial, estendendo-se da espinha do osso esfenoide (e outras estruturas vizinhas) à língula da mandíbula.
- **Ligamento estilomandibular:** estende-se do processo estiloide ao ângulo e margem posterior do ramo da mandíbula.

Alguns autores admitem que os ligamentos esfenomandibular e estilomandibular têm pouca relação funcional com a articulação temporomandibular.

Um **disco articular** divide a cavidade articular em dois compartimentos separados (Figura 20.70): um superior, entre o osso temporal e o disco; e um inferior, entre o disco e a cabeça da mandíbula. Insere-se firmemente no colo da mandíbula, de modo que o disco articular se adapte à forma das superfícies e **nos movimentos de deslizamento** articulares; é côncavo-convexo na superfície superior e côncavo na superfície inferior.

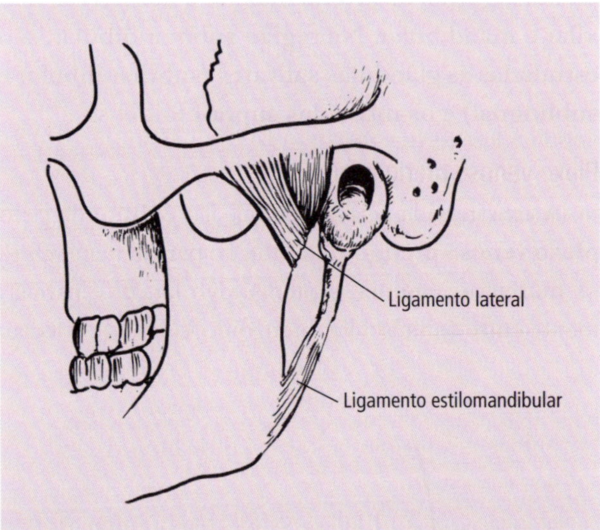

Figura 20.69 Articulação temporomandibular (ATM) em vista lateral. O ligamento esfenomandibular, que é medial, não está representado.

Quadro 20.6 Músculos da mastigação.

Músculo	Origem	Inserção
Masseter	▪ **Parte superficial:** dois terços anteriores do arco zigomático ▪ **Parte profunda:** face medial do arco zigomático	Face lateral do processo coronoide ramo e ângulo da mandíbula
Temporal	▪ Linha temporal inferior, fossa temporal e fáscia temporal	Processo coronoide, crista temporal e margem anterior da mandíbula
Pterigóideo medial	▪ Face medial da lâmina lateral do processo pterigoide e fossa pterigóidea	Face medial do ângulo da mandíbula
Pterigóideo lateral	▪ **Cabeça superior:** face infratemporal da asa maior do esfenoide ▪ **Cabeça inferior:** face lateral da lâmina lateral do processo pterigoide	Fóvea pterigóidea do colo da mandíbula e parte anterior da cápsula e disco da articulação temporomandibular

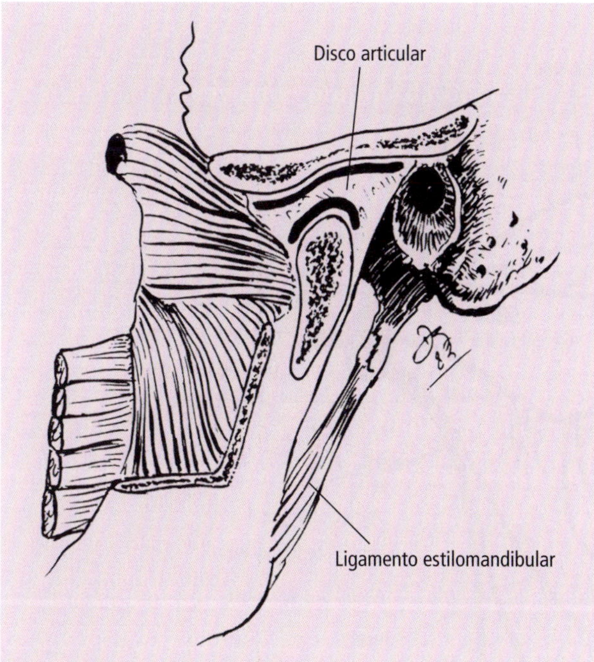

Figura 20.70 Articulação temporomandibular aberta para mostrar o disco articular.

Movimentos

O **abaixamento** e a **elevação da mandíbula** são, essencialmente, movimentos de dobradiça, nos quais a cabeça mandibular se move contra a face inferior do disco articular. Na **protrusão**, os discos e as cabeças deslocam-se juntos sobre o tubérculo articular do osso zigomático, projetando a mandíbula anteriormente. Na **retração**, discos e cabeças deslocam-se para as fossas mandibulares e a mandíbula se retrai. Na **lateralização**, a cabeça da mandíbula do mesmo lado roda em torno do eixo vertical, acompanhada do seu disco. Esses movimentos se combinam para cortar, furar e triturar os alimentos. **O masseter eleva a mandíbula; o temporal também a eleva, mas suas fibras posteriores atuam na retração da mandíbula; o pterigóideo medial eleva a mandíbula e faz a sua protrusão, com o pterigóideo lateral. Que atua na protrusão e na lateralização da mandíbula.** De todos os músculos da mastigação referidos, o pterigóideo lateral é o único que atua no abaixamento da mandíbula, pois ele traciona o colo e a cabeça de mandíbula para frente, deslizando no tubérculo articular, promovendo, assim, condições para o movimento de abaixamento. É fácil perceber esse movimento, em nós mesmos, palpando o avanço do processo condilar da mandíbula durante a abertura da boca. Embora os movimentos mandibulares sejam feitos principalmente pelos músculos mastigadores, eles não são os únicos que participam desses movimentos. Assim, **o músculo digástrico ajuda a abrir a boca**, particularmente se a abertura for ampla. Também não deve ser desprezada a ação da gravidade nesse movimento. Por outro lado, na protusão da mandíbula, os ligamentos esfenomandibular e estilomandibular agem mantendo o ângulo da mandíbula a salvo de deslizamentos anteriores aos côndilos.

Quando a articulação temporomandidular está em posição de repouso, os dentes não estão em contato, mas separados por um intervalo de alguns milímetros. **Quando os dentes estão em contato, diz-se que a mandíbula está em posição oclusal.**

A articulação temporomandibular é a única articulação que pode ser deslocada sem a ação de uma força externa. A luxação é quase sempre bilateral e o deslocamento é anterior. A cabeça da mandíbula pode deslizar anteriormente na fossa infratemporal, quando a boca é aberta, isto é, quando a cabeça da mandíbula está situada sobre o tubérculo articular. Consegue-se a redução da luxação abaixando-se a parte posterior da mandíbula e elevando-se o mento.

Nervos maxilar e mandibular

Os nervos maxilar e mandibular são ramos do 5º par craniano, o **nervo trigêmeo** (Figura 20.71), um dos mais complexos nervos cranianos. **Ele responde pela motricidade dos músculos da mastigação.** Origina-se na região do pedúnculo cerebelar médio (ou braço da ponte) por duas raízes, **sensitiva** (maior) e **motora** (menor). Na fossa média do crânio, a raiz sensitiva se expande numa dilatação, o **gânglio trigeminal** (ou semilunar), onde se situam os corpos da maior parte de seus neurônios sensitivos. **O gânglio dá origem a três grandes divisões: os nervos olfálmico; maxilar; e mandibular.** A raiz motora se continua inferiormente ao gânglio e une-se ao nervo mandibular.

O nervo trigêmeo pode ser acometido em uma patologia denominada **neuralgia do trigêmeo**, também conhecida como *tic douloureux*, em geral por compressão intracraniana da raiz nervosa por um arco vascular. Na neuralgia do trigêmeo, o paciente experimenta uma dor

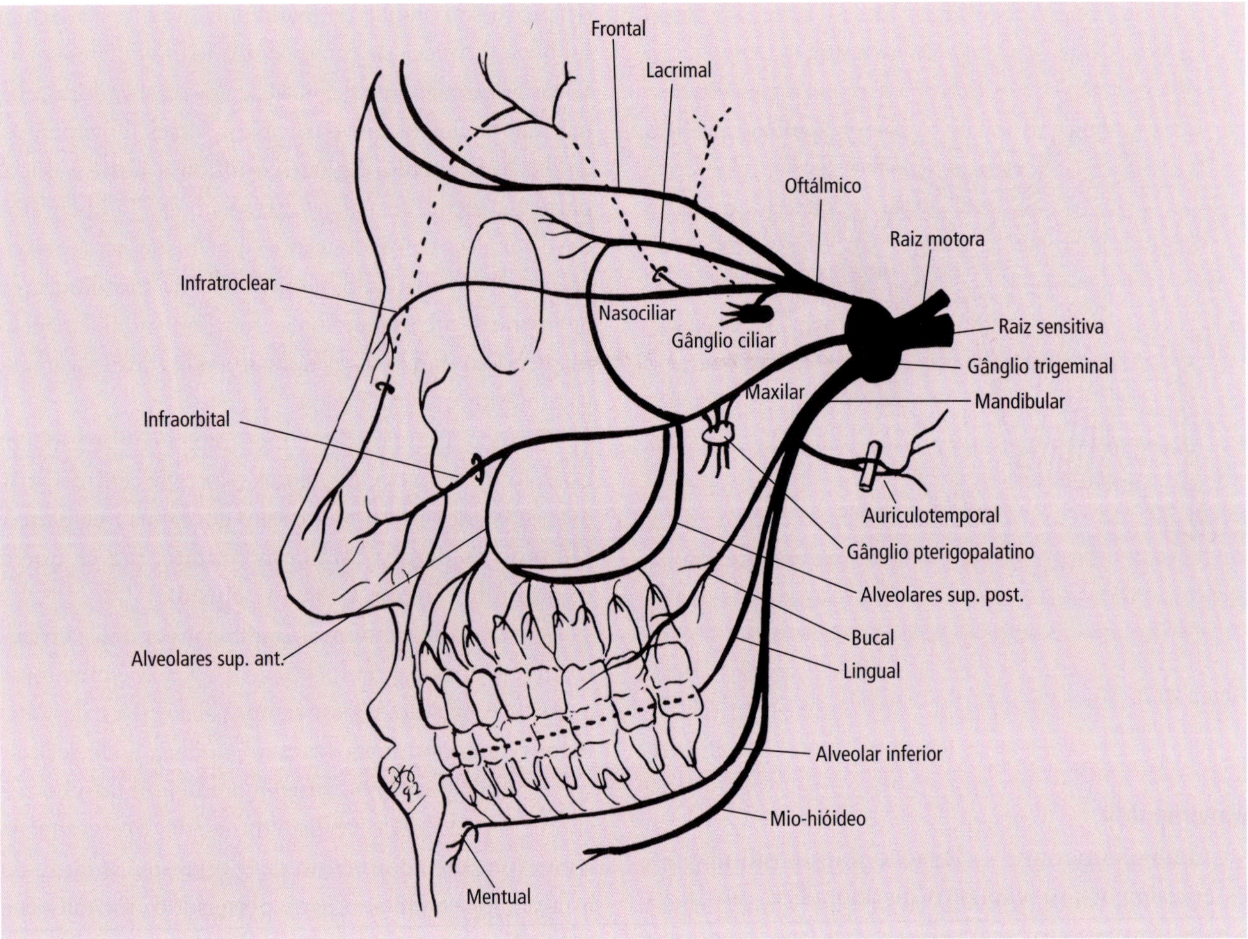

Figura 20.71 Nervo trigêmeo.

de caráter de choque ou pontadas na região de inervação do trigêmeo, espontânea, que pode ser severamente incapacitante.

Nervo maxilar

O **nervo maxilar** (Figura 20.72) é a segunda divisão do nervo trigêmeo e **origina-se do gânglio trigeminal alcançando, através do forame redondo, a fossa pterigopalatina**. Este é o espaço existente entre as lâminas do processo pterigóideo do osso esfenoide e o osso palatino e **contém a artéria e o nervo maxilares, e o gânglio pterigopalatino**, esse último associado ao parassimpático. A seguir, com a denominação **nervo infraorbital**, chega à órbita através da **fissura orbital inferior** e termina na face emergindo através do **forame infraorbital**. Seus ramos principais são os seguintes:

- **Ramos pterigopalatinos:** comunicam o nervo maxilar com o gânglio pterigopalatino.
- **Nervos alveolares superiores (posteriores e médios):** passam em canalículos ósseos da parede posterior do maxilar e inervam o seio maxilar, as gengivas e os dentes molares e pré-molares superiores.
- **Nervo zigomático:** penetra na órbita pela fissura orbital inferior e divide-se em **ramos zigomaticotemporal** e **zigomaticofacial**. O primeiro atravessa o osso zigomático e inerva a pele da têmpora. O segundo também perfura o osso zigomático **para se distribuir à pele suprajacente da face** (Figura 20.59). **O nervo zigomático comunica-se com o nervo lacrimal, através do qual fibras secretoras do nervo intermédio suprem a glândula lacrimal** (Figura 20.65).
- **Nervo infraorbital:** continuação do nervo maxilar. Penetra na órbita pela fissura orbital inferior e **emerge do crânio pelo forame infraorbital, onde fornece ramos nasais, labiais superiores e**

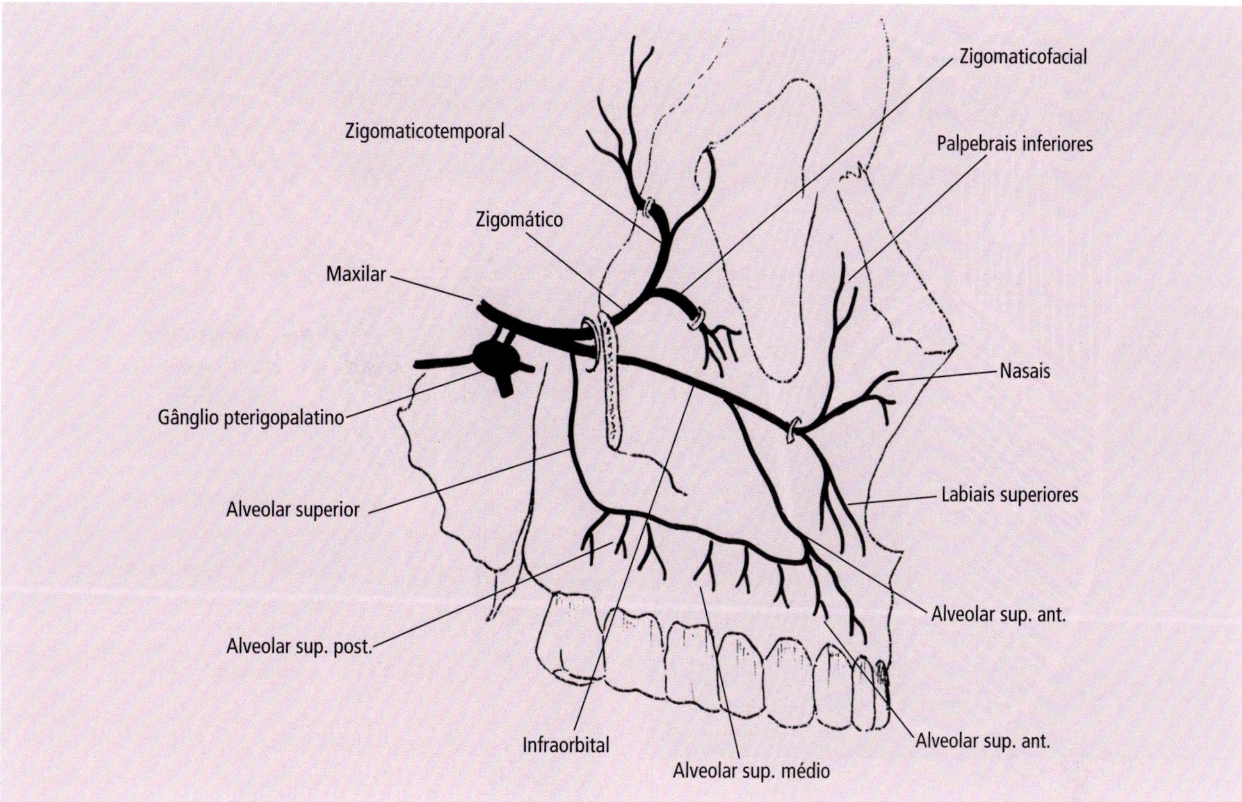

Figura 20.72 Nervo maxilar (distribuição).

palpebrais inferiores para a pele do nariz, lábio superior e pálpebra inferior. Ainda no sulco infraorbital do assoalho da órbita, o nervo infraorbital emite os **nervos alveolares superiores anteriores** que inervam o canino e os incisivos superiores. Os nervos alveolares superiores constituem o plexo **dental superior**.

Gânglio pterigopalatino

Em virtude das ligações do gânglio pterigopalatino com o nervo maxilar na fossa pterigopalatina, através dos ramos pterigopalatinos, um breve comentário deve ser feito a respeito dessas conexões, envolvendo, particularmente, a inervação parassimpática. O gânglio pterigopalatino fica situado logo abaixo do nervo maxilar e posteriormente à concha nasal média (Figura 20.73) e estabelece várias conexões.

As **fibras parassimpáticas do nervo facial** alcançam o gânglio por meio do nervo petroso maior e do nervo do canal pterigóideo. Essas fibras são pré-ganglionares parassimpáticas e, no gânglio, fazem sinapse com fibras pós-ganglionares que suprem a glândula lacrimal. Fibras parassimpáticas chegam também à mucosa nasal e à do palato.

Fibras simpáticas pós-ganglionares, provenientes do plexo simpático da carótida interna, atingem o gânglio pterigopalatino por meio do nervo petroso profundo e nervo do canal pterigóideo. Essas fibras não fazem sinapse no gânglio. Apenas passam por ele e são distribuídas juntamente com as fibras parassimpáticas.

O maior contingente está constituído de fibras sensitivas do nervo maxilar, que atingem o gânglio pelos **ramos pterigopalatinos** daquele nervo e saem do gânglio pelos nervos seguintes:

- **Nervo palatino maior:** inerva a maior parte do palato duro.
- **Nervos palatinos menores:** inervam o palato mole.
- **Nervos nasopalatino** e **ramos nasais:** inervam o septo e a parede lateral da cavidade nasal.
- **Nervo faríngeo:** inerva a parte superior da parede da parte nasal da faringe.

Todos esses nervos acompanham os ramos da artéria maxilar e suas veias-satélite que têm os mesmos nomes.

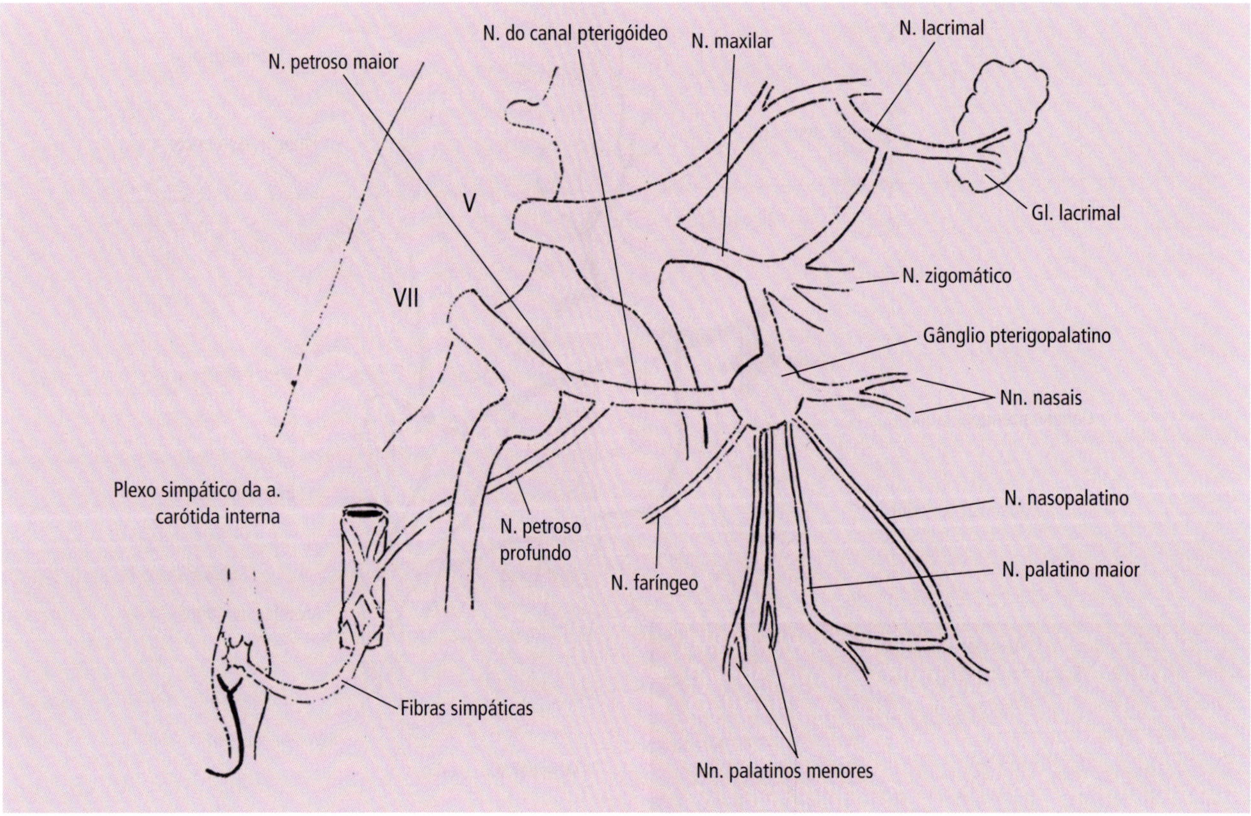

Figura 20.73 Conexões do gânglio pterigopalatino.

Nervo mandibular

O nervo mandibular (Figura 20.74), 3ª divisão do nervo trigêmeo, **emerge do crânio através do forame oval, como a raiz motora do trigêmeo e passa à fossa infratemporal**. As fibras da raiz motora são distribuídas com alguns dos ramos do mandibular. O tronco do nervo mandibular, logo abaixo do forame oval, divide-se em ramos que constituem suas **divisões anterior** e **posterior**. Medialmente ao nervo mandibular, logo abaixo da sua emergência do crânio e separando o nervo do músculo tensor do véu palatino, situa-se um pequeno gânglio parassimpático, o **gânglio ótico**, que será descrito em separado, pelas relações que mantém com ramos do mandibular. Os ramos do nervo mandibular, antes de sua divisão, são os seguintes:

- **Ramo meníngeo:** acompanha a artéria meníngea média através do forame espinhoso.
- **Nervo pterigóideo medial:** inerva o músculo pterigóideo medial.
- **Nervo pterigóideo lateral:** inerva o músculo peterigóideo lateral.

Os ramos da divisão anterior são os seguintes:

- **Nervo bucal:** ramo da divisão anterior do nervo mandibular, passa entre as duas cabeças do músculo pterigóideo lateral e fornece fibras sensitivas para a pele e mucosa da bochecha, mas também fibras motoras para os músculos masseter, temporal e pterigóideo lateral. Alguns de seus ramos se unem aos do ramo bucal do nervo facial.

A divisão posterior do nervo mandibular emite os seguintes ramos:

- **Nervo auriculotemporal:** origina-se de duas raízes que envolvem a artéria meníngea média. **O nervo está intimamente relacionado com a glândula parótida e passa por trás da articulação temporomandibular.** Fornece ramos para a parótida (fibras secretoras parassimpáticas do nervo glossofaríngeo) e seus ramos terminais distribuem-se pelo couro cabeludo da região temporal.
- **Nervo lingual:** de trajeto medial ao músculo pterigóideo lateral, aí **recebe fibras da corda do tímpano**, ramo do nervo facial. Essas fibras são motoras

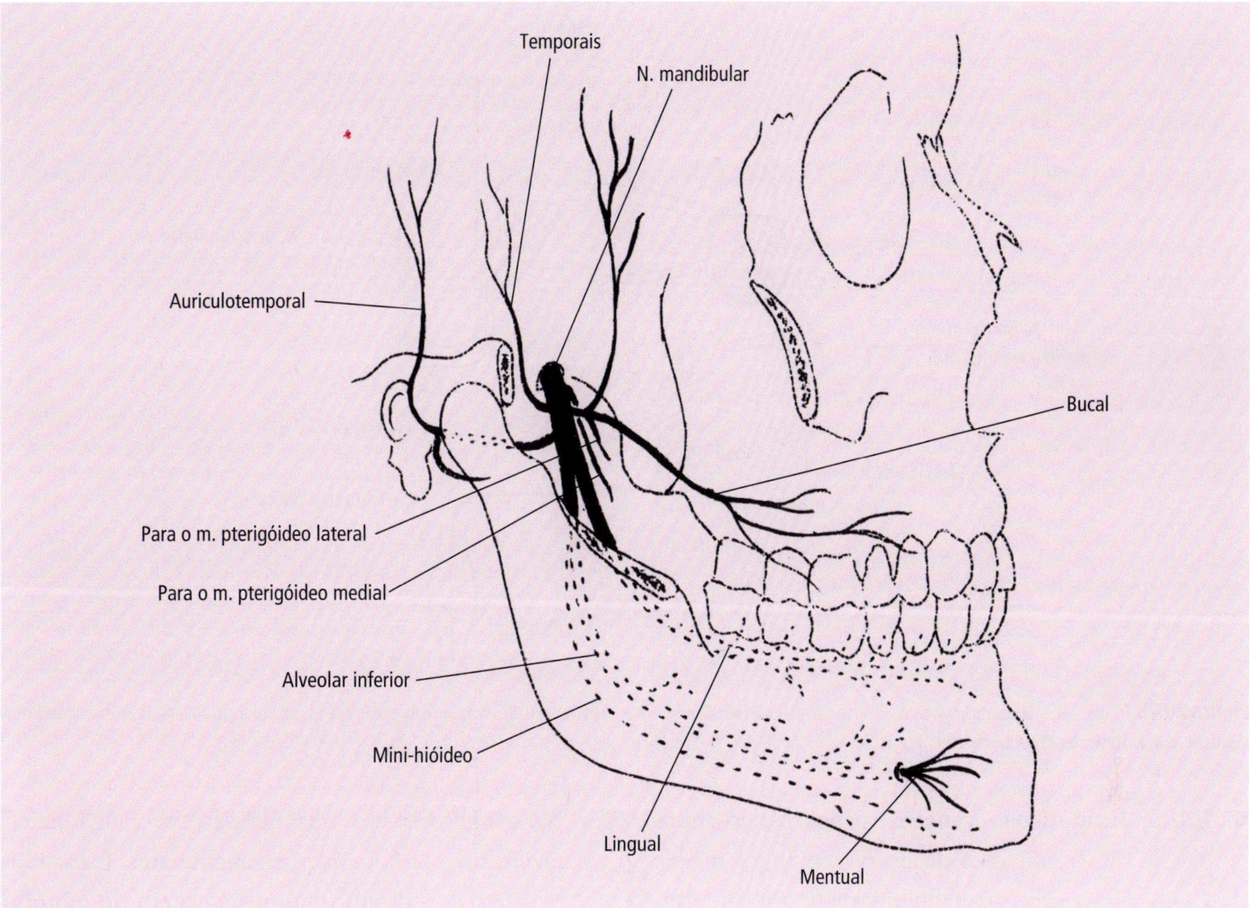

Figura 20.74 Nervo mandibular (distribuição).

parassimpáticas e fibras que veiculam a sensibilidade gustativa dos dois terços anteriores da língua. A seguir, **o nervo lingual passa entre o pterigóideo medial e o ramo da mandíbula e segue no assoalho da boca imediatamente acima do nervo hipoglosso. Ele passa sob o ducto da glândula submandibular, cruzando de lateral para medial, e inerva a língua com fibras sensitivas.** O gânglio submandibular tem conexões com o nervo lingual e será descrito no item Gânglio Submandibular.

- **Nervo alveolar inferior:** passa entre o ligamento esfenomandibular e o ramo da mandíbula e, a seguir, **atravessa o forame mandibular para percorrer o canal da mandíbula**. Antes de penetrar no canal da mandíbula, emite o **nervo milo-hióideo**, que se aloja no **sulco milo-hióideo da face medial da mandíbula e que inerva o músculo milo-hióideo e o ventre anterior do músculo digástrico**. No interior do canal da mandíbula, o nervo alveolar inferior fornece **ramos dentais** e **incisivos** para a inervação dos dentes inferiores. Ele **emerge da mandíbula pelo forame mentual** e aí fornece seus **ramos mentuais**, encarregados da inervação da pele do mento e da pele e mucosa do lábio inferior.

Gânglio ótico

O gânglio ótico localiza-se na fossa infratemporal, medialmente ao nervo mandibular e logo abaixo do forame oval. É uma formação associada ao sistema parassimpático, que tem as seguintes conexões (Figura 20.75):

- **Fibras parassimpáticas secretomotoras do nervo glossofaríngeo:** alcançam o gânglio ótico pelo nervo petroso menor. São fibras pré-ganglionares que fazem sinapse com as pós-ganglionares do gânglio ótico. Essas últimas passam ao nervo auriculotemporal, por conexões existentes entre o gânglio e o nervo, e **inervam a glândula parótida.**

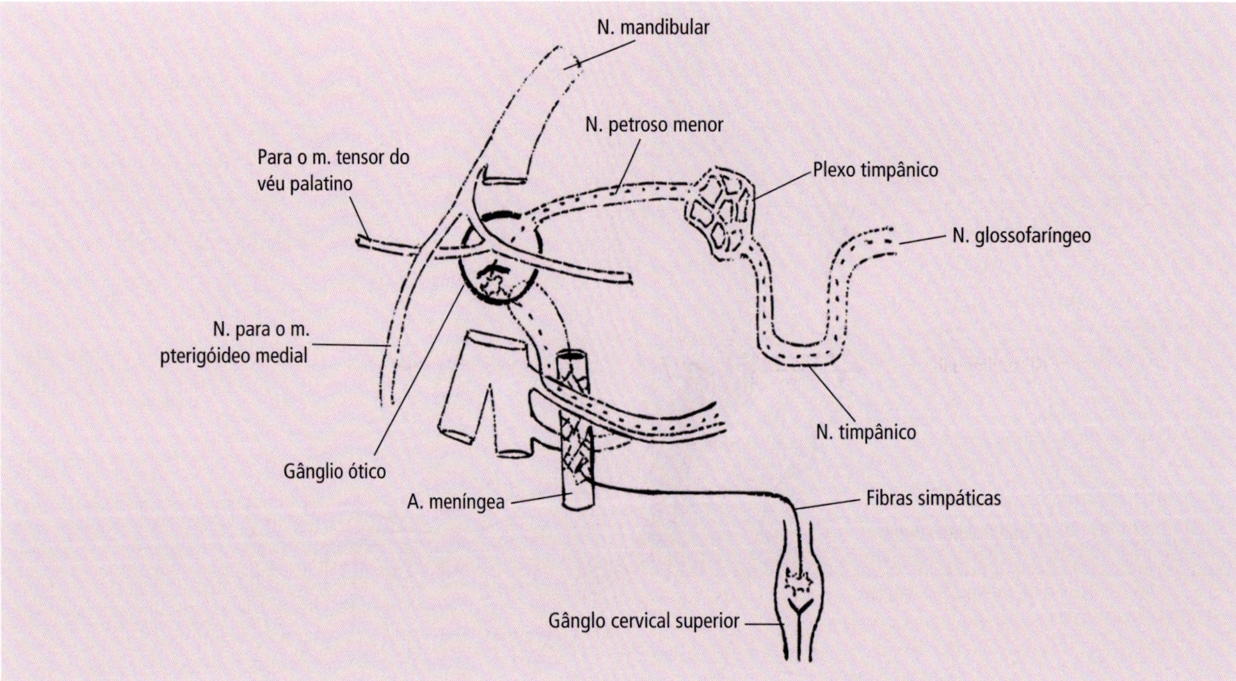

Figura 20.75 Conexões do gânglio ótico. As fibras parassimpáticas estão representadas pela linha tracejada; as simpáticas, pela linha contínua. Ambas chegam à glândula parótida.

- **Fibras simpáticas**: alcançam o gânglio ótico oriundas do plexo simpático da artéria meníngea média. Essas fibras são pós-ganglionares e apenas atravessam o gânglio ótico, atingem o nervo auriculotemporal e **suprem, assim, vasos sanguíneos da glândula parótida**.
- **Fibras motoras:** passam pelo gânglio por conexão existente entre ele e o nervo para o pterigóideo medial. Essas fibras saem do gânglio ótico para **inervar os músculos tensor do tímpano e tensor do véu palatino**.

Gânglio submandibular

Embora esse gânglio parassimpático esteja situado nos limites da região submandibular, suas conexões com o nervo lingual justificam a sua descrição neste momento. O gânglio situa-se medialmente ao músculo milo-hióideo, abaixo do nervo lingual e acima do ducto submandibular e do nervo hipoglosso. Suas conexões são (Figura 20.76):

- **Fibras parassimpáticas secretomotoras do nervo facial:** chegam ao nervo lingual através da corda do tímpano, **alcançam o gânglio submandibular por conexões existentes entre ele e o nervo lingual.** No gânglio, essas fibras, que são pré-ganglionares, fazem sinapse com as pós-ganglionares. Essas últimas têm dois destinos: **algumas saem do gânglio e vão inervar a glândula submandibular; retornar ao nervo lingual e só então suprem as glândulas linguais e sublingual.**
- **Fibras simpáticas pós-ganglionares**: provenientes do plexo simpático da artéria facial, atingem o gânglio submandibular, mas não fazem sinapse. Apenas o atravessam para serem distribuídas, com as fibras parassimpáticas, para as glândulas submandibular e sublingual.

Região submandibular

A região submandibular **está situada entre o corpo da mandíbula e a língua, medialmente, e entre a mandíbula e o osso hioide, inferiormente**. Seu conteúdo inclui as glândulas salivares, submandibular e sublingual, os músculos supra-hióideos, o gânglio submandibular, as artérias lingual e facial e o nervo hipoglosso. As quatro últimas estruturas já foram descritas. Assim, serão descritos os músculos supra-hióideos e as glândulas submandibular e sublingual.

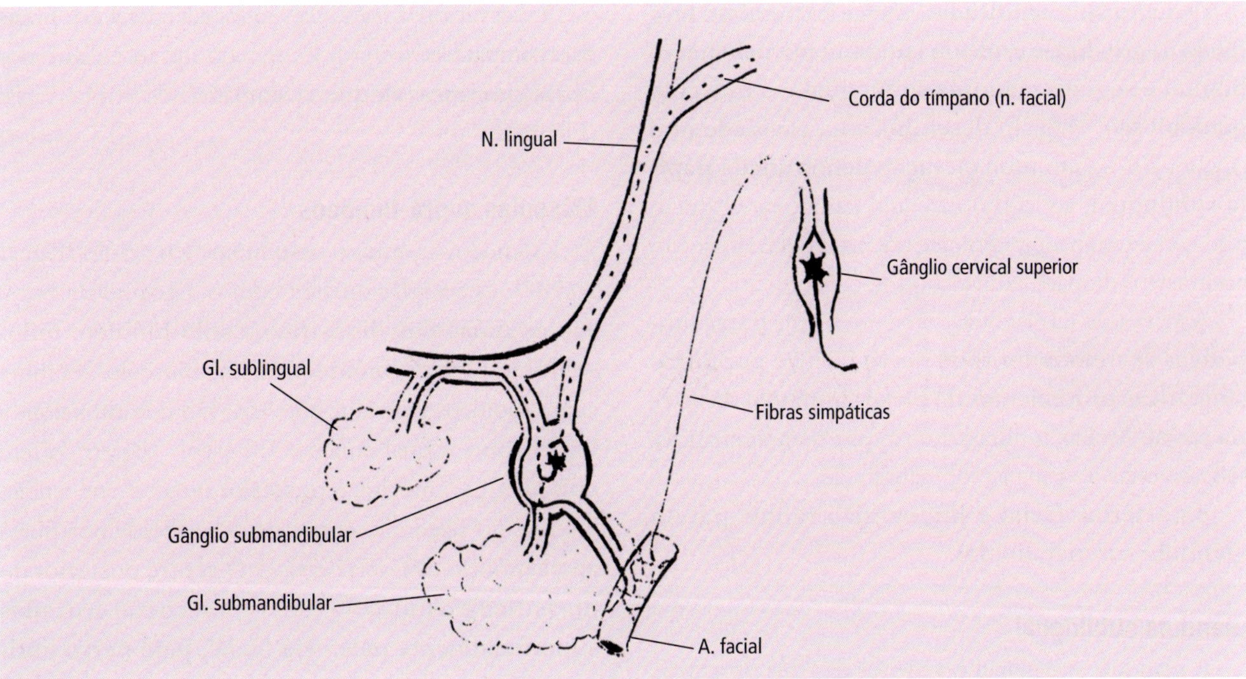

Figura 20.76 Conexões do gânglio submandibular. As fibras parassimpáticas estão representadas pela linha tracejada; as simpáticas, pela linha contínua.

Glândula submandibular

A glândula submandibular é uma das três grandes glândulas salivares maiores e está constituída de um corpo (porção maior, superficial) e um processo profundo (menor) que se estendem em torno da margem posterior do músculo milo-hióideo (Figura 20.77). O corpo, na sua maior parte, situa-se no trígono digástrico. Uma lâmina da fáscia cervical estende-se, superiormente, do corpo do osso hioide, e envolve a glândula fixando-a à mandíbula. Os dois ventres do digástrico formam uma espécie de tirante sob a margem inferior da glândula submandibular. A superfície inferior da glândula relaciona-se com a veia facial e os linfonodos submandibulares, que fazem parte do **colar linfático pericervical**; já a superfície medial está relacionada com os músculos milo-hióideo e hioglosso. O processo profundo da glândula submandibular situa-se entre o milo-hióideo e o hioglosso e entre o nervo lingual (superiormente) e o nervo hipoglosso (inferiormente).

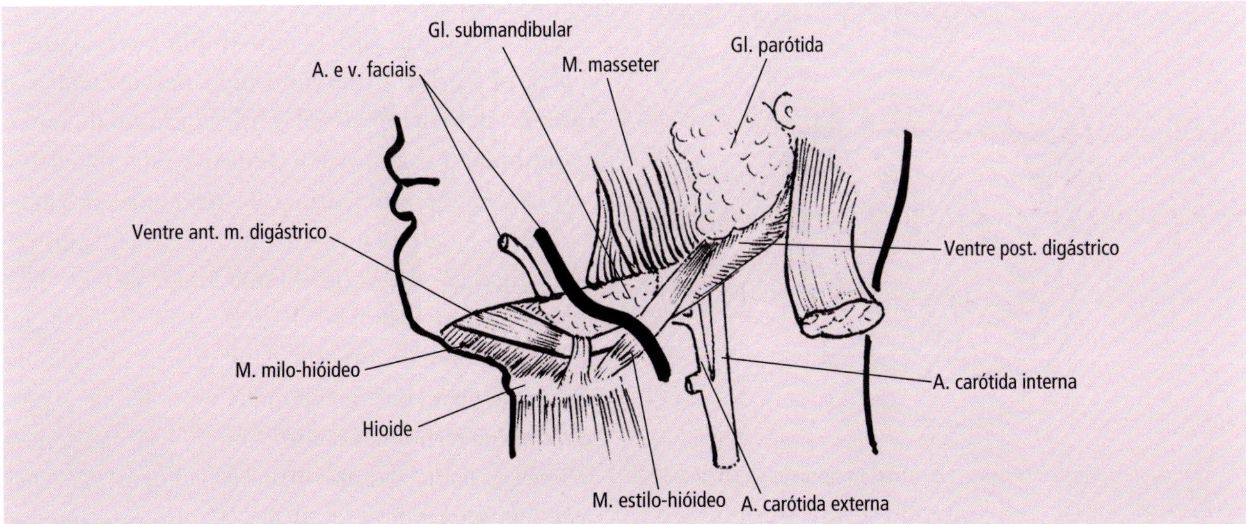

Figura 20.77 Topografia da glândula submandibular.

O **ducto submandibular** emerge do processo profundo da glândula, **é cruzado lateralmente pelo nervo lingual e segue a glândula sublingual e o músculo genioglosso**. O ducto **desemboca na cavidade oral** (Figura 20.78), **em uma elevação denominada papila sublingual**, ao lado do frênulo da língua. O ducto pode ser examinado radiologicamente, injetando-se um contraste radiopaco através do seu óstio.

A inervação da glândula é feita por **fibras parassimpáticas secretomotoras do nervo facial e por fibras simpáticas provenientes do plexo simpático da artéria facial**. Ambas as fibras, simpáticas e parassimpáticas, são oriundas do gânglio submandibular.

As artérias facial e lingual dão ramos para a glândula submandibular.

Glândula sublingual

A glândula sublingual é a menor das três principais glândulas salivares. Situa-se na porção anterior do assoalho da boca. Lateralmente, está em contato com a face medial do corpo da mandíbula, no nível da fossa sublingual, e medialmente relaciona-se com os músculos hioglosso e genioglosso.

Dos **ductos sublinguais**, há um **maior** e outros **menores**, de número variável (10 a 30), que se abrem, em geral, separadamente, na **cavidade oral**, em uma crista no sulco entre a língua e a gengiva, denominada **prega sublingual**. Alguns ductos abrem-se no ducto submandibular (Figura 20.78).

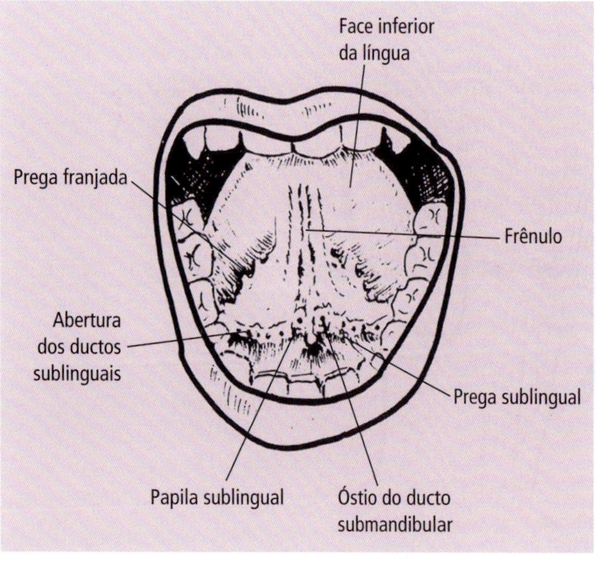

Figura 20.78 Cavidade própria da boca, sob a língua.

A inervação da glândula sublingual é feita por fibras parassimpáticas secretomotoras do nervo facial e por fibras simpáticas do plexo simpático da artéria facial (Figura 20.76).

Músculos supra-hióideos

Estendem-se entre o osso hioide e o crânio (Figura 20.79) e estão relacionados com o assoalho da boca. São os **músculos digástrico**, **estilo-hióideo**, **milo-hióideo** e **gênio-hióideo**. Alguns músculos, embora supra-hióideos na sua topografia, são descritos com a língua sobre a qual atuam. O músculo digástrico tem dois ventres, **anterior** e **posterior**, unidos por tendão intermédio fixado ao corpo do osso hioide por fibras aponeuróticas da fáscia cervical. **O ventre posterior do digástrico e o músculo estilo-hióideo são cruzados superficialmente pela veia facial, pelo nervo auricular magno e pelo ramo cervical do nervo facial. Profundamente a eles, passam as artérias carótidas, interna e externa, a veia jugular interna e os 10º, 11º e 12º nervos cranianos.** O ventre anterior do digástrico situa-se sobre o músculo milo-hióideo e este, por sua vez, cobre parcialmente o músculo hioglosso. **Os dois músculos milo-hióideos, juntos, formam um assoalho muscular na porção anterior da boca**, unindo-se no plano mediano numa rafe tendínea. O músculo gênio-hióideo situa-se superiormente ao milo-hióideo de modo que só é visível quando se rebate o milo-hióideo. O Quadro 20.7 indica as origens e inserções dos músculos supra-hióideos.

O músculo digástrico **tem dupla inervação: o ventre posterior é inervado pelo nervo facial e o anterior, pelo nervo alveolar inferior ramo do nervo mandibular.** O facial inerva também o estilo-hióideo, e o alveolar inferior também inerva o milo-hióideo; o músculo gênio-hióideo é inervado pelo nervo hipoglosso.

Os músculos digástricos, estilo-hióideo e milo-hióideo elevam o osso hioide e, com ele, a laringe na deglutição. Os músculos infra-hióideos agem na fixação do osso hioide para que os músculos supra-hióideos possam a usar a mandíbula como ponto móvel, na abertura da boca e, ainda, nos movimentos da língua. As ações mais importantes desses músculos são exercidas durante a deglutição e aí serão vistas.

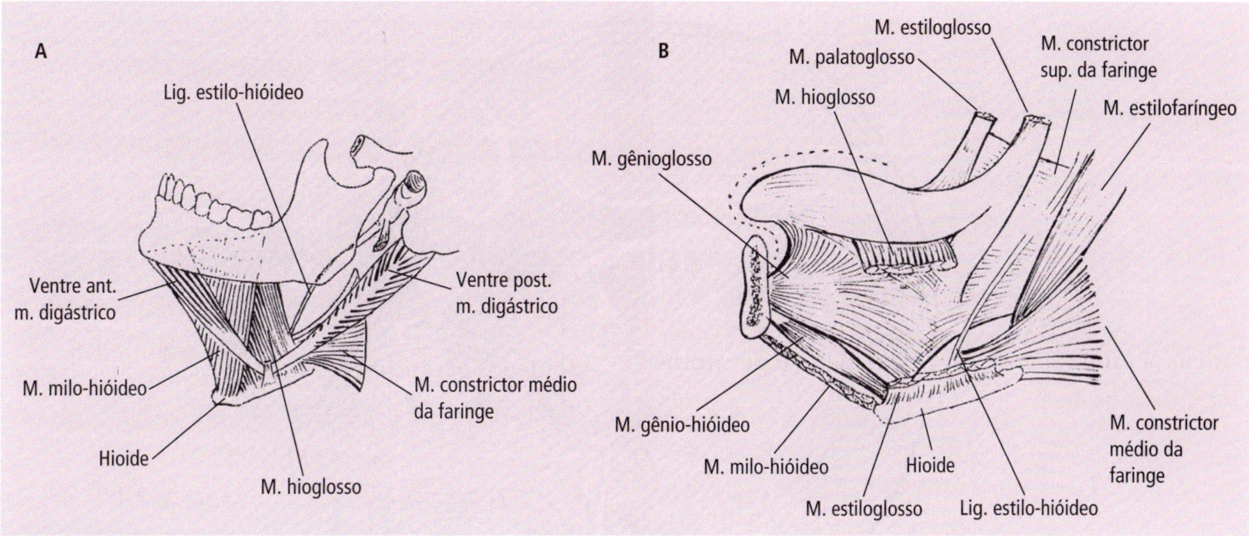

Figura 20.79 Músculos supra-hióideos. (**A**) O músculo estilo-hióideo pode ser visto na Figura 20.77. O músculo gênio-hióideo só está representado em **B**, onde aparecem os músculos extrínsecos da língua.

Quadro 20.7 Músculos supra-hióideos.

Músculo	Origem	Inserção
Digástrico	▪ **Ventre posterior:** incisura mastóidea do processo mastoide do temporal ▪ **Ventre anterior:** fossa digástrica da mandíbula	Os dois ventres unem-se no tendão intermédio, que se liga ao corpo e corno maior do osso hioide por uma alça fascial
Estilo-hióideo	Processo estiloide do osso temporal	Junção do corpo com o corno maior do osso hioide
Milo-hióideo	Linha milo-hióidea da mandíbula	Rafe mediana no assoalho da boca
Gênio-hióideo	Espinha geniana inferior	Corpo do osso hioide

ESTRUTURAS VISCERAIS MEDIANAS DA CABEÇA E DO PESCOÇO

Uma secção frontal da cabeça (Figura 20.80) e uma secção sagital mediana da cabeça e do pescoço (Figura 20.81) mostram estruturas viscerais ocas, em disposição vertical, que vão do corpo do esfenoide e parte basilar do osso occipital, superiormente, até a parte superior do tórax, inferiormente. Essas estruturas viscerais constituem as partes cervicais e cefálicas dos sistemas respiratório e digestório e estão intimamente relacionadas. **O palato duro, suplementado posteriormente pelo palato mole, forma uma parede divisória horizontal que separa a cavidade nasal e a parte nasal da faringe, situadas superiormente, da cavidade oral e da parte oral da faringe, colocadas inferiormente.** Em continuidade com a parte oral da faringe, dois canais podem ser demonstrados: um é anterior e **leva à laringe e traqueia**; o outro é posterior e **leva ao esôfago**. O canal anterior é a via respiratória, e o posterior é a via digestória. **Na parte oral da faringe, as vias digestórias e respiratórias se cruzam** (Figura 20.82).

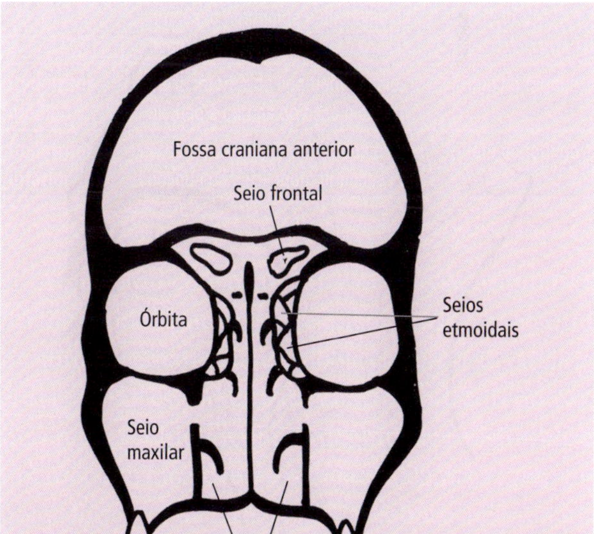

Figura 20.80 Corte frontal da cabeça.

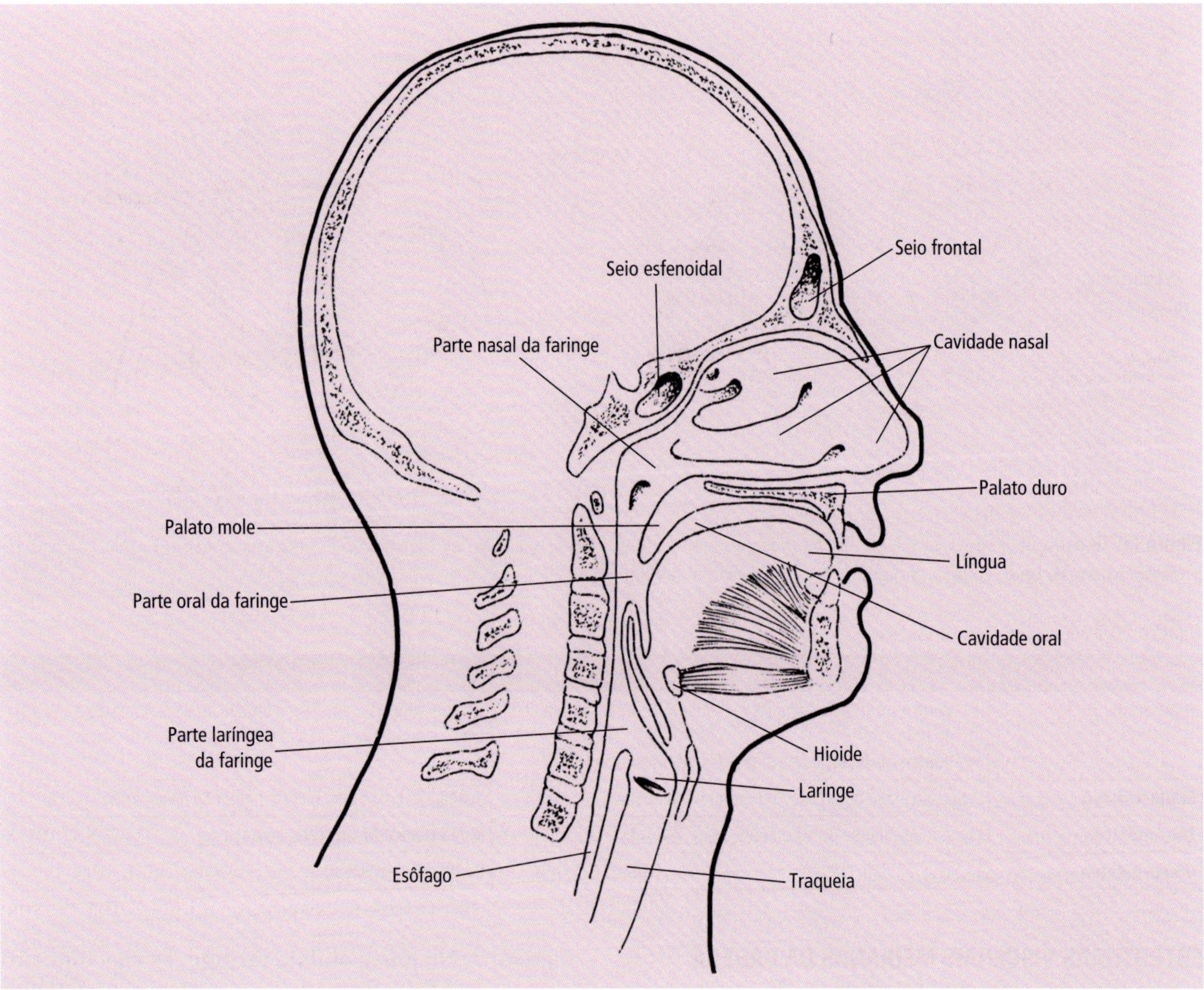

Figura 20.81 Corte sagital da cabeça e do pescoço.

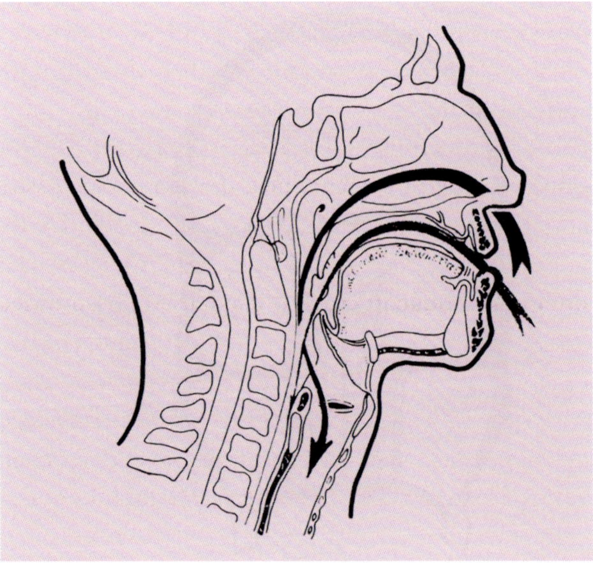

Figura 20.82 Cruzamento das vias digestória (alimento) e respiratória (ar).

Nariz

O termo "nariz" compreende a projeção visível na face e a cavidade nasal, que se estende posteriormente (Figura 20.83). A cavidade nasal abre-se, portanto, anteriormente, no exterior, através de aberturas do nariz externo (**narinas**) e, posteriormente, na parte nasal da faringe. As aberturas de comunicações da cavidade nasal estão imediatamente adjacentes ao assoalho da cavidade nasal e, assim, **durante a respiração normal, a tendência do ar inspirado é passar pelas porções inferiores da cavidade nasal.**

Funcionalmente, a **parte nasal da faringe** é uma extensão posterior da cavidade nasal. Assim, ela e o nariz são partes do sistema respiratório, servindo para a passagem do ar que deve ser filtrado e umedecido, isto é, condicionado, para ser mais bem utilizado hematose.

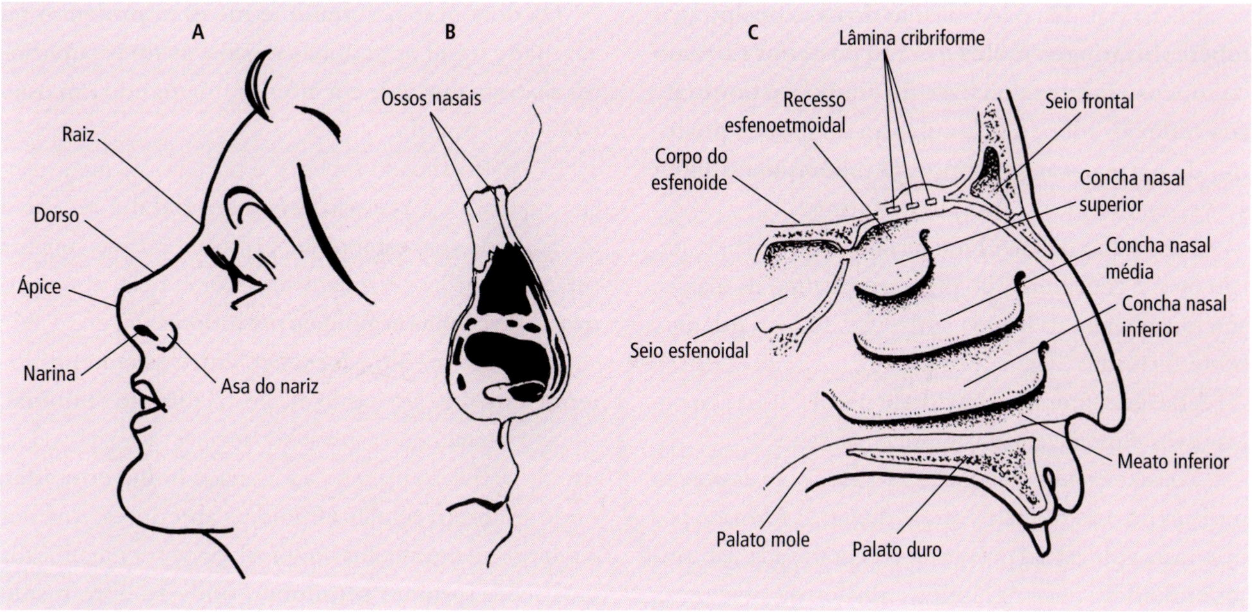

Figura 20.83 Em **A**, o nariz externo. Observe em **B**, em preto, várias cartilagens do nariz. Em **C**, o teto, o assoalho e a parede lateral da cavidade nasal.

Nariz externo

O nariz externo apresenta uma extremidade livre, ou **ápice**, e outra inserida na fronte, a **raiz**. A margem arredondada, entre o ápice e a raiz, é denominada **dorso do nariz**. Inferiormente, o ápice apresenta duas aberturas, as **narinas**, limitadas medialmente pelo **septo nasal**, e que se estendem lateralmente nas **asas do nariz**. Na sua parte superior, o nariz externo tem um esqueleto ósseo, constituído dos ossos nasais, que se unem no plano mediano, e inferiormente apresenta um **arcabouço cartilaginoso**, com diversas cartilagens, das quais a mais importante é a **cartilagem do septo nasal**, parte do septo nasal.

Cavidade nasal

As relações mais importantes da cavidade nasal (Figuras 20.80 e 20.81) são superiormente o **seio frontal**, a **fossa anterior do crânio**, o **seio esfenoidal** e a **fossa média do crânio**; inferiormente, o **palato duro**, que a separa da cavidade oral; lateralmente, a **órbita** e os **seios maxilar** e **etmoidal**; posteriormente, comunica-se com a **parte nasal da faringe**.

Ela se comunica com o exterior através das narinas, mas o seu limite ósseo, no crânio, é a **abertura piriforme**, limitada superiormente pelos ossos nasais e, lateral e inferiormente, pelas maxilas. **Os cóanos marcam o limite ósseo entre a cavidade nasal e a parte nasal da faringe.**

A cavidade nasal é dividida em metades direita e esquerda (também conhecidas como **fossas nasais**) por uma divisão mediana, o **septo nasal**, mas usa-se a expressão cavidade nasal para indicar uma de suas metades ou toda a cavidade. Cada metade apresenta um teto, um assoalho, uma parede lateral e uma medial (esta última é o septo nasal).

O **teto da cavidade nasal** se estende do esqueleto cartilaginoso do nariz, anteriormente, e ao longo da superfície inferior dos ossos nasal, frontal e lâmina cribriforme do osso etmoide, onde alcança seu ponto mais alto. Aqui, a cavidade nasal está separada da fossa craniana anterior somente pela delgada lâmina óssea, crivada de pequenos forames, do osso etmoide. **Desse modo, lesões ósseas nesse nível podem estabelecer uma comunicação entre o espaço subaracnóideo e a cavidade nasal, através da qual o líquido cerebrospinal flui para a cavidade e escoa pelas narinas.**

Posteriormente à lâmina cribriforme do etmoide, o teto da cavidade nasal constitui-se do corpo do esfenoide e que tem no seu interior o **seio esfenoidal**. A parte inferior do corpo do esfenoide e a parte basilar do osso occipital (com a qual o corpo do esfenoide se articula) constituem, inferior e posteriormente, o teto da parte nasal da faringe. **Na parte basilar do osso occipital, o tubérculo faríngeo indica o ponto posterior extremo da mucosa faríngea na base do crânio e o ponto de sua reflexão sobre a musculatura da parede posterior da parte nasal da faringe. O tubérculo faríngeo serve, assim, para a fixação da faringe.**

O **assoalho da cavidade nasal** é formado pelo palato duro e constitui-se do processo palatino da maxila, anteriormente, e da lâmina horizontal do osso palatino, posteriormente (Figura 20.84).

A **parede lateral da cavidade nasal** é formada pelos ossos etmoide e maxilar, principalmente.

O **osso etmoide** (Figura 20.85) fica abaixo da porção mediana do osso frontal e entre as órbitas. É formado por duas massas de células pneumáticas denominadas **labirintos etmoidais**; por uma **lâmina cribriforme**, horizontal, que une os labirintos; e por uma **lâmina perpendicular**, que contribui para a formação do septo nasal.

Conchas e meatos nasais

A parede medial de cada labirinto apresenta, em geral, duas projeções ósseas recurvadas, as **conchas superior e média** (Figuras 20.83 e 20.85), que se projetam na cavidade nasal. A parede lateral (**lâmina papirácea**, assim denominada por ser extremamente delgada) forma a maior parte da parede medial da órbita correspondente. A lâmina cribriforme apresenta numerosas pequenas aberturas para passagem dos filamentos do nervo olfatório.

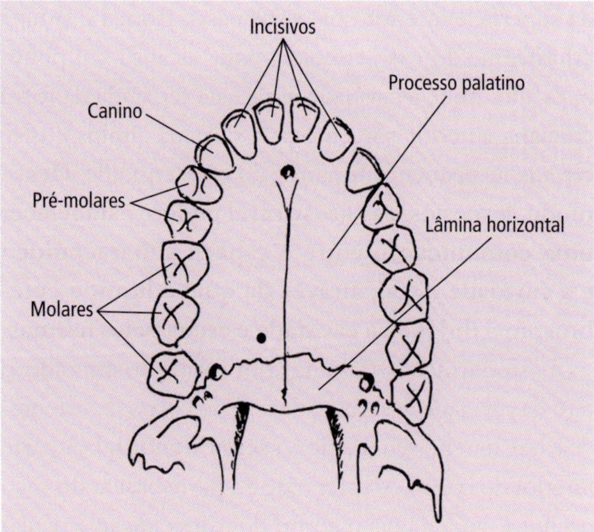

Figura 20.84 Palato duro.

Os dois ossos, etmoide e maxilar, projetam na cavidade nasal as conchas nasais, as duas superiores do osso etmoide e a inferior, formando um osso isolado, à maxila.

O espaço situado superior e posteriormente à concha superior é o **recesso esfenoetmoidal e recebe a abertura do seio esfenoidal**. O espaço entre as conchas superior e média é o **meato superior e, nele, abre-se o grupo de células etmoidais posteriores** (Figura 20.86).

O meato médio é o espaço entre as conchas inferior e média. No meato médio, o **labirinto etmoidal**, situado lateralmente, apresenta uma elevação, visível na parede lateral do meato, denominada **bolha etmoidal, onde se abrem células etmoidais anteriores**. Anterior e inferiormente à bolha etmoidal, pode ser identificada uma fenda, o **hiato semilunar, onde se abre o seio**

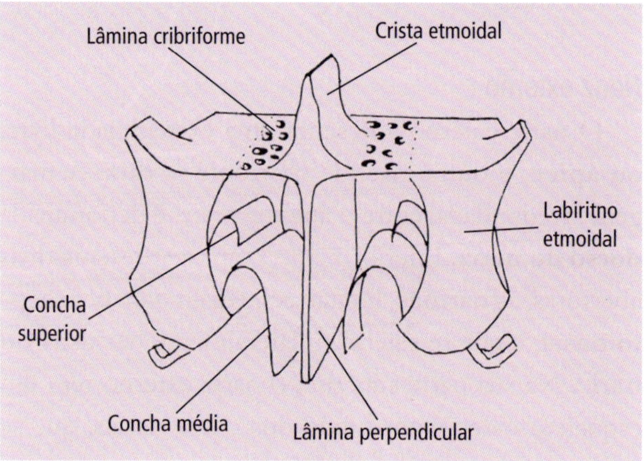

Figura 20.85 Osso etmoide (esquemático). As células etmoidais estão localizadas no labirinto etmoidal.

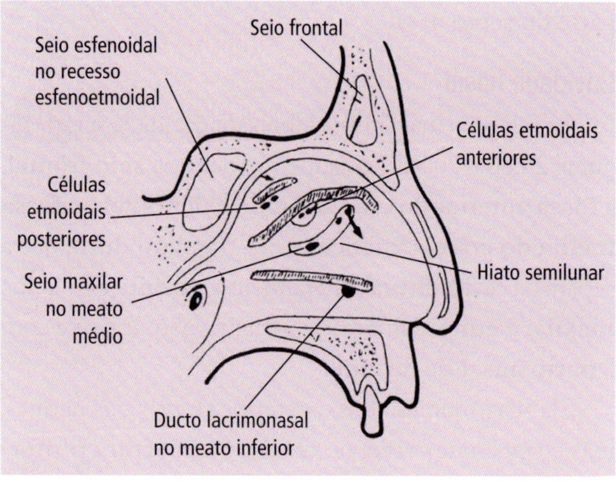

Figura 20.86 Comunicações da cavidade nasal. As conchas nasais foram retiradas e suas áreas de implantação aparecem tracejadas.

maxilar, e, mais anteriormente, algumas **células etmoidais anteriores**. Anteriormente ao hiato semilunar, uma pequena área **recebe a abertura do seio frontal**.

O meato inferior é o espaço situado inferiormente à concha inferior e recebe a abertura do ducto lacrimonasal, através do qual a secreção lacrimal escoa na cavidade nasal.

Eventualmente, pode existir uma **concha nasal suprema** acima da concha superior.

Septo nasal

O **septo nasal** divide a cavidade nasal em metades direita e esquerda e **constitui-se da lâmina perpendicular do etmoide, posterossuperiormente, da cartilagem do septo nasal, anteriormente, e do vômer, posteroinferiormente**. A margem posterior, livre, do vômer, ligeiramente côncava, constitui o limite medial dos cóanos (abertura posterior da cavidade nasal). Geralmente, o septo nasal encontra-se ligeiramente desviado para a direita ou para a esquerda (Figura 20.87).

É possível dividir a cavidade nasal em **vestíbulo**, **parte respiratória** e **parte olfatória**:

- **Vestíbulo:** pequena área situada internamente à abertura de cada narina, revestida de pele que apresenta pelos, glândulas sebáceas e sudoríferas.
- **Parte respiratória:** forma a maior parte da cavidade nasal. Sua mucosa é contínua com a mucosa que reveste os seios paranasais e a parte nasal da faringe. Apresenta glândulas mucosas e serosas e células caliciformes, nas secreções das quais as partículas do ar inspirado ficam presas. A mucosa é ricamente vascularizada, aquecendo e umidificando o ar inspirado, uma condição importante para melhor aproveitamento do ar na hematose.
- **Parte olfatória:** limita-se à concha nasal superior e terço superior do septo nasal. É suprida por fibras sensitivas do nervo olfatório, 1º par craniano, que atravessam os forames da lâmina cribriforme do etmoide e terminam no bulbo olfatório.

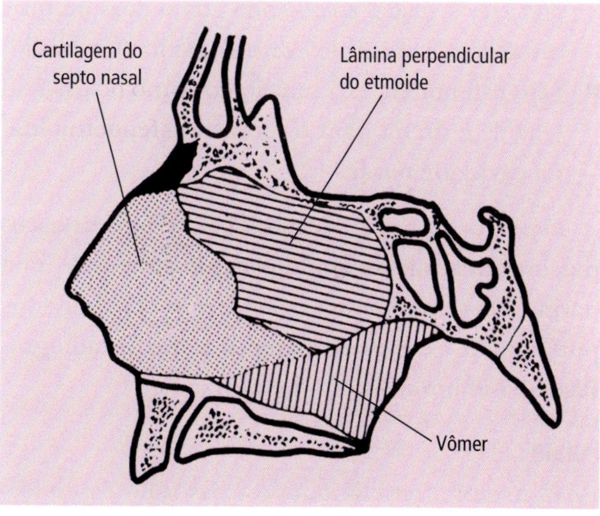

Figura 20.87 Septo nasal.

Vasos e nervos

A inervação da cavidade e do septo nasal é feita por ramos dos **nervos oftálmico** e **maxilar**, as duas divisões superiores do nervo trigêmeo. O nervo oftálmico será descrito com a órbita e o olho. Sua contribuição para a inervação da cavidade e do septo nasal é feita, principalmente, através do **nervo etmoidal anterior** (Figura 20.88). A contribuição do nervo maxilar é dada por ramos que se originam no gânglio pterigopalatino: **nasopalatino**; **palatinos menores**; **palatino maior**; **ramos nasais**; e **faríngeo**. Fibras parassimpáticas oriundas do gânglio pterigopalatino também chegam à mucosa nasal, acompanhadas de fibras simpáticas.

Embora haja a participação de muitas artérias, a irrigação da cavidade nasal é feita principalmente pela **artéria esfenopalatina** (ramo da maxilar) e **etmoidal anterior** (ramo da oftálmica). **As hemorragias nasais (epistaxe) são, geralmente, resultantes de rupturas dos ramos da artéria esfenopalatina.**

As veias formam um plexo sob a mucosa e, em geral, acompanham as artérias. Os vasos linfáticos drenam para linfonodos cervicais profundos.

Seios paranasais

Alguns ossos do crânio são classificados como **pneumáticos** por apresentarem uma cavidade no seu interior. **Essas cavidades constituem os seios paranasais** e são assim denominadas não apenas por sua situação topográfica em relação à cavidade nasal, mas também porque, embrionariamente, **são evaginações da cavidade nasal e com ela se comunicam**. Embora muitas teorias tenham sido aventadas para explicar funcionalmente a existência dos seios paranasais (fonação, diminuição do peso do crânio, auxiliar no condicionamento do ar inspirado, aquecimento do ar etc.), o assunto continua obscuro e em discussão.

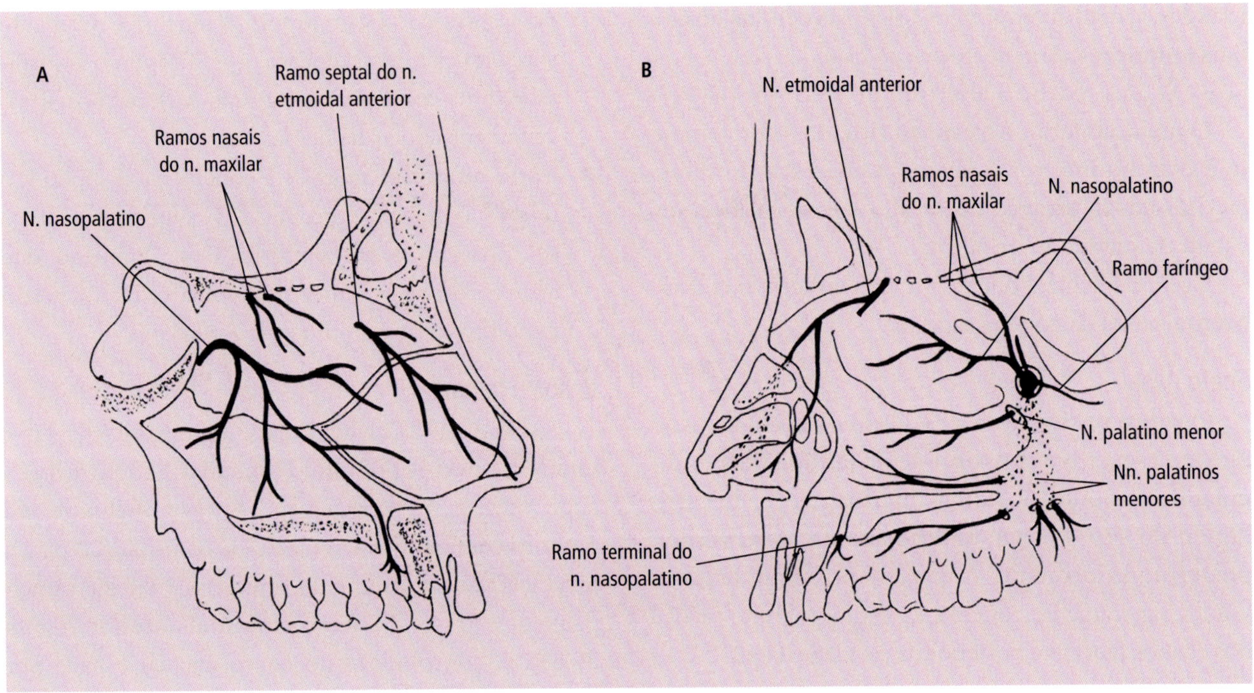

Figura 20.88 Em **A**, inervação do septo nasal. Em **B**, inervação da parede lateral da cavidade nasal.

Embora a redução do peso do crânio seja descrita, em alguns livros, como uma das funções dos seios paranasais, essa redução não é bem clara, pois a presença de mucosa respiratória, de camadas de muco e de certo volume de ar não reduz o peso da cabeça e, mesmo que isso ocorresse, não seria uma função, mas uma consequência.

A Figura 20.89 mostra que as **relações dos seios paranasais com a órbita, cavidade oral e fossa anterior do crânio é de alto risco, pois, quase sempre, as paredes ósseas divisórias entre as diversas cavidades são muito delgadas e, assim, podem ser destruídas nos processos patológicos que podem se difundir livremente de uma para outra.** A inflamação da mucosa que reveste os seios paranasais é denominada **sinusite**, que pode ter origem numa **rinite** (inflamação da mucosa da cavidade nasal) que se tenha propagado para os seios paranasais.

Os seios paranasais são os seguintes (Figura 20.89):

- **Seio maxilar:** situado na maxila, é o maior de todos. Tem a forma de uma pirâmide e seu teto é o assoalho da órbita; já o seu assoalho é o processo alveolar da maxila onde estão implantados os dentes superiores. A sinusite maxilar é frequentemente acompanhada de dor dentária. **O seio maxilar abre-se no hiato semilunar do meato médio.**
- **Seio etmoidal:** compreende numerosas pequenas cavidades do **labirinto etmoidal**, denominadas **células etmoidais**. Distinguem-se as **anteriores, que drenam no meato médio, e as posteriores, que drenam no meato superior**.
- **Seio frontal:** localizado no osso frontal, pode ser considerado como uma célula etmoidal que invadiu aquele osso. Tem uma dimensão bem variada e pode ser septado, aparecendo como duas ou mais cavidades de cada lado. **Abre-se no meato médio.**
- **Seio esfenoidal:** está situado no corpo do osso esfenoide e **drena para o recesso esfenoetmoidal da cavidade nasal**.

O exame da cavidade nasal é feito pela rinoscopia, introduzindo-se um rinoscópio através de uma narina. Os seios paranasais podem ser examinados por meio de exames de imagem como as radiografias e a tomografia computadorizada.

Palato

Constitui o teto da boca e o assoalho da cavidade nasal, com duas partes: os dois terços anteriores

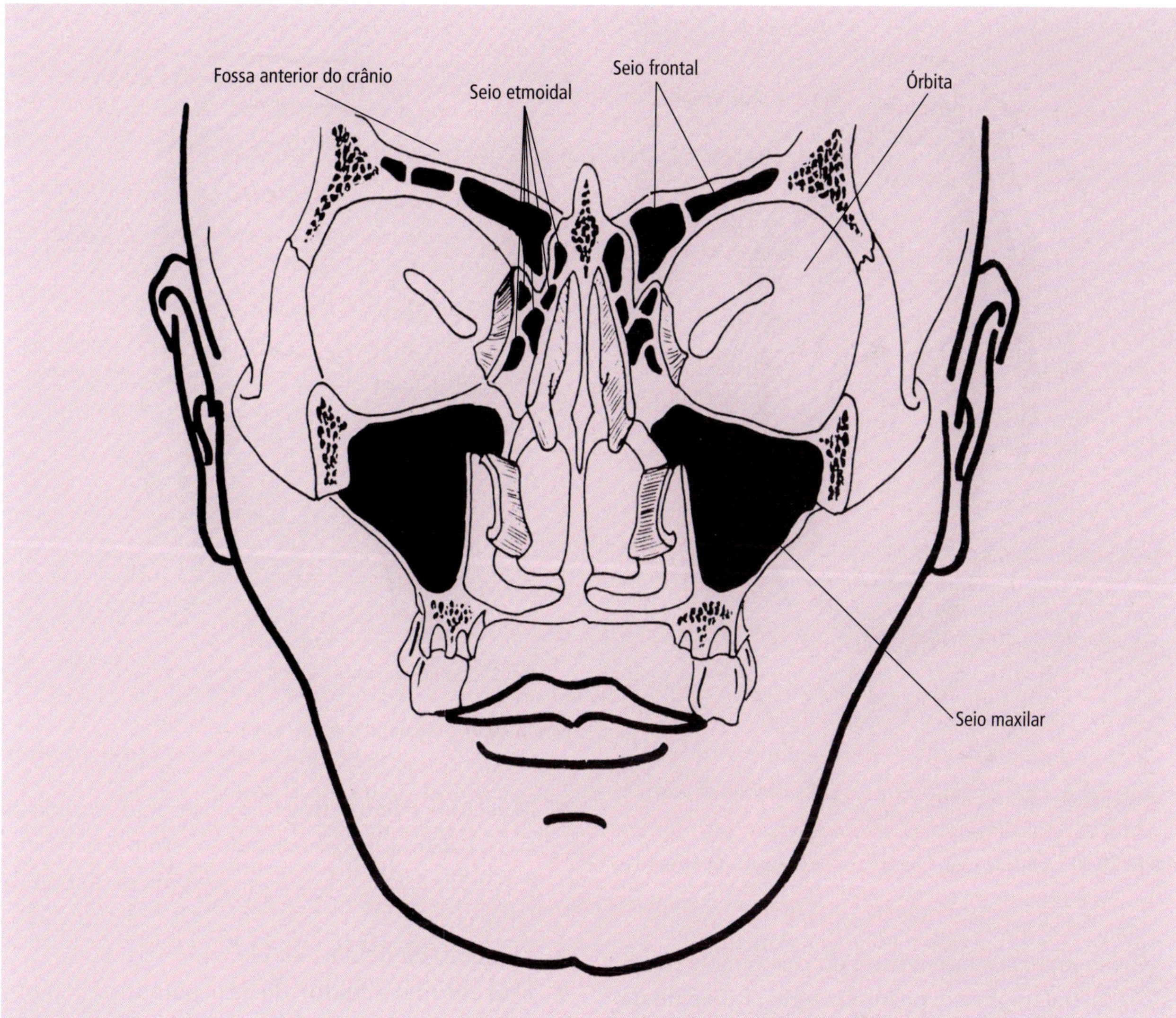

Figura 20.89 Seios paranasais. Observe a situação topográfica da cavidade nasal em relação aos seios paranasais; nesta secção, não se vê o seio esfenoidal.

constituem-se do palato duro e o terço posterior, do palato mole.

Palato duro

O **palato duro** é formado pelos processos palatinos das maxilas e pelas lâminas horizontais do palatino (Figuras 20.83 e 20.84). Está recoberto, superiormente, pela mucosa da cavidade nasal, e, inferiormente, mucosa espessada e o periósteo do palato duro, que contém vasos sanguíneos, nervos e glândulas palatinas, do tipo mucoso. Apresenta uma rafe mediana que termina anteriormente na **papila incisiva**. Várias **pregas palatinas transversas estão presentes** e **ajudam a prender o alimento contra a língua durante a mastigação e a deglutição**.

Palato mole

O **palato mole** (ou **véu palatino**) é uma estrutura fibromuscular móvel, fixada à margem posterior do palato duro. **Sua função é obliterar o istmo das fauces na deglutição e na fonação.** A margem inferior, livre, do palato mole, apresenta, no plano mediano, uma projeção de comprimento variável, a **úvula palatina**. Lateralmente ele se continua em duas pregas denominadas **arcos palatoglosso** e **palatofaríngeo** (Figura 20.90), no interior dos quais estão músculos do mesmo nome. **A margem posterior do palato mole e os arcos palatofaríngeos são considerados o limite do istmo das fauces que separa as partes nasal e oral da faringe.**

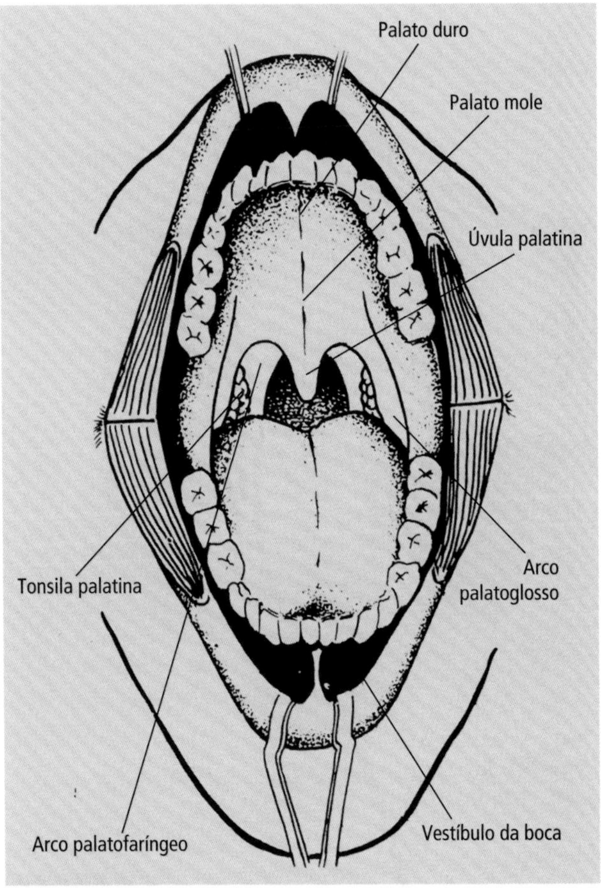

Figura 20.90 Cavidade oral. Observe os arcos palatoglossos e o palato faríngeo.

Cinco músculos fazem parte do palato mole (Figura 20.91): **palatoglosso; palatofaríngeo; músculo da úvula; levantador do véu palatino**; e **tensor do véu palatino**. Todos eles estão inseridos na **aponeurose palatina**, formada no plano mediano do palato mole por expansões tendíneas do músculo tensor do véu palatino.

Existe considerável controvérsia quanto à inervação motora dos músculos do palato mole. **Eles são considerados como inervados por fibras do nervo acessório através de ramos que se originam no plexo faríngeo.** Entretanto, o nervo facial, o nervo glossofaríngeo e o nervo hipoglosso têm sido considerados, por alguns pesquisadores, os responsáveis pela inervação de, pelo menos, alguns dos músculos do palato mole.

As ações dos músculos do palato mole podem ser assim discriminadas:

- **Músculos palatoglossos:** atuam aproximando os arcos palatoglossos, fechando a cavidade oral e isolando-a da faringe situada posteriormente.

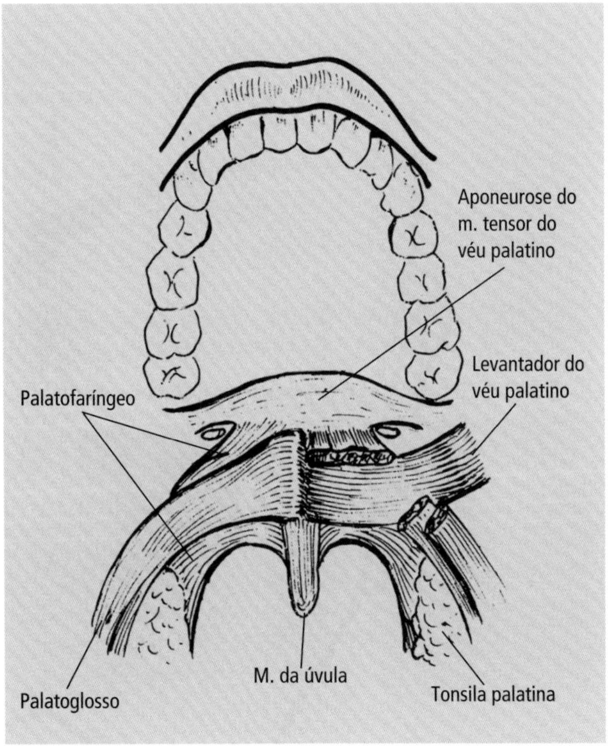

Figura 20.91 Músculos do palato mole.

- **Músculos palatofaríngeos:** atuam aproximando os arcos palatofaríngeos ocluindo o **istmo das fauces** e, com isso, isolando a parte nasal da parte oral da faringe.
- **Músculo da úvula:** atua elevando a úvula.
- **Músculo levantador do véu palatino:** como o nome indica, eleva o palato mole e traciona-o posteriormente; é um auxiliar importante no fechamento do **istmo das fauces**, como ocorre na deglutição e na fonação.
- **Músculo tensor do véu palatino:** enrijece o palato, como ocorre no ato de soprar. Acredita-se que ele possa abrir a tuba auditiva.

Nos casos de **fenda palatina**, uma ocorrência patológica congênita em que o palato não se fecha, **não há coordenação dos músculos que fecham o istmo das fauces, provocando a articulação defeituosa das palavras.**

A principal artéria é a **palatina maior**, ramo da artéria palatina descendente, por sua vez, ramo da artéria maxilar. Os nervos sensitivos, com origem no gânglio pterigopalatino, incluem os **nervos palatino** e **nasopalatino**.

Cavidade oral

Divide-se em duas porções: uma menor, o **vestíbulo**; e outra maior, a **cavidade própria da boca** (Figuras 20.90 e 20.92).

Vestíbulo

O vestíbulo é o espaço situado entre os lábios e bochechas, externamente, e os dentes e as gengivas, internamente. O músculo bucinador forma o corpo muscular das bochechas e sobre ele há um acúmulo de tecido gorduroso, o **corpo adiposo da bochecha. O ducto parotídeo abre-se no vestíbulo, no nível do 2º dente molar superior.** Quando os dentes estão em oclusão, o vestíbulo se comunica com a cavidade própria da boca por estreita passagem entre o último molar e o ramo da mandíbula.

Cavidade própria da boca

A cavidade própria da boca situa-se entre as arcadas dentárias, anteriormente, e os arcos palatoglossos, posteriormente. Seu teto é formado pelos palatos, duro e mole, ao passo que o assoalho constitui-se da língua e do sulco que a separa das gengivas, o **sulco gengival. Nesse sulco, abrem-se os ductos da glândula sublingual numa elevação, a prega sublingual, enquanto o ducto da glândula submandibular se abre no assoalho da boca, próximo ao plano mediano, anteriormente, na carúncula sublingual, de cada lado de uma prega da mucosa, sob a língua, denominada "frênulo da língua".** Incluem-se no assoalho da boca estruturas musculares que servem de sustentação para a língua, entre as quais se destacam os **músculos milo-hióideos**, que formam o chamado diafragma da boca.

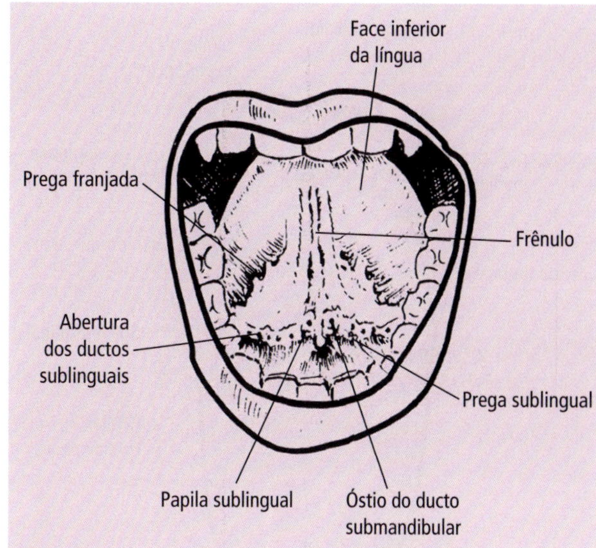

Figura 20.92 Assoalho da cavidade própria da boca.

Língua

A língua, capaz de captar a sensibilidade gustativa e importante na mastigação, na deglutição e na fala, é um órgão essencialmente muscular, revestido, em parte, por uma túnica mucosa. Apresenta quatro partes: **ápice**; **dorso**; **face inferior** ou ventral; e **raiz** (Figuras 20.93 e 20.94).

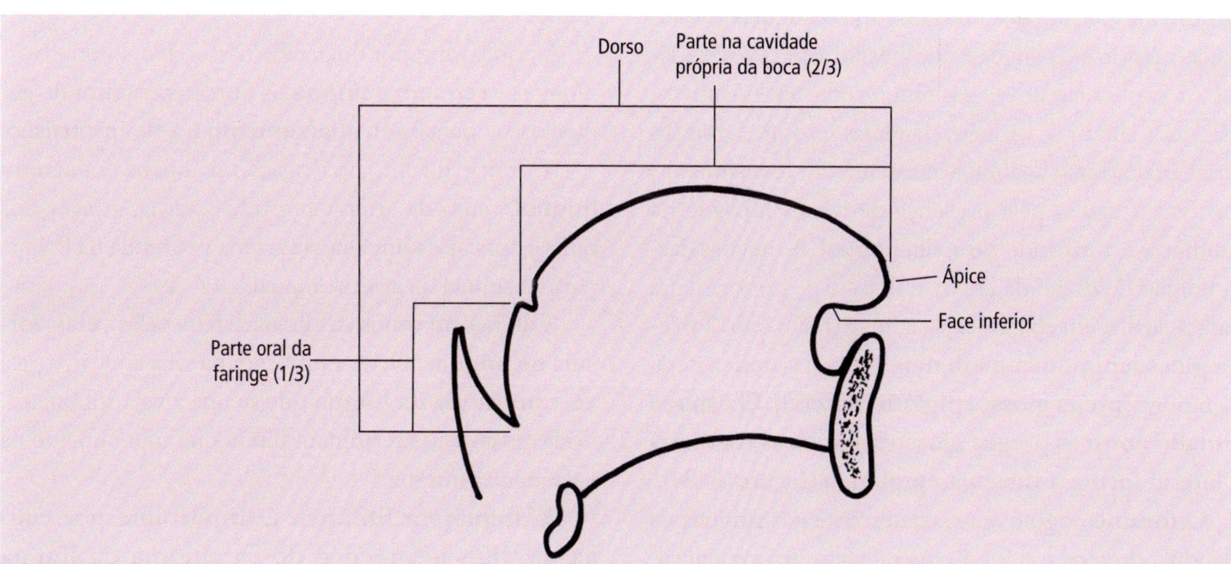

Figura 20.93 Partes da língua (esquemático).

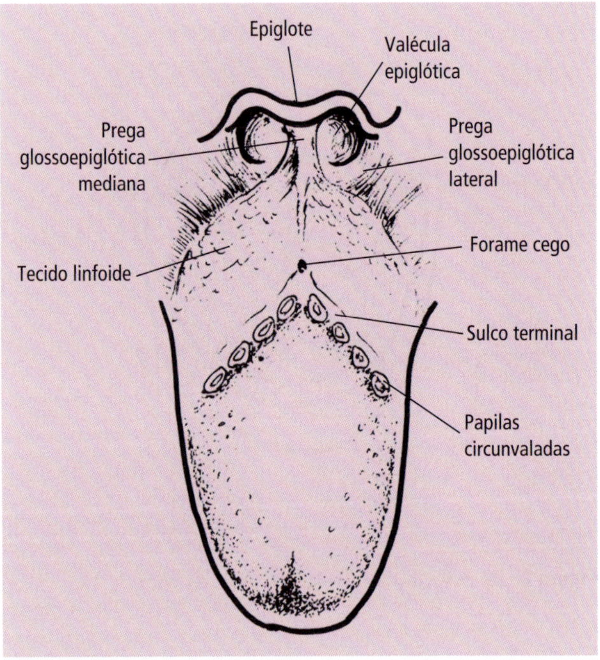

Figura 20.94 Dorso da língua.

O **ápice** coloca-se junto aos dentes incisivos e dele partem as margens da língua em contato com dentes e gengivas.

Os dois terços anteriores do **dorso da língua** estão na cavidade própria da boca e o terço posterior, na parte oral da faringe. **Essas duas porções estão delimitadas pelo sulco terminal, com o formato da letra V, com ápice posterior, onde existe uma pequena depressão, o forame cego.** Logo adiante do sulco terminal, acompanhando sua forma, há duas fileiras de **papilas circunvaladas**, um dos tipos de papilas linguais encontradas no dorso da língua e que lhe dão aspecto aveludado. As papilas circunvaladas têm receptores gustativos, mas nelas abrem-se também glândulas serosas. A porção faríngea do dorso da língua apresenta um revestimento mucoso irregular pela presença de tecido linfoide na submucosa, formando a **tonsila lingual**. A mucosa dessa porção do dorso da língua reflete-se posteriormente para a cartilagem epiglótica da laringe (formando a **prega glossoepiglótica mediana**) e para a parede lateral da faringe (**prega glossoepiglótica lateral**). **O espaço situado entre as pregas glossoepiglóticas mediana e lateral forma a valécula epiglótica** (Figura 20.94).

O **forame cego** é um remanescente das origens da glândula tireoide e o local em que ela se forma inicialmente no feto. A tireoide, então, desce até a sua posição cervical através de um canal denominado **ducto tireoglosso**, que geralmente atrofia perto da 10ª semana de gestação. A manutenção do ducto tireoglosso pode gerar diversas patologias, desde um cisto benigno no local que eventualmente pode infectar, tireoides ectópicas (fora de sua posição original) até tumores malignos.

A face inferior da língua situa-se exclusivamente na cavidade própria da boca e está em conexão com o assoalho da boca por meio de uma prega mediana da mucosa, o **frênulo da língua**. Através da mucosa, pode ser vista, de cada lado do frênulo, a **veia profunda da língua**, que acompanha a porção terminal da artéria lingual, denominada **artéria profunda da língua** (Figuras 20.78 e 20.32).

A **raiz da língua** corresponde à sua parte faríngea. No entanto, alguns utilizam o termo para indicar a parte da língua que se apoia sobre os músculos gênio-hióideo e milo-hióideo.

A língua é um órgão essencialmente muscular e, assim, dois grupos de músculos são nela identificados: os **músculos intrínsecos, que são próprios dela e compreendem os músculos longitudinais, superior e inferior, transverso e vertical, e os músculos extrínsecos** (Figura 20.79), **que fixam a língua em partes vizinhas**, particularmente a mandíbula (**genioglosso**), o osso hioide (**hioglosso**), o processo estilpide (**estiloglosso**) e o palato mole (**palatoglosso**).

Com exceção do músculo palatoglosso, já descrito, todos os músculos da língua são inervados pelo nervo hipoglosso.

A porção anterior do genioglosso, o hioglosso e o estiloglosso **retraem a língua**. A porção posterior do genioglosso opera o **seu abaixamento e a sua protrusão.**

A principal fonte de irrigação da língua é a **artéria lingual**, ramo da artéria carótida externa, através dos ramos dorsais da língua e da artéria profunda da língua, parte terminal da artéria lingual.

A drenagem venosa da língua é feita pelas **veias dorsais da língua**, que desembocam na veia lingual, e pela **veia profunda da língua** que se une à veia sublingual. Todas essas veias terminam direta ou indiretamente na veia jugular interna.

A drenagem linfática é importante por causa da difusão precoce do carcinoma da língua (Figura 20.95). Ela é feita principalmente para os

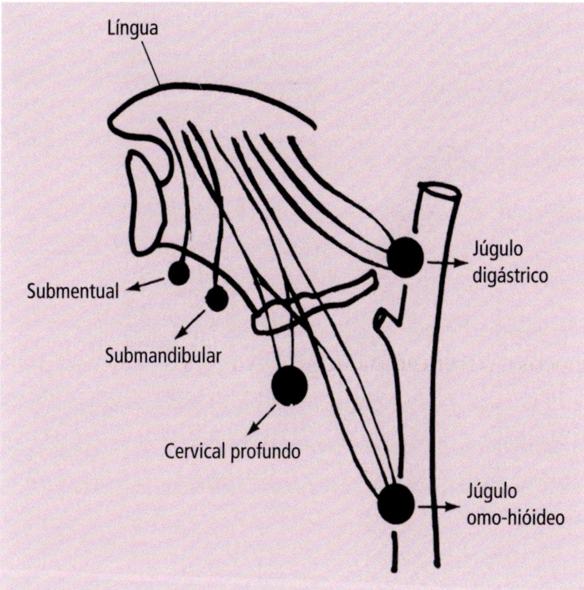

Figura 20.95 Drenagem linfática da língua (esquemático).

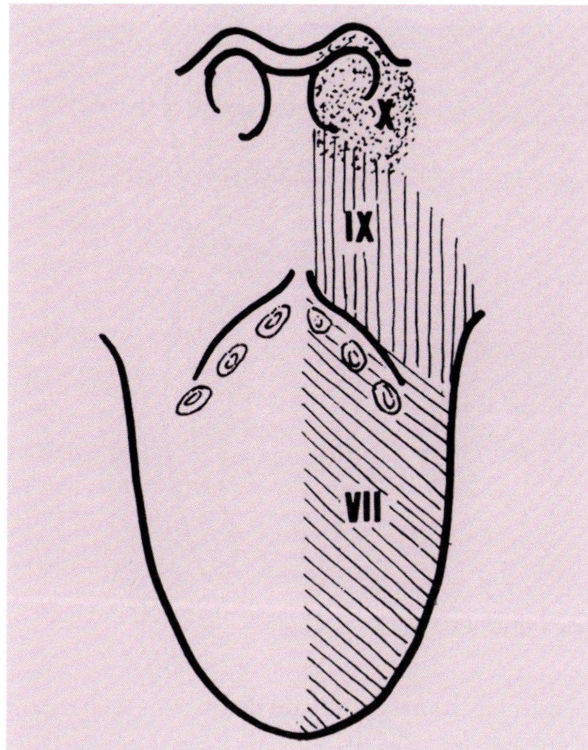

Figura 20.96 Inervação sensitiva da língua (sensibilidade gustativa). As fibras do 7º par chegam à língua através do nervo lingual (ver texto).

linfonodos submentuais, submandibulares e cervicais profundos (incluindo o jugulodigástrico e o júgulo-omo-hióideo).

Na língua, deve-se considerar uma sensibilidade geral e uma específica, ligada à sensibilidade gustativa. Nessa última, interferem três nervos, o **facial (nervo intermédio)**, o **glossofaríngeo** e o **vago**, com distribuição diferente (Figura 20.96): o **nervo facial inerva os dois terços anteriores da língua** e essas fibras alcançam o nervo lingual através da corda do tímpano e são distribuídas ao órgão por aquele nervo; o **nervo glossofaríngeo inerva o terço posterior da língua**, através de seu ramo lingual, e o **nervo vago é responsável pela sensibilidade gustativa da epiglote através do seu ramo laríngeo interno**.

Já a sensibilidade geral da língua corre por conta do **nervo lingual (dois terços posteriores)** e **glossofaríngeo (terço anterior)**. O nervo lingual leva fibras do nervo mandibular, 3ª divisão do trigêmeo.

Dentes

Os aspectos estruturais dos dentes serão tratados aqui de maneira muito simplificada, interessando mais aspectos gerais da morfologia dos dentes.

Nenhum dente está presente na boca por ocasião do nascimento. **Os dentes primários ou decíduos** (dentição decídua ou primária) **aparecem na cavidade oral entre 6 meses e 2 anos e meio**. São 20, isto é, cinco em cada quadrante das arcadas: dois incisivos; um canino; e dois molares. O aparecimento de um dente na cavidade oral é denominado erupção. Em torno dos 12 anos de idade, todos os dentes decíduos já foram substituídos devido à absorção de suas raízes e erupção dos dentes permanentes. A 2ª dentição (**dentição permanente**) começa por volta dos 6 anos e termina, em geral, aos 12 anos. Os dentes permanentes são 32, isto é, 8 em cada quadrante das arcadas dentárias: 2 incisivos, 1 canino, 2 pré-molares e 3 molares.

Os dentes estão implantados na **parte alveolar da mandíbula e da maxila**, em cavidades denominadas **alvéolos**. Os dentes apresentam (Figura 20.97):

- **Coroa:** a parte do dente que se projeta na cavidade oral.
- **Raiz:** a parte do dente implantada no alvéolo.
- **Colo:** corresponde ao ponto de junção entre coroa e raiz.
- **Cavidade pulpar:** cada dente apresenta uma cavidade. Na coroa, ela é denominada **cavidade da coroa**

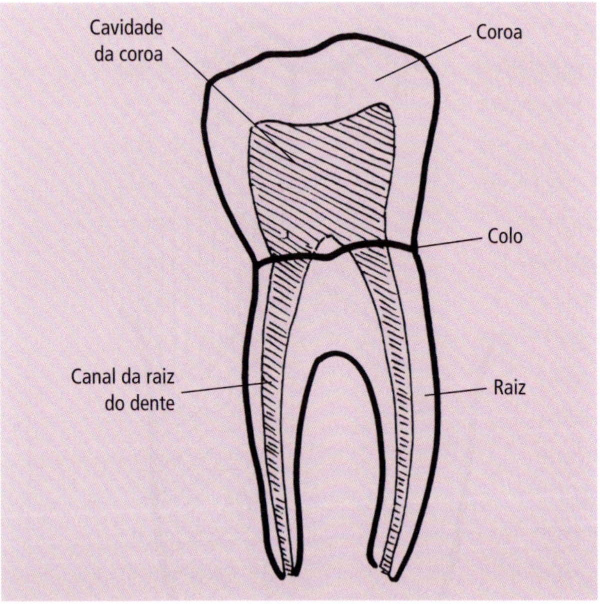

Figura 20.97 Partes do dente, em uma secção.

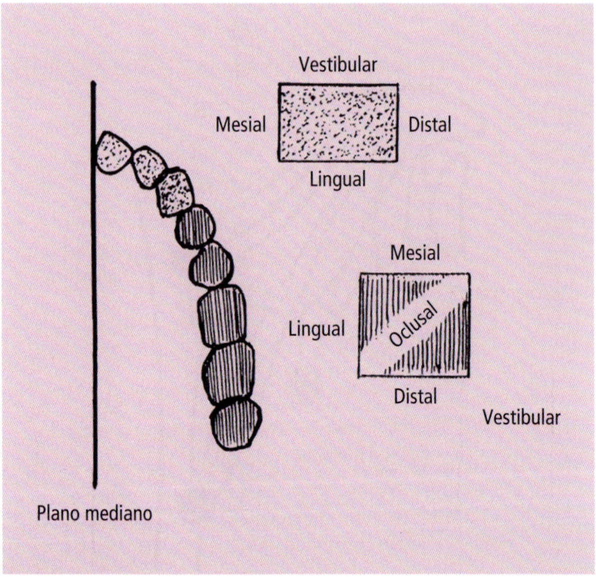

Figura 20.98A Nomenclatura dental. Hemiarcada superior esquerda, vista de baixo.

e, na raiz, **canal da raiz do dente**. Nos dentes com mais de uma raiz, há, portanto, vários canais. Cada canal abre-se por um ou mais **forames do ápice do dente**, na extremidade da raiz. **Vasos sanguíneos e linfáticos e nervos que suprem a polpa, entram ou deixam o dente através do forame do ápice do dente.**

Os **incisivos** são oito, quatro em cada arcada e, como os **caninos** (dois em cada arcada), situados ao seu lado, **têm a função de cortar e perfurar os alimentos**. Os **pré-molares**, logo a seguir, são oito, quatro em cada arcada, e **ajudam a triturar os alimentos**. Finalmente, os **molares**, seis em cada arcada, **trituram e moem os alimentos**. Os molares superiores têm, em geral, três raízes, e os inferiores, duas.

Em virtude da curvatura das arcadas dentárias, a nomenclatura empregada para designar as faces do dente é especial (Figura 20.98A):

- **Mesial:** face medial nos dentes anteriores (incisivos e caninos), mas é anterior nos dentes posteriores (pré-molares e molares).
- **Distal:** lateral nos dentes anteriores e posterior nos dentes posteriores.
- **Vestibular:** face voltada para o vestíbulo da cavidade oral.
- **Lingual:** face voltada para a língua.
- **Oclusal:** face dos dentes de uma arcada que entra em contato direto com a face da arcada oposta.

Nos dentes anteriores, as faces oclusais são simples margens estreitas, que alguns autores costumam denominar **face incisal**.

A Figura 20.98B mostra a arquitetura do dente permanente:

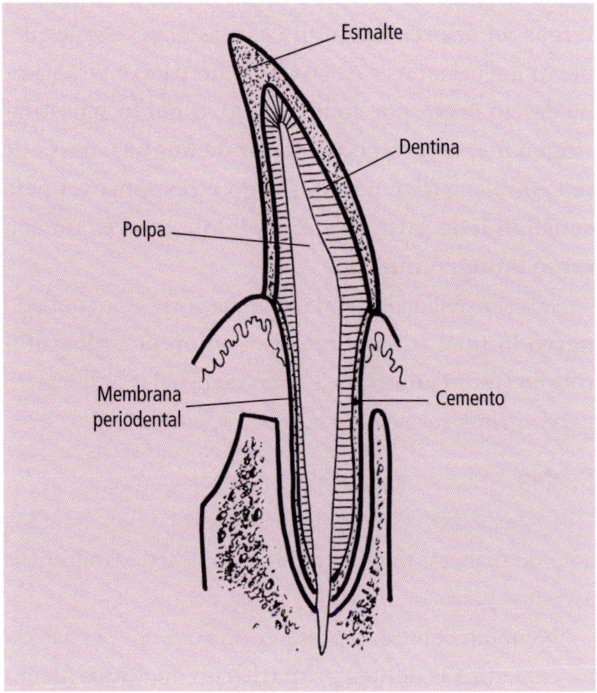

Figura 20.98B Corte longitudinal de um dente incisivo.

1. Uma camada externa de tecido calcificado, o **esmalte**, que recobre a coroa, e o **cemento**, que reveste a raiz.
2. Uma camada média, também formada por tecido calcificado, porém mais dura que o esmalte e o cemento, denominada **dentina**.
3. Um tecido conectivo especializado, que produz e nutre a dentina, denominado **polpa do dente**, situado na cavidade pulpar da coroa, a **polpa coronal**, e da raiz, a **polpa radicular**. A polpa do dente contém vasos sanguíneos e nervos.

A desintegração localizada de um ou mais dos tecidos do dente é denominada **cárie**. O **tártaro** é uma camada de sais de cálcio, derivada da saliva, que frequentemente se encontra ao redor dos dentes. A membrana periodental (Figura 20.98B) é uma camada de tecido colágeno, situada entre a parede do alvéolo e o cemento. Da membrana partem fibras que penetram no cemento e na parede óssea para fixar o dente. É altamente vascularizada e inervada. **A articulação entre um dente e o seu alvéolo é classificada como do tipo fibroso e denominada "gonfose".**

Faringe

A **faringe** é o canal situado posteriormente à cavidade nasal, cavidade oral e laringe. Trata-se de trajeto comum para a deglutição e para a respiração e, no seu trajeto, as vias seguidas pelo bolo alimentar e pela corrente aérea se cruzam.

Parte nasal da faringe

A parte nasal da faringe é a extensão posterior da cavidade nasal, com a qual se comunica através dos cóanos. **Assim como se comunica, anteriormente, com a cavidade nasal, a parte nasal da faringe comunica-se, inferiormente, com a parte oral da faringe**, através do istmo faríngeo, delimitado pelo palato mole, pelos arcos palatofaríngeos e pela parede posterior da faringe (Figura 20.99). Não devemos confundir esse istmo com o istmo das fauces, delimitado pelos dois arcos

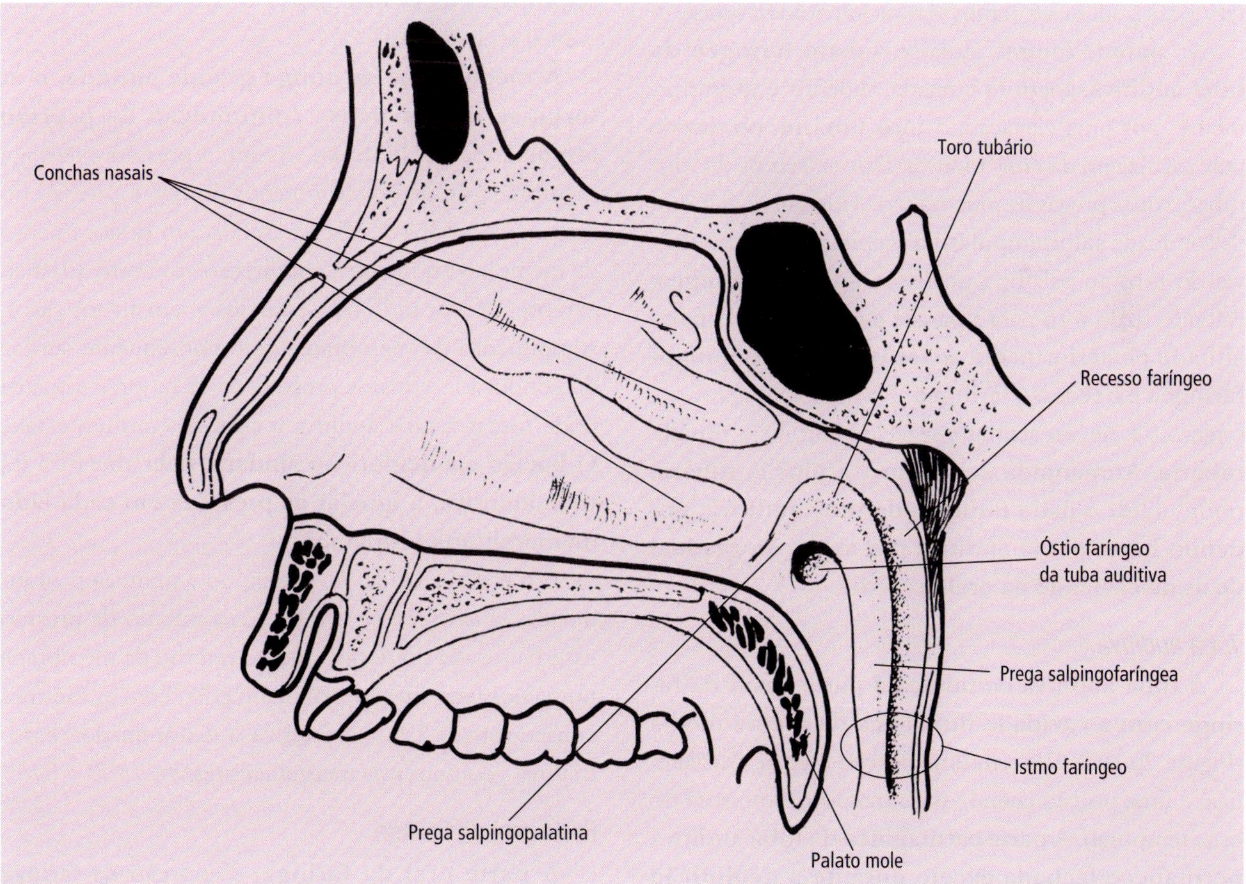

Figura 20.99 Parede lateral da cavidade nasal e parte nasal da faringe.

palatofaríngeos, o palato mole e o dorso da língua e que está situado na transição entre a cavidade própria da boca e a parte oral da faringe. A Terminologia Anatômica só faz menção ao istmo das fauces. O istmo faríngeo fecha-se por ação muscular durante a deglutição, isolando a parte nasal da faringe da parte oral da faringe. Isso é possível pelo deslocamento do palato mole em direção à parede posterior da faringe por ação, principalmente, **do músculo levantador do véu palatino**.

O **teto da parte nasal da faringe**, também denominado **fórnice**, e sua parede posterior formam uma superfície contínua e oblíqua que se situa abaixo do corpo do esfenoide e da parte basilar do osso occipital. **Na mucosa da parede posterior, encontra-se uma massa de tecido linfoide, a tonsila faríngea.** As **tonsilas faríngeas**, também denominadas **adenoides**, podem ocupar bastante espaço na parte posterior da faringe, especialmente em crianças, resultando em distúrbios respiratórios, especialmente a **apneia obstrutiva do sono**, que tem graves repercussões cardiovasculares e na qualidade de vida dos pacientes. Nesses casos, as tonsilas faríngeas podem ser removidas na adenoidectomia.

Na **parede lateral**, situa-se o **óstio faríngeo da tuba auditiva**, abertura limitada, superior e posteriormente, por uma elevação, o **toro tubário**, produzida pela cartilagem da tuba auditiva. Dos extremos do toro tubário duas pregas da mucosa são evidentes: a anterior, denominada **salpingopalatina** (salpinge significa tuba), vai do toro ao palato; a posterior, **salpingofaríngea**, estende-se do toro para a parede da faringe. **O espaço situado posteriormente ao toro e à prega salpingofaríngea é o recesso faríngeo.** Na mucosa que reveste o recesso faríngeo, acumula-se tecido linfoide, a **tonsila tubária. Aumentada de volume, a tonsila tubária pode ocluir o óstio faríngeo da tuba auditiva, podendo haver perda auditiva por absorção gradual de ar na cavidade da orelha média.**

Tuba auditiva

A tuba auditiva comunica a parte nasal da faringe com a cavidade timpânica da orelha média (Figura 20.100). Ela tem uma porção medial, cartilagínea, e uma porção lateral, óssea (na porção petrosa do osso temporal). **A parte cartilagínea da tuba auditiva permanece fechada exceto durante a deglutição e o bocejo. Ela iguala as pressões dos dois lados da membrana timpânica.** A tuba auditiva pode estar obliterada por inflamação de sua mucosa, como ocorre no resfriado comum e, eventualmente, infecções podem se propagar da faringe para a orelha média (ou vice-versa) através dela.

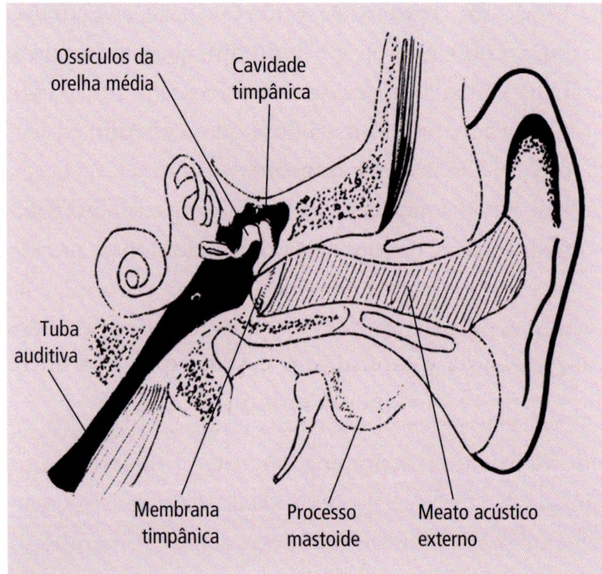

Figura 20.100 Tuba auditiva.

À medida que se atinge grande altitude, o ar torna-se menos denso (diminuição da pressão atmosférica) e dilata-se. Assim, a pressão externa à membrana timpânica fica menor do que a pressão no interior da orelha média, causando um deslocamento da membrana timpânica em direção ao meato acústico externo, provocando dor, estalidos e, em alguns casos, rompimento da membrana, com consequente surdez de condução. A maior pressão do ar na orelha média pode forçar a tuba auditiva a abrir-se com um estalo. **O bocejo e a deglutição ajudam, pela abertura da tuba auditiva, a igualar as pressões em cada lado da membrana timpânica.**

Em contrapartida, no mergulho a grandes profundidades, a situação se inverte e o aumento da pressão externa resulta no deslocamento interno da membrana timpânica (em direção à orelha média) com as mesmas consequências. Isso caracteriza o denominado "barotrauma", comum nos mergulhadores.

Parte oral da faringe

A **parte oral da faringe**, 2ª porção da faringe (Figuras 20.101 e 20.102), **estende-se dos arcos**

palatoglossos à parede posterior da faringe, no sentido anteroposterior. O limite superior da parte oral da faringe se estende por uma linha horizontal projetada desde o palato duro (e do palato mole quando estiver contraído) até a parede posterior da faringe. Seu assoalho estende-se do sulco terminal da língua à margem superior da epiglote da laringe e isso significa que ela **compreende a parte faríngea da língua (com a tonsila lingual), as pregas glossoepiglóticas, mediana e lateral, e o espaço que fica entre essas pregas, a valécula epiglótica.**

A comunicação entre a parte oral da faringe e a cavidade oral é feita por meio do **istmo das fauces** (fauces significa garganta) **que é limitado, superiormente, pelo palato mole, lateralmente pelos arcos palatofaríngeos (direito e esquerdo) e inferiormente pelo dorso da língua.**

As comunicações entre as cavidades nasal e oral e a faringe são circundadas pela presença do **anel linfático, composto pelas tonsilas palatinas, lateralmente, tonsilas faríngea e tubária, superiormente, e tonsila lingual, inferiormente.**

Tonsilas palatinas

Conhecidas também como **amígdalas**, são duas massas de tecido linfoide localizadas em ambos os lados do istmo das fauces, entre os arcos palatoglosso (anterior) e palatofaríngeo (posterior). O espaço

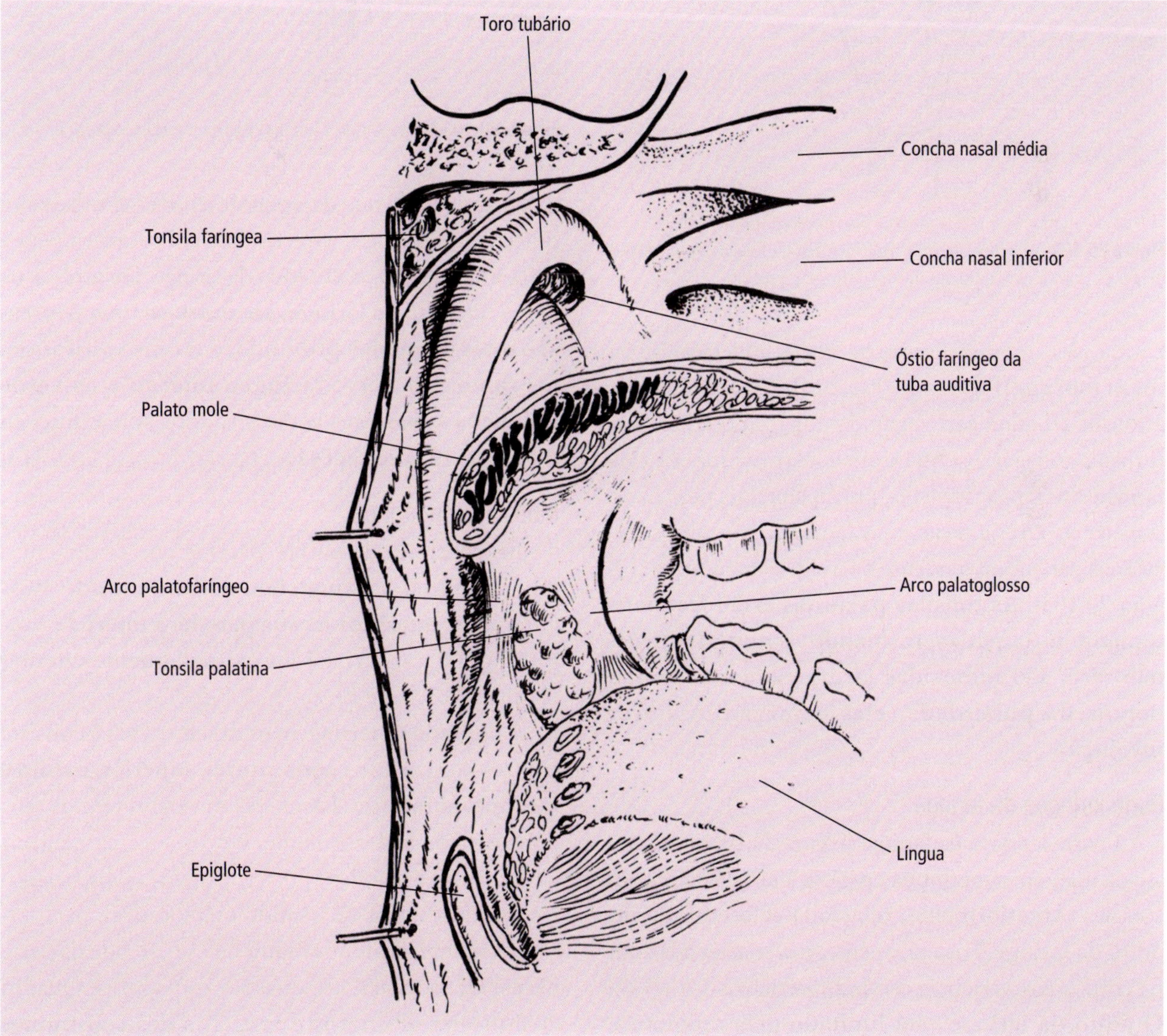

Figura 20.101 Interior da parte oral e nasal da faringe em corte sagital.

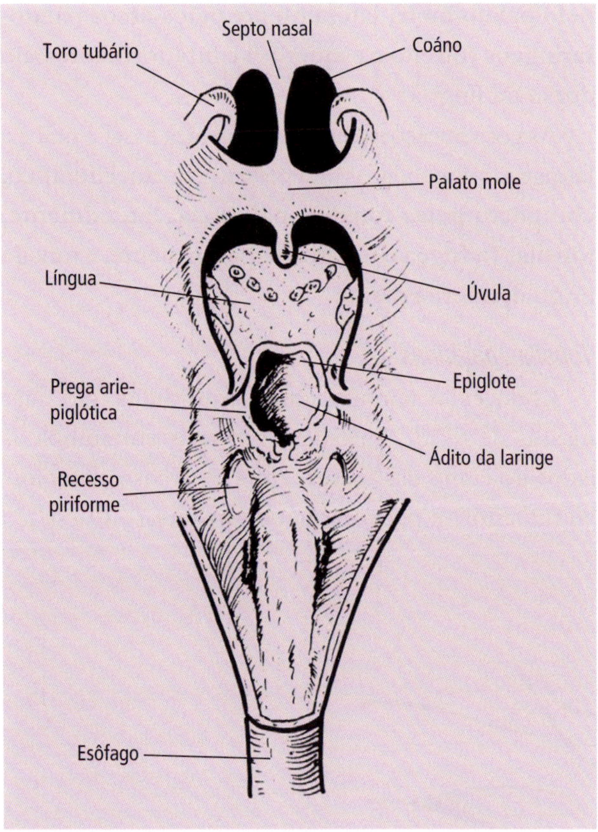

Figura 20.102 A faringe aberta posteriormente. Observe suas comunicações com a cavidade nasal, oral, laringe e esôfago.

entre esses arcos, que serve de leito para a tonsila, é a **fossa tonsilar** (Figuras 20.90 e 20.103). Lateralmente, a tonsila palatina está separada por tecido conectivo (cápsula tonsilar), do músculo constritor superior da faringe. Sua irrigação se faz, principalmente, pelo ramo tonsilar da artéria facial, mas também por ramos das artérias palatina ascendente e faríngea ascendente (Figura 20.103). **As tonsilas palatinas estão frequentemente inflamadas, formando as amigdalites e, não raro, são removidas cirurgicamente. Pouco depois da puberdade, elas começam a sofrer involução.**

Parte laríngea da faringe

A parte laríngea da faringe (Figura 20.102) estende-se da margem superior da epiglote à junção faringoesofágica. **Anteriormente, relaciona-se a entrada ou ádito da laringe**. Posteriormente, está relacionada com os corpos das vértebras cervicais (vértebras C4 a C6). **O ádito da laringe está limitado pela epiglote e pelas duas pregas ariepiglóticas** que se originam

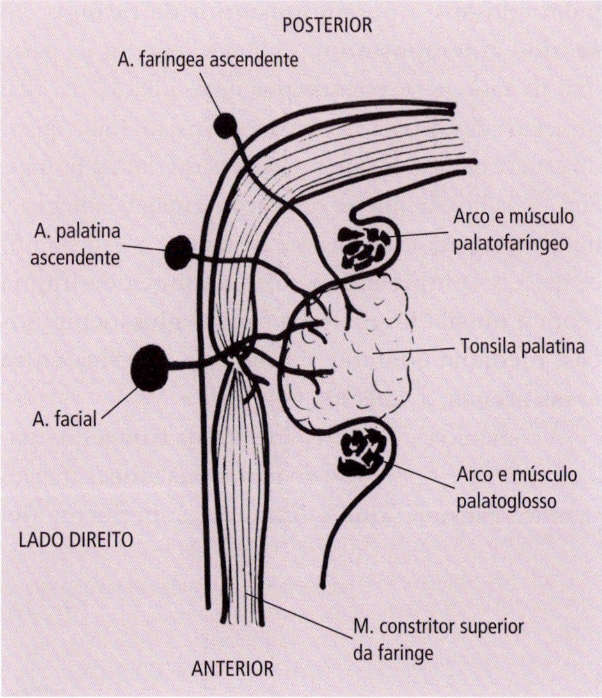

Figura 20.103 Irrigação da tonsila palatina. Corte horizontal.

das margens laterais da epiglote e divergem lateral e posteriormente para, em seguida, convergirem para a margem posterior da abertura da laringe. **De ambos os lados do ádito da laringe, encontra-se uma depressão mais ou menos profunda, o recesso piriforme. Os ramos do nervo laríngeo interno e os vasos laríngeos superiores estão situados sob a mucosa que reveste esse recesso.**

Músculos da faringe

Ao contrário de outras vísceras que compõem o tubo digestório, **a faringe tem dois estratos de musculatura esquelética na sua parede: a interna é longitudinal e a externa é aproximadamente circular** (Figuras 20.104A e B).

A **camada externa** é mais desenvolvida e consiste em três músculos, os **constritores superior**, **médio** e **inferior da faringe**. Esses três músculos têm os seus pontos fixos anteriormente, em ossos e cartilagens, enquanto se expandem posteriormente, sobrepondo-se uns aos outros no sentido craniocaudal, para terminarem numa **rafe mediana** que se estende da parte basilar do occipital até quase o esôfago. O Quadro 20.8 mostra as origens e inserções dos constritores da faringe.

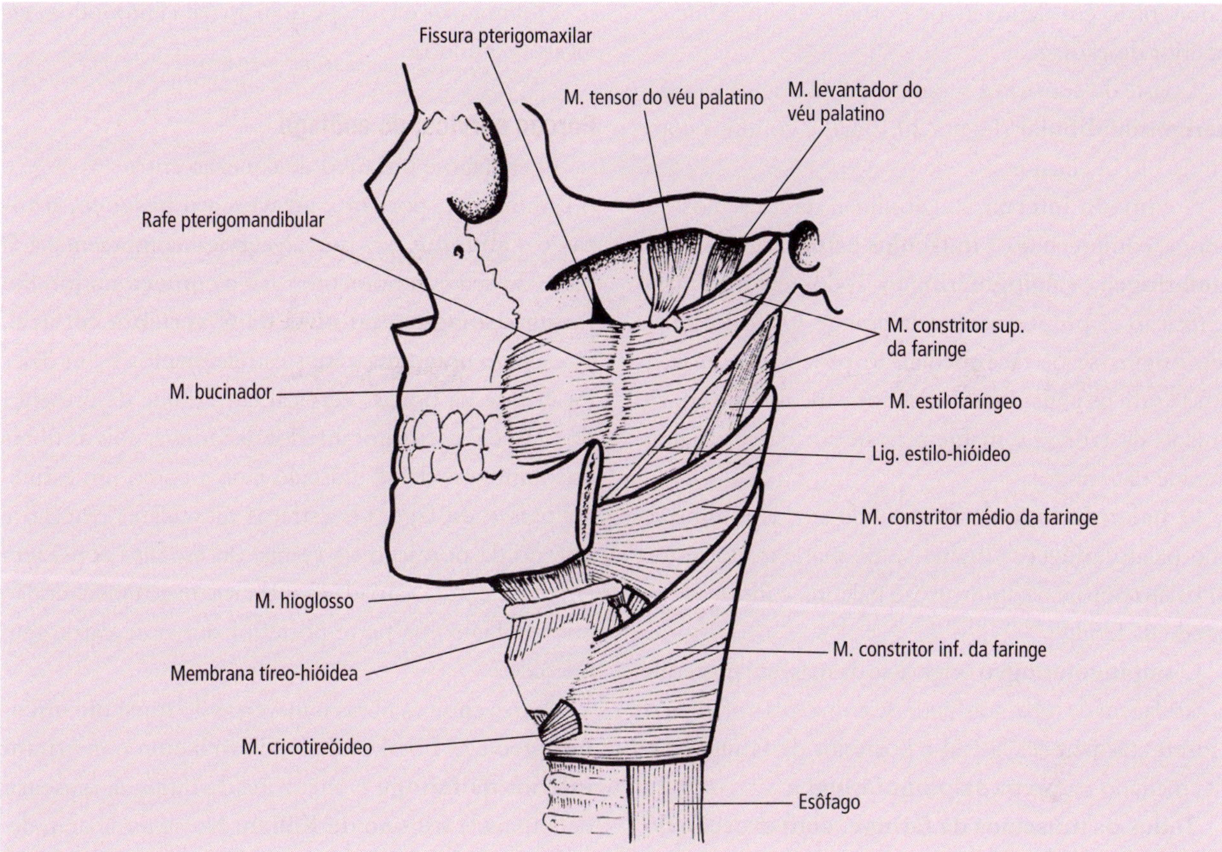

Figura 20.104A Músculos da faringe, vista lateral esquerda.

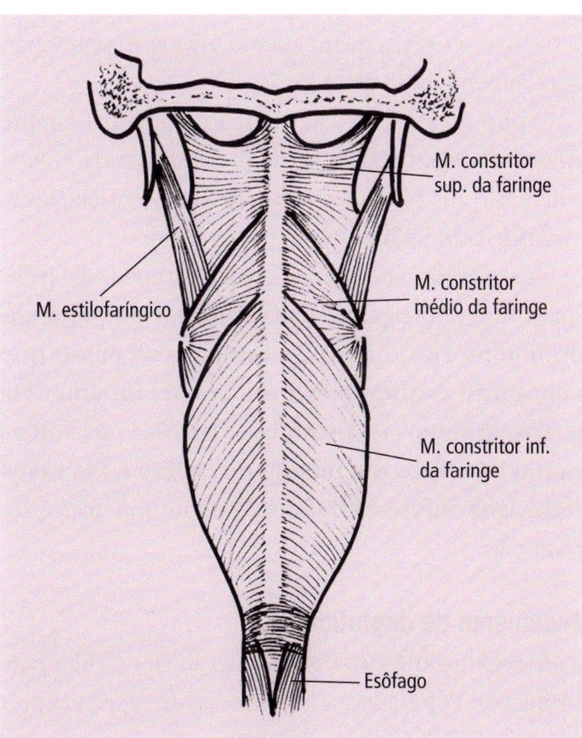

Figura 20.104B Músculos da faringe, vista posterior.

Quadro 20.8 Músculos constritores da faringe.

Músculo	Origem	Inserção
Constritor superior	Linha milo-hióidea da mandíbula, rafe pterigomandibular, lâmina medial do processo pterigoide e assoalho da boca	Rafe da faringe
Constritor médio	Parte inferior do ligamento estilo-hióideo e cornos do osso hioide	Rafe da faringe
Constritor inferior	Arco da cartilagem cricóidea e linha oblíqua da cartilagem tireóidea	Rafe da faringe

A parte do constritor inferior que se origina da cartilagem cricóidea, parte cricofaríngea, constitui o esfíncter cricofaríngeo, no nível da junção faringoesofágica. **O esfíncter está contraído em repouso, mas relaxa subitamente na deglutição. Assim, ele é um mecanismo ativo de regulação da passagem do bolo alimentar da faringe para o esôfago.** Distúrbios de função da parte cricofaríngea do músculo constritor inferior da faringe podem dificultar a passagem do bolo alimentar ao esôfago. O esfíncter cricofaríngeo é denominado em alguns livros e artigos como esfíncter superior do esôfago.

A parte do constritor superior que se origina na **rafe pterigomandibular** (Figura 20.104A) é contínua com o músculo bucinador.

A **camada interna**, longitudinal, de músculos da faringe, compreende os **músculos estilofaríngeo, palatofaríngeo** e **salpingofaríngeo**. Todos têm um ponto de fixação na própria parede da faringe. O **estilofaríngeo** origina-se da face medial do processo estiloide, passa entre os constritores superior e médio e insere-se ao lado da faringe e margem posterior da cartilagem tireoide da laringe.

O **palatofaríngeo** está incluído no denominado arco palatofaríngeo. Origina-se da margem posterior do palato duro e da aponeurose palatina e insere-se na parede da faringe.

O **salpingofaríngeo** origina-se da margem posterior da cartilagem da tuba, confunde-se com o palatofaríngeo e insere nas paredes lateral e posterior da faringe. Ele está incluído na **prega salpingofaríngea**.

Todos os músculos da faringe, com exceção do estilofaríngeo, que é inervado pelo glossofaríngeo, são inervados por ramos do plexo faríngeo. Dois nervos contribuem para a formação deste plexo, o 9º e o 10º pares cranianos. Acredita-se, entretanto, que algumas fibras que inervam os músculos da faringe pertençam à raiz bulbar do nervo acessório (11º par craniano).

Todos os músculos faríngeos agem na deglutição e não tem sentido examinar suas ações individualmente (ver item Mecanismo da deglutição).

A **inervação motora** da faringe já foi descrita. As **fibras sensitivas** derivam do plexo faríngeo, provêm do nervo glossofaríngeo e inervam a maior parte da faringe. Mas, além delas, a parte nasal da faringe é também inervada pelo ramo faríngeo do gânglio pterigopalatino; a parte nasal, pelo ramo tonsilar do glossofaríngeo e a parte laríngea, pelo ramo laríngeo interno do vago.

A faringe é irrigada principalmente pelas artérias faríngea ascendente e tireóidea superior, ramos da carótida externa. **Sob a mucosa, as veias formam um rico plexo venoso (coxim venoso da faringe)** que também existe externamente, no seu contorno posterior. **Acredita-se que esses plexos venosos estejam envolvidos na função esfinctérica.**

Os linfáticos da faringe drenam para linfonodos cervicais profundos.

Porção cervical do esôfago

O esôfago é um tubo de conexão entre a faringe e o estômago e, portanto, **atravessa o pescoço, o tórax e o abdome**. Sua porção cervical compreende a 5ª parte do seu comprimento total e **começa na junção faringoesofágica, no nível da 6ª vértebra cervical**. O esôfago apresenta vários estreitamentos e um deles localiza-se na porção cervical em virtude da presença do músculo constritor inferior da faringe, pois as fibras cricofaríngeas desse músculo atuam como um esfíncter para o esôfago. Os estratos musculares externo e interno da porção mais cranial do esôfago consistem em musculatura estriada esquelética, fixada pelo tendão cricoesofágico na parte posterior dorso da cartilagem cricóidea.

A área entre as fibras transversas do **músculo cricofaríngeo** e as fibras oblíquas do **músculo constrictor inferior da faringe** é uma zona de fraqueza muscular denominada **trígono de Killian.** Nessa região, em decorrência da disfunção do músculo cricofaríngeo, pode surgir uma estrutura patológica denominada **divertículo de Zenker**, relacionada à disfagia (dificuldade na deglutição) e, não infrequentemente, aspiração pulmonar, especialmente nos mais idosos.

A porção cervical do esôfago é imediatamente anterior ao ligamento longitudinal anterior da coluna vertebral e aos músculos pré-vertebrais, e diretamente posterior à traqueia.

Os vasos tireóideos inferiores constituem sua principal fonte de irrigação. **Entretanto, a traqueia cobre o contorno direito do esôfago, ao passo que o contorno esquerdo se projeta lateralmente. Os nervos laríngeos recorrentes situam-se nos sulcos traqueoesofágicos e inervam o esôfago. Os vasos tireóideos inferiores são sua principal fonte de irrigação.**

Mecanismo da deglutição

A deglutição é produto de mecanismos altamente complexos. Por essa razão, foi necessário descrever previamente várias estruturas faríngeas e da cavidade oral para poder analisá-la corretamente.

A deglutição tem duas fases:

- **1ª fase:** voluntária, **o bolo alimentar é levado, posterior e superiormente, para o espaço entre os arcos palatoglossos** pela ação combinada dos músculos milo-hióideo e estiloglosso. **A respiração é suspensa e o istmo das fauces é reflexamente ocluído pela ação coordenada dos músculos tensor e levantador do véu palatino,** os quais tracionam o palato mole em direção à parede posterior da faringe, isto é, posterior e superiormente. **A oclusão do istmo faríngeo é completada pela ação do músculo constritor superior da faringe** que coloca a parede posterior da faringe em contato com a face superior do palato mole.
- **2ª fase:** involuntária, **o bolo alimentar passa através da parte oral e laríngea da faringe para alcançar a parte superior do esôfago, onde é temporariamente retardado pela ação do esfíncter cricofaríngeo.** Durante essa fase, a abertura da laringe está ocluída: a epiglote é tracionada posterior e inferiormente pela ação das pregas ariepiglóticas, enquanto os músculos tireoepiglóticos alargam o ádito da laringe, reduzindo-o a uma fenda transversal. O bolo alimentar passa de cada lado da epiglote escoando-se pelos recessos piriformes. Ao mesmo tempo, os músculos supra-hióideos elevam a laringe, removendo a obstrução que poderia ocorrer pela pressão da face posterior da cartilagem cricóidea contra o corpo da 6ª vértebra cervical. O bolo alimentar acumula-se, então, na parte mais distal da parte laríngea da faringe e o esfíncter cricofaríngeo relaxa-se para permitir a sua passagem para o esôfago. Finalmente, os músculos infra-hióideos e a gravidade trazem a laringe para a sua posição normal.

Usualmente, os lábios estão em contato durante a deglutição e é difícil deglutir se eles permanecem separados.

Laringe

A laringe é um órgão do sistema respiratório que comunica a parte inferior da faringe com a traqueia, desempenhando as seguintes funções:

- Age como uma válvula para impedir não só a passagem de ar durante a deglutição como também que partículas alimentares possam penetrar na via respiratória.
- É parte da via aérea.
- É órgão essencial da formação dos sons (função vocalizadora).

A laringe age, ainda, nos esforços ao levantar pesos, no trabalho de parto, na tosse, na defecção e na micção. Nesses dois últimos casos, sua ação ocorre quando houver uma grande necessidade de aumentar a pressão intra-abdominal. O mecanismo é baseado no fechamento da glote pelas pregas vocais, cuja estrutura será descrita mais adiante.

Trata-se de uma estrutura semirrígida, com esqueleto cartilagíneo, no qual as cartilagens se articulam em articulações sinoviais. Durante a puberdade, no homem, a laringe cresce rapidamente em tamanho e as pregas vocais tornam-se cerca de 1 cm mais longas, fazendo o limite inferior do tom de voz cair de uma oitava. Nas mulheres, essas alterações, inclusive no tom da voz, são muito menos acentuadas. A laringe é bastante superficial (anteriormente) e está em relação, posterior, com a parte laríngea da faringe.

Cartilagens

As cartilagens da laringe (Figuras 20.105A, B e C e 20.106) são **a tireóidea, a cricóidea e a epiglótica (ímpares) e a aritenóidea, a corniculada e a cuneiforme (pares)**. As cartilagens tireóidea, cricóidea e aritenóidea são cartilagens hialinas e podem sofrer calcificação, que se inicia depois dos 20 anos. As restantes são cartilagens elásticas.

Cartilagem tireóidea

A cartilagem tireóidea constitui-se de **duas lâminas divergentes** unidas anteriormente em ângulo de 90º, no homem, e aproximadamente 120º na mulher, o que lhe confere a forma de escudo (tireoide significa "em forma de escudo"). No ponto de união das lâminas, superiormente, há uma projeção anterior, a **proeminência laríngea** ("pomo-de-adão"), mais acentuada no homem, palpável e visível *in vivo*. As margens superior e inferior das lâminas divergem formando as **incisuras tireóideas, superior** e **inferior**. Já a margem posterior de cada lâmina prolonga-se superior e inferiormente para formar os **cornos superior** e **inferior**, respectivamente. Na superfície lateral de cada lâmina vê-se uma crista, a **linha oblíqua**, onde fixam os músculos constritor inferior da faringe, esternotireóideo e tíreo-hióideo.

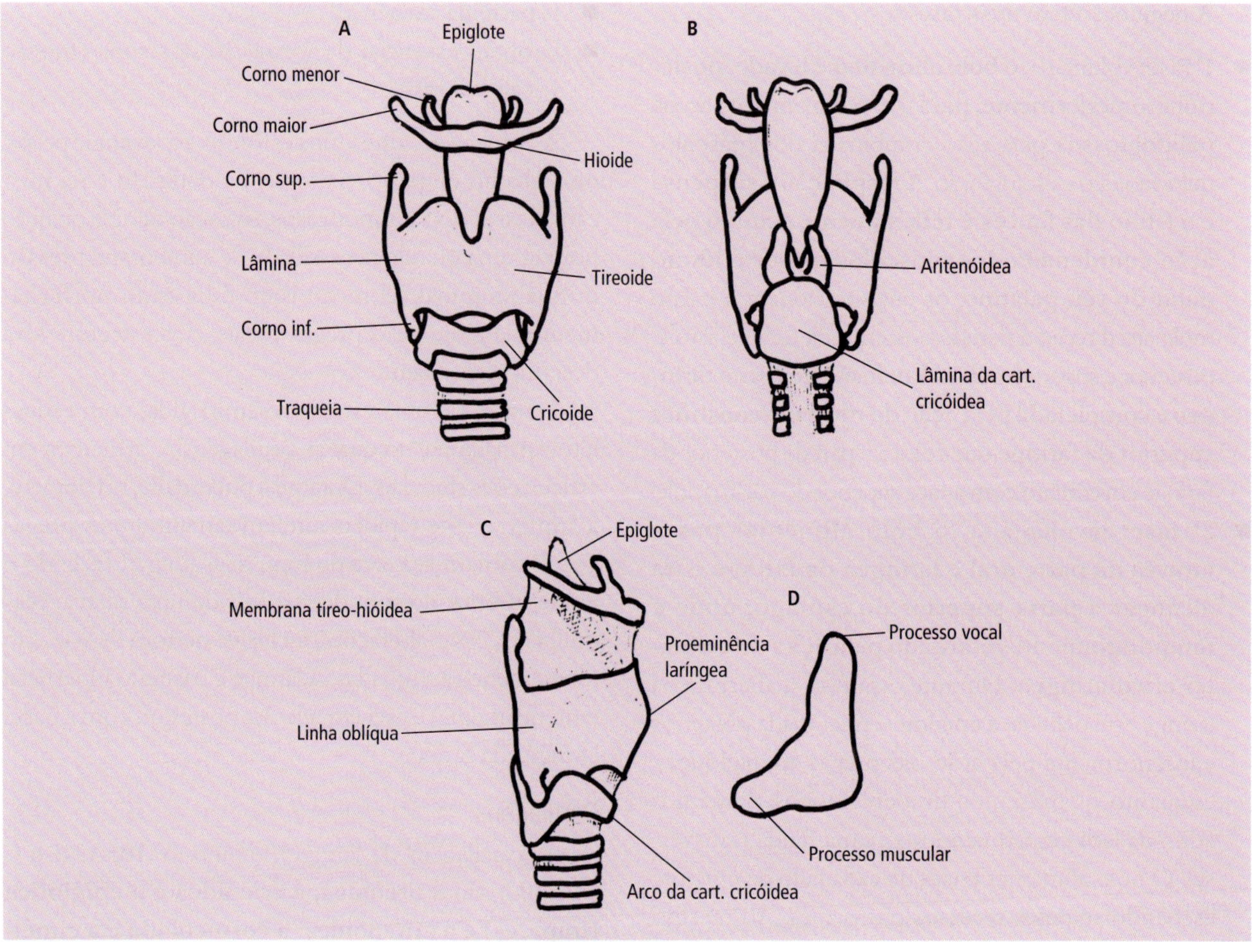

Figura 20.105 Cartilagens da laringe. **A** – Vista anterior. **B** – Vista posterior. **C** – Vista lateral direita. Em **D**, vista superior da cartilagem aritenóidea esquerda para mostrar os processos muscular e vocal.

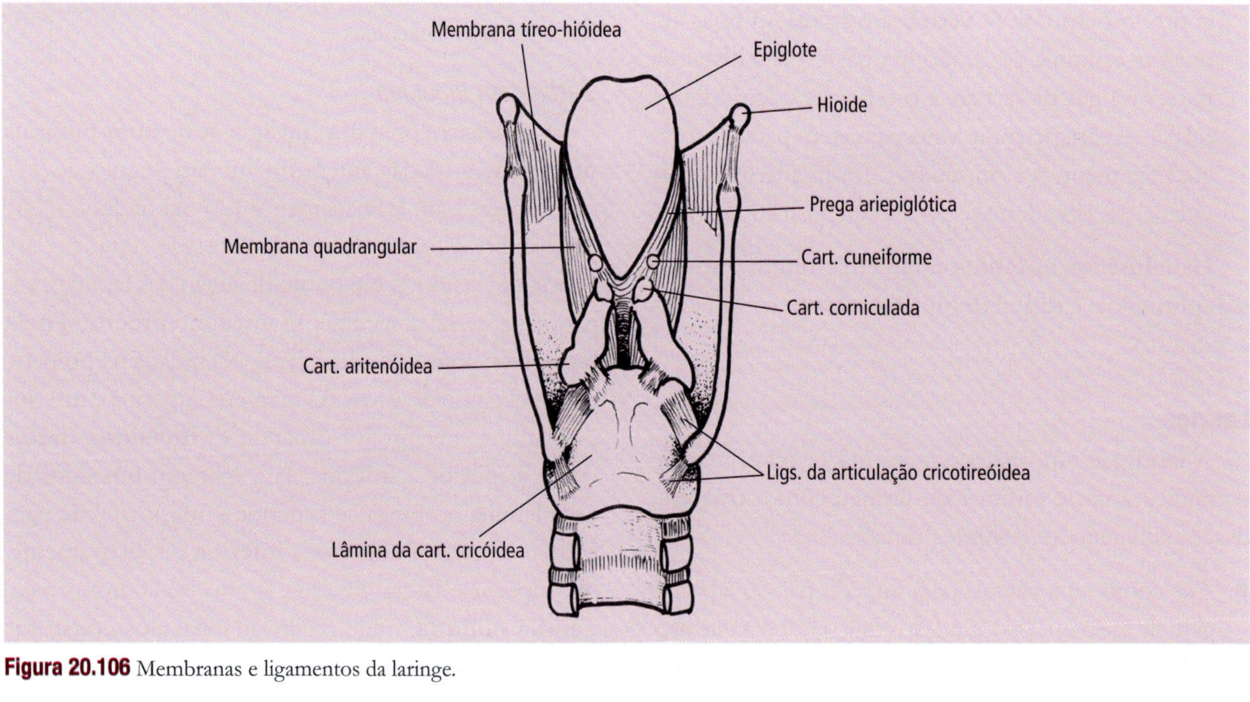

Figura 20.106 Membranas e ligamentos da laringe.

Cartilagem cricóidea

A cartilagem cricóidea (veja Imagem 20.3 disponível no QrCode ao final do capítulo) recebe essa denominação porque cricoide significa "em forma de anel" e essa é exatamente a sua forma, com uma placa posterior, a **lâmina**, e um **arco anterior** (Figura 20.105A, B e C). **Nas suas faces laterais, há facetas que se articulam com os cornos inferiores da cartilagem tireóidea (face articular tireóidea), e outras, na parte posterossuperior de sua lâmina, que se articulam com as cartilagens aritenóideas (face articular aritenóidea).** No plano mediano da lâmina, eleva-se uma crista que serve de inserção para a musculatura longitudinal do esôfago (**tendão cricoesofágico**). **A margem inferior da cartilagem cricóidea marca o término da laringe e da faringe e o início da traqueia e do esôfago.**

Cartilagens aritenóideas

As cartilagens aritenóideas (Figura 20.105B e D) situam-se sobre a margem posterior da lâmina da cartilagem cricóidea. Têm a forma de uma pirâmide triangular, apresentando um **ápice superior, que se articula com a cartilagem corniculada, e uma base inferior**. Desta, destacam-se dois **processos: vocal, anteriormente; e muscular, lateralmente**. O processo vocal é a única parte dessas cartilagens que não sofre ossificação, pois é constituído de cartilagem elástica. Nele, insere-se o ligamento vocal. No processo muscular, inserem-se os músculos tireoaritenóideo e cricoaritenóideos, lateral e posterior. A face medial da cartilagem aritenóidea é recoberta pela mucosa da laringe. Músculos e ligamentos cobrem a maior parte das cartilagens aritenóideas.

Cartilagens corniculadas

As **cartilagens corniculadas** (Figura 20.106), direita e esquerda, estão situadas no ápice da cartilagem aritenóidea correspondente, na espessura da prega ariepiglótica.

Cartilagens cuneiformes

As **cartilagens cuneiformes** (Figura 20.106), direita e esquerda, localizam-se na prega ariepiglótica, na frente da cartilagem corniculada.

Epiglote

A epiglote contém a cartilagem epiglótica (Figura 20.105A, B e C), ímpar e mediana, que tem a forma de uma folha. A sua porção superior é livre, larga e arredondada, ao passo que a inferior, o **pecíolo da epiglote, está fixada à porção mediana do osso hioide e à cartilagem tireóidea pelos ligamentos hioepiglótico e tireoepiglótico, respectivamente**. Sua face posterior, a sua margem superior e a parte superior de sua face anterior são recobertas pela mucosa da laringe. **A cartilagem epiglótica está unida ao ápice da cartilagem aritenóidea, de cada lado, por uma prega da mucosa, a prega ariepiglótica.** Como já foi dito, estão incluídas nessas pregas as pequenas **cartilagens corniculadas** e **cuneiformes**, que são inconstantes. As **pregas glossoepiglóticas**, que unem a base da língua à epiglote, podem ser consideradas como ligamentos extrínsecos dessa cartilagemúsculo.

A **epiglote** pode ser afetada por infecções, especialmente bacterianas, causando a **epiglotite**. Surgem edema (inchaço) e obstrução da via aérea, mais comumente em crianças. Nessa situação, além de dispneia (falta de ar), o paciente pode assumir uma **posição característica de tripé** (também denominado **posição do cheirador** – ***sniffing position*** – em que, com o paciente sentado, o tronco se inclina para frente com o pescoço hiperestendido e o queixo protruído, na tentativa de maximizar o tamanho da via aérea).

Articulações

Dois pares de articulações sinoviais devem ser mencionados na laringe:

- **Articulação cricotireóidea:** presente entre os cornos inferiores da cartilagem tireóidea e a face lateral da cartilagem cricóidea, **permitindo movimentos de flexão e extensão de uma cartilagem sobre a outra**.
- **Articulação cricoaritenóidea:** presente entre as bases das cartilagens aritenóideas e face superior das cartilagens cricóideas. As superfícies de contato são incrongruentes, mas a articulação **permite o movimento de rotação das aritenóideas em torno de um eixo vertical, bem como a tração lateral daquelas cartilagens**.

Ligamentos

Diversas estruturas ligamentosas devem ser referidas quanto à laringe. São elas:

- **Membrana tíreo-hióidea:** liga a margem superior da cartilagem tireóidea à margem superoposterior do osso hioide (Figuras 20.105C e 20.106). A membrana é espessada na sua porção mediana (**ligamento tíreo-hióideo mediano**) e nas suas margens livres posteriores (**ligamentos tíreo-hióideos laterais**), nos quais podem existir incrustações cartilagíneas (**cartilagem tritícea**). **O ramo laríngeo interno do nervo laríngeo superior e a artéria laríngea superior (da artéria tireóidea superior) perfuram lateralmente a membrana tíreo-hióidea.**
- **Cone elástico e o ligamento cricotireóideo (Figura 20.107):** em conjunto, constituem uma lâmina de tecido conectivo cuja inserção inferior se faz em toda a margem superior do arco da cartilagem cricóidea, de uma faceta articular a outra. A parte mediana dessa lâmina prende-se superiormente à cartilagem tireóidea, constituindo o **ligamento cricotireóideo mediano**. As partes laterais não se prendem à margem inferior da cartilagem tireóidea: passam internamente a ela e prendem-se, posteriormente, aos processos vocais da cartilagem aritenóidea e, anteriormente, encontram-se, ao se inserirem, medianamente, na metade da face posterior do ângulo da cartilagem tireóidea. Essas partes laterais formam o cone elástico, um de cada lado. A margem superior, livre, de cada cone elástico, constitui o **ligamento vocal, elástico e que constitui revestido por músculos e mucosa constituirá a prega vocal.**

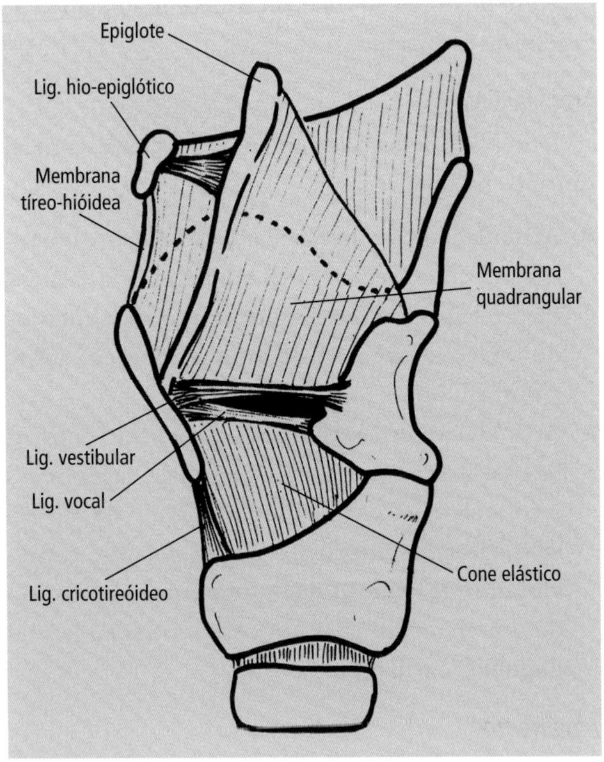

Figura 20.107 Cone elástico e membrana quadrangular da laringe. Metade da cartilagem tireóidea foi removida.

- **Membrana quadrangular (Figuras 20.106 e 20.107):** uma delgada lâmina conectiva que se prende superiormente na prega ariepiglótica e que inferiormente termina em uma margem livre, o **ligamento vestibular**. Anteriormente, a membrana quadrangular prende-se na face posterior do ângulo da cartilagem tireóidea. Dessa forma, o ligamento vestibular vai da cartilagem aritenóidea ao ângulo da cartilagem tireóidea, **situando-se alguns milímetros acima do ligamento vocal. O ligamento vestibular é a estrutura de sustentação da prega vestibular (antigamente denominada "falsa prega vocal") e o limite superior do ventrículo da laringe** (veja adiante).

Ádito e cavidade da laringe

O **ádito da laringe** corresponde à entrada da laringe e encaminha o ar da parte laríngea da faringe para o interior da cavidade da laringe. Seus limites são a margem da epiglote, as pregas ariepiglóticas e, posteriormente, uma prega que une as cartilagens aritenóideas (prega interaritenóidea). **O fechamento do ádito protege a via respiratória contra a penetração de partículas alimentares e de corpos estranhos.**

A cavidade da laringe é dividida em três porções: **vestíbulo; glote; e cavidade infraglótica** (Figura 20.108):

- **Vestíbulo vai do ádito da laringe às pregas vestibulares:** vão da cartilagem tireóidea, anteriormente, à cartilagem aritenóidea, posteriormente, incluem os ligamentos vestibulares e são revestidas por mucosas. O espaço entre as pregas vestibulares é a **rima do vestíbulo**.
- **Glote:** compreende a parte intermediária e que engloba as quatro pregas (duas vestibulares e duas vocais), além do espaço entre elas (de cada lado) denominado "ventrículo da laringe". O espaço entre as duas pregas vocais é conhecido como "rima da glote".

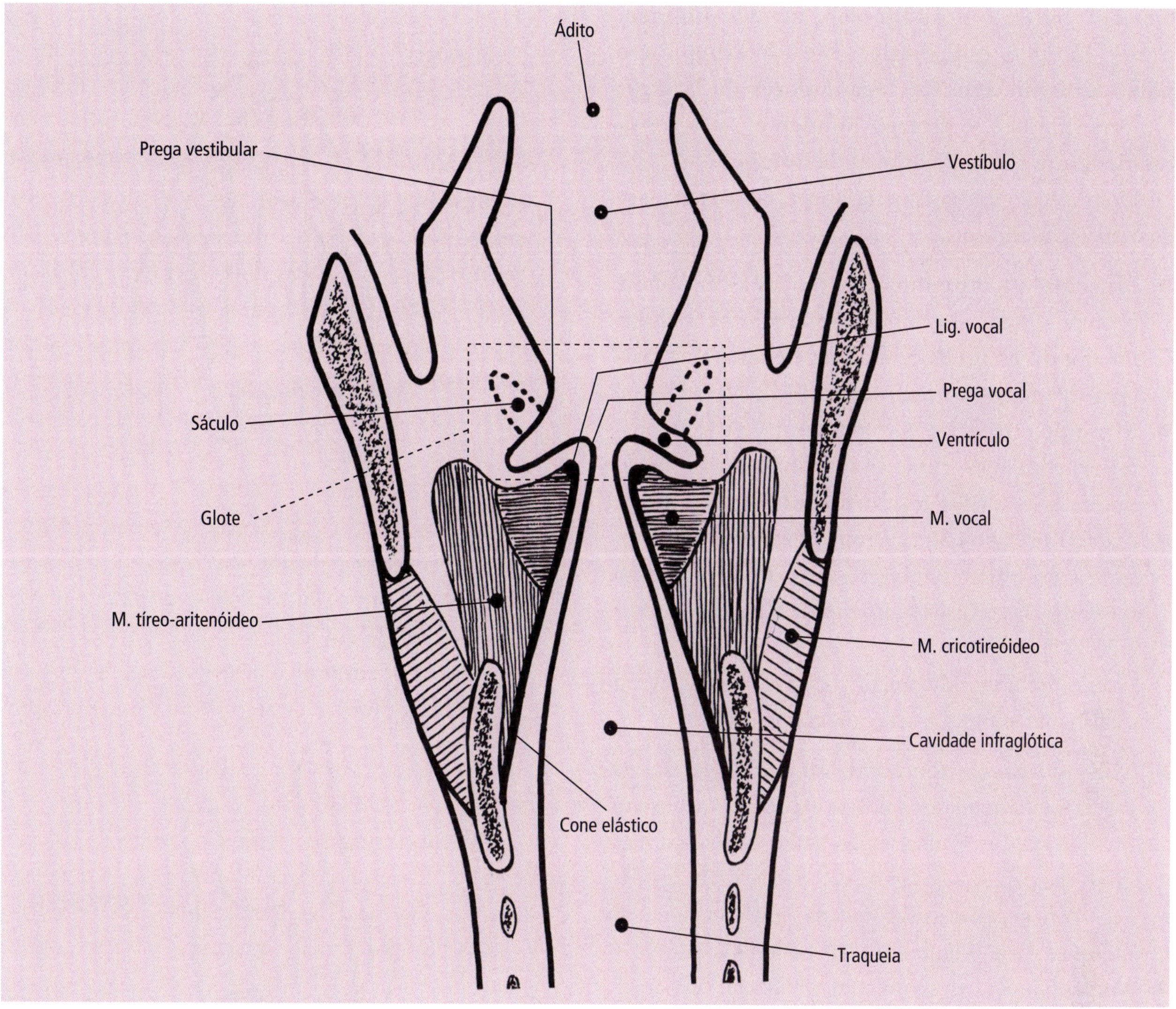

Figura 20.108 Cavidade da laringe (divisão).

- **Ventrículos:** correspondem a um espaço em forma de canoa, **de cada lado da cavidade da laringe, limitado superiormente pela prega vestibular e inferiormente pela prega vocal** e, ainda, a **porção intermediária**, mediana, que se situa entre os espaços direito e esquerdo. Cada ventrículo apresenta um divertículo, o **sáculo**, que tem glândulas mistas, cuja secreção lubrifica as pregas vocais. As **pregas vocais estendem-se da cartilagem tireóidea ao processo vocal das cartilagens aritenóideas e incluem o ligamento e o músculo vocal, revestidos pela mucosa.** A parte mais anterior da rima da glote, localizada entre as pregas vocais, é a sua parte **intermembranácea**, já a porção que se situa entre os processos vocais é a parte **intercartilagínea. O espasmo da glote é um dos acidentes frequentes durante a anestesia geral. Enquanto as pregas vocais são de grande importância na produção da voz, as pregas vestibulares exercem função protetora e, normalmente, não participam da fonação.** É provável que as pregas vestibulares entrem em contato durante a deglutição.
- **Cavidade infraglótica:** situada entre as pregas vocais, superiormente, e o início da traqueia, inferiormente.

Músculos

Há dois grupos de músculos da laringe, os **extrínsecos** e os **intrínsecos**. Os primeiros já foram descritos e compreendem **o tíreo-hióideo, o estilo-hióideo, o milo-hióideo, o digástrico, o estilofaríngeo e o palatofaríngeo, que são levantadores da laringe; e o omo-hióideo, o esterno-hióideo e o esternotireóideo, que são abaixadores da laringe.**

Dos músculos intrínsecos da laringe, três originam-se da cartilagem cricoide:

- **Músculo cricotireóideo:** de trajeto ascendente e posterior, com suas fibras se inserindo na margem inferior da lâmina da cartilagem tireóidea e na margem anterior do corno inferior (Figura 20.109).
- **Músculo cricoaritenóideo lateral:** de trajeto posterior, com suas fibras se inserindo no processo muscular da cartilagem aritenóidea (Figura 20.110).
- **Músculo cricoaritenóideo, posterior:** cujas fibras, com trajeto lateral, se inserem no processo muscular da cartilagem aritenóidea (Figuras 20.110 e 20.111).

Dois músculos, intimamente ligados entre si, unem as cartilagens tireóidea e aritenóideas:

- **Músculo tireoaritenóideo:** vai da face lateral da cartilagem aritenóidea à face posterior da cartilagem tireoide nas proximidades do plano mediano. Suas fibras são paralelas ao ligamento vocal e estão fixadas à margem lateral desse ligamento onde constituem o músculo vocal (Figuras 20.110 e 20.111).
- **Músculo vocal:** descrito com o músculo tireoaritenóideo anteriormente.

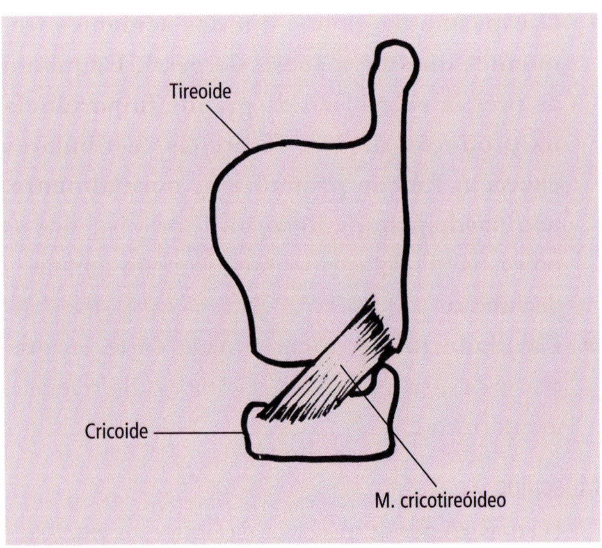

Figura 20.109 Músculos intrínsecos da laringe.

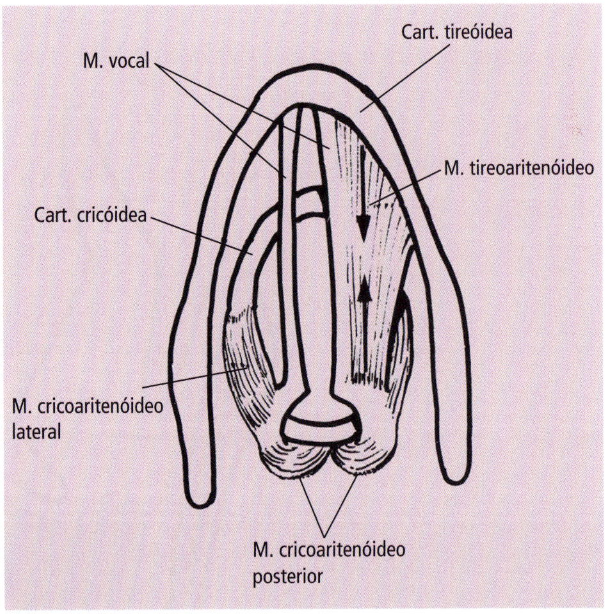

Figura 20.110 Músculos intrínsecos da laringe. Laringe em vista superior. As setas mostram a direção da tração exercida pelo músculo tireoaritenóideo.

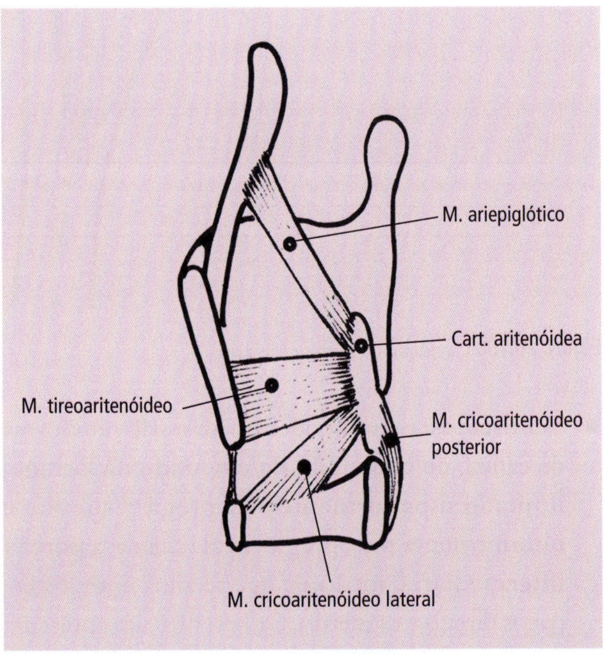

Figura 20.111 Músculos intrínsecos da laringe. O músculo ariepiglótico não foi mencionado no texto: é formado por fibras do músculo aritenoide oblíquo que se estende na prega ariepiglótica e podem alcançar a epiglote.

Dois músculos unem as cartilagens aritenóideas entre si:

- **Músculo aritenóideo transverso:** que une posteriormente as cartilagens aritenóideas (Figura 20.112).

- **Músculo aritenóideo oblíquo:** formado por dois feixes musculares que cruzam posteriormente o aritenóideo transverso (Figura 20.112) e se fixam, por um lado, no processo muscular da cartilagem aritenóidea e, por outro, no ápice da cartilagem aritenóidea do lado oposto.

Finalmente, dois músculos unem as cartilagens aritenóideas à epiglote (**músculo ariepiglótico**, que é parte do músculo aritenóideo oblíquo) e a cartilagem tireóidea à epiglote (**músculo tireoepiglótico**, que é parte do músculo tireoaritenóideo).

Inervação e ações

Todos os músculos intrínsecos da laringe, com exceção do cricotireóideo, são inervados pelo nervo laríngeo recorrente, ramo do nervo vago. O cricotireóideo é inervado pelo ramo externo do nervo laríngeo superior do nervo vago. Acredita-se que as fibras que inervam esses músculos, entretanto, se originem da raiz bulbar do nervo acessório e são apenas distribuídas pelo vago.

As ações principais dos músculos intrínsecos da laringe são as seguintes:

- **Tensionar ou relaxar o ligamento vocal:** ou seja, aumentar ou encurtar a distância que separa as cartilagens aritenóideas e tireóidea.
- **Aduzir ou abduzir os ligamentos vocais:** ou seja, aproximar ou afastar do plano mediano os ligamentos vocais. Consequentemente, significa reduzir ou ampliar a rima da glote, respectivamente.
- **Ocluir o ádito da laringe:** ou seja, fechar a entrada da laringe.

O músculo cricotireóideo é o principal tensor do ligamento vocal. Ele aproxima as margens anteriores das cartilagens cricóidea e tireóidea, aumentando as distâncias entre as duas cartilagens e, consequentemente, tensionando o ligamento vocal (Figura 20.113).

A ação oposta é feita pelo **músculo tireoaritenóideo que traciona a cartilagem aritenóidea em direção à cartilagem tireóidea, reduzindo a distância que as separa e relaxando o ligamento vocal**. Deve ser ressaltado que o músculo vocal, parte do tireoaritenóideo, é capaz de alterar a tensão de partes isoladas do ligamento vocal.

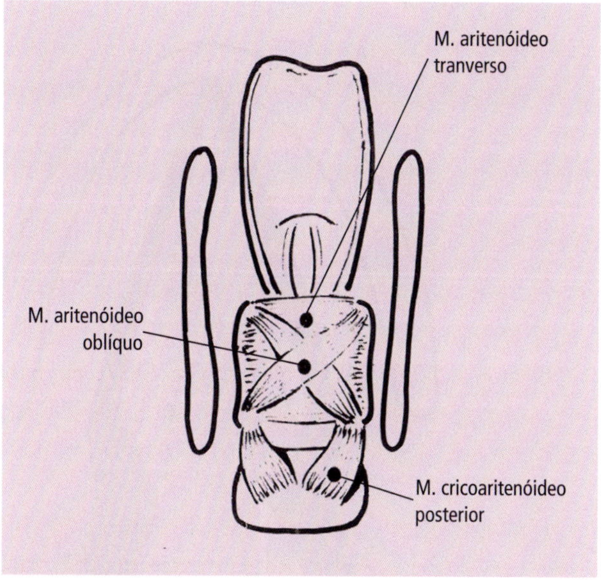

Figura 20.112 Músculos intrínsecos da laringe, em vista posterior.

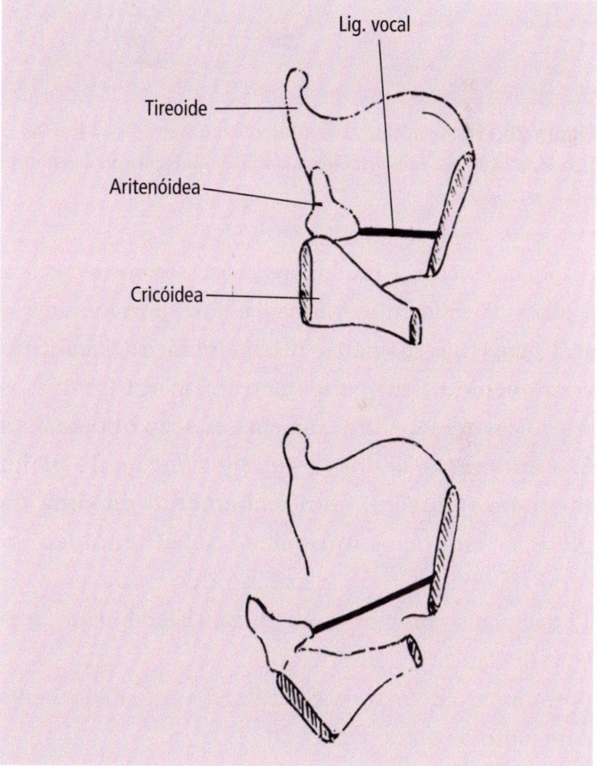

Figura 20.113 Ação do músculo cricotireóideo tensionando o ligamento vocal.

O músculo cricoaritenóideo posterior é o principal abdutor do ligamento vocal. Ele traciona os processos musculares das cartilagens aritenóideas em direção ao plano mediano (Figura 20.114A). Desse modo, essas cartilagens sofrem uma rotação em torno

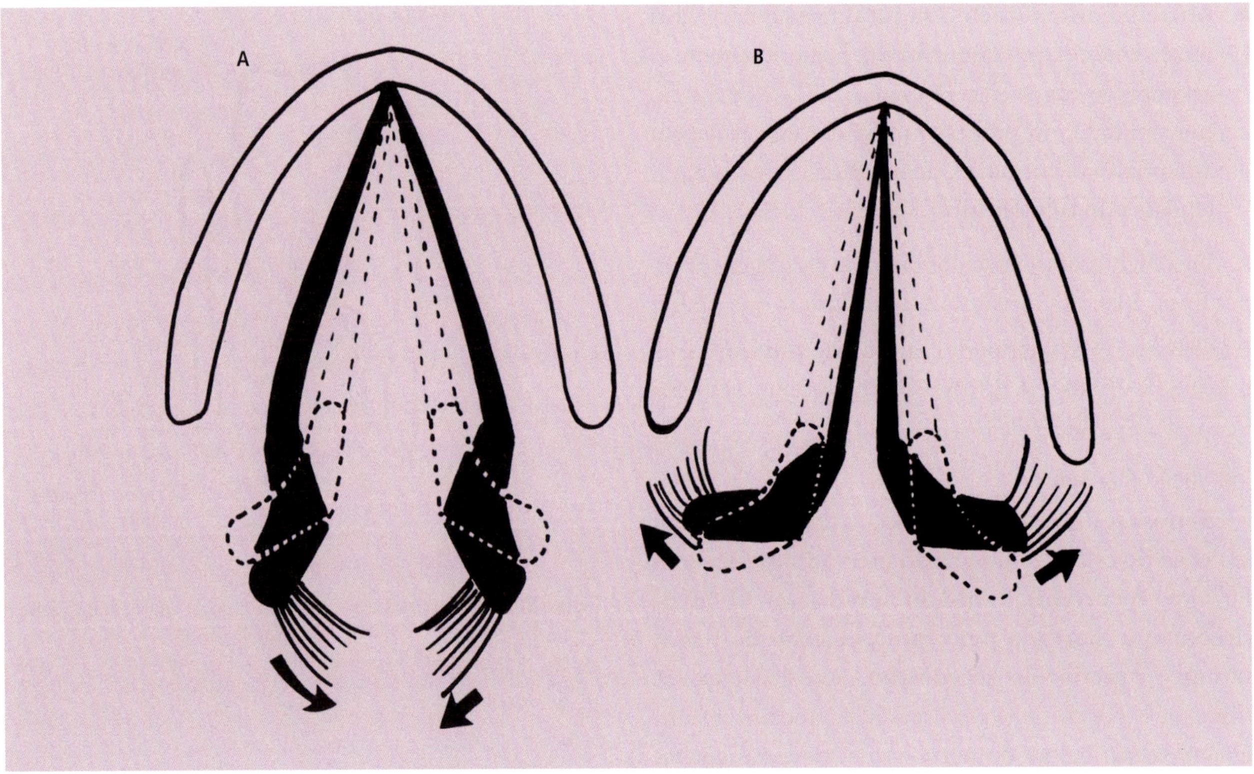

Figura 20.114 Ação dos músculos cricoaritenóideos. Em **A**, a ação do cricoaritenóideo posterior na abdução do ligamento vocal. Em **B**, a ação do cricotireóideo lateral na adução do ligamento vocal. A posição inicial do ligamento aparece tracejado e a posição final, em preto.

de um eixo vertical, fazendo os processos vocais se deslocarem lateralmente. A rima da glote, portanto, nessa ação, tanto na sua parte intermembrácea (ligamento vocal) como na sua parte intercartilagínea (processos vocais das aritenóideas), aumenta. **A ação oposta, isto é, a aproximação dos ligamentos vocais do plano mediano (adução), com fechamento da rima da glote, é feita pelos músculos cricoaritenóideo lateral** (Figura 20.114B) **e aritenóideo transverso.** O 1º traciona os processos musculares lateralmente, uma ação diretamente oposta à do músculo cricoaritenóideo posterior, e o 2º traciona as cartilagens aritenóideas uma para junto da outra (Figura 20.112).

Os músculos que ocluem o ádito da laringe são o ariepiglótico, tireoepiglótico e aritenóideos oblíquos. O ariepiglótico aproxima a cartilagem epiglótica das cartilagens aritenóideas, o que fecha o ádito da laringe. O tireoepiglótico transforma o ádito numa fenda transversal, o que auxilia a sua oclusão. Os aritenóideos oblíquos são auxiliares dos músculos ariepiglóticos.

Vasos e nervos

A mucosa da laringe é inervada por dois nervos: o **ramo interno do nervo laríngeo superior** e o **nervo laríngeo recorrente.** O primeiro inerva a mucosa da laringe, da epiglote até as pregas vocais. O segundo é responsável pela inervação sensitiva, inferiormente às pregas vocais. **Assim, a rima da glote é a linha divisória entre os territórios de inervação do laríngeo superior e do laríngeo recorrente.**

As **artérias laríngeas, superior** e **inferior**, ramos, respectivamente, das artérias tireóidea superior e inferior, **irrigam a laringe.** A artéria laríngea superior acompanha o nervo laríngeo interno e ambos perfuram a membrana tíreo-hióidea para penetrar na laringe. A artéria laríngea inferior acompanha o nervo laríngeo recorrente. As veias acompanham as artérias, e os linfáticos drenam para os linfonodos cervicais profundos.

Fonação

Embora não se possa dizer que o mecanismo da fonação esteja completamente esclarecido, parece claro que ele depende do escape de ar através da laringe, produzindo vibrações que são modificadas pela língua, pelos lábios, pelo palato e em vários ressoadores, como a faringe e a cavidade oral. As vibrações da coluna aérea dependem em parte das modificações do volume da cavidade da laringe, em parte da posição das pregas vocais e, em parte, da tensão do ligamento vocal.

Traqueia cervical

A parte cervical da traqueia (Figura 20.115) está em continuação com a laringe. **Trata-se de um tubo formado por uma série de anéis incompletos de cartilagem hialina que se estende do pescoço ao tórax, onde se divide nos brônquios principais direito e esquerdo.** Está recoberta anterior e lateralmente pelo istmo e pelos lobos laterais da glândula tireoide. Os nervos laríngeos recorrentes seguem no sulco traqueoesofágico. O esôfago é posterior a ela. A parte torácica da traqueia é descrita no Capítulo 21 – Tórax.

Nas obstruções respiratórias agudas é, às vezes, necessária a **abertura cirúrgica da via aérea**, sendo realizada a **cricostomia**, em que o ligamento cricotireóideo, também denominado **membrana cricotireóidea**, é seccionado através de uma incisão transversal.

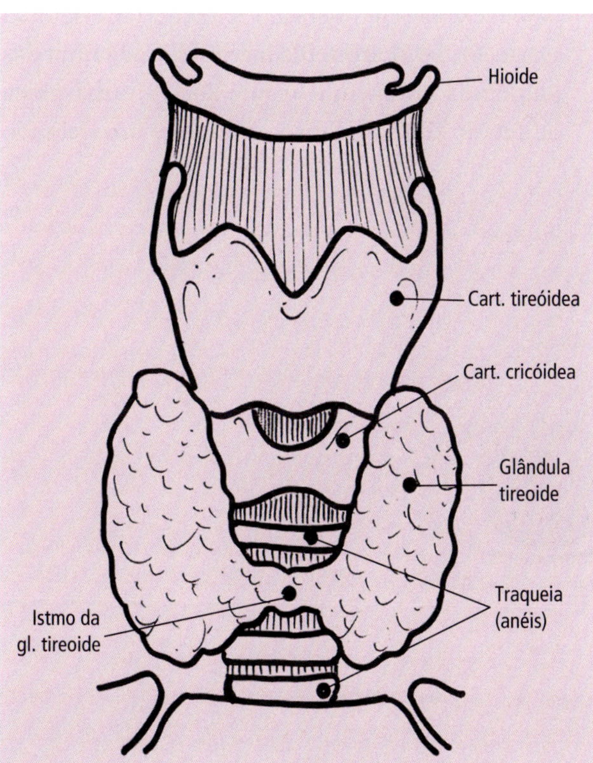

Figura 20.115 Parte cervical da traqueia.

A cricostomia é uma via aérea temporária, devendo ser substituída assim que possível por uma traqueostomia. A **traqueostomia** é um procedimento que, embora possa ser feito na urgência, é recomendado que seja feito de maneira eletiva, no centro cirúrgico ou à beira-leito com os materiais apropriados. Na traqueostomia é seccionada a traqueia, em geral abaixo do segundo anel traqueal e antes do 4º anel, com passagem de cânulas específicas para ventilação do paciente. A traqueostomia pode ser temporária ou permanente.

ÓRGÃOS DA VISÃO

Órbita

A órbita é uma cavidade do neurocrânio em torno do bulbo do olho e do nervo óptico, **compreendendo partes moles e ósseas**. A parte óssea assemelha-se a uma pirâmide oca, com base anterior e ápice posterior. **As paredes mediais das duas pirâmides são paralelas** (Figura 20.116), **ao passo que as paredes laterais, se prolongadas, convergiriam formando um ângulo reto.** Superiormente à órbita, está a fossa anterior do crânio (Figura 20.89) e, inferiormente, a maxila (com o seio maxilar). Medialmente a elas, estão os seios etmoidais e a parte superior da cavidade nasal; lateralmente, a fossa temporal. O vértice está voltado para a fossa média do crânio.

Na parte óssea da órbita, os seguintes aspectos devem merecer particular atenção:

- O **canal óptico**, situado medialmente no ápice da órbita, **é uma abertura circular onde passam o nervo óptico e a artéria oftálmica.**

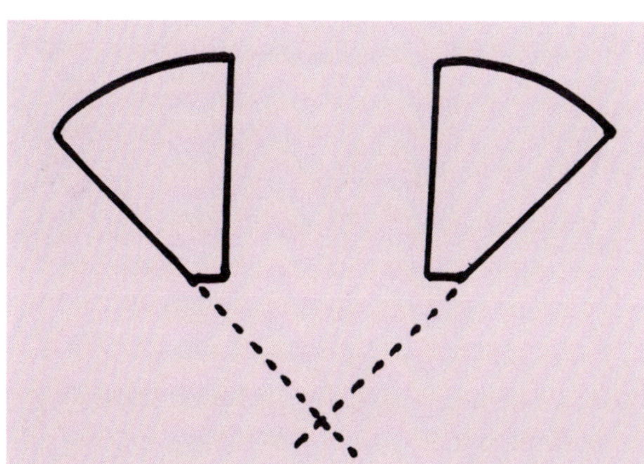

Figura 20.116 Órbitas (esquemático) em vista superior.

- A **fissura orbital superior**, lateral ao canal óptico, que comunica a órbita com a fossa craniana média, e **dá passagem ao nervo oftálmico, às veias oftálmicas e aos nervos cranianos oculomotor, troclear e abducente.**
- A **fissura orbital inferior**, lateral ao canal óptico, que comunica a órbita com as fossas infratemporal e pterigopalatina e estende-se no assoalho da órbita com o **sulco e canal infraorbitais**, que se abrem na face pelo forame infraorbital. **Pela fissura orbital inferior e pelo sulco infraorbital, passam o nervo e a artéria infraorbitais.** O nervo infraorbital é a continuação direta do nervo maxilar.
- Os **forames etmoidais**, **anterior** e **posterior**, na parede medial da órbita, são duas pequenas aberturas que **dão passagem aos nervos e às artérias do mesmo nome para a fossa craniana anterior.**
- A **fossa do saco lacrimal**, na parede medial da órbita, é uma pequena depressão que aloja o **saco lacrimal**.

A dura-máter da fossa média do crânio passa através do canal óptico e divide-se em duas lâminas: a lâmina externa forra a órbita e é denominada **periórbita**; a lâmina interna forma a **bainha do nervo óptico** e estende-se com a bainha do bulbo do olho.

As **fraturas da base da órbita**, também denominadas **fraturas em *blowout***, ocorrem mais tipicamente quando um objetivo pequeno se choca com o olho e podem ocasionar o aprisionamento do músculo reto inferior da órbita, além da gordura periorbital, situações que podem comprometer a visão do paciente.

Elementos de proteção do olho

Os elementos de proteção do olho são os **supercílios**, as **pálpebras**, a **túnica conjuntiva** e o **aparelho lacrimal**:

- Os **supercílios**, colocados, com a forma de arco, sobre a margem superior da órbita, **impedem que o suor, escorrendo pela fronte, atinja o olho.**
- As **pálpebras** são duas dobras móveis, musculofibrosas, que **protegem o olho anteriormente e proporcionam uma proteção contra a luz.** As pálpebras, superior e inferior, encontram-se nos **ângulos medial** e **lateral do olho** (Figura 20.117). Denomina-se **rima das pálpebras,** a abertura limitada pelas pálpebras superior e inferior. A margem livre de cada pálpebra tem pelos, os cílios. Próximo à sua extremidade medial, a margem livre de cada pálpebra apresenta uma abertura, o **ponto lacrimal.** A pequena área adjacente ao ângulo medial do olho forma o **lago lacrimal**, cujo assoalho apresenta uma elevação avermelhada, a **carúncula lacrimal. Cada uma das pálpebras apresenta** (Figura 20.118) **uma placa de tecido fibroso denso, o tarso, e um delgado**

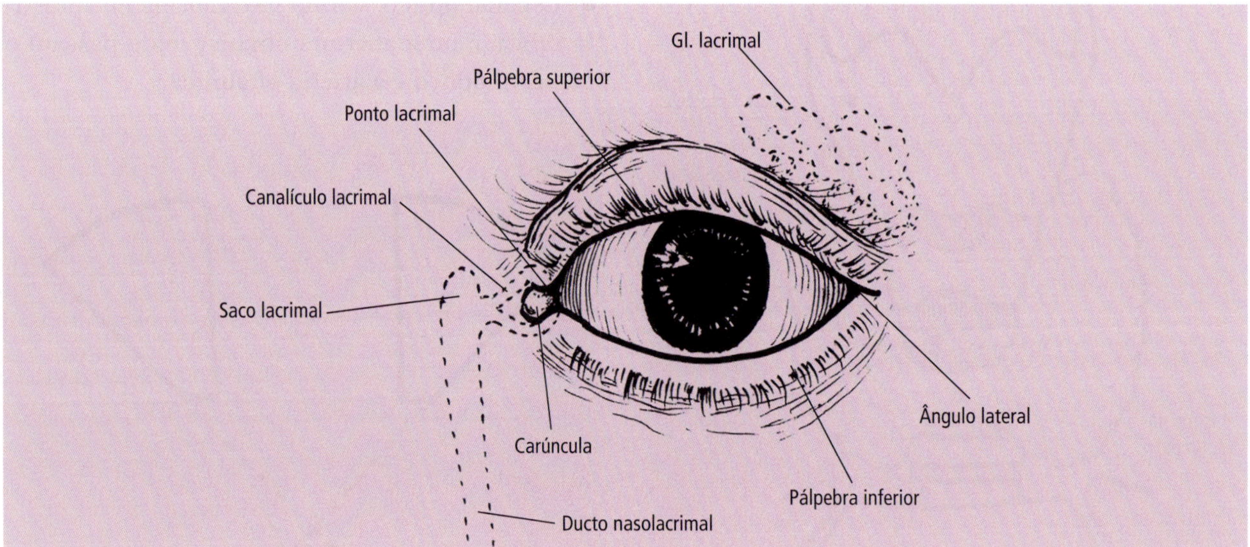

Figura 20.117 Pálpebras e aparelho lacrimal.

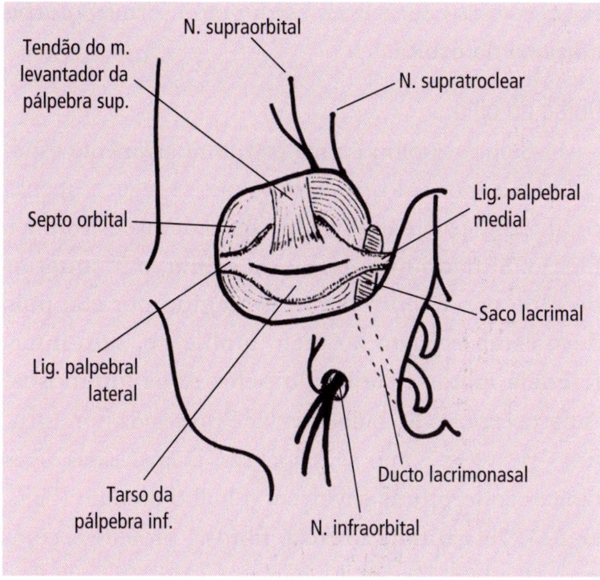

Figura 20.118 Estruturas de sustentação das pálpebras.

septo orbital que prende a periferia do tarso ao contorno da órbita. Tarsos e septo orbital são recobertos pelo músculo orbicular do olho. Nas extremidades mediais dos tarsos, forma-se o **ligamento palpebral medial,** que se estende anteriormente ao saco lacrimal para prender-se à margem anterior da fossa do saco lacrimal. Na extremidade lateral, forma-se o **ligamento palpebral lateral** que se fixa no contorno lateral da órbita. **A pele palpebral é delgada e muito distensível. Esse fato, associado à ausência de tecido adiposo subcutâneo, permite o rápido acúmulo de líquidos nesse nível (edema palpebral).** Três músculos (Figura 20.119) relacionam-se com as pálpebras: o **músculo levantador da pálpebra superior** e os **músculos tarsais superior** e **inferior**. O primeiro será descrito com os músculos do olho. O músculo tarsal superior (o inferior é pouco desenvolvido) une o músculo levantador da pálpebra superior à margem superior do tarso.

- A **túnica conjuntiva** é a delgada túnica mucosa que reveste posteriormente as pálpebras e, anteriormente, o bulbo do olho (Figura 20.119) exceto a córnea. Os **fórnices superior** e **inferior** são os fundos de saco formados pela reflexão da conjuntiva, a partir das pálpebras superior e inferior, para o bulbo do olho. **O fórnice superior recebe as aberturas dos ductos das glândulas lacrimais.**
- O **aparelho lacrimal**, que compreende a **glândula lacrimal e seus ductos e as vias lacrimais** (Figura 20.120). A glândula lacrimal está alojada na **fossa da glândula lacrimal**, no ângulo anterolateral do teto

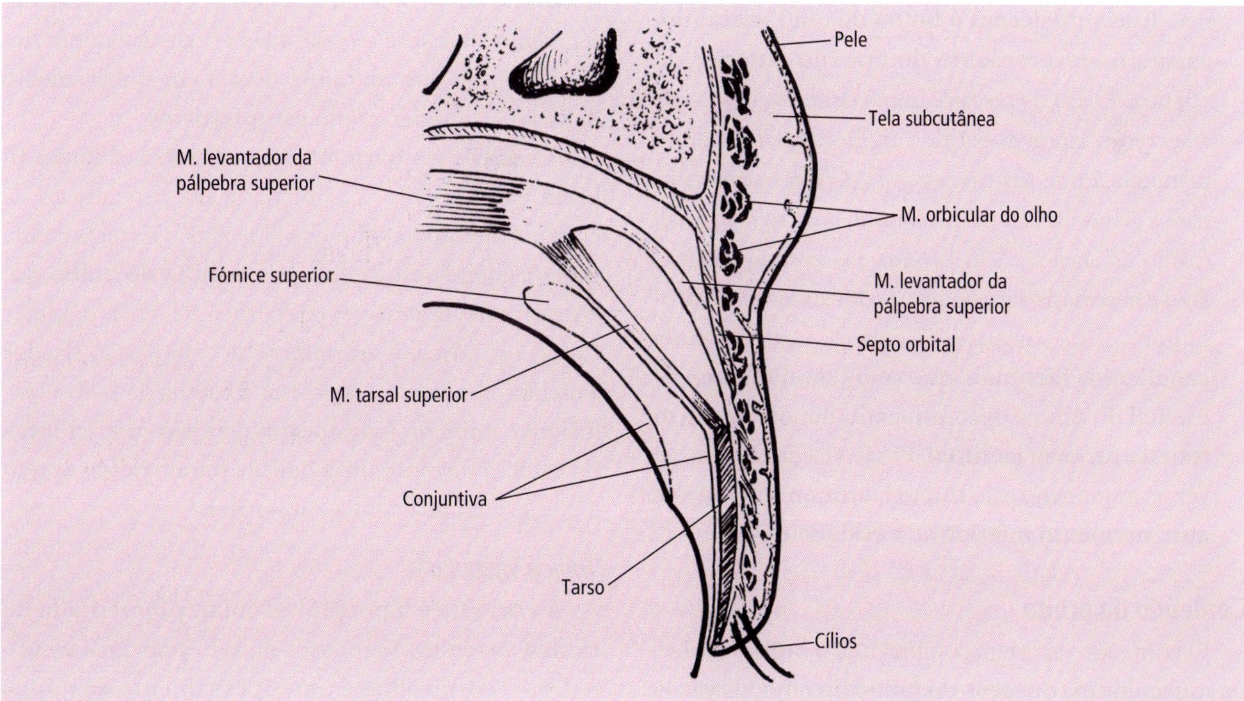

Figura 20.119 Corte sagital da pálpebra superior.

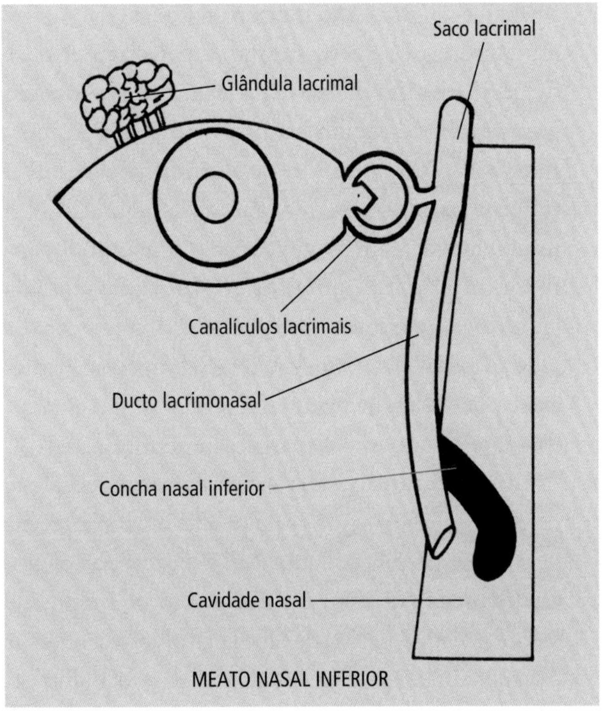

Figura 20.120 Vias lacrimais (esquemático).

da órbita (osso frontal). Situada sobre os músculos reto lateral e levantador da pálpebra superior. **Cerca de 12 ductos lacrimais drenam a glândula e abrem-se no fórnice superior da conjuntiva.** As lágrimas constituem a secreção da glândula lacrimal. **Elas umedecem o bulbo do olho, evitando, assim, o ressecamento do epitélio anterior da córnea.** O ato de piscar é importante para espalhar a secreção lacrimal sobre o bulbo ocular e para a manutenção de sua drenagem. As fibras secretoras para a glândula lacrimal são oriundas do nervo facial. Como as lágrimas são produzidas continuamente, faz-se necessária a existência de um **sistema de drenagem**. Ele é formado (Figura 20.120) **por dois canalículos lacrimais que se iniciam no ângulo medial do olho e desembocam, depois de curto trajeto, no saco lacrimal.** O saco lacrimal, por sua vez, é continuado pelo **ducto lacrimonasal, que se abre no meato inferior na cavidade nasal.**

Conteúdo da órbita

O conteúdo da órbita compreende **o bulbo ocular, os músculos extrínsecos do bulbo do olho, os vasos e os nervos da órbita.** Tecido adiposo preenche os espaços vazios entre essas estruturas e forma o **corpo adiposo da órbita.**

Bulbo do olho

O bulbo do olho é uma estrutura altamente especializada e, portanto, a descrição que se segue é apenas o suficiente para dar uma ideia geral de sua estrutura e função. **Situado no interior da órbita, o 5º anterior do olho não é, entretanto, protegido por ela, pois deve estar exposto ao meio ambiente, sem interferência, para ser atingido pelos raios luminosos.** A parte exposta do bulbo ocular é protegida por estruturas flexíveis, como as pálpebras, já analisadas. Três túnicas concêntricas envolvem o bulbo do olho (Figura 20.121): a **túnica fibrosa**, fibrosa, protetora, compreendendo a **córnea** e a **esclera**; a **túnica vascular**, pigmentada, vascular, compreendendo a **íris**, o **corpo ciliar** e a **corioide;** e a **túnica interna**, porção sensitiva, fotorreceptora, que compreende a **retina**.

Túnica fibrosa

A **córnea** é a parte anterior, transparente, da túnica fibrosa do olho, e por ela penetram os raios luminosos. A maior parte da refração dos raios luminosos ocorre na córnea, e não na **lente**. **A córnea é avascular e nutrida por difusão**, mas apresenta inervação sensitiva (ramos do nervo oftálmico). Quando a córnea não é um segmento de esfera regular, mas é mais curva em um meridiano do que em outro, resulta em embaçamento da visão, conhecido como **astigmatismo**.

A **esclera é a parte opaca**, posterior, da túnica fibrosa e sua porção anterior pode ser vista através da conjuntiva como o "branco do olho". Externamente ela está aderida, frouxamente, à **bainha do bulbo** que a envolve desde a margem da córnea até o nervo óptico. Como os músculos extrínsecos do olho estão fixados à esclera, eles têm de atravessar a bainha do bulbo que, inclusive, envia prolongamentos para revesti-los. **Fibras da esclera formam uma bainha para o nervo óptico** e que se continua com a dura-máter.

Túnica vascular

A corioide é a porção vascular, pigmentada da túnica vascular. Seus vasos nutrem principalmente a retina. O **corpo ciliar é um espessamento da túnica vascular e une a corioide com a íris.** É um órgão

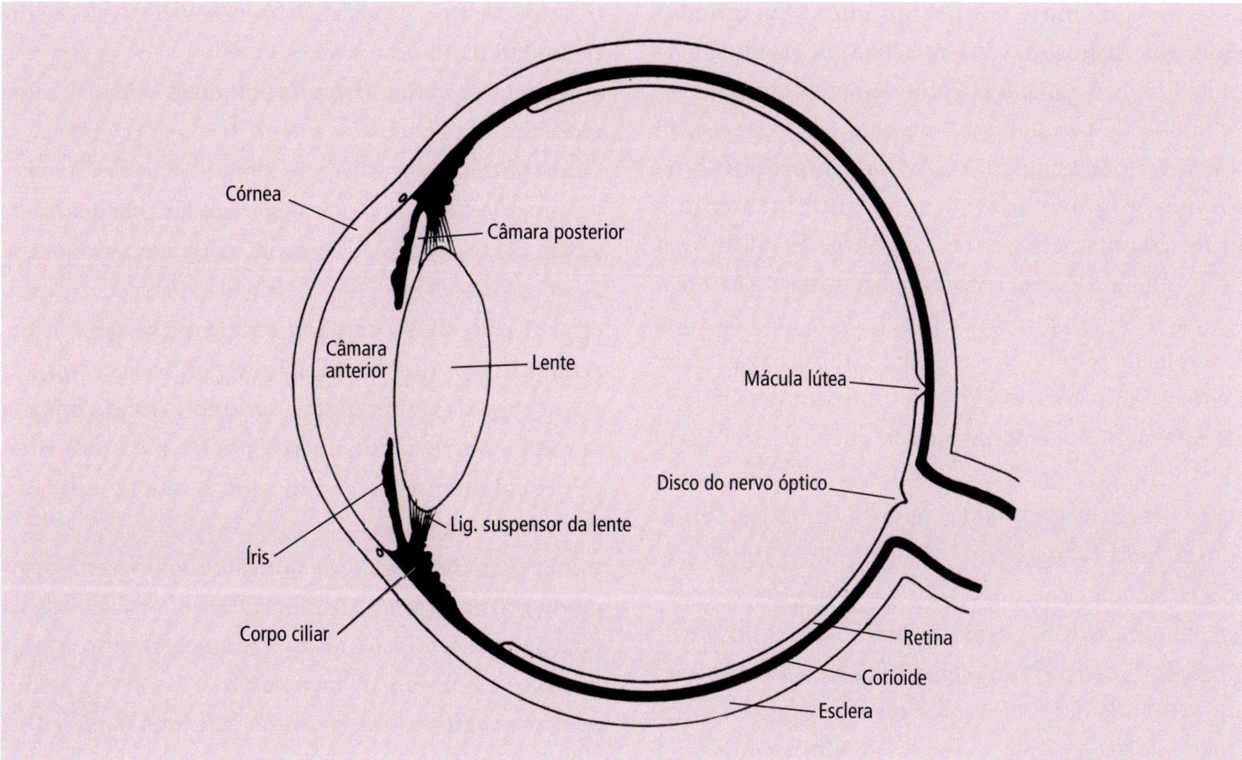

Figura 20.121 Corte horizontal do bulbo do olho direito.

anular para cuja estrutura concorrem as duas lâminas da retina e a túnica vascular. Nele, distingue-se um segmento posterior, que contém o **orbículo ciliar**, uma fita pouco proeminente em cuja superfície escura há pequenas cristas meridianas, as **pregas orbiculares**, resultantes de saliência de vasos. O segmento anterior é proeminente para o interior do olho em virtude da presença do **músculo ciliar** e que apresenta na, sua superfície livre, os **processos ciliares**, relevos que se dispõem como raios no equador da lente, separados entre si por **valéculas**. O conjunto dos processos ciliares com as valéculas constitui a **coroa ciliar**. O **músculo ciliar** (Figura 20.122) é um anel muscular entre a esclera e o corpo ciliar, próximo da **íris** e do **ângulo iridocorneal**. Suas fibras são meridionais, longitudinais, radiais e circulares. À parte posterior do corpo ciliar, estão unidas fibras que, por outro lado, se prendem na **lente**. **Em conjunto, elas constituem o ligamento suspensor da lente. Admite-se que a contração do músculo ciliar diminui a tensão das fibras do ligamento suspensor da lente, cuja porção central torna-se, então, mais curva, e o olho pode ser focado para objetos próximos.**

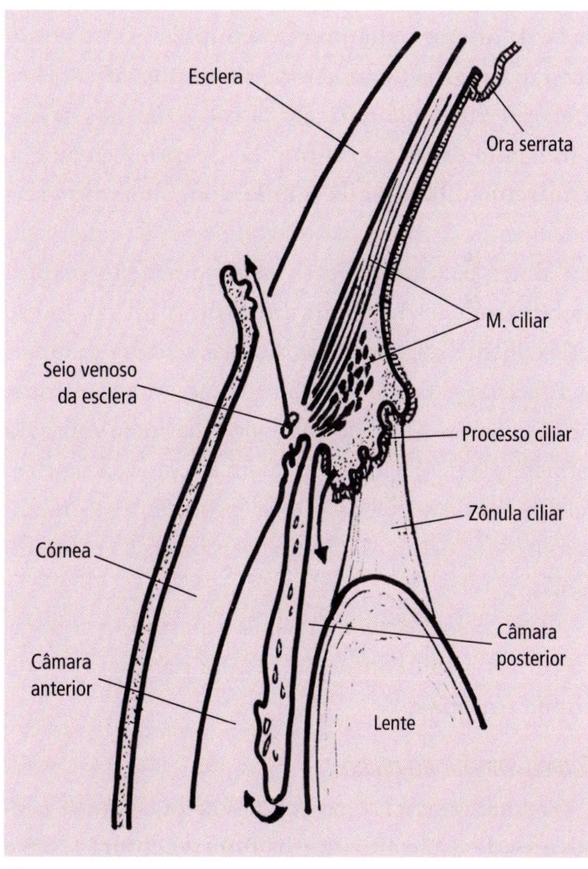

Figura 20.122 Corte sagital do bulbo do olho.

Esse mecanismo é conhecido como "acomodação". No entanto, deve-se ressaltar que pairam ainda muitas dúvidas sobre a estrutura do músculo ciliar e o seu modo de funcionar. O músculo ciliar é inervado por fibras parassimpáticas. **A íris é um diafragma circular, pigmentado, situado anteriormente à lente.** Sua margem periférica, **margem ciliar**, está em continuidade com o corpo ciliar, mas sua margem central, **margem pupilar**, é livre e limita uma abertura denominada **pupila**. Nos indivíduos de pele mais clara, ao nascimento, todo o pigmento da íris situa-se em sua parte posterior e, embora ele seja escuro, parece azul ou azulado quando visto através das outras camadas. Isso não ocorre, geralmente, nas pessoas de pele escura, pois, nelas, o pigmento se distribui por toda a íris. Se a parte mais anterior da íris se tornar densamente pigmentada, os olhos azuis se tornam castanhos (mais ou menos intenso); se a pigmentação anterior for menor, os olhos ficam cinzentos ou permanecem azuis. Quando não há pigmento, como no **albinismo**, a rica vascularização confere uma coloração rósea.

O importante com relação à íris é a sua capacidade de alterar o diâmetro da pupila, assim como faz o diafragma de uma máquina fotográfica. Essa alteração é feita por músculos lisos localizados na íris: o **músculo esfíncter da pupila**, de forma circular, e o **músculo dilatador da pupila**, com fibras dispostas radialmente. O músculo esfíncter da pupila é inervado por fibras parassimpáticas e **sua contração resulta na constricção da pupila (miose)**. A íris contrai-se reflexamente quando a luz alcança a retina e durante a fixação para um objeto próximo. Medicamentos que anulem as ações do músculo ciliar e do músculo esfíncter da pupila impossibilitam a acomodação e resultam em dilatação da pupila, procedimento usado comumente pelos oftalmologistas para o exame do fundo de olho.

O músculo dilatador da pupila é inervado por fibras simpáticas e **sua contração resulta na dilatação da pupila (midríase)**.

Túnica interna do bulbo

A túnica interna compreende a **retina, túnica nervosa, onde estão situados os fotorreceptores sobre os quais é projetada uma imagem invertida dos objetos vistos.** Ainda não foi possível explicar corretamente como os centros cerebrais "desinvertem" a imagem. A retina compreende duas camadas: uma **externa**, pigmentada; e uma **interna**, nervosa. Essa última termina na margem posterior do corpo ciliar e sua terminação é marcada por uma franja circular denteada, a **ora serrata**. A camada externa, entretanto, prossegue além da **ora serrata**, muito delgada, e reveste o corpo ciliar e a íris. **Essa camada externa não tem fotorreceptores e, por essa razão, é conhecida como a parte cega da retina. Está aderida à camada interna somente em torno do nervo óptico e na ora serrata.** O **descolamento da retina** consiste numa separação dessas duas camadas.

A **retina nervosa, que compreende a parte óptica da retina,** é uma estrutura altamente complexa, na qual é possível distinguir os seguintes estratos: **o pigmentar;** e **o nervoso**. Nesse último, é possível identificar o **estrato dos segmentos internos** e **externos**, **estrato limitante externo**, **estrato nuclear externo**, **estrato plexiforme externo**, **estrato nuclear interno**, **estrato plexiforme interno**, **estrato ganglionar**, **estratos das neurofibrilas** e **estrato limitante interno**. Para uma descrição didática, a retina nervosa consta de três tipos de neurônios (Figura 20.123): **células ganglionares**, que são neurônios multipolares, cujos axônios formam as fibras do nervo óptico e cujos dendritos fazem sinapse com as células bipolares; **células bipolares**, que são neurônios bipolares que unem os fotorreceptores às células ganglionares, e **fotorreceptores**, que são células sensoriais que se diferenciam em cones e bastonetes diferenciam-se em **cones** e **bastonetes**. Eles estão situados junto à camada externa da retina e da corioide.

Duas áreas da retina devem ser destacadas: a **mácula lútea** e o **disco do nervo óptico**:

- **Mácula lútea (Figura 20.121):** área pigmentada, situada no lado temporal do disco do nervo óptico. Apresenta uma depressão, a **fóvea central**, na qual se acumulam os cones, mas não há bastonetes. A mácula é o ponto de maior acuidade visual, isto é, onde a visão é mais nítida. À medida que se afasta da mácula, aumenta a quantidade de bastonetes e escasseiam os cones. Os bastonetes estão associados à visão com baixa intensidade de luz ("visão noturna"), já os cones estão associados à visão com luz de alta intensidade ("visão diurna") e à visão das cores, um fenômeno até hoje não compreendido de todo. Acredita-se que haja cones distintos para cada cor primária do espectro e que a fusão das respostas receptoras seria responsável pela percepção cromática de impulsos vários no córtex visual. Assim, a visão das cores seria uma questão de interpretação cromática.

- O **disco do nervo óptico é também denominado "ponto cego", pois não há receptores nessa área**, que consiste apenas nas fibras do nervo óptico. Está situado no lado nasal do polo posterior do olho.

A retina pode ser vista *in vivo*, utilizando-se um aparelho especial, o oftalmoscópio. A porção da retina examinada é denominada **fundo do olho**. O exame oftalmoscópico fornece informações não só sobre o olho, mas também sobre a circulação geral, com os dados obtidos pela inspeção dos vasos da retina.

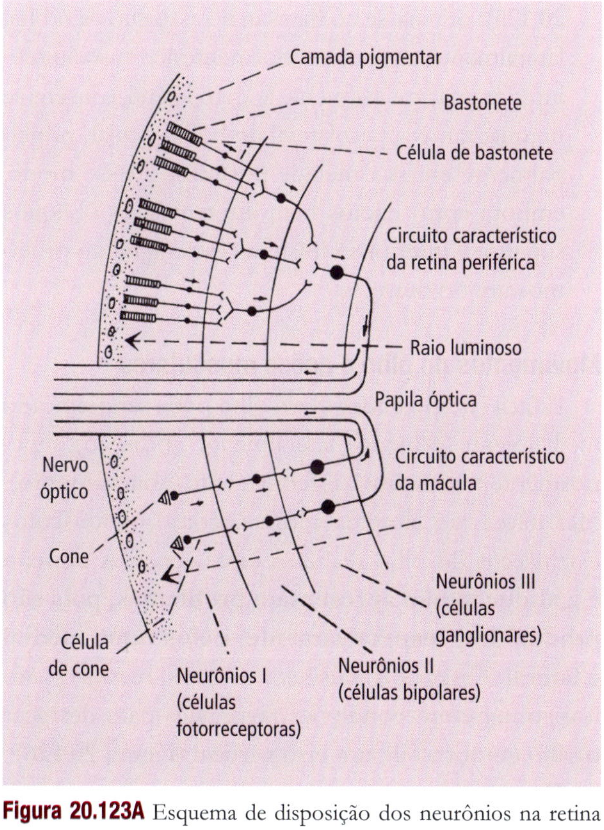

Figura 20.123A Esquema de disposição dos neurônios na retina (reproduzida de Machado ABM, Haertel LM. Neuroanatomia funcional. 3.ed. São Paulo: Atheneu; 2014).

Meios dióptricos do olho

O aparelho dióptrico ou refrativo do olho compreende a **córnea**, já descrita, o **humor aquoso**, a **lente** e o **corpo vítreo**.

O humor aquoso preenche as câmaras anterior e posterior do olho (Figura 20.122). A câmara anterior é o espaço entre a íris e a córnea, ao passo que a câmara posterior se situa entre a lente e a íris. **Na junção da esclera com a córnea, há um canal denominado seio venoso da esclera.** O humor aquoso, formado pelos processos ciliares, flui na câmara posterior e, em seguida, através da pupila, na câmara anterior. Alcança o seio venoso da esclera por um sistema de trabéculas e espaços e, desse modo, chega às veias ciliares. Interferência na absorção do humor aquoso resulta no aumento da pressão intraocular (**glaucoma**).

A **lente** é uma estrutura laminada, biconvexa, com a face posterior mais convexa que a anterior, situada atrás da íris e na frente do corpo vítreo. A lente absorve grande parte da luz violeta e torna-se progressivamente amarela com a idade. Torna-se também mais rígida e, como consequência, o poder de acomodação é diminuído, resultando numa condição denominada **presbiopia**, que obriga ao uso de lentes corretivas convexas. A opacidade da lente é denominada **catarata**. A **zônula ciliar** ou **ligamento suspensor da lente** fixa a cápsula que envolve a lente ao corpo ciliar, um fato importante no mecanismo de acomodação. A ausência de vasos sanguíneos é compensada pela nutrição fornecida pelo humor aquoso. A lente também não apresenta inervação.

O **corpo vítreo** é uma massa gelatinosa, transparente, que enche os quatro quintos posteriores do bulbo ocular e é aderente à **ora serrata**. O movimento de partículas no corpo vítreo é visto, algumas vezes, especialmente nos idosos, como **muscae volitantes** (moscas volantes). É formado de **estroma vítreo** (fibrilas entrecruzadas), embebido em **humor vítreo** e encapsulado numa **membrana vítrea**, muito delgada. O humor vítreo é produzido pelos processos ciliares que, em condições normais, regulam a tensão intraocular. Entretanto, ao contrário do humor aquoso, que é constantemente produzido e absorvido, o humor vítreo é formado no início do desenvolvimento e não pode ser substituído posteriormente.

Algumas considerações funcionais

O bulbo ocular pode ter crescido fora de proporção com seu sistema refratário, de tal modo que a lente já não possa se ajustar mediante a alteração de sua forma. Assim, pois, se o bulbo do olho for muito alongado para o seu sistema refratário, os objetos entrarão em foco anteriormente à retina, e não sobre ela (Figura 20.123B); ao passo que, se o bulbo ocular for muito curto, o foco será posterior à retina. Em qualquer dessas hipóteses, a visão será deficiente. **Quando o foco é posterior à retina, a condição é denominada "hipermetropia"; quando é anterior à retina, miopia.** O uso de lentes corretivas adicionais faz o foco incidir sobre a retina.

Músculos extrínsecos do bulbo do olho

Seis músculos são responsáveis pelos movimentos do olho (veja Imagem 20.4 disponível no QrCode ao final do capítulo)**: os retos, superior, inferior, lateral e medial; e os oblíquos, superior e inferior.**

- **Quatro músculos retos:** inserem-se na esclera, nas posições indicadas por seus nomes, nas proximidades da junção da esclera com a córnea (Figuras 20.124 e 20.125). Sua origem é comum: originam-se do **anel tendíneo comum**, que contorna o canal óptico e parte da fissura orbital superior. Assim, os músculos retos formam um cone cujo vértice é o anel tendíneo comum. Todas as estruturas que entram na órbita através do anel tendíneo comum acham-se, de início, dentro do cone dos retos. Entretanto, as estruturas que utilizam outras vias de penetração na órbita permanecem fora do cone.
- **Músculo oblíquo superior (Figuras 20.124 e 20.125):** origina-se do teto da órbita, superior e medialmente ao canal óptico, e corre entre o teto e a parede medial da órbita, anteriormente, acima do músculo reto medial. Seu tendão alcança, a seguir, uma polia de cartilagem hialina, a **tróclea**, inserida no osso frontal. No nível da tróclea, o tendão do oblíquo superior muda bruscamente de direção, dirigindo-se posterior, lateral e inferiormente, passa sob o reto superior e insere-se na metade posterior do quadrante superolateral do bulbo ocular.
- **Músculo oblíquo inferior (Figuras 20.124 e 20.125):** origina-se no maxilar, no assoalho da órbita, lateralmente, e passa inferiormente ao músculo reto inferior, mas medialmente ao reto lateral, e insere-se no quadrante superolateral do bulbo ocular, principalmente em sua metade posterior. Desse modo, embora com trajetos bem diferentes, os oblíquos superior e inferior se fixam na esclera, muito próximos um do outro.

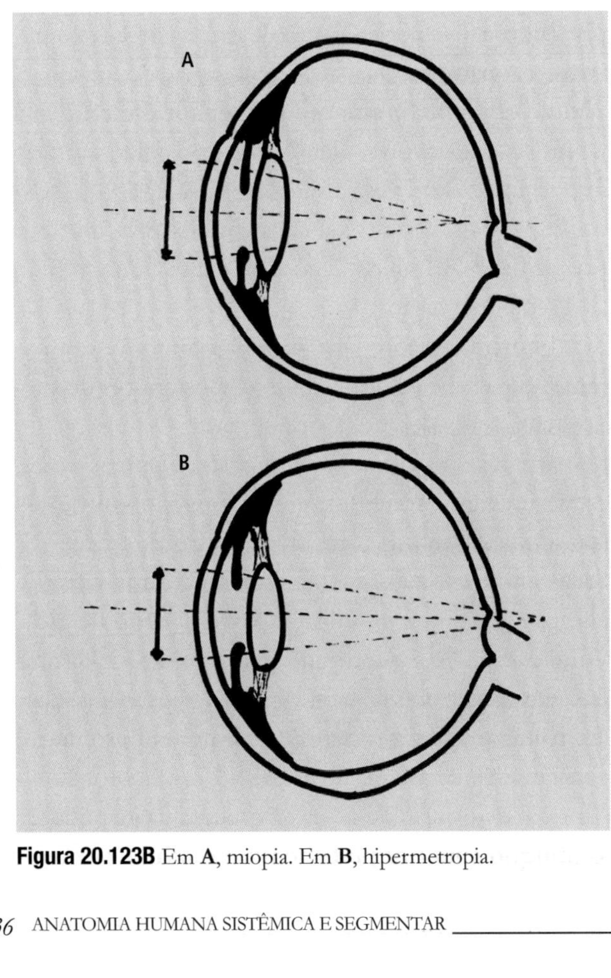

Figura 20.123B Em **A**, miopia. Em **B**, hipermetropia.

Movimentos do olho e ações musculares

É fácil compreender que o olho pode ser deslocado medialmente (**adução**), lateralmente (**abdução**), superiormente (**elevação**) e inferiormente (**abaixamento**). Mas não é tão simples verificar como os músculos extrínsecos do olho realizam essas ações. **A adução e a abdução não apresentam problemas, pois são produzidas, respectivamente, pelos retos medial e lateral.** Esses dois músculos estão no mesmo plano horizontal e em condições favoráveis para deslocar o olho em torno de um eixo vertical (Figura 20.126).

Os retos superior e inferior, entretanto, como os oblíquos superior e inferior, não estão em posição coincidente com o eixo anteroposterior do

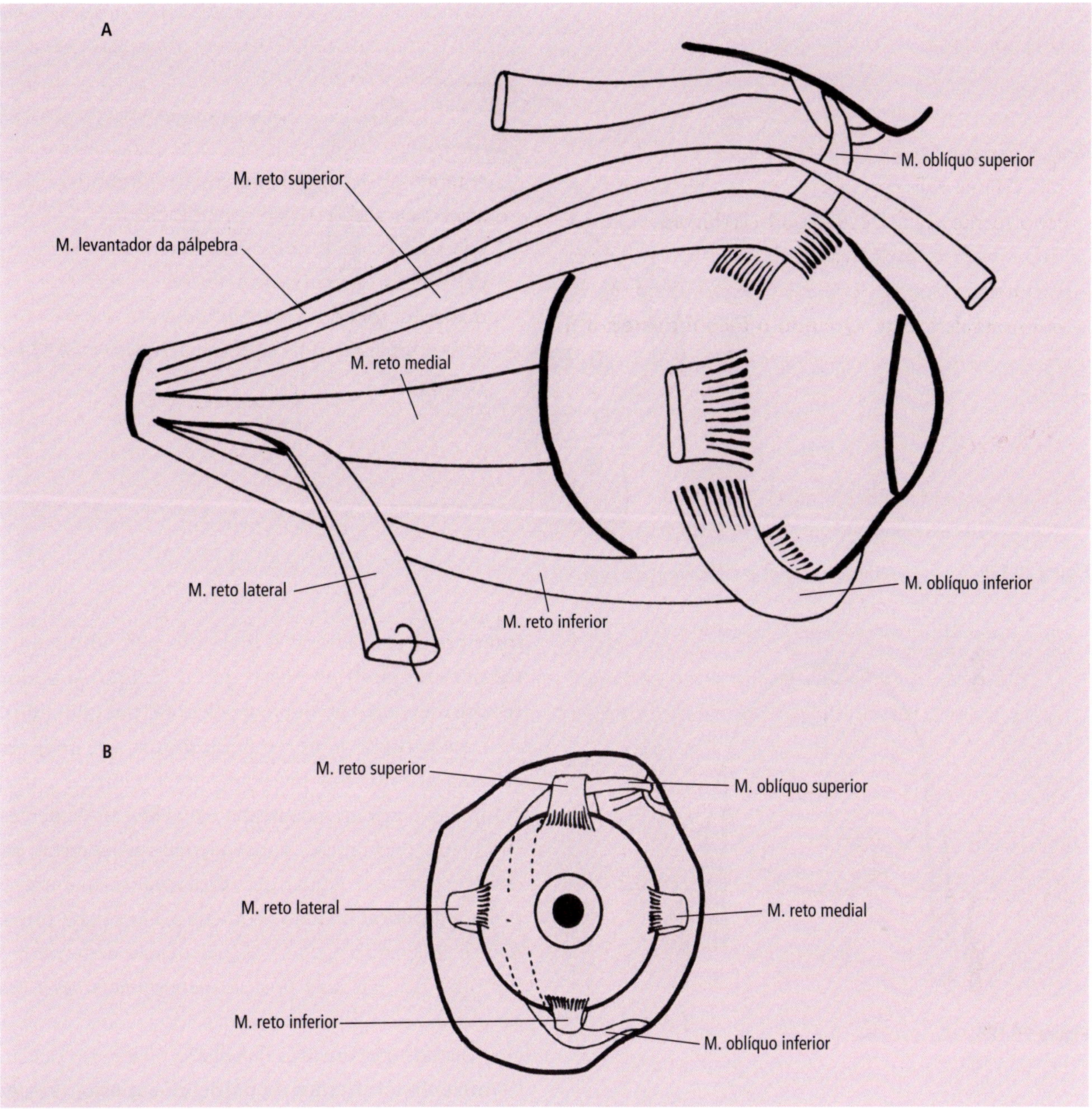

Figura 20.124 Músculos extrínsecos do olho. **A** – Vistos lateralmente. **B** – Vistos anteriormente.

olho. Os retos superior e inferior situam-se medialmente àquele eixo (Figura 20.127) e, assim, a tendência desses músculos é tracionar o olho também medialmente. **No entanto, se o olho for abduzido pelo reto lateral, os retos superior e inferior ocupam uma posição quase paralela ao eixo anteroposterior do olho: somente nessas condições eles agem simplesmente elevando (reto superior) ou abaixando (reto inferior) o olho. Assim, com o olho abduzido, o reto superior o eleva e o reto inferior o abaixa. Isso, entretanto, não pode ocorrer quando o olho está aduzido, por ação do reto medial.**

Nessas condições, os retos superior e inferior, em virtude de sua posição, **tendem a aumentar a adução, mas não podem elevar ou abaixar o olho. No olho aduzido, a posição dos oblíquos superior e inferior é quase paralela ao eixo anteroposterior do olho, o que lhes dá condições de agir abaixando ou elevando o olho. Desse modo, no olho aduzido, somente o oblíquo superior pode abaixar o olho e somente**

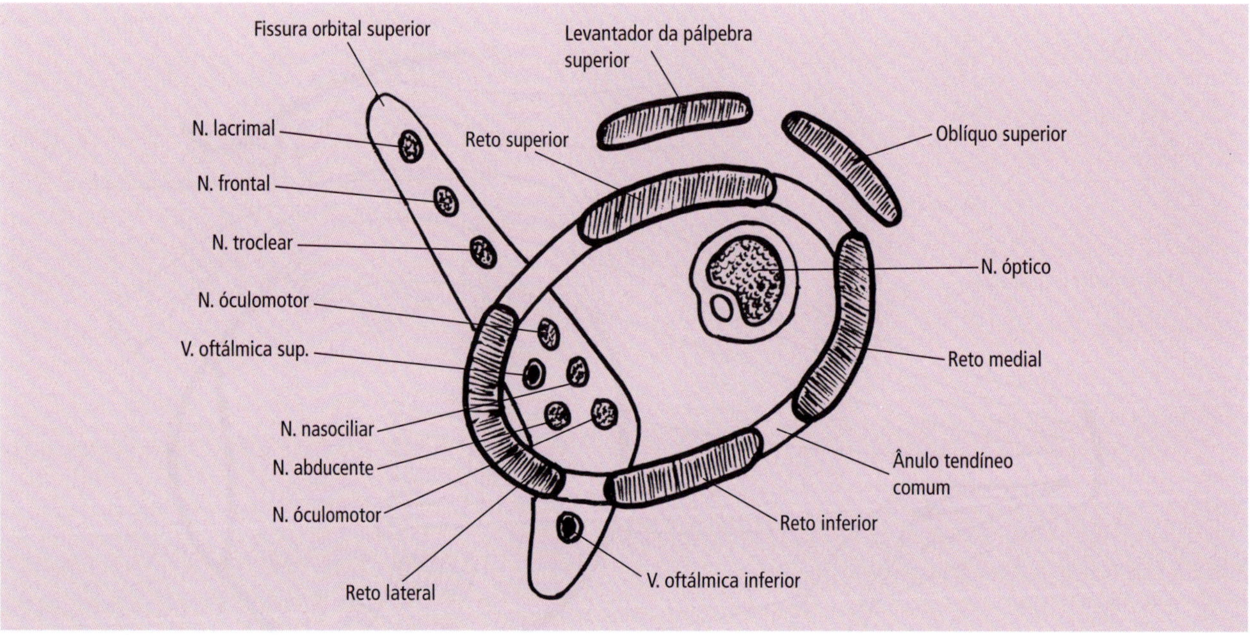

Figura 20.125 O cone dos músculos retos e a fissura orbital superior.

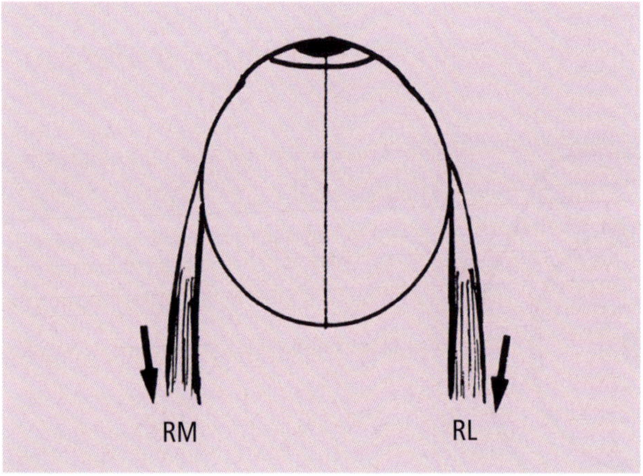

Figura 20.126 Ação dos músculos reto medial (RM) e reto lateral (RL) (ver texto).

o oblíquo inferior pode elevá-lo (Figura 20.128). Essa análise das ações dos músculos extrínsecos do olho é bastante simplificada. **É provável que a maioria dos músculos participe de cada movimento dos olhos.** É preciso lembrar ainda que os olhos se movimentam de modo conjugado. Por exemplo, os dois olhos olham para a direita, por ação simultânea do reto lateral direito e do reto medial esquerdo. Durante o sono, o tônus do músculo reto medial predomina sobre o lateral e os olhos convergem um pouco.

O **nervo oculomotor** (3° par craniano) **inerva os músculos retos superior, inferior e medial e o oblíquo inferior. O reto lateral é inervado pelo abducente (6° par craniano) ao passo que o oblíquo superior recebe inervação do nervo troclear (4° par craniano).**

Uma paralisia do **nervo oculomotor**, que pode ser causada por diversas patologias intracranianas como compressão por um aneurisma em evolução, acidentes vasculares encefálicos, consequências isquêmicas do diabetes *mellitus* e trauma, gera **diplopia** (visão dupla) e **ptose palpebral** no lado acometido. No exame físico, tem-se uma pupila não reativa (não dilata e nem contrai) e o olho fica em uma posição denominada *down and out* – abduzido e levemente rebaixado – consequente à paralisia dos movimentos de adução e elevação ocular. O **músculo levantador da pálpebra superior** (Figura 20.124), com ação indicada pelo seu nome, também é considerado um músculo extrínseco do bulbo do olho. Origina-se do teto da órbita, logo acima do anel tendíneo comum e, por essa razão, **sua origem confunde-se com a do músculo reto superior**. Estreito posteriormente, o músculo alarga-se anteriormente e termina em uma aponeurose que se **insere na pele da pálpebra superior** (que alcança passando através das fibras do músculo orbicular do olho) **e na face anterior do tarso.**

O nervo oculomotor inerva o músculo levantador da pálpebra superior, cuja paralisia resulta em ptose palpebral.

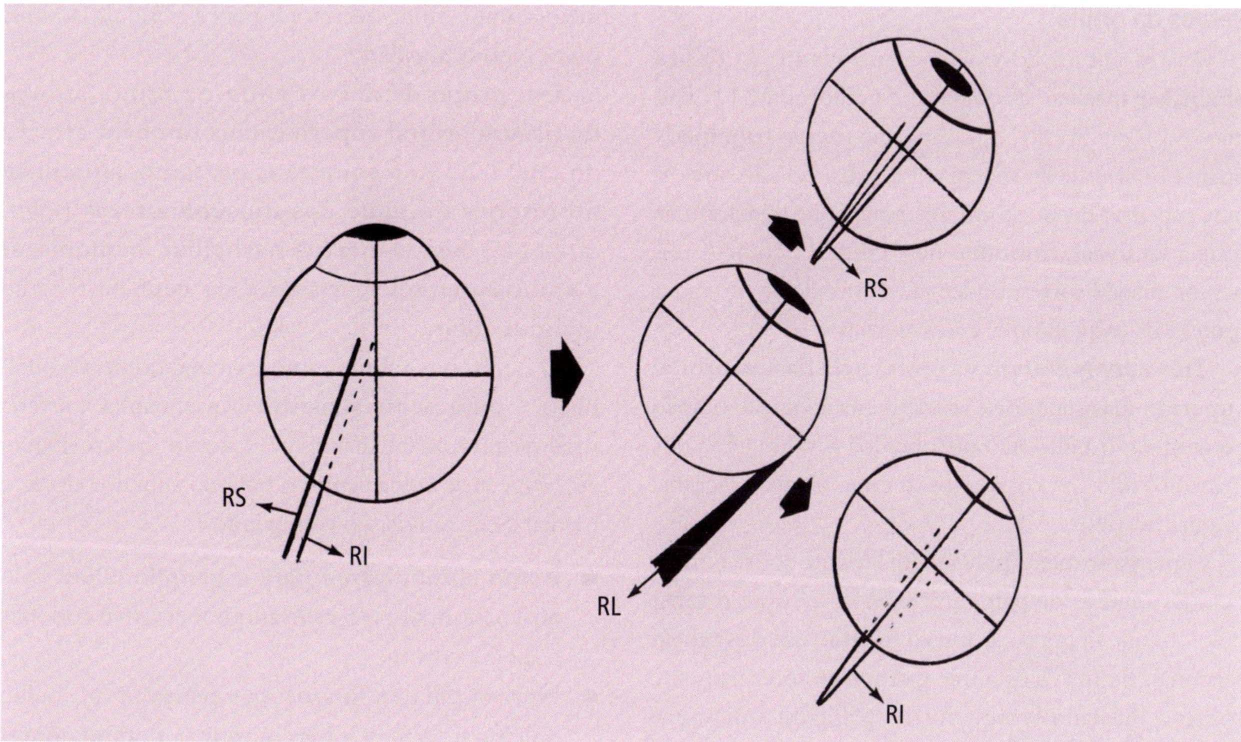

Figura 20.127 Ação dos músculos reto superior (RS) e reto inferior (RI) (ver texto). No olho abduzido, por ação do reto lateral (RL), o reto superior eleva o olho, e o reto inferior (RI) o abaixa.

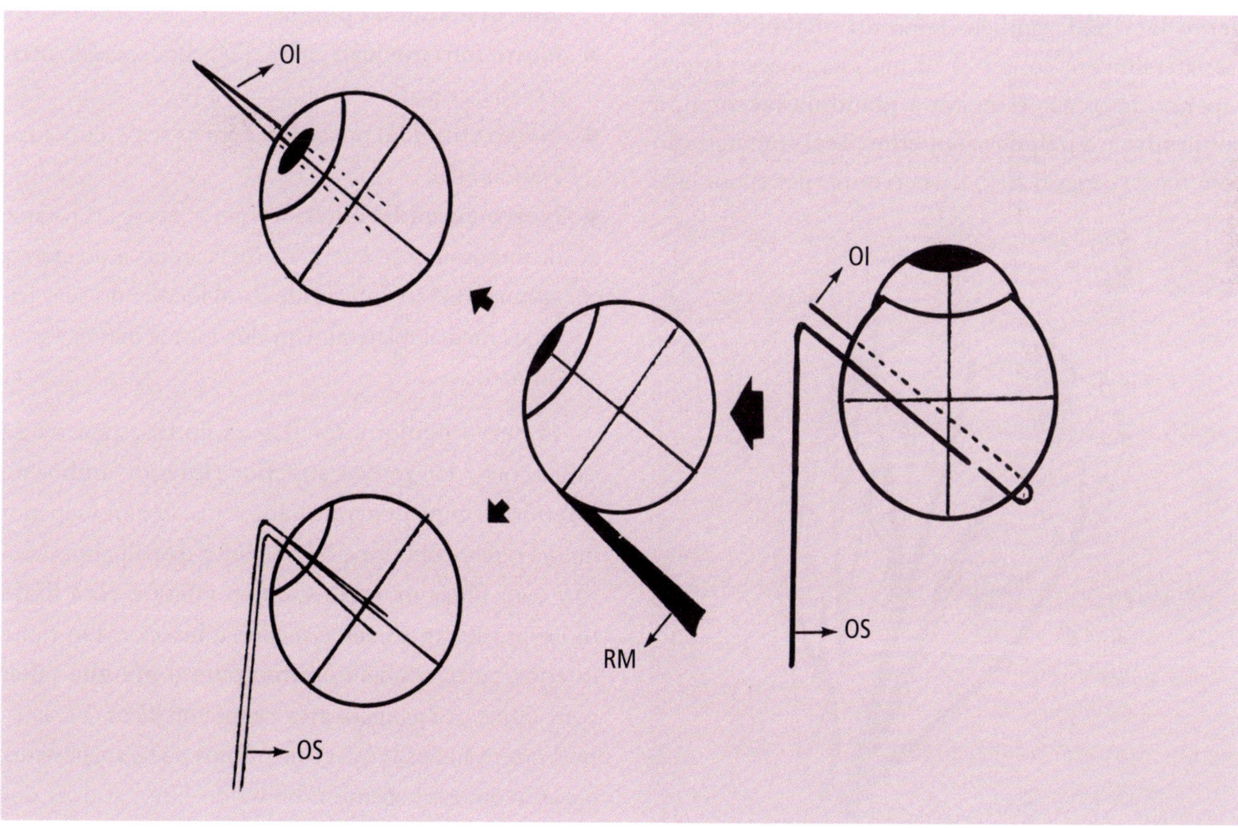

Figura 20.128 Ação dos músculos oblíquo superior (OS) e oblíquo inferior (OI) (ver texto). No olho aduzido, por ação do reto medial (RM), o oblíquo inferior eleva o olho, e o oblíquo superior o abaixa.

Nervos da órbita

Quatro nervos devem ser mencionados na órbita: **oftálmico**; **troclear**; **abducente**; e **oculomotor**. O oftálmico é a 1ª divisão do 5º par craniano (**nervo trigêmeo**): origina-se do gânglio trigeminal e, próximo à fissura orbital superior, divide-se em três ramos que penetram na órbita: **lacrimal**; **frontal**; e **nasociliar**. Os outros três nervos citados correspondem ao 4º (troclear), 6º (abducente) e 3º (oculomotor) pares cranianos.

Três nervos entram na órbita pela fissura orbital superior, mas superior e lateralmente ao anel tendíneo comum e, portanto, são distribuídos fora do cone dos músculos retos. São os nervos troclear, frontal e lacrimal (Figura 20.129).

O **nervo troclear** passa medialmente sobre o músculo levantador da pálpebra superior e supre o músculo oblíquo superior; o **nervo frontal**, um dos ramos terminais do nervo oftálmico, dirige-se anteriormente sobre o músculo levantador da pálpebra superior e emite dois ramos, os **nervos supratroclear** e **supraorbital** que se inervam com fibras sensitivas, a pálpebra superior e a metade anterior do couro cabeludo. O **nervo lacrimal**, também ramo do oftálmico, situa-se lateralmente ao nervo frontal, na porção lateral superior da órbita, e **inerva a glândula lacrimal, a conjuntiva e a pálpebra superior**. Tem comunicação com o nervo zigomático do nervo maxilar e, por esse meio, conduz fibras secretoras para a glândula lacrimal (item Nervo Maxilar).

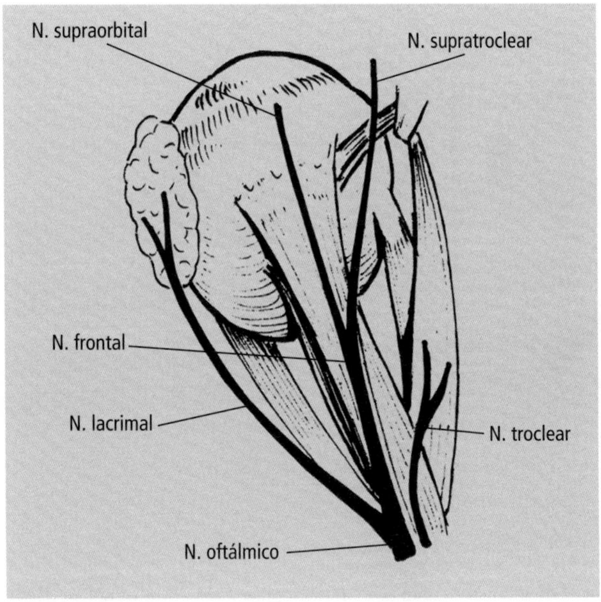

Figura 20.129 Nervos frontal, troclear e lacrimal.

Um grupo de nervos entra na órbita através da fissura orbital superior, mas também através do anel tendíneo comum e, portanto, situam-se no interior do cone dos músculos retos (Figura 20.125). São os **nervos nasociliar, oculomotor** e **abducente**. Referência deve ser também feita ao **gânglio ciliar**.

O **nervo nasociliar**, ramo terminal do nervo olfálmico, **é puramente sensitivo**. Acompanha a artéria oftálmica, cruza medialmente o nervo óptico (Figura 20.130) e aí se coloca entre o oblíquo superior e o reto medial. Seus ramos são os seguintes:

- **Ramo comunicante para o gânglio ciliar:** pelo qual passam fibras sensitivas que inervam o corioide, o íris e a córnea.
- **Nervos ciliares longos:** que penetram no bulbo do olho e, além de fibras sensitivas, **podem conter fibras simpáticas derivadas do plexo simpático da artéria carótida interna para inervar o músculo dilatador da pupila**.
- **Nervo infratroclear:** para as pálpebras, pele do nariz e saco lacrimal.
- **Nervo etmoidal posterior:** para os seios, etmoidais e esfenoidal.
- **Nervo etmoidal anterior:** que atravessa o forame de mesmo nome e entra na fossa anterior do crânio. Alcança, então, a cavidade nasal inervando suas paredes medial e lateral. Um dos ramos inerva a pele do nariz.

O **nervo oculomotor** (Figura 20.131) penetra na órbita como dois **ramos, superior** e **inferior, ambos no interior do cone dos músculos retos**. O ramo superior inerva o reto superior e o levantador da pálpebra superior com fibras motoras. O ramo inferior, com fibras motoras, inerva os retos medial e inferior. Do ramo inferior, parte também o **ramo para o gânglio ciliar** com fibras pré-ganglionares parassimpáticas. Essas fibras fazem sinapse com os neurônios pós-ganglionares, cujos axônios chegam ao bulbo do olho, através dos **nervos ciliares curtos**, para inervar o músculo esfíncter da pupila e o músculo ciliar.

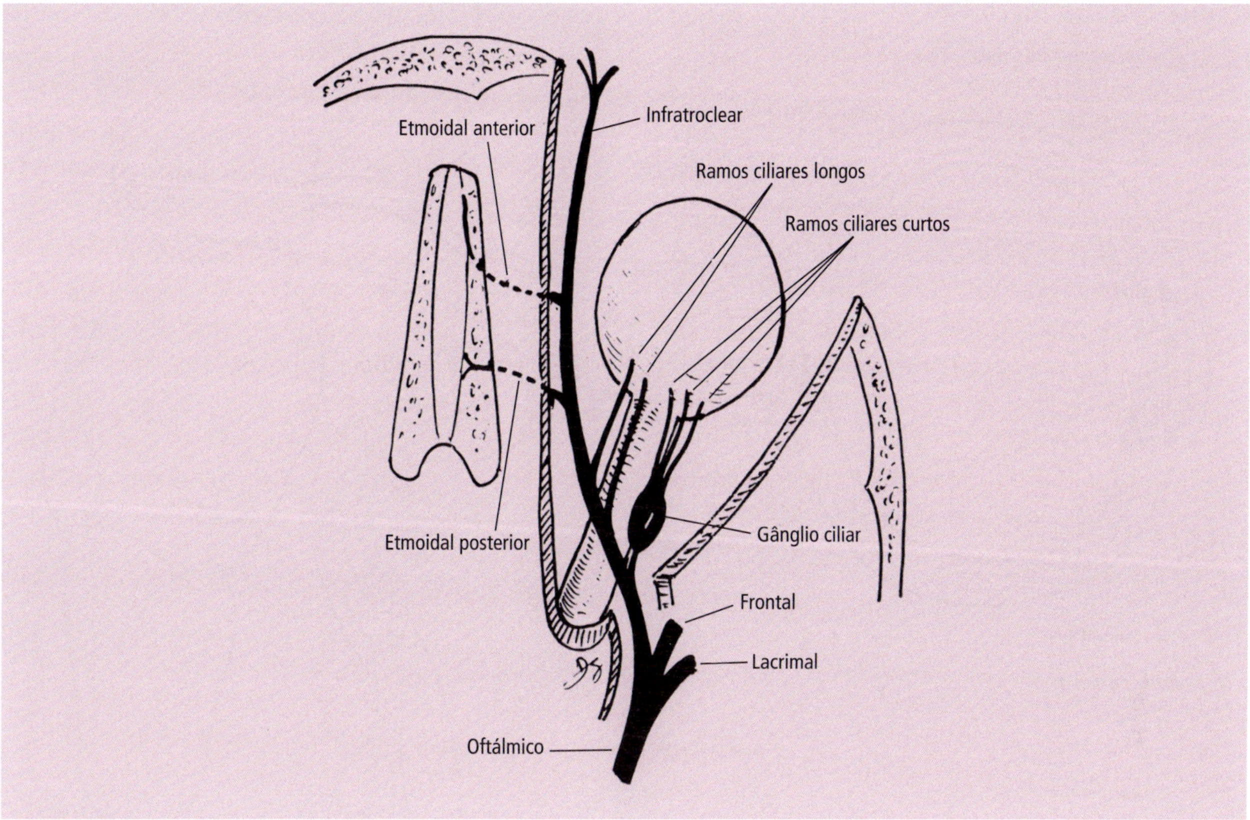

Figura 20.130 Nervo nasociliar e seus ramos.

O **nervo abducente** inerva, com fibras motoras, o músculo reto lateral. Tem esse nome porque o reto lateral produz a abdução do bulbo do olho.

O **gânglio ciliar** (Figura 20.131) é um parassimpático, situado no contorno lateral do nervo óptico e, apesar das diversas conexões que apresenta, as únicas funcionantes são as que mantêm com o nervo oculomotor, através das quais chegam até ele, fibras pré-ganglionares parassimpáticas daquele nervo. Outras fibras, simpáticas ou sensitivas, apenas passam pelo gânglio para, com fibras pós-ganglionares parassimpáticas, alcançar o bulbo do olho através dos **nervos ciliares curtos**.

Artérias da órbita

A **artéria oftálmica** (Figura 20.132), ramo da artéria carótida interna, **é a mais importante fonte de irrigação para estruturas situadas na órbita**. Ela penetra na órbita pelo canal óptico, em companhia, portanto, do nervo óptico. Situada no interior do cone dos músculos retos, ela, a princípio, está situada lateralmente ao nervo óptico e aí emite a **artéria lacrimal**, que segue anteriormente, ao longo da margem superior do reto lateral para **irrigar a glândula lacrimal, a conjuntiva e as pálpebras**. A seguir, a artéria oftálmica cruza medialmente o nervo óptico, em companhia do nervo maxilar e, na parede medial da órbita, vem colocar-se entre o oblíquo superior e o reto medial. Próximo à parte anterior da órbita, ela se divide em **artérias supratroclear** e **dorsal do nariz**.

Os ramos da artéria oftálmica são numerosos e irrigam os músculos extrínsecos do bulbo do olho, a dura-máter, as partes do aparelho lacrimal, a retina, a corioide, partes da cavidade nasal e alguns dos seios paranasais. Somente seus ramos mais importantes serão referidos aqui:

- **Artéria central da retina:** é o mais importante ramo da artéria oftálmica. Passa entre as fibras do nervo óptico e, assim, alcança a retina. Seus ramos terminais não têm anastomoses e, em companhia de veias, podem ser identificados com o oftalmoscópio. A **artéria central da retina é a única fonte**

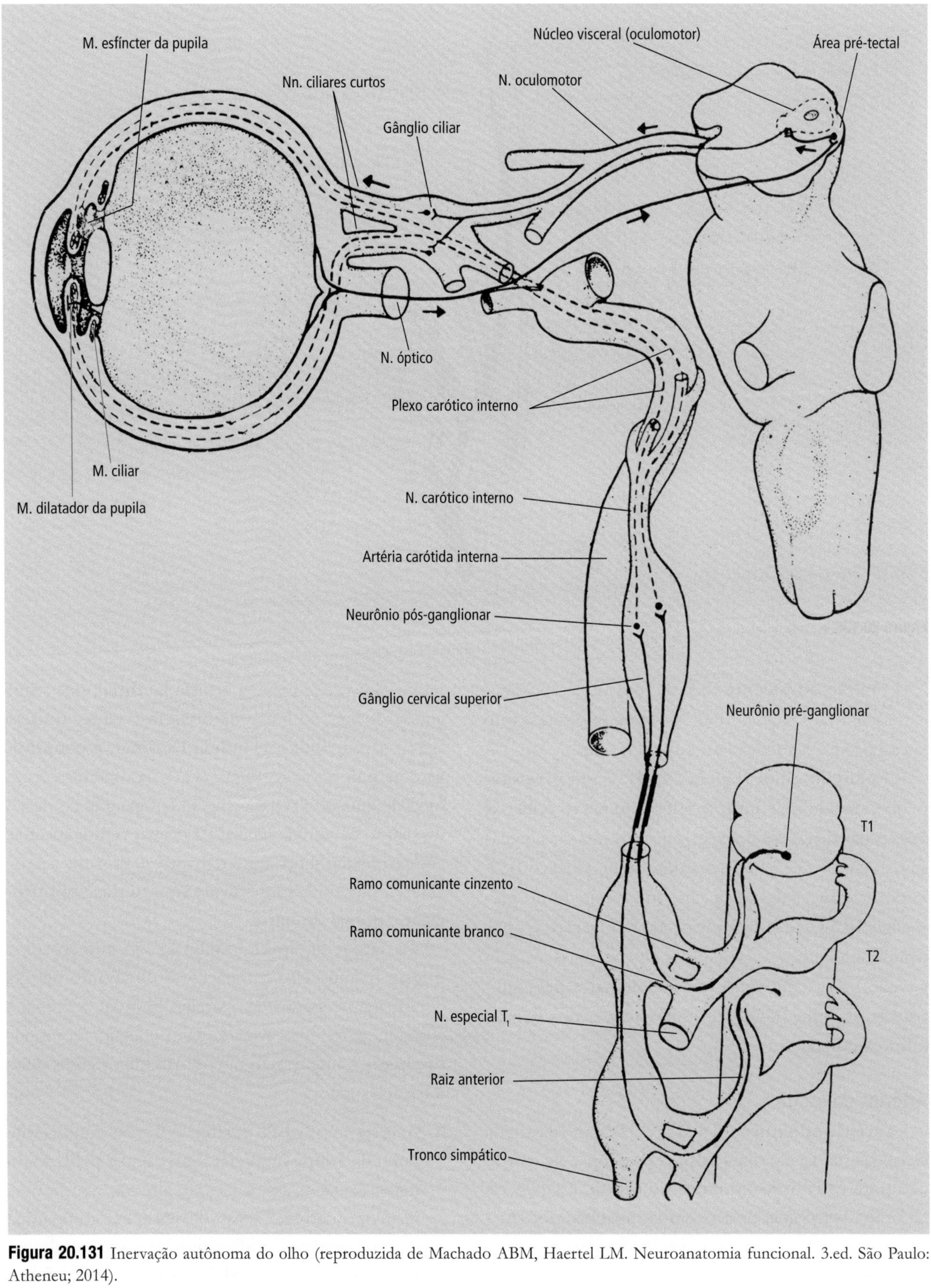

Figura 20.131 Inervação autônoma do olho (reproduzida de Machado ABM, Haertel LM. Neuroanatomia funcional. 3.ed. São Paulo: Atheneu; 2014).

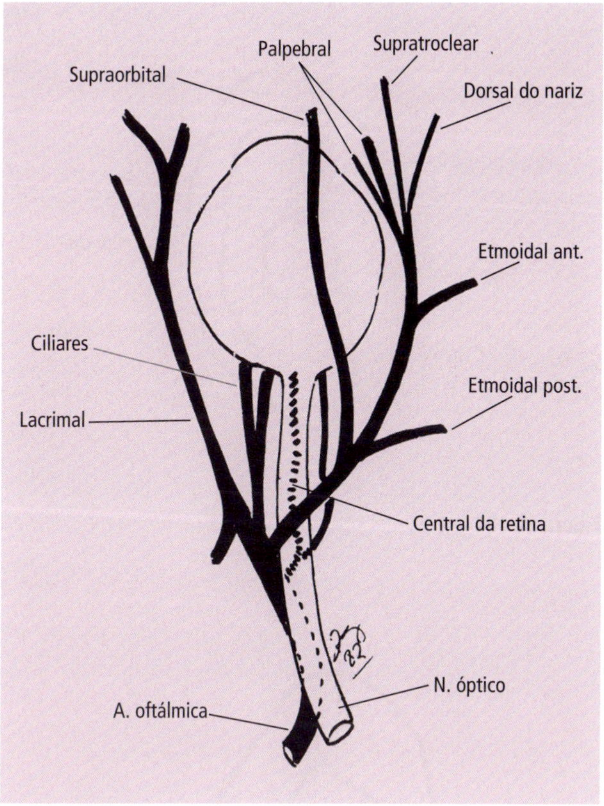

Figura 20.132 Artéria oftálmica e seus ramos.

de irrigação para a parte interna do estrato nervoso da retina.

- **Artérias ciliares:** penetram no bulbo do olho, posteriormente, e suprem a corioide, o corpo ciliar e a íris.
- **Artéria supraorbital:** acompanha o nervo supraorbital, através da incisura ou forame supraorbital, e irriga a pálpebra superior e o couro cabeludo.
- **Artérias palpebrais, mediais e laterais:** se anastomosam formando **arcos** nas pálpebras superior e inferior, as quais irrigam.
- **Artérias etmoidais, posteriores e anteriores:** acompanham os nervos de mesmo nome. A posterior irriga os seios etmoidais e, a anterior, a cavidade nasal e o nariz.
- **Artéria supratroclear:** acompanha o nervo homônimo e irriga a fronte e o couro cabeludo.
- **Artéria dorsal do nariz:** sai da órbita acima do ligamento palpebral medial, nutre a raiz do nariz e o saco lacrimal e anastomosa-se com ramos da artéria facial. É um exemplo de anastomose entre as artérias carótidas interna e externa.

Veias da órbita

As **veias oftálmicas, superior** e **inferior** (Figura 20.133), desprovidas de válvulas, drenam a órbita. Elas estabelecem importantes comunicações com a veia facial, o plexo pterigóideo e o seio cavernoso.

- **Veia oftálmica superior:** forma-se, próximo à raiz do nariz, pela união das veias supraorbital e angular (**donde a possibilidade de propagação de infecções superficiais da face para o seio cavernoso**). Acompanha a artéria oftálmica, recebe tributárias correspondentes e termina no seio cavernoso, depois de atravessar a fissura orbital superior. A **veia central de retina**, mais frequentemente, drena para a veia oftálmica superior.
- **Veia oftálmica inferior:** inicia-se como um plexo no assoalho da órbita e termina no seio cavernoso ou desemboca na veia oftálmica superior. A corioide é drenada pelas **veias vorticosas** que perfuram a esclera e terminam nas veias oftálmicas superior e inferior.

ÓRGÃOS DA AUDIÇÃO E DO EQUILÍBRIO

As estruturas envolvidas no estudo dos órgãos da audição e do equilíbrio apresentam uma morfologia altamente complexa, cujos detalhes escapam ao objetivo deste livro. Procurou-se, aqui, mostrar a base anatômica elementar sobre a qual se fundamenta o mecanismo da percepção dos sons e da manutenção do equilíbrio, particularmente da posição da cabeça e da conjugação dos movimentos dos olhos com os da cabeça.

A audição é, fundamentalmente, um processo de transformação de estímulos em cadeia. Num passo inicial, ondas sonoras são captadas pela orelha externa. A seguir, as ondas sonoras são transformadas em vibração mecânica na orelha média. A vibração mecânica é transformada, por sua vez, em vibrações líquidas na orelha interna. Finalmente, as vibrações líquidas são capazes de estimular receptores específicos da orelha interna, desencadeando estímulos nervosos que são levados aos centros cerebrais pelo 8º par craniano, o **nervo vestibulococlear**.

Orelha externa

É formada por um pavilhão, a **orelha**, e de um conduto no interior do osso temporal, o **meato acústico externo** (Figuras 20.134 e 20.135). A orelha é uma

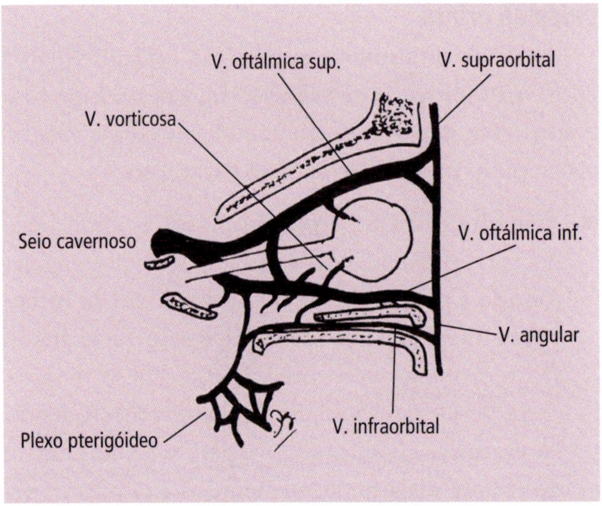

Figura 20.133 Veias ofálmicas e suas conexões.

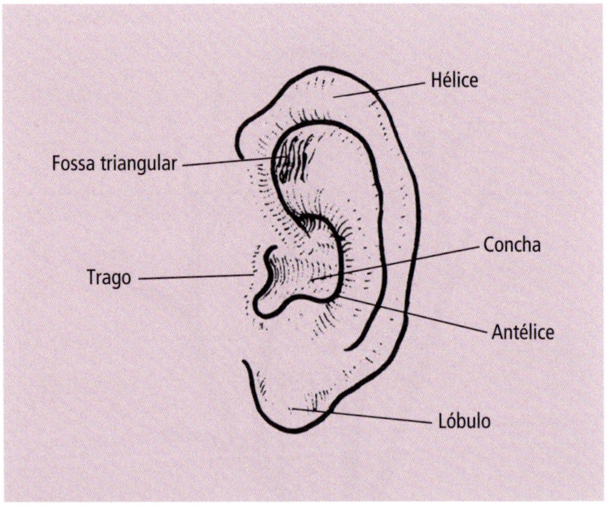

Figura 20.134 Orelha.

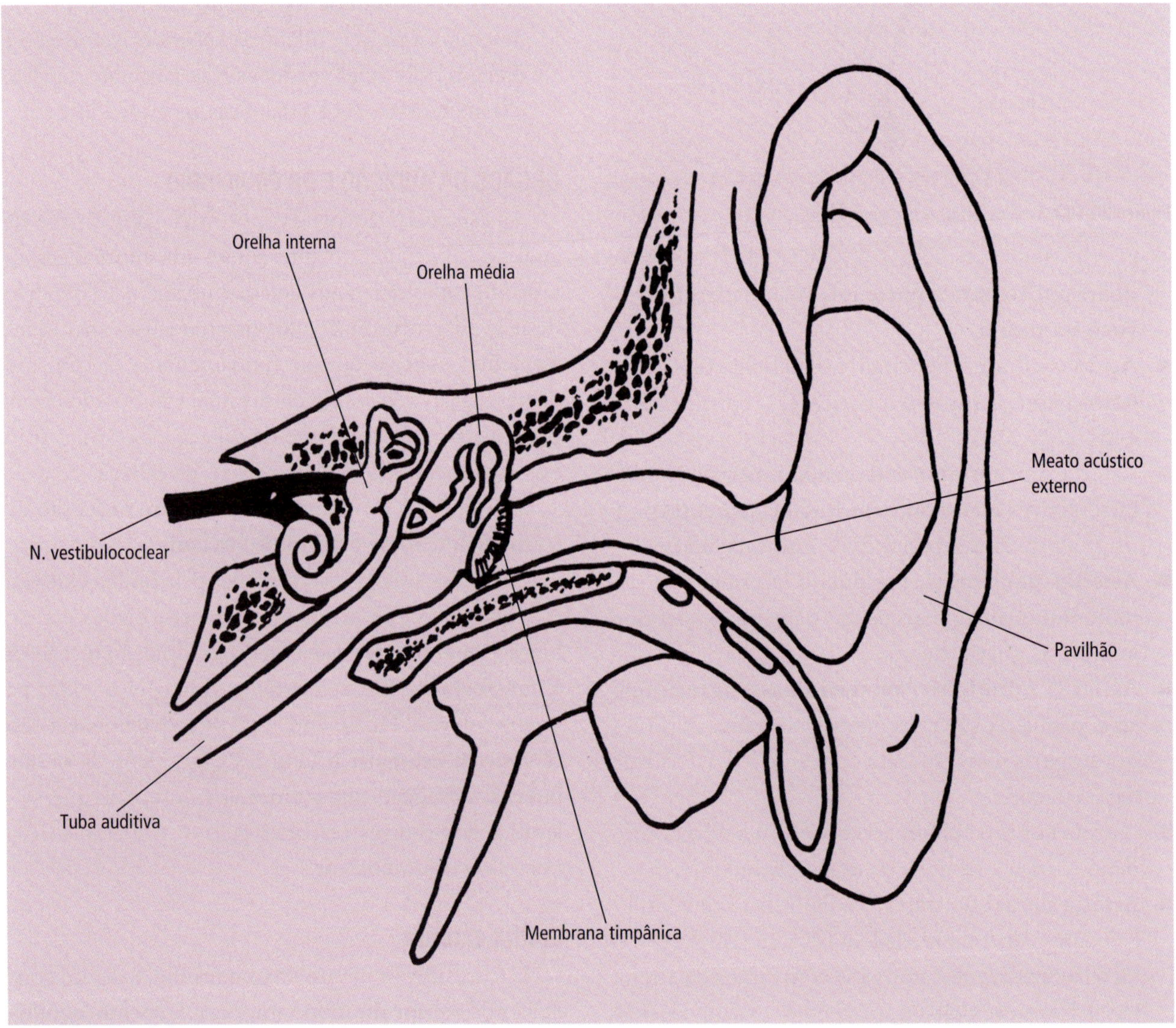

Figura 20.135 Visão de conjunto da orelha.

prega cutânea da face lateral da cabeça, reforçada por cartilagens e que apresenta margens, faces, elevações e depressões. Seus principais acidentes são:

- **Hélice:** a margem do pavilhão, apresentando o **ramo da hélice**, a **espinha da hélice** e a **cauda da hélice**.
- **Antélice:** a crista paralela e anterior à hélice.
- **Fossa triangular:** a depressão entre hélice e antélice, superior e anteriormente.
- **Lóbulo da orelha:** a prega cutânea, inferior, que pende do restante da orelha.
- **Concha da orelha:** a parte central escavada da orelha, protegida anteriormente por uma saliência, o **trago**.

Exceto o pavilhão, **o restante da orelha externa está contido no interior do osso temporal. O meato acústico externo estende-se da orelha até a membrana timpânica que o separa da orelha média** (Figura 20.135). Desse modo, as ondas sonoras captadas pela orelha são conduzidas através do meato acústico externo e fazem vibrar a membrana timpânica. **O meato acústico externo é cartilagíneo na parte lateral e ósseo na parte medial.** É revestido pela pele da orelha e, em sua parte cartilagínea, apresenta glândulas sebáceas e ceruminosas. **O cerume ou cera do ouvido é uma mistura das secreções dessas glândulas.**

A inervação sensitiva da orelha externa vem principalmente do **nervo auriculotemporal** (ramo do nervo trigêmeo), mas a região do pavilhão também é inervada pelos 7°, 9° e 10° pares cranianos. O **nervo auricular magno** inerva igualmente a parte inferior da pele do pavilhão da orelha. **A irrigação é feita pelas artérias auricular posterior e temporal superficial.**

Membrana timpânica

A membrana timpânica forma um septo entre o meato acústico externo e a orelha média (Figuras 20.135 e 20.136A e B). **Está disposta obliquamente no meato** e sua face lateral é coberta pela epiderme, ao passo que a face medial é revestida pela mucosa da orelha média. A face lateral é côncava e o centro da concavidade é denominado **umbigo da membrana timpânica. Na sua face medial, um dos ossículos da orelha média, o martelo, está fixado à membrana pelo manúbrio. Essa face está intimamente relacionada com a corda do tímpano.**

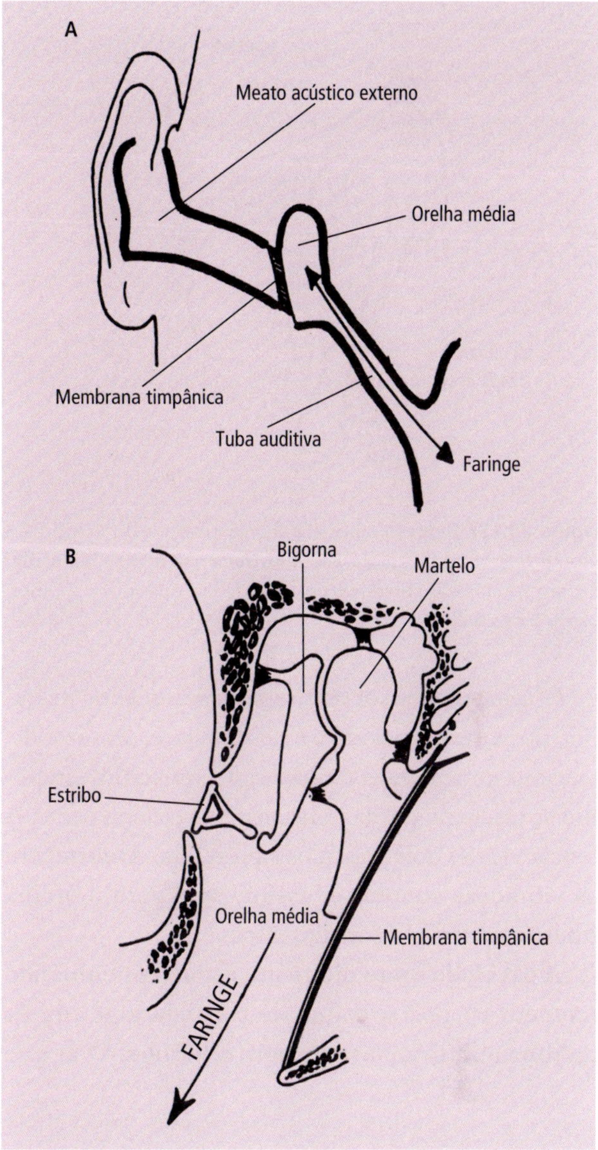

Figura 20.136 Orelha média e membrana timpânica.

Orelha média

As ondas sonoras, captadas na orelha externa, fazem vibrar a membrana timpânica. Essas vibrações mecânicas são transmitidas na orelha média a uma cadeia de ossículos, um dos quais está fixado à membrana timpânica. **A orelha média é um espaço, a cavidade timpânica, atravessada lateromedialmente por três ossículos articulados** (Figura 20.136): **o martelo; a bigorna; e o estribo**. Assim, as vibrações da membrana timpânica são, em última análise, transmitidas ao estribo (Figura 20.137). Dois músculos de reduzidas dimensões, o **músculo tensor do tímpano** e o **músculo estapédio**, devem ser mencionados com relação a esses ossículos.

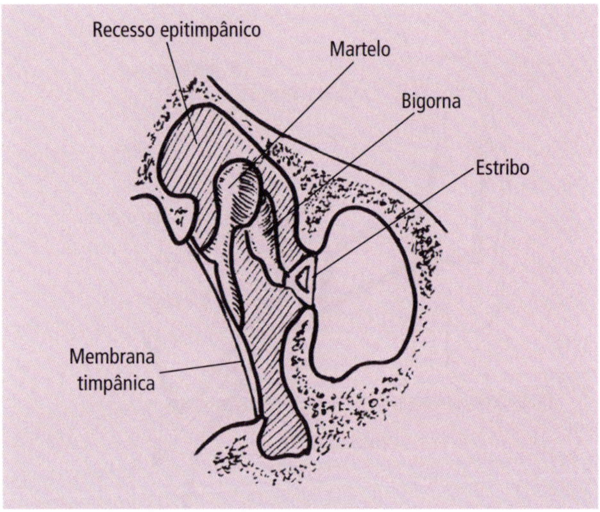

Figura 20.137 Recesso epitimpânico. A posição do estribo foi modificada nessa ilustração para mostrar a sua forma. Na verdade, seus ramos são anterior e posterior, e não superior e inferior, como ilustrados.

O **músculo tensor do tímpano** se insere no manúbrio do martelo, traciona-o medialmente e, desse modo, tenciona a membrana timpânica. O **músculo estapédio** se insere no estribo, tracionando-o lateralmente. A função desses dois músculos é protetora. **Amortecem as vibrações sonoras e, assim, protegem a orelha interna contra sons muito altos.**

A cavidade timpânica é um espaço pneumático (contém ar), pois se comunica com a faringe através da tuba auditiva, descrita com a faringe. O ar que existe no interior da cavidade timpânica é atmosférico e, portanto, as pressões em ambos os lados da membrana do tímpano estão igualadas.

Considerada uma caixa, ou um cubo, a cavidade timpânica apresenta **seis paredes: tegmental**; **jugular**; **labiríntica**; **mastóidea**; **carótica;** e **membranácea**. Para se ter ideia de sua dimensão, é suficiente lembrar que as paredes membranácea e labiríntica não estão separadas por mais de 6 mm.

- **Parede mastóidea (Figura 20.137):** uma parte da cavidade timpânica situa-se acima do nível da membrana timpânica e recebe o nome de **recesso epitimpânico.** Esse recesso **está em comunicação com o antro mastóideo do temporal, através de uma abertura, o ádito do antro mastóideo** (Figura 20.138). Abaixo do ádito, situa-se a **eminência piramidal**, em cujo ápice insere-se o músculo estapédio.
- **Parede carótica (Figura 20.137):** formada por uma delgada lâmina óssea que separa a cavidade timpânica da artéria carótida interna. No seu terço superior, situa-se o orifício oval do **óstio timpânico da tuba auditiva que comunica a cavidade timpânica com a parte nasal da faringe.** Acima do óstio da tuba, acha-se o **canal para o músculo tensor do tímpano.**
- **Parede membranácea (Figura 20.135):** formada principalmente pela membrana timpânica. Acima da membrana situa-se, como foi dito, o **recesso epitimpânico.**

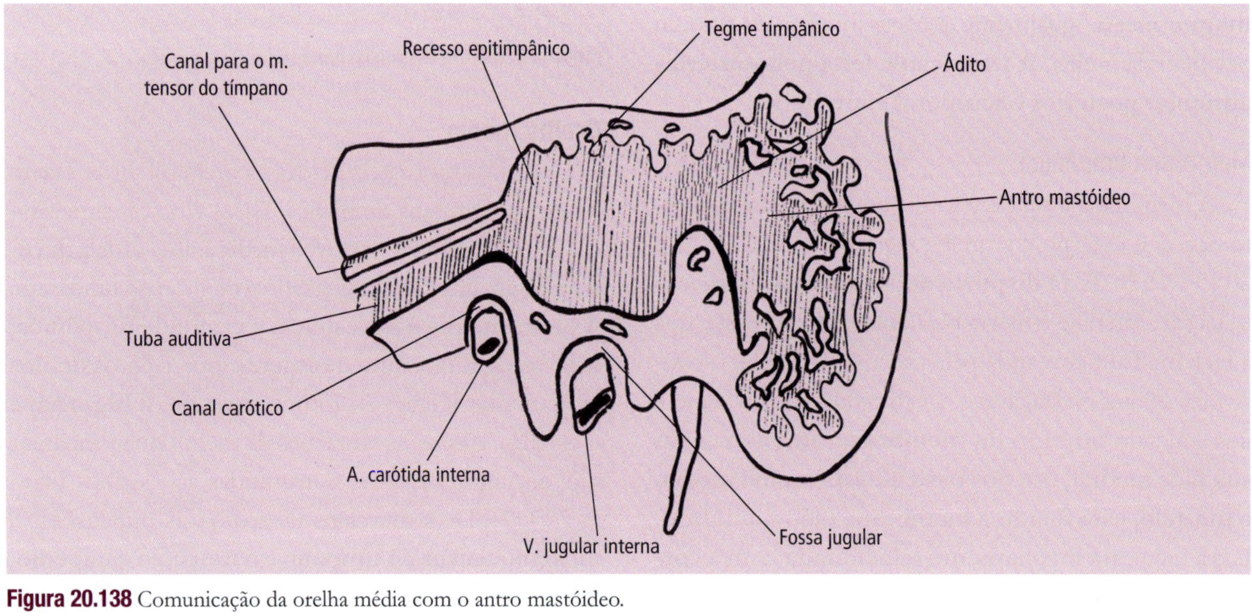

Figura 20.138 Comunicação da orelha média com o antro mastóideo.

- **Parede tegmental (Figura 20.138):** corresponde ao teto da cavidade timpânica. **O teto interpõe-se entre a cavidade timpânica e a fossa média do crânio.** Relaciona-se acima com o recesso epitimpânico, que se comunica com as células mastóideas e termina superiormente na **parte cupular.**
- **Parede jugular (Figura 20.138):** corresponde ao assoalho da cavidade timpânica. É, na verdade, o teto da **fossa jugular**, onde se aloja o **bulbo superior da veia jugular interna.** Um nódulo na porção posterior do assoalho corresponde à base do processo estiloide e é denominado **proeminência estiloide da cavidade timpânica.**
- **Parede labiríntica (Figura 20.139):** limite medial da cavidade timpânica e a que apresenta maior número de estruturas. As formações mais importantes são:
  - A saliência produzida na cavidade timpânica pelo **promontório,** e que corresponde ao canal espiral da base da cóclea, da orelha interna. Na superfície do promontório encontra-se o **sulco do promontório** que aloja o **nervo timpânico,** ramo do nervo glossofaríngeo. Forma-se aí o **plexo timpânico. Desse plexo, emergem fibras secretoras para a glândula parótida.**
  - A **janela do vestíbulo,** logo acima e atrás do promontório, situa-se no fundo da **fóssula da janela do vestíbulo. A janela do vestíbulo conduz ao vestíbulo da orelha interna e é fechada pela base do estribo.**
  - A **janela da cóclea,** logo abaixo e atrás do promontório. Situa-se no fundo da **fóssula da janela da cóclea.** É fechada por uma membrana, **a membrana secundária timpânica.** A janela da cóclea conduz à **cóclea** da orelha interna.
  - A **proeminência do canal do nervo facial,** acima da janela do vestíbulo, produzida pela presença do nervo facial que passa no canal.
  - A **proeminência do canal semicircular lateral,** acima da proeminência do canal nervo do facial, produzida pela presença de um dos canais semicirculares da orelha interna.

Orelha interna

Abriga o **órgão vestibulococlear.** Está **situada medialmente à cavidade timpânica e é também conhecida como labirinto,** pois, na verdade, é um labirinto de minitúbulos e de pequenas dilatações, suspenso em um estojo ósseo que tem, aproximadamente, a mesma forma (Figura 20.140). **No interior do osso temporal, abre-se um espaço que recebe o nome de labirinto ósseo** (Figura 20.141). Trabéculas muito delgadas suspendem, no interior do labirinto ósseo, outro conjunto de tubos: o **labirinto membranáceo. O espaço entre o labirinto membranáceo e o**

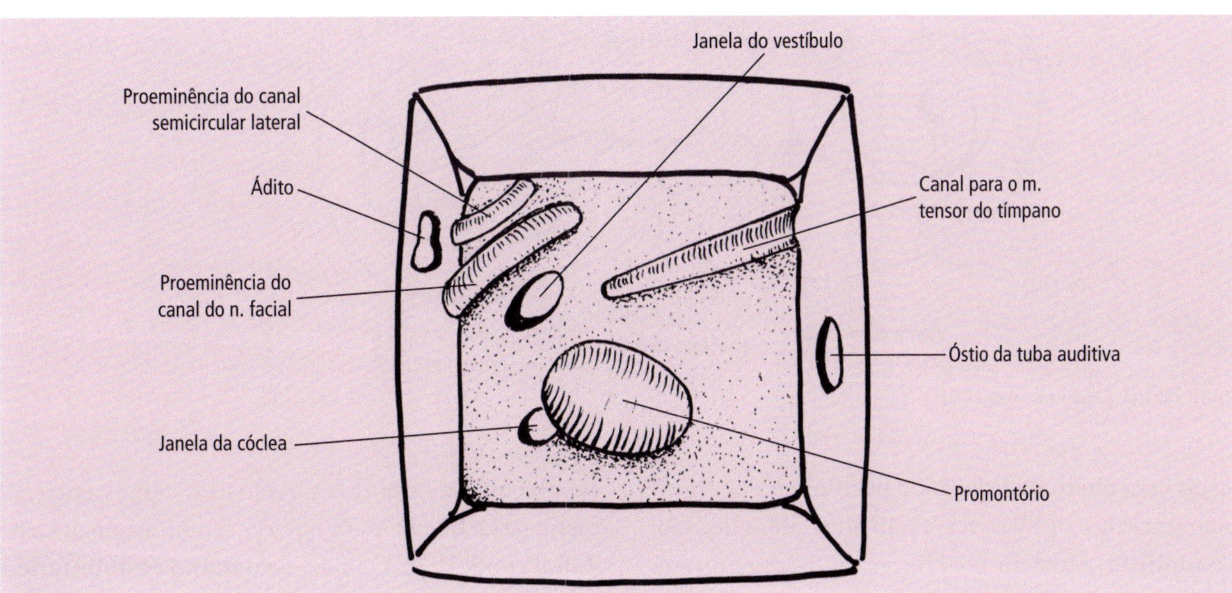

Figura 20.139 Parede medial da cavidade timpânica em um diagrama.

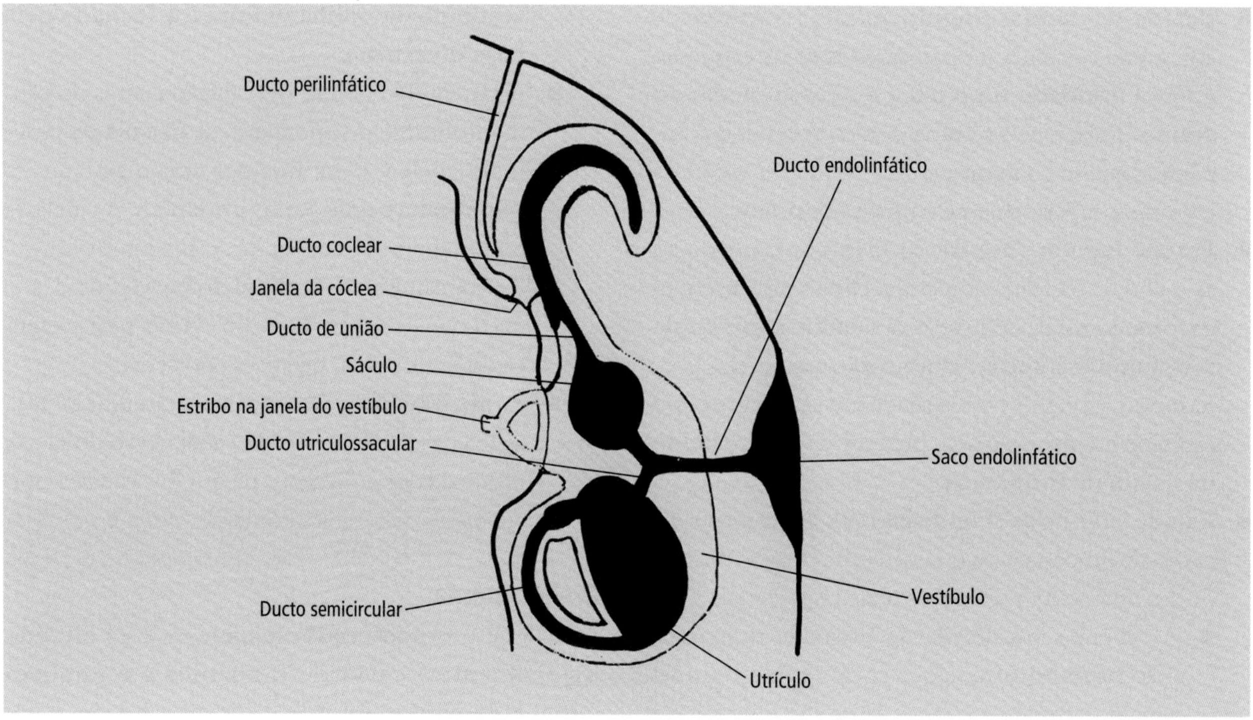

Figura 20.140 Ilustração esquemática da orelha interna.

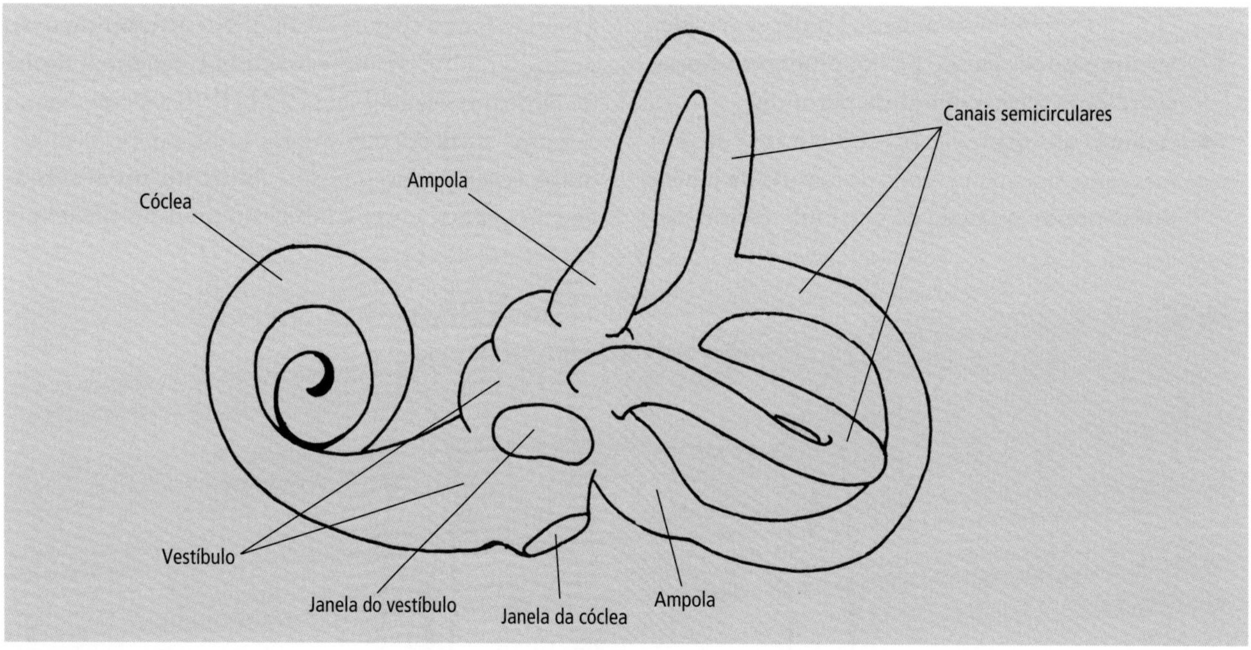

Figura 20.141 Labirinto ósseo.

ósseo está cheio de líquido, a perilinfa. O labirinto membranáceo, por sua vez, também contém líquido, a **endolinfa**. Existem dois locais de drenagem para esses líquidos: um excesso de perilinfa pode ser drenado pelo **ducto perilinfático**, que se abre no espaço subaracnóideo, um dos espaços existentes entre as meninges e que contém líquido cerebroespinal; a endolinfa pode drenar, ainda, pelo **ducto endolinfático** que termina no **saco endolinfático**, sob a dura-máter (Figura 20.140).

Labirinto ósseo

A parte central do espaço perilinfático é uma câmara irregular, **o vestíbulo, em cujo conteúdo líquido as vibrações do estribo são transformadas em ondas líquidas**. Do vestíbulo saem, posteriormente, **três canais semicirculares** (Figura 20.141), cujos planos são aproximadamente perpendiculares entre si. Desse modo, eles ocupam os três planos do espaço: **anterior; posterior;** e **lateral**. Anteromedialmente, o vestíbulo prolonga-se como um caracol ósseo, a **cóclea** (Figura 20.141).

A cóclea dá duas voltas e meia em torno de uma coluna oca central, o **modíolo** (Figura 20.142), que contém o **gânglio espiral da parte coclear do nervo vestibulococlear** (8° par craniano), e seu ápice denomina-se **cúpula da cóclea. O interior da cóclea está dividido em duas rampas, do vestíbulo e do tímpano, por uma espiral óssea e pela presença do ducto coclear do labirinto membranáceo** (Figuras 20.142 e 20.143). A comparação com um parafuso facilita a compreensão dessa complexa disposição: o corpo do parafuso (oco) seria o modíolo; a aba em espiral do parafuso seria a espiral óssea que separa as duas rampas. As duas rampas só se comunicam na extremidade da cóclea, o **helicotrema**, e estão cheias de perilinfa.

Labirinto membranáceo

É a parte essencial dos órgãos da audição e do sentido do equilíbrio. Distingue-se um **labirinto vestibular** e um **coclear**. No labirinto vestibular, descrevem-se as seguintes estruturas (Figura 20.140):

- **Sáculo:** uma pequena dilatação situada anteriormente no vestíbulo. Em um dos seus lados, há uma

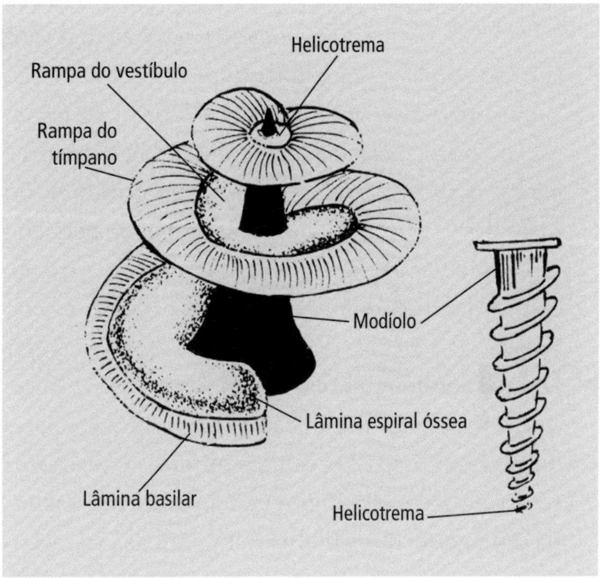

Figura 20.142 Cóclea. O ducto coclear não está representado. A posição da cóclea não foi representada na sua posição anatômica.

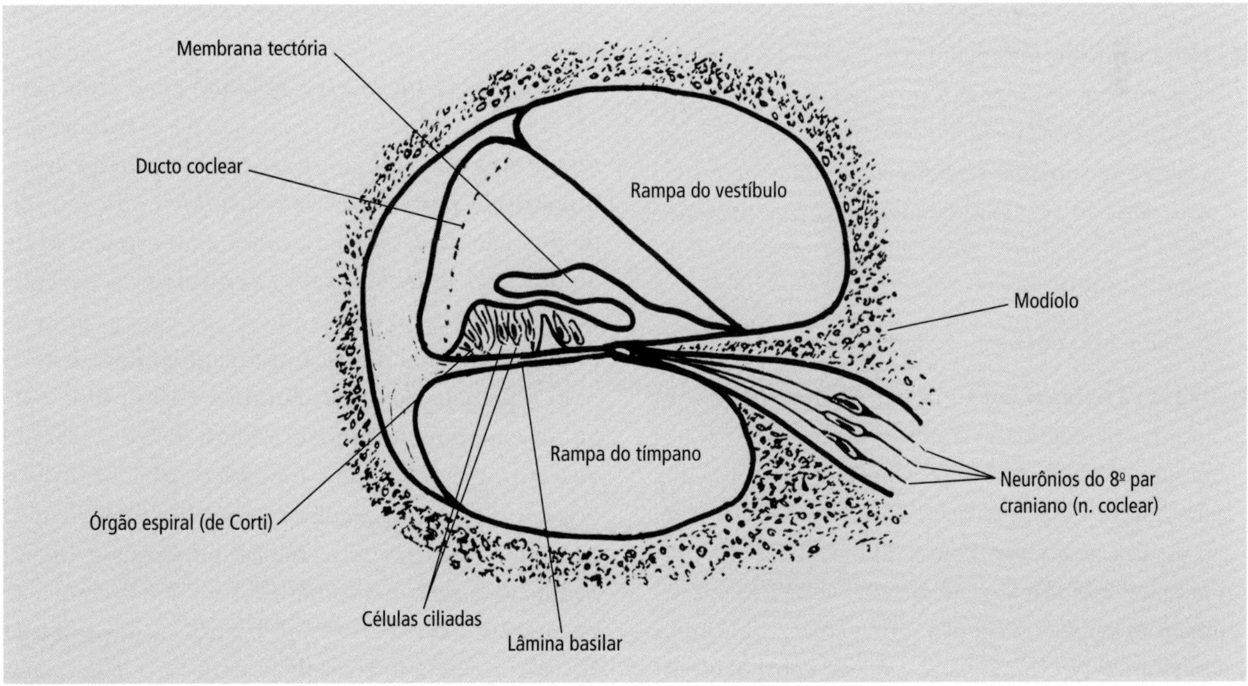

Figura 20.143 Corte transversal da cóclea mostrando o órgão espiral e as estruturas adjacentes.

placa de células colunares altas, ciliadas, projetada na endolinfa e coberta por substância gelatinosa. É denominada **mácula do sáculo** e é um dos receptores da porção vestibular do 8º par craniano. Inferiormente, o sáculo prolonga-se em um funil que se prolonga com um canalículo, o **ducto de união, por intermédio do qual se comunica com o ducto coclear**.

- **Utrículo:** como o sáculo, é uma dilatação e recebe as desembocaduras dos ductos semicirculares. Está situado na parte posterior e superior do vestíbulo e é o órgão mais volumoso do labirinto membranáceo. Tem, como o sáculo, um epitélio sensorial para o nervo vestibular, localizado na **mácula do utrículo**. O **ducto utriculossacular** é um pequeno tubo epitelial que põe em comunicação o utrículo com o ducto endolinfático, que é proveniente do sáculo.
- **Ductos semicirculares:** são tubos que saem e retornam ao utrículo, alojados nos canais semicirculares do labirinto ósseo. **Os ductos anterior e posterior retornam ao utrículo por canal comum e, assim, há cinco aberturas no utrículo para as emergências e os retornos dos ductos semicirculares.** Na emergência, cada ducto apresenta uma pequena dilatação, a **ampola**, na qual estão localizados receptores vestibulares, a **crista ampular**.
- **Ducto endolinfático:** um canalículo que se estende do sáculo, medialmente, logo recebe o ducto utriculossacular, proveniente da parte medial do utrículo, e dirige-se superoposteriormente para penetrar no aqueduto do vestíbulo e emergir na face posterior da pirâmide do osso temporal onde termina como **saco endolinfático**.

No **labirinto coclear**, encontra-se o **ducto coclear**:

- **Ducto coclear:** um tubo em espiral, situado no interior da cóclea do labirinto ósseo. Está em comunicação com o sáculo e forma a parte anterior do labirinto membranáceo. Em secção transversal, o ducto é triangular (Figura 20.143). Uma das suas paredes, que alarga a lâmina espiral óssea para separar as rampas vestibular e timpânica, é a **lâmina basilar**. Sobre ela, apoia-se o **órgão espiral**, receptor auditivo, formado pelas células neuroepiteliais ciliadas, fixadas a uma massa gelatinosa denominada **membrana tectória**.

Equilíbrio e audição

Sáculo, utrículo e ductos semicirculares estão envolvidos na função do equilíbrio, já o ducto coclear responde pela audição. Entretanto, em todas essas estruturas o mecanismo para estímulo dos receptores é o mesmo: as ondas líquidas da endolinfa estimulam as células ciliadas e o estímulo dos receptores é levado aos centros cerebrais, seja pela porção vestibular (equilíbrio), seja pela porção coclear (audição) do 8º par craniano.

As vibrações da endolinfa podem se originar:

- De vibrações da membrana timpânica e dos ossículos da orelha transmitidas à perilinfa, através da janela do vestíbulo, e dela para a endolinfa.
- A partir de ondas aéreas (vibração do ar contido na cavidade timpânica), que alcançam a janela da coclea, e aí são transmitidas à peri e à endolinfa.
- De vibrações das paredes do labirinto ósseo, isto é, vibrações transmitidas através dos ossos do crânio.

Canais e ductos semicirculares estão de tal modo dispostos, que qualquer movimento da cabeça movimentará um ou mais deles no sentido de seu longo eixo longitudinal, disso resultando que o fluido dentro do ducto exercerá pressão em direção oposta à do movimento (quando se roda um copo com água, no início, esta não se movimenta). **O estímulo dos receptores é levado ao cérebro pela porção vestibular do 8º par e toma-se consciência do sentido de posição de direção da cabeça no espaço. Mais do que isso, conexões reflexas no sistema nervoso central conjugam o movimento de cabeça com os movimentos dos olhos, um mecanismo essencial para a fixação do olhar, já que a visão nítida exige que os raios luminosos caiam sobre a mácula da retina.** Os estímulos mecânicos produzidos no órgão vestibular da orelha interna são transduzidos em sinais elétricos pelas células sensoriais e, assim, conduzidos pelo nervo vestibular (8º par craniano) ao encéfalo. Parte dessa informação será projetada no córtex cerebral, correspondendo ao componente consciente a respeito da posição da nossa cabeça no espaço. Contudo, outra parte do estímulo não será percebida pela consciência, pois será desviada para o cerebelo (vestibulocerebelo) e, assim, será envolvida nas ações reflexas (involuntárias) do equilíbrio. Imagine um indivíduo a cavalo: a cabeça está em constante movimento, em virtude do trote do animal. Para ter visão nítida, os olhos do cavaleiro estão também em contínuo movimento compensatório, oposto aos da cabeça, para permitir a visão nítida. Ao que parece, cada ducto semicircular controla certos músculos extrínsecos do bulbo do olho. Um estímulo exagerado dos ductos semicirculares, como girar um indivíduo com violência numa cadeira giratória, provoca um descontrole reflexo: os olhos do indivíduo, depois de parada a cadeira, movimentar-se-ão lentamente para uma direção e, num determinado momento, farão o movimento para a posição inicial muito rapidamente: é o **nistagmo**. Esse é um dos testes que se aplicam para verificar as condições do sistema vestibular de um paciente. Vertigem e perda do sentido de posição são sintomas de doença da porção vestibular da orelha interna ou do 8º par craniano.

O principal sintoma dos distúrbios da audição é, naturalmente, a surdez. **Mas é importante verificar se ela é consequente a uma lesão da cóclea, ou da porção coclear do 8º par craniano, ou se decorre de doença da orelha média (surdez de condução).** Se a orelha média está funcionando normalmente, um diapasão, colocado no processo mastóideo até que o paciente cesse de ouvi-lo vibrar, ainda é audível quando transferido para o meato acústico externo (**teste de Rinne**). Isso significa que a sensibilidade ao som, conduzido pela membrana timpânica e ossículos da orelha média, é maior que a do som conduzido pelos ossos do crânio. Além do mais, se um diapasão é colocado sobre o vértice do crânio (ponto mais elevado da abóbada craniana, no plano mediano), ele é ouvido igualmente bem em cada ouvido. Já enquanto na doença da orelha média os ossículos fundidos podem efetuar uma condução óssea mais eficiente e, assim, o som é ouvido melhor na orelha (**teste de Weber**). Surdez nervosa parcial é muito frequente nas pessoas idosas.

Nervo vestibulococlear

É o 8º par craniano e emerge entre a ponte e o bulbo, no tronco encefálico. Essencialmente sensitivo, dirige-se lateralmente e, através do meato acústico interno, alcança a orelha interna. Nesse ponto, ele apresenta dois grupos de fibras:

- **Nevo vestibular:** se relaciona com o equilíbrio, é distribuído às máculas do sáculo e utrículo e às cristas ampulares dos ductos semicirculares. No meato acústico interno, essa porção se dilata no **gânglio vestibular**, onde estão os corpos dos neurônios sensitivos (bipolares).
- **Nervo coclear:** se relaciona com a audição, é distribuído aos órgãos espirais dos ductos cocleares. O **gânglio coclear**, onde estão os corpos dos neurônios sensitivos (bipolares), situa-se no interior do modíolo.

CASO CLÍNICO

Uma mulher de 76 anos dá entrada no pronto-socorro com palpitações precordiais (na região do coração) e é diagnosticada, por meio do eletrocardiograma, com uma arritmia do tipo taquicardia supraventricular. A paciente já teve um acidente isquêmico transitório há cerca de 2 anos e faz acompanhamento neurológico, além de fazer uso das medicações indicadas para a prevenção de novos eventos neurológicos. O estudante de Medicina inicia uma massagem do pescoço para controle da arritmia, mas é imediatamente parado pelo residente, que contraindica a realização da massagem e inicia outra manobra vagal.

1. Qual estrutura o estudante de Medicina está massageando?
   a. Carótida comum
   b. Seio carotídeo
   c. Veia jugular externa
   d. Tireoide

2. O residente chega e interrompe a massagem dizendo que ela não está indicada nessa paciente pelo risco de acidente vascular encefálico. Após realizar outra manobra vagal e cessar a arritmia, com o auxílio do ultrassom Doppler, ele mostra a presença de estenose carotídea na paciente. Sabendo que ele está avaliando a artéria carótida, qual das estruturas abaixo NÃO está envolta pela bainha carotídea?
   a. Carótida comum
   b. Traqueia
   c. Nervo vago
   d. Veia Jugular Interna
3. A artéria carótida interna não apresenta frequentes anastomoses (comunicações) com a artéria carótida externa. A única anastomose se dá pela artéria:
   a. Occipital
   b. Labial
   c. Oftálmica
   d. Nasal

MATERIAL COMPLEMENTAR

Escaneie os QrCodes para visualizar as imagens.

Imagem 20.1

- Síndrome de Horner.

Fonte: Desenvolvido pela autora.

Imagem 20.2

- Paralisias faciais.

Fonte: Desenvolvido pela autora.

Imagem 20.3

- Local de cricotireoidostomia.

Fonte: Desenvolvido pela autora.

Imagem 20.4

- **Movimentos básicos do olho:** Ao olharmos para o lado direito, o olho direito abduz pela ação do músculo reto lateral, enquanto o olho esquerdo aduz pela ação do músculo reto medial. Se olharmos para a esquerda, a lógica é a mesma, mas invertida. Quando o olho encontra-se abduzido, o músculo responsável pela sua elevação é o reto superior e o responsável pelo seu rebaixamento é o reto inferior. Quando o olho encontra-se aduzido, o responsável pela sua elevação é o oblíquo inferior e o responsável pelo seu rebaixamento é o oblíquo superior..

Fonte: Desenvolvido pela autora.

RESPOSTAS DO CASO CLÍNICO

1) b; 2) b; 3) c

21 Tórax

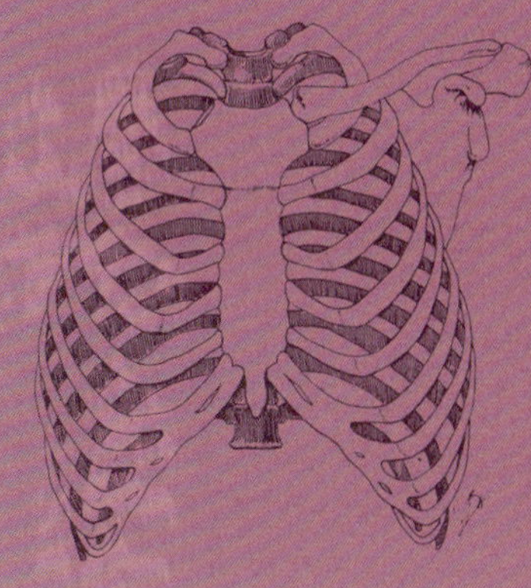

O tórax é a porção mais superior do tronco e abriga órgãos fundamentais para a respiração, os **pulmões**, e para a circulação, o **coração**. Além disso, é atravessado pelo **esôfago**, no seu trajeto em direção ao abdome e, nele, **a traqueia se divide nos brônquios principais**, **direito** e **esquerdo**, que penetram nos pulmões. Grandes troncos venosos, arteriais e linfáticos, são aí encontrados, bem como uma das formações mais importantes do sistema simpático. Acrescente-se a isso a riquíssima patologia torácica, com destaque para as afecções cardíacas e pulmonares, para se ter uma ideia da importância morfofuncional, clínica e cirúrgica desse segmento.

No exame do tórax, várias linhas imaginárias são utilizadas como pontos de referência. São elas (Figura 21.1):

- **Linha mediana anterior:** passa verticalmente sobre o plano mediano do esterno.
- **Linha esternal:** passa verticalmente tangenciando a margem do esterno.
- **Linha medioclavicular:** passa verticalmente no ponto médio da clavícula.
- **Linha paraesternal:** passa verticalmente à meia distância entre as linhas esternal e medioclavicular.
- **Linha mediana posterior:** passa verticalmente sobre os processos espinhosos das vértebras.
- **Linha paravertebral:** passa verticalmente à meia distância entre as linhas mediana posterior e escapular.
- **Linha escapular:** que tangencia verticalmente a margem medial da escápula.
- **Linha axilar anterior:** desce verticalmente da prega axilar anterior.
- **Linha axilar posterior:** desce verticalmente da prega axilar posterior.
- **Linha axilar média:** desce verticalmente do ponto médio entre as linhas axilares, anterior e posterior.

A Figura 21.2 mostra as regiões do tórax.

ESQUELETO DO TÓRAX

A caixa torácica constitui-se do **esterno**, situado anteriormente no plano mediano, das **vértebras torácicas**, situadas no plano mediano, posteriormente das **costelas e suas cartilagens costais**, situadas nos contornos posterior, lateral e anterior do tórax (Figura 21.3). As vértebras torácicas foram descritas no Capítulo 19 – Crânio, Coluna Vertebral e Partes Moles do Dorso.

Esterno

O **esterno** (Figura 21.4) **é uma longa e estreita placa óssea mediana na parede anterior do tórax**. Articula-se com as costelas por meio das **cartilagens costais**, permitindo uma flexibilidade que resulta em

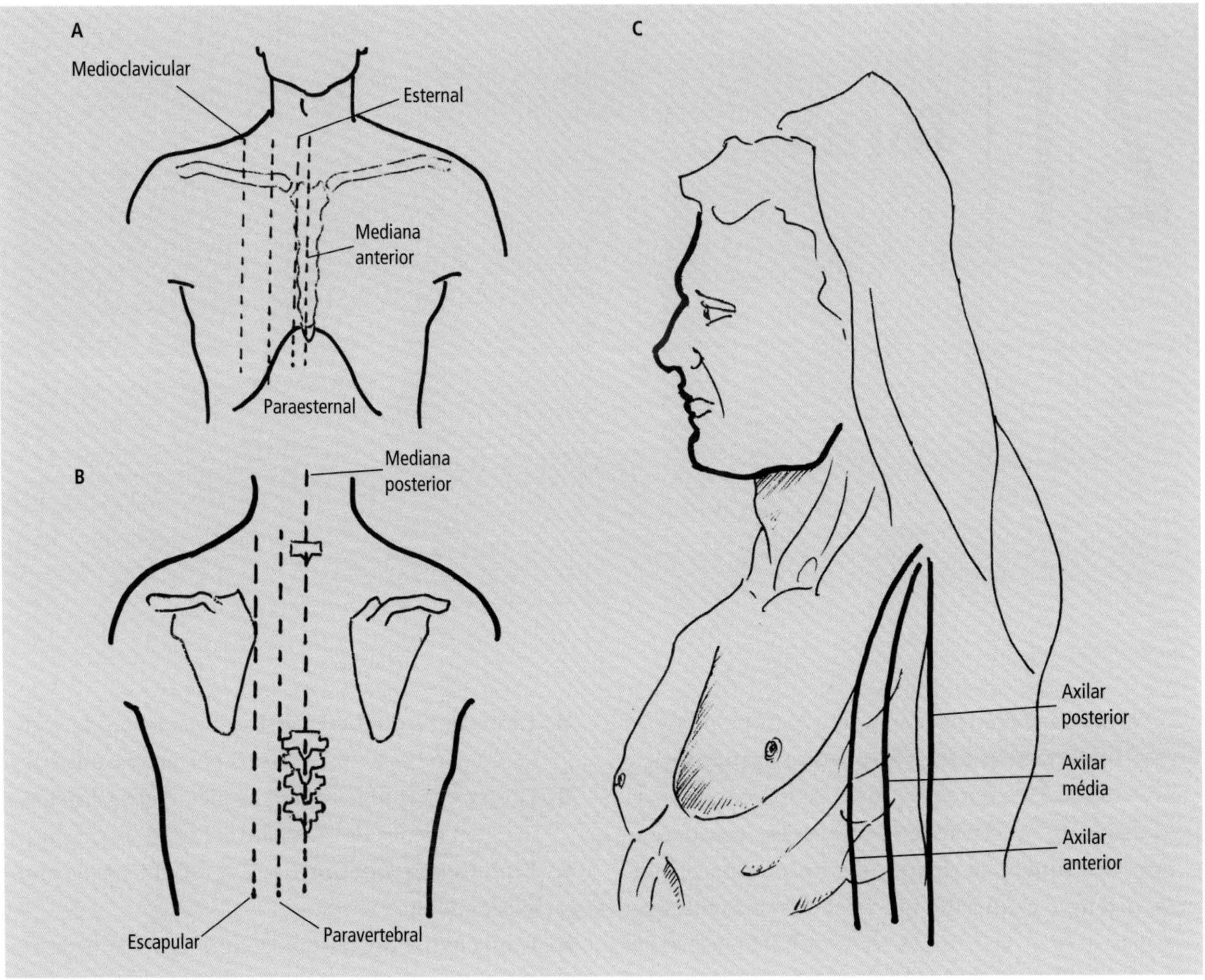

Figura 21.1 Linhas do tórax.

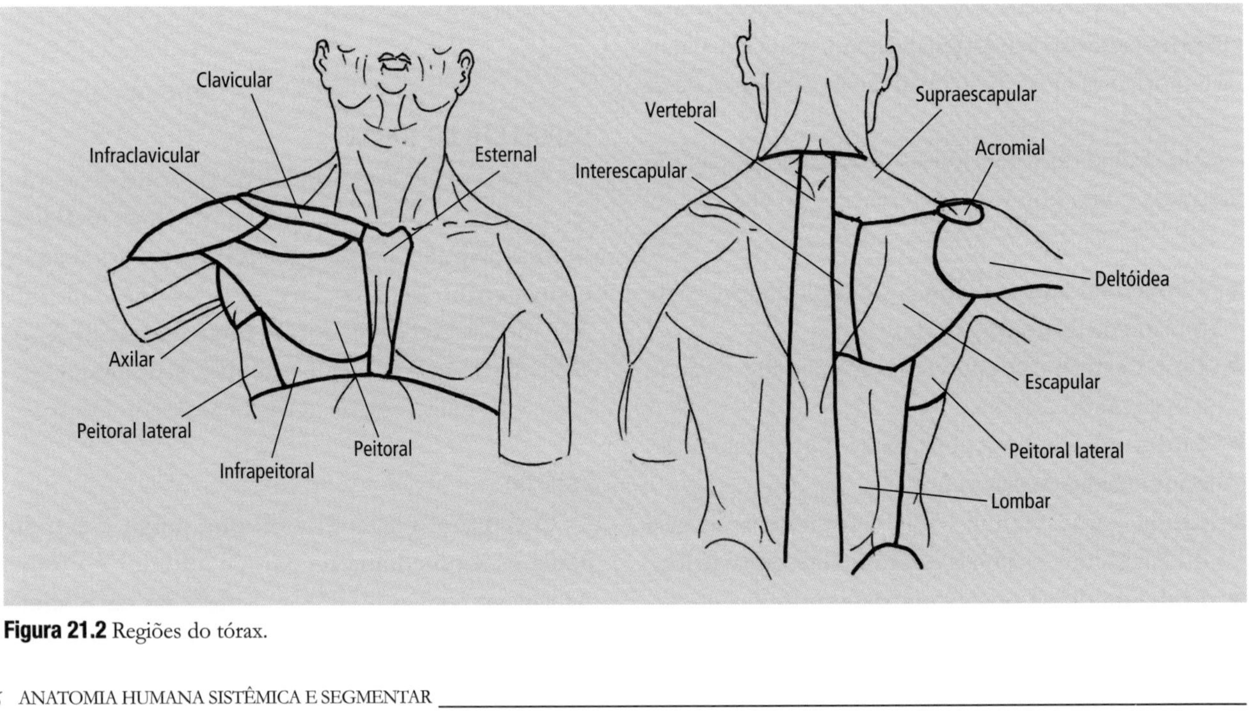

Figura 21.2 Regiões do tórax.

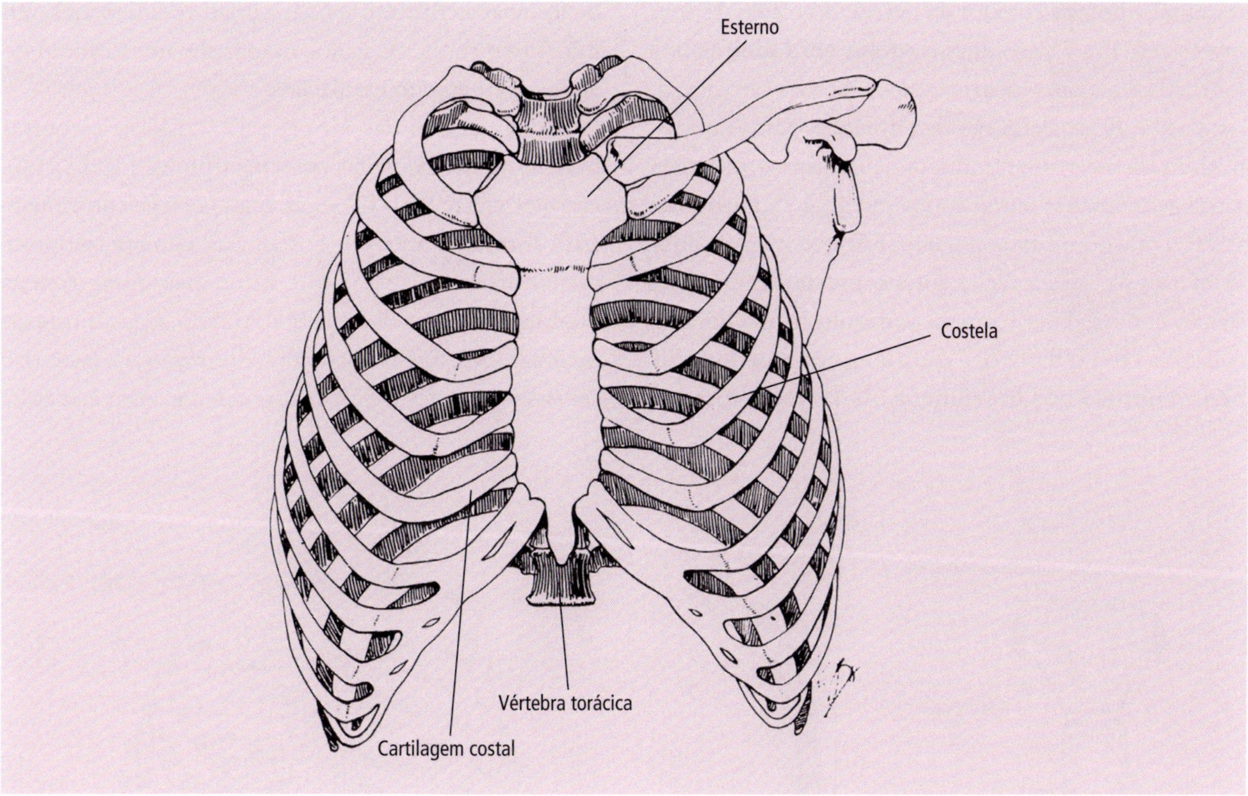

Figura 21.3 Esqueleto do tórax.

alterações dimensionais do tórax, necessárias à respiração. Tem três partes: **manúbrio**; **corpo;** e **processo xifoide** (Figura 21.4). O manúbrio forma a parte superior do esterno e une-se ao corpo do osso no chamado "**ângulo esternal**", que é uma crista transversa saliente, facilmente palpável e um **ponto de referência importante, pois marca o ponto de junção do esterno com a 2ª costela (através da cartilagem costal) e, assim, permite a contagem das costelas no vivo**. Além do mais, o ângulo esternal corresponde ao ponto mais elevado do **arco da aorta** e também à **bifurcação da traqueia** nos brônquios principais. A denominação vem do fato de o manúbrio formar, com o corpo do esterno, uma angulação que é visível lateralmente (Figura 21.4). Os principais acidentes do esterno são:

- **Incisura jugular:** côncava, na margem superior do manúbrio.
- **Incisura clavicular:** de cada lado da incisura jugular, escavada para receber a extremidade medial da clavícula. Logo abaixo da incisura clavicular, o manúbrio apresenta outra incisura na sua margem lateral para receber a cartilagem da 1ª costela.
- **Corpo do esterno:** varia de largura, afilando-se inferiormente.
- **Margens laterais do corpo do esterno: são indentadas (incisuras costais)** para articulação com as cartilagens da 2ª à 7ª costelas. As 8ª, 9ª e 10ª costelas têm cartilagens que se unem sucessivamente e, em conjunto, unem-se à 7ª, pela qual chegam indiretamente ao esterno.
- **Processo xifoide, rudimentar:** é a parte mais inferior do esterno.

As **fraturas do esterno** podem acontecer em traumas de altíssima energia, gerando alterações na mecânica respiratória que podem impedir uma ventilação adequada. Outra patologia que pode acometer o esterno são as infecções ósseas, denominadas **osteomielites**, que ocorrem mais frequentemente após abordagens cirúrgicas do esterno. Nessas situações, pode-se encontrar, ao exame físico, **instabilidade na palpação do esterno**.

Costelas e cartilagens costais

As costelas e cartilagens costais são fitas ósseas arqueadas, estendendo-se de suas junções com a coluna vertebral à porção anterior da parede do tórax. As sete superiores (**1ª a 7ª**) são ditas **costelas verdadeiras** por se articularem com o esterno através de suas cartilagens. As **8ª**, **9ª** e **10ª** costelas são denominadas **falsas** por se fixarem ao esterno só indiretamente, unindo-se suas cartilagens umas às outras e, finalmente, à **7ª**. Forma-se, assim, a **margem costal** (Figura 21.5), que marca o limite inferior da caixa torácica anteriormente. As margens costais convergentes formam o **ângulo infraesternal**, que varia com o biotipo, é **muito agudo nos longilíneos e obtuso nos brevilíneos**. As **11ª** e **12ª** costelas, denominadas **flutuantes**, são curtas, rudimentares, terminam entre os músculos da parede anterolateral do abdome e não têm cartilagens.

Com exceção das 1ª, 11ª e 12ª costelas, as outras podem ser consideradas **costelas típicas** (Figura 21.6), embora a 8ª, a 9ª e a 10ª sejam mais curtas e contribuam para formar a margem costal. Sua **cabeça**, globosa, posterior, articula-se com a coluna vertebral (**fóveas costais** do corpo da vértebra); o **colo** segue a cabeça, inclinando-se posterolateralmente rumo ao processo transverso da vértebra correspondente, com o qual se

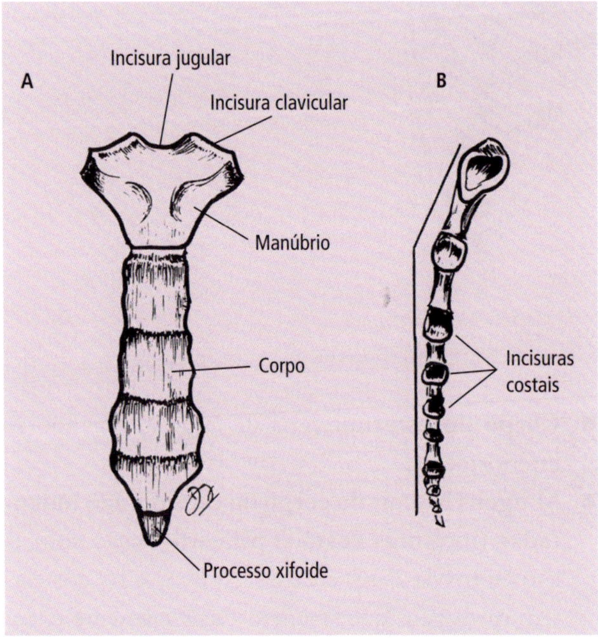

Figura 21.4 Esterno. **A** – Vista anterior. **B** – Vista lateral. Observe o ângulo do esterno.

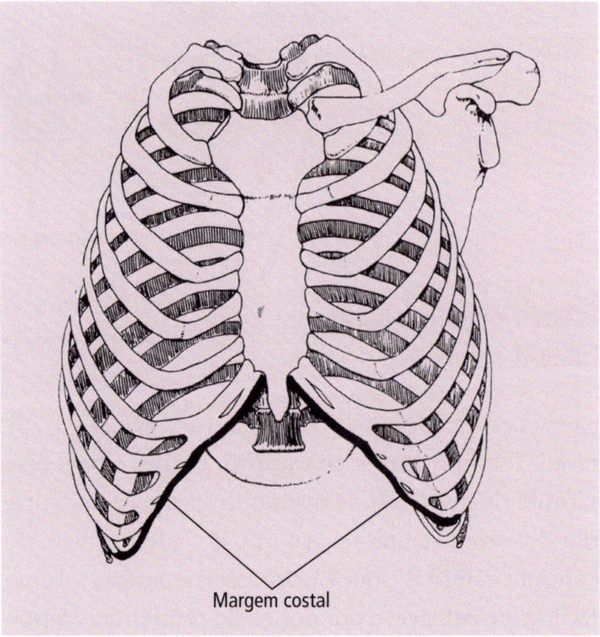

Figura 21.5 Margem costal. Observe a formação do ângulo infraesternal.

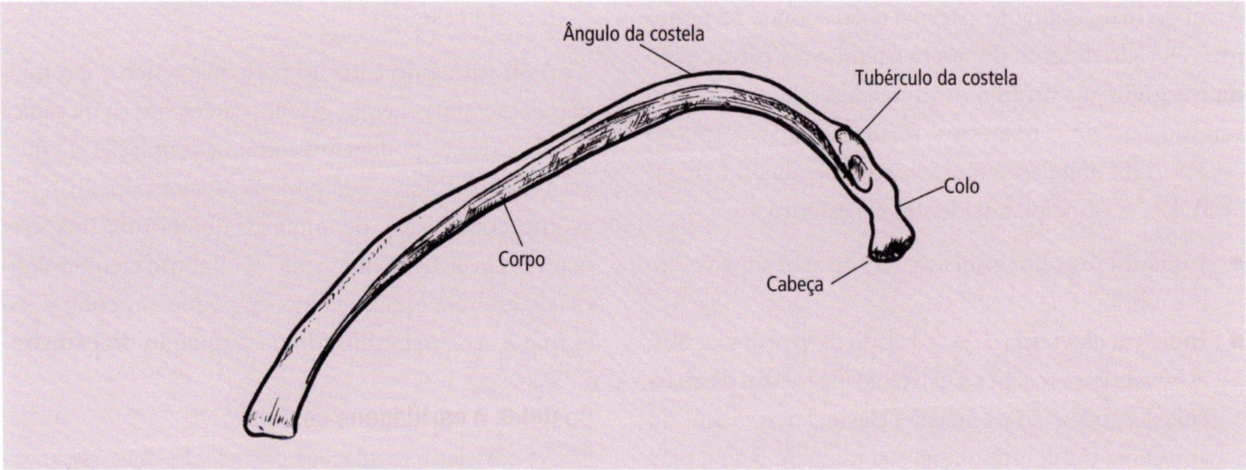

Figura 21.6 Costela típica.

articula por meio do **tubérculo da costela**. Ao tubérculo, segue-se, lateralmente, o **corpo da costela**, liso. No **ângulo da costela**, o osso muda de direção bruscamente, inclinando-se inferiormente enquanto se curva lateralmente e, depois, anteriormente, acompanhando a superfície da parede torácica. No seu extremo anterior, há uma **articulação costocondral**, com as cartilagens que, direta ou indiretamente, se articulam com o esterno. Entre o ângulo da costela e o processo espinhoso, fica um espaço escavado, verdadeira goteira, limitado, medialmente, pelo processo espinhoso e, anteriormente, pelo processo transverso da vértebra e parte do corpo da costela até atingir o ângulo costal. Esse espaço é preenchido por músculos (Figura 21.7) que formam duas grandes massas elevadas, laterais à coluna vertebral. **Esse verdadeiro coxim muscular deixa, entre as suas partes mediais, um sulco mediano, no fundo do qual estão os processos espinhosos das vértebras. Essa particular disposição permite que o indivíduo possa acomodar-se em decúbito dorsal (de costas) de maneira confortável.**

Costelas atípicas são a 1ª, a 11ª e a 12ª. A 1ª costela é a mais curta das costelas verdadeiras. Descreve arco fechado e torna estreita a **abertura superior do tórax**.

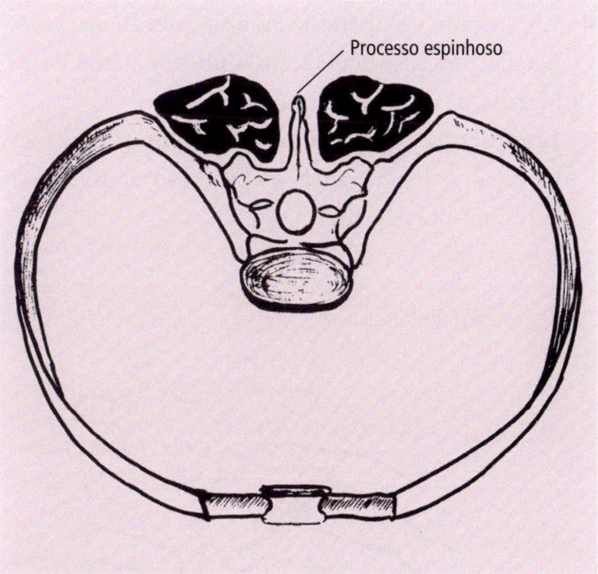

Figura 21.7 Corte transversal do tórax. Observe o processo espinhoso da vértebra no fundo do sulco formado pelas massas musculares que ocupam as goteiras vertebrais. Em virtude da inclinação inferior da costela, um corte transversal do tórax jamais poderia atingir toda a costela e, assim, essa ilustração foi adaptada para uma melhor compreensão do conjunto.

É mais larga do que as outras e é plana, situando-se sob a clavícula anteriormente, o que dificulta sua palpação. A artéria e a veia subclávia sulcam sua face superior. A 11ª e 12ª costelas são rudimentares e terminam entre músculos da parede abdominal em extremidades cartilagíneas rombas.

Em algumas situações, pode haver costelas extras, como uma costela cervical, articulada com a 7ª vértebra cervical; ou uma costela lombar, que se articula com a 1ª vértebra lombar. De maneira geral, trata-se de achados ocasionais em radiografias ou em cadáveres nas dissecções. Contudo, a presença da vértebra cervical pode ocasionar, em alguns indivíduos, quadros de compressão de vasos e/ou de nervos com consequências no membro superior, constituindo uma das causas do que se denomina "síndrome do desfiladeiro cervical".

As **costelas** são sítios comuns de trauma, sofrendo **fraturas** não infrequentemente. As fraturas de costelas são muito dolorosas e, quando múltiplas, também podem comprometer a ventilação do paciente, especialmente por dor. Uma situação específica ocorre quando há duas ou mais fraturas em dois pontos de uma mesma costela, em várias costelas concomitantemente: o **tórax instável**. No tórax instável, o paciente apresenta uma **respiração paradoxal**, já que as costelas fraturadas formam um segmento com movimentação anômala durante a respiração: ao invés de se expandirem na inspiração e retraírem-se na expiração, o fenômeno inverso ocorre, podendo gerar distúrbios ventilatórios e ocasionar insuficiência respiratória.

Visão geral do tórax

O tórax tem a forma de um cone truncado, com vértice superior e base inferior. O corpo da 1ª vértebra torácica, a 1ª costela de ambos os lados e a incisura jugular do manúbrio do esterno limitam a **abertura superior do tórax**, por onde passam estruturas comuns ao pescoço e ao tórax. As artérias destinadas aos membros superiores passam pela abertura superior do tórax, fletem-se lateralmente, cruzando a face superior da 1ª costela, e seguem para as axilas. **Para evitar a angulação excessiva das artérias, o plano da abertura superior do tórax é oblíquo, isto é, a margem superior do esterno é inferior à 1ª vértebra torácica.** Ao contrário da abertura superior, a **abertura inferior do tórax** é bastante irregular no seu contorno, em virtude de as costelas chegarem a um plano mais inferior do que o alcançado pelo esterno. As costelas, particularmente na face lateral do tórax, têm um trajeto descendente. **Essa obliquidade das costelas é fundamental na mecânica respiratória.** A proteção oferecida pela caixa torácica aos órgãos situados na cavidade torácica é apenas relativa, uma vez que as costelas estão dispostas em série longitudinal. No entanto, entre elas há um espaço, o **espaço intercostal**, preenchido por músculos, ditos **intercostais**, que se fixam nas margens superior e inferior de costelas adjacentes (veja Imagem 21.1 disponível no QrCode ao final do capítulo).

Os limites externos da caixa torácica não coincidem com seus limites internos. Internamente, **o músculo diafragma separa a cavidade torácica da abdominal e situa-se num nível mais alto que a abertura inferior do tórax. Assim, parte das últimas costelas está relacionada com vísceras abdominais, e não torácicas. Do mesmo modo, o ápice do pulmão ultrapassa a abertura superior do tórax e, por isso, os ápices dos dois pulmões ocupam uma pequena região do pescoço.**

O tórax do adulto é elíptico em secção horizontal e é mais amplo laterolateralmente do que anteroposteriormente. A relação entre o diâmetro máximo anteroposterior e o diâmetro transverso máximo do tórax é o **índice torácico.** No recém-nascido, o tórax tem secção aproximadamente circular, mas gradualmente, com o desenvolvimento, torna-se elíptico. Há muita variação na forma do tórax, de indivíduo para indivíduo, e formas patológicas podem também ocorrer.

Duas variações principais ocorrem na forma do tórax: o ***pectus carinatum***; e o ***pectus excavatum.*** O ***pectus carinatum*** é a protusão anterior do esterno e das cartilagens costais adjacentes, que dá ao tórax um formato de **peito de pombo** e é associado com várias patologias congênitas. A forma mais comum, no entanto, é o ***pectus excavatum***, que é a depressão da parede anterior do tórax que resulta em um "**tórax em funil**". Na maioria dos casos, as anomalias são de caráter puramente estético, mas eventualmente podem causar compressão dos órgãos torácicos e restrição respiratória. O tratamento, mesmo em casos cosméticos, quando desejado, é cirúrgico.

ARTICULAÇÕES

As articulações do tórax envolvem as costelas e as vértebras, as costelas e as cartilagens costais, o esterno e as cartilagens costais e entre as partes do esterno.

Nas **articulações costovertebrais** (Figura 21.8), a costela se articula com a vértebra em dois pontos: a cabeça da costela com as fóveas costais superior e inferior dos corpos de duas vértebras adjacentes; e o tubérculo da costela com a fóvea costal do processo transverso da vértebra correspondente.

Na **articulação da cabeça da costela, sinovial**, envolvida pela cápsula articular, a cavidade articular é dividida em duas, superior e inferior, pela presença de um **ligamento intra-articular**, curto, situado horizontalmente, que vai da cabeça da costela para o disco intervertebral. A cápsula articular está reforçada anteriormente pelo **ligamento radiado da cabeça da costela**.

A **articulação costotransversária**, do tubérculo da costela com o processo transverso, é revestida por uma cápsula articular que é espessa, inferiormente, mas delgada nas outras porções. Alguns ligamentos acessórios podem ser mencionados (Figura 21.8):

- **Ligamento costotransversário:** se estende da face anterior do colo da costela à face anterior do processo transverso.
- **Ligamento costotransversário lateral:** une o vértice do processo transverso à porção lateral do tubérculo da costela correspondente.
- **Ligamento costotransversário superior:** se estende do colo da costela ao processo transverso da vértebra suprajacente.

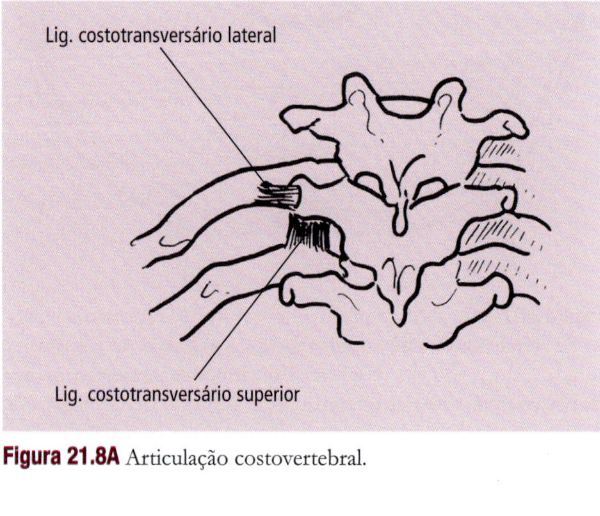

Figura 21.8A Articulação costovertebral.

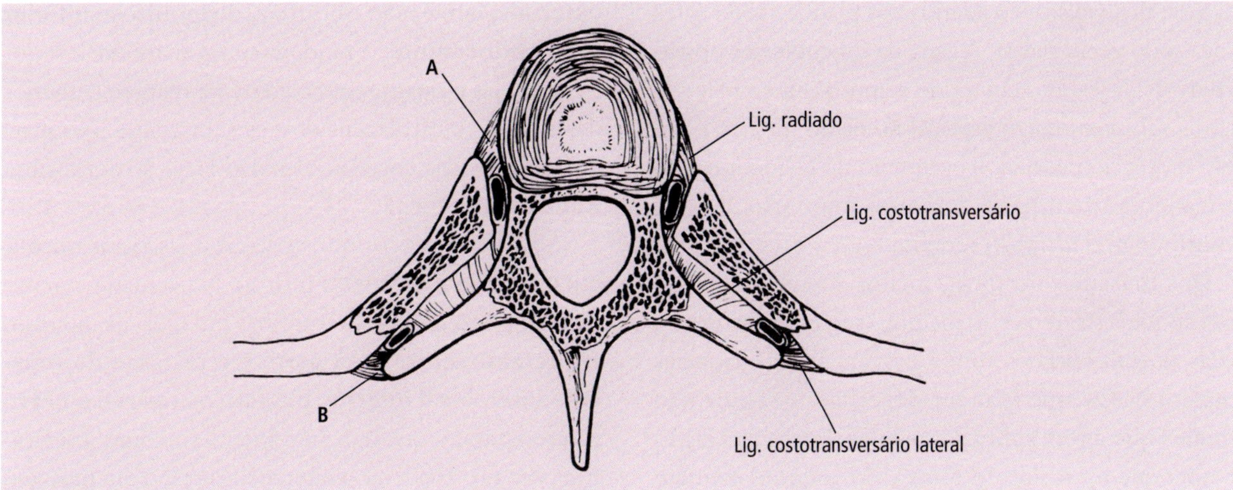

Figura 21.8B Articulação costovertebral (**A**) e costotransversária (**B**).

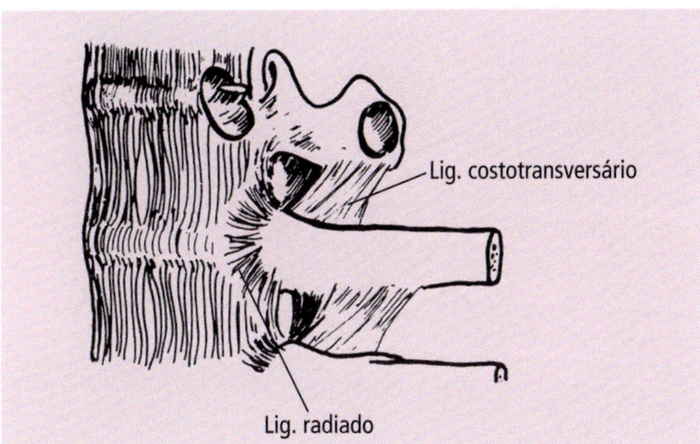

Figura 21.8C Articulação costovertebral e costotransversária.

As 11ª e 12ª costelas não têm tubérculo e, portanto, não têm articulações costotransversárias.

As **articulações esternocostais**, entre as cartilagens costais e as denteações na margem lateral do esterno, apresentam variações com relação à presença ou não de uma cavidade articular. Entre a cartilagem e o esterno, encontra-se o **ligamento esternocostal intra-articular**, que divide a cavidade articular em duas. A cápsula articular é reforçada pelos **ligamentos esternocostais radiados**, mais desenvolvidos anteriormente. Na articulação da 1ª costela, a cartilagem costal está firmemente fixada ao manúbrio, formando, portanto, uma **articulação cartilagínea**. **Da 2ª à 7ª costelas, as articulações são sinoviais.** Contudo, existem muitas variações, podendo até a cavidade articular desaparecer, tamanha a quantidade de fibrocartilagem presente nesses casos.

As **articulações costocondrais**, que se estabelecem entre a extremidade lateral de cada cartilagem costal e a extremidade esternal da costela, são **sincondroses**, dada a continuidade existente entre a costela e sua cartilagem costal.

Cada uma das cartilagens costais, da 5ª à 8ª e algumas vezes a 9ª, articula-se com a cartilagem imediatamente inferior, logo que estas se curvam em direção ascendente, medial e anteriormente, formando as **articulações intercondrais**. São pequenas articulações sinoviais e cada uma é envolta por uma cápsula articular.

Das articulações do esterno, a **articulação manúbrio-esternal é exemplo de articulação cartilagínea, do tipo sincondrose**, e a compressibilidade da matriz cartilaginosa a torna resistente e flexível. A **articulação xifosternal também é cartilagínea**, mas, já no adulto jovem, começa a sofrer ossificação.

Com o envelhecimento, as cartilagens das costelas, bem como outras cartilagens do corpo, sofrem um processo de calcificação e, assim, vão se tornando mais rígidas e mais bem visualizadas nos exames radiológicos.

TECIDOS MOLES DA PAREDE TORÁCICA

Incluem-se aqui os planos superficiais, isto é, a pele e a tela subcutânea, com seus vasos e nervos, e a musculatura do tórax. A pele da superfície posterior do tórax foi descrita no Capítulo 19 – Crânio, Coluna Vertebral e Partes Moles do Dorso. Anterolateralmente, ela apresenta um duplo comportamento: no plano mediano sendo mais ou menos espessa e móvel; é abundante em glândulas sebáceas. No adulto do sexo masculino, mostra vários graus de pilosidade. Lateralmente, é delgada, flexível, pouco aderida aos planos subjacentes e, de modo geral, glabra. A camada subcutânea é pouco desenvolvida, escassa em tecido adiposo e une a pele aos planos subjacentes, em especial no plano mediano. No nível da região peitoral, há acúmulo de tecido adiposo formando a maior parte do **corpo mamário**, que foi descrito com o membro superior.

Dos músculos do tórax, muitos foram analisados nos capítulos referentes ao membro superior e ao dorso, dadas as suas relações com a movimentação daqueles segmentos. **Os que vão ser descritos a seguir são aqueles que agem sobre as costelas.** É também digno de nota que músculos do tórax e do abdome mantêm íntimas relações: por um lado, os últimos se sobrepõem, parcialmente, à caixa torácica e, por outro lado, são inervados por nervos espinais torácicos (intercostais) inferiores. Essas inter-relações dos músculos das paredes torácica e abdominal indicam o papel comum que têm algumas de suas ações.

Músculos que atuam sobre as costelas

No abdome, os músculos formam lâminas que compõem as porções lateral e anterior da parede daquele segmento do tronco. **No nível do tórax, entretanto, os músculos laminares de sua parede estão interrompidos por barras ósseas, as costelas.** Não fosse a presença destas, a parede do tórax teria estrutura semelhante à da parede do abdome. As lâminas musculares no tórax fecham os espaços existentes entre as costelas, ditos "espaços intercostais".

Os **músculos intercostais externos** (Figura 21.9) se estendem, em cada espaço intercostal, do ângulo do tubérculo costal à junção costocondral, formando a camada externa. As fibras têm uma direção oblíqua, inferior e anterior, prendendo-se na margem inferior da costela e na margem superior da costela subjacente. **Os sete músculos mais inferiores estão em íntima conexão com o músculo oblíquo externo, da parede do abdome.** No nível da junção costocondral, o restante do espaço intercostal é recoberto pela **membrana intercostal externa**, que recobre fibras do músculo intercostal interno.

Os **músculos intercostais internos** (Figura 21.9) formam a camada interna e estendem-se da extremidade medial dos espaços intercostais até o ângulo da costela. **Suas fibras têm direção oposta à dos intercostais externos, isto é, são oblíquas, dirigindo-se inferior e posteriormente.** Prendem-se na margem inferior das costelas e cartilagens costais e na margem superior das costelas e cartilagens costais subjacentes. No nível dos ângulos das costelas, eles dão lugar à **membrana intercostal interna**.

Alguns autores costumam descrever, separadamente, um **músculo intercostal íntimo**. Na verdade, trata-se de uma parte, a mais interna, dos intercostais internos. **Entretanto, entre essa parte e o restante do músculo intercostal interno, passam os vasos e o nervo intercostais**, o que tem sido invocado como justificativa para se considerar o intercostal íntimo um músculo separado. O feixe vasculonervoso que segue em toda a extensão do espaço intercostal está formado pela veia,

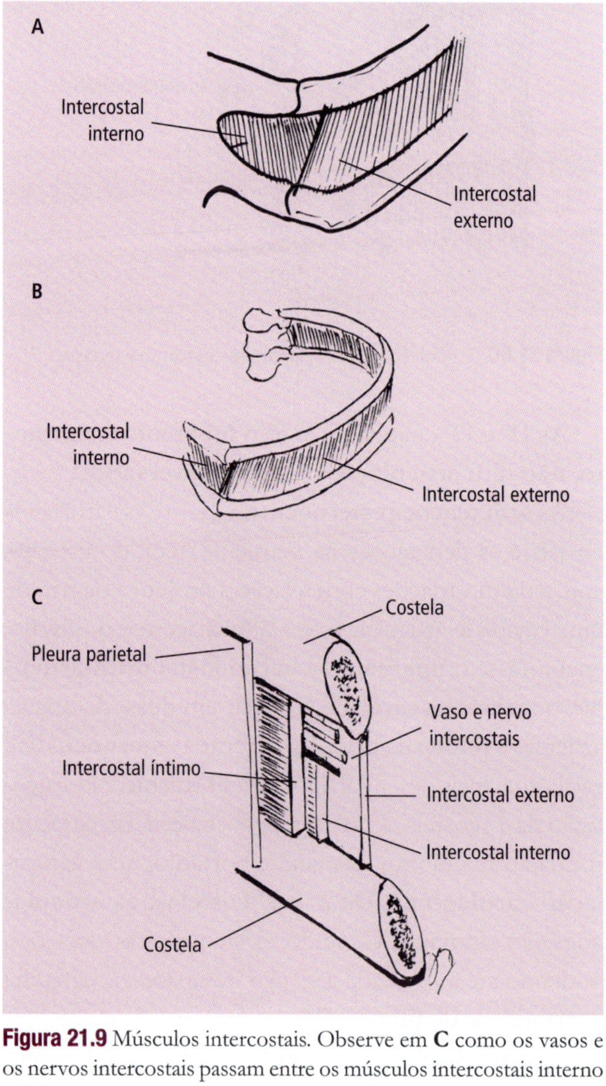

Figura 21.9 Músculos intercostais. Observe em **C** como os vasos e os nervos intercostais passam entre os músculos intercostais interno e íntimo.

pela artéria e pelo nervo intercostais, nessa ordem, no sentido craniocaudal. O nervo intercostal supre os músculos intercostais.

Os **músculos intercostais externos** pertencem à **camada externa** de músculos torácicos, ao passo que os intercostais internos pertencem à **camada média. À camada interna, pertencem os músculos intercostais íntimos** (quando considerados separadamente), **os músculos subcostais e o músculo transverso do tórax. Estes são visíveis apenas após a abertura do tórax, quando a face interna da parede torácica pode ser examinada.** Segundo alguns, os músculos da camada interna corresponderiam, no tórax, ao **músculo transverso do abdome**.

Os **músculos subcostais** (Figura 21.10) pertencem à camada interna, são variáveis em número e mais desenvolvidos nas porções inferiores do tórax. Situam-se nas proximidades dos ângulos das costelas e originam-se nas margens inferiores das costelas, indo se inserir nas margens superiores das 2ª ou 3ª costelas subjacentes. Provavelmente levantam as costelas.

O **músculo transverso do tórax** (Figura 21.10) origina-se por cintas aponeuróticas da face posterior do processo xifoide e do corpo do esterno, na altura da 3ª cartilagem costal. Sua ação não está totalmente esclarecida, pressupondo-se que abaixe as costelas.

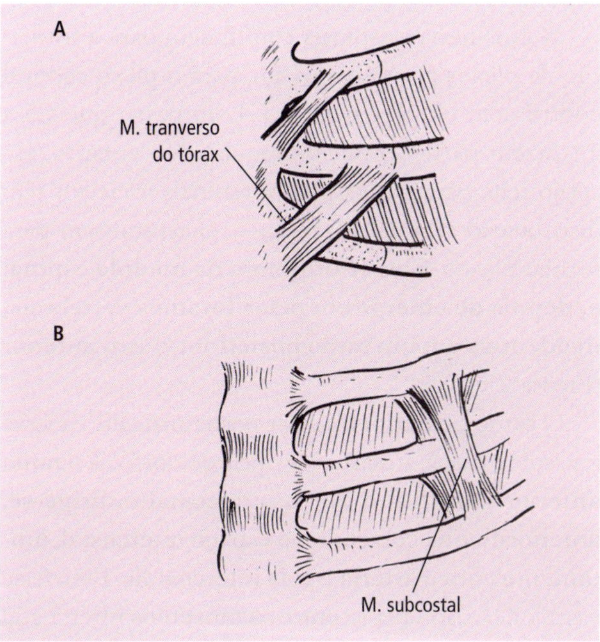

Figura 21.10 **A** – O músculo transverso do tórax. **B** – O músculo subcostal.

Um grupo de músculos age, de alguma forma, sobre as costelas, mas essas ações são insignificantes ou, por motivos didáticos, são descritas em outros capítulos. Assim, os **músculos levantadores das costelas são descritos com os músculos profundos do dorso**. O **músculo serrátil posterior**, **superior** e **inferior** compreende duas finas lâminas fibromusculares que se estendem da coluna vertebral, por sobre os músculos dorsais profundos e a parede posterior do tórax, e são cobertas por outros músculos superficiais. Alcançam a face posterior das 2ª a 5ª costelas. Sua ação é insignificante e, com certa frequência, está ausente. Referência deve ser feita também ao **músculo quadrado do lombo**. Embora faça parte da parede posterior do abdome, insere-se nos processos transversos de L1 a L4 e na última costela. Sua ação mais importante é a de fixar a costela em posição, antagonizando a tração superior exercida sobre ela pelo músculo diafragma durante a inspiração.

Movimentos da caixa torácica

A caixa torácica contém órgãos que funcionam alterando as suas condições volumétricas. Os pulmões expandem-se na inspiração, permitindo a entrada do ar aspirado para o seu interior e voltam ao volume inicial na expiração, em razão da força elástica do parênquima. Desse modo, o tórax foi construído de modo a também aumentar os seus diâmetros, adaptando-se às variações volumétricas dos órgãos situados no seu interior. Isso é possível em razão das articulações das costelas com as vértebras e das cartilagens costais com o esterno e pela ação de músculos que agem sobre as costelas, elevando-as. A obliquidade da 1ª a 7ª costelas é um fator importante para compreender a mecânica respiratória. Assim, **a elevação da costela, em razão de sua obliquidade, desloca a cartilagem costal e, portanto, o esterno, superior e anteriormente. A extremidade medial da cartilagem costal descreve um arco de círculo, aumentando, com isso, o diâmetro anteroposterior do tórax.** Esse movimento é conhecido como **"braço de bomba"** (Figura 21.11). **A elevação da costela faz sua parte lateral deslocar-se superior e lateralmente, aumentando o diâmetro transverso do tórax.** Esse movimento é tradicionalmente conhecido como **"alça de balde"** (Figura 21.12). **Por sua vez, a contração**

do diafragma (Capítulo 22 – Abdome), que provoca seu deslocamento no sentido da cavidade abdominal, aumenta o diâmetro longitudinal do tórax. A obliquidade das costelas só é atingida aos 7 anos. Antes disso, elas são praticamente horizontais, de modo que, **durante a infância, a inspiração depende quase exclusivamente dos movimentos do músculo diafragma**. Quando cessa a contração dos músculos que elevam as costelas e a do diafragma, termina a inspiração. Segue-se, então, a expiração, pela retração elástica da parede torácica e dos pulmões e acompanhada pelo relaxamento do diafragma. A expiração é, assim, um fenômeno passivo. **No entanto, na expiração forçada, os intercostais se contraem, embora seja mais importante a ação dos músculos da parede abdominal.** Do mesmo modo, na inspiração forçada, músculos acessórios podem estar ativos como os escalenos e os esternocleidomastóideos.

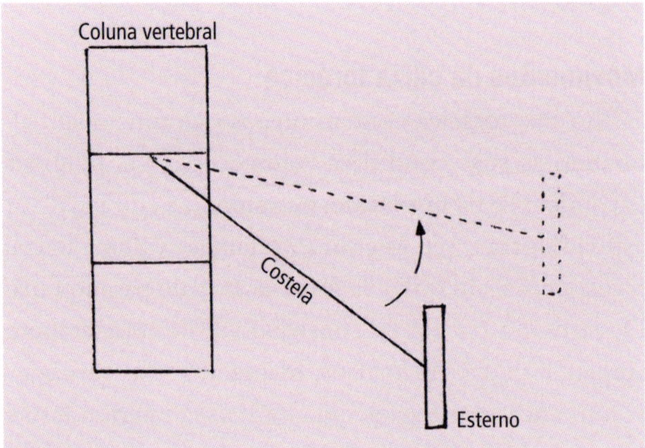

Figura 21.11 Movimento de "braço de bomba".

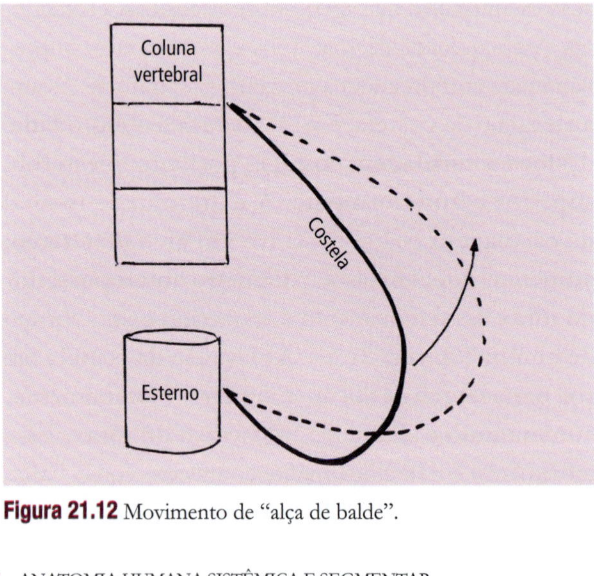

Figura 21.12 Movimento de "alça de balde".

Existem diversas opiniões quanto à participação dos músculos nos movimentos das costelas. É fora de dúvida que o diafragma é o músculo fundamental da respiração, mas a ação dos intercostais é discutida. Sua posição parece sugerir que elevam as costelas, mas tem sido sustentado que esta não seria a sua ação mais importante. **Os intercostais teriam uma função estabilizadora, transmitindo, durante a inspiração, uma tração regular de costela a costela, evitando, assim, o colapso dos espaços intercostais.** Durante a expiração, quando a pressão intratorácica vai subindo, a musculatura costal evitaria o abaulamento dos tecidos intercostais. Os músculos escalenos e esternocleidomastóideos, por sua ação de elevar a porção mais superior do tórax, também parecem ser mais importantes do que afirma a descrição tradicional. Por sua vez, parece certo que a ação de vários músculos que se inserem nas costelas, durante a respiração, é pouco significativa.

Nervos da parede torácica

Os músculos intercostais, subcostais e transverso do tórax são inervados pelos **nervos intercostais**, que também têm a seu cargo a inervação cutânea do tórax, além de terem fibras simpáticas. **Na verdade, os nervos intercostais são os ramos anteriores dos nervos espinais torácicos.**

Muitos nervos espinais contribuem para a formação de plexos nervosos. Assim, para o plexo cervical contribuem os nervos C1 a C4, ao passo que C5 a T1 fazem parte do plexo braquial. No entanto, exceção feita para T1, os nervos espinais torácicos têm distribuição segmentar, e não se anastomosam para formar plexos. **Eles se originam da medula espinal e, depois de emergirem pelos forames vertebrais, dividem-se em um ramo posterior e outro anterior** (Figura 21.13).

O **ramo posterior** dirige-se posteriormente e inerva músculos, ossos, articulações e pele do dorso; já o **ramo anterior constitui o nervo intercostal e dirige-se, anteriormente, correndo no espaço intercostal, juntamente com a artéria e veia intercostais**. Esse feixe vasculonervoso situa-se **entre os músculos intercostal interno e íntimo** ou só na espessura do interno, **junto à margem inferior de cada costela**.

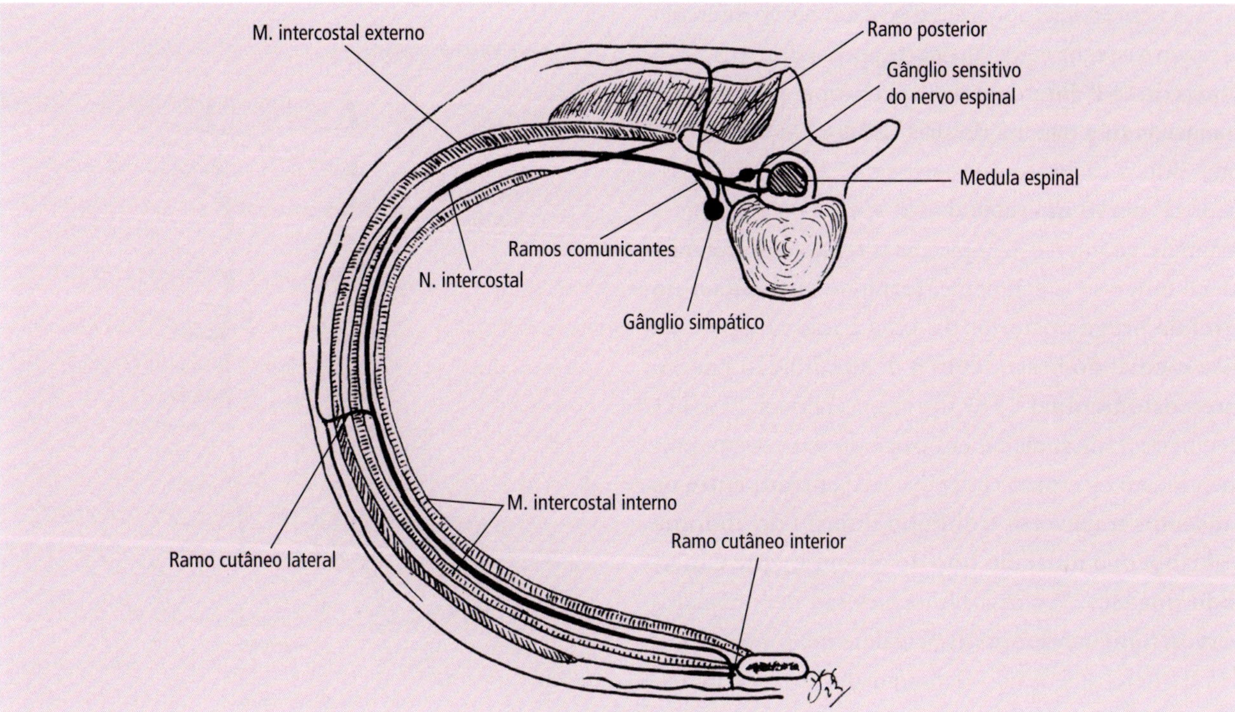

Figura 21.13 Inervação da parede do tórax. Observe as duas camadas do músculo intercostal interno e os ramos cutâneos (anterior e lateral) do nervo intercostal.

A punção torácica, ou toracocentese (introdução de uma agulha através da parede torácica com finalidades diagnósticas ou terapêuticas), deve ser feita próxima à margem superior da costela inferior do espaço intercostal em questão. Dessa forma, evita-se lesar os vasos e os nervos intercostais.

O **nervo intercostal típico**, próximo à sua emergência, comunica-se com o tronco simpático pelos **ramos comunicantes** (branco e cinzento). É assim que um nervo espinal pode levar ao tronco simpático fibras pré-ganglionares (ramo comunicante branco) e dele receber fibras pós-ganglionares (ramo comunicante cinzento). No contorno lateral do tórax, o nervo intercostal emite um **ramo cutâneo lateral**, para a pele e a tela subcutânea dessa região. No seu extremo anterior, dá origem ao **ramo cutâneo anterior do tórax** que supre a área cutânea adjacente. Apesar da sua distribuição segmentar, a sobreposição de nervos adjacentes é muito grande e **é necessário o bloqueio de três nervos consecutivos para produzir anestesia e paralisia do espaço médio dos três espaços intercostais considerados**. Os dermatômeros mostrados na Figura 21.14 assinalam somente o nervo relacionado mais diretamente com cada segmento.

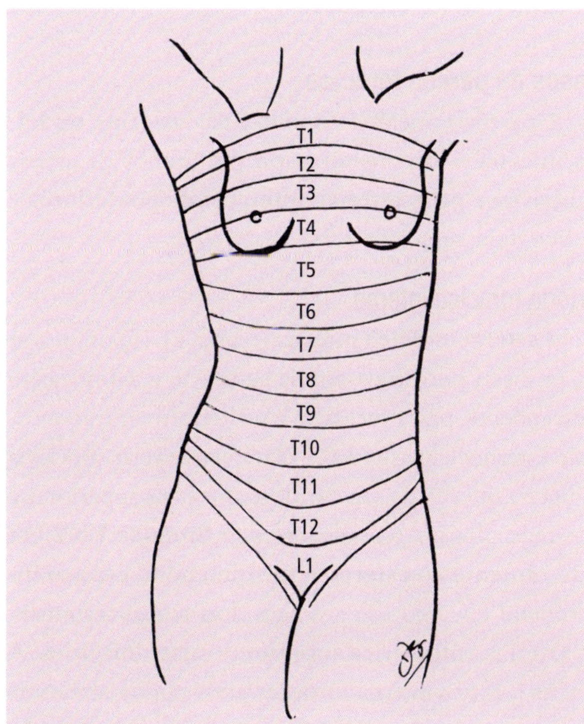

Figura 21.14 Dermátomos do tórax e do abdome.

A descrição feita aqui refere-se a um nervo intercostal típico e isso, na verdade, ocorre apenas com o 3°, 4° e 6° nervos. O **1° intercostal** (T1) contribui para o plexo braquial com a maioria de suas fibras e é somente um ramo pouco calibroso que corre no 1° espaço intercostal. O **2° nervo intercostal** (T2) tem as características de um nervo intercostal típico, mas o seu ramo cutâneo lateral dirige-se lateralmente, **torna-se superficial no nível da prega posterior da axila e inerva a pele da face medial do braço, com a denominação "nervo intercostobraquial"**. Por sua vez, os nervos T7 a T11 são intercostais somente em parte do seu trajeto, pois abandonam os espaços intercostais e **correm entre os músculos transverso e oblíquo interno do abdome e alcançam o músculo reto do abdome, que é inervado por eles**. Por essa razão, eles são denominados **nervos toracoabdominais**. Finalmente, o nervo T12 não é intercostal, sendo denominado **nervo subcostal**; está abaixo da última costela e, como os nervos toracoabdominais, passa entre os músculos transverso do abdome e oblíquo interno e atinge o músculo reto do abdome. **Seu ramo cutâneo lateral torna-se superficial acima da crista ilíaca e inerva a pele da região glútea e a face lateral da coxa até o nível do trocanter maior do fêmur.**

Vasos da parede torácica

A parede torácica é suprida pelas **artérias torácica interna** e **intercostal suprema** (ramos da artéria subclávia) e pelas **artérias intercostais posteriores** e **subcostais**, ramos da aorta.

Artéria torácica interna

A **artéria torácica interna** (Figura 21.15) origina-se na primeira porção da artéria subclávia e, com trajeto descendente, passa sucessiva e posteriormente ao músculo esternocleimastóideo, à clavícula, às veias subclávia e jugular interna, às seis cartilagens costais superiores e aos músculos intercostais internos. **Situa-se 1 a 2 cm lateralmente ao esterno e termina no 6° espaço intercostal** dividindo-se nos seus dois ramos terminais, as **artérias epigástrica superior** e **musculofrênica**. A artéria torácica interna fornece vários ramos, alguns de pequeno calibre; no entanto, os mais importantes são os seguintes:

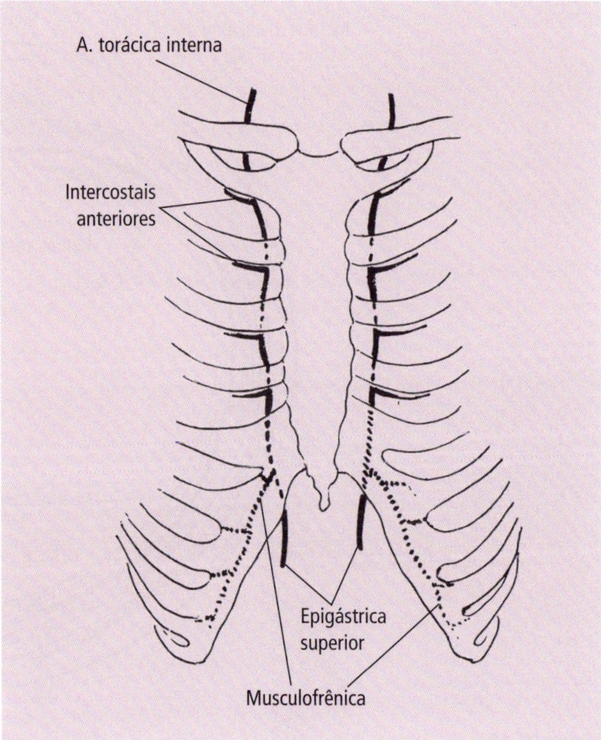

Figura 21.15 Artéria torácica interna.

- **Artéria pericardicofrênica:** que acompanha o nervo frênico até o diafragma e irriga a pleura e o diafragma.
- **Artérias intercostais anteriores:** que são geralmente seis e passam lateralmente ao longo da margem inferior da cartilagem costal para **se anastomosarem com as artérias intercostais posteriores**.
- **Artéria epigástrica superior:** o ramo medial dos dois ramos terminais da torácica interna. Desce entre o músculo reto do abdome e a lâmina posterior de sua bainha e **anastomosa-se com a artéria epigástrica inferior. Supre o diafragma, o músculo reto do abdome e o peritônio.**
- **Artéria musculofrênica:** ramo lateral dos dois ramos terminais da torácica interna. Atravessa o diafragma posteriormente à 8ª cartilagem costal **e anastomosa-se com a artéria circunflexa profunda do ílio e com as últimas intercostais posteriores**.

A **artéria torácica interna**, também conhecida como **artéria mamária**, é frequentemente usada na **cirurgia de revascularização do miocárdio**, a famosa "**ponte de safena**". A cirurgia recebe este nome porque a revascularização é mais comumente feita com a veia safena, mas as artérias têm sido melhores opções nos últimos tempos. Outra artéria bastante utilizada é a artéria radial.

Artéria intercostal suprema

A artéria intercostal suprema **se origina do tronco costocervical da artéria subclávia e emite as duas primeiras artérias intercostais posteriores** (Figura 21.16). O tronco simpático situa-se medialmente a ela. Sua distribuição é idêntica às das outras artérias intercostais posteriores.

Artérias intercostais posteriores

As nove artérias intercostais posteriores (Figuras 21.16 e 21.17) **mais inferiores se originam diretamente da porção descendente da parte torácica da aorta. Como essa porção situa-se à esquerda da coluna vertebral, as artérias intercostais posteriores direitas são mais longas que as esquerdas e cruzam anteriormente a coluna vertebral.** Correm toda a extensão do espaço intercostal entre o nervo (inferior) e a veia intercostal (superior). **No extremo anterior do espaço intercostal, elas se anastomosam com as intercostais anteriores ou com a artéria musculofrênica** (Figura 21.17). Elas suprem os tecidos dos espaços intercostais e emitem ramos posteriores para a medula espinal e os tecidos paravertebrais.

Artéria subcostal

A **artéria subcostal** origina-se da aorta, logo abaixo da última intercostal posterior, e acompanha o nervo subcostal.

Circulação colateral

A anastomose entre a torácica interna (pelo seu ramo, a artéria epigástrica superior) e a artéria epigástrica inferior estabelece uma ligação entre a artéria subclávia e a artéria ilíaca externa. Também são importantes as anastomoses entre as artérias intercostais posteriores com as anteriores, que estabelecem uma ligação entre a artéria subclávia e a aorta. **Essa eficiente circulação colateral é uma importante via em caso de oclusão da aorta, como acontece, por exemplo, na coarctação da aorta, uma oclusão congênita do arco da aorta, geralmente distal à emergência da artéria subclávia esquerda.**

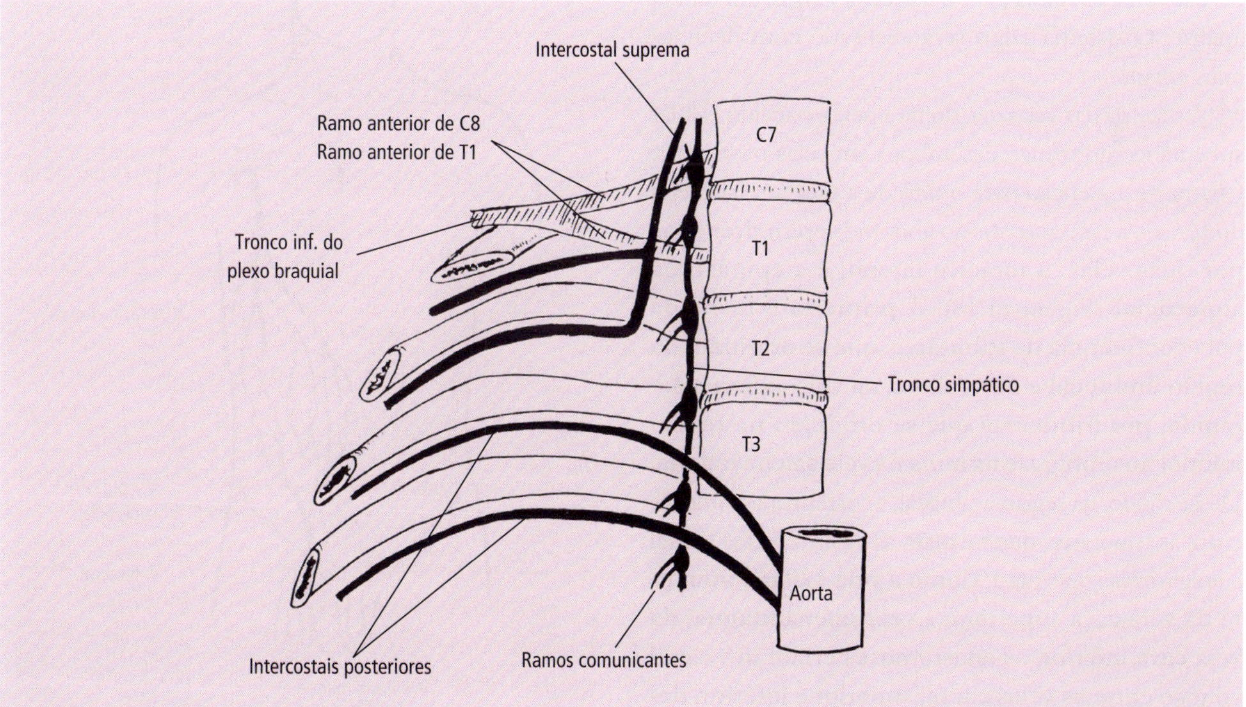

Figura 21.16 Artérias intercostal suprema e intercostais posteriores. Note que as duas primeiras intercostais são ramos da intercostal suprema. Nervos e veias intercostais não estão ilustrados.

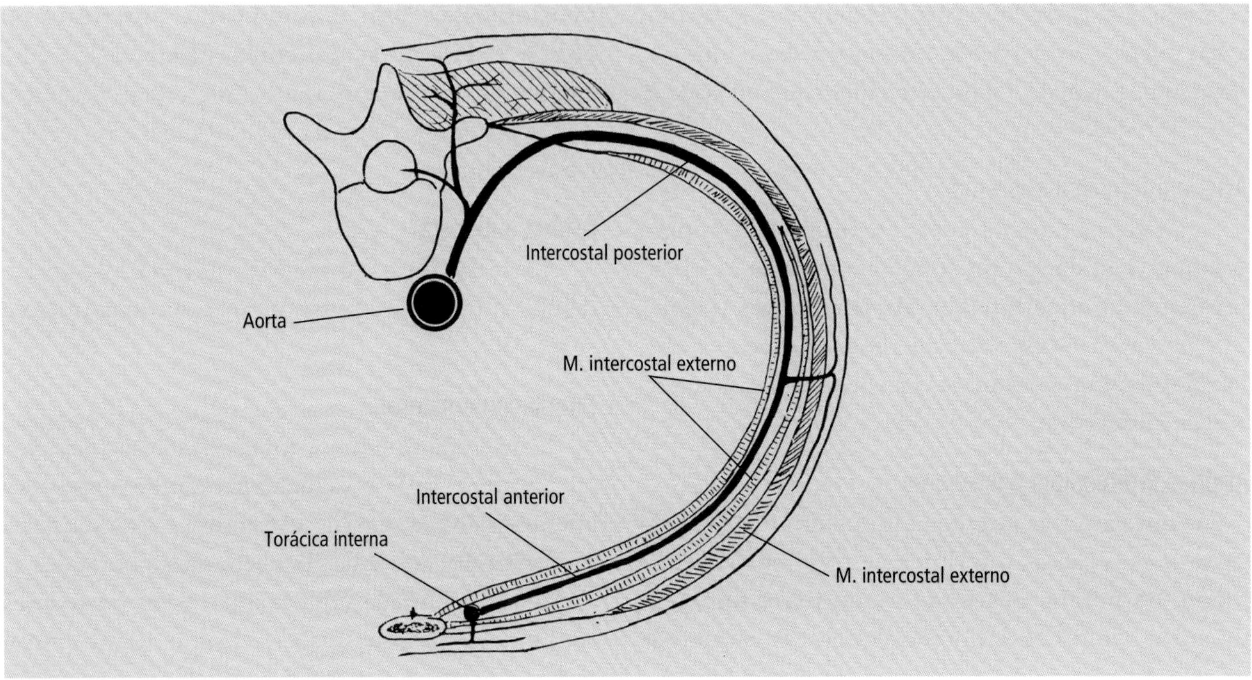

Figura 21.17 Artérias intercostais. Observe a anastomose entre as anteriores e posteriores.

Veias superficiais da parede torácica

Embora se saiba que as veias acompanham as artérias e tenham os mesmos nomes, algumas observações devem ser feitas aqui sobre elas. A maioria das veias da parede torácica drena para o **sistema ázigo**, em última análise. O sistema ázigo será analisado com detalhes mais adiante.

A maioria das veias que drena a pele e o tecido celular subcutâneo do tronco desemboca em veias profundas. Chama-se a atenção para o fato de a face anterolateral do tórax e a face anterior do abdome **serem drenadas por duas veias: a torácica lateral; e a epigástrica superficial** (Figura 21.18). **A primeira é formada pela confluência de tributárias que se originam na região umbilical e desemboca na veia axilar; a segunda, por tributárias que se originam na região inferior ao umbigo, e termina na veia safena magna.** Desse modo, na região umbilical, ocorrem anastomoses entre as tributárias que formam as veias torácica lateral e epigástrica superficial. **Como a veia axilar é afluente da veia cava superior e a veia safena magna, da veia cava inferior, as anastomoses criam um canal venoso entre as veias cavas, superior e inferior, denominado "canal toracoepigástrico".** Assim, se a veia femoral for obstruída, o membro inferior ainda poderá ser drenado através da veia safena magnaepigástrica superficial-torácica lateral-axilar-braquiocefálica e, finalmente, para a veia cava inferior.

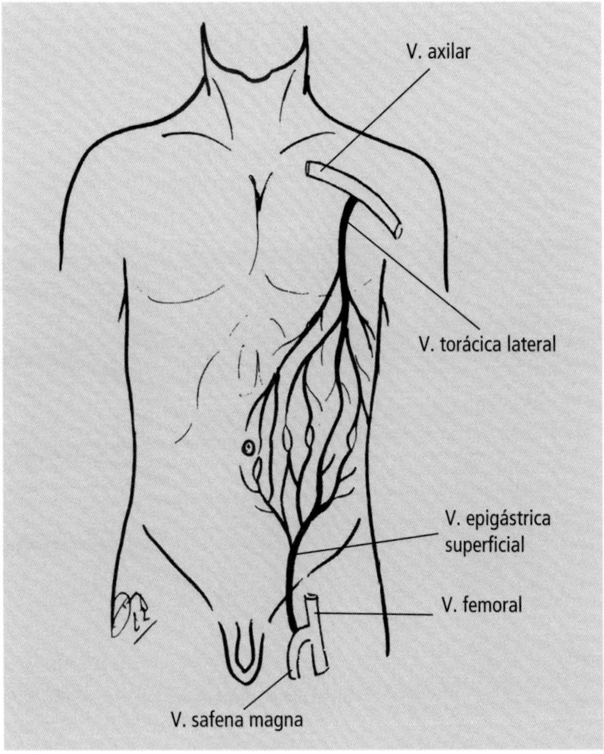

Figura 21.18 Canal toracoepigástrico. Observe as numerosas anastomoses no nível da região umbilical (esquemático).

As **veias torácicas internas** (que acompanham a artéria torácica interna) unem-se em tronco único para desembocar na veia braquiocefálica correspondente.

A **1ª veia intercostal posterior**, de cada lado, passa sobre o ápice do pulmão e sua pleura e termina na veia braquiocefálica.

As **2ª, 3ª e 4ª veias intercostais posteriores** unem-se para formar a veia intercostal superior que, à direita, desemboca na veia ázigos.

Drenagem linfática

Os grupos de linfonodos envolvidos na drenagem da mama foram discutidos com o membro superior. **Deve-se chamar a atenção para os linfonodos paraesternais, situados ao longo da parte superior da artéria torácica interna.** Seus vasos eferentes usualmente se unem ao tronco broncomediastinal do mesmo lado, **fornecendo uma via pela qual o câncer da mama pode se disseminar para os pulmões, mediastino e mesmo para o fígado**. Outros linfonodos de drenagem da parede torácica, de menor importância, são os **frênicos superiores**, encontrados na superfície torácica do diafragma; e os **intercostais**, situados no extremo vertebral de cada espaço intercostal.

CAVIDADE TORÁCICA

Das vísceras contidas na cavidade torácica, os **pulmões** ocupam o maior espaço. Envolvidos por um saco fechado de parede dupla, a **pleura**, eles deixam entre si um intervalo, o **mediastino**, ocupado pelas demais vísceras, entre as quais, o **coração**, o **esôfago** e a **traqueia** (Figura 21.19).

Mediastino

O espaço entre os dois pulmões envolvidos pela pleura, o **mediastino**, estende-se da abertura superior do tórax ao diafragma, que fecha a abertura inferior do tórax. **Ele está dividido por uma linha imaginária, que se estende da 4ª vértebra torácica ao ângulo esternal, em duas porções: o mediastino superior** (superiormente à linha); **e o mediastino inferior** (inferiormente à linha). O mediastino superior não apresenta subdivisões, mas **o inferior está subdividido em anterior, médio e posterior, por dois planos tangentes aos pontos mais anterior e mais posterior do pericárdio fibroso** (Figura 21.20).

O mediastino superior **contém o esôfago e a traqueia**, posteriormente; **o timo**, anteriormente; e entre eles, **os grandes vasos, relacionados com o coração.**

O mediastino anterior **contém parte do timo**, ao passo que o mediastino médio **contém o coração e o pericárdio, além dos brônquios principais e das estruturas das raízes dos pulmões.** Já o mediastino posterior **contém, entre outras estruturas, o esôfago e a parte torácica da aorta, oriundos do mediastino superior.**

Pleura e cavidade pleural

Na cavidade torácica, os pulmões estão envolvidos por um saco seroso de dupla parede, a **pleura**, que apresenta dois folhetos em continuidade: a **pleura parietal**; e a **pleura visceral** (Figura 21.21). A pleura parietal reveste a parede torácica e o diafragma e, em decorrência de suas relações, é dividida em várias partes: **parte costal**, relacionada com a parede torácica; **parte diafragmática**, relacionada com o diafragma; **parte mediastinal**, que limita o mediastino; e **cúpula da pleura**, relacionada com o ápice do pulmão. **A pleura visceral reveste o pulmão e penetra nas fissuras pulmonares.** O espaço entre a pleura parietal e a pleura visceral é denominado "**cavidade pleural**": **trata-se de um espaço em forma de fenda contendo uma camada líquida de espessura capilar, suficiente para umedecer as superfícies pleurais que entram em contato e que podem deslizar uma sobre a outra sem atrito.**

A **pleura parietal** é fixada à parede torácica por tecido conectivo conhecido no seu conjunto como **fáscia endotorácica**. A sua porção que une a pleura ao diafragma é denominada **fáscia frenicopleural** e, no nível da cúpula da pleura, a fáscia endotorácica é reforçada pela **membrana suprapleural** que insere na margem interna da 1ª costela e no processo transverso da 7ª vértebra cervical.

A cúpula da pleura e o ápice do pulmão estão no nível da 1ª costela, posteriormente, mas como a 1ª costela inclina-se inferiormente, pleura e pulmão situam-se acima da abertura superior do tórax, na base do pescoço. Desse modo, um ferimento na base do pescoço pode atingir a cúpula da pleura e o ápice do pulmão.

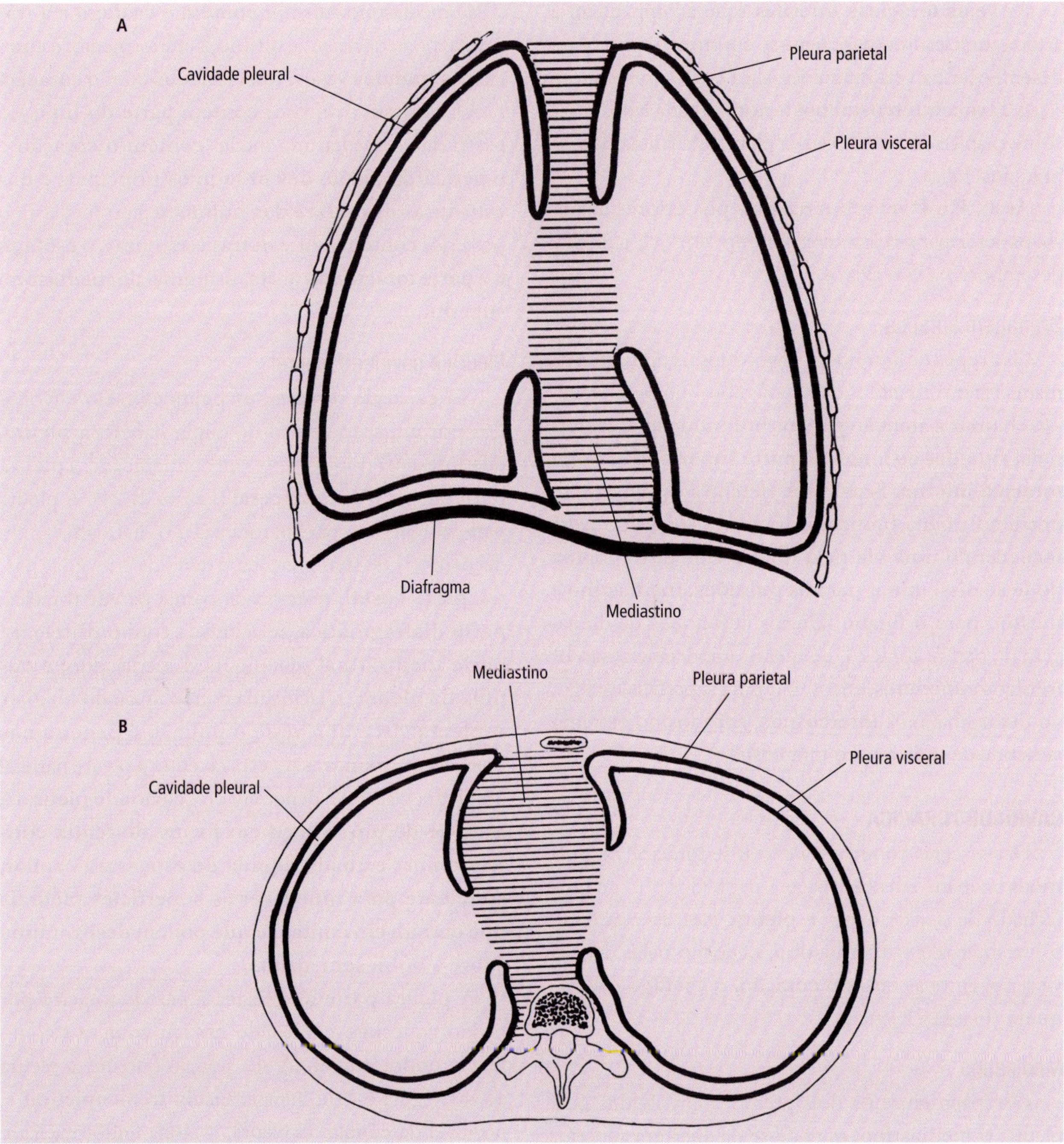

Figura 21.19 Mediastino e pleura. **A** – Corte frontal do tórax. **B** – Corte transversal do tórax.

A **pleura visceral** reveste o pulmão e está em continuidade com a pleura parietal nas linhas de reflexão dessa última. **Essa continuidade existe também ao redor da raiz do pulmão**, que compreende os elementos que entram ou saem do pulmão, mas se faz diferentemente acima e abaixo dela. Superiormente à raiz do pulmão, são contínuas, mas, inferiormente a ela, estão simplesmente justapostas e fortalecidas por tecido conectivo adicional. **Essa conexão espessa de pleura parietal e pulmonar abaixo da raiz é o ligamento pulmonar** (Figura 21.21). O nome não é apropriado porque a estrutura nada tem a ver com o pulmão e não é um ligamento. Trata-se de uma **prega pleural**, com margem livre, mas muito importante para permitir que as veias pulmonares se dilatem durante um aumento do retorno venoso, como ocorre durante o exercício físico.

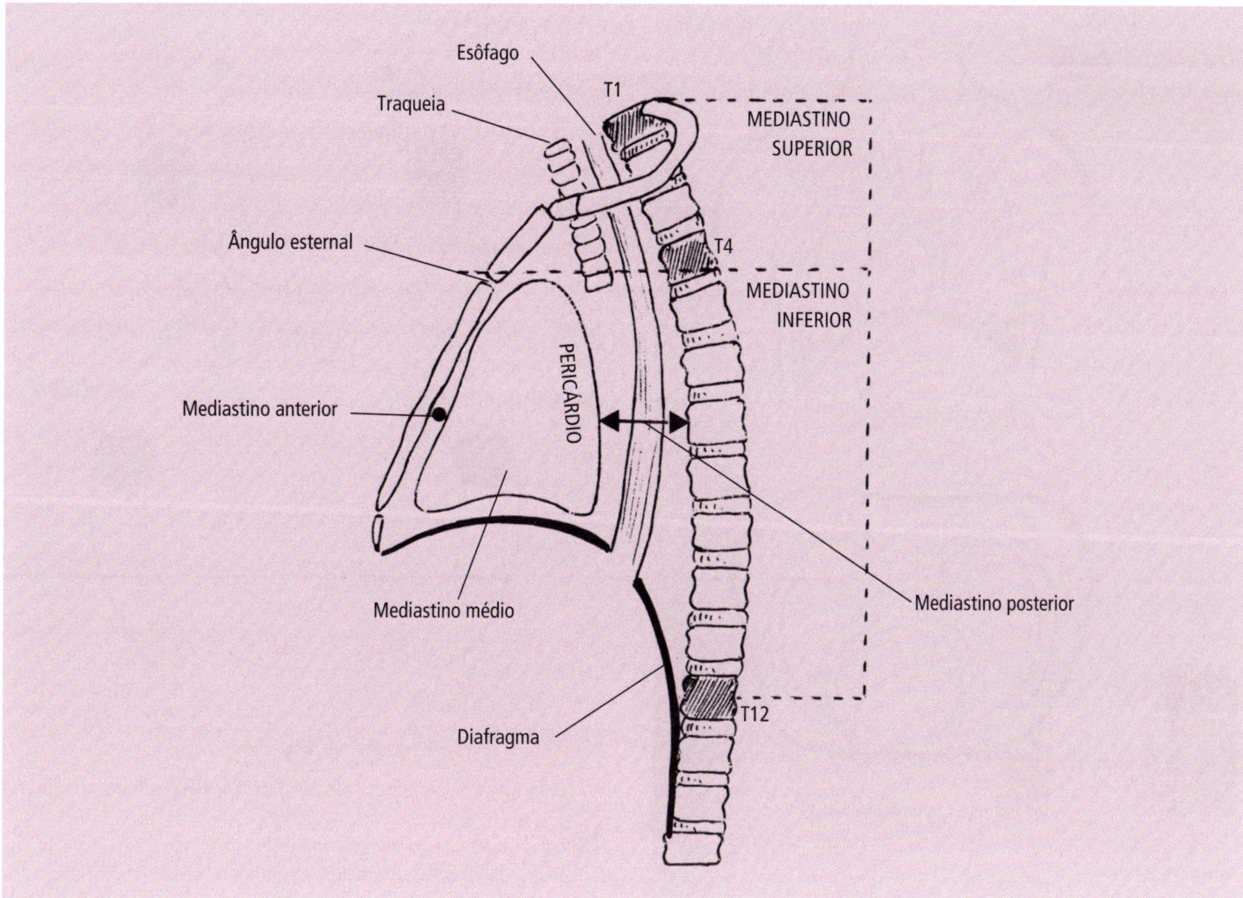

Figura 21.20 Subdivisão do mediastino.

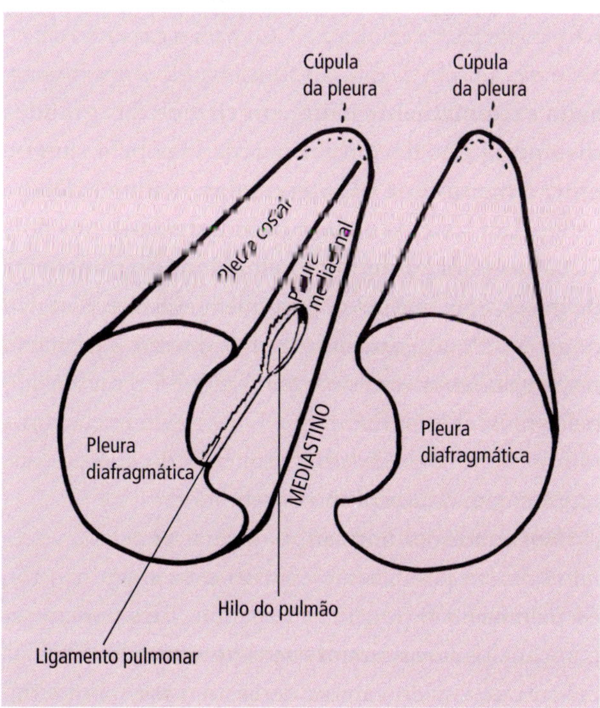

Figura 21.21 Pleura.

É interessante notar que as veias pulmonares estão situadas inferiormente na raiz do pulmão, logo acima do assim chamado "ligamento pulmonar". Contudo, a denominação ligamento pulmonar ficou consagrado pelo uso e consta da Terminologia Anatômica.

Os pulmões não se estendem até os limites da cavidade pleural e, nesses pontos, ela forma os recessos pleurais, que são locais onde a pleura parietal está mais afastada da pleura visceral. Assim, a pleura costal se encontra com a pleura diafragmática formando o **recesso costodiafragmático**, ao passo que a pleura mediastinal se encontra com a pleura costal tanto anterior como posteriormente ao mediastino, formando o **recesso costomediastinal**, anteriormente e o **recesso retroesofágico**, posteriormente (Figura 21.22).

Além do pneumotórax e do acúmulo de líquidos na cavidade pleural, que já foram abordados e serão rediscutidos mais à frente, a **pleura** pode ser foco primário de várias patologias, que frequentemente se expressam

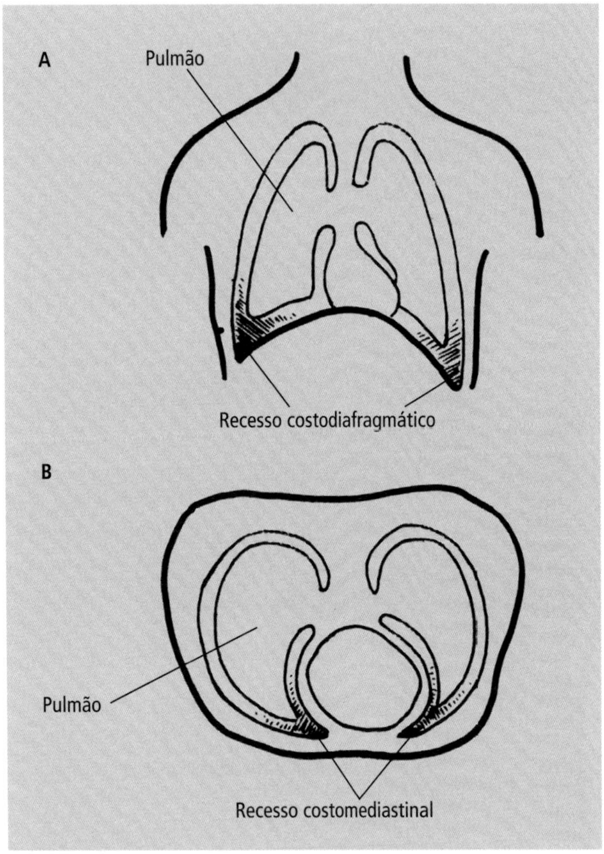

Figura 21.22 Recessos pleurais. **A** – Corte frontal do tórax. **B** – Corte transversal do tórax.

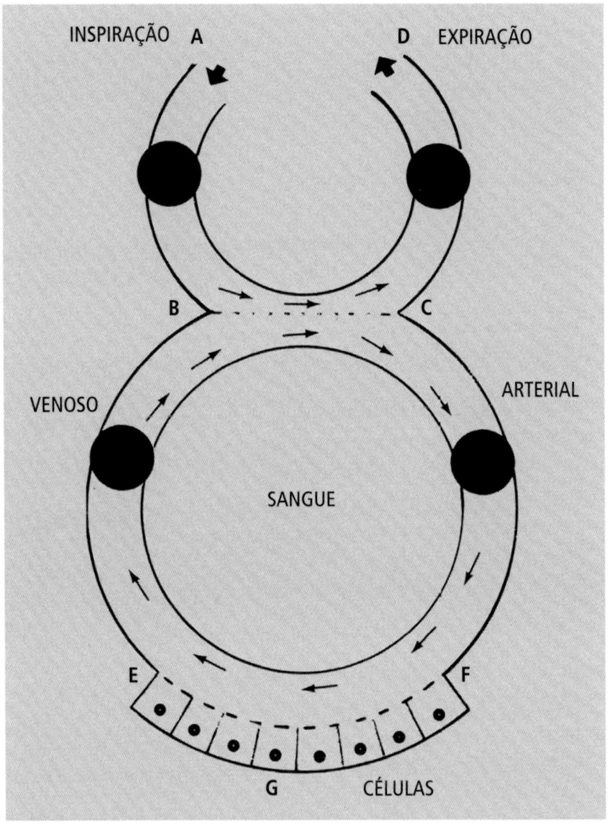

Figura 21.23A Diagrama funcional dos sistemas respiratório e circulatório. Os círculos negros representam o mecanismo bombeador (ver texto).

por meio de um **espessamento na pleura**, que pode ser eventualmente visto em imagens do tórax como radiografias e tomografias. A asbestose, doença causada pela exposição ao asbesto, gera especificamente "**placas pleurais**". Tuberculose e neoplasias primárias são outras doenças que acometem a pleura.

Mecânica respiratória

A respiração consiste na utilização do oxigênio e na produção de gás carbônico pelas células e nos meios pelos quais as células permutam esses gases com o ar atmosférico. A Figura 21.23A é um diagrama desse mecanismo. Os círculos ABCD e BEFC são separados pela membrana BC, através da qual o O_2 e o CO_2 podem se difundir. O circuito ABCD é aberto e compreende o sistema respiratório. O circuito BEFC é fechado e abrange o sistema circulatório. Uma segunda membrana, EF, separa o sangue que circula em BEFC das células, G. No nível da membrana BC, por causa da diferença de pressão, o CO_2 passa para o circuito ABCD e o O_2, para o circuito BEFC. No nível da membrana EF, o O_2 passa para a células e o CO_2 para o circuito BEFC. Esse mecanismo de difusão, funcionando por si mesmo, **seria extremamente lento, em virtude das grandes distâncias que devem ser percorridas pelo sangue entre a membrana BC e as células teciduais. Desse modo, um sistema de bombas intercala-se nos dois circuitos para aumentar a velocidade do transporte de gases**. Somente no nível das membranas, a passagem de gases depende exclusivamente de difusão. No circuito respiratório, o mecanismo bombeador é representado pelos músculos da respiração. No circuito circulatório, são os ventrículos direito e esquerdo do coração que representam o mecanismo bombeador.

Em condições normais, as pleuras parietal e visceral estão em permanente contato e, se assim não for, os pulmões não podem se expandir. Eles podem ser comparados a duas lâminas de vidro separadas por uma película de líquido capilar: deslizam, uma sobre a outra, com certa facilidade, mas é necessária uma força considerável para separá-las. **A essência dos fenômenos que permitem tanto a expansão pulmonar e consequente entrada de ar nos pulmões, como também a retração e a saída de ar, está nas alterações do equilíbrio das forças que atuam na parede torácica e nos pulmões.**

Essas forças são em número de quatro. Por um lado, **duas forças tendem a unir as pleuras**: uma é a **pressão atmosférica**, que age por fora, contra as paredes torácicas; a outra é a **pressão intra-alveolar**, a qual, em virtude de sua conexão com o meio exterior através das vias aéreas, é igual à pressão atmosférica quando não há fluxo de ar entrando ou saindo do pulmão. Por outro lado, **duas forças tendem a separar as pleuras**: uma é a **elasticidade da parede torácica**, que tende a expandir o tórax (as extremidades de uma costela seccionada se lançam para fora); a outra é o **poder de retração dos pulmões**, em razão da elasticidade do parênquima pulmonar.

Quando ocorre uma perfuração na parede torácica de um indivíduo vivo, **o pulmão colaba** (retrai-se para junto de sua raiz) e o **tórax se expande**, pela entrada de ar na cavidade pleural, separando, portanto, a pleura parietal da pleura pulmonar. Não havendo mais contato entre as pleuras, o ar no interior da cavidade pleural rompe o equilíbrio do sistema de forças e a elasticidade do pulmão e do tórax provocam o colabamento do pulmão, por um lado, e a expansão do tórax, por outro.

Num momento estático, ao fim de uma inspiração normal, sem fluxo de ar entrando ou saindo do pulmão, com as vias aéreas abertas e os músculos respiratórios relaxados, **as forças elásticas do pulmão e do tórax estão em equilíbrio**. A Figura 21.23B mostra o que acontece quando uma pequena quantidade de ar é introduzida na cavidade pleural, o que resulta em uma **separação entre as pleuras**. A PI age sobre a pleura parietal e sobre a pleura pulmonar. A pressão que age sobre a parede torácica é a do meio externo, **pressão atmosférica (PA)**. Nas condições já referidas, sem fluxo de ar entrando ou saindo do pulmão e com as vias aéreas abertas, a pressão no interior do pulmão é também atmosférica, PA. A força elástica do pulmão, que tende a separar a pleura pulmonar da parietal, pode ser expressa como **pressão pulmonar (PP)** ao passo que a força

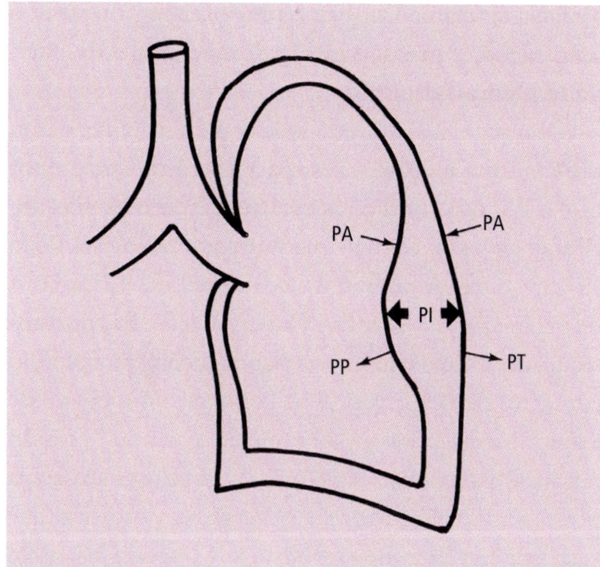

Figura 21.23B Equilíbrio das pressões (acompanhe pelo texto). PP: pressão pulmonar; PI: pressão intrapleural; PT: pressão torácica; PA: pressão atmosférica.

elástica da parede do tórax, que tende a separar a pleura parietal da pulmonar, é a **pressão torácica (PT)**. Se não há entrada nem saída de ar dos pulmões, essas pressões estão em equilíbrio:

$$PI + PP + PA = PI + PT + PA$$

donde se conclui que PP = PT, isto é, as forças elásticas do pulmão e do tórax são iguais.

Se forem consideradas somente as pressões que agem sobre a pleura pulmonar, elas também devem estar em equilíbrio, se forem mantidas as mesmas condições já descritas. Assim,

$$PI + PP = PA$$

Considere-se, agora, essa igualdade em dois momentos diferentes de inflação do pulmão:

$$PI_1 + PP_1 = PA$$
$$PI_2 + PP_2 = PA$$

Verifica-se que **a força elástica do pulmão, a PP, é maior quanto mais insuflado estiver o pulmão**, do mesmo modo que um balão de borracha tem mais força elástica de retração quanto mais o enchemos de ar. Assim, em dois graus diferentes de inflação do pulmão, a PP_2 é maior que a PP_1 e, consequentemente, a PI_2 é menor que a PI_1, para que a igualdade estabelecida pela fórmula se mantenha. Em outras palavras, **durante a inspiração, a pressão intrapelural (dentro da cavidade pleural) diminui**.

Outra conclusão que se pode tirar é a seguinte: **como a PP nunca é igual a zero, a PI terá de ser menor que a PA, em condições estáticas e com as vias aeríferas abertas**. De fato, medida em referência à PA, a PI varia, durante uma respiração normal, de $- 2$ cmH_2O, na expiração, a $- 7$ cmH_2O, na inspiração. **PI, portanto, é subatmosférica** e seu valor cai com a inspiração como foi demonstrado. Nos livros de Fisiologia e de Clínica Médica, usa-se, comumente, o termo "pressão negativa" para definir as pressões com valores abaixo da pressão atmosférica porque a pressão atmosférica (que varia em determinados ambientes) é referida, não pelo seu valor real e absoluto, mas por um valor relativo de referência (pressão atmosférica = 0). Assim, qualquer pressão inferior à pressão atmosférica seria considerada negativa (abaixo do valor 0 de referência), evitando-se os valores absolutos que variam no nível do mar e nas grandes altitudes, por exemplo.

Note-se que foi estabelecida uma condição prévia para se demonstrar que a pressão intrapleural é subatmosférica e cai na inspiração. **Em outras condições, entretanto, ela pode até exceder a pressão atmosférica, como acontece numa expiração forçada: nesta, para expelir maiores volumes de ar, músculos adicionais entram em ação, como os abdominais, e a PT age em sentido contrário, isto é, para dentro.** Do mesmo modo, num esforço expiratório contra uma glote fechada, a pressão intrapleural se eleva acima da pressão atmosférica, **como acontece durante um grande acesso de tosse ou nos demais esforços**.

A inspiração é um trabalho ativo por envolver trabalho muscular e, consequentemente, gasto energético, **mas a expiração (não forçada) é passiva**, sem gasto energético, pois é decorrente da retração das fibras elásticas pulmonares. **Somente a expiração forçada envolve trabalho ativo, pois, para ela ocorrer, contribuem vários músculos, em especial os abdominais.**

Qualquer fator que altere o equilíbrio das forças ocasiona um distúrbio respiratório. Assim, **uma lesão que perfure a parede do tórax e, portanto, a pleura parietal, faz o ar entrar na cavidade pleural. Em consequência, a pressão atmosférica passa a atuar diretamente sobre a pleura visceral e o pulmão, anulando a pressão intra-alveolar e fazendo predominar a elasticidade pulmonar. Em decorrência desses fatos, o pulmão se retrairá, colabando** (Figura 21.24). **Esse fenômeno é denominado "pneumotórax".**

Um raciocínio similar permite compreender também que os pneumotórax ocorrem por ruptura da pleura visceral: o pulmão lesado deixa o ar escapar para o interior da cavidade pleural e colaba (Figura 21.25). **Os colabamentos pulmonares consequentemente à presença de líquidos (sangue, secreção purulenta etc.) na cavidade pleural, como ocorre em várias patologias ou em traumatismos torácicos,** serão proporcionais à quantidade de líquido presente. Este, em decorrência da ação gravitacional, primeiro se acumulará nos pontos mais baixos da cavidade pleural caso o paciente se encontre em pé ou sentado (Figuras 21.26 e 21.27).

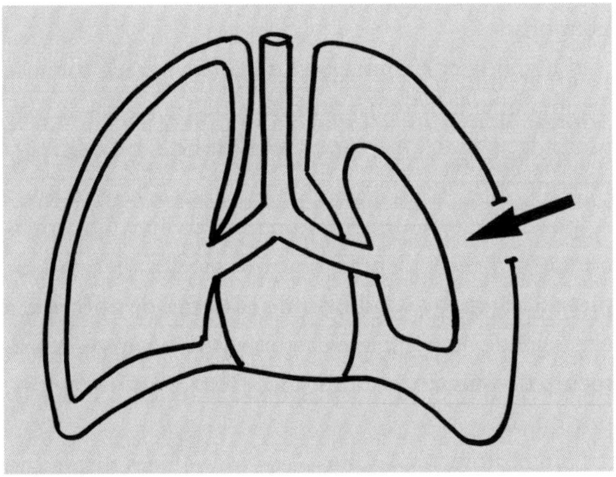

Figura 21.24 Pneumotórax. Ruptura da pleura parietal.

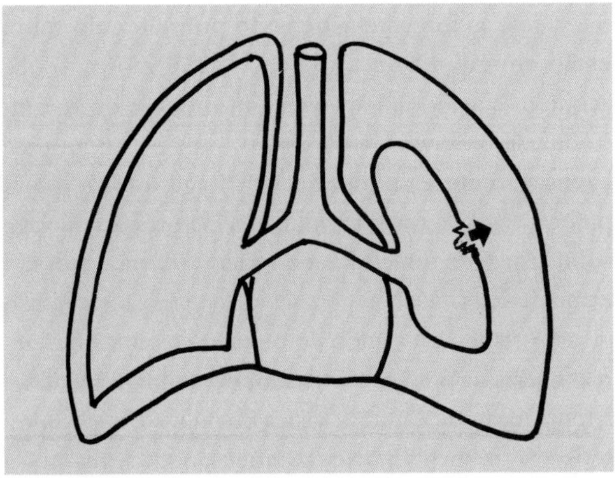

Figura 21.25 Pneumotórax. Ruptura da pleura visceral.

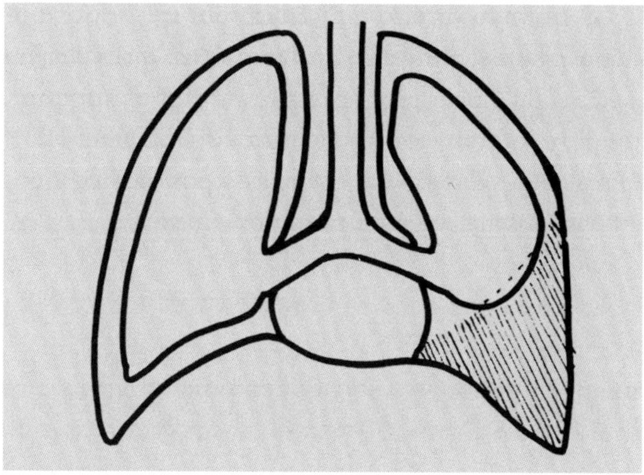

Figura 21.26 Colabamento parcial do pulmão por acúmulo de líquido na cavidade pleural.

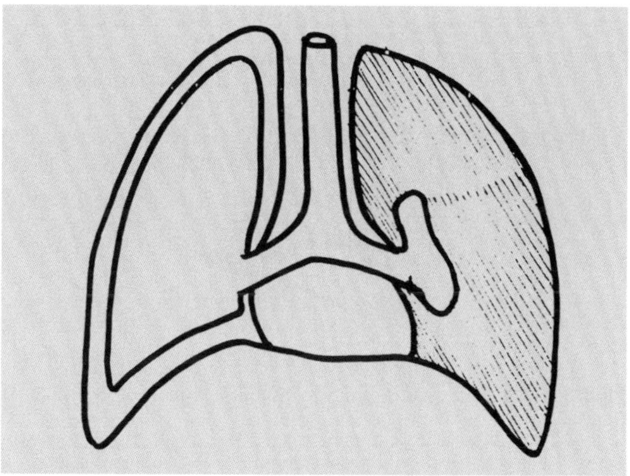

Figura 21.27 Colabamento total do pulmão por acúmulo de líquido na cavidade pleural.

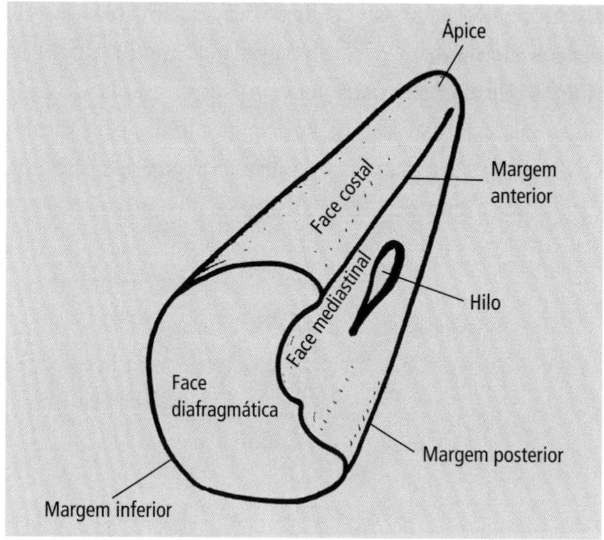

Figura 21.28 O pulmão direito, esquemático, para mostrar faces e margens.

Pulmões

Os pulmões são os órgãos respiratórios por excelência e estão contidos na cavidade pleural. Ao nascimento, eles têm coloração rósea, mas o pulmão adulto apresenta uma superfície malhada, com manchas escuras sobre um fundo acinzentado, em virtude da inalação de partículas de poeira atmosférica. **O pulmão direito é mais curto que o esquerdo porque a cúpula diafragmática está mais elevada à direita. Em compensação, é mais largo que o esquerdo porque o coração se desloca para a esquerda.** Assim, o volume do pulmão esquerdo é cerca de 10% menor que o do direito (veja Imagem 21.2 e Vídeo 21.1 disponíveis nos QrCodes ao final do capítulo).

O pulmão (Figura 21.28) apresenta um **ápice**, que ocupa a cúpula pleural, podendo ser examinado clinicamente pela auscultação e percussão acima do terço medial da clavícula, **pois ultrapassa a abertura superior do tórax.** A **base do pulmão (face diafragmática)** está apoiada no diafragma e, portanto, é côncava. A **margem inferior, que circunda a periferia da base**, é aguda e projeta-se no recesso costodiafragmático. A face lateral do pulmão, convexa, que se estende entre a margem posterior e a anterior, é denominada **face costal** por estar em relação com as costelas, as cartilagens costais e os espaços intercostais.

A parte mais posterior da face costal, isto é, sua **parte vertebral**, é arredondada, e encaixa-se no largo sulco existente nos lados das vértebras torácicas. A **margem anterior** é fina e separa a face costal da **face mediastinal. Essa última apresenta uma abertura em forma de raquete, o hilo do pulmão, por onde penetram ou saem do pulmão as estruturas que formam a raiz do pulmão: brônquios, artérias e veias pulmonares; nervos linfáticos; e pequenas artérias bronquiais** (Figura 10.28). No nível do hilo do pulmão, as estruturas principais da raiz do pulmão **dispõem-se diferentemente, à esquerda e à direita** (Figuras 21.29 e 21.30); e, no hilo do pulmão esquerdo, a artéria pulmonar é superior ao brônquio principal; já as veias pulmonares são inferiores. No hilo do pulmão direito, o brônquio principal é superior à artéria pulmonar, e as veias pulmonares são inferiores. No pulmão formolizado, é possível identificar as impressões de outros elementos anatômicos na face mediastinal: no pulmão direito, são mais visíveis as impressões do esôfago, veia ázigos e artéria subclávia direita; no pulmão esquerdo, as impressões da aorta e da artéria subclávia esquerda (Figuras 21.29 e 21.30).

O pulmão direito é dividido em três lobos por duas fissuras, oblíqua e horizontal, nas quais penetra a pleura pulmonar para revesti-las. **Os lobos superior, médio e inferior** estão esquematizados na Figura 21.31, que mostra a direção das fissuras e a posição dos lobos em vista lateral, anterior, posterior e medial.

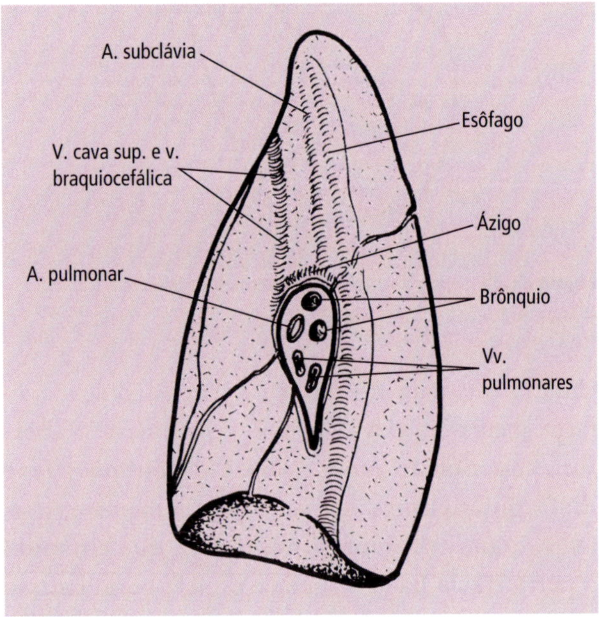

Figura 21.29 Face mediastinal do pulmão direito (acompanhe pelo texto).

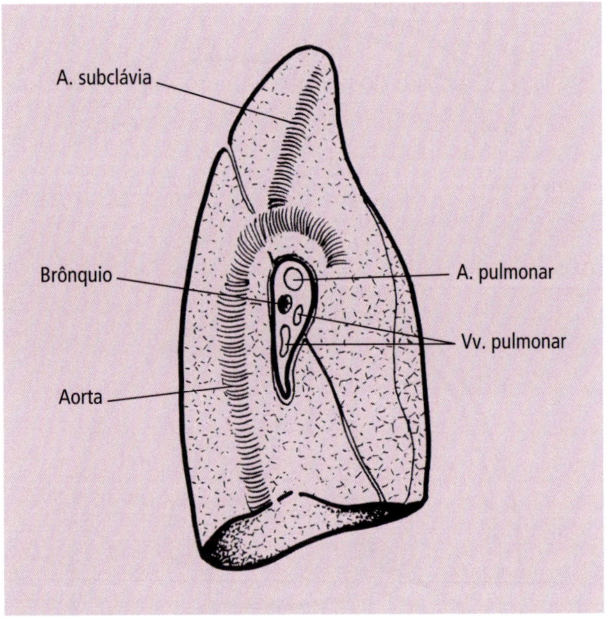

Figura 21.30 Face mediastinal do pulmão esquerdo (acompanhe pelo texto).

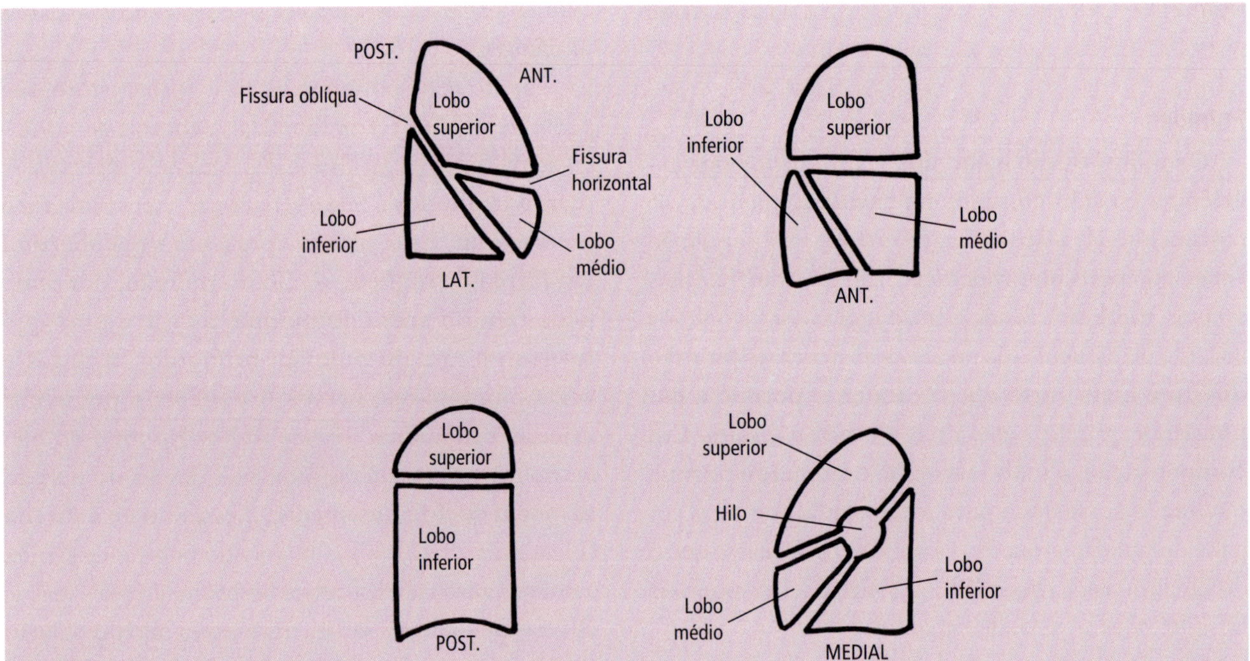

Figura 21.31 Lobos e fissuras do pulmão direito (acompanhe pelo texto).

Por sua vez, o pulmão esquerdo apresenta, geralmente, apenas dois lobos, superior e inferior, separados pela fissura oblíqua. Coração e pericárdio estão deslocados para a esquerda na metade inferior do esterno e, desse modo, a margem anterior do pulmão esquerdo é atenuada e forma um prolongamento, a **língula**, que corresponderia ao lobo médio do pulmão direito. A língula situa-se entre a fissura oblíqua e a **incisura cardíaca**, chanfradura de profundidade variável da margem anterior do pulmão esquerdo. A Figura 21.32 mostra lobos e fissura do pulmão esquerdo em vista lateral, anterior, posterior e medial.

Nem sempre as fissuras separam totalmente os lobos pulmonares. Isso é particularmente verdade para os lobos do pulmão esquerdo e para os lobos superior e médio do pulmão direito.

O ar contido no pulmão tem de alcançar a traqueia, a laringe, a faringe, a cavidade oral ou a cavidade nasal para ser expelido na expiração ou, vice-versa, o ar inspirado tem de atravessar essas vias para atingir o pulmão. **A unidade estrutural respiratória do pulmão consiste no bronquíolo respiratório com seu ducto alveolar, saco alveolar e alvéolos** (Figura 21.33). As pequenas dilatações que são os alvéolos se abrem num saco alveolar que, por sua vez, está em comunicação com um bronquíolo respiratório através do ducto alveolar.

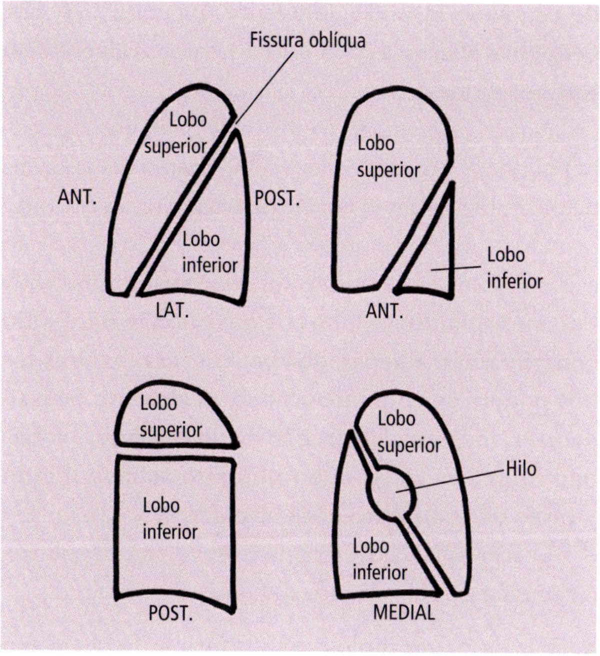

Figura 21.32 Lobos e fissuras do pulmão esquerdo (acompanhe pelo texto).

Dois fatos devem ser ressaltados: **os alvéolos podem protrair diretamente do bronquíolo respiratório sem interposição de ducto alveolar** e, por essa razão, a partir do bronquíolo respiratório, fala-se em **porção respiratória do pulmão** e os **alvéolos de um saco alveolar podem se comunicar com alvéolos**

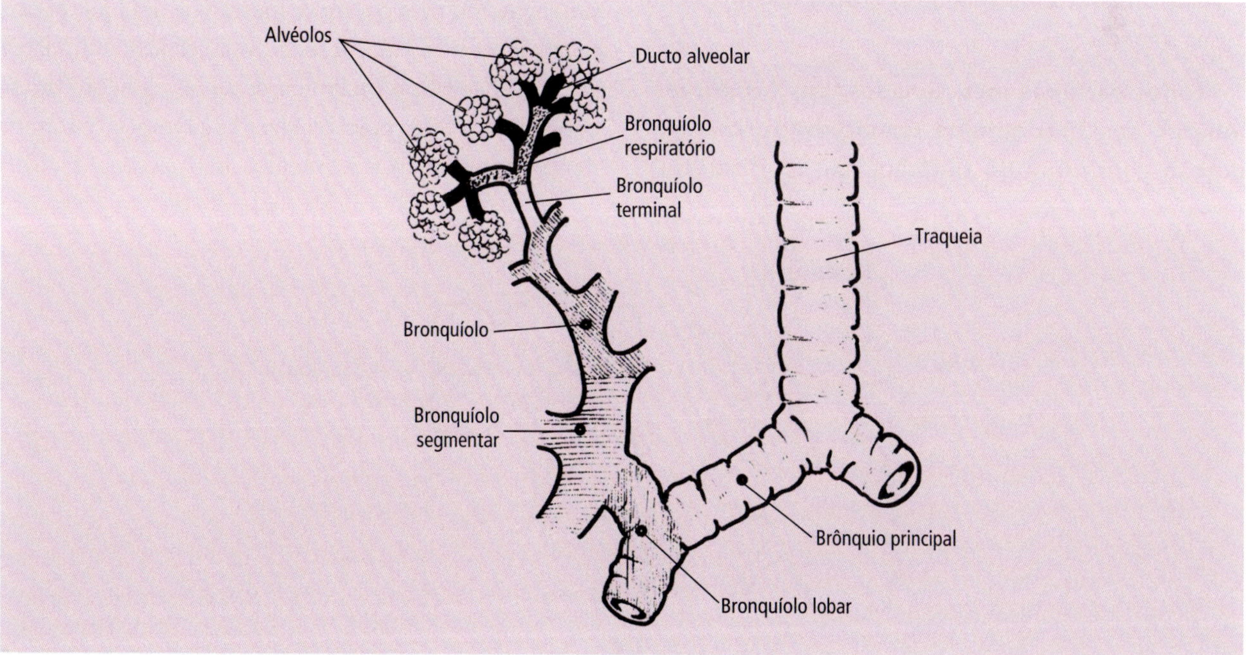

Figura 21.33 Estrutura do pulmão (simplificado).

de um saco alveolar adjacente (Figura 21.34) **por pequenas aberturas denominadas poros alveolares.** Essas comunicações podem existir entre alvéolos de um bronquíolo respiratório e o adjacente ou de um segmento pulmonar e o adjacente. Assim, mesmo que o brônquio de um segmento estiver destruído, os alvéolos do segmento podem ser inflados através da comunicação existente entre eles e os alvéolos do segmento adjacente. Portanto, **quando os lobos de um pulmão não estão completamente separados pela fissura, os dois lobos podem se comunicar no nível alveolar. Se isso ocorrer, mesmo a obstrução de um brônquio lobar não impedirá que o lobo atingido seja ventilado através das comunicações alveolares.**

A partir da unidade estrutural respiratória do pulmão, o caminho do fluxo de ar expiratório é o seguinte:

- **Vários bronquíolos respiratórios:** formam um bronquíolo terminal.
- **Bronquíolos terminais:** são as últimas divisões de um bronquíolo.
- **Vários bronquíolos:** com calibre que gradualmente se torna maior, formam um brônquio segmentar, ou de terceira ordem.
- **Vários brônquios segmentares:** formam um brônquio lobar, ou de 2ª ordem.
- **Brônquios lobares:** formam os brônquios principais, direito e esquerdo, de 1ª ordem, que se abrem na traqueia.

Todos os tubos mencionados, dos brônquios lobares aos bronquíolos terminais, formam a porção condutora do pulmão, não respiratória. Os brônquios e as suas ramificações compõem, em conjunto, o que se denomina **árvore bronquial**. Contudo, cabe salientar que o uso do termo "porção não respiratória", atribuído aos brônquios de maior calibre, é inapropriado, pois eles atuam na ventilação alveolar e essa é uma das etapas essenciais da respiração.

Os pulmões são examinados no exame físico torácico e a **avaliação da respiração** inclui a **inspeção** do tórax e dos movimentos ventilatórios, a **palpação** das estruturas torácicas, a **percussão** pulmonar e a ausculta. A **ausculta** deve ser feita na parte anterior e posterior do tórax, sendo feita de maneira craniocaudal em locais específicos do tórax.

Segmentos pulmonares

O pulmão pode ser dividido em segmentos cada vez menores, e cada segmento é a área de distribuição de um brônquio específico. **Denomina-se segmento "broncopulmonar" a área de distribuição de um brônquio segmentar, ou de 3ª ordem.** Os segmentos broncopulmonares podem ser considerados a unidade clínica e cirúrgica do pulmão. Eles estão separados uns dos outros por septos conectivos que são prolongamentos da pleura visceral, mas, como foi observado, essa separação não pode ser vista de modo absoluto, pois nem mesmo as fissuras entre os lobos os separam sempre completamente e há comunicações, em nível alveolar, de um segmento para o outro e mesmo de um lobo para o outro. Por outro lado, embora as afecções pulmonares possam se localizar ou limitar-se a um segmento broncopulmonar, e seja possível fazer-se a remoção cirúrgica de apenas um ou mais segmentos, isso não implica dizer

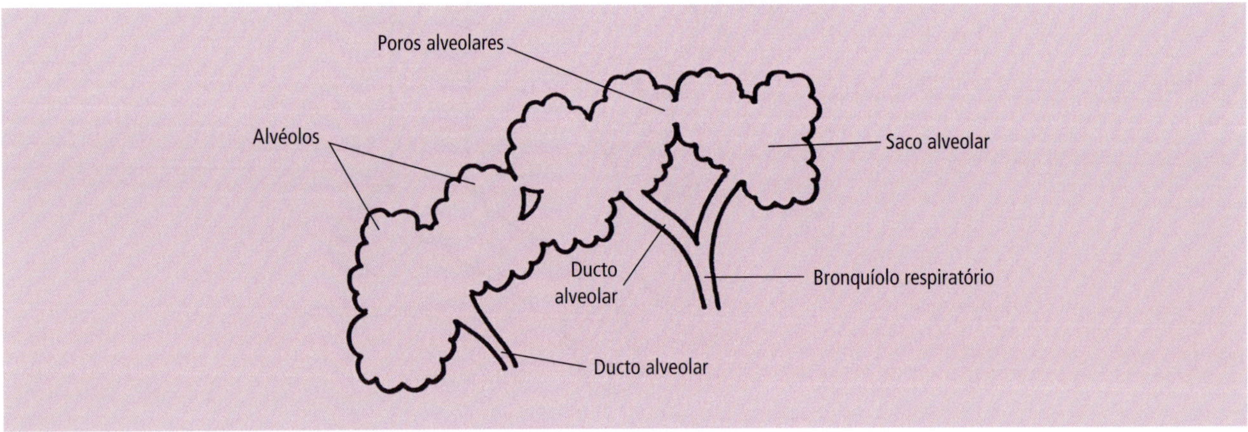

Figura 21.34 Comunicação entre alvéolos.

que a doença respeite a divisão segmentar do pulmão. Ressalte-se que as veias são encontradas nos limites de cada segmento anatomocirúrgico, referência que serve de guia para os cirurgiões. Dessa forma, enquanto os ramos das artérias pulmonares e os brônquios penetram no centro de um segmento (intrassegmentares), as veias passam no interior do tecido conectivo entre segmentos vizinhos (intersegmentares). Tumores localizados, restritos a um segmento apenas (ou mais de um), podem ser removidos cirurgicamente sem danos para o parênquima pulmonar normal (segmentectomia). Evidentemente, também pode-se fazer a remoção cirúrgica de um lobo (lobectomia) ou até de um pulmão (pneumectomia total).

Os segmentos broncopulmonares têm uma denominação internacionalmente aceita, muito embora sejam frequentes as variações. A segmentação-padrão está mostrada na Figura 21.35. Os segmentos broncopulmonares do pulmão direito são os seguintes:

- **Lobo superior:** apical, posterior e anterior.
- **Lobo médio:** lateral e medial.
- **Lobo inferior:** superior, basilar medial, basilar anterior, basilar lateral e basilar posterior.

Os segmentos broncopulmonares do pulmão esquerdo são os seguintes:

- **Lobo superior:** apicoposterior, anterior, lingular superior e lingular inferior.
- **Lobo inferior:** superior, basilar medial, basilar anterior, basilar lateral e basilar posterior.

Considera-se que o pulmão esquerdo tenha nove segmentos porque os brônquios, apical e posterior, do lobo superior, se originam, em geral, de um tronco comum.

Se um segmento ou lobo pulmonar é removido cirurgicamente, o restante do pulmão se distende para ocupar o espaço deixado pelo segmento ou lobo removido, situação denominada **pulmão vicariante.**

Vasos e nervos dos pulmões

O pulmão é um órgão que tem dupla irrigação, isto é, **o sangue que deve ser oxigenado é conduzido pelas artérias pulmonares, oriundas da bifurcação do tronco pulmonar, mas o tecido pulmonar é nutrido pelas artérias bronquiais, ramos da aorta.** Os ramos intrapulmonares das artérias pulmonares acompanham os brônquios e terminam em redes capilares nos ductos, sacos alveolares e alvéolos. Dessas redes capilares, partem as tributárias que formarão as veias pulmonares, em geral uma para cada lobo do pulmão.

O **tromboembolismo pulmonar** é uma patologia em que se tem a formação de um coágulo em veias profundas do organismo, mais comumente nos membros inferiores, com movimentação do coágulo – que, nessa situação, denomina-se "**êmbolo**" – para as artérias do pulmão. A depender do tamanho do êmbolo, ele pode viajar até vasos menores da circulação ou no **tronco da artéria pulmonar**, interrompendo a circulação pulmonar e causando falta de oxigenação do sangue que passa pelo pulmão, no assim denominado **distúrbio de ventilação-perfusão.** O tamanho do êmbolo e onde ele impacta determina os sintomas do paciente, podendo variar desde assintomático, passando por diversos graus de dispneia, insuficiência respiratória e morte súbita.

As **artérias bronquiais** irrigam o parênquima pulmonar e terminam em capilares nos brônquios e bronquíolos. Entretanto, a drenagem dessas áreas é feita por veias que desembocam no sistema vascular pulmonar, até mesmo nos capilares alveolares. **Desse modo, a maior parte do sangue venoso retorna pelas veias pulmonares, mesmo que seja distribuído pelas artérias bronquiais.** As veias bronquiais drenam somente o sangue venoso proveniente das primeiras divisões dos brônquios para as veias ázigo, hemiázigo ou intercostais posteriores.

Numerosos vasos linfáticos seguem a árvore bronquial para drenar em linfonodos broncopulmonares, situados no hilo pulmonar. Estes, por sua vez, drenam para **linfonodos traqueobronquiais**, situados na bifurcação da traqueia, dos quais vasos eferentes contribuirão para a formação dos **troncos linfáticos broncomediastinais** (Figura 21.36).

Mais posterior, mas também anteriormente, à raiz do pulmão, **ramos do nervo vago e do tronco simpático se anastomosam amplamente para formar os plexos pulmonares, anterior e posterior.** Nesses plexos, existem gânglios parassimpáticos e também fibras sensitivas que são parte do nervo vago. **As fibras parassimpáticas vagais inervam o músculo liso e as glândulas da árvore bronquial e, provavelmente, estimulam essas estruturas.**

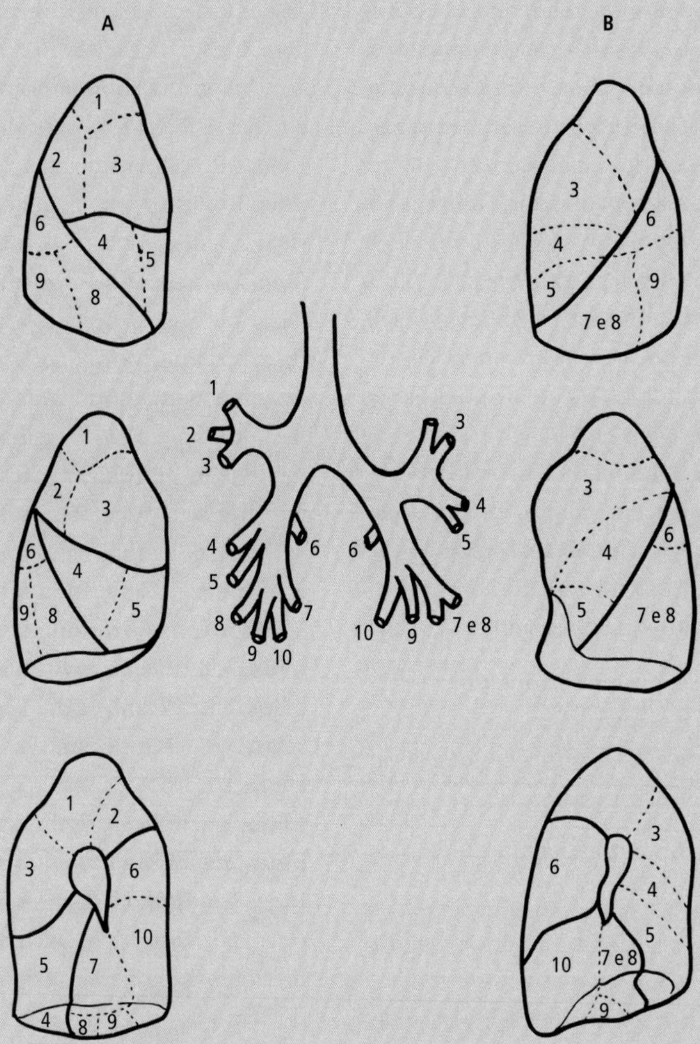

PULMÃO DIREITO	PULMÃO ESQUERDO
LOBO SUPERIOR 1 – Apical 2 – Posterior 3 – Anterior LOBO MÉDIO 4 – Lateral 5 – Medial LOBO INFERIOR 6 – Superior 7 – Basilar medial 8 – Basilar anterior 9 – Basilar lateral 10 – Basilar posterior	LOBO SUPERIOR 1 e 2 – Apicoposterior 3 – Posterior 4 – Lingular superior 5 – Lingular inferior LOBO INFERIOR 6 – Superior 7 e 8 – Basilar anterior (o basilar medial é independente em 1/3 dos casos) 9 – Basilar lateral 10 – Basilar posterior

Figura 21.35 Segmentos broncopulmonares. **A** – Pulmão direito. **B** – Pulmão esquerdo.

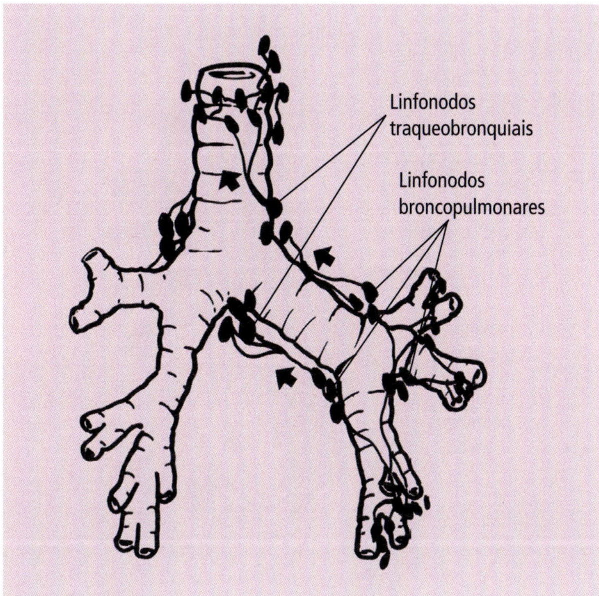

Figura 21.36 Drenagem linfática do pulmão.

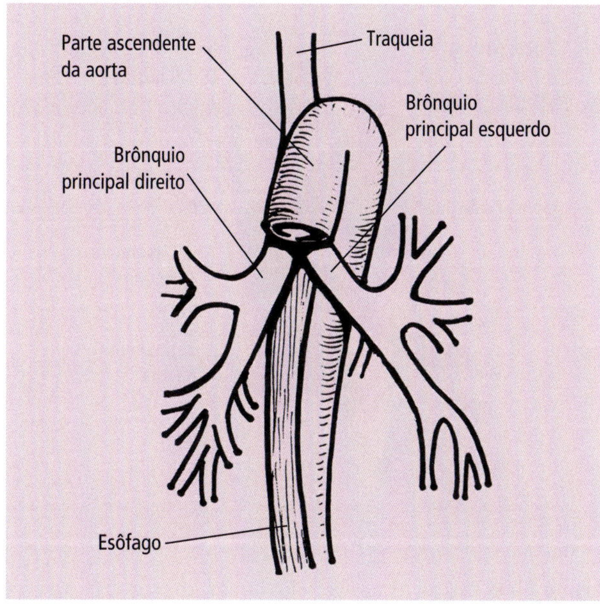

Figura 21.37 Traqueia e suas relações com o esôfago e a aorta.

As fibras simpáticas inervam os vasos sanguíneos, músculo liso e glândulas da árvore bronquial. Provavelmente são **inibidoras** da musculatura lisa dos brônquios e bronquíolos: **drogas simpaticomiméticas podem aliviar a asma, causada por espasmo do músculo liso nos bronquíolos e ductos alveolares.**

Terminações nervosas sensitivas nos brônquios, bronquíolos e talvez alvéolos, que são estimuladas pela distensão dos pulmões, estão relacionadas com o controle reflexo da respiração. **Outras terminações sensitivas são encontradas na mucosa bronquial e sua irritação provoca a tosse.**

Traqueia

A traqueia inicia-se na região cervical, onde é a continuação direta da laringe (Capítulo 20 – Pescoço e Cabeça). Situada anteriormente ao esôfago, ela desce em direção ao tórax e, no mediastino superior, divide-se nos **brônquios principais direito e esquerdo** (Figura 21.37).

É uma estrutura mediana, mas, próximo de sua extremidade inferior, desvia-se para a direita e, por essa razão, **o brônquio principal esquerdo cruza anteriormente o esôfago e tem maior comprimento que o direito.** No cadáver, a divisão da traqueia ocorre no nível do ângulo esternal, mas, *in vivo*, é mais baixa, embora variável (vértebras torácicas T5 a T7). De qualquer modo, **a bifurcação ocorre atrás da parte ascendente da aorta** e está marcada internamente por uma crista, denominada **carina.** O arco da aorta está, a princípio, à frente da traqueia e, em seguida, à sua esquerda, exatamente acima do brônquio principal esquerdo.

O arcabouço da traqueia é formado por uma série longitudinal de arcos cartilagíneos hialinos, as **cartilagens traqueais**, unidos pelos **ligamentos anulares.** As cartilagens respondem pela rigidez que impede o colapso, e os ligamentos asseguram a mobilidade e a flexibilidade necessárias. A parede posterior, achatada, é formada por uma membrana fibroelástica que contém fibras de músculo liso, transversas, do **músculo traqueal.**

Brônquios principais

A traqueia bifurca-se nos brônquios principais, direito e esquerdo e, neles, os anéis cartilagíneos da traqueia são substituídos por placas irregulares de cartilagem.

O brônquio principal esquerdo passa sob o arco da aorta e anteriormente à sua parte descendente para alcançar o hilo do pulmão esquerdo. Ele cruza à frente do esôfago. O tronco pulmonar divide-se em artérias pulmonares direita e esquerda à frente do brônquio principal esquerdo (Figura 21.38).

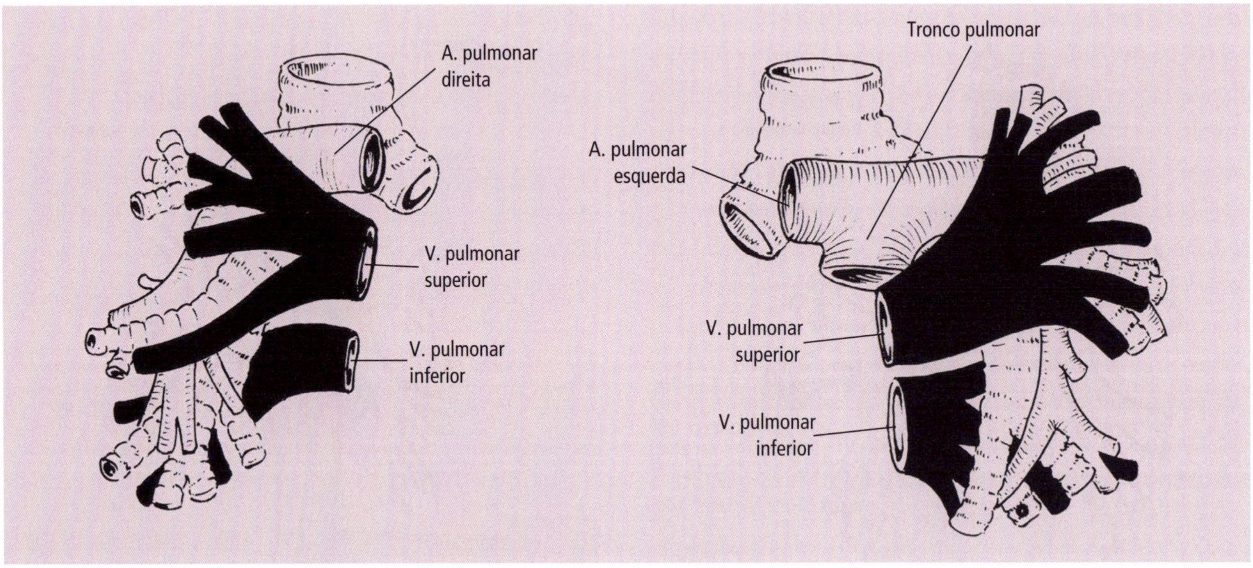

Figura 21.38 Relações vasculares dos brônquios principais, vista posterior.

Os **brônquios principais** e a **traqueia** podem ser avaliados por meio da **broncoscopia**, exame feito com uma câmera que permite a visualização do lúmen de tais estruturas e a realização de procedimentos como biópsias, aspirações e cauterizações.

O **brônquio principal direito** é quase a continuação da direção da traqueia, **sendo mais vertical, mais calibroso e também mais curto que o esquerdo.** Em razão de o **brônquio principal direito** ser mais reto e curto que o esquerdo, frequentemente **corpos estranhos aspirados** que passam pela traqueia impactam no brônquio direito, o que pode causar um **sibilo unilateral e fixo** ao exame físico.

A **intubação orotraqueal**, procedimento extremamente comum para garantir a ventilação de pacientes com insuficiência respiratória ou naqueles submetidos à anestesia geral, em que um tubo é colocado através da boca e progredido até a próximo à carina e, através dele o paciente é conectado a um ventilador, pode ser feita de maneira **seletiva**, errônea ou propositalmente. Quando errônea, frequentemente a intubação é seletiva à direita por causa da posição do brônquio. A seletividade pode ser proposital em cirurgias do tórax em que o pulmão deve estar colabado para ser manipulado, e qualquer um dos brônquios pode ser intubado seletivamente com o auxílio de aparelhos adequados (Figura 21.37).

As vias condutoras de ar para os pulmões têm suportes rígidos nas paredes de suas partes mais importantes. Se assim não fosse, a passagem do ar poderia facilmente ser bloqueada pelo simples colabamento das paredes. As narinas são mantidas abertas pelas cartilagens do nariz externo; a cavidade nasal está circundada por esqueleto ósseo e um esqueleto cartilagíneo está presente na laringe. Anéis incompletos de cartilagem formam o arcabouço da traqueia, enquanto placas cartilagíneas irregulares são encontradas nos brônquios principais lobares, segmentares e até mesmo em brônquios de pequeno calibre. Quanto aos bronquíolos, é a força elástica do tecido pulmonar, que sobre eles age de maneira radial, que os mantém abertos, embora o seu calibre varie com os movimentos respiratórios.

Esôfago (parte torácica)

O esôfago é a continuação da faringe e termina abrindo-se no estômago, no nível da junção esofagogástrica. Ele apresenta, portanto, **partes cervical, torácica** e **abdominal**. A parte cervical foi descrita no Capítulo 20 – Pescoço e Cabeça e a parte abdominal será referida no Capítulo 22 – Abdome. No tórax, esse longo tubo fibromuscular situa-se inicialmente no mediastino superior e, em seguida, no mediastino posterior antes de atravessar o diafragma para terminar no **cárdia**, e através do **óstio cárdico**, comunicar-se com o estômago (Figura 21.39).

Na sua parte superior, ele está relacionado anteriormente com a traqueia e, a seguir, com o

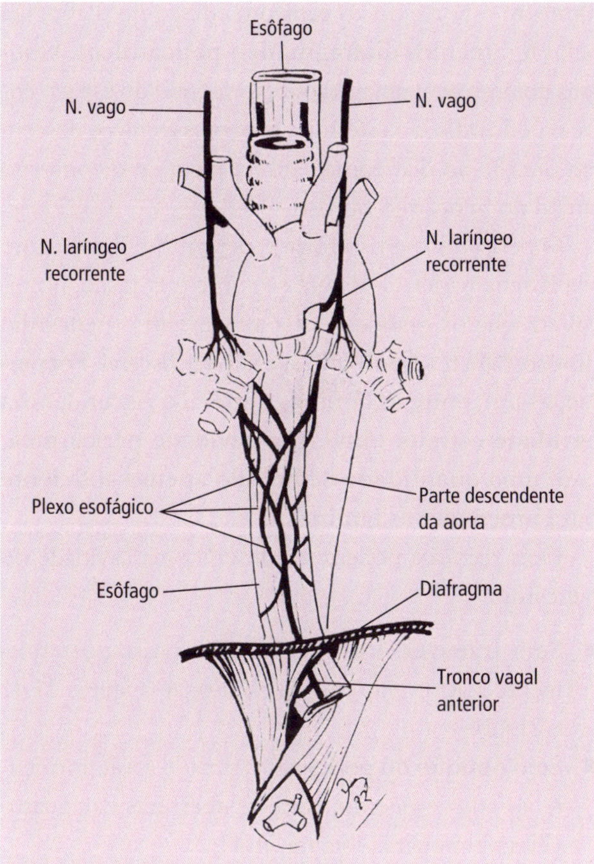

Figura 21.39 Parte torácica do esôfago torácico.

brônquio principal esquerdo e a artéria pulmonar esquerda. O pericárdio o separa do átrio esquerdo. A dificuldade na deglutição é denominada **disfagia** e pode ocorrer por diversas patologias do esôfago, inclusive por compressão do órgão pelas estruturas ao seu redor. Uma das causas mais temidas de disfagia é o câncer de esôfago, que pode ocorrer em qualquer parte ao longo do órgão. A disfagia é investigada com a **endoscopia**, em que se tem a visualização do lúmen do órgão por meio de uma câmera inserida pela cavidade oral. Posteriormente, ele se relaciona com a coluna vertebral como uma corda está para o arco. **Desse modo, há um espaço entre ele e a coluna vertebral, o espaço retroesofágico.** Nessa região, ramos arteriais da aorta alcançam o esôfago passando entre as lâminas da pleura que formam o **recesso retroesofágico** (Figura 21.40).

Aproximando-se do diafragma, o esôfago desvia-se anteriormente e para a esquerda, antes de atravessar o **hiato esofágico** da cúpula esquerda do músculo diafragma, no nível da 10ª vértebra torácica (T10).

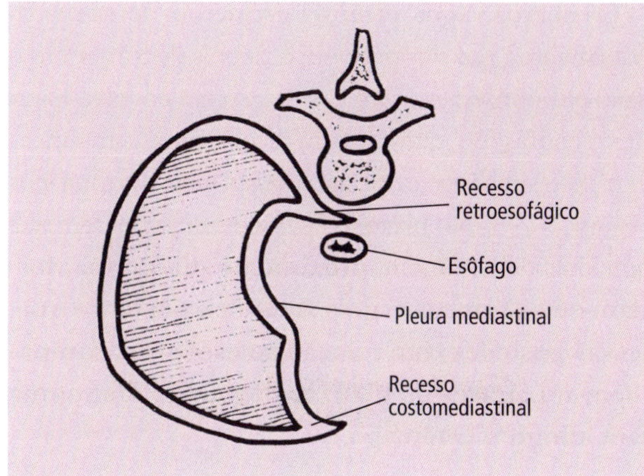

Figura 21.40 Recesso retroesfágico.

Embora o calibre do esôfago seja relativamente uniforme, **apresenta-se ligeiramente estreitado em três pontos: na sua extremidade superior no pescoço; no nível em que é cruzado pela aorta e pelo brônquio principal esquerdo (constrição broncoaórtica); e na sua extremidade inferior, próximo à sua terminação no estômago (constrição diafragmática).**

Em virtude de o esôfago, no mediastino posterior, ser envolvido por tecido conectivo frouxo (que lhe permite se distender durante a deglutição), **a perfuração da parede esofágica pode produzir uma grave infecção generalizada do mediastino.**

A musculatura da parte inicial do esôfago é estriada esquelética, mas no nível da clavícula começa a ser substituída por musculatura lisa.

Vasos e nervos

A parte torácica do esôfago é irrigada pelos ramos esofágicos das artérias bronquiais, das artérias intercostais e pelas artérias esofágicas que se originam diretamente da parte descendente da aorta. As veias esofágicas drenam para veias adjacentes por intermédio de plexos na submucosa e na superfície do esôfago. **É importante chamar a atenção para as anastomoses existentes entre veias esofágicas e tributárias da veia gástrica esquerda, pois representam comunicação entre os sistemas portal e cava superior. Essas anastomoses podem se tornar muito dilatadas nos casos de hipertensão portal, formando as varizes esofágicas, propensas à ruptura (particularmente as veias submucosas) com consequente hemorragia grave** (Capítulo 22 – Abdome).

Os **nervos vagos**, **direito** e **esquerdo**, descem posteriormente à raiz dos pulmões e, depois de formarem o plexo pulmonar, alcançam o esôfago para envolvê-lo no **plexo esofágico**, que também recebe fibras simpáticas do tronco simpático e dos nervos esplâncnicos torácicos (Figura 21.39). No plexo, os nervos vagos perdem sua individualidade, porém, **próximo ao diafragma, formam-se os troncos vagais anterior e posterior que, nessas posições com relação ao esôfago, acompanham-no através do hiato esofágico do diafragma para atingir o estômago**.

Pericárdio

A difusão de gases que ocorre na respiração exige um sistema de transporte dotado de um mecanismo bombeador. **Esse sistema de transporte é do tipo hidráulico fechado, constituído de uma bomba, o coração, e tubos, os vasos sanguíneos, aos quais se acrescentam, como auxiliares, os vasos linfáticos.** Essas estruturas formam a base do sistema circulatório. O veículo de que se vale o sistema circulatório para promover o transporte de gases, nutrientes e produtos metabólicos é o sangue. Nos itens seguintes, o objeto de estudo será o mecanismo bombeador, isto é, o **coração**, e seu envoltório, o **pericárdio**.

Ocupando o mediastino médio, o coração está envolvido por um saco de dupla parede, o pericárdio. A parede externa é uma densa camada de feixes colágenos, o **pericárdio fibroso**, cuja face interna é forrada por uma membrana serosa, o **pericárdio seroso**, o qual se reflete para a superfície do coração (Figura 21.41). Desse modo, o pericárdio seroso apresenta uma **lâmina parietal**, que forra internamente o pericárdio fibroso, e uma **lâmina visceral**, que reveste o coração, constituindo o **epicárdio**, e as raízes dos grandes vasos, ao redor das quais ela se dispõe em duas bainhas: uma bainha envolve as grandes artérias (aorta e tronco pulmonar) e a outra envolve as grandes veias (as quatro veias pulmonares e as veias cavas).

O pericárdio fibroso é denso e firme. Adere à superfície externa do pericárdio seroso e impede a superdistensão do coração. Anteriormente, ele está fixado ao esterno por faixas de tecido conectivo (**ligamentos esternopericárdicos**), mas os pulmões e a pleura separam a maior parte de sua face anterior da parede torácica. Também está fixado ao centro tendíneo do diafragma pelos **ligamentos diafragmático-pericárdicos**. Vestígios do timo ocupam uma porção variável do espaço entre o pericárdio e o esterno. Os nervos frênicos descem em direção ao diafragma, entre a pleura e o contorno lateral do pericárdio fibroso.

O pericárdio seroso forra o pericárdio fibroso com sua lâmina parietal e reflete-se sobre o coração, no nível em que os grandes vasos atravessam o pericárdio fibroso, para revesti-lo com sua lâmina visceral. **Forma-se, assim, entre as lâminas parietal e visceral, uma cavidade estreita (fenda), a cavidade pericárdica, com uma quantidade de líquido apenas suficiente para umedecer as lâminas.**

Dois recessos podem ser descritos na cavidade do pericárdio:

- **Seio transverso do pericárdio:** passa posteriormente à aorta e ao tronco pulmonar (Figuras 21.41 e 21.42).
- **Seio oblíquo do pericárdio:** situado posteriormente ao átrio esquerdo, entre as aberturas das quatro veias pulmonares (Figura 21.43).

Nos processos inflamatórios do pericárdio, um excesso de líquido pode se acumular na cavidade pericárdica. Como o pericárdio fibroso é pouco distensível e está firmemente fixado aos grandes vasos, o excesso de líquido comprime o coração e o retorno venoso é dificultado. O mesmo pode ocorrer nas pericardites graves, nas quais o pericárdio se torna muito espesso e aderente ao coração (**pericardite constritiva**).

O quadro de compressão do coração **é muito mais grave quando ocorre de forma aguda, como nos casos de traumatismos cardíacos não imediatamente fatais**, nos quais o sangue que extravasa pela ferida do coração enche a cavidade pericárdica com velocidade superior à da saída pelo ferimento pericárdico que acompanha o ferimento do coração. A maior gravidade deve-se ao fato de que, enquanto nos casos crônicos existe uma restrita capacidade acomodativa do pericárdio, nas formas agudas isso não ocorre. Instala-se, então, o chamado **tamponamento cardíaco**, rapidamente fatal se não corrigido de imediato, e **caracterizado pela incapacidade de o coração receber e bombear o sangue de forma eficaz.**

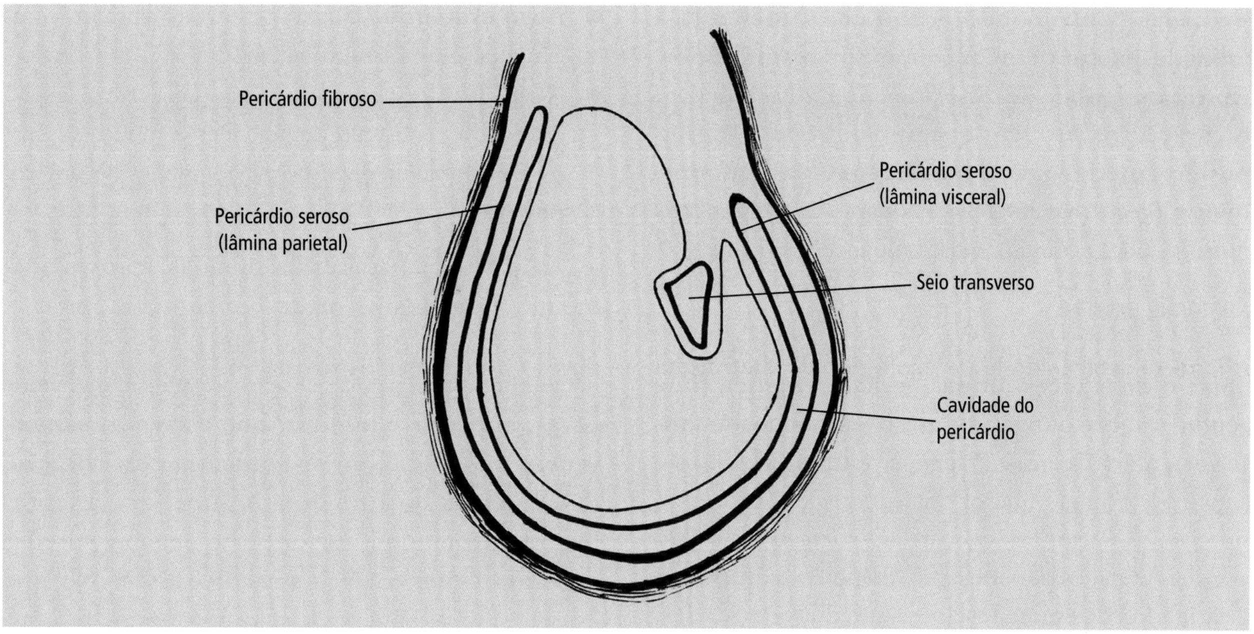

Figura 21.41 Corte sagital do coração e pericárdio (esquemático).

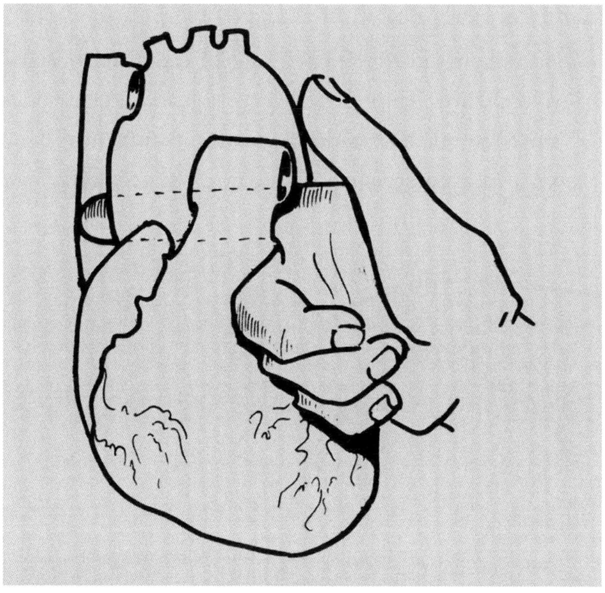

Figura 21.42 Seio transverso do pericárdio.

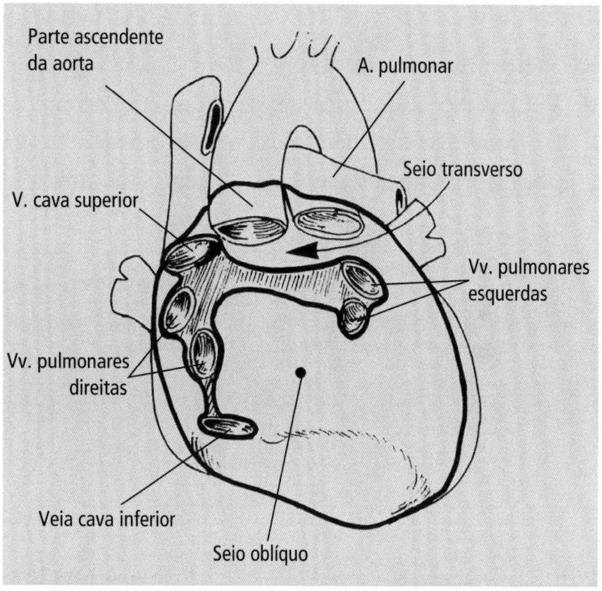

Figura 21.43 Seio oblíquo do pericárdio e reflexão do pericárdio.

Coração

O coração ocupa o mediastino médio. A lâmina visceral que o reveste, o **epicárdio**, pode conter grande quantidade de gordura especialmente ao longo dos vasos. O órgão central do sistema circulatório repousa sobre o diafragma, situa-se posteriormente ao esterno e tem dos seus lados os pulmões e as pleuras. O mediastino posterior, contendo o esôfago e a parte descendente da aorta, separa o coração da coluna vertebral. Superiormente a ele, estão a aorta e as artérias pulmonares, bem como os brônquios principais resultantes da divisão da traqueia (Figuras 21.44 e 21.45). As relações do coração com a parede torácica anterior variam, de certa forma, com a posição do diafragma, com o biotipo do indivíduo e com o tamanho e a forma do coração. Esse é um problema bastante complexo porque o **tamanho, a forma e a posição do coração são extremamente variáveis,**

para elas contribuindo o tipo constitucional, a idade, a postura e os movimentos respiratórios. Entretanto, pode-se dizer que, no indivíduo vivo, o coração *in situ* tem o seu maior eixo dirigido posteroanteriormente, para a esquerda e inferiormente (veja Imagem 21.3 e Vídeo 21.2 disponíveis nos QrCodes ao final do capítulo).

Anatomia externa

É possível identificar no coração uma **base, um ápice e duas faces nítidas, a diafragmática (que repousa sobre o diafragma) e a esternocostal (anterior), além de uma 3ª face, a pulmonar**. A base é superior e o ápice, inferior e arredondado, situando-se no nível da 6ª cartilagem costal. O coração é dividido em duas metades por um septo dirigido obliquamente, e **cada uma das metades apresenta duas cavidades, ou câmaras, denominadas átrio e ventrículo**. A disposição geral dessas câmaras é a seguinte (Figuras 21.44 a 21.46):

- **Ventrículo direito:** anterior ao esquerdo.
- **Ventrículo esquerdo:** apresenta a parede muscular mais espessa entre as das quatro cavidades, fica posteriormente e à esquerda do ventrículo direito.
- **Átrio esquerdo:** situado posteriormente no coração, quase no plano mediano.
- **Átrio direito:** anterior ao átrio esquerdo e está à direita do ventrículo direito. Desse modo, ele forma a margem direita do coração numa vista anteroposterior.

As quatro câmaras estão situadas, aproximadamente, num mesmo plano horizontal e, portanto, quando o sangue flui do átrio para o ventrículo, ele o faz também num plano quase horizontal. **Duas veias cavas, superior e inferior, que trazem o sangue venoso da circulação sistêmica para o coração, desembocam no átrio direito, superior e inferiormente, formando a maior parte de suas paredes superior e inferior** (Figuras 21.45 e 21.46). No átrio direito, abre-se também o **seio coronário**, veia que drena a musculatura cardíaca.

Do átrio direito o sangue passa para o ventrículo direito através da abertura de comunicação entre as duas câmaras da metade direita do coração, o **óstio atrioventricular direito**. Impelido pela contração do ventrículo direito, o sangue é lançado no **tronco pulmonar**. Esse vaso cruza a emergência da aorta e situa-se posterior

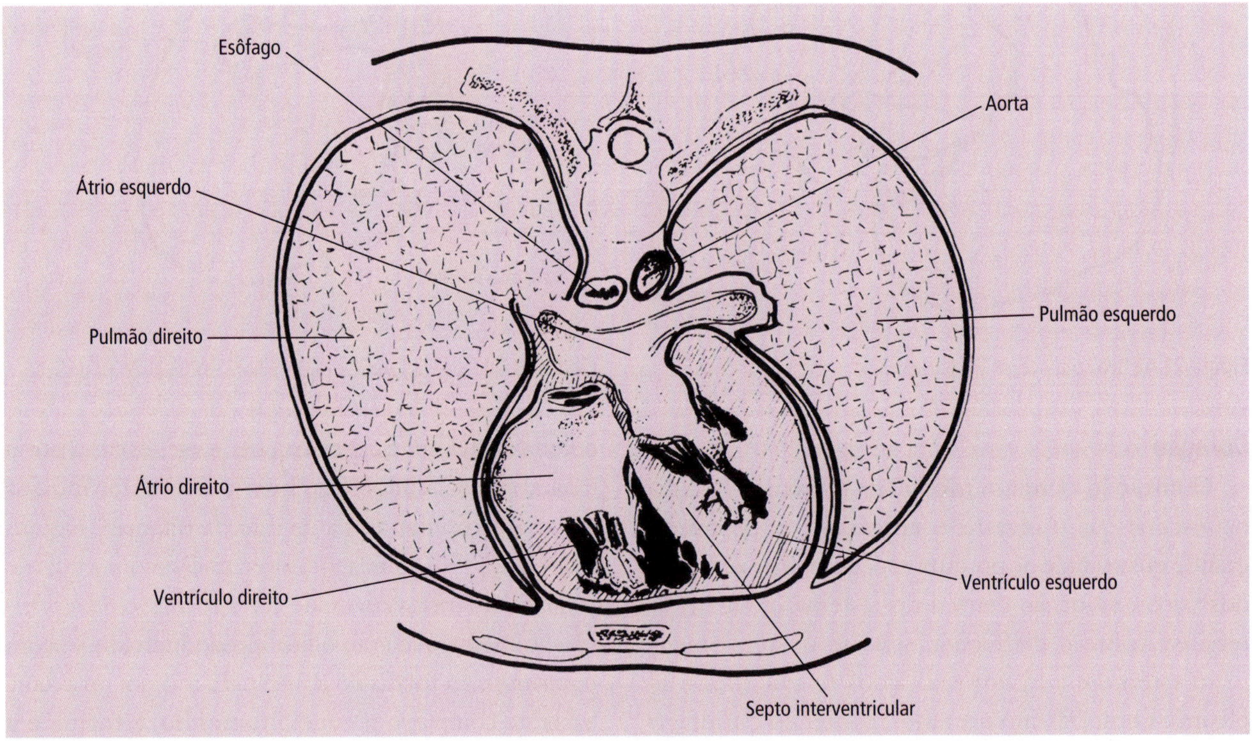

Figura 21.44 Corte transversal do tórax no nível do coração. As paredes ventriculares aparecem tracejadas.

e à esquerda dela, antes de se dividir em **artérias pulmonares direita e esquerda** (Figura 21.45). **A artéria pulmonar direita passa sob o arco da aorta e penetra no hilo do pulmão direito. A artéria pulmonar esquerda continua seu trajeto para esquerda e dirige-se ao hilo do pulmão esquerdo.**

O sangue oxigenado que retorna do pulmão para o coração é trazido pelas veias pulmonares que desembocam no átrio esquerdo. Essas veias situam-se inferiormente às respectivas artérias pulmonares e entram nas paredes laterais do átrio esquerdo. Nesse ponto, são em número de quatro, apesar de, na origem, serem cinco, uma para cada lobo pulmonar, porque as veias dos lobos médio e superior direitos se fundem antes de chegar ao átrio esquerdo.

Do átrio esquerdo o sangue oxigenado passa ao ventrículo esquerdo pelo óstio atrioventricular esquerdo que os comunica e, **impelido pela contração da musculatura ventricular esquerda, é lançado na aorta, que o distribui na circulação sistêmica.** Logo depois de sua emergência no ventrículo esquerdo, a aorta tem um trajeto em arco: ela dirige-se superiormente; a seguir, posteriormente; e, por fim, inferiormente. Forma-se, assim, o **arco da aorta**, de tal modo que inicialmente ela está à direita da artéria pulmonar principal (**parte ascendente**); em seguida, situa-se sobre a artéria pulmonar direita e o brônquio principal esquerdo; e, finalmente, ela é descendente (**parte descendente**), penetrando no mediastino posterior, à frente e à esquerda dos corpos vertebrais.

À direita da aorta e à esquerda do tronco pulmonar, os **átrios direito** e **esquerdo**, respectivamente, prolongam-se, anteriormente, como um pequeno apêndice em forma de orelha, as **aurículas**, direita e esquerda. Frequentemente, a aurícula direita mascara a emergência da parte ascendente da aorta.

Das duas correntes sanguíneas que são ejetadas pelo coração, a direita, impulsionada pelo ventrículo direito para o tronco pulmonar, **descreve uma espiral em torno da corrente esquerda, que é lançada na aorta pelo ventrículo esquerdo** (Figura 21.47).

Externamente, a presença da aorta e do tronco pulmonar interrompem, anteriormente, um sulco que separa os átrios dos ventrículos. Trata-se do **sulco coronário**, bem-marcado posteriormente e no qual estão

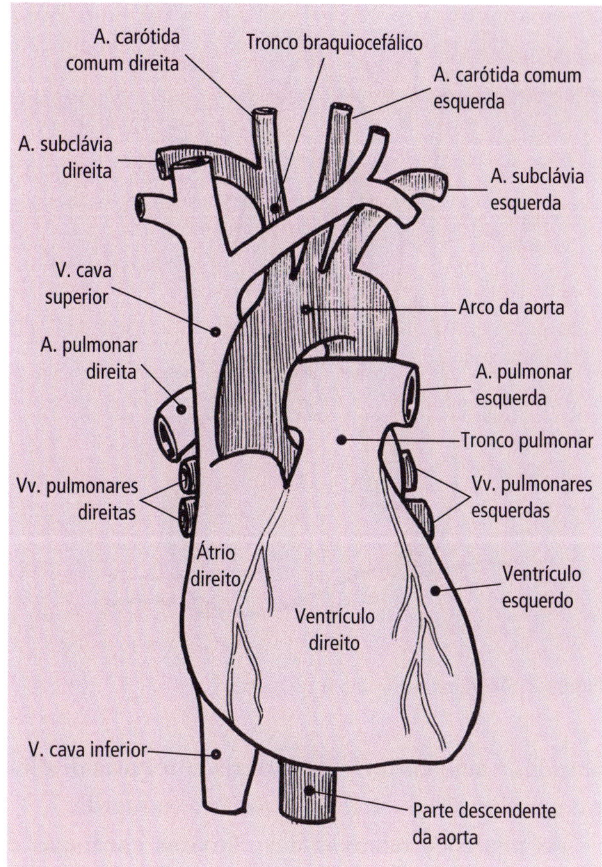

Figura 21.45 Coração e grandes vasos. Os vasos por onde circula sangue arterial aparecem tracejados.

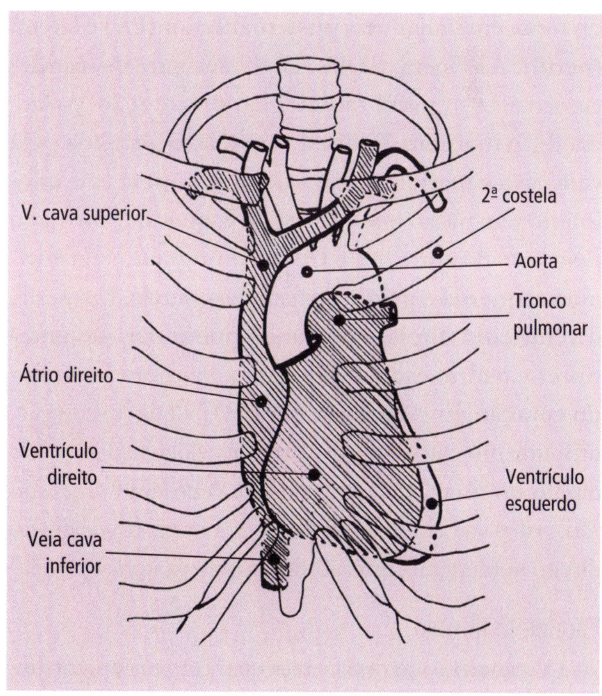

Figura 21.46 Coração e grandes vasos. As partes que contêm sangue não oxigenado aparecem tracejadas.

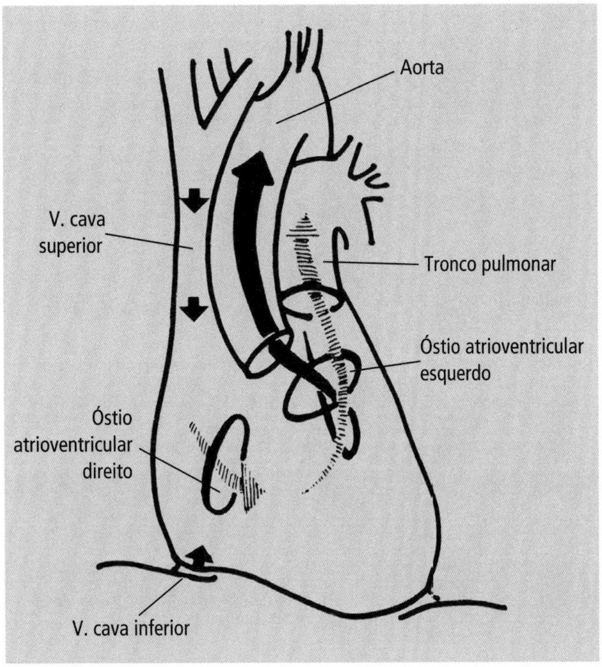

Figura 21.47 Fluxos sanguíneos no coração.

alojados o **seio coronário**, a **artéria coronária direita** e a **terminação da artéria coronária esquerda**.

As posições relativas das câmaras cardíacas e dos grandes vasos que com elas se comunicam são importantes, visto que elas determinam as margens da imagem radiológica do coração nas radiografias do tórax em incidência posteroanterior (PA) e lateral (perfil). As Figuras 21.48 e 21.49 ilustram, de maneira esquemática, o **perfil radiológico do coração**. Assim, em PA, **a margem direita do coração é formada pela veia cava superior, pelo átrio direito e pela veia cava inferior; ao passo que a margem esquerda é formada pelo arco da aorta, pelo tronco pulmonar, pela aurícula esquerda e pelo ventrículo esquerdo**. Em perfil, **o ventrículo direito e o tronco pulmonar são anteriores e o átrio esquerdo forma a margem posterior do coração**. Em virtude da posição oblíqua do coração, um aumento patológico dos átrios é evidenciado no lado direito do tórax. Os aumentos do ventrículo esquerdo são vistos no lado esquerdo do tórax, já o ventrículo direito aumenta na direção do esterno (anterior).

Esqueleto fibroso

O coração é um órgão muscular. Entre o **epicárdio**, que o reveste externamente, e o **endocárdio**, que o forra internamente, a massa muscular constitui o **miocárdio**.

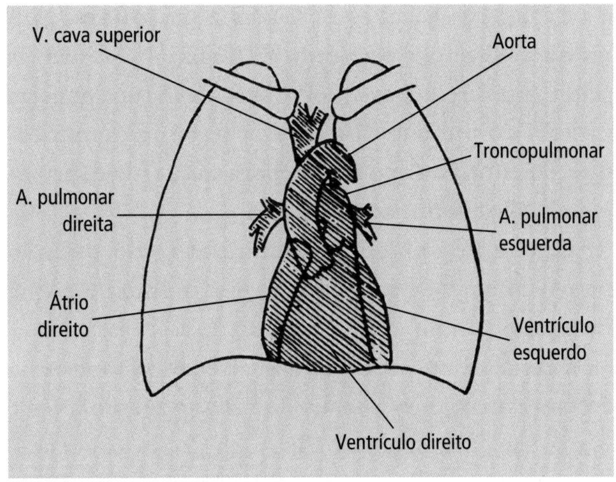

Figura 21.48 Imagem radiológica do coração (esquemático). Incidência posteroanterior.

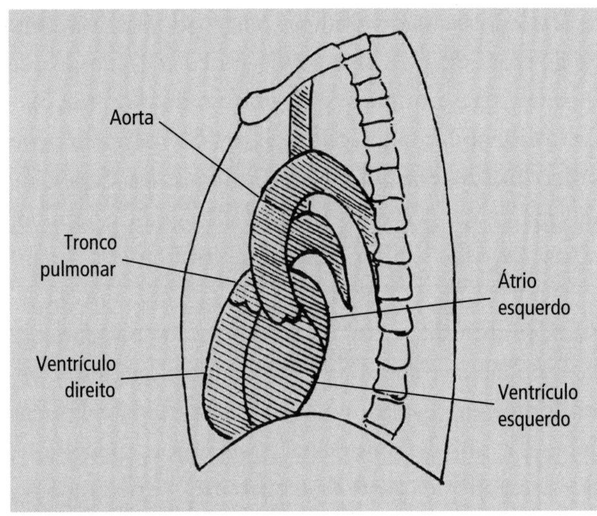

Figura 21.49 Imagem radiológica do coração (esquemático). Incidência perfil esquerdo.

Para que a contração de qualquer músculo resulte em trabalho, ele tem de estar fixado a alguma estrutura que lhe sirva de ponto de apoio. Alguns feixes de fibras musculares cardíacas estão dispostos circularmente na parede do ventrículo esquerdo e, portanto, elas formam sua própria origem e inserção. O restante, porém, da massa muscular cardíaca, dispõe-se em espiral em torno dos ventrículos e funciona com um ponto de fixação representado pelo **esqueleto fibroso que circunda os óstios arteriais e atrioventriculares** (Figura 21.50). As valvas que guarnecem essas aberturas estão situadas próximas umas das outras e aproximadamente no mesmo plano oblíquo: as atrioventriculares são posteriores, e as valvas da aorta e a do tronco pulmonar são anteriores a elas.

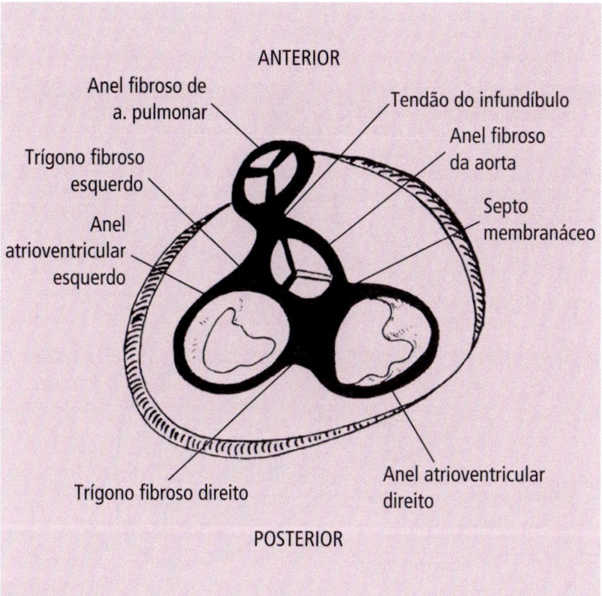

Figura 21.50 Esqueleto fibroso do coração. Os átrios foram removidos.

O **esqueleto fibroso do coração** apresenta estruturas interligadas: os **trígonos fibrosos, direito** e **esquerdo**, os **anéis fibrosos** dos óstios atrioventriculares e dos óstios arteriais, o **tendão do infundíbulo** e a **parte membranácea do septo interventricular**.

O **trígono fibroso direito** situa-se entre o contorno posterior do óstio da aorta e dos óstios atrioventriculares direito e esquerdo. Contribui para formar o anel fibroso do óstio atrioventricular direito e a parte membranácea do septo interventricular.

O **trígono fibroso esquerdo** está situado entre o óstio da aorta e o atrioventricular esquerdo.

Os **anéis fibrosos** dos óstios atrioventriculares direito e esquerdo dão inserção a feixes musculares atriais e ventriculares. O anel fibroso do óstio atrioventricular direito é formado pela parte direita do trígono fibroso direito. Já o anel fibroso do óstio atrioventricular esquerdo é formado pelos dois trígonos e a porção que os une.

Os **anéis fibrosos arteriais**, da aorta e o do tronco pulmonar, são formados pelo tecido da raiz da aorta e da raiz do tronco pulmonar, e pela zona de inserção das válvulas semilunares respectivas.

O **tendão do infundíbulo** é uma pequena fita tendínea que se estende do ponto mais baixo da válvula semilunar direita da aorta, passa sobre o cone arterial com o qual se dirige superiormente e termina no óstio do tronco pulmonar, entre as inserções das válvulas semilunares posteriores.

Entre o anel atrioventricular direito e o anel da aorta, está a **parte membranácea** do septo interventricular, que está em conexão com os demais elementos do esqueleto fibroso.

Quando um ventrículo se contrai, ele o faz concentricamente, encurtando o seu diâmetro transverso, mas também diminuindo seu diâmetro longitudinal aproximando-se do seu ponto de fixação no esqueleto fibroso.

A camada de fibras musculares circulares é a mais interna nos dois ventrículos, espessa no esquerdo e delgada no direito. Externamente a essa camada, **duas camadas de fibras espirais dispõem-se formando um ângulo reto entre si**. Eles tendem a tracionar a câmara ventricular em direção ao esqueleto fibroso.

O esqueleto fibroso separa a musculatura dos átrios da dos ventrículos, isto é, os feixes atriais fixam-se às margens superiores dos anéis e os feixes ventriculares, às suas margens inferiores. Nos átrios, os feixes parecem se dispor em duas camadas: a mais interna é circular e muitos de seus feixes circundam apenas um átrio. A camada externa está formada por feixes de direção transversal que cobrem ambos os átrios. As diferenças entre os ventrículos direito e esquerdo, no que diz respeito à espessura de suas paredes, estão relacionadas com as exigências a que são submetidas: **o ventrículo esquerdo trabalha contra uma pressão cinco vezes maior que a do direito e, portanto, sua parede é, pelo menos, duas vezes mais espessa que a do ventrículo direito**. Até mesmo sua forma mais cilíndrica (o ventrículo direito é triangular e achatado no sentido anteroposterior) é, mecanicamente, a mais eficiente para bombear contra pressão elevada (Figura 21.44). **Antes do nascimento os dois ventrículos trabalham contra a mesma pressão, e a espessura de suas paredes é, praticamente, idêntica**. A diferença em espessura desenvolve-se logo após o nascimento e prossegue até a adolescência.

Devemos entender que a diferença entre as espessuras do miocárdio dos ventrículos direito e esquerdo também é menor nos indivíduos adaptados às grandes altitudes uma vez que a pressão na artéria pulmonar é mais elevada do que nos indivíduos adaptados à vida ao nível do mar, exigindo, assim, maior esforço na contração do ventrículo direito.

A espessura dos **ventrículos** pode estar patologicamente aumentada na chamada **cardiomiopatia hipertrófica**, doença frequentemente responsável pela morte súbita de atletas. Quando aumentada, diminui o tamanho da cavidade ventricular e, consequentemente, o volume de sangue recebido e bombeado é menor, resultando em baixa perfusão.

Em uma situação de enchimento ventricular anormal e um aumento nas dimensões ventriculares, tem-se, durante o enchimento do ventrículo, uma **4ª bulha** auscultada ao exame físico cardíaco. Também chamada de **B4** ou **galope atrial**, é um som que ocorre antes da 1ª bulha cardíaca. Embora seja considerada fisiológica em alguns pacientes mais idosos, é um dos sinais propedêuticos frequentemente relacionados ao infarto agudo do miocárdio.

Anatomia interna

Átrio direito

A parede anterossuperior do átrio direito (Figura 21.51) apresenta dois segmentos, o **seio das veias cavas, que recebe as veias cavas superior e inferior e o átrio propriamente dito.** A separação entre esses dois segmentos é feita pela **crista terminal**, prega muscular lisa que vai da região imediatamente anterior ao óstio da veia cava superior até ao óstio da veia cava inferior. **Externamente, o sulco terminal corresponde à crista terminal.** O óstio da veia cava inferior apresenta uma prega endotelial rudimentar, a **válvula da veia cava inferior**, sem valor funcional significativo e variando na sua frequência. Imediatamente anterior e medial à veia cava inferior, localiza-se o **óstio do seio coronário**, que também tem uma válvula, através do qual chega ao átrio direito o sangue drenado do coração. Na parte superior do seio das veias cavas, encontra-se o **nó sinoatrial**, 1º elemento do sistema de condução do coração. Sua parede interna é lisa, já o átrio propriamente dito tem uma parede irregular em razão da presença dos **músculos pectíneos**, que se espalham a partir da crista terminal, chegando até a aurícula (Figura 21.51).

A **parede septal** do átrio direito também é lisa, **sem músculos pectíneos** e apresenta uma ligeira depressão,

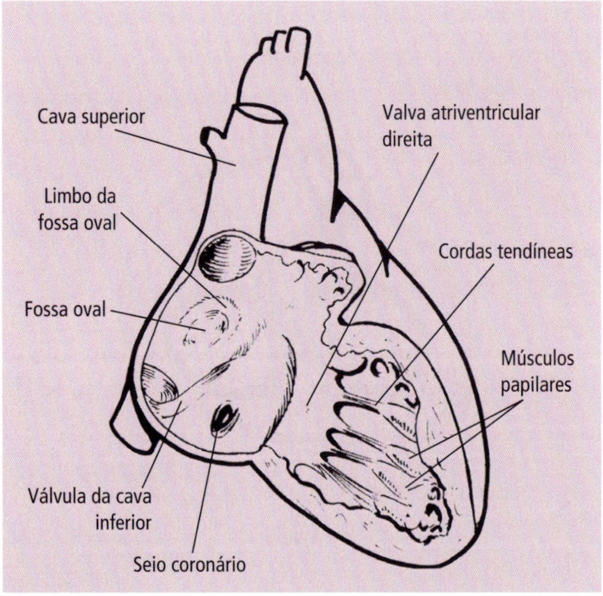

Figura 21.51 Átrio e ventrículos direitos abertos (esquemático). Os músculos pectíneos não estão representados.

a **fossa oval**, limitada posterior, superior e anteriormente por uma lâmina em meia-lua, o **limbo da fossa oval. A fossa oval marca o local primitivo do forame oval que, no feto, comunica o átrio direito com o esquerdo.** A **persistência do forame oval** no adulto, patologia chamada de **forame oval patente**, é a anomalia cardíaca congênita mais comum, atingindo até 25% da população, na maioria das vezes assintomática. Em casos de forame oval patente, é possível que o paciente, ao ter uma trombose venosa profunda, evolua com um acidente vascular encefálico, já que o êmbolo conseguiria passar para o átrio esquerdo e seguir a circulação corporal através da aorta. Esse fenômeno se denomina **embolia paradoxal.**

Vários orifícios de pequenas dimensões são encontrados nas paredes do átrio direito. São os **forames das veias mínimas do coração**, que existem em todas as câmaras do coração.

O átrio direito se comunica com o ventrículo direito através do **óstio atrioventricular direito**, guarnecido pela **valva atrioventricular direita**, que será descrita no estudo do ventrículo direito.

Átrio esquerdo

O átrio esquerdo, à semelhança do átrio direito, pode ser dividido em duas porções, embora não haja nele uma linha de separação nítida. A porção posterior, que recebe as veias pulmonares, é lisa, ao passo que a anterior, que é contínua com a aurícula esquerda, apresenta músculos pectíneos, a maioria dos quais confinada à aurícula. O átrio esquerdo se comunica com o ventrículo esquerdo através do **óstio atrioventricular esquerdo, guarnecido pela valva atrioventricular esquerda**, que será descrito no estudo do ventrículo esquerdo.

Ventrículos

A superfície interna de ambos os ventrículos (Figura 21.52) **é marcadamente irregular em virtude da presença de projeções de feixes musculares, que podem se apresentar sob a forma de cristas, de pontes e de pilares**. As mais evidentes são as que se apresentam como pilares cônicos e são denominadas **músculos papilares**. Geralmente, há três músculos papilares no ventrículo direito (**anterior**, **posterior** e **septal**) e dois no esquerdo (**anterior** e **posterior**). É deles que partem as delicadas trabéculas fibrosas, denominadas **cordas tendíneas**, para se fixarem nas margens das cúspides das valvas atrioventriculares.

São de fácil visualização as aberturas do tronco pulmonar, no ventrículo direito, e da aorta, no ventrículo esquerdo, bem como o **septo interventricular** que separa os dois ventrículos. **Como o ventrículo esquerdo suporta uma pressão muito maior que o ventrículo direito, o septo é côncavo no lado do ventrículo esquerdo e convexo no lado do ventrículo direito.** Na sua parte mais superior, ele é fibroso (**parte membranácea do septo**) e muscular no restante (**parte muscular do septo**). No ventrículo direito, existe uma trabécula muscular elevada e curva que parte do septo interventricular e termina na base do músculo papilar anterior: é a **trabécula septomarginal**, e, no seu interior, corre o **ramo direito do fascículo atrioventricular** que pertence ao **complexo estimulante do coração.** A parede do ventrículo esquerdo é, pelo menos, duas vezes mais espessa que a do ventrículo direito.

Valvas do coração

Para direcionar a corrente sanguínea no coração, dois pares de valvas guarnecem a entrada e a saída dos ventrículos. **As da entrada são as valvas atrioventriculares direita e esquerda. As da saída são a valva do tronco pulmonar, para o ventrículo direito, e a valva da aorta, para o ventrículo esquerdo.**

As **valvas atrioventriculares** são mais complexas que as **da aorta** e a **do tronco pulmonar**. Apresentam estruturas adicionais, as **cordas tendíneas**, fixadas às margens de suas cúspides, por uma extremidade, e aos músculos papilares pela outra. **Elas evitam a eversão das cúspides para os átrios durante a sístole ventricular. Isso significa que, no momento da contração ventricular, os músculos papilares também se contraem, encurtando seu comprimento e colocando em tensão as cordas tendíneas.** No ventrículo esquerdo, a valva atrioventricular e a valva da aorta estão lado a lado e, assim, a cúspide anterior da valva atrioventricular é a única estrutura que separa o fluxo que entra no ventrículo e o que dele sai (Figura 21.53).

O mecanismo de funcionamento dessas valvas é bastante complexo e, no entanto, face à sua estrutura e disposição elas superam qualquer modelo artificial.

Todas as valvas, exceto a atrioventricular esquerda, têm três cúspides. A atrioventricular esquerda tem duas. Há certa confusão na nomenclatura dessas cúspides e esses nomes não têm sentido prático, a não ser no caso da valva da aorta, onde são usados para indicar a origem das artérias coronárias, e na atrioventricular esquerda, onde as duas cúspides são denominadas **anterior** e **posterior**. Entre as duas, quase sempre, é possível encontrarmos pequenas válvulas acessórias, denominadas **válvula comissural. Na valva da aorta, as válvulas são denominadas esquerda, direita** e **posterior.** A Figura 21.52 mostra o aspecto da valva da aorta: são três cúspides em forma de bolso. O espaço que fica entre a cúspide e a parede do vaso é o **seio aórtico** (no tronco pulmonar, **seio pulmonar do tronco pulmonar**).

Quando o sangue flui dos átrios para os ventrículos, as cúspides das valvas atrioventriculares, direita e esquerda, são afastadas umas das outras para liberar a corrente sanguínea. Quando o fluxo dos átrios para os ventrículos diminui e finalmente cessa, a pressão atrial cai, subindo a ventricular. Nesse momento, a corrente sanguínea reverte o sentido, e sua tendência seria voltar aos átrios, não fossem as cúspides das valvas atrioventriculares se aproximarem, no instante em que o fluxo tende a reverter. A contração dos ventrículos impulsiona, então, a corrente sanguínea para a o tronco pulmonar e para a

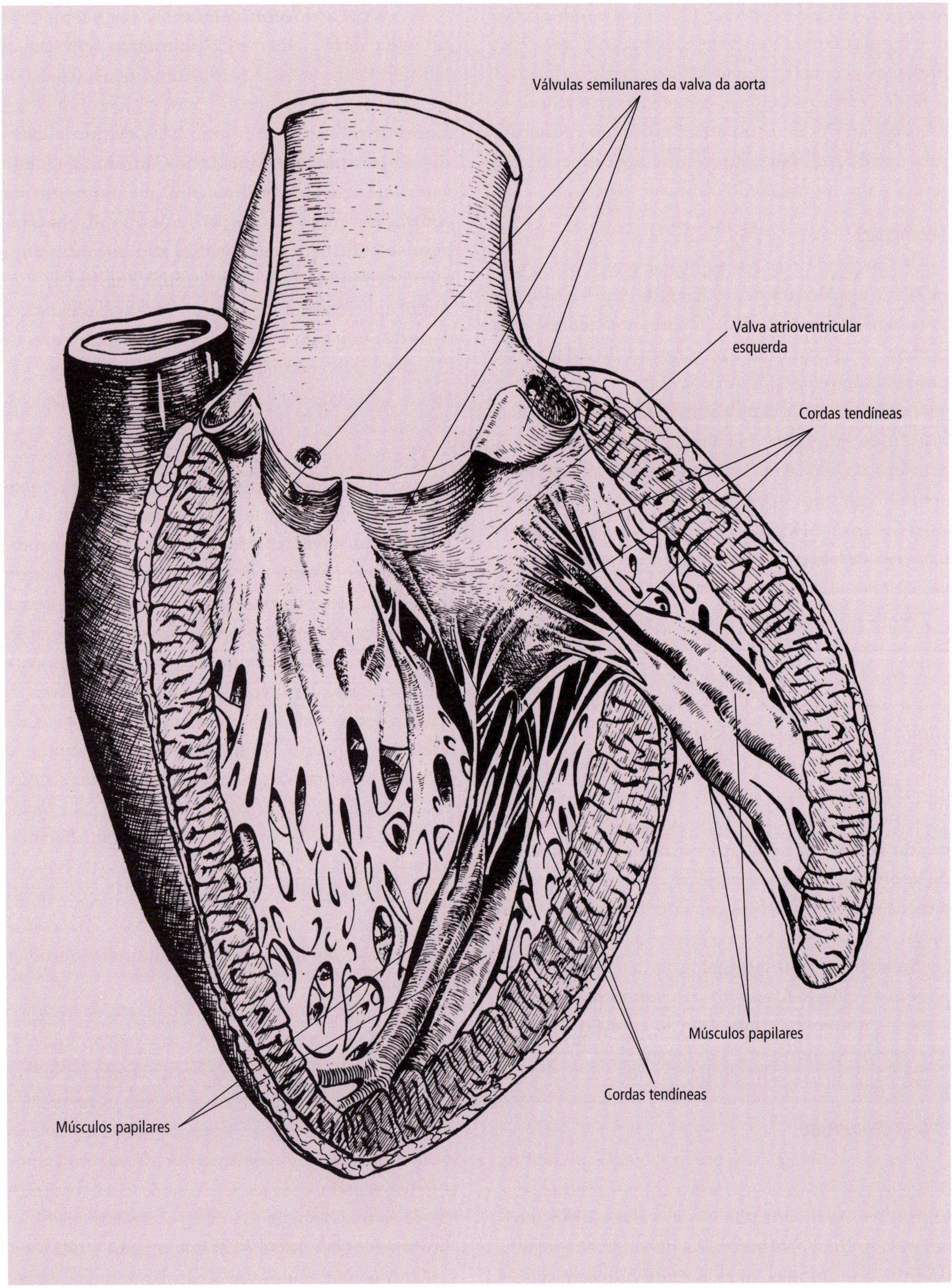

Figura 21.52 Ventrículo esquerdo e aorta abertos.

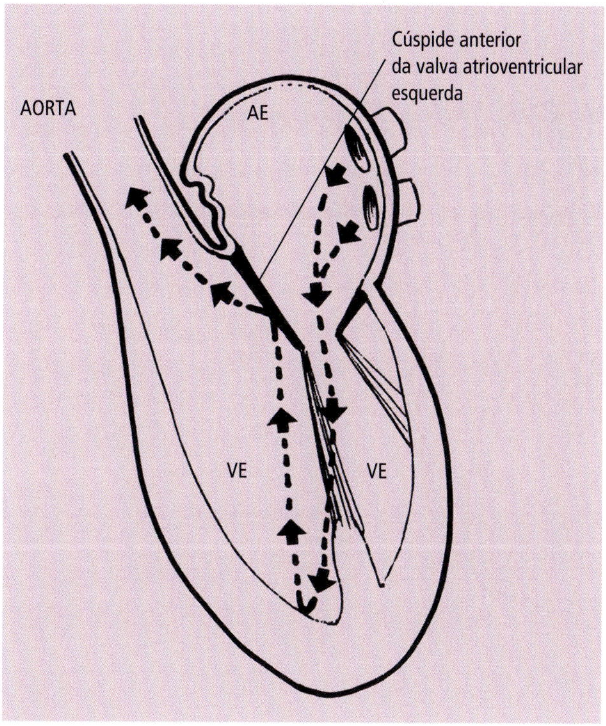

Figura 21.53 Fluxo do sangue no ventrículo esquerdo.

aorta e as cúspides das valvas da aorta e pulmonar são comprimidas contra a parede daqueles vasos, deixando fluir o sangue. **É interessante observar que, no interior do seio das cúspides, sempre permanece alguma quantidade de sangue, o que impede que elas fiquem aderidas à parede do vaso.** Quando os ventrículos se esvaziam pela contração, a pressão na pulmonar e na aorta é superior à deles e, de novo, a tendência do fluxo sanguíneo é voltar aos ventrículos. Nesse momento, os seios aórticos e pulmonares se enchem do sangue que tende a voltar aos ventrículos e as cúspides se apõem, impedindo o fluxo retrógrado. **Desse modo, durante o relaxamento dos ventrículos (diástole), as valvas da aorta e pulmonar suportam o peso da coluna de sangue que foi ejetado nas artérias correspondentes, ao passo que, na contração dos ventrículos (sístole), as valvas atrioventriculares impedem que o sangue seja impulsionado de volta aos átrios.** Fica, pois, entendido que as valvas da aorta e pulmonar de um lado, e as atrioventriculare,s de outro, agem de maneira alternada, isto é, quando as duas primeiras estão abertas, as duas últimas estão fechadas, e vice-versa. Pelo que foi dito, compreende-se que as valvas cardíacas desempenham um importante papel no funcionamento do coração. Em certas situações, podem apresentar imperfeições, congênitas ou adquiridas, com reflexos no desempenho cardíaco.

No ciclo cardíaco, entretanto, existem dois momentos nos quais as quatro valvas se encontram fechadas, denominados fases isovolumétricas e que constituem fases preparatórias para o enchimento e para o esvaziamento ventricular.

As **patologias valvares, com frequência,** geram alterações ao exame físico cardíaco, especificamente os **sopros e frêmitos.** Quando o acometimento valvar é grave, além de insuficiência cardíaca, a depender de qual válvula está doente. Na **estenose aórtica**, por exemplo, há alterações nos pulsos carotídeos, um sopro específico e alteração da 2ª bulha cardíaca.

Irrigação do coração

Duas artérias coronárias, direita e esquerda, são responsáveis pela irrigação do coração (Figura 21.54). Elas se originam da aorta logo acima de sua emergência do ventrículo esquerdo, atrás da artéria pulmonar. A partir da década de 1960, com o avanço da cirurgia cardíaca e de novas tecnologias de diagnóstico e terapêutica, numerosos estudos foram realizados visando descrições mais pormenorizadas da distribuição dos ramos das coronárias, sua frequência e variações. Esses estudos foram fundamentais para a prática de métodos terapêuticos propostos como a cirurgia de revascularização do miocárdio, angioplastia transluminal coronária, aterectomia e a aplicação de *stents*, entre outros. A Figura 21.54 mostra apenas as coronárias com seus ramos mais calibrosos.

Artéria coronária esquerda

A artéria coronária esquerda origina-se do seio esquerdo da aorta, posteriormente à artéria pulmonar, e corre entre ela e a aurícula esquerda. Depois de curto trajeto, **bifurca-se nos ramos interventricular anterior** e **circunflexo**. Os ramos da artéria coronária esquerda são os seguintes:

- **Ramo interventricular anterior:** tem um trajeto sinuoso no **sulco interventricular anterior**, em direção ao ápice, contornando-o para situar-se no **sulco interventricular posterior**, onde termina, gradualmente, numa distância inferior a 2 cm do ápice do coração em 54% dos casos. Entretanto, o

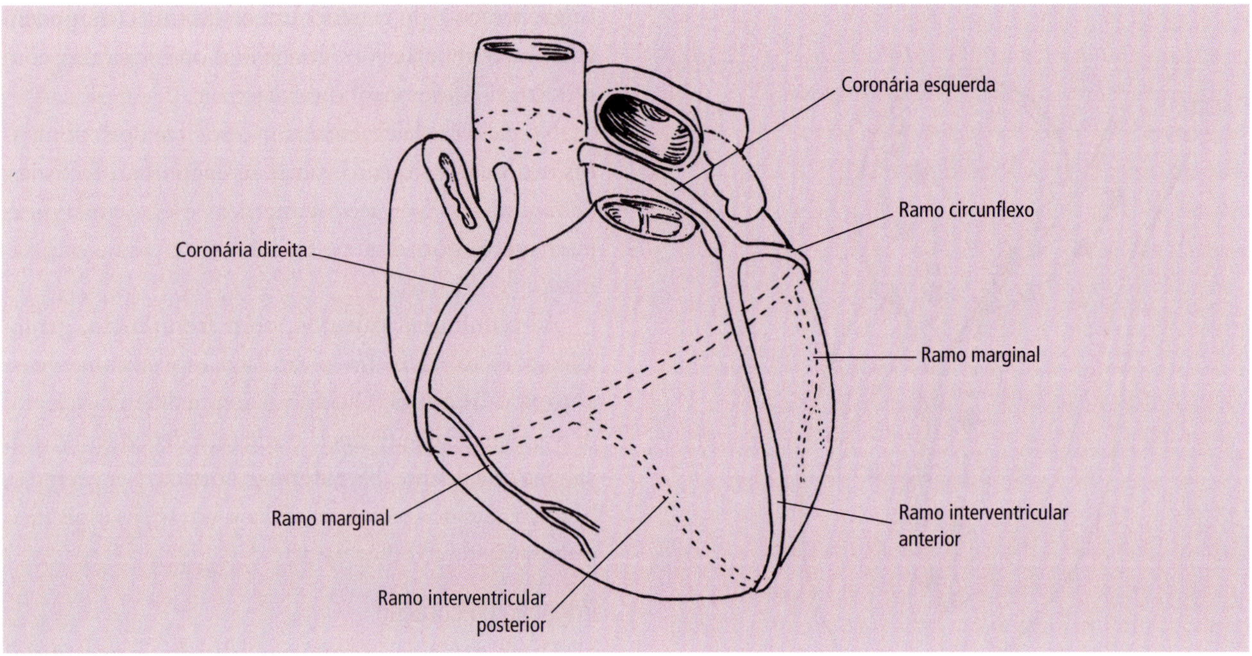

Figura 21.54 Artérias coronárias.

ramo interventricular anterior pode não alcançar o ápice, pode atingi-lo sem ultrapassá-lo e pode, ainda, ultrapassá-lo numa distância superior a 2 cm. Seus principais ramos são: o **ramo do cone arterial**; o **ramo lateral;** e os **ramos interventriculares septais.**

- **Ramo anastomótico atrial.**
- **Ramos atrioventriculares.**
- **Ramo marginal esquerdo.**
- **Ramo atrial intermédio.**
- **Ramo ventricular esquerdo posterior.**
- **Ramo do nó sinoatrial.**
- **Ramo do nó atrioventricular.**
- **Ramos atriais.**
- **Ramo circunflexo:** percorre o sulco coronário para a esquerda e posteriormente. Em geral, termina na face diafragmática do ventrículo esquerdo, sem alcançar o sulco interventricular posterior. Alguns dos ramos mencionados aqui se originam do ramo circunflexo, como o ramo marginal esquerdo, o ramo do nó atrioventricular e os ramos atriais e ventriculares.

Artéria coronária direita

A **artéria coronária direita origina-se no seio direito da aorta** e dirige-se para a direita, posteriormente à artéria pulmonar, **para seguir no sulco coronário,** entre o átrio e o ventrículo direitos. Sempre no sulco coronário, contorna a margem direita do coração em direção posterior. Geralmente, atinge o **sulco interventricular posterior**, ultrapassa-o e termina, gradualmente, no **sulco coronário**, à esquerda do **sulco interventricular posterior.** Emite ramos dos quais os mais importantes são os seguintes:

- **Ramo interventricular posterior:** passa no sulco interventricular posterior e emite **ramos interventriculares septais;**
- **Ramos atrioventriculares.**
- **Ramo do cone arterial.**
- **Ramo do nó sinoatrial.**
- **Ramos atriais.**
- **Ramo marginal direito.**
- **Ramo atrial intermédio.**
- **Ramo do nó atrioventricular:** se origina, geralmente, próximo ao ponto de emissão do ramo interventricular posterior.
- **Ramo posterolateral direito.**

Dominância arterial

As artérias coronárias apresentam diversas variações que podem ser de número, calibre e distribuição. Essa última se relaciona com a análise do território de irrigação de cada artéria.

O critério mais aceito para determinação do território de cada artéria é o da área irrigada, segundo o qual a artéria dominante é a que ultrapassa a denominada "cruz do coração" (encontro dos sulcos interatrial e interventricular posteriores com o sulco coronário). Com base nesse critério, **existem três tipos de dominância arterial: dominância direita**, que corresponde à descrição feita aqui; **dominância esquerda**, onde o ramo circunflexo atinge ou ultrapassa a cruz do coração e emite o ramo interventricular posterior; e o **tipo balanceado**, em que tanto a artéria coronária direita como o ramo circunflexo chegam próximos à cruz do coração sem ultrapassá-lo e, em geral, ambos emitem seus ramos interventriculares posteriores. Existem discussões sobre a frequência desses tipos, e autores, com base não só em dissecações, mas também na análise de coronariografias, apontam como preponderante a dominância direita (cerca de 70% dos casos), enquanto a dominância esquerda e o tipo balanceado ocorrem, cada um deles, em cerca de 15% dos casos. Estudos mais recentes, entretanto, mostraram que os critérios utilizados para determinar dominância na irrigação do coração são insuficientes e outros fatores devem ser levados em consideração, como calibre e número de artérias, espessura das paredes cardíacas em cada metade do coração e condições gerais da circulação de todo o coração. Existem estudos mostrando que a realidade funcional do coração não corresponde às dominâncias ou ao equilíbrio da circulação coronária. Os ramos e a distribuição das **artérias coronárias** podem ser estudados de várias formas, com exames cada vez mais modernos disponíveis. A patência da vascularização do coração é alvo de exame na **angiografia de coronárias**, na **angiotomografia de coronárias**, na avaliação do **escore de cálcio (escore CAC)** e nos **testes de estresse**, que podem ser feitos com medicações ou com exercício. Nesses últimos, a utilização de radionuclídeos permite a visualização das áreas saudáveis e doentes.

Anastomoses arteriais

Tradicionalmente as artérias coronárias foram conceituadas como **artérias terminais, ou seja, artérias que não se comunicam com nenhuma outra, nem com ramos dela mesma**. Contudo, hoje, sabe-se que isso não é verdade. O miocárdio contém um grande número de **anastomoses arteriolares que conectam ramos de uma mesma artéria coronária, bem como existem anastomoses tanto através dos ramos septais anteriores e posteriores como no ápice e no sulco coronário posterior**. O valor funcional dessas anastomoses é discutível, e, ao que tudo indica, podem tornar-se efetivas nos casos em que o estreitamento coronariano ocorra de forma lenta e progressiva.

O estado funcional das anastomoses coronarianas e a formação de novos vasos (neoformação vascular) ficam comprometidos nos casos de obstrução súbita das artérias coronárias. E essa é uma das razões pelas quais a obstrução coronariana é mais grave nos indivíduos mais jovens.

As artérias coronárias estão sujeitas às mesmas lesões que atingem outras artérias, especialmente a **arterioesclerose. A oclusão súbita das coronárias ou de seus ramos priva uma área cardíaca de suprimento sanguíneo: é o infarto do miocárdio.** A morte pode ocorrer não apenas porque há necrose do tecido muscular na área privada de irrigação, mas também porque ocorre uma mudança no potencial isoelétrico da área muscular envolvida, podendo resultar em **fibrilação ventricular**, e que impede o funcionamento normal da musculatura cardíaca.

Drenagem venosa do coração

Qualquer estudo da drenagem do coração deve levar em consideração o fato de que o leito capilar do miocárdio é diferente de qualquer outro do corpo humano.

A diferença reside na constatação de que o leito capilar do miocárdio tem duas vias de drenagem (Figura 21.55): uma através do sistema venoso, o que é usual; a outra através de pequenos canais, as **veias cardíacas mínimas**, que drenam o leito capilar diretamente para as câmaras cardíacas. A quantidade de sangue drenado pelas veias cardíacas mínimas parece ser muito maior do que se pensava. A drenagem venosa do coração é dirigida para o átrio direito e, em pequena quantidade, para as outras cavidades cardíacas.

O seio coronário é a principal estrutura de drenagem do coração (Figura 21.56), responsável por 60% do total. **Situa-se no sulco coronário, entre o átrio e o ventrículo esquerdos.** É um tronco curto, mas relativamente calibroso, munido da **válvula do seio coronário**,

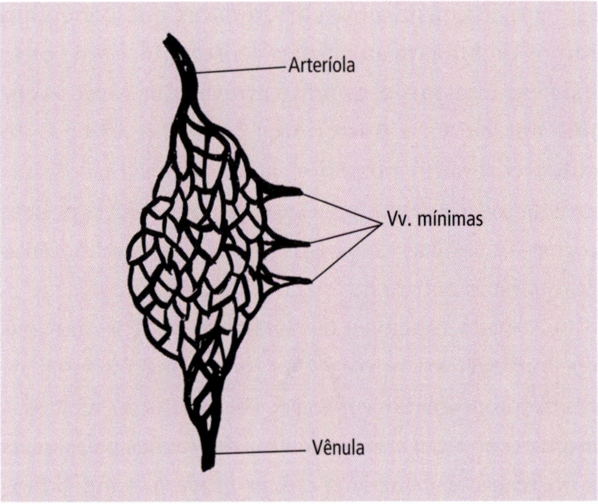

Figura 21.55 Leito capilar no coração.

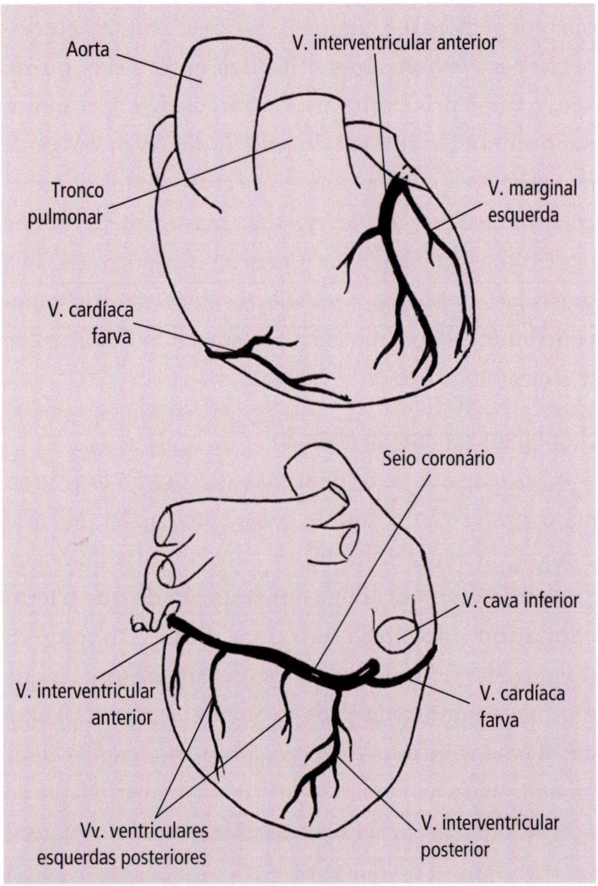

Figura 21.56 Drenagem do coração.

que desemboca no átrio direito através do **óstio do seio coronário**. Apesar de não desempenhar função relevante, recentemente deu-se mais importância à válvula do seio coronário em razão dos estudos eletrofisiológicos que utilizam a cateterização do seio coronário.

As veias cardíacas, que drenam o sangue do coração, podem ser divididas em três grupos:

- **Veias tributárias do seio coronário.**
- **Veias anteriores do coração:** desembocam no átrio direito.
- **Veias mínimas do coração:** se abrem em todas as cavidades do coração.

Em seu trajeto, o **seio coronário** recebe as seguintes tributárias:

- **Veia interventricular anterior:** sobe pelo sulco interventricular anterior, alcança o sulco coronário e desemboca na extremidade distal do seio coronário. Recebe afluentes: **veias do septo interventricular e da parede anterior dos dois ventrículos, veias atriais esquerdas e veias ventriculares esquerdas, entre as quais, a veia marginal esquerda.**
- **Veia ventricular esquerda posterior:** desemboca na extremidade distal do seio coronário.
- **Veia oblíqua do átrio esquerdo:** rara, também termina na extremidade distal do seio coronário. Quando presente, forma uma prega do epicárdio, denominada **ligamento da veia cava esquerda**. Na verdade, a veia oblíqua do átrio esquerdo é o rudimento da veia cava superior esquerda do embrião.
- **Veia interventricular posterior:** se origina no ápice do coração e desemboca na extremidade proximal do seio coronário. Acompanha, no sulco interventricular posterior, o ramo arterial de mesmo nome.
- **Veia cardíaca parva:** se origina da margem direita do coração, passa no sulco coronário e desemboca na extremidade proximal do seio coronário. **No sulco coronário, é satélite da artéria coronária direita.** A **veia marginal direita** é sua afluente.

Duas ou três **veias ventriculares direitas anteriores**, que drenam a face esternocostal do coração, desembocam diretamente no átrio direito. As **veias cardíacas mínimas**, entre as quais destacam-se as **veias atriais**, **direitas** e **esquerdas**, e as **veias ventriculares**, **direitas** e **esquerdas**, estão contidas na espessura da parede cardíaca e drenam o sangue venoso diretamente nas cavidades correspondentes, através dos **forames das veias mínimas**. Pequena quantidade de sangue venoso que não passou pelos pulmões é lançado pelas veias cardíacas mínimas das paredes do átrio e ventrículo esquerdos no lado esquerdo, onde circula sangue oxigenado. Entretanto, como a quantidade é pequena, essa mistura não causa nenhum distúrbio.

Complexo estimulante do coração

O coração impulsiona a corrente sanguínea por contração e relaxamento alternados de sua musculatura. Ela se relaxa (diástole) para permitir que o sangue encha as câmaras e se contrai (sístole) para impulsionar o conteúdo das câmaras nos sistemas de distribuição do sangue. Deve-se destacar o fato de os termos "diástole" e "sístole" se referirem, sempre, às atividades ventriculares. Para designar as atividades dos átrios, portanto, é necessário especificar diástole atrial e sístole atrial. É essencial que essa atividade ocorra em sequência ordenada e com intervalos curtos. **Se a atividade é desordenada, partes do músculo cardíaco se contraem e relaxam ao acaso, o que inviabiliza a eficiente circulação do sangue.** Não apenas todas as partes dos ventrículos devem se contrair ao mesmo tempo, como os átrios devem se contrair no momento apropriado, isto é, **sua contração deve produzir o enchimento do ventrículo antes que a contração ventricular se inicie.** As fibras musculares cardíacas, diferentemente do que vimos com a musculatura esquelética, não necessitam dos estímulos do sistema nervoso para funcionar, pois o coração apresenta um grupo de células especializadas em suas paredes, capaz de gerar estímulos elétricos necessários à contração e ao relaxamento do miocárdio. Esse sistema de células especializadas compõe o que se denomina "complexo estimulante do coração". Em animais de pequeno porte, entretanto, as próprias fibras miocárdicas apresentam uma atividade espontânea, um processo que seria inadequado ao funcionamento do coração humano.

O estímulo deve ser levado à musculatura cardíaca a partir de uma fonte capaz de gerar estímulos repetitivamente. Essa porção forma o nó sinoatrial, marca-passo cardíaco (Figura 21.57). **Ele está situado junto à entrada da veia cava superior no átrio direito e consiste num pequeno grupo de células musculares especializadas, incluídas em tecido conectivo e circundadas por um rico plexo de fibras nervosas autônomas.** Mede apenas 1 cm de comprimento por 3 mm de largura.

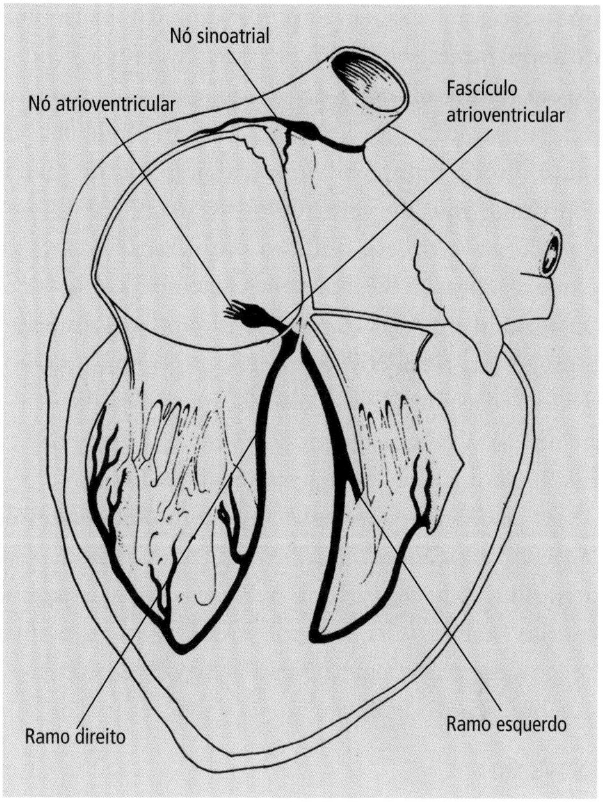

Figura 21.57 Complexo estimulante do coração.

Do nó sinoatrial, o estímulo é transmitido através dos átrios direito e esquerdo. As células do complexo estimulante do coração só entram em contato direto com algumas células musculares vizinhas. Assim, para que o sinal elétrico, aí gerado, possa ser distribuído para o restante do coração, as células miocárdicas (diferente do que ocorre no músculo esquelético) apresentam junções comunicantes em suas membranas conhecidas como *gap junctions* que permitem a passagem livre de íons e, assim, o estímulo é passado de célula a célula. Essa disposição é encontrada tanto nos átrios como nos ventrículos. Durante muito tempo, acreditou-se que não havia nenhuma estrutura especializada para a condução dos estímulos do nó sinoatrial para o nó atrioventricular. **Atualmente, são descritos pelo menos três feixes internodais: anterior; médio; e posterior.** Próximo à abertura do seio coronário e do septo interatrial, encontra-se outro grupo de células com função condutora especializada, o **nó atrioventricular**. Ele é o ponto de partida das chamadas fibras de Purkinje, altamente especializadas na condução rápida de estímulos. Essas fibras estão reunidas no **fascículo atrioventricular,**

que segue na margem superior da parte muscular do septo interventricular, por curto trajeto, e divide-se em **ramos direito** e **esquerdo**, que se distribuem à massa muscular dos ventrículos correspondentes. **O ramo direito tem parte do seu trajeto na trabécula septomarginal do ventrículo direito. O ramo esquerdo após trajeto oblíquo para frente e para o ápice do coração bifurca-se em fascículos anterior e posterior dirigidos aos músculos papilares anterior e posterior, respectivamente.** Tanto o ramo direito como o esquerdo do fascículo atrioventricular dividem-se repetidamente, dando origem a ramos cada vez mais finos, denominados **ramos subendocárdicos**.

As patologias que acometem o **complexo estimulante do coração,** em geral, se manifestam por meio de **arritmias**; na maior parte das vezes, na forma de **taquicardias** (aumento da frequência cardíaca) patológicas. As doenças que acometem o nó sinusal frequentemente causam **bradicardias** (diminuição da frequência cardíaca).

Inervação

Existem ainda muitas dúvidas quanto à anatomia e à fisiologia da inervação cardíaca, particularmente quanto às fibras sensitivas, às terminações simpáticas ou às parassimpáticas nas paredes dos vasos e mesmo à distribuição de fibras autônomas para a musculatura cardíaca. **A inervação autônoma é feita pelo plexo cardíaco para o qual contribuem os nervos cardíacos cervicais da divisão simpática (superior, médio e inferior), nervos que partem dos gânglios simpáticos torácicos (T1 a T4) e os nervos cardíacos do vago (parassimpático).** De forma geral, a estimulação simpática provoca aumento da frequência cardíaca, agindo diretamente no nó sinoatrial e aumento da força de contração, atuando diretamente no miocárdio. A função simpática se estende aos átrios e aos ventrículos.

Fibras parassimpáticas inervam o nó sinoatrial e os átrios, mas não há evidência de que se distribuam para a musculatura ventricular: elas diminuem o ritmo cardíaco (**bradicardia**).

Ciclo cardíaco

O sangue circula nas câmaras cardíacas graças à diferença de pressão entre elas. Essa diferença abre ou fecha as valvas cardíacas que, assim, são elementos passivos. Para explicar o ciclo cardíaco, é suficiente analisar o que se passa em apenas uma das metades do coração, pois o fenômeno é o mesmo na outra metade. Partindo-se de um momento em que o átrio esquerdo está cheio de sangue, a valva atrioventricular esquerda, fechada, e o ventrículo esquerdo acabou de ejetar seu conteúdo na aorta, assim temos:

- **Átrio esquerdo contrai:** pressão no interior do átrio é maior que a do ventrículo esquerdo e, assim, a valva atrioventricular esquerda é aberta, deixando o sangue fluir para o ventrículo esquerdo.
- **À medida que o átrio esvazia e o ventrículo se enche, sobe a pressão no ventrículo:** quando ela supera a do átrio, fecha-se a valva atrioventricular esquerda e inicia-se a contração ventricular.
- **Com pressão alta e contração ventricular, o sangue é lançado na aorta:** a valva da aorta é aberta para deixar passar o sangue do ventrículo para a aorta onde, neste momento, a pressão é mais baixa que a do ventrículo.
- **À medida que o ventrículo se esvazia, cai a sua pressão:** quando for inferior à da aorta, a tendência do sangue nesse vaso é voltar ao ventrículo, mas isso fecha a valva da aorta, bloqueando a corrente retrógrada do sangue.
- **Ao mesmo tempo, enquanto cai a pressão do ventrículo sobe a do átrio:** a contração ventricular cessa e inicia-se a do átrio que, de novo, impele a massa sanguínea para o ventrículo abrindo a valva atrioventricular esquerda.

O período de contração ventricular, ou de expulsão, é a sístole. O período de relaxamento, ou de enchimento, é a diástole. Quando os átrios estão em diástole, os ventrículos estão em sístole.

As alterações elétricas que se produzem em virtude das reações físico-químicas nas fibras musculares podem ser registradas por um instrumento apropriado, o **eletrocardiógrafo. Resulta, assim, o registro de um traçado daquelas alterações elétricas, denominado "eletrocardiograma" (ECG)**, de uso rotineiro pelos cardiologistas.

Bulhas cardíacas

As valvas cardíacas abrem-se silenciosamente. **Mas quando se fecham, vibrações são transmitidas através do tórax e ouvidas como bulhas cardíacas**, seja pela ausculta direta, com o ouvido aplicado ao tórax, seja pela ausculta indireta, pelo uso de um aparelho amplificador, o estetoscópio.

São duas as bulhas cardíacas. **O som da 1ª bulha cardíaca resulta do fechamento das valvas atrioventriculares.** Não é fácil distinguir na ausculta os componentes esquerdo e direito da 1ª bulha, pois elas se fecham quase ao mesmo tempo; na verdade, a esquerda fecha-se um pouco antes. A Figura 21.58 mostra o ponto de maior audibilidade (focos) para as valvas atrioventriculares, direita e esquerda: **a 1ª é mais bem auscultada sobre a parte inferior do esterno e a 2ª, na região do ápice do coração, no 5º espaço intercostal.**

O atraso do fechamento da **valva pulmonar** durante a 2ª bulha, especialmente quando se pede para o paciente respirar profundamente, denomina-se **semiológico de desdobramento de B2 ou da 2ª bulha.**

O som da 2ª bulha cardíaca resulta do fechamento das valvas aórtica e pulmonar. A aórtica fecha-se um pouco antes e a distinção pela ausculta não é difícil, principalmente quando se pede ao paciente para respirar profundamente. **A valva pulmonar é mais bem auscultada sobre o 2º espaço intercostal esquerdo, já a da aorta é ouvida mais intensamente sobre o 2º espaço intercostal direito** (Figura 21.58).

Uma 3ª bulha pode, às vezes, ser ouvida em indivíduos sadios. É provável que resulte da tensão das paredes ventriculares durante a fase mais rápida de enchimento ventricular. É muito comum no exercício físico, na gravidez e nos jovens.

Como se pode observar na Figura 21.58, os focos de ausculta das bulhas não coincidem com a localização das quatro valvas do coração. As valvas estão relativamente distantes dos seus focos correspondentes. O foco é o local da parede torácica, aonde chegam as vibrações produzidas pelo fechamento valvar.

Circulação fetal

O feto não apresenta ventilação pulmonar e, portanto, o sangue fetal não pode ser oxigenado nos seus pulmões. Para contornar esse problema, a fase ventilatória pulmonar (alveolar) é realizada nos pulmões da mãe e, dessa forma, os gases respiratórios atingem o sangue materno, inicialmente. Em seguida, os gases se difundem do sangue materno e ao sangue fetal e vice-versa por meio de outro órgão. **Esse órgão é a placenta. O sangue vindo do feto chega à placenta pelas artérias umbilicais e dela sai pela veia umbilical** (Figura 21.59). Ramos da veia e artérias umbilicais

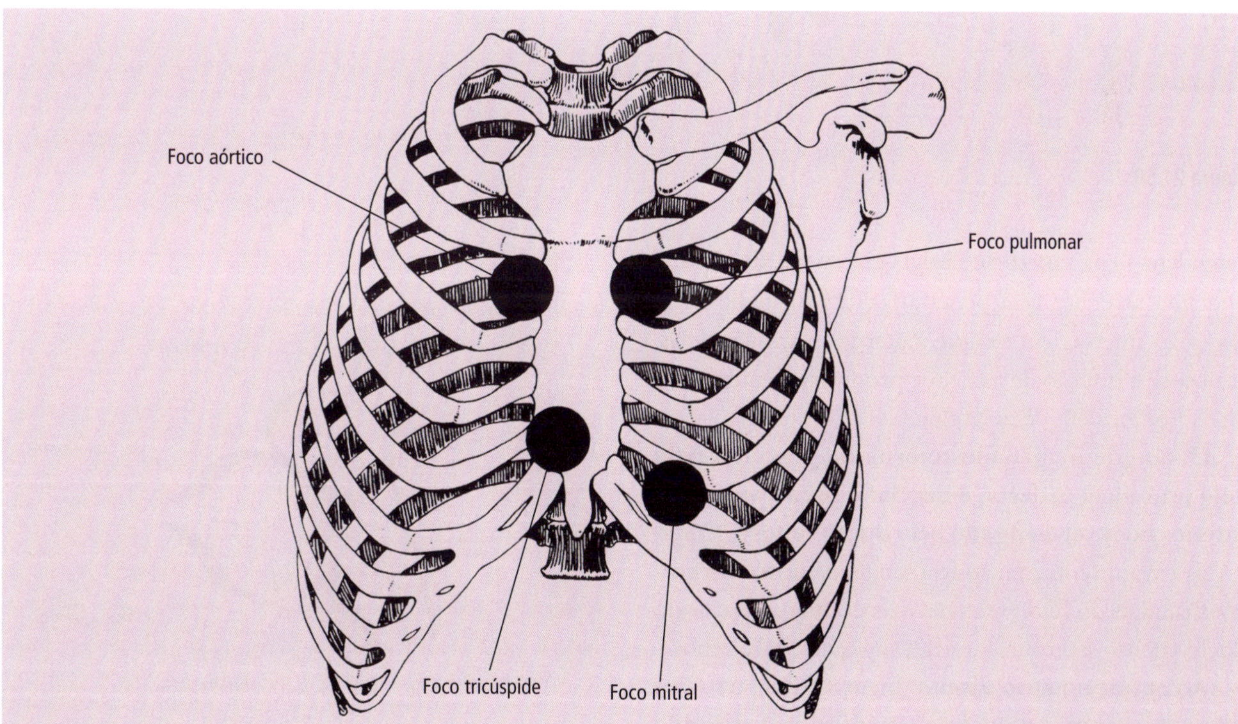

Figura 21.58 Focos de ausculta das bulhas cardíacas.

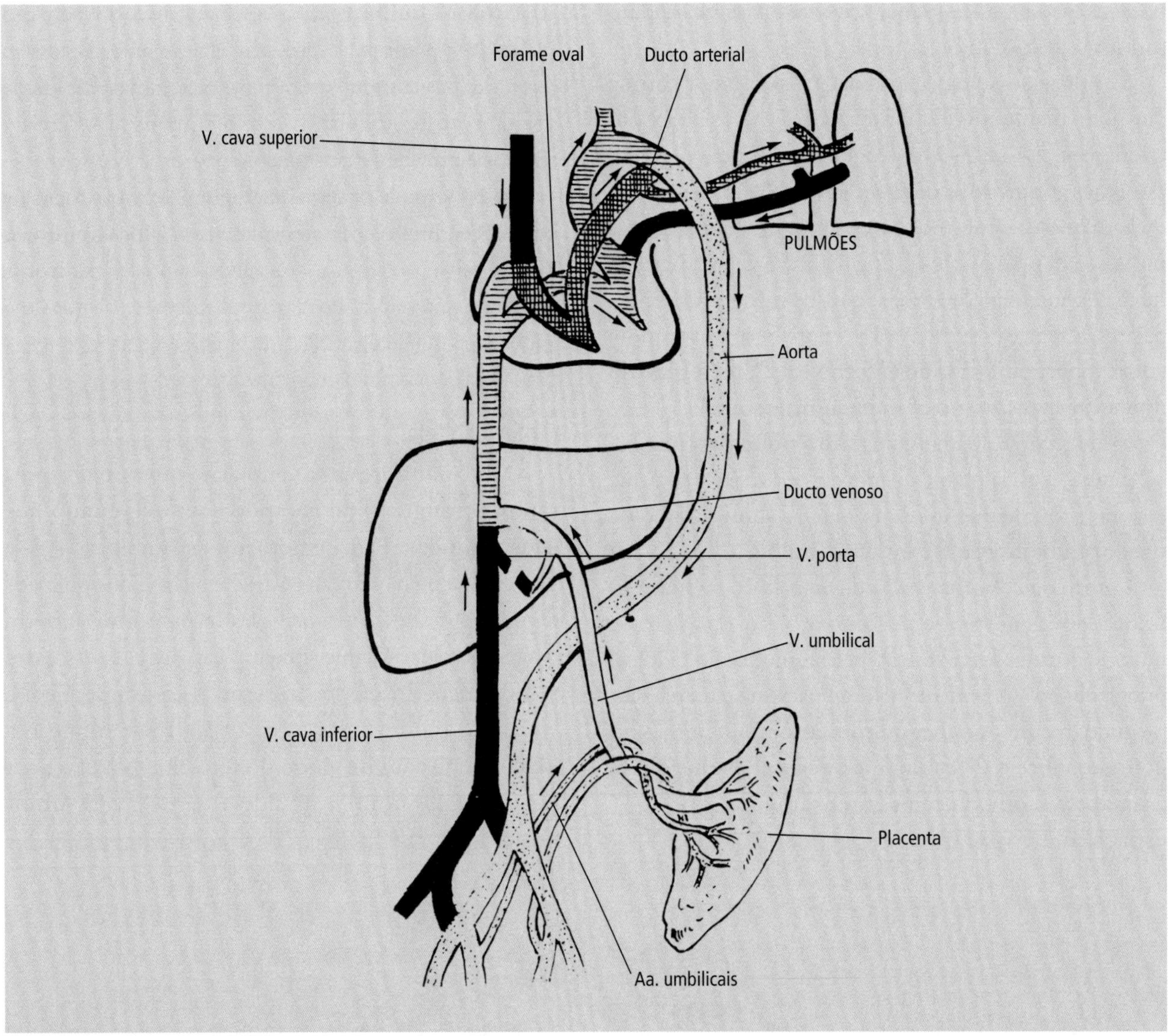

Figura 21.59 Circulação fetal (esquemático).

estendem-se na superfície fetal da placenta e, delas, uma pequena artéria e veia penetram em vilosidades. Estas estão imersas em sangue materno e, através delas, realiza-se a difusão de gases, de produtos de nutrição e de excreção, além de hormônios.

O sangue oxigenado retorna da placenta pela veia umbilical e, desta, é desviado para a veia cava inferior no nível do fígado pelo ducto venoso. Como a veia cava inferior transporta sangue venoso das porções caudais do feto, o sangue nela contido, a partir do ducto venoso, é uma mistura de sangue arterial e venoso.

Ao entrar no átrio direito (Figura 21.60), **a maior parte do sangue da veia cava inferior é dirigida para o átrio esquerdo através do forame oval.** Isso

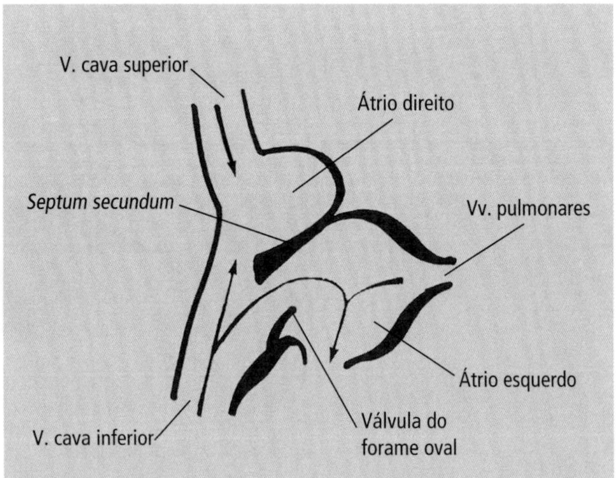

Figura 21.60 Circulação do sangue fetal nos átrios direito e esquerdo.

é possível pela presença de um esporão, o *septo secundum*, que, mais tarde, será o limbo da fossa oval.

O restante do sangue da veia cava inferior mistura-se, no átrio direito, ao sangue proveniente da veia cava superior e torna-se, portanto, menos oxigenado. O sangue. que não foi desviado através do forame oval, entra no ventrículo direito e, em seguida, na artéria pulmonar. Como a resistência da circulação pulmonar é muito elevada no feto, esse sangue é desviado para a aorta, através do ducto arterial.

Em decorrência desses fatos, o sangue que circula no feto é, no seu maior volume, uma mistura de sangue oxigenado e não oxigenado, que é suficiente para o feto, pois suas necessidades metabólicas são reduzidas. **O único sangue exclusivamente oxigenado que circula no feto o faz pela veia umbilical**, da placenta até o ponto em que a veia umbilical desemboca na cava inferior através do ducto venoso.

Como não há respiração pulmonar no feto, os pulmões não estão expandidos e oferecem considerável resistência ao fluxo sanguíneo. O ventrículo direito trabalha contra essa resistência e contra a pressão da aorta, em virtude da comunicação entre a pulmonar e aorta, através do ducto arterial. **Desse modo, a parede do ventrículo direito é tão espessa quanto a do esquerdo, ou mais espessa, antes do nascimento.**

Logo após o nascimento, ou melhor, após a 1ª respiração, as artérias umbilicais contraem para evitar que o sangue escape do corpo da criança. Gradualmente, elas se transformam em estruturas fibrosas, os **ligamentos umbilicais mediais**. Por sua vez, a porção intra-abdominal da veia umbilical transforma-se no **ligamento redondo do fígado**, e o ducto venoso, no **ligamento venoso**.

Estabelecida a respiração pulmonar, o sangue venoso é dirigido para os pulmões, para oxigenação, em substituição à placenta. **À medida que os pulmões se expandem, reduz-se a resistência que opõem ao fluxo sanguíneo, resulta em que a pressão no ventrículo esquerdo e, consequentemente, na aorta fique superior à pressão na artéria pulmonar.** Assim, no ducto arterioso, o sangue passa a circular da aorta para a pulmonar esquerda, isto é, **ocorre um fechamento funcional do ducto**. Em algumas semanas ou meses, processa-se o fechamento anatômico: ele se oblitera e passa a formar o **ligamento arterial**, fibroso. **Com o funcionamento pulmonar, aumenta o fluxo sanguíneo do pulmão para o átrio esquerdo e, assim, igualam-se as pressões dos átrios, direito e esquerdo.** Mesmo que o forame oval não esteja fechado, a igualdade de pressões nos átrios impede qualquer fluxo significativo de sangue entre eles. **Em algumas semanas, ocorre o fechamento anatômico do forame oval: formam-se a fossa oval e o limbo da fossa oval.**

Finalmente, a pressão da circulação pulmonar cai para um quinto da pressão da circulação sistêmica. **Ocorre, então, a preponderância do ventrículo esquerdo: sua parede torna-se duas ou mais vezes mais espessa que a do direito.**

O conhecimento da circulação fetal, do desenvolvimento do coração e dos vasos sanguíneos, das modificações circulatórias no nascimento e da fisiologia circulatória e respiratória está na base da compreensão das malformações congênitas do coração. Uma das mais conhecidas é a tetralogia de Fallot, caracterizada pela presença simultânea de quatro anomalias: estenose do tronco pulmonar; defeito no septo interventricular, com comunicação interventricular; dextroposição da aorta e hipertrofia ventricular direita.

Vasos do tórax

Embora algumas informações já tenham sido dadas sobre os vasos do tórax e a irrigação da parede torácica já tenha sido descrita, impõe-se um estudo sistematizado e mais didático dos vasos sanguíneos envolvidos na circulação pulmonar e na circulação sistêmica. Isso implica a descrição das **artérias** e **veias pulmonares**; da **aorta**; das **veias braquiocefálicas**; das **veias cavas**, **superior** e **inferior e** das **veias** do **sistema ázigo**.

Artéria e veias pulmonares

O tronco pulmonar sai do ventrículo direito e situa-se imediatamente à esquerda da parte ascendente da aorta (Figura 21.61). Após um curto trajeto **divide-se nas artérias pulmonares esquerda e direita. Essa última é mais longa e mais calibrosa do que a esquerda. Passa por baixo do arco da aorta, anteriormente ao brônquio principal direito e penetra no hilo do pulmão.** Antes de penetrar no hilo, emite o ramo que dá origem às artérias segmentares do lobo superior. Os ramos para os outros lobos originam-se

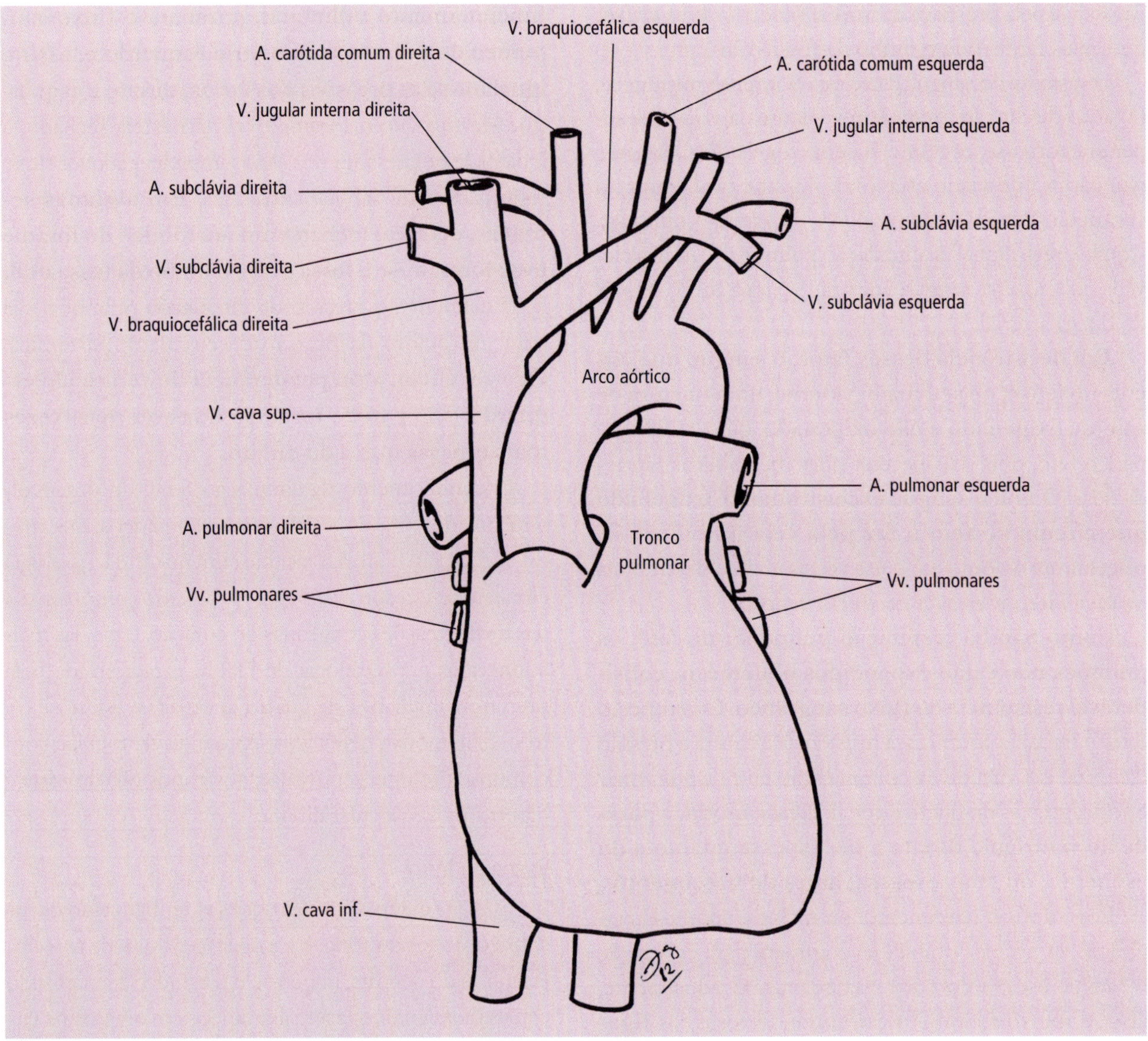

Figura 21.61 Veias braquiocefálicas e suas relações.

no hilo e seguem os brônquios. Os principais ramos da artéria pulmonar direita são os seguintes:

- **Artérias lobares superiores:** artérias segmentares apical, anterior e posterior.
- **Lobar média:** artérias segmentares medial e lateral.
- **Artérias lobares inferiores:** artéria segmentar superior.
- **Parte basilar:** artérias segmentares basilares anterior, lateral, medial e posterior.

A **artéria pulmonar esquerda**, mais curta e menos calibrosa que a direita, penetra no hilo do pulmão esquerdo, onde emite ramos que acompanham os brônquios. Ela está ligada ao arco da aorta pelo **ligamento arterial**, remanescente fibroso do ducto arterial. Seus principais ramos são os seguintes:

- **Artérias lobares superiores:** artérias segmentares apical, anterior, posterior e artéria lingular.
- **Artérias lobares inferiores:** artéria segmentar superior.
- **Parte basilar:** artérias segmentares basilares anterior, lateral, medial e posterior.

As veias pulmonares usualmente são cinco, uma para cada lobo pulmonar. Porém, **as veias que são oriundas dos lobos médio e superior direitos se fundem, reduzindo para quatro as veias pulmonares que penetram no átrio esquerdo** (Figura 21.62).

Aorta

A maior artéria do corpo é também a mais importante da circulação sistêmica. **Próximo à sua origem no ventrículo esquerdo, ela está guarnecida pela valva da aorta**, com suas três cúspides, direita, esquerda e posterior, referidas como válvulas semilunares. **Dos seios direito e esquerdo da aorta, originam-se as artérias coronárias, direita e esquerda.** Sua primeira porção é denominada **parte ascendente**; no nível do ângulo do esterno, ela se arqueia em direção posterior e para a esquerda, formando o **arco da aorta**. **O arco é cruzado anteriormente pelo nervo frênico esquerdo, pelo nervo vago esquerdo, pela veia intercostal superior esquerda e pelos ramos cardíacos do vago esquerdo e do tronco simpático do mesmo lado. O nervo laríngeo recorrente esquerdo contorna inferiormente o arco da aorta e ascende em direção ao pescoço.** O ligamento arterial une o arco da aorta à artéria pulmonar esquerda. Do arco da aorta originam-se três ramos: o **tronco braquiocefálico**; a **artéria carótida comum esquerda;** e a **artéria subclávia esquerda** (Figura 21.61), da seguinte forma:

- **Tronco braquiocefálico:** o 1º ramo do arco da aorta. No nível da articulação esternoclavicular direita, ele se divide em **artérias carótida comum direita** e **subclávia direita**. A veia braquiocefálica comum direita está à sua direita e a esquerda cruza anteriormente.
- **Artéria carótida comum esquerda:** origina-se à esquerda do tronco braquiocefálico e dirige-se para o pescoço, à esquerda da traqueia.
- **Artéria subclávia esquerda:** o último ramo do arco da aorta. Sobe lateralmente à traqueia e sai do tórax posteriormente à articulação esternoclavicular esquerda.

A 3ª e última porção da aorta inicia-se no seu arco e penetra no mediastino posterior, o qual percorre sob a denominação "parte descendente", cuja parte torácica atinge o diafragma. Atravessa, então, o **hiato aórtico do diafragma** e passa a formar a **parte abdominal da aorta**. Na sua porção superior, a parte torácica da aorta está à esquerda da coluna vertebral (Figura 21.63), mas à medida que desce, coloca-se anteriormente a ela e posteriormente ao esôfago. O ducto torácico está à sua direita. **Os ramos da parte torácica podem ser divididos em parietais e viscerais.** Os ramos parietais são as **artérias intercostais posteriores** e, entre os ramos viscerais, podem-se apontar os

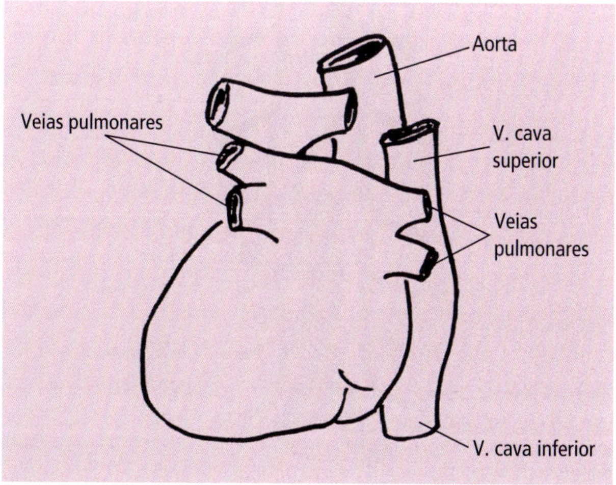

Figura 21.62 Veias pulmonares vistas posteriormente.

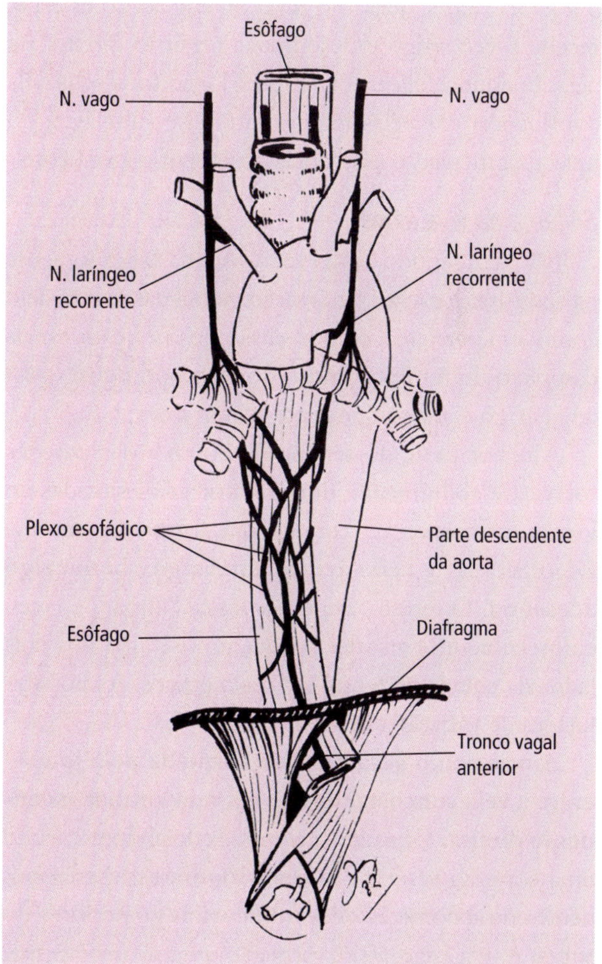

Figura 21.63 Relações da aorta.

bronquiais, esofágicos, pericárdicos e mediastinais. Emite também as **artérias frênicas superiores** e **artéria subcostal**.

A **artéria aorta**, como qualquer outra artéria, é acometida pela aterosclerose e pode, como consequência, sofrer diversas patologias. O **aneurisma** (dilatação do calibre) de aorta é uma patologia importante e temida, sendo que sua ruptura pode causar morte súbita, bem como as **dissecções** da parede da aorta.

Veias cavas

A **veia cava inferior** forma-se no abdome pela confluência das veias ilíacas comuns. Seu trajeto abdominal é descrito no Capítulo 22 – Abdome. Ela atravessa o centro tendíneo do diafragma e penetra no tórax, onde, após um curto trajeto, desemboca no átrio direito. Uma válvula não funcionante e vestigial pode estar presente na sua desembocadura no átrio direito.

A **veia cava superior**, formada pela união das veias braquiocefálicas, quase no nível do ângulo do esterno, recebe a veia ázigo e desemboca no átrio direito. As veias braquiocefálicas (Figura 21.61) são formadas pela confluência das veias jugular interna e subclávia, no nível da articulação esternoclavicular correspondente.

Sistema da veia ázigo

Não tem sentido descrever o sistema ázigo somente na sua parte torácica. Uma visão global das veias que o compõem permite a compreensão de um quadro mais completo do retorno venoso do tronco, do qual o sistema ázigo é um componente importante.

A maior parte do sangue do dorso e das paredes torácica e abdominal é drenada por veias situadas ao longo dos corpos vertebrais e que formam o sistema ázigo. São elas as **veias ázigo, hemiázigo** e **hemiázigo acessória.** O termo "ázigo" significa "ímpar" e o seu emprego aqui se justifica porquanto os vasos nos dois lados da coluna vertebral são assimétricos. As possibilidades de variação são grandes.

A veia ázigo geralmente é formada pela junção entre a veia subcostal direita e a veia lombar ascendente direita. Essa última é oriunda do abdome, sendo uma conexão vertical das **veias lombares**, correspondentes, no abdome, às **veias intercostais posteriores do tórax.** À veia ázigo, assim formada, junta-se uma ou mais conexões diretas da cava inferior. À medida que ascende do lado direito, anteriormente aos corpos vertebrais, a ázigo recebe (Figura 21.64) as **veias intercostais posteriores direitas, conexões diversas da veia hemiázigo, incluindo a sua terminação e da hemiázigo acessória, alguns ramos esofágicos, a veia bronquial direita e a veia intercostal superior direita**, produto da fusão das 2ª e 3ª veias intercostais posteriores.

Acima da raiz do pulmão direito, a veia ázigo descreve um arco e desemboca na veia cava superior. Eventualmente, a veia ázigo arqueia-se, não sobre o hilo do pulmão, como é mais frequente, mas sobre a parte superior do pulmão direito. Assim, ela se aprofunda no tecido pulmonar e isola, parcialmente, a parte medial do lobo superior, denominada **lóbulo da veia ázigos.**

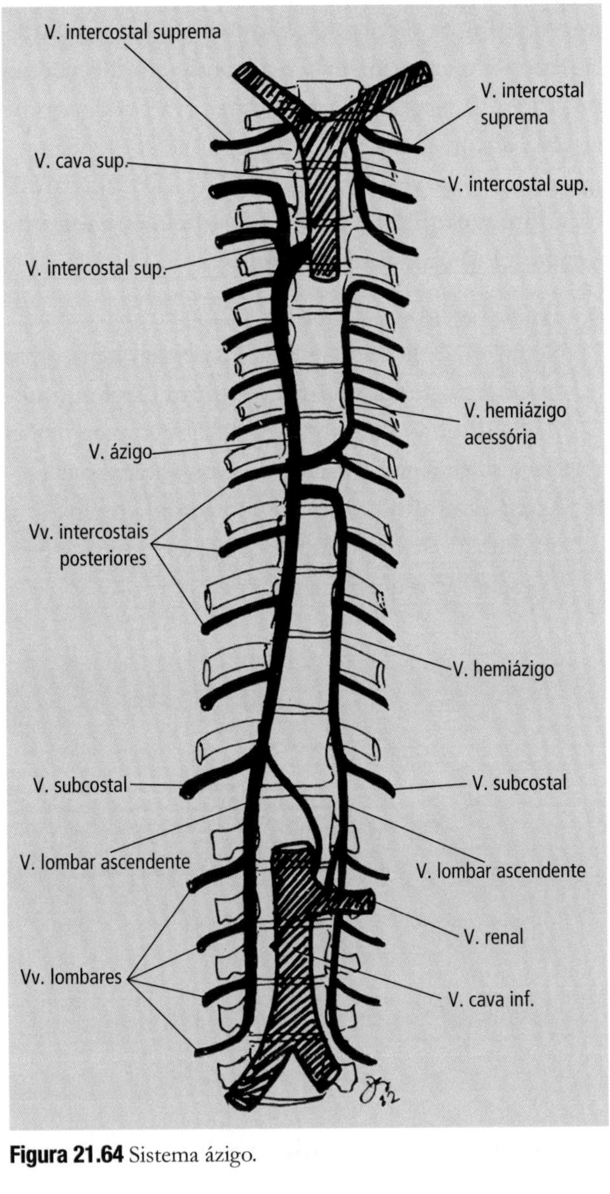

Figura 21.64 Sistema ázigo.

A veia hemiázigo forma-se de modo semelhante ao da veia ázigo, isto é, pela junção das veias subcostal esquerda e lombar ascendente esquerda. Geralmente, tem uma conexão com a veia renal esquerda e pode ter outras com a cava inferior. **Com trajeto ascendente, situa-se lateralmente aos corpos vertebrais e, na altura da 8ª vértebra torácica, cruza anteriormente a coluna vertebral para desembocar na veia ázigo.** A veia hemiázigo pode estar unida à veia hemiázigo acessória. Esta é formada pela união de três, quatro ou mais veias intercostais posteriores esquerdas. Pode ter uma conexão com a veia hemiázigo e desembocar na veia ázigo, como pode simplesmente unir-se à hemiázigo ou somente desembocar na ázigo. Acima da veia hemiázigo acessória, está a veia intercostal superior esquerda, formada pela fusão das 2ª e 3ª veias intercostais posteriores esquerdas e que, em geral, desemboca na veia braquicefálica esquerda.

A **veia intercostal suprema**, que é a veia intercostal posterior do 1º espaço intercostal de ambos os lados, em geral, drena para a veia braquiocefálica correspondente.

Drenagem linfática

Já foi analisada a drenagem linfática da parede torácica e descritos os linfonodos paraesternais, frênicos e intercostais. Numerosos **linfonodos viscerais**, entretanto, participam da drenagem dos pulmões, das pleuras e do mediastino. Pelo menos **três grupos** podem ser reconhecidos (Figuras 21.65 e 21.66):

- **Linfonodos das raízes e dos hilos pulmonares:** compreendem os **linfonodos pulmonares**, os quais acompanham os grandes brônquios, próximos do hilo, e os **broncopulmonares**, situados na raiz do pulmão. Ambos drenam para **linfonodos traqueobronquiais**, situados na bifurcação da traqueia e cujos vasos eferentes sobem junto à traqueia, constituindo o **tronco paratraqueal**. Os linfonodos da raiz do pulmão podem ser acometidos por infecção, como a tuberculose ou por tumores do pulmão.
- **Linfonodos traqueais:** situados de cada lado da traqueia e que recebem vasos aferentes da traqueia, do esôfago e dos **linfonodos traqueobronquiais**. Seus vasos eferentes reúnem-se aos dos **linfonodos mediastinais** para formar o **tronco broncomediastinal**, de cada lado da traqueia, que também recebe eferentes dos **linfonodos paraesternais**.
- **Linfonodos mediastinais:** pequenos linfonodos disseminados no mediastino superior, drenam a linfa, principalmente, do coração e do pericárdio. Seus vasos eferentes unem-se aos dos **linfonodos traqueais** para formar o **tronco broncomediastinal**.

Todo o sistema linfático do tórax converge, em última análise, para os troncos broncomediastinais e para o ducto torácico: Sem dúvida, troncos adicionais existem, como os paratraqueais, os intercostais descendentes, o torácico interno e o mediastinal posterior. Extremamente variáveis e com várias alternativas de desembocadura, não é possível estabelecer um padrão morfológico para esses troncos adicionais. A descrição que se segue refere-se aos achados mais comuns e diz respeito especificamente aos **troncos broncomediastinais** e ao **ducto torácico**.

Os grupos de linfonodos descritos formam um sistema de filtros em cadeia, de modo que a linfa passa por vários deles antes de atingir os grandes troncos de drenagem. **Assim, os vasos eferentes de linfonodos traqueobronquiais, traqueais e esofágicos reúnem-se para formar o tronco broncomediastinal.** Este, à esquerda, **desemboca no ducto torácico** ou em uma das veias próximas à terminação do ducto torácico (jugular interna ou subclávia). O **tronco broncomediastinal direito reúne-se aos troncos jugular interno e subclávio para constituir o curto ducto linfático direito, que termina no ângulo de junção das veias jugular interna e subclávia.** Sem dúvida, esses troncos podem não formar o ducto linfático direito, desembocando separadamente numa das veias mencionadas.

Ducto torácico

O **ducto torácico** (Figura 21.67), apesar da denominação, tem início no abdome, **formado pela junção de troncos lombares, intestinais e intercostais descendentes**. Nesse ponto de confluência, ele apresenta uma dilatação ovoide, a **cisterna do quilo**. O ducto torácico adjacente à coluna vertebral tem trajeto ascendente, **atravessa o hiato aórtico do diafragma e penetra no tórax**. No tórax, situa-se no mediastino posterior**, geralmente entre a aorta e a veia ázigos**, e

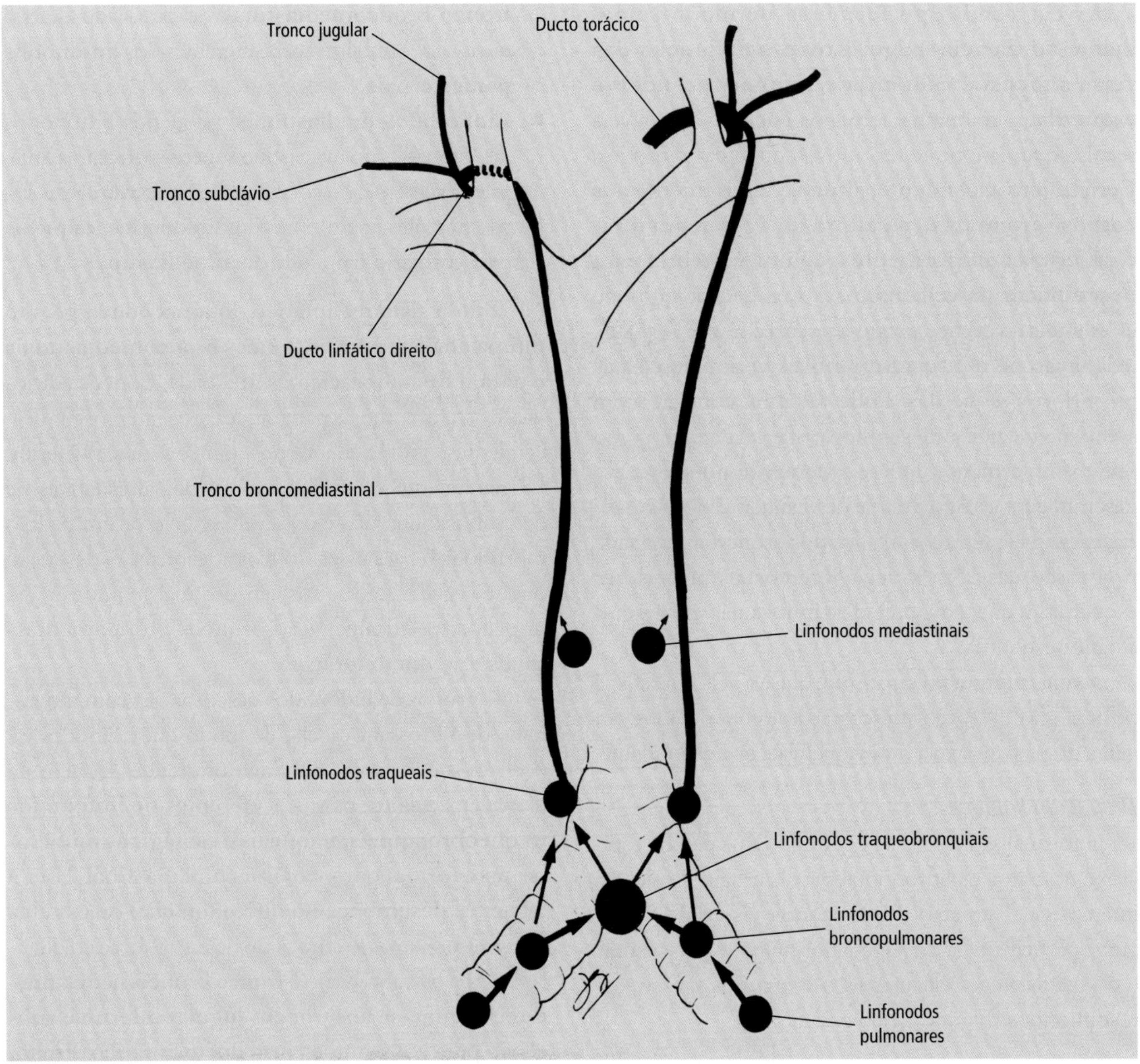

Figura 21.65 Drenagem linfática do tórax.

ascende até o nível da 5ª ou 6ª vértebra torácica, **quando, então, começa a se dirigir obliquamente para a esquerda, passando posteriormente ao esôfago**. Ele sobe à esquerda do esôfago, passa por trás da artéria subclávia e penetra no pescoço, onde forma um arco que pode atingir o nível da 7ª vértebra cervical. O ducto torácico recebe, em geral, os troncos broncomediastinal, subclávio e jugular interno esquerdos, entre outros, e **termina na junção da veia jugular interna com a subclávia, embora possa terminar somente na subclávia ou mesmo na veia braquiocefálica esquerda**.

A linfa de toda a metade esquerda do corpo, do membro inferior direito e da metade direita da região infraumbilical é drenada pelo ducto torácico. A metade supraumbilical direita do tronco, a metade direita da cabeça e do pescoço e o membro superior direito são drenados para o ducto linfático direito.

Timo

O **timo** (Figura 21.68), ligado à diferenciação de linfócitos e, por essa razão, à defesa imune, está situado posteriormente ao manúbrio do esterno ou à parte superior do corpo deste osso. Ele se estende até o pescoço, onde se situa posteriormente aos músculos

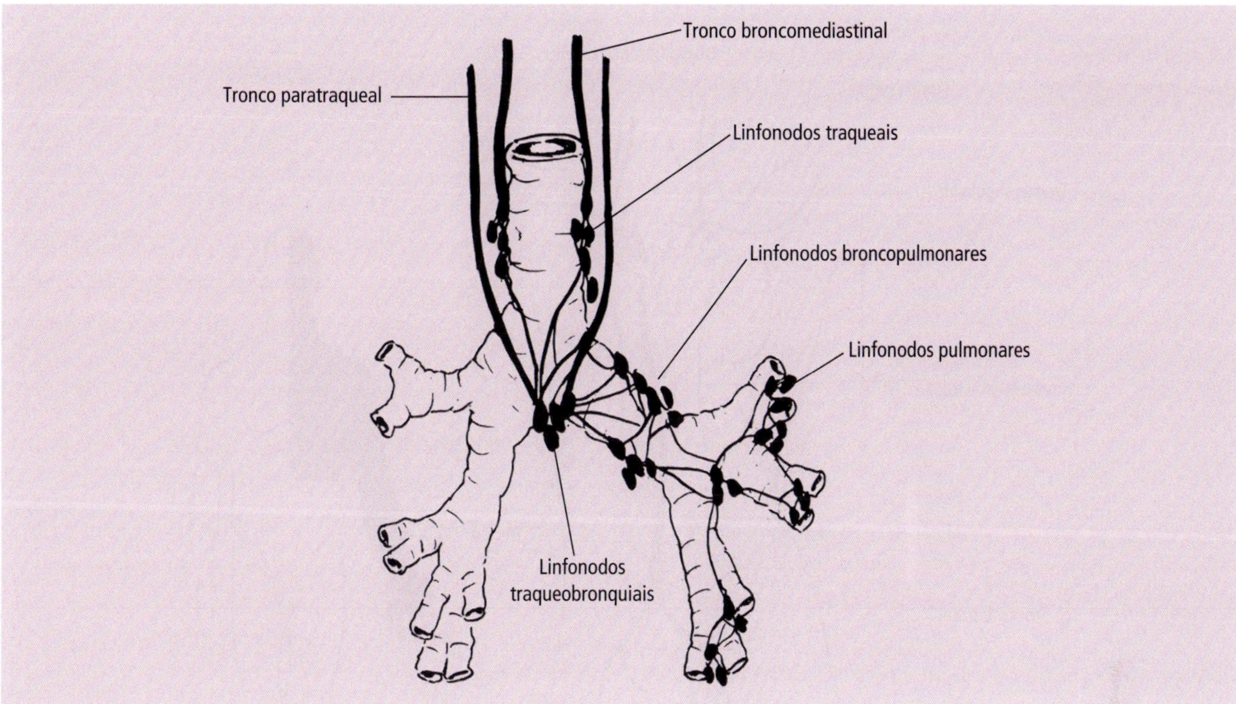

Figura 21.66 Drenagem linfática do tórax.

esterno-hioide e esternotireóideo. Ao nascimento, o timo pesa poucas gramas, mas se desenvolve para atingir, na puberdade, um peso de cerca de 30 a 35 g. Começa, então, a regredir e grande parte de sua substância é substituída por gordura e por tecido conectivo fibroso, embora não desapareça totalmente o tecido tímico. Órgão ativo na linfocitogênese e nas funções de imunidade, o timo tem importância fundamental na infância; é a sede de formação dos linfócitos T.

Nervos

Os nervos do tórax são os **nervos frênicos**, os **nervos vagos**, os **troncos simpáticos** e os **plexos autônomos**, além dos **nervos espinais torácicos**, já descritos e que, por esse motivo, não serão referidos aqui.

Nervos frênicos

Os **nervos frênicos inervam o diafragma** e originam-se dos ramos anteriores do 3°, 4° e 5° nervos cervicais, embora possam receber contribuições do 2° ou do 6° nervos cervicais. No pescoço, eles são anteriores ao músculo escaleno anterior e penetram no tórax, onde seguem trajetos diferentes (Figuras 21.69 e 21.70):

- **Nervo frênico direito:** desce à direita da veia cava superior e do átrio direito, **passando anteriormente à raiz do pulmão direito**, entre o pericárdio e a pleura mediastinal. A maioria de suas fibras é distribuída na face inferior do diafragma, de modo que ele atravessa esse músculo nas vizinhanças do forame da cava inferior ou através de forame próprio.
- **Nervo frênico esquerdo:** desce entre as artérias subclávia e carótida comum esquerdas, lateralmente ao nervo vago e **anteriormente à raiz do pulmão esquerdo**.

Os nervos frênicos têm fibras motoras, sensitivas e simpáticas. Essas últimas são vasomotoras. **A dor da área inervada por um nervo frênico é, normalmente, referida à zona cutânea que cobre o músculo trapézio.** Pode existir um nervo frênico acessório, com fibras isoladas do 5° nervo cervical e que se reúne ao nervo frênico no tórax. **A secção dos nervos frênicos leva à paralisia do diafragma.**

Nervos vagos

Os **nervos vagos**, depois de percorrerem o pescoço, penetram no tórax; é o único par craniano que ultrapassa os limites do pescoço. Eles contribuem para a formação dos plexos pulmonares, cardíaco e esofágico

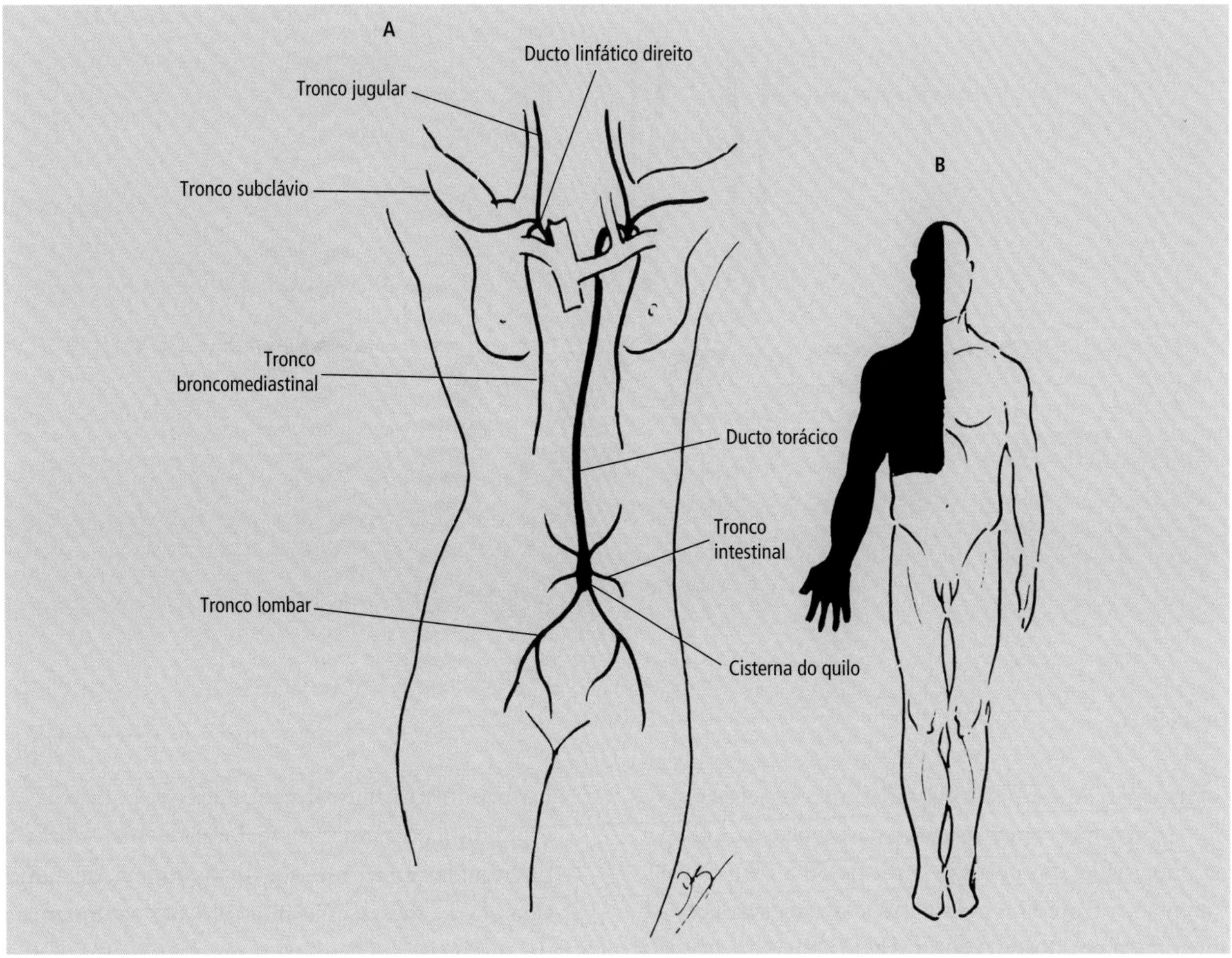

Figura 21.67 Drenagem linfática do tórax. **A** – Desembocadura do ducto torácico. **B** – Em preto, a área drenada pelo ducto linfático direito e em branco a área drenada pelo ducto torácico.

(ver adiante). Como ocorre com os nervos frênicos, seu comportamento difere conforme o lado considerado (Figuras 21.69 e 21.70):

- **Nervo vago direito:** passa, anteriormente, à 1ª porção da artéria subclávia direita e, posteriormente, à veia cava superior. É também **posterior à raiz do pulmão direito**. No ponto em que cruza a artéria subclávia direita, emite o nervo laríngeo recorrente direito, que contorna inferiormente a artéria subclávia e ascende em direção ao pescoço.
- **Nervo vago esquerdo:** penetra no tórax entre as artérias carótida comum e subclávia esquerdas, posteriormente à veia braquiocefálica esquerda. Cruza o contorno esquerdo do arco da aorta e **passa posteriormente à raiz do pulmão esquerdo**. No nível do arco da aorta, emite o nervo laríngeo recorrente esquerdo, que contorna inferiormente o

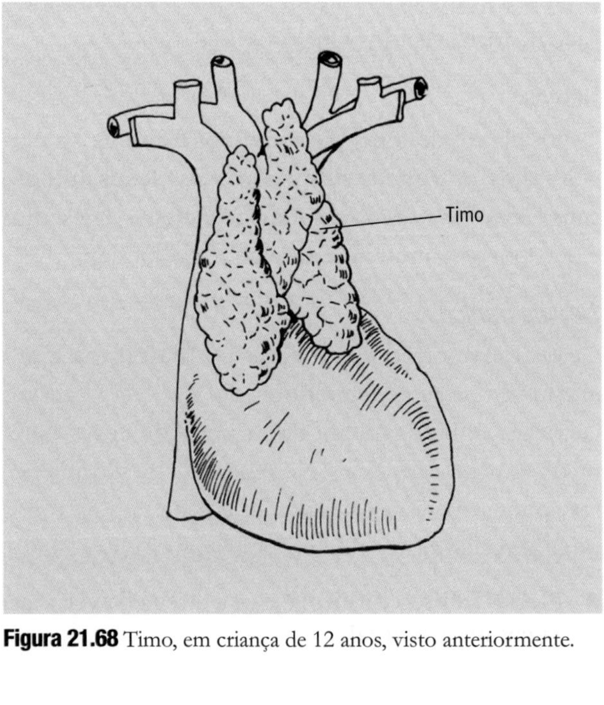

Figura 21.68 Timo, em criança de 12 anos, visto anteriormente.

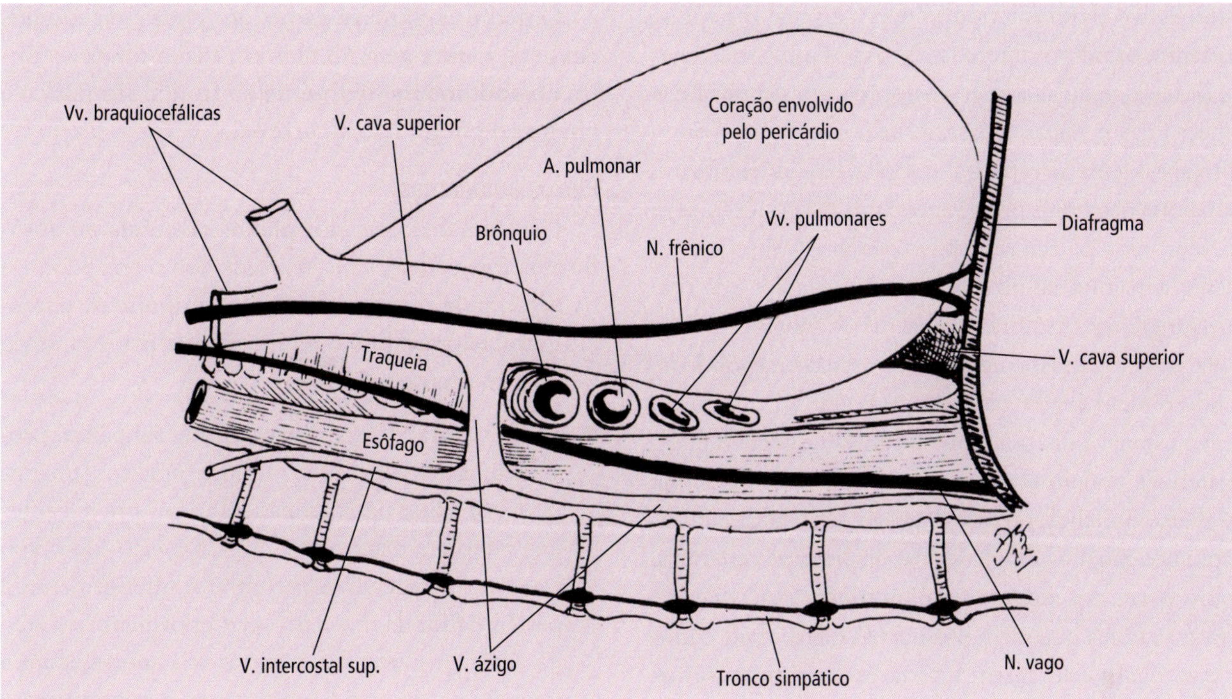

Figura 21.69 Vista lateral direita do tórax com a parede torácica removida.

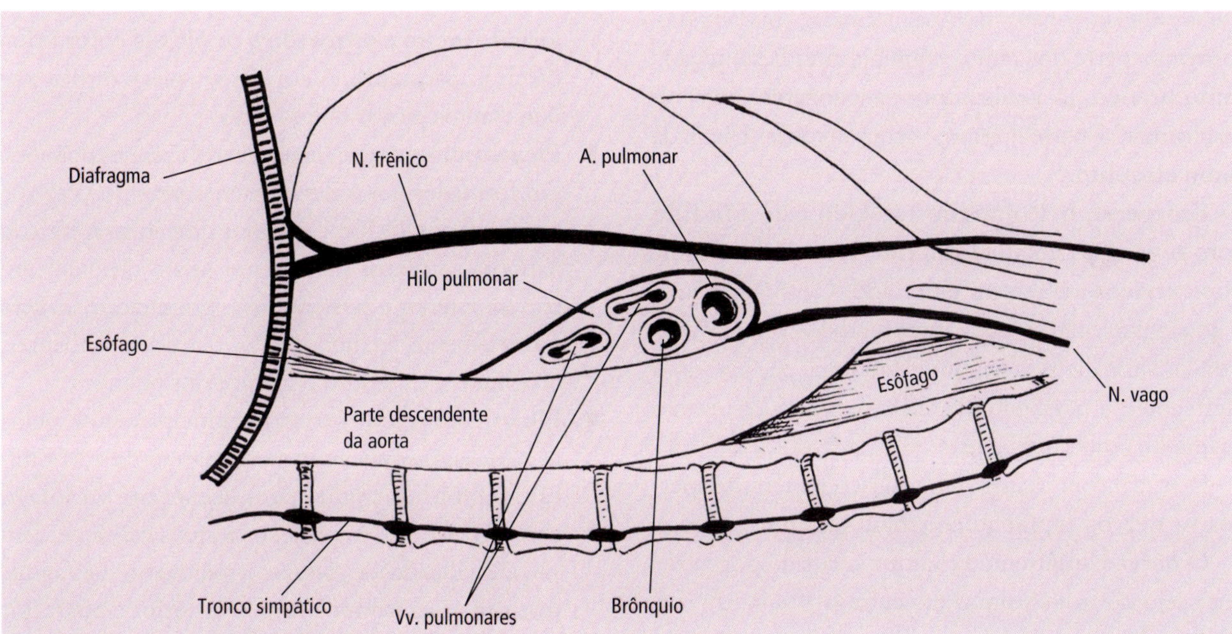

Figura 21.70 Vista lateral esquerda do tórax, com a parede torácica removida.

arco e ascende em direção ao pescoço. **As afecções da aorta, como os aneurismas, ou tumores do mediastino podem lesar o nervo laríngeo recorrente esquerdo, produzindo, a princípio, tosse e, mais tarde, rouquidão e paralisia da prega vocal homolateral.**

Tronco simpático

O tronco simpático torácico é formado por 11 a 12 gânglios e pelas fibras que conectam os gânglios, uns com os outros, e com os nervos intercostais (Figuras. 21.69 e 21.70). As fibras simpáticas pré-ganglionares emergem da medula espinal acompanhando o respectivo ramo anterior do nervo espinal (no tórax, portanto, os nervos intercostais). Após um curto trajeto, destaca-se do nervo espinal, próximo do nível das cabeças das costelas e passam pelo gânglio simpático correspondente ao espaço intercostal em que se situam. A maioria das fibras pré-ganglionares faz conexão com os neurônios do seu respectivo gânglio. Consequentemente, a maioria das fibras que sai dos gânglios é do tipo pós-ganglionar. As fibras que saem dos gânglios podem voltar a acompanhar o nervo intercostal correspondente (onde podem seguir com ele ou voltar ao tronco do nervo espinal e distribuírem-se com o respectivo ramo posterior), podem se dirigir aos nervos situados acima ou abaixo ou, ainda, no caso daquelas que não fizeram sinapse nos gânglios, dirigir-se aos gânglios pré-vertebrais, como parte dos **nervos esplâncnicos** (ver adiante). Tanto as fibras que saem dos nervos intercostais como as que voltam a eles fazem-no através dos **ramos comunicantes. Estes são compostos, portanto, por fibras pré-ganglionares e por fibras pós-ganglionares.** As fibras pré-ganglionares são mielinizadas e, em conjunto, formam a parte dos ramos comunicantes denominada **ramo branco**. Já as fibras pós-ganglionares, amielínicas, formam a parte dos ramos comunicantes chamada **ramo cinzento**.

Em geral, o 1º gânglio torácico está fundido com o gânglio cervical inferior, formando o gânglio cervicotorácico ou estrelado. Ocasionalmente, o 2º gânglio torácico pode estar fundido com o 1º. Os troncos simpáticos penetram no abdome perfurando o diafragma ou passando posteriormente ao respectivo ligamento arqueado medial.

De cada tronco simpático torácico partem três nervos: os **nervos esplâncnicos maior**; **menor**; e **imo**.

O **nervo esplâncnico maior** é formado por raízes que saem do tronco simpático entre o 5º e o 10º gânglios. Essas raízes dirigem-se, obliquamente, em sentido inferoanterior, reúnem-se, **atravessam o diafragma e terminam nos gânglios e no plexo celíacos**.

O **nervo esplâncnico menor**, que pode estar ausente ou fundido com o maior, é formado pelas raízes provenientes dos três gânglios torácicos inferiores. Segue um trajeto descendente, lateralmente ao nervo esplâncnico maior, **atravessando o diafragma e terminando no plexo celíaco e no gânglio aorticorrenal.**

O **nervo esplâncnico imo**, que pode estar ausente, em geral tem origem no último gânglio torácico. **Entra no abdome medialmente ao tronco simpático e chega ao gânglio aorticorrenal.**

Plexos autônomos

Os assim denominados **plexos viscerais ou autônomos** formam-se, tanto no tórax como no abdome e na pelve, **pela mistura de fibras simpáticas, parassimpáticas, gânglios e tecido conectivo**. No tórax, eles são em número de quatro:

- **Plexo cardíaco:** formado por fibras simpáticas provenientes dos gânglios cervicais e torácicos superiores e por fibras parassimpáticas vagais provenientes dos ramos cardíacos cervicais e torácicos do nervo vago que, em geral, se encontram, anteriormente, à parte inferior da traqueia e, posteriormente, ao arco da aorta. A partir daí, o plexo relaciona-se com a traqueia, com o arco da aorta e com o tronco pulmonar, fornecendo ramos para esses dois últimos. Ao chegar ao coração, forma, no epicárdio, os **plexos atriais direito** e **esquerdo** e os **plexos coronários direito** e **esquerdo**. Além disso, o plexo cardíaco se une com os plexos pulmonares.
- **Plexos pulmonares:** situados nas raízes dos pulmões, são formados pelos ramos pulmonares dos vagos e por fibras dos 2º, 3º e 4º gânglios simpáticos torácicos. Embora os plexos pulmonares sejam divididos em partes, anterior e posterior, elas comunicam-se livre e amplamente, emitindo ramos que acompanham os brônquios e os vasos no interior dos pulmões.
- **Plexo esofágico:** formado principalmente pelos nervos vagos que, após participarem da constituição dos plexos pulmonares, alcançam o esôfago para envolvê-lo. No plexo, os nervos vagos perdem sua individualidade, porém, próximo ao diafragma, formam-se os **troncos vagais anterior** e **posterior** que, nessas posições em relação ao esôfago, o acompanham através do hiato esofágico do diafragma para atingir o estômago. **O plexo esofágico recebe também fibras simpáticas provenientes dos nervos esplâncnicos e do tronco simpático torácico.**
- **Plexo aórtico torácico:** situado na adventícia da aorta, recebe fibras vagais e dos troncos simpáticos. Ele acompanha a aorta ao abdome, e forma-se o plexo aórtico abdominal.

CASO CLÍNICO

Paciente de 28 anos com diagnóstico prévio de lúpus eritematoso sistêmico dá entrada no pronto-socorro com dispneia (falta de ar) e pré-síncope (sensação de desmaio). A paciente encontra-se pálida, sudoreica e, ao exame físico, as bulhas cardíacas estão abafadas. Ela informa que não tem administrado de maneira adequada as medicações para o lúpus por causa de uma jornada estressante no trabalho.

1. Mediante uma ultrassonografia, a paciente é diagnosticada com derrame pericárdico importante, já evoluindo para um tamponamento cardíaco. Exatamente qual estrutura está acometida pela patologia?
   a. Pericárdio seroso
   b. Pericárdio fibroso
   c. Seio oblíquo do pericárdio
   d. Epicárdio
2. O líquido se acumula entre quais lâminas pericárdicas?
   a. Visceral e parietal
   b. Endocárdio e epicárdio
   c. Pericárdio fibroso e caixa torácica
   d. Pericárdio e endocárdio
3. Sabe-se que, no tamponamento cardíaco, toda a dinâmica de bomba do coração está comprometida, especialmente o retorno venoso. Através de quais vasos o sangue venoso retorna ao coração?
   a. Óstio do seio coronário
   b. Veias cavas superior e inferior
   c. Veias ázigos e hemiázigos
   d. Veias pulmonares

MATERIAL COMPLEMENTAR

Escaneie os QrCodes para visualizar as imagens e/ou os vídeos.

Imagem 21.1

- (**A**) *pectus carinatum* e (**B**) *pectus excavatum*.

Fonte: Guimarães HP, Ribeiro DPP, Pinto TFV, Corradi MLG, Silva PGMB, Lourenço DM. Manual de Semiologia e Propedêutica Médica. 1. ed. São Paulo: Editora Atheneu; 2019.

Imagem 21.2

- Pontos de ausculta pulmonar.

Fonte: Guimarães HP, Ribeiro DPP, Pinto TFV, Corradi MLG, Silva PGMB, Lourenço DM. Manual de Semiologia e Propedêutica Médica. 1. ed. São Paulo: Editora Atheneu; 2019.

Imagem 21.3

- Pontos de ausculta cardíaca.

Fonte: Guimarães HP, Ribeiro DPP, Pinto TFV, Corradi MLG, Silva PGMB, Lourenço DM. Manual de Semiologia e Propedêutica Médica. 1. ed. São Paulo: Editora Atheneu; 2019.

Vídeo 21.1

- **Exame físico pulmonar completo:** "para o exame físico pulmonar do paciente através do dorso, devemos iniciar com a inspeção da caixa torácica, com o intuito de avaliar simetria e aspecto geral, o que inclui cicatrizes, hematomas e coloração. Também avaliamos a expansibilidade ectoscópica. Em seguida, realizamos a palpação e avaliamos o frêmito toracovocal, seguido da expansibilidade pulmonar. Também podemos percutir nosso paciente, buscando encontrar som claro pulmonar. Por fim, e mais importante, prosseguimos para a ausculta pulmonar. Para facilitar a realização de uma boa ausculta, podemos seguir as seguintes regras: auscultar os lobos pulmonares em ordem craniocaudal, indo dos ápices para as bases, do lobo superior, médio ao inferior e, durante a ausculta, sempre comparar os lobos do pulmão, o lado esquerdo com o direito".

Vídeo 21.2

- **Exame físico cardíaco completo:** "o exame físico cardíaco pode ser iniciado com a inspeção da caixa torácica anterior, com o intuito de visualizar se há presença de abaulamentos ou cicatrizes, e se há presença de *ictus cordis* proeminente. Também pode-se avaliar se há presença de turgência de jugular, que pode indicar aumento da pressão venosa central. Por fim, prosseguimos a ausculta cardíaca. Esta deve ser realizada nos cinco focos de ausculta, sendo eles: aórtico; pulmonar; aórtico acessório; tricúspide e mitral. Durante a ausculta, devemos estar atentos às bulhas cardíacas, ao ritmo, à frequência e à presença de sopros, estalidos ou ruídos".

RESPOSTAS DO CASO CLÍNICO

1) a; 2) a; 3) b

22 Abdome

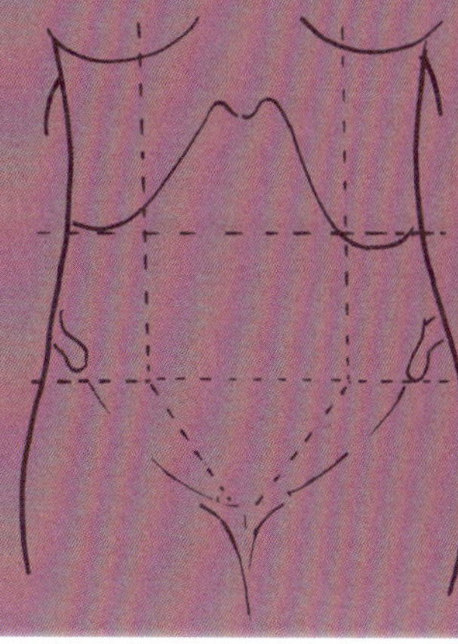

O abdome faz parte do tronco, situando-se entre o tórax, superiormente, e a pelve, inferiormente. Porém, nem externa, nem internamente, essas divisões são nitidamente marcadas. A cavidade abdominal está separada da torácica pelo músculo diafragma, mas, inferiormente, ela tem continuidade com a cavidade pélvica. Costuma-se, entretanto, estabelecer a abertura superior da pelve como limite entre as cavidades abdominal e pélvica. Mas, ainda assim, vísceras abdominais situam-se na concavidade formada pelas porções ilíacas do osso do quadril. Por sua vez, órgãos ditos "abdominais" podem se localizar parcial ou temporariamente na pelve e os órgãos pélvicos podem, às vezes, ocupar posição abdominal. Do mesmo modo, como o diafragma se eleva em duas cúpulas, parte do conteúdo abdominal fica coberto pela caixa torácica.

Com essas ressalvas, pode-se dizer que a cavidade abdominal **contém a maior parte dos órgãos do sistema digestório** (estômago, intestinos, fígado, pâncreas), **parte do sistema urogenital** (rins, ureteres), **o baço, as glândulas suprarrenais** e as **partes dos plexos autônomos**. Contém também a grande membrana serosa do sistema digestório, o **peritônio**, saco de dupla parede que envolve muitas vísceras abdominais.

Ao contrário dos outros segmentos corpóreos, o abdome não tem proteção óssea. A única parte do esqueleto situada nessa região está representada pelas cinco vértebras lombares e pelos discos interpostos aos corpos destas. Suas paredes posteriores e anterolaterais são eminentemente musculares e adaptam-se bem à expansão imposta pela gravidez, por exemplo. Sabe-se que ela se expande enormemente em decorrência de tumores abdominais ou pélvicos de crescimento lento, ou da contínua deposição de gordura ou, ainda, do acúmulo de líquidos ou de gases. Durante a gravidez, linhas avermelhadas, conhecidas como **estrias gravídicas**, são às vezes vistas na pele do abdome. Após o parto, essas estrias tomam, gradativamente, a aparência de linhas esbranquiçadas, finas, semelhantes a cicatrizes, denominadas **linhas albicantes**.

A maior parte da parede abdominal está disposta em camadas, que são as seguintes, da superfície para a profundidade:

- **pele;**
- **tela subcutânea;**
- **músculos;**
- **fáscia endoabdominal;**
- **tecido extraperitoneal;**
- **peritônio.**

PAREDE ANTEROLATERAL DO ABDOME

A parede anterolateral do abdome pode ser dividida em nove regiões por duas linhas verticais e duas horizontais. Durante muito tempo, tentou-se fazer a projeção das vísceras abdominais nessas regiões e livros de Anatomia e de clínica médica têm tentado sistematizar essas relações. Estudos radiológicos vieram comprovar que essas projeções têm pouco sentido prático, não apenas por causa da posição variável das vísceras, quase que de indivíduo para indivíduo, mas também porque boa parte das vísceras abdominais varia seu volume e sua posição topográfica de acordo com seu estado funcional, com a posição do indivíduo e com a respiração, sem contar as variações de ordem biotipológica, etária e sexual. Independentemente dessa constatação, a divisão da parede do abdome em regiões continua sendo útil para o registro das queixas dos pacientes e para a anotação dos resultados colhidos no exame físico desses pacientes.

Há diversas maneiras de estabelecer os limites das regiões abdominais e a Figura 22.1 ilustra apenas uma delas, mais utilizada na prática médica. Duas linhas verticais são traçadas do ponto médio da clavícula ao ponto médio do ligamento inguinal: são as **linhas medioclaviculares**. Duas linhas são horizontais: a mais superior é traçada tangenciando o ponto mais inferior da margem costal (**plano subcostal**); a mais inferior tangencia os tubérculos das cristas ilíacas (**plano intertubercular**). Essa divisão clássica separa as nove regiões da parede do abdome que, no sentido vertical e da direita para esquerda, são:

- **hipocôndrio direito;**
- **lateral direita;**
- **inguinal direita;**
- **epigástrio;**
- **umbilical;**
- **hipogástrio;**
- **hipocôndrio esquerdo;**
- **lateral esquerda;**
- **inguinal esquerda.**

Nesse tipo de divisão, os limites da região inguinal não correspondem à realidade. Uma modificação pode ser introduzida (Figura 22.2): do ponto de encontro entre a linha medioclavicular e o plano intertubercular, traça-se uma linha até o tubérculo púbico, o que amplia sobremaneira a área da região inguinal.

Pele e tela subcutânea

A pele da parede anterolateral do abdome é delgada, flexível e móvel. Glabra na sua maior parte, apresenta, na região do púbis, uma distribuição pilosa típica.

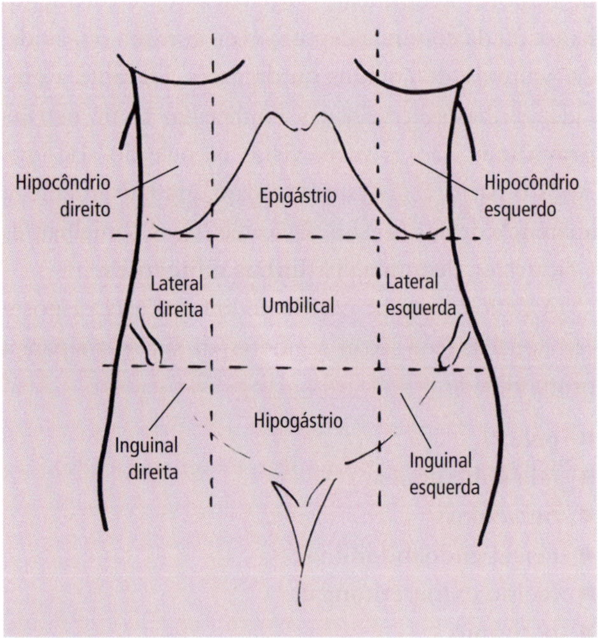

Figura 22.1 Regiões da parede do abdome.

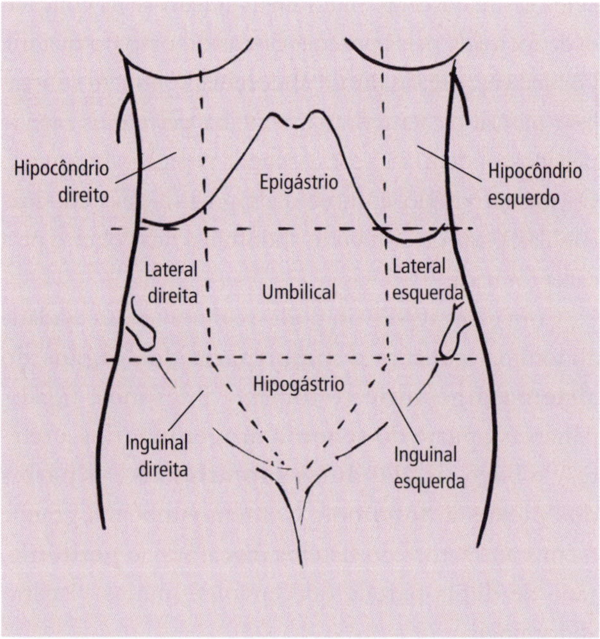

Figura 22.2 Regiões da parede do abdome (modificada).

No terço médio da sua linha mediana, está a **cicatriz umbilical** ou **umbigo**. Este, durante a vida embrionária, dá passagem ao cordão umbilical, que conecta a placenta ao feto. Após o nascimento e com a ligadura do cordão, a cicatrização umbilical ocorre em cerca de 5 a 5 dias, o que resulta na formação de uma depressão em forma de cúpula circunscrita por um anel cutâneo, que é o umbigo definitivo. O fundo da cúpula está em contato quase direto com o peritônio parietal, **constituindo um ponto potencialmente fraco da parede abdominal**.

A tela subcutânea apresenta-se com duas camadas, uma **superficial** e adiposa, outra **profunda** e conectiva, as **camadas areolar e lamelar da tela**, respectivamente, separadas por um estrato médio, a **fáscia superficial**. Da camada lamelar, mediana e anteriormente, parte o **ligamento suspensor do pênis (ou do clitóris)**, de natureza fibroelástica.

As **hérnias umbilicais** podem ser **congênitas** ou **adquiridas** ao longo da vida adulta. Na hérnia congênita, persiste a abertura do anel umbilical e, na maioria das vezes, ocorre o fechamento espontâneo até os 5 anos de idade, sendo, em sua maioria, observadas sem necessidade de correção cirúrgica. As hérnias adquiridas ocorrem por uma combinação de fraqueza da parede abdominal e aumento da pressão intra-abdominal, em geral relacionada com obesidade, distensão abdominal, gestação e outros. A correção cirúrgica de hérnias denomina-se **herniorrafia,** quando são apenas suturadas ("costuradas"); e **hernioplastias,** quando se faz uso de telas de materiais sintéticos ou biológicos para reforçar a parede abdominal; só 4% dos pacientes com hérnia umbilical necessitarão de abordagem cirúrgica na urgência.

Músculos

A única parte óssea no abdome está representada pela coluna lombar (Capítulo 19 – Crânio, Coluna Vertebral e Partes Moles do Dorso). Desse modo, **a proteção para os órgãos situados na cavidade abdominal depende da musculatura da parede abdominal que, além dessa função, colabora com os músculos do dorso nos movimentos do tronco e na manutenção da posição ereta e ainda estabiliza a pelve quando, em decúbito dorsal ou ventral, se movem os membros inferiores**. Para cumprir essas funções, a parede

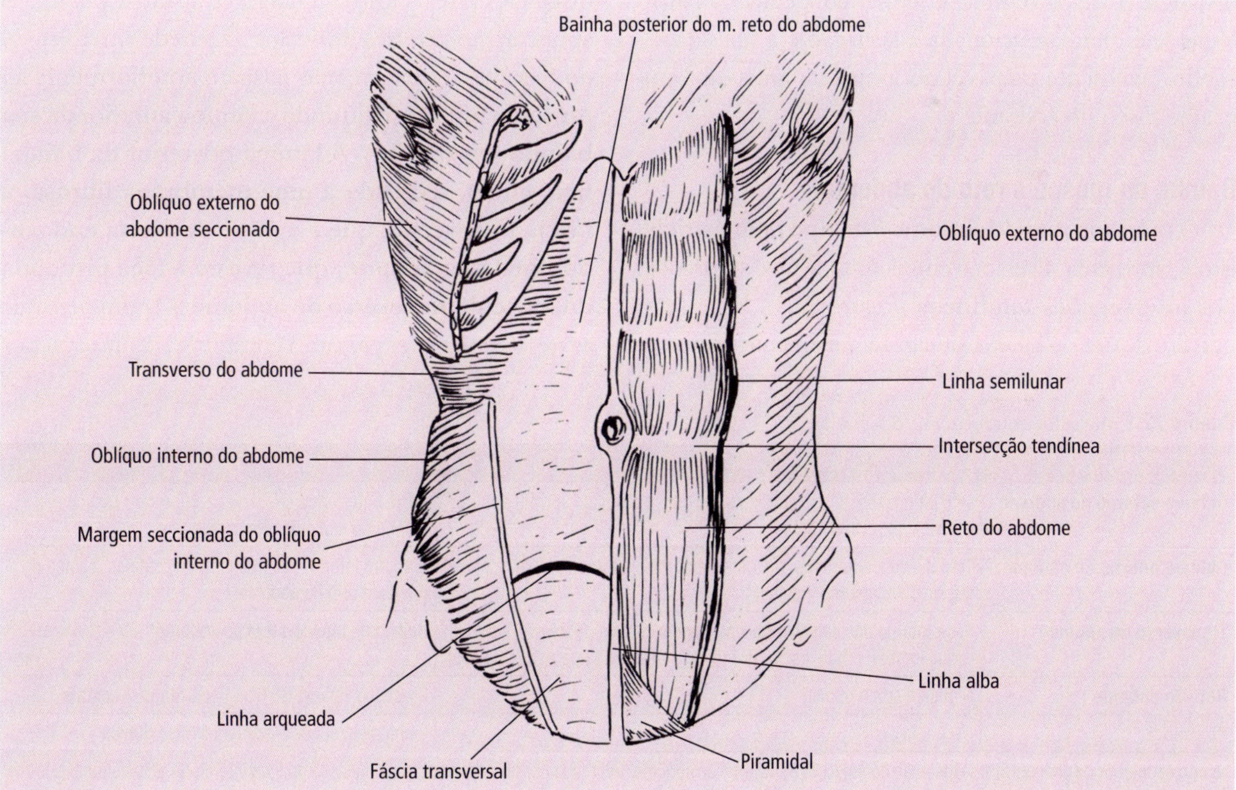

Figura 22.3 Músculos da parede anterolateral do abdome.

abdominal construiu-se de modo a oferecer resistência com um mínimo de espessura, isto é, à maneira da madeira compensada, na qual lâminas muito finas são comprimidas umas contra as outras com as fibras de cada lâmina orientadas diferentemente. Assim, três músculos laminares, o **oblíquo externo**, o **oblíquo interno** e o **transverso do abdome** (Figura 22.3) superpõem-se na parede anterolateral do abdome, com as fibras orientadas em sentido oposto ou pelo menos diferente.

O 2º grupo de músculos da parede do abdome situa-se no plano mediano e está constituído pelo **músculo reto do abdome** e pelo **músculo piramidal** (Figura 22.3). As origens e inserções de todos os músculos anterolaterais são mostradas no Quadro 22.1.

A **aponeurose toracolombar** (Capítulo 19 – Crânio, Coluna Vertebral e Partes Moles do Dorso), que serve de origem aos músculos oblíquo interno e transverso, é uma membrana aponeurótica, resistente e ampla, que se fixa à coluna lombar, principalmente, e à margem posterior do osso ilíaco (Figura 22.4).

A **diástase do músculo reto abdominal** é uma patologia na qual os dois músculos retos do abdome separam-se mais que o normal, com mais de 2 cm de distância entre os ventres. Pode ser congênita ou patológica e é muito relacionada à gestação e à obesidade, sendo facilmente palpável ao longo da linha alba no exame físico do abdome.

Bainha do músculo reto do abdome

O **músculo reto do abdome é do tipo poligástrico**, isto é, apresenta diversos ventres musculares, separados por **intersecções tendíneas** (Figura 22.3). Estas, em número de três ou quatro, situam-se, geralmente, acima da cicatriz umbilical. O reto do abdome está envolvido por uma bainha, a **bainha do reto do abdome**, que apresenta algumas particularidades: **as aponeuroses dos três músculos largos da parede abdominal formam a bainha do reto e, na linha mediana anterior, entrelaçam-se com as do lado oposto, constituindo uma rafe longitudinal e mediana, denominada "linha alba".**

A constituição da bainha do reto varia de acordo com o nível considerado na parede do abdome. Assim, superiormente à região da parede situada aproximadamente à meia distância entre o umbigo e a sínfise púbica (Figuras 22.3 e 22.5), as aponeuroses dos três músculos da parede anterolateral encontram-se na margem lateral do reto do abdome, ao longo de uma linha semilunar. **A aponeurose do oblíquo interno divide-se em duas lâminas: a anterior funde-se com a aponeurose do oblíquo externo e passa anteriormente ao reto do abdome constituindo a lâmina anterior da bainha desse músculo. A lâmina posterior funde-se com a aponeurose do transverso do abdome e envolve o músculo reto posteriormente, constituindo a lâmina posterior da bainha deste músculo** (Figura 22.5).

Abaixo da cicatriz umbilical, na região situada à meia distância entre a cicatriz umbilical e a sínfise púbica, as aponeuroses dos três músculos da parede anterolateral do abdome continuam, **mas passam anteriormente ao músculo reto, constituindo a lâmina anterior da sua bainha** (Figura 22.6). **A lâmina posterior da bainha fica, então, reduzida a uma membrana fibrosa, a fáscia transversal, que é a parte da fáscia endoabdominal (ver adiante) que reveste a face profunda do músculo transverso do abdome.** O ponto em que as três aponeuroses passam a constituir a lâmina anterior

Quadro 22.1 Músculos anterolaterais do abdome.

Músculo	Origem	Inserção
Oblíquo externo do abdome	Oito últimas costelas, interdigitando com o músculo serrátil anterior e o músculo grande dorsal	Parte anterior da crista ilíaca, tubérculo púbico e bainha do músculo reto do abdome
Oblíquo interno do abdome	Três quartos anteriores da crista ilíaca, fáscia toracolombar, metade lateral do ligamento inguinal	Margem inferior das três últimas costelas, bainha do músculo reto do abdome
Transverso do abdome	Face interna das seis últimas cartilagens costais, fáscia toracolombar, crista ilíaca, dois terços laterais do ligamento inguinal	Bainha do músculo reto do abdome*
Reto do abdome	Sínfise e crista púbica	Processo xifoide, 5ª, 6ª e 7ª cartilagens costais
Piramidal	Corpo do púbis	Linha alba, superiormente à sínfise púbica

*A porção inferior da aponeurose de inserção do músculo transverso do abdome, reforçada por fibras tendíneas do músculo oblíquo interno (tendão conjunto), forma uma prega côncava para baixo e para fora e insere-se no tubérculo púbico e na porção medial da crista pectínea, constituindo a **foice inguinal**, da qual participa uma expansão lateral do tendão do músculo reto do abdome. A foice reforça medialmente a parede posterior do canal inguinal da bainha do reto é marcado por uma linha curva, a **linha arqueada** (Figura 22.3), nem sempre nítida, pois essa transição, comumente abrupta, pode ser gradual.

Ações dos músculos anterolaterais

A contração dos músculos oblíquos, externo e interno, do transverso e dos músculos do diafragma pélvico é responsável por uma parede abdominal e um assoalho pélvico tensos, que resistem à pressão exercida pelos músculos do diafragma, no sentido caudal, durante o esforço e a tosse. As ações combinadas desses músculos podem produzir considerável aumento na pressão intra-abdominal. **Os músculos são, pois, importantes nos esforços gerais, na respiração, na defecação, na micção, no parto e no vômito.**

Sobre o tronco, esses músculos agem na **flexão**, na **rotação** e na **inclinação lateral. O reto do abdome é o principal flexor do tronco**, auxiliado pelos oblíquos externo e interno quando estes se contraem juntos. **O reto é particularmente importante na flexão do tronco contrarresistência, como ocorre no decúbito dorsal.**

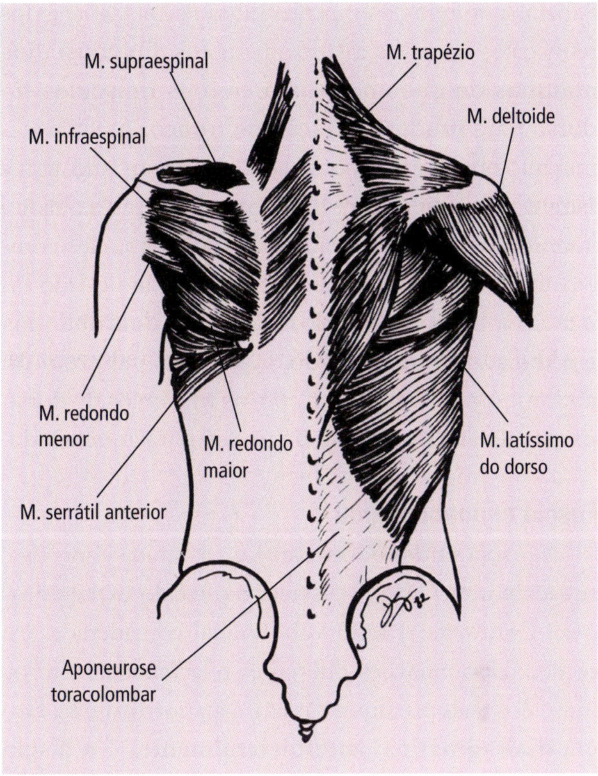

Figura 22.4 Aponeurose toracolombar.

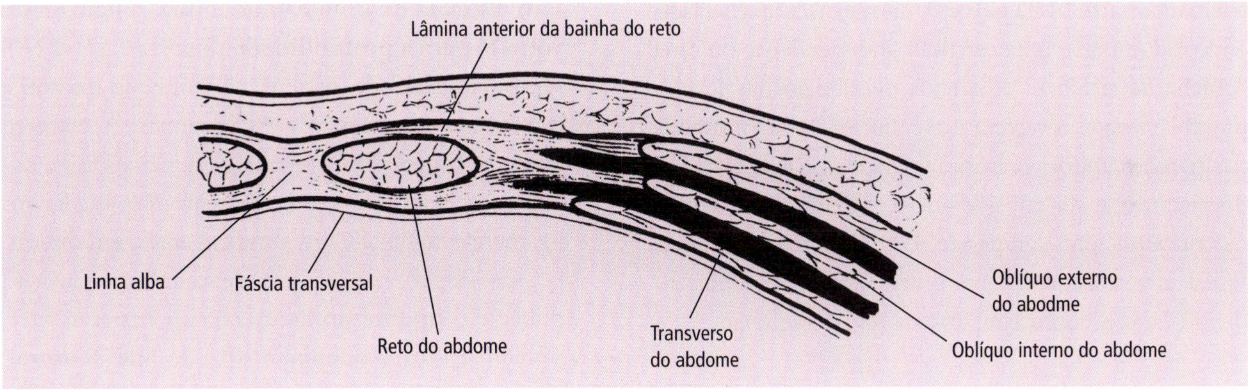

Figura 22.5 Corte transversal do abdome para mostrar a formação da bainha do músculo reto do abdome acima da cicatriz umbilical.

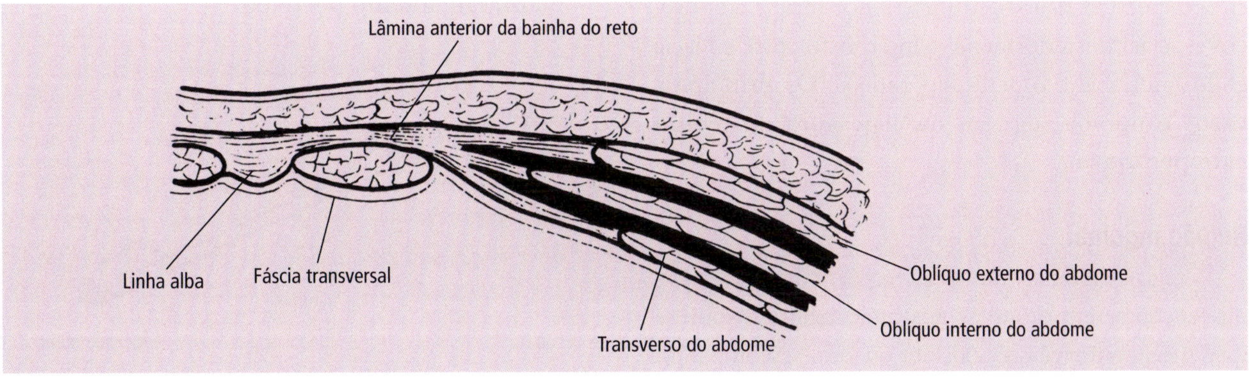

Figura 22.6 Corte transversal do abdome para mostrar a formação da bainha do músculo reto do abdome abaixo da cicatriz umbilical.

A bainha do reto desempenha função semelhante à dos retináculos encontrados nos membros. **Os músculos oblíquos do abdome atuam com os músculos do dorso para produzir rotação do tronco.** As fibras do músculo oblíquo externo do abdome, de um lado, têm a mesma orientação espacial das fibras do músculo oblíquo interno do abdome do lado oposto. Assim, eles combinam as suas ações rodando o tronco para o lado do músculo oblíquo interno do abdome. **Os dois oblíquos e o transverso de um lado, auxiliados pelo reto do abdome ipsilateral, atuam com os músculos do dorso para realizar a inclinação do tronco para aquele lado.**

Fáscia endoabdominal

A **fáscia endoabdominal** é uma lâmina conectiva, situada entre o plano muscular e o tecido extraperitoneal. Conforme a região abdominal considerada, ela recebe denominações diferentes relacionadas com os músculos mais próximos. Assim, superiormente é a **fáscia diafragmática; anterolateralmente, é a fáscia transversal; lateroposteriormente, é a fáscia ilíaca;** e **posteriormente, é a fáscia do psoas. Inferiormente, é a fáscia parietal da pelve.** Muito se discute se a fáscia endoabdominal é uma estrutura independente ou uma "colcha de retalhos", formada pela união das fáscias musculares que revestem a face interna dos músculos das paredes abdominais. Na verdade, a fáscia endoabdominal pode ser considerada o somatório de ambos os conceitos: em algumas regiões, ela é formada pelas fáscias dos músculos e, em outras, apresenta nítida individualidade, como em parte da região inguinal.

Tecido extraperitoneal

O **tecido extraperitoneal** é uma camada de tecido conectivo frouxo, infiltrado por tecido adiposo, em especial posteriormente e interposto entre a fáscia endoabdominal e o peritônio parietal. **Os principais vasos e nervos seguem na espessura do tecido extraperitoneal.**

Região inguinal

A região inguinal é uma das regiões corpóreas mais difíceis de serem descritas anatomicamente e sobre a qual mais controvérsias existem quando se comparam textos diversos. A complexidade morfológica dessa região, onde as estruturas da parede anterior e inferior do abdome – músculos, aponeuroses e fáscias – sofrem variadas reflexões e fixações locais, propiciam muitos desencontros entre os autores na tentativa de prover uma descrição consensual a esse respeito. Algumas das razões que explicam esse fato são a utilização pelos autores de uma nomenclatura confusa, com o emprego de numerosos epônimos que em nada esclarecem a topografia da região; a descrição de uma mesma estrutura com nomes diferentes; e a existência de descrições pouco didáticas e de ilustrações pouco esclarecedoras.

Sem pretender resolver todas essas dificuldades, a descrição que se segue é uma tentativa de dar uma visão objetiva, embora simples, da região inguinal.

Músculos anterolaterais

O **músculo oblíquo externo do abdome**, representado na região inguinal, essencialmente, por sua aponeurose de inserção, apresenta triplo comportamento:

- Suas fibras mais inferiores prendem-se à espinha ilíaca anterossuperior e ao tubérculo púbico, constituindo o **ligamento inguinal. Esse ligamento tem a forma de uma calha, com a concavidade voltada para a profundidade** (Figuras 22.7 e 22.8). Nessa concavidade, os músculos oblíquo interno e transverso têm suas origens inguinais. A margem livre, profunda, do ligamento inguinal apoia-se sobre a fáscia transversal. Da porção mais medial do ligamento inguinal, parte uma expansão em direção posterossuperior, que se prende na linha pectínea do púbis: é o **ligamento lacunar**, cuja margem livre, semilunar, forma o limite medial do **anel femoral.** Ao atingir a linha pectínea, o ligamento lacunar se estende com um espessamento do periósteo denominado **ligamento pectíneo.**

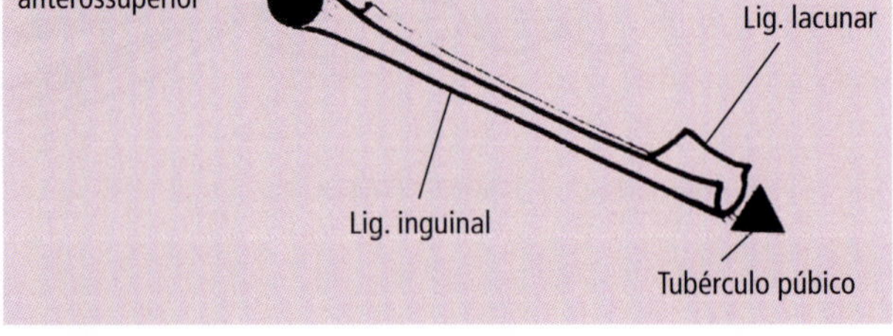

Figura 22.7 Ligamento inguinal (esquemático).

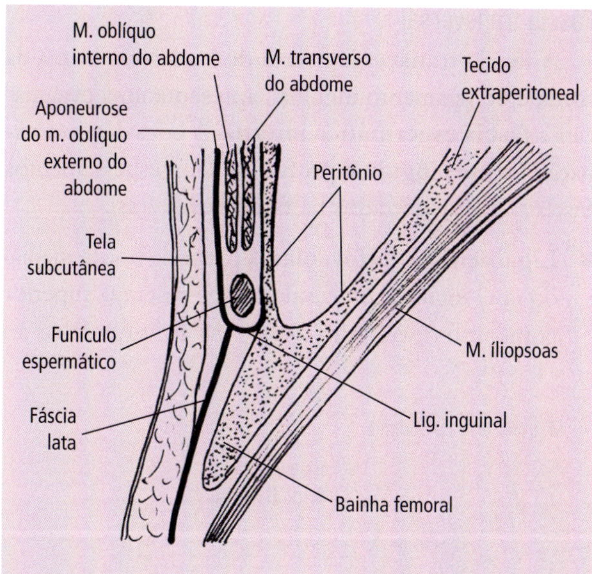

Figura 22.8 Secção sagital da parede do abdome. Observe a continuidade entre a aponeurose do músculo oblíquo externo do abdome, ligamento inguinal e fáscia lata.

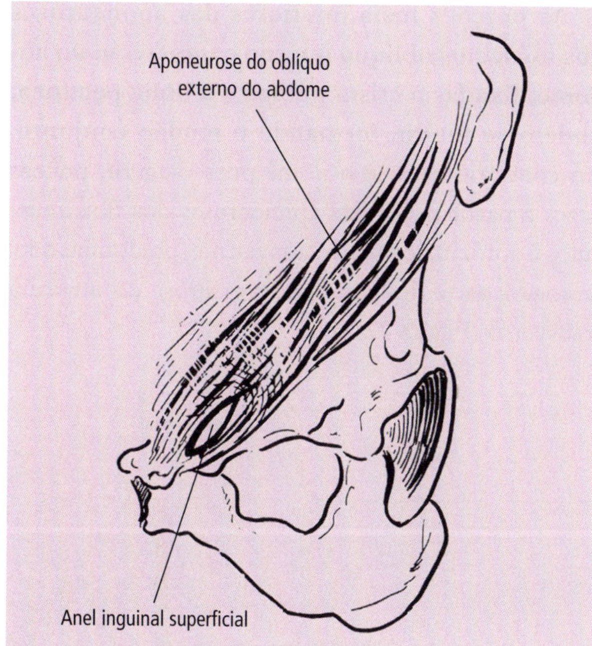

Figura 22.9 Anel inguinal superficial.

- Suas fibras mais superiores tomam parte na formação da bainha do músculo reto do abdome.
- As fibras situadas entre as dos dois grupos anteriores divergem: **as mais laterais prendem-se no tubérculo púbico e as mais mediais, na sínfise púbica, delimitando, entre elas, um espaço aproximadamente triangular, o anel inguinal superficial** (Figuras 22.9 e 22.10). As fibras mais laterais formam o pilar lateral do anel superficial e são contínuas com as que participarão da formação do ligamento inguinal. As fibras mais mediais formam o pilar medial do anel superficial e são contínuas com as que participam da bainha do músculo reto do abdome.

Os **fascículos do músculo oblíquo interno do abdome que se originam do ligamento inguinal** o fazem da metade ou dos dois terços laterais deste e direcionam-se medialmente, descrevendo um arco de concavidade voltada inferiormente, para tomar parte na formação da bainha do músculo reto do abdome correspondendo à sua aponeurose. As fibras aponeuróticas mais inferiores prendem-se na crista púbica e na linha pectínea. Algumas das fibras musculares mais próximas da borda livre, inferior, separam-se do músculo oblíquo interno e direcionam-se para o escroto, constituindo o **músculo cremaster**.

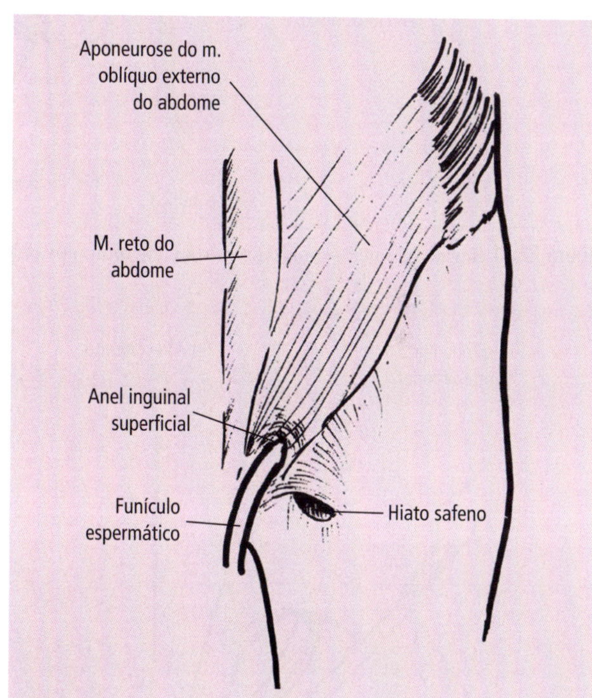

Figura 22.10 Funículo espermático.

Os **fascículos do músculo transverso do abdome se originam da metade ou do terço lateral do ligamento inguinal**. Eles têm um comportamento similar ao do músculo oblíquo interno, exceto quanto à formação do músculo cremaster, para o qual raramente contribuem (Figuras 22.11 e 22.12).

As porções mais inferiores das aponeuroses dos músculos oblíquo interno e transverso do abdome, fixadas à crista púbica e à linha pectínea, podem se fundir, formando o tendão conjunto. Ao contrário do que o nome possa sugerir, poucas vezes a participação das aponeuroses dos dois músculos é aproximadamente equivalente, predominando, na maior parte dos casos, a aponeurose do músculo transverso (Figura 22.13).

Fáscia transversal

A **fáscia transversal**, cerca de 1 a 1,5 cm acima da metade do ligamento inguinal, apresenta uma evaginação, a **fáscia espermática interna**. A boca dessa evaginação é o **anel inguinal profundo**. Dois espessamentos fasciais são encontrados na fáscia transversal:

- **Ligamento interfoveolar:** a partir da borda medial do anel inguinal profundo, dirige-se tanto superior como inferiormente. Nessa região, prende-se ao

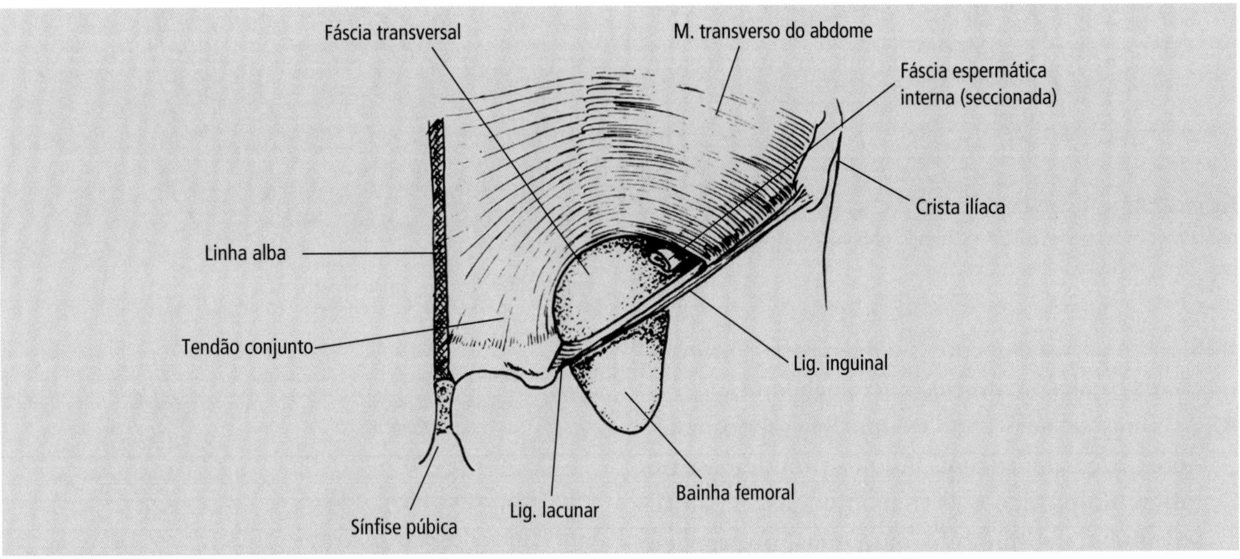

Figura 22.11 Região inguinal depois da remoção dos músculos oblíquos externo e interno do abdome.

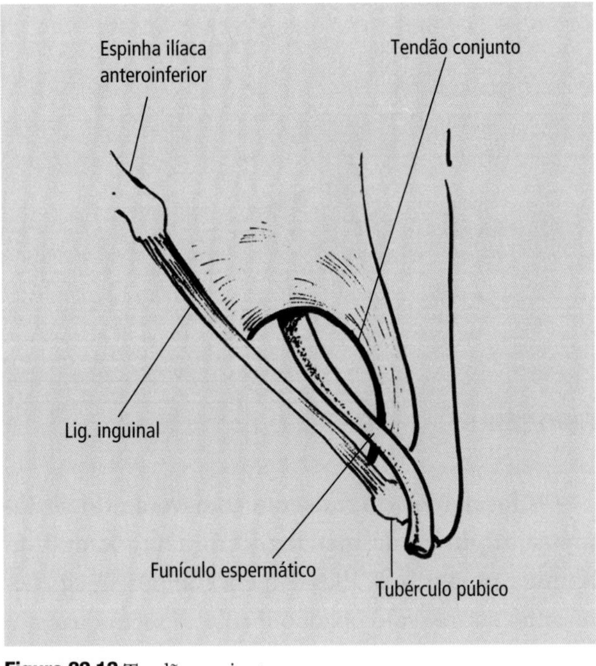

Figura 22.12 Tendão conjunto.

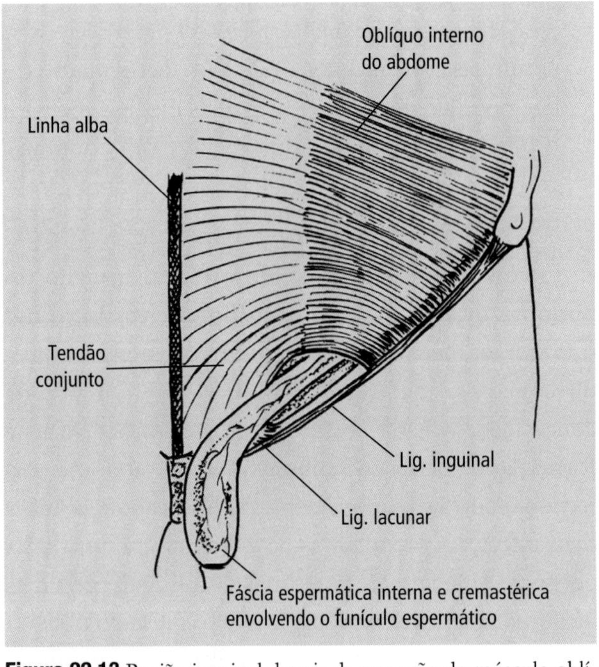

Figura 22.13 Região inguinal depois da remoção do músculo oblíquo externo.

ligamento lacunar e à linha pectínea, enquanto superiormente vai até a linha arqueada, seguindo um trajeto superior e medial, estando em correspondência com o trajeto dos vasos epigástricos inferiores, situados no tecido extraperitoneal. Às vezes, fibras do músculo transverso se destacam e acompanham o ligamento interfoveoalar, formando, então, o **músculo interfoveolar.**

- **Ligamento iliopúbico:** segue paralelo e próximo à margem livre e profunda, do ligamento inguinal, projeta-se do ligamento lacunar até a espinha ilíaca anterossuperior.

Tecido extraperitoneal

No tecido extraperitoneal inguinal, encontram-se os vasos epigástricos inferiores, que seguem, superior e medialmente, em direção à cicatriz umbilical. Nessa região, identificamos o ducto deferente, o que se posiciona ao redor da margem lateral da artéria epigástrica inferior, para, em seguida, penetrar pelo anel inguinal profundo.

Canal inguinal

O **canal inguinal é uma passagem musculoaponeurótica, de trajeto oblíquo, de posterior para anterior, de lateral para medial e de superior para inferior, através das paredes da região inguinal; vai do anel inguinal profundo ao anel inguinal superficial, com cerca de 4 cm de extensão, no adulto.** Na criança recém-nascida, é mais curto, pois os anéis inguinais estão praticamente no mesmo plano anteroposterior. Como consequência do crescimento, o anel profundo se lateraliza e o canal assume seu trajeto e dimensões definitivas.

Podem ser descritas no canal quatro paredes:

- **Parede anterior:** aponeurose de inserção do músculo oblíquo externo do abdome.
- **Parede posterior:** fáscia transversal, reforçada lateralmente pelo ligamento interfoveolar e, medialmente, pelo tendão conjunto, deixando uma região intermédia **na qual só a fáscia transversal constitui a parede posterior. Essa área potencialmente fraca é denominada "trígono herniógeno"** e seus limites são o ligamento íliopúbico (ou a margem profunda do ligamento inguinal) inferiormente, medialmente o tendão conjunto e lateralmente o ligamento interfoveolar, que corresponde no plano da fáscia transversal ao trajeto dos vasos epigástricos inferiores no tecido extraperitoneal. **Deriva daí o fato de alguns autores citarem os vasos epigástricos inferiores como o limite lateral do trígono herniógeno.**
- **Parede inferior:** assoalho é formada pela calha do ligamento inguinal e pelo ligamento lacunar.
- **Parede superior ou teto:** formada pelas margens arqueadas dos músculos oblíquo interno e transverso do abdome.

Além das paredes, o canal apresenta duas aberturas que são os anéis inguinais superficial e profundo. No sexo masculino o canal contém o funículo espermático, o nervo ilioinguinal e o ramo genital do nervo genitofemoral. O funículo espermático está constituído pelo ducto deferente, pelas artéria e veias deferenciais, pela artéria testicular, pelo plexo venoso pampiniforme, pelos linfáticos e pelos nervos autônomos do testículo.

No sexo feminino, o canal acomoda o ligamento redondo do útero, a artéria e a veia do ligamento redondo, o nervo ilioinguinal e o ramo genital do nervo genitofemoral.

O canal inguinal, no sexo masculino, constitui uma passagem na parede anterior do abdome que permite que os testículos, formados no interior da cavidade abdominal, possam migrar e ocupar, finalmente, o escroto.

No sexo feminino, o canal inguinal também é formado, mas a mesma relação com as gônadas não ocorre, pois os ovários, a despeito de serem formados, também, na mesma parede posterior do abdome, não migram através do canal inguinal, mas adotam uma posição final no interior da cavidade pélvica.

No sexo masculino, a migração testicular é acompanhada pela formação de uma evaginação do peritônio, o **processo vaginal**, que acompanha o testículo até o escroto. **Logo após o nascimento, o processo vaginal se oblitera, transformando-se em um cordão fibroso. Somente a sua porção adjacente ao testículo não se oblitera e passa a constituir a túnica vaginal do testículo, que o envolve parcialmente** (Figuras 22.14 a 22.18).

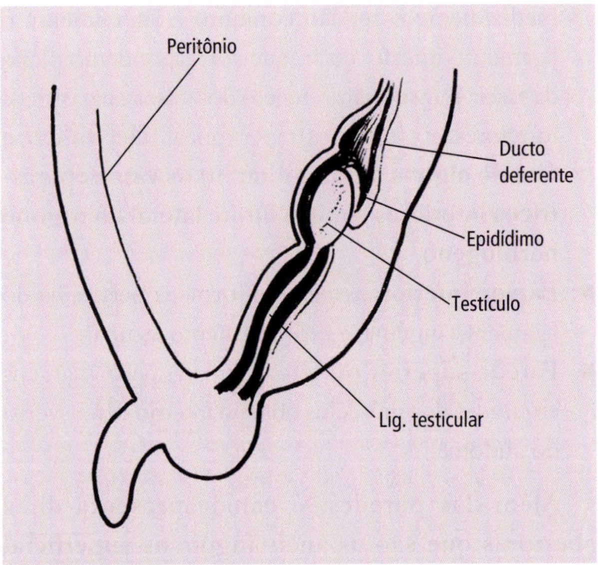

Figura 22.14 Migração do testículo (3º mês).

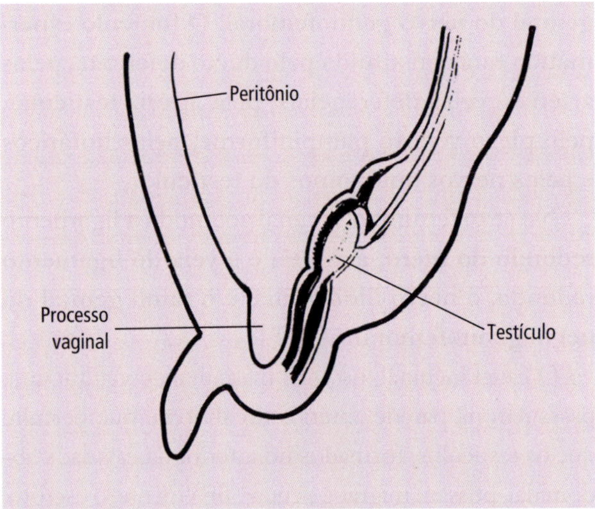

Figura 22.15 Migração do testículo (6 meses).

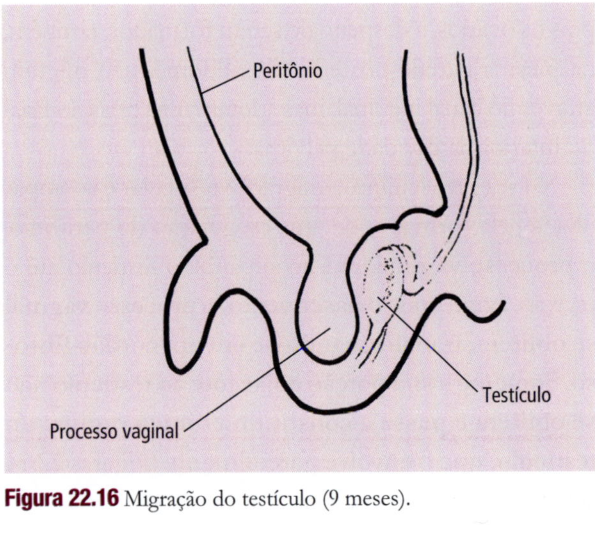

Figura 22.16 Migração do testículo (9 meses).

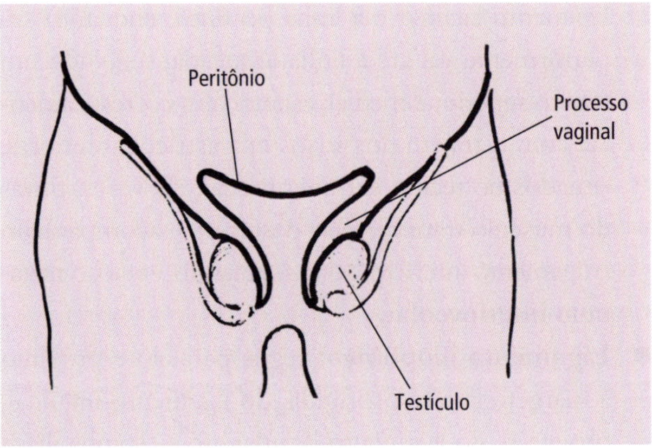

Figura 22.17 Processo vaginal.

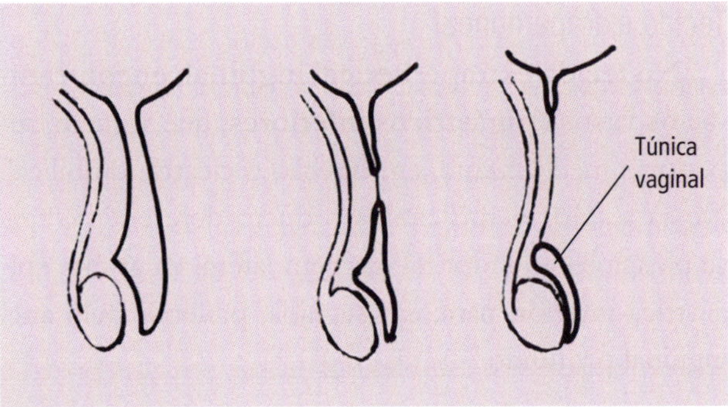

Figura 22.18 Obliteração do processo vaginal e formação da túnica vaginal.

No sexo feminino, o processo vaginal, que se estendeu até o lábio maior do pudendo correspondente, se oblitera totalmente.

Em ambos os sexos, o conteúdo do canal está envolvido por fáscias derivadas dos planos que atravessa. Contudo, essas fáscias são mais facilmente identificadas no sexo masculino e são as seguintes (Figuras 22.19 e 22.20):

- **Fascia espermática interna:** derivada da fáscia transversal.
- **Fáscia cremastérica:** formada pelo músculo cremaster e sua fáscia. No sexo feminino, geralmente, o que se encontram são feixes musculares isolados, separados por tecido conectivo.
- **Fáscia espermática externa:** derivada da fáscia do músculo oblíquo externo.

Esses envoltórios fasciais, no sexo masculino, estendem-se até o escroto e passam a fazer parte de sua parede, ao passo que, no sexo feminino, terminam nos lábios maiores do pudendo.

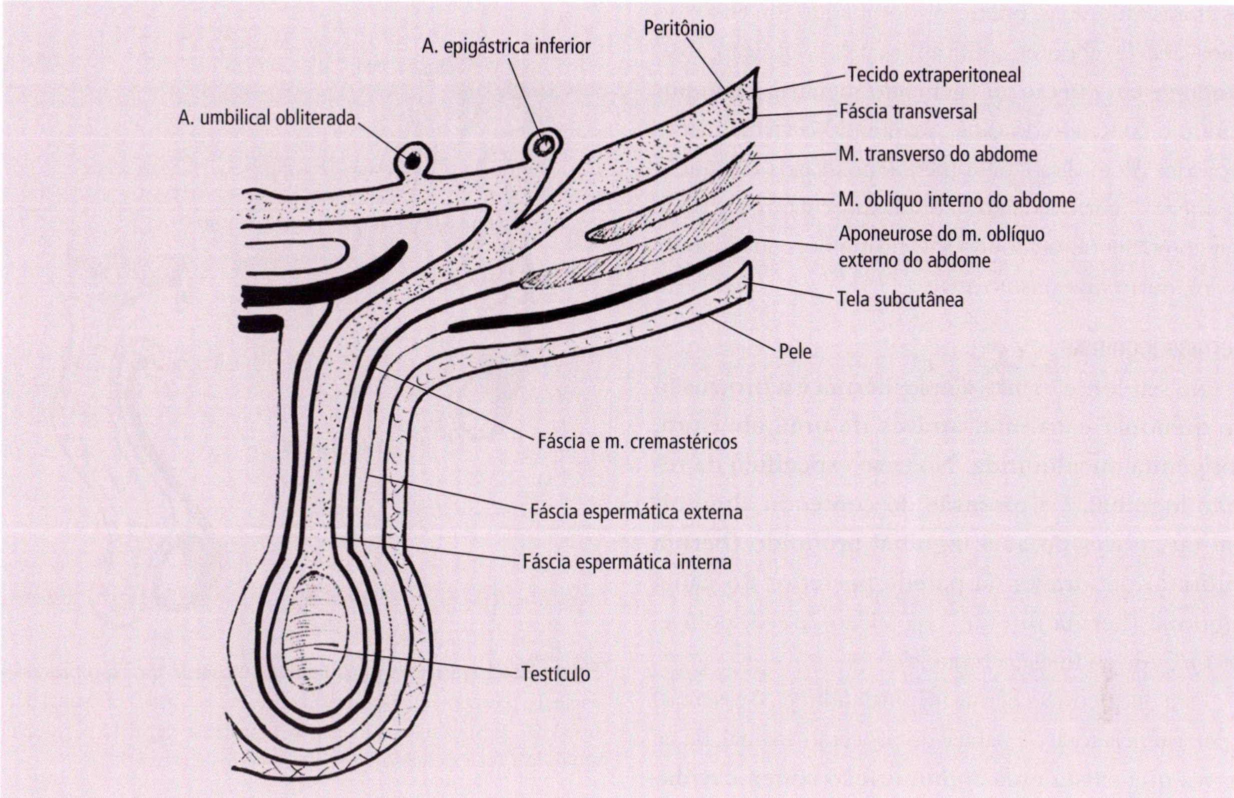

Figura 22.19 Envoltórios do funículo espermático e do testículo.

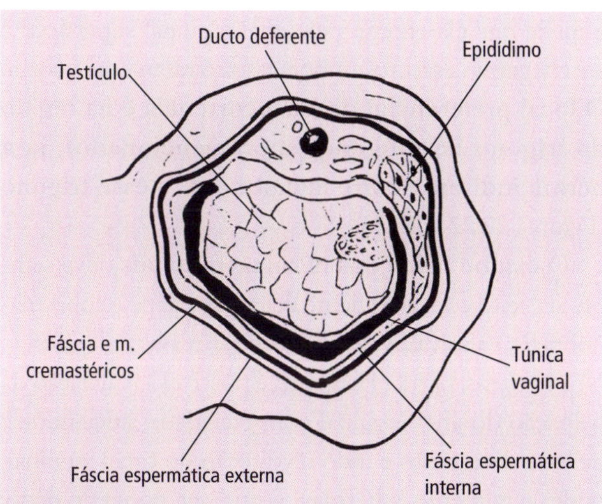

Figura 22.20 Secção horizontal do testículo e do escroto. Observe a túnica vaginal.

Mecanismos de proteção

O canal inguinal é uma região potencialmente fraca na porção inferior da parede anterior do abdome. Diversos mecanismos existem para reduzir essa fraqueza e podem ser divididos em **mecanismos passivos** e **ativos**.

Mecanismos passivos

- Não sobreposição dos anéis inguinais, exceto no recém-nascido.
- A presença do tendão conjunto reforçando a porção medial da parede posterior.
- O vértice do anel inguinal superficial é reforçado por fibras dispostas em ângulo reto como os da aponeurose do músculo oblíquo externo do abdome, as **fibras intercrurais**, que evitam o esgarçamento e, consequentemente, a ampliação do anel superficial.
- Na ocorrência de grandes aumentos da pressão abdominal, como na defecação, o indivíduo tende naturalmente a adotar uma posição de proteção, na qual as articulações coxofemorais são fletidas e as faces anteriores das coxas, trazidas ao encontro da parede abdominal (posição de cócoras).

Mecanismos ativos

Embora úteis, os mecanismos passivos perdem importância diante dos mecanismos ativos. O principal mecanismo ativo de proteção do canal inguinal é a contração dos músculos anterolaterais do abdome durante os esforços que aumentam a pressão abdominal.

As fibras arqueadas, inferiores do oblíquo interno e do transverso do abdome, retificam-se pela contração, abaixando-se em direção ao ligamento inguinal e comprimindo o conteúdo do canal, mantendo-o virtualmente fechado. Além disso, pelo menos nos casos em que o ligamento interfoveolar tem fibras musculares, ele pode agir como um obturador do anel profundo, constituindo, assim, outro mecanismo ativo.

Hérnias inguinais

No seu conceito mais amplo, **hérnia é a protrusão de qualquer estrutura, através de uma abertura, congênita ou adquirida. No caso específico da região inguinal, é a protusão do conteúdo abdominal ou através do anel inguinal profundo (hérnia indireta) ou através da parede posterior do canal inguinal (hérnia direta)** (veja Vídeo 22.1 disponível no QrCode ao final do capítulo).

Para que ocorra a hérnia inguinal indireta, é essencial a persistência total ou parcial do processo vaginal, de tal forma **que exista uma comunicação com a cavidade peritoneal**. Essa persistência do processo vaginal, não implica necessariamente a ocorrência da hérnia, é somente uma condição predisponente. Para que a hérnia passe de uma situação potencial, que é congênita, a uma situação real, **são necessários outros fatores, em especial os que comprometam os mecanismos de defesa, já referidos, e um aumento persistente da pressão intra-abdominal.**

Nos casos de **hérnia indireta**, o conteúdo abdominal é pressionado por meio do anel inguinal profundo e do canal inguinal, podendo chegar até o escroto, dependendo da extensão da permeabilidade do processo vaginal (Figura 22.21). Assim, ela está contida no funículo espermático, sendo necessário, para atingi-la durante uma cirurgia, seccionar os envoltórios do funículo.

A **hérnia inguinal indireta é o tipo mais frequente de hérnia inguinal (75%) e é mais comum no sexo masculino que no feminino, o que é explicado por ser o canal inguinal feminino mais estreito e só alojar o ligamento redondo do útero.**

A **hérnia inguinal direta é adquirida e decorre de uma parede posterior do canal inguinal enfraquecida.** Nesse tipo de hérnia, a fáscia transversal, o tecido extraperitoneal e o peritônio são empurrados à frente

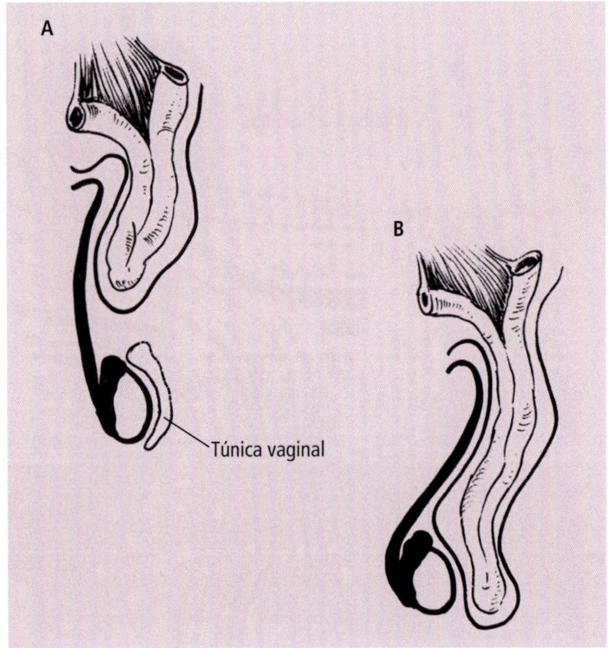

Figura 22.21 Hérnia inguinal indireta. Observe: em **A**, o processo vaginal é parcialmente permeável e, neste caso, a alça intestinal herniada não alcança o escroto. Em **B**, o processo vaginal é permeável em toda a sua extensão; diz-se que a hérnia é escrotal.

do conteúdo abdominal herniário no canal inguinal, não estando contida no funículo espermático. Isso não impede que ela emerja pelo anel inguinal superficial e até chegue ao escroto, embora isso só raramente ocorra. **O local preferencial de sua ocorrência é na região do trígono herniógeno (supramencionado), já a hérnia indireta ocorre lateralmente a esse trígono** (Figuras 22.22 e 22.23).

O **exame físico das hérnias inguinais** deve sempre ser feito com o paciente deitado e em pé e sob a manobra de Valsalva, avaliando o que se ressalta ao esforço. Nos homens, particularmente, é possível a realização da palpação do anel inguinal com facilidade, iniciando-se na base do escroto e indo na direção do canal inguinal, onde, geralmente, a hérnia é sentida na ponta do dedo.

Nervos

A parede anterolateral do abdome é inervada pelos nervos **toracoabdominais, ílio-hipogástrico e ilioinguinal.**

Os **nervos intercostais**, do 7° ao 11°, recebem a denominação especial de **nervos toracoabdominais** porque são intercostais apenas numa pequena parte do seu trajeto. **Logo que abandonam os espaços intercostais,**

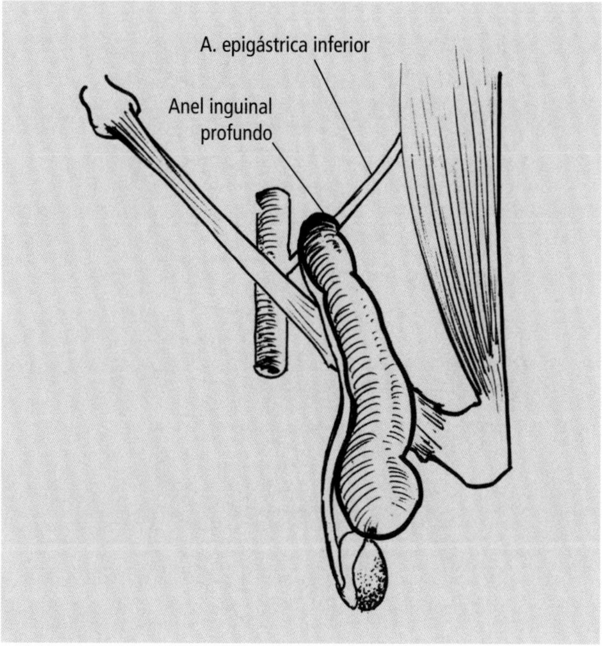

Figura 22.22 Hérnia inguinal indireta.

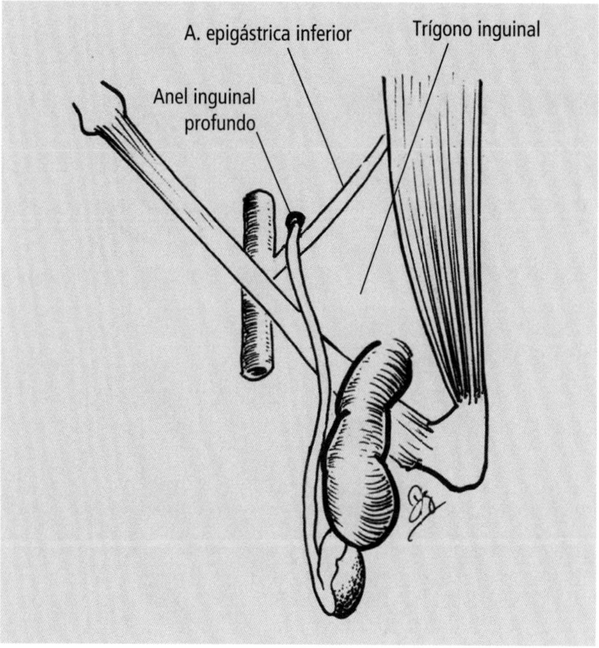

Figura 22.23 Hérnia inguinal direta.

correm entre os músculos transverso e oblíquo interno do abdome (Figura 22.24) **e alcançam o músculo reto do abdome.** Todos esses músculos e mais o oblíquo externo são inervados por eles. O nervo T12 (Figura 22.25) também recebe um nome especial, **nervo subcostal**, por estar situado abaixo da última costela. Tem um decurso semelhante aos nervos toracoabdominais, mas inerva também o músculo piramidal. Esses nervos emitem ramos cutâneos laterais e anteriores. Os dermátomos do abdome estão ilustrados na Figura 22.26.

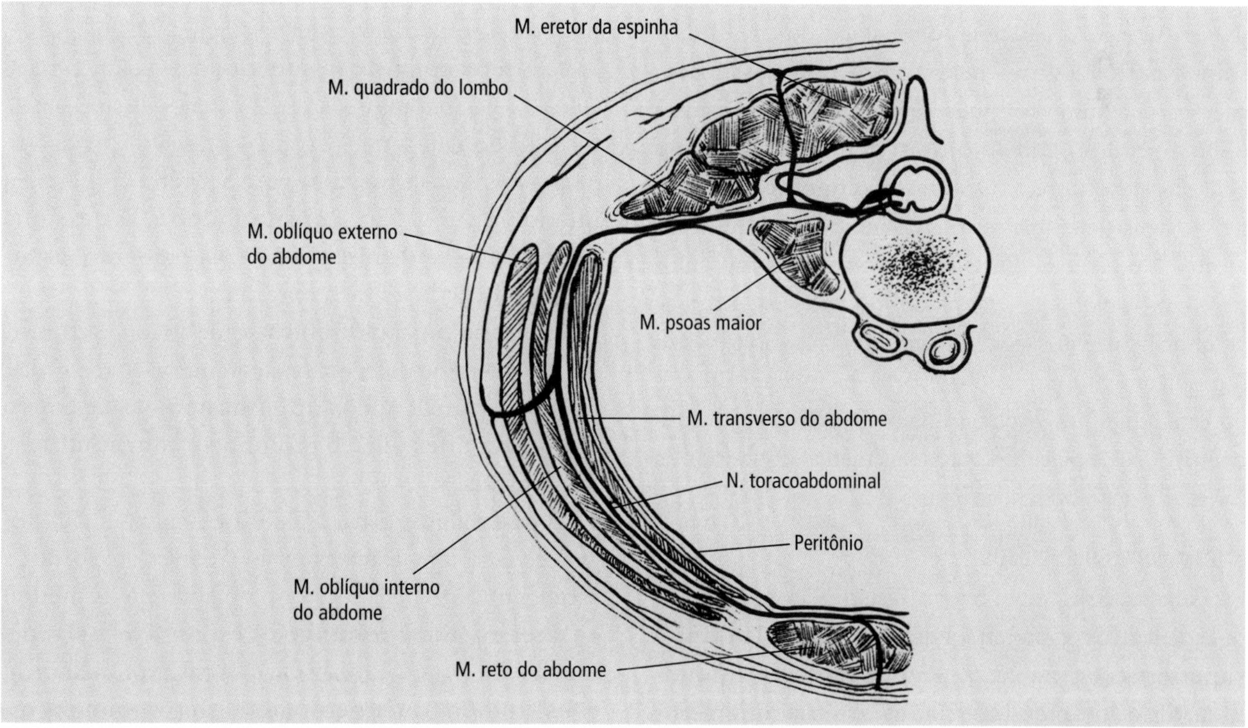

Figura 22.24 Nervo toracoabdominal (esquemático).

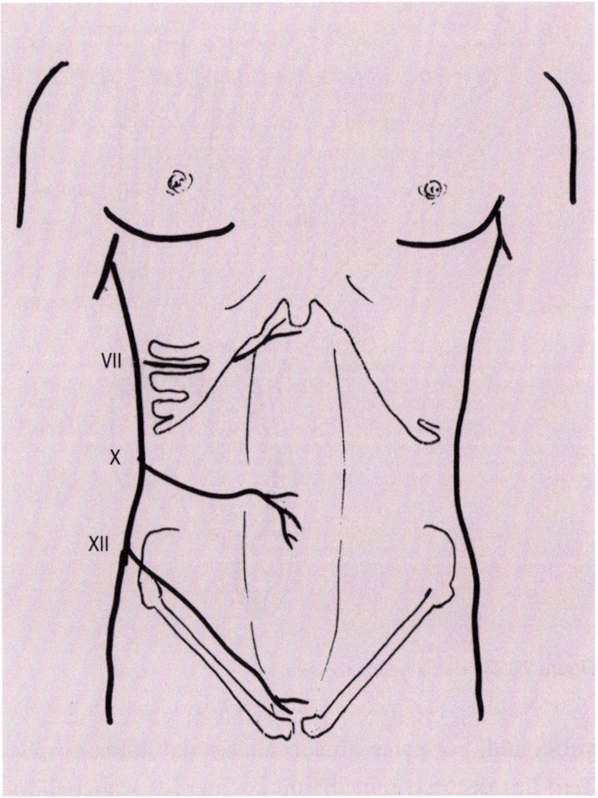

Figura 22.25 Trajeto dos nervos toracoabdominais X e XII (subcostal).

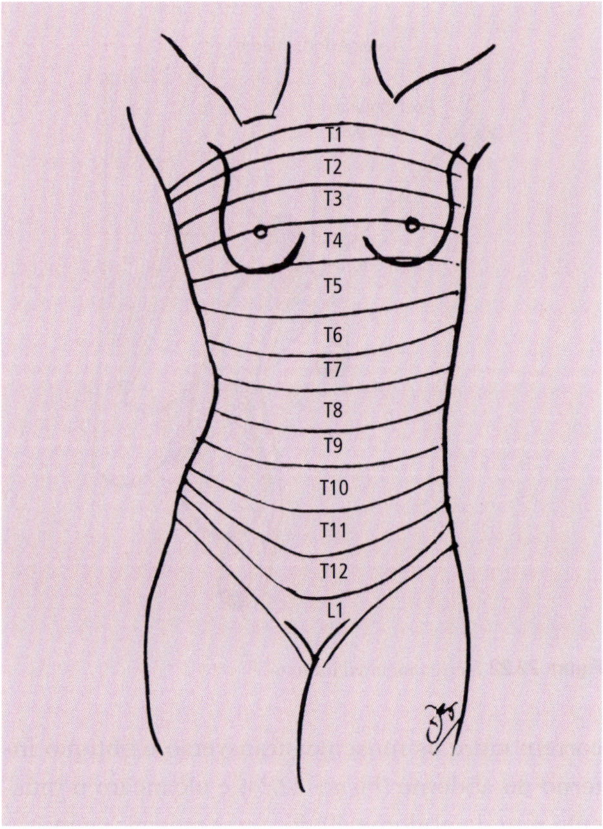

Figura 22.26 Dermátomos do abdome.

Os **nervos ílio-hipogástrico e ilioinguinal**, embora sejam descritos com o plexo lombossacral, a rigor, não pertencem a ele, pois se originam de L1. O **ílio-hipogástrico** inerva a pele da região lateral da nádega e fornece um ramo que segue entre os músculos oblíquo externo e interno do abdome para inervar a pele da região púbica. O **nervo ilioinguinal**, como o ílio-hipogástrico, situa-se atrás do músculo quadrado do lombo. No nível da crista ilíaca, atravessa os músculos transverso e o oblíquo interno do abdome e estendem-se anteriormente para acompanhar o funículo espermático (ou o ligamento redondo do útero, na mulher) através do canal inguinal. Emerge do anel inguinal superficial e distribui-se à pele da região mais medial e superior da coxa e à região pudenda (Figura 22.27).

Artéria, veias e linfáticos

Duas artérias superiores e duas inferiores irrigam cada metade da parede abdominal anterolateral. **As duas superiores** (Figura 22.28) **são os ramos terminais da artéria torácica interna, as artérias epigástrica superior e musculofrênica** (Capítulo 21 – Tórax). **As duas artérias inferiores são a epigástrica inferior e o ramo circunflexo ilíaco profundo, que se originam da artéria ilíaca externa** (Figura 22.29).

A **artéria epigástrica superior** passa entre o músculo reto do abdome e a lâmina posterior de sua bainha, fornecendo ramos que irrigam o músculo e a pele suprajacente. **Anastomosa-se com a artéria epigástrica inferior** (Figura 22.30), **constituindo-se, assim, uma importante via de circulação colateral entre as artérias subclávia e ilíaca externa.**

A **artéria musculofrênica** segue ao longo da margem costal irrigando os espaços intercostais, o diafragma e a parede abdominal. **Anastomosa-se com o ramo circunflexo ilíaco profundo e com as últimas intercostais.**

A **artéria epigástrica inferior** (Figura 22.30) origina-se da artéria ilíaca externa e tem trajeto medial e ascendente em direção ao reto do abdome. **É medial ao anel inguinal profundo e responsável pela formação da prega umbilical lateral (ver adiante), constituindo a margem lateral do trígono inguinal.** A artéria epigástrica inferior atravessa a fáscia

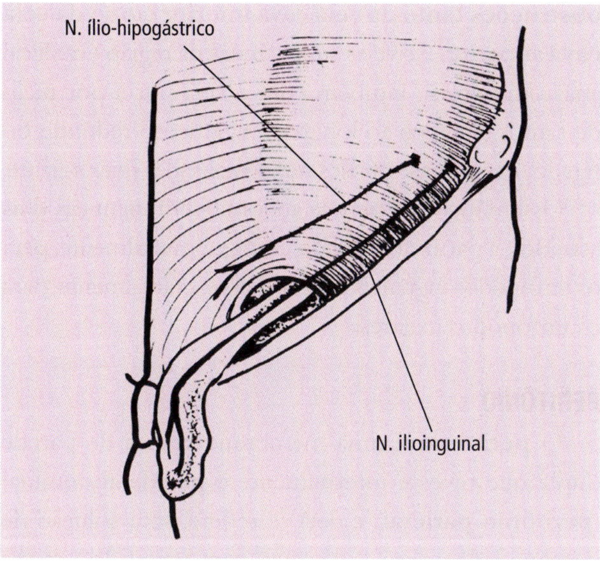

Figura 22.27 Nervos ilioinguinal e ílio-hipogástrico. O músculo oblíquo externo do abdome foi removido.

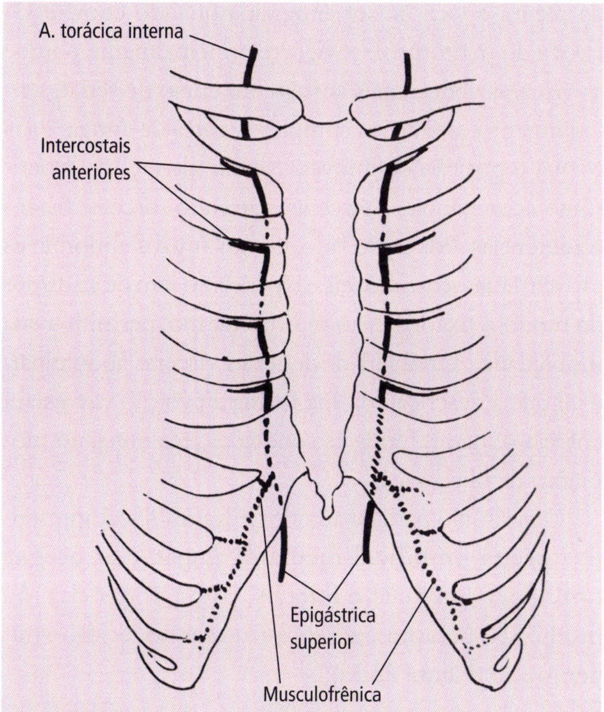

Figura 22.28 Artérias da parede abdominal (superior).

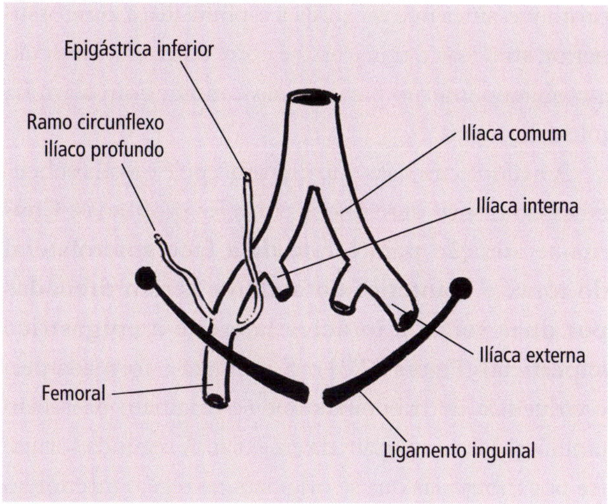

Figura 22.29 Artérias da parede abdominal (inferior).

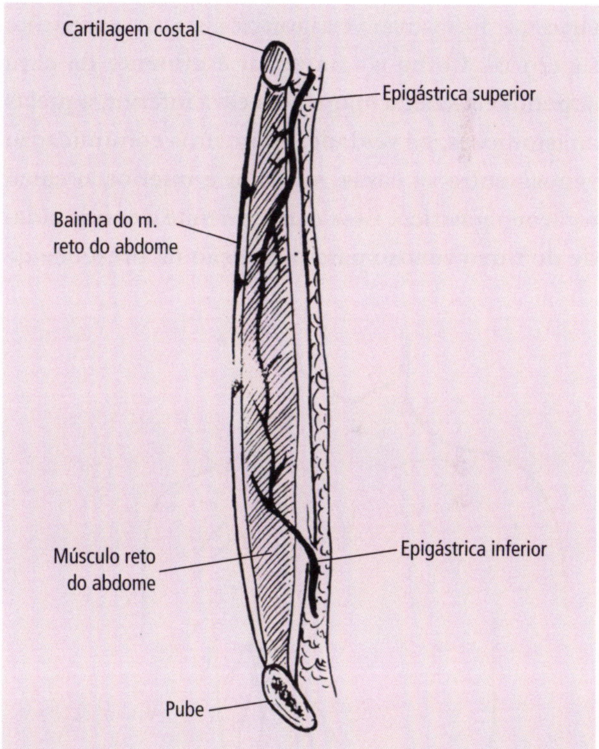

Figura 22.30 Secção sagital do músculo reto do abdome (esquemático). Observe a anastomose entre as artérias epigástricas superior e inferior.

transversal, ascende entre o reto do abdome e a lâmina posterior de sua bainha, irrigando o músculo e a pele suprajacente. Como já foi referido, anastomosa-se com a artéria epigástrica superior. Nas proximidades do anel inguinal profundo, a artéria epigástrica inferior emite a **artéria cremastérica**, que entra no canal inguinal e irriga o músculo cremaster.

O **ramo circunflexo ilíaco profundo** (Figura 22.29) se origina da artéria ilíaca externa, próximo à origem da artéria epigástrica inferior, e dirige-se lateralmente ao longo da crista ilíaca. **Perfura, então, o músculo transverso e ramifica-se entre esse músculo e o oblíquo interno do abdome.** Um **ramo ascendente**, às vezes calibroso, que se origina do circunflexo ilíaco profundo antes que ela atinja a espinha ilíaca anterossuperior, atravessa o transverso e corre entre esse músculo e o oblíquo interno para se anastomosar com a artéria musculofrênica.

A maioria das veias que drenam a pele e a tela subcutânea do tronco desemboca em veias profundas. **Chama-se atenção para o fato de a face anterolateral do tórax e a anterior do abdome serem drenadas por duas veias: a torácica lateral e a epigástrica superficial** (Figura 22.31). A primeira é formada pela confluência de tributárias que se originam na região umbilical e desembocam na eia axilar. A segunda forma-se por tributárias que se originam na região inferior ao umbigo e termina na veia safena magna. Desse modo, na região umbilical, ocorrem anastomoses entre as tributárias que formam as veias torácica lateral e epigástrica superficial. **Como a veia axilar é afluente da cava superior e a safena magna, da cava inferior, aquelas anastomoses, na verdade, criam uma comunicação venosa entre as cavas, superior e inferior, o canal toracoepigástrico. Esse canal permite a continuidade do fluxo venoso para o coração na presença de obstruções tanto da veia cava inferior como da veia cava superior.** As veias subcutâneas da região umbilical anastomosam-se também com a veia porta por meio de ramos situados ao longo do ligamento redondo do fígado. Essas anastomoses serão analisadas mais adiante.

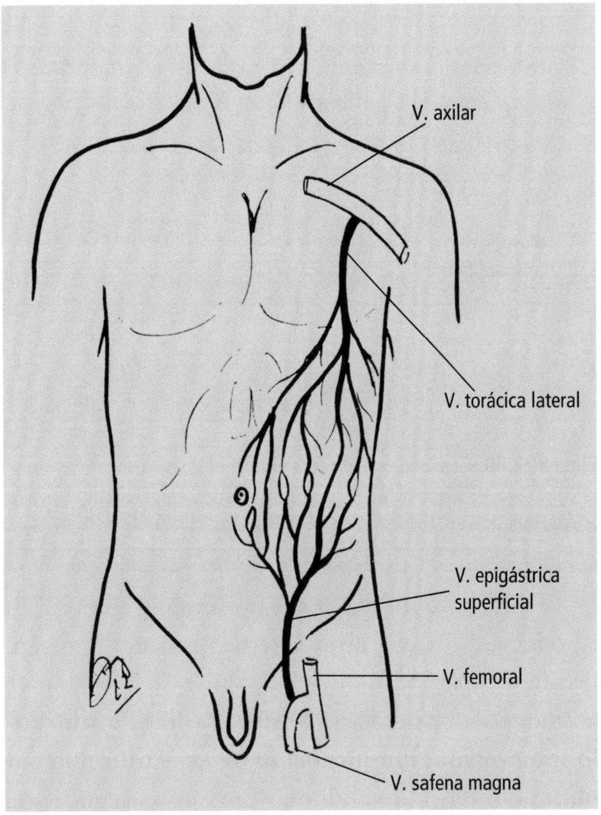

Figura 22.31 Canal toracoepigástrico.

Os linfáticos da parede abdominal drenam em dois sentidos, a partir do nível do umbigo: caudalmente, para os linfonodos inguinais superficiais; e, cranialmente, para os linfonodos axilares.

PERITÔNIO

O **peritônio** é uma membrana serosa de parede dupla que reveste internamente a parede abdominal (**peritônio parietal**) e dela se reflete, sem solução de continuidade, sobre as vísceras, para revesti-las em variável extensão (**peritônio visceral**), como a pleura faz no tórax (Capítulo 21 – Tórax). Entretanto, a disposição da pleura é fácil de ser entendida quando comparada com a do peritônio. Isso ocorre principalmente porque as vísceras abdominais sofrem, no curso de seu desenvolvimento, alterações complexas antes de atingir a sua forma e posição definitivas. Nessas alterações, o peritônio acompanha as vísceras, sofrendo torções, fusões e aderências. Por outro lado, muitos órgãos abdominais são extremamente móveis e o peritônio tem de se dispor de modo a fixá-los e, ao mesmo tempo, permitir a sua mobilidade. A mobilidade de certas vísceras abdominais é tal que a descrição da sua forma e posição não estará correta se não referida às condições existentes no momento da observação.

O peritônio parietal anterior infraumbilical apresenta a **prega umbilical mediana**, ímpar, e as **pregas umbilicais mediais e laterais**, pares. Todas elas são produzidas pela presença de estruturas no tecido extraperitoneal (Figura 22.32):

- **Ligamento umbilical mediano:** resultante do úraco (estrutura embrionária que vai da bexiga urinária ao umbigo) fibrosado, produz a prega umbilical mediana.
- **Artérias umbilicais obliteradas produzem as pregas umbilicais mediais:** uma de cada lado.
- **Artérias epigástricas inferiores produzem as pregas umbilicais laterais:** uma de cada lado.

Apenas as pregas umbilicais mediana e mediais chegam ao umbigo.

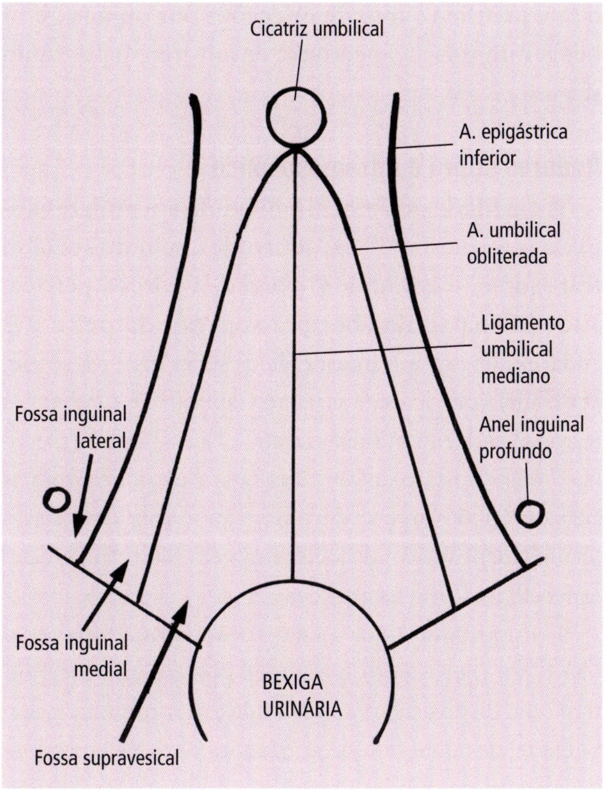

Figura 22.32 Fossas inguinais (esquemático), vista posterior da parede anterior do abdome.

Entre a prega umbilical mediana e as pregas umbilicais mediais, situa-se a **fossa supravesical**; entre as mediais e laterais, localiza-se a fossa inguinal medial; e, lateralmente à prega umbilical lateral, a **fossa umbilical lateral**.

Acima do umbigo, também existe uma prega, formada pelo **ligamento falciforme** (ver adiante).

Entre os folhetos parietal e visceral, situa-se a cavidade peritoneal, em forma de fenda, mas que pode acumular grandes volumes, como derrames de ar ou líquido (**pneumoperitônio, hemoperitônio, derrames de bile, conteúdo gástrico ou intestinal etc.**) ou introdução artificial de ar ou líquido para fins de diagnóstico ou tratamento. Também a abertura cirúrgica ou traumática do peritônio, após secção dos planos parietais, permite a entrada de ar, produzindo um pneumoperitôneo.

Em decorrência da disposição das vísceras abdominais, bem como do seu desenvolvimento embrionário, o peritônio apresenta algumas formações próprias:

- **Mesos, que são reflexões do peritônio parietal posterior, constituídos por duas lâminas, que relacionam a parede abdominal com sua respectiva víscera, fixando-a e ao mesmo tempo permitindo a sua mobilidade.** O espaço entre as duas lâminas do meso é preenchido por tecido extraperitoneal, pelo qual passam vasos, nervos e linfáticos em direção à víscera. Os mesos existentes são **o mesentério**, para o jejuno e o íleo, **o mesocólon transverso**, para o cólon transverso, e **o mesocólon sigmoide**, para o cólon sigmoide.
- **Ligamentos, que são ou reflexões peritoneais de dupla lâmina que vão do peritônio parietal (exceto o posterior, porque aí então seriam mesos) a uma víscera, ou reflexões peritoneais entre uma víscera e outra.**
- **Omentos, que são reflexões peritoneais largas, amplas, que se dispõem entre duas vísceras.** Os omentos existentes são o **omento menor**, entre o fígado e a curvatura menor do estômago e a 1ª porção do duodeno, e o **omento maior**, que vai da curvatura maior do estômago ao cólon transverso e, deste, dispõe-se como um "avental", anteriormente às alças intestinais.

Esses conceitos são generalizações e, assim, admitem exceções. Assim, existem ligamentos que se prendem à parede posterior, como **o lienorrenal e a lâmina posterior do ligamento falciforme**, e ligamentos denominados **mesos**, que não derivam da parede posterior, como o **mesoapêndice** ou o **mesossalpinge**.

As vísceras abdominais são classificadas conforme sua relação ao peritônio em **intraperitoniais** e **extraperitoneais**.

As intraperitoniais são aquelas quase totalmente envolvidas por peritônio visceral. Ficam sem esse revestimento somente numa estreita faixa que corresponde à região onde o meso ou ligamento reflete para revestir a víscera, tornando-se peritônio visceral.

As extraperitoneais são aquelas situadas externamente ao peritônio parietal, que pode revestir uma ou mais faces da víscera, mas sem envolvê-la completamente (nesse caso, ela seria peritonizada). Em decorrência das alterações ocorridas durante o desenvolvimento embrionário, existem dois tipos de vísceras extraperitoneais: as primitivamente extraperitoneais que, **desde o início do seu desenvolvimento estiveram localizadas externamente ao peritônio**, e as secundariamente extraperitoneais, **que eram inicialmente peritonizadas**

e tornaram-se posteriormente extraperitoneais em consequência da fusão de seu meso ao peritônio parietal posterior. As lâminas, assim em contato (lâmina posterior do meso e peritônio parietal), unem-se e são substituídas por uma lâmina conectiva. A lâmina anterior do meso passa a ser agora parte do peritônio parietal posterior e a víscera torna-se extraperitoneal. Esse fenômeno de justaposição e posterior substituição é denominado **coalescência** e o conectivo que substituiu as lâminas peritoneais é denominado **fáscia de coalescência**.

Essa situação definitiva pode ser artificialmente (por dissecação anatômica ou cirúrgica) revertida, pois as fáscias de coalescência permitem uma fácil clivagem, o que permite a manipulação da parede posterior dessas vísceras por uma incisão na parede anterior do abdome.

Como a maior parte dos órgãos extraperitoneais situa-se posteriormente ao peritônio parietal posterior, é comum denominá-los "retroperitoneais".

A única víscera verdadeiramente intraperitoneal é o ovário, pois situa-se na cavidade peritoneal. Além disso, como a tuba uterina se abre tanto para a cavidade peritoneal como para o útero, e este se comunica com a vagina, a cavidade peritoneal está, por essa via, em comunicação com o meio externo. **Assim, enquanto, no sexo masculino, a cavidade peritoneal é fechada, no sexo feminino, é uma cavidade aberta, o que justifica o fato de infecções dos órgãos genitais femininos alcançarem e envolverem o peritônio** (Figura 22.33).

Andares supra e inframesocólico

A cavidade peritoneal é dividida em andares supra e inframesocólicos, separados pelo mesocólon transverso, e em uma 3ª porção, a porção pélvica, situada abaixo da abertura superior da pelve. Os andares supra e inframesocólicos serão vistos a seguir, já a porção pélvica será vista no Capítulo 23 – Pelve. Os termos "andar supramesocólico" e "andar inframesocólico" não constam na Terminologia Anatômica, mas as suas descrições aqui se devem pelo uso rotineiro desses termos de posição e de localização em Medicina e, e em especial, na Clínica Cirúrgica.

É importante notar que o **mesocólon transverso** não é um mero septo horizontal posteroanterior, pois tem uma disposição oblíqua, inferoanterior grande mobilidade, de tal modo que as relações por ele determinadas variam conforme a situação.

O andar supramesocólico contém o fígado, o estômago, o baço, o ligamento falciforme, o omento menor e a maior parte do omento maior. É subdividido pelo fígado em **recessos subfrênicos** e **sub-hepático** (Figura 22.34):

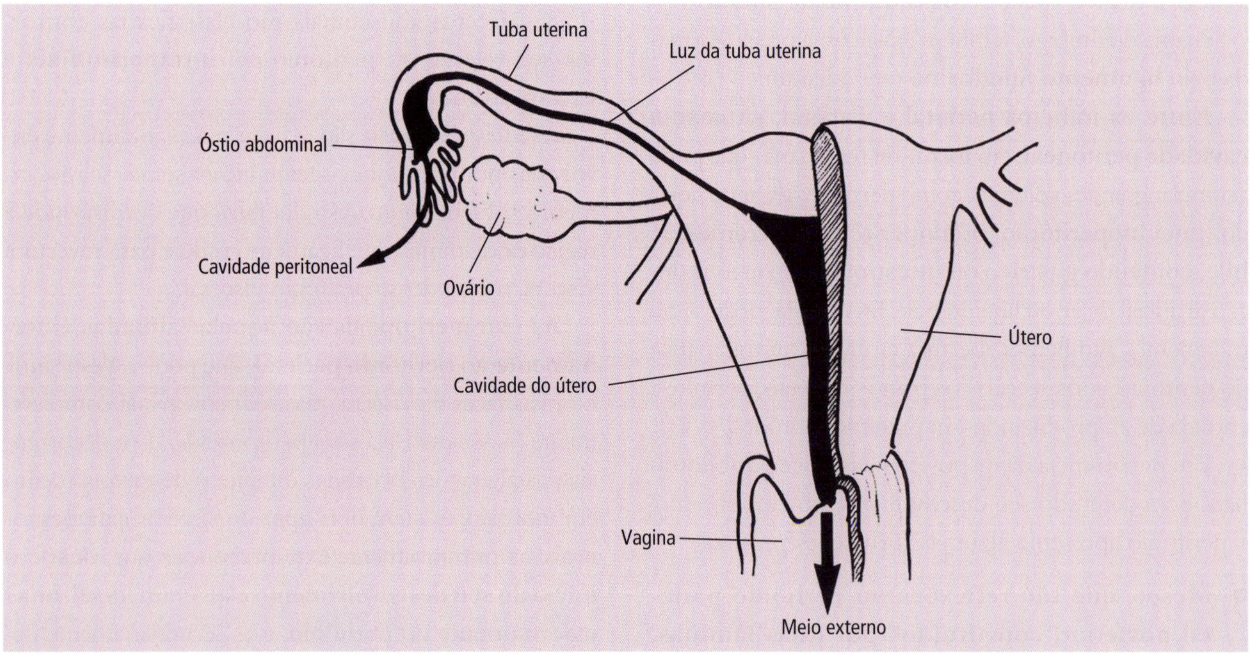

Figura 22.33 A figura mostra que, no sexo feminino, há comunicação entre o meio externo e a cavidade peritoneal.

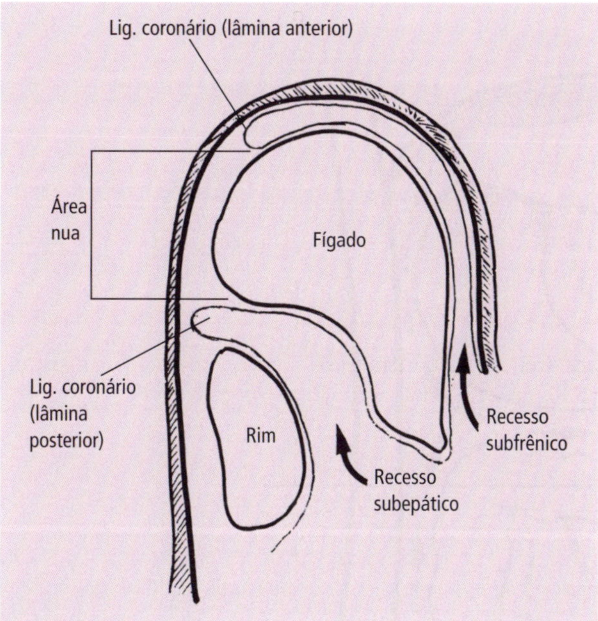

Figura 22.34 Recessos sub-hepático e subfrênico (corte sagital).

- **Recessos subfrênicos (ou supra-hepáticos), direito e esquerdo:** são espaços estreitos entre o peritônio visceral hepático e o peritônio parietal diafragmático, separados um do outro pelo **ligamento falciforme.** O recesso direito é limitado posteriormente pela lâmina anterior do **ligamento coronário,** ao passo que o recesso esquerdo é limitado posteriormente pelo **ligamento triangular esquerdo.**
- **Recesso sub-hepático (ou hepatorrenal):** situa-se entre o peritônio da face visceral do lobo direito do fígado e o peritônio parietal posterior que reveste o rim direito. Posteriormente, é limitado pela **lâmina posterior do ligamento coronário.**

Esses compartimentos e sulcos da cavidade peritoneal determinam como e onde materiais (líquido peritoneal, sangue, pus etc.), contidos na cavidade peritoneal, podem se acumular ou deslocar. O **andar inframesocólico é subdividido em partes superior (ou direita) e inferior (ou esquerda) pela raiz do mesentério e contém as alças jejunais e ileais, emolduradas pelos cólons ascendente, transverso e descendente.** Lateralmente aos cólons ascendente e descendente, existem duas depressões longitudinais, os **sulcos paracólicos.**

Os acúmulos ocorrem nos pontos de maior declive, que são o recesso sub-hepático (hepatorrenal), em ambos os sexos, e, em decúbito dorsal, a escavação retovesical, no sexo masculino, e a escavação retouterina, no sexo feminino (Capítulo 23 – Pelve). Também as curvaturas da coluna vertebral contribuem na determinação desses pontos de acúmulo, criando espaços naturais para o escoamento (Figuras 22.35 e 22.36). A Figura 22.37 mostra as **vias de escoamento do conteúdo da cavidade peritoneal.** Os sulcos paracólicos e a divisão esquerda do andar inframesocólico drenam para a pelve. Além disso, os sulcos paracólicos também drenam para o recesso hepatorrenal e recebem, em especial, o direito, o conteúdo da bolsa omental, através do **forame omental. A divisão direita do andar inframesocólico é um espaço fechado, em termos de drenagem.**

O acúmulo de secreções nos recessos subfrênicos geram irritação diafragmática, que pode levar a um processo de **dor referida no ombro,** pela irritação de terminações nervosas locais. Esse sinal, ao lado esquerdo, em situações específicas de acúmulo de sangue por uma ruptura esplênica, denomina-se **sinal de Kehr.**

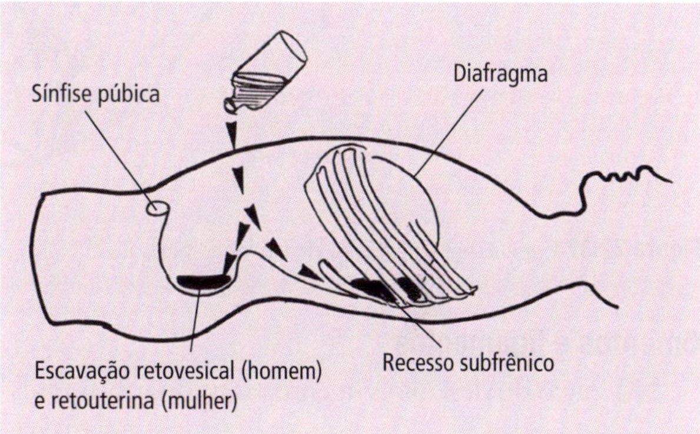

Figura 22.35 Pontos de maior declive da cavidade peritoneal (paciente em decúbito dorsal).

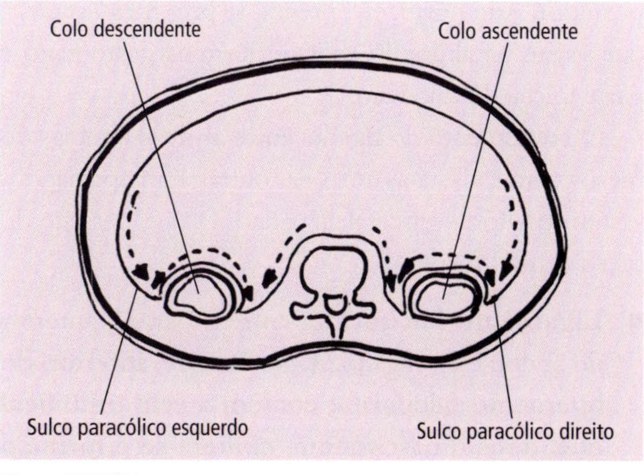

Figura 22.36 Sulcos paracólicos (corte transversal do abdome).

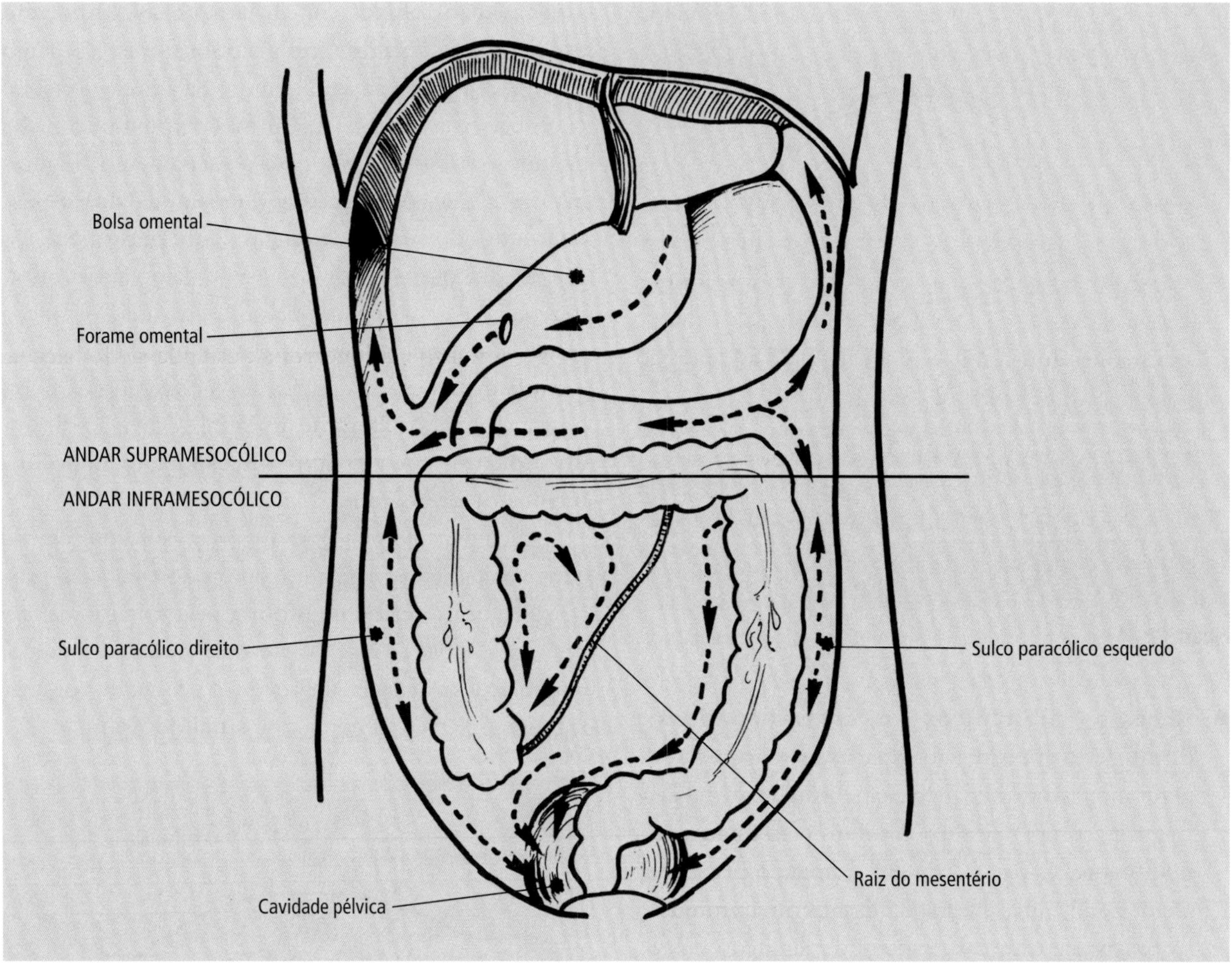

Figura 22.37 Canais de escoamento da cavidade peritoneal.

Omentos e ligamentos

No início do desenvolvimento embrionário, o intestino primitivo apresenta duas conexões com a parede do corpo. Posteriormente, prende-se a ela pelo amplo meso dorsal, que vai do esôfago terminal ao final do intestino posterior. Anteriormente, prende-se pelo meso ventral, que existe na altura do esôfago terminal, estômago e parte inicial do duodeno.

O crescimento do fígado, entre as duas lâminas do meso ventral, afasta-as umas das outras, transformando-as em peritônio visceral hepático. O que persiste do meso ventral forma:

- **Ligamento falciforme:** entre a parede anterior do abdome e o fígado. **A borda livre, inferior, do ligamento falciforme contém a veia umbilical que, após o nascimento, oblitera-se e forma o ligamento redondo do fígado** (Figura 22.38).

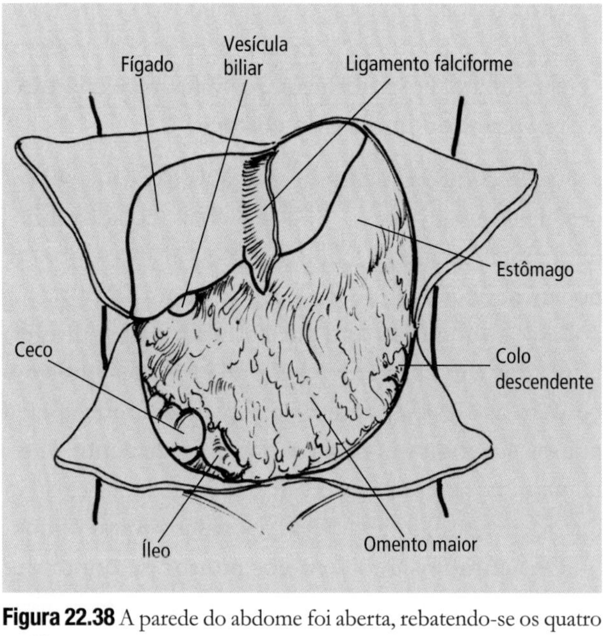

Figura 22.38 A parede do abdome foi aberta, rebatendo-se os quatro retalhos.

- **Omento menor:** entre o fígado, superiormente, e a curvatura menor do estômago e a 1ª porção do duodeno, inferiormente. **A margem livre do omento menor, direita no adulto, contém o ducto colédoco, a artéria hepática e a veia porta e constitui a parede anterior do forame omental, o qual dá acesso à bolsa omental.** O omento menor costuma ser dividido em **ligamentos hepatogástrico**, entre o fígado e o estômago, e **o hepatoduodenal**, entre o fígado e a 1ª porção do duodeno (Figura 22.39).

Entre o fígado e o diafragma, forma-se o **ligamento coronário**. Entre as suas duas lâminas, uma anterior (ou superior) e outra posterior (ou inferior) está situada na **área nua do fígado, não peritonizada**. As duas lâminas se encontram à direita, formando o **ligamento triangular direito**, e à esquerda, formando o **ligamento triangular esquerdo** (Figura 22.40).

Como essas estruturas são todas derivadas do meso ventral, são contínuas umas com as outras. Assim, o ligamento falciforme prolonga-se para a direita e para a esquerda, como a lâmina anterior do ligamento coronário, e a lâmina posterior deste se estende como o omento menor. Daí, alguns autores afirmarem que o ligamento triangular esquerdo é formado pelas lâminas esquerdas do ligamento falciforme e do omento menor.

Parte do meso dorsal acola-se ao peritônio parietal posterior primitivo em consequência do crescimento, do pregueamento e da rotação que o intestino primitivo sofre durante o seu desenvolvimento. O que persiste forma **o mesentério, os mesocólons transverso** e **sigmoide, o omento maior e os ligamentos gastrofrênico, gastroesplênico** e **esplenorrenal**:

- **Omento maior projeta-se do estômago e passa anterior ao cólon transverso:** suas margens laterais são livres, mas a sua parede anterior, formada por duas lâminas peritoneais, curva-se posteriormente e ascendente para se fixar no cólon transverso. No embrião, está composto por quatro lâminas peritoneais (as duas anteriores e as duas posteriores), mas durante o desenvolvimento ocorre uma fusão, em grau variável, da parede anterior com a posterior, com o cólon transverso e com o mesocólon transverso. **A parte resultante dessas fusões, que vai do estômago ao cólon transverso, é o ligamento gastrocólico** (Figuras 22.41 e 22.42).
- **Ligamento gastrofrênico:** conecta o fundo do estômago e a parte abdominal do esôfago ao diafragma.
- **Ligamento gastroesplênico:** estende-se da curvatura maior do estômago ao baço, onde sua lâmina anterior se prolonga como o peritônio visceral desse órgão (Figura 22.43).
- **Ligamento esplenorrenal:** estende-se do baço ao peritônio parietal posterior relacionado com o rim esquerdo. É formado pela continuação do peritônio

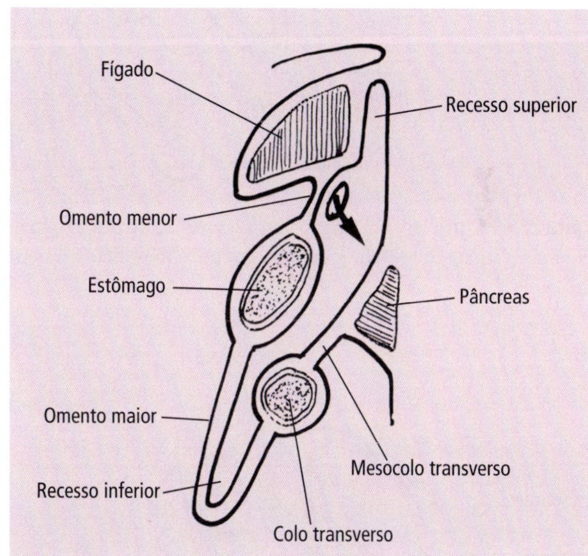

Figura 22.39 Fixação do mesocólon transverso. A bolsa omental também está representada neste corte sagital mediano com seus recessos. A seta mostra a comunicação entre a cavidade peritoneal e a bolsa omental através do forame omental.

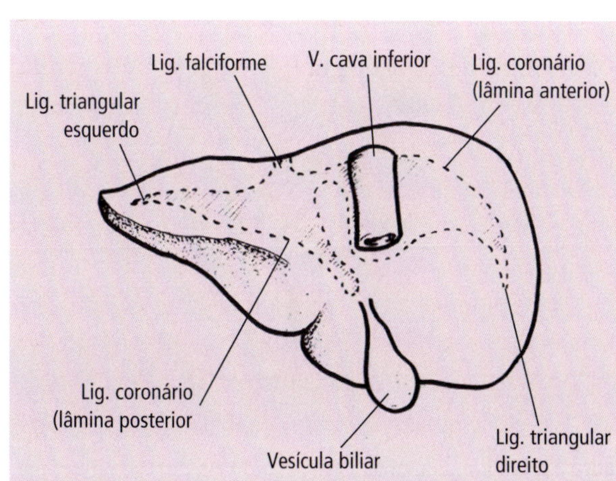

Figura 22.40 Área nua do fígado (tracejada) e ligamentos do fígado.

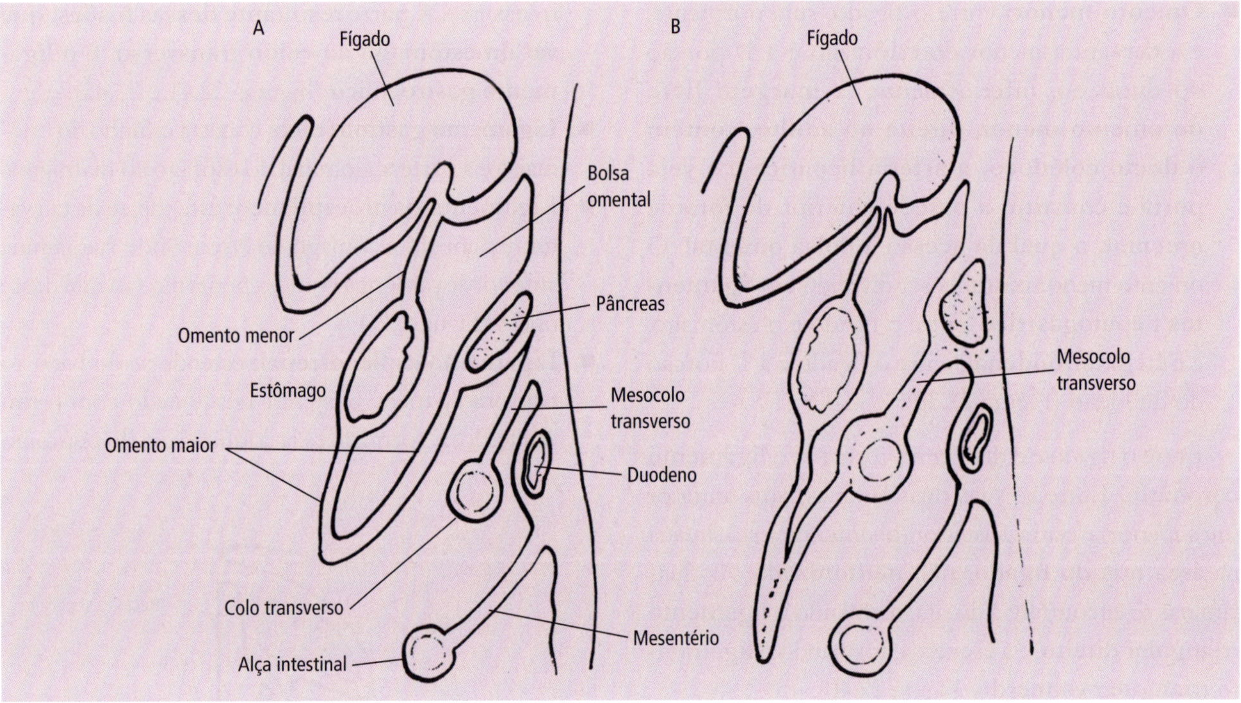

Figura 22.41 Corte sagital para mostrar a formação do omento maior. Em **A**, ainda não ocorreu a fusão parcial da parede anterior do omento maior com a parede posterior, colo transverso e mesocólon transverso (esquemático). Em **B**, a fusão já ocorreu.

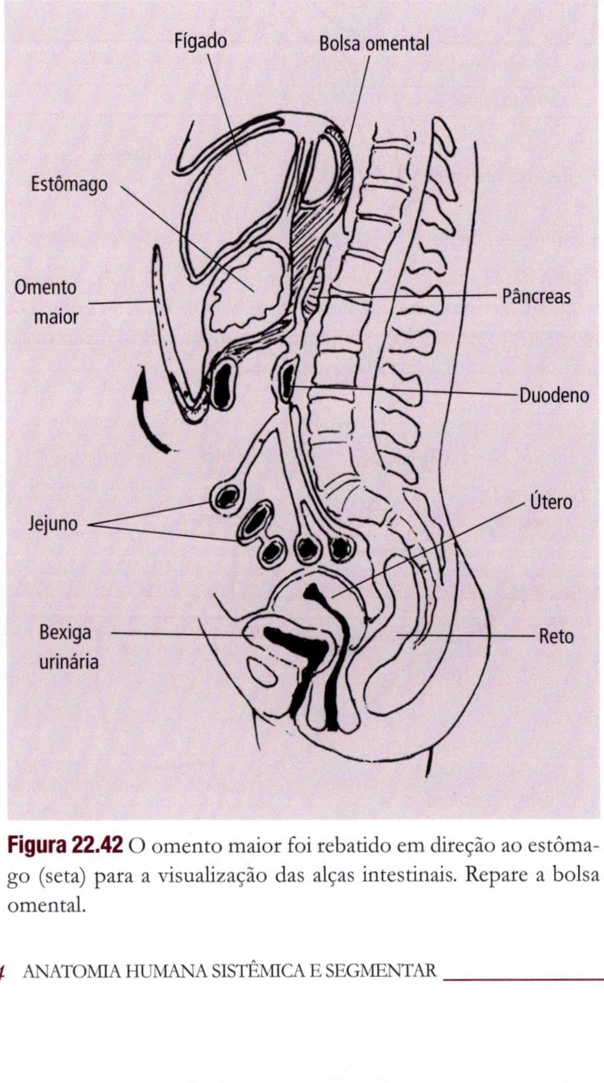

Figura 22.42 O omento maior foi rebatido em direção ao estômago (seta) para a visualização das alças intestinais. Repare a bolsa omental.

visceral do baço e pela lâmina posterior do ligamento gastroesplênico (Figura 22.43).

Bolsa omental

Como consequência dessas alterações que ocorrem com os órgãos e com os mesos ventral e dorsal, forma-se a **bolsa omental. Trata-se de um espaço virtual, amplo e irregular, situado em sua maior parte posterior ao estômago e omento menor**. É uma dependência da cavidade peritoneal com a qual se comunica através do **forame omental**. Este é limitado anteriormente pela margem livre do omento menor e, posteriormente, pelo peritônio parietal posterior que recobre a veia cava inferior. À esquerda, a bolsa omental é limitada pelos ligamentos gastroesplênico e esplenorrenal. Inferiormente, prolonga-se no recesso inferior da bolsa omental, entre a parede anterior e a parede posterior do omento maior. As dimensões desse recesso dependem do grau de fusão dessas paredes (ver descrição do omento maior). Ocasionalmente, o recesso inferior pode estar isolado do restante da bolsa omental pela presença de aderências. Superiormente a bolsa se estende entre o fígado e o diafragma como o **recesso superior da bolsa omental** (Figuras 22.39, 22.41 e 22.43).

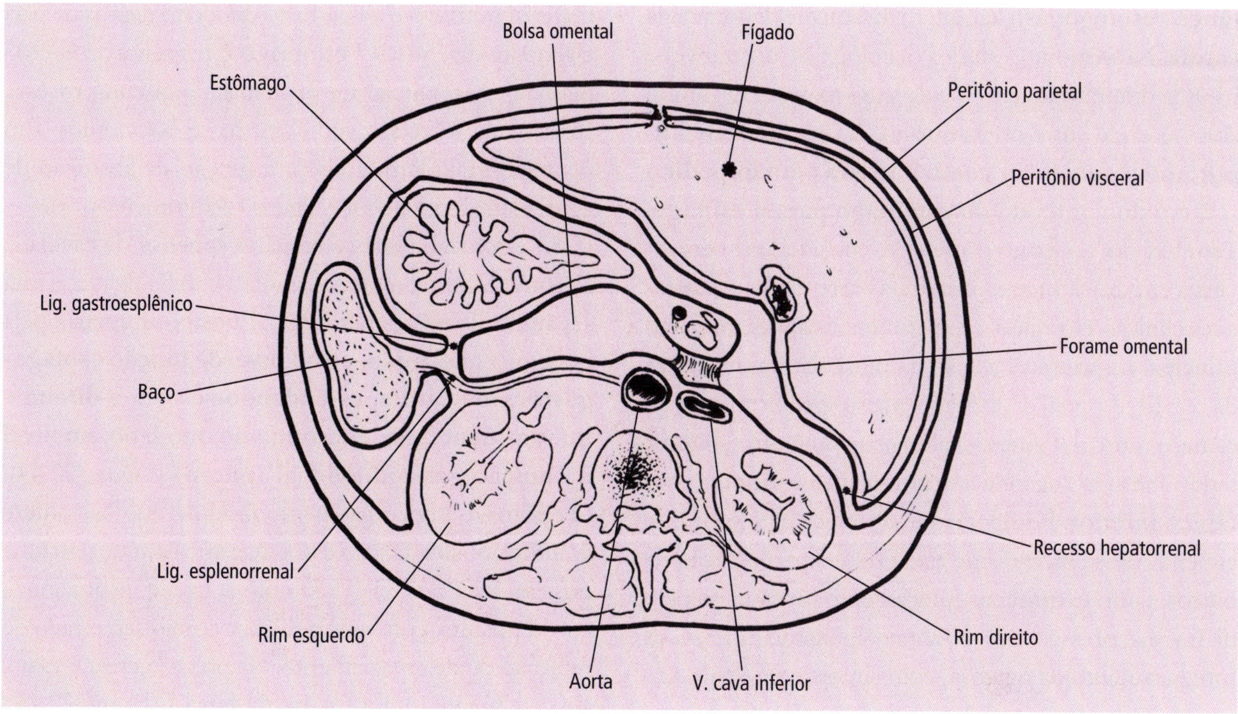

Figura 22.43 Corte horizontal do abdome para mostrar a bolsa omental.

Características funcionais

O peritônio é um verdadeiro órgão, com funções e patologias próprias. Das suas características funcionais, as principais são:

- **Secreção do líquido peritoneal:** reduz o atrito entre as vísceras.
- **Resistência à infecção:** pela ação dos macrófagos existentes no líquido peritoneal e também pela sua capacidade de restringir uma infecção. **Quando esta não é muito intensa, o peritônio, especialmente, por meio do omento maior, se desloca, isola-a por tamponamento e/ou aderência.**
- **Acúmulo de gordura, em especial no omento maior:** que atua como reserva nutricional.
- **Absorção e a eliminação de substâncias:** podendo ser utilizado em processos terapêuticos (**diálise peritoneal, administração de medicamentos**). Essa mesma propriedade explica a absorção de toxinas bacterianas nos casos de infecções graves que afetem o peritônio.
- **Peritônio é muito sensível, provocando dores intensas quando traumatizado, descolado ou fortemente distendido:** é inervado pelos nervos das paredes a ele adjacentes: a parte diafragmática pelos **nervos frênicos**, o restante pelos **nervos toracoabdominais e ramos do plexo lombossacral.** Os estímulos dolorosos do peritônio parietal podem ser relacionados diretamente com a região estimulada ou podem ser referidos como **estimulação dolorosa da parte central do peritônio diafragmático, que é referida no ombro.** O peritônio visceral não apresenta inervação para a dor, mas sensações de distensão ou tração podem ser sentidas difusamente.

ESÔFAGO, ESTÔMAGO E INTESTINOS

O tubo digestório está constituído pelo esôfago, pelo estômago e pelos intestinos. O esôfago é apenas um tubo condutor de alimentos, ao passo que o estômago e os intestinos, juntamente com as glândulas anexas, fígado e pâncreas, estão relacionados com a digestão e absorção do alimento e com a excreção do material não digerido.

Parte abdominal do esôfago

As porções cervical e torácica do esôfago já foram descritas. A parte abdominal mede apenas 2 a 3 cm. Tendo atravessado o hiato esofágico do diafragma, une-se ao estômago no nível de sua curvatura menor (Figura 22.44) e essa zona de transição é conhecida como

junção esofagogástrica, alternativamente denominada **cárdia**. Nesse ponto, estudos radiológicos mostram que há uma diminuição da velocidade do material deglutido antes que ele entre no estômago. **A função mais importante é funcionar como barreira para impedir o refluxo do conteúdo do estômago para o esôfago.** Tem havido, ao longo do tempo, considerável controvérsia em relação à natureza desta barreira. As constatações clínicas, cirúrgicas e experimentais apontam como principal responsável a ação da musculatura intrínseca da região terminal do esôfago, mais especificamente da camada muscular interna, que agiria como um esfíncter, tendo-lhe sido sugerida a denominação **esfíncter esofágico inferior**. É importante salientar que o reconhecimento desse mecanismo não exclui a participação de outros, tanto extrínsecos (pinçamento do esôfago pelo diafragma; pressão intra-abdominal) quanto intrínsecos (pregueamento da mucosa, com suposta ação valvular, e a alça muscular gástrica, constituída pelo cruzamento que as fibras musculares esofágicas da túnica interna fazem ao passarem para o estômago, onde formarão as túnicas circular e oblíqua da musculatura gástrica). Autores defendem a existência, ao nível do cárdia, de um mecanismo de fechamento e abertura ativos, o que caracterizaria um **piloro gastroesofágico**, e não apenas um esfíncter.

O retardo anormal da passagem de material deglutido para o estômago, por falta de relaxamento da musculatura lisa nessa zona de transição do sistema digestório, conhecida como **acalasia do esôfago**, resulta em dilatação da parte torácica do esôfago, constituindo o **megaesôfago**, que se segue à perda de peristaltismo da porção torácica do esôfago.

A junção esofagogástrica é inervada pelos nervos esplâncnicos (do plexo celíaco, por intermédio do plexo gástrico esquerdo e outros plexos adjacentes) **e pelos troncos do vago.** Algumas fibras sensitivas estão também presentes, provavelmente, relacionadas com a sensação dolorosa e com a regulação da passagem esofagogástrica.

Estômago

O alimento deglutido deixa o esôfago e penetra no estômago através do cárdia. O estômago pode ser definido como um saco fibromuscular capaz de acumular material nutritivo e passá-lo ao duodeno depois de parcialmente digerido. O estômago é responsável apenas pela digestão parcial de proteínas. Para cumprir essa função, ele secreta o suco gástrico e hormônios. Em pequeno grau, tem também a função de absorção de água, eletrólitos, álcool e alguns medicamentos.

O estômago situa-se na parte superior da cavidade abdominal, inferiormente ao diafragma e fígado, e está separado da parede abdominal posterior apenas pela bolsa omental. **Inicia-se no nível de junção esofagogástrica ou cárdia, estendendo-se para a direita e inferiormente, onde termina no duodeno, no nível da junção gastroduodenal (piloro)** (Figura 22.44). O estômago é um órgão peritonizado, o que lhe confere grande mobilidade; não é possível afirmar que tem uma posição fixa, pois ela varia com o tipo constitucional, com a postura, com a respiração e com o seu estado de repleção ou de esvaziamento. Na posição ereta e vazio, ele geralmente **tem a forma da letra J** (Figura 22.45), o que também ocorre nos indivíduos longilíneos. Nos indivíduos brevilíneos, é mais frequente a forma em "**chifre de novilho**". Após uma refeição copiosa, pode alcançar a pelve.

O estômago pode ser dividido de duas maneiras: macroscópica e estruturalmente. Nessa última divisão, leva-se em conta a localização das glândulas gástricas. A Figura 22.44 mostra as **curvaturas maior e menor do estômago**. A maior acha-se à esquerda, convexa é muito mais longa. A menor está à direita e côncava.

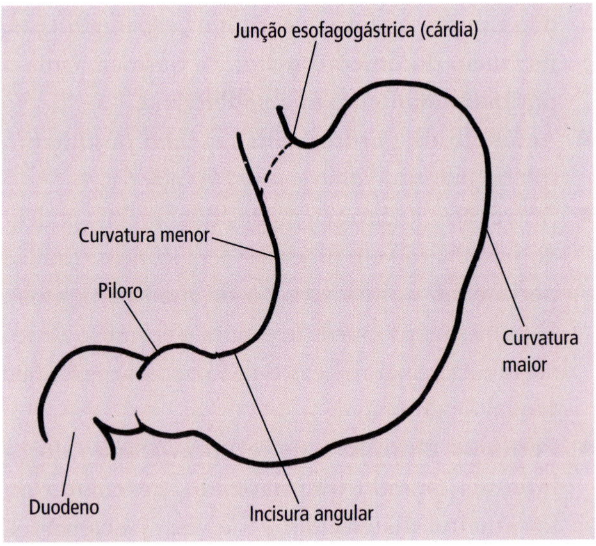

Figura 22.44 Estômago.

Ambas estendem-se do cárdia ao piloro. A curvatura menor apresenta, em geral, uma depressão, a **incisura angular**, na sua parte mais inferior. Além disso, duas paredes podem ser consideradas no estômago: anterior e posterior. As regiões do estômago são (Figura 22.46):

- **Fundo gástrico é a parte do estômago situada acima do nível de entrada do esôfago:** contém, geralmente, ar deglutido e é, portanto, visível em radiografias simples dessa região (sem uso de contraste ingerido). A presença de ar no fundo do estômago é também responsável pelo som timpânico na percussão dessa região. Em Radiologia, a imagem de ar no fundo do estômago é denominada "câmara de ar do estômago" ou, ainda, "bolha gástrica".
- **Corpo gástrico, parte maior do estômago: situa-se entre o fundo e a parte pilórica.** Não há linha externa de demarcação entre corpo e fundo ou entre corpo e parte pilórica. Geralmente, a linha que separa o corpo da parte pilórica é uma linha oblíqua que parte da junção dos três quintos superiores com os dois quintos inferiores da curvatura menor e alcança a curvatura maior.
- **Parte pilórica segue-se ao corpo do estômago e estende-se até o piloro:** é comum distinguir-se um **antro pilórico**, parte inicial e mais dilatada, e um **canal pilórico**, parte final e mais estreitada. O piloro (que significa "porteiro") marca o ponto de transição gastroduodenal. Descreve-se, nessa região, um mecanismo muscular de fechamento e abertura capaz de controlar a passagem do conteúdo gástrico para o duodeno, através do **óstio pilórico**, e, ao mesmo tempo, impedir o refluxo do conteúdo duodenal para o estômago. Esse mecanismo é denominado **esfíncter pilórico**. Numerosos trabalhos têm sido registrados na literatura sobre o piloro. Boa parte deles defende a existência do mecanismo ativo de abertura e fechamento. Outros afirmam que o piloro e o duodeno agem como uma única unidade funcional, mais do que como um esfíncter verdadeiro, e não constituem um mecanismo de barreira. Estudos endoscópicos, associados à monitorização da pressão intraluminal do tubo digestório (manometria), têm demonstrado que, em condições de repouso

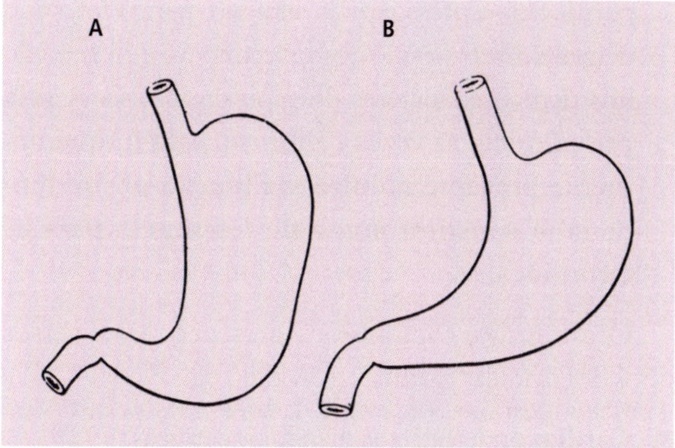

Figura 22.45 Estômago em "J" em "chifre de novilho".

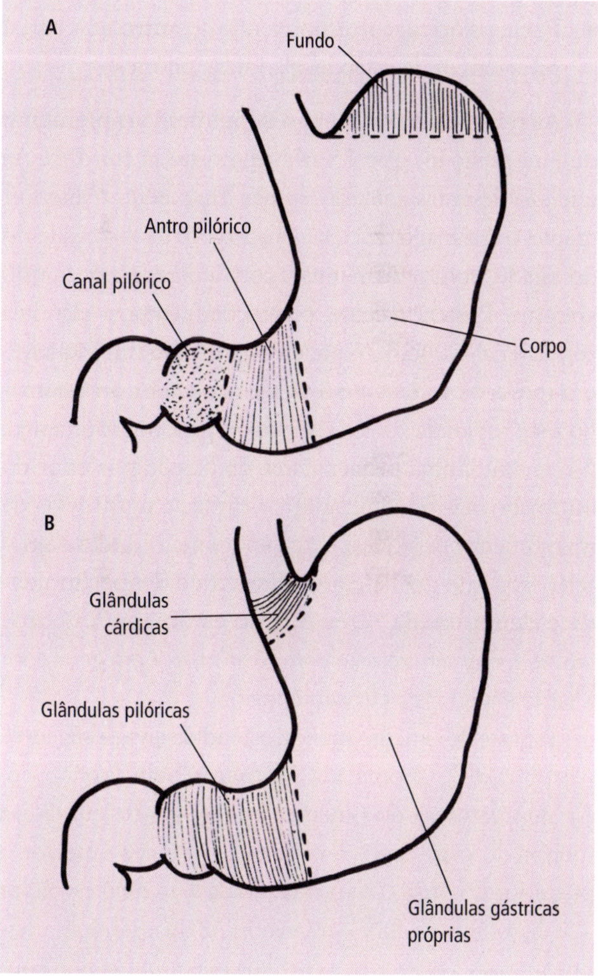

Figura 22.46 Divisão do estômago.

(ausência de passagem de alimentos), o piloro se encontra fechado e com uma pressão elevada no interior do óstio pilórico. Quando o antro pilórico contrai na expulsão do conteúdo gástrico, o piloro é aberto e a pressão no óstio cai acentuadamente, permitindo a passagem do alimento para o intestino delgado. Esse mesmo comportamento é observado nos demais esfíncteres do tubo digestório. **A veia pré-pilórica, às vezes calibrosa, está frequentemente presente no nível da junção gastroduodenal e constitui ponto de referência para os cirurgiões.**

O estômago, com base na presença dos diversos tipos de glândulas gástricas, é dividido em (Figura 22.46):

- **Cárdia:** onde estão as glândulas cárdicas.
- **Fundo e corpo:** onde estão as glândulas gástricas propriamente ditas.
- **Parte pilórica:** correspondendo ao **antro** e ao **canal pilórico**, onde estão as glândulas pilóricas.

As relações do estômago dependem amplamente de sua posição, que é variável, como já foi dito. As que são descritas aqui são as mais frequentes. Anteriormente, o estômago está relacionado com o lobo esquerdo do fígado, com o diafragma e com a parede anterior do abdome. Posteriormente, com o diafragma, a glândula suprarrenal esquerda, o pâncreas, parte do rim esquerdo e o mesocólon transverso. A face posterior do estômago está separada dessas estruturas pela bolsa omental. No entanto, uma pequena área da parede posterior do estômago, nas proximidades do cárdia, é desprovida de revestimento peritoneal e está em contato direto com o pilar esquerdo do diafragma. **Essa área desperitonizada é denominada "área nua do estômago".** O baço também mantém relação com o estômago, em geral com a parte superior da curvatura maior.

A parte do omento menor, estendida entre o fígado e o estômago, é denominada **ligamento hepatogástrico**. As duas lâminas do omento separam-se na curvatura menor do estômago, revestem as paredes anterior e posterior do órgão (com exceção da área nua) e voltam a se encontrar na curvatura maior. As duas lâminas continuam para a esquerda, a partir da curvatura maior, com as denominações **ligamentos gastrofrênico** e **gastroesplênico**. Da parte inferior da curvatura maior, as duas lâminas prologam-se inferiormente como a anterior das duas lâminas do **omento maior** (Figura 22.39). O revestimento peritoneal da face anterior do estômago estende-se superiormente, por uma curta distância, no contorno anterior do esôfago.

O **volvo gástrico** é uma patologia rara que ocorre por defeito nos diversos ligamentos e estruturas que mantém o estômago em sua posição, que pode ser congênita ou relacionada a neoplasias, adesões ou deformidades esqueléticas. É uma causa de obstrução gástrica e pode ocasionar isquemia do órgão. O volvo é denominado "secundário" quando vem relacionado a outras anormalidades anatômicas não primárias aos ligamentos do estômago, como **hérnias paraesofágicas** e **hérnias diafragmáticas**.

O estômago vazio apresenta uma mucosa com dobras, as **pregas gástricas**, mais evidentes ao longo da curvatura menor (**canal gástrico**), que tendem a direcionar os líquidos ingeridos ao longo dessa curvatura, em vez de deixar que se espalhem em todo o corpo do estômago. **Isso justifica o fato de a ingestão de material corrosivo afetar, em particular, a curvatura menor.** A absorção de substâncias no estômago é pequena. O estômago não é um órgão indispensável à vida. O bolo alimentar é transformado no estômago em uma mistura pastosa, denominada "quimo", que é impelida para o duodeno.

O **estômago** pode, em decorrência de patologias diversas tanto de origem neurológica como tumoral, ter sua via de drenagem obstruída e apresentar-se constantemente distendido com conteúdo em seu interior. Nessas situações, torna-se facilmente palpável ao exame físico e um ***splash*** **gástrico** (também denominado *succussion splash*) pode ser facilmente audível sem o estetoscópio. O tratamento das obstruções gástricas depende da origem destas, podendo ser feito por meio de alterações de hábitos, medicações ou, até mesmo, cirurgias extensas.

Irrigação do estômago

A irrigação do estômago (Figura 22.47) origina-se, direta ou indiretamente, do tronco celíaco, ramo da parte abdominal da aorta. Cinco pedículos podem ser:

- **Gástrica esquerda:** ramo do **tronco celíaco**, tem, primeiro, um trajeto ascendente e para a esquerda. Alcança o estômago no nível do cárdia e, aí, origina alguns ramos para o esôfago e para a região do cárdia. **Curva-se, então, inferiormente e acompanha a curvatura menor do estômago para, em geral, se anastomosar com a artéria gástrica direita.** No seu trajeto na curvatura menor, as artérias gástricas

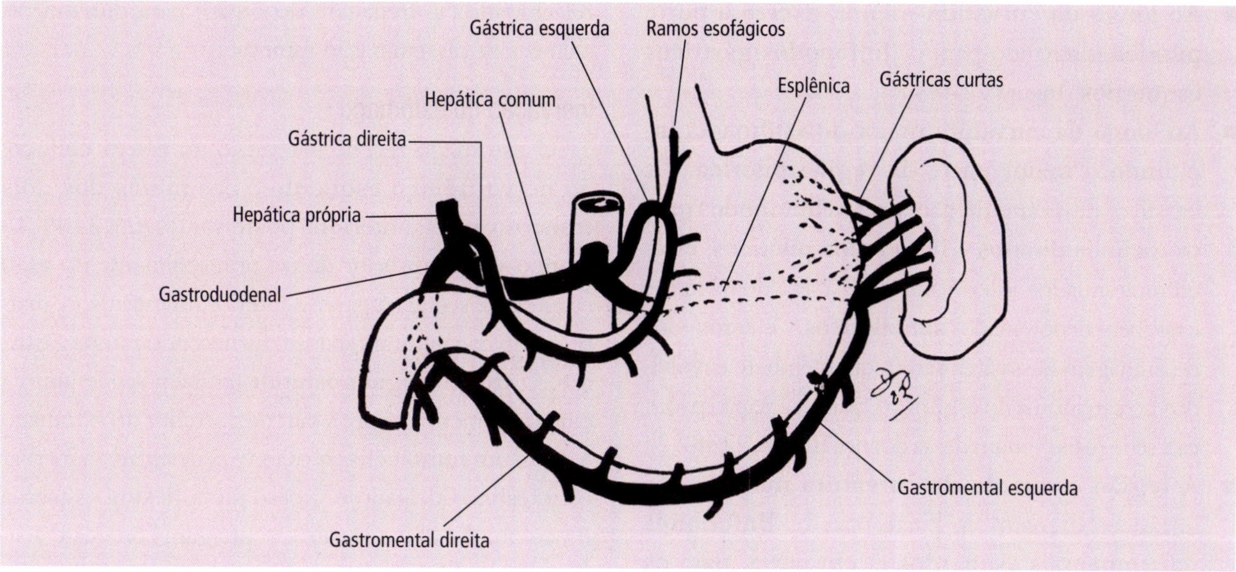

Figura 22.47 Irrigação do estômago.

emitem numerosos ramos para as faces anterior e posterior do estômago.

- **Gástrica direita:** ramo da **artéria hepática comum** (do tronco celíaco), pode se originar também da artéria hepática própria. Segue, inferiormente, em direção à curvatura menor do estômago, que acompanha, e anastomosa-se com a artéria gástrica esquerda.
- **Gastromental direita:** ramo terminal da **artéria gastroduodenal**. Esta, por sua vez, resulta da divisão da **artéria hepática comum** em **artérias gástrica direita**, **hepática própria** e **gastroduodenal**. Acompanha a curvatura maior do estômago, anastomosa-se com a **artéria gastromental esquerda** e fornece ramos para as faces anterior e posterior do estômago e para o omento maior.
- **Gastromental esquerda:** se origina da **artéria esplênica**, um dos ramos do **tronco celíaco**, segue ao longo da curvatura maior do estômago e **anastomosa-se com a artéria gastromental direita**. Fornece ramos para as faces anterior e posterior do estômago e para o omento maior.
- **Artérias gástricas curtas:** se originam da **artéria esplênica** ou de seus ramos, sendo pouco calibrosas e irrigam a face posterior do fundo do estômago.

Não só as artérias que seguem nas curvaturas maior e menor do estômago se anastomosam, como foi descrito, mas também seus ramos, nas faces anterior e posterior do estômago, mantêm amplas anastomoses. Essas numerosas anastomoses são denominadas **intramurais**, pois estão localizadas na própria espessura da parede do órgão. Mesmo a ligadura de todos os pedículos de irrigação do estômago, com exceção de um deles, não impede que a irrigação da víscera se faça com eficiência.

As **úlceras gástricas**, também denominadas **úlceras pépticas**, podem sofrer diversas complicações ao longo de sua patogênese, especialmente o sangramento, que é uma das causas de **hemorragia digestiva alta**. Em razão das localizações mais comuns das úlceras, o bulbo duodenal e o antro pilórico, as artérias que geram os sangramentos são, respectivamente, a **artéria gastroduodenal** e a **artéria gástrica esquerda.**

Drenagem do estômago

As veias do estômago acompanham as artérias, mas não terminam num vaso comum antes de afluir à **veia porta**. Existe muita variação no término dessas veias, mas, em geral, **as veias gástricas direita e esquerda desembocam diretamente na veia porta; a gastromental direita drena, tipicamente, para a veia mesentérica superior; e as veias gastromental esquerda e gástricas curtas desembocam na veia esplênica ou em suas tributárias.**

Os linfáticos do estômago drenam para linfonodos situados ao longo das artérias que o irrigam e têm sido identificados pelo menos quatro áreas de drenagem (Figura 22.48):

- **Ao longo da curvatura menor, exceto a parte pilórica**, drenando para os **linfonodos gástricos esquerdos** (Figura 22.48 – 1).
- **Ao longo da curvatura maior do estômago, incluindo a maior parte da região pilórica.** Os linfáticos dessa área drenam para os **linfonodos gastromentais direitos** e **linfonodos pilóricos**, esses últimos situados anteriormente à cabeça do pâncreas e também denominados **subpilóricos**. Os linfonodos de drenagem dessa área são frequentemente envolvidos no carcinoma do estômago, por ser a região pilórica a sede mais comum dessa doença (Figura 22.48 – 2).
- **A região esquerda da curvatura maior**, cujos linfáticos drenam em parte para os **linfonodos gastromentais esquerdos e, em parte, para os linfonodos pancreáticos e esplênicos.** Esses últimos estão situados ao longo da artéria esplênica e do hilo do baço (Figura 22.48 – 3).
- **A parte pilórica do estômago na curvatura menor**, cujos linfáticos drenam para os **linfonodos gástricos direitos** (Figura 22.48 – 4).

Esses quatro grupos de linfonodos são barreiras intermediárias, pois seus vasos linfáticos eferentes drenam para os **linfonodos celíacos** e destes, em última análise, para **o ducto torácico, através do tronco intestinal, que desemboca na cisterna do quilo.**

A **drenagem linfática do estômago** é de conhecimento fundamental na abordagem de neoplasias da região em virtude da necessidade de realização de **linfadenectomia** (retirada de todos os linfonodos relacionados à drenagem do órgão) para diminuir as chances de disseminação tumoral.

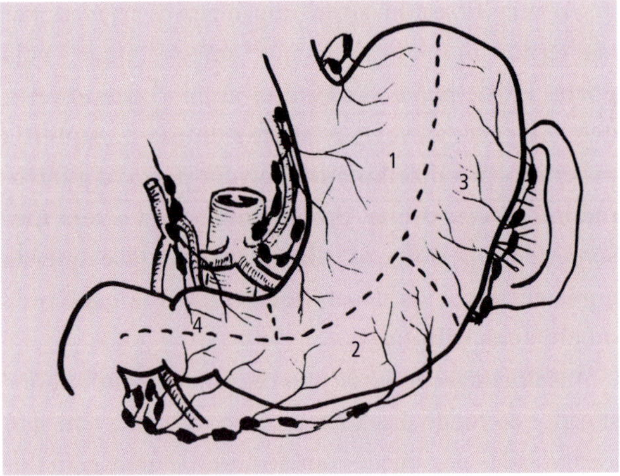

Figura 22.48 Drenagem linfática do estômago.

Inervação do estômago

O estômago recebe inervação do **plexo celíaco**, do **nervo frênico esquerdo** e dos **ramos dos dois troncos vagais, anterior** e **posterior** (Figura 22.49). O **tronco vagal anterior** deriva principalmente do vago esquerdo e segue na parede anterior do estômago, mais próximo da curvatura menor, fornecendo ramos gástricos. O **tronco vagal posterior** também segue junto à curvatura menor, supre a parede posterior do estômago e emite um **ramo celíaco** calibroso, destinado a inervar os intestinos delgado e grosso até a flexura esquerda do cólon. As fibras vagais são pré-ganglionares e a sinapse com fibras pós-ganglionares ocorre no interior da parede da víscera, no nível dos plexos mioentérico e submucoso. A estimulação das fibras parassimpáticas aumenta a atividade peristáltica (motora) do estômago e ativa a secreção de hormônios estimulando a secreção de ácidos pelas glândulas gástricas.

A inervação simpática do estômago é feita por fibras pós-ganglionares que fizeram sinapse com as pré-ganglionares no nível do gânglio celíaco e outros e inervam os vasos sanguíneos. É provável que sejam inibidoras da motilidade gástrica.

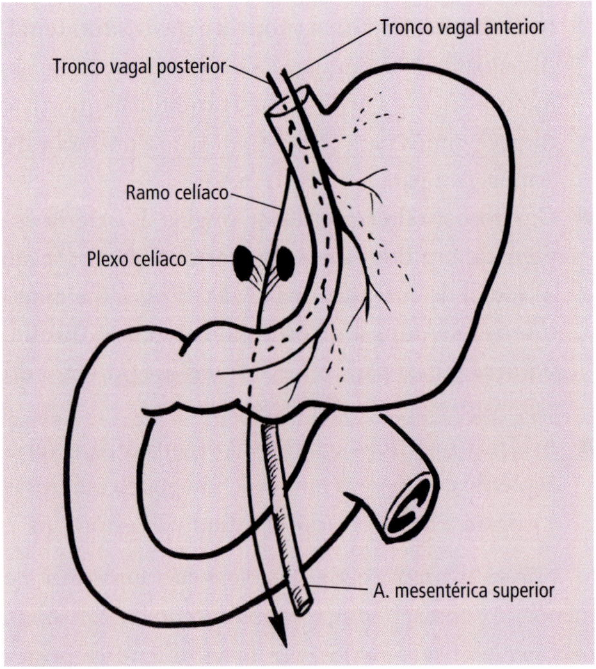

Figura 22.49 Inervação do estômago.

para entrar na base do mesentério e, a seguir, entre as duas lâminas que constituem aquela prega peritoneal. As **artérias jejunais e ileais, em número variável, originam-se da convexidade (contorno esquerdo) da artéria mesentérica superior e não vão diretamente para o intestino, formando primeiramente uma série de arcadas mesentéricas** (Figura 22.55). Os ramos dessas arcadas podem formar outras arcadas antes que sejam emitidas as **artérias retas** que alcançam a víscera para irrigá-la. A formação das arcadas está, provavelmente, relacionada com a mobilidade e, assim, as porções iniciais do jejuno, menos móveis, apresentam arcadas simples. Elas tornam-se mais complexas ao longo da maior parte do restante do mesentério. Não há anastomoses entre as artérias retas no nível do mesentério, mas elas existem no nível da víscera e, embora não sejam numerosas, são suficientes para nutrir vários centímetros de intestino. **Desse modo, a obstrução de uma arcada não é grave, mas as obstruções que afetem várias arcadas ou as artérias retas podem interferir seriamente na circulação causar uma urgência cirúrgica.**

As veias acompanham as artérias e, em última análise, unem-se para formar a **veia mesentérica superior, uma tributária da veia porta.**

Os **vasos linfáticos** (Figura 22.56) acompanham os vasos sanguíneos mesentéricos; são abundantes os linfonodos no mesentério, cujos vasos eferentes drenam para o ducto torácico. **Na parede do intestino delgado, os vasos linfáticos correm em ângulo reto com o longo eixo da víscera de modo que o câncer (ou tuberculose) que se difunde através deles tende a envolver o intestino determinando, de forma precoce, a sua obstrução.**

Duodeno, jejuno e íleo são inervados pela divisão autônoma do sistema nervoso e apresentam também inervação sensitiva (fibras aferentes viscerais). **O nervo vago responde pela inervação parassimpática**, ocorrendo a sinapse entre as fibras pré e pós-ganglionares nos plexos submucoso e mioentérico, na intimidade da parede da víscera. As fibras vagais alcançam o intestino delgado (e também o intestino grosso) através do **ramo celíaco do vago** (Figura 22.49) que

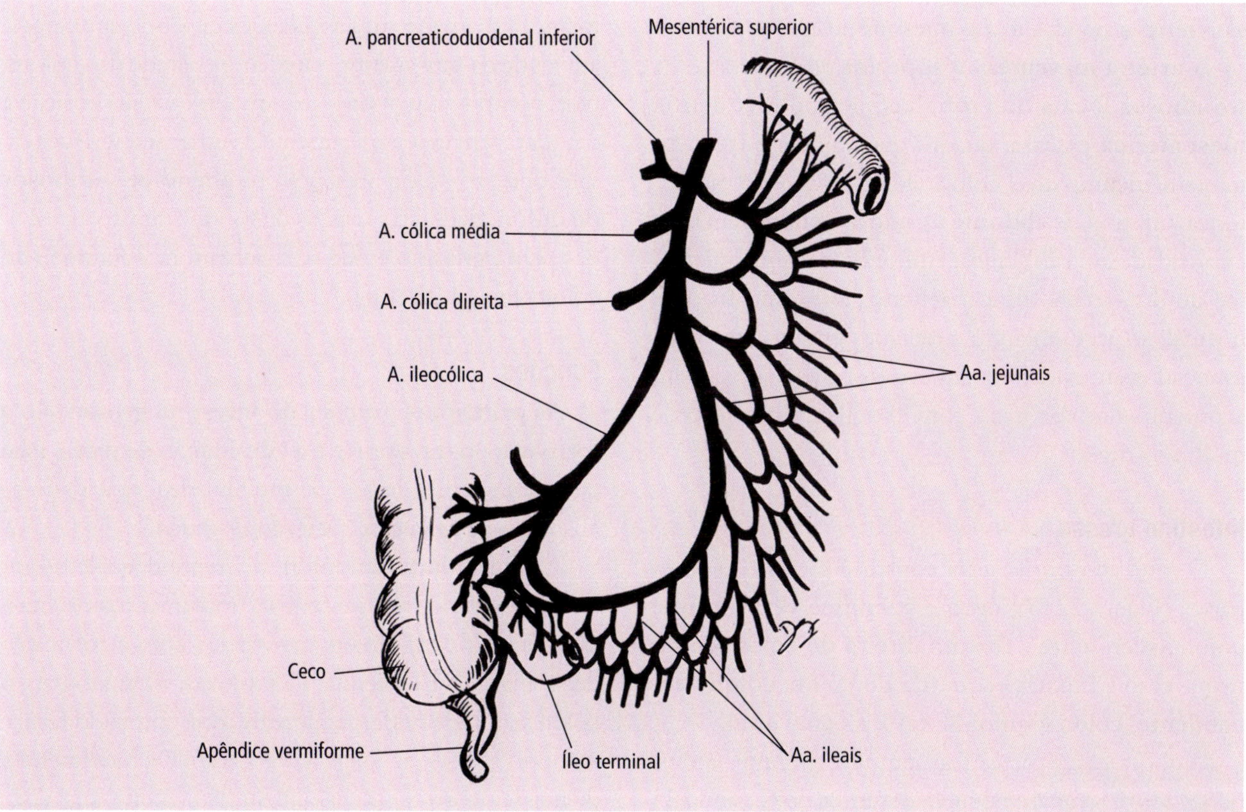

Figura 22.55 Irrigação do jejuno e do íleo.

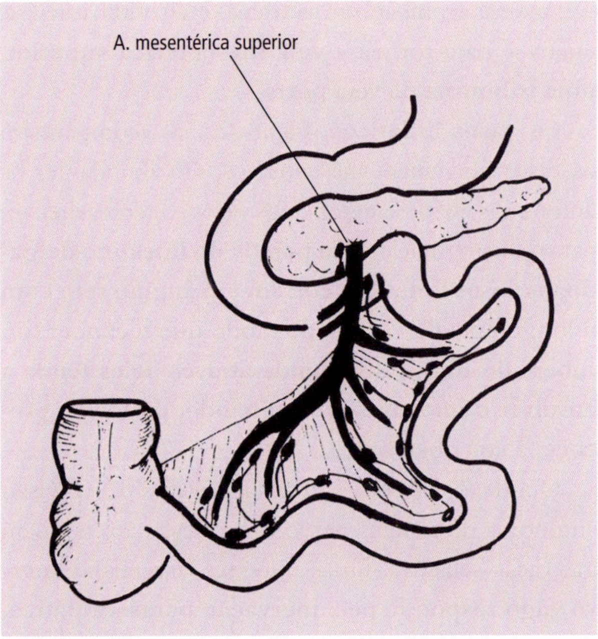

Figura 22.56 Drenagem linfática do intestino delgado.

se distribui seguindo o trajeto das artérias que irrigam o intestino delgado. **As fibras simpáticas pós-ganglionares são oriundas do plexo celíaco e do plexo mesentérico superior** e também acompanham as artérias para alcançar o intestino delgado.

A **artéria mesentérica superior** pode ser alvo de **tromboses locais ou embolias**, gerando **isquemia mesentérica** extensa, quadro que é grave e frequentemente incompatível com a vida. A isquemia mesentérica, um tipo de **abdome agudo vascular**, tem uma curiosidade em sua clínica: embora o paciente queixe-se de dor severa e incapacitante, o exame físico é normal, só apresentando alterações em quadros mais avançados em que, frequentemente, o paciente já tem acometimento sistêmico com choque e disfunção de múltiplos órgãos.

Intestino grosso

O intestino grosso está constituído das seguintes partes (Figura 22.57): **ceco** e **apêndice vermiforme**; **cólon ascendente** e **flexura direita do cólon**; **cólon transverso** e **flexura esquerda do cólon**; **cólon descendente**; **cólon sigmoide**; **reto;** e **canal anal**.

Embora essas partes formem um conjunto contínuo, o reto e o canal anal serão descritos no Capítulo 23 – Pelve, que trata da pelve, pois, topograficamente, é nela que estão situados. Como está implícito em sua denominação, o intestino grosso é mais calibroso que o intestino delgado. Essa afirmação, entretanto, não é sempre verdadeira: comumente, o cólon descendente, quando vazio, após a defecação, é menos calibroso que o intestino delgado. A musculatura longitudinal da parede do intestino grosso apresenta-se condensada em três faixas: **as tênias do cólon** (Figura 22.57): **mesocólica; omental;** e **livre. Estas se iniciam no ceco, no ponto de implantação do apêndice vermiforme, e seguem ao longo de todo o cólon até a porção proximal do reto onde desaparecem.** A tênia mesocólica é posteromedial no ceco e nos cólons ascendente e descendente, e posterossuperior no cólon transverso; a tênia omental é anterossuperior no cólon transverso e posterolateral no ceco e nos cólons ascendente e descendente; a tênia livre está localizada posteroinferiormente no cólon transverso e anteriormente no ceco e nos cólons ascendente e descendente. As tênias são mais evidentes no ceco e no cólon ascendente e são mais difusas no cólon sigmoide. A tensão provocada pelas tênias produz as **saculações do cólon**, característicos da maior parte do intestino grosso. Provavelmente, a formação das saculações depende também da atividade da musculatura circular da parede dos cólons, pois, nos indivíduos vivos, elas modificam sua posição e desaparecem esporadicamente. Outra característica do intestino grosso é a presença dos **apêndices adiposos do cólon**, pequenas massas de tecido adiposo envolvidas pelo peritônio e que se salientam na superfície do cólon (Figura 22.58).

Funções

As principais funções do intestino grosso são a formação, o transporte e a eliminação de fezes. Para cumpri-las, ele é dotado de mobilidade, capacidade de absorção de água e de secreção de muco.

A **mobilidade do cólon**, diferente daquela do intestino delgado, traduz-se por "movimentos de massa", rápidos e vigorosos, associados com a formação de saculações. Eles tendem a mover o conteúdo para o cólon sigmoide onde, geralmente, esse conteúdo fecal é mantido até que se inicie a defecação. Os movimentos de massa ocorrem principalmente no cólon transverso, de duas a três vezes ao dia.

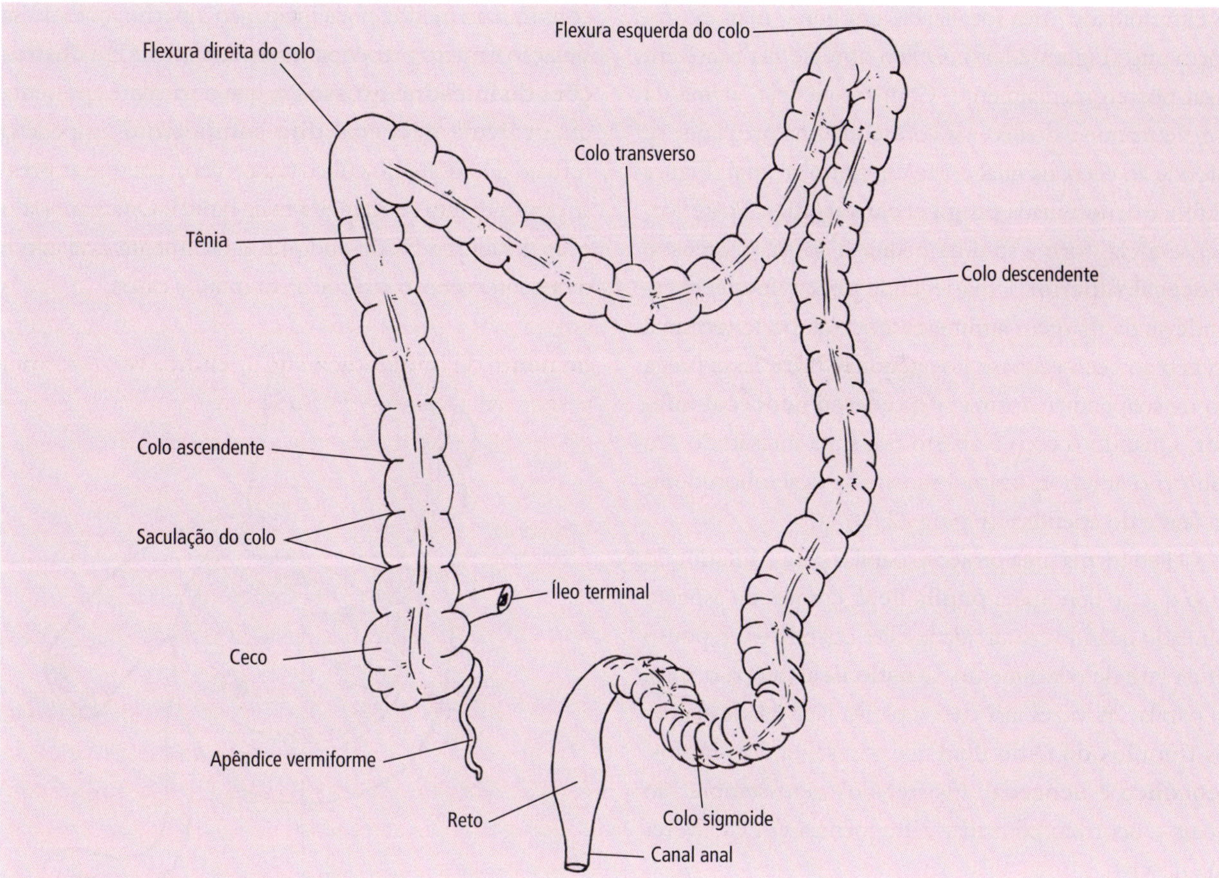

Figura 22.57 Intestino grosso.

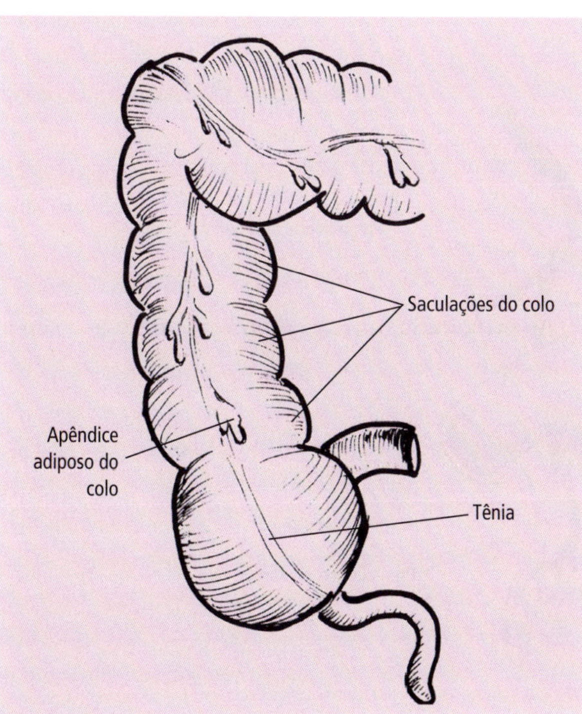

Figura 22.58 Tênia cólica e saculações do cólon.

A porção proximal do cólon, até a flexura esquerda do cólon, **absorve água** e **eletrólitos da massa pastosa** (quimo) que o íleo traz para o ceco. O **muco secretado no intestino grosso protege a mucosa contra lesões, dilui os agentes irritantes e interfere ou evita a absorção de muitas substâncias**.

Ceco

A 1ª parte do intestino grosso é o ceco, situado abaixo do nível de desembocadura do íleo. Pode apresentar um **mesoceco**, que lhe confere mobilidade, mas, não raro, está fixado à parede posterior do abdome por duas pregas verticais, que se prendem de cada lado do seu contorno posterior e formam um **recesso retrocecal** (Figura 22.54). **O ceco não apresenta apêndices adiposos, mas as tênias convergem para um ponto que, originalmente, representaria a sua extremidade e do qual se projeta o apêndice vermiforme.** Com o desenvolvimento, o contorno anterior de ceco cresce, mais que os outros contornos, de modo que "a extremidade" fica localizada, em geral, mais posteriormente (Figura 22.59). O íleo abre-se no ceco, em geral posteromedialmente. Com frequência, acima da porção terminal do íleo, está presente uma prega que se estende ao ceco, na qual corre um ramo arterial (Figura 22.59): é denominada **prega cecal vascular**. Posteriormente a ela, forma-se uma pequena fossa, o **recesso ileocecal superior**. Uma segunda **prega ileocecal** estende-se da margem antimesentérica da parte terminal do íleo ao ceco e à base do apêndice. Entre essa prega e o mesoapêndice, forma-se o **recesso ileocecal inferior**. Quando o ceco é aberto por uma incisão no seu contorno anterior, ficam à mostra as desembocaduras do íleo e do apêndice (Figura 22.60).

O íleo forma uma projeção papilar para o interior do ceco que se denomina **papila ileal**, cônica, de aspecto lobulado quando em atividade e lisa quando em repouso ou na fase de relaxamento. O **óstio ileal** ocupa o ápice da papila. Às vezes, no vivo, a papila ileal é ladeada pelos **frênulos do óstio ileal** que apresenta dois **lábios, ileocólico** e **ileocecal**. Os frênulos nem sempre são iguais e ocorrem com maior frequência em cadáveres que no vivo.

O **ceco** é o ponto que apresenta a parede mais fina ao longo do intestino grosso, sendo mais distensível e, consequentemente, mais propenso a perfurações. Essa situação é muito preocupante especialmente em **obstruções do intestino grosso** em que o paciente apresenta uma **válvula ileocecal dita competente** (impede o refluxo do conteúdo cólico para o íleo), em que as pressões aumentam de maneira mais rápida. O tamanho do ceco à radiografia de abdome é facilmente avaliado e dita a intervenção cirúrgica em muitos casos.

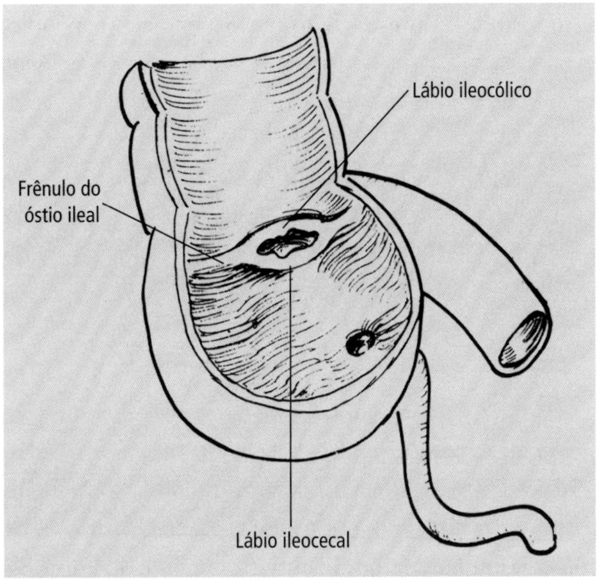

Figura 22.60 Desembocadura do íleo no ceco.

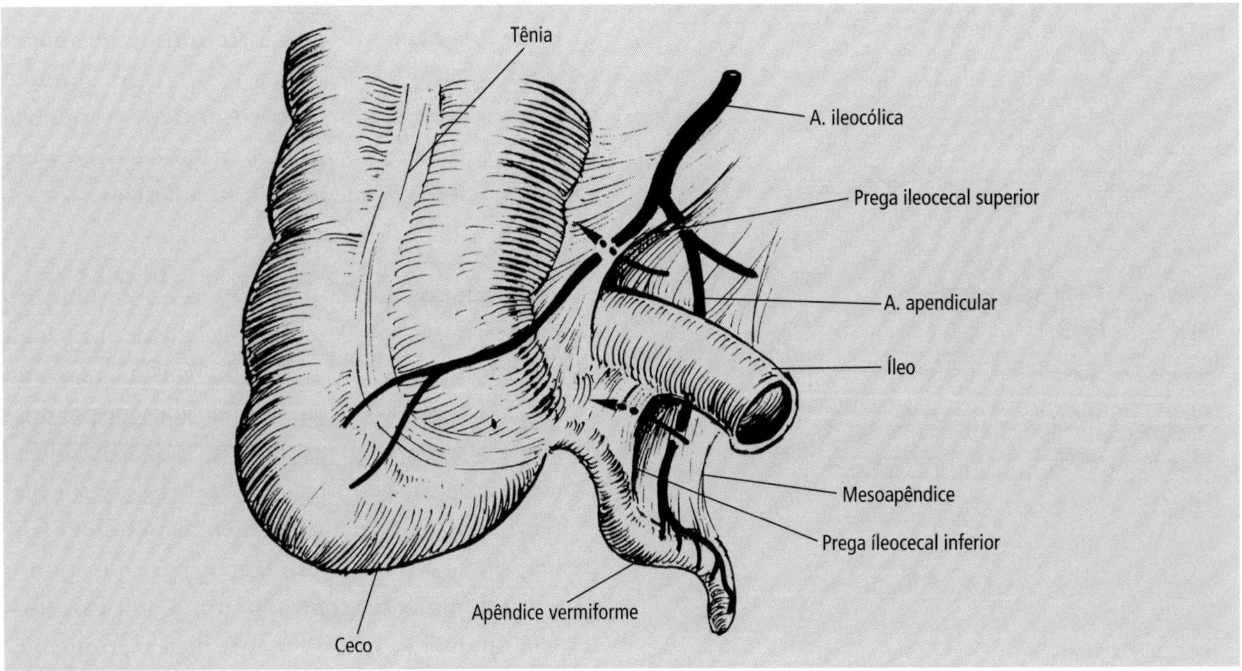

Figura 22.59 Pregas peritoneais associadas com a porção terminal do íleo e com o ceco. As setas indicam os recessos ileocecais superior e inferior.

Apêndice vermiforme

Durante o desenvolvimento o apêndice vermiforme abre-se no ápice do ceco, mas, no adulto, ela está na parede posteromedial do ceco, inferiormente à desembocadura do íleo. Apresenta um **mesoapêndice** que se estende entre o apêndice vermiforme e o ceco e é bastante curto, de modo que o apêndice se apresenta pregueado ou enrolado sobre si mesmo. **A artéria apendicular passa no mesoapêndice** (Figura 22.59). Em virtude da presença do mesoapêndice, o apêndice é móvel e **pode ocupar uma posição muito variável, sendo comum a retrocecal** (Figura 22.61). A posição pélvica é também bastante frequente. Um apêndice pélvico pode estar relacionado com o ureter, em ambos os sexos, e com a tuba uterina e o ovário, na mulher. A mucosa do apêndice está infiltrada com tecido linfoide. **A melhor maneira de localizá-lo é acompanhar uma das tênias (a tênia livre é, habitualmente, a mais conveniente), uma vez que ele está implantado no ceco no ponto de convergência das tênias.**

A inflamação do apêndice vermiforme é a **apendicite**, que requer intervenção cirúrgica de urgência para evitar complicações que podem advir da ruptura do órgão e contaminação de outras vísceras e do peritônio (**peritonite**). A dor apendicular é referida no quadrante inferior direito do abdome. McBurney descreveu, nessa região, um ponto de maior sensibilidade à pressão, o **ponto de McBurney**, situado a 5 cm da espinha ilíaca anterossuperior, na linha que se estende dessa espinha ao umbigo, o que corresponde aproximadamente ao ponto de união dos terços lateral e médio dessa linha.

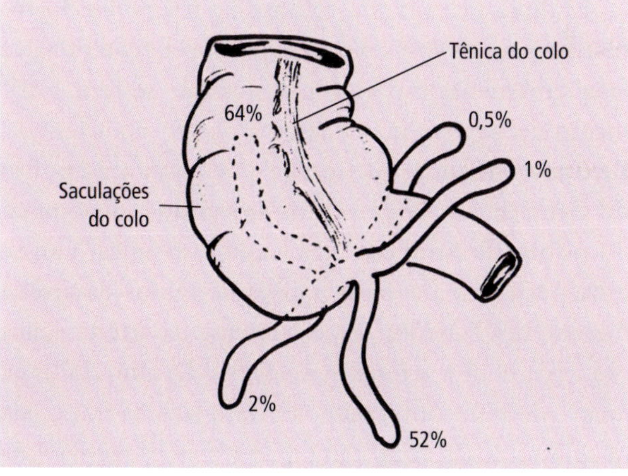

Figura 22.61 Localizações do apêndice vermiforme (ver texto).

Cólon ascendente

O ceco é continuado pelo cólon ascendente (Figura 22.57), que se estende até a **flexura direita do cólon**, anteriormente ao rim direito e em contato com o lobo direito do fígado. Uma prega peritoneal, o **ligamento frenocólico**, estende-se da flexura direita do cólon ao diafragma, mas a flexura desce com o fígado durante a inspiração. O peritônio reveste o cólon ascendente nos contornos anterior, lateral e medial, mas não no posterior, isto é, geralmente não há um mesocólon ascendente, o que torna a mobilidade dessa parte do intestino grosso quase nula ou extremamente reduzida. Entre o contorno lateral do cólon ascendente e a parede abdominal, situa-se o **sulco paracólico**.

Cólon transverso

O cólon transverso cruza a linha mediana do abdome, formando um arco da flexura direita do cólon à flexura esquerda do cólon. Essa última é frequentemente superior e mais aguda que a flexura direita e um **ligamento frenocólico** pode fixá-la ao diafragma. A parte direita do cólon transverso relaciona-se posteriormente com o duodeno e o pâncreas, mas o restante apresenta relações extremamente variáveis.

Uma larga prega peritoneal, o mesocólon transverso (Figura 22.34), **confere ao cólon transverso extrema mobilidade.** Seu comprimento é tal que a víscera pode atingir um nível inferior ao das cristas ilíacas e mesmo chegar à pelve. Sua parte superior está aderida ou fundida com o omento maior e **os vasos sanguíneos, nervos e vasos linfáticos do cólon transverso estão contidos entre as lâminas do mesocólon.**

Cólon descendente

O cólon descendente é vertical e **estende-se da flexura esquerda do cólon até as proximidades da abertura superior da pelve**, onde se inicia o cólon sigmoide. Como no cólon ascendente, o peritônio reveste seus contornos anterior, medial e lateral, mas não o posterior que está em contato com a parede posterior do abdome. Desse modo, o cólon descendente, desprovido de meso, é fixo. Raramente, entretanto, pode existir um mesocólon descendente. O **sulco paracólico** situa-se entre o seu contorno lateral e a parede do abdome.

Cólon sigmoide

O cólon sigmoide continua o cólon descendente, mas, ao contrário deste, é bastante móvel em virtude da presença de um mesocólon sigmoide. A linha de inserção do mesocólon sigmoide forma um V invertido cujo ápice se localiza anteriormente ao ureter esquerdo e à divisão da artéria ilíaca comum esquerda. O cólon sigmoide descreve uma curva em S e sua posição varia com o estado de repleção: quando vazio, pode estar contido inteiramente na pelve; quando cheio, sua maior parte está fora da pelve, usualmente em posição posterior às alças terminais do íleo.

Reto

O **reto é a continuação do cólon sigmoide** e, por sua vez, é continuado pelo **canal anal**, parte terminal do tubo digestório. Essas estruturas serão descritas no Capítulo 23 – Pelve, em razão de sua localização topográfica na pelve.

Irrigação do intestino grosso

As artérias mesentéricas, superior e inferior, irrigam o intestino grosso. A artéria mesentérica superior tem uma área de irrigação maior que inclui a parte terminal do íleo e todo o intestino grosso até a flexura esquerda do cólon (Figuras 22.62 e 22.63), além de fornecer ramos para o duodeno, pâncreas e intestino delgado. **Ela se origina 1 a 2 cm inferiormente ao tronco celíaco, posteriormente ao pâncreas e segue, com trajeto descendente, anteriormente à veia renal esquerda, ao processo uncinado do pâncreas e à parte horizontal do duodeno para entrar na raiz do mesentério, que percorre até a fossa ilíaca direita.** Seus ramos para o intestino grosso são os seguintes:

- **Ileocólica:** o mais inferior dos seus ramos e irriga a parte terminal do íleo, o ceco (**artérias cecais anterior** e **posterior**) e o apêndice vermiforme (**artéria apendicular**). A artéria apendicular corre no mesoapêndice.
- **Cólica direita:** se origina, em geral, da artéria mesentérica superior, mas pode se originar da ileocólica. **Irriga o cólon ascendente**.
- **Cólica média:** é o mais superior dos três ramos para o intestino grosso. Curva-se levemente para a direita e divide-se em **ramos direito** e **esquerdo**. O ramo direito dirige-se para a flexura direita do cólon (**artéria da flexura direita**) e o esquerdo para a flexura esquerda do cólon. Desse modo, a **artéria cólica média é a fonte de irrigação do cólon transverso**.

A **artéria mesentérica inferior** (Figuras 22.62 e 22.63) origina-se da aorta, alguns centímetros acima de sua bifurcação e tem trajeto descendente e para a esquerda. **Seu ramo mais superior é a artéria cólica esquerda que irriga o cólon descendente.** Duas **artérias sigmóideas** se originam da mesentérica inferior, em um nível inferior à origem da cólica esquerda, e seguem no mesocólon sigmoide **para irrigar o cólon sigmoide**. Depois de emitir as artérias sigmóideas, a artéria mesentérica inferior continua seu trajeto em direção à pelve, com o nome de **artéria retal superior para irrigar o reto.**

As artérias que irrigam o intestino grosso se anastomosam criando, assim, uma via vascular contínua, formada por uma série de arcadas que se estendem por toda a extensão da porção abdominal do cólon. **Essa série de anastomoses é referida como arco justacólico** e constitui uma eficiente circulação colateral no caso de obstrução de qualquer dos ramos cólicos das artérias mesentéricas. O arco justacólico pode estar muito próximo da parede do cólon ou a alguma distância dele; nesse último caso pode haver uma arcada suplementar formada pelos ramos anastomóticos. **Das arcadas, saem os ramos intestinais que penetram na parede do cólon** (Figura 22.63), tal como acontece no jejuno-íleo.

Embora rica em anastomoses, a **irrigação do intestino grosso** apresenta dois pontos deficitários que frequentemente são os locais em que se tem sofrimento de alça em razão de uma obstrução arterial: a **flexura esplênica**, que recebe a denominação **ponto de Griffith** e a **junção retossigmóidea**, denominado **ponto de Sudeck**. Na flexura esplênica, tem-se uma fraca rede de anastomoses de ramos da artéria mesentérica superior (especialmente da artéria cólica esquerda com a artéria marginal de Drummond); na junção do reto com o sigmoide, tem-se uma fraca rede de anastomoses entre ramos da cólica esquerda e da artéria retal superior.

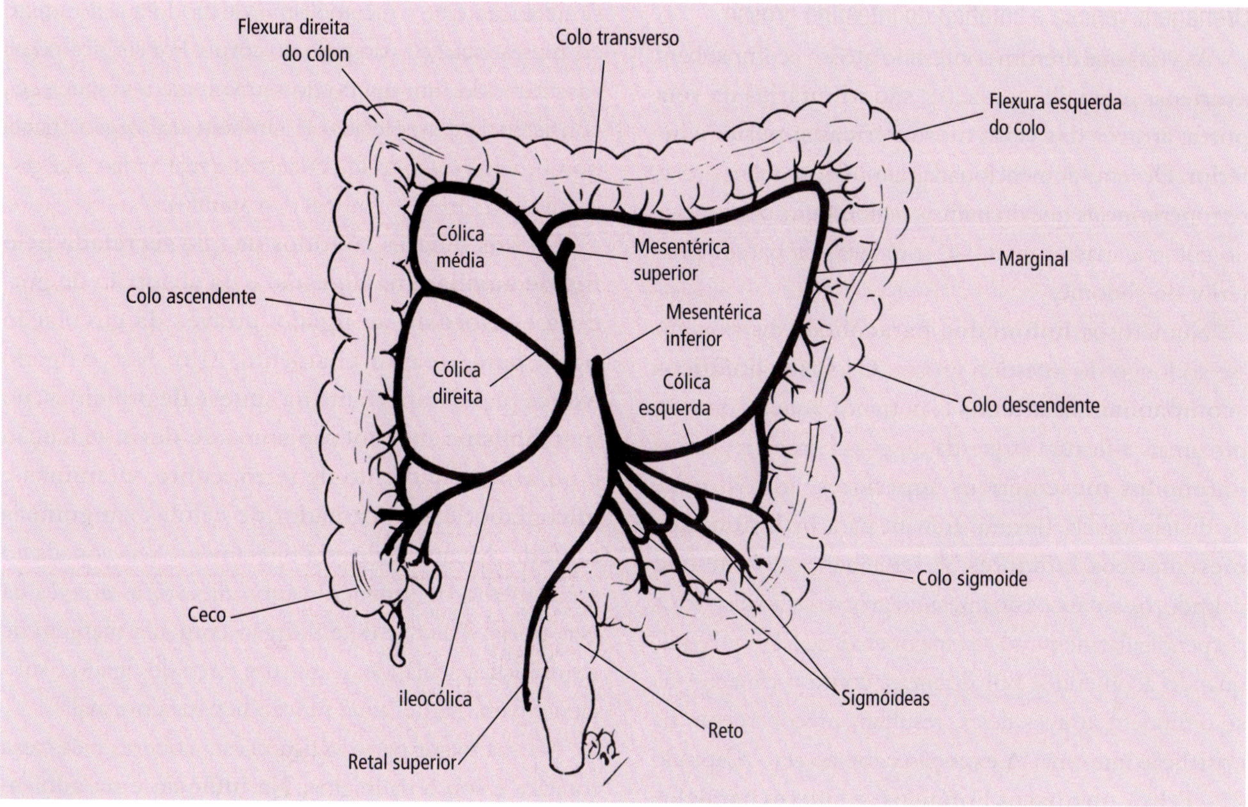

Figura 22.62 Irrigação do intestino grosso. Observe os territórios de irrigação das artérias mesentéricas.

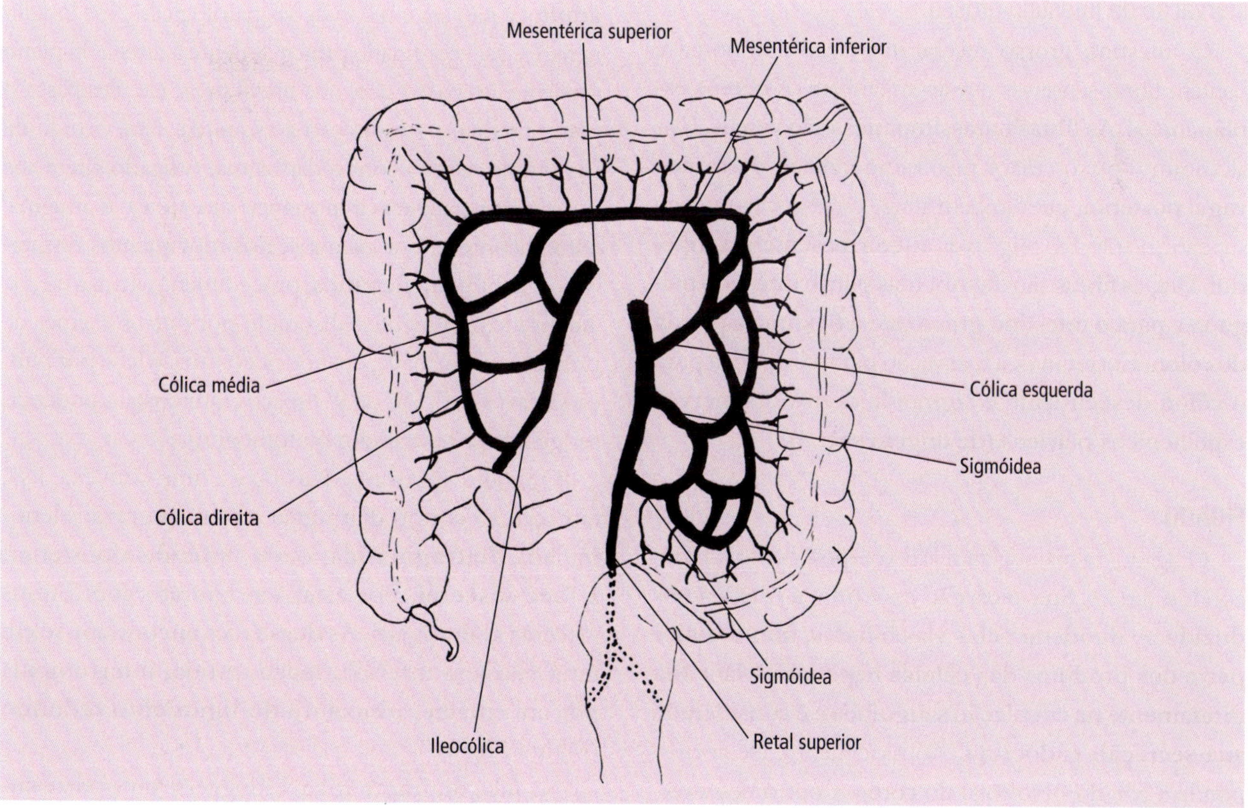

Figura 22.63 Arcadas anastomóticas na irrigação do intestino grosso.

Drenagem venosa e linfática do intestino grosso

As veias que drenam o intestino grosso acompanham as artérias e, em última análise, **são tributárias da veia porta, através das veias mesentéricas superior e inferior**. Devem ser mencionadas também pequenas veias retroperitoneais que drenam as regiões retroperitoneais do cólon e anastomosam-se com veias da parede posterior do abdome.

Numerosos **linfonodos paracólicos** distribuem-se ao longo do intestino grosso. **Os vasos linfáticos acompanham as artérias** e, portanto, aqueles que são proximais à flexura esquerda do cólon drenam para os **linfonodos mesentéricos superiores**, ao passo que os distais àquela flexura drenam para os **linfonodos mesentéricos inferiores**. À semelhança do intestino delgado, os linfáticos do intestino grosso estão dispostos perpendicularmente ao seu maior eixo, de tal forma que, quando acometidos por doenças, como o câncer, que se difundem através deles, resultam precocemente na obstrução intestinal. **A exceção cabe ao reto** (Capítulo 23 – Pelve), **no qual os linfáticos se situam paralelos ao eixo maior e, portanto, a obstrução é tardia.**

Inervação do intestino grosso

O intestino grosso recebe inervação autônoma e contém fibras sensitivas que acompanham os **nervos esplâncnicos. As fibras parassimpáticas são vagais.** Elas alcançam o plexo celíaco pelo **ramo celíaco do tronco vagal posterior**, que também atinge o plexo mesentérico superior, no nível da origem da **artéria mesentérica superior. Daí, as fibras são distribuídas para o intestino delgado e para o intestino grosso até a flexura esquerda do cólon. Entretanto, a inervação parassimpática para o cólon descendente e sigmoide deriva dos nervos esplâncnicos pélvicos (de origem sacral).**

FÍGADO

O fígado é a maior glândula do corpo e ocupa o hipocôndrio direito. **Sua secreção exócrina, a bile, é conduzida ao duodeno pelas vias biliares, mas a maior parte dos produtos das células hepáticas é lançada diretamente na circulação sanguínea e é considerada sua secreção endócrina.** Ao nascimento, ele corresponde a 5% do peso total do corpo. Com o desenvolvimento, o ritmo de crescimento diminui reduzindo-se simultaneamente o metabolismo, de modo que no adulto ele representa 2,5% do peso do corpo. Por ser ricamente vascularizado (um quinto do seu volume é sangue), sua consistência é amolecida. É também um órgão friável porque tem pouco tecido conectivo (veja Vídeo 22.2 disponível no QrCode ao final do capítulo).

Os sais biliares contidos na bile secretada pelo fígado auxiliam na digestão e na absorção da gordura e retornam ao fígado, através da circulação porta, para o reaproveitamento. Além disso, **o fígado exerce papel importante na síntese de proteínas, no metabolismo, nos mecanismos de desintoxicação e no armazenamento de ferro, cobre, vitaminas e glicogênio; é um formador de células sanguíneas no feto**. Sua atividade está diretamente relacionada ao recebimento de sangue do tubo digestório através da veia porta. Trata-se de um órgão com alta margem de segurança, calculando-se que um terço do fígado é suficiente para manter uma função hepática normal.

Na sua maior parte, o fígado está coberto pela caixa torácica e sob o diafragma. **Na infância e na adolescência, o fígado estende-se ligeiramente além da margem costal, o que, normalmente, não ocorre no adulto**, a não ser em condições patológicas. Nos longilíneos, ele está confinado principalmente à direita do plano mediano, ao passo que, nos brevilíneos, ele ultrapassa o plano mediano em direção à esquerda. Em virtude de sua íntima relação com o diafragma, o fígado altera sua posição em qualquer circunstância que afete o diafragma, como acontece, por exemplo, nos movimentos respiratórios. A **biópsia hepática**, procedimento invasivo e, na atualidade, facilmente substituído por outros exames de propedêutica armada, quando necessária, é feita por punção através do 7°, 8° ou 9° espaços intercostais, podendo ser guiada por ultrassom ou tomografia.

O fígado apresenta duas faces: uma convexa, lisa, em relação com o diafragma e por esta razão denominada **diafragmática**; outra, inferior e posterior, a **face visceral**, por estar em contato com outras vísceras abdominais. As duas faces encontram-se em uma margem inferior, aguda, nítida, interrompida por um entalhe, a **incisura do ligamento redondo** (Figura 22.64).

Na **face diafragmática** distingue-se uma **parte superior**, com uma depressão rasa, a **impressão cardíaca**;

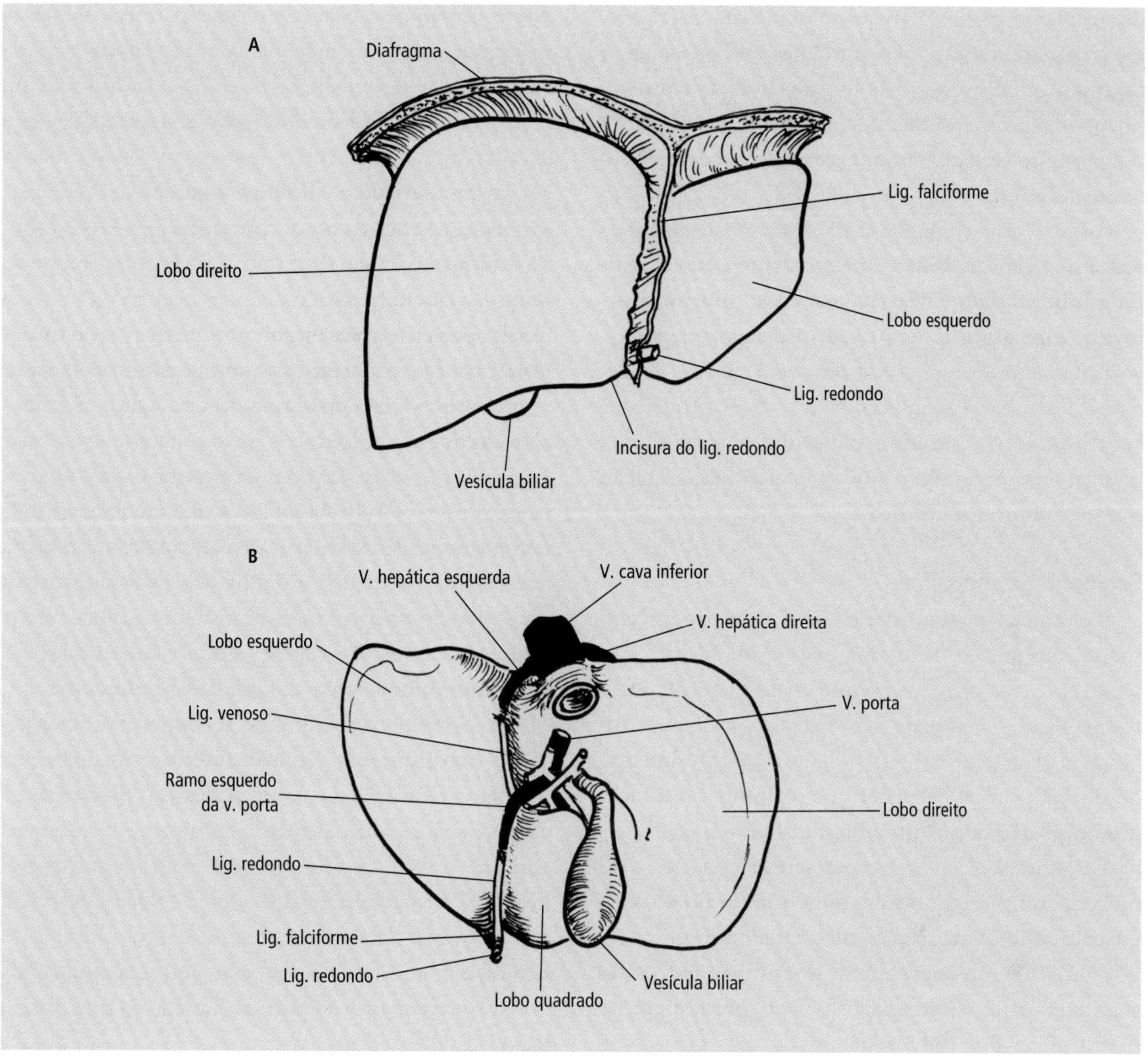

Figura 22.64 Faces do fígado. **A.** Face diafragmática. **B.** Face visceral.

uma **parte anterior**, com a superfície dos lobos direito e esquerdo; uma **parte direita**, formada pelo lobo direito; e uma **parte posterior**, em contato com a parede posterior do abdome. A face diafragmática está ligada ao diafragma pelos **ligamentos coronário** e **triangulares esquerdo** e **direito**. Entre as lâminas anterior e posterior do ligamento coronário, a face diafragmática se apresenta sem peritônio, porque ele reflete, como parte do ligamento coronário, para o diafragma. Essa área entre as reflexões é a **área nua do fígado**. **Anteriormente, o fígado está ligado à parede anterior do abdome pelo ligamento falciforme, na margem livre do qual passa o ligamento redondo do fígado, remanescente da veia umbilical do feto, e algumas veias paraumbilicais**. O ligamento falciforme está constituído por duas lâminas peritoneais que se separam na face diafragmática: a lâmina esquerda estende-se com o **ligamento triangular esquerdo** e a direita, com a **lâmina anterior do ligamento coronário** (Figura 22.40).

A face visceral é achatada e um grupo de fissuras e sulcos dispõe-se como a letra H (Figuras 22.64 e 22.65). A barra do H é a **porta do fígado, isto é, o hilo do fígado, por onde entram ou saem estruturas vasculares, nervosas e os ductos biliares**. A haste vertical esquerda do H está constituída pela **fissura para o ligamento redondo**, anterior, que se estende da fissura do ligamento redondo, na margem inferior do fígado, até o extremo esquerdo da porta hepática e contém o **ligamento redondo**, e pela **fissura do ligamento venoso**, situada superiormente à porta do fígado. **Contém o ligamento venoso, remanescente fibroso do ducto venoso do feto.**

A haste vertical direita do H está constituída pela **fossa da vesícula biliar, anterior, que aloja a vesícula biliar e pelo sulco da veia cava inferior, posterior, que aloja a veia cava inferior**. O sulco da veia cava inferior está contido na área nua do fígado. Entre a fissura do ligamento venoso e o sulco da veia cava inferior, está o **lobo caudado**; entre a fissura do ligamento redondo e a fossa para a vesícula biliar, situa-se o **lobo quadrado**.

Segmentação hepática

Tradicionalmente, divide-se o fígado em um lobo maior, direito, e um menor, esquerdo. Na face diafragmática, essa divisão é marcada pelo ligamento falciforme (Figura 22.64) e, na face visceral, pelas fissuras dos ligamentos redondo e venoso (Figura 22.65). **Nesse tipo de divisão, é fácil perceber que os lobos caudado e quadrado são partes do lobo direito do fígado.**

Essa divisão é útil, mas só descreve a anatomia superficial do fígado. **Contudo, a divisão do fígado que corresponda à sua arquitetura funcional, é aquela que o divide em segmentos, levando-se em conta seus territórios de irrigação e drenagem, além da distribuição dos ductos hepáticos.** Ela toma como ponto de partida o plano de separação, a **fissura portal principal**, que se estende, na face visceral, da fossa da vesícula biliar até o meio do sulco da veia cava inferior, e, na face diafragmática, do fundo da vesícula até a veia cava inferior (Figura 22.66). Esse plano divide o fígado em **partes hepáticas**, **direita** e **esquerda**, de volumes aproximadamente iguais, **cada qual recebendo um ramo da artéria hepática própria e da veia porta e drenando para um ducto hepático**. O lobo quadrado, da divisão clássica, pertence à parte hepática esquerda e o lobo caudado permanece sem divisão para constituir um segmento e, assim, corresponde à **parte posterior do fígado segmento posterior** ou **segmento I**. As partes hepáticas direita e esquerda são subdivididas em **segmentos**, cada um dos quais constituindo uma **biliar** e **vascular**. Ao contrário dos segmentos broncopulmonares, **os segmentos hepáticos não estão separados por septos conectivos, e sim por áreas paucivasculares do parênquima hepático (áreas paucivasculares são regiões onde a quantidade de vasos sanguíneos e ductos biliares é reduzida)**.

Na parte hepática direita, reconhece-se uma **divisão medial** e uma **divisão lateral**, separadas por um plano paramediano, a **fissura portal direita**. Esse plano inicia-se anteriormente em um ponto da margem inferior do fígado situado entre a fissura portal principal e o ângulo hepático direito. Desse ponto, a fissura segue decurso paralelo à margem direita do fígado, curva-se para a esquerda e termina ao nível da desembocadura da veia hepática direita, ao lado direito da veia cava inferior.

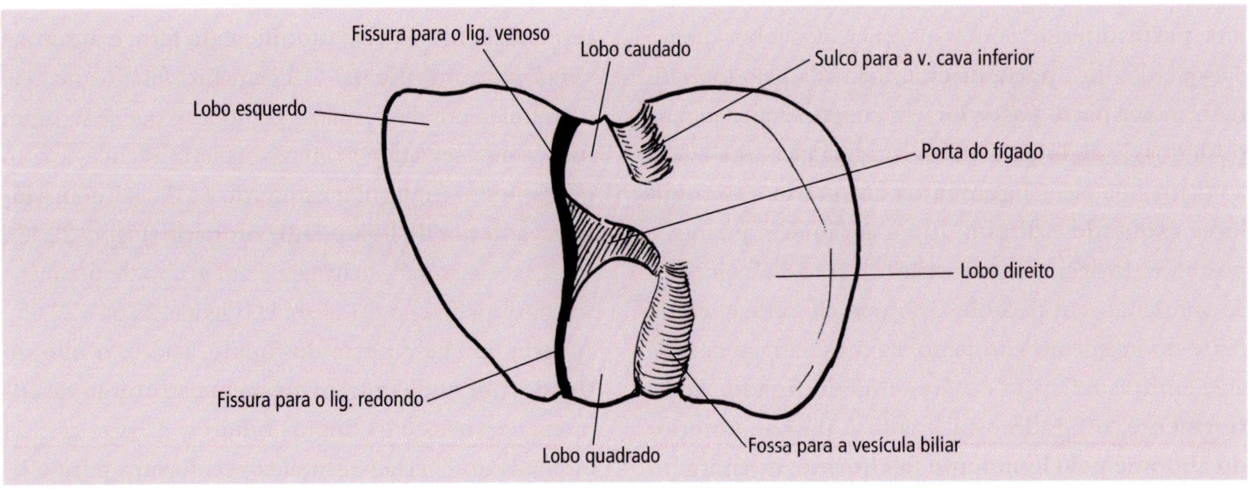

Figura 22.65 O H da face visceral do fígado.

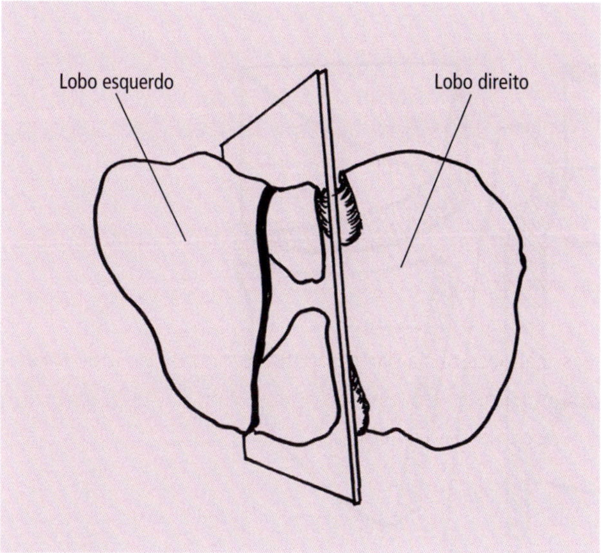

Figura 22.66 Lobos morfofuncionais do fígado.

Na parte hepática esquerda, o plano paramediano que separa as **divisões medial** e **lateral** é denominado **fissura umbilical**. A extremidade anterior dessa fissura inicia-se na margem inferior do fígado num ponto localizado à meia distância entre o ligamento redondo e o ângulo hepático esquerdo, já sua extremidade posterior situa-se à esquerda da terminação da veia hepática esquerda. Ela corta quase transversalmente o lobo esquerdo do fígado por ser curva, com a concavidade voltada para a esquerda e posterior: com essa disposição, a fissura umbilical tem uma porção anterior transversa e uma porção posterior sagital. Os planos fissurais intersegmentares, alguns dos quais fazem parte das fissuras indicadas, separam as divisões medial e lateral das partes hepáticas direita e esquerda em **segmentos portais** ou **portobilioarteriais** a seguir relacionados (Figuras 22.67 e 22.68A e 22.68B).

- **Parte posterior do fígado (lobo caudado).**
  - Segmento posterior (segmento I).
- **Parte hepática esquerda.**
  - Divisão lateral: segmento posterior lateral esquerdo (segmento II).
  - Segmento anterior lateral esquerdo (segmento III).
  - Divisão medial: segmento medial esquerdo (segmento IV).
- **Parte hepática direita.**
  - Divisão medial: segmento anterior medial direito (segmento V).

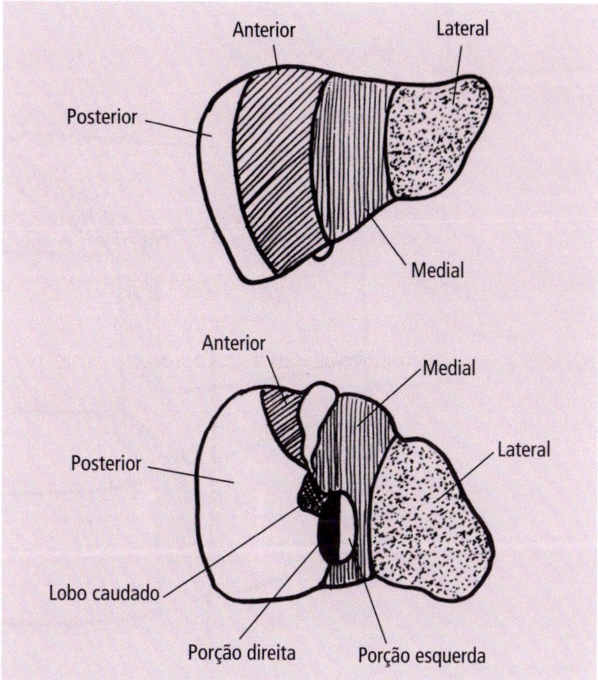

Figura 22.67 Divisão simplificada dos segmentos hepáticos. Observe que o lobo caudado é um segmento à parte nessa divisão.

  - Segmento posterior medial direito (segmento VIII).
  - Divisão lateral: segmento anterior lateral direito (segmento VI).
  - Segmento posterior lateral direito (segmento VII).

O segmento I não é visível na face diafragmática do fígado, assim como o segmento VIII não é visível na face visceral.

Com base na drenagem venosa do fígado, alguns autores descreveram também uma segmentação anatocirúrgica venosa hepática, distinguindo quatro segmentos (**segmentos venosos hepáticos posterior**, **esquerdo**, **intermédio** e **direito**), dos quais apenas o posterior coincide com o segmento portobilioarterial posterior (segmento I).

Relações

A posição do fígado modifica-se com qualquer alteração que movimente o diafragma. Assim, na inspiração, a margem inferior do órgão é palpável inferiormente à reborda costal. **Coberto pelas costelas mais inferiores, o fígado pode ser lesado na fratura desses ossos.** Próximo do plano mediano, o fígado está em relação com a parede anterior do abdome. Sua face visceral está em contato com vários órgãos:

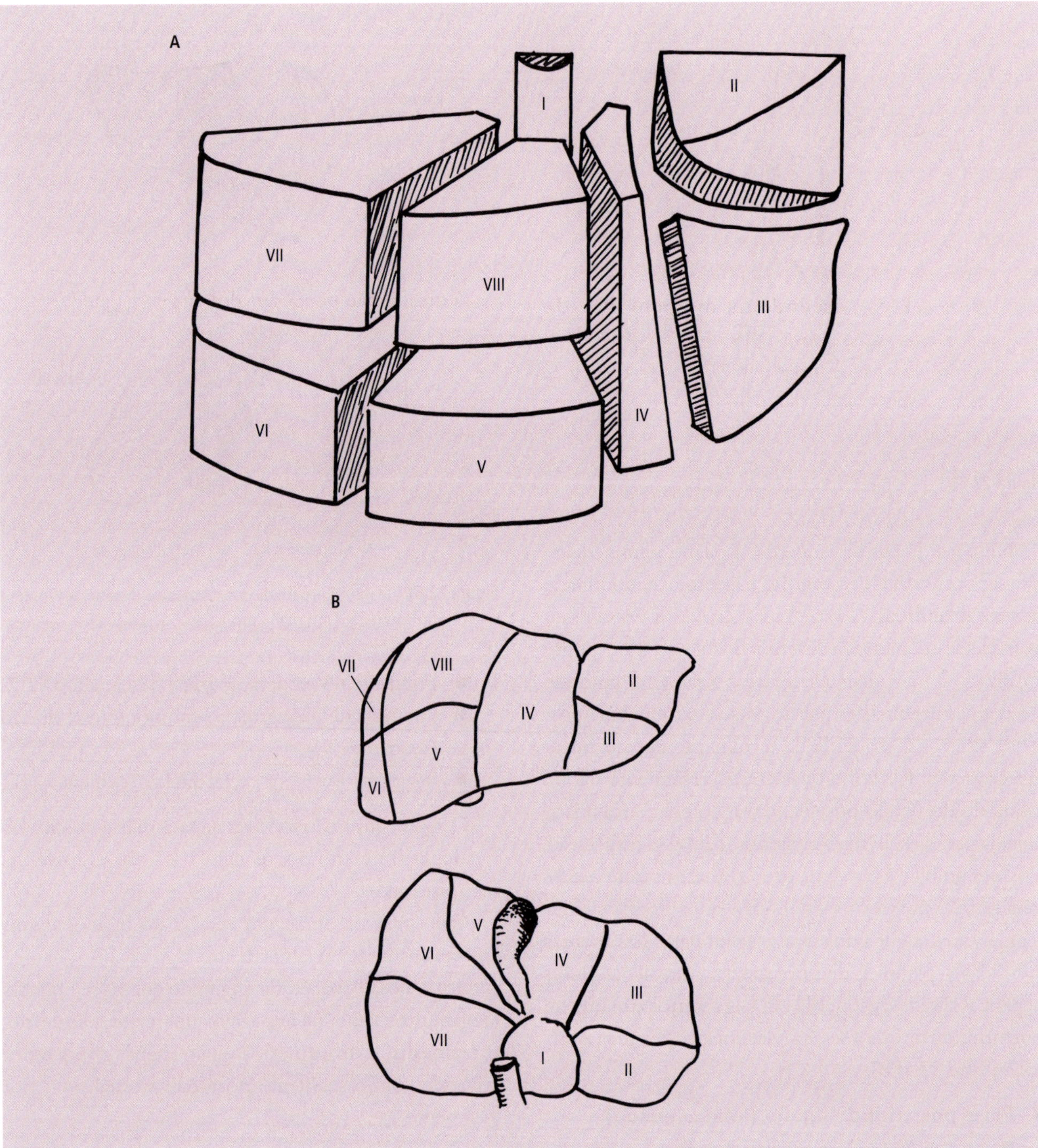

Figura 22.68 **A** – Segmentos hepáticos, segundo Nogueira (1958) e Di Dio (1982). **B** – Segmentos hepáticos, segundo Couinaud (1957).

- O lobo esquerdo, **com o esôfago, o estômago** e **o omento menor.**
- O lobo quadrado, **com a parte superior do duodeno.**
- O lobo direito **relaciona-se com o rim direito e a flexura direita do cólon**, deles separado apenas pelo recesso hepatorrenal.

Essas relações, entretanto, sofrem muitas variações no vivo, e a postura é um fator preponderante nestas variações.

O **exame físico do fígado** tem a palpação e a percussão como formas de avaliação do órgão. A palpação pode ser realizada no rebordo costal direito, solicitando que o paciente inspire. A percussão pode ser feita digitalmente ou por intermédio da fricção de qualquer objeto rombo (p. ex., a tampa de uma caneta) e a ausculta com o estetoscópio, método pouco utilizado atualmente.

Irrigação

O fígado apresenta dupla irrigação: pela veia porta e pela artéria hepática própria. Essa última, um ramo de divisão da artéria hepática comum (do tronco celíaco), **ascende na margem livre do omento menor à esquerda do ducto colédoco e anteriormente à veia porta.** Nas proximidades da porta hepática, divide-se nos **ramos direito** e **esquerdo** (Figura 22.69).

O ramo direito cruza anteriormente a veia porta e, posteriormente o ducto colédoco, emite a artéria cística (para a vesícula biliar) para, então, penetrar no fígado, onde origina as **artérias do lobo caudado, segmentar anterior** e **segmentar posterior**. O **ramo esquerdo** penetra no fígado pela porta hepática e emite as **artérias do lobo caudado, segmentar medial** e **segmentar lateral.** Esse padrão de irrigação, entretanto, sofre considerável variação. Em pelo menos um terço dos casos, ocorre uma artéria que não se origina da artéria hepática própria e penetra no fígado. Trata-se de uma **artéria hepática aberrante, que alguns denominam "artéria hepática acessória".** Quando penetra na metade esquerda do fígado, comumente se origina da artéria gástrica esquerda (Figura 22.70), embora possa ter outra origem; as que penetram na metade direita do fígado nascem, em geral, da **artéria mesentérica superior ou da aorta.** Existem muitas outras variações, de origem, de trajeto e de posição e sua presença sempre implica risco na cirurgia biliar.

A **circulação porta** será descrita com detalhes mais adiante.

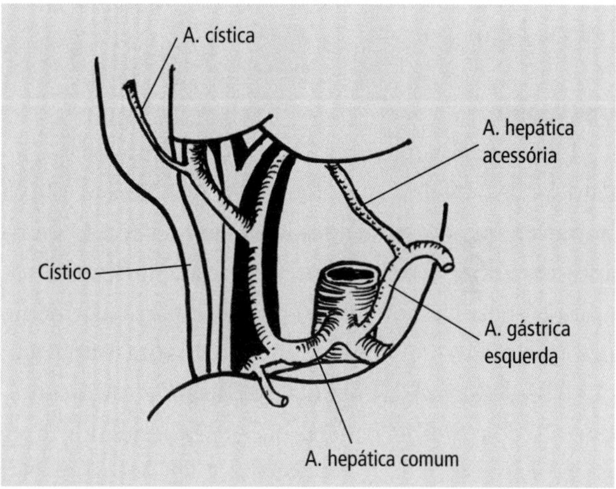

Figura 22.70 Presença de artéria hepática acessória originando-se da artéria gástrica esquerda. Observe que, nesse caso, o ducto cístico é longo.

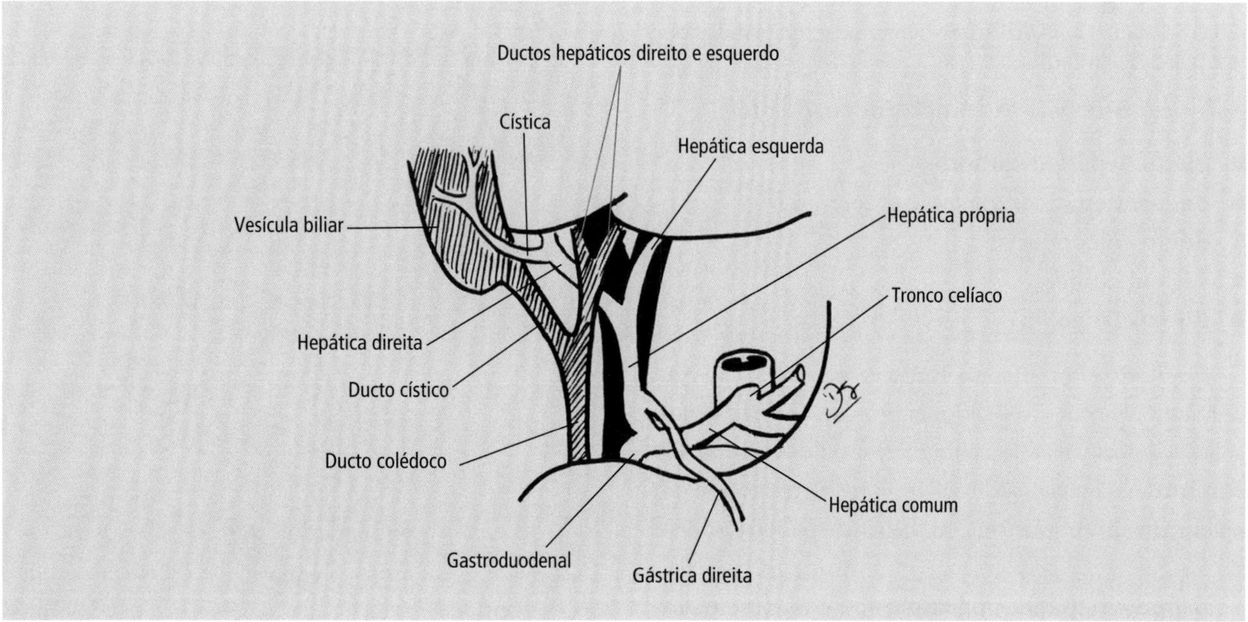

Figura 22.69 Irrigação do fígado.

Drenagem linfática

Uma parte da drenagem linfática é feita por linfáticos que emergem da porta hepática e vão direto para os **linfonodos celíacos**, ou penetram antes em **linfonodos hepáticos**. Alguns linfáticos da face visceral do fígado podem drenar para **linfonodos gástricos esquerdos**. Uma via alternativa de drenagem linfática consiste de vasos linfáticos profundos que passam pela área nua do fígado e drenam para **linfonodos torácicos internos e mediastinais posteriores. O fígado é uma região comum de metástases e pode ser acometido por um câncer primário de qualquer região drenada pelo sistema porta.**

Inervação

Fibras parassimpáticas (do vago) e simpáticas chegam às vias biliares e ao fígado através de um **plexo hepático** que se estende desde o plexo celíaco. O plexo apresenta fibras vasomotoras, fibras para músculos lisos e fibras sensitivas (aferentes) para dor, particularmente nas vias biliares. A **distensão da cápsula hepática**, também denominada **cápsula de Glisson**, é um acometimento do peritônio parietal, que gera dor no indivíduo.

VESÍCULA E VIAS BILIARES

As vias biliares podem ser classificadas em **intra-hepáticas e extra-hepáticas**, mas ambas estão envolvidas no transporte da bile, produzida no fígado, para o duodeno. As vias intra-hepáticas, constituídas por ductos e canalículos biliares, são estudadas em Histologia; **as extra-hepáticas compreendem** (Figura 22.71):

- **ducto hepático comum**;
- **ductos hepáticos**, direito e esquerdo;
- **ducto colédoco**;
- **vesícula biliar**;
- **ducto cístico**.

Os **ductos hepáticos, direito** e **esquerdo**, cada um drenando metade do fígado, unem-se, após sua emergência da porta hepática, para formar o **ducto hepático comum**. Essa união pode dar-se, como variação, em um nível mais inferior, isto é, os ductos hepáticos podem ser longos.

O **ducto hepático comum** segue, com trajeto descendente, na margem livre do omento menor e logo **recebe o ducto cístico para formar o ducto colédoco**. O ducto cístico tem um trajeto paralelo ao ducto hepático comum, por uns 2 cm ou mais, antes de se unir a ele.

O **ducto colédoco** deixa o omento menor e segue inferiormente para situar-se posteriormente à parte superior do duodeno. **Nesse ponto, ele está em íntimo contato com a face posterior da cabeça do pâncreas.** Curva-se, então, lateralmente, em direção ao contorno posteromedial da parte descendente do duodeno, penetrando obliquamente **para abrir na papila maior do duodeno**. Próximo de sua terminação, o ducto colédoco está intimamente associado ao ducto pancreático e ambos seguem, obliquamente, através da parede do duodeno por cerca de 2 cm. **Frequentemente os dois ductos, colédoco e pancreático, estão unidos por tecido conectivo, especialmente na parte final do trajeto e, em geral, desembocam em um canal comum, a ampola hepatopancreática que, por sua vez, se abre no ápice da papila maior do duodeno** (Figura 22.72).

Um complexo mecanismo esfinctérico é descrito nas porções terminais dos ductos colédoco e pancreático. Uma camada circular de músculo liso ocorre na

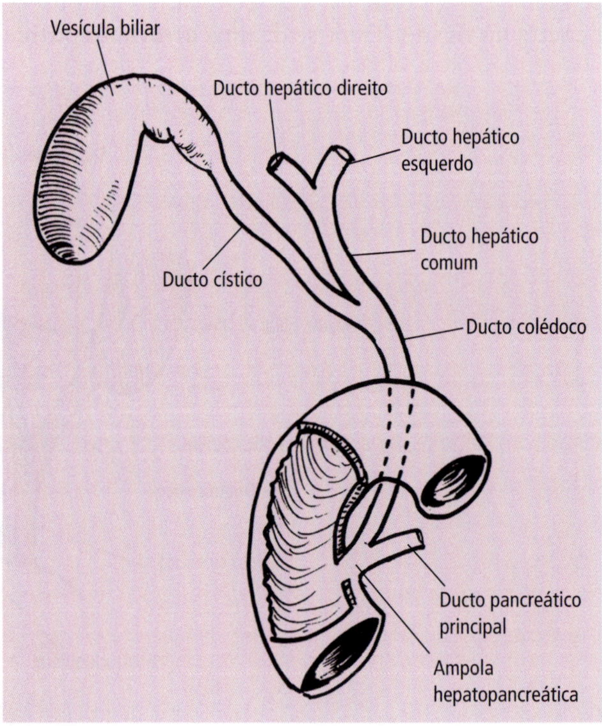

Figura 22.71 Esquema das vias biliares.

parte intraduodenal do colédoco e é conhecido pela denominação **músculo esfíncter do ducto colédoco**. O mesmo ocorre no ducto pancreático, formando o **músculo esfíncter do ducto pancreático**. Este, entretanto, é menos desenvolvido que o do colédoco e pode estar ausente. Finalmente, existindo a ampola hepatopancreática, ela está também envolvida pelo **músculo esfíncter da ampola**, contínuo com o do colédoco e do ducto pancreático.

Há muitas relações importantes das vias biliares. **O ducto hepático comum e o ducto colédoco estão situados no omento menor, lateralmente à artéria hepática própria, e são anteriores à veia porta.** Linfonodos hepáticos envolvem as vias biliares nas proximidades da porta do fígado e, quando aumentados de volume em virtude de processos patológicos, **podem comprimir as vias biliares e impedir o fluxo da bile.** A artéria gastroduodenal, ramo da artéria hepática comum, acompanha o ducto colédoco quando este se situa posteriormente à parte superior do duodeno.

Vesícula biliar

A **vesícula biliar** (Figura 22.71) **situa-se na fossa da vesícula biliar**, na face visceral do fígado, e tem, comumente, a forma de uma pera. Apresenta uma terminação inferior, **o fundo**, ao qual se segue **o corpo**, sua parte principal. O **cólon** situa-se entre o corpo e o **ducto cístico** e este, por sua vez, ascende em direção à porta do fígado e, então, curva-se abruptamente com trajeto descendente **para penetrar no omento menor, à direita do ducto hepático comum, com o qual se une alguns centímetros depois**.

Parte dela está em contato direto com o fígado, na fossa da vesícula biliar, **mas o peritônio reveste o restante de sua superfície, fixando-a contra o fígado**. Muito raramente, entretanto, a vesícula pode apresentar um **meso** (**vesícula pediculada**). Com o indivíduo em decúbito dorsal, a vesícula relaciona-se, inferiormente, com o cólon transverso; posteriormente, com o duodeno; e, anteriormente, com a parede abdominal anterior.

Logo após o esvaziamento da vesícula, pelo escoamento da bile para o duodeno, o mecanismo esfinctérico da ampola hepatopancreática se fecha e a bile, recentemente formada no fígado, flui e preenche os ductos hepático comum e colédoco. **Com o esfíncter fechado, a pressão nesses ductos aumenta e a bile reflui para o ducto cístico e para a vesícula.** A mucosa do ducto cístico e do cólon da vesícula apresenta **pregas espirais** que podem facilitar o fluxo e o refluxo da bile. **Quando a vesícula está relaxada, distende-se para acomodar a bile que reflui para ela e, assim, a pressão na vesícula não se eleva acima daquela dos ductos biliares.** Por outro lado, a pressão na vesícula é mantida sob controle também porque a mucosa absorve, continuamente, líquido da bile: **o volume é diminuído e a bile, concentrada**. Cerca de 30 minutos após a ingestão de alimento, a vesícula contrai, o mecanismo esfinctérico relaxa e a pressão exercida pela bile da vesícula biliar é suficiente para vencer a resistência diminuída do esfincter: a bile escoa para o duodeno. Nesse escoamento, interferem mecanismos nervosos e humorais. Entre esses últimos, é relevante a liberação de **colecistoquinina** pela mucosa duodenal em virtude da ingestão de gorduras. **A colecistoquinina age como um colecistagogo, isto é, provoca a contração da vesícula biliar.**

Os constituintes da bile são importantes auxiliares da digestão de alimentos no duodeno. **Porém, podem**

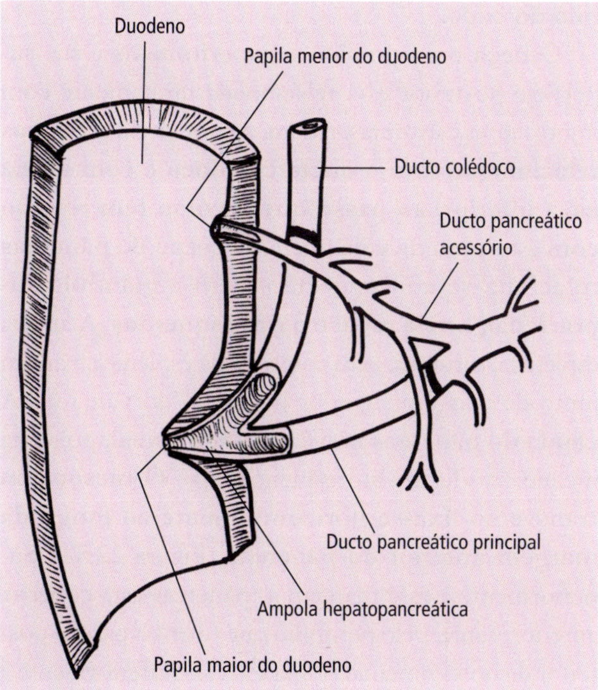

Figura 22.72 Desembocadura dos ductos colédoco e pancreático no duodeno.

precipitar e formar cálculos biliares (colelitíase). Com frequência, os cálculos podem passar às vias biliares (cístico, colédoco) e obstruí-las, **impedindo o fluxo da bile para o duodeno**. A obstrução completa das vias biliares pode ocasionar um refluxo da bile para a circulação sanguínea, causando a **icterícia** do tipo obstrutivo, decorrente da deposição subcutânea de pigmento que, em condições normais, é excretado com a bile.

Algumas substâncias radiopacas, como compostos de iodo orgânico, administrados por via oral ou injetados por via venosa, são excretadas na bile. As **vias biliares** podem ser estudadas mediante diversos exames de propedêutica armada, sendo a **ultrassonografia** a mais utilizada. A **ressonância magnética com colangiopancreatografia** (também chamada de "colangiorressonância") e o **ultrassom biliar endoscópico** são outras formas de avaliação da árvore biliar. A **colangiografia**, com uso de contraste, em geral é realizada no intraoperatório ou durante a **colangiopancreatografia endoscópica retrógrada (CPRE)**, sendo que a última também tem caráter terapêutico, especialmente nas obstruções de vias biliares.

Na **colecistite aguda**, processo inflamatório da **vesícula biliar**, tem-se uma inflamação do peritônio parietal, que pode ser identificada ao exame físico por meio do **sinal de Murphy**: palpa-se o rebordo costal direito durante a inspiração e, durante a expiração, o paciente realiza uma pausa devido à dor.

Irrigação, drenagem linfática e inervação

A vesícula biliar é irrigada pela **artéria cística** (Figuras 22.69 e 22.70) **que se origina, geralmente, do ramo direito da artéria hepática própria**. Variações são frequentes: pode ser dupla ou ter origem aberrante. Das veias, a maior parte penetra no fígado. Raramente uma ou duas veias drenam diretamente para a veia porta. Os vasos linfáticos drenam para **linfonodos hepáticos** e, destes, para **linfonodos celíacos**. A inervação segue através do **plexo hepático**, por fibras simpáticas e parassimpáticas. Fibras sensitivas (aferentes) para a sensibilidade dolorosa originária das vias biliares alcançam a medula espinal através dos **nervos esplâncnicos**. **A dor, por espasmo ou distensão, pode ser intensa e é referida, comumente, na região do ombro direito.**

PÂNCREAS

O **pâncreas**, segunda principal glândula acessória do sistema digestório, **estende-se do duodeno ao baço, nas proximidades da parede abdominal posterior**. Trata-se de uma glândula mista, capaz de **secreção exócrina** (suco pancreático) que escoa no duodeno, e de **secreção endócrina**, a insulina e o glucagon, que são lançados na circulação sanguínea.

O pâncreas tem uma forma um tanto prismática, de modo que é possível descrever nele três faces (anterossuperior, anteroinferior e posterior) e três margens (superior, anterior e inferior). É descrito com três partes (Figura 22.73): **cabeça**; **corpo**; e **cauda**. A junção da cabeça com o corpo é referida como **cólon do pâncreas**. **A cabeça é envolvida pela concavidade do duodeno** e inferomedialmente origina o **processo uncinado**, um prolongamento da parte inferior e esquerda da cabeça que se projeta para cima e para a esquerda, atrás dos vasos mesentéricos superiores, formando a **incisura pancreática**, um entalhe para a veia mesentérica superior. O corpo estende-se para a esquerda cruzando a coluna vertebral e situando-se anteriormente ao rim esquerdo. **Nesse ponto, a cauda curva-se anteriormente e fica contida no ligamento esplenorrenal, terminando no nível do hilo do baço.**

Cabeça e corpo são retroperitoneais e sua superfície posterior está relacionada diretamente com importantes estruturas. Assim, **a cabeça do pâncreas relaciona-se com o ducto colédoco e com a veia cava inferior, ao passo que o cólon tem relação com a origem da veia porta. O corpo do pâncreas relaciona-se com a aorta e com a glândula suprarrenal, a veia renal e o rim esquerdos**. A artéria esplênica, tortuosa, bem como a veia esplênica, passam junto da margem superior do corpo do pâncreas. **A cauda do pâncreas não é retroperitoneal,** pois está incluída no ligamento esplenorrenal. **O mesocólon transverso fixa-se horizontalmente ao longo da margem anterior do pâncreas** (Figura 22.52). Superiormente a essa margem, o pâncreas está coberto, anteriormente, pelo peritônio que forma a parede posterior da bolsa omental (Figura 22.41); inferiormente à fixação do mesocólon transverso o pâncreas está relacionado com a cavidade peritoneal, intestino delgado e

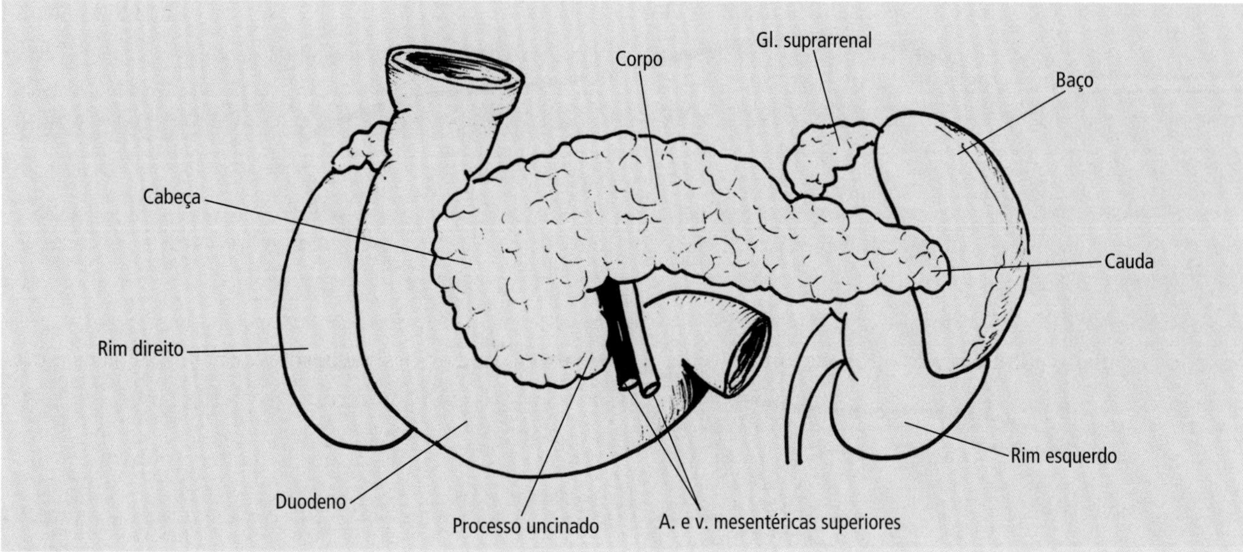

Figura 22.73 Partes do pâncreas e suas relações.

mesocólon transverso, sempre por meio do peritônio parietal posterior. **A posição topográfica do pâncreas, muito profunda, atrás do estômago, deve inspirar cuidados: muitas vezes, o diagnóstico de doenças pancreáticas é tardio.**

Eventualmente, o **pâncreas** pode ser a causa de compressões extrínsecas do estômago em decorrência de sua relação com o órgão, sendo uma das principais causas a formação de **pseudocistos** após casos de pancreatite aguda.

O **ducto pancreático** principal (Figura 22.74) origina-se na cauda do pâncreas e segue em direção à cabeça, **recebendo, durante o seu trajeto, os ductos interlobulares.** No nível da cabeça do pâncreas, ele se curva inferiormente e, depois, para a direita para se unir com o ducto colédoco, como já descrito. Ocasionalmente, a união deixa de existir e os ductos pancreáticos e colédoco desembocam separadamente no duodeno. Com frequência, a parte superior da cabeça do pâncreas é drenada por um **ducto pancreático acessório** que segue horizontalmente e abre no duodeno, na **papila menor do duodeno**, um pouco acima da desembocadura da ampola hepatopancreática (Figuras 22.72 e 22.74).

Vasos e nervos

O pâncreas é irrigado pelas artérias pancreaticoduodenais e ramos da artéria esplênica (Figura 22.75). As primeiras formam uma dupla arcada que envolve a cabeça do pâncreas: a arcada anterior é formada pelas artérias pancreaticoduodenais anterossuperior e anteroinferior; **a arcada posterior é formada pelas artérias pancreaticoduodenais posterossuperior e posteroinferior. A artéria. gastroduodenal origina as artérias pancreaticoduodenais superiores (anterior e posterior) e a artéria mesentérica superior emite as pancreaticoduodenais inferiores (anterior e posterior).** A artéria esplênica fornece também vários ramos para o pâncreas: **atéria pancreática dorsal; artéria pancreática inferior; artéria pancreática magna;** e **artéria da cauda do pâncreas.**

As veias, mais variáveis, acompanham as artérias. Os vasos linfáticos podem drenar para qualquer grupo de linfonodos adjacente, mas principalmente para os **pilóricos, suprapancreáticos, gástricos** e **celíacos.**

Foram descritos dois **segmentos anatomocirúrgicos do pâncreas, direito** e **esquerdo.** O segmento direito inclui o território arterial da cabeça e do cólon do pâncreas (segmento cefalocervical), e o esquerdo consiste do território arterial do corpo e da cauda (segmento corporocaudado).

Fibras parassimpáticas e simpáticas para o pâncreas são provenientes dos plexos celíaco e mesentérico superior. Junto com elas, seguem também fibras sensitivas (aferentes) relacionadas com a sensação dolorosa do pâncreas. Estas entram na medula espinal através dos nervos esplâncnicos.

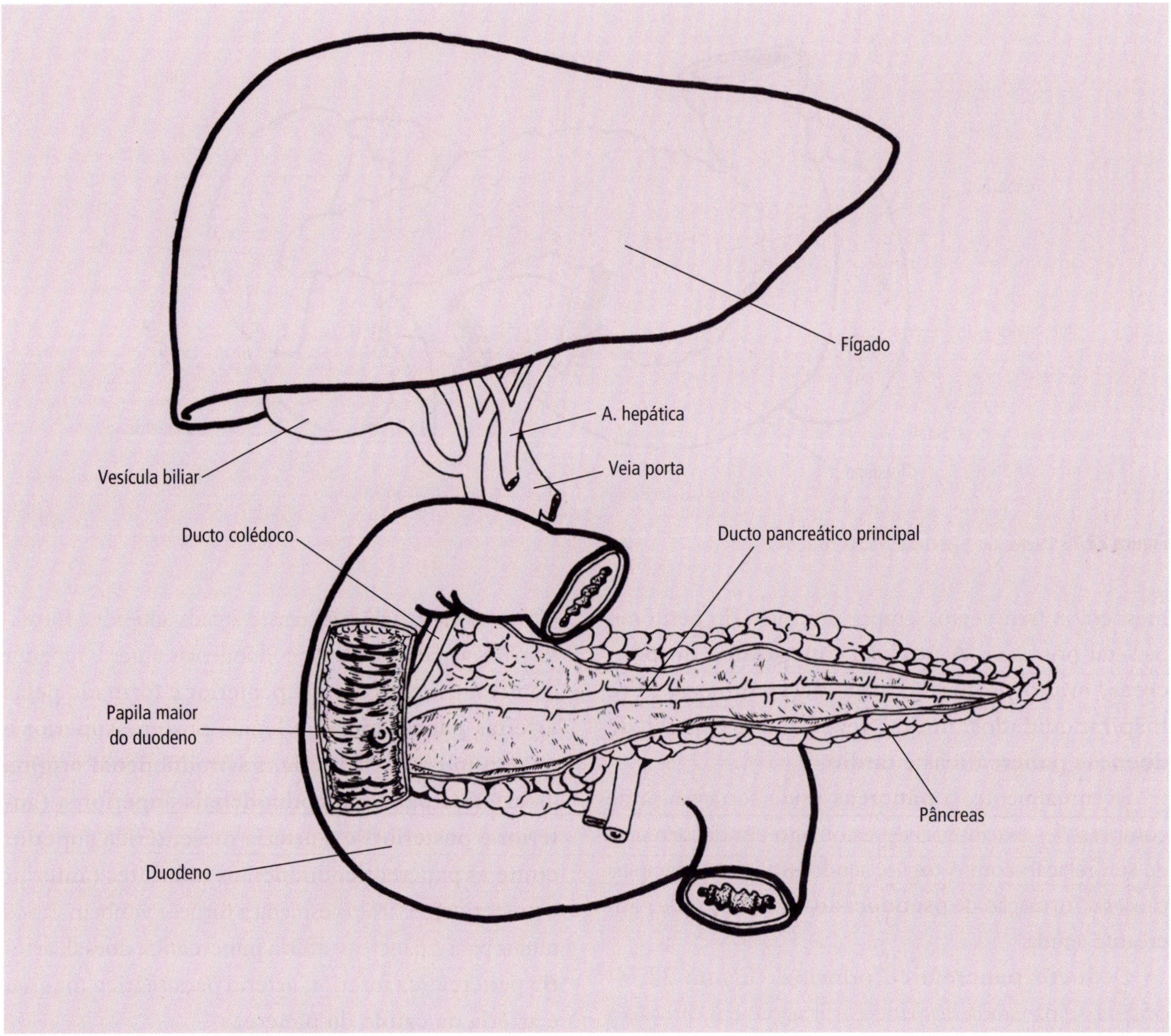

Figura 22.74 Ducto pancreático principal.

Em decorrência de sua posição retroperitoneal, o acometimento do **pâncreas** por inflamações, também denominado **pancreatite**, gera uma dor específica, frequentemente relatada como "**dor em faixa**", porque acomete todo o andar superior do abdome e irradia para o dorso. Pacientes com pancreatite também assumem uma **posição patológica de "prece maometana"** em que inclinam o dorso para frequente, frequentemente se dobrando sobre os joelhos, na tentativa de aumentar o espaço do pâncreas com o retroperitônio e diminuir a irritação das terminações nervosas.

Em pacientes com acometimento crônico do **pâncreas**, como em neoplasias pancreáticas e pancreatites crônicas, é frequente a presença de dor, muitas vezes severa, contínua e incapacitante. Entre as várias possibilidades de manejo dessa dor, uma delas é o **bloqueio ou neurólise de nervos do plexo celíaco**, que pode ser feita com injeção mista de álcool e anestésicos, em geral guiada por ultrassom endoscópico.

BAÇO

O baço é um órgão linfoide que filtra o sangue, destrói hemácias e plaquetas e, por meio da destruição das hemácias velhas e/ou defeituosas, ele recupera os elementos constituintes da hemoglobina (heme, globina e o ferro). Trata-se de um órgão em que estão presentes células de defesa (leucócitos e linfócitos) e,

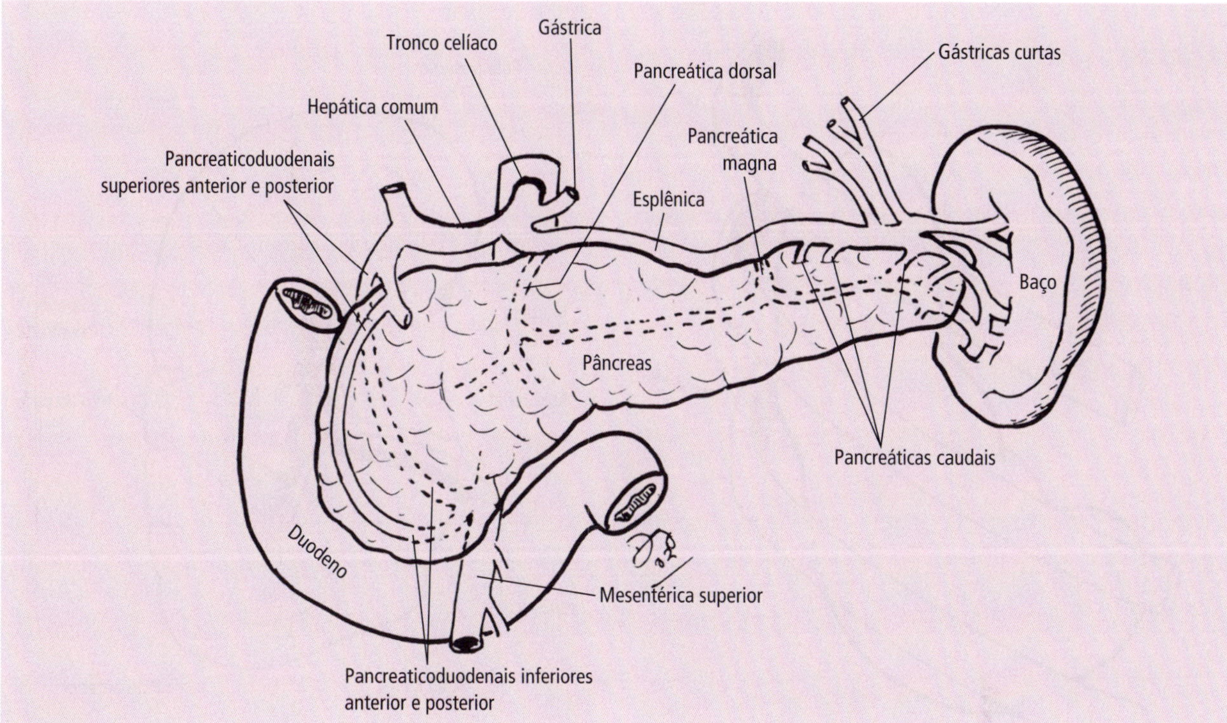

Figura 22.75 Irrigação do pâncreas.

assim, funciona na defesa do organismo. Na fase fetal ele tem, ainda, a função hematopoiética, ou seja, é capaz de produzir os elementos figurados do sangue e que, após o nascimento, é realizada pela medula óssea vermelha. **Embora não seja um órgão do sistema digestório, sua drenagem venosa é feita para o sistema porta** (veja Vídeo 22.3 disponível no QrCode ao final do capítulo).

Situa-se no lado esquerdo, contra o diafragma e protegido pela 9ª, 10ª e 11ª costelas (Figura 22.76). É um órgão muito móvel e não palpável, a não ser que esteja muito aumentado. **Embora protegido pela caixa torácica, os traumatismos na região do hipocôndrio esquerdo podem romper a cápsula que o envolve, ocasionando uma hemorragia grave na cavidade peritoneal.**

No baço, podem ser identificadas as **faces diafragmática** e **visceral**, as **margens superior** e **inferior** e os **polos anterior** e **posterior** (Figura 22.77). A margem superior apresenta chanfraduras facilmente palpáveis num baço aumentado. **Essas incisuras representam os remanescentes da lobulação fetal.** A face diafragmática, como o nome indica, está relacionada com a parte costal do diafragma. Na face visceral, podem-se identificar as **faces gástrica, cólica e renal, relacionadas, respectivamente, com o estômago, com o rim esquerdo e com a flexura esquerda do cólon.** O hilo do baço é uma fissura da face visceral por onde entram ou saem vasos e nervos. A cauda do pâncreas pode chegar até o baço, entre a face cólica e o hilo.

Por um lado, o baço é um órgão peritonizado e móvel. Por outro lado, está em conexão com o estômago através do **ligamento gastroesplênico** (Figura 22.43) e com a parede do abdome e do rim esquerdo pelo **ligamento frenoesplênico**, cuja parte inferior é denominada **ligamento esplenorrenal**. Este, além de dar passagem aos vasos esplênicos, contém a cauda do pâncreas.

O **espaço de Traube** – espaço timpânico acima da bolha gástrica no hemitórax lateral esquerdo – é um local que pode ser ocupado pelo baço em situações de aumento do órgão – **esplenomegalia** – e sua avaliação pode ser feita pela percussão, sendo um dado positivo antes do órgão se tornar palpável.

Vasos e nervos

O baço é irrigado pela artéria esplênica, ramo do tronco celíaco (Figura 22.75). A artéria esplênica apresenta um trajeto tortuoso para esquerda, próximo à margem superior do pâncreas, e origina os **ramos**

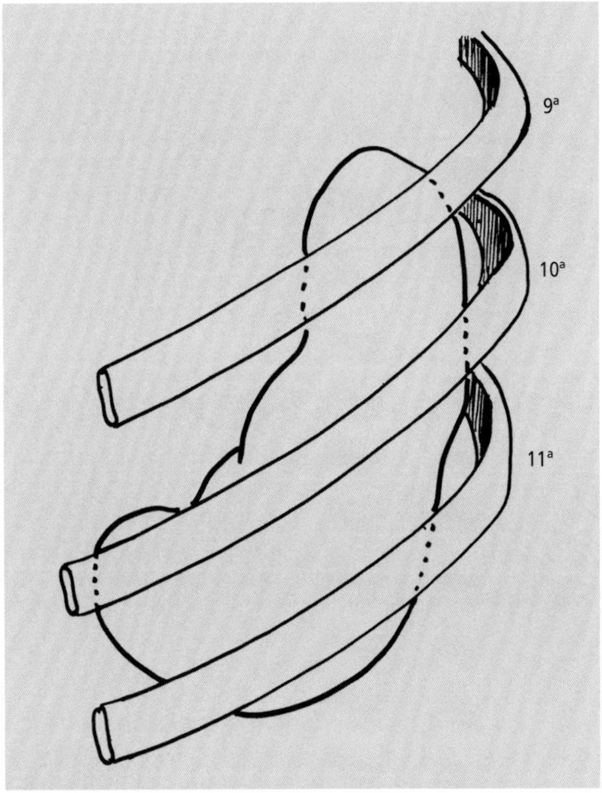

Figura 22.76 O baço protegido pelas 9ª, 10ª e 11ª costelas.

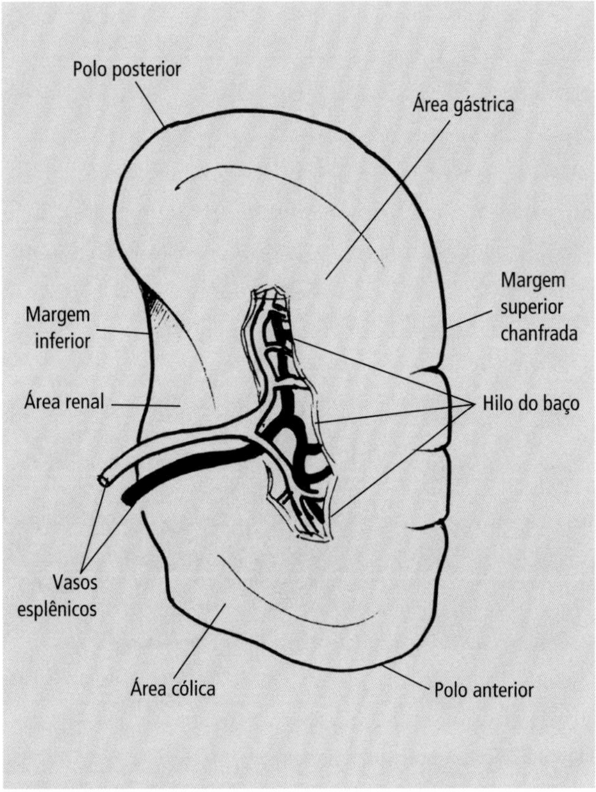

Figura 22.77 Face visceral do baço.

pancreáticos, as **artérias gástricas curtas** e a **artéria gastroepiplóica esquerda**. Nas proximidades do baço, ela origina dois ou três ramos terminais que se dividem antes de penetrar no baço, não apenas através do hilo, mas também através da face visceral. Têm sido descritos segmentos vasculares no baço que permitem a segmentectomia esplênica. O número de segmentos arteriais varia de dois (95,2%) a quatro (37,5%). Em 36,9% dos casos, ocorrem três segmentos arteriais.

Veias deixam o baço através do hilo e reúnem-se para formar a **veia esplênica. Esta segue para a direita, posteriormente ao corpo do pâncreas, e une-se à veia mesentérica superior (posteriormente à cabeça do pâncreas) para formar a veia porta** (Figuras 22.77 e 22.98). Frequentemente, a veia esplênica recebe a veia mesentérica inferior e, às vezes, a veia gástrica esquerda. Os vasos linfáticos drenam para linfonodos adjacentes.

Fibras oriundas do plexo celíaco formam uma densa rede em torno da artéria esplênica e alcançam o baço. Ao que parece, a maior parte das fibras pertence ao sistema simpático.

RINS E URETERES

A complexidade orgânica exige mecanismos que possam conservar sais minerais e água, excretar resíduos metabólicos e controlar o líquido tecidual em relação ao volume, à composição química e à osmolaridade. **Em outras palavras, isso significa manter a constância do meio interno, indispensável à vida. Os rins são órgãos que se desenvolveram para cumprir essa função.** Para isso, diariamente, um volume de cerca de 15 vezes o volume do plasma é transferido por ultrafiltração do sistema vascular para os túbulos renais. A maior parte desse volume líquido, com seus sais, é reabsorvida por células que revestem os túbulos renais e retorna ao sangue. Esse processo é altamente complexo e elaborado e envolve mecanismos químicos, físicos e eletroquímicos que regulam a composição e a quantidade de fluido reabsorvido, de modo a manter o volume e a composição dos líquidos corpóreos dentro dos limites normais. **O restante da água filtrada, juntamente com os resíduos metabólicos e sais em excesso, é excretado sob a forma de urina.** Já os rins, no adulto, são a principal fonte de produção de eritropoetina, uma glicoproteína que atua sobre as células da medula óssea para estimular a produção de hemácias, controlando, assim, a sua quantidade, além de sintetizar várias prostaglandinas e produzir a forma biologicamente ativa de vitamina D. Os rins produzem, ainda, a renina, uma enzima envolvida no sistema renina-angiotensina-aldosterona e que age na regulação do volume sanguíneo e na resistência vascular. Os glomérulos renais filtram 125 mL de sangue por minuto, no adulto masculino, e 110 mL no adulto feminino.

Os rins são um par de órgãos **retroperitoneais**, situados anteriormente aos músculos da parede posterior do abdome, com a forma de "grão de feijão" (Figura 22.78). O rim direito é, geralmente, inferior ao esquerdo em virtude da presença do fígado. **Os rins apresentam uma cápsula renal, fina e brilhante, que se desloca facilmente de um rim normal, mas não de um rim doente.** Na verdade, a cápsula renal apresenta-se com uma **cápsula fibrosa** que se aprofunda no seio renal; ao redor da cápsula fibrosa existe a **cápsula adiposa** do rim, representada por uma grande quantidade de gordura, separada em duas camadas pela **fáscia renal** (Figura 22.79). A camada interna é denominada **gordura perirrenal** e a camada externa, **corpo adiposo pararrenal**.

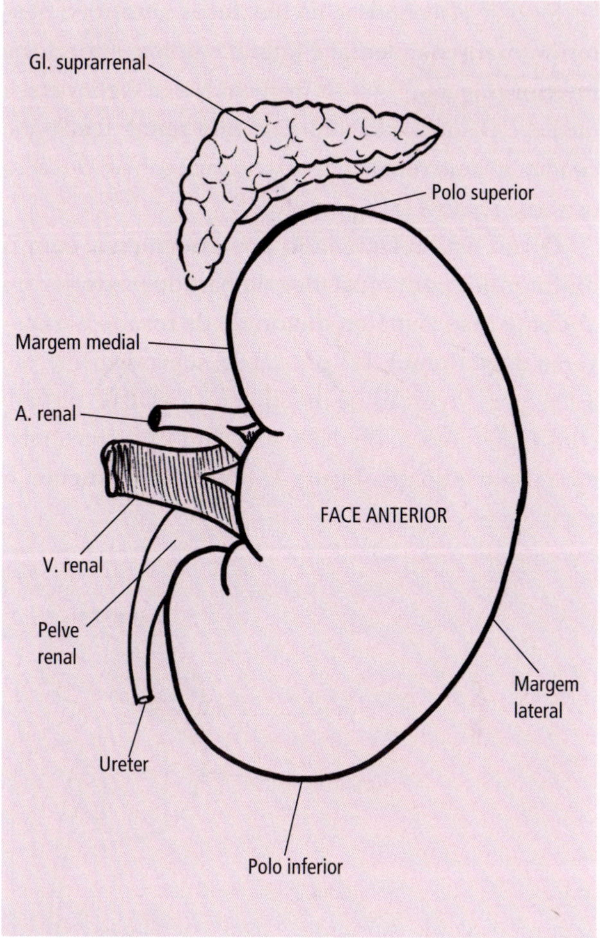

Figura 22.78 Rim esquerdo.

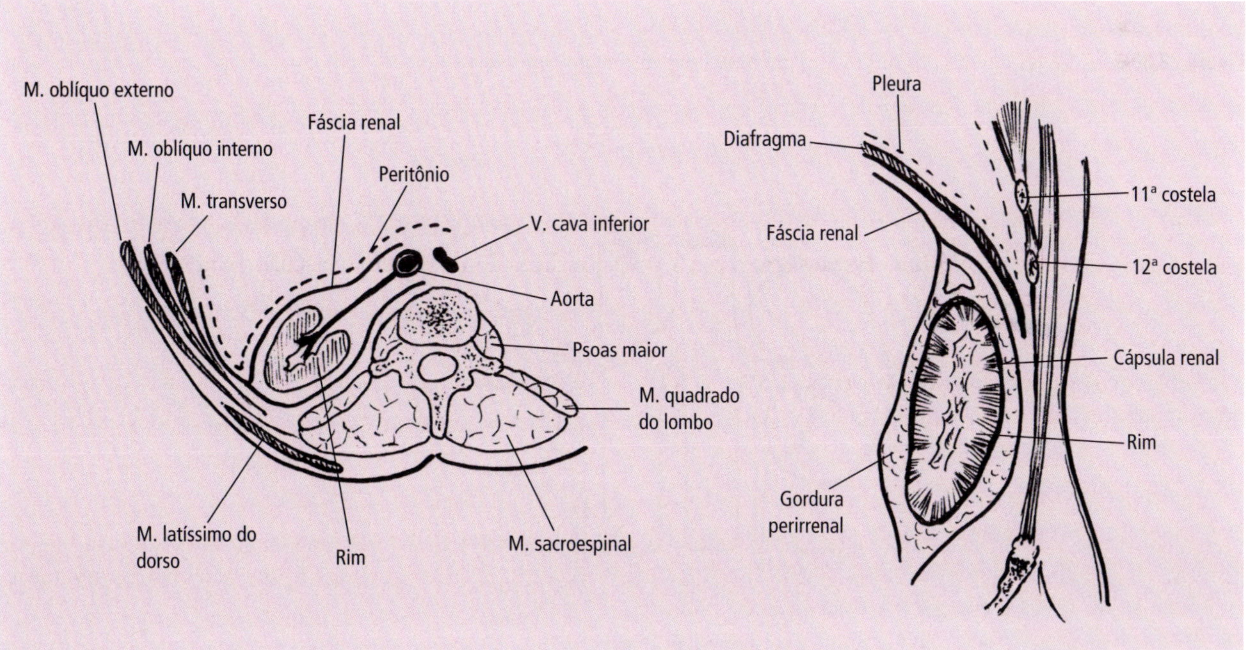

Figura 22.79 Secção horizontal e sagital do abdome para mostrar a fáscia renal.

É possível identificar, no rim, **faces anterior** e **posterior**, **margens medial** e **lateral** e **polos, superior** e **inferior** (Figura 22.78). A margem lateral é convexa; a medial é chanfrada na altura do **hilo renal**, fenda que conduz ao **seio renal**, e através do qual entram ou saem os vasos renais e sai a pelve renal.

O rim está relacionado posteriormente com o diafragma e com músculos da parede posterior do abdome (psoas maior, quadrado do lombo e transverso do abdome). Ele se estende, superiormente, até a 11ª ou 12ª costelas de modo que a cavidade pleural, com a interposição do diafragma, também é uma relação posterior do rim (Figura 22.80). **Anteriormente, o rim direito se relaciona com a glândula suprarrenal direita, com o fígado, com o cólon ascendente e com a porção descendente do duodeno, ao passo que o rim esquerdo se relaciona com o baço, com a glândula suprarrenal esquerda, com o estômago, com o pâncreas, com o jejuno e com o cólon descendente** (Figura 22.81).

O corte frontal do rim (Figuras 22.82 e 22.83) permite identificar o **córtex renal**, camada mais externa, mais clara e finamente granular, e a **medula renal**, mais interna e escura. A medula tem uma série de estruturas triangulares chamadas **pirâmides renais**; os espaços entre as pirâmides estão preenchidos por córtex renal,

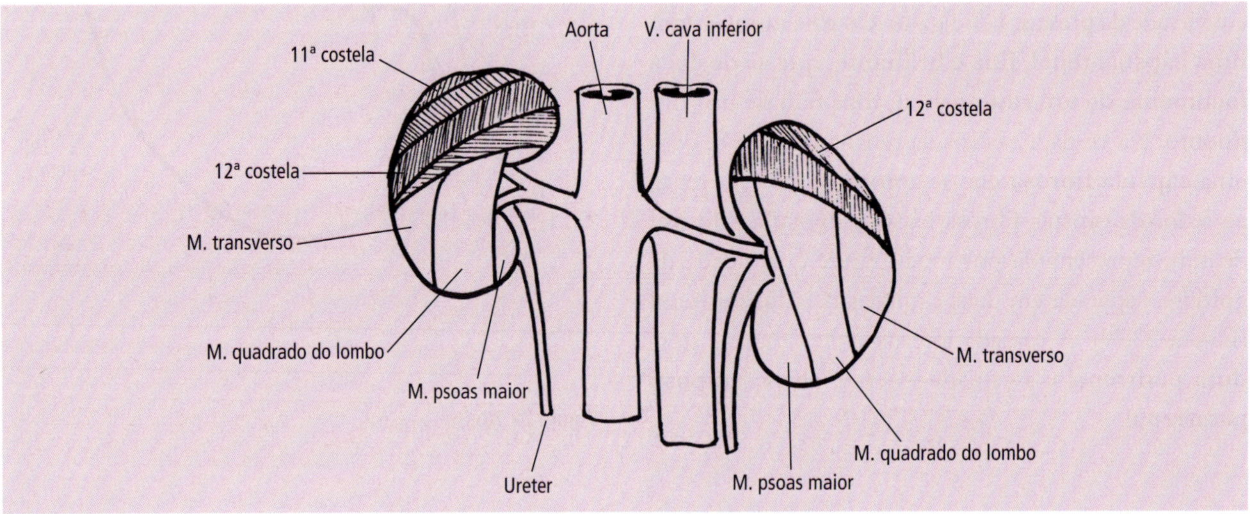

Figura 22.80 Relações posteriores dos rins. A área tracejada está em contato com o diafragma.

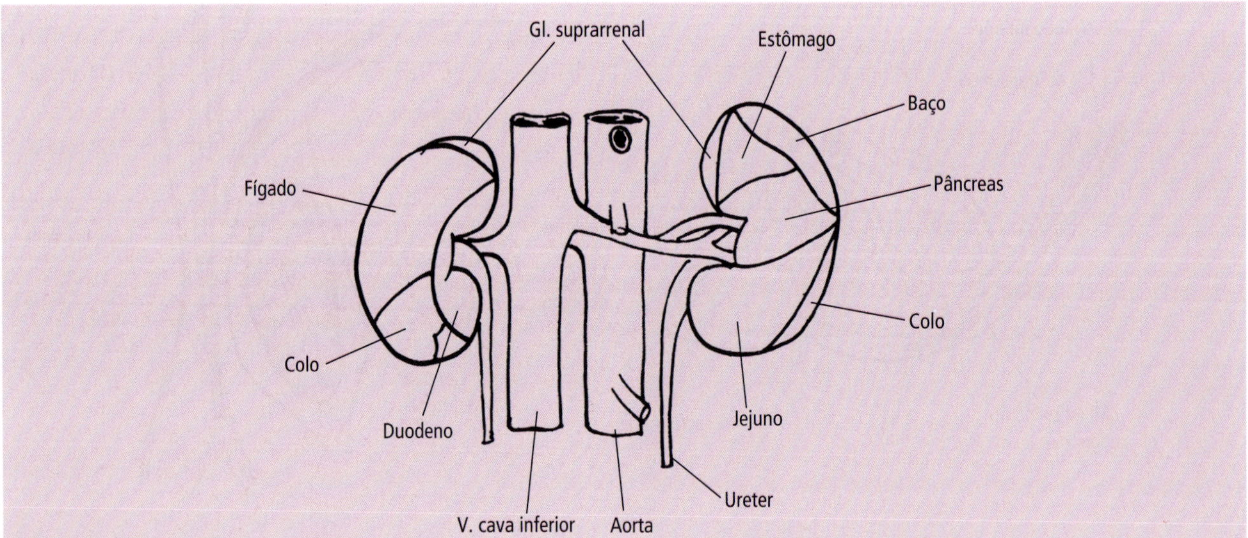

Figura 22.81 Relações anteriores dos rins.

constituindo as **colunas renais.** O hilo renal conduz a um recesso, o **seio renal**, que está revestido pela continuação da cápsula e contém os vasos renais e a **pelve renal. Esta nada mais é que a expansão da extremidade superior do ureter.** No interior do seio, a pelve renal divide-se em dois ou três tubos largos e curtos, os **cálices renais maiores.** Cada um dos cálices renais maiores se subdivide em 7 a 14 **cálices renais menores,** os quais recebem o ápice das pirâmides renais, denominado **papila renal.** Nas papilas, abrem-se os ductos coletores, através dos quais a urina escoa para a pelve renal e ureter.

Vasos e nervos

Os rins são supridos pelas artérias renais, em geral uma para cada rim, que se originam diretamente da aorta e situam-se posteriormente às veias renais (Figura 22.84). **No nível do hilo do rim, a artéria renal divide-se em ramos anterior e posterior** que passam, respectivamente, anterior e posteriormente à pelve renal e aos cálices maiores. Embora o padrão seja variável, diz-se que **a distribuição das ramificações da artéria renal é suficientemente constante para permitir o reconhecimento de cinco segmentos arteriais no rim** (Figura 22.85): **superior,**

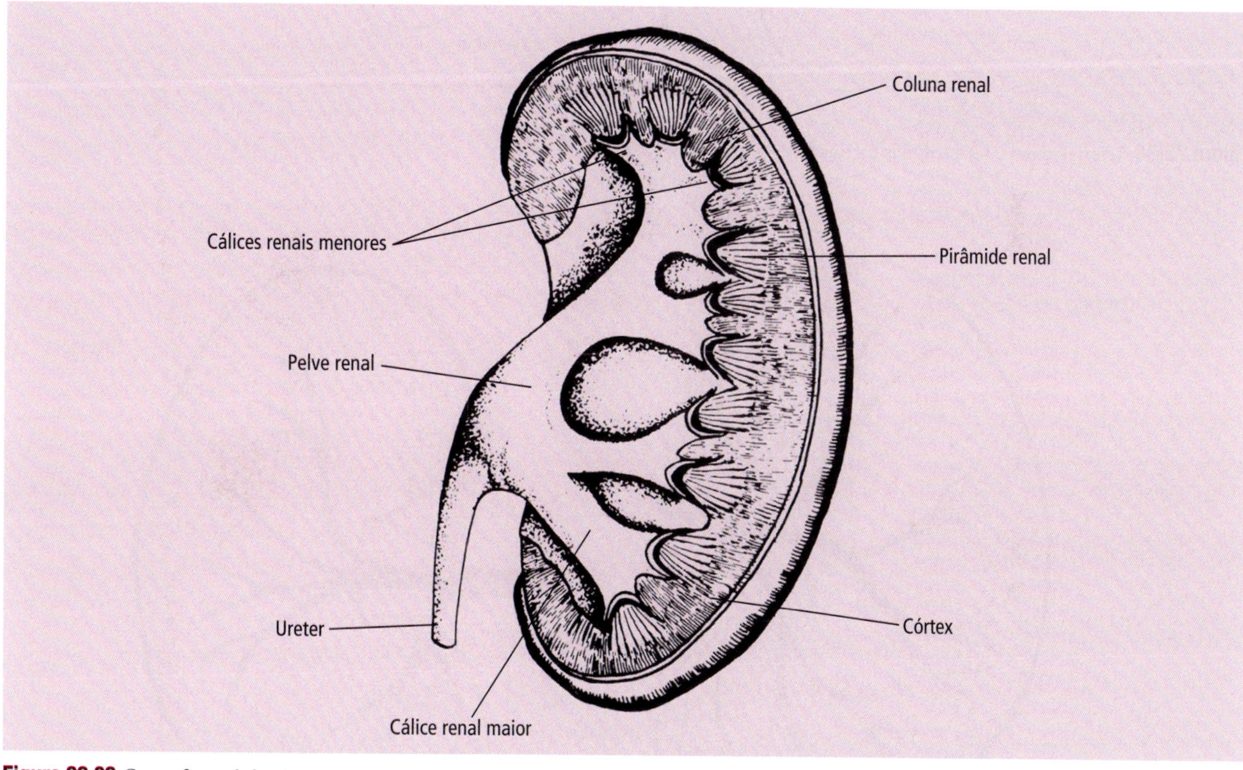

Figura 22.82 Corte frontal do rim.

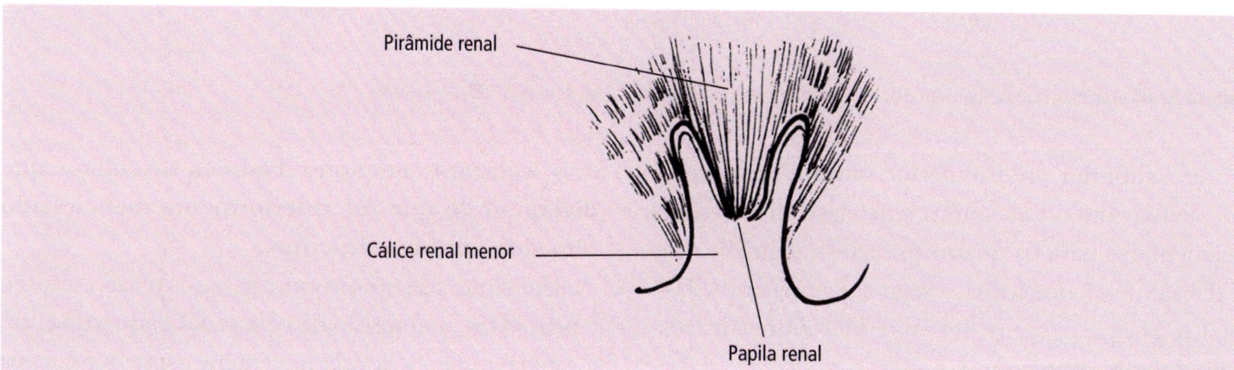

Figura 22.83 Pirâmide renal (esquemático).

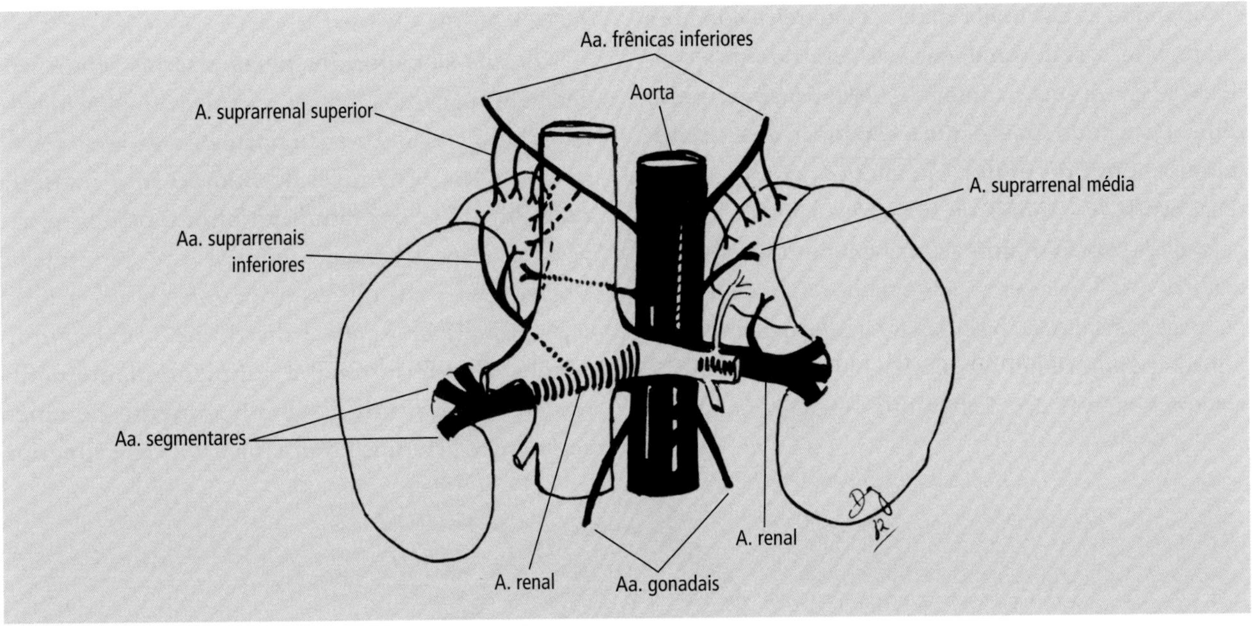

Figura 22.84 Artérias renais, suprarrenais e gonadais.

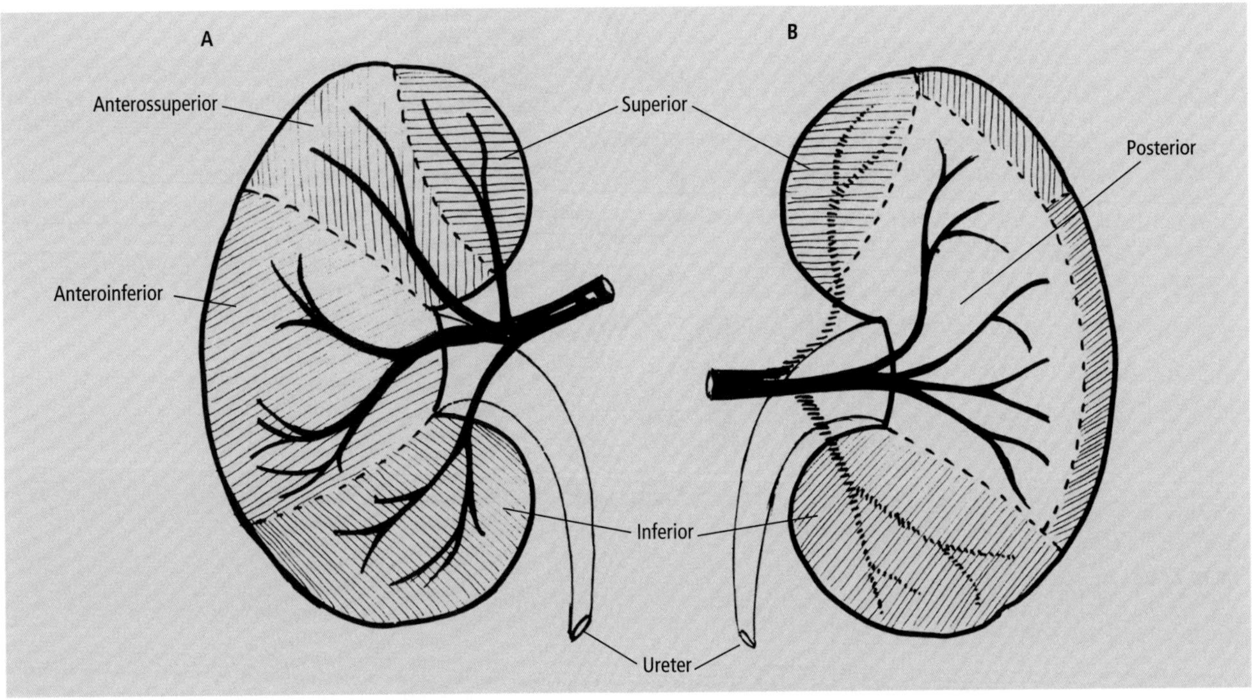

Figura 22.85 Artérias renais segmentares e segmentos arteriais do rim. (**A**) Anterior. (**B**) Posterior.

anterossuperior, anteroinferior, inferior e **posterior**. Da divisão anterior da artéria renal nascem as artérias segmentares para os quatro primeiros segmentos, já a divisão posterior irriga o segmento posterior. Isso ocorre porque os segmentos anteroinferior e anterossuperior não ocupam toda a espessura do rim: posteriormente, o segmento posterior corresponde àqueles dois segmentos anteriores. **Padrões vasculares que divergem do que foi anteriormente mencionado têm sido também descritos.**

Em virtude da relação entre os vasos renais e a aorta, é possível a compressão da **veia renal esquerda** entre a artéria aorta e a artéria mesentérica superior em sua porção proximal, ocasionando hematúria (sangue na urina) e, eventualmente, dor no flanco esquerdo. Nessa situação, tem-se uma síndrome que recebe o nome de **síndrome de quebra-nozes (Nutcracker).**

Os ramos maiores das artérias segmentares seguem entre as pirâmides com o nome de artérias interlobares. Ao atingir a junção corticomedular, elas curvam-se abruptamente, tomando um trajeto paralelo à superfície do rim e são chamadas **artérias arqueadas**. Destas, originam-se em ângulo reto as **artérias interlobulares** que penetram no córtex radialmente. A partir desse ponto, inicia-se a microcirculação do rim e cuja descrição escapa aos objetivos deste livro. Atenção deve ser dada ao fato de que as variações nos vasos renais são extremamente comuns.

O sangue do córtex e da medula drena para as **veias arqueadas; destas, para as veias interlobares; e, em última análise, para as veias renais que desembocam na veia cava inferior. Ao contrário das artérias segmentares, que se comportam como artérias terminais, as veias segmentares se anastomosam profusamente.**

No córtex renal, há numerosos linfáticos que drenam, seja para a cápsula renal, seja para a junção corticomedular. Na medula, vasos linfáticos seguem do ápice das pirâmides para a junção corticomedular, de onde troncos linfáticos maiores acompanham os vasos sanguíneos até o hilo para drenar nos linfonodos para-aórticos.

Ao que tudo indica, não há inervação parassimpática no rim. As fibras simpáticas alcançam o rim por meio do plexo celíaco. Suas fibras pós-ganglionares que fizeram sinapses nos gânglios pré-vertebrais (aorticorrenais) envolvem as artérias renais (plexo renal), com elas chegando ao rim. Fibras sensitivas parecem alcançar a medula pelos nervos esplâncnicos ou pelas raízes posteriores dos nervos espinais T12 a L2.

O acometimento das **artérias renais** por placas de aterosclerose pode gerar **estenose dos vasos renais**, que pode ser bilateral ou unilateral e é, frequentemente, responsável por casos de **hipertensão secundária** e **doença renal crônica** consequentes à atrofia dos rins.

Pedículo renal

A pelve renal e os vasos que passam no hilo renal constituem o pedículo renal. Entretanto, a disposição topográfica dessas estruturas está sujeita a tantas variações que o máximo que se pode dizer de uma disposição típica é que as veias tendem a se situar anteriormente, e que as artérias e veias se localizam, frequentemente, anteriores à pelve renal e ao ureter.

Cálculos renais, hemodiálise e transplante

Embora a presença de um único rim seja compatível com a vida normal, a ausência de ambos é fatal. Assim como ocorre com a vesícula biliar, podem se formar cálculos nos rins. Os cálculos causam dor (**cólica renal**) quando tentam passar por um tubo relativamente estreito, como o ureter, e podem se alojar nesse local, **obstruindo-o e impedindo o fluxo da urina. Cálculos renais, pelve renal e ureteres** podem ser examinados por meio de diversos exames de propedêutica armada. A **radiografia simples de abdome** eventualmente identifica cálculos radiopacos sem uso de introdução de meio de contraste, mas a utilização de contraste, embora hoje em desuso a não ser no intraoperatório, facilita a visualização. A **injeção do contraste** pode ser através da bexiga em uma visualização ascendente (**urografia retrógrada**) ou através da corrente sanguínea, sendo filtrado pelos rins (**urografia excretora**). O padrão-ouro para a avaliação de cálculos renais hoje é a **tomografia computadorizada**, de preferência sem contraste, a não ser em casos específicos. A **ultrassonografia de rins e vias urinárias** é uma alternativa que não envolve radiação e é frequentemente utilizada.

A **hemodiálise** é uma alternativa terapêutica para os portadores de insuficiência renal crônica. Tem a finalidade de realizar de forma artificial o processo de filtração desempenhado pelos rins, quando estes já não funcionam mais; é, portanto, uma terapêutica substitutiva. Nos casos crônicos de **falência renal**, em casos específicos, a solução efetiva para reestabelecer as funções orgânicas é o **transplante renal**. Para a realização do transplante, não se retira nenhum dos rins do receptor, a não ser que estejam acometidos por infecções graves ou neoplasias, e o rim transplantado é colocado na fossa ilíaca esquerda, permanecendo palpável e de fácil acesso para avaliações.

URETERES

A urina é conduzida pelos ductos coletores para os cálices renais menores, dos quais ela passa aos cálices renais maiores e à pelve renal. **O ureter é a continuação da extremidade afilada da pelve renal: trata-se de um tubo muscular longo que faz a conexão do rim com a bexiga urinária.** No nível do hilo do rim ele situa-se posteriormente aos vasos renais e segue, com trajeto descendente, sobre o músculo psoas maior, em posição retroperitoneal. **No nível da pelve, cruza a artéria ilíaca comum ou a primeira parte da artéria ilíaca externa, ao longo da parede lateral da pelve, e volta-se medialmente para abrir-se na bexiga urinária no óstio do ureter.**

É possível distinguir duas partes no ureter: **a superior, abdominal; e a inferior, pélvica**. A parte do ureter que atravessa a parede da bexiga urinária é denominada **parte intramural**. O ureter direito, na sua origem, localiza-se posteriormente à parte descendente do duodeno e, no seu trajeto, é cruzado pela raiz do mesentério e pelos vasos gonadais. O ureter esquerdo também é cruzado pelos vasos gonadais e, no nível da abertura superior da pelve, passa posteriormente ao cólon sigmoide.

O ureter apresenta, ao longo do seu trajeto, três pontos de estreitamento:

- **na junção do ureter com a pelve renal;**
- **quando cruza a abertura superior da pelve;**
- **durante o seu trajeto através da parede da bexiga urinária.**

Esses locais são potencialmente passíveis de obstrução por cálculos e constituem pontos de dificuldade para a introdução de endoscópios ureterais. A obstrução do ureter, em qualquer ponto do seu trajeto, é acompanhada por uma distensão (dilatação) dos segmentos acima do ponto obstruído em virtude da estase de urina que, assim acumulada, eleva a pressão local. Essa dilatação pode se estender à parte proximal do ureter, à pelve renal, aos cálices e, inclusive, ao próprio rim. **Esse tipo de dilatação é denominado "hidronefrose".**

O ureter recebe ramos de pequeno calibre provenientes dos vasos adjacentes ao seu percurso. Não é possível determinar um padrão fixo, mas, **com certa frequência, há ramos da artéria renal, da artéria gonadal (testicular ou ovárica) e das artérias ilíacas.** Os vasos que alcançam o ureter se ramificam em direção ascendente e descendente e anastomosam-se de maneira precária. As veias acompanham as artérias. Vasos linfáticos drenam para linfonodos adjacentes. A inervação autônoma dos ureteres (plexo uretérico) se origina de dois níveis: a parte abdominal dos plexos pré-aórticos e, a parte pélvica, do plexo hipogástrico inferior. A estimulação parassimpática aumenta a atividade peristáltica dos ureteres, mas a secção dos nervos ureterais não abole a sua motilidade, pois os ureteres dispõem de um mecanismo intrínseco para o controle da musculatura lisa. O plexo uretérico tem, ainda, fibras aferentes relacionadas à dor visceral.

GLÂNDULAS SUPRARRENAIS

Na espécie humana, as duas glândulas suprarrenais estão em posição **retroperitoneal**. Embora a denominação sugira que a posição mais frequente seja em contato com o polo superior do rim, na realidade a mais frequente é a posição para-hilar. **São glândulas endócrinas da mais alta importância, nas quais se distingue uma parte cortical e outra medular. A porção cortical produz hormônios esteroides, ao passo que a medula produz as catecolaminas, adrenalina (epinefrina) e noradrenalina (norepinefrina).** A aldosterona é um dos principais hormônios corticais que regula o equilíbrio eletrolítico e hídrico do corpo; o principal é mineralocorticoide. As células que produzem hormônios mineralocorticoides são influenciadas pelo teor de angiotensina II no sangue, a qual, por sua vez, é regulada pelas células justaglomerulares do rim, sensíveis às variações de volemia e de pressão sanguínea. Por essa razão, **muitos casos de hipertensão arterial estão associados a doenças renais**.

Cada uma das glândulas suprarrenais é envolvida pela fáscia renal, firmemente aderida. A glândula suprarrenal direita tende a ter forma aproximadamente triangular (Figuras 22.78 e 22.84). Sua parte superior é posterior à área do fígado, e sua parte medial, à veia cava inferior. A glândula suprarrenal esquerda tende a ser mais longa que a direita. Sua face posterior apoia-se no diafragma; sua face renal é côncava; sua face anterior relaciona-se com a parede posterior da bolsa omental, com o pâncreas e a artéria esplênica.

Geralmente existem três **pedículos arteriais** (Figura 22.84) para suprir a glândula:

- **Artérias suprarrenais superiores:** que se originam das artérias frênicas inferiores.
- **Artérias suprarrenais médias:** que se originam diretamente da aorta.
- **Artérias suprarrenais inferiores:** que se originam da artéria renal adjacente.

A drenagem venosa, ao contrário da irrigação, que é realizada por numerosos ramos arteriais, é feita por uma única veia suprarrenal. Usualmente, do lado esquerdo, a veia suprarrenal se une à veia frênica inferior daquele lado para desembocar na veia renal esquerda; a veia suprarrenal direita é muito curta e desemboca diretamente na veia cava inferior.

Não se conseguiu demonstrar a presença de fibras nervosas no córtex da glândula suprarrenal. À medula, entretanto, chegam fibras pré-ganglionares simpáticas, através dos nervos esplâncnicos e de ramos do plexo celíaco.

Com o advento da tomografia computadorizada e da ressonância magnética, tem-se um número ímpar de **achados anatômicos** que não necessariamente têm repercussão clínica e as glândulas suprarrenais são sítio frequente de achados incidentais – também denominados **acidentalomas** –, em geral tumores benignos não produtores de hormônios, mas que merecem avaliação.

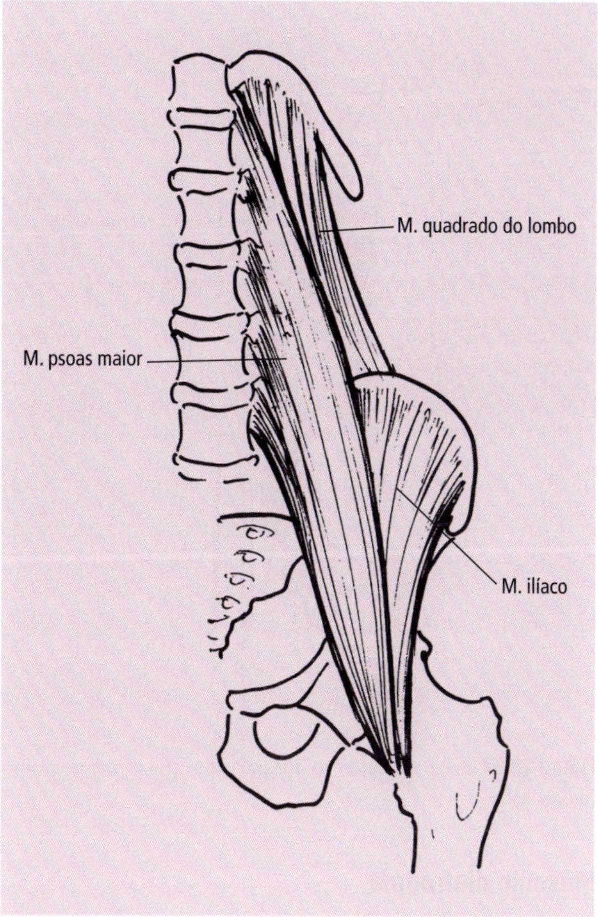

Figura 22.86 Músculos da parede posterior do abdome.

PAREDE ABDOMINAL POSTERIOR

Da parede abdominal posterior fazem parte as cinco vértebras lombares e os músculos **psoas maior** e **menor**, **quadrado do lombo**, **ilíaco** e o **diafragma** (Figura 22.86). Suas origens e inserções são mostradas no Quadro 22.2. As vértebras lombares e os planos superficiais da parede abdominal posterior foram descritos no Capítulo 19 – Crânio, Coluna Vertebral e Partes Moles do Dorso.

Músculos

Os **músculos ilíaco** e **psoas maior** se unem para se inserirem, por meio de um tendão comum, no trocanter menor do fêmur como **músculo íliopsoas**. O **psoas maior** situa-se lateralmente à coluna vertebral lombar, acompanha a abertura superior da pelve, passa sob o ligamento inguinal, anteriormente à articulação do quadril e alcança a coxa. O **psoas menor** é uma pequena parte infrequente do psoas maior que se origina nas vértebras T12 e L1 e termina na linha arqueada do osso do quadril. Assim, o psoas menor não age sobre a coxa, mas pode auxiliar o psoas maior a fletir o tronco. As fibras do **músculo ilíaco** originam-se na parte superior da fossa ilíaca do osso do quadril e convergem inferior e medialmente para se unir ao psoas maior. A Figura 22.87 mostra a origem e inserção dos músculos ilíaco e psoas maior.

O iliopsoas é o mais potente flexor da coxa; se a coxa está fixada, flete o tronco sobre a coxa. O psoas maior participa também na flexão lateral do tronco. É inervado por ramos do plexo lombar (em geral, L2 e L3). No interior do músculo psoas maior, forma-se o plexo lombar.

O **músculo quadrado do lombo** é um músculo quadrilátero que faz parte da parede posterior do abdome. A Figura 22.88 mostra sua origem e inserção. Auxilia na flexão lateral do tronco e fixa a 12ª costela. É suprido pelo nervo subcostal e por ramos do plexo lombar.

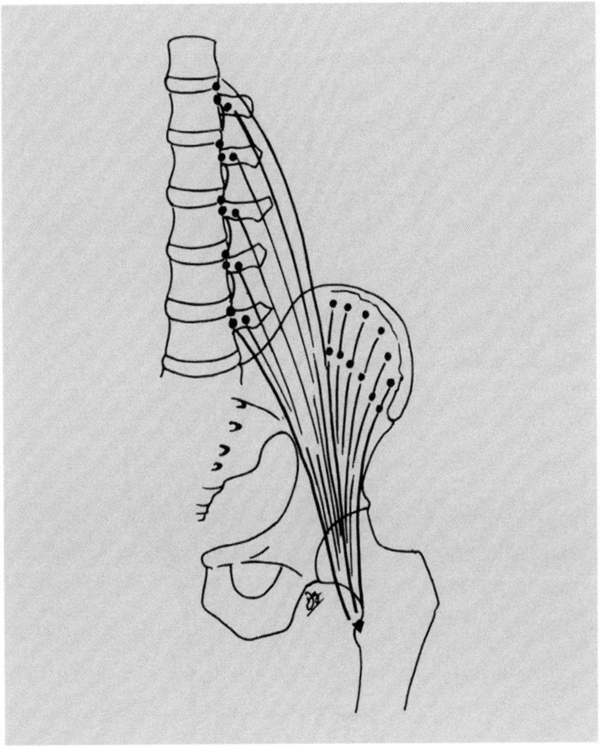

Figura 22.87 Origem e inserção dos músculos psoas maior e ilíaco (íliopsoas).

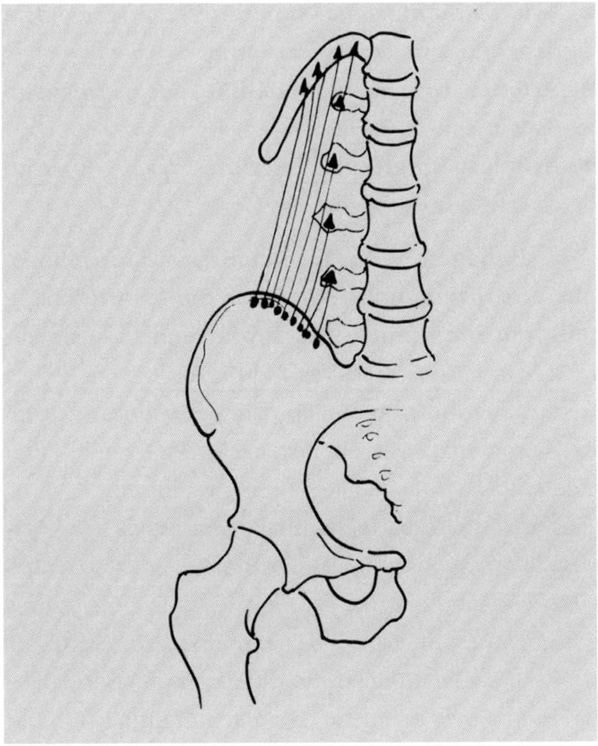

Figura 22.88 Origem e inserção do músculo quadrado do lombo.

Músculo diafragma

O músculo diafragma é uma lâmina musculotendínea que serve de apoio a vísceras torácicas na posição ereta e separa as cavidades torácica e abdominal. A cúpula direita do diafragma está em um nível mais elevado que a cúpula esquerda em virtude da presença do fígado.

Cada metade da porção muscular do diafragma é dividida em **partes esternal, costal** e **lombar. Essas três partes estão inseridas no centro tendíneo que não tem inserções ósseas** (Figura 22.89). Veja no Quadro 22.2 as origens e as inserções das partes do diafragma.

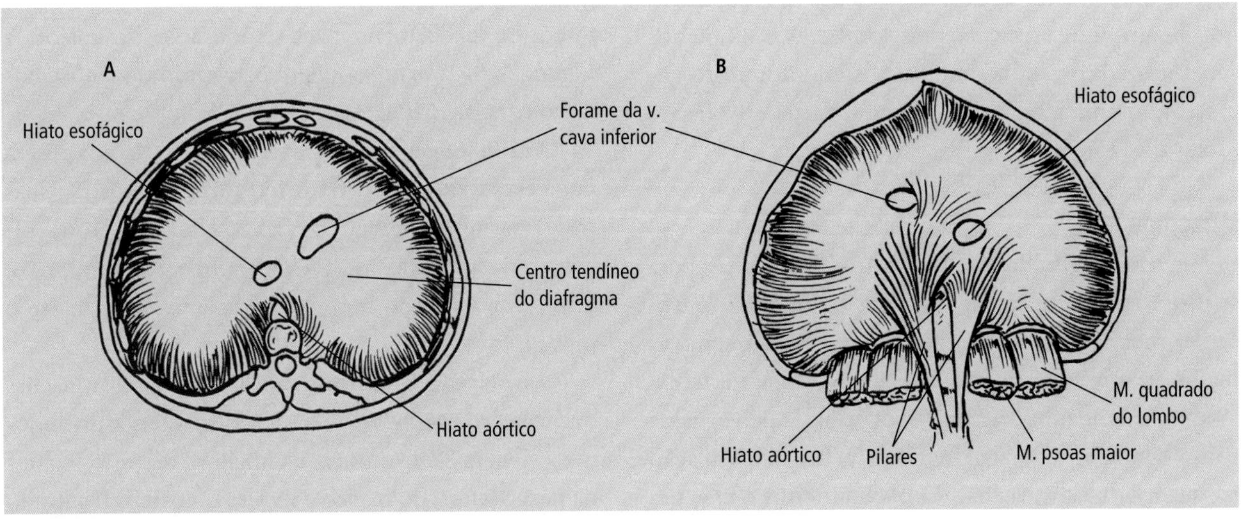

Figura 22.89 Músculo diafragma. (**A**) Vista superior. (**B**) Vista inferior.

Quadro 22.2 Músculos da parede posterior do abdome.

Músculo	Origem	Inserção
Psoas maior	Discos intervertebrais, corpos e processos transversos de T12 a L5	Trocanter menor do fêmur
Psoas menor	Corpo das vértebras T12 e L1	Fáscia ilíaca
Ilíaco	Fossa ilíaca e asa do sacro	Trocanter menor do fêmur
Quadrado do lombo	Crista ilíaca, processos transversos das três últimas vértebras lombares, ligamento iliolombar	12ª costela e face posterior de todas as vértebras lombares
Diafragma	**Parte esternal:** face posterior do ápice do processo xifoide **Parte costal:** face profunda e margem superior das seis últimas costelas e que se misturam com as digitações do músculo transverso do abdome **Parte lombar:** dos ligamentos arqueados medial, mediano e lateral e dos corpos das vértebras L2 a L4	Todas as partes se unem no centro tendíneo do diafragma

A **parte esternal** origina-se posteriormente ao processo xifoide do esterno e dirige-se para o centro tendíneo (Figura 22.89). De cada lado entre as partes esternal e costal, há um pequeno espaço, o **trígono esternocostal**, que dá passagem aos vasos epigástricos superiores e linfáticos. **O trígono esternocostal pode ser local de ocorrência de uma hérnia diafragmática.**

A **parte costal** forma as cúpulas direita e esquerda do diafragma e origina-se da face profunda e margem superior das seis últimas costelas (Figura 22.89). As fibras inserem-se nas partes anterolaterais do centro tendíneo.

A **parte lombar** (ou vertebral) origina-se de dois arcos fibrosos denominados **ligamentos arqueados medial** e **lateral**. Esses ligamentos são espessamentos da fáscia sobre a parte mais superior do músculo psoas maior (ligamento arqueado medial) e músculo quadrado lombar (ligamento arqueado lateral) e das vértebras lombares craniais, formando dois **pilares** musculares, **direito** e **esquerdo**, que ascendem para o centro tendíneo. Os dois pilares unem-se anteriormente à aorta formando o **hiato aórtico** (Figura 22.89).

A porção da parte costal do diafragma que se origina das 11ª e 12ª costelas está, em geral, separada da porção lombar por um espaço, o trígono lombocostal. Ele é coberto por tecido conectivo que separa a pleura, superiormente, da glândula suprarrenal e da extremidade superior do rim, inferiormente.

Várias estruturas passam pelo diafragma através de aberturas, que são as seguintes:

- **Hiato aórtico:** situado entre os pilares direito e esquerdo. **Por ele, passam a aorta, o ducto torácico e a veia ázigo.**
- **Hiato esofágico:** situado à esquerda do hiato aórtico. **Por ele passam o esôfago e os troncos vagais.**
- **Forame da veia cava inferior:** situado na metade direita do centro tendíneo e que **dá passagem à veia cava inferior, ao nervo frênico direito e aos linfáticos do fígado.**

Outras estruturas, entretanto, atravessam o diafragma passando entre suas fibras musculares, como os **nervos esplâncnicos** e o **tronco simpático**.

Os **nervos frênicos**, que se originam no plexo cervical, **inervam o diafragma, a pleura e o peritônio adjacente**.

Quando contrai, como acontece na inspiração, o diafragma traciona o centro tendíneo em direção abdominal. **Assim, o volume do tórax é aumentado e a pressão intratorácica, diminuída. Por sua vez, o volume da cavidade abdominal é diminuído e a pressão intra-abdominal, aumentada.** A diminuição da pressão intratorácica e o aumento da pressão intra-abdominal, que acompanham a descida do diafragma, **facilitam o retorno do sangue venoso ao coração.**

Sendo um músculo estriado esquelético, o diafragma pode ser controlado voluntariamente, como ocorre quando a respiração segue um ritmo intencional ou quando desejamos interromper a respiração durante a realização de um exame radiográfico do tórax. Contudo, durante a maior parte da nossa vida, o diafragma atua de forma involuntária, incluindo a sua atividade durante o sono. Não é possível, entretanto, prender a respiração ao ponto da asfixia porque as alterações dos gases respiratórios (especialmente do CO_2) estimulariam os centros respiratórios, impondo, novamente, a respiração involuntária. Soluços são contrações espasmódicas do diafragma.

Hérnia diafragmática

Denomina-se **hérnia diafragmática** o deslocamento de uma víscera abdominal através de uma área enfraquecida ou de defeito do diafragma, para a cavidade torácica. As hérnias diafragmáticas podem ser congênitas ou adquiridas. Em sua maioria, quer congênitas, quer adquiridas, elas atravessam o **hiato esofágico**, e são denominadas, então, **hérnias de hiato.** Mas podem também penetrar no tórax através do trígono esternocostal.

ARTÉRIAS DO ABDOME

As artérias que irrigam a parede do abdome já foram descritas. Neste item, será feito um sumário das artérias para o abdome que nascem da parte abdominal da aorta. **A partir do hiato aórtico do diafragma, a aorta abdominal segue, com trajeto descendente, anteriormente aos corpos vertebrais e à esquerda da veia cava inferior.** No seu trajeto descendente, ela desvia gradualmente para a esquerda e termina, aproximadamente, no nível da 4ª vértebra lombar, dividindo-se nos seus ramos terminais, as **artérias ilíacas comuns, direita** e **esquerda.** O plexo celíaco lhe é anterior, assim como o plexo intermesentérico.

Os ramos da parte abdominal da aorta podem ser classificados em **parietais e viscerais e eles podem ser pares ou ímpares** (Figura 22.90). Os parietais pares são as **artérias frênicas inferiores, lombares** e **ilíacas comuns.** O único ramo parietal ímpar é a **artéria sacral mediana.** Os viscerais pares são as **artérias suprarrenais médias, renais** e **gonadais** (**testicular** ou **ovárica**). As ímpares estão representadas pelo **tronco celíaco** e pelas **artérias mesentéricas, superior** e **inferior.**

Ramos parietais

As **artérias frênicas inferiores** se originam do tronco celíaco com a mesma frequência com que se originam da aorta e podem derivar por um tronco comum. Cada uma delas cruza o pilar correspondente do diafragma, posteriormente à veia cava inferior, à direita, e ao esôfago, à esquerda, e **distribuem-se ao diafragma, anastomosando-se com as artérias pericardicofrênica e musculofrênica.** Algumas artérias suprarrenais superiores se originam das artérias frênicas inferiores.

As artérias lombares, em geral, são quatro ou cinco pares de pequenas artérias segmentares que se originam do contorno posterior da aorta e que seguem entre o músculo psoas maior e os corpos das vértebras. Dividem-se em ramos anteriores que irrigam os músculos e os nervos do plexo lombar e

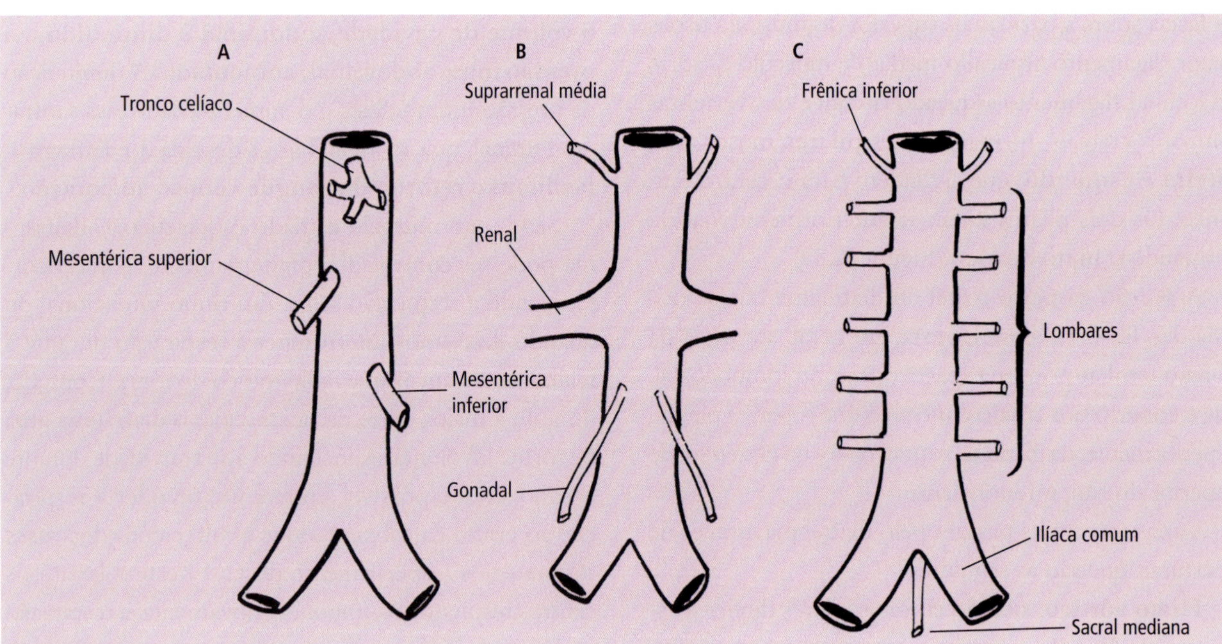

Figura 22.90 Ramos da parte abdominal da aorta. (**A**) Viscerais ímpares. (**B**) Viscerais pares. (**C**) Parietais par e ímpar.

anastomosam-se com as outras lombares e em ramos posteriores que irrigam estruturas do dorso, para onde seguem em companhia do ramo posterior do nervo lombar correspondente.

As **artérias ilíacas comuns são os ramos terminais da aorta** e cada uma delas, direita e esquerda, dirige-se inferior e lateralmente dividindo-se nas **artérias ilíacas interna** e **externa**.

A **artéria ilíaca comum direita** é um pouco mais longa, pois a aorta, no nível de sua bifurcação, está desviada para a esquerda do plano mediano. **Os ureteres cruzam anteriormente as bifurcações das artérias ilíacas comuns.**

As **artérias ilíacas externas**, direita e esquerda, são as continuações das artérias ilíacas comuns. Elas seguem em direção ao membro inferior e, ao passar sob o ligamento inguinal, constituem as **artérias femorais**. No homem, a artéria testicular e o ducto deferente são anteriores à parte inferior da artéria ilíaca externa. Na mulher, o ligamento redondo do útero é anterior.

Dois ramos da artéria ilíaca externa têm nomes específicos: são as artéria epigástricas inferior e o ramo circunflexo ilíaco profundo (Figura 22.91). A **artéria epigástrica inferior** origina-se da artéria ilíaca externa no ponto médio do ligamento inguinal e sobe junto do contorno medial do anel inguinal profundo. **O ducto deferente forma um gancho ao redor do seu contorno lateral.** A partir desse ponto, **ela ascende em direção à margem lateral do músculo reto do abdome e, nesse trecho, constitui a margem lateral do trígono inguinal.** Perfura a fáscia transversal, passa anteriormente à linha arqueada e ascende entre o reto e a lâmina posterior da bainha desse músculo. **Irriga o músculo reto do abdome e anastomosa-se com os ramos da artéria epigástrica superior** (Figura 22.92). Como a artéria epigástrica superior é ramo da artéria torácica interna e esta se origina da subclávia, **a anastomose entre as epigástricas superior e inferior é, na verdade, uma anastomose entre as artérias subclávia e ilíaca externa.** Deve-se fazer referência a um ramo da artéria epigástrica inferior, a **artéria cremastérica** (**artéria do ligamento redondo**, da mulher) que penetra no canal inguinal e irriga o músculo cremaster.

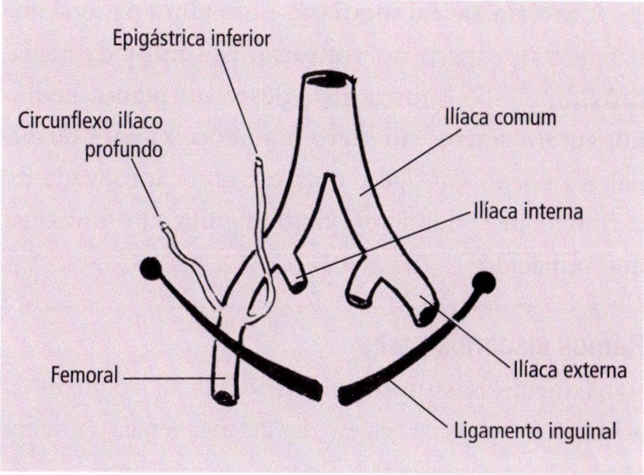

Figura 22.91 Ramos da artéria ilíaca externa.

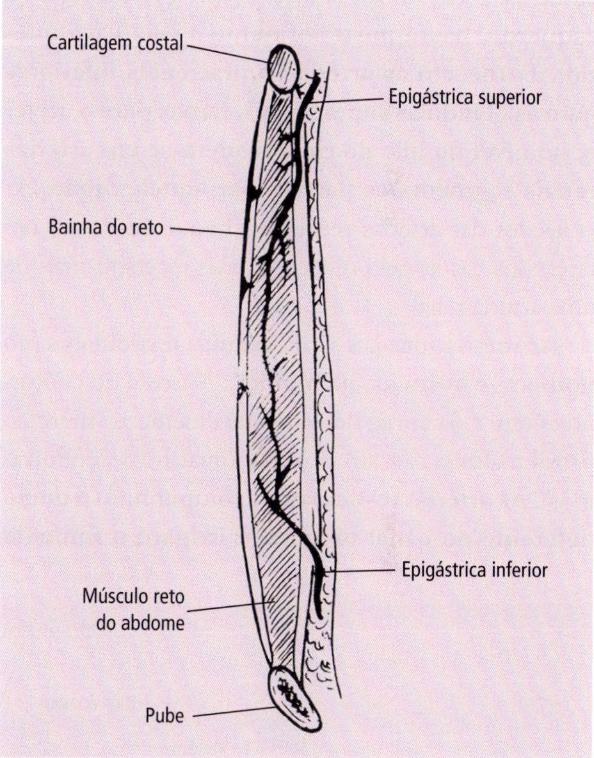

Figura 22.92 Secção sagital do músculo reto do abdome (esquemático). Observe a anastomose entre as artérias epigástricas superior e inferior.

O **ramo circunflexo ilíaco profundo** origina-se da artéria ilíaca externa no mesmo nível que a epigástrica inferior. Segue paralelamente ao ligamento inguinal, atravessa o músculo transverso do abdome e ramifica-se entre este músculo e o oblíquo interno do abdome.

As **artérias ilíacas internas** são descritas com as artérias da pelve (Capítulo 23 – Pelve).

A **artéria sacral mediana** é um ramo parietal ímpar que se origina no contorno posterior da aorta, próximo à sua bifurcação e desce no plano mediano, anteriormente ao sacro e ao cóccix, para terminar no corpo coccígeo, uma estrutura localizada na extremidade distal do cóccix de significado funcional desconhecido.

Ramos viscerais pares

As **artérias suprarrenais médias** se originam da aorta, logo acima da origem das artérias renais e irrigam as glândulas suprarrenais. Podem estar ausentes.

As **artérias renais** se originam da aorta, no nível da 2ª vértebra lombar. **A direita, em geral inferior à esquerda, passa posteriormente à veia cava inferior. Fornecem as artérias suprarrenais inferiores para as glândulas suprarrenais, ramos para o ureter e, no nível do hilo do rim, dividem-se em artérias renais segmentares para irrigar aquele órgão.** As variações das artérias renais são frequentes e, em um terço dos casos, pelo menos, os rins recebem mais de uma artéria renal.

As artérias gonadais são as **artérias testiculares** (**no homem**) **e ováricas** (**na mulher**). Nascem do contorno anterior da aorta, descem lateralmente ao músculo psoas maior e cruzam o ureter (qual fornecendo ramos). **As artérias testiculares acompanham o ducto deferente no canal inguinal e irrigam o funículo espermático e o testículo. As artérias ováricas entram no ligamento suspensor do ovário e irrigam o ovário, anastomosando-se com ramos ováricos da artéria uterina** (Figura 22.84).

Ramos viscerais ímpares

Tronco celíaco

O **tronco celíaco** é um vaso curto e calibroso que se origina imediatamente abaixo do hiato aórtico do diafragma, do contorno anterior da aorta. Está envolvido por uma densa rede formada pelo plexo celíaco. **O tronco celíaco dá origem às artérias gástrica esquerda, esplênica e hepática comum.** As variações, entretanto, são frequentes. A Figura 22.93 indica, de maneira esquemática, os ramos do tronco celíaco e suas colaterais.

Artéria gástrica esquerda

A **artéria gástrica esquerda** dirige-se superiormente e, ao alcançar o estômago, nas proximidades da junção esofagogástrica, volta-se e **acompanha a curvatura menor daquele órgão**. Fornece ramos para o esôfago e ramos para o estômago, que emergem aproximadamente em ângulo reto, e **anastomosam-se com ramos gástricos fornecidos pelas artérias esplênica e gastromental. Com frequência, pode originar a artéria hepática esquerda.** Termina anastomosando-se com a artéria gástrica direita.

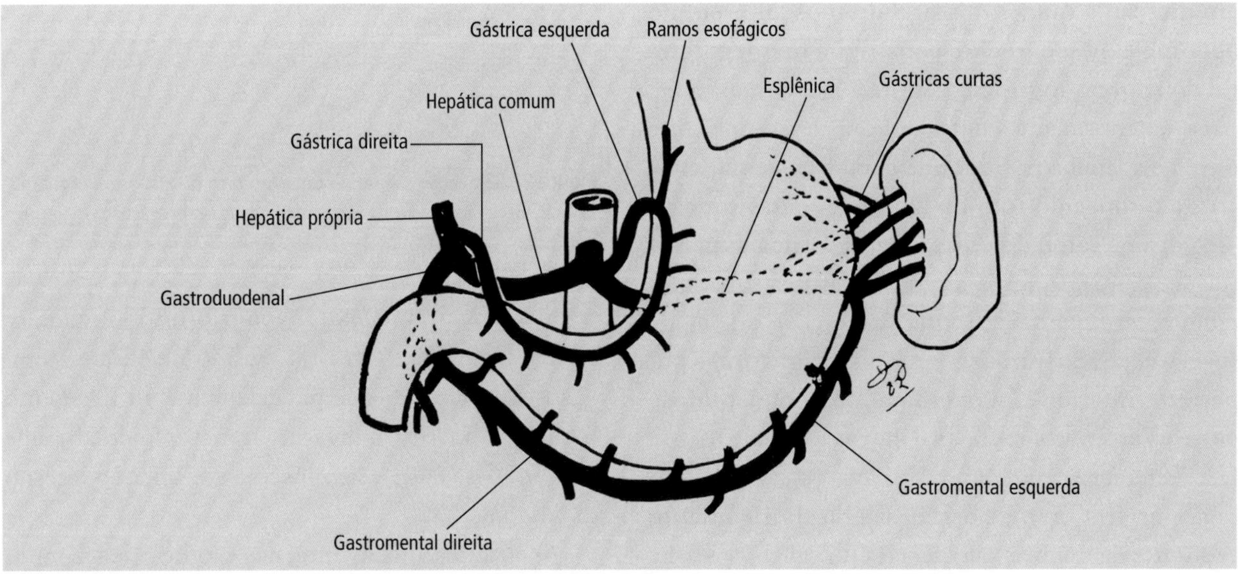

Figura 22.93 Ramos do tronco celíaco. Irrigação do estômago e do baço.

Artéria esplênica

A **artéria esplênica é o maior ramo do tronco celíaco**. Dirige-se para a esquerda com trajeto tortuoso ao longo da margem superior do corpo do pâncreas. Seus ramos mais importantes são (Figuras 22.93 e 22.94):

- **Artérias gástricas curtas:** irrigam a face posterior do estômago, nas proximidades da junção esofagogástrica.
- **Gastromental esquerda:** se dirige da esquerda para a direita, **acompanhando a curvatura maior do estômago** entre as lâminas do omento maior. Fornece ramos para o estômago (**ramos gástricos**) e para o omento maior (**omentais**). **Termina, geralmente, anastomosando-se com a artéria gastromental direita**. Mesmo que isso não ocorra, existe sempre comunicação entre as gastromentais.
- **Pancreática dorsal:** um dos diversos ramos pancreáticos da artéria esplênica. Irriga o pâncreas. Pode se originar da artéria mesentérica superior, do tronco celíaco e, até mesmo, da hepática comum.
- **Pancreática magna:** penetra no corpo do pâncreas para irrigá-lo.
- **Artérias da cauda do pâncreas:** pequenos ramos que se originam da porção mais lateral da artéria esplênica e irrigam a cauda do pâncreas.

Artérias hepática comum

A **artéria hepática comum** é rica em variações. Usualmente, ela segue na margem superior do corpo do pâncreas até o contorno superior da parte superior do duodeno onde, de modo variável, **divide-se em artérias hepática própria, gástrica direita** e **gastroduodenal** (Figuras 22.93 e 22.94).

A **artéria hepática própria** ascende na margem do omento menor para o fígado, onde se divide em **ramos direito** e **esquerdo**. Estes penetram no fígado para irrigá-lo. O ramo direito, usualmente, origina a **artéria cística, para a vesícula biliar**, mas as variações são comuns.

A artéria **gástrica direita segue ao longo da curvatura menor do estômago**, fornece ramos para o duodeno e para o estômago e anastomosa-se com a artéria gástrica esquerda.

A **artéria gastroduodenal** desce posteriormente à parte superior do duodeno e tem o ducto colédoco à sua direita. **Emite ramos duodenais diversos, mas os seus principais ramos são:**

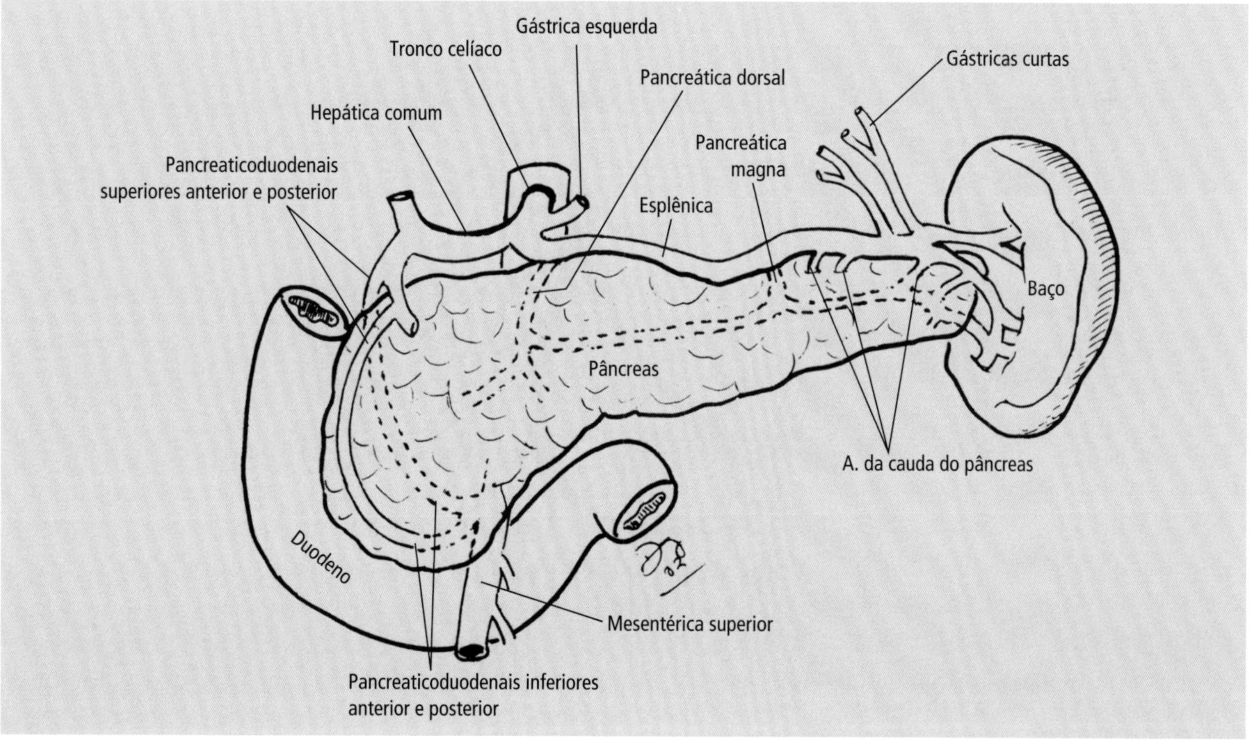

Figura 22.94 Irrigação do pâncreas.

- **Pancreaticoduodenal superior posterior:** origina posteriormente a parte superior do duodeno e forma, com a artéria pancreaticoduodenal inferior, **a arcada posterior de irrigação da cabeça do pâncreas.**
- **Artéria gastromental direita:** se origina da divisão da artéria gastroduodenal quando ela alcança o pâncreas. Dirige-se para a esquerda, **ao longo da curvatura maior do estômago**, entre as lâminas do omento maior. Fornece **ramos gástricos** (para o estômago), **omentais** (para o omento maior) **e termina anastomosando-se com a artéria gastromental esquerda.**
- **Pancreaticoduodenal superior anterior:** o outro ramo da divisão da artéria gastroduodenal. Forma, com a artéria pancreaticoduodenal inferior, a **arcada anterior da irrigação da cabeça do pâncreas.**

Artéria mesentérica superior

A **artéria mesentérica superior** origina-se do contorno anterior da aorta, inferiormente ao tronco celíaco e **tem extensa área de irrigação** (Figuras 22.95 e 22.96): **parte do pâncreas, todo o intestino delgado (exceto uma parte do duodeno) e o intestino grosso, desde o ceco até a flexura esquerda do cólon.** Origina-se posteriormente ao pâncreas e desce na frente do processo uncinado desse órgão e da parte horizontal do duodeno. A seguir, entra na raiz do mesentério e segue até a fossa ilíaca direita. Seus ramos principais são:

- **Pancreaticoduodenal inferior:** o seu primeiro ramo e logo se divide em **ramos anterior** e **posterior**, que irrigam a cabeça do pâncreas.
- **Artérias jejunais** e **ileais:** de número variável, **que se originam da convexidade, isto é, do contorno esquerdo da artéria mesentérica superior.** Formam uma série de arcadas no mesentério e irrigam as alças intestinais do jejuno e do íleo.
- **Artérias ileocólica**, **cólica direita** e **cólica média:** com origem no contorno direito da artéria mesentérica superior, sendo frequentes as variações. Suas anastomoses contribuem para formar a **artéria marginal**, que segue ao longo de toda a extensão

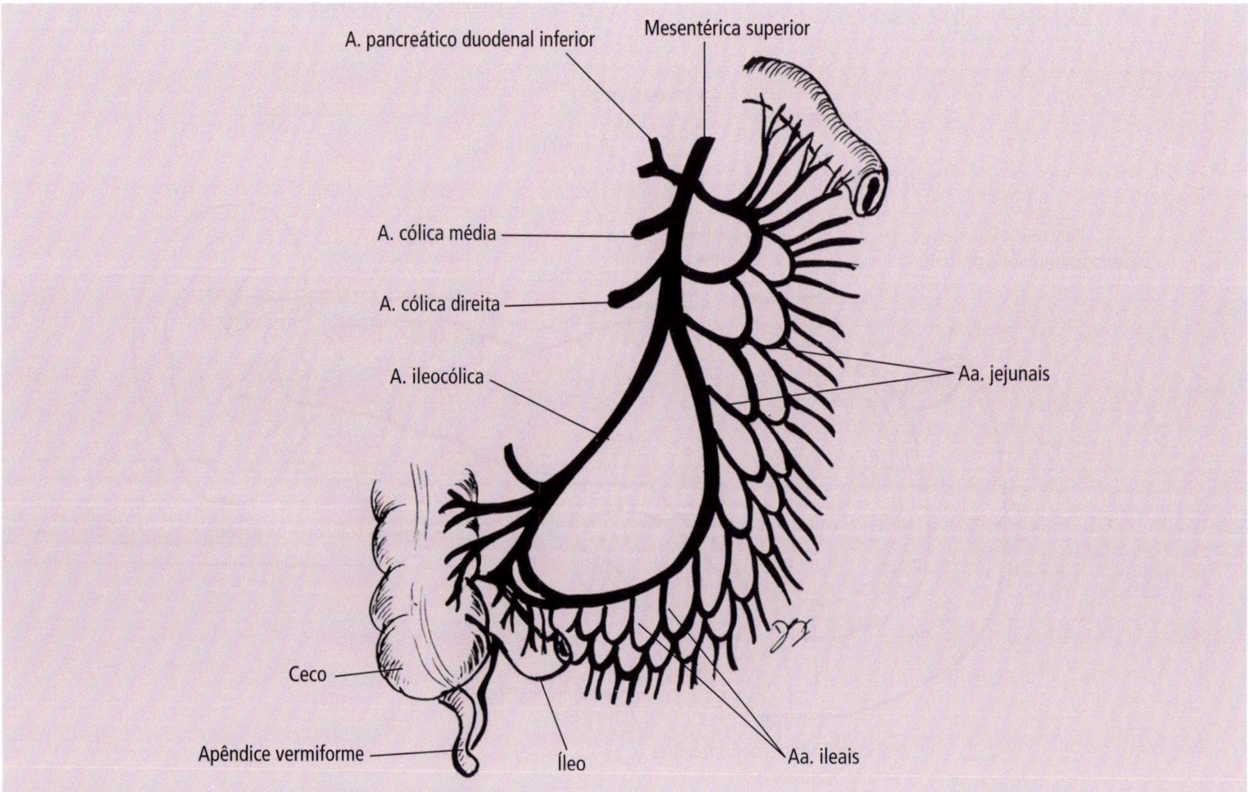

Figura 22.95 Ramos de artéria mesentérica superior.

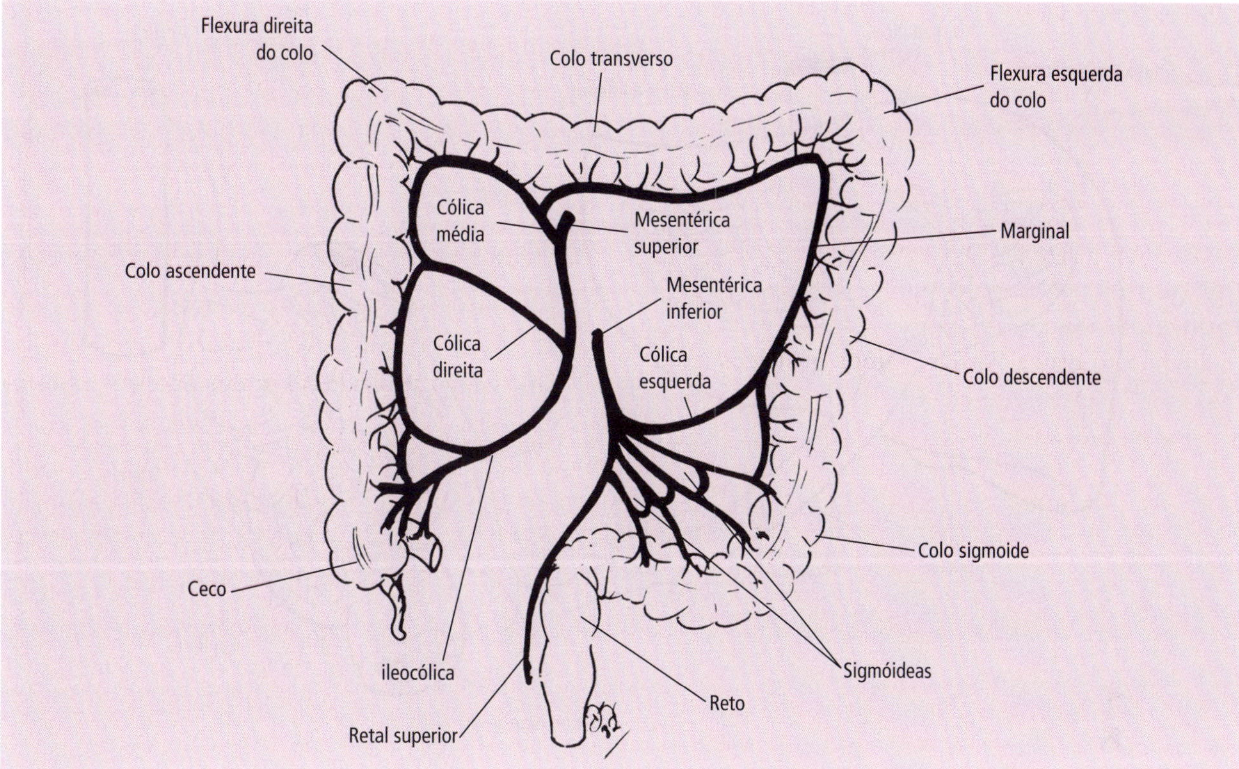

Figura 22.96 Irrigação do intestino grosso. Observe os territórios de irrigação das artérias mesentéricas.

dos cólons. **Irrigam o segmento terminal do íleo, ceco e apêndice vermiforme (artéria ileocólica), cólon ascendente (artéria cólica direita) e cólon transverso (artéria cólica média).**

Artéria mesentérica inferior

A **artéria mesentérica inferior** (Figura 22.96) origina-se no terço inferior da parte abdominal aorta, em um nível inferior à origem das artérias renais e gonadais. Com trajeto descendente e para a esquerda, emite ramos para o cólon descendente, sigmoide e parte superior do reto (até a ampola do reto). Seus ramos são:

- **Artérias cólica esquerda** e **sigmóideas:** que formam arcadas anastomóticas entre elas e com a artéria cólica média, **contribuindo para a formação da artéria marginal e irrigando os cólons descendente e sigmoide.**
- **Retal superior:** continuação da artéria mesentérica inferior, **cruza a abertura superior da pelve e a artéria ilíaca comum esquerda, com o ureter à sua esquerda.** Irriga o reto e estabelece anastomoses com as artérias retais médias e inferior.

VEIAS DO ABDOME

A grande maioria das veias do abdome acompanha as artérias correspondentes e não há, portanto, necessidade de descrevê-las. Entretanto, alguns aspectos merecem descrição separada, como o **sistema portal do fígado e o sistema venoso vertebral**, além de referências às **anastomoses entre os sistemas venosos.**

Sistema da veia porta do fígado

O sistema da veia porta do fígado drena uma área bastante extensa, que inclui todo o tubo digestório, da extremidade inferior do esôfago à parte superior do canal anal, e ainda o baço, o pâncreas e a vesícula biliar. O sangue venoso de toda esta área é levado pela veia porta para o fígado, no interior do qual ela se divide repetidas vezes para formar um plexo de vasos de tipo capilar, denominados **sinusoides hepáticos**. Os sinusoides drenam para as tributárias das veias hepáticas que, na parte posterior do fígado, desembocam na **veia cava inferior** (Figura 22.97).

A circulação portal é um tipo de circulação particularíssimo, no qual uma veia se interpõe entre duas redes capilares. Neste caso específico,

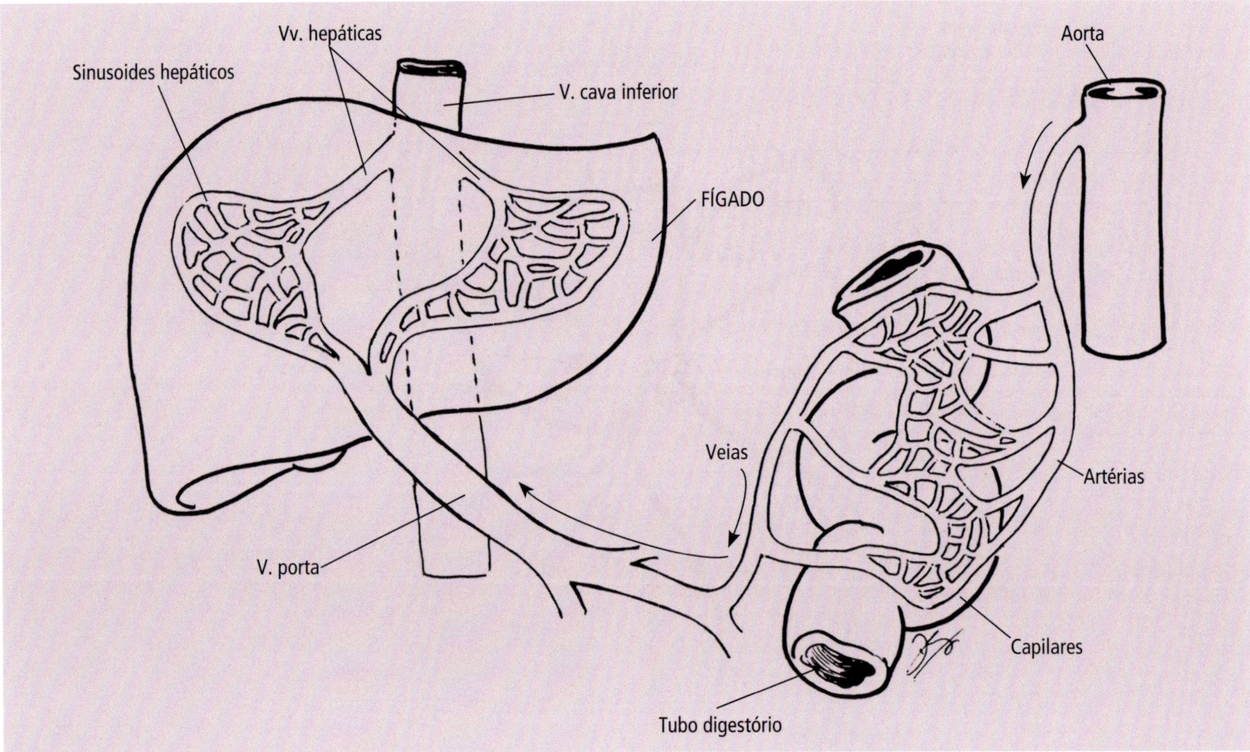

Figura 22.97 Circulação portal (esquemático).

a veia porta do fígado está interposta entre a rede capilar do tubo digestório e a rede de capilares sinusoides hepáticos. **Trata-se de um mecanismo capaz de transportar substâncias de um local para outro.** Nessas condições, as regiões envolvidas nesse transporte mostram uma grande associação funcional direta e que, nesse caso, envolve os nutrientes absorvidos na luz intestinal e o seu processamento hepático. O sistema portal não é o único desse tipo no corpo humano; existe também um **sistema porta-hipofisário no nível do encéfalo e um sistema porta nos rins.**

A **veia porta do fígado** (Figura 22.98) **resulta da união das veias mesentérica superior e esplênica, posteriormente ao cólon do pâncreas, de onde se dirige ao fígado.** Na porta hepática, ela divide-se em **ramos direito e esquerdo antes de penetrar no fígado com os ramos correspondentes da artéria hepática e do ducto hepático comum.** Esta disposição de formação da veia porta é a mais frequente. Entretanto, ela pode ser formada pela união das veias mesentérica superior, esplênica e mesentérica inferior, e até envolve a veia gástrica esquerda na sua formação.

No seu trajeto em direção ao fígado, a veia porta situa-se posteriormente ao duodeno, à artéria gastroduodenal e ao ducto colédoco. A seguir, ascende na margem do omento menor, constituindo parte do limite anterior do forame omental juntamente com a artéria hepática própria e o ducto colédoco, mas posteriormente a essas duas estruturas.

Veia cava inferior

A veia cava inferior (Figura 22.99) é um grande tronco venoso, avalvulado, que recebe o sangue dos membros inferiores, grande parte do sangue do dorso e das paredes e do conteúdo da pelve e do abdome. **A veia cava inferior forma-se pela confluência das duas veias ilíacas comuns, ligeiramente abaixo e à direita da bifurcação da aorta.** As veias ilíacas comuns, por sua vez, formam-se pela fusão das veias ilíacas externa e interna, de cada lado.

A veia cava inferior ascende à direita da aorta, atravessa o centro tendíneo do diafragma e desemboca no átrio direito. É uma estrutura retroperitoneal e é também posterior ao duodeno, ao pâncreas, à veia porta do fígado e ao fígado. **Constitui o limite posterior**

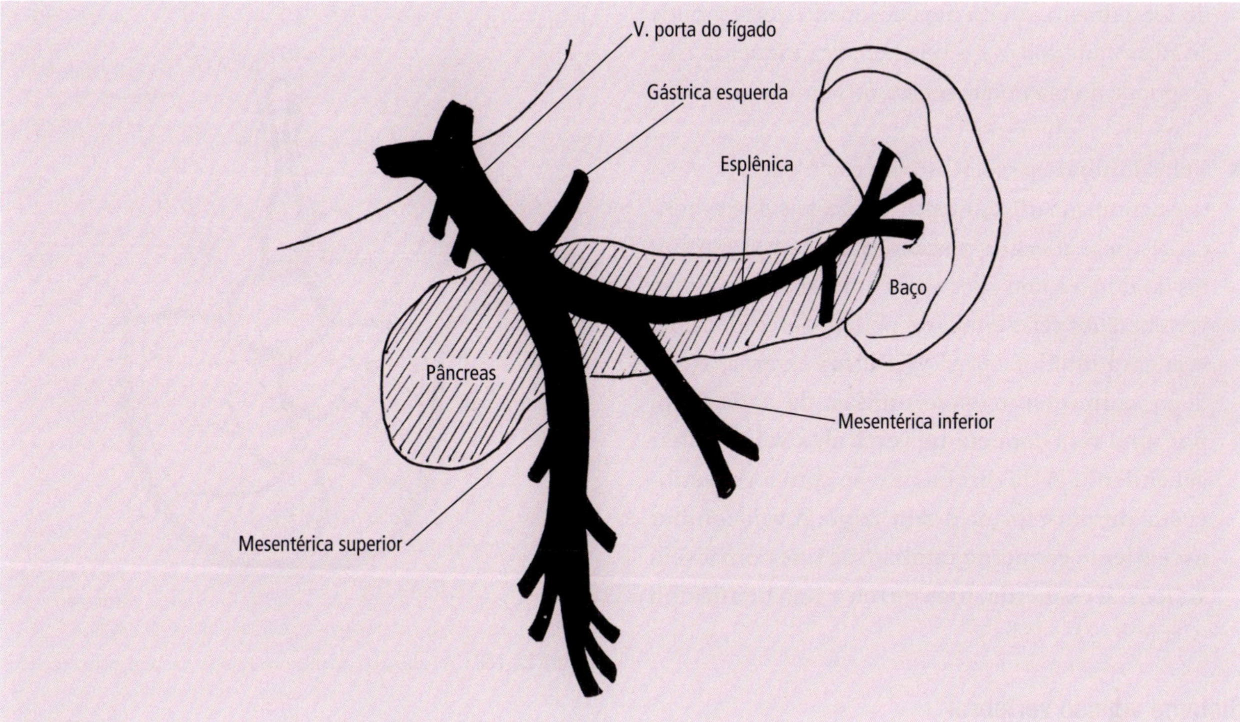

Figura 22.98 Formação da veia porta do fígado. O esquema mostra a disposição mais frequente.

do forame omental. Suas tributárias mais importantes são as seguintes:

- **Veias ilíacas comuns:** formadas pela confluência das veias ilíacas externa e interna, de cada lado, drenam os membros inferiores e a maior parte da pelve.
- **Veias gonadais:** a direita desemboca na veia cava inferior, ao passo que a esquerda, usualmente, é tributária da veia renal esquerda. No homem são denominadas **veias testiculares**, e na mulher, **veias ováricas**.
- **Veias renais:** geralmente situadas anteriormente à artéria correspondente. A da esquerda é mais longa e drena, não apenas o rim, mas também a glândula suprarrenal (**veia suprarrenal**), a gônada (**veia gonadal esquerda**) e o diafragma (**veia frênica esquerda**).
- **Veias frênicas inferiores:** a da direita, em geral, desemboca na cava inferior; a da esquerda aflui à veia suprarrenal e está à renal esquerda.
- **Veias hepáticas:** três vasos de grande calibre que drenam na veia cava inferior imediatamente antes de ela atravessar o diafragma. A veia hepática direita tem seu trajeto intra-hepático em correspondência com o plano que separa os segmentos anterior e posterior

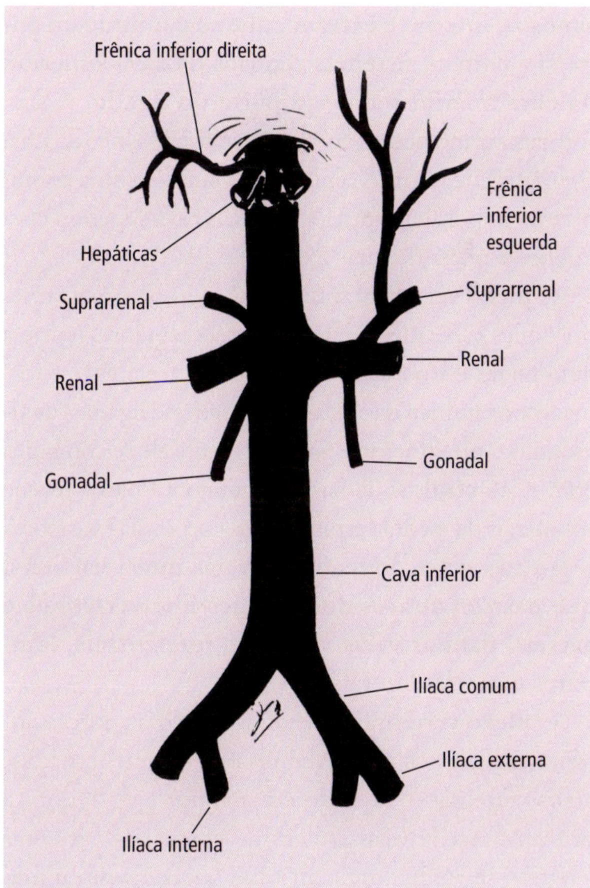

Figura 22.99 Tributárias da veia cava inferior.

do lobo direito. A veia hepática média corresponde ao plano interlobar e a veia hepática esquerda corresponde ao plano que separa os segmentos medial e lateral do lobo esquerdo.

- **Veias lombares:** são quatro ou cinco pares de veias que acompanham, em parte, as artérias correspondentes. Suas afluentes posteriores drenam as estruturas do dorso e têm conexões com o sistema venoso vertebral. As veias lombares podem desembocar na veia cava inferior ou na veia ilíaca externa. Além disso, **comumente estão unidas, de cada lado, por uma veia conectante vertical, a veia lombar ascendente. A da direita une-se com a veia subcostal direita e forma a veia ázigo. A veia lombar ascendente esquerda também se une com a veia subcostal esquerda, mas forma a veia hemiázigo** (Capítulo 21 – Pelve).

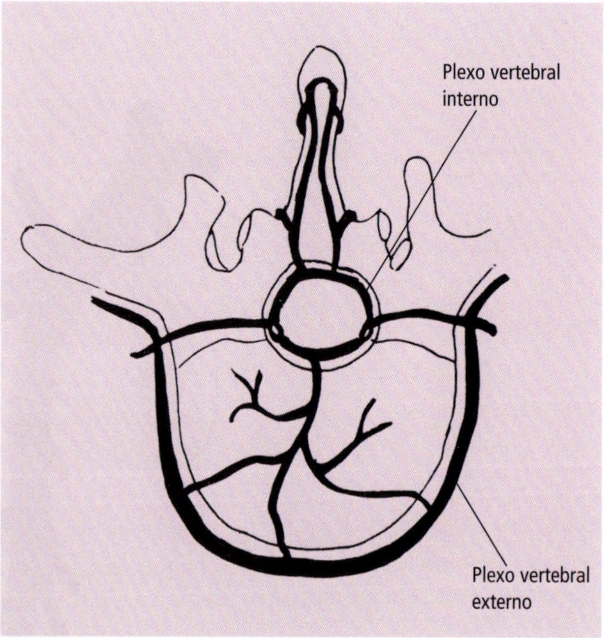

Figura 22.100 Constituição do plexo venoso vertebral (esquemático).

Sistema venoso vertebral

Esquematicamente, pode-se afirmar que **o sistema venoso vertebral está constituído por dois plexos venosos, interno e externo, que se comunicam entre si e com os sistemas venosos da cava superior, da cava inferior e da veia porta do fígado.** Assim, formam, como ocorre com o sistema ázigo, não só uma alternativa de retorno venoso, mas também uma comunicação importante entre os sistemas cava superior, cava inferior e porta (Figuras 22.100 e 22.101).

O **plexo vertebral interno**, situado no canal vertebral, mais especificamente, no espaço epidural (entre a dura-máter e a porção óssea do canal vertebral), é formado por numerosas veias, de paredes delgadas, **avalvuladas** e **plexiformes.** Superiormente ele se comunica com seios venosos da base do crânio. O plexo recebe tributárias da medula espinal e dos corpos das vértebras e, por sua vez, **é drenado por veias intervertebrais, que passam através dos forames intervertebrais e sacrais, para as veias vertebral, intercostais, lombares e sacrais laterais.**

O **plexo vertebral externo** formado na porção anterior dos corpos das vértebras e na face externa dos arcos vertebrais é dividido em anterior e posterior. O primeiro recebe veias através do corpo das vértebras e para o segundo confluem veias que atravessam o ligamento amarelo. **Na região cervical, esses plexos**

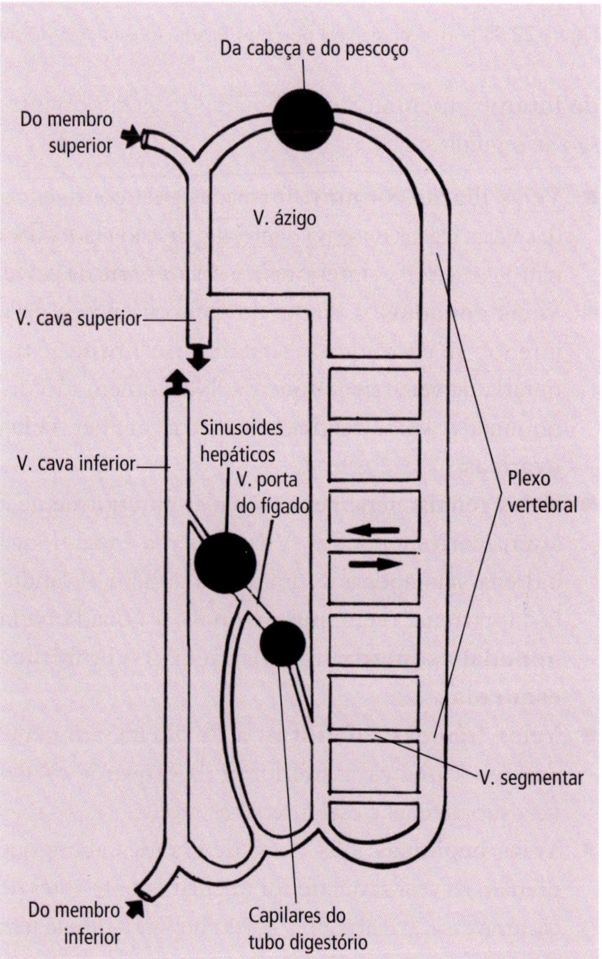

Figura 22.101 Anastomoses entre os sistemas venosos (esquemático).

comunicam-se livremente com veias occipitais e com veias profundas do pescoço, além de estar unidos ao seio transverso, por veias emissárias, e às veias vertebrais. Nas regiões torácica, lombar e pélvica, mantêm amplas conexões com as veias ázigos (ou hemiázigo), lombares ascendentes e sacrais laterais.

Anastomoses entre os sistemas venosos

Os sistemas venosos mantêm ampla comunicação entre si. **São exatamente essas anastomoses que lhes conferem importância funcional no retorno venoso e importância clínica,** como vias alternativas nos casos de obstrução venosa (p. ex., na hipertensão portal da cirrose hepática) ou como via de propagação de tumores ou de infecções (hematogênica) (Figura 22.101).

As conexões com o plexo venoso vertebral são avalvuladas, de modo que, nelas, o sangue pode fluir em qualquer sentido. O sangue que volta dos membros inferiores, da pelve e do abdome depende, para seu fluxo, das diferenças de pressão entre os capilares e o lado venoso do coração e da importante ação bombeadora dos músculos combinada com a disposição das válvulas. **Durante a inspiração, a pressão intratorácica diminui e a diferença de pressão entre os capilares e o coração aumenta. Por sua vez, a inspiração provoca uma elevação de pressão intra-abdominal, em virtude do movimento descendente do diafragma que comprime as vísceras abdominais. Assim, durante a inspiração, o retorno venoso aumenta, o sangue flui para o plexo vertebral, a partir do abdome, e sai do plexo vertebral, no tórax, para o sistema ázigo e para a veia cava superior.** O inverso ocorre durante a expiração. O fluxo de sangue do abdome e da pelve para o plexo vertebral é naturalmente acentuado por qualquer aumento de pressão intra-abdominal em decorrência da tosse ou dos esforços.

É fácil compreender que células tumorais das cavidades pélvicas, torácica e abdominal, bem como de tumores de mama, possam penetrar no sistema venoso e ser conduzidas para os plexos vertebrais no momento de uma inversão do fluxo sanguíneo. Essas células metastásicas poderão, em última análise, alojar-se nas vértebras, na medula espinal ou em qualquer outra parte do sistema nervoso central (SNC). Processos infecciosos podem seguir o mesmo trajeto.

Por sua vez, o plexo vertebral oferece vantagens nos casos de obstrução de grandes troncos venosos, pois, juntamente com o sistema ázigo, constituem verdadeiros curtos-circuitos ao sistema das veias cavas. Assim, se a veia cava superior for obstruída acima da veia ázigo, o sangue da cabeça e do pescoço poderá ser drenado para os plexos vertebrais; destes, para o sistema ázigo e para a cava superior, abaixo da obstrução, voltando ao coração. Nesse exemplo, uma via alternativa é o canal toracoepigástrico descrito no Capítulo 21 – Tórax: o sangue pode fluir pelas veias da parede do tronco e chegar às veias ilíacas e cava inferior, retornando ao coração.

Uma obstrução da cava superior entre a ázigo e o átrio direito é mais grave porque, nesse caso, a cava inferior é o único canal de retorno disponível e, ainda assim, o retorno venoso é possível.

As obstruções da cava inferior também não impedem o retorno venoso: o sangue pode fluir por veias da parede do tronco, em direção ascendente (canal toracoepigástrico) ou chegar à veia cava superior pelos plexos vertebrais.

Verifica-se, pois, que o paciente pode sobreviver à oclusão de praticamente qualquer veia do corpo desde que, pelo menos nos grandes troncos venosos, a oclusão não se processe com muita rapidez.

Anastomoses portossistêmicas

Em alguns pontos, estabelecem-se comunicações anastomóticas entre tributárias da veia porta do fígado e tributárias das veias cavas, superior e inferior. **Essas conexões são denominadas "anastomoses portossistêmicas".** Em condições normais, muito pouco sangue passa por essas anastomoses. Entretanto, o sistema portal é constituído de veias avalvuladas e, se a pressão portal eleva-se acima do normal (**hipertensão portal**), o fluxo sanguíneo pode reverter no sentido daquelas anastomoses.

As principais anastomoses portossistêmicas são (Figura 22.102):

- **Plexo venoso esofágico** da extremidade inferior do esôfago **drena inferiormente para a veia gástrica esquerda**, através de ramos esofágicos e, **portanto,**

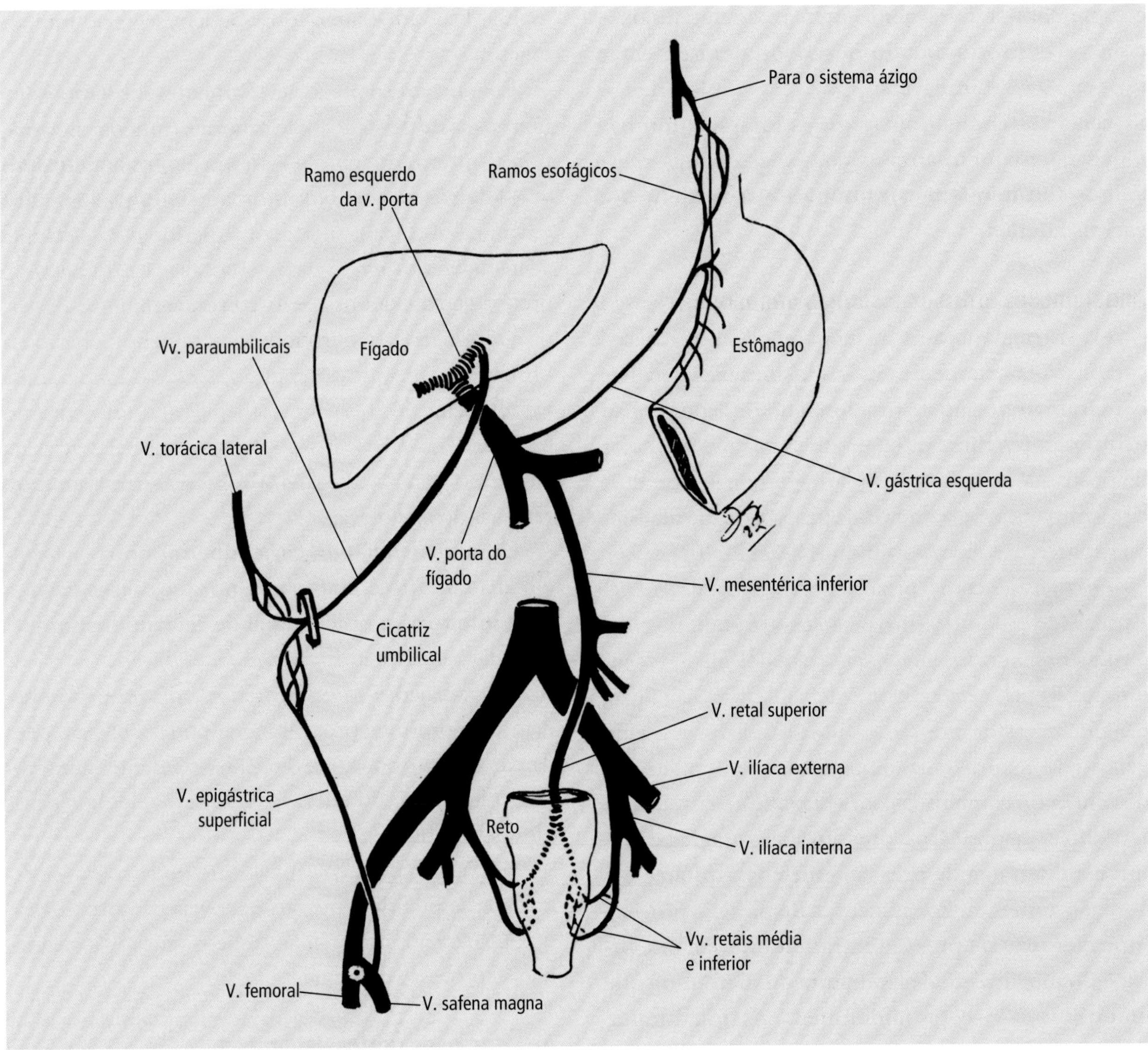

Figura 22.102 Anastomoses portossistêmicas.

para o sistema porta. Superiormente, entretanto, **o plexo venoso esofágico drena, em última análise, para o sistema ázigo e, consequentemente, para a veia cava superior.**

- **Plexo venoso nas colunas anais do canal anal drena superiormente para a veia retal superior, tributária da veia mesentérica inferior e esta, da veia porta.** O plexo venoso nas colunas anais **está também em conexão com as veias retais média e inferior, tributárias da veia ilíaca interna e, consequentemente, da cava inferior.**
- **Veias paraumbilicais,** que seguem no ligamento falciforme, **unem o ramo esquerdo da veia porta às veias superficiais da região umbilical.** Estas são partes do **canal toracoepigástrico** e, portanto, **têm conexões com a veia torácica lateral (cava superior) e a veia epigástrica superficial (cava inferior).**
- Algumas porções do tubo digestório, como os cólons ascendente e descendente, estão em contato direto com a parede abdominal posterior, pois não são revestidas totalmente pelo peritônio. **Nesses pontos de contato, estabelecem-se numerosas pequenas anastomoses portocavas de menor importância.**

Doenças, como a cirrose, ou comprometimento da veia porta em seu trajeto extra-hepático, como a sua compressão por um tumor adjacente, podem ocasionar um aumento anormal da pressão na veia porta, denominado **hipertensão portal**. **Como o sistema porta é avalvulado, o aumento de pressão é transmitido a todo o sistema, e o sangue tende a se desviar para os sistemas cavas, superior e inferior, em que a pressão é menor.** Esse desvio ocorrerá nas comunicações entre os sistemas porta e das veias cavas, isto é, no nível das anastomoses portossistêmicas. Assim, na hipertensão portal, essas anastomoses tornam-se dilatadas. **As comunicações gastroesofágicas são particularmente importantes, sob o ponto de vista clínico, porque não só se dilatam como podem tornar-se varicosas. Situadas na submucosa, essas grandes varizes estão sujeitas a traumatismos durante a deglutição e podem sofrer ruptura com hemorragia grave**.

As comunicações retais também podem se tornar varicosas, resultando nas hemorroidas internas. Estas também estão sujeitas a traumatismos e sangramentos durante a defecação. É importante salientar que existem outras causas mais comuns para as hemorroidas; a hipertensão portal é apenas uma delas.

Finalmente, as comunicações portossistêmicas no nível da cicatriz umbilical, quando dilatadas na hipertensão portal, têm uma aparência característica conhecida com o nome de **cabeça de Medusa**.O tratamento da **hipertensão portal**, que outrora se mostrou essencialmente cirúrgico, hoje se baseia em medicações. Até mesmo procedimentos minimamente invasivos como o ***transjugular intrahepatic portosystemic shunt* (TIPS)**, que cria um canal de baixa resistência entre a veia hepática e a veia cava através de um *stent*, posicionado através de punção na jugular, são indicados em situações extremamente específicas. Os procedimentos cirúrgicos (anastomoses diretas, portocava inferior ou esplenicarrenal esquerda) são raramente indicados, com exceção da hipertensão causada pela esquistossomose, em que a **cirurgia de desconexão ázigo-portal** ainda tem algum valor.

DRENAGEM LINFÁTICA DO ABDOME

A descrição que se segue é um apanhado geral da drenagem linfática do abdome, pois considerações específicas sobre a drenagem dos órgãos abdominais já foram feitas.

Os vasos linfáticos que drenam as vísceras abdominais, pélvicas e períneo acompanham os vasos sanguíneos correspondentes e alcançam **duas longas cadeias de linfonodos colocadas de cada lado da parte abdominal da aorta e das artérias ilíacas comuns, externa e interna**. No conjunto, eles constituem o **grupo lombar dos linfonodos**. A Figura 22.103 ilustra, de maneira esquemática, a disposição dessas cadeias e os grupos de linfonodos que as constituem.

Três grupos de linfonodos situam-se nas proximidades das origens dos três troncos principais de irrigação para o abdome: os **grupos celíaco, mesentérico superior** e **mesentérico inferior**. Os vasos linfáticos eferentes dos linfonodos celíacos e mesentéricos superiores formam o tronco intestinal, que se abre na cisterna do quilo, início do ducto torácico. Os vasos linfáticos eferentes dos linfonodos mesentéricos inferiores e lombares formam dois troncos lombares que também afluem à cisterna do quilo.

Os vasos linfáticos provenientes das vísceras podem passar por linfonodos intermediários antes de alcançar os linfonodos lombares, celíacos ou

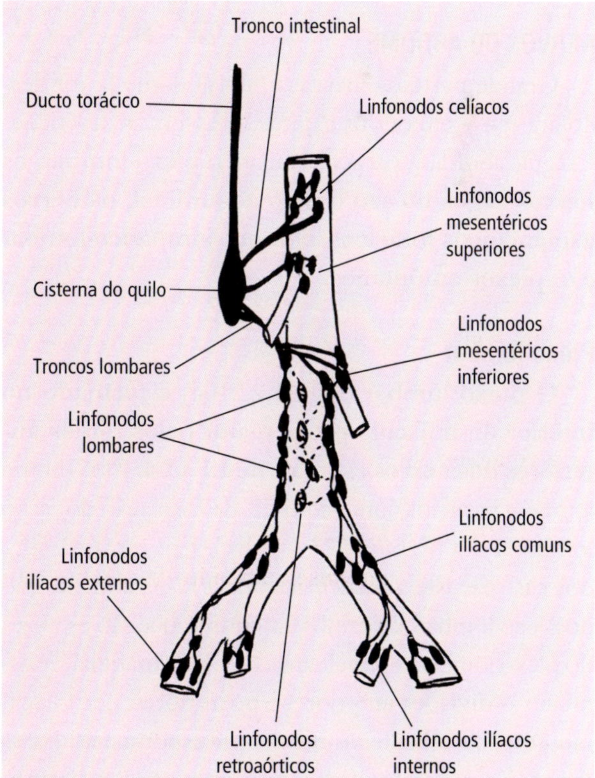

Figura 22.103 Drenagem linfática do abdome (esquemático).

mesentéricos, mas, em última análise, a drenagem é feita pelo ducto torácico (Capítulo 21 – Tórax).

A **parede anterior do abdome, acima do nível do umbigo**, é drenada por vasos linfáticos que seguem a artéria epigástrica superior para alcançar os linfonodos torácicos internos. **Abaixo do umbigo**, os vasos linfáticos da parede anterior do abdome seguem a artéria epigástrica inferior e o ramo circunflexoilíaco profundo para chega aos linfonodos ilíacos externos.

As **paredes lateral** e **posterior do abdome** são drenadas por vasos linfáticos que acompanham as artérias e veias lombares para desembocar nos linfonodos para-aórticos ou em alguns linfonodos situados posteriormente à aorta, os linfonodos retroaórticos.

As **paredes da cavidade pélvica** e as **estruturas do períneo** são drenadas por vasos linfáticos que acompanham as artérias que irrigam essas regiões e vão para os linfonodos ilíacos internos.

As estruturas situadas nos planos superficiais e acima do umbigo drenam para os linfonodos axilares (Capítulo 18 – Membro Superior). Já as situadas abaixo do umbigo drenam para os linfonodos inguinais superficiais (Capítulo 17 – Membro Inferior).

NERVOS DO ABDOME

Grande parte da inervação do abdome já foi descrita, neste e em outros capítulos. Assim, as descrições a seguir abordam particularmente o **plexo lombar, os nervos vagos no seu trajeto abdominal, os nervos esplâncnicos torácicos**, o **tronco simpático lombar** e os **plexos autônomos**.

Plexo lombar

O plexo lombar (Figura 22.104) **é formado no interior do músculo psoas maior pelos ramos anteriores dos nervos espinais de L1 a L4.** Esse último também participa, junto com L5, da formação do plexo lombossacral (Capítulo 23 – Pelve). Em cerca de 50% dos casos, existe a participação de T12 na constituição do plexo lombar. Os ramos anteriores, que são as raízes do plexo lombar, à semelhança do plexo braquial, constituem as **divisões anteriores** e **posteriores**, que formarão, respectivamente, os nervos pré e pós-axiais. Essas divisões anteriores e posteriores do plexo lombar não ocorrem em todas suas raízes, mas somente em parte de L2, L3 e L4. O plexo emite ramos colaterais e terminais. Os colaterais são os **nervos ilio-hipogástrico, ilioinguinal, cutâneo femoral lateral e genitofemoral, além de ramos musculares. Os ramos terminais são os nervos obturatório e femoral.**

Ramos colaterais

O **nervo ilio-hipogástrico** se origina de L1 e tem, comumente, uma contribuição de T12, emergindo da margem lateral do músculo psoas maior, cruzando o músculo quadrado do lombo e penetrando no músculo transverso do abdome, próximo à crista ilíaca. O **nervo ilioinguinal**, também ramo de L1, emerge da margem lateral do músculo psoas maior e tem trajeto semelhante, ao do nervo ilio-hipogástrico. Seus trajetos e ramos terminais já foram descritos.

O **nervo genitofemoral** surge pela união das divisões anteriores de L1 e L2. Atravessa o músculo psoas maior e emerge em sua face anterior, medialmente ao músculo psoas menor, no nível da 3ª ou da 4ª vértebra lombar. Em um nível variado, por vezes ainda no interior do músculo psoas maior, o nervo genitofemoral se divide em **ramos genital** e **femoral**. O ramo genital **penetra no canal inguinal** e supre o músculo cremaster, os planos superficiais do escroto e a região adjacente da coxa. O **ramo femoral**, mais medial, atravessa a bainha femoral, **passa através do hiato safeno e supre a pele do trígono femoral**.

O **nervo cutâneo femoral lateral** é formado pela união das divisões posteriores de L1 e L2. Emerge na margem lateral do músculo psoas maior, cruza o músculo ilíaco em direção à espinha ilíaca anterossuperior. Seu trajeto e os ramos terminais foram descritos no Capítulo 17 – Membro Inferior.

Os **ramos musculares** são os nervos para o músculo quadrado do lombo, que surgem independentemente dos três ou quatro primeiros nervos lombares e do nervo subcostal; os do músculo psoas maior, que surgem do 2°, 3° e 4° nervos lombares e, algumas vezes, do 1° nervo lombar, e os nervos para o músculo psoas menor, que surgem do 1° e do 2° nervos lombares.

Ramos terminais

O **nervo obturatório** é o principal nervo pré-axial do plexo lombar. Ele surge das divisões anteriores do 2°, 3° e 4° nervos lombares e desce ao longo da margem medial do músculo psoas maior.

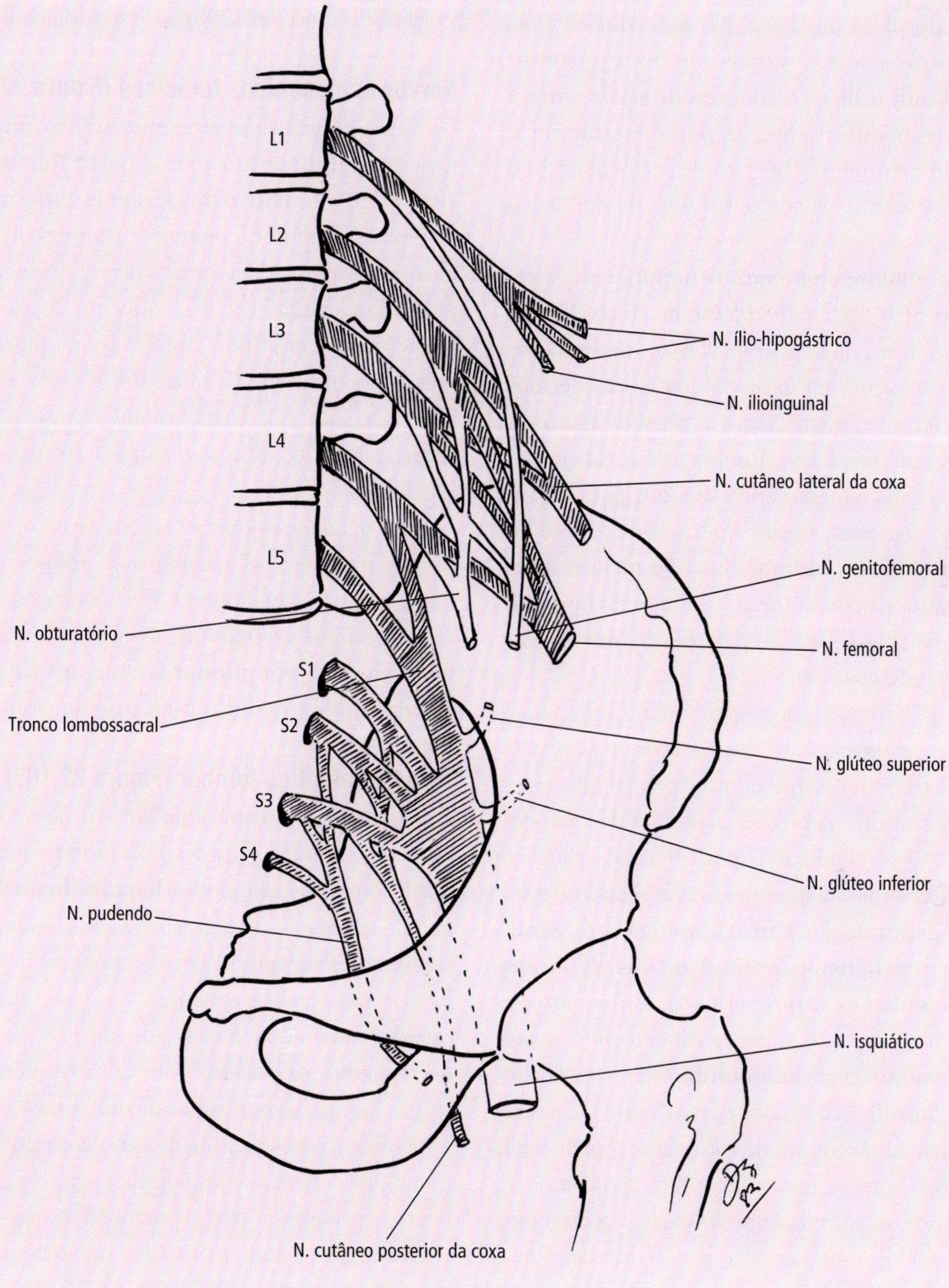

Figura 22.104 Plexos lombar, lombossacral e sacral.

Passa posteriormente aos vasos ilíacos comuns para depois se dirigir anteriormente, lateralmente aos vasos ilíacos internos e ao ureter. Acompanha os vasos obturatórios no forame obturado e passa com eles para a coxa, dividindo-se nos ramos anterior e posterior, já descritos no Capítulo 17 – Membro Inferior.

O **nervo femoral é o maior ramo do plexo lombar**. É formado pelas divisões posteriores do 2º, 3º e 4º nervos lombares. Emerge na margem lateral do músculo psoas maior e desce na linha de união com o músculo ilíaco, que é por ele inervado. Penetra na coxa já ramificado, como descrito no Capítulo 17 – Membro Inferior.

Nervos vagos (Figura 22.105)

A partir do plexo esofágico, os vagos direito e esquerdo formam os **troncos vagais anterior e posterior que atravessam o hiato esofágico do diafragma e alcançam, respectivamente, as paredes anterior e posterior do estômago**. Em virtude da formação do plexo esofágico, cada tronco tem fibras de ambos os vagos, direito e esquerdo.

O tronco anterior emite **ramos hepáticos** que seguem no omento menor para o plexo hepático e ramos que envolvem a artéria hepática e com ela alcançam os órgãos por ela nutridos. Outros ramos são fornecidos ao estômago (**ramos gástricos**) e ao **plexo celíaco**. As fibras que entram no plexo celíaco seguem pelos ramos dos plexos celíaco e mesentérico superior para chegar ao estômago, pâncreas, fígado, intestino delgado e intestino grosso. **Neste último, elas não ultrapassam a flexura esquerda do cólon.** O restante do intestino grosso recebe fibras parassimpáticas dos **nervos esplâncnicos pélvicos**.

Os ramos abdominais do vago contêm fibras parassimpáticas e sensitivas. As fibras parassimpáticas pré-ganglionares fazem sinapse com as pós-ganglionares em gânglios situados na própria espessura das paredes das vísceras. Deste modo, as curtas fibras pós-ganglionares inervam a musculatura lisa e as glândulas dessas vísceras. **A estimulação parassimpática, em geral, aumenta o peristaltismo, a atividade das glândulas e está envolvida em vários reflexos. Entretanto, a atividade intrínseca do sistema digestório e o seu controle mostram certa autonomia.** O exemplo disso é que a **vagotomia** (secção dos nervos vagos), embora reduza a atividade secretora do estômago e torne mais lento seu esvaziamento, tem muito pouco efeito sobre o restante do tubo digestório. Funções vitais, por exemplo, a formação da bile e sua secreção para o duodeno ou a formação e secreção de suco pancreático, aparentemente, não dependem da atividade nervosa.

Sabe-se pouco sobre as fibras sensitivas vagais. O vago parece estar relacionado, principalmente, com os reflexos que envolvem movimento e secreção. As fibras que conduzem sensibilidade dolorosa das vísceras abdominais entram na medula espinal através das raízes posteriores dos mesmos nervos que dão origem às fibras pré-ganglionares simpáticas para as vísceras e, portanto, elas passam pelos **nervos esplâncnicos**. É pouco provável que o vago tenha fibras de sensibilidade dolorosa.

Nervos esplâncnicos torácicos (Figura 22.105)

Esses nervos se originam do tronco simpático torácico e **conduzem a maior parte do suprimento simpático e sensitivo das vísceras abdominais. São os nervos esplâncnicos maior, menor e imo.** Depois de atravessarem o diafragma, o nervo esplâncnico maior penetra no gânglio celíaco e o menor chega ao gânglio aorticorrenal, emitindo fibras para os plexos celíaco, mesentérico superior e renal. Por sua vez, o nervo esplâncnico imo, que entra no abdome medialmente ao tronco simpático, chega ao gânglio acorticorrenal e ao plexo renal.

Nos gânglios pré-vertebrais simpáticos, ocorre a sinapse entre fibras pré-ganglionares, dos nervos esplâncnicos, e as pós-ganglionares. Estas alcançam as vísceras envolvendo as artérias que as originam. **Entretanto, as fibras pré-ganglionares chegam às glândulas suprarrenais (medula) diretamente, sem sinapses.**

Tronco simpático lombar (Figura 22.105)

Os **troncos simpáticos** entram no abdome **atravessando o diafragma ou passando posteriormente aos ligamentos arqueados laterais do diafragma**, seguindo um trajeto descendente, sobre a coluna vertebral e adjacentes ao músculo psoas maior. O tronco direito posiciona-se posteriormente à veia cava inferior e o esquerdo lateralmente à aorta. Os gânglios são irregulares no tamanho, na posição e no número (geralmente de três a cinco, podendo variar de dois a seis), o que torna a identificação específica de um determinado gânglio muito difícil. Ramos comunicantes ligam os gânglios aos nervos espinais lombares, porém só os mais superiores têm fibras pré-ganglionares. O 2º nervo lombar é o mais inferior que contém fibras pré-ganglionares.

Ramos viscerais, que consistem de quatro ou mais nervos esplâncnicos lombares, originam-se dos gânglios e dos troncos lombares. Os mais superiores vão para os plexos celíaco e adjacentes, ao passo que os médios vão para os plexos intermesentéricos e adjacentes e os mais inferiores descem para o plexo hipogástrico superior. **Fibras sensitivas (dolorosas) seguem também nos nervos esplâncnicos lombares.**

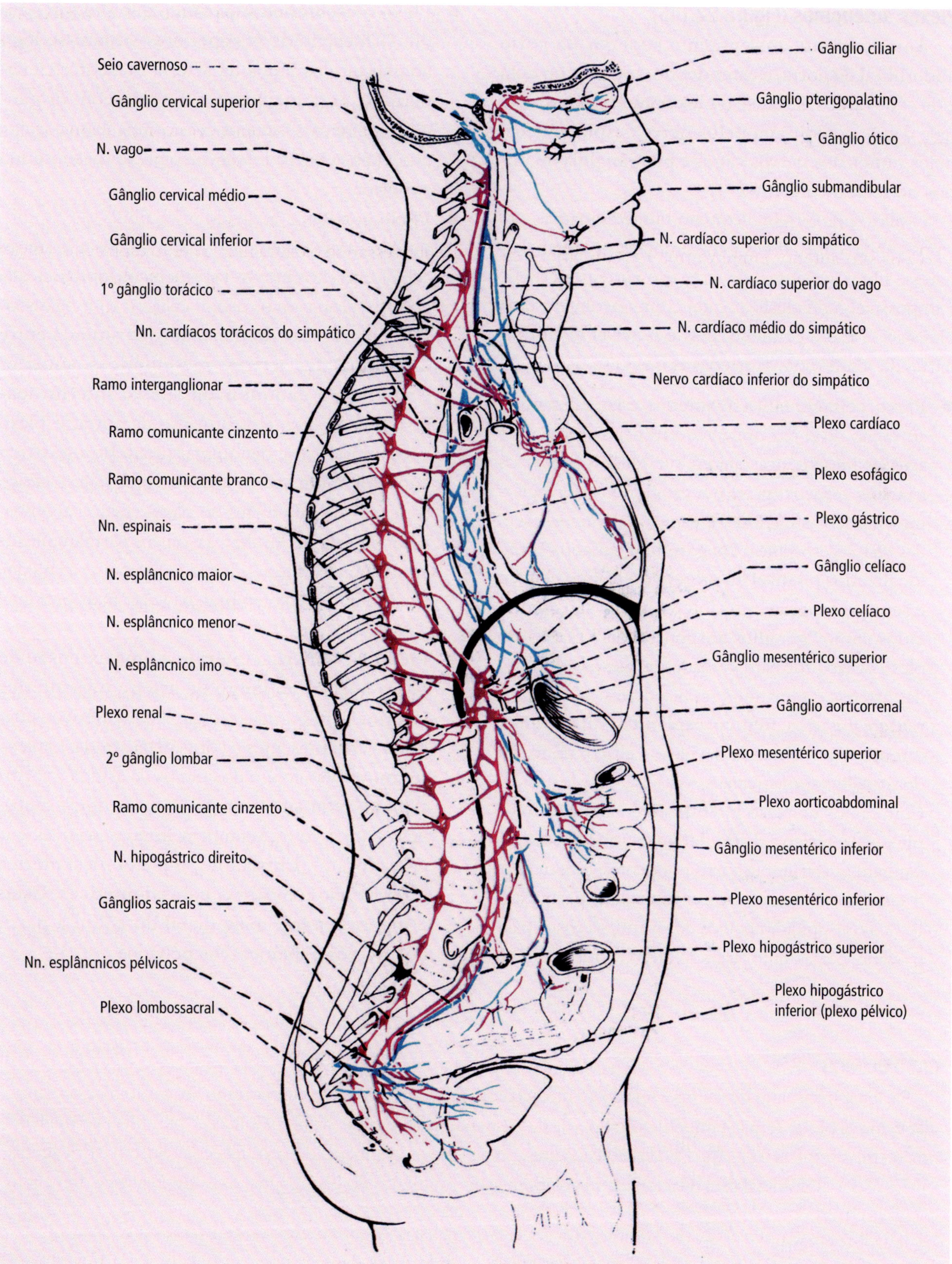

Figura 22.105 Disposição geral das partes simpática (em vermelho) e parassimpática (em azul) da divisão autônoma do sistema nervoso (modificada de Netter).

Plexos autônomos (Figura 22.105)

Anteriormente ao segmento superior da parte abdominal da aorta, e estendendo-se ao longo dela e de seus ramos, situa-se o plexo pré-vertebral, uma rede densa, **constituída pelos nervos esplâncnicos, pelos ramos dos nervos vagos e por gânglios incluídos no tecido conectivo.**

O plexo pré-vertebral contém fibras simpáticas pré e pós-ganglionares, fibras parassimpáticas pré-ganglionares e fibras sensitivas, de tal modo entremeadas que é impossível individualizar cada componente em uma dissecação. Ele é contínuo, mas é possível identificar partes de acordo com as artérias às quais está associado.

- **Plexo celíaco:** situa-se anterior e lateralmente à aorta, no nível das origens do tronco celíaco e das artérias mesentéricas superior e renal. Contém os gânglios celíacos (pares), o gânglio ou os gânglios mesentéricos superiores e gânglios diminutos sem designação específica. **Os gânglios celíacos estão localizados no nível da origem do tronco celíaco e seus prolongamentos inferolaterais são conhecidos como "gânglios aorticorrenais".** Ramos do plexo celíaco formam verdadeiros plexos em torno das artérias e tomam os nomes destas: **plexos hepático; gástrico; frênico; esplênico; suprarrenal;** e **renal.** Outros ramos do plexo celíaco, da região dos gânglios aorticorrenais, têm trajeto descendente. Com ramos do plexo intermesentérico, formam os **plexos uretérico** e **testicular** ou **ovárico** que acompanham as estruturas correspondentes: o uretérico; o testicular; os vasos para o funículo espermático, testículos e epidídimo; e os do ovário, os vasos para o ovário, o ligamento largo do útero e a tuba uterina.
- **Plexo mesentérico superior: o gânglio (ou gânglios) mesentéricos superiores situam-se logo abaixo ou dos lados da artéria mesentérica superior e, geralmente, está fundido com os gânglios celíacos.** Os ramos que acompanham a artéria mesentérica superior formam o **plexo mesentérico superior.**
- **Plexo aórtico:** é formado pelas fibras que se continuam inferiormente, ao longo da aorta. Este recebe ramos dos nervos esplâncnicos lombares que também alcançam os plexos celíacos e hipogástrico superior. **A parte do plexo aórtico situada entre as origens das artérias mesentéricas, superior e inferior, é denominada "plexo intermesentérico".** Abaixo da bifurcação da aorta, o plexo aórtico passa a se denominar **plexo hipogástrico superior**, intimamente ligado ao plexo mesentérico superior. Alguns filetes do plexo aórtico acompanham as artérias lombares e outros formam plexos em torno das artérias ilíacas comum e externa que alcançam a artéria femoral, na parte mais proximal da coxa.
- **Plexo mesentérico inferior: é uma extensão do plexo aórtico ao longo da artéria mesentérica inferior.** Um ou mais gânglios mesentéricos inferiores estão presentes na origem da artéria. O plexo se continua ao longo dos ramos da artéria e forma o **plexo retal superior** que contém fibras simpáticas para o reto (e também fibras sensitivas que dele provêm). **Entretanto, o plexo mesentérico inferior não tem fibras parassimpáticas. Estas atingem a parte mais distal do cólon a partir dos nervos esplâncnicos pélvicos.**

CASO CLÍNICO

Paciente masculino de 6 anos é levado ao médico com dor abdominal em hipocôndrio esquerdo há 2 semanas, que vem em piora. A mãe também notou perda de peso e de apetite, além de hematomas e "pintinhas vermelhas" nos membros inferiores. Após avaliação e exames, o paciente é diagnosticado com leucemia linfoblástica aguda.

1. A dor abdominal está relacionada à esplenomegalia (aumento do baço). Qual das veias realiza a drenagem do baço?
   a. Veia porta

b. Veia mesentérica inferior
c. Veia cava inferior
d. Veia cava superior

2. Quais dos seguintes órgãos **não** está ligado ao baço através de um ligamento?
   a. Esôfago
   b. Rim
   c. Retossigmoide
   d. Intestino delgado
3. A artéria esplênica é ramo de qual vaso?
   a. Artéria aorta
   b. Artéria mesentérica superior
   c. Tronco celíaco
   d. Artéria hepática média

MATERIAL COMPLEMENTAR

Escaneie os QrCodes para visualizar os vídeos.

Vídeo 22.1

- **Exame físico de hérnias, manobra de Valsalva:** "a manobra de Valsalva consiste em realizar a expiração de maneira forçada, contra o nariz e lábios tampados, por alguns segundos. Dessa forma, haverá um aumento da pressão intra-abdominal e, caso o paciente tenha algum tipo de herniação, o conteúdo do saco herniário vai se protrair, facilitando, assim, a identificação e o diagnóstico".

Vídeo 22.2

- **Hepatimetria e sinal de Jobert:** "a hepatimetria pode ser realizada a partir da percussão abdominal, que deve ser iniciada no 5º espaço intercostal direito, na linha hemiclavicular, em direção ao rebordo costal direito. Durante as percussões, devemos nos atentar à mudança de sons, de claro pulmonar para maciço e de maciço para timpânico. Por fim, a medição é feita do primeiro ponto em que houve percussão maciça até o último ponto de percussão maciça, que identifica a localização do fígado. Caso haja mudança de um som claro pulmonar direto para um som timpânico, pode-se dizer que há presença de sinal de Jobert positivo, que significa a perda da macicez hepática".

Vídeo 22.3

- **Espaço de Traube:** "para avaliar o espaço de Traube, posicione o paciente em decúbito dorsal e percuta do 6º ao 10º espaço intercostal à esquerda, da linha hemiclavicular até a linha axilar anterior. Durante a percussão desse espaço, espera-se um som timpânico. Caso haja um som maciço, podemos dizer que o espaço de Traube está ocupado, indicando uma anormalidade, como a esplenomegalia".

RESPOSTAS DO CASO CLÍNICO

1) a; 2) b; 3) c

23 PELVE

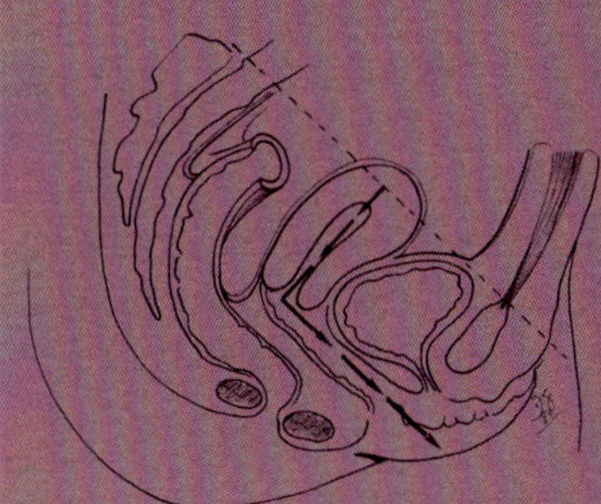

A pelve é a parte mais inferior do tronco, formada por um anel ósseo composto pelos ossos do quadril, sacro e cóccix, que aloja órgãos do sistema reprodutor e urinário e a porção final do tubo digestório (reto e canal anal).

A **linha terminal** (Figura 23.1), que delimita a **abertura superior da pelve (estreito superior)**, divide a pelve em **pelve maior, superior a ela**, e **pelve menor, inferior a ela**. A linha começa no promontório do sacro e divide-se em três porções: sacral; ilíaca; e púbica. Alguns anatomistas consideram a pelve maior parte da cavidade abdominal em virtude de aí estarem situados órgãos abdominais, como as partes iniciais e terminais do colo. Nesse caso, a pelve maior é designada como "falsa pelve", e a pelve menor, como "pelve verdadeira". Neste capítulo, os termos "cavidade pélvica" e "pelve" terão como referência a pelve verdadeira (pelve menor). É justamente na cavidade pélvica, assim definida, que se encontram a parte inferior do canal alimentar, a bexiga, parte do ureter e do sistema genital. O esqueleto da pelve é formado pelos ossos do quadril, lateral e anteriormente, e pelo sacro e cóccix, posteriormente. Os ossos do quadril foram descritos com o membro inferior (Capítulo 17 – Membro Inferior) e o sacro e o cóccix o foram no Capítulo 19 – Crânio, Coluna Vertebral e Partes Moles do Dorso.

As articulações da pelve são a **sínfise púbica** e a **sacroilíaca**, também já descritas no Capítulo 17 – Membro Inferior.

ABERTURAS E CAVIDADE PÉLVICA

Na posição anatômica, as espinhas ilíacas anterossuperiores e os tubérculos púbicos estão aproximadamente no mesmo plano frontal. **Assim, a pelve é inclinada de tal modo que a face interna do púbis está voltada mais superior do que posteriormente, e a face pélvica do sacro encontra-se voltada mais inferior do que anteriormente.**

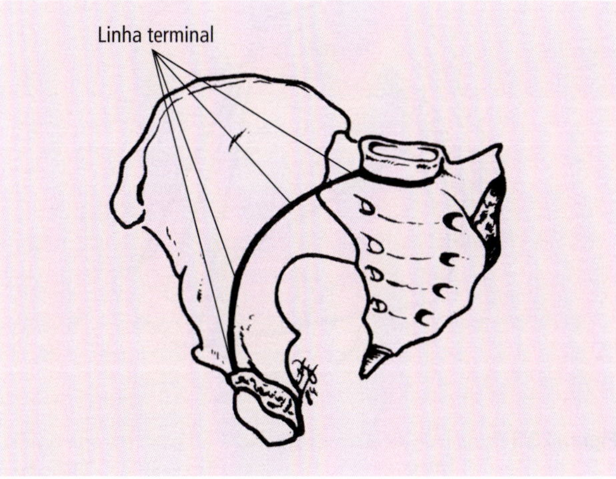

Figura 23.1 Linha terminal.

A pelve menor (pelve verdadeira) apresenta uma **abertura superior**, uma **cavidade** e uma **abertura inferior**.

Diâmetros da pelve

A **abertura superior da pelve** (veja Vídeo 23.1 disponível no QrCode ao final do capítulo), também conhecida como **estreito superior da pelve**, fica situada no nível das linhas terminais (Figura 23.2), passando, consequentemente, **pelo promontório sacral, pela asa do sacro, pela linha arqueada do ílio, pela linha pectínea do pube, pelo tubérculo púbico e pela margem superior da sínfise púbica**. Diversos diâmetros podem ser traçados no nível da abertura superior da pelve (Figura 23.3):

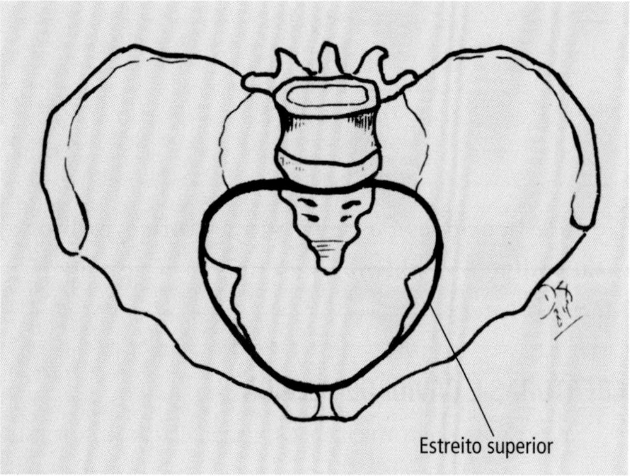

Figura 23.2 Abertura superior da pelve.

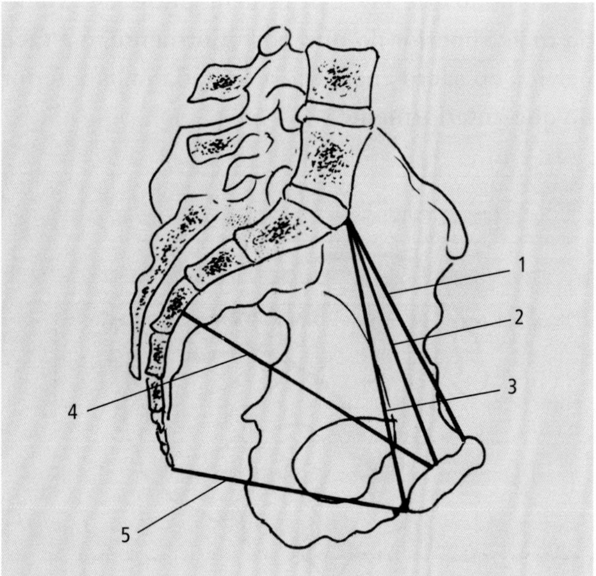

Figura 23.3 Principais diâmetros da pelve. 1 – Diâmetro anatômico. 2 – Diâmetro verdadeiro. 3 – Diâmetro diagonal. 4 – Diâmetro anteroposterior da cavidade pélvica. 5 – Diâmetro reto.

- **Diâmetro anatômico (Figura 23.3 – 1):** anteroposterior e vai da margem superior da sínfise púbica ao promontório da base do sacro, no plano mediano. Mede 11 cm, em média.
- **Diâmetro verdadeiro (Figura 23.3 – 2):** vai da face interna da sínfise púbica ao promontório da base do sacro, no plano mediano. **É a menor distância pela qual a cabeça do feto deve passar ao descer através do estreito superior.** Pode ser medido radiologicamente pela distância entre o promontório e o ponto mais proeminente da superfície interna da sínfise púbica. Mede, em média, 10,5 cm.
- **Diâmetro diagonal (Figura 23.3 – 3):** vai da margem inferior da sínfise púbica ao promontório da base do sacro, no plano mediano. **Pode ser medido pelo toque vaginal, daí sua importância clínica.** Quando o promontório não pode ser tocado pelo toque vaginal, o diâmetro anteroposterior da abertura superior da pelve é considerado adequado para um parto normal. Se o promontório é palpável, diz-se que a pelve é contraída. Mede, em média, 12,5 cm.
- **Diâmetro anteroposterior da cavidade pélvica:** vai da parte média da face interna da sínfise púbica ao centro da face pélvica do sacro. É a maior dimensão anteroposterior da cavidade pélvica (Figura 23.3 – 4).
- **Diâmetro oblíquo (Figura 23.4 – 1):** se estende da articulação sacroilíaca à eminência iliopúbica do lado oposto. Mede, em média, 13 cm.

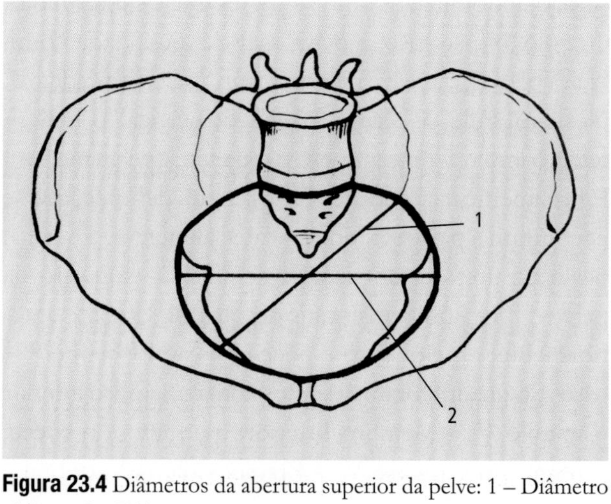

Figura 23.4 Diâmetros da abertura superior da pelve: 1 – Diâmetro oblíquo. 2 – Diâmetro transverso.

- **Diâmetro transverso:** mede a maior largura da abertura superior da pelve (Figura 23.4 – 2), medida a meia distância entre o púbis e o promontório, na abertura superior da pelve.

A **cavidade pélvica** estende-se entre as aberturas superior e inferior da pelve. Três diâmetros podem ser descritos:

- **Diâmetro transverso:** mede a maior largura da cavidade.
- **Diâmetro oblíquo:** vai da extremidade mais inferior da articulação sacroilíaca ao centro da membrana obturadora do lado oposto.
- **Anteroposterior ou conjugado:** vai da parte média da face interna da sínfise púbica ao centro da face pélvica do sacro. Sendo a maior dimensão anteroposterior da cavidade.

A **abertura inferior da pelve** tem a forma de um losango; é limitada pela margem inferior da sínfise púbica, pelos ramos do púbis e do ísquio, pelos tuberes isquiáticos, pelos ligamentos sacrotuberais e pelo cóccix. Seus diâmetros são:

- **Diâmetro reto:** vai da margem inferior da sínfise púbica ao ápice do cóccix (Figura 23.3 – 5). **É o menor dos diâmetros anteroposteriores da pelve.**
- **Diâmetro transverso:** medido entre a face interna dos dois tuberes isquiáticos, com valor médio de 11 cm.
- **Diâmetros oblíquos, direito** e **esquerdo:** se estendem da junção dos ramos do ísquio e púbis, de um lado, ao ponto médio do ligamento sacrotuberal do lado oposto.

A grande maioria dos diâmetros descritos só pode ser medida, com precisão, pelo estudo radiológico (pelvimetria radiográfica), uma prática pouco comum. Na verdade, as medidas mais importantes, sob o ponto de vista prático, são as seguintes:

- **Diâmetro verdadeiro:** é cerca de 0,5 cm menor que o diâmetro anteroposterior da abertura superior da pelve, também denominado **conjugado obstétrico**. Por sua vez, o **diâmetro verdadeiro é 1 a 2 cm menor que o diâmetro diagonal**. Como esse último pode ser medido pela vagina (**toque vaginal**), é possível deduzir-se o valor do conjugado obstétrico (Figura 23.5) de modo aproximado (cerca de 11 cm).
- **Diâmetro transverso da abertura superior da pelve:** mede cerca de 13,5 cm.

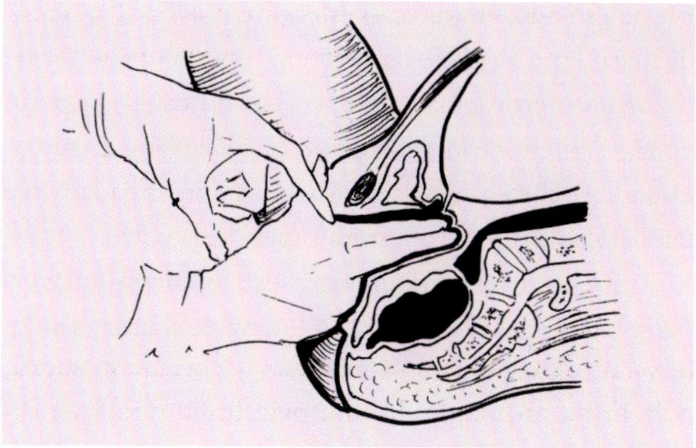

Figura 23.5 Toque vaginal. O dedo médio mede o diâmetro diagonal.

- **Distância entre as espinhas isquiáticas:** é cerca de 12,5 cm.
- **Diâmetro transverso da abertura inferior da pelve:** é a distância entre a face interna dos dois tuberes isquiáticos. Mede cerca de 11 cm.

Essa descrição das dimensões da cavidade pélvica e de seus estreitos, neste capítulo, é de extrema importância para que os estudantes saibam como se processa a migração do feto, durante o trabalho de parto. Na prática obstétrica atual, entretanto, as relações entre as dimensões da cavidade pélvica são usadas apenas nas avaliações qualitativas da evolução do trabalho de parto, quando, por meio do toque vaginal (veja Imagem 23.1 disponível no QrCode ao final do capítulo), é possível estabelecer tanto a posição fetal como a sua relação com os estreitos pélvicos. A avaliação dimensional (quantitativa) da bacia feminina, seja por meio do exame radiográfico, seja por meio de instrumentos externos (pelvimetria), é uma prática abolida, pelas recentes conquistas do exame ultrassonográfico e pela segurança cada vez maior do parto cirúrgico.

DIFERENÇAS SEXUAIS

Há muitas diferenças entre as pelves masculina e feminina, muitas delas decorrem do fato de a pelve feminina ser um canal natural e obrigatório para a passagem do feto no momento do parto normal. **Na sua descida em direção ao meio exterior, a cabeça fetal sofre uma rotação, ocupando sucessivamente o diâmetro transverso da abertura superior da pelve, o diâmetro oblíquo da cavidade e o diâmetro anteroposterior da abertura inferior da pelve. Nesse trajeto, a cabeça fetal segue o eixo do canal do parto** (Figura 23.6).

Ele se estende, em direção inferior e posterior, perpendicularmente ao plano da abertura superior da pelve, até o ângulo uterovaginal. Aqui, o eixo do canal do parto volta-se anterior e inferiormente, quase em ângulo reto, e estende-se com o eixo da vagina, que é aproximadamente paralelo ao plano da abertura superior da pelve.

Entre as diversas diferenças sexuais encontradas na pelve e referidas no Quadro 23.1, deve-se chamar a atenção para as seguintes:

- **Pelve feminina é mais inclinada anteriormente que a masculina (Figura 23.7):** é essa diferença de inclinação que faz com que as nádegas na mulher sejam mais elevadas e proeminentes.
- **Abertura superior da pelve masculina tende a ser oval e a da feminina, arredondada (Figura 23.8).**
- **Cavidade pélvica:** no homem, é afunilada e, na mulher, é mais cilíndrica (Figura 23.9).

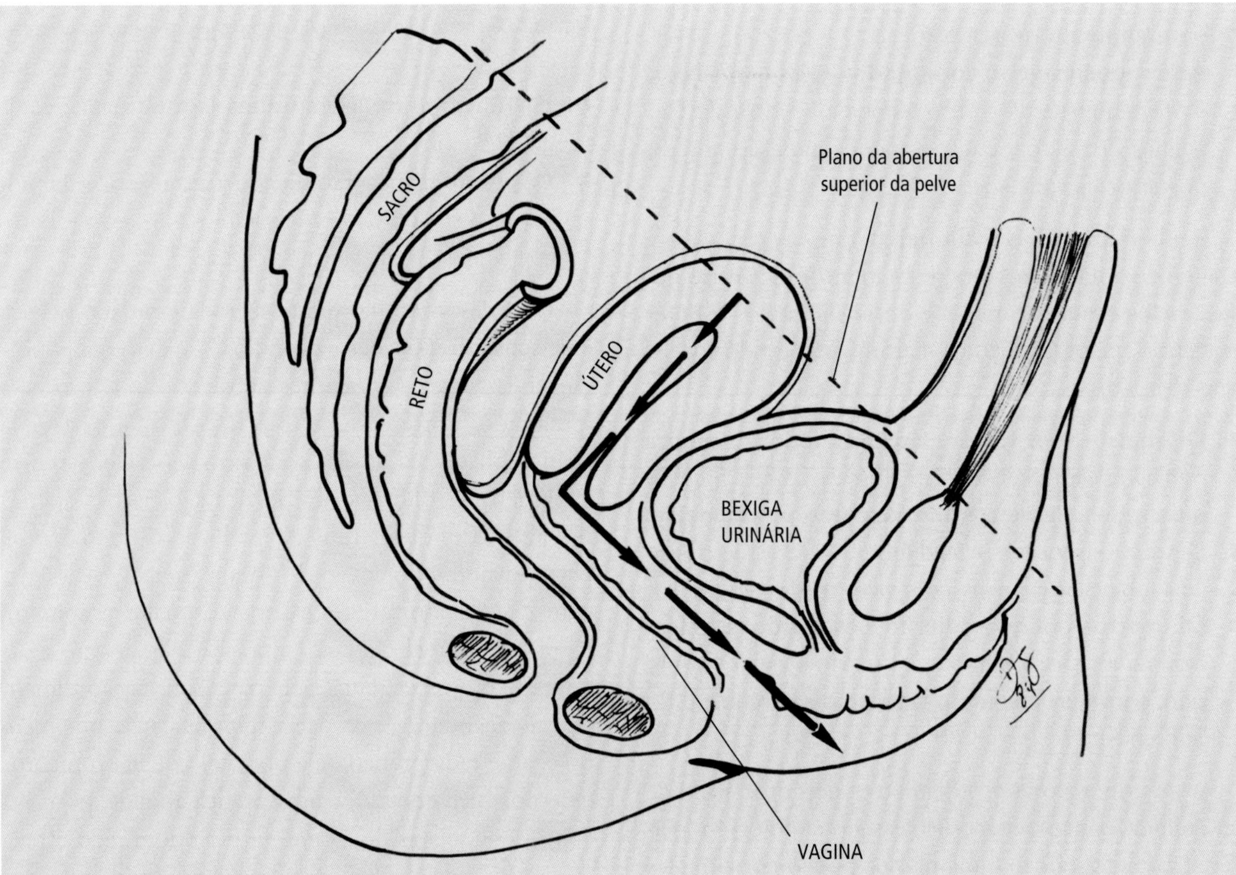

Figura 23.6 Canal do parto (pelve em corte sagital).

Quadro 23.1 Diferenças sexuais da pelve óssea.

Estruturas	Pelve masculina	Pelve feminina
Ossos	Pesados	Mais leves
Sacro	Estreito e mais curvo	Largo e menos curvo
Fossa ilíaca	Mais profunda	Rasa
Incisura isquiática maior	Mais acentuada	Menos acentuada
Cavidade pélvica	Afunilada, estreita	Cilíndrica, mais larga
Abertura superior	Oval	Arredondada
Ângulo subpúbico	Aproximadamente 60°	Aproximadamente 90°
Forame obturado	Oval	Triangular

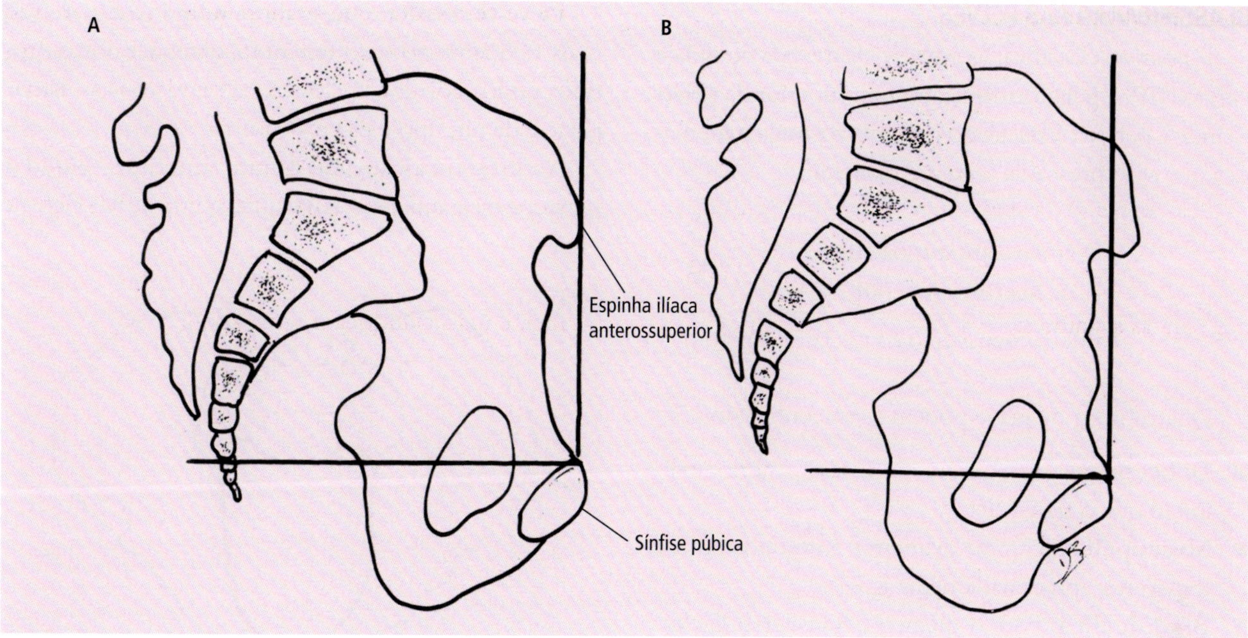

Figura 23.7 Inclinação da pelve. **A** – Sexo masculino. **B** – Sexo feminino.

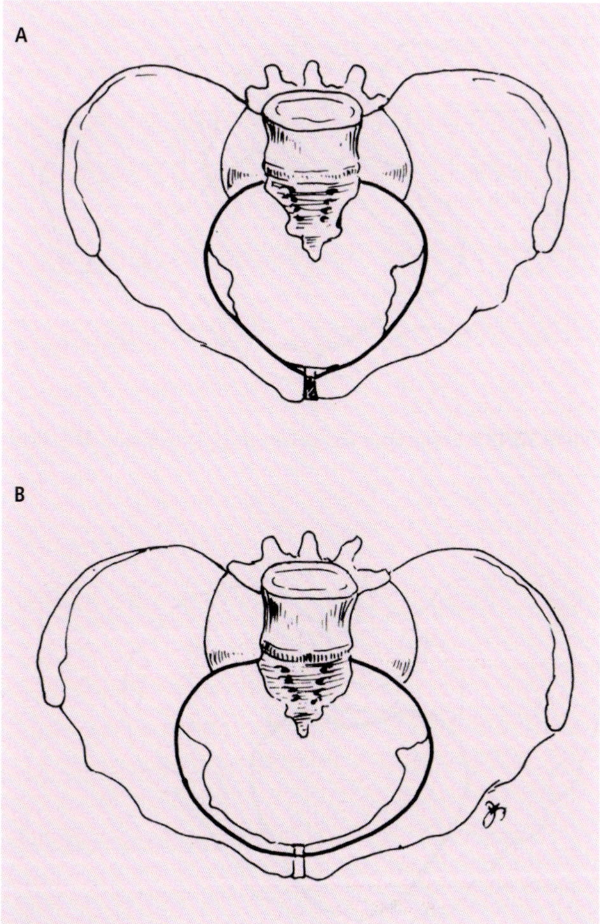

Figura 23.8 Abertura superior da pelve. **A** – No sexo masculino. **B** – No sexo feminino.

- **Ângulo subpúbico, formado pela união dos ramos do púbis e do ísquio dos dois lados, é de cerca de 60° no homem e 90° na mulher (Figura 23.10).**

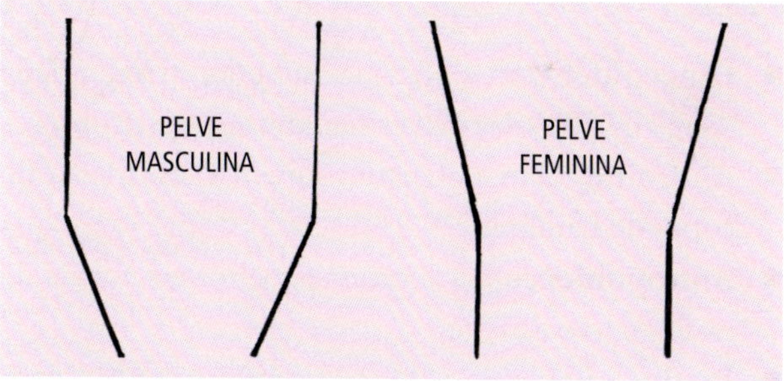

Figura 23.9 Forma da cavidade pélvica.

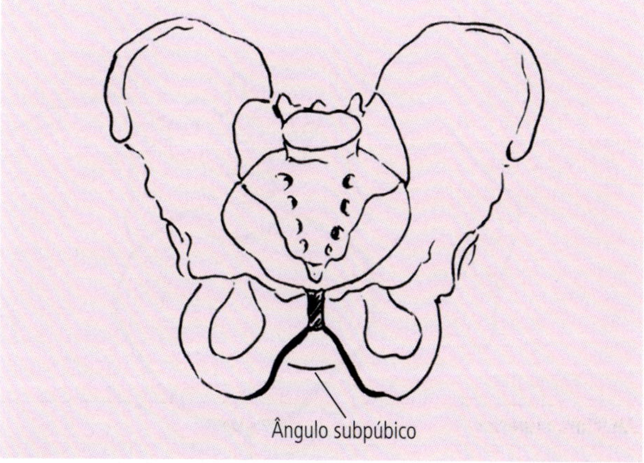

Figura 23.10 Ângulo subpúbico. No sexo masculino, ele é mais agudo e no sexo feminino aproxima-se dos 90°.

CLASSIFICAÇÃO DAS PELVES

É possível classificar as pelves pela medida do índice pélvico (IP) e pela forma da abertura superior da pelve. O índice pélvico é calculado por uma fórmula matemática que se expressa da seguinte maneira:

$$IP = \frac{\text{Diâmetro anteroposterior da abertura superior} \times 100}{\text{Diâmetro transverso da abertura superior}}$$

Quatro tipos de pelve podem ser reconhecidos:

- **Dolicopélica:** com o diâmetro anteroposterior mais longo que o transverso.
- **Mesatipélica:** com os diâmetros anteroposterior e transverso aproximadamente iguais.
- **Braquipélica:** com o diâmetro transverso ligeiramente maior que o diâmetro anteroposterior.
- **Platipélica:** com o diâmetro transverso acentuadamente maior que o diâmetro anteroposterior.

A classificação pela forma da abertura superior da pelve também reconhece quatro tipos (Figuras 23.11 e 23.12):

- **Ginecoide:** com a abertura superior arredondada (cerca de 50% das pelves femininas é deste tipo).
- **Androide:** com a abertura superior em forma de copas de baralho.
- **Antropoide:** com a abertura superior em forma de oval longo e estreito.
- **Platipeloide:** com a abertura superior ovoide, com o maior eixo transversal.

Deve-se ressaltar que, embora o tipo ginecoide seja mais frequente no sexo feminino, qualquer dos outros tipos pode ocorrer e, inclusive, há pelves mistas, isto é, parte é de um tipo e parte, de outro.

As diferenças sexuais foram aqui apresentadas para que os estudantes, particularmente de Medicina e

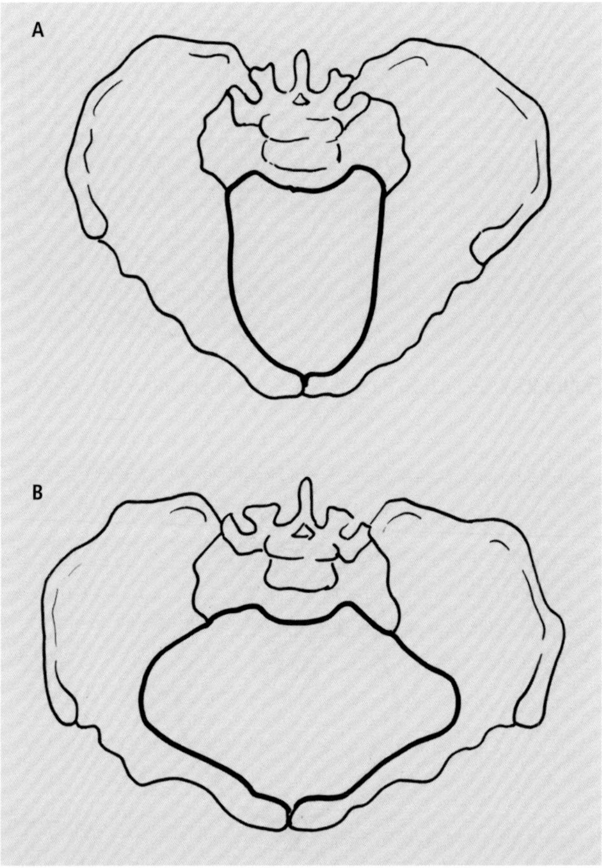

Figura 23.12 Classificação das pelves. **A** – Antropoide. **B** – Platipeloide.

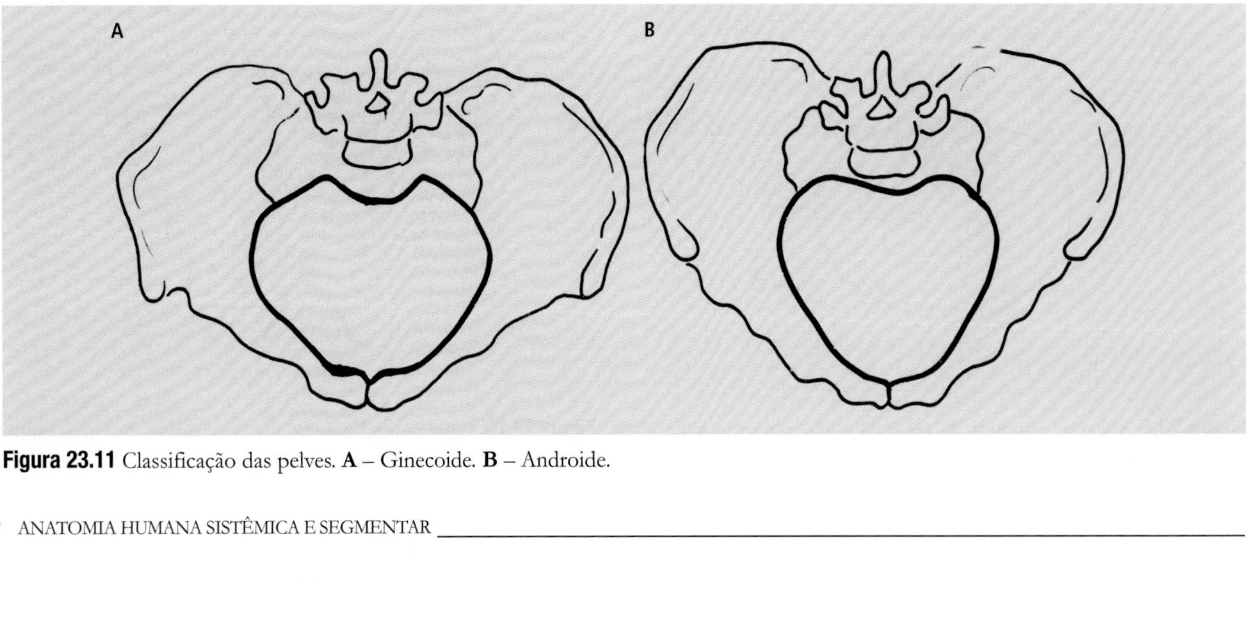

Figura 23.11 Classificação das pelves. **A** – Ginecoide. **B** – Androide.

de Enfermagem, possam compreender as adaptações da cavidade pélvica em relação à parturição, entre as mulheres, associadas às demais funções pélvicas, em ambos os sexos (p. ex., postura ereta e marcha). Mas não devemos entender essas diferenças sexuais como algo absoluto por dois motivos: o primeiro está relacionado ao grau de dimorfismo sexual que determinado grupo apresenta em seus esqueletos. Nem sempre é possível estimar com segurança, o sexo de um indivíduo pelo formato ou pela dimensão de sua pelve, quando o dimorfismo sexual em determinado grupo é discreto. E em segundo lugar, devemos considerar a grande diversidade humana, já referida no Capítulo 1 – Introdução ao Estudo de Anatomia, que pode dificultar a estimativa de sexo, a partir de medidas de ângulos e de dimensões lineares, pela sua extensa variabilidade.

A pelve exerce função protetora de vísceras situadas na cavidade pélvica e serve de fixação de músculos, **mas sua função mais importante é transmitir o peso do corpo da coluna vertebral para os acetábulos e, portanto, para os membros inferiores, na postura ereta, ou para os tuberes isquiáticos, quando o indivíduo está sentado** (Capítulo 17 – Membro Inferior, Figuras 17.74 a 17.76).

PAREDES DA PELVE

Embora a cavidade pélvica tenha uma forma arredondada, para efeito de descrição, podemos identificar nela paredes laterais, posterior e inferior. **Esta última é comumente considerada o assoalho da pelve.** Essas paredes estão revestidas por músculos, alguns dos quais agem sobre o membro inferior e já foram descritos.

As paredes lateral e posterior estão revestidas pelos músculos obturador interno, piriforme e coccígeo (Figuras 23.13, 23.15 e 23.17). Os músculos obturador interno e piriforme foram descritos no membro inferior. O obturador interno recobre o forame obturado e suas fibras convergem em direção ao **forame isquiático menor**. Aí, ele torna-se tendinoso e atravessa o forame para alcançar a região glútea. O músculo piriforme origina-se das 2ª, 3ª e 4ª vértebras sacrais e suas fibras passam através do **forame isquiático maior** para atingir a região glútea. Por sua vez, o músculo coccígeo estende-se da espinha isquiática, lateralmente, à margem lateral da parte mais inferior do sacro e à parte superior do cóccix.

Diafragma da pelve

O assoalho da pelve está revestido por músculos que formam o chamado **diafragma da pelve**. Essa lâmina muscular que oblitera a abertura inferior da pelve

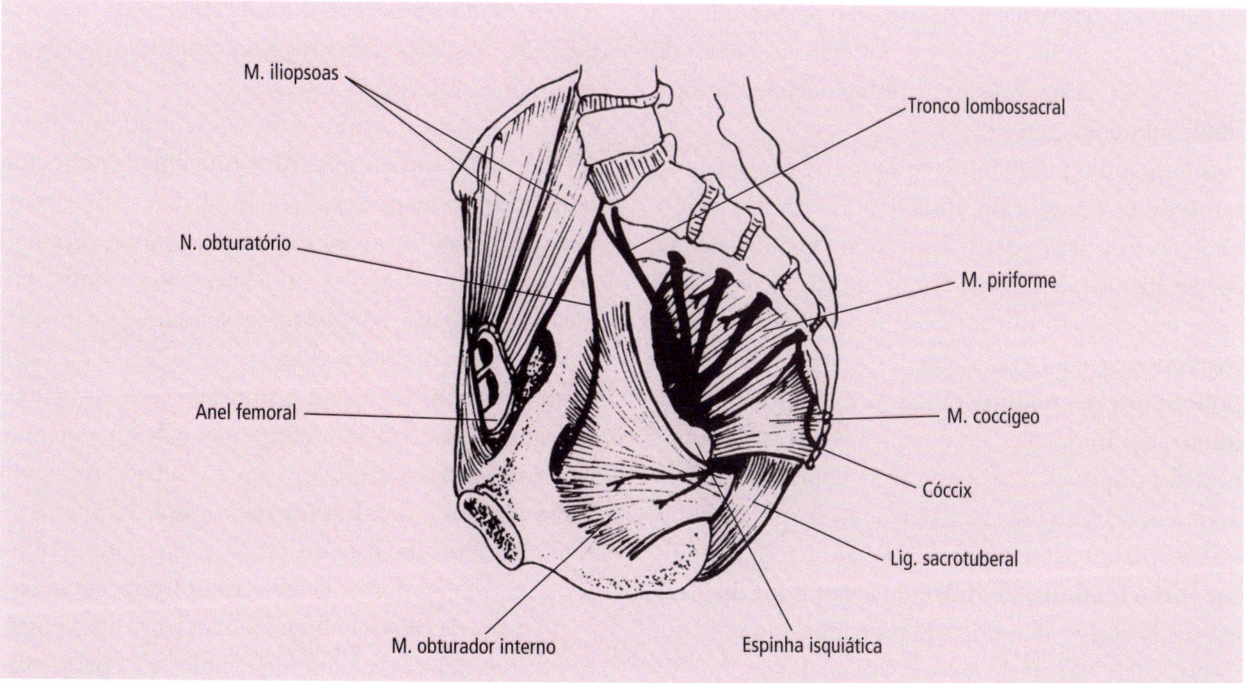

Figura 23.13 Secção mediana da pelve para mostrar os músculos das suas paredes: lateral e posterior (após esvaziamento do conteúdo pélvico).

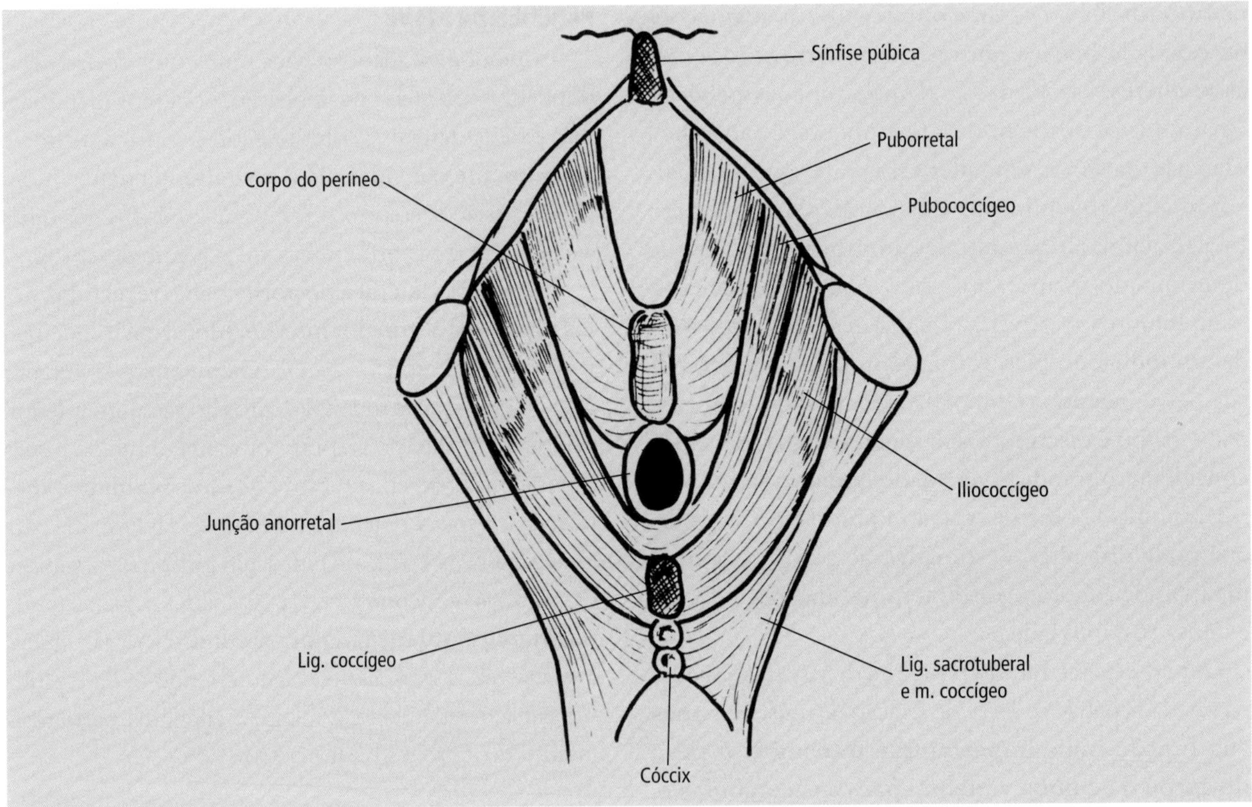

Figura 23.14 Vista inferior do assoalho da cavidade pélvica. Diafragma da pelve (ver texto).

compreende o **músculo coccígeo**, já descrito antes, e o **músculo levantador do ânus**, muito mais importante. A cavidade pélvica situa-se superiormente ao diafragma da pelve; inferiormente a ele, situa-se o **períneo** (Figura 23.14). Comumente, divide-se o músculo levantador do ânus em três partes: **músculos pubococcígeo; puborretal;** e **iliococcígeo**.

O **músculo pubococcígeo é a parte mais importante do levantador do ânus** (Figuras 23.15 a 23.17). Origina-se da parte posterior do corpo do púbis e segue em direção ao cóccix. Suas fibras, entretanto, têm várias inserções, e, de acordo com elas, formam outras tantas partes do músculo, com nomes específicos (**músculos puboperineal, puboprostático – na mulher, pubovaginal – e puboanal**), daí a dificuldade de compreender bem sua disposição topográfica. As fibras mais laterais do pubococcígeo originam-se não do corpo do púbis, mas da parte mais anterior de uma formação denominada **arco tendíneo do músculo levantador do ânus**, que nada mais é que um espessamento da fáscia que reveste a face interna do músculo obturador interno (Figura 23.18). **Essas fibras passam posteriormente ao canal anal e vão se fixar no ligamento anococcígeo**, estendido entre o cóccix e o canal anal. **Imediatamente anterior ao ligamento anococcígeo, o levantador é atravessado pelo canal anal** (Figuras 23.16, 23.17 e 23.19). Algumas fibras mais anteriores e mediais do músculo levantador do ânus se inserem nas paredes do canal anal. **Anteriormente ao canal anal, no plano mediano, há uma região fibromuscular conhecida como "corpo do períneo", no qual vêm se fixar também algumas fibras do músculo pubococcígeo.** O espaço situado entre o corpo do períneo e a sínfise púbica é atravessado, no homem, pela uretra e, na mulher, pela uretra e pela vagina (Figuras 23.16, 23.17 e 23.20). Assim, no homem, algumas fibras do músculo pubococcígeo se inserem na uretra e, na mulher, na uretra e na vagina. Essas últimas formam o chamado **músculo pubovaginal** e o **esfíncter da vagina**. No homem, algumas fibras mediais do pubococcígeo inserem na próstata e têm o nome de **músculo puboprostático**.

O **músculo iliococcígeo** forma a parte mais posterior do levantador do ânus, originando-se da parte mais posterior do arco tendíneo do levantador do ânus e da espinha isquiática para se fixar no cóccix e no ligamento anococcígeo (Figuras 23.16 e 23.17).

O **músculo puborretal** situa-se inferiormente ao pubococcígeo, recobrindo-o parcialmente. Origina-se do púbis e suas fibras seguem posteriormente, mas, em vez de se estenderem para o cóccix, unem-se no contorno posterior do canal anal, fazendo uma alça ao seu redor (Figuras 23.17 e 23.21).

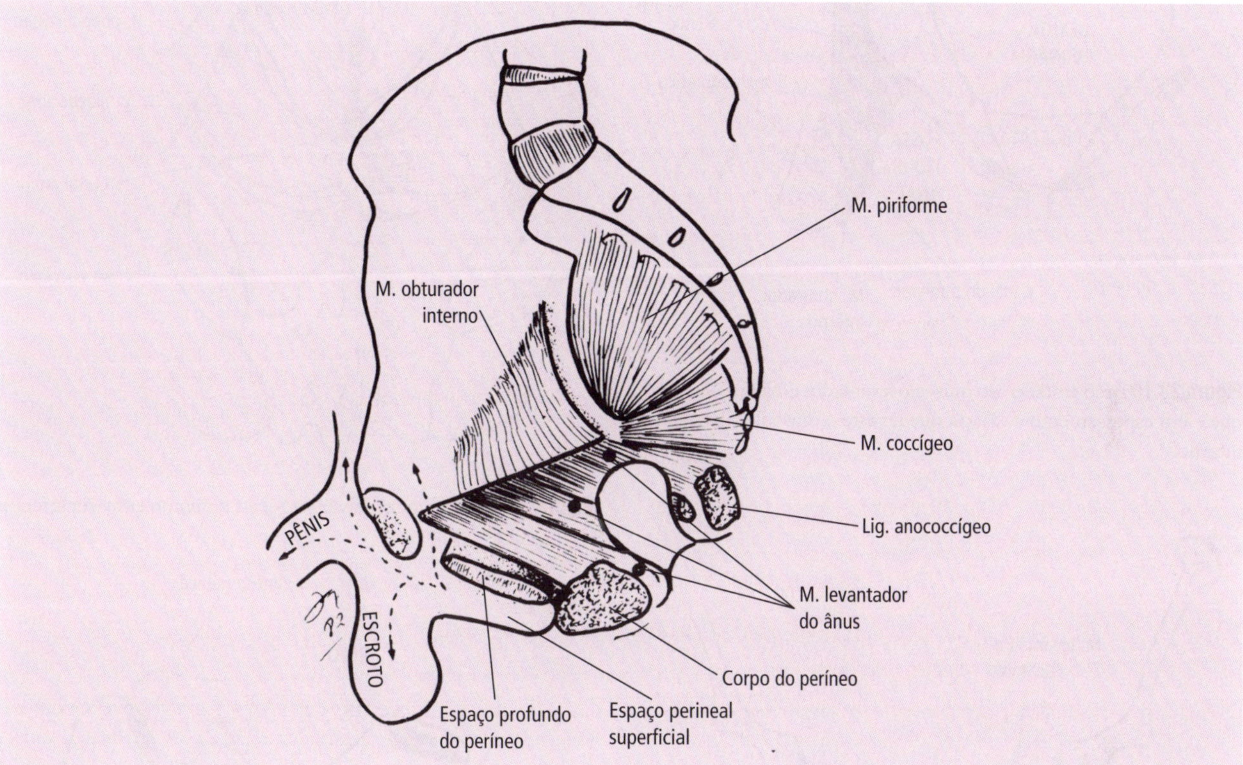

Figura 23.15 Secção mediana da pelve. Observe os músculos que formam o diafragma da pelve (após esvaziamento do seu conteúdo).

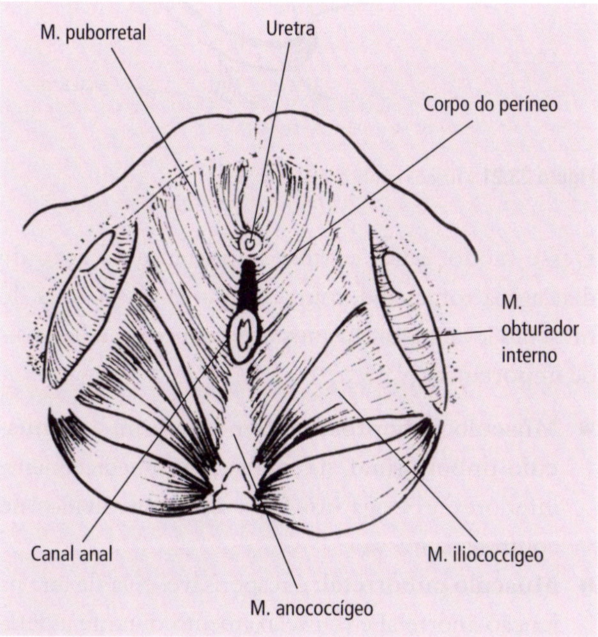

Figura 23.16 Diafragma da pelve em vista superior (ver texto).

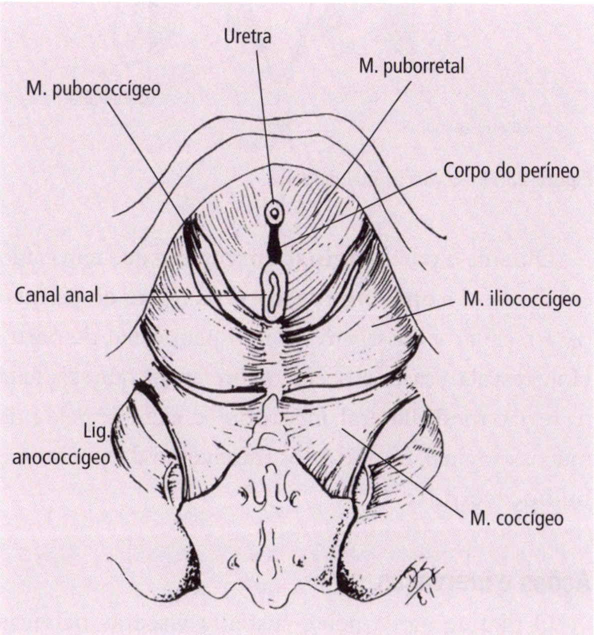

Figura 23.17 Diafragma da pelve em vista inferior (ver texto).

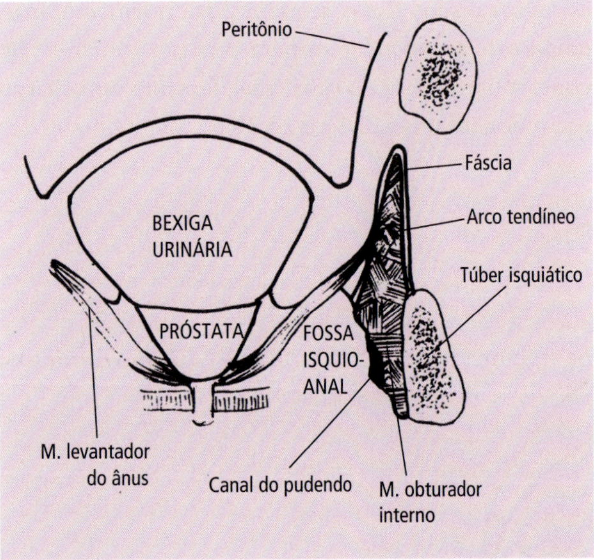

Figura 23.18 Arco tendíneo do músculo levantador do ânus. Observe que é um espessamento da fáscia que reveste o músculo obturador interno.

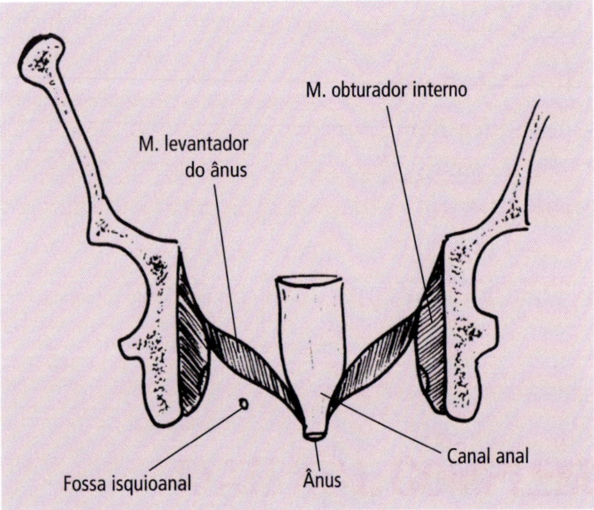

Figura 23.19 Secção frontal da pelve.

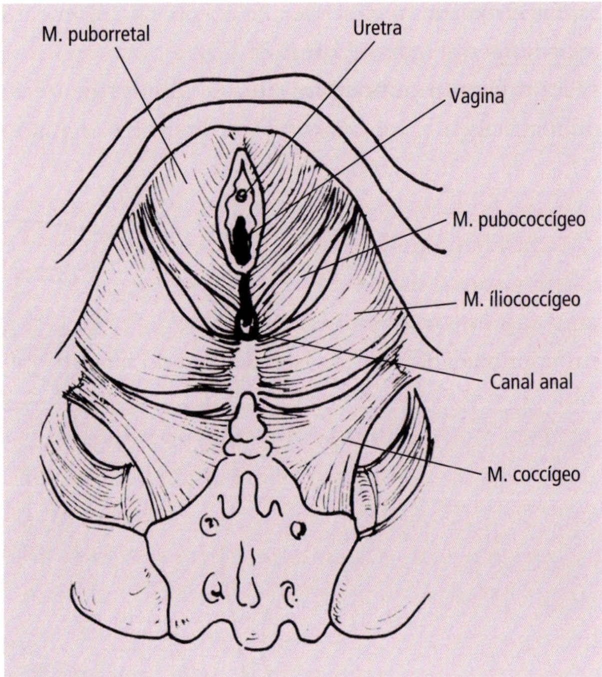

Figura 23.20 Diafragma pélvico no sexo feminino em vista inferior.

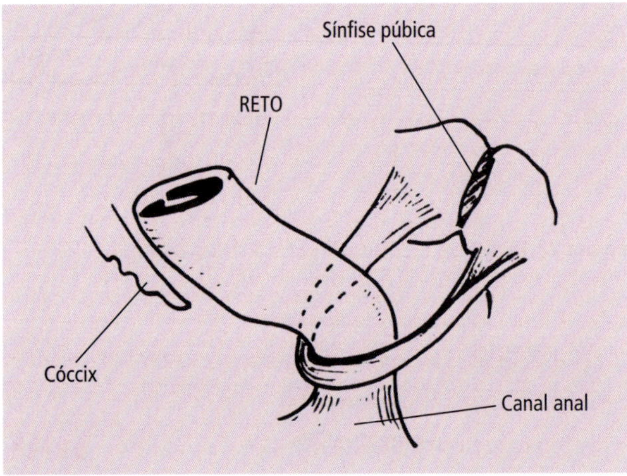

Figura 23.21 Músculo puborretal (ver texto).

Durante o **parto vaginal**, uma prática que tem caído em desuso é a **episiotomia**, corte na região do períneo para facilitar a passagem do feto pelo canal de parto. Hoje restrita a casos específicos, prefere-se que seja feita na região **mediolateral**, incisando-se, além de pele e da mucosa vaginal, os músculos **transverso do períneo** e **bulbocavernoso**.

Ações e inervação

O diafragma da pelve sustenta vísceras pélvicas e resiste aos aumentos da pressão intra-abdominal. Desse modo, é um auxiliar importante na ação do diafragma toracoabdominal. Algumas das partes do músculo levantador do ânus exercem ações adicionais de importância:

- **Músculo puboprostático:** no homem, e o **músculo pubovaginal**, na mulher, são imediatamente inferiores à bexiga urinária e estão envolvidos no controle da micção.
- **Músculo puborretal:** é responsável pela flexura na junção anorretal e seu relaxamento durante a defecação permite a retificação desta junção.

Os **músculos levantador do ânus e coccígeo são inervados dos ramos anteriores dos 3° e 4° nervos sacrais. Um ramo perineal do nervo pudendo** inerva a parte mais anterior do músculo levantador do ânus.

FÁSCIA DA PELVE

A fáscia da pelve é dividida em fáscia parietal e fáscia visceral da pelve.

A **fáscia parietal** reveste as paredes da pelve e está em continuidade com a fáscia endoabdominal (Capítulo 22 – Abdome). O diafragma da pelve (músculos coccígeo e levantador do ânus) é revestido por uma parte da fáscia parietal da pelve. Esse revestimento forma a **fáscia do diafragma da pelve** e está disposto em duas camadas: a fáscia superior, que reveste a face pélvica dos músculos levantadores do ânus e dos músculos coccígeos; e a fáscia inferior, que reveste a face inferior daqueles músculos. A fáscia superior apresenta um espessamento, que se estende da espinha isquiática ao corpo do púbis, e é denominado **arco tendíneo da fáscia pélvica** e que forma, na sua parte anterior, o **ligamento puboprostático (ou pubovesical).** A parede posterior da pelve é recoberta pela fáscia parietal de maneira incompleta, uma vez que está ausente na porção mediana da face anterior do sacro.

A chamada **fáscia obturatória** é a parte da fáscia parietal que recobre o músculo obturador interno. Abaixo do forame obturado, ela apresenta um espessamento, o **arco tendíneo do levantador do ânus**, que se estende da espinha isquiática ao corpo do púbis e dá origem a uma parte do músculo levantador do ânus. A parte do obturador interno situada inferiormente à origem do levantador do ânus é extrapélvica (Figura 23.19), e **a fáscia que a recobre forma a parede lateral da fossa isquioanal** (Figuras 23.18 e 23.19). Nessa parede, um túnel fascial, o **canal do pudendo** (Figura 23.18), limitado medialmente pela fáscia lunata, derivada da fáscia obturatória, **contém os vasos pudendos internos e o nervo pudendo.**

A **fáscia visceral da pelve** é formada pelo tecido extraperitoneal, servindo de revestimento para os órgãos pélvicos e de bainha para os vasos.

Compreende-se que o diafragma pélvico é um elemento importante para a sustentação das vísceras pélvicas. Ligamentos de tecido conectivo e músculos servem de apoio, mas também limitam a mobilidade de órgãos pélvicos, isto é, a sustentação deve ser considerada tanto do ponto de vista estático como do dinâmico. Os órgãos devem ser mantidos na sua posição e situação normais, de repouso, mas também contidos nos limites da normalidade quando ativos, em movimento, para evitar que ocorram desvios, prolapsos e ptoses. Para que essas funções sejam exercidas, os autores têm descrito vários **dispositivos**, citando-se os seguintes: **de tração/limitação dos movimentos; de apoio dos órgãos pélvicos; de fechamento do períneo; de suspensão dos órgãos pélvicos; e o de contenção elástica.** Durante a gestação, o parto, as intervenções cirúrgicas ginecológicas, ou por deficiência constitucional, a musculatura pode ser lesada ou enfraquecida e/ou os ligamentos podem sofrer estiramentos excessivos. Isso causa distopias dos órgãos pélvicos, como os prolapsos do útero, da vagina ou do reto, que exigem cirurgia para restaurar a normalidade.

PERITÔNIO PÉLVICO

As diferenças de conteúdo pélvico existentes entre os sexos masculino e feminino alteram o comportamento do peritônio. Assim, no sexo masculino, o peritônio que recobre a parede abdominal anterior e a parede lateral da pelve reflete na face superior da bexiga urinária, a qual reveste (Figura 23.22), e sobre a parte superior da base da bexiga urinária. A seguir, o peritônio reflete no reto, revestindo seus contornos anterior e lateral. A parte média do reto, entretanto, só é revestida pelo peritônio no seu contorno anterior e a parte inferior não tem revestimento peritoneal. **A reflexão do peritônio da bexiga urinária para o reto forma o nível mais inferior da cavidade peritoneal masculina e recebe a denominação escavação retovesical** (Figura 23.22).

A presença do útero e dos seus anexos altera, na mulher, o comportamento do peritônio, quando se compara com o homem. Da parede anterior do reto, o peritônio reflete na parede posterior da parte superior da vagina e, daí, seguindo em direção superior, reveste o útero (Figura 23.23). Forma-se, assim, entre o útero e o reto, a **escavação retouterina**, comparável à escavação retovesical do homem. O peritônio prossegue revestindo as faces superior, extremidade livre e face inferior

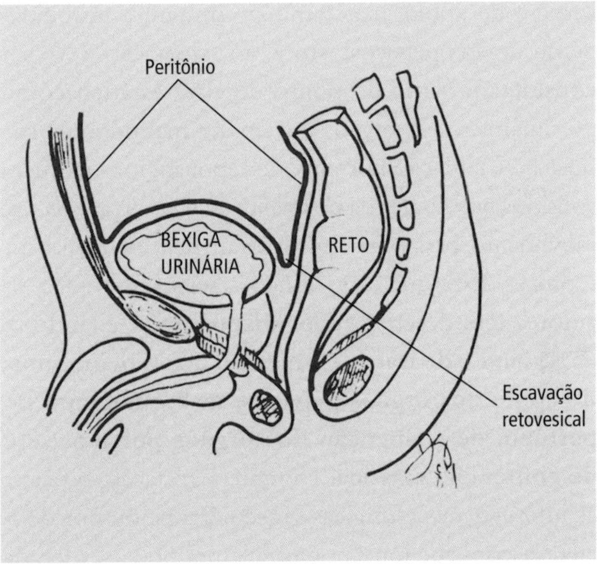

Figura 23.22 Comportamento do peritônio na pelve masculina.

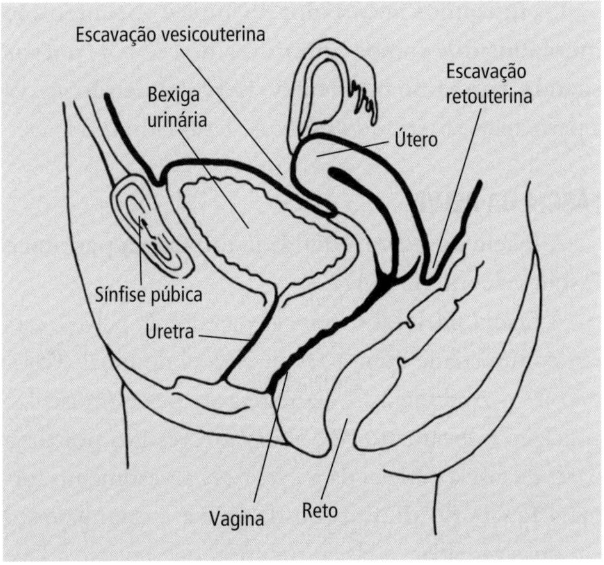

Figura 23.23 Comportamento do peritônio na pelve feminina.

do útero, para refletir nas faces posterior e superior da bexiga urinária. Uma nova escavação, **vesicouterina**, forma-se entre a bexiga urinária e o útero. Da face superior da bexiga urinária, o peritônio reflete na face posterior da parede anterior do abdome.

O peritônio que reveste o útero expande-se lateralmente formando duas pregas de dupla parede, uma de cada lado do útero e que, no conjunto, são denominadas "ligamento largo do útero". O ligamento largo funde-se com o peritônio das paredes laterais da pelve (Figura 23.24) e, inferiormente, também está em continuidade com o peritônio. Pode-se dizer que o ligamento largo está para o útero e para as tubas uterinas como o mesentério está para o jejuno-íleo. **Os vasos uterinos seguem na base do ligamento largo para atingir o útero, e estruturas de sustentação do útero (ligamento redondo do útero) e do ovário (ligamento suspensor do ovário) também percorrem o ligamento largo** (Figura 23.25). A tuba uterina ocupa a margem livre superior do ligamento largo.

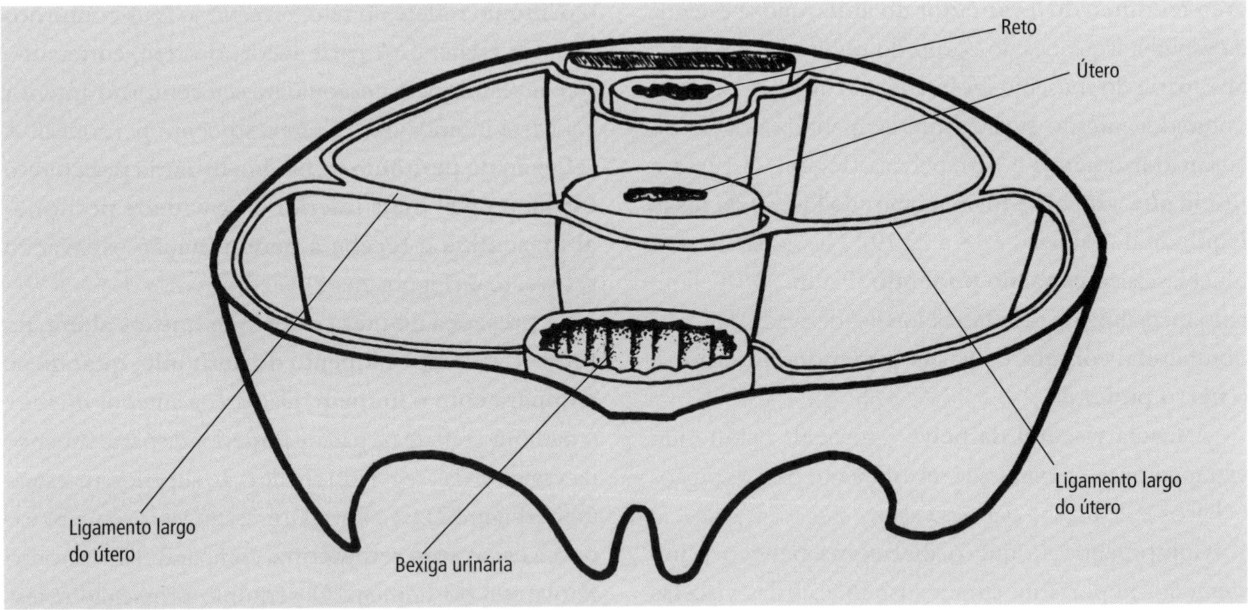

Figura 23.24 Ligamento largo do útero (esquemático).

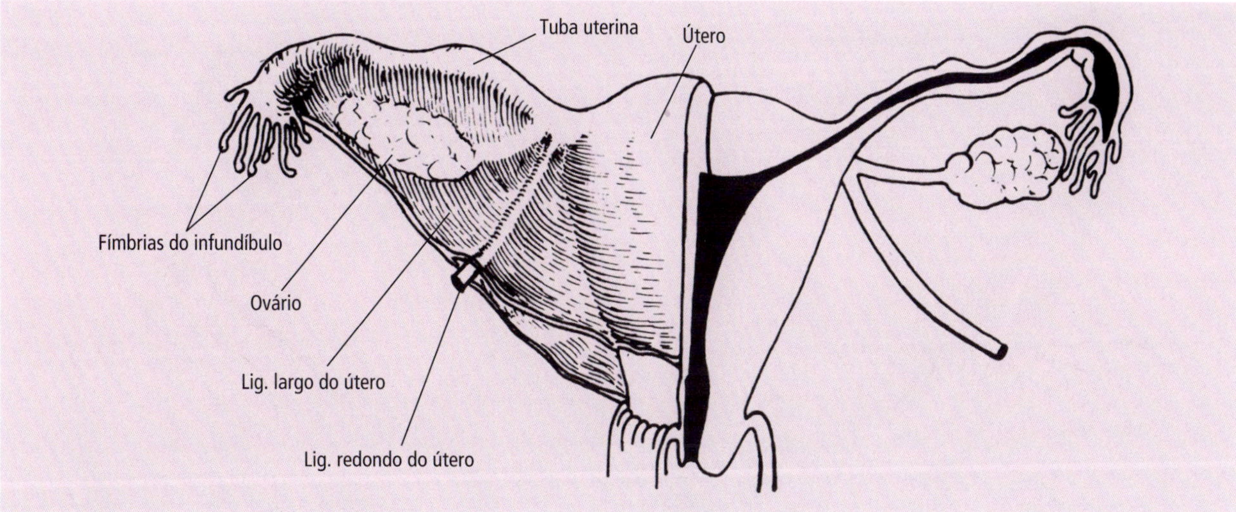

Figura 23.25 Órgãos genitais femininos vistos posteriormente. Do lado direito, foi retirado o ligamento largo e um corte frontal mostra a luz da tuba e do útero.

É possível descrever três partes no ligamento largo (Figura 23.26):

- **Mesovário:** prega que se estende da lâmina posterior do ligamento largo à margem mesovárica do ovário.
- **Mesossalpinge:** parte do ligamento largo situada entre a tuba uterina e o mesovário.
- **Mesométrio:** parte do ligamento largo situada inferiormente ao mesovário.

O exame da base da face posterior do ligamento largo revela que a escavação retouterina é limitada, lateralmente, por pregas afiladas que se estendem do contorno lateral do reto e da parede posterior da pelve ao colo do útero: essas pregas são denominadas "retouterinas".

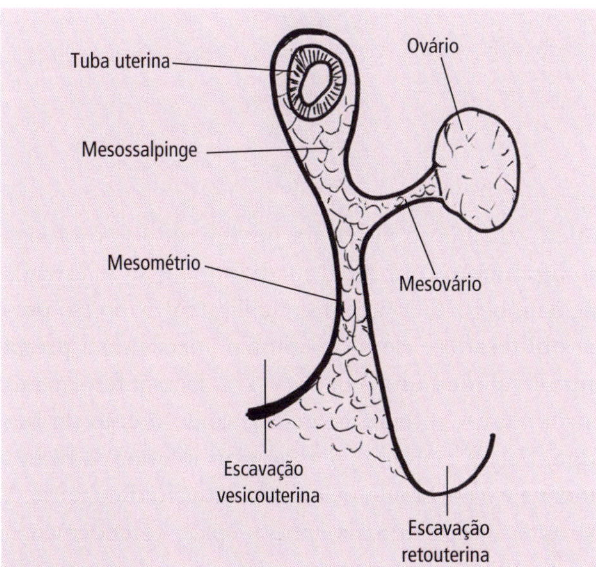

Figura 23.26 Partes do ligamento largo (corte sagital).

Finalmente, passando sob a extremidade tubárica do ovário (extremidade mais próxima da parede pélvica), existe uma prega peritoneal que se estende em direção superior, sobre os vasos ilíacos externos, e perde-se no tecido conectivo que recobre o músculo psoas maior: **trata-se do ligamento suspensor do ovário, que contém vasos e nervos ováricos**.

CONTEÚDO DA PELVE

O conteúdo da pelve varia nos dois sexos. No masculino, compreende **a bexiga urinária, as porções pélvicas dos ureteres, a uretra prostática** (parte proximal da uretra masculina e amplamente envolvida pela próstata), **a próstata, os ductos deferentes, as glândulas seminais** e o **reto**. O conjunto dessas estruturas pode ser visto na Figura 23.27.

Na mulher, tal como no homem, o conteúdo da pelve **inclui órgãos do sistema urinário (bexiga urinária, ureteres e uretra), do sistema genital (vagina, útero, tuba uterina e ovários) e do sistema digestório (reto)**. A Figura 23.28 ilustra essas estruturas.

Bexiga

A bexiga urinária é um órgão muscular oco, cuja forma, tamanho e relações dependem da quantidade de urina que contém, pois é o reservatório desse produto

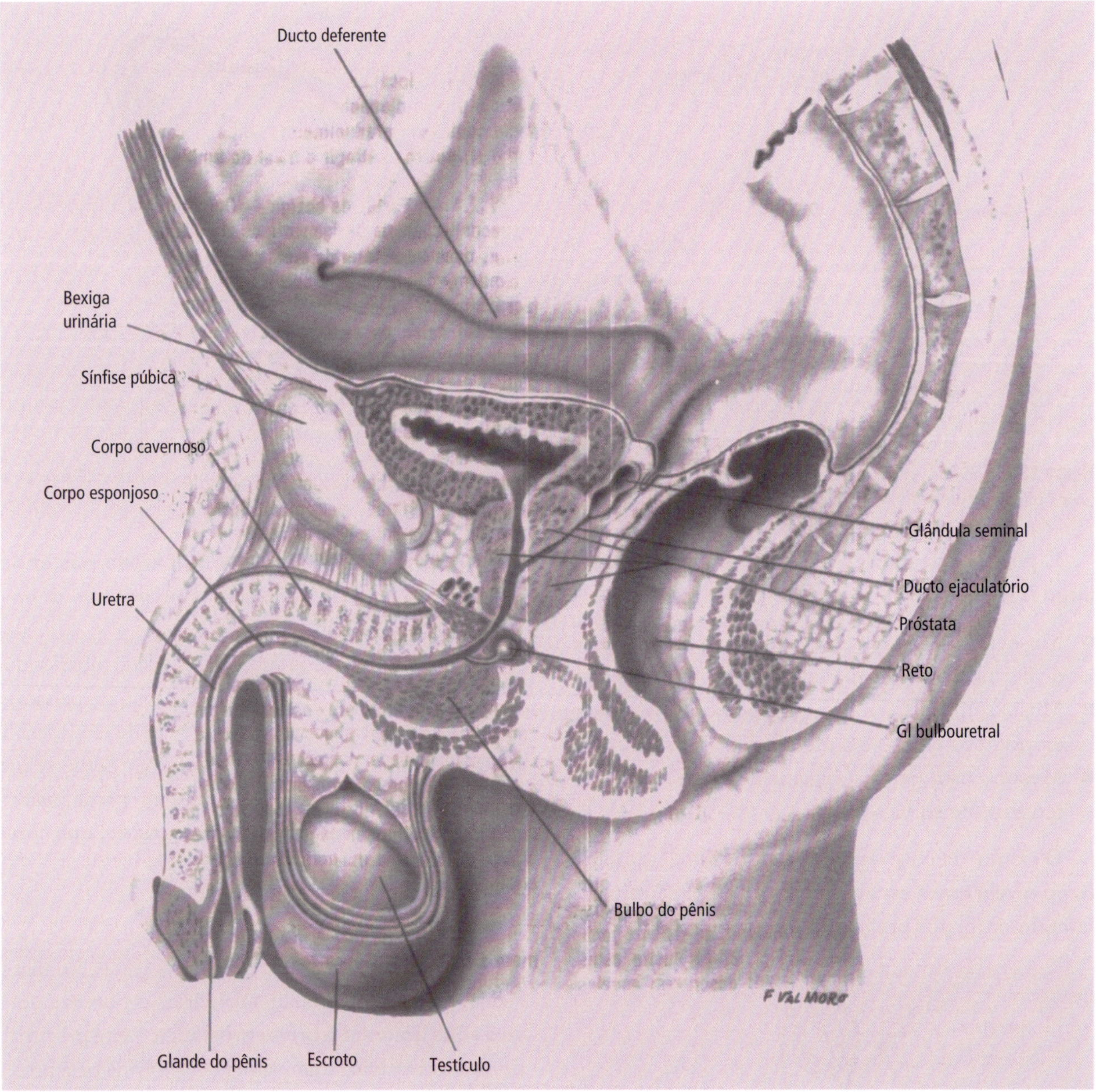

Figura 23.27 Órgãos da pelve masculina em corte sagital mediano.

de excreção. Pertence, pois, ao sistema urinário. **Quando vazia, localiza-se na pelve e apoiase sobre o púbis e a parte adjacente do assoalho da pelve. Com o enchimento, ela gradualmente ocupa a cavidade abdominal, podendo atingir o nível do umbigo.**

Faces e partes

Quatro faces podem ser identificadas na bexiga urinária vazia de um adulto: **uma superior**; **duas inferolaterais;** e **uma posterior**. Essa última é o **fundo da bexiga**. As faces superior e inferolaterais encontram-se anteriormente no **ápice da bexiga**, que se prolonga no **ligamento umbilical mediano**, o qual se estende até o umbigo. O ligamento umbilical mediano é o **úraco obliterado** e eleva o peritônio, formando a **prega umbilical mediana**. Por sua vez, as faces inferolaterais encontram-se inferiormente formando o **colo da bexiga**. Este é, portanto, a parte mais inferior da bexiga urinária e é perfurado pelo **óstio interno da uretra**. A parte da bexiga urinária entre o ápice, anteriormente, e o fundo, posteriormente, é denominada **corpo da bexiga urinária**.

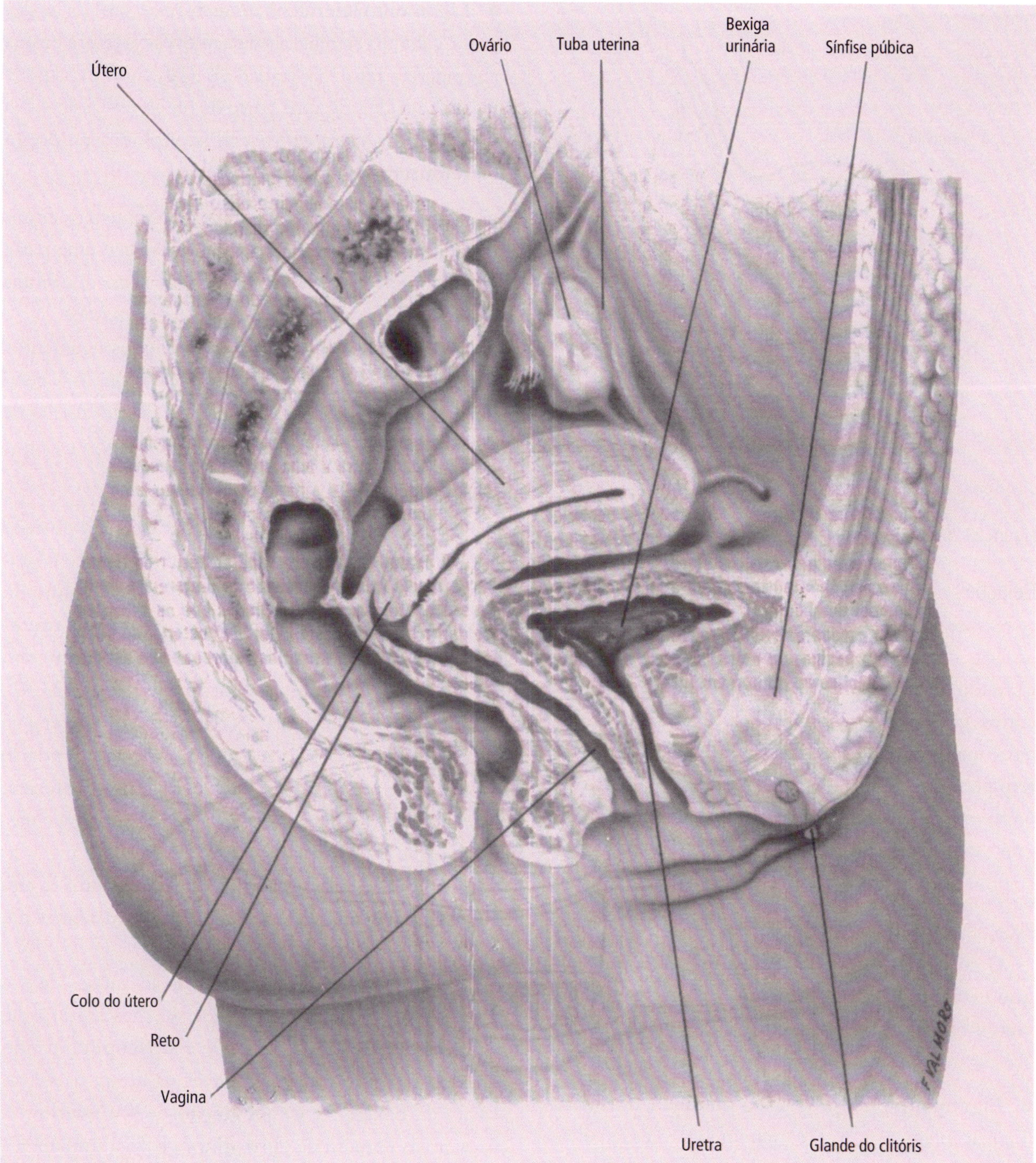

Figura 23.28 Órgãos da pelve feminina.

Espaço retropúbico

As faces inferolaterais da bexiga urinária estão separadas do púbis pelo espaço retropúbico. Esse espaço é limitado pelo púbis e pela fáscia transversal, anteriormente, e pela fáscia umbilical pré-vesical, posteriormente. **Contém gordura, tecido conectivo frouxo e um plexo venoso.** Estende-se em direção superior até o umbigo, entre as duas pregas umbilicais mediais (Figura 23.29). Inferiormente, o espaço retropúbico está limitado pelos **ligamentos puboprostáticos**, no homem, e pubovesicais, na mulher.

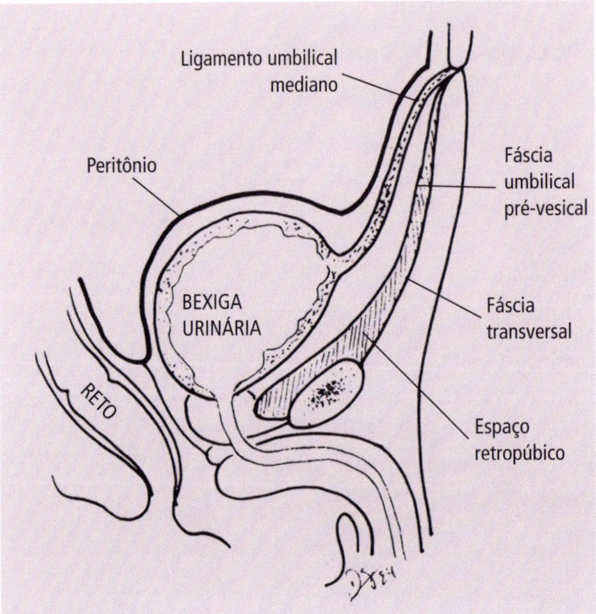

Figura 23.29 Espaço retropúbico (ver texto).

Relações

A face superior da bexiga urinária relaciona-se com as alças do intestino delgado e com o colo sigmoide. O fundo da bexiga urinária, triangular, está relacionada com as glândulas seminais e os ductos deferentes na sua parte mais inferior; superiormente, ela está separada do reto pela escavação retovesical. Na mulher, o corpo do útero está superiormente à bexiga urinária, quando esta está vazia, e o fundo relaciona-se com o colo do útero e com a parede anterior da vagina.

Fixações

O colo da bexiga é sua parte menos móvel porque está firmemente ancorado no diafragma pélvico e em continuidade com a base da próstata. Três ligamentos são importantes na fixação da bexiga:

- **Ligamento puboprostático medial:** é uma continuação anterior do arco tendíneo da fáscia pélvica que fixa a próstata à face posterior do corpo do púbis. Na mulher, esse ligamento é denominado **pubovesical** e prende o colo da bexiga ao púbis. Fibras musculares, puboprostáticas ou pubovesicais, podem estar presentes.
- **Ligamento puboprostático lateral:** estende-se da próstata ao arco tendíneo da fáscia pélvica. Na mulher, com a denominação **pubovesical lateral**, parte do colo da bexiga e tem a mesma fixação.
- **Ligamento lateral:** no homem, une a base da bexiga e a glândula seminal à prega retovesical (entre bexiga urinária e reto). Na verdade, o ligamento lateral pode ser considerado uma parte da prega retovesical. Na mulher, o ligamento lateral se prolonga na **prega retouterina** (entre útero e reto).

A prega retovesical (ou retouterina) contém os ramos viscerais dos vasos ilíacos, o plexo vesical e uma parte do ducto deferente (esse último só no homem). Fibras musculares, retovesicais, podem estar presentes.

Além desses ligamentos de fixação, os ligamentos umbilicais mediano e mediais estão associados à bexiga urinária, mas não são importantes como meios de fixação.

Morfologia interna

Quando a bexiga urinária está vazia, sua mucosa apresenta pregas longitudinais que desaparecem gradualmente, com o enchimento do órgão. **O trígono da bexiga é uma área limitada pelos óstios dos ureteres, superior e posteriormente, e pelo óstio interno da uretra, inferior e anteriormente** (Figura 23.30). Uma elevação, produzida pela musculatura ureteral se continuando na parede da bexiga urinária, estende-se entre os dois óstios uretéricos, a **prega interuretérica**. No nível do trígono da bexiga urinária, a mucosa é menos pregueada e, próximo do seu vértice, no nível do óstio interno da uretra, no plano mediano, uma ligeira elevação, a **úvula**, pode ser evidente, particularmente nos homens idosos.

A **bexiga**, quando submetida a obstruções de sua drenagem, sofre uma alteração de sua musculatura que é facilmente visível ao exame de **cistoscopia** (quando uma câmera é introduzida através da uretra para avaliação da bexiga): a **trabeculação** de seu interior. A causa mais comum de obstrução da bexiga urinária é a **hiperplasia prostática benigna**, em homens.

Vasos e nervos

As descrições que se fazem da irrigação da bexiga são as mais diversas possíveis, uma vez que as variações, no que diz respeito à origem das artérias, são comuns. De qualquer modo, o caso mais frequente compreende as **artérias vesicais superiores** e **inferiores**. As primeiras se originam da parte não obliterada da artéria umbilical,

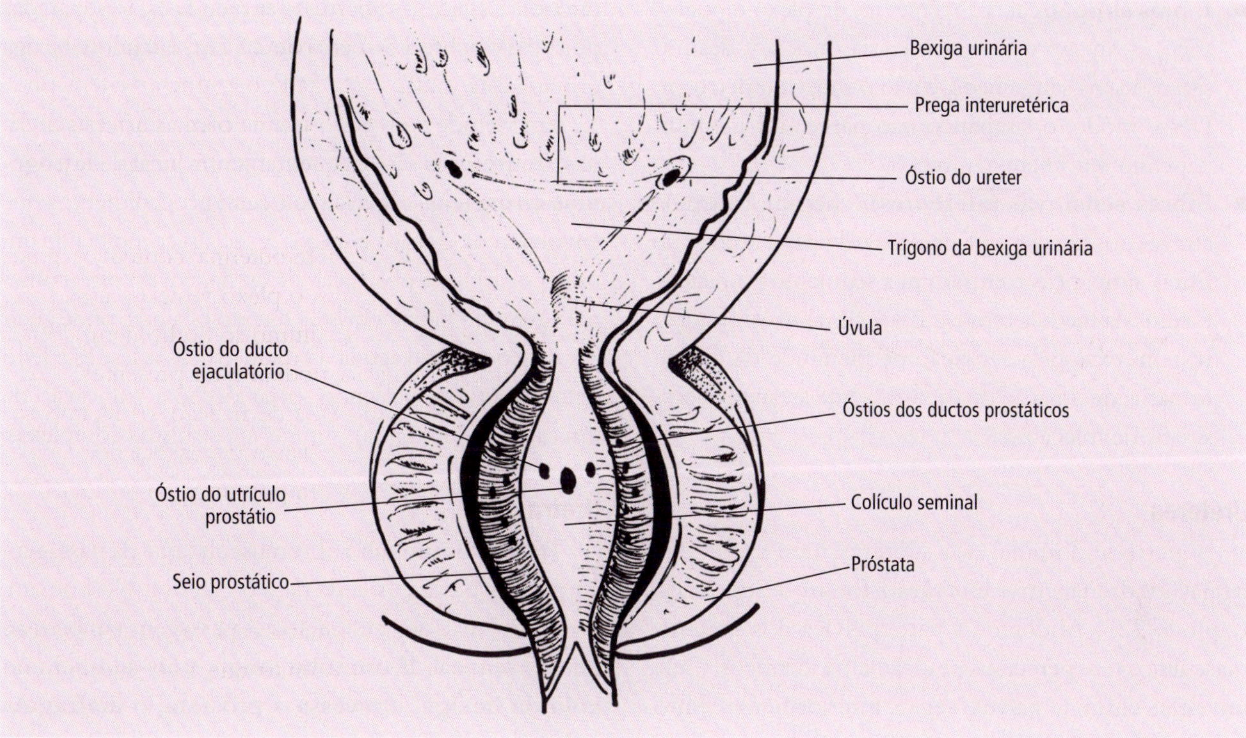

Figura 23.30 Trígono da bexiga urinária e parte prostática da uretra.

e as últimas (geralmente uma de cada lado) se originam de diferentes ramos da artéria ilíaca interna.

Tipicamente, as veias convergem para o colo da bexiga, **não existindo veias que acompanhem as artérias vesicais superiores.** Próximo ao colo, as veias formam um plexo venoso vesical, conectado com um plexo similar na superfície da próstata. A drenagem desses plexos é feita pelas veias vesicais inferiores para a veia ilíaca interna.

A **drenagem linfática** é feita para os linfonodos ilíacos internos e externos e, destes, para os linfonodos ilíacos comuns.

A **inervação da bexiga urinária** é complexa e está envolvida no fenômeno da micção, que será analisado adiante. Três contingentes de fibras nervosas alcançam a bexiga (Figura 23.31):

- **Fibras parassimpáticas:** chegam à bexiga através dos nervos esplâncnicos pélvicos, a partir dos segmentos sacrais S2, S3 e S4 da medula espinal. Emergem através dos forames sacrais e do plexo hipogástrico inferior (ou pélvico) e vão ter à bexiga urinária onde inervam a musculatura da parede desse órgão, denominada **músculo detrusor da bexiga.**

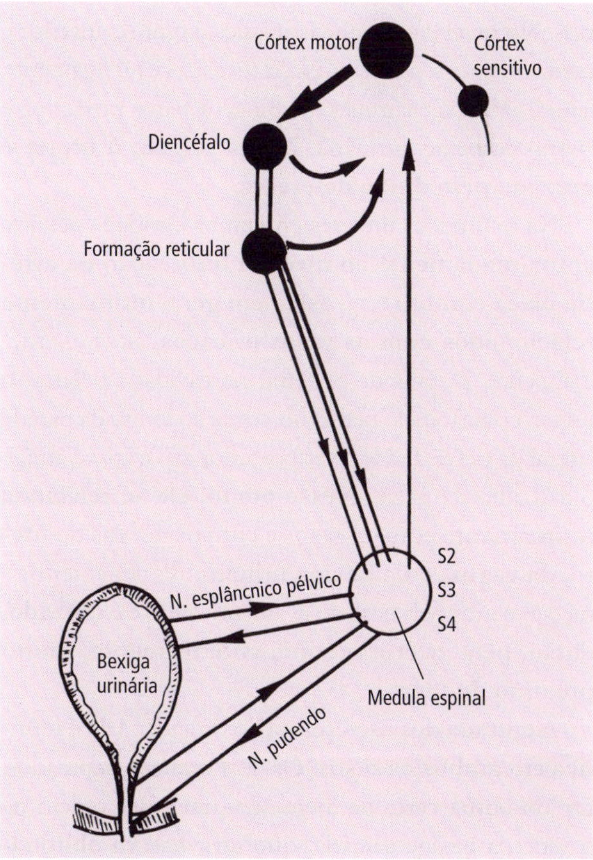

Figura 23.31 Inervação da bexiga.

- **Fibras simpáticas:** provenientes do plexo hipogástrico, alcançam a bexiga urinária, mas seu destino são os vasos sanguíneos, e não o músculo detrusor. Desse modo, o simpático não parece ter nenhum papel no fenômeno da micção.
- **Fibras sensitivas (aferentes):** chegam à medula através dos nervos esplâncnicos pélvicos e através de fibras simpáticas e entram nos segmentos torácicos médios da medula espinal. Essas fibras sensitivas são responsáveis pela sensação de plenitude da bexiga urinária, queimação ou espasmo, que levam à necessidade de micção.

Ureteres

A parte abdominal dos ureteres bem como sua irrigação, drenagem e inervação foram descritas no Capítulo 22 – Abdome. A parte pélvica dos ureteres masculinos tem percursos praticamente idênticos. Cada um deles entra na pelve e segue, inferiormente, junto à parede lateral da pelve, recoberto pelo peritônio. Inicialmente, é anterior à artéria ilíaca interna e, então, cruza a artéria umbilical e os vasos e nervos obturatórios. No nível da espinha isquiática, volta-se anterior e medialmente, segue na prega retovesical e no ligamento lateral da bexiga urinária e atinge a parte posterior e lateral da bexiga urinária. **Nessa região, o ureter é cruzado pelo ducto deferente.**

Na mulher, os ureteres entram na cavidade pélvica, **aproximadamente no nível da bifurcação da artéria ilíaca comum** e, aí, **estão em geral intimamente relacionados com os vasos ováricos**, situados medialmente. Depois de penetrar na cavidade pélvica, o ureter, coberto pelo peritônio, segue ao longo da parede lateral da pelve, tende a ser posterior ao ovário e atinge o assoalho da pelve. **Nesse ponto, ele se relaciona intimamente com os vasos e com os nervos do útero, da vagina e da bexiga urinária.** Passa, anterior e medialmente, pela base do ligamento largo e **é cruzado, então, pela artéria uterina, anteriormente, muito próximo do útero.**

A entrada dos ureteres na bexiga urinária é idêntica em ambos os sexos. Os dois ureteres, separados, um do outro, cerca de 5 cm, têm um curto trajeto na parede da bexiga urinária, **que atravessam obliquamente**, para abrir pelos **óstios dos ureteres** no seu interior. Essas duas aberturas em fenda estão separadas por uma distância de cerca de 2,5 cm, quando a bexiga urinária está vazia.

Em virtude da relação íntima com as artérias uterinas, os **ureteres** são, frequentemente, local de **iatrogenias cirúrgicas**, especialmente em procedimentos que envolvam os ovários e útero. A secção completa de um ureter ocasiona a obstrução da drenagem do rim acometido, gerando hidronefrose. Quando bilateral, pode gerar insuficiência renal aguda. O manejo dessas lesões é feito pelo urologista, podendo variar desde a colocação de um cateter (duplo jota), suturas até cirurgias complexas.

Uretra

Trata-se de um tubo fibromuscular que dá passagem à urina, da bexiga urinária para o exterior. No homem, na maior parte do seu trajeto, dá passagem também ao líquido seminal. **É um tubo longo, pois se inicia no colo da bexiga, atravessa a próstata, o diafragma pélvico, o diafragma urogenital, a raiz e o corpo do pênis, para abrir no óstio externo da uretra na glande do pênis.**

Apresenta as partes **intramural**, **prostática**, **membranácea** e **esponjosa**. As duas últimas partes são mais bem estudadas com os órgãos genitais externos masculinos e serão descritas mais à frente.

A primeira parte, **intramural**, é a que está contida no colo da bexiga.

A **parte prostática** atravessa a próstata, de sua base até seu ápice, e é a parte mais dilatada e distensível da uretra. **Sua secção transversal tem forma semilunar, em virtude da presença de uma elevação longitudinal denominada crista uretral (Figura 23.30).** De cada lado da crista uretral, há um sulco, o seio prostático, no qual se abre a maioria dos **ductos das glândulas prostáticas**. No nível da parte média da crista uretral, percebe-se uma intumescência, o colículo seminal. Neste, há três aberturas: **as duas laterais correspondem às desembocaduras dos ductos ejaculatórios; a abertura ímpar e mediana leva a um divertículo de fundo cego, o utrículo prostático.**

A parte prostática é irrigada principalmente pelas **artérias retal média** e **vesical inferior**. Sua inervação vem do **plexo prostático** e sua drenagem linfática é feita para os **linfonodos ilíacos internos**.

A uretra feminina, ao contrário da masculina, é muito curta, medindo apenas cerca de 4 cm. Estende-se, inferior e anteriormente, do colo da bexiga ao óstio externo da uretra, situado entre os lábios menores da vulva. **No seu trajeto, a uretra atravessa os diafragmas pélvico e urogenital.** No seu interior, há pregas longitudinais das quais, a mais evidente, situada na parede posterior, é denominada **crista uretral**. **A uretra feminina une-se com a parede anterior da vagina e pode ser palpada, pelo toque vaginal.**

A parte superior da uretra é irrigada pela **artéria vesical inferior**, a parte média pelas artérias **vesical inferior** e **uterina**, e a parte inferior pela artéria **pudenda interna**. A inervação da parte superior da uretra é feita pelos **plexos vesical** e **uterovaginal**. O restante dela é inervada pelo nervo pudendo. A drenagem linfática é feita para os linfonodos ilíacos internos.

Micção

Várias hipóteses têm sido aventadas, desde o século XIX, para explicar os fenômenos da continência urinária e da micção. Contudo, eles ainda não estão completamente esclarecidos, havendo divergências não só entre os dados anatômicos, fisiológicos e clínicos, como também em cada um desses. A musculatura lisa da bexiga urinária, conhecida com o nome de músculo detrusor, consiste em camadas externa e interna de fibras longitudinais, e numa camada média de fibras circulares. Essas camadas estão de tal modo entrelaçadas que formam uma **estrutura plexiforme**, onde é difícil determinar os limites precisos de cada camada. No nível do trígono, existem duas camadas musculares. A mais externa é a continuação do detrusor, ao passo que a interna, delgada, é independente dele e estende-se longitudinalmente para a uretra. No homem, essas fibras longitudinais estendem-se até a crista uretral, já na mulher chegam até 0,5 cm do esfíncter externo da uretra. Elas poderiam ajudar a micção, pois, ao se contrair, sendo longitudinais, aumentariam o diâmetro do colo da bexiga e da uretra.

A uretra masculina tem sua parte membranácea envolvida pelo músculo esfíncter da uretra, formado por fibras estriadas esqueléticas. Já a uretra feminina não é envolvida pelo músculo esfíncter da uretra, pois sua parede posterior está em contato com a parede anterior da vagina, e poucas fibras do músculo esfíncter da uretra conseguem contornar a uretra sem serem desviadas pela vagina.

Dessa forma, a hipótese do controle esfinctérico da micção, pelo menos no sexo feminino, parece não ser correta. Mesmo para o sexo masculino existem hipóteses que não valorizam de forma especial o papel dos esfíncteres, **havendo sugestões de serem mais importantes, em ambos os sexos, o relaxamento e a contração da musculatura pélvica**. Esta, ao relaxar, permitiria o abaixamento do colo vesical e facilitaria a micção. Sua contração elevaria o colo vesical, que funcionaria como um eficiente tampão vesical.

Essa é uma das razões pela qual, após a **prostatectomia radical**, cirurgia que pode comprometer a continência urinária, aconselha-se a fisioterapia para o fortalecimento da musculatura pélvica.

O que se tem de concreto é que, à medida que a bexiga urinária é preenchida pela urina, receptores em sua parede são estimulados. Esses impulsos chegam à medula espinal através de fibras aferentes dos nervos esplâncnicos pélvicos e iniciariam o reflexo da micção, se os centros sacrais desse reflexo, localizados nos segmentos medulares S2, S3 e S4, não fossem inibidos por impulsos comandados pelos centros superiores do córtex cerebral.

Quando a bexiga urinária contiver de 300 a 400 mL de urina, a intensidade dos impulsos que chegam aos centros sacrais supera os impulsos inibidores e ascendem às áreas sensitivas do córtex cerebral (Figura 23.31): a sensação de plenitude, com o desejo de micção, torna-se consciente. **Se houver conveniência social, o desejo pode ser suprimido, voluntariamente, porque os centros superiores podem, temporariamente, inibir o reflexo espinal**. Se isso não ocorrer, o córtex cerebral deixa de exercer a influência inibidora e a micção tem início por uma série de reflexos **que podem se originar nos centros sacrais, mas os centros corticais são importantes para o controle e a gradação das respostas.**

Impulsos da parte sacral da medula espinal, veiculados pelas fibras parassimpáticas dos nervos esplâncnicos pélvicos, provocam a contração do músculo detrusor da bexiga. A urina entra e distende a uretra prostática, estimulando receptores uretrais aí situados.

Os impulsos assim originados atingem os centros sacrais da medula através de fibras aferentes do nervo pudendo, e aí inibem os neurônios motores da coluna anterior da substância cinzenta da medula que inervam o esfíncter externo da uretra (nervo dorsal do pênis). Com o relaxamento do esfíncter, a urina escoa pelo restante da uretra e é lançada no meio externo através do **óstio externo da uretra**.

O músculo detrusor não tem apenas que se contrair para iniciar a micção, mas contrair até que a bexiga urinária se esvazie. Isso é possível porque o córtex cerebral, o diencéfalo e a formação reticular, que são capazes de inibir os centros sacrais da medula enquanto a bexiga está se enchendo, enviam impulsos facilitadores, tão logo se inicia a micção, que mantêm aqueles centros excitados e, portanto, ativos, até que a bexiga urinária esteja completamente vazia.

Órgãos genitais masculinos

Os órgãos genitais masculinos são os testículos e os epidídimos, situados no escroto, os ductos deferentes, contidos nos funículos espermáticos em uma parte do seu trajeto, as glândulas seminais, os ductos ejaculatórios, a próstata, as glândulas bulbouretrais e o pênis. O escroto e o pênis são classificados como **órgãos genitais externos** e serão estudados com o períneo.

Testículos e epidídimos

Os testículos (Figuras 23.24, 23.32 e 23.33) são duas massas ovoides e lisas, situadas no escroto e achatadas no sentido laterolateral. Cada testículo apresenta **polos, superior** e **inferior**, **faces medial** e **lateral** e **margens anterior** e **posterior**. A margem posterior está coberta pelo epidídimo e pela parte inferior do funículo espermático. O testículo está envolvido, com exceção de uma parte do seu contorno posterior, por um saco seroso de dupla parede, a **túnica vaginal**, derivada do processo vaginal do peritônio durante a sua descida (Capítulo 22 – Abdome). A túnica vaginal apresenta uma lâmina visceral e outra parietal, em continuidade, e separadas somente por uma camada líquida de espessura capilar (Figura 23.33). **O testículo esquerdo está situado num nível ligeiramente inferior ao direito.**

O líquido peritoneal pode alcançar o espaço entre as camadas parietal e visceral da **túnica vaginal** no testículo, gerando a hidrocele. A **hidrocele** pode ser aguda reativa, ocorrendo com condições inflamatórias do testículo (torção, epididimite), ou crônica, de maneira idiopática.

A superfície do testículo é formada por uma camada densa de tecido conectivo, a **túnica albugínea**, mais delgada no contorno posterior do testículo, por onde entram e saem os vasos sanguíneos. Essa parte da túnica albugínea é conhecida como **mediastino do testículo** e, na verdade, é uma porção da túnica albugínea na

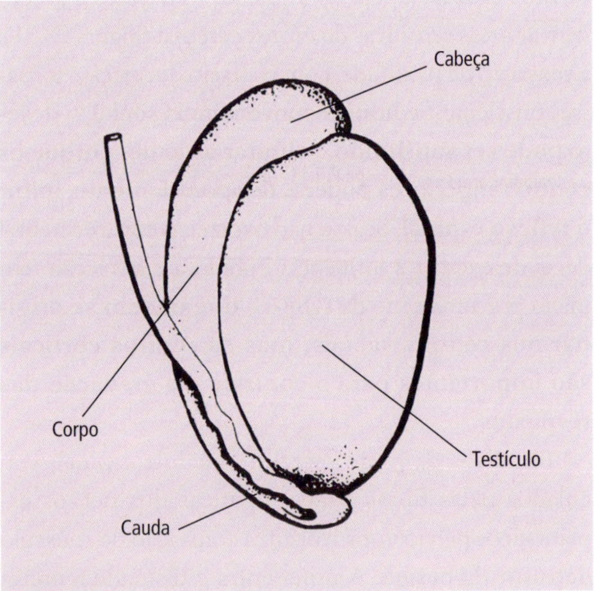

Figura 23.32 Testículo e epidídimo.

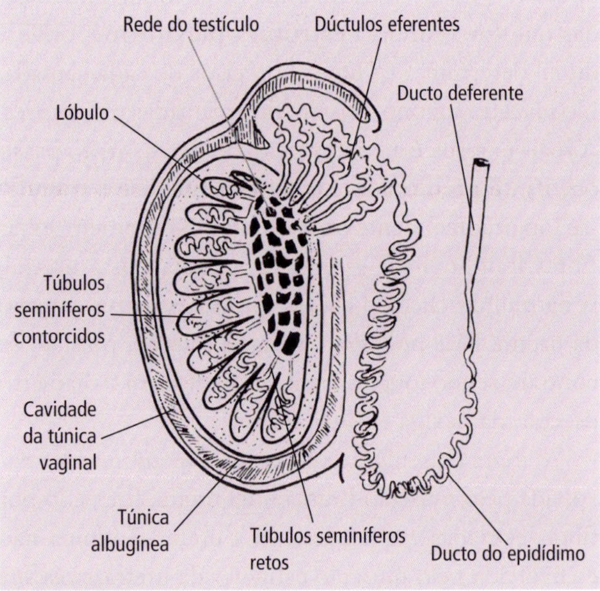

Figura 23.33 Testículo em corte sagital (esquemático).

substância do testículo. Do mediastino, irradia-se uma série de septos delgados que alcançam a superfície interna da túnica albugínea e dividem o testículo em cerca de 250 compartimentos cônicos, os **lóbulos do testículo**. Dentro de cada lóbulo, os **túbulos seminíferos contorcidos** estão imersos em tecido conectivo, que contêm **células intersticiais. Enquanto os túbulos seminíferos são a sede de produção dos espermatozoides, as células intersticiais são produtoras de hormônios sexuais masculinos** (Figura 23.33).

Os túbulos seminíferos contorcidos dão origem aos **túbulos seminíferos retos**, que convergem para o mediastino do testículo, onde formam uma estrutura plexiforme, a **rede do testículo**. Dessa complexa rede de canais, emergem 12 a 20 dúctulos eferentes que penetram na cabeça do epidídimo.

No polo superior do testículo, pode aparecer uma pequena projeção, o **apêndice do testículo, que representa o remanescente do ducto paramesonéfrico**.

O **epidídimo** é uma estrutura com a forma da letra C, fixada à margem posterior do testículo e **serve ao armazenamento de espermatozoides**. É formada por três partes (Figura 23.32):

- **Cabeça:** parte mais superior e maior, repousando sobre o polo superior do testículo.
- **Corpo:** prende-se ao contorno posterior do testículo. Entre o corpo do epidídimo e o testículo, forma-se um espaço, produzido pela invaginação da lâmina visceral da túnica vaginal nessa região, conhecido como **seio do epidídimo**.
- **Cauda:** parte mais inferior do epidídimo.

Os dúctulos eferentes do testículo, que inicialmente são retilíneos, tornam-se tortuosos quando penetram na cabeça do epidídimo. Formam, então, nessa região, massas cuneiformes, os **lóbulos do epidídimo** (Figura 23.33), cujos ápices estão voltados para o testículo. Os dúctulos, que constituem os lóbulos do epidídimo, entretanto, se unem em tubo único, o **ducto do epidídimo**, que ocupa o corpo e a cauda do epidídimo. Na cauda, ele aumenta de espessura e de diâmetro para converter-se no **ducto deferente**.

Associada ao polo superior da cabeça do epidídimo, pode haver uma pequena projeção, o **apêndice do epidídimo**, um remanescente embrionário. Um dos diagnósticos diferenciais de **escroto agudo** (dor escrotal aguda) é a **torção dos apêndices testiculares**, mais comum em crianças do que adultos. Ao exame físico, é possível achar, eventualmente, o **sinal do ponto azul** na parte anterossuperior do testículo, causada pelo infarto e necrose do apêndice testicular.

Funículo espermático

O funículo espermático é formado por estruturas que acompanham o testículo e o epidídimo durante sua descida. Forma-se no nível do anel inguinal profundo, estende-se através do canal inguinal e atravessa o anel inguinal superficial para atingir o escroto, onde termina junto à margem posterior do testículo. Referências foram feitas a esta estrutura quando se tratou do canal inguinal (Capítulo 22 – Abdome) e serão revistas agora.

Como o testículo esquerdo está num nível inferior ao direito, o funículo espermático esquerdo é ligeiramente mais longo que o direito.

As estruturas contidas no funículo espermático estão envolvidas por um invólucro musculofascial, constituído pelas **túnicas do funículo espermático**, e que são as seguintes (Figura 23.34):

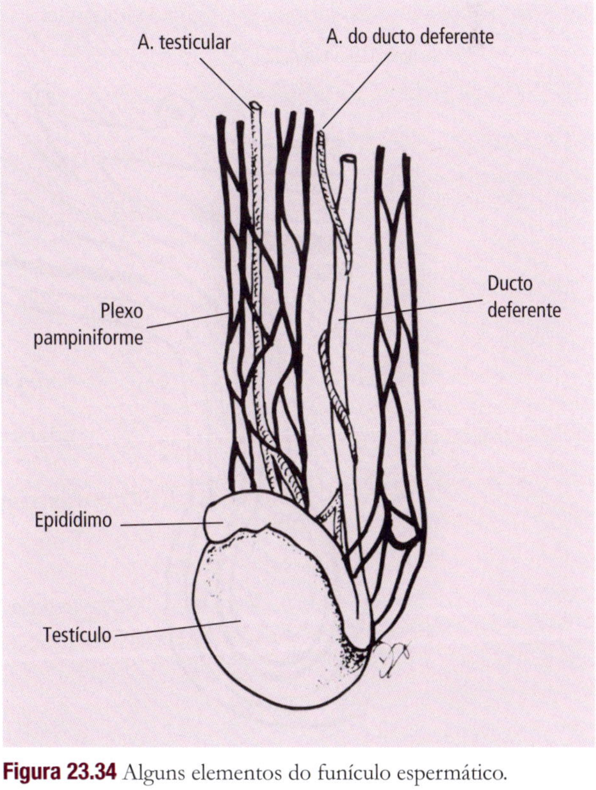

Figura 23.34 Alguns elementos do funículo espermático.

- **Ducto deferente:** continuação do ducto do epidídimo e está acompanhado pela **artéria** e **veia do ducto deferente** e por suas fibras nervosas.
- **Artéria testicular:** principal fonte de irrigação do testículo.
- **Plexo pampiniforme:** plexo de veias que forma a maior parte do funículo espermático. Essas veias drenam o testículo e o epidídimo e ascendem, em grande número, em direção ao anel inguinal profundo, onde seu número é reduzido para duas ou três veias. As **veias do plexo pampiniforme** podem se tornar varicosas, principalmente do lado esquerdo, resultando em uma condição patológica denominada **varicocele**, que pode ser causa de **infertilidade masculina**, já que há alteração da temperatura local. A varicocele pode ser palpada ao exame físico, tendo-se a sensação de que está palpando um "saco de minhocas". O tratamento cirúrgico é fundamental nos pacientes em que há comprovação de alteração da motilidade espermática.
- **Vasos linfáticos.**
- **Artéria cremastérica:** irriga o músculo cremaster, que faz parte das túnicas do funículo espermático.
- **Ramo genital do nervo genitofemoral.**
- **Remanescentes do processo vaginal do peritônio.**

Os envoltórios do funículo espermático são derivados das camadas que constituem a parede abdominal e foram mencionadas no Capítulo 22 – Abdome. Por sua vez, essas túnicas são também envoltórios do testículo e epidídimo (Figura 23.35) e são as seguintes:

- **Fáscia espermática interna:** a mais interna das camadas, muito delgada, e deriva da fáscia transversal.
- **Fáscia cremastérica:** está acolada à fáscia espermática interna e pode ser reconhecida pela presença de fibras musculares esparsas, em conjunto denominadas **músculo cremaster** e que é derivado do músculo oblíquo interno do abdome e de sua fáscia. O músculo cremaster é irrigado pela artéria cremastérica e inervado pelo ramo genital do nervo genitofemoral. **Sua contração resulta na elevação do testículo no escroto. Essa contração é feita de maneira reflexa (reflexo cremastérico), quando se estimula a pele da face medial e superior da coxa, região inervada pelo ramo femoral do nervo genitofemoral.**

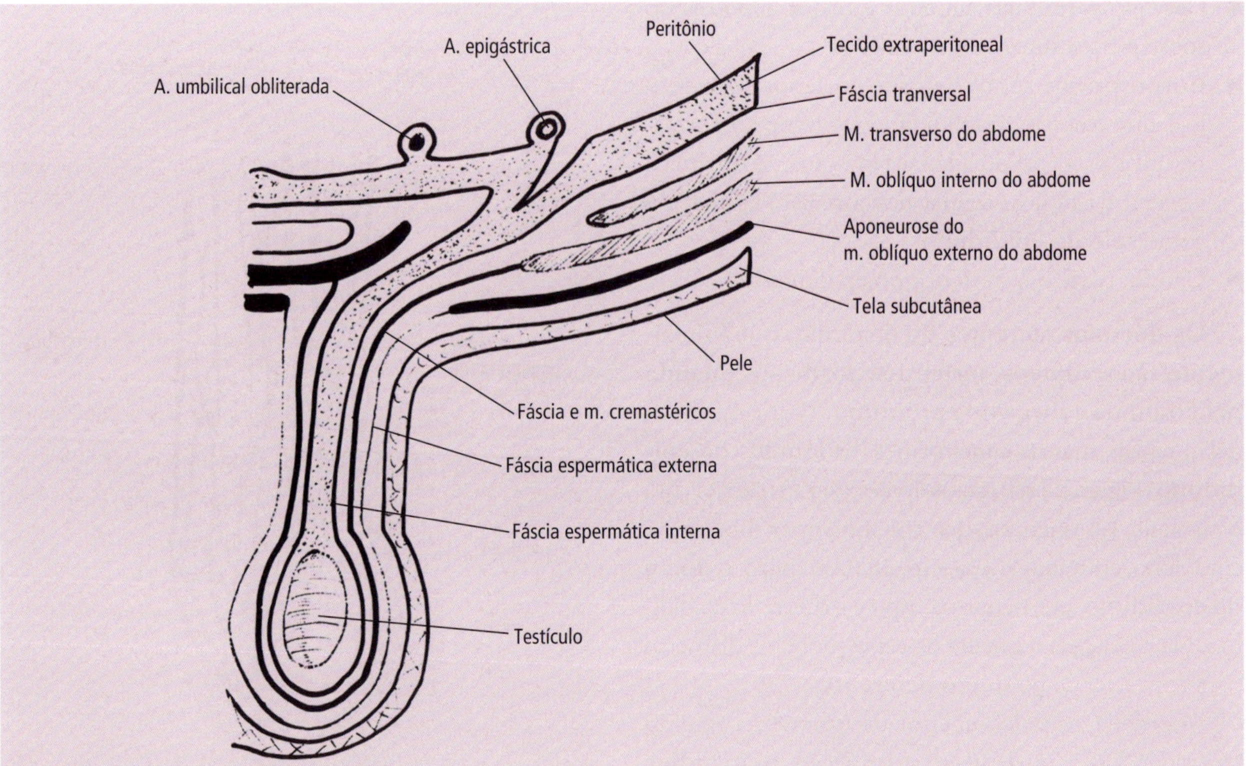

Figura 23.35 Túnicas do funículo espermático.

- **Fáscia espermática externa:** derivada da fáscia do músculo oblíquo externo do abdome.

Vasos e nervos

A artéria testicular é a principal fonte de irrigação do testículo (Figura 23.34). Origina-se da aorta, imediatamente abaixo da origem da artéria renal, segue na parede posterior do abdome e penetra no funículo espermático através do anel inguinal profundo. Fornece também alguns ramos para o epidídimo. A drenagem venosa **é feita pelas veias do plexo pampiniforme** que, no nível do anel inguinal profundo, dão origem à **veia testicular. À direita, a veia testicular desemboca na veia cava inferior; à esquerda, na veia renal esquerda.**

A **drenagem linfática** é feita por linfáticos que acompanham as veias e são aferentes de linfonodos aórticos, situados nas proximidades da origem das artérias testiculares. **Em consequência dessa drenagem, os carcinomas do testículo comprometem não os linfonodos inguinais mais próximos, mas os linfonodos aórticos.**

Os nervos para o testículo originam-se nos segmentos torácicos mais inferiores da medula espinal (a partir do 10º) e têm fibras aferentes e eferentes. As fibras simpáticas do plexo testicular parecem ser, no testículo, principalmente vasomotoras. O epidídimo é inervado por fibras provenientes do plexo hipogástrico inferior.

Ductos deferentes, glândulas seminais e ductos ejaculatórios

O **ducto deferente** (Figuras 23.36 e 23.37) **é um tubo fibromuscular que se caracteriza pela notável espessura de sua parede com relação ao diâmetro de sua luz.** Inicia-se na cauda do epidídimo, como continuação do ducto do epidídimo, e é um componente do funículo espermático. Alcança a cavidade pélvica, depois de atravessar o anel inguinal profundo, **formando um gancho em torno da artéria epigástrica inferior.** No nível da abertura superior da pelve, separa-se dos outros componentes do funículo espermático e segue, posterior e medialmente, sob o peritônio, para alcançar o ureter, próximo do ponto onde ele penetra na base da bexiga. Cruza, o ureter, anteriormente, e dirige-se para a próstata, situando-se entre a bexiga urinária, anterior, e o reto, posterior. **Nessa parte do seu percurso, ele é medial à glândula seminal correspondente** (Figura 23.37) **e torna-se tortuoso e dilatado para formar a ampola do ducto deferente.** Próximo à base da próstata, o ducto deferente volta a ter pequeno calibre e **une-se ao ducto da glândula seminal para formar o ducto ejaculatório.**

As **glândulas seminais** (Figuras 23.36 e 23.37) são estruturas pares, saculares, de fundo cego, contorcidas, aparentemente lobuladas, situadas simetricamente de cada lado do plano mediano, posteriores à bexiga e superiores com relação à próstata. São fusiformes, com longo eixo dirigido obliquamente, e têm extremidades superiores divergentes e em fundo cego.

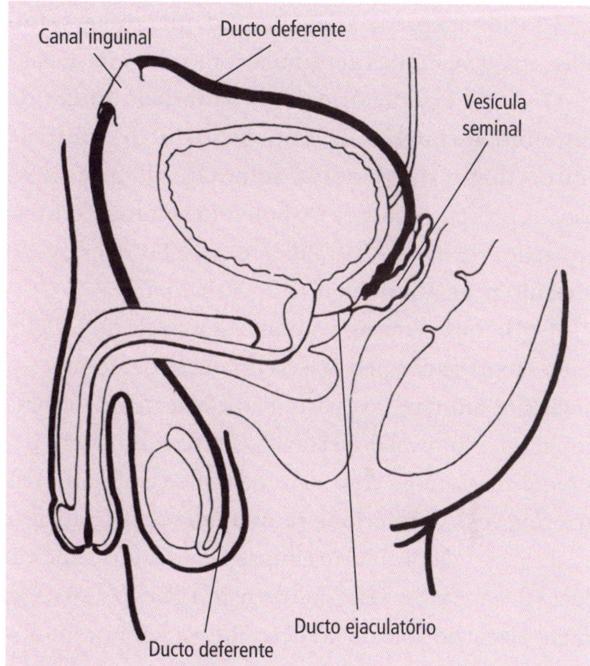

Figura 23.36 Ducto deferente e seu trajeto. Corte sagital da pelve.

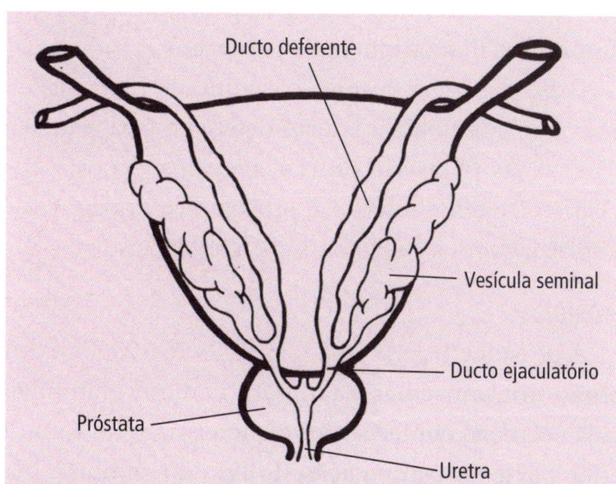

Figura 23.37 Ducto deferente, vesícula seminal, próstata e bexiga em vista posterior.

Entre as glândulas seminais, situam-se as ampolas dos ductos deferentes. O ducto de cada glândula seminal une-se à extremidade inferior da ampola em ângulo agudo para formar o **ducto ejaculatório.**

A mucosa da glândula seminal é pregueada, de maneira bastante complexa, de modo que as pregas subdividem a sua luz em numerosos compartimentos intercomunicantes.

A secreção da glândula seminal está sob o controle de hormônios androgênicos e constitui uma grande parte do líquido seminal. Justamente por essa razão, porque não são apenas reservatórios para o sêmen, a terminologia anatômica preferiu denominá-las **glândulas seminais**, e não **vesículas seminais** como eram descritas.

O ducto ejaculatório é formado pela união da extremidade inferior da ampola do ducto deferente com o ducto da glândula seminal. Ele penetra na base da próstata e abre-se no **colículo seminal** da parte prostática da uretra, lateralmente ao óstio que leva ao **utrículo prostático** (Figuras 23.30 e 23.37).

A glândula seminal, os ductos ejaculatório e deferente são irrigados pela artéria do ducto deferente, comumente um ramo da parte não obliterada da artéria umbilical. No nível do testículo, a artéria do ducto deferente anastomosa com a artéria testicular. Ramos das **artérias vesical inferior** e **retal média** podem auxiliar na irrigação da glândula seminal e parte adjacente do ducto deferente. As veias que drenam a glândula seminal, ducto ejaculatório e ducto deferente desembocam nos **plexos venosos prostático** e **vesical**.

Linfáticos do ducto deferente vão para os **linfonodos ilíacos externos**; os da glândula seminal, para os **linfonodos ilíacos externos** e **internos**.

Existe incerteza quanto ao significado funcional da inervação autônoma do ducto deferente e da glândula seminal. As fibras são provenientes dos plexos hipogástrico superior, inferior e prostático e podem estar associadas com a ejeção do sêmen (ejaculação).

Próstata

A próstata (Figuras 23.27, 23.30, 23.36 e 23.37) **é um órgão fibromuscular e também contém glândulas cuja secreção confere odor característico ao sêmen e faz parte da composição do líquido seminal.** Ela é descrita como uma pirâmide invertida, **cuja base está aplicada ao colo da bexiga, e cujo ápice apoia-se sobre a fáscia que reveste o diafragma urogenital.** Suas faces inferolaterais estão relacionadas com os músculos pubococcígeos (partes do músculo levantador do ânus), e a face posterior está voltada para o reto. **A face anterior da próstata, arredondada, está separada do púbis pelo tecido gorduroso do espaço retropúbico.**

O tecido conectivo que envolve a próstata se torna condensado para formar uma cápsula fibrosa para o órgão. Embora exista uma continuidade estrutural entre próstata e bexiga urinária, superficialmente há um sulco entre o colo da bexiga e a base da próstata, que contém o **plexo venoso vesicoprostático**.

O tecido extraperitoneal, situado imediatamente superior à fáscia superior do diafragma pélvico, reflete, em direção superior, como **fáscia visceral da pelve**, envolve a próstata e estende-se sobre a bexiga urinária. **Denomina-se fáscia ou bainha da próstata a parte dessa fáscia que envolve o órgão.** É densa e fibrosa e situa-se externamente à cápsula da próstata, separada desta por tecido conectivo frouxo, no qual se situa o **plexo venoso prostático**. Ela se funde, anteriormente, com o **ligamento puboprostático medial** e, lateralmente, com o **ligamento puboprostático lateral**. Fibras musculares lisas estão contidas no ligamento puboprostático medial e formam, em conjunto, o **músculo puboprostático**. Em virtude da presença desses ligamentos e de fibras musculares e pelo fato de estar ancorada, pelas suas faces laterais, nos músculos pubococcígeos (fibras destes fundem-se com a fáscia da próstata, formando o músculo levantador da próstata), a próstata está firmemente fixada na pelve e, dessa forma, fixa também o colo da bexiga.

A parte prostática da uretra atravessa todo o comprimento da próstata, da base ao ápice, com um trajeto ligeiramente curvo no sentido anteroposterior, e mais próximo de sua face anterior do que de sua face posterior.

Descrevem-se, na próstata, **lobos direito e esquerdo e um lobo médio.** Esse último é a parte da próstata que se projeta internamente, a partir da parte superior da face posterior do órgão. Estruturalmente, no entanto, ele é inseparável dos lobos direito e esquerdo. A comissura na base da próstata entre os lobos direito e esquerdo é o **istmo da próstata**. Em cada lobo da próstata, são definidos quatro lóbulos: **inferoposterior; inferolateral; superomedial; e anteromedial.** Os **ductos das**

glândulas da próstata abrem-se no seio prostático, um sulco existente de cada lado da crista uretral.

A irrigação da próstata deriva principalmente das **artérias vesical inferior, retal superior** e **retal média**, embora outras fontes de irrigação possam existir. As veias formam um rico plexo, internamente à fáscia da próstata, que contribui para a constituição do **plexo vesicoprostático. Este, por sua vez, drena para a veia ilíaca interna**. A drenagem linfática é feita para os **linfonodos ilíacos internos** e, eventualmente, também para os **ilíacos externos**.

A próstata recebe inervação autônoma, tanto simpática quanto parassimpática, por meio do plexo prostático. O componente simpático provém do plexo hipogástrico superior e o componente parassimpático deriva dos nervos esplâncnicos pélvicos. Estão envolvidos com a secreção glandular e com a contração da musculatura do colo da bexiga urinária que fecha o óstio interno da uretra no momento da ejaculação. As fibras aferentes que seguem acompanhando a via simpática parecem relacionadas com a dor de origem prostática (inflamações e tumores). A **próstata** é sítio de neoplasia frequente no homem, já tendo sido no passado alvo de rastreamento obrigatório em todos os homens, hoje com regras mais flexíveis e em constante mudança. A avaliação da próstata pode ser feita por meio do **toque retal**, do **ultrassom endorretal** e da **ressonância magnética da pelve**, além do **antígeno prostático específico**, mesurado no sangue, com menos especificidade.

Glândulas bulbouretrais

As **glândulas bulbouretrais** são duas estruturas arredondadas, de diminutas dimensões (0,5 a 1,5 cm de diâmetro), imersas na substância do esfíncter da uretra, imediatamente posteriores à parte membranácea da uretra, uma de cada lado do plano mediano. **Secretam substâncias semelhantes ao muco, provavelmente de ação lubrificante e facilitadora da penetração do pênis durante a cópula.** Seus ductos entram no bulbo do pênis, e, após um curto trajeto, desembocam na parte esponjosa da uretra.

Órgãos genitais femininos

Os órgãos genitais femininos (Figura 23.38) **compreendem os ovários, as tubas uterinas, o útero, a vagina e os órgãos genitais externos.** Esses últimos são estudados com o períneo. **Os ovários produzem gametas femininos, os ovócitos e os hormônios sexuais.** O útero é um órgão ímpar, mediano, predominantemente muscular, **capaz de abrigar o produto da fecundação durante a gravidez e expulsá-lo no momento do parto**. Sua extremidade inferior está em comunicação com a vagina, um tubo distensível, onde são depositados os espermatozoides durante o coito, e que serve de canal para a expulsão do feto no momento do parto. Por sua vez, as tubas uterinas são tubos estreitos, conectados com o útero, e que servem para o transporte de ovócitos e de espermatozoides.

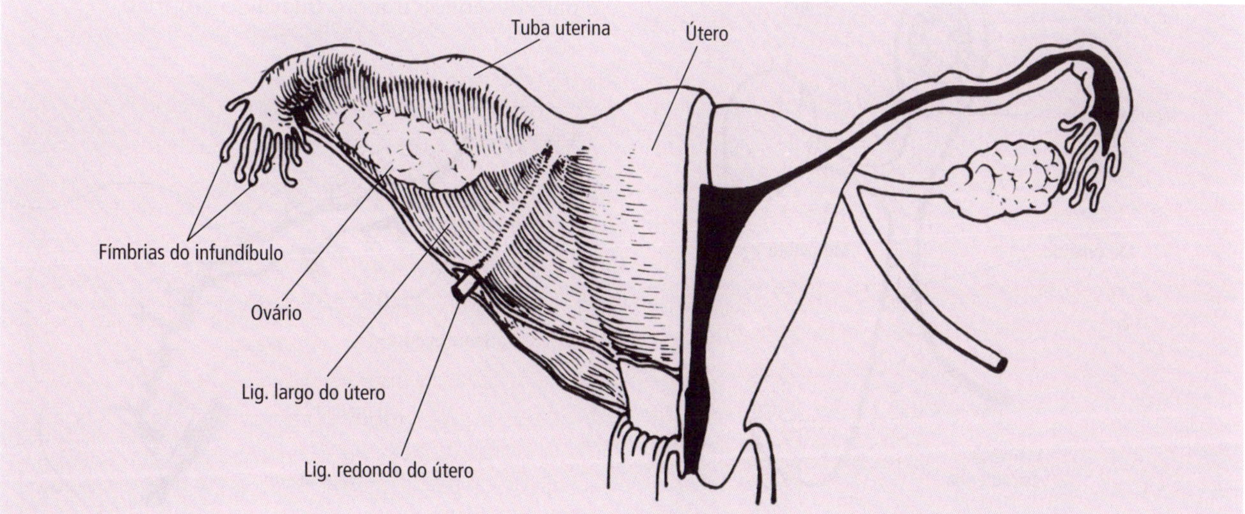

Figura 23.38 Órgãos genitais femininos vistos posteriormente. Do lado direito, foi retirado o ligamento largo e feito um corte frontal para mostrar a luz da tuba e do útero.

Ovários

Os **ovários** são órgãos pares, em forma de amêndoa, medindo 3 a 4 cm de comprimento. Na mulher que não tenha dado à luz (nulípara), situam-se nas paredes laterais da pelve. Entretanto, como estão fixados ao ligamento largo e ao útero, quando esse órgão ascende no abdome durante a gravidez, os ovários se deslocam de sua posição original, acompanhando o útero, a ela retornando após o parto. Antes da primeira ovulação, a superfície do ovário é lisa, porém, com as sucessivas ovulações, altera o seu aspecto em razão de cicatrizes que se seguem à liberação de ovócitos de seus folículos.

É possível identificar no ovário **faces**, **lateral** e **medial**, **margens**, **mesovárica** e **livre**, e **extremidades**, **tubária** e **uterina**. A margem mesovárica, à qual se fixa o mesovário (Figura 23.39), forma o **hilo do ovário, por onde passam vasos sanguíneos, nervos e linfáticos**.

O ovário tem várias estruturas de sustentação (Figuras 23.38 e 23.39):

- **Mesovário:** prega peritoneal que se fixa na margem mesovárica do ovário, mas não ultrapassa esse limite, isto é, **o ovário não é revestido pelo peritônio**. Nesse sentido, é que se pode dizer que ele é o único órgão verdadeiramente **intraperitoneal** (Figura 23.38).

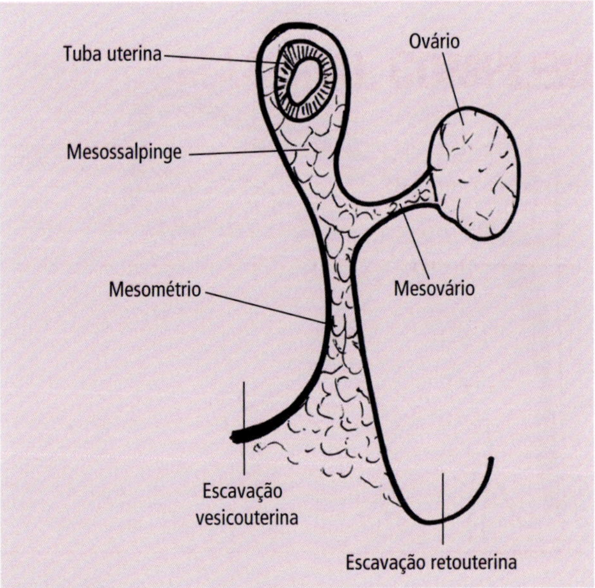

Figura 23.39 Partes do ligamento largo.

- **Ligamento suspensor do ovário:** está fixado à extremidade tubária do ovário e estende-se em direção superior para se fundir ao tecido conectivo que recobre o músculo psoas maior.
- **Ligamento próprio do ovário (Figura 23.38):** cordão arredondado que pode conter fibras musculares lisas. Estende-se da extremidade uterina do ovário ao corpo do útero, imediatamente abaixo da desembocadura da tuba uterina no útero.

As **torções ovarianas** ocorrem, tipicamente, em torno do **ligamento suspensor do ovário** (também denominado infundíbulo-pélvico) e do **ligamento próprio do ovário** (também denominado útero-ovariano), estando relacionadas à massas anexiais. A rotação do ligamento suspensor do ovário causa compressão dos vasos ovarianos e compromete a drenagem linfática e venosa, resultando em isquemia do órgão.

Além de produzir os ovócitos após a puberdade, o ovário funciona também como **glândula endócrina**, e é responsável pela produção de hormônios diversos, dos quais os mais importantes são o **estrogênio** e a **progesterona**. O primeiro, secretado pelo folículo ovariano, controla o desenvolvimento dos caracteres sexuais secundários da mulher, como o aumento das mamas, o crescimento de pelos púbicos e axilares, e a deposição de tecido adiposo nas coxas e nas nádegas. Já a progesterona, ou hormônio do corpo lúteo, é indispensável para a implantação do ovócito fecundado e pelo desenvolvimento inicial do embrião.

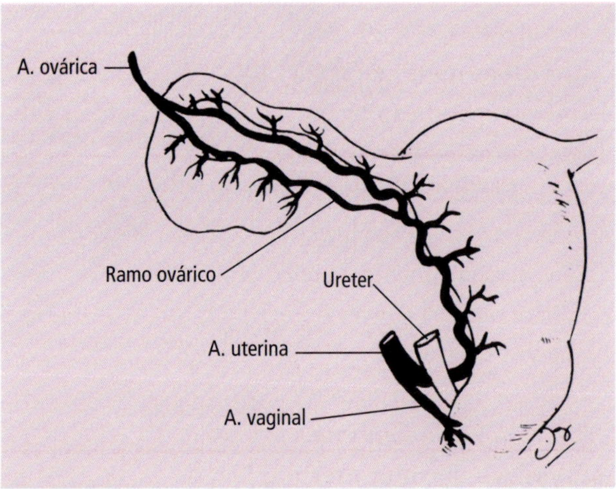

Figura 23.40 Irrigação do útero e do ovário.

A **irrigação do ovário** (Figura 23.40) é feita pela **artéria ovárica**, ramo da parte abdominal da aorta (Capítulo 22 – Abdome), **e que penetra na pelve no interior ligamento suspensor do ovário.** Passa, então, entre as duas lâminas do ligamento largo e, através do mesovário, atinge o hilo do ovário (margem mesovárica). O ovário é irrigado também pelo **ramo ovárico da artéria uterina**, que se anastomosa com a artéria ovárica. Durante a gravidez, a artéria ovárica tem seu calibre aumentado e ajuda a irrigar o útero através de sua anastomose com o ramo ovárico da artéria uterina.

As veias que drenam o ovário se iniciam num plexo que se comunica com o plexo venoso uterino. Desse plexo, originam-se veias que acabam por formar um único vaso de drenagem para cada ovário, a **veia ovárica. A veia direita desemboca na veia cava inferior e a esquerda, na veia renal esquerda.**

A drenagem linfática é feita para os **linfonodos aórticos** (Capítulo 22 – Abdome).

O ovário recebe inervação autônoma simpática, mas suas funções não dependem dessa inervação. As fibras simpáticas, com fibras aferentes, formam o **plexo ovárico**. As fibras simpáticas são vasomotoras.

O **ovário** é frequentemente sítio de neoplasias primárias, mas também pode ser acometido por **metástases**, especialmente do trato gastrointestinal (gástricos e colorretais em sua maioria). O exato mecanismo pelo qual ocorre a disseminação é desconhecido, mas as hipóteses é que ocorram pelo sistema linfático, hematogênico e transcelômica. A metástase ovariana (que pode ser bilateral) denomina-se **tumor de Krukenberg**.

Tubas uterinas

As **tubas uterinas** (Figura 23.39) estão incluídas na margem superior do ligamento largo. Essa particular disposição as faz acompanharem o útero quando este se torna grávido. Cada tuba uterina mede cerca de 10 cm de comprimento e sua luz se comunica com a cavidade do útero, medialmente. Lateralmente, ela abre-se na cavidade peritoneal através do **óstio abdominal da tuba do útero. Em virtude disso, na mulher, a cavidade peritoneal está em comunicação com o meio externo na sequência seguinte: cavidade peritonial; óstio abdominal da tuba uterina; luz da tuba uterina; cavidade do útero; vagina; meio externo.**

Na tuba uterina, é possível identificar quatro partes:

- **Parte uterina:** corre obliquamente na espessura da parede do útero. Essa parte se abre na cavidade do útero através do óstio uterino da tuba uterina.
- **Istmo:** pequena porção estreitada que continua a parte uterina.
- **Ampola:** parte mais longa, mais calibrosa e tortuosa da tuba uterina.
- **Infundíbulo:** porção mais dilatada e lateral da ampola, apresentando forma de funil. Da margem do infundíbulo, projetam-se processos fibrosos, as **fímbrias**, das quais a **fímbria ovárica** é a maior e, frequentemente, encontra-se fixada à extremidade tubária do ovário. **No infundíbulo, a tuba uterina abre-se na cavidade peritoneal através do óstio abdominal da tuba uterina.**

As tubas uterinas são muito longas para se disporem estendidas transversalmente na cavidade pélvica. Assim, a metade lateral das tubas uterinas curva-se sobre o ovário e cobre boa parte da face medial desse órgão. Isso facilita também a captação do ovócito quando ele é liberado do ovário. O infundíbulo "lambe" a superfície do ovário. Para isso apresenta movimentos próprios.

A fecundação ocorre, geralmente, no nível da ampola. Os espermatozoides alcançam a ampola, horas depois de terem sido depositados na vagina durante o coito, e podem, então, fertilizar o ovócito. Fertilizado ou não, o ovócito (ou ovo, se tiver havido fecundação) é levado para o útero. Esse deslocamento, provavelmente, é influenciado pela ação ciliar das células da mucosa da tuba e pela ação peristáltica da túnica muscular da tuba uterina. Ocasionalmente, um ovócito fecundado pode se fixar na tuba uterina, em geral, na ampola, e, aí, desenvolver-se por um período muito curto. Essa condição é conhecida como **gravidez tubária**, uma perigosa condição que requer intervenção cirúrgica.

Ramos tubários da artéria uterina e da artéria ovárica irrigam as tubas uterinas. As veias de drenagem acompanham as artérias. Linfáticos drenam para linfonodos aórticos (ou lombares). A significação funcional da inervação é discutida, mas sabe-se que há fibras autônomas e sensitivas.

Útero

O **útero** é um órgão de espessas paredes musculares em forma de pera, cuja extremidade inferior, estreitada, projeta-se na vagina (Figura 23.28). Sua forma, entretanto, bem como seu tamanho, localização e estrutura, depende da idade e de outras circunstâncias, como a gravidez. O grau de enchimento da bexiga urinária, situada anterior e inferiormente ao útero, ou ao reto, situado posteriormente a ele, também pode alterar a sua posição.

A espessa camada muscular do útero é denominada miométrio. Muitos trabalhos, alguns dos quais se tornaram clássicos, tentaram descrever, com pormenores, a disposição das fibras musculares lisas do miométrio, sugerindo engenhosas soluções para explicar o notável aumento do útero na gravidez (no 9º mês de gestação pode alcançar o processo xifoide do esterno) e a sua redução após o parto. Mas as controvérsias persistem. A maioria dos autores continua descrevendo o miométrio como dotado de uma estrutura laminar, formado por feixes de fibras musculares lisas separadas por tecido conectivo. Esses feixes estão dispostos em lâminas pouco definidas, mas o maior volume do músculo é formado por uma rede de fibras entrelaçadas.

Partes do útero

Quatro partes são reconhecidas no útero (Figura 23.41):

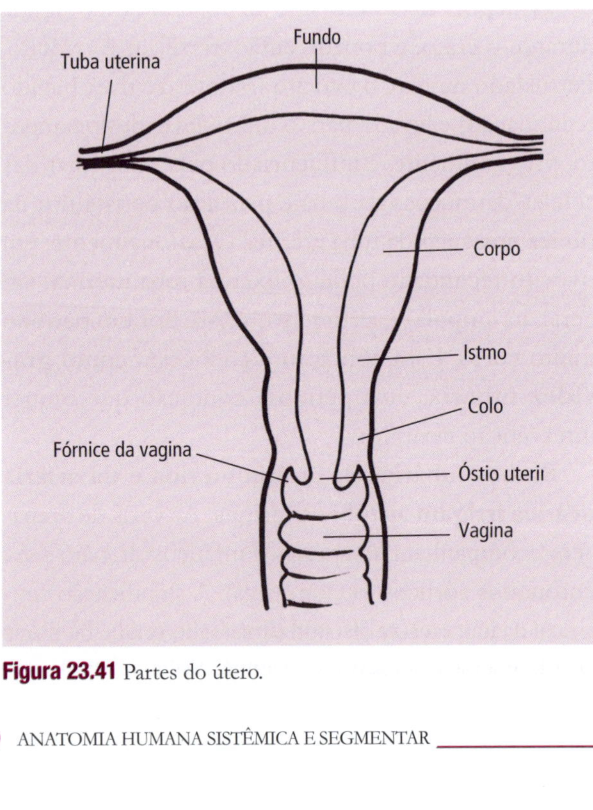

Figura 23.41 Partes do útero.

- **Fundo:** parte arredondada do útero, superior, situada acima da desembocadura das tubas uterinas.
- **Corpo:** corresponde aproximadamente a dois terços do útero e é sua parte principal. Apresenta duas faces e duas margens. **A face anterior está separada da bexiga pela escavação vesicouterina e está voltada anterior e inferiormente. A face posterior está separada do colo sigmoide pela escavação retouterina e está voltada superior e posteriormente** (Figura 23.28). As margens, esquerda e direita, estão relacionadas com o ligamento largo.
- **Istmo:** pequena parte estreitada do útero, com cerca de apenas 1 cm de comprimento, situada entre o corpo e o colo do útero.
- **Colo do útero:** porção mais inferior do útero, e também a de menor mobilidade, porque se projeta na vagina, onde se abre pelo **óstio do útero**. O óstio do útero apresenta-se na nulípara como uma fenda transversal; na multípara, é maior e de contorno irregular. **Distingue-se no óstio uterino, lábios anterior e posterior.**

Como o colo do útero projeta-se na vagina, é possível reconhecer uma parte supravaginal do colo e outra vaginal. Essa última situa-se no interior da vagina, e a cavidade vaginal, que a circunda, é denominada **fórnice da vagina**. O fórnice da vagina compreende uma **parte anterior**, uma **posterior** e duas **laterais**.

O lume do colo do útero é conhecido como canal do colo do útero e está em continuidade com a cavidade da vagina, inferiormente, através do óstio uterino, e com a cavidade do corpo do útero, triangular na sua forma (Figura 23.41), superiormente. O canal do colo do útero apresenta uma prega vertical da mucosa na parede anterior e outra na parede posterior. Destas, irradiam-se pregas oblíquas (**pregas palmadas**), de tal modo que as posteriores se encaixam com as anteriores e fecham o canal. **Essas pregas tendem a desaparecer com a gravidez.**

O **colo do útero** pode ser examinado através do **toque vaginal**, do uso do **espéculo** no exame vaginal e da **colposcopia**, em que se pode utilizar de substâncias para melhorar a visualização de eventuais lesões, além de permitir biópsias guiadas. Quando acometido por neoplasias, pode ocorrer metastatização para a região do canal vaginal, gerando corrimentos, sangramentos (tipicamente em **água de carne**) e intenso desconforto.

Posição

O útero não ocupa exatamente o plano mediano: está, em geral, desviado ligeiramente para o lado direito. Quando visto lateralmente (Figura 23.42), está curvado anteriormente sobre si mesmo, de modo que o corpo angula com relação ao colo do útero: **diz-se que o útero está em anteflexão**. Por sua vez, o longo eixo do colo forma um ângulo de cerca de 90° com o longo eixo da vagina: **diz-se que o útero está em anteversão**.

Essas posições, entretanto, podem ser facilmente alteradas, sobretudo com o enchimento da bexiga urinária ou do intestino. **Com a bexiga urinária cheia, o útero pode estar em retroversão**, isto é, voltado superior e posteriormente, o que também pode ocorrer em certa porcentagem de mulheres, mesmo com a bexiga urinária vazia.

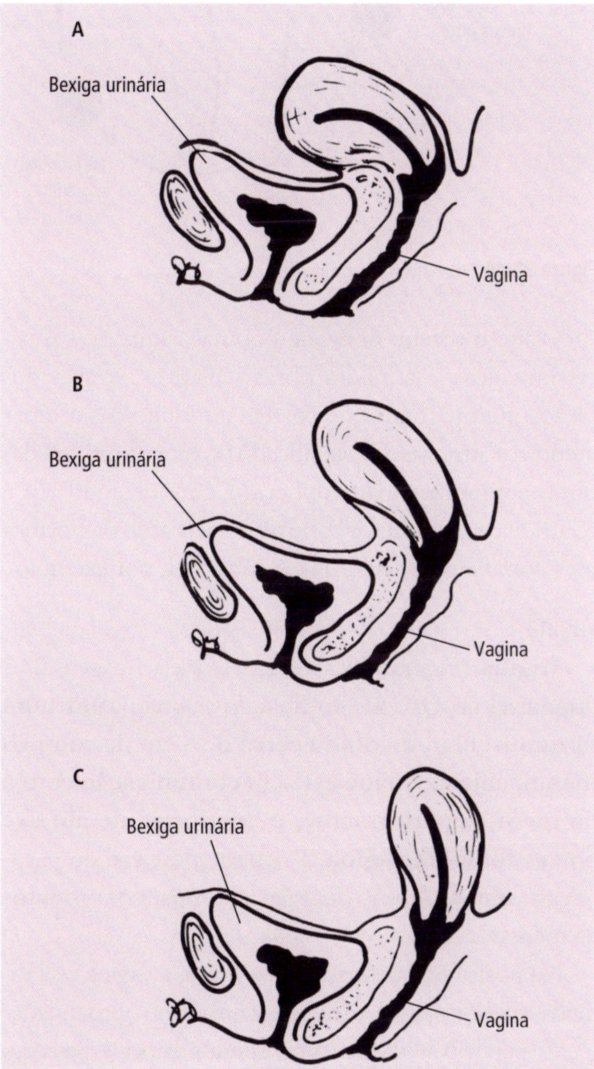

Figura 23.42 Posições do útero. **A** – Posição normal, mais frequente, com o útero em anteversão e anteflexão. **B** – Um caso moderado de retroversão. **C** – Um caso extremo de retroversão.

Fixações

Alguns dos meios de fixação do útero foram já descritos, quando se tratou do comportamento do peritônio e descreveu-se o ligamento largo. O útero ganha muito do seu suporte por uma inserção direta na vagina, auxiliada por inserções indiretas. Entre os meios de fixação do útero, devem ser citados **o ligamento redondo do útero e o ligamento transverso do colo do útero**:

- **Ligamento redondo:** uma faixa de tecido fibroso, estreita e achatada, que se prende ao útero imediatamente abaixo da desembocadura da tuba uterina (Figura 23.39). Ele passa entre as lâminas do ligamento largo, cruza os vasos ilíacos externos e penetra no canal inguinal pelo anel inguinal profundo. Às vezes, ele pode ser seguido através do canal inguinal até a tela subcutânea dos lábios maiores do pudendo, onde se fixa. Outras vezes, no entanto, o tecido de que se compõe se funde com o do canal e o ligamento se perde, terminando no interior do canal inguinal.
- **Ligamento transverso do colo do útero:** uma lâmina fibrosa formada pela fáscia subserosa e por tecido adiposo, de cada lado, do colo e da vagina. As fáscias das paredes anterior e posterior do colo e da vagina unem-se na margem lateral desses órgãos e formam uma lâmina que se estende no assoalho da pelve como extensão profunda do ligamento largo (Figura 23.43). **A artéria uterina segue sobre a face superior do ligamento transverso do colo do útero.** Parte desse ligamento segue em direção posterior na prega retouterina e prende-se à face anterior do sacro, formando, assim, o ligamento **uterossacral.**

A flacidez dos meios de fixação do útero, particularmente consequente às gravidezes múltiplas, provoca a "queda" do útero na vagina, uma condição conhecida como prolapso do útero, corrigida cirurgicamente.

Vasos e nervos do útero

As artérias uterinas são a principal fonte de irrigação do útero. Cada uma delas corre medialmente sobre o ligamento transverso do colo do útero, irrigando o colo e a parte superior da vagina. Volta-se, então, em

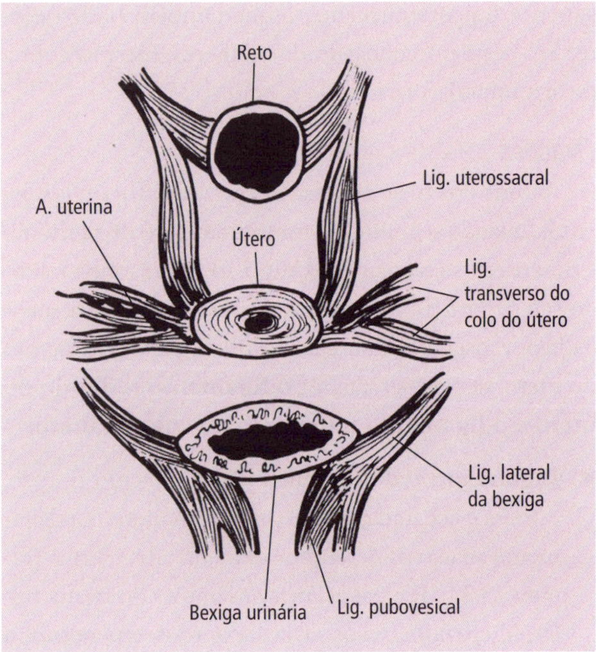

Figura 23.43 Fixação do útero (ver texto). Visão superior de um corte horizontal esquemático no nível do colo do útero.

direção superior, passando entre as lâminas do ligamento largo, muito próximo às margens laterais do corpo, e envia ramos para ambas as faces do corpo do útero. Durante a gravidez, as artérias uterinas tornam-se bastante aumentadas e tortuosas. **Os ureteres têm uma relação anatômica importante com o colo do útero e com as artérias uterinas. Quando passam da região das espinhas isquiáticas em direção à bexiga urinária, os ureteres situam-se apenas a 2 cm do contorno lateral do colo e são cruzadas pelas artérias uterinas** (Figura 23.40).

O sangue retorna do útero através de um plexo venoso que segue a artéria uterina. A drenagem é feita para a **veia ilíaca interna**. Existem, entretanto, comunicações amplas entre os plexos venosos vesical, uterino, vaginal e retal. Todos eles estão também em comunicação com o plexo venoso vertebral.

A **drenagem linfática do útero** (Figura 23.44) é variável e extensa. Alguns linfáticos do fundo do útero drenam para **linfonodos aórticos**, ao passo que outros, em menor número, drenam para **linfonodos inguinais superficiais**, seguindo o ligamento redondo. Muitos linfáticos do corpo drenam para **linfonodos ilíacos externos**. Já a drenagem do colo do útero é feita para os **linfonodos ilíacos internos** ou **sacrais**.

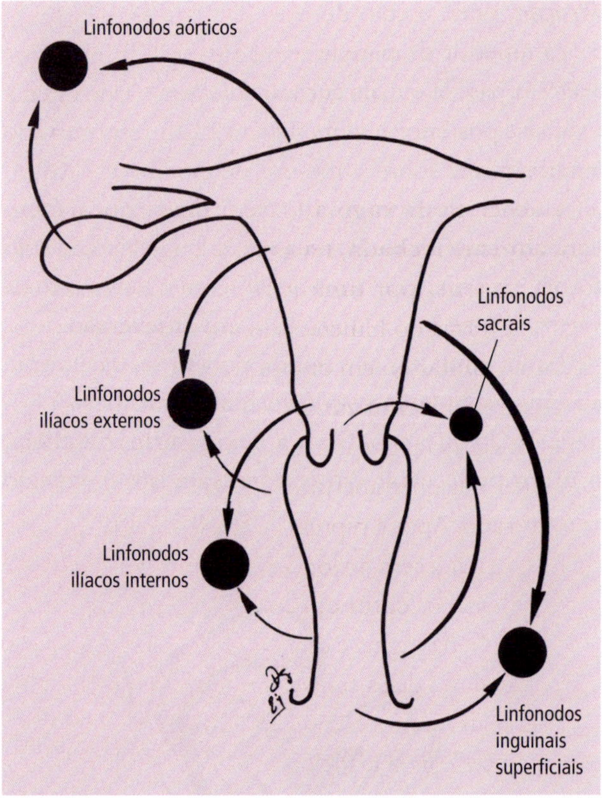

Figura 23.44 Drenagem linfática do útero, da vagina e do ovário.

O útero recebe fibras autônomas, simpáticas e parassimpáticas, e também fibras sensitivas, através dos plexos uterovaginais que correm ao longo das artérias uterinas. Entretanto, o significado da função motora das fibras autônomas é desconhecido, considerando que a contratilidade uterina é controlada pela ação de hormônios como a progesterona e a oxitocina, por exemplo.

Vagina

Vagina (Figuras 23.28 e 23.41) (veja Imagem 23.2 disponível no QrCode ao final do capítulo): **um tubo fibromuscular, medindo cerca de 8 cm de comprimento, cuja cavidade está em comunicação com a do útero, superiormente, e inferiormente abre-se no vestíbulo da vagina.** Faz parte do canal do parto e serve também como ducto excretor para os produtos da menstruação.

Na posição de descrição anatômica, a vagina está dirigida inferior e anteriormente, num plano aproximadamente paralelo ao da abertura superior da pelve. Seu eixo forma um ângulo de cerca de 90° com o eixo do útero.

As paredes anterior e posterior da vagina estão, normalmente, em contato. Isso só não ocorre na parte superior, onde o colo do útero projeta-se através da parte superior da parede vaginal anterior, de modo que essa parede é mais curta que a parede posterior e o fórnice posterior tem muito mais profundidade que o anterior.

A abertura da vagina no vestíbulo da vagina é parcialmente fechada, na grande maioria das mulheres virgens, por uma prega denominada "hímen". A forma do hímen é variável, a mais frequente é a forma **anular** ou em **crescente**, podendo também apresentar-se **cribriforme**, isto é, com diversos e minúsculos orifícios. Ocasionalmente, o hímen pode deixar de apresentar qualquer abertura, sendo, então, designado **imperfurado**. Após a ruptura do hímen, pequenos fragmentos permanecem no local de sua margem inserida e são denominados **carúnculas himenais**.

A mucosa da vagina é espessa e apresenta pregas ou rugas, a maioria delas transversal e mais proeminente na parte mais inferior da vagina. Essas pregas tendem a desaparecer com a idade e após os partos sucessivos.

Relações

Anteriormente, a metade superior da vagina relaciona-se com a base da bexiga urinária. A uretra está aderida à metade inferior da parede anterior da vagina. **Os 2 cm da parede da vagina, no fórnice posterior, estão recobertos pelo peritônio da escavação retouterina e, portanto, esse é um ponto de acesso cirúrgico à cavidade peritoneal.** O terço médio da parede posterior da vagina está intimamente relacionado com o reto, já sua parte inferior se funde com o centro tendíneo do períneo. Os ureteres e as artérias uterinas cruzam logo acima dos fórnices laterais. Finalmente, as porções pubococcígeas dos levantadores do ânus envolvem a vagina, cerca de 3 cm acima da abertura, e atuam como um esfíncter.

Vasos e nervos da vagina

A artéria uterina irriga, com ramos vaginais, a parte superior da vagina. As paredes anterior e posterior da vagina são irrigadas por duas ou três **artérias vaginais**, que se originam da artéria ilíaca interna. A parte mais inferior da vagina recebe irrigação de pequenos ramos que derivam da artéria do bulbo do vestíbulo, ramo da artéria pudenda interna.

A drenagem linfática da vagina é variável (Figura 23.44):

- Os linfáticos da parte superior da vagina correm ao longo da artéria uterina e drenam para os **linfonodos ilíacos externo** e **interno**.
- Os linfáticos da parte média da vagina seguem ao longo da artéria vaginal e drenam para os **linfonodos ilíacos internos**.
- Os linfáticos da parte mais inferior da vagina passam para **linfonodos ilíacos comuns** e para os **sacrais**.
- Um pequeno número de linfáticos que drenam a parte da vagina adjacente ao hímen vai ter aos **linfonodos inguinais superficiais**.

Quanto à inervação, exceto a parte mais inferior, que é inervada pelo nervo pudendo, a vagina é inervada por fibras autônomas provenientes do plexo uterovaginal. A significação funcional dessas fibras não está bem esclarecida. Há pouca sensibilidade na vagina, exceto na sua parte mais inferior.

RETO E CANAL ANAL

O reto continua o colo sigmoide e estende-se até o canal anal, atravessando o diafragma pélvico. Mede cerca de 15 cm de comprimento. A **junção retossigmóidea** é comumente localizada no nível da 3ª vértebra sacral. **O limite entre reto e canal anal é descrito, pelos anatomistas, como sendo o diafragma pélvico.** Desse modo, o reto estender-se-ia da metade do sacro até o diafragma pélvico; o canal anal, desse assoalho muscular até o ânus. **Clínicos e cirurgiões, entretanto, usam como limite entre reto e canal anal a linha pectinada (ver adiante).**

Reto

O reto (Figura 23.28) está localizado posteriormente na cavidade pélvica e segue a curvatura do sacro e cóccix. Resulta, assim, uma curvatura anteroposterior do próprio reto, a **flexura sacral**. Outra flexura, denominada **anorretal**, situa-se na junção do reto e do canal anal (**anel anorretal**): tem convexidade anterior e apresenta um ângulo de 90°. Nesse nível, o músculo puborretal, um dos componentes do músculo levantador do ânus, forma uma alça em torno da flexura anorretal, e pode agir como mecanismo esfinctérico, pois sua contração traciona o ângulo entre o reto e o canal anal anteriormente (Figura 23.45). São descritas também três flexuras laterais: **superolateral direita; intermediolateral esquerda;** e **inferolateral direita**.

A parte mais dilatada do reto, a **ampola do reto**, situa-se imediatamente acima do diafragma pélvico. Ao contrário do que sucede com o colo sigmoide, cuja função é ser reservatório de fezes, o reto permanece vazio, com suas paredes anterior e posterior acoladas. **Ele só contém fezes imediatamente antes da defecação.**

Relações

O peritônio cobre **os contornos anterior** e laterais do terço superior do reto, **o contorno anterior de seu terço** médio e não recobre nenhum contorno **de seu terço** inferior (Figura 23.46). A linha de reflexão do peritônio visceral do reto é, pois, oblíqua para cima e para trás. Desse modo, **é possível identificar, no reto, uma parte intraperitonial e outra extraperitonial**. A reflexão do peritônio dos contornos laterais do reto para a parede posterior da pelve forma as **fossas pararretais**, que contêm alças intestinais ou o colo sigmoide, quando o reto está vazio. Descreve-se, no homem, a presença do **septo retovesical**, formação conectiva, provavelmente derivado da fáscia visceral da pelve, estendido entre o reto, a próstata e a bexiga urinária. Um **septo retovaginal**, na mulher, também tem sido apontado por alguns autores e negado por outros. **As escavações retouterina (na mulher) e retovesical (no homem) já foram referidas.** A fáscia retossacral dirige-se posteriormente e fixa-se no sacro. Espessamentos de tecido conectivo fibroso, contendo vasos e plexos retais médios, são os **ligamentos laterais do reto**, que o unem à fáscia pélvica parietal pré-sacral.

Na mulher, o reto está relacionado, anteriormente, com alças intestinais, com o útero, com a escavação retouterina, com o fórnice posterior da vagina, e com a parede posterior da vagina. **No homem**, as relações anteriores do reto incluem alças intestinais, escavação retovesical, bexiga urinária, glândulas seminais e próstata.

Estrutura

O reto apresenta uma túnica muscular longitudinal mais espessa anterior e posteriormente do que lateralmente. **Não há tênias nem apêndices adiposos.** Logo acima da flexura anorretal, feixes de músculos lisos dirigem-se para o cóccix, como o **músculo retococcígeo**, e para a uretra, como o **músculo retouretral**. A mucosa é geralmente lisa, apresenta três **pregas transversas do reto** que são proeminentes na luz do reto, formadas por túnica mucosa, tela subcutânea e tela muscular. Estão dispostas de maneira alternada, como partes de uma espiral, e facilitam, por essa disposição, a expulsão das fezes, expelidas em movimento espiralado.

Canal anal

Anatomicamente, **o canal anal** (Figura 23.47) **é definido como a parte do intestino grosso que se estende da face superior do diafragma pélvico (anel anorretal) até o ânus**. Este se apresenta com pregas

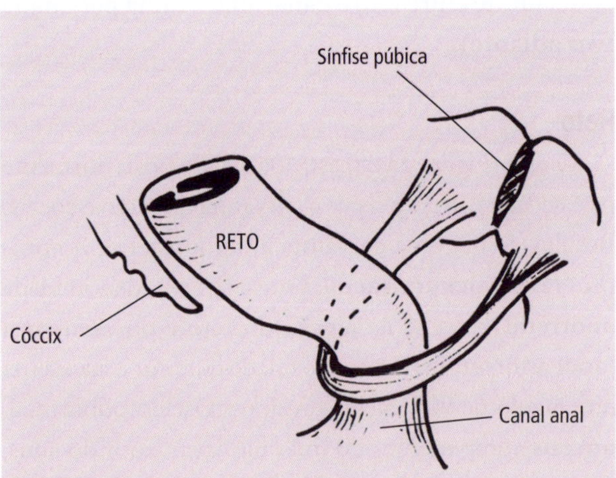

Figura 23.45 Músculo puborretal.

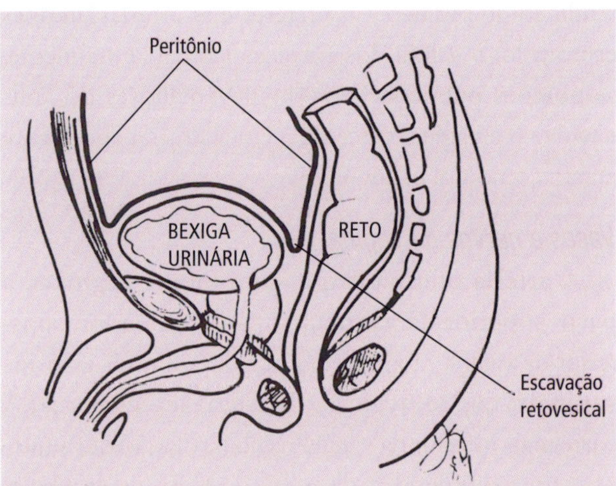

Figura 23.46 Comportamento do peritônio na pelve masculina.

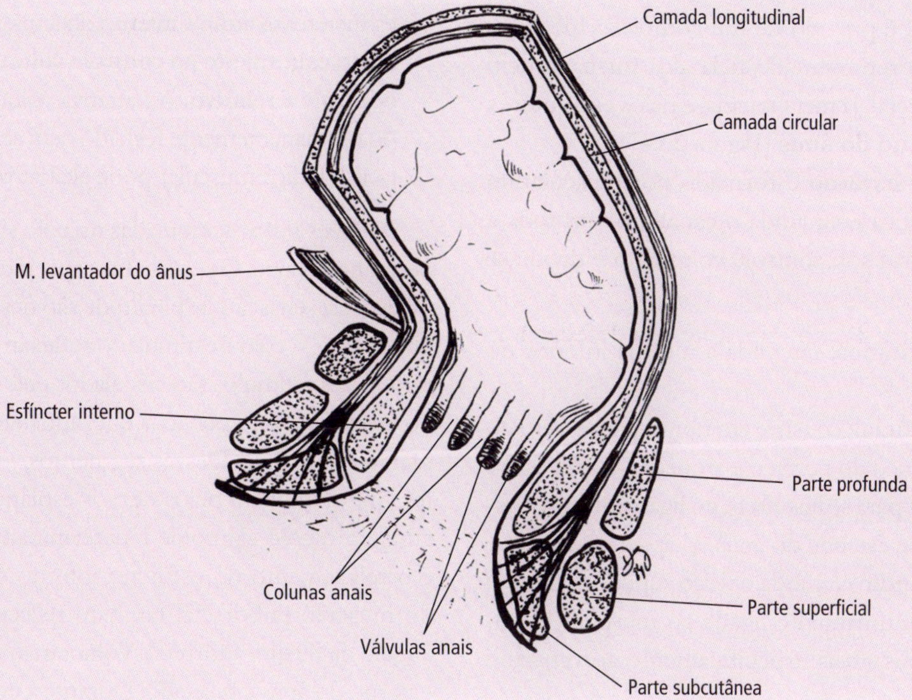

Figura 23.47 Canal anal. Observe as três partes do esfíncter externo.

cutâneas, supostamente consequentes ao músculo corrugador da pele do ânus. **Cirurgiões e clínicos preferem referir-se ao limite superior do canal anal como sendo a linha pectinada, e não o anel anorretal, em razão das diferenças de inervação, de drenagem linfática e venosa e de tipo de epitélio de revestimento acima e abaixo desta linha.** Essas diferenças serão descritas logo adiante. De qualquer modo, o canal anal mede apenas 3 cm de comprimento, estende-se em direção inferior e posterior e abre-se no ânus.

Morfologia interna

A parte superior do interior do canal é revestida de mucosa semelhante à do reto, ao passo que a parte inferior é revestida de epitélio estratificado, semelhante ao da pele da região perianal. Na junção desses dois tipos de revestimento, observa-se a base de cinco a dez pregas verticais da mucosa, as **colunas anais** (Figura 23.47). As extremidades inferiores das colunas anais reúnem-se por pregas da mucosa, em forma de crescente, as **válvulas anais**. Entre as bases das colunas anais, unidas pelas válvulas, estão pequenas bolsas de fundo cego, os **seios anais**, nos quais se abrem os ductos de glândulas rudimentares. **Acredita-se que infecções nessas glândulas são causas preponderantes de abcessos da fossa isquioanal ou de fístulas, que podem atingir a musculatura perianal ou mesmo se abrir através da pele.**

O contorno do canal anal, seguindo-se as bases das colunas anais e as válvulas anais que unem colunas adjacentes, é uma linha sinuosa, **a linha pectinada. Sob o ponto de vista clínico, a linha pectinada é uma demarcação importante. Acima dela, o epitélio é colunar e abaixo é estratificado, passando a escamoso: os carcinomas que ocorrem nos dois tipos de epitélio diferem.** Ainda, acima dela a drenagem venosa é feita pelas veias retais superiores, tributárias do sistema porta; abaixo dela, essa drenagem é feita pelas veias retais médias e inferiores, tributárias do sistema cava inferior. Como existem amplas anastomoses entre as veias retais superiores, médias e inferiores, **essa região é um local de importante anastomose portocava** (Capítulo 22 – Abdome). **A linha pectinada marca também uma diferença na drenagem linfática: acima dela, os vasos linfáticos drenam para linfonodos pélvicos; e, abaixo dela, para linfonodos inguinais superficiais, determinando, assim, a propagação dos cânceres do reto e do canal anal.**

Esfíncteres

O canal anal é provido de um complexo mecanismo esfinctérico representado pela alça formada pelo músculo puborretal, já mencionada, e pelos **esfíncteres externo** e **interno do ânus** (Figura 23.47).

O **esfíncter externo** é formado por musculatura estriada esquelética e circunda o canal anal em toda a sua extensão. Está sob controle voluntário e divide-se em três partes:

- **Parte subcutânea:** circunda a metade inferior do canal anal.
- **Parte superficial:** consiste em fibras que nascem do centro tendíneo do períneo e arqueiam-se em torno do canal anal para se inserirem no ligamento anococcígeo. Este se estende do ânus ao ápice do cóccix.
- **Parte profunda:** circunda o terço superior do canal anal e está intimamente ligada ao músculo levantador do ânus, mais especificamente ao músculo puborretal.

O esfíncter externo é inervado pelos nervos retais inferiores do nervo pudendo, recebendo, portanto, inervação somática.

O **esfíncter interno** é um espessamento da musculatura circular da parede do reto, que circunda os dois terços superiores do canal anal. **Trata-se de musculatura lisa inervada principalmente por fibras parassimpáticas provenientes dos nervos esplâncnicos pélvicos.**

A camada de fibras musculares longitudinais do reto, no nível do canal anal, insere-se, em parte, no **sulco interesfinctérico** e, em parte, abre-se em leque, atravessando a parte subcutânea do esfíncter externo e fixando na pele perianal (Figura 23.47). **Essas fibras longitudinais não têm ação esfinctérica.**

Continência fecal e defecação

A continência fecal depende, essencialmente, de dois fatores:

- **Controle cólico:** implica um mecanismo capaz de conter a matéria fecal no colo sigmoide até a defecação. Isso só pode ser feito por um relaxamento ou uma diminuição do tônus do colo sigmoide, de modo que ele se adapta à massa fecal que nele se acumula.
- **Controle esfinctérico:** é um mecanismo reflexo dos esfíncteres externo e interno do ânus. **O esfíncter externo está sujeito ao controle voluntário, mas esse controle é relativo.** A tentativa voluntária de mantê-lo permanentemente fechado nem sempre é possível, pois a fadiga muscular pode acabar por relaxá-lo.

As fezes ficam acumuladas no colo sigmoide e o reto permanece vazio. Os estímulos especificamente responsáveis pela sensação de plenitude são desconhecidos. Ao que parece, o colo é estimulado reflexamente a partir do reto. Esses estímulos são veiculados pelos nervos pudendo e esplâncnicos pélvicos e levados até os segmentos sacrais da medula. Desses segmentos, impulsos eferentes, que caminham pelos nervos esplâncnicos pélvicos, atingem o colo sigmoide e determinam sua contração e o relaxamento do esfíncter interno do ânus. A alça do músculo puborretal também relaxa, diminuindo o ângulo da flexura anorretal. Voluntariamente, o esfíncter externo do ânus é relaxado. Durante a evacuação, o colo e o reto movem-se em direção inferior, e o reto torna-se estreito e alongado. A defecação é, normalmente, acompanhada de um aumento da pressão intra-abdominal, por contração dos músculos da parede abdominal, o que também resulta na micção.

É fácil compreender que as lesões que interferem no controle do mecanismo esfinctérico ocasionam a incontinência fecal. Isso pode ocorrer, por exemplo, na transecção da medula espinal acima dos segmentos sacrais, na destruição dos segmentos sacrais da medula espinal ou na interrupção das fibras sensitivas que veiculam os estímulos aferentes para a parte sacral da medula espinal.

Vasos e nervos

A principal fonte de irrigação do reto e do canal anal compreende as artérias retais superior, média e inferior (Figura 23.48). No entanto, a **artéria sacral mediana** também fornece pequenos ramos para o contorno posterior do reto. A **artéria retal superior** é a continuação da artéria mesentérica inferior e fornece a maior parte da irrigação para o reto e canal anal. As **artérias retais médias** auxiliam na irrigação da parte inferior do reto e da parte superior do canal anal. São ramos da artéria ilíaca interna. A **artéria retal inferior** atravessa a fossa isquioanal e irriga a parte inferior do

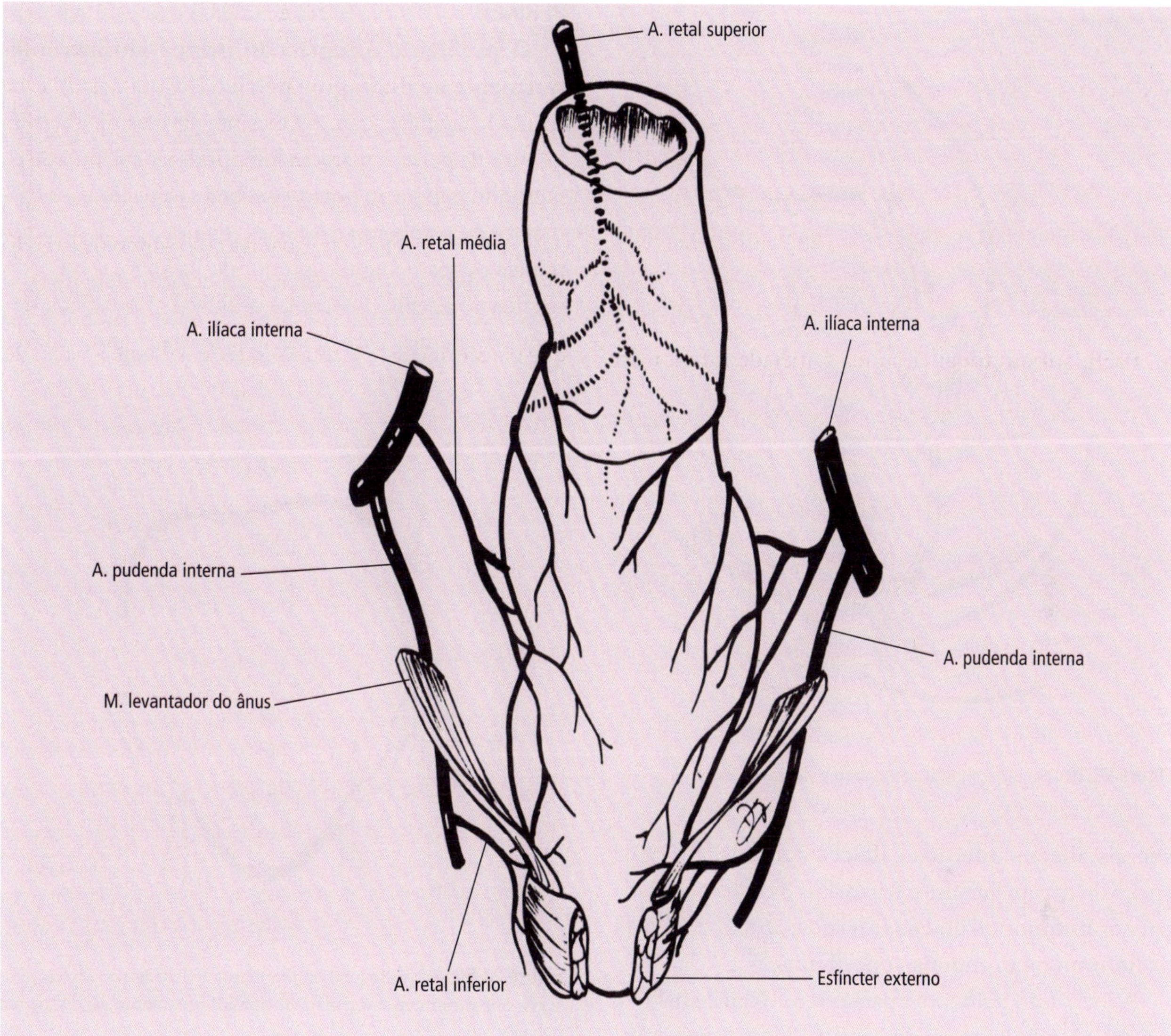

Figura 23.48 Irrigação do reto e do canal anal. Observe as anastomoses.

canal anal, além de músculos e pele circundantes. É ramo da artéria pudenda interna.

As artérias que irrigam o reto e canal anal se anastomosam amplamente. Essa rede anastomótica é tão extensa que se pode interromper o fluxo da artéria mesentérica inferior sem prejuízo para a nutrição daqueles órgãos (Figura 23.48).

Acima da linha pectinada, o plexo venoso submucoso drena para as veias retais superiores e, portanto, para o sistema porta hepático. As veias retais superiores são desprovidas de válvulas e estão sujeitas a contínuas variações de pressão, em virtude dos esforços despendidos na defecação. **Por essa razão, frequentemente, tornam-se varicosas, resultando as hemorroidas internas** (veja Imagem 23.3 disponível no QrCode ao final do capítulo). As veias retais médias e inferiores drenam o plexo venoso para as veias pudendas internas e, portanto, para as veias ilíacas internas, do sistema cava inferior, inferiormente à linha pectinada. **Essas veias são valvuladas e anastomosam-se amplamente com as veias retais superiores, estabelecendo importante comunicação portossistêmica. As varicosidades das veias retais inferiores formam as hemorroidas externas, extremamente dolorosas.**

Os linfáticos da parte superior do reto drenam para **linfonodos mesentéricos inferiores**, seguindo o trajeto dos vasos retais superiores (Figura 23.49). Os linfáticos da parte mais inferior do reto drenam para **linfonodos**

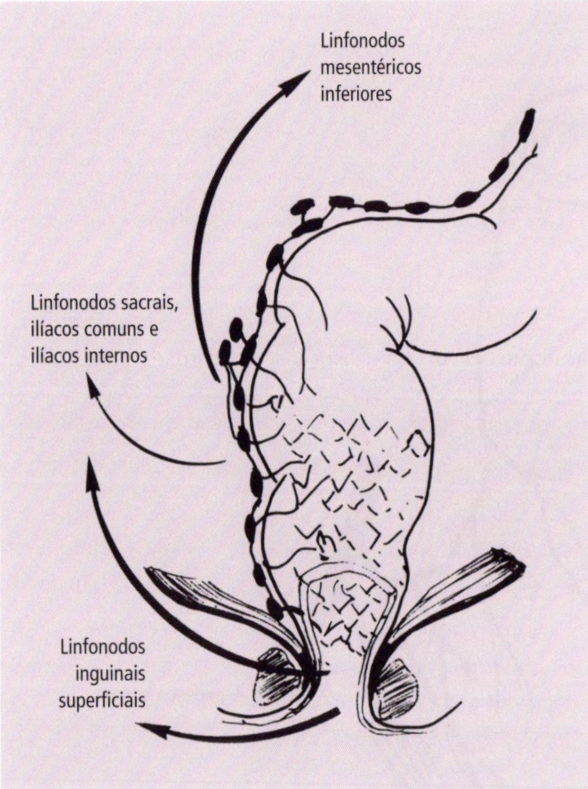

Figura 23.49 Drenagem linfática do reto e do canal anal.

sacrais, **ilíacos internos** e **ilíacos comuns**. No canal anal, a drenagem linfática é feita acima da linha pectinada para os **linfonodos ilíacos internos**; abaixo dela, para os **linfonodos inguinais superficiais**.

A inervação autônoma para o reto e canal anal (até a linha pectinada) inclui fibras simpáticas e parassimpáticas. As primeiras são principalmente vasomotoras, e sua ação sobre a musculatura lisa das paredes do reto é duvidosa. **As fibras parassimpáticas, pré-ganglionares, alcançam o reto e o canal anal (até a linha pectinada) pelos nervos esplâncnicos pélvicos, que também contêm fibras sensitivas, e inervam a musculatura e o esfíncter interno do ânus. O esfíncter externo do ânus é inervado por fibras que chegam até ele pelo nervo retal inferior, ramo do nervo pudendo.** Fibras sensitivas, a maioria relacionada com a sensibilidade dolorosa, e poucas fibras envolvidas no controle reflexo dos esfíncteres estão também presentes nos nervos retais inferiores. **Acima da linha pectinada, a mucosa do canal anal é relativamente insensível e, portanto, as hemorroidas internas, em geral, são indolores.**

PERÍNEO

O períneo é a região do tronco situada inferiormente ao diafragma pélvico (Figura 23.50). É de forma losangular, com os mesmos limites da abertura inferior da pelve: a margem inferior da sínfise púbica, os ramos do púbis e do ísquio, os tuberes isquiáticos, os ligamentos sacrotuberais e o cóccix (Figura 23.51). A sínfise púbica ocupa o ângulo anterior do losango, já o cóccix se situa no ângulo posterior e os tuberes isquiáticos, nos ângulos laterais. Uma linha imaginária (Figura 23.51),

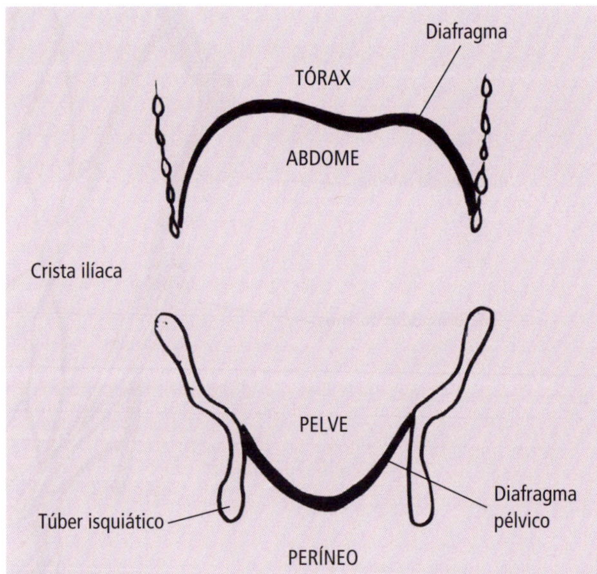

Figura 23.50 Secção frontal do diafragma e diafragma pélvico. Observe que o períneo é a região situada inferiormente ao diafragma pélvico.

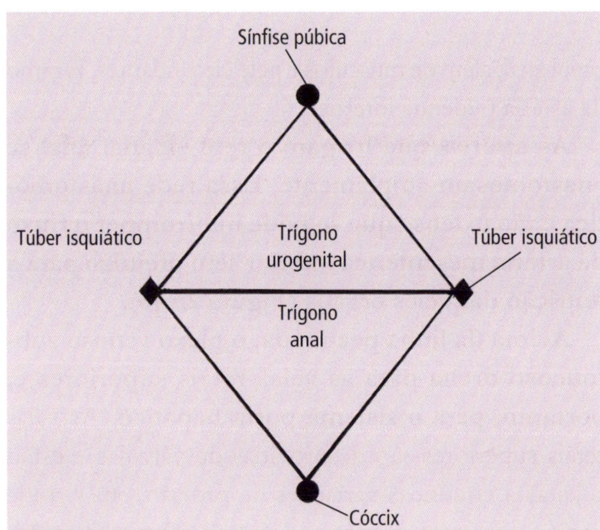

Figura 23.51 A forma losângica do períneo. Observe seus limites.

horizontal, traçada no nível dos tuberes isquiáticos, divide o períneo em **regiões anterior e posterior: a anterior é denominada "trígono urogenital", por ser atravessada por estruturas dos sistemas urinário e genital; a posterior é o trígono anal, atravessado pelo canal anal.**

Entre os trígonos anterior e posterior, em posição mediana, está **o corpo do períneo** (Figuras 23.14 e 23.16), uma massa mais fibromuscular do que tendínea, arredondada e com cerca de 2 cm de diâmetro. Vários músculos prendem-se a ele, como os **músculos transversos superficial e profundo do períneo, bulboesponjoso, levantador do ânus, esfíncter externo do ânus e o retouretral**, que é derivado da musculatura longitudinal do reto. O músculo transverso profundo do períneo, na mulher, é representado apenas por musculatura lisa. Além desses músculos, as fáscias superficial e profunda do períneo, e outras fáscias de revestimento, também se prendem a ele. **Todas essas inserções, mesmo quando parciais, fazem do corpo do períneo uma importante estrutura de estabilização perineal.**

O trígono anal é semelhante em ambos os sexos, mas o trígono urogenital precisa ser descrito separadamente no homem e na mulher, embora existam muitas analogias entre os dois sexos.

Trígono urogenital masculino

O trígono urogenital no sexo masculino é perfurado somente pela uretra e dispõe-se em camadas, com fáscias delimitando compartimentos.

Indo da superfície para a profundidade (Figura 23.52), **a primeira dessas estruturas superficiais, após a pele, é a fáscia superficial do períneo, com suas camadas adiposa (mais superficial) e membranácea (mais profunda).** Na verdade, a **fáscia superficial do períneo** é a tela subcutânea com suas camadas adiposa e membranácea. Entre a camada membranácea da tela subcutânea do períneo e a camada superficial da fáscia

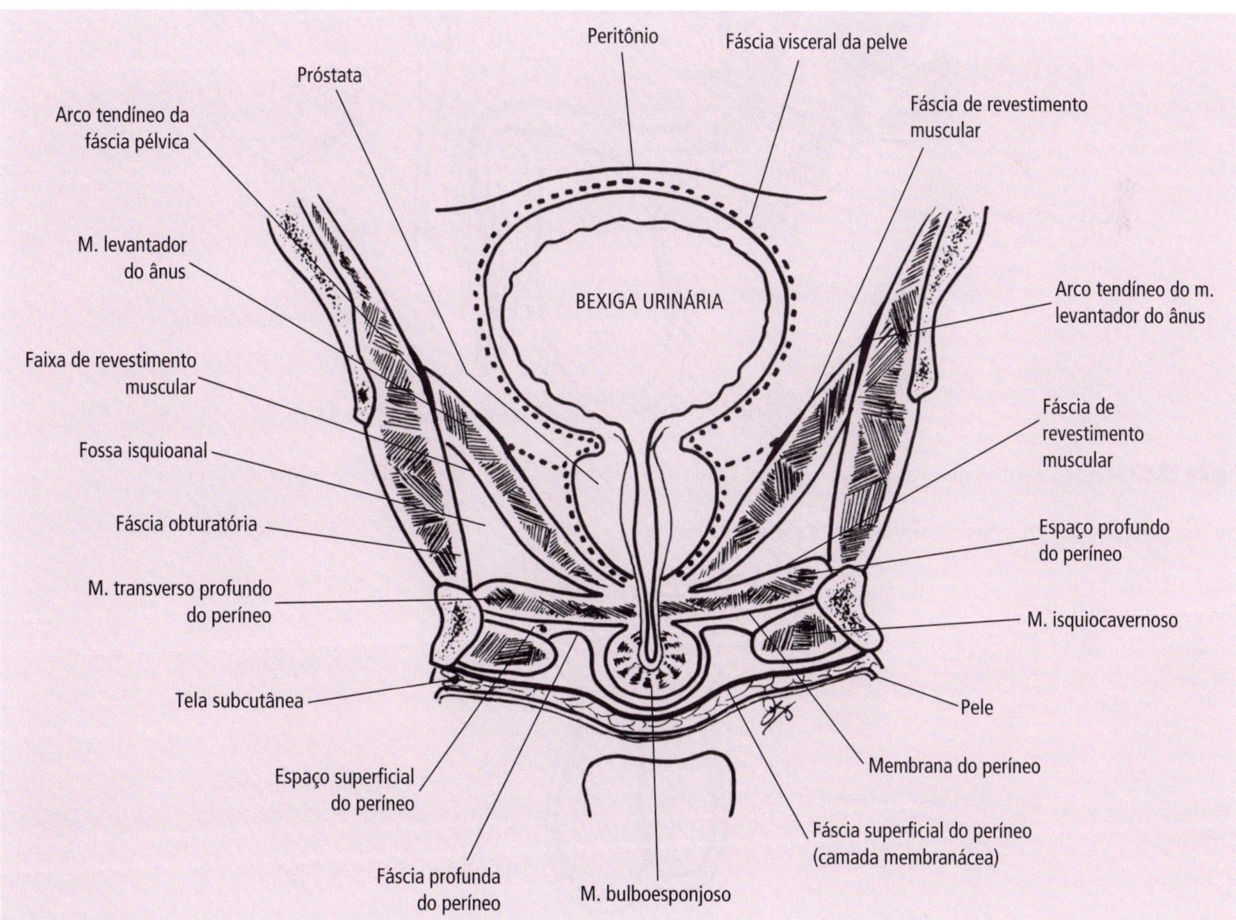

Figura 23.52 Secção frontal no nível do trígono urogenital no homem.

de revestimento dos músculos perineais, há um espaço, denominado **espaço subcutâneo do períneo**. Extravasamento ou coleções no espaço subcutâneo podem acompanhar profundamente a camada membranácea da tela subcutânea no interior da parede abdominal anterior, ao longo do clitóris/pênis e/ou no interior dos lábios maiores ou do escroto (Figura 23.55). A 2ª estrutura fascial é a **fáscia profunda do períneo**. A 3ª e a 4ª lâminas fasciais são fáscias de revestimento muscular. Todas as lâminas fasciais estão fixadas, lateralmente, às partes superior, média e inferior dos ramos isquiopúbicos; posteriormente, fundem-se umas com as outras e, nas proximidades do plano mediano, estão inseridas no **corpo do períneo**.

A porção anterior da camada membranosa da fáscia superficial do períneo estende-se, anteriormente, sob a sínfise púbica, **e envolve o escroto e o pênis** (Figura 23.53) antes de tornar-se contínua com a fáscia superficial da parede anterior do abdome. **No escroto, ela contém fibras musculares lisas que se inserem na pele suprajacente do escroto e forma o músculo dartos.** Um septo espesso se origina dessa fáscia, atravessa o escroto e alcança o contorno inferior do pênis e, assim, divide o escroto em dois compartimentos (Figura 23.54).

Entre as fáscias superficial e a membrana do períneo existe um espaço, o espaço superficial do

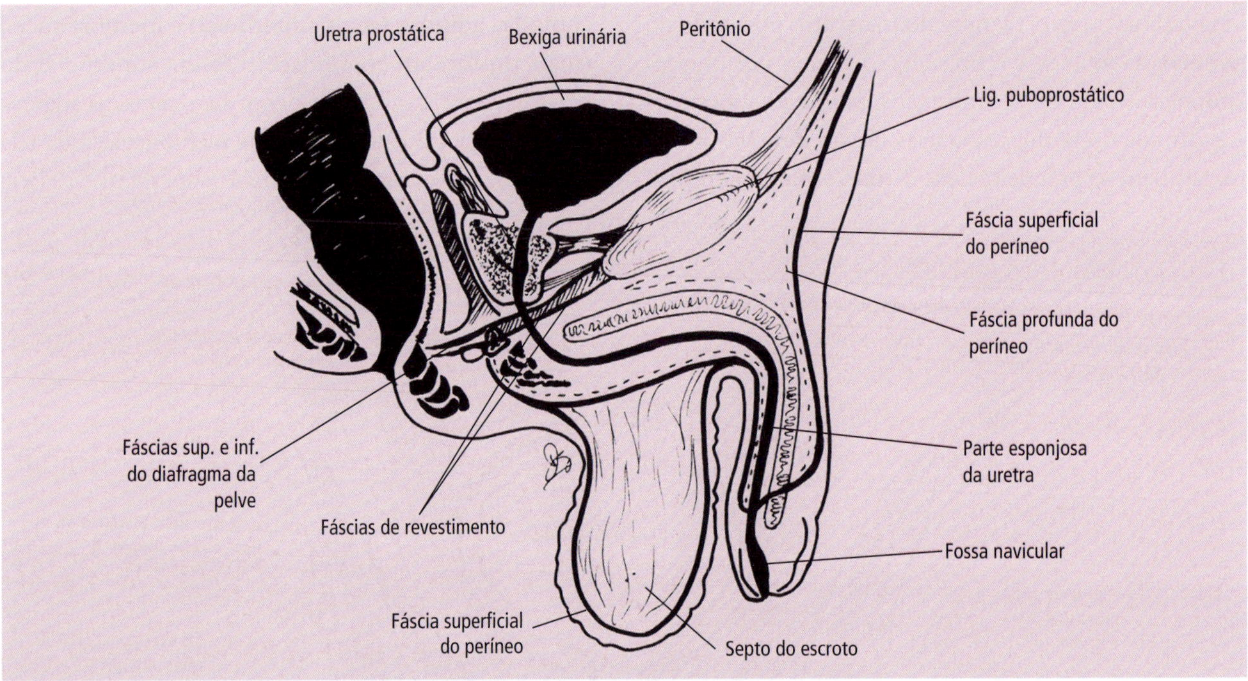

Figura 23.53 Secção sagital mediana da pelve masculina. Observe a disposição das fáscias superficial e profunda do períneo.

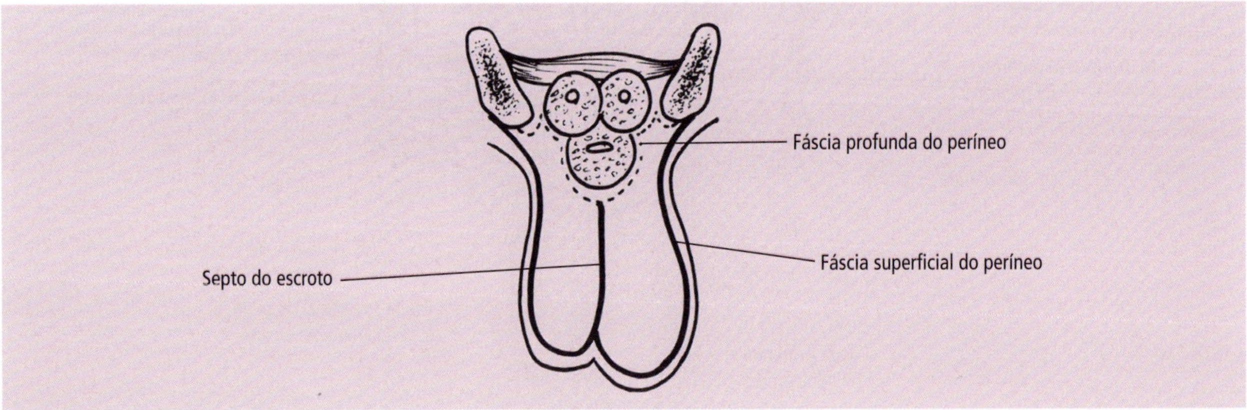

Figura 23.54 Septo do escroto.

períneo (Figura 23.52). Esse espaço é completamente fechado. **Três músculos ocupam o espaço superficial do períneo: transverso superficial do períneo, isquiocavernoso e bulboesponjoso** (Figura 23.56):

- **Músculo transverso superficial do períneo:** geralmente, é pouco desenvolvido. Origina-se na face medial do ramo do ísquio, adjacente ao túber isquiático, e insere-se no corpo do períneo. É um auxiliar do músculo transverso profundo. É inervado pelo ramo perineal do nervo pudendo.
- **Músculo isquiocavernoso:** origina-se na face interna do ramo do ísquio e aí envolve o **ramo do pênis**. Insere-se no corpo cavernoso do pênis, na união dos dois ramos do pênis. É inervado pelo ramo perineal do nervo pudendo. Atua fixando os ramos do pênis à pelve e auxilia na ejaculação.
- **Músculo bulboesponjoso:** origina-se em parte do corpo do períneo, mas a maioria das suas fibras origina-se da rafe mediana do contorno inferior do bulbo do pênis. Este é envolvido pelo músculo bulboesponjoso. Sua contração expulsa da uretra as últimas gotas da urina ou do sêmen. Pode, como o músculo isquiocavernoso, auxiliar na manutenção da ereção.

Acima da membrana do períneo, situa-se o **espaço profundo do períneo** (Figuras 23.52 e 23.55), compartimento fechado lateral e posteriormente, mas aberto em cima, estendendo-se para o interior da pelve, o que torna errados os antigos nomes diafragma urogenital e fáscia inferior do diafragma urogenital. É preenchido por dois músculos: **o transverso profundo do períneo; e o esfíncter da uretra** (Figura 23.57). **As glândulas bulbouretrais estão também aí localizadas. A uretra atravessa o espaço profundo do períneo** cerca de 2,5 cm posteriormente à sínfise púbica:

- **Músculo transverso profundo do períneo:** origina-se na face interna do ramo do ísquio e insere-se, pela maioria de suas fibras, no corpo do períneo, que ajuda a fixar. **É inervado pelo nervo dorsal do pênis, ramo do nervo pudendo.** Atua auxiliando a contenção visceral e estabilizando o corpo do períneo.
- **Músculo esfíncter da uretra:** origina-se da face interna do ramo inferior do púbis e suas fibras envolvem a uretra. **É inervado pelo nervo dorsal do pênis** e supõe-se que ele auxilie a expulsão das

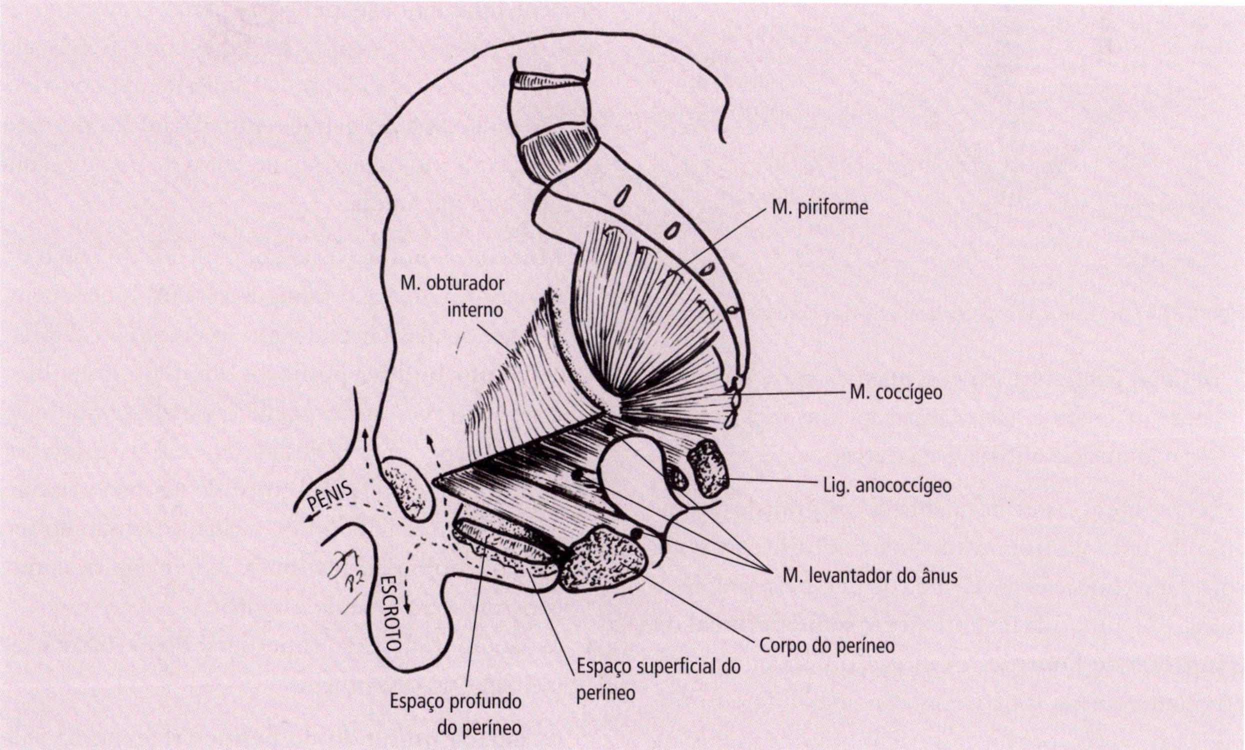

Figura 23.55 Comunicações do espaço subcutâneo do períneo.

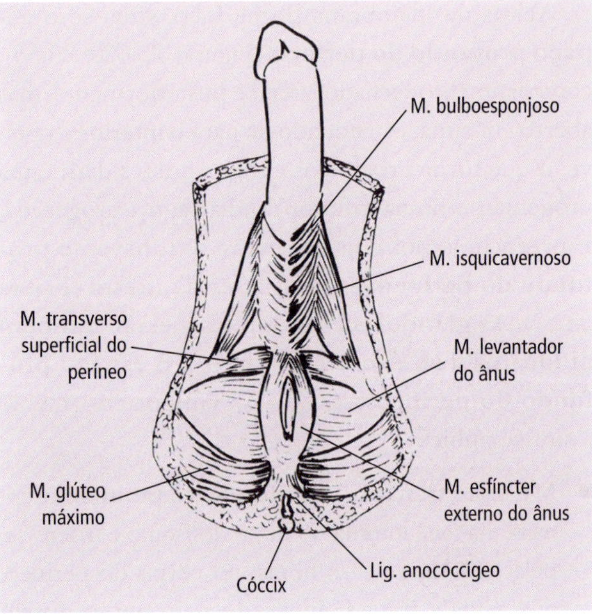

Figura 23.56 Músculos do espaço superficial do períneo no homem.

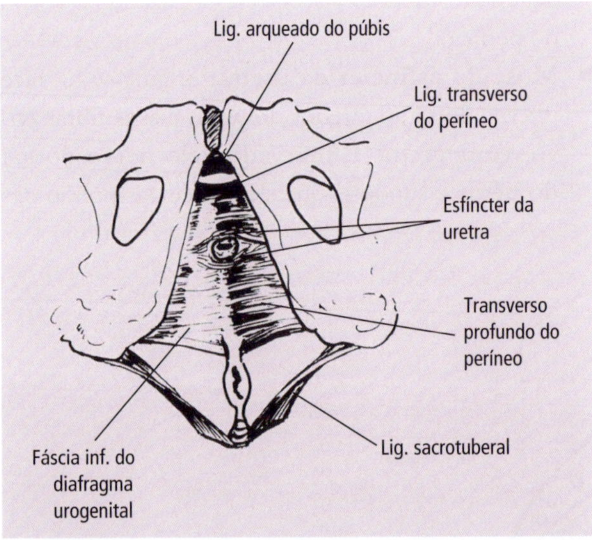

Figura 23.57 Músculos do espaço profundo do períneo no homem.

últimas gotas de urina ou sêmen da parte membranosa da uretra e, talvez, participe dos mecanismos da continência urinária e da micção.

O **períneo**, diante da quebra de integridade da mucosa do trato gastrointestinal ou geniturinária, pode sofrer uma infecção gravíssima de suas partes moles e fáscias, denominada **fasciíte necrosante perineal** ou **gangrena de Fournier**. A infecção frequentemente é polimicrobiana (por várias bactérias diferentes) e pode ser severa, provocando disfunção de múltiplos órgãos.

Trígono urogenital feminino

O trígono (região) urogenital, na mulher, difere da região correspondente do homem porque, além da uretra, contém a extremidade inferior da vagina e os órgãos genitais externos (Figura 23.58). Fáscia, espaços fasciais, músculos, vasos e nervos guardam analogias com os do homem, mas diferenças devem ser assinaladas.

A **camada adiposa da fáscia superficial do períneo** estende-se em direção anterior até os **lábios maiores do pudendo** e, daí, ao monte do púbis e à camada adiposa da tela subcutânea, que recobre a parede anterior do abdome.

A camada membranácea da fáscia superficial do períneo passa através das porções mais profundas dos lábios maiores do pudendo e continua-se com a camada membranácea da tela subcutânea da parede anterior do abdome. Inferiormente, está fundida com a **rafe do períneo. Esta é uma crista mediana que segue em direção anterior, a partir do ânus. No homem, a rafe do períneo prolonga-se com a rafe do escroto e do pênis.**

A **fáscia profunda do períneo** funde-se anteriormente com o **ligamento suspensor do clitóris** (no homem, **ligamento suspenso do pênis**) e, tal como no homem, estende-se com a fáscia que cobre o músculo oblíquo externo do abdome e a bainha do músculo reto.

Os **músculos do espaço superficial do períneo** (Figura 23.59) são os mesmos descritos no homem, com as seguintes diferenças:

- **Músculo isquiocavernoso:** é menor do que o do homem e envolve o ramo do clitóris, o qual comprime e auxilia a manutenção da ereção do clitóris.
- **Músculo bulboesponjoso:** difere do homólogo masculino por estar bastante separado do músculo contralateral, em razão da presença da parte inferior da vagina. Origina-se no corpo do períneo e circunda a parte mais inferior da vagina, cobrindo no seu trajeto o **bulbo do vestíbulo**. Agindo em conjunto, constritam fracamente a vagina.
- **Músculo transverso superficial do períneo:** é semelhante ao do homem.

O espaço profundo do períneo (Figuras 23.58 e 23.60) é menos completo que no homem, por estar

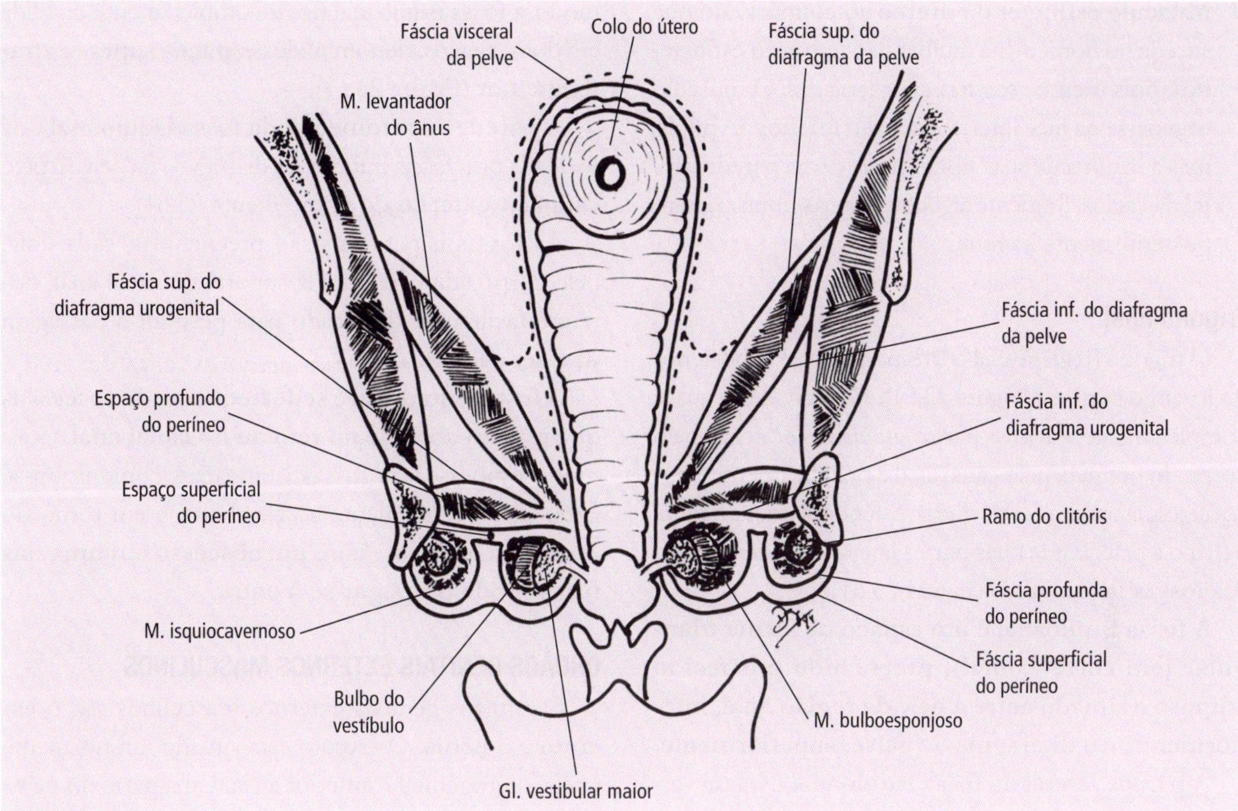

Figura 23.58 Secção frontal no nível do trígono urogenital feminino.

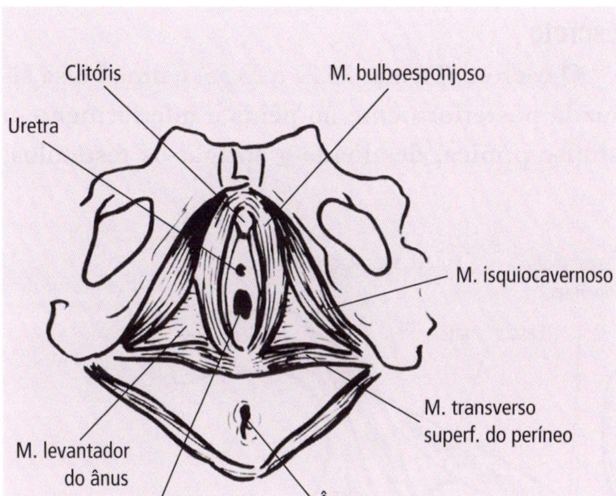

Figura 23.59 Músculos do espaço superficial do períneo feminino.

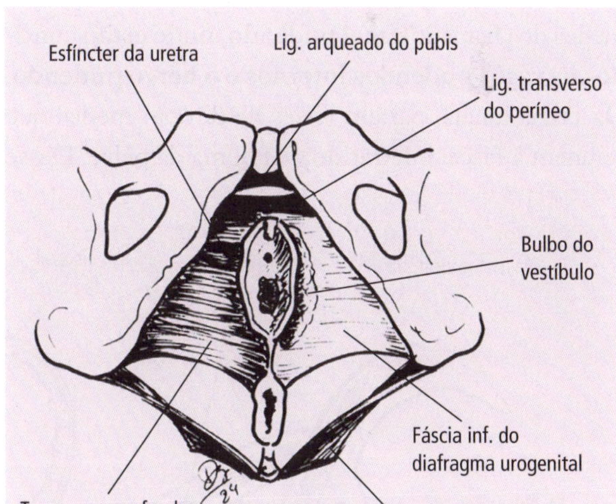

Figura 23.60 Músculos do espaço profundo do períneo.

quase dividido em duas metades pela vagina e pela uretra. Os dois músculos, **transverso profundo do períneo** e **esfíncter da uretra**, são menos desenvolvidos que os correspondentes masculinos e, às vezes, são descritos como um único músculo:

- **Músculo transverso profundo do períneo:** origina-se da face interna do ramo do ísquio e a maioria de suas fibras posteriores se insere no corpo do períneo, ajudando a fixá-lo. Algumas fibras anteriores inserem-se na parede lateral da vagina.

- **Músculo esfíncter da uretra:** ao contrário do que sucede no homem, na mulher não tem ação esfinctérica, pois uretra e vagina estão acoladas. O músculo origina-se na face interna do ramo inferior do púbis, mas a maioria de suas fibras insere-se na parede lateral da vagina. Somente algumas poucas fibras passam posteriormente à uretra.

Trígono anal

O trígono (região) anal corresponde à parte posterior do losango perineal (Figura 23.51). Está dividido, quase completamente, em duas partes simétricas e laterais pelo corpo do períneo, pelo canal anal e pelo ligamento anococcígeo, estruturas estas que se estendem do diafragma pélvico à pele. Essas duas partes laterais são denominadas **fossas isquioanais** (Figura 23.61).

A fossa isquioanal é um espaço de forma triangular (em corte frontal), preenchido por tecido adiposo e situado entre a pele da região anal, inferiormente, e o diafragma da pelve, superiormente.

A **parede lateral da fossa isquioanal** é quase vertical e está formada pela fáscia obturatória, que cobre o músculo obturador interno, e pela **fáscia lunata**. Esta inicia-se no ligamento sacrotuberal e forma a parede medial do chamado **canal pudendo, onde estão contidos os vasos pudendos internos e o nervo pudendo**. Da fáscia lunata, partem feixes de direção medial que se unem à fáscia inferior do diafragma da pelve. Desse modo, a fossa isquioanal fica incompletamente dividida em dois espaços, denominados **espaços supra** e **infrategmentar** (Figura 23.61).

A **parede superomedial da fossa isquioanal** está formada pela fáscia inferior do diafragma da pelve e pelo **esfíncter externo do ânus** (Figura 23.61).

As fossas isquioanais são preenchidas, cada uma, pelo corpo adiposo, que dá suporte ao canal anal, porém é facilmente deslocado para permitir a passagem de fezes pelo canal anal.

A fossa isquioanal é sede frequente de abscessos que podem abrir-se no reto ou no canal anal. Contudo, como as duas fossas isquioanais comunicam-se entre si, posteriormente ao canal anal e em torno do esfíncter externo do ânus, **um abscesso em uma das fossas pode propagar-se à outra.**

ÓRGÃOS GENITAIS EXTERNOS MASCULINOS

Os órgãos genitais externos masculinos são o **escroto** e o **pênis**. O escroto está situado inferiormente à região urogenital e anterior a ela. Uma parte do pênis localiza-se na região urogenital e o restante é anterior ao escroto.

Escroto

O escroto (Figuras 23.27 e 23.53) **é uma bolsa situada posteriormente ao pênis e inferiormente à sínfise púbica, destinada a abrigar os testículos,**

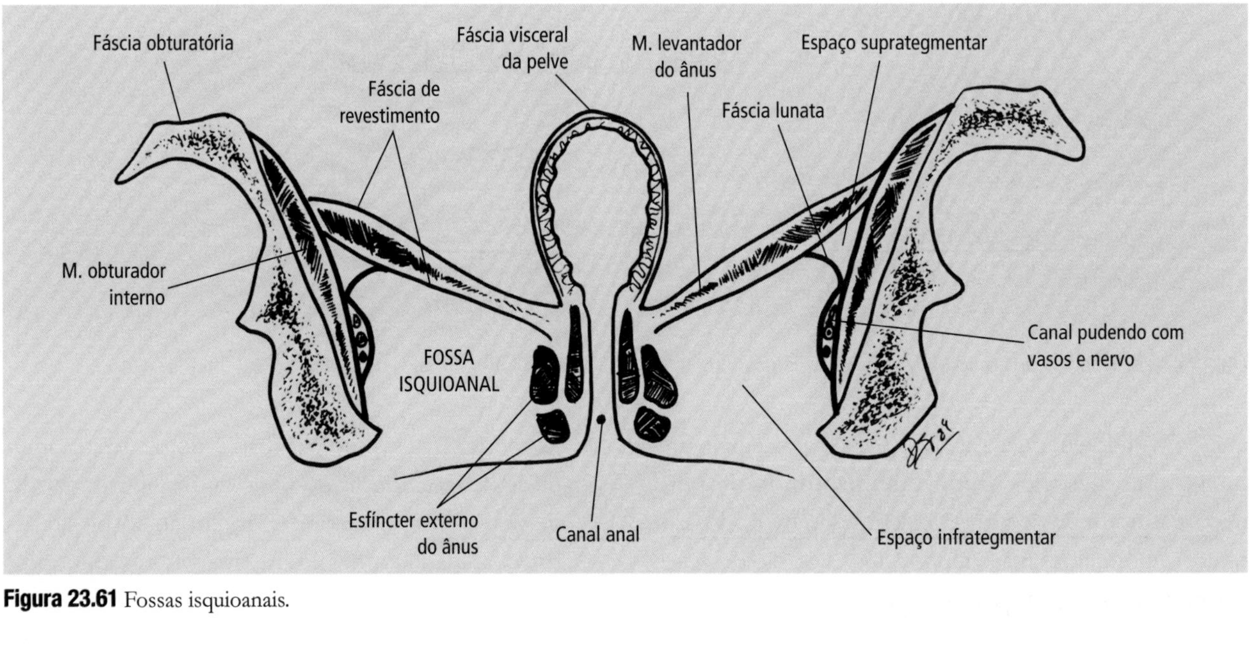

Figura 23.61 Fossas isquioanais.

os epidídimos e a parte mais inferior do funículo espermático e seus envoltórios.

O escroto consiste **na pele e no dartos**, intimamente associados. A pele é relativamente fina e contém mais pigmento do que a pele adjacente, assim como muitas glândulas sebáceas e sudoríferas, embora tenha poucos pelos. A pele do escroto é marcada por uma crista mediana, a **rafe do escroto**, indicação superficial da divisão do escroto em dois compartimentos pelo **septo** que se origina da camada membranácea da fáscia superficial do períneo (Figura 23.54). A rafe do escroto se estende anteriormente com a rafe do pênis e, posteriormente, com a rafe do períneo.

O **dartos** encontra-se firmemente aderido à pele. Consiste, sobretudo, em fibras musculares lisas, não contém gordura e prolonga-se com a fáscia superficial do períneo. O dartos está separado por tecido conectivo frouxo da fáscia espermática externa, sobre a qual o escroto se move livremente. **Esse tecido frouxo é um local comum para coleção de líquido edematoso ou sangue.**

A contração ou relaxamento do dartos modifica o aspecto do escroto. As fibras musculares do dartos se contraem sob a influência do frio, de exercício ou de estímulo sexual, e o escroto, então, aparece bem enrugado.

As **artérias pudendas externas** irrigam a parte anterior do escroto (**ramos escrotais anteriores**), enquanto os **ramos escrotais posteriores** da artéria pudenda interna irrigam sua parte posterior (Figura 23.62). Artérias que seguem no funículo espermático (artérias testicular e cremastérica) auxiliam na irrigação do escroto. As veias acompanham as artérias. Os linfáticos do escroto drenam para os **linfonodos inguinais superficiais**.

Quanto à inervação, a parte anterior e superior do escroto é suprida pelos **nervos ilioinguinal** e **genitofemoral**. As partes inferior e posterior do escroto são inervadas por **ramos escrotais dos nervos perineais**, que se originam tanto do nervo pudendo quanto do nervo cutâneo posterior da coxa.

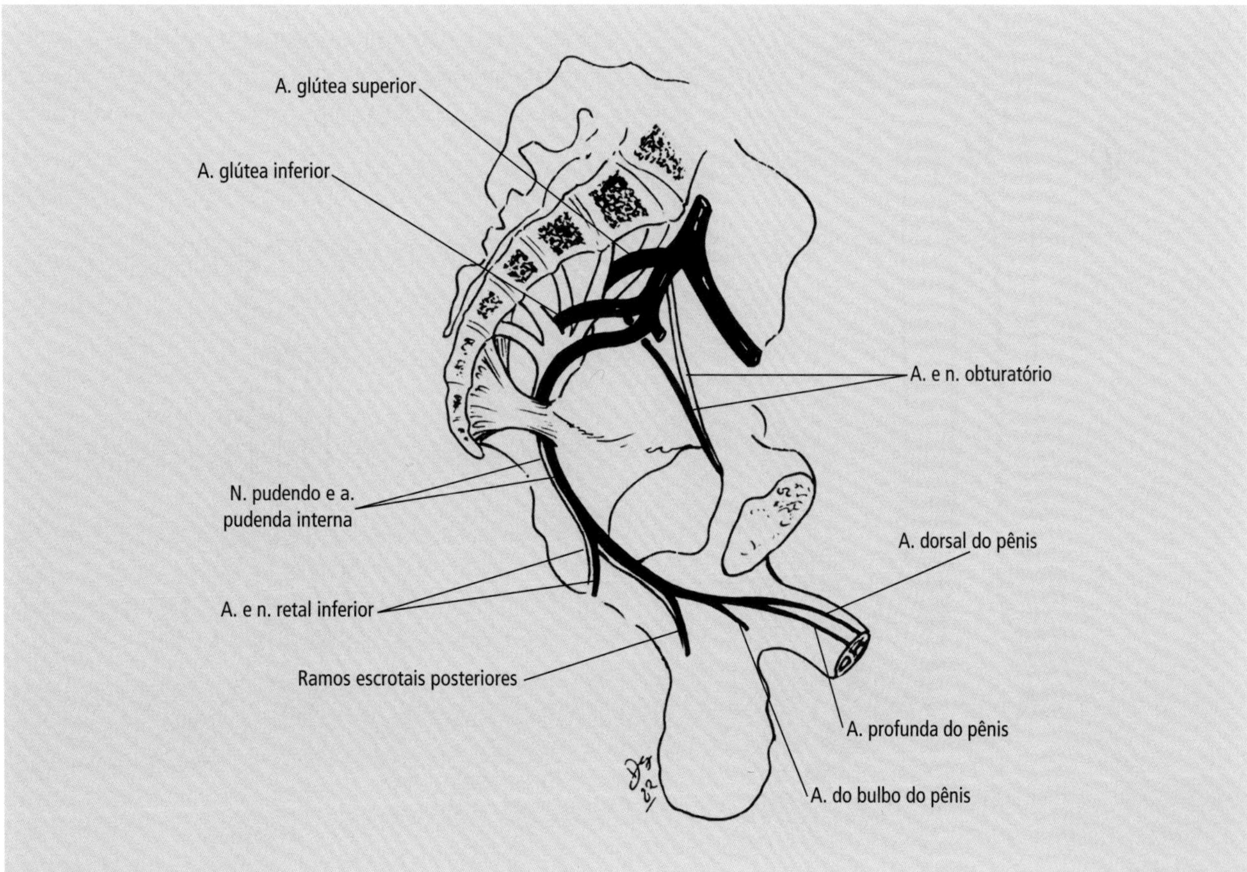

Figura 23.62 Irrigação do pênis e do escroto.

Pênis

O pênis é o órgão masculino da cópula. A sua ereção e o seu aumento são consequentes ao ingurgitamento com sangue. Descrevem-se no pênis uma **raiz** e um **corpo**.

A **raiz do pênis** está situada no espaço superficial do períneo e é a parte fixa do pênis. Compreende **dois ramos** e o **bulbo do pênis**, os três formados por tecido erétil (Figura 23.63). Cada ramo do pênis está unido à parte inferior da face interna do ramo do ísquio correspondente e envolvido pelo músculo isquiocavernoso. Próximo à margem inferior da sínfise púbica, os ramos se unem e voltam-se em direção inferior. A partir daí, são denominados **corpos cavernosos do pênis**. O **bulbo do pênis** está localizado entre os dois ramos, no espaço superficial do períneo. Inferior e lateralmente, está envolvido pelo músculo bulboesponjoso. O bulbo do pênis se prolonga, no corpo do pênis, como **corpo esponjoso do pênis. A parte posterior, alargada, do bulbo, contém a uretra, que segue em toda a extensão do corpo esponjoso.**

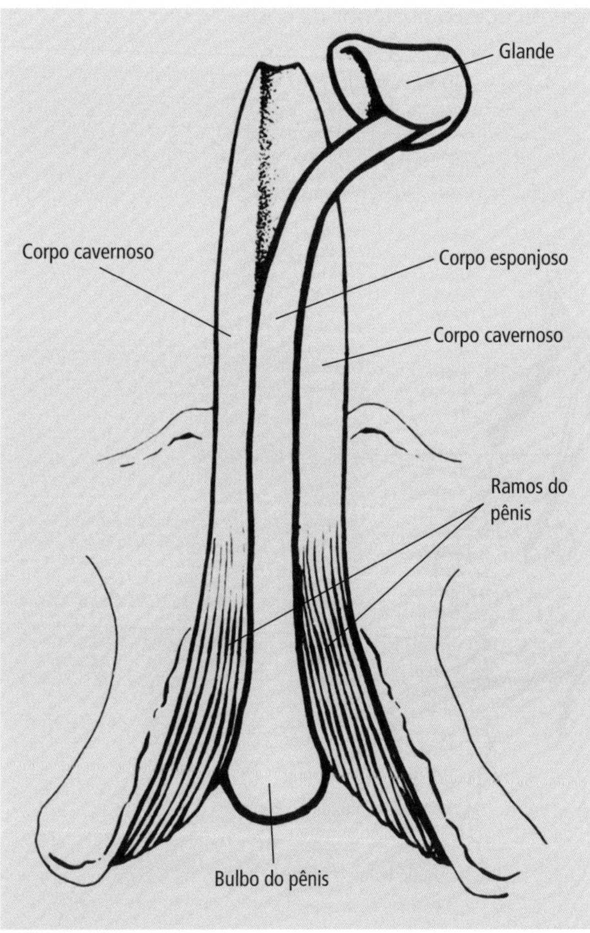

Figura 23.63 Corpos cavernosos e corpo esponjoso. Uma parte deste e a glande foram separados dos corpos cavernosos.

O **corpo do pênis** é a parte livre, pendular, do pênis. A rafe do pênis está situada no contorno posterior do pênis (quando o órgão está flácido) e estende-se com a rafe do escroto. O contorno anterior do pênis constitui a face dorsal. **O corpo do pênis contém dois corpos cavernosos, continuação dos ramos, e um corpo esponjoso, continuação do bulbo do pênis.**

Os **corpos cavernosos** são o maior volume do corpo do pênis, formando seu dorso e suas partes laterais. Formam um leito canaletado, na face ventral, para alojar o corpo esponjoso. Terminam como projeções cobertas pela **glande do pênis** (Figura 23.64).

O **corpo esponjoso** situa-se no leito formado pelos corpos cavernosos. Na sua extremidade, entretanto, expande-se para formar a glande do pênis, cuja concavidade cobre as terminações dos corpos cavernosos. A **glande do pênis** está separada superficialmente do restante do corpo do órgão por uma constrição, o **colo da glande**. A margem proeminente da glande, adjacente ao colo, é denominada **coroa da glande**. A **uretra esponjosa** atravessa todo o corpo esponjoso do pênis e abre-se na glande por uma fenda, o **óstio externo da**

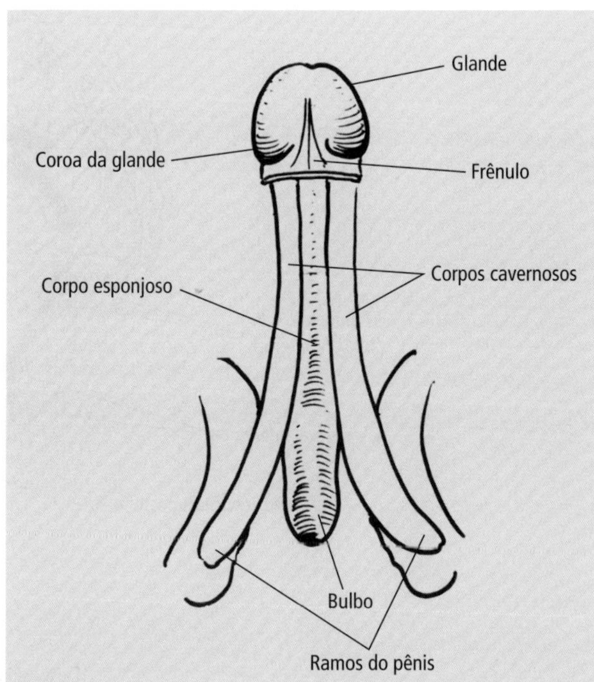

Figura 23.64 Pênis.

uretra. A pele que recobre o corpo do pênis forma uma prega de dupla camada, o **prepúcio**, que cobre a glande em extensão variável. Uma prega mediana, o **frênulo do prepúcio**, estende-se do prepúcio ao contorno inferior da glande. O **prepúcio** é a parte retirada durante a **circuncisão**, procedimento feito por motivos religiosos ou patológicos.

Estrutura do Pênis

As camadas que envolvem o pênis são, da superfície para a profundidade (Figura 23.65):

- **Pele:** fina, elástica, lisa e de cor escura, está frouxamente presa à tela subcutânea, exceto no nível da glande. No nível da coroa de glande, há muitas **glândulas prepuciais**, de pequenas dimensões, responsáveis por uma secreção sebácea de odor característico, o **esmegma.**
- **Tela subcutânea:** também denominada **fáscia superficial do pênis**, é praticamente desprovida de gordura, consistindo em tecido conectivo frouxo. Continua-se com o dartos do escroto e com a fáscia superficial do períneo.
- **Fáscia profunda do pênis:** é continuação da fáscia profunda do períneo. Resistente e membranosa, envolve os corpos cavernosos e o corpo esponjoso, mas não se estende à glande.
- **Túnica albugínea:** é um invólucro fibroso, denso, que envolve os corpos cavernosos (**túnica albugínea dos corpos cavernosos**) e o corpo esponjoso (**túnica albugínea do corpo esponjoso**). As fibras superficiais da túnica albugínea dos corpos cavernosos formam uma verdadeira bainha que envolve ambos os corpos cavernosos. As fibras mais profundas circundam cada corpo cavernoso, separadamente, e encontram-se, no plano mediano, para dar origem ao **septo do pênis**. Este é espesso e completo próximo à raiz do pênis, separando completamente os dois corpos cavernosos. Em direção à extremidade livre, entretanto, ele é incompleto e, então, os corpos cavernosos se comunicam entre si. **Os corpos cavernosos e esponjoso estão divididos em numerosos espaços cavernosos, verdadeiras lacunas, por trabéculas que partem da túnica albugínea e seguem em todas as direções através do tecido erétil.**

Dois ligamentos prendem-se no pênis, próximo à junção do corpo com a raiz. O **ligamento fundiforme** é mais superficial e origina-se da tela subcutânea que cobre a parte mais inferior da linha alba. O **ligamento suspensor do pênis**, mais profundo, origina-se anteriormente da sínfise púbica.

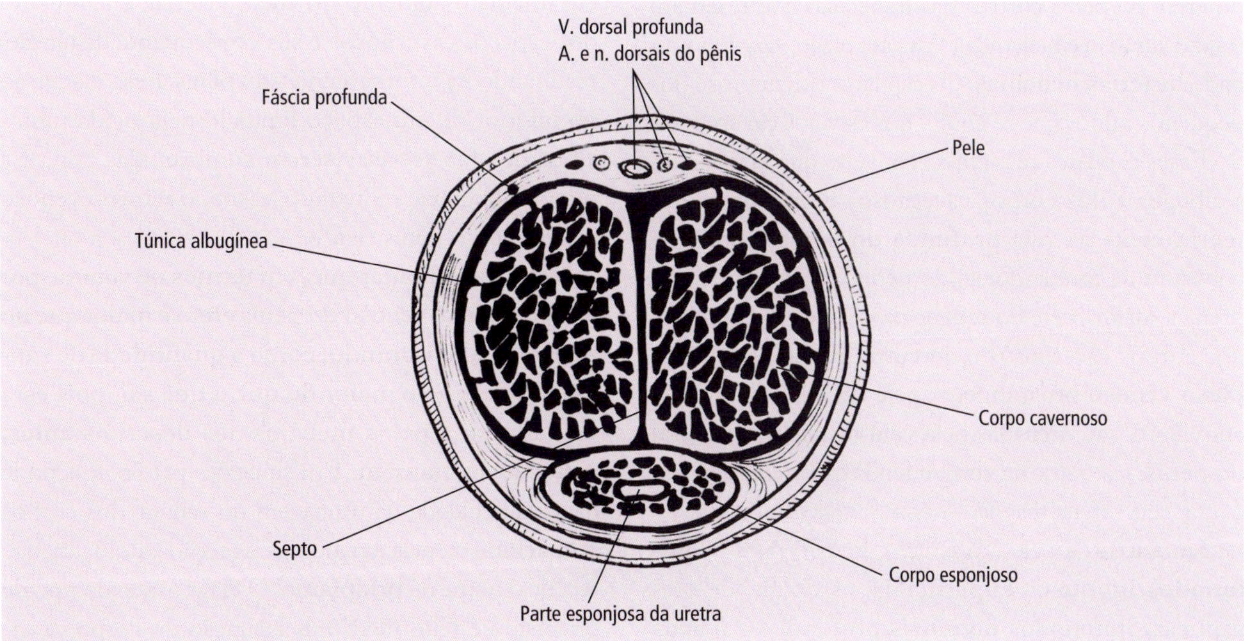

Figura 23.65 Estrutura do pênis em corte transversal.

Vasos e nervos

A principal fonte de irrigação do pênis é a **artéria pudenda interna** e dela se originam as **artérias do bulbo do pênis, profunda do pênis** e **dorsal do pênis** (Figura 23.62):

- **Artéria do bulbo do pênis:** origina-se da artéria pudenda interna, dentro do espaço profundo do períneo. Passa medialmente através do diafragma urogenital, perfurando sua face inferior, e irriga o tecido erétil do bulbo do pênis e a glândula bulbouretral.
- **Artéria profunda do pênis:** um dos dois ramos terminais da artéria pudenda interna. Atravessa o diafragma urogenital e penetra no ramo do pênis. Corre em toda a extensão do corpo cavernoso do pênis, próximo ao seu centro, irrigando-o.
- **Artéria dorsal do pênis:** ramo terminal da artéria pudenda interna. Também atravessa o diafragma urogenital e segue inferiormente à fáscia profunda, sobre o dorso do pênis, **situada entre o nervo dorsal do pênis, que é lateral, e a veia dorsal profunda do pênis, que é medial.** Auxilia na irrigação do tecido erétil dos corpos cavernoso e esponjoso. Há evidência de anastomoses entre ela e as artérias profunda e do bulbo do pênis. A irrigação da glande é feita por ramos da artéria dorsal do pênis.

Os pequenos ramos das artérias que irrigam o tecido erétil do pênis correm nas trabéculas e apresentam trajeto sinuoso e helicoidal. Por essa razão, são denominadas **artérias helicinas**. Os capilares originam-se dos pequenos ramos que se abrem nos espaços cavernosos.

Esses capilares reúnem-se em veias que atravessam a albugínea dos corpos cavernosos e drenam preferencialmente na **veia profunda do pênis**, ímpar (ao contrário da artéria dorsal do pênis, que é par), e que drena a maior parte do sangue da glande, do prepúcio, dos corpos cavernosos e do corpo esponjoso para o **plexo venoso prostático**. A pele e a tela subcutânea, entretanto, são drenadas pela **veia dorsal superficial do pênis**, tributária da veia pudenda externa que drena para a veia safena magna.

Linfáticos da pele e prepúcio drenam para os **linfonodos inguinais superficiais**; os da glande drenam para **linfonodos inguinais profundos** e **ilíacos externos**.

As fibras sensitivas seguem os nervos que são ramos do nervo pudendo (nervo dorsal do pênis) e do nervo ilioinguinal. Fibras simpáticas, parassimpáticas e fibras não adrenérgicas e não colinérgicas, com vários tipos de neurotransmissores, particularmente o VIP (peptídeo intestinal vasoativo), estão relacionadas com o controle da circulação do sangue no pênis. Ao que parece, muitas fibras autônomas dos nervos que inervam o tecido erétil têm sua origem em gânglios simpáticos lombares. As fibras parassimpáticas derivam do plexo pélvico.

Ereção

A ereção do pênis é produto de complexos mecanismos neuropsicovasculares, que provocam o relaxamento dos músculos lisos cavernosos, aumento do fluxo arterial e bloqueio parcial do retorno venoso. É atribuída maior responsabilidade no processo ao relaxamento da musculatura lisa.

Assim, no estado de flacidez peniana, o tônus de sua musculatura lisa mantém as cavernas quase fechadas, vazias de sangue, havendo um fluxo arterial mínimo, somente para fins de nutrição e com uma ampla drenagem venosa. Com o estímulo erétil, a musculatura lisa das trabéculas e arteríolas relaxam, aumentando a complacência das cavernas e reduzindo a resistência periférica a um mínimo. Isso resulta em imediato aumento do fluxo arterial, enchimento dos espaços cavernosos e sua consequente distensão, resultando na intumescência do pênis. Essa distensão no interior de um espaço limitado pela rígida túnica albugínea faz as veias serem comprimidas contra a túnica albugínea, reduzindo, assim, o retorno venoso e tornando o pênis rígido.

Deve-se salientar que, em termos de volume por tempo, o fluxo venoso do pênis ereto é maior que no pênis flácido. Contudo, como a quantidade de sangue que chega é maior do que a que sai, pois esta está limitada pelos mecanismos descritos antes, a ereção se mantém. Em situações patológicas pode haver dificuldade da drenagem do sangue dos corpos sem detumescência, criando uma ereção patológica, que recebe o nome de **priapismo**. O diagnóstico do tipo de priapismo é feito mediante aspiração do corpo cavernoso e análise do sangue.

Uretra

As partes **intramural** e **prostática** da uretra masculina já foram descritas. As outras duas partes desse longo tubo excretor da urina, **membranácea** e **esponjosa**, serão vistas a seguir (Figura 23.66).

A parte membranácea é o segmento menor e mais estreitado da uretra masculina. Faz a conexão entre a uretra prostática e a esponjosa e, para isso, atravessa o diafragma urogenital. Nesse ponto, é envolvida pelo músculo esfíncter da uretra (Figura 23.57). Mede apenas 1 cm de comprimento e penetra na face superior do bulbo do pênis. Ao fazê-lo, curva-se anteriormente para o interior do corpo esponjoso. Por causa dessa angulação e de suas paredes pouco espessas, a parte membranácea pode se romper em circunstâncias diversas, como quedas, nas quais for atingida a região urogenital, além de fraturas da pelve com deslocamento da parte prostática da uretra. **Pode também ser perfurada por uma sonda, forçada sem a necessária habilidade.** A urina extravasada pela ruptura da parte membranácea tende a se acumular no espaço superficial do períneo, mas pode disseminar para o escroto, para o pênis e até para a parede anterior do abdome.

A **parte esponjosa** (Figura 23.66) localiza-se no corpo esponjoso do pênis, atravessando o bulbo, o corpo e a glande do pênis. No nível do bulbo e da glande do pênis, seu calibre dilata-se para formar, respectivamente, a **fossa intrabulbar** e a **fossa navicular**. Na glande, a parte esponjosa abre-se no meio exterior pelo **óstio externo da uretra**. As aberturas das glândulas bulbouretrais estão localizadas na parede inferior da uretra, logo no início da parte esponjosa.

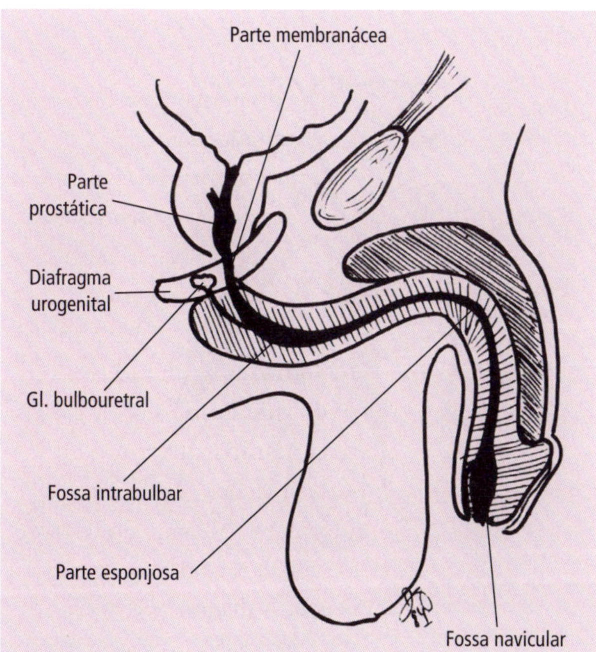

Figura 23.66 Partes da uretra masculina.

ÓRGÃOS GENITAIS EXTERNOS FEMININOS

Os órgãos genitais externos femininos formam, em conjunto, **o pudendo feminino, e compreendem o monte do púbis, os lábios maiores, os lábios menores, o vestíbulo da vagina, o clitóris, o bulbo do vestíbulo e as glândulas vestibulares maiores** (Figura 23.67):

- **Monte do púbis:** elevação arredondada e mediana, situada anteriormente à sínfise púbica. Após a puberdade, está coberta de pelos. Consiste, essencialmente, de tecido adiposo.

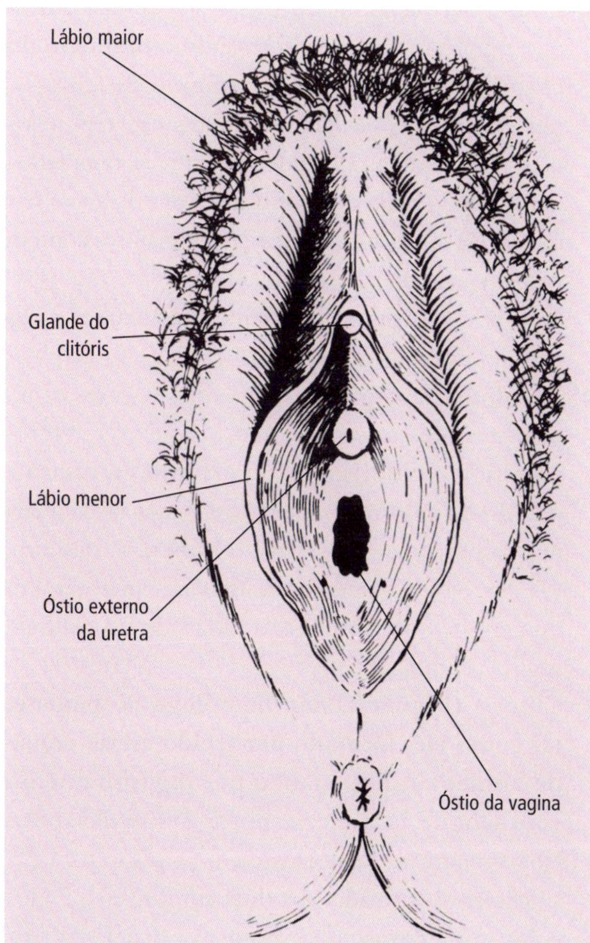

Figura 23.67 Órgãos genitais externos femininos.

- **Lábios maiores:** duas pregas alongadas que se estendem do ânus, posteriormente, ao monte do púbis, anteriormente, onde se fundem no plano mediano. A fenda situada entre eles é a **rima do pudendo**. Normalmente os lábios maiores estão em contato e escondem as outras estruturas genitais externas. Consistem em tecido fibroso e adiposo, com glândulas sebáceas, e são cobertas de pelos na sua face externa. O ligamento redondo do útero termina algumas vezes nos lábios maiores. Podem ser considerados homólogos ao escroto do homem.
- **Lábios menores:** duas pequenas pregas de pele localizadas entre os lábios maiores, de cada lado da abertura da vagina. Terminam posteriormente unindo-se à face interna dos lábios maiores e, nesse ponto, nas mulheres virgens, estão frequentemente conectados entre si por uma prega transversal denominada **frênulo dos lábios do pudendo**. Anteriormente, cada lábio menor divide-se em duas partes que envolvem o clitóris, formando o **prepúcio do clitóris**, anteriormente, e o **frênulo do clitóris**, posteriormente. Os lábios menores não têm pelos nem tecido adiposo. Delimitam, entre si, uma fenda denominada **rima do vestíbulo**. Nas crianças e nas mulheres idosas, nas quais os lábios maiores contêm menor quantidade de gordura e são menores, os lábios menores, que normalmente estão ocultos pelos maiores, tornam-se visíveis.
- **Vestíbulo da vagina:** espaço situado entre os lábios menores e contém, numa sequência anteroposterior, o **clitóris**, o **óstio externo da uretra** e o **óstio da vagina**. A abertura da vagina está guarnecida por uma membrana, o **hímen**, já descrito. Os ductos das glândulas vestibulares maiores, em número de dois, abrem-se a cada lado do óstio da vagina (Figura 23.68).
- **Clitóris (Figura 23.68): homólogo ao pênis e, tal como ele, formado por tecido erétil, capaz de aumentar de tamanho por ingurgitamento com sangue.** Está em grande parte escondido pelos lábios menores, que formam um prepúcio para ele. O clitóris é formado por **dois ramos**, envolvidos pelos músculos isquiocavernosos e fixados à parte mais inferior da face interna do ramo do ísquio correspondente. Próximo à sínfise púbica, os dois ramos unem-se em ramo único que se volta em direção inferior. Daí em diante o ramo único constitui o **corpo do clitóris**, com dois corpos cavernosos. Estes estão envolvidos por uma bainha fibrosa e separados por um septo incompleto. A terminação livre do corpo apresenta uma pequena elevação arredondada, a **glande do clitóris**, formada por tecido erétil e altamente sensível. O **ligamento suspensor do clitóris** une esse órgão à parte anterior da sínfise púbica.
- **Bulbo do vestíbulo (Figura 23.68):** formado por duas massas de tecido erétil, dispostas em forma de ferradura em torno do óstio da vagina. São alargadas posteriormente, mas se tornam estreitadas anteriormente, onde se unem para formar um fino cordão que segue na face inferior do corpo de clitóris em direção à glande. Pode ser considerado homólogo ao bulbo do pênis.
- **Glândulas vestibulares maiores:** duas glândulas ovoides situadas posteriormente à parte dilatada do bulbo do vestíbulo. Abrem-se no vestíbulo da vagina, de cada lado do seu óstio. Durante o coito, sua secreção mucosa serve para lubrificar a extremidade inferior da vagina.

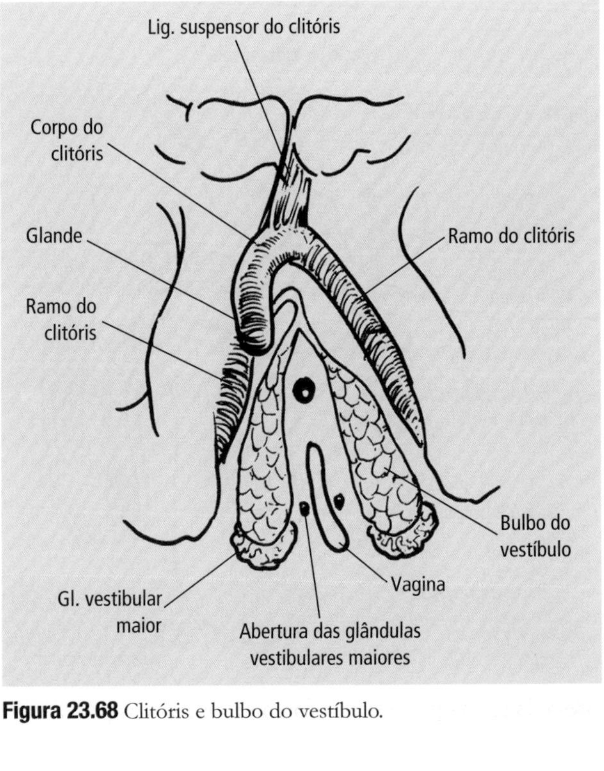

Figura 23.68 Clitóris e bulbo do vestíbulo.

Vasos e nervos

Os lábios maiores e menores são irrigados **pelos ramos labiais anteriores das artérias pudendas externas e pelos ramos labiais posteriores das artérias pudendas internas.** Os ramos e os corpos cavernosos do clitóris são irrigados pelas **artérias profundas do clitóris.** A glande é irrigada pelas **artérias dorsais do clitóris.** O bulbo do vestíbulo e as glândulas vestibulares maiores são irrigadas pela **artéria do bulbo do vestíbulo e por ramos da artéria vaginal anterior.**

A **veia dorsal profunda do clitóris**, ímpar, pode drenar para a eia pudenda interna, mas, em geral, drena no plexo venoso vesical. Linfáticos dos órgãos genitais externos drenam para **linfonodos inguinais superficiais.**

Fibras sensitivas e autônomas (para os vasos e glândulas) chegam aos órgãos genitais externos pelos **nervos labial anterior** (ramo do nervo ilioinguinal), **labiais posteriores** (ramo do nervo pudendo), **dorsal do clitóris** e **ramos do plexo uterovaginal.**

NERVOS DA PELVE (FIGURA 23.69)

Os nervos da pelve incluem, principalmente, **o plexo sacral e os componentes simpático e parassimpático do sistema nervoso autônomo na sua porção pélvica.** A esses últimos componentes, estão associados os plexos autônomos da pelve, particularmente os plexos hipogástricos, superior e inferior.

Plexo sacral

Os **ramos posteriores** dos quatro primeiros nervos sacrais passam através dos **forames sacrais posteriores**, ao passo que o 5º nervo sacral e o nervo coccígeo emergem do canal sacral através do **hiato sacral.** Inervam os músculos posteriores e a pele da região glútea e coccígea.

Os **ramos anteriores** dos quatro primeiros nervos sacrais emergem do canal sacral através dos **forames sacrais anteriores.** O do 5º nervo sacral penetra na pelve entre o sacro e o cóccix. Os ramos anteriores de S1, S2, S3 e S4, com o **tronco lombossacral**, formado pelo ramo anterior de L5 e por parte do ramo anterior de L4, formam o **plexo sacral** (Figura 23.69). Todos os nervos, exceto S4, apresentam divisões anteriores e posteriores. As divisões anteriores formam os nervos pré-axiais, e as posteriores formam os nervos pós-axiais.

O plexo sacral está localizado anteriormente ao músculo piriforme. A fáscia parietal da pelve o separa, anteriormente, do ureter e dos vasos ilíacos internos. **Os vasos glúteos superiores comumente passam entre o tronco lombossacral e o ramo anterior de S1, já os vasos glúteos inferiores passam entre os ramos anteriores de S1 e S2 ou entre S2 e S3. Os vasos pudendos internos passam entre os nervos isquiático e pudendo.**

O plexo sacral tem 12 ramos, sete de distribuição extrapélvica e cinco suprindo estruturas pertencentes à pelve.

Ramos extrapélvicos

O nervo isquiático, principal nervo do plexo sacral, é composto por um nervo pré-axial, o nervo tibial (divisões anteriores de L4, L5, S1, S2 e S3) **e um pós-axial, o nervo fibular comum** (divisões posteriores de L4, L5, S1 e S2), incluídos numa bainha comum, **podendo ocorrer a separação anatômica em qualquer nível, desde a origem até o terço distal da coxa.** Ele deixa a pelve passando pelo **forame isquiático maior**, no nível da margem inferior do músculo piriforme. Sua distribuição ocorre toda no membro inferior (Capítulo 17 – Membro Inferior).

O **nervo glúteo superior** (divisões posteriores de L4, L5 e S1) passa em direção posterior, saindo da pelve através do **forame isquiático maior**, acima do músculo piriforme. Na região glútea, acompanha os vasos glúteos superiores.

O **nervo glúteo inferior** (divisões posteriores de L5, S1 e S2) passa em direção posterior, saindo da pelve através do **forame isquiático maior**, abaixo do músculo piriforme. Inerva o músculo glúteo máximo.

O **nervo cutâneo posterior da coxa**, formado pelas divisões anteriores de S2 e S3 e pelas divisões posteriores de S1 e S2, deixa a pelve pelo **forame isquiático maior**, abaixo do músculo piriforme. Sua distribuição foi descrita no Capítulo 17 – Membro Inferior.

O **nervo clúneo inferior medial** (divisões posteriores de S2 e S3) **atravessa o ligamento sacrotuberal** e supre os planos superficiais da parte inferior da região glútea.

O **nervo para o quadrado da coxa** (divisões anteriores de L4, L5 e S1) deixa a pelve abaixo do músculo piriforme, passa anteriormente ao nervo isquiático,

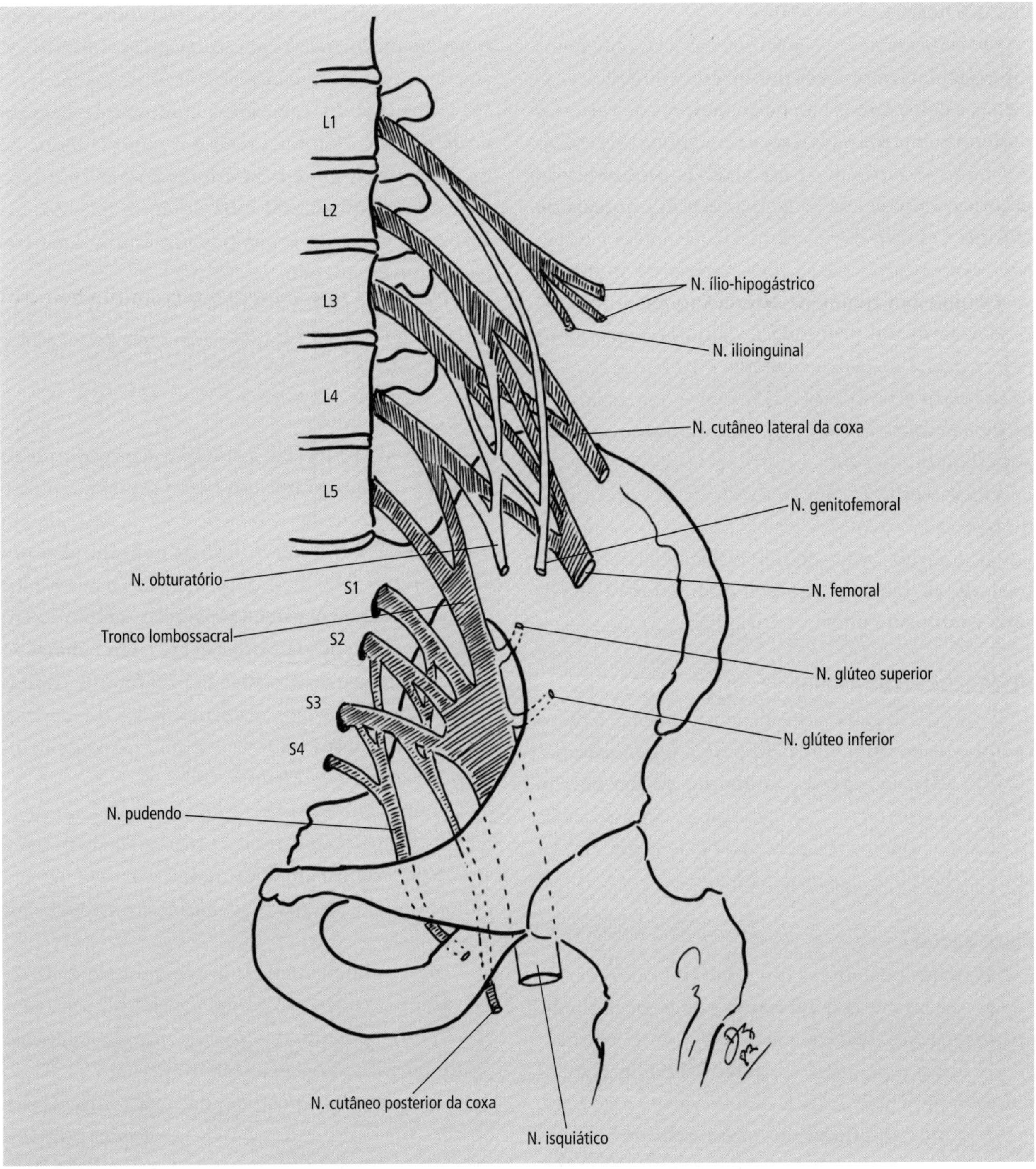

Figura 23.69 Plexos lombar, lombossacral e sacral.

emite o ramo para o músculo gêmeo inferior e penetra na face anterior do músculo quadrado da coxa.

O **nervo para o músculo obturador interno** (divisões anteriores de L5, S1 e S2) também deixa a pelve abaixo do músculo piriforme, emite o ramo para o gêmeo superior, cruza a espinha isquiática, passa pelo **forame isquiático menor** e, voltando a pelve, supre o músculo obturador interno.

Ramos pélvicos

O **nervo para o piriforme** (divisões posteriores de S1 e S2), logo após sua formação, penetra na face pélvica do músculo piriforme.

Os **nervos para o levantador do ânus e coccígeo** (divisão anterior de S3 e S4) têm um trajeto descendente e penetram nas faces pélvicas desses músculos.

O **nervo para o esfíncter externo do ânus é o ramo perineal de S4** e passa, ou através do músculo coccígeo, ou entre este e o músculo levantador do ânus para, seguindo um trajeto anterior na fossa isquioanal, suprir o esfíncter externo do ânus e os planos superficiais adjacentes.

Os **nervos esplâncnicos pélvicos** (S4 e divisões anteriores de S2 e S3) contêm fibras parassimpáticas pré-ganglionares e fibras sensitivas, que seguem anteriormente para participar da formação do **plexo hipogástrico inferior. São também conhecidos com a denominação "nervos eretores" ou "nervos erigentes", por estar relacionados com o fenômeno da ereção.**

O **nervo pudendo** (S4 e divisões anteriores de S2 e S3) **fornece a maior parte da inervação do períneo** (Figura 23.70). Deixa a pelve através do forame isquiático maior, abaixo do músculo piriforme, cruza a espinha isquiática **em companhia da artéria pudenda interna**, que é lateral e, ainda acompanhado por essa artéria, passa pelo forame isquiático menor e penetra no períneo, **percorrendo o canal do pudendo**, na parede lateral da fossa isquioanal, onde emite os seus ramos:

- **Ramos retais inferiores:** inervam o esfíncter externo do ânus, a pele perianal e a parte inferior do canal anal.
- **Nervo perineal:** contribui para inervar o esfíncter externo do ânus e o músculo levantador do ânus, através do seu ramo profundo. Seu ramo superficial inerva os músculos bulboesponjoso, isquiocavernoso, transverso superficial do períneo e o bulbo do pênis e divide-se em **dois nervos escrotais (labiais) posteriores que suprem o escroto (no homem) ou os lábios maiores (na mulher).**
- **Nervo dorsal do pênis (ou clitóris):** inerva os músculos transverso profundo do períneo e esfíncter da uretra e emite ramos para o corpo cavernoso do pênis (ou do clitóris), para a pele do pênis e para o prepúcio e glande, no homem, ou para o clitóris, na mulher.

Plexo coccígeo

Os ramos anteriores do 5º nervo sacral e do nervo coccígeo unem-se para formar o **plexo coccígeo**, do qual partem filetes nervosos que inervam a articulação sacrococcígea, o cóccix e a pele sobre o cóccix.

Tronco simpático

A porção sacral do tronco simpático está situada junto à face pélvica do sacro, medialmente aos forames

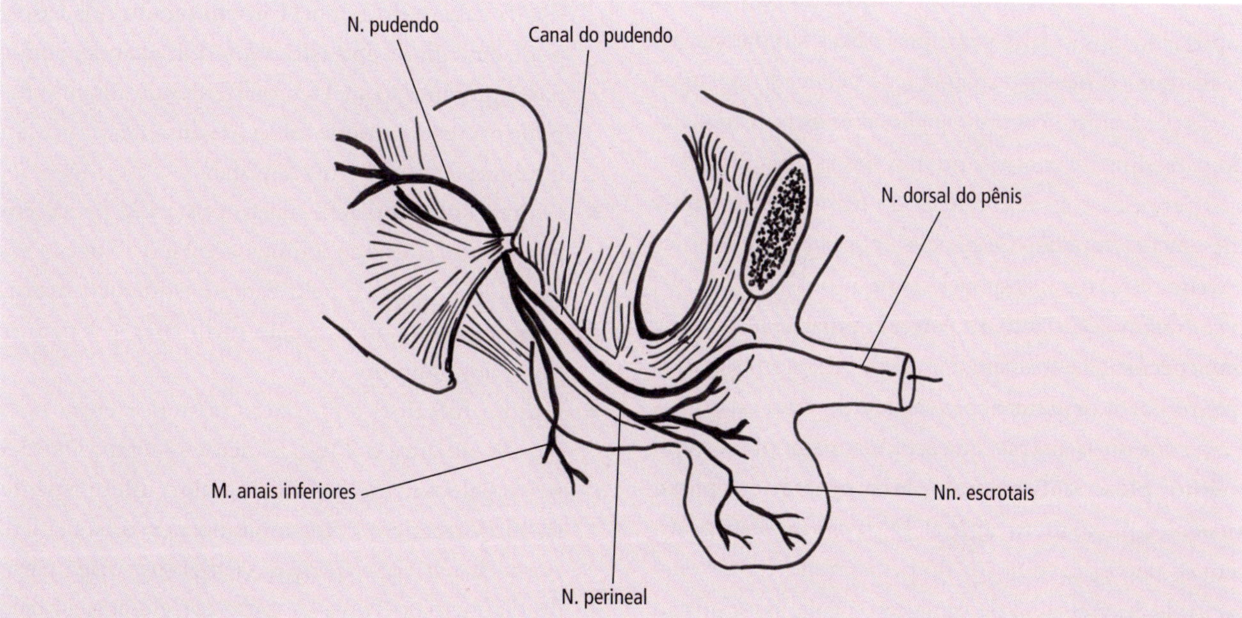

Figura 23.70 Nervo pudendo.

sacrais anteriores. Termina, em geral, num gânglio mediano, o **gânglio ímpar**, havendo comumente três ou quatro gânglios interpostos ao longo da parte sacral do tronco. **Cada gânglio está unido a um nervo sacral por seu ramo comunicante, o que contém fibras pós-ganglionares.** A maioria delas é distribuída ao membro inferior e ao períneo com os ramos do plexo sacral. Algumas fibras saem do tronco simpático sacral (**nervos esplâncnicos sacrais**) para entrar na constituição do plexo **hipogástrico inferior**.

Plexos autônomos

Abaixo da bifurcação da aorta, o plexo aórtico recebe algumas fibras dos nervos esplâncnicos lombares e passa a se denominar **plexo hipogástrico superior**. Corresponde ao chamado **nervo pré-sacral** dos cirurgiões e ginecologistas embora, na verdade, seja formado por vários filetes nervosos. Do plexo hipogástrico superior, partem os **nervos hipogástricos direito** e **esquerdo**, que descem, respectivamente, de cada lado do reto e, na parte mais inferior e anterior do sacro, unem-se aos **nervos esplâncnicos pélvicos para formar o plexo hipogástrico inferior**.

O **plexo hipogástrico inferior** é constituído por duas densas redes de nervos, incluídos em tecido conectivo, de modo que se pode falar em plexos hipogástricos inferiores, **direito** e **esquerdo**. Os nervos hipogástricos são suas principais raízes simpáticas, ao passo que os nervos esplâncnicos pélvicos trazem as fibras parassimpáticas pré-ganglionares da porção sacral do parassimpático, que suprem todas as vísceras pélvicas, perineais e as abdominais do território da artéria mesentérica superior. Os plexos hipogástricos inferiores enviam fibras parassimpáticas para o colo descendente, o colo sigmoide, o reto e a parte do canal anal acima da linha pectinada e formam, também, plexos subsidiários que recebem denominações de acordo com os órgãos inervados ou as artérias que acompanham: **plexo retal médio; plexo deferencial; plexo prostático; plexo vesical; e plexo uterovaginal.** Do plexo prostático partem os nervos cavernosos do pênis, responsáveis pelo controle de circulação do sangue no pênis, associada ao fenômeno da ereção.

ARTÉRIAS DA PELVE

O grande tronco arterial da pelve é a artéria ilíaca interna, um dos ramos terminais da artéria ilíaca comum; o outro é a artéria ilíaca externa. A bifurcação dá-se no nível da articulação sacroilíaca. A **artéria ilíaca interna é cruzada anteriormente pelo ureter e a veia ilíaca interna é posterior.** Seus ramos são divididos em **parietais e viscerais**; as variações são muito frequentes (Figuras 23.71 a 23.72).

Ramos parietais

- **Artéria íliolombar:** ascende lateralmente na fossa ilíaca, onde se divide em ramos ilíaco e lombar. O **ramo ilíaco** irriga o músculo ilíaco e o ílio. O **ramo lombar** ascende para irrigar os músculos psoas maior e quadrado lombar e emite um **ramo espinal** para o conteúdo do canal vertebral.
- **Artérias sacrais laterais:** dão **ramos espinais** para o canal sacral e irrigam o sacro e os tecidos adjacentes.
- **Obturatória:** de trajeto anterior na parede lateral da pelve, **anastomosa-se com a artéria epigástrica inferior (da artéria ilíaca externa) e atravessa o canal obturatório em companhia do nervo obturatório e da veia obturatória. É cruzada pelo ureter próximo de sua origem.** Participa da irrigação dos músculos obturadores e da região medial da coxa, além de fornecer ramos para o acetábulo e a da cabeça do fêmur. Em um quinto dos casos, pode emergir da epigástrica inferior, quando, então, passa próxima ao anel femoral, antes de atingir o forame obturado, e pode ser lesada durante a correção cirúrgica de uma hérnia femoral.
- **Glútea superior:** tem trajeto posterior, passa, em geral, entre o tronco lombossacral e o 1º nervo sacral. Deixa a pelve pelo forame isquiático maior, superiormente ao músculo piriforme, e irriga os músculos glúteos.
- **Glútea inferior:** tem trajeto posterior entre o 1º e o 2º, ou entre o 2º e o 3º nervos sacrais. Deixa a pelve pelo forame isquiático maior, inferiormente ao piriforme, em companhia do nervo isquiático. Fornece a artéria-satélite desse nervo e irriga parte do diafragma pélvico, os músculos glúteos e a pele da região glútea.

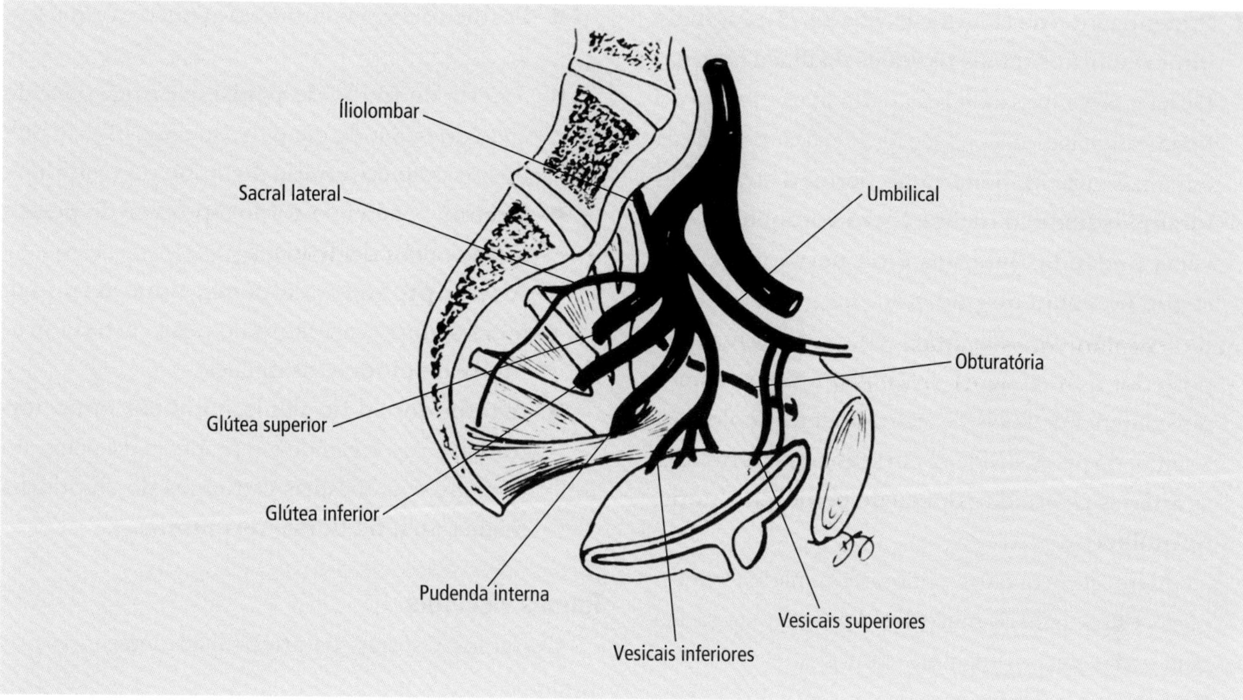

Figura 23.71 Artérias da pelve.

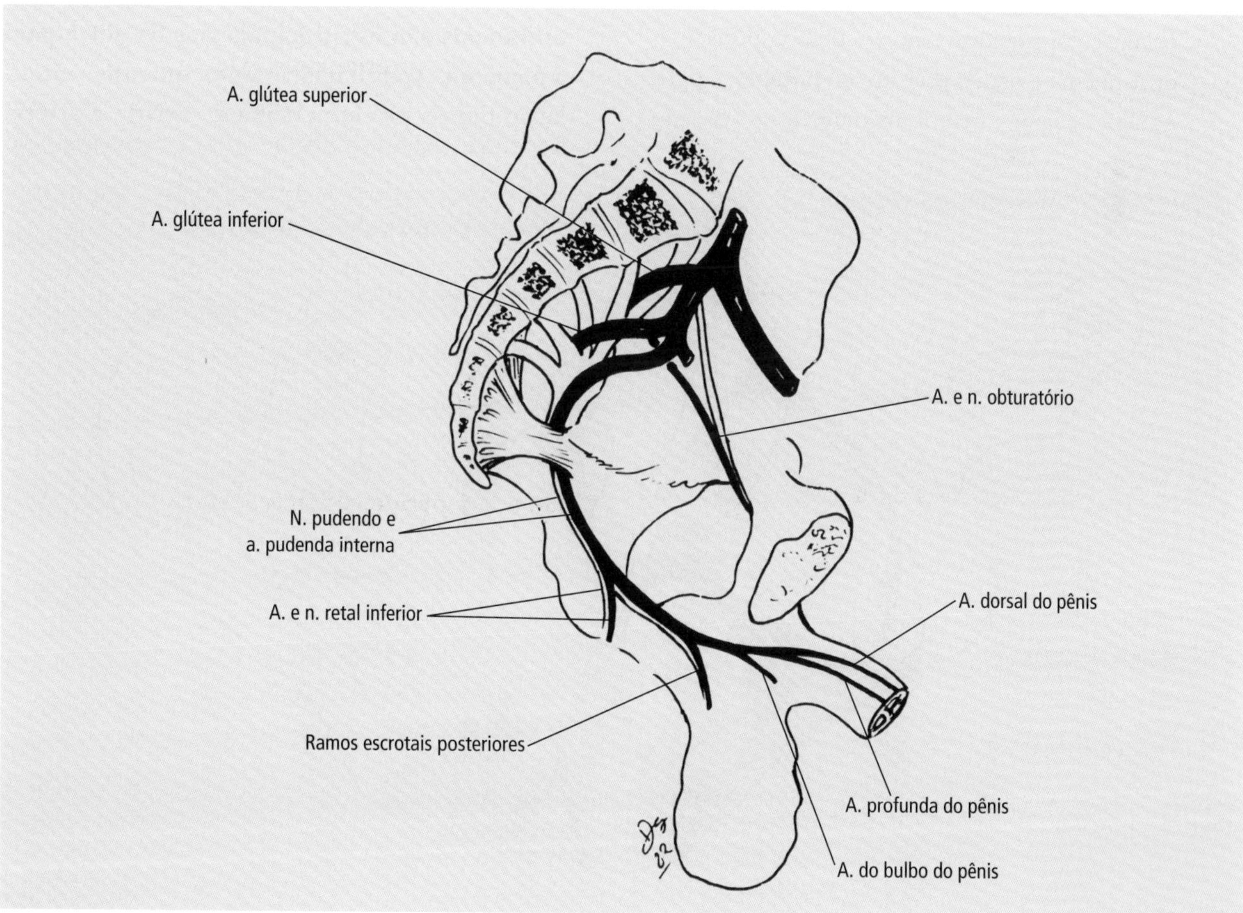

Figura 23.72 Artérias da pelve.

- **Pudenda interna (Figura 23.72 e 23.73): é o mais importante dos ramos parietais da ilíaca interna.** Deixa a pelve passando pela parte mais inferior do forame isquiático maior. Depois de cruzar por trás da espinha isquiática, **penetra no períneo através do forame isquiático menor e, em companhia das veias pudendas internas e do nervo pudendo, segue no canal do pudendo, na parede lateral da fossa isquioanal.** Atravessa, então, a margem posterior do diafragma urogenital e segue com o ramo inferior do púbis. Exatamente antes de alcançar a sínfise do púbis, divide-se em seus ramos terminais, as **artérias profunda** e **dorsal do pênis** (ou **clitóris**, na **mulher**).

Além de pequenos ramos inominados para o plexo sacral, para os músculos da pelve e da região glútea, ela emite os seguintes ramos:

- **Artéria retal inferior:** irriga os músculos e a pele ao redor do canal anal.
- **Ramos escrotais (labiais, na mulher):** irrigam os músculos isquiocavernoso e bulboesponjoso e distribuem-se para o escroto, no homem, e para os lábios maior e menor, na mulher.
- **Perineal:** irriga o corpo do períneo e os músculos adjacentes.
- **Artéria do bulbo do pênis:** que irriga o tecido erétil do bulbo do pênis. Na mulher, irriga o bulbo do vestíbulo (**artéria do bulbo do vestíbulo**).
- **Uretral:** penetra no corpo esponjoso do pênis e alcança a glande do pênis.
- **Artéria profunda do pênis, ramo terminal:** nutre o corpo cavernoso do pênis (**artéria profunda do clitóris**, na mulher).
- **Artéria dorsal do pênis, também ramo terminal:** irriga a glande e o prepúcio do pênis, no homem, e as mesmas estruturas do clitóris, na mulher (**artéria dorsal do clitóris**).

Ramos viscerais

Os ramos viscerais da artéria ilíaca interna são os seguintes:

- **Artéria umbilical:** geralmente, o primeiro ramo visceral da artéria ilíaca interna. **No feto, as artérias umbilicais são as principais vias da aorta para a placenta. Após o nascimento, quando a circulação para a placenta deixa de existir, a artéria**

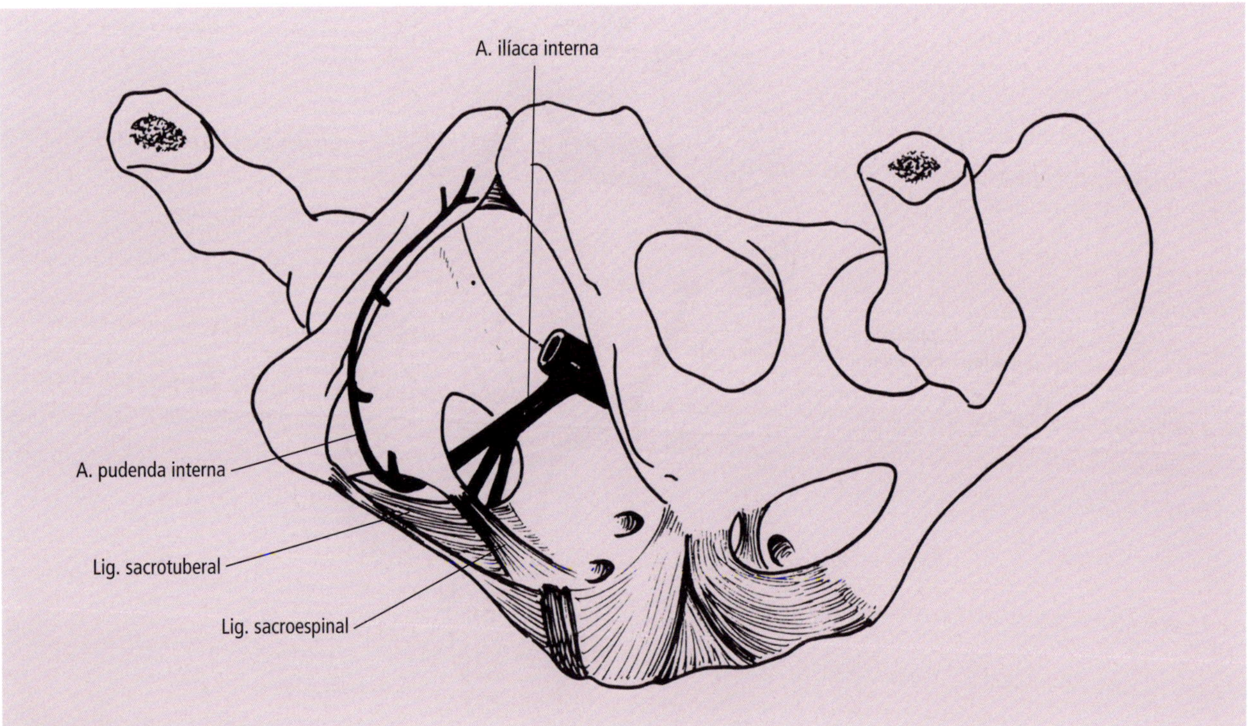

Figura 23.73 Artéria pudenda interna. Observe o trajeto complexo desse importante ramo da artéria ilíaca interna.

umbilical atrofia e tornase um cordão fibroso que persiste, de cada lado, com a denominação "ligamento umbilical medial". Entretanto, a porção proximal de cada artéria umbilical permanece permeável e, em geral, dá origem à artéria vesical superior e à artéria do ducto deferente. Essas duas artérias podem emergir separadamente da artéria ilíaca interna. A vesical superior fornece ramos para a parte superior da bexiga urinária. A artéria do ducto deferente irriga as glândulas seminais, envia ramos para o ureter e acompanha o ducto deferente até o testículo.

- **Artéria vesical inferior:** pode se originar de um tronco comum com a artéria pudenda interna e a artéria glútea inferior. Fornece ramos para a parte inferior da bexiga urinária, mas também, no homem, para as glândulas seminais, a próstata, o ducto deferente e o ureter. Na mulher, ela deriva da artéria uterina.
- **Artéria uterina:** homóloga à artéria do ducto deferente do homem. Segue sobre o diafragma pélvico, cruza o ureter anterior e superiormente e ascende entre as lâminas do ligamento largo do corpo do útero (Figura 23.74). No nível da tuba uterina, volta-se lateralmente e termina como **ramo ovárico**, que se anastomosa com a **artéria ovárica**. Fornece um número variável de ramos para o útero, para a parte superior da vagina (**artéria vaginal**), para a tuba uterina, para o ligamento redondo do útero e para o ligamento suspensor do ovário.

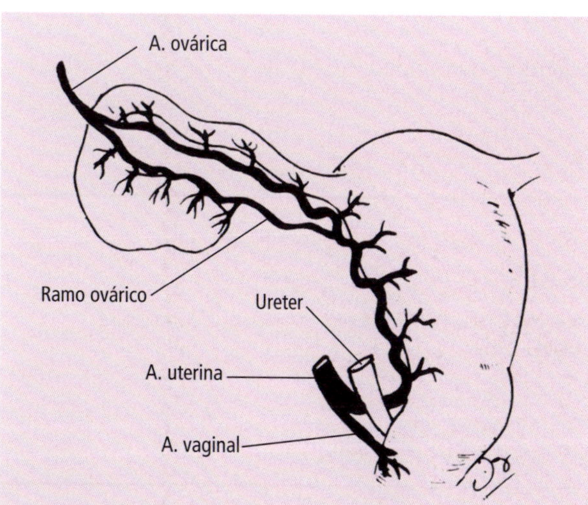

Figura 23.74 Irrigação do útero e do ovário.

- **Artéria retal média:** além do reto, em ambos os sexos, irriga, no homem, também a próstata e glândula seminal. Anastomosa-se com as artérias retal superior (da artéria mesentérica inferior) e retal inferior (da artéria pudenda interna).

VEIAS DA PELVE

As veias da pelve, na grande maioria, acompanham as artérias e são tributárias, em última análise, da veia ilíaca interna. Deve-se chamar atenção, entretanto, para o fato de que cada uma das vísceras pélvicas é revestida por uma rede venosa plexiforme, relativamente calibrosa, com veias de paredes finas e poucas válvulas. **Esses plexos comunicam-se livremente entre si e dão origem a tributárias viscerais da veia ilíaca interna. Comunicam-se também com tributárias parietais e, portanto, são vias potenciais de propagação de infecções. Também são importantes suas conexões com o plexo venoso vertebral** (ver Capítulo 22 – Abdome). **Esses plexos venosos são os plexos retal, vesical, prostático, uterino, vaginal e sacral.**

LINFÁTICOS DA PELVE

A drenagem linfática das vísceras pélvicas foi discutida com a descrição de cada órgão. Os grupos principais de linfonodos são: **sacral**; **ilíaco interno**; **ilíaco externo;** e **ilíaco comum**. Os linfonodos sacrais, ilíacos internos e externos, drenam para os linfonodos ilíacos comuns, os quais, por sua vez, drenam para os linfonodos lombares.

Os **linfonodos ilíacos internos**, em número de quatro a oito, situam-se ao longo da artéria ilíaca interna, nos ângulos de origem dos ramos dessa artéria. Além disso, recebem parte da drenagem de todos os órgãos pélvicos e perineais, bem como vasos linfáticos glúteos e da coxa. Ao longo dos coletores aferentes existem pequenos e gânglios.

Os **linfonodos sacrais**, localizados ao longo das artérias sacrais laterais, recebem a linfa da próstata, do útero, do reto e da parede posterior da pelve. Os linfonodos ilíacos externos recebem vasos dos linfonodos inguinais superficiais e profundos, da parte profunda da parede do tronco infraumbilical e de algumas vísceras pélvicas.

As conexões entre os vasos linfáticos que drenam os vários órgãos pélvicos são muito extensas e, assim, nenhuma perturbação nas drenagens resulta da remoção de grande número de linfonodos. Em compensação, o câncer pélvico pode propagar-se para qualquer órgão pélvico ou abdominal.

CASO CLÍNICO

Paciente masculino de 45 anos vai ao coloproctologista por causa de hemorroidas externas extremamente dolorosas e dificuldade na defecação. O cirurgião opta pela remoção das hemorroidas externas e utiliza um grampeador para realizar a cirurgia.

1. As hemorroidas externas estão diretamente relacionadas a quais vasos?
   a. Artéria retal média
   b. Veias retais inferiores
   c. Veias retais médias
   d. Veias retais superiores
2. As hemorroidas externas encontram-se abaixo da linha pectinada. Qual a drenagem linfática acima da linha pectinada?
   a. Linfonodos inguinais
   b. Linfonodos aórticos
   c. Linfonodos pélvicos
   d. Linfonodos mesentéricos
3. O paciente relata bastante dor ao evacuar. Quais dos nervos abaixo é responsável pela inervação do esfíncter externo do ânus?
   a. Nervo pudendo
   b. Nervo femoral
   c. Nervo gluteal máximo
   d. Nervo genitofemoral

MATERIAL COMPLEMENTAR

Escaneie os QrCodes para visualizar as imagens e/ou o vídeo.

Imagem 23.1

- Exame de toque vaginal bimanual.

Fonte: Guimarães HP, Ribeiro DPP, Pinto TFV, Corradi MLG, Silva PGMB, Lourenço DM. Manual de Semiologia e Propedêutica Médica. 1. ed. São Paulo: Editora Atheneu; 2019.

Imagem 23.2

- Colposcopia.

Fonte: Guimarães HP, Ribeiro DPP, Pinto TFV, Corradi MLG, Silva PGMB, Lourenço DM. Manual de Semiologia e Propedêutica Médica. 1. ed. São Paulo: Editora Atheneu; 2019.

Imagem 23.3

- Hemorroidas externas e internas em corte do reto.

Fonte: Banco de imagens – Depositphotos.

Vídeo 23.1

- **Estabilização de fratura pélvica:** "em um contexto de trauma, no qual o paciente apresente sinais de fratura pélvica, é primordial fazer a estabilização da pelve seguindo os princípios do *Advanced Trauma Life Support* [Suporte de Vida Avançado no Trauma] (ATLS). Essa estabilização do anel pélvico pode ser feita utilizando-se um lençol, uma cinta pélvica, ou outro tipo de tecido disponível no sítio do acidente. Nesse caso, utilizamos um jaleco dobrado. A imobilização deve ser feita ao nível dos trocânteres maiores do fêmur e não deve ser feita sobre as cristas ilíacas. Após a passagem do tecido e sua colocação no ponto adequado, deve-se fixar a amarradura por meio de nó, de torção ou de qualquer outra técnica que mantenha o tecido firme no local".

RESPOSTAS DO CASO CLÍNICO

1) b; 2) c; 3) a

Bibliografia Recomendada

Abrams J. Current concepts of the genesis of heart sounds. II. Third and fourth sounds. JAMA. 1978 May 12;239(19):2029-30. PMID: 147952.

Agarwal T, Agarwal V, Agarwal P et al. Assessment of collateral hand circulation by modified Allen's test in normal Indian subjects. J Clin Orthop Trauma. 2020;11(4):626-629. doi:10.1016/j.jcot.2020.04.004.

Alfudhili KM, Lynch DA, Laurent F et al. Focal pleural thickening mimicking pleural plaques on chest computed tomography: tips and tricks. Br J Radiol. 2016;89(1057):20150792. doi: 10.1259/bjr.20150792. Epub 2015 Nov 5. PMID: 26539633; PMCID: PMC4985966.

AlShareef S, Newton BW. Accessory Nerve Injury. [Updated 2022 May 1]. In: StatPearls [Internet]. Treasure Island (FL): StatPearls Publishing; 2022 Jan. Available from: https://www.ncbi.nlm.nih.gov/books/NBK532245/.

Ameer MA, Peterfy RJ, Khazaeni B. Temporal Arteritis. [Updated 2022 Jul 11]. In: StatPearls [Internet]. Treasure Island (FL): StatPearls Publishing; 2022 Jan. Available from: https://www.ncbi.nlm.nih.gov/books/NBK459376/.

Asbell PA, Dualan I, Mindel J et al. Age-related cataract. Lancet. 2005;365(9459):599-609. doi:10.1016/S0140-6736(05)17911-2.

Avagliano L, Massa V, George TM et al. Overview on neural tube defects: From development to physical characteristics. Birth Defects Res. 2019;111(19):1455-1467. doi:10.1002/bdr2.1380.

Aziz M, Killeen RB, Kasi A. Krukenberg Tumor. 2022 May 28. In: StatPearls [Internet]. Treasure Island (FL): StatPearls Publishing; 2022 Jan. PMID: 29489206.

Balamuth NJ, Womer RB. Ewing's sarcoma. Lancet Oncol. 2010;11(2):184-192. doi:10.1016/S1470-2045(09)70286-4.

Banjar FK, Wilson AM. Anatomy, head and neck, supraclavicular lymph node. [Updated 2021 Sep 7]. In: StatPearls [Internet]. Treasure Island (FL): StatPearls Publishing; 2022 Jan. Available from: https://www.ncbi.nlm.nih.gov/books/NBK544300/.

Barros Filho TEP, Lech O. Exame físico em ortopedia. 3. ed. São Paulo: Sarvier; 2017.

Baugnon KL, Hudgins PA. Skull base fractures and their complications. Neuroimaging Clin N Am. 2014 Aug;24(3):439-65, vii-viii. doi: 10.1016/j.nic.2014.03.001. Epub 2014 May 24. PMID: 25086806.

Beaty JH, Kasser JR. Rockwood and Wilkin's fractures in Children. 7. ed. Philadelphia: Lippincott Williams & Wilkins; 2010.

Beitz JM. Parkinson's disease: a review. Front Biosci (Schol Ed). 2014;6(1):65-74. Published 2014 Jan 1. doi:10.2741/s415.

Bickley LS. Bates – Propedêutica médica. 13. ed. São Paulo: Guanabara Koogan; 2022.

Caliskan E, Souza DR, Böning A et al. Saphenous vein grafts in contemporary coronary artery bypass graft surgery. Nat Rev Cardiol. 2020 Mar;17(3):155-169. doi: 10.1038/s41569-019-0249-3. Epub 2019 Aug 27. PMID: 31455868.

Chengazi HU, Bhatt AA. Pathology of the carotid space. Insights Imaging. 2019 Feb 15;10(1):21. doi: 10.1186/s13244-019-0704-z. PMID: 30771026; PMCID: PMC6377693.

Chernyadyev SA, Ufimtseva MA, Vishnevskaya IF et al. Fournier's Gangrene: Literature review and clinical cases. Urol Int. 2018;101(1):91-97. doi: 10.1159/000490108. Epub 2018 Jun 27. PMID: 29949811; PMCID: PMC6106138.

Coca RD, Liébana RC, Aguirre PE. Abdominal emergencies in pediatrics. Urgencias abdominales en pediatría. Radiologia. 2016;58 Suppl. 2:80-91. doi:10.1016/j.rx.2016.02.003.

Cornelis FH, Tselikas L, Carteret T et al. A novel implant for the prophylactic treatment of impending pathological fractures of the proximal femur: results from a prospective, first-in-man study. Cardiovasc Intervent Radiol. 2017;40(7):1070-1076. doi:10.1007/s00270-017-1613-5.

Cruccu G, Di Stefano G, Truini A. Trigeminal neuralgia. N Engl J Med. 2020 Aug 20;383(8):754-762. doi: 10.1056/NEJMra1914484. PMID: 32813951.

Cuttica DJ, Hyer CF, Berlet GC. Intraoperative value of the thompson test. J Foot Ankle Surg. 2015;54(1):99-101. doi:10.1053/j.jfas.2014.09.014.

Damodaran O, Rizk E, Rodriguez J et al. Cranial nerve assessment: a concise guide to clinical examination. Clin Anat. 2014 Jan;27(1):25-30. doi: 10.1002/ca.22336. Epub 2013 Dec 5. PMID: 24307604.

Das K, Mohanty S. Hirschsprung disease – current diagnosis and management. Indian J Pediatr. 2017;84(8):618-623. doi:10.1007/s12098-017-2371-8.

Drake RL, Vogl AW, Mitchell AWM. Gray – Anatomia clínica para estudantes. 4. ed. Rio de Janeiro: Gen Guanabara--Koogan; 2021.

FIPAT. Terminologia anatomica. 2. ed. Federative International Programme for Anatomical Terminology; 2019. Approved and adopted by the IFAA General Assembly; 2020.

Flores SF, Pinheiro SJ, Felicíssimo P. Fraturas atípicas do fémur associadas a terapêutica prolongada com bisfosfonatos [Atypical femoral fractures associated with long-term treatment with bisphosphonates]. Acta Med Port. 2013;26(6):746-750.

Gibbons RJ, Balady GJ, Bricker JT et al. American College of Cardiology/American Heart Association Task Force on Practice Guidelines. Committee to Update the 1997 Exercise Testing Guidelines. ACC/AHA 2002 guideline update for exercise testing: summary article. A report of the American College of Cardiology/American Heart Association Task Force on Practice Guidelines (Committee to Update the 1997 Exercise Testing Guidelines). J Am Coll Cardiol. 2002 Oct 16;40(8):1531-40. doi: 10.1016/s0735-1097(02)02164-2. Erratum in: J Am Coll Cardiol. 2006 Oct 17;48(8):1731. PMID: 12392846.

Gogu S, Gandbhir VN. Trendelenburg Sign. In: StatPearls. Treasure Island (FL): StatPearls Publishing; November 21, 2021.

Herrera MF, Grant CS, van Heerden JA et al. Incidentally discovered adrenal tumors: an institutional perspective. Surgery. 1991 Dec;110(6):1014-21. PMID: 1745970.

Hill JC, O'Rourke RA, Lewis RP et al. The diagnostic value of the atrial gallop in acute myocardial infarction. Am Heart J. 1969 Aug;78(2):194-201. doi: 10.1016/0002-8703(69)90008-8. PMID: 5797268.

Homma S, Messé SR, Rundek T et al. Patent foramen ovale. Nat Rev Dis Primers. 2016 Jan 21;2:15086. doi: 10.1038/nrdp.2015.86. PMID: 27188965.

Huang J, Lauer J, Zurkiya O. Arterial thoracic outlet syndrome. Cardiovasc Diagn Ther. 2021 Oct;11(5):1118-1124. doi: 10.21037/cdt-20-149. PMID: 34815963; PMCID: PMC8569270.

Huizing EH. The early descriptions of the so-called tuning-fork tests of Weber, Rinne, Schwabach, and Bing. II. The "Rhine Test" and its first description by Polansky. ORL J Otorhinolaryngol Relat Spec. 1975;37(2):88-91. doi:10.1159/000275210.

Iaccarino C, Francesca O, Piero S et al. Grisel's syndrome: non-traumatic atlantoaxial rotatory subluxation-report of five cases and review of the literature. Acta Neurochir Suppl. 2019;125:279-288. doi:10.1007/978-3-319-62515-7_40.

Jayaraman JK, Ganapathy P, Indira N. Post-partum diastasis of the pubic symphysis: report of a rare case. J Clin Diagn Res. 2015;9(9):QD09-QD10. doi:10.7860/JCDR/2015/14513.6487.

Jeschke MG, van Baar ME, Choudhry MA et al. Burn injury. Nat Rev Dis Primers 6, 11(2020). https://doi.org/10.1038/s41572-020-0145-5.

Jones JW, Schmidt SE, Richman BW et al. Surgical myocardial revascularization. Surg Clin North Am. 1998;78(5):705-727. doi:10.1016/s0039-6109(05)70346-7.

Karbowiak M, Holme T, Khan K et al. Dupuytren's disease. BMJ. 2021;373:n1308. Published 2021 Jun 4. doi:10.1136/bmj.n1308.

Keane JR. The pretectal syndrome: 206 patients. Neurology. 1990 Apr;40(4):684-90. doi: 10.1212/wnl.40.4.684. PMID: 2320246.

Kennedy KR, Wang AL. Poland syndrome. N Engl J Med. 2018;378(1):72. doi:10.1056/nejmicm1709713.

Kirschner JS, Foye PM, Cole JL. Piriformis syndrome, diagnosis and treatment. Muscle Nerve. 2009;40(1):10-18. doi: 10.1002/mus.21318.

Kokotovic D, Sjølander H, Gögenur I et al. Watchful waiting as a treatment strategy for patients with a ventral hernia appears to be safe. Hernia. 2016 Apr;20(2):281-7. doi: 10.1007/s10029-016-1464-z. Epub 2016 Feb 2. PMID: 26838293.

Ladenhauf HN, Seitlinger G, Green DW. Osgood-Schlatter disease: a 2020 update of a common knee condition in children. Curr Opin Pediatr. 2020;32(1):107-112. doi:10.1097/MOP.0000000000000842.

Lassner J. Indikation und technik der spinal – und periduralanaesthesie. Anaesthesist. 1964;13:258-263.

Law R, Katzka DA, Baron TH. Zenker's diverticulum. Clin Gastroenterol Hepatol. 2014 Nov;12(11):1773-82; quiz e111-2. doi: 10.1016/j.cgh.2013.09.016. Epub 2013 Sep 18. PMID: 24055983.

Lindholm J, Laurberg P. Hyperthyroidism, exophthalmos, and goiter: historical notes on the orbitopathy. Thyroid. 2010;20(3):291-300. doi:10.1089/thy.2009.0340.

Lippl F, Hannig C, Weiss W et al. Superior mesenteric artery syndrome: diagnosis and treatment from the gastroenterologist's view. J Gastroenterol. 2002;37(8):640-3. doi: 10.1007/s005350200101. PMID: 12203080.

Lourens GB, Ferrell DK. Lymphatic Filariasis. Nurs Clin North Am. 2019;54(2):181-192. doi:10.1016/j.cnur.2019.02.007.

Machado ABM, Haertel LM. Neuroanatomia funcional. 3. ed. Rio de Janeiro: Atheneu; 2014.

Martin TJ. Horner syndrome: a clinical review. ACS Chem Neurosci. 2018 Feb 21;9(2):177-186. doi: 10.1021/acschemneuro.7b00405. Epub 2017 Dec 20. PMID: 29260849.

Mesfin FB, Gupta N, Hays SA et al. Diffuse Axonal Injury. [Updated 2022 Jun 21]. In: StatPearls [Internet]. Treasure Island (FL): StatPearls Publishing; 2022 Jan. Available from: https://www.ncbi.nlm.nih.gov/books/NBK448102/.

Mohamad J. Schädelbasisfrakturen [Basilar skull fractures]. Radiologe. 2021;61(8):704-709. doi:10.1007/s00117-021-00879-3.

Molitch ME. Nonfunctioning pituitary tumors and pituitary incidentalomas. Endocrinol Metab Clin North Am. 2008 Mar;37(1):151-71, xi. doi: 10.1016/j.ecl.2007.10.011. PMID: 18226735.

Moore KL, Dalley AF, Agur AMR. Anatomia orientada para a clínica. 8. ed. Rio de Janeiro: Gen; 2018.

Nahabedian MY. Management strategies for diastasis recti. Semin Plast Surg. 2018;32(3):147-154. doi:10.1055/s-0038-1661380.

Nakamura T. De Quervain's tenosynovitis. J Wrist Surg. 2019; 8(2):89. doi:10.1055/s-0039-1683984.

Ndebwanimana V, Pousson AY, Cattermole GN. Nursemaid's elbow. Am J Emerg Med. 2017;35(7):1016. doi:10.1016/j.ajem.2017.02.009.

Netter FH. Atlas de anatomia humana. 7. ed. Rio de Janeiro: Guanabara-Koogan; 2019.

Nicholson L. Caput succedaneum and cephalohematoma: the cs that leave bumps on the head. Neonatal Netw. 2007;26(5):277-281. doi:10.1891/0730-0832.26.5.277.

Niehues LJ, Klovenski V. Vagal maneuver. [Updated 2022 Jul 4]. In: StatPearls [Internet]. Treasure Island (FL): StatPearls Publishing; 2022 Jan. Available from: https://www.ncbi.nlm.nih.gov/books/NBK551575/.

O'Neill AM, Gallo RL. Host-microbiome interactions and recent progress into understanding the biology of acne vulgaris. Microbiome. 2018 Oct 2;6(1):177. doi: 10.1186/s40168-018-0558-5. PMID: 30285861; PMCID: PMC6169095.

Owusu JA, Stewart CM, Boahene K. Facial nerve paralysis. Med Clin North Am. 2018 Nov;102(6):1135-1143. doi: 10.1016/j.mcna.2018.06.011. Epub 2018 Sep 20. PMID: 30342614.

Palestro CJ, Manor EP, Kim CK et al. Torsion of a testicular appendage in an adult male. Clin Nucl Med. 1990 Jul; 15(7):515-6. doi: 10.1097/00003072-199007000-00016. PMID: 2200628.

Patel BC, Wright T, Waseem M. Le fort fractures. [Updated 2022 May 24]. In: StatPearls [Internet]. Treasure Island (FL): StatPearls Publishing; 2022 Jan. Available from: https://www.ncbi.nlm.nih.gov/books/NBK526060/.

Plewa MC, Tadi P, Gupta M. Cavernous sinus thrombosis. [Updated 2022 Jul 4]. In: StatPearls [Internet]. Treasure Island (FL): StatPearls Publishing; 2022 Jan. Available from: https://www.ncbi.nlm.nih.gov/books/NBK448177/.

Porto CC. Semiologia médica. 7. ed. São Paulo: Guanabara Koogan; 2013.

Raines DA, Krawiec C, Jain S. Cephalohematoma. In: StatPearls. Treasure Island (FL): StatPearls Publishing; April 30, 2022.

Rashid F, Thangarajah T, Mulvey D et al. A review article on gastric volvulus: a challenge to diagnosis and management. Int J Surg. 2010;8(1):18-24. doi: 10.1016/j.ijsu.2009.11.002. Epub 2009 Nov 10. PMID: 19900595.

Rhinesmith E, Fu L. Tetanus disease, treatment, management. Pediatr Rev. 2018;39(8):430-432. doi:10.1542/pir.2017-0238.

Ritter J, Bielack SS. Osteosarcoma. Ann Oncol. 2010;21 Suppl 7:vii320-vii325. doi:10.1093/annonc/mdq276.

Robicsek F, Watts LT. Pectus carinatum. Thorac Surg Clin. 2010 Nov;20(4):563-74. doi: 10.1016/j.thorsurg.2010.07.007. PMID: 20974441.

Rockwood CA, Green DP, Bucholz RW. Rockwood and green's fractures in adults. Philadelphia: Lippincott; 2010.

Safian RD, Textor SC. Renal-artery stenosis. N Engl J Med. 2001 Feb 8;344(6):431-42. doi: 10.1056/NEJM200102083440607. PMID: 11172181.

Sagar J, Kumar V, Shah DK. Meckel's diverticulum: a systematic review. J R Soc Med. 2006 Oct;99(10):501-5. doi: 10.1258/jrsm.99.10.501. Erratum in: J R Soc Med. 2007 Feb;100(2):69. PMID: 17021300; PMCID: PMC1592061.

Sharma G, Carter YM. Pectus Excavatum. 2022 Jul 19. In: StatPearls [Internet]. Treasure Island (FL): StatPearls Publishing; 2022 Jan. PMID: 28613668.

Shiri R, Viikari-Juntura E. Lateral and medial epicondylitis: role of occupational factors. Best Pract Res Clin Rheumatol. 2011;25(1):43-57. doi:10.1016/j.berh.2011.01.013.

Singh V. Tratado de anatomia humana. 2. ed. Rio de Janeiro: Elsevier; 2019.

Tabassom A, Cho JJ. Epistaxis. [Updated 2022 May 1]. In: StatPearls [Internet]. Treasure Island (FL): StatPearls Publishing; 2022 Jan. Available from: https://www.ncbi.nlm.nih.gov/books/NBK435997/.

Teichgraber UK, Nibbe L, Gebauer B et al. Inadvertent puncture of the thoracic duct during attempted central venous catheter placement. Cardiovasc Intervent Radiol. 2003 Nov--Dec;26(6):569-71. doi: 10.1007/s00270-003-0102-1. PMID: 15061186.

Tohme JF, Bilezikian JP. Hypocalcemic emergencies. Endocrinol Metab Clin North Am. 1993 Jun;22(2):363-75. PMID: 8325292.

van Deurzen DFP, Garssen FL, Wessel RN et al. The Popeye sign: a doctor's and not a patient's problem. J Shoulder Elbow Surg. 2021;30(5):969-976. doi:10.1016/j.jse.2020.10.040.

Wilhelmi BJ, Blackwell SJ, Phillips LG. Langer's lines: to use or not to use. Plast Reconstr Surg. 1999 Jul;104(1):208-14. PMID: 10597698.

Wyse JM, Carone M, Paquin SC et al. Randomized, double-blind, controlled trial of early endoscopic ultrasound-guided celiac plexus neurolysis to prevent pain progression in patients with newly diagnosed, painful, inoperable pancreatic cancer. J Clin Oncol. 2011 Sep 10;29(26):3541-6. doi: 10.1200/JCO.2010.32.2750. Epub 2011 Aug 15. PMID: 21844506.

Yazdani AMA, Griffith R, Falto-Aizpurua L et al. Famous lines in history: langer lines. JAMA Dermatol. 2014 Oct;150(10):1087. doi: 10.1001/jamadermatol.2014.659. PMID: 25321654.

Zhang H, Li M, Jin W et al. The left renal entrapment syndrome: diagnosis and treatment. Ann Vasc Surg. 2007 Mar;21(2):198-203. doi: 10.1016/j.avsg.2006.10.021. PMID: 17349362.

Zhu Y, Wang X, Xi X et al. Emergency transjugular intrahepatic portosystemic shunt: an effective and safe treatment for uncontrolled variceal bleeding. J Gastrointest Surg. 2019 Nov;23(11):2193-2200. doi: 10.1007/s11605-019-04146-8. Epub 2019 Feb 21. PMID: 30790218.

Índice Remissivo

A

D

E

F

G

H

I

J

M

N

O

P

S

T

U

V

Z